U0304358

"十二五"国家级民族药学实验教学示范中心资助

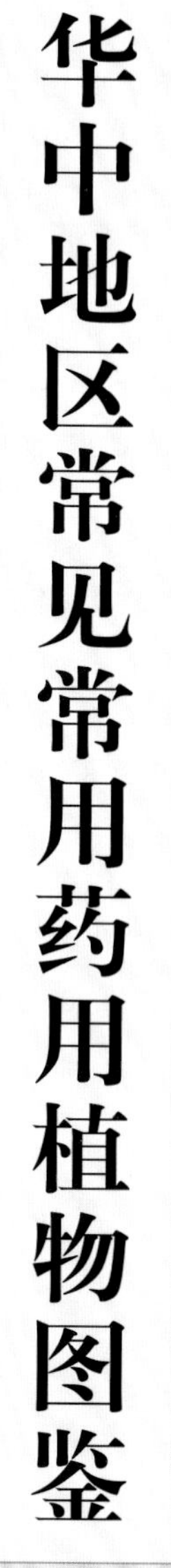

华中地区常见常用药用植物图鉴

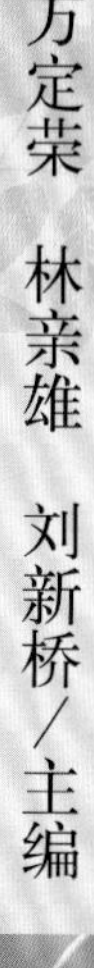

万定荣　林亲雄　刘新桥／主编

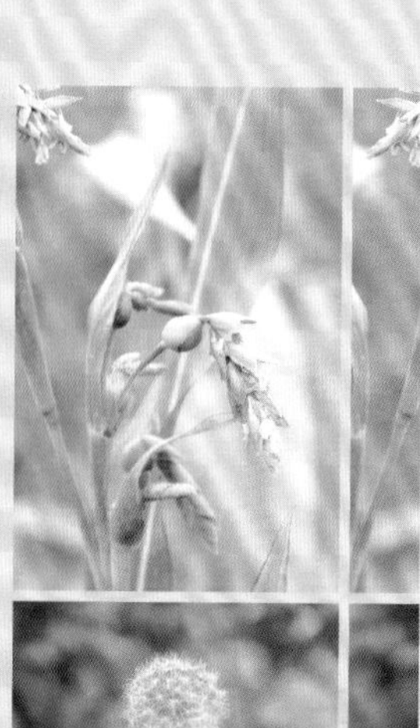

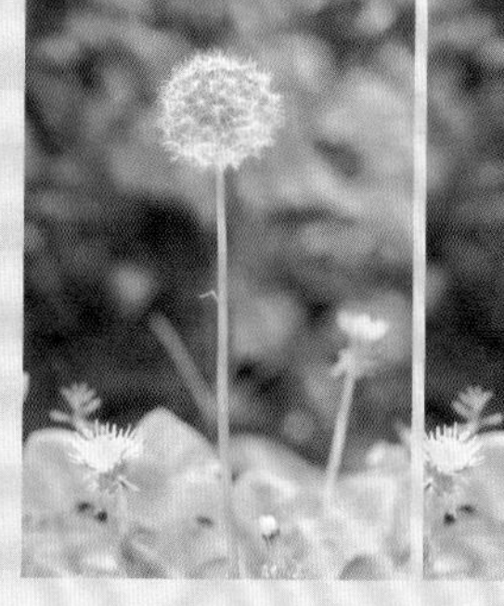

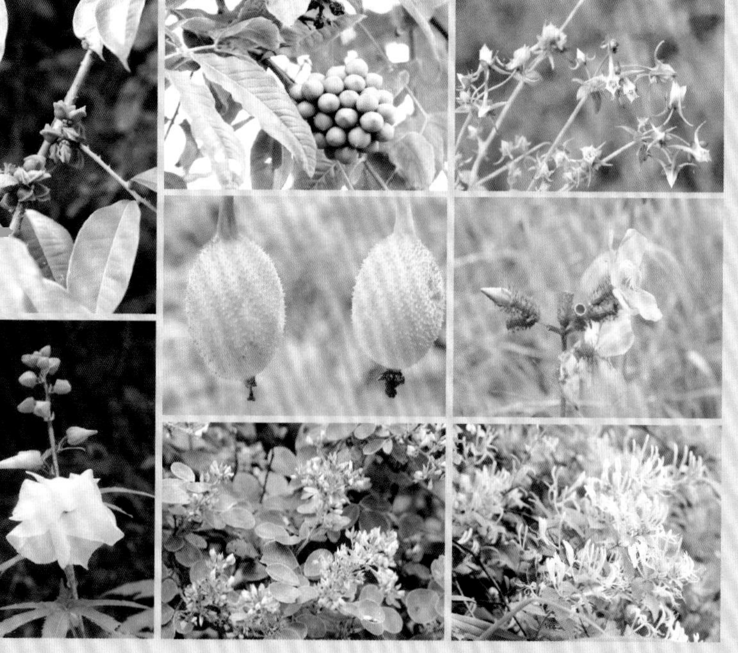

科学出版社
北京

内 容 简 介

本书系统记载了华中地区常见，以及中医或民间医生常用（不一定常见）的药用植物 832 种（含种下类群），其中以条目形式记载的药用植物 760 种，共收录 772 种药用植物（含真菌、地衣）计 1420 幅图片。主要介绍了这些药用植物的中文名、拉丁学名（含主要异名）、植物形态、生长环境、分布区域及栽培情况、药用部位（药名）、功能主治、用法用量、药品标准收录情况、常见近缘种的药用与鉴别等内容。

本书所收录药用植物中，还适当兼顾了植物类群的系统性，便于从事药学和中药学专业人员、中医与民间医生识别与研究应用这些药用植物，便于药学（中药学）、生物学、生态学等相关专业的学生作为野外实习、野外辨认的参考工具。

图书在版编目（CIP）数据

华中地区常见常用药用植物图鉴 / 万定荣等主编 . —北京：科学出版社，2021.1

ISBN 978-7-03-067197-4

Ⅰ.①华… Ⅱ.①万… Ⅲ.①药用植物－中国－图集 Ⅳ.① R282.71-64

中国版本图书馆 CIP 数据核字（2020）第 246071 号

责任编辑：刘　亚 / 责任校对：王晓茜
责任印制：肖　兴 / 封面设计：黄华斌

科学出版社 出版
北京东黄城根北街16号
邮政编码:100717
http://www.sciencep.com
北京九天鸿程印刷有限责任公司 印刷
科学出版社发行　各地新华书店经销
*
2021年1月第　一　版　开本：787 × 1092　1/16
2021年1月第一次印刷　印张：50 1/2
字数：1 194 000
定价：498.00元
（如有印装质量问题，我社负责调换）

编 委 会

主　　编　万定荣　林亲雄　刘新桥

副 主 编　李小军　李　平　杜　巍　阮汉利　李　聪　徐　燃　李路扬　刘　虹

编　　委　（按姓氏汉语拼音排序）

白丽婕　陈雨洁　邓　旻　方建国　龚　颜
贺雅琴　胡　婧　胡吉清　焦　玉　李晓东
刘国林　刘海华　刘前安　龙娓芳　马跃灵
梅　青　裴光明　蒲　锐　任永申　覃　瑞
覃彬华　田万安　汪乐原　王　广　王　静
王璐瑶　武　娟　谢　晋　谢士军　熊兴军
杨新洲　尹春萍　张　飞　张梦娜　张秀桥
张学沛　张燕君　赵淑颖　钟一文

主编单位　中南民族大学药学院

参编单位　武汉大学生命科学学院
湖北中医药大学药学院
华中科技大学同济医学院药学院
湖北省五峰土家族自治县中医医院
安徽医科大学药学院
武汉轻工大学生物与制药工程学院
湖北省中医院
湖北医药学院附属东风医院

前言

华中地区是我国七大地理分区之一，位于我国中部，包括河南、湖北、湖南三省。本地区主要位于长江中游及黄河以南地区，介于华北、华东、华南、西南、西北地区之间。其地形虽多见平原、丘陵、盆地，但也有面积广阔的山地。华中地区地处我国南北过渡区和东西之间的中部地带，为南亚热带与暖温带植物交汇的地区，其植物种类除具有明显的华中特色外，往往兼有南北类型及东西类型。

本书所指华中地区的常见、常用药用植物，主要是以湖北省为中心，包括河南省南部、湖南省北部地区常见的和常用（不一定常见）的药用植物。由于地理位置的联系，这些植物在邻近的安徽省西南部、江西省西北部、重庆市东部及陕西省南部也多有分布。通过对本书所记载全部药用植物种类与地理分布区的相关性考察分析，不难发现华中地区常见的药用植物，往往在华东（安徽、江苏、浙江、江西、福建）、华南（广东、广西）、西南（重庆、四川、贵州、云南）地区也多有自然分布或人工栽培。

华中地区气候温暖湿润，土地肥沃，生态环境多样，药用植物种类及资源非常丰富。在漫长的与疾病斗争的生存生活实践中，本地区人民逐步积累了丰富的就地利用药用植物资源医治疾病与防病保健的经验与知识。历史上更是出现了许多著名的医药学家，最为著名的有生于河南涅阳县（今邓州市穰东镇）的“医圣”张仲景及生于湖北蕲州（今蕲春县蕲州镇）的“药圣”李时珍。张仲景（约公元150～154年至215～219年）为东汉末年著名医学家，其所著传世巨著《伤寒杂病论》不仅确立了中医临床“辨证论治”的基本原则，其中还记载了大量有效的药物方剂，这是我国第一部从理论到实践的中医巨著，成为后学者必修的中医经典著作之一。李时珍（公元1518～1593年）为明代著名医药学家，他曾参考历代医药书籍800余种，结合自身长期的从医从药经验和实地调查研究，历时27年编成《本草纲目》一书，是我国明代以前药物学的总结性巨著，在国内外医药学界产生了广泛而重要的影响。

华中地区所产中药材与民间植物药种类众多，许多道地药材品种产量大，品质好，享誉国内外。如湖北省出产的道地药材与地产大宗药材有利川黄连（黄连）、九资河茯苓（茯苓）、蕲艾叶（艾）、荆半夏（半夏）、英山苍术（茅苍术）、紫油厚朴（厚朴、凹叶厚朴）、巴东玄参（玄参）、资丘木瓜（皱皮木瓜）、资丘独活（重齿毛当归）、福白菊（菊）、五鹤续断（川续断）、天麻、白及、杜仲、桔梗、马蹄大黄（药用大黄）、柴胡（北柴胡）、党参（川党参）、湖北贝母、白术、黄精（多花黄精、黄精）、虎杖、湖北麦冬、窖当归（当归）、黄姜（盾叶薯蓣）、木香（云木香）、川牛膝等；河南省出产的道地药材与地产大宗药材有怀山药（薯蓣）、怀牛膝（牛膝）、怀菊花（菊）、怀地黄（地黄）、连翘、山茱萸、金银花（忍冬）、辛夷（玉兰属）、北柴胡、禹白芷（白芷）、裕丹参（丹参）、冬凌草（碎米桠）、卫红花（红花）等；湖南省出产的道地药材与地产大宗药材有百合（百合、卷丹）、玉竹、黄精（多花黄精）、山银花（忍冬属）、枳壳（酸橙及其栽培变种）、博落回、茯苓、杜仲、湘莲（莲）、吴茱萸、栀子等品种。

地处华中地区的湘鄂西又是我国土家族（苗族）的主要分布区，更有大量土家族苗族使用和民间习用的植物药种类。据笔者 1985 年至 1988 年间在鄂西土家族苗族自治州（今恩施土家族苗族自治州）及宜昌的长阳、五峰土家族自治县调研，发现鄂西土家族地区较常用（至少在两个以上的县有药用习惯）的植物药达 431 种（来源于 616 种及种下等级的药用植物）；2009 年至 2018 年间带多名研究生到湖北省恩施土家族苗族自治州的巴东、建始、咸丰等县及宜昌市的夷陵区、点军区等地进行药用植物调查，2012 年至 2013 年参与湖北省宜昌市长阳、五峰土家族自治县开展的中药资源普查，尤其是 2013 年至 2016 年间带多名研究生先后到鄂西的咸丰、利川、宣恩县中医院以及湘西土家族苗族自治州吉首市调研医疗机构用土家药，发现了一批湘鄂西土家族苗族地区使用的新的药用植物。此外在 2005 年至 2019 年间，笔者及本书其他参编者在历年带药学、中药学、生物学等相关专业的本科生与研究生先后到鄂东地区的罗田县、英山县、黄梅县、蕲春县，鄂中地区的京山市绿林镇、永隆镇、太子山林区，鄂西地区建始县、咸丰县等地进行药用植物野外实习和标本采集过程中，都拍摄了大量药用植物照片。因此，本书收录的药用植物，既包括了华中地区常用和广泛栽培的中药基源物种，也包括了该地区常见及民间常用和湘鄂西地区土家族苗族群众常用的特色药用植物。虽然在河南省和湖南省拍摄的植物照片不多，但所收录的药用物种通常是华中三省皆有的。全书共记载华中地区常见和常用的野生及栽培的药用植物 148 科 832 种（含亚种、变种等种下类群，下同），以条目形式记载的有 760 种，包括 772 个药用物种（含植株局部）的图片计 1420 幅。其中，被子植物有 120 科 774 种，裸子植物 6 科 10 种，蕨类植物 17 科 39 种，其他类别（苔藓、真菌、地衣）共 5 科 9 种。书中凡记载华中地区有分布或有产者，指华中三省（湖北、河南、湖南）均有野生分布或人工栽培。

本书的编写是全体编者们共同协作努力的结果。除参与书稿编写的编者以外，武汉大学生命科学学院杜巍博士提供了不少湖北省神农架地区的药用植物照片；湖北宜昌市五峰土家族自治县中医医院李平主任、长阳土家族自治县中医院熊兴军副主任药师、十堰市房县中医院田万安先生提供了各自所在县域范围中药资源普查中的某些药用植物照片；中南民族大学生命科学学院刘虹副教授、中国科学院武汉植物园李晓东副研究员、湖北中医药大学药学院汪乐原教授、安徽医科大学药学院谢晋老师都提供了本地区或华中地区有关药用植物的图片；华中科技大学同济医学院药学院阮汉利教授为全书的审稿付出了不少心血。在此一并表示由衷的谢意。还需要特别说明的是，本书中下列物种图片来源于《中国植物图像库》（括号内为拍摄者）：补骨脂（王建设），粉背薯蓣、菰腺忍冬（吴棣飞），甘遂（苏丽飞），及己（李光敏），米口袋（刘冰、刘凤），漆（王璐），拳参（徐克学），酸模（周繇），条叶龙胆（徐永福），杏叶沙参（喻勋林），洋金花（张敬莉），油松（陈又生），竹叶柴胡（宋鼎）。下列为“百度”植物图片（拍摄者不明）：东亚小金发藓、假贝母、荠菜、金鸡脚、白薇、柳叶白前、梅、香橼。在此对有关拍摄者表示谢意。

本书属于图鉴性质的药用植物专著，除提供实地拍摄的植物图片外，还记载了华中地区各常见和常用药用植物的中文名、拉丁学名（含主要异名）、植物形态、生境分布、药用部位与药名、功能主治、用法用量及使用注意、主要化学成分（类别），在【附注】中记载了该药用植物在《中国药典》及湖北省等地方中药材标准中的收录情况、部分在华中地区也有分布的近缘种的比较鉴别、某些道地药材介绍等基本情况。本书所收药用物种中，还适当考虑了植物类群的系统性。其出版将为药学、中药学专业人员和中医、民间医生识别辨认、研究应用及开发这些药用植物提供有价值的参考，为药学（中药学）、生物学、资源学及生态学等相关专业的学生或有兴趣者开展野外实习、野外辨认提供参考工具，为华中地区出产的道地药材与大宗地产药材的研究开发提供基本的资源信息。由于本书所收录的药用植物种在华东、华南和西南地区也多有分布，将对这些地区常见药用植物的野外辨认与研究开发具有一定的参考价值。

由于我们日常专业工作较忙，药用植物分类鉴定水平有局限，加之早期的野外工作中对药用植物照片积累不够，虽然在本书编写中力求做到文图的完整性与准确无误，但实非容易。对于本书中出现的疏漏，恳请同行及读者给予指正。

万定荣

2020年8月29日

编写说明

1. 本书记载了华中地区常见和常用（不一定常见）的药用植物 832 种（含亚种、变种等种下类群，下同），其中以条目形式记载的药用植物 760 种，共收录 772 种药用植物（含真菌、地衣）的图片计 1420 幅。

2. 本书编写的目的，是以图文并茂的形式，较系统记载华中地区常见、常用的药用植物种类，介绍其分布区域及栽培情况、主要药用经验、某些近缘物种的鉴别等内容。所收物种中，适当考虑了植物类群的系统性，便于相关药学与中药学专业人员、中医与民间医生识别辨认和研究应用这些药用植物，便于有关专业的学生作为野外实习、野外辨认的参考工具。

3. 本书记载的植物分布区中，华中地区包括湖北、河南、湖南；东北地区包括黑龙江、吉林、辽宁三省；华北地区包括内蒙古、河北、北京；西北地区包括陕西、甘肃、青海、宁夏、新疆；华东地区包括安徽、江苏、浙江、江西、福建；华南地区包括广东、广西，有时也包括海南；西南地区包括重庆、四川、贵州、云南；不便划分地区范围的山东、山西、西藏、台湾等省区多单独列出。

4. 本书对药用类群的编排顺序，按低等的真菌、地衣到高等植物（苔藓、蕨类、种子植物）的顺序排列。种子植物按裸子植物、被子植物（双子叶植物、单子叶植物）的顺序排列。各药用植物按其拉丁学名首字母的英文字母顺序（A、B、C……）排列，第一个词相同者，按第二个词的字母顺序排列，依次类推。采用的植物分类系统与《中国植物志》一致，如被子植物采用恩格勒系统。

5. 各药用植物种类的拉丁学名（包括中文名），通常采用《中国植物志》记载的名称或《中国植物志》电子版所记载的修订后的名称，过去常常使用的异名则置于正名之后的括号中。植物形态一般采用《中国植物志》描述，对于部分描述过详的种类，做了不违背专业要求的缩减。

6. 各药用植物种类之下，记载了植物的中文名、拉丁学名及其所隶属的科名、植物的形态与生境分布、功效应用、化学成分、附注项等内容。尚未查阅到相关内容的化学成分项或附注项可空缺。

7. 药用部位的【功效应用】中，凡有常用药名的，均在药用部位后以括号标注药名；

用量范围是指干燥品水煎内服的常用量，鲜用及外用的则另说明。【附注】中介绍了药物在《中国药典》或有关省级地方标准中的收载情况、同属近缘物种的主要区别点、某些物种的拉丁学名变更等情况。

8. 各药用植物图片下凡未标注植物中文名者，皆为该条目药用植物种类的全株或花、果、药用部位等局部图片；凡特别标注中文名者，为附注中涉及的近缘种的图片。

目　录

四 裸子植物类

五 被子植物类（双子叶植物）

防己科

木兰科

腊梅科

樟科

罂粟科

白花菜科

十字花科

景天科

虎耳草科

金缕梅科

杜仲科

蔷薇科

豆科

酢浆草科

牻牛儿苗科

蒺藜科

芸香科

苦木科

楝科

远志科

大戟科

黄杨科

马桑科

漆树科

冬青科

卫矛科

省沽油科

七叶树科

清风藤科

凤仙花科

鼠李科

六 被子植物类（单子叶植物）

香蒲科

眼子菜科

泽泻科

禾本科

莎草科

棕榈科

天南星科

谷精草科

鸭跖草科

灯心草科

百部科

百合科

石蒜科

薯蓣科

鸢尾科

芭蕉科

姜科

兰科

1 赤芝（*Ganoderma lucidum*）

多孔菌科真菌赤芝 *Ganoderma lucidum*（Leyss. ex Fr.）Karst.。

【形态与分布】 担子果一年生，有柄，木栓质。菌盖肾形、半圆形或近圆形，直径10～20cm，盖肉厚1.5～2cm，菌盖坚硬，外表褐黄色或红褐色，盖边渐趋淡黄，具亮漆状光泽，有同心环纹和辐射皱纹，表面微皱或平滑，边缘薄而微钝，常稍内卷。菌肉乳白色至淡棕色，近管处淡褐色。菌柄圆柱形，侧生或偏生，偶中生，长10～19cm，直径1.5～4cm，红褐色至紫褐色，光亮。孢子细小，黄褐色。担子果多在秋季成熟，华南及西南可延至冬季成熟。

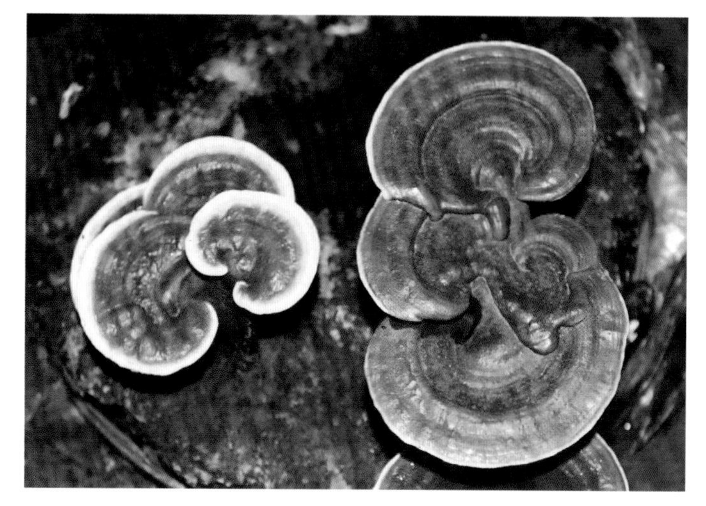

赤芝

生于向阳的壳斗科和松科松属植物等的根际或枯树桩上。各地普遍分布，以长江以南地区为多。

【功效应用】 子实体（药名灵芝）：补气安神，止咳平喘。用于心神不宁、失眠心悸、肺虚咳喘、虚劳短气、不思饮食、脱发。用量6～12g。

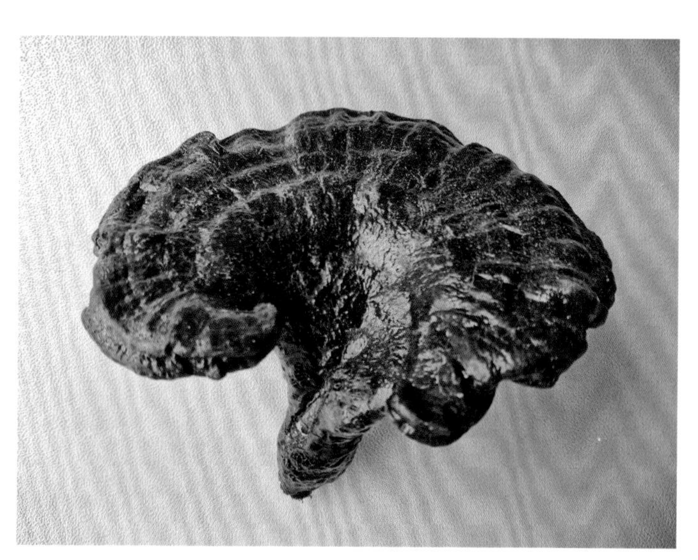

紫芝

【化学成分】 子实体含多糖、氨基酸、多肽、生物碱、类脂、三萜、甾醇等成分。

【附注】 本种或同属植物紫芝 *Ganoderma sinense* Zhao，Xu et Zhang 的干燥子实体为中药“灵芝”，收载于《中国药典》。紫芝在华中地区也有分布，与赤芝的主要区别：菌盖外表紫黑色；菌肉锈褐色；菌柄长17～23cm。

2 猪苓（*Polyporus umbellatus*）

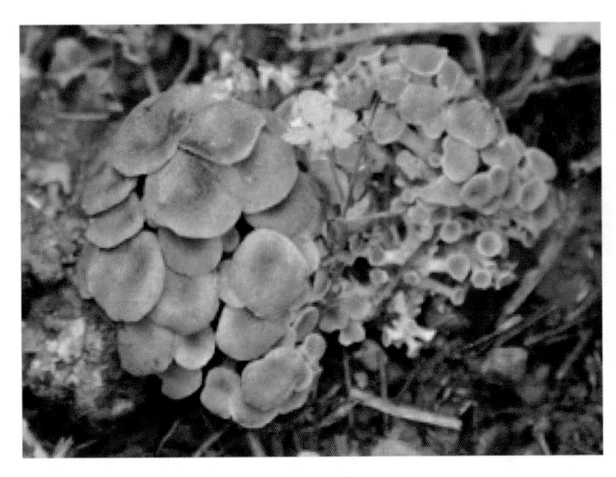

多孔菌科真菌猪苓 *Polyporus umbellatus*（Pers.）Fries。

【形态与分布】 菌核形状不规则，呈大小不一的团块状，长短直径一般为 3 ～ 5cm 和 3 ～ 20cm。表面紫黑色，有多数凹凸不平的皱纹，内部白色。质坚实。子实体从埋生于地下的菌核上发出，有柄并多次分枝，形成一丛菌盖，总直径可达 20cm。菌盖圆形，直径 1 ～ 4cm，中部脐状，有淡黄色的纤维状鳞片，近白色至浅褐色，无环纹，边缘薄而锐，常内卷，肉质，干后硬而脆。菌肉薄，白色。菌管长约 2mm，与菌肉同色，下延。管口圆形至多角形，每 1mm 间 3 ～ 4 个。孢子无色，光滑，圆筒形，一端圆形，一端有歪尖，长 7 ～ 10μm，直径 3 ～ 4.2μm。

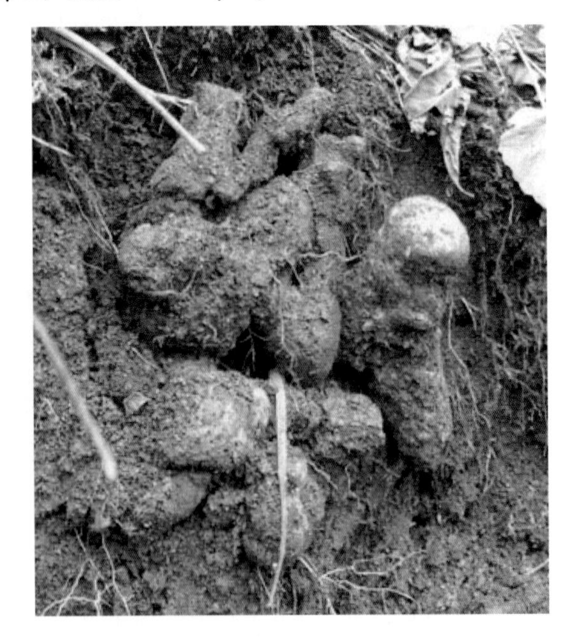

生于林中树根旁地上或腐木桩旁，寄生于桦、柞、槭及山毛榉科植物的树根上。分布于河南、湖北、湖南和东北、华北、西北、西南地区。

【功效应用】 菌核（药名猪苓）：利水渗湿。用于小便不利、水肿胀满、泄泻、淋浊、带下。用量 6 ～ 12g，水煎或入丸、散。无水湿者禁用，以免伤阴。

【化学成分】 含多糖、甾体等成分。

【附注】 干燥菌核为中药“猪苓”，收载于《中国药典》。本种的野生资源近枯竭，产量逐年降低。有记载栽培品较野生的品质更优。

3 茯苓（*Poria cocos*）

多孔菌科真菌茯苓 *Poria cocos*（Schw.）Wolf.。

【形态与分布】 菌核球形、卵形、椭圆形至不规则形，长 10 ～ 30cm 或者更长，重量不等，一般重 500 ～ 5000g，外面有厚而多皱褶的皮壳，深褐色，新鲜时软，干后变硬；内部白色或淡粉色，粉粒状。子实体生于菌核表面，全平伏，厚 3 ～ 8cm，白色，肉质，老后或干后变为浅褐色。菌管密，长 2 ～ 3cm，管壁薄，管口圆形、多角形或不规则形，直径 0.5 ～ 1.5mm，口缘常裂为齿状。孢子长方形至圆柱形，平滑，有一歪尖。生于松树根上。分布于华中、华东、西南地区及吉林等地。

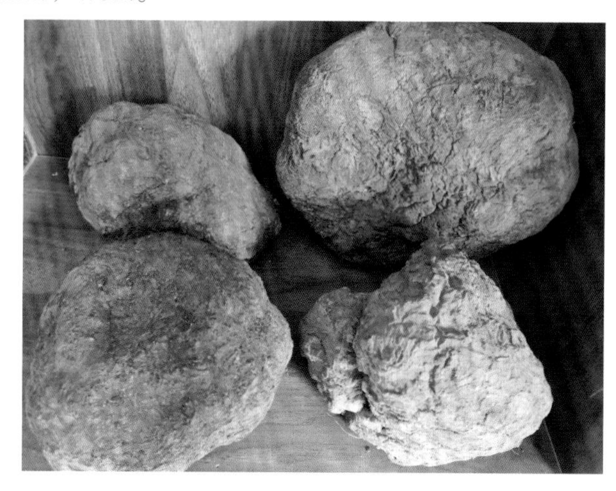

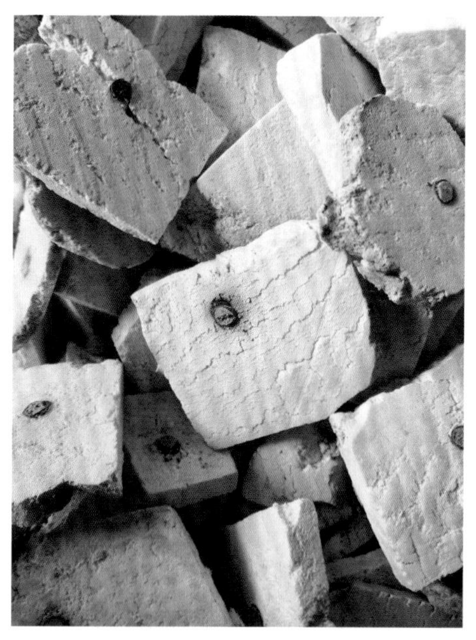

【功效应用】 菌核（药名茯苓）：利水渗湿，健脾和胃，宁心安神。用于小便不利、水肿胀满、痰饮咳逆、呕吐、脾虚食少、泄泻、心悸不安、失眠健忘。用量 10 ～ 15g。菌核外皮（药名茯苓皮）及菌核中间抱有松根（药名茯神）者也均具有利水消肿、宁心安神之功效。

【化学成分】 菌核含有三萜（茯苓酸、去氢茯苓酸等）、多糖（茯苓聚糖）等成分。

【附注】 除去外皮后的干燥菌核为中药“茯苓”，《中国药典》收载；茯苓又为药食两用的药物品种。湖北省罗田县九资河建立了茯苓规范化种植基地，所出产茯苓为国家地理标志产品。

4 松萝（*Usnea diffracta*）

松萝科地衣松萝（环裂松萝）*Usnea diffracta* Vain.。

【形态与分布】 为菌藻共生的地衣体，长丝状，柔软，悬垂，长 10 ～ 40cm。表面淡灰绿色至淡黄绿色。成二叉式分枝，基部较粗，直径 1 ～ 1.5mm。愈近前端分枝愈多愈细，枝体平滑。表面具很多环状裂隙，环裂间长 1 ～ 2mm，具弹性，可拉长。

生于阴湿林中的树干树枝上。分布于华中地区及全国大部分地区。

【功效应用】 地衣体（药名松萝）：清热解毒，祛风除湿，止咳平喘，止血。用于关节疼痛、肺痨、咳喘、头痛、目赤、目翳、痈肿疮毒、瘰疬、乳痈、外伤出血、崩漏。用量 6 ～ 9g；外用适量，煎汤洗或研末敷。

【化学成分】 含有机酸、多糖等成分。

【附注】（1）同属地衣长松萝 *Usnea longissima* Ach. 体大型，长可达 1m 以上，丝状悬垂，主枝及初级分枝极短，二级分枝柔软细长，其上密生细小短侧枝，长约 1cm。表面灰绿色、草绿色，老枝灰草黄色。（2）两者干燥体均为中药“松萝”，载于《湖北省中药材质量标准》（2018 年版）；《湖南省中药材标准》（2009 年版）也收载（药名“老君须”）。

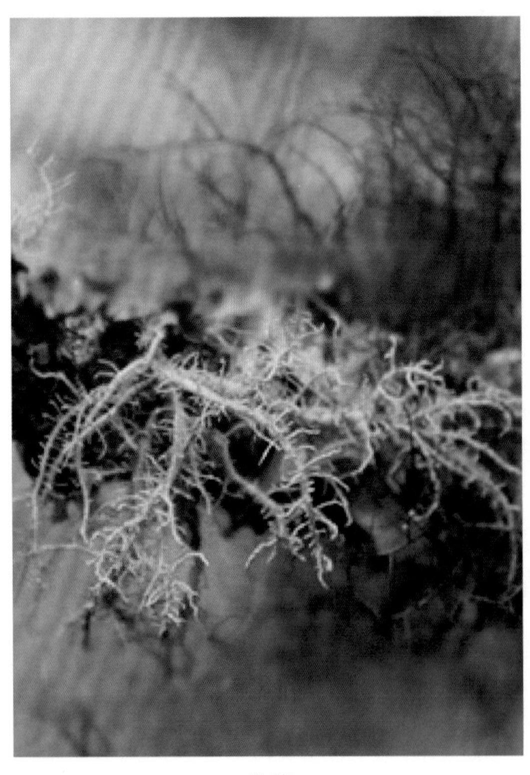

松萝

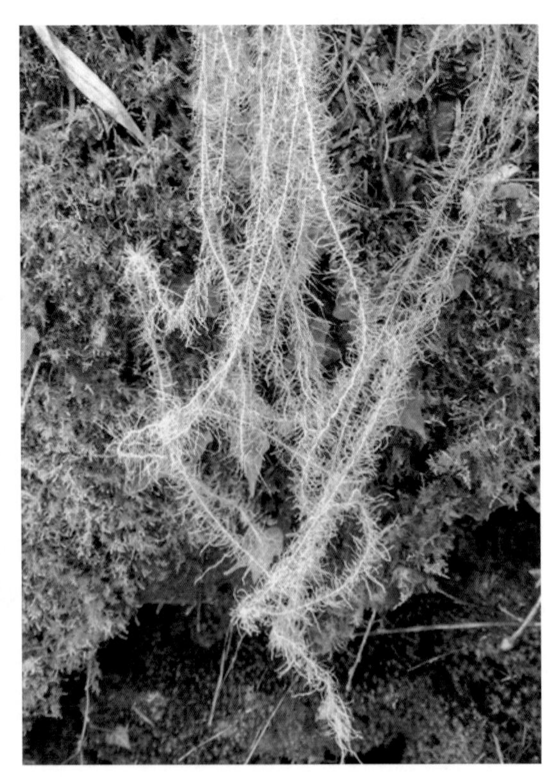

长松萝

5 地钱（*Marchantia polymorpha*）

地钱科植物地钱 *Marchantia polymorpha* L.。

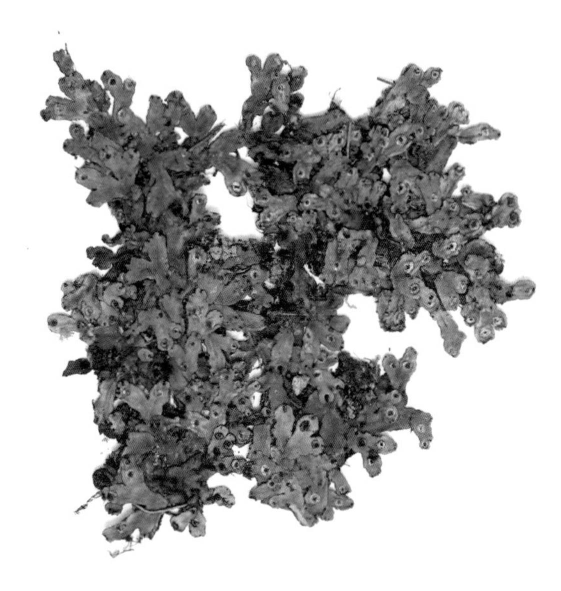

【形态与分布】 叶状体暗绿色，宽带状，多回二歧分叉，长 5 ～ 10cm，宽 1 ～ 2cm，边缘微波状，背面具六角形、整齐排列的气室分隔，每室中央具 1 枚烟囱形气孔，孔口边细胞 4 列，呈十字形排列。腹面鳞片紫色；假根平滑或带花纹。雌雄异株。雄托盘状，波状浅裂，精子器生于托的背面；雌托扁平，先端深裂成 9 ～ 11 个指状裂瓣；孢蒴生于托的指腋腹面。叶状体背面前端常生有杯状的无性芽胞杯，内生胚芽，行无性生殖。

生于阴湿的土坡或湿石及潮湿墙基。分布于全国各地。

【功效应用】 叶状体：清热利湿，解毒敛疮。用于湿热黄疸、痈疮毒肿、烧烫伤、骨折损伤、毒蛇咬伤。用量 5 ～ 15g；外用适量，捣敷，或研末调敷。

【化学成分】 叶状体含萜类、甾体、黄酮等成分。

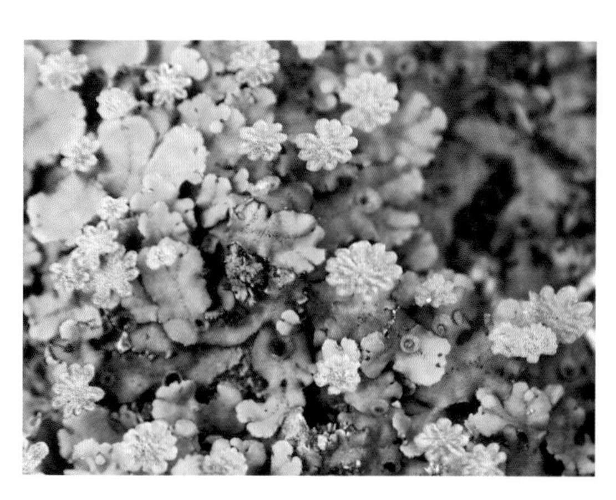

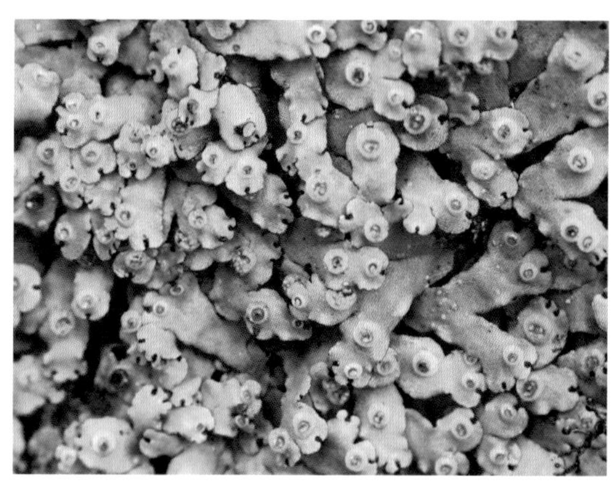

6 暖地大叶藓（*Rhodobryum giganteum*）

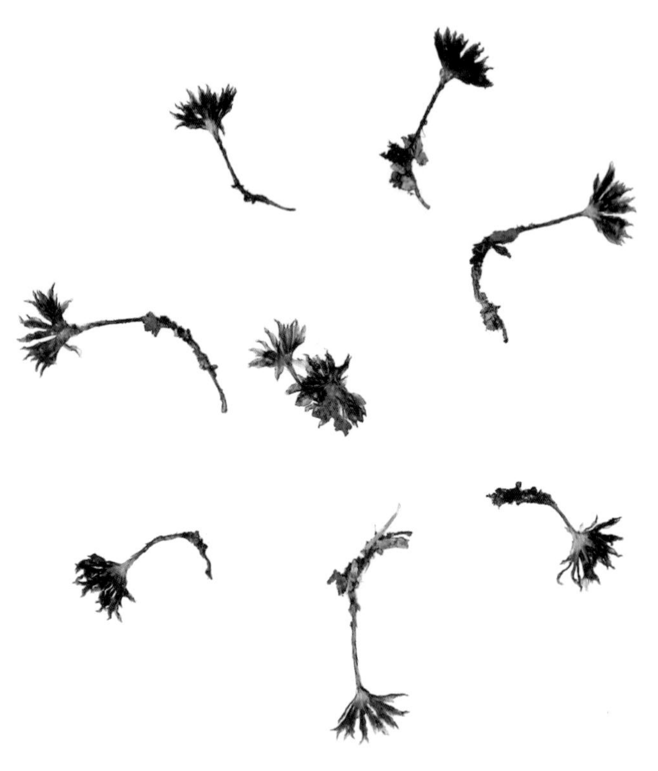

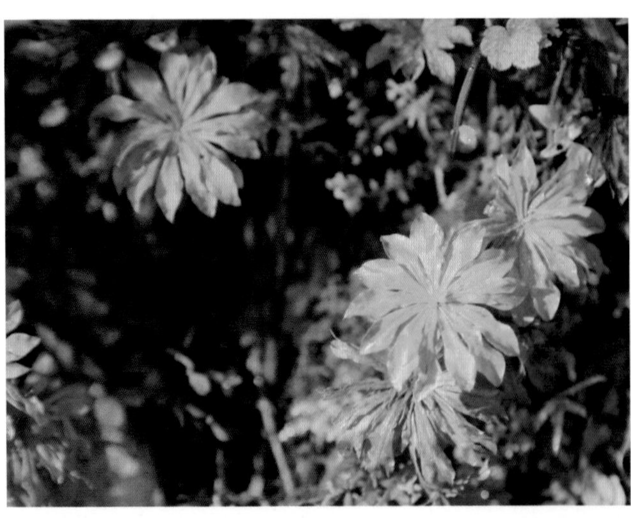

真藓科植物暖地大叶藓 *Rhodobryum giganteum* Par.。

【形态与分布】 矮小草本，高 4 ～ 7cm。多成片散生，根茎横生，长 5 ～ 8cm，暗红褐色，有多数毛状假根。茎多枝，由根茎生出，直立，紫红色，下部叶细小，紫红色，膜质，鳞片状贴生于茎；茎顶叶绿色，较长大，多层丛集呈莲座状，叶片倒卵状披针形或长倒卵形，长 1 ～ 1.5cm，宽 2 ～ 4mm，边缘下部全缘，内卷，上部有细锯齿，中肋长达叶尖。夏季自茎顶叶丛中簇生数个孢子体；蒴柄细长，长 3 ～ 5cm，上端弓曲，孢蒴下垂，红黄色，长卵圆柱形，长 7 ～ 8mm，蒴盖凸，有短喙。

生于潮湿林地土坡、腐木或附于土石上。分布于长江流域以南暖热地区。

【功效应用】 全草（药名回心草）：养心安神，清肝明目。用于心悸怔忡、神经衰弱；外用治目赤肿痛。用量 6 ～ 10g；外用适量，煎水熏洗。

【化学成分】 全草含有黄酮、生物碱、甾醇等成分。

7 东亚小金发藓（*Pogonatum inflexum*）

金发藓科植物东亚小金发藓 *Pogonatum inflexum*（Lindb.）Lac.。

【形态与分布】 草本，植物体稍硬，绿色或暗绿色，老时黄褐色，丛集成大片群生。茎长 2 ～ 8cm，单一，稀分枝，基部密生假根。叶干燥时紧贴，叶尖内曲，潮湿时倾立，基部圆卵形，内凹，半鞘状，上部阔披针形，渐尖；叶边有粗锯齿，由 2 ～ 3 个细胞构成；中肋粗，长达叶尖，腹面满布纵长栉片，高 4 ～ 6 个细胞；顶细胞内凹。雌雄异株。雄株较小，顶端花蕾状，次年由此产生新枝。蒴柄长 2 ～ 4cm，橙黄色。孢蒴圆柱形。蒴盖圆锥形，有长喙。蒴帽兜形，满被黄色长毛，覆盖全蒴。

生于林边或路旁土坡上。分布于华中地区及其他省区平原、山区。

【功效应用】 全草（药名杉树还阳）：祛风除湿，活血止痛，镇静安神。用于跌打损伤、风湿腰痛、淋证、心悸、失眠多梦、外伤出血。用量 10 ～ 15g。

【化学成分】 含氨基酸等成分。

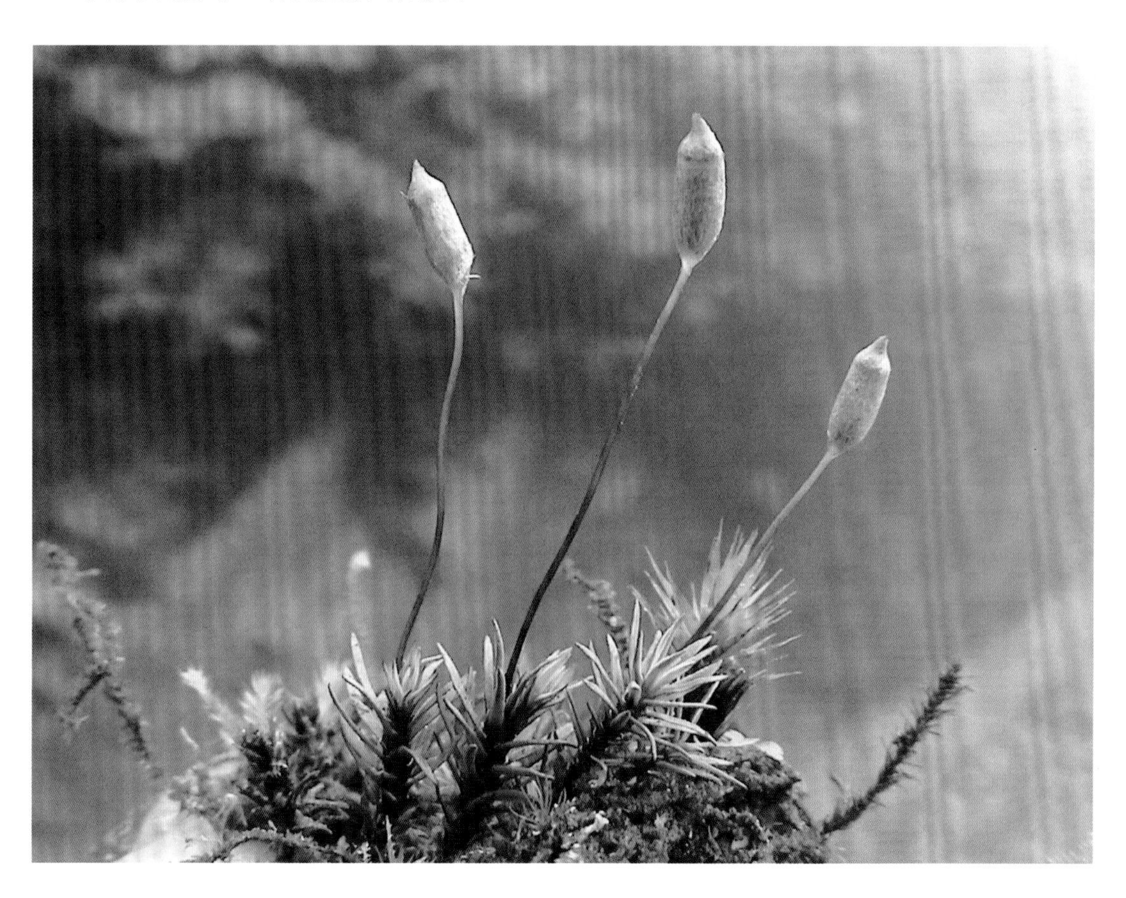

8 蛇足石杉（*Huperzia serrata*）

石杉科植物蛇足石杉 *Huperzia serrata*（Thunb. ex Murray）Trev.（*Lycopodium serratum* Thunb. ex Murray）。

【形态与分布】 多年生草本，全株暗绿色，高 15 ～ 40cm。根须状。枝直立或下部平卧，单一或一至数回二叉分枝，顶端常具生殖芽，落地成新苗。叶螺旋状排列，疏生，平伸，狭椭圆形，向基部明显变狭，通直，长 1 ～ 3cm，宽 1 ～ 8mm，基部楔形，下延有柄，先端急尖或渐尖，边缘平直不皱曲，有粗大或略小而不整齐的尖齿，两面光滑，有光泽，中脉突出明显，薄革质。孢子叶和营养叶同形，绿色。孢子囊肾形，横生叶腋，两端超出叶缘，淡黄色，全株上下均有。

生于海拔 300 ～ 2700m 的林下、灌丛下、路旁。分布于东北、长江流域地区及福建、广东、广西、贵州、云南等省区。

【功效应用】 全草（药名千层塔）：散瘀止血，清热解毒，祛风除湿。有小毒。用于跌打损伤、瘀血肿痛、内伤吐血、风湿疼痛、风疹、无名肿毒、烧烫伤。用量 5 ～ 10g；外用适量，煎水洗，研末撒，或鲜品适量捣敷。

【化学成分】 含生物碱、三萜等成分。

【附注】 许多蕨类学者在本种之下又分了数个变种或变型，有学者将有关种下等级予以归并，叶缘具粗齿作为本种的识别特征。本品有小毒，中毒时可出现头昏、恶心、呕吐等症，内服不超过 10g；孕妇禁服。

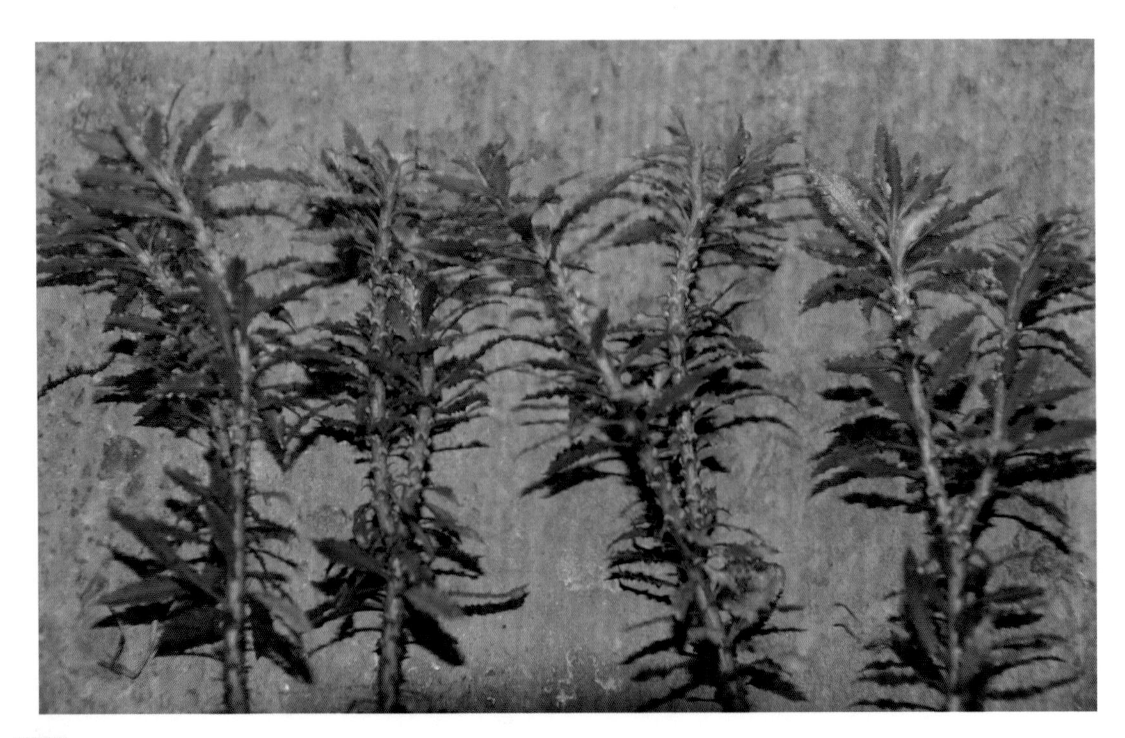

9 石松（*Lycopodium japonicum*）

石松科植物石松 *Lycopodium japonicum* Thunb. ex Murray。

【形态与分布】 多年生土生植物。匍匐茎地上生，细长横走，二至三回分叉，绿色，被稀疏的叶；侧枝直立，高可达 40cm，多回二叉分枝，稀疏，压扁状（幼枝圆柱状），枝连叶直径 5 ～ 10mm。叶螺旋状排列，密集，上斜，披针形或线状披针形，长 4 ～ 8mm，宽 0.3 ～ 0.6mm，基部楔形，下延，无柄，先端渐尖，具透明发丝，边缘全缘，中脉不明显。孢子囊穗（3）4 ～ 8 个集生于长达 30cm 的总柄，总柄上苞片螺旋状稀疏着生，形如叶片；孢子囊穗不等位着生（即小柄不等长），直立，圆柱形，长 2 ～ 8cm，直径 5 ～ 6mm，具 1 ～ 5cm 长的长小柄；孢子叶阔卵形，长 2.5 ～ 3mm，宽约 2mm，先端急尖，具芒状长尖头，边缘膜质，啮蚀状；孢子囊生于孢子叶腋，略外露，圆肾形，黄色。

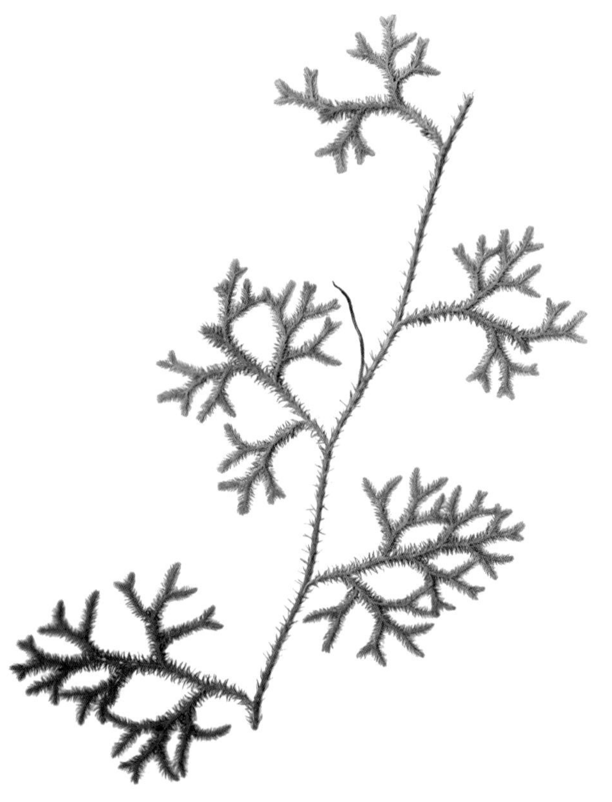

生于海拔 100 ～ 3300m 的林下、灌丛下、草坡、路边或岩石上。分布于华中及东北、华东、华南、西南地区和内蒙古等地。

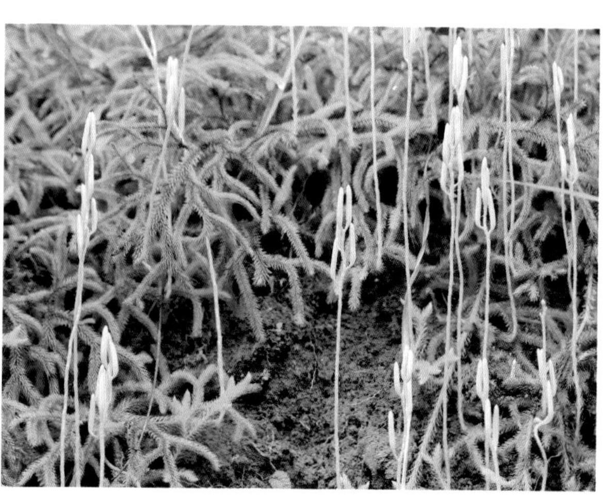

【功效应用】 全草（药名伸筋草）：祛风除湿，舒筋活络。用于关节酸痛、屈伸不利。用量 3 ～ 12g。

【化学成分】 全草含生物碱、萜类、挥发油、甾醇、有机酸等成分。

【附注】 本种的干燥全草为中药“伸筋草”，收载于《中国药典》。

10 布朗卷柏（*Selaginella braunii*）

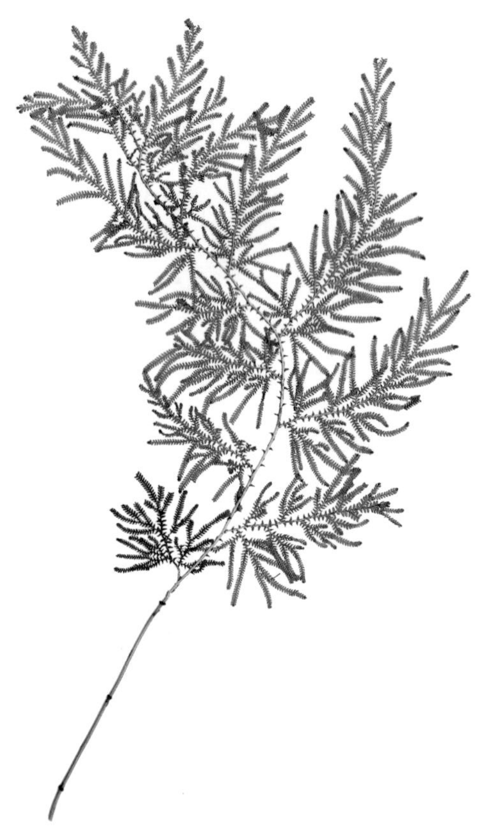

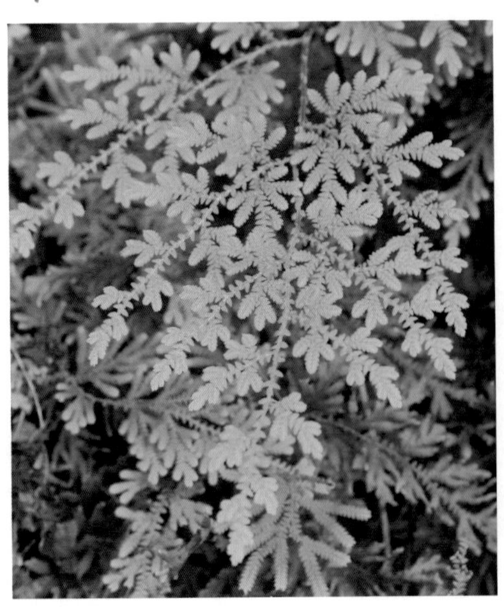

卷柏科植物布朗卷柏 *Selaginella braunii* Baker。

【形态与分布】 直立草本，高 10 ～ 45cm。主茎禾秆色或红褐色，上部羽状复叶状。基部具沿地面匍匐的根茎和游走茎，生有极短根托，根托先端多次分叉，密被毛。下部不分枝主茎长 8 ～ 25cm，茎近四棱柱形或圆柱形，光滑或被毛，中部以上有 4 ～ 8 对分枝，分枝 2 ～ 3 次羽状，背腹压扁，末回分枝连叶宽 2.5 ～ 4.5mm。叶除主茎外全部交互排列，二型。不分枝的主茎的叶远离，一型，长圆形，贴生；主茎下部和横走的根茎及游走茎上的叶盾状着生，边缘撕裂或并具睫毛。分枝上的中叶狭椭圆形或镰形，紧接或覆瓦状，长 1.6 ～ 2.8mm，叶尖渐尖，基部斜楔形或渐狭，边缘近全缘。侧叶不对称，分枝上的卵状三角形、长圆镰形，斜向上，长 1.6 ～ 2.2mm，叶尖急尖或具短尖头，上侧基部圆形，下侧基部不扩大，下延，边近全缘，略内卷。孢子叶穗四棱柱形，单生于小枝末端，长 5 ～ 6mm；上、下侧孢子叶均宽卵形，边缘具细齿或下侧边缘近全缘；大孢子叶分布于孢子叶穗下侧。

生于海拔 50 ～ 1800m 的石灰岩石缝。分布于湖北西部、湖南及安徽、浙江、重庆、四川、贵州、云南和海南等地。

【功效应用】 全草：清热解毒，止咳。用于黄疸、痢疾、肺热咳嗽、烫火伤。用量 6 ～ 15g。

【化学成分】 全草含黄酮等成分。

11 薄叶卷柏（*Selaginella delicatula*）

卷柏科植物薄叶卷柏 *Selaginella delicatula*（Desv.）Alston.。

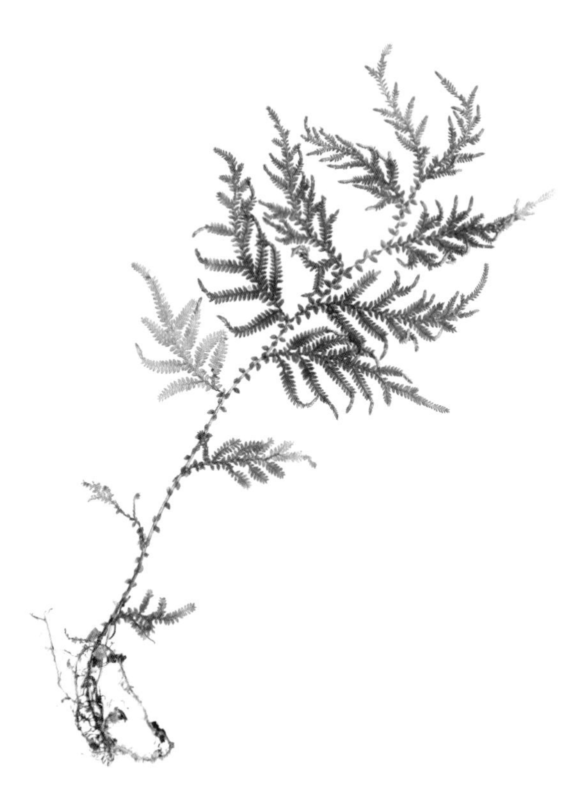

【形态与分布】 草本，直立或近直立，高 30 ～ 50cm。基部横卧，根托生于主茎中下部，自主茎分叉处下方生出，长 1.5 ～ 12cm。主茎上有侧枝 5 ～ 8 对，一回羽状分枝，或基部二回，小枝较密排列规则，维管束 3 条。中叶不对称，主茎上的略大于分枝上的，分枝上的中叶斜，窄椭圆形或镰形，长 1.8 ～ 2.4mm，宽 0.8 ～ 1.2mm，排列紧密，先端渐尖或急尖，基部斜，边缘全缘。侧叶不对称，主茎上的较侧枝上的大，分枝上的侧叶长圆状卵形或长圆形，略上升，紧接或覆瓦状，长 3 ～ 4mm，宽 1.2 ～ 1.6mm，先端急尖或具短尖头，具微齿，上侧基部不扩大，不覆盖小枝，上侧边缘全缘，下侧基部圆形，下侧边缘全缘。孢子叶穗紧密，四棱柱形，单生于小枝末端，长 5 ～ 20mm，宽 1.4 ～ 2.8mm；孢子叶一型，宽卵形，边缘全缘，具白边，先端渐尖；大孢子叶分布于孢子叶穗中部的下侧。大孢子白色或褐色；小孢子橘红色或淡黄色。

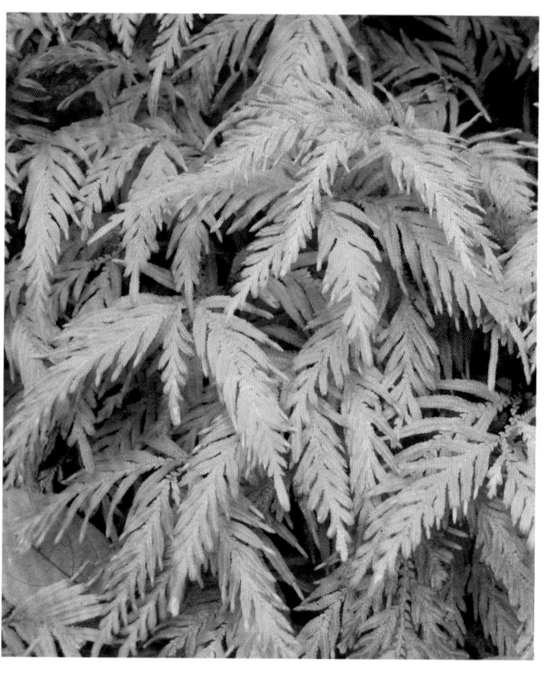

生于林下或沟谷阴湿处。分布于湖北、湖南及海南、台湾和华东、华南、西南地区。

【功效应用】 全草：清热解毒，活血，祛风。用于癌症、肺热咳嗽、咯血、肺痈、急性扁桃体炎、乳腺炎、眼结合膜炎、漆疮、烫火伤、月经不调、跌打损伤、小儿惊风、麻疹、荨麻疹等。用量 6 ～ 15g；外用适量，煎水洗或捣敷。

【化学成分】 全草含黄酮（主要为双黄酮）、甾醇等成分。

12 细叶卷柏（*Selaginella labordei*）

卷柏科植物细叶卷柏 *Selaginella labordei* Hieron.ex Christ。

【形态与分布】 草本，直立或基部横卧，高 10 ～ 30cm。根托生于茎基部或匍匐根茎处，长 0.5 ～ 1.5cm。主茎禾秆色或红色，下部直径 0.4 ～ 1.4mm，中、上部具二至三回羽状分枝，侧枝 3 ～ 5 对。叶二型，具白边，不分枝主茎上的叶较疏，大于分枝上的。中叶多少对称，分枝上的卵形或卵状披针形，长 0.9 ～ 2mm，排列紧密，背部呈龙骨状或否，先端常向后反折，具芒，基部近心形，边缘具细齿或睫毛。侧叶不对称，主茎上的明显大于侧枝上的，侧枝上的卵状披针形或窄卵形至三角形，略斜升，长 1.7 ～ 3.2mm，先端急尖，边缘具细齿或短睫毛，上侧基部扩大，边缘具短睫毛，先端具细齿，下侧基部圆形，具细齿或睫毛，先端齿状。孢子叶穗背腹压扁，单生于小枝端，长 5 ～ 18mm，宽 1.3 ～ 3mm；孢子叶多少二型，倒置，具白边，上侧的孢子叶卵状披针形，具缘毛或细齿，先端渐尖，上侧的孢子叶具叶翼，叶翼不达叶尖，边缘具短睫毛或细齿，下侧的孢子叶卵圆形，具细齿或短缘毛，先端具芒或尖头，龙骨状；大孢子浅黄色或橘黄色；小孢子橘红色或红色。

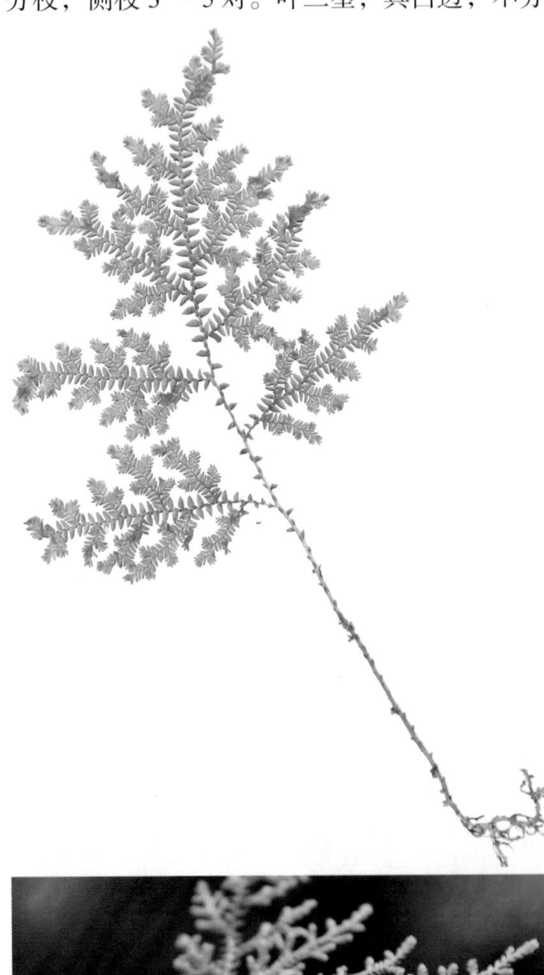

生于海拔 1000 ～ 2800m 的林下湿地。分布于湖北、湖南及陕西、安徽、江西、广西等省区和西南地区。

【功效应用】 全草（药名细叶卷柏）：清热利湿，平喘，止血。用于肝炎、胆囊炎、小儿高热惊厥、泄泻、痢疾、疳积、哮喘、肺痨咳血、月经过多、外伤出血。用量 15 ～ 30g；外用适量。

【化学成分】 全草含黄酮、有机酸等成分。

13 江南卷柏（*Selaginella moellendorffii*）

卷柏科植物江南卷柏 *Selaginella moellendorffii* Hieron.。

【形态与分布】 草本，植株高达 40cm。主茎直立，禾秆色，下部不分枝，有卵状三角形的叶螺旋状疏生，上部三至四回分枝，复叶状，呈卵状三角形，分枝上的营养叶二型，背腹各二列，腹叶（中叶）疏生，斜卵圆形，锐尖头，基部心形，有膜质白边和微齿，背叶斜展，覆瓦状，卵圆状三角形，短尖头，有齿或下侧全缘。孢子囊穗短，四棱形，生小枝顶端；孢子叶卵状三角形，龙骨状，锐尖头，边缘有齿，孢子囊近圆形。孢子二型。

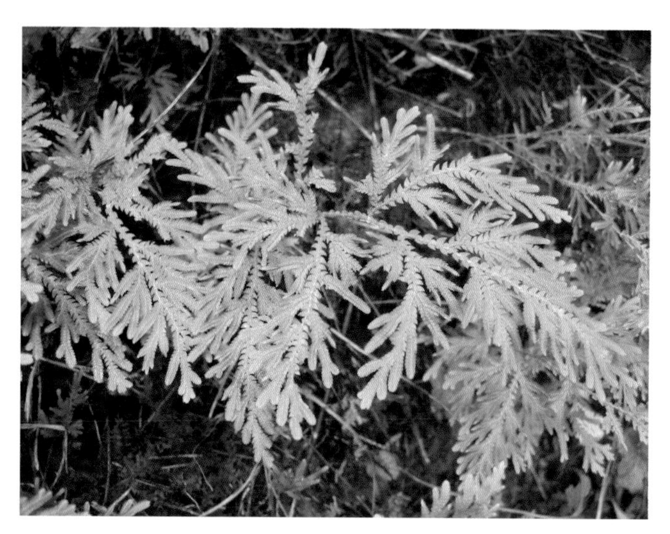

生于海拔 350 ～ 2300m 的林下或溪边。分布于长江以南各省区，北到陕西南部。

【功效应用】 全草（药名江南卷柏，地柏枝）：清热利湿，活血消肿，止血，散结。用于湿热黄疸、全身浮肿、肌衄、崩漏、带下、烧烫伤、创伤出血、癌症。用量 6 ～ 15g；外用适量，捣敷。

【化学成分】 含双黄酮等成分。

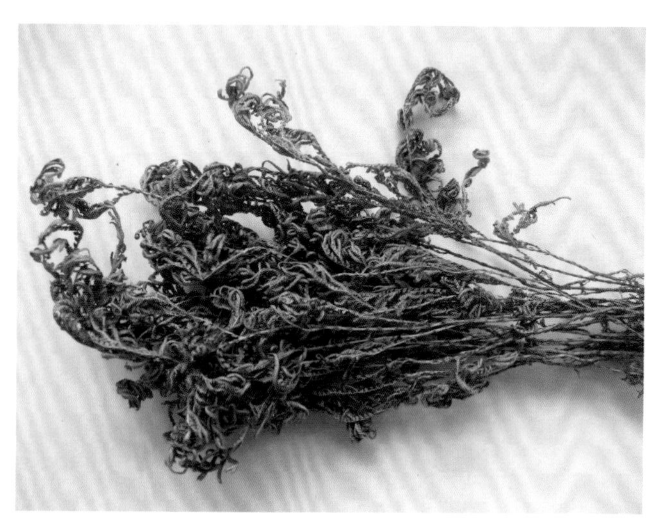

【附注】 （1）本种干燥全草以“江南卷柏”为名收载于《湖北省中药材质量标准》（2009 年版），湖北民间一般称其为“地柏枝”。（2）民间将细叶卷柏 *Selaginella labordei* Heron. ex Christ、薄叶卷柏 *Selaginella delicatula*（Desv.）Alston. 等同属植物（在湖北等省有分布）混称“地柏枝”，有的混淆药用，应注意鉴别。

14 中华卷柏（*Selaginella sinensis*）

卷柏科植物中华卷柏 *Selaginella sinensis*（Desv.）Spring。

【形态与分布】 草本，土生或旱生，匍匐，15～45cm或更长。根托在主茎上断续着生，自主茎分叉处下方生出，长2～5cm，纤细，根多分叉，光滑。主茎通体羽状分枝，不呈“之”字形，无关节，禾秆色，主茎下部直径0.4～0.6mm，茎圆柱状，不具纵沟，光滑无毛；侧枝多达10～20个，1～2次或2～3次分叉，小枝稀疏，规则排列，主茎上相邻分枝相距1.5～3cm，分枝无毛，背腹压扁，末回分枝连叶宽2～3mm。叶全部交互排列，略二型，纸质，表面光滑，边缘不为全缘，具白边。分枝上的腋叶对称，窄倒卵形，0.7～1.1mm×0.17～0.55mm，边缘睫毛状。中叶多少对称，小枝上的卵状椭圆形，0.6～1.2mm×0.3～0.7mm，排列紧密，背部不呈龙骨状，先端急尖，基部楔形，边缘具长睫毛。侧叶多少对称，略上斜，在枝的先端呈覆瓦状排列，1～1.5mm×0.5～1mm，先端尖或钝，基部上侧不扩大，不覆盖小枝，上侧边缘具长睫毛，下侧基部略呈耳状，基部具长睫毛。孢子叶穗紧密，四棱柱形，单个或成对生于小枝末端，5.0～12mm×1.5～1.8mm；孢子叶一型，卵形，边缘具睫毛，有白边，先端急尖，龙骨状；只有一个大孢子叶位于孢子叶穗基部的下侧，其余均为小孢子叶。大孢子白色；小孢子橘红色。

生于海拔100～1000（2800）m的灌丛中岩石上或土坡上，中国特有。分布于华中及东北、华北地区和山东、山西、宁夏、陕西、江苏、安徽等省区。

【功效应用】 全草（药名中华卷柏）：清热利湿，止血。用于黄疸型肝炎、胆囊炎、肾炎、痢疾、下肢湿疹、烫火伤、外伤出血。用量9～15g，大剂量30～60g；外用适量，研末敷。

【化学成分】 含黄酮等成分。

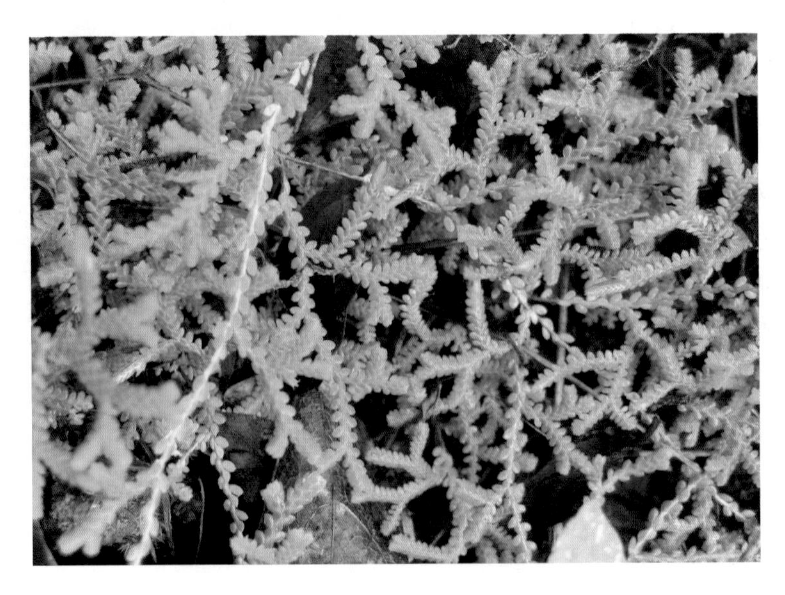

15 卷柏（*Selaginella tamariscina*）

卷柏科植物卷柏 *Selaginella tamariscina*（P. Beauv.）Spring。

【形态与分布】 多年生直立草本，呈垫状。根多分叉，密被毛，和茎及分枝密集形成树状主干，高 5 ～ 15cm。主茎直立，顶端丛生小枝，小枝扇形分叉，辐射开展，干时内卷如拳。营养叶二型，背腹各二列，交互着生，腹叶（即中叶）斜向上，不并行，卵状矩圆形，急尖而有长芒，边缘有微齿；背叶（即侧叶）斜展，宽超出腹叶，长卵圆形，急尖而有长芒，外侧边狭膜质，并有微齿，内侧边的膜质宽而全缘。孢子囊穗生于枝顶，四棱形；孢子叶卵状三角形，龙骨状，锐尖头，边缘膜质，有微齿，四列交互排列，孢子囊圆肾形。孢子二型。

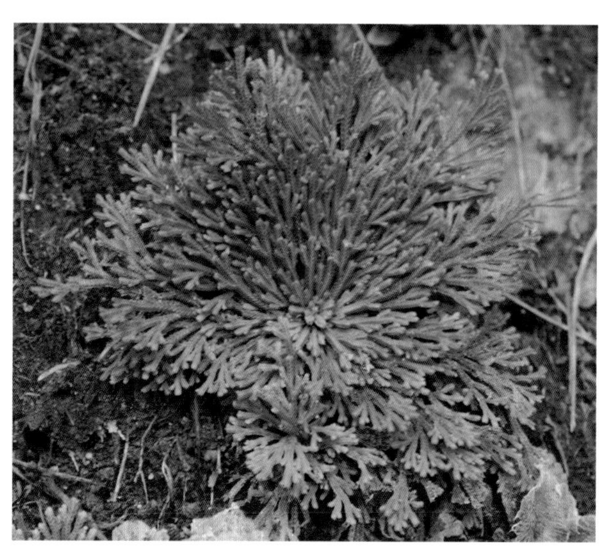

卷柏

生于海拔 200 ～ 2100m 的旱岩石缝中。分布于华中及东北、华北、华东、华南、西南地区和台湾、香港等地。

【功效应用】 全草（药名卷柏）：活血通经。用于经闭痛经、癥瘕痞块、跌扑损伤。用量 5 ～ 10g；孕妇慎用。

【化学成分】 含黄酮、苯丙素、炔酚、甾体、有机酸、蒽醌、酚类、萜类、生物碱等成分。

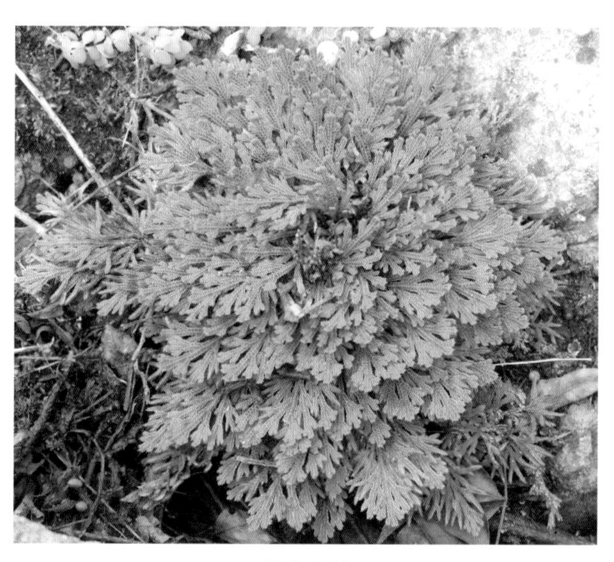

垫状卷柏

【附注】 中药“卷柏”收载于《中国药典》，为卷柏科植物卷柏及同属植物垫状卷柏 *Selaginella pulvinata*（Hook.et Grev.）Maxim.的干燥全草。垫状卷柏在华中地区也有分布。其形态与卷柏相似，主要区别为：根散生，不聚生成干，分枝多而密。腹叶并行，指向上方，全缘。

16 翠云草（*Selaginella uncinata*）

卷柏科植物翠云草 *Selaginella uncinata*（Desv.）Spring。

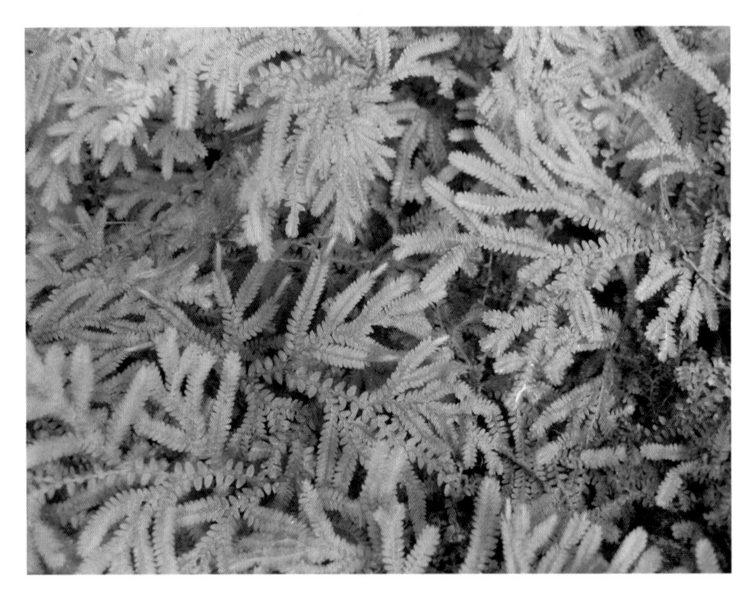

【形态与分布】 草本。主茎先直立而后攀援状，长50～100cm或更长。根托生于主茎的下部或沿主茎断续着生。主茎自近基部羽状分枝，不呈“之”字形，下部直径1～1.5mm，茎圆柱状，具沟槽，侧枝5～8对，2回羽状分枝，末回分枝连叶宽3.8～6mm。叶全部交互排列，二型，表面具虹彩，边缘全缘，具白边，主茎上的叶排列较疏，较分枝上的大，二型。中叶不对称，主茎上的较大，侧枝上的叶卵圆形，长1.0～2.4mm，近覆瓦状排列，先端与轴平行或交叉或常向后弯，长渐尖，基部钝，边缘全缘。侧叶不对称，主茎上的较大，分枝上的长圆形，外展，紧接，先端急尖或具短尖头，上侧基部不扩大，不覆盖小枝，上侧边缘全缘，基部圆形。孢子叶穗紧密，四棱柱形，单生于小枝末端，5.0～25mm×2.5～4.0mm；孢子叶一型，卵状三角形，全缘，具白边，先端渐尖，龙骨状；大孢子叶分布于孢子叶穗下侧。大孢子灰白色或暗褐色；小孢子淡黄色。

生于海拔50～1200m的林下。分布于湖北、湖南及陕西、香港等省区和华东、华南、西南地区。

【功效应用】 全草（药名翠云草）：清热利湿，止咳止血，消肿止痛。用于湿热黄疸、泻痢、水肿、肺热咳嗽、咯血、跌打伤痛、风湿痹痛、喉痈；外用于骨折、外伤出血、烧烫伤、痔漏、疮痈肿痛。用量10～30g；外用适量，研末调敷，或鲜品捣敷。

【化学成分】 含双黄酮、挥发油、酚酸等成分。

【附注】 本种的干燥全草为中草药“翠云草”，收载于《湖北省中药材质量标准》（2018年版）。

17 问荆（*Equisetum arvense*）

木贼科植物问荆 *Equisetum arvense* L.。

【形态与分布】 中小型草本。根茎斜升，直立和横走，黑棕色，节和根密生黄棕色长毛或光滑无毛。地上枝当年枯萎。枝二型。能育枝春季先萌发，高 5 ～ 35cm，中部直径 3 ～ 5mm，节间长 2 ～ 6cm，黄棕色，无轮茎分枝，脊不明显，具密纵沟；鞘筒栗棕色或淡黄色，长约 0.8cm，鞘齿 9 ～ 12，栗棕色，长 4 ～ 7mm，狭三角形，鞘背仅上部有一浅纵沟，孢子散后能育枝枯萎。不育枝后萌发，高达 40cm，主枝中部直径 1.5 ～ 3mm，节间长 2 ～ 3cm，绿色，轮生分枝多，主枝中部以下有分枝。脊的背部弧形，无棱，有横纹，无小瘤；鞘筒狭长，绿色，鞘齿 5 ～ 6，三角形，中间黑棕色，边缘膜质，淡棕色，宿存。侧枝柔软纤细，扁平状，有 3 ～ 4 条狭而高的脊，脊的背部有横纹；鞘齿 3 ～ 5，披针形，绿色，边缘膜质，宿存。孢子囊穗圆柱形，长 1.8 ～ 4cm，直径 0.9 ～ 1cm，顶端钝，成熟时柄伸长，柄长 3 ～ 6cm。

生于海拔 10 ～ 3700m 处，产河南、湖北及东北、华北、西北、华东、西南地区。

【功效应用】 全草：止血，利尿，明目。用于鼻衄、吐血、咯血、便血、崩漏、外伤出血、淋证、目赤翳膜。用量 3 ～ 15g；外用适量，鲜品捣敷，或干品研末撒。

【化学成分】 含皂苷、黄酮苷、酚酸、生物碱等成分。

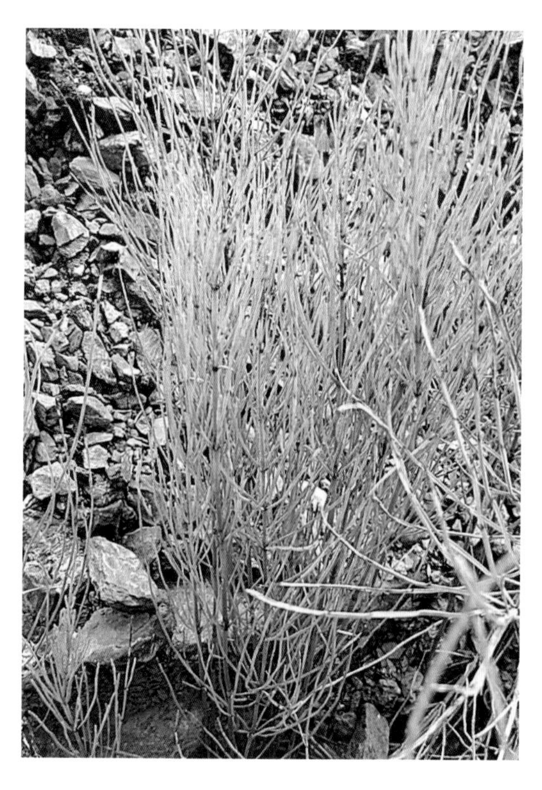
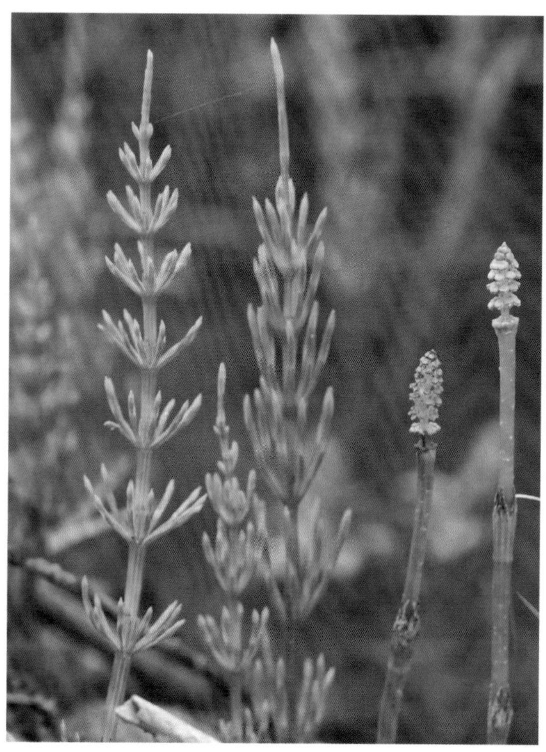

18 木贼（*Equisetum hyemale*）

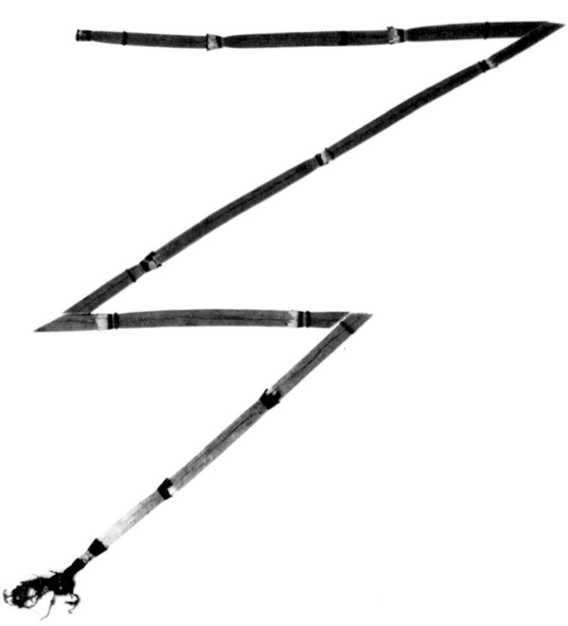

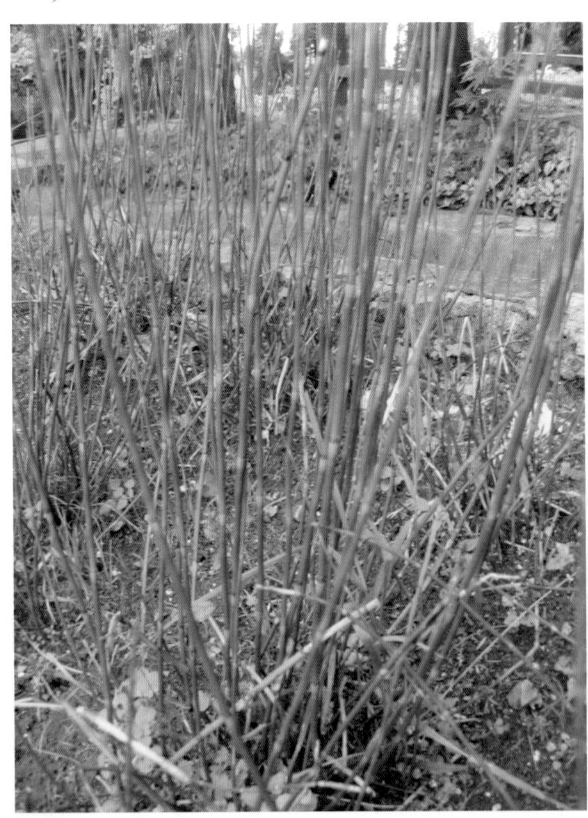

木贼科植物木贼 *Equisetum hyemale* L.。

【形态与分布】 草本，高可达100cm。根茎横走或直立，黑棕色，节和根有黄棕色长毛。地上枝多年生，枝一型，高可达1m或更多，中部直径（3）5～9mm，节间长5～8cm，绿色，不分枝或自基部有少数直立的侧枝。地上枝有脊16～22条，脊的背部弧形或近方形，无明显小瘤或有小瘤2行；鞘筒0.7～1.0cm，黑棕色或顶部及基部各有一圈或仅顶部有一圈黑棕色；鞘齿16～22，披针形，小，长0.3～0.4cm。顶端淡棕色，膜质，芒状，早落，下部黑棕色，薄革质，基部的背面有3～4条纵棱，宿存或同鞘筒一起早落。孢子囊穗卵状，长1.0～1.5cm，直径5～7mm，顶端有小尖突，无柄。

生于海拔650～2950m的山坡湿地或疏林下。分布于河南、湖北、四川、重庆等省市和东北、华北、西北地区。

【功效应用】 地上部分（药名木贼）：散风退翳。用于目赤肿痛、角膜云翳和肠风下血。用量3～9g。

【化学成分】 全草含挥发油、黄酮、酚酸等成分。

【附注】 本种的干燥地上部分为中药“木贼”，收载于《中国药典》。

19 节节草（*Equisetum ramosissimum*）

木贼科植物节节草 *Equisetum ramosissimum* Desf。

【形态与分布】 中小型植物。根茎直立，横走或斜升，黑棕色，节和根疏生黄棕色长毛或光滑无毛。地上枝多年生。枝一型，高 20 ～ 60cm，中部直径 1 ～ 3mm，节间长 2 ～ 6cm，绿色，主枝多在下部分枝，常形成簇生状。主枝有脊 5 ～ 14 条，脊的背部弧形，有一行小瘤或有浅色小横纹；鞘筒狭长达 1cm，下部灰绿色，上部灰棕色；鞘齿 5 ～ 12，三角形，灰白色或少数中央为黑棕色，边缘（有时上部）为膜质，背部弧形，宿存，齿上气孔带明显。侧枝较硬，圆柱状，有脊 5 ～ 8 条，脊上平滑或有一行小瘤或有浅色小横纹；鞘齿 5 ～ 8，披针形，革质但边缘膜质，上部棕色，宿存。孢子囊穗短棒状或椭圆形，长 0.5 ～ 2.5cm，中部直径 4 ～ 7mm，顶端有小尖突，无柄。

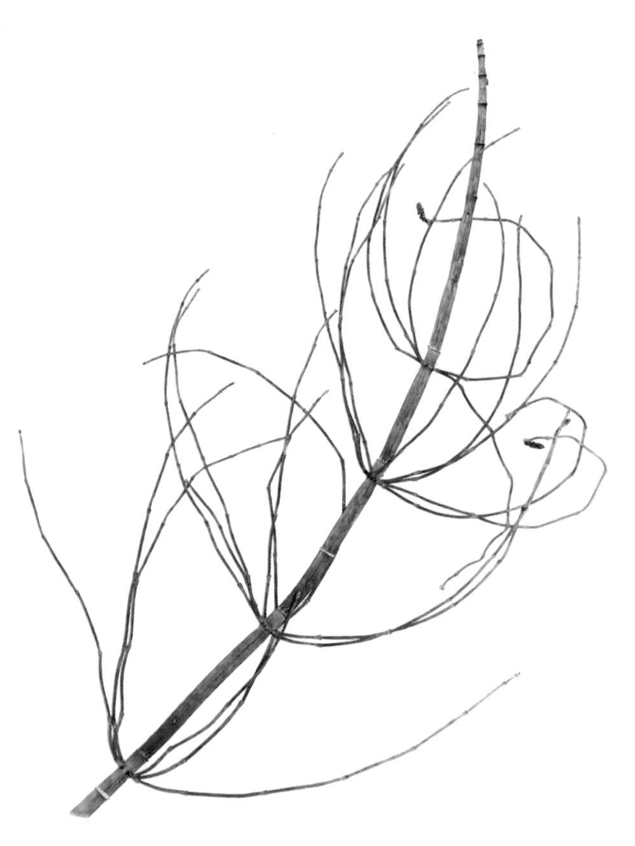

生于海拔 350 ～ 2800m 的潮湿路旁、砂地、荒原或溪边。分布于全国各地。

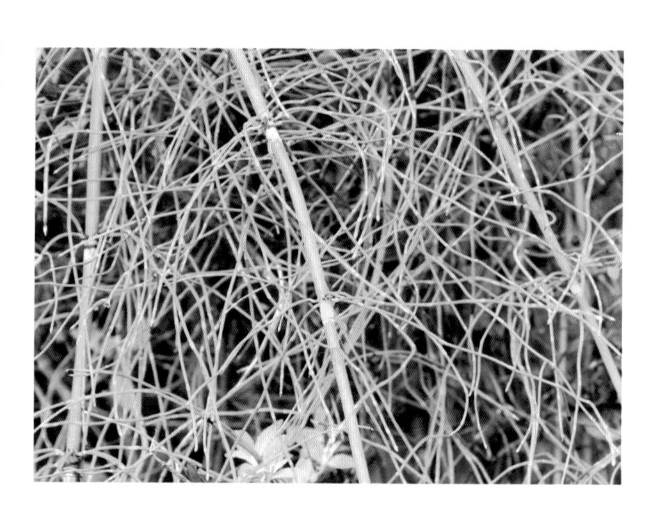

【功效应用】 全草（药名节节草）：清热，利尿，明目退翳，祛痰止咳。用于目赤肿痛、角膜云翳、肝炎、咳嗽、支气管炎、泌尿系感染。用量 6 ～ 30g。

【化学成分】 全草含黄酮等成分，并显生物碱、甾醇及三萜、皂苷的反应。

20 心叶瓶尔小草（*Ophioglossum reticulatum*）

瓶尔小草科植物心叶瓶尔小草 *Ophioglossum reticulatum* L.。

【形态与分布】 草本。根茎短细，直立，有少数粗长的肉质根。总叶柄长 4 ～ 8cm，淡绿色，向基部为灰白色，营养叶片长 3 ～ 4cm，宽 2.6 ～ 3.5cm，为卵形或卵圆形，先端圆或近于钝头，基部深心脏形，有短柄，边缘多少呈波状，草质，网状脉明显。孢子叶自营养叶柄的基部生出，长 10 ～ 15cm，细长，孢子囊穗长 3 ～ 3.5cm，纤细。

生于林下。分布于湖北及山东（青州）、江西、福建、台湾、四川、云南等省。

【功效应用】 带根全草（药名一支箭）：清热解毒，消肿止痛。用于心胃气痛、痧症腹痛、肺热咳嗽、肺痈、淋浊；外用治毒蛇咬伤（亦可内服）、“木蛇开口”（指头疔）、痈疖疔毒、带状疱疹。用量 10 ～ 15g；外用适量，研末调敷，或鲜品捣敷。

【化学成分】 含氨基酸等成分。

【附注】 同属植物瓶尔小草（一支箭）*Ophioglossum vulgatum* L.、狭叶瓶尔小草 *O. thermale* Kom. 在华中地区也有分布，同等药用。瓶尔小草区别：营养叶卵状长圆形或狭卵形，长 4 ～ 6cm，宽 1.5 ～ 2.4cm，先端钝圆或急尖，基部急剧变狭并稍下延，无柄；狭叶瓶尔小草区别：营养叶倒披针形或长圆倒披针形，长 2 ～ 5cm，宽 3 ～ 10mm，基部狭楔形，全缘，先端微尖或稍钝。

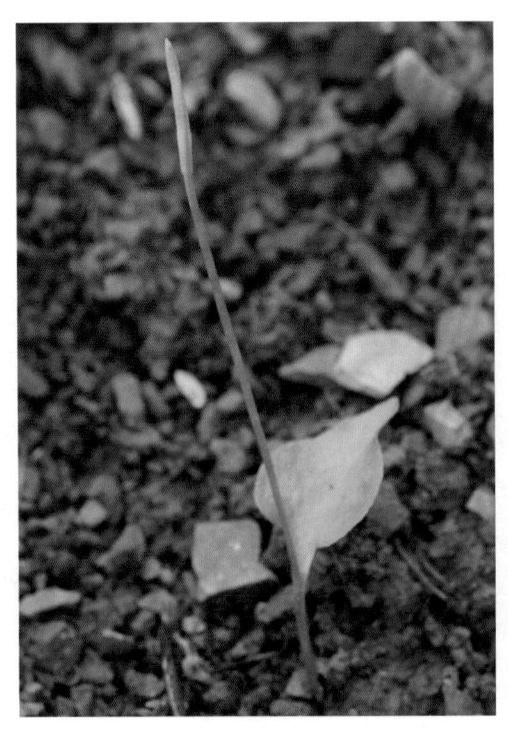

瓶尔小草

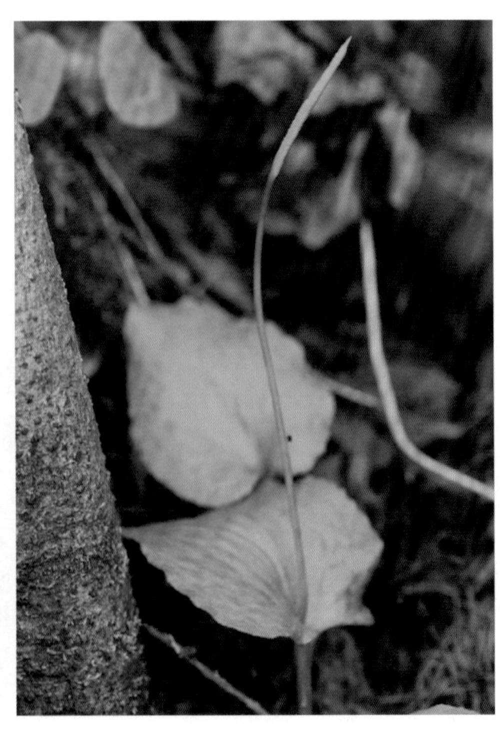

心叶瓶尔小草

21 狭叶瓶尔小草（*Ophioglossum thermale*）

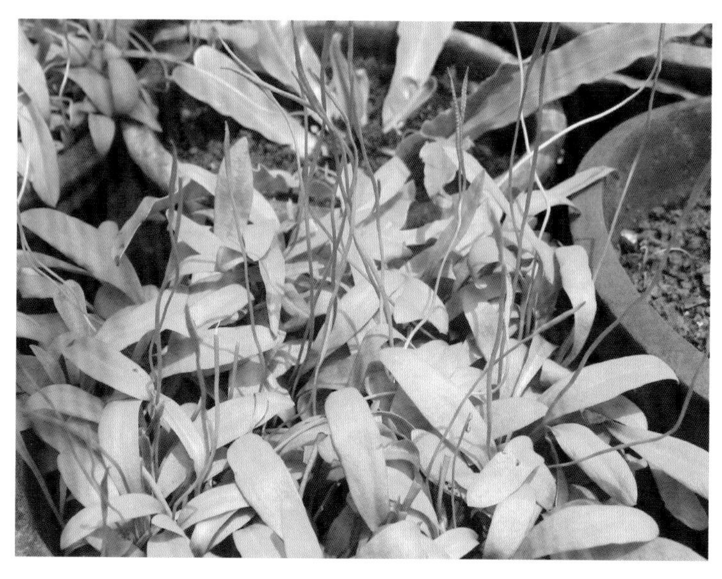

瓶尔小草科植物狭叶瓶尔小草 *Ophioglossum thermale* Kom.。

【形态与分布】 草本。根茎细短，直立，有一簇细长不分枝的肉质根，向四面横走如匍匐茎，在先端发生新植物。叶单生或 2 ～ 3 叶同自根部生出，总叶柄长 3 ～ 6cm，纤细，绿色或下部埋于土中，呈灰白色；营养叶为单叶，每梗一片，无柄，长 2 ～ 5cm，宽 3 ～ 10mm，倒披针形或长圆倒披针形，向基部为狭楔形，全缘，先端微尖或稍钝，草质，淡绿色，具不明显的网状脉，但在光下则明晰可见。孢子叶自营养叶的基部生出，柄长 5 ～ 7cm，高出营养叶，孢子囊穗长 2 ～ 3cm，狭线形，先端尖，由 15 ～ 28 对孢子囊组成。孢子灰白色，近于平滑。

生于山地草坡上，或温泉附近。分布于湖北和河北、陕西、四川、云南、江西（庐山）及江苏。

【功效应用】 带根全草（药名一支箭）：清热解毒，消肿止痛。用于心胃气痛、痧症腹痛、肺热咳嗽、肺痈、淋浊；外用治毒蛇咬伤（亦可内服）、“木蛇开口”（指头疔）、痈疖疔毒、带状疱疹。用量 10 ～ 15g；外用适量，研末调敷，或鲜品捣敷。

【附注】 同属植物心叶瓶尔小草、瓶尔小草（一支箭）在华中地区也有分布，同等药用。

22 阴地蕨（*Botrychium ternatum*）

阴地蕨科植物阴地蕨 *Botrychium ternatum*（Thunb.）Sw.。

【形态与分布】 多年生草本，高 20cm 以上。根茎粗壮，长 1 ～ 4cm，有一簇粗健的肉质根。营养叶的叶柄长 3 ～ 8cm，有时更长；叶片为阔三角形，长 8 ～ 10cm，宽 10 ～ 12cm，三回羽状分裂；最下羽片最大，有长柄，呈宽三角形，其上各羽片渐次无柄，披针形，裂片长卵形至卵形，边缘有不整齐的细尖锯齿，叶面无毛，质厚。孢子叶有长梗，长 12 ～ 22cm，孢子囊穗集成圆锥状，长 5 ～ 10cm，三至四回羽状分枝，黄红色，孢子囊无柄，黄色，沿小穗内侧成两行排列，不陷入，横裂。

生于海拔 400 ～ 1000m 的丘陵地灌丛、山沟、山谷等阴处。分布于湖北、湖南、贵州、四川、台湾等省及华东地区。

【功效应用】 全草（药名阴地蕨）：清热解毒，平肝熄风，止咳。用于小儿高热惊搐、肺热咳嗽、目赤火眼等。用量 6 ～ 15g。

【化学成分】 全草含甾醇、黄酮等成分。

【附注】 本种的干燥全草为中药“阴地蕨”，收载于《中国药典》。

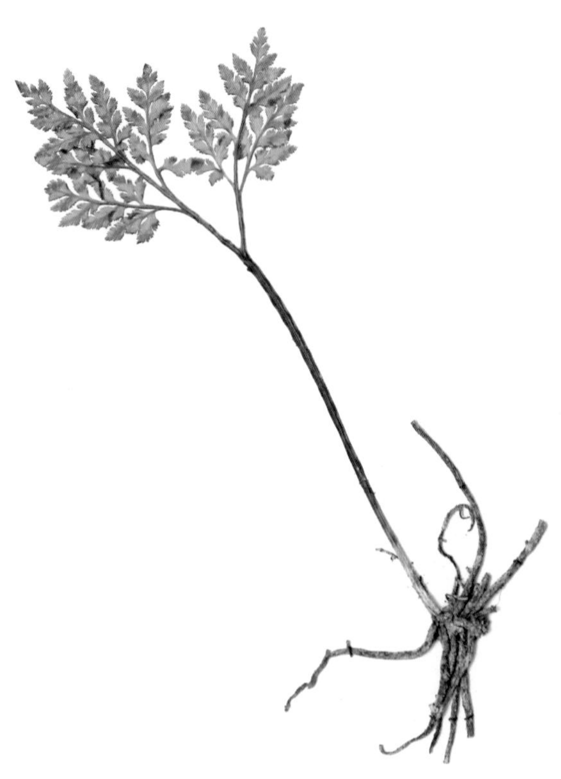

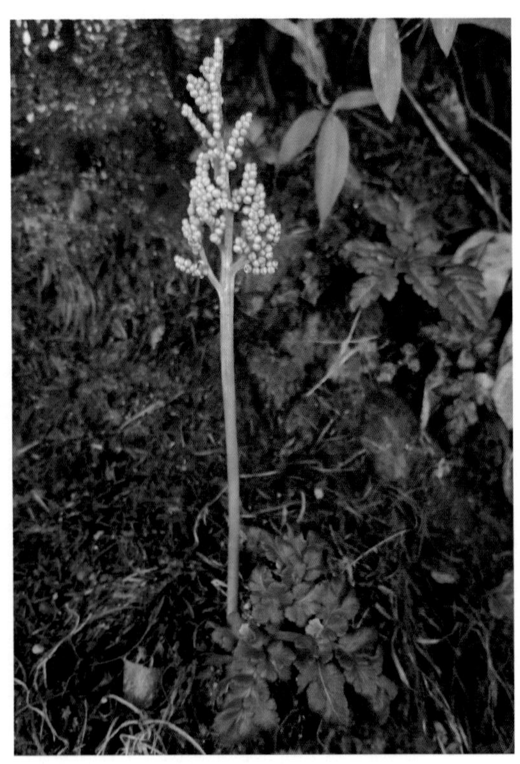

23 紫萁（*Osmunda japonica*）

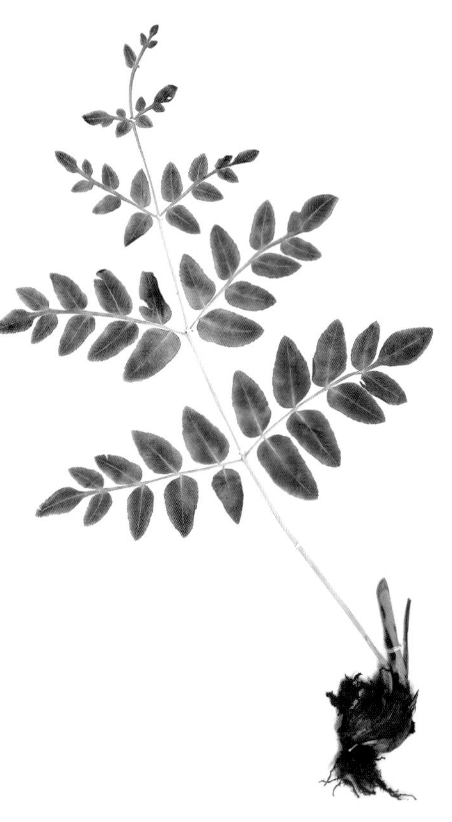

紫萁科植物紫萁 *Osmunda japonica* Thunb.。

【形态与分布】 草本，高可达 80cm 以上。根茎短粗，或成短树干状而稍弯。叶簇生，直立，柄长 20 ～ 30cm，禾秆色，幼时被密绒毛；叶片三角广卵形，长 30 ～ 50cm，宽 25 ～ 40cm，顶部一回羽状，其下为二回羽状；羽片 3 ～ 5 对，对生，长圆形，长 15 ～ 25cm，基部宽 8 ～ 11cm，基部一对稍大，有长 1 ～ 1.5cm 的柄，斜向上，奇数羽状；小羽片 4 ～ 9 对，对生或近对生，无柄，长 4 ～ 7cm，宽 1.5 ～ 1.8cm，长圆形或长圆披针形，先端稍钝或急尖，基部稍宽，圆形或近截形，向上部稍小，顶生的同形，有柄，基部往往有 1 ～ 2 片的合生圆裂片，或宽披针形的短裂片，边缘有匀细锯齿。叶脉两面明显，自中肋斜向上，二回分歧，小脉平行，达于锯齿。叶成长后光滑无毛，干后棕绿色。孢子叶与营养叶等高或稍高，羽片和小羽片均短缩，小羽片线形，长 1.5 ～ 2cm，沿中肋两侧背面密生孢子囊。

生于林下或溪边酸性土上，极为常见。北起山东（崂山），南达广东、广西，东自海边，西迄云南、贵州、四川西部，向北至秦岭南坡均有。

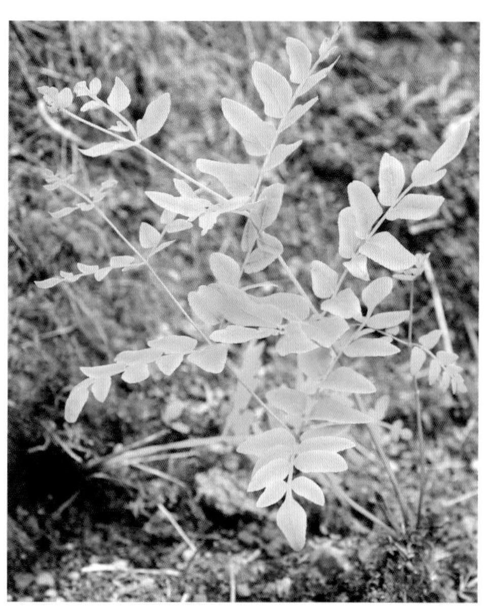

【功效应用】 根茎和叶柄残基（药名紫萁贯众）：清热解毒，止血。有小毒。用于痢疾、崩漏、带下；外治创伤出血。用量 5 ～ 9g。

【化学成分】 根茎含黄酮、多糖、内酯、鞣质、甾酮、蒽醌、酚类等成分。

【附注】 干燥根茎和叶柄残基为中药“紫萁贯众”，收载于《中国药典》。

24 海金沙（*Lygodium japonicum*）

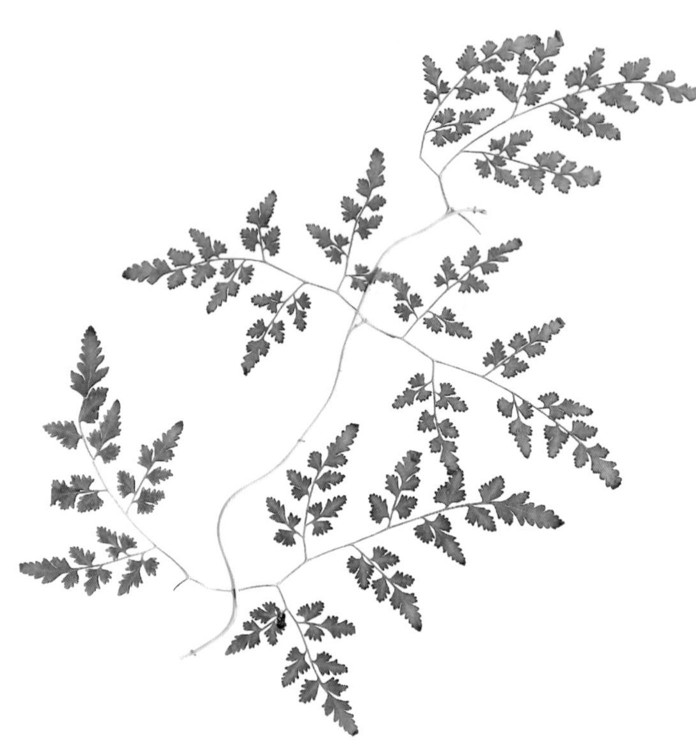

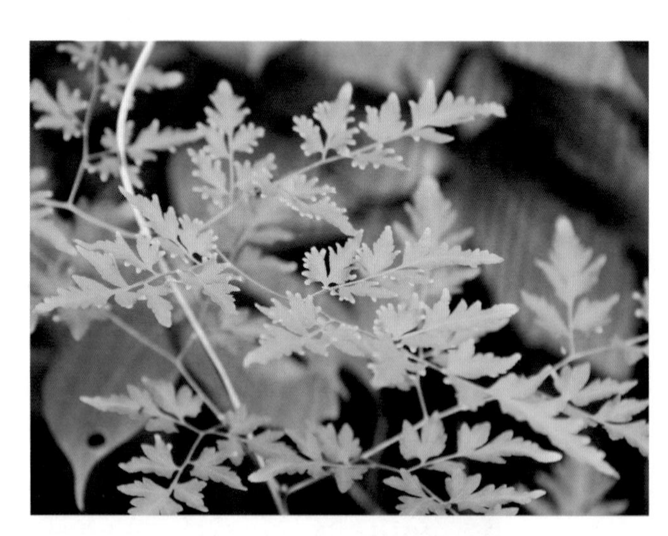

海金沙科植物海金沙 *Lygodium japonicum*（Thunb.）Sw.。

【形态与分布】 草本，植株攀援，长可达 4m。叶多数，对生于茎上的短枝两侧，短枝长 3 ～ 5mm，相距 9 ～ 11cm。叶二型，纸质，连同叶轴与羽轴有疏短毛；不育叶尖三角形，长宽各约 10 ～ 12cm，二回羽状，小羽片掌状或 3 裂，边缘有不整齐的浅钝齿。能育叶卵状三角形，长宽各约 10 ～ 20cm，小羽片边缘生流苏状的孢子囊穗，穗长 2 ～ 4mm，宽 1 ～ 1.5mm，排列稀疏，暗褐色。

生于阴湿山坡灌丛中或路边林缘。分布于华中、华东、华南、西南地区及陕西、甘肃等省。

【功效应用】 孢子（药名海金沙）：清利湿热，通淋止痛。用于热淋、石淋、血淋、膏淋、尿道涩痛。用量 6 ～ 15g。全草：疗效类似，但需加大用量。

【化学成分】 孢子含有萜类、甾体、有机酸等成分。全草含黄酮及其苷类、酚酸、甾体及挥发油等成分。

【附注】 本种的干燥成熟孢子为中药“海金沙”，收载于《中国药典》。

25 金毛狗（*Cibotium barometz*）

蚌壳蕨科植物金毛狗（金毛狗脊）*Cibotium barometz*（L.）J. Sm.。

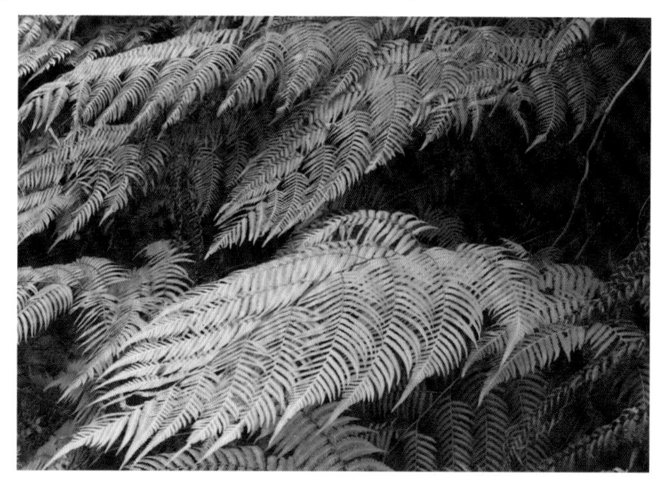

【形态与分布】 草本。根茎卧生，粗大，密被金黄色长茸毛，顶端生出一丛大叶，柄长达120cm，直径2～3cm，棕褐色，长逾10cm，有光泽，上部光滑；叶片大，长达180cm，宽约相等，广卵状三角形，三回羽状分裂；下部羽片为长圆形，长达80cm，宽20～30cm，柄长3～4cm，互生，远离；一回小羽片长约15cm，宽2.5cm，互生，开展，接近，小柄长2～3mm，线状披针形，长渐尖，基部圆截形，羽状深裂几达小羽轴；末回裂片线形略呈镰刀形，长1～1.4cm，宽3mm，尖头，开展，上部的向上斜出，边缘有浅锯齿，向先端较尖，中脉两面凸出，侧脉两面隆起，斜出，单一，但在不育羽片上分为二叉。叶几为革质或厚纸质，干后上面褐色，有光泽，下面为灰白色或灰蓝色，两面光滑，或小羽轴上下两面略有短褐毛疏生；孢子囊群在每一末回能育裂片1～5对，生于下部的小脉顶端，囊群盖坚硬，棕褐色，横长圆形，两瓣状，内瓣较外瓣小，成熟时张开如蚌壳，露出孢子囊群；孢子为三角状的四面形，透明。

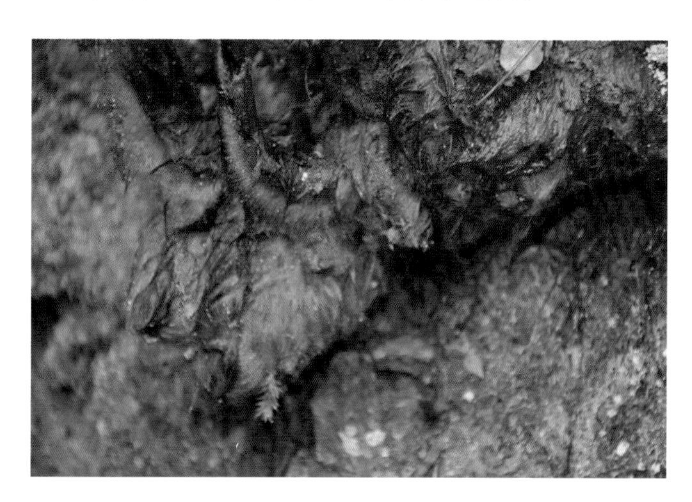

生于山麓沟边及林下阴处酸性土上。分布于湖北西部及长江以南各省区。

【功效应用】 根茎（药名狗脊）：祛风湿，补肝肾，强腰膝。用于风湿痹痛、腰膝酸软、下肢无力。用量6～12g。

【化学成分】 含黄酮、萜类等成分。

【附注】 本种的干燥根茎为中药“狗脊”，收载于《中国药典》。

26 欧洲凤尾蕨（*Pteris cretica*）

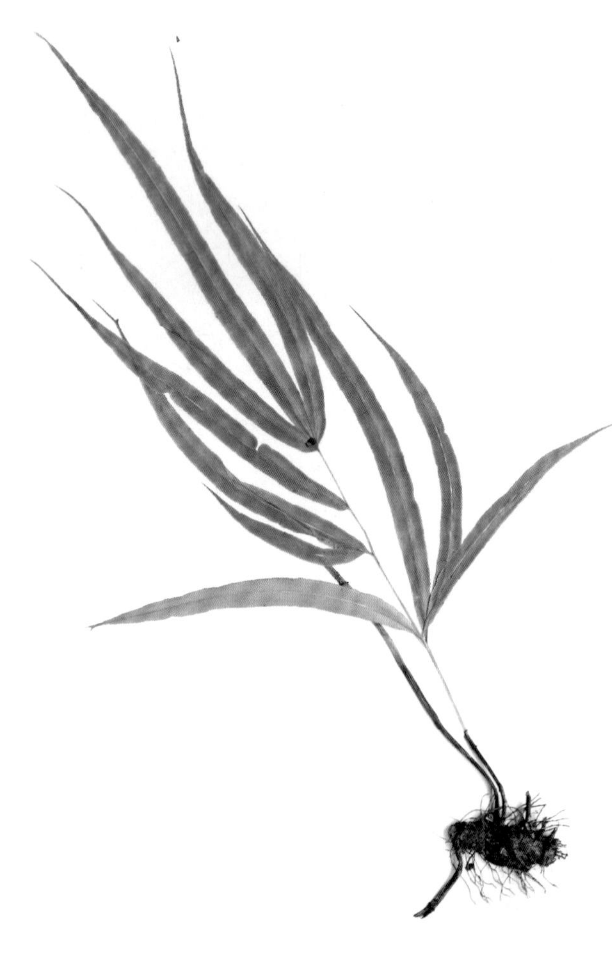

凤尾蕨科植物欧洲凤尾蕨（凤尾蕨）*Pteris cretica* L.[*Pteris cretica* L. var. *nervosa*（Thunb.）Ching et S. H. Wu]。

【形态与分布】 草本。植株高50～70cm。根茎短而直立或斜升，直径约1cm，先端被黑褐色鳞片。叶簇生，二型或近二型；柄长30～45cm（不育叶的柄较短），基部直径约2mm，表面平滑；叶片卵圆形，长25～30cm，宽15～20cm，一回羽状；不育叶的羽片（2）3～5对（有时为掌状），通常对生，斜向上，基部一对有短柄并为二叉（罕有三叉），向上的无柄，狭披针形或披针形（第二对也往往二叉），长10～18（24）cm，宽1～1.5（2）cm，先端渐尖，基部阔楔形，叶缘有软骨质的边并有锯齿；能育叶的羽片3～5（8）对，对生或向上渐为互生，斜向上，基部一对有短柄并为二叉，偶有三叉或单一，向上的无柄，线形（或第二对也往往二叉），长12～25cm，宽5～12mm，先端渐尖并有锐锯齿，基部阔楔形，顶生三叉羽片的基部不下延或下延。主脉下面强度隆起；侧脉两面均明显。叶干后纸质，绿色或灰绿色，无毛；叶轴禾秆色，表面平滑。

生于海拔400～3200m的石灰岩地区的岩隙间或林下灌丛中。分布于华中、华南、西南地区及陕西、浙江、江西、西藏等省区。

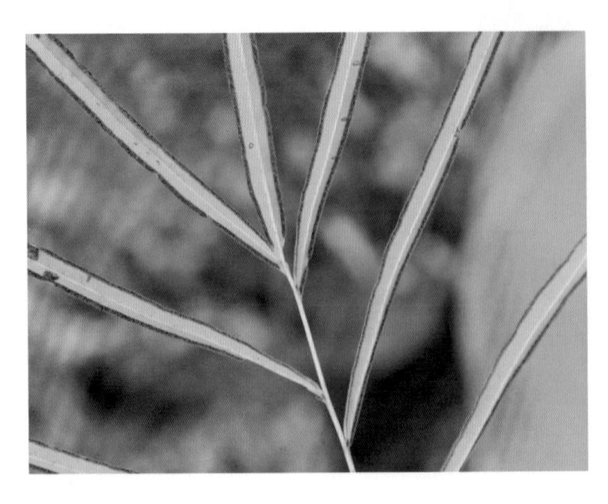

【功效应用】 全草（药名凤尾蕨）：清热利湿，止血生肌，解毒消肿。用于泄泻、痢疾、黄疸、淋证、水肿、咳血、尿血、便血、刀伤出血、跌打肿痛、疮痈、水火烫伤。用量10～30g。

【化学成分】 含萜类、苷类等成分。

27 凤尾草（*Pteris multifida*）

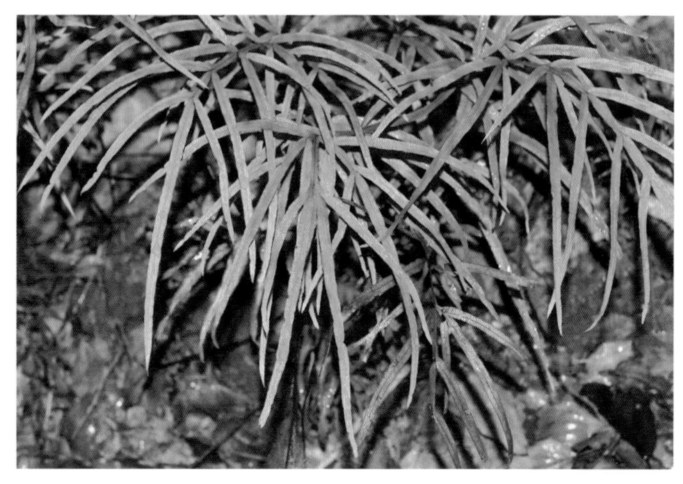

凤尾蕨科植物凤尾草（井栏边草）*Pteris multifida* Poir.。

【形态与分布】 草本，高30～45cm。根茎短而直立，直径1～1.5cm，先端被黑褐色鳞片。叶多数，密而簇生，明显二型；不育叶柄长15～25cm，直径1.5～2mm，禾秆色或暗褐色而有禾秆色的边，稍有光泽，光滑；叶片卵状长圆形，长20～40cm，宽15～20cm，一回羽状，羽片通常3对，对生，斜向上，无柄，线状披针形，长8～15cm，宽6～10mm，先端渐尖，叶缘有不整齐的尖锯齿并有软骨质的边，下部1～2对常分叉，有时近羽状，顶生三叉羽片及上部羽片的基部显著下延，在叶轴两侧形成宽3～5mm的狭翅（翅的下部渐狭）；能育叶有较长的柄，羽片4～6对，狭线形，长10～15cm，宽4～7mm，仅不育部分具锯齿，基部一对有时近羽状，有长约1cm的柄，余均无柄，下部2～3对常二至三叉，上部几对的基部长下延，在叶轴两侧形成宽3～4mm的翅。主脉两面均隆起，禾秆色，侧脉明显，稀疏，单一或分叉，有时在侧脉间具有或多或少的与侧脉平行的细条纹。叶干后草质，暗绿色，遍体无毛；叶轴禾秆色，稍有光泽。

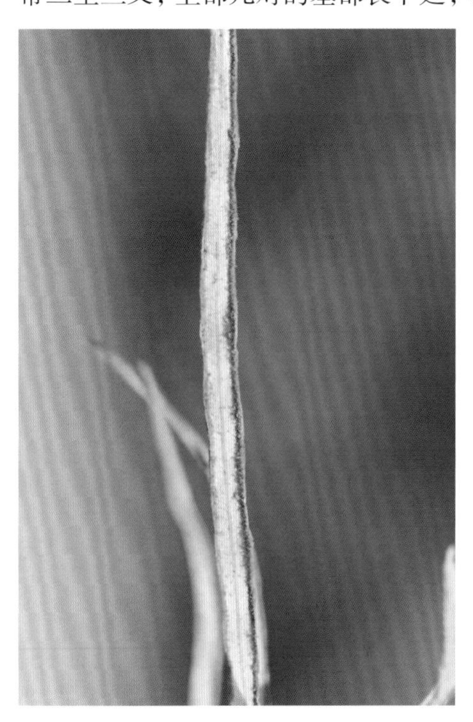

生于海拔1000m以下的墙壁、井边及石灰岩缝隙或灌丛下。分布于华中、华东、华南地区及河北、陕西、四川、贵州、台湾等省。

【功效应用】 全草（药名凤尾草）：清热利湿，消肿解毒，凉血止血。用于痢疾、泄泻、淋浊、带下、黄疸、疔疮肿毒、喉痹乳蛾、淋巴结核、腮腺炎、乳腺炎、高热抽搐、蛇虫咬伤、吐血、衄血、尿血、便血及外伤出血。用量9～15g；鲜品30～60g，水煎服或捣汁饮，虚寒泻痢及孕妇慎服；外用适量，捣敷。

【化学成分】 含萜类、黄酮等成分。

【附注】 干燥全草为中药“凤尾草”，曾收载于《中国药典》（1977年版）。

28 银粉背蕨（*Aleuritopteris argentea*）

中国蕨科植物银粉背蕨 *Aleuritopteris argentea*（Gmél.）Fée。

【形态与分布】 草本，植株高 14 ～ 29cm。根茎直立或斜升，生有红棕色边的亮黑色披针形鳞片。叶簇生，厚纸质，上面暗绿色，下面有乳黄色粉粒；叶柄栗棕色，有光泽，基部疏生鳞片；叶片五角形，长宽各约 5 ～ 6cm，有 3 片基部彼此相连或分离的羽裂的羽片；顶生羽片近菱形，基部裂片多少浅裂，侧生羽片三角形，羽轴下侧的裂片较上侧的为长，基部一片最长，浅裂，裂片钝尖头，边缘有小圆齿。叶脉纤细，下面不凸起，羽状分叉。孢子囊群生于小脉顶端，成熟时汇合成条形；囊群盖沿叶边连续着生，厚膜质，全缘。

生于石灰岩缝中，海拔达 3000m。广布全国各地。

【功效应用】 全草（药名分经草，通经草）：活血调经，止血，止带，止咳，利水通淋。用于月经不调、经闭腹痛、赤白带下、咳嗽咯血、外伤出血、淋证、烧烫伤。用量 10 ～ 15g；孕妇忌服。

【化学成分】 主要含萜类、糖类和黄酮等成分。

【附注】 本种的干燥全草以“分经草”为名收载于《湖北省中药材质量标准》（2018 年版）。此外，本种别名还有卷柏还阳、天青地白，易与其他药用植物名称或别名相混淆，不应使用。

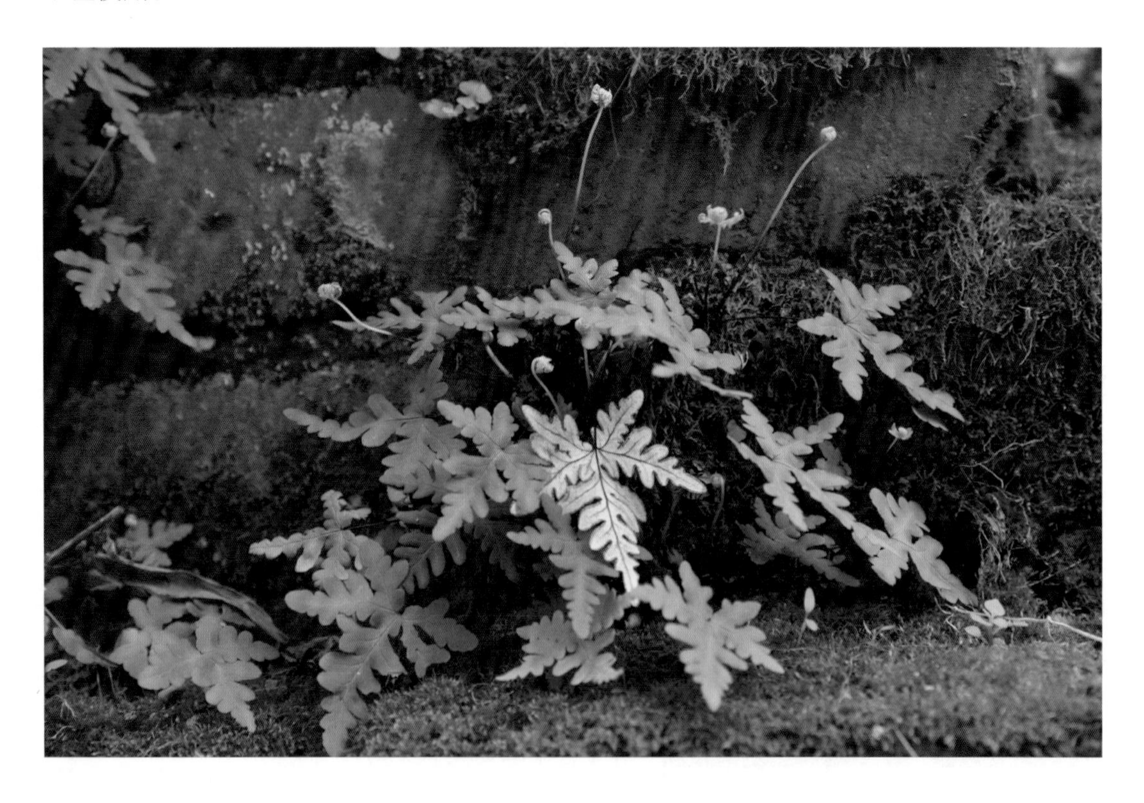

29 野鸡尾金粉蕨（*Onychium japonicum*）

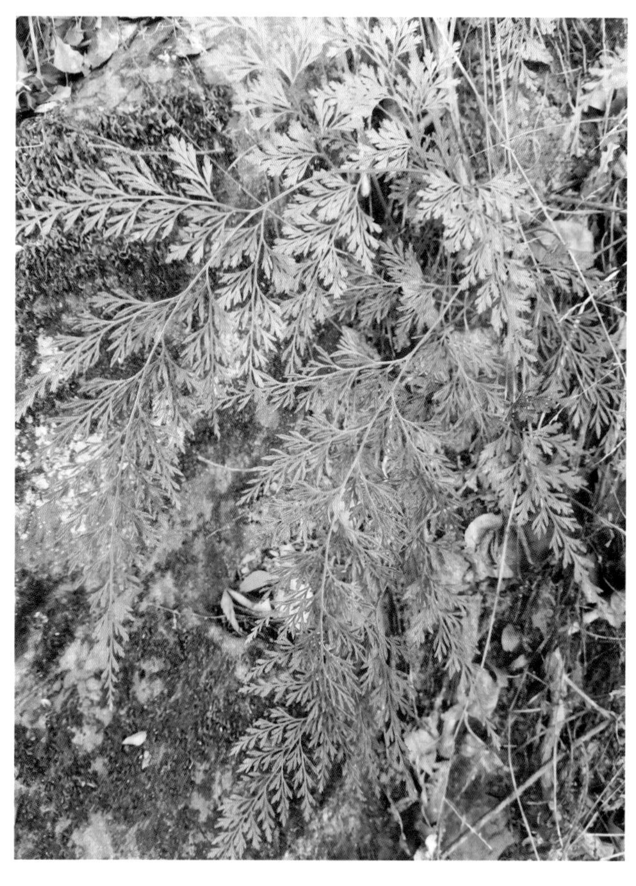

中国蕨科植物野鸡尾金粉蕨（野雉尾金粉蕨）*Onychium japonicum*（Thunb.）Kze.。

【形态与分布】 草本，植株高60cm左右。根状茎长而横走，直径3mm左右，疏被鳞片，鳞片棕色或红棕色，披针形，筛孔明显。叶散生；柄长2～30cm，基部褐棕色，略有鳞片，向上禾秆色（有时下部略饰有棕色），光滑；叶片几和叶柄等长，宽约10cm或过之，卵状三角形或卵状披针形，渐尖头，四回羽状细裂；羽片12～15对，互生，柄长1～2cm，基部一对最大，长9～17cm，宽5～6cm，长圆披针形或三角状披针形，先端渐尖，并具羽裂尾头，三回羽裂；各回小羽片彼此接近，均为上先出，照例基部一对最大；末回能育小羽片或裂片长5～7mm，宽1.5～2mm，线状披针形，有不育的急尖头；末回不育裂片短而狭，线形或短披针形，短尖头；叶轴和各回育轴上面有浅沟，下面凸起，不育裂片仅有中脉一条，能育裂片有斜上侧脉和叶缘的边脉汇合。叶干后坚草质或纸质，灰绿色或绿色，遍体无毛。孢子囊群长（3）5～6mm；囊群盖线形或短长圆形，膜质，灰白色，全缘。

生于海拔50～2200m的林下沟边或溪边石上。分布于华中、华东及西南地区，北达陕西（秦岭）。

【功效应用】 全草（药名野鸡尾）：清热解毒，凉血止血。用于痢疾、泄泻、黄疸、疔疮肿毒、咽喉肿痛、淋巴结核、腮腺炎、乳腺炎、高热抽搐、吐血、衄血、尿血、便血及外伤出血。用量9～15g；鲜品30～60g，水煎服或捣汁饮，虚寒泻痢及孕妇慎服；外用适量，捣敷。

【化学成分】 含萜类、黄酮等成分。

30 铁线蕨（*Adiantum capillus-veneris*）

铁线蕨科植物铁线蕨 *Adiantum capillus-veneris* L.。

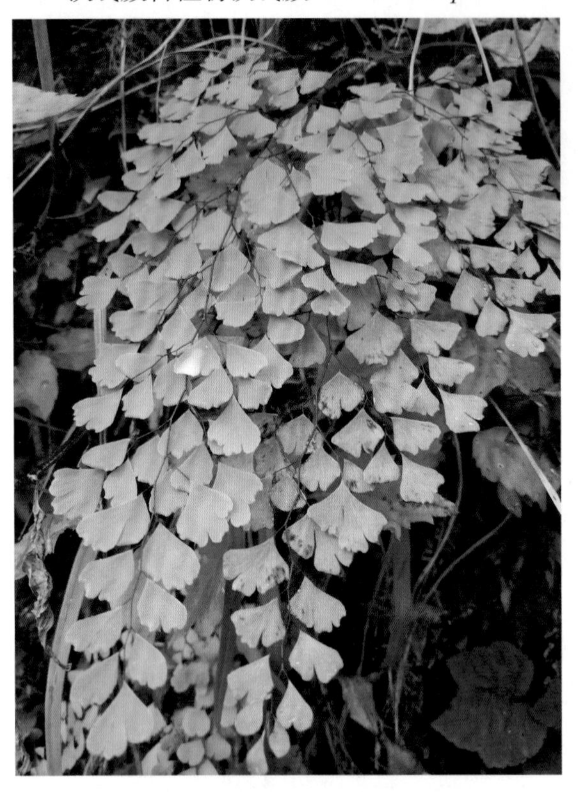

【形态与分布】 草本，高15～40cm。根茎细长横走，密被棕色披针形鳞片。叶远生或近生；柄长5～20cm，纤细，栗黑色，有光泽，基部被与根茎上同样的鳞片，向上光滑，叶片两面无毛，卵状三角形，长10～25cm，宽8～16cm，尖头，基部楔形，中部以下多为二回羽状，中部以上一回奇数羽状；羽片3～5对，互生，斜向上，有柄，长可达1.5cm，基部一对较大，长4.5～9cm，宽2.5～4cm，长圆状卵形，圆钝头，一或二回奇数羽状，侧生末回小羽片2～4对，互生，斜向上，相距6～15mm，大小几相等或基部一对略大，对称或不对称的斜扇形或近斜方形，长1.2～2cm，宽1～1.5cm，上缘圆形，具2～4浅裂或深裂成条状的裂片，不育裂片先端钝圆形，具阔三角形的小锯齿或具啮蚀状的小齿，能育裂片先端截形、直或略下陷，全缘或两侧具有啮蚀状的小齿，两侧全缘，基部渐狭成偏斜的阔楔形，具纤细栗黑色的短柄，顶生小羽片扇形，基部为狭楔形，多大于其下的侧生小羽片，柄可达1cm；第二对羽片距基部一对2.5～5cm，向上各对均与基部一对羽片同形而渐变小。叶脉多回二歧分叉，两面均明显；叶轴、各回羽轴和小羽柄均与叶柄同色，多略向左右曲折。孢子囊群每羽片3～10枚，横生于能育的末回小羽片上缘；囊群盖长形、长肾形或圆肾形，上缘平直，淡黄绿色，老时棕色，全缘，宿存。

生于海拔100～2800m的流水旁石灰岩上或石灰岩洞底和滴水岩壁上。分布于华中、华南、西南地区及北京、河北、山西、陕西、甘肃、江西、福建、台湾等省市。

【功效应用】 全草（药名铁线蕨）：清热解毒，利水通淋。用于小便不利、血淋、感冒发热、肺热咳嗽、湿热泄泻、痢疾、淋浊、带下、乳痈、瘰疬、疔毒、烫火伤、蛇伤。用量15～30g；外用适量，煎汤洗，或研末调敷。

【化学成分】 含黄酮、三萜、多糖、生物碱、酚类、甾体等成分。

31 披针新月蕨（*Pronephrium penangianum*）

金星蕨科植物披针新月蕨 *Pronephrium penangianum*（Hook.）Holtt.。

【形态与分布】 草本，植株高 1 ～ 2m。根茎长而横走，褐棕色，直径可达 1.2cm，偶有一二棕色的披针形鳞片。叶远生；叶柄长可达 1m，基部粗约 7mm，褐棕色，向上渐变为淡红棕色，光滑；叶片长圆披针形，长 40 ～ 80cm，宽 25 ～ 40cm，奇数一回羽状；侧生羽片 10 ～ 15 对，斜展，互生，有短柄，阔线形，中部以下的长 20 ～ 30cm，宽 2 ～ 2.7cm，渐尖头，基部阔楔形，边缘有软骨质的尖锯齿，或深裂成齿牙状，上部的羽片略缩短，顶生羽片和中部的同形同大，柄长约 1cm，叶脉下面明显，侧脉近平展，并行，小脉 9 ～ 10 对，斜上，先端联结，在侧脉间基部形成一个三角形网眼，并由交结点向上伸出外行小脉，和其上的小脉交结点相连（有时中断），形成 2 列狭长的斜方形网眼，顶部 2 ～ 3 对小脉分离，伸达叶边。叶干后纸质，褐色或红褐色，遍体光滑。孢子囊群圆形，生于小脉中部或中部稍下处，在侧脉间排成 2 列，每行约 6 ～ 7 枚，无盖。

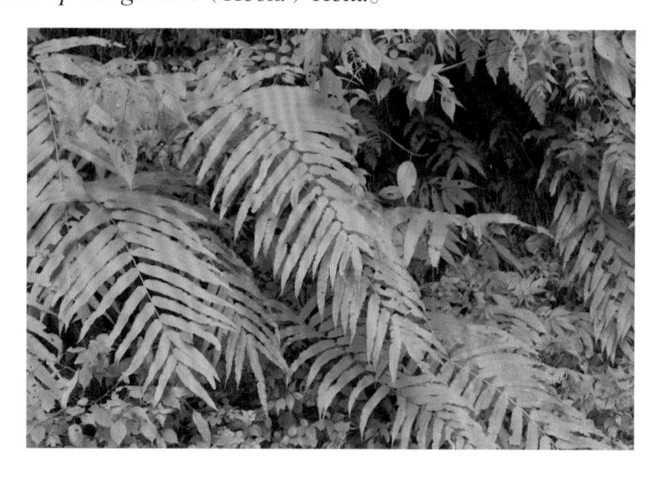

群生于海拔 900 ～ 3600m 疏林下或阴地水沟边。分布于华中、华南地区及浙江、江西、四川、贵州、云南等省。

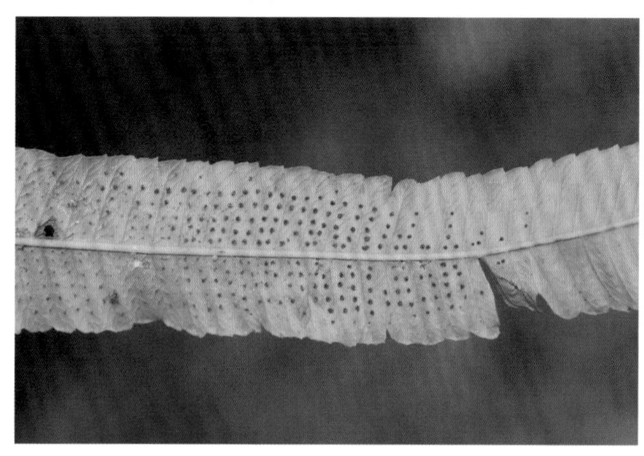

【功效应用】 根茎（药名活血莲）：散瘀，调经，除湿。用于月经不调、崩漏、跌打损伤、风湿痹痛、痢疾、水肿。用量 9 ～ 18g，水煎服或浸酒；外用适量，捣敷，或浸酒搽。

【化学成分】 含黄烷苷类成分。

【附注】 干燥根茎以“活血莲”为名，载于《湖北省中药材质量标准》（2018 年版）。

32 狗脊（*Woodwardia japonica*）

乌毛蕨科植物狗脊（狗脊蕨）*Woodwardia japonica*（L. f.）Sm.。

【形态与分布】 草本，株高 50 ～ 120cm。根茎粗壮，直径 3 ～ 5cm，横卧，暗褐色，与叶柄基部密被披针形或线状披针形鳞片，鳞片长约 1.5cm，全缘，深棕色。叶近生；柄长 15 ～ 70cm，下部密被与根茎上相同而较小的鳞片，向上渐稀疏，老时脱落，叶柄基部往往宿存于根茎上；叶片长卵形，长 25 ～ 80cm，下部宽 18 ～ 40cm，先端渐尖，二回羽裂；顶生羽片卵状披针形或长三角状披针形，大于侧生羽片，侧生羽片（4）7 ～ 16 对，下部的对生或近对生，向上或为互生，斜展或略斜向上，无柄或近无柄，疏离，下部羽片较长，相距 3 ～ 7cm，线状披针形，长 12 ～ 22（25）cm，上侧常与叶轴平行，羽状半裂；裂片 11 ～ 16 对，基部一对缩小，下侧一片为圆形、卵形或耳形，长 5 ～ 10mm，圆头，上侧一片亦较小，向上数对裂片较大，密接，斜展，椭圆形、卵形或卵状披针形，长 1.3 ～ 2.2cm，宽 7 ～ 10mm，边缘有细密锯齿。叶脉明显，在羽轴及主脉两侧各有 1 行狭长网眼，其外侧尚有若干不整齐的多角形网眼。叶近革质，两面无毛或下面疏被短柔毛；羽轴下面的下部密被棕色纤维状小鳞片，向上渐稀疏。孢子囊群线形，挺直，着生于主脉两侧或羽轴两侧狭长网眼上，不连续，单行排列；囊群盖线形，棕褐色，成熟时开向主脉或羽轴，宿存。

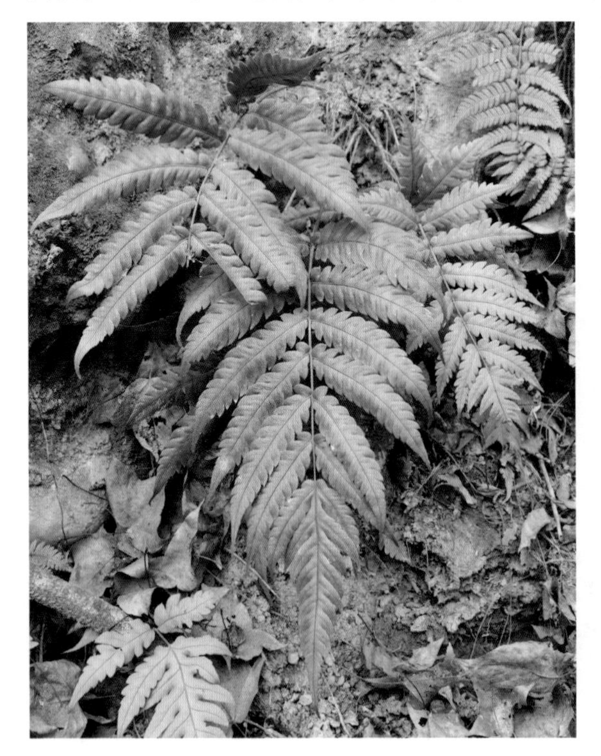

生于疏林下。分布于长江流域以南各省区。

【功效应用】 根茎（药名狗脊贯众）：清热解毒，杀虫，止血，祛风湿。有小毒。用于风热感冒、时行瘟疫、恶疮痈肿、虫积腹痛、小儿疳积、痢疾、便血、崩漏、外伤出血、风湿痹痛。用量 9 ～ 15g；外用适量，捣敷，或研末调涂。孕妇禁服。

【化学成分】 根茎含黄酮、三萜等成分。

【附注】 同属植物单芽狗脊蕨 *Woodwardia unigemmata*（Makino）Nakai 在华中地区也有分布。主要区别：叶轴顶部和羽片着生处下面生 1 个有红棕色鳞片的大芽孢，羽片基部对称，羽裂达 4/5。

33 贯众（*Cyrtomium fortunei*）

鳞毛蕨科植物贯众 *Cyrtomium fortunei* J. Sm.。

【形态与分布】 草本，高 25 ～ 50cm。根茎直立，密被棕色鳞片。叶簇生，叶柄长 12 ～ 26cm，基部直径 2 ～ 3mm，禾秆色，腹面有浅纵沟，密生卵形及披针形棕色有时中间为深棕色的鳞片，鳞片边缘有齿，有时向上部秃净；叶片纸质，两面光滑，矩圆披针形，长 20 ～ 42cm，宽 8 ～ 14cm，先端钝，基部不变狭或略变狭，奇数一回羽状；侧生羽片 7 ～ 16 对，互生，近平伸，柄极短，披针形，多少上弯成镰状，中部的长 5 ～ 8cm，宽 1.2 ～ 2cm，先端渐尖或尾状，基部偏斜且上侧近截形有时略有钝的耳状凸、下侧楔形，全缘有时有前倾的小齿；羽状脉，小脉联结成 2 ～ 3 行网眼，腹面不明显，背面微凸起；顶生羽片狭卵形，下部有时有 1 或 2 个浅裂片，长 3 ～ 6cm，宽 1.5 ～ 3cm。叶轴腹面有浅纵沟，疏生披针形及线形棕色鳞片。孢子囊群遍布羽片背面；囊群盖圆形，盾状，全缘。

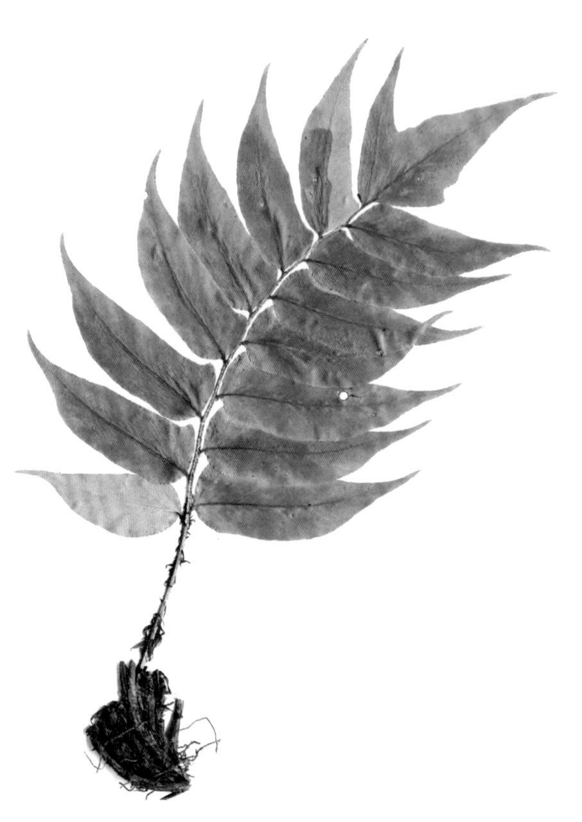

生于海拔 2400m 以下的空旷地石灰岩缝或林下。分布于华中、华东、华南、西南地区及河北（南五台）、山西南部、陕西、甘肃南部、台湾等地。

【功效应用】 带叶柄残基的根茎（药名小贯众）：清热平肝，解毒杀虫，止血。用于感冒、头晕目眩、高血压、痢疾、尿血、便血、崩漏、白带、钩虫病，预防麻疹、流行性感冒、流行性脑脊髓膜炎。用量 3 ～ 15g。

【化学成分】 根茎及叶柄含黄绵马酸类成分；叶含黄酮类成分。

【附注】 带叶柄残基的根茎在民间作“贯众”药用，《湖南省中药材标准》（2009 年版）收载。

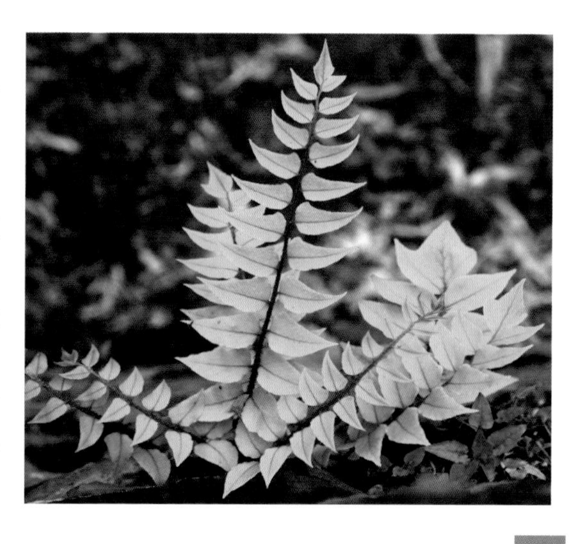

34 槲蕨（*Drynaria roosii*）

水龙骨科植物槲蕨 *Drynaria roosii* Nakaike [*Drynaria fortunei*（Kunze ex Mett.）J. Sm.]。

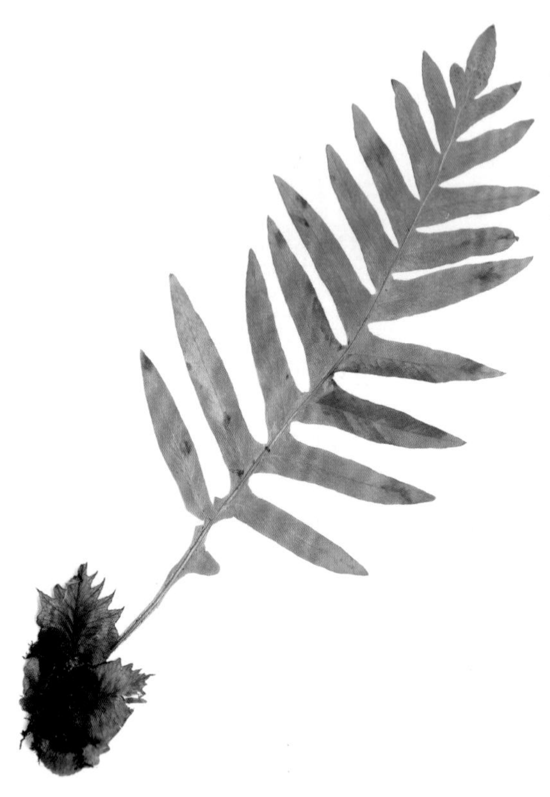

【形态与分布】 草本，常附生岩石，匍匐生长，或附生树干上，螺旋状攀援。根茎直径 1 ～ 2cm，密被鳞片；鳞片斜升，盾状着生，长 7 ～ 12mm，宽 0. 8 ～ 1.5mm，边缘有齿。叶二型，基生不育叶圆形，长（2）5 ～ 9cm，宽 2 ～ 7cm，基部心形，浅裂至叶片宽度的 1/3，边缘全缘，黄绿色或枯棕色，厚干膜质，下面有疏短毛。正常能育叶叶柄长 4 ～ 7（13）cm，具明显的狭翅；叶片长 20 ～ 45cm，宽 10 ～ 20cm，深羽裂到距叶轴 2 ～ 5mm 处，裂片 7 ～ 13 对，互生，稍斜向上，披针形，长 6 ～ 10cm，宽 1.5 ～ 3cm，边缘有不明显疏钝齿，顶端急尖或钝；叶脉两面均明显；叶干后纸质，仅上面中肋略有短毛。孢子囊群圆形或椭圆形，叶片下面全部分布，沿裂片中肋两侧各排列成 2 ～ 4 行，熟时相邻 2 侧脉间有圆形孢子囊群 1 行，或幼时成 1 行长形的孢子囊群，混生有大量腺毛。

附生于海拔 100 ～ 1800m 的树干或石上，偶生于墙缝。分布于湖北、湖南及海南、台湾和华东、华南、西南地区。

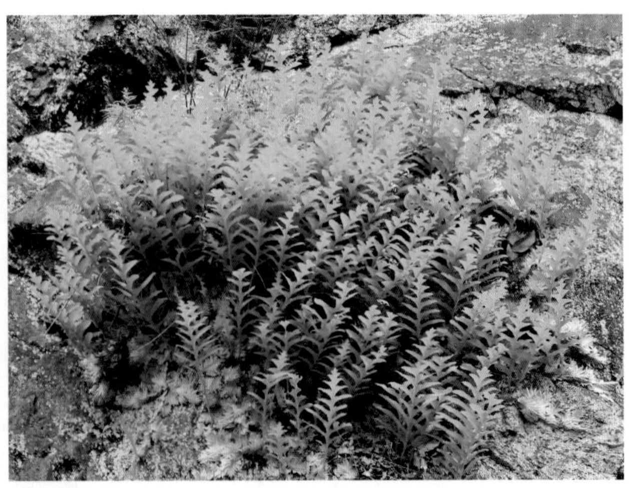

【功效应用】 根茎（药名骨碎补）：补肾强骨，续伤止痛，外用消风祛斑。用于跌扑闪挫、筋骨折伤、肾虚腰痛、筋骨痿软、耳鸣耳聋、牙齿松动，外治斑秃、白癜风。用量 3 ～ 9g；外用适量。

【化学成分】 根茎含三萜、多糖、黄烷等成分。

【附注】 本种的干燥根茎为中药“骨碎补”，收载于《中国药典》。

35 抱石莲（*Lemmaphyllum drymoglossoides*）

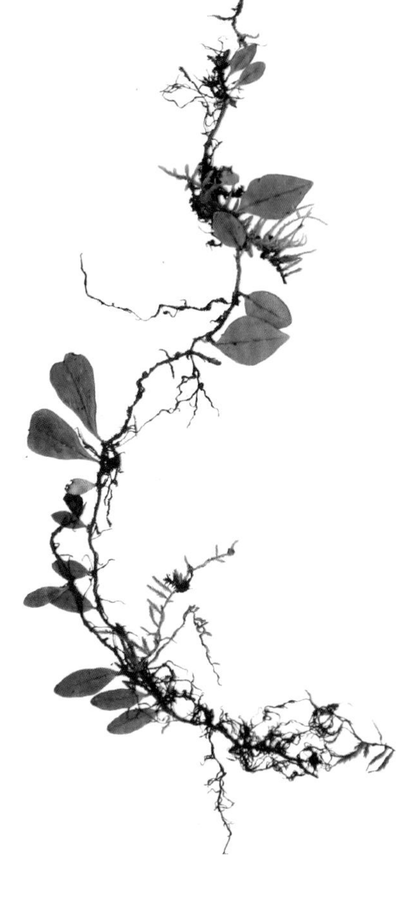

水龙骨科植物抱石莲 *Lemmaphyllum drymoglossoides*（Baker）Ching［*Lepidogrammitis drymoglossoides*（Baker）Ching］。

【形态与分布】 多年生草本。根茎细长横走，被钻状有齿棕色披针形鳞片。叶远生，相距 1.5 ～ 5cm，二型；不育叶长圆形至卵形，长 1 ～ 2cm 或稍长，圆头或钝圆头，基部楔形，几无柄，全缘；能育叶舌状或倒披针形，长 3 ～ 6cm，宽不及 1cm，基部狭缩，几无柄或具短柄，有时与不育叶同形，肉质，干后革质，上面光滑，下面疏被鳞片。孢子囊群圆形，沿主脉两侧各成一行，位于主脉与叶边之间。

附生于荫湿树干和岩石上，海拔 200 ～ 1400m。分布于长江流域及以南各省区和陕西、甘肃。

【功效应用】 全草（药名抱石莲）：清热解毒，利水通淋，消瘀，止血。用于小儿高热、痄腮、风火牙痛、痞块、淋浊、咯血、吐血、便血、尿血、崩漏、外伤出血、跌打损伤、高血压、鼻炎、气管炎、风湿关节痛、胆囊炎、石淋、淋巴结炎、疔疮痈肿、瘰疬。用量 15 ～ 30g；外用适量，捣敷。

【化学成分】 全草含酚酸、蒽醌、香豆素、甾体等成分。

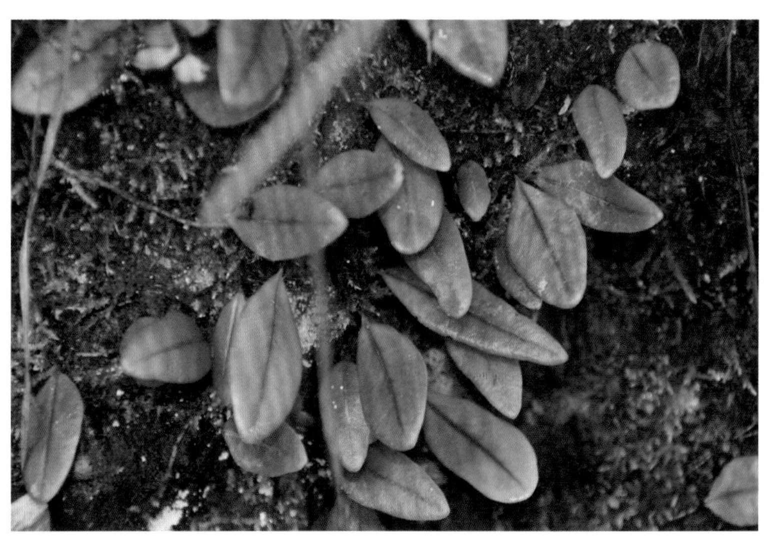

36 江南星蕨（*Neolepisorus fortunei*）

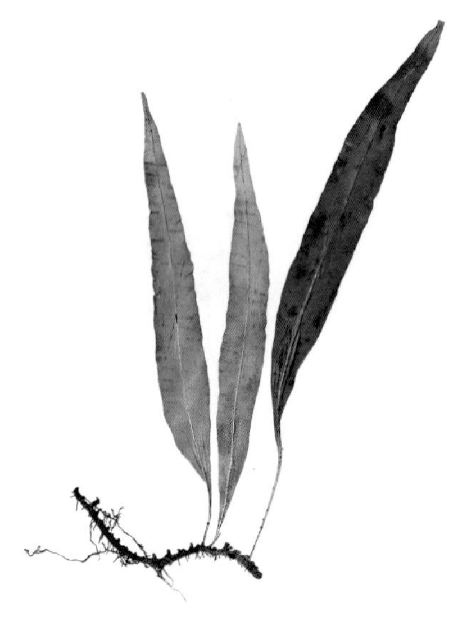

水龙骨科江南星蕨 *Neolepisorus fortunei*（T. Moore）Li Wang［*Microsorium fortunei*（T. Moore）Ching.］。

【形态与分布】 多年生草本，植株高 30～100cm。根茎长而横走，顶部被鳞片，鳞片棕褐色，卵状三角形，顶端锐尖，基部圆形，有疏齿，筛孔较密，盾状着生，易脱落。叶远生，相距 1.5cm；叶柄长 5～20cm，基部疏被鳞片，向上近光滑；叶片厚纸质，线状披针形至披针形，长 25～60cm，宽 1.5～7cm，顶端长渐尖，基部渐狭，下延于叶柄并形成狭翅，全缘，有软骨质的边；中脉两面明显隆起，侧脉不明显，小脉网状，略可见，内藏小脉分叉；叶下面淡绿色或灰绿色，两面无毛，幼时下面沿中脉两侧偶有极少数鳞片。孢子囊群大，圆形，沿中脉两侧排列成较整齐的一行或有时为不规则的两行，靠近中脉。孢子豆形，周壁具不规则褶皱。

多生于海拔 300～1800m 的林下溪边岩石上或树干上。分布于长江流域及以南各省区，北达陕西和甘肃（文县）。

【功效应用】 全草（药名七星剑）：清热利湿，凉血解毒。用于热淋、小便不利、赤白带下、痢疾、咳血、吐血、便血、衄血、风湿疼痛、跌打骨折、痈肿疮毒。用量 15～30g；外用鲜品捣敷。

【化学成分】 全草含萜类、苷类等成分。

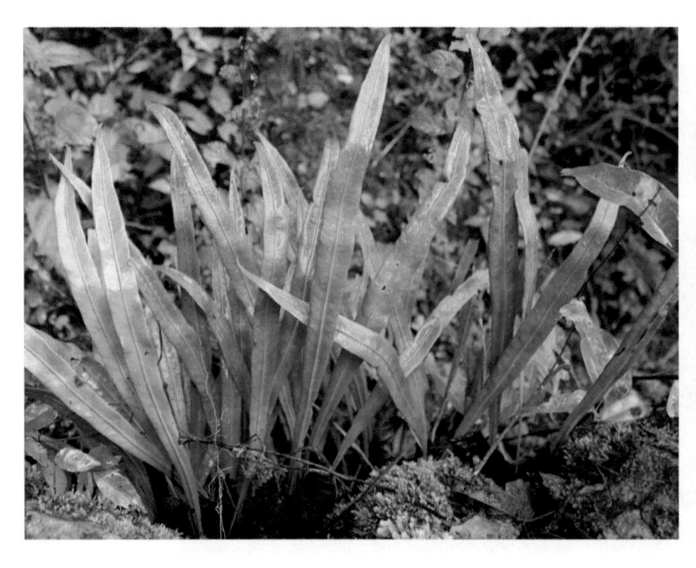

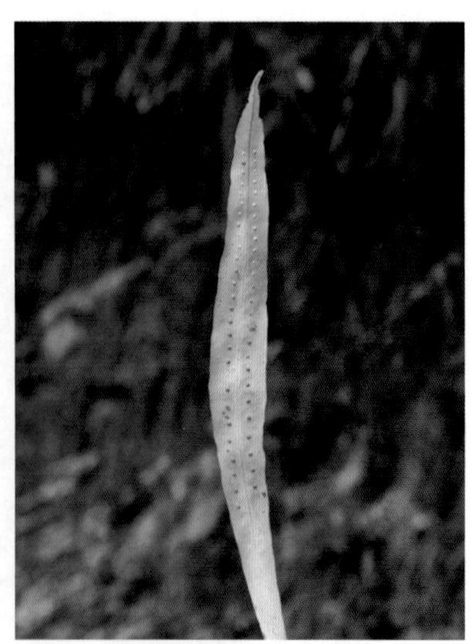

37 日本水龙骨（*Polypodiodes niponica*）

水龙骨科植物日本水龙骨（水龙骨）*Polypodiodes niponica*（Mett.）Ching。

【形态与分布】 附生植物。根茎长而横走，直径约5mm，肉质，灰绿色，疏被鳞片；鳞片狭披针形，暗棕色，基部较阔，盾状着生，顶端渐尖，边缘有浅细齿。叶远生；叶柄长5～15cm，禾秆色，疏被柔毛或毛脱落后近光滑；叶片卵状披针形至长椭圆状披针形，长可达40cm，宽可达12cm，羽状深裂，基部心形，顶端羽裂渐尖；裂片15～25对，长约3～5cm，宽5～10mm，顶端钝圆或渐尖，边缘全缘，基部1～3对裂片向后反折。叶脉网状，裂片的侧脉和小脉不明显。叶草质，干后灰绿色，两面密被白色短柔毛或背面的毛被更密。孢子囊群圆形，在裂片中脉两侧各1行，着生于内藏小脉顶端，靠近裂片中脉着生。

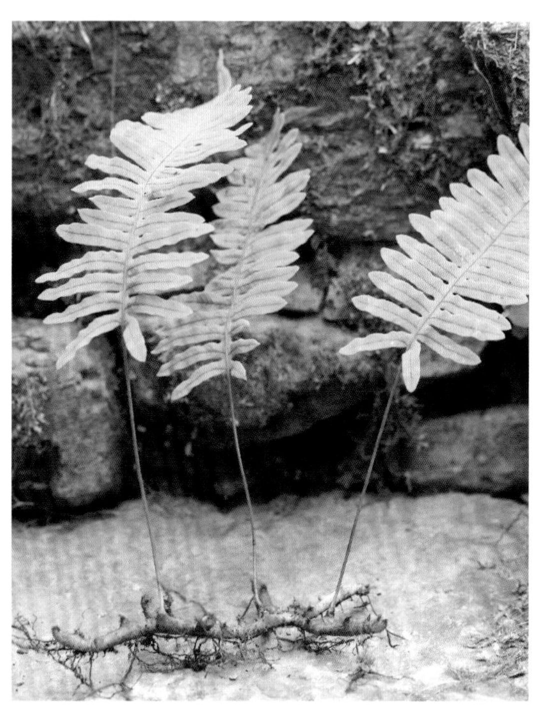

附生于海拔1000～1600m的树干上或石上。分布于华中、华东、华南、西南地区及山西、甘肃、西藏、云南、台湾等省区。

【功效应用】 根茎（药名水龙骨）：清热利湿，活血通络。用于小便淋浊、泄泻、痢疾、风湿痹痛、跌打损伤。用量15～30g；外用适量，煎水洗或鲜品捣敷。

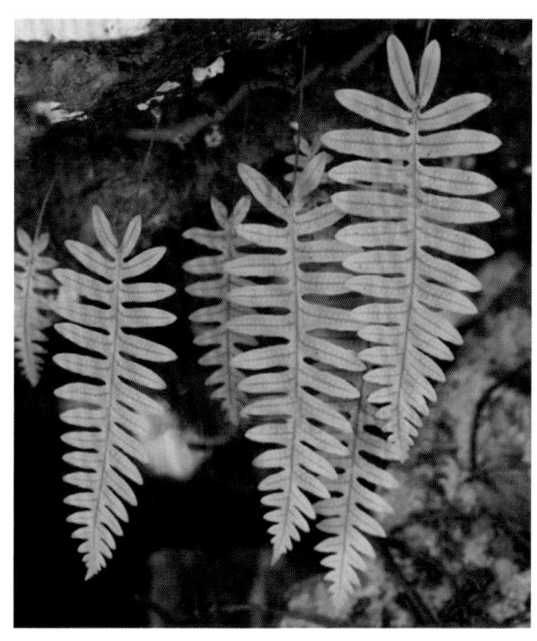

【化学成分】 含三萜等成分。

【附注】 同属植物假友水龙骨 *Polypodiodes subamoena*（C. B. Clarke）Ching 形态与水龙骨相似。有以下区别：根茎较细，鳞片卵状披针形，边缘近全缘。叶片披针形或卵状披针形，长15～20cm，宽5～8cm，羽状深裂，顶端尾尖或羽裂渐尖；裂片约10～15（20）对，边缘有重锯齿或粗锯齿。叶两面光滑无毛。

38 石韦（*Pyrrosia lingua*）

水龙骨科植物石韦 *Pyrrosia lingua*（Thunb.）Farwell。

【形态与分布】 草本，植株通常高 10 ~ 30cm。根茎长而横走，密被鳞片；鳞片披针形，长渐尖头，淡棕色，边缘有睫毛。叶远生，近二型；叶柄与叶片大小和长短变化很大，能育叶通常远比不育叶长得高而较狭窄，两者的叶片略比叶柄长，少为等长，罕短过叶柄。不育叶片近长圆形或长圆披针形，下部 1/3 处为最宽，向上渐狭，短渐尖头，基部楔形，宽 1.5 ~ 5cm，长（5）10 ~ 20cm，全缘，干后革质，上面灰绿色，近光滑无毛，下面淡棕色或砖红色，被星状毛；能育叶约长过不育叶 1/3，而较狭。主脉下面稍隆起，上面不明显下凹，侧脉在下面明显隆起，清晰可见，小脉不显。孢子囊群近椭圆形，在侧脉间整齐成多行排列，布满整个叶片下面，或聚生于叶片的大上半部，初时为星状毛覆盖而呈淡棕色，成熟后孢子囊开裂外露而呈砖红色。

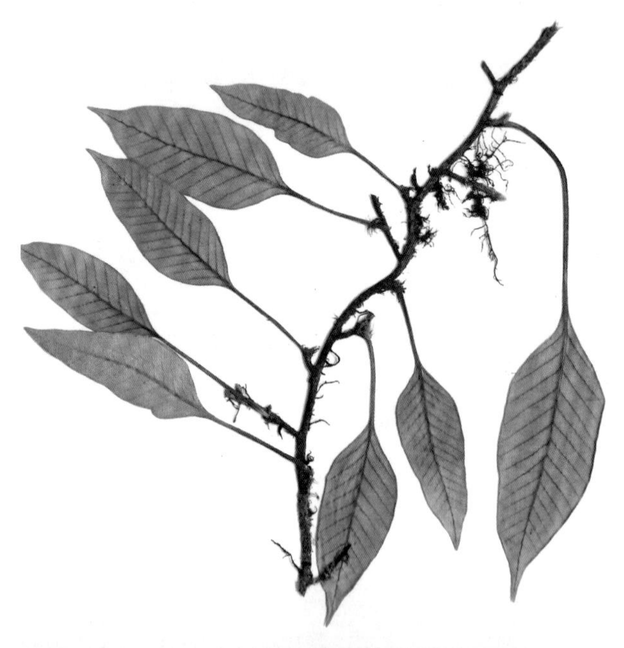

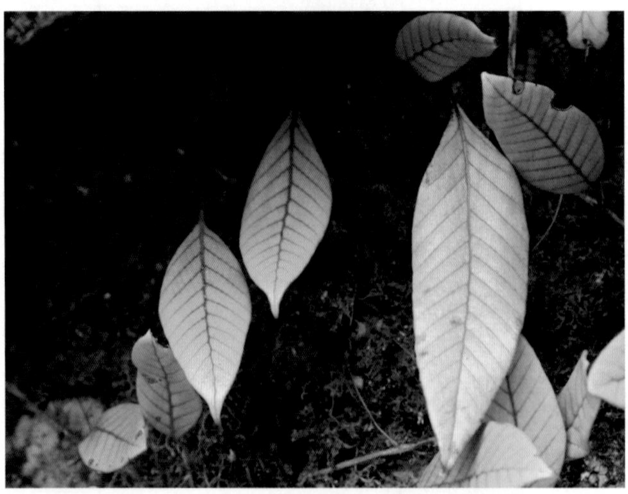

附生于海拔 100 ~ 1800m 的林下树干上或稍干的岩石上。分布于长江以南各省区，北至甘肃（文县）、西到西藏（墨脱）、东至台湾。

【功效应用】 全草（药名石韦）：利水通淋，清肺化痰，凉血止血。用于淋病、水肿、小便不利、痰热咳喘、外伤出血等。用量 6 ~ 12g。

【化学成分】 含有机酸。

【附注】 本种的干燥全草为中药“石韦”来源之一，收载于《中国药典》。

39 庐山石韦（*Pyrrosia sheareri*）

水龙骨科植物庐山石韦 *Pyrrosia sheareri*（Baker）Ching。

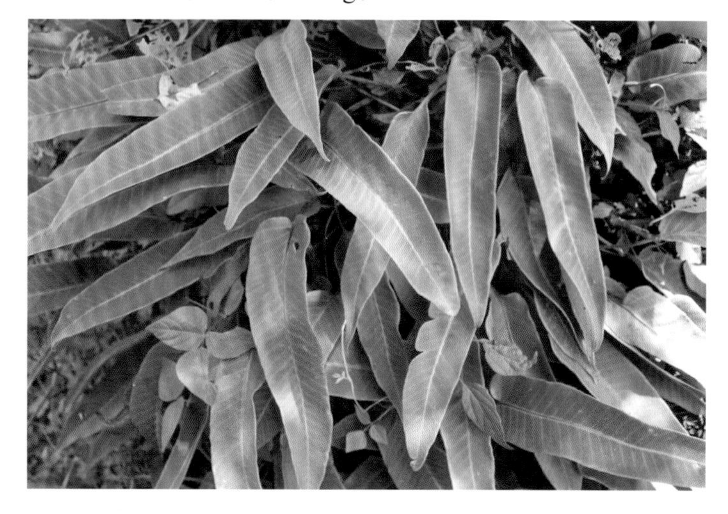

【形态与分布】 草本，植株通常高 20 ～ 50cm。根茎粗壮，横卧，密被线状棕色鳞片；鳞片长渐尖头，边缘具睫毛，着生处近褐色。叶近生，一型；叶柄粗壮，直径 2 ～ 4mm，长 3.5 ～ 5cm，基部密被鳞片，向上疏被星状毛，禾秆色至灰禾秆色；叶片椭圆状披针形，近基部处为最宽，向上渐狭，渐尖头，顶端钝圆，基部近圆截形或心形，长 10 ～ 30cm 或更长，宽 2.5 ～ 6cm，全缘，干后软厚革质，上面淡灰绿色或淡棕色，几光滑无毛，但布满洼点，下面棕色，被厚层星状毛。主脉粗壮，两面均隆起，侧脉可见，小脉不显。孢子囊群呈不规则的点状排列于侧脉间，布满基部以上的叶片下面，无盖，幼时被星状毛覆盖，成熟时孢子囊开裂而呈砖红色。

生于海拔 60 ～ 2100m 的溪边林下岩石上或附生树干。产湖北及华东、华南、西南地区和台湾。

【功效应用】 全草（药名石韦）：利尿通淋，清肺止咳，凉血止血。用于热淋、血淋、石淋、小便不通、淋沥涩痛、肺热喘咳、吐血、衄血、尿血、崩漏。用量 6 ～ 12g。

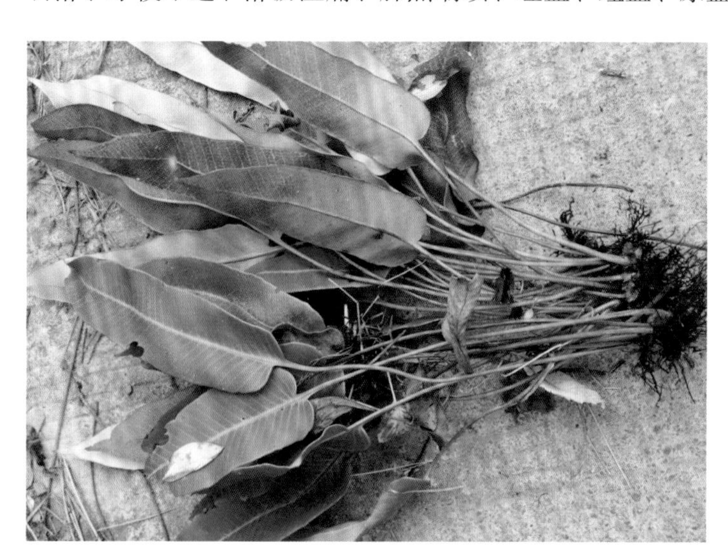

【化学成分】 含鞣质、蒽醌苷、黄酮苷、皂苷、有机酸等成分。

【附注】 本种与同属植物石韦 *Pyrrosia lingua*（Thunb.）Farwell、有柄石韦 *Pyrrosia petiolosa*（Christ）Ching 在华中地区均有分布。其干燥全草均为中药“石韦”，收载于《中国药典》。

40 金鸡脚假瘤蕨（*Selliguea hastata*）

水龙骨科植物金鸡脚假瘤蕨（金鸡脚）*Selliguea hastata*（Thunb.）Fraser-Jenkins［*Phymatopteris hastata*（Thunb.）Pic. Serm.］。

【形态与分布】 土生植物。根茎长而横走，直径约3mm，密被鳞片；鳞片披针形，长约5mm，棕色，顶端长渐尖，边缘全缘或偶有疏齿。叶远生；叶柄的长短和粗细均变化较大，长2～20cm，直径0.5～2mm，禾秆色，光滑无毛。叶片为单叶，形态变化极大，单叶不分裂，或戟状二至三分裂；单叶不分裂叶的形态变化亦极大，卵圆形至长条形，长2～20cm，宽1～2cm，顶端短渐尖或钝圆，基部楔形至圆形；分裂的叶片其形态也极其多样，常见的是戟状二至三分裂，裂片或长或短，或较宽，或较狭，但通常都是中间裂片较长和较宽。叶片（或裂片）的边缘具缺刻和加厚的软骨质边，通直或呈波状。中脉和侧脉两面明显，侧脉不达叶边；小脉不明显。叶纸质或草质，背面通常灰白色，两面光滑无毛。孢子囊群大，圆形，在叶片中脉或裂片中脉两侧各一行，着生于中脉与叶缘之间；孢子表面具刺状突起。

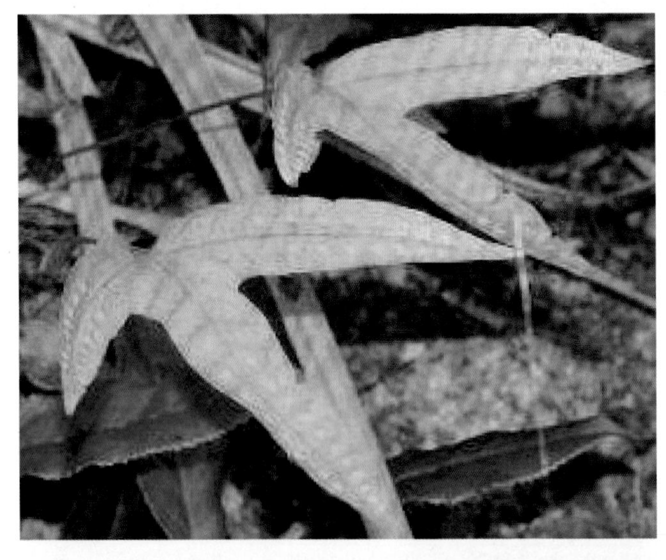

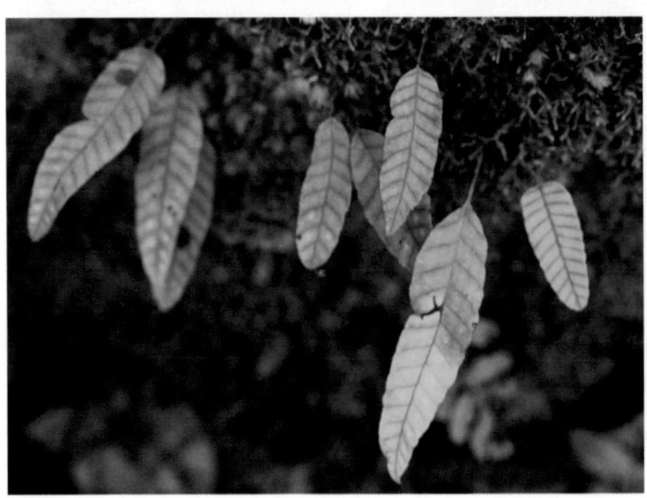

生于林缘土坎上。分布于华中、华东、华南、西南地区及辽宁、甘肃、陕西、西藏、台湾等省区。

【功效应用】 全草或带根全草（药名金鸡脚）：清热解毒，驱风镇惊，利水通淋。用于外感热病、肺热咳嗽、咽喉肿痛、痈肿疮毒、蛇虫咬伤、水火烫伤、小儿惊风、痢疾、泄泻、小便淋浊。用量15～30g，鲜品加倍；外用适量，研末撒，或鲜品捣敷。

【化学成分】 含香豆素等成分。

【附注】 本种干燥全草以“金鸡脚”为名收载于《湖北省中药材质量标准》（2018年版）。

41 苹（*Marsilea quadrifolia*）

苹科植物苹 *Marsilea quadrifolia* L.。

【形态与分布】 植株高 5 ～ 20cm。根茎细长横走，分枝，顶端被有淡棕色毛，茎节远离，向上发出一至数枚叶子。叶柄长 5 ～ 20cm；叶片由 4 片倒三角形的小叶组成，呈十字形，长宽各 1 ～ 2.5cm，外缘半圆形，基部楔形，全缘，幼时被毛，草质。叶脉从小叶基部向上呈放射状分叉，组成狭长网眼，伸向叶边，无内藏小脉。孢子果双生或单生于短柄上，而柄着生于叶柄基部，长椭圆形，幼时被毛，褐色，木质，坚硬。每个孢子果内含多数孢子囊，大小孢子囊同生于孢子囊托上，一个大孢子囊内只有一个大孢子，小孢子囊内有多数小孢子。

生于水田或沟塘中。广布于长江以南各省区，北达华北和辽宁，西到新疆。

【功效应用】 全草（药名苹）：清热，利水，解毒，止血。治风热目赤、肾炎、肝炎、疟疾、消渴、吐血、衄血、热淋、尿血、痈疮、瘰疬。鲜品用量 30 ～ 60g，大剂量 100 ～ 150g；外用鲜品适量，捣敷。

【附注】 本种的干燥全草为习用药材“苹”，收载于《湖北省中药材质量标准》（2018 年版）。

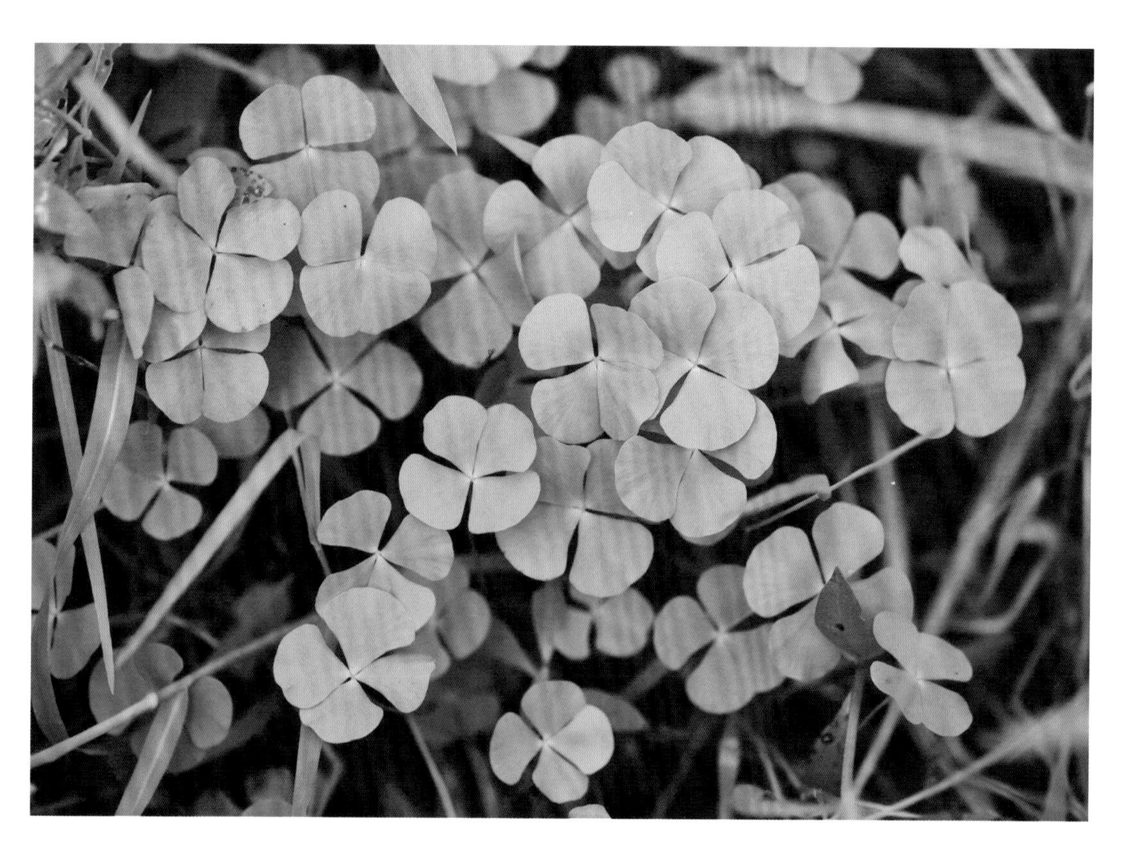

42 苏铁（*Cycas revoluta*）

苏铁科植物苏铁 *Cycas revoluta* Thunb.。

【形态与分布】 木本，树干高约 2m，稀达 8m 以上，圆柱形，有明显螺旋状排列的菱形叶柄残痕。羽状叶茎顶生出，下层的向下弯，上层的斜上伸展，羽状叶轮廓倒卵状狭披针形，长 75 ～ 200cm，叶轴四方状圆形，柄略呈四角形，两侧有齿状刺；羽状裂片达 100 对以上，条形，厚革质，坚硬，长 9 ～ 18cm，宽 4 ～ 6mm，向上斜展微呈“V”字形，边缘向下反卷，上部微渐窄，先端有刺状尖头，基部窄，两侧不对称，下侧下延生长，上面深绿色，中央微凹，有稍隆起的中脉，下面中脉显著隆起，两侧有疏柔毛或无毛。雄球花圆柱形，长 30 ～ 70cm，直径 8 ～ 15cm，有短梗，小孢子叶窄楔形，长 3.5 ～ 6cm，顶端宽平，其两角近圆形，宽 1.7 ～ 2.5cm，有急尖头，直立，下部渐窄，上面近于龙骨状，下面中肋及顶端密生黄褐色或灰黄色长绒毛，花药通常 3 个聚生；大孢子叶长 14 ～ 22cm，密生淡黄色绒毛，上部的顶片卵形至长卵形，边缘羽状分裂，裂片 12 ～ 18 对，条状钻形，长 2.5 ～ 6cm，先端有刺状尖头，胚珠生于大孢子叶柄的两侧，有绒毛。种子红褐色或橘红色，倒卵圆形或卵圆形，长 2 ～ 4cm，密生短绒毛，后渐脱落。花期 6 ～ 7 月。

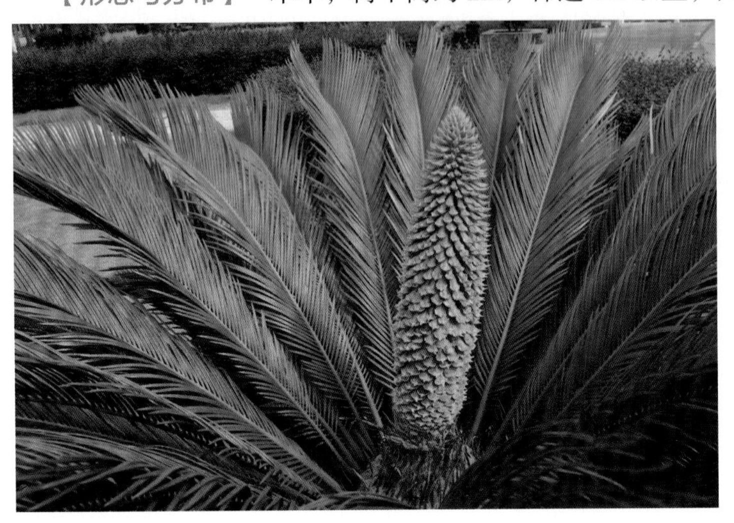

生于暖热湿润处。产福建、台湾、广东等省，湖北等地常栽培。南方热带及亚热带南部 10 龄以上的树木几乎每年开花结实，而栽于长江流域及北方各地者常终生不开花。

【功效应用】 根：祛风通络，活血止痛。用于风湿麻木、筋骨疼痛、跌打损伤、劳伤吐血、腰痛、白带、口疮。用量 10 ～ 15g，水煎或研末服；外用适量，水煎含漱。叶：理气止痛，散瘀止血，消肿解毒。用于肝胃气滞疼痛、经闭、吐血、便血、痢疾、肿毒、外伤出血、跌打损伤。用量 9 ～ 15g；外用适量，烧灰，或煅存性研末外敷。花：用于胃痛、遗精、白带、痛经。用量 15 ～ 60g；种子：用于高血压病、慢性肝炎、咳嗽痰多、痢疾、遗精、白带、跌打、刀伤。用量 9 ～ 15g；外用适量，研末敷。种子及茎顶部的树心有小毒。

【化学成分】 叶含双黄酮、氧化偶氮类苷等成分。

43 银杏（*Ginkgo biloba*）

银杏科植物银杏 *Ginkgo biloba* L.。

【形态与分布】 落叶乔木。枝有长枝与短枝。叶互生，在长枝上辐射状散生，短枝上 3 ～ 5 枚呈簇生状，扇形，在宽阔的顶缘多少具缺刻或 2 裂，宽 5 ～ 8（15）cm，具多数叉状并列细脉，浅波状；叶柄细长。雌雄异株，稀同株，球花单生于短枝叶腋；雄球花成葇荑花序状，雄蕊多数，各有花药 2；雌球花有长梗，梗端常分两叉（稀 3 ～ 5 叉），叉端生 1 具有盘状珠托的胚珠，常 1 个胚珠发育成发育种子。种子核果状，具长梗，下垂，椭圆形、长圆状倒卵形、卵圆形或近球形，长 2.5 ～ 3.5cm，直径 1.5 ～ 2cm；假种皮肉质，被白粉，熟时淡黄色或橙黄色；中种皮骨质，白色，常具 2（3）纵棱；内种皮膜质，胚乳丰富。

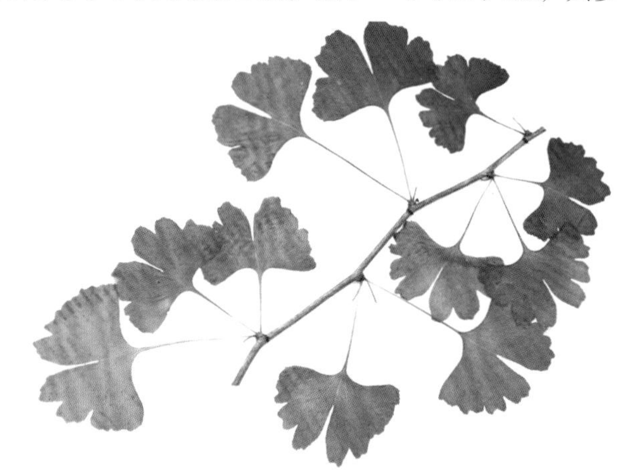

生于肥沃砂质壤土和向阳处。我国特产，几分布于全国，广为栽培。

【功效应用】 叶（药名银杏叶）：活血化瘀，通络止痛，化浊降脂。用于瘀血阻络、中风偏瘫、高脂血症及冠状动脉硬化性心脏病心绞痛。用量 9 ～ 12g。有实邪者忌用。种子（药名白果）：敛肺平喘，涩精止带。有毒。用于支气管哮喘、慢性气管炎、肺结核、尿频、遗精、白带。用量 4.5 ～ 9g；白果大剂量服用，尤其是生用易引起中毒。

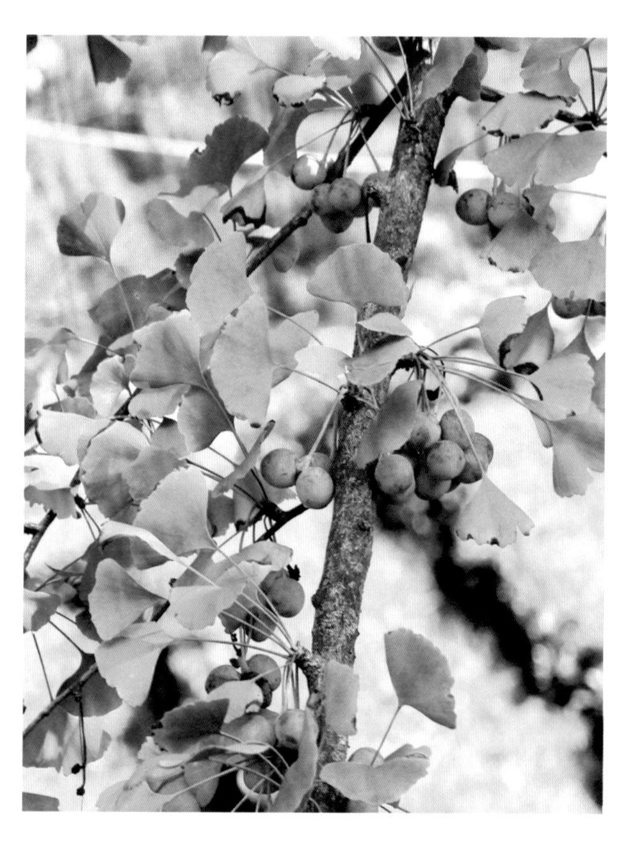

【化学成分】 叶含黄酮、内酯、生物碱、多糖、有机酸、酚类等成分。

【附注】 本种的干燥叶和成熟种子分别为中药“银杏叶”“白果”，均收载于《中国药典》。

44 马尾松（*Pinus massoniana*）

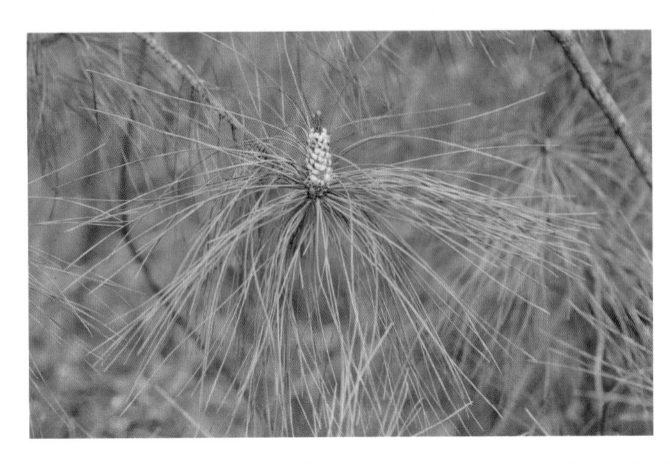

松科植物马尾松 *Pinus massoniana* Lamb.。

【形态与分布】 常绿乔木。树皮红褐色，下部灰褐色，裂成不规则的鳞状块片，枝平展或斜展，树冠宽塔形或伞形；一年生枝淡黄褐色。针叶 2（3）针一束，长 12 ～ 20cm，细柔，微扭曲，两面有气孔线，边缘有细锯齿；树脂管 4 ～ 7，边生；叶鞘宿存。雄球花淡红褐色，圆柱形，弯垂，长 1 ～ 1.5cm，聚生于新枝下部苞腋，穗状，长 6 ～ 15cm；雌球花单生或 2 ～ 4 聚生于新枝近顶端，淡紫红色，一年生小球果圆球形或卵圆形，直径约 2cm，褐色或紫褐色，上部珠鳞的鳞脐具向上直立的短刺，下部珠鳞的鳞脐平钝无刺。球果卵圆形或圆锥状卵形，长 4 ～ 7cm，直径 2.5 ～ 4cm，熟后栗褐色；种鳞的鳞盾平或微肥厚，微具横脊；鳞脐微凹；种子长卵圆形，长 4 ～ 6mm，种翅长 1.6 ～ 2cm。

在长江下游生于海拔 700m 以下，长江中游 1200m 以下，西部 1500m 以下。分布于河南西部、湖北及陕西南部、江苏、安徽、福建、广东。

【功效应用】 枝干的结节（药名松节）：祛风燥湿，舒筋活络止痛。用于风寒湿痹、历节风痛、转筋挛急、脚痹萎软、鹤膝风、跌打伤痛。用量 10 ～ 15g；或浸酒、醋等内服；外用适量，浸酒涂擦，或炒研末调敷。针叶（药名松针）：祛风燥湿，杀虫止痒。用于风湿痿痹、历节风痛、湿疮、疥癣、风疹瘙痒。预防流脑、流感。用量 6 ～ 15g；或浸酒服；外用适量，鲜品捣敷或煎水洗。花粉：用于久泻久利、胃脘疼痛、湿疹湿疮、创伤出血。

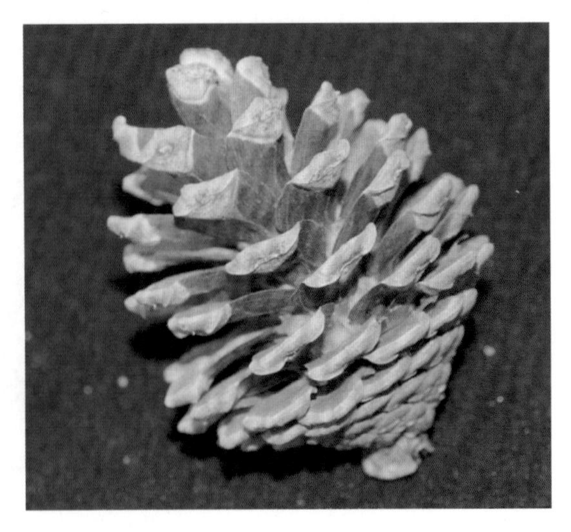

【化学成分】 含油脂、树脂、脂肪酸、萜类等成分。

【附注】 松针收载于湖北、湖南省药材标准。同属植物油松 *Pinus tabuliformis* Carr. 在华中等地有分布，同等药用。主要区别：一年生枝淡红褐色或淡灰黄色。针叶粗硬，长 10 ～ 15cm；树脂管约 10 个。球果卵圆形，长 4 ～ 10cm，熟后暗褐色；种鳞的鳞盾肥厚，横脊显著，鳞脐凸起有刺尖；种子长 6 ～ 8mm，种翅长约 1cm。

45 金钱松（*Pseudolarix amabilis*）

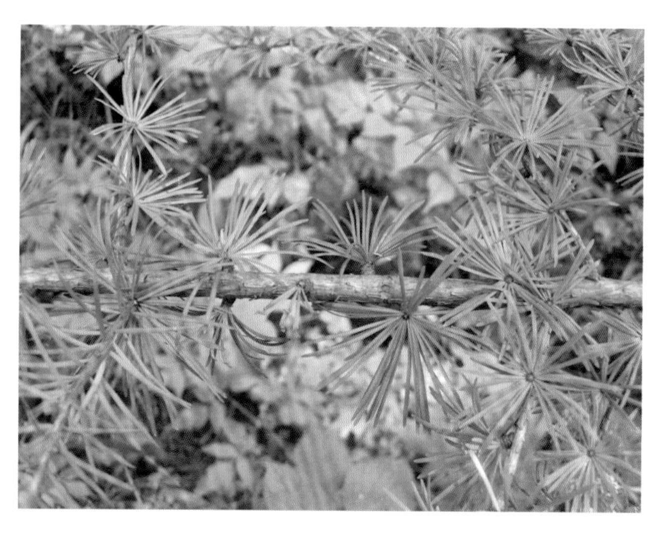

松科植物金钱松 *Pseudolarix amabilis*（Nelson）Rehd.。

【形态与分布】 落叶乔木，高达 60m，胸径 1.5m。树皮灰褐色或灰色，裂成不规则鳞状块片；枝有长枝和短枝之分，大枝不规则轮生；冬芽圆锥状卵圆形，芽鳞先端圆。叶在长枝上螺旋状排列，散生，在短枝上簇生状，辐射平展呈圆盘形，线形，柔软，长 2 ～ 5.5cm，宽 1.5 ～ 4mm，上部稍宽，上面中脉微隆起，下面中脉明显，每边有 5 ～ 14 条气孔线。雄球花簇生于短枝顶端，具细短梗，雄蕊多数，花药 2，药室横裂，花粉有气囊；雌球花单生短枝顶端，直立，苞鳞大，珠鳞小，腹面基部具 2 倒生胚珠，具短梗。球果当年成熟，卵圆形，直立，长 6 ～ 7.5cm，有短柄；种鳞卵状披针形，先端有凹缺，木质，熟时与果轴一同脱落；苞鳞小，不露出。种子卵圆形，白色，下面有树脂囊，上部有宽大的种翅，基部有种翅包裹，种翅连同种子与种鳞近等长；子叶 4 ～ 6，发芽时出土。花期 4 月，球果 10 月成熟。

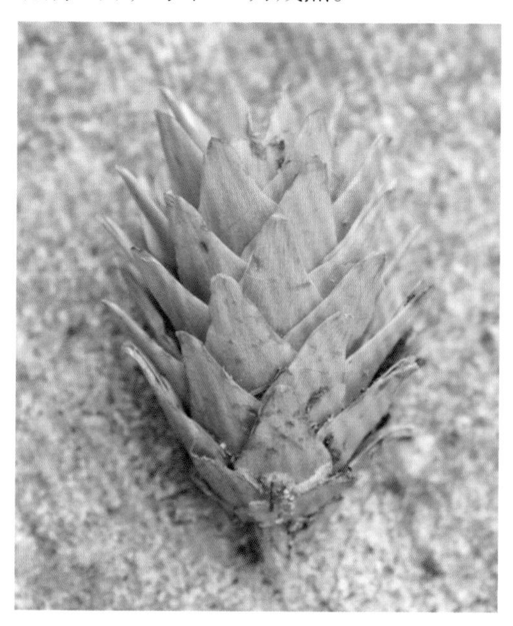

生于海拔 100 ～ 2300m 地带的针叶树、阔叶树林中。产湖南、湖北利川至重庆万州交界地区以及江苏（宜兴）、浙江、安徽南部、福建北部和江西。

【功效应用】 根皮或近根树皮（药名土荆皮）：杀虫癣，止痒。有毒。外用治疥癣瘙痒。用适量以醋或酒浸涂擦，或研末调涂患处。

【化学成分】 根皮主含倍半萜、二萜、甾体、酚类、挥发油、有机酸等成分。

【附注】 金钱松是我国特有单种属植物，列入中国珍稀濒危保护植物名录，属国家二级保护植物。根皮或近根树皮为中药“土荆皮”，收载于《中国药典》。

46 侧柏（*Platycladus orientalis*）

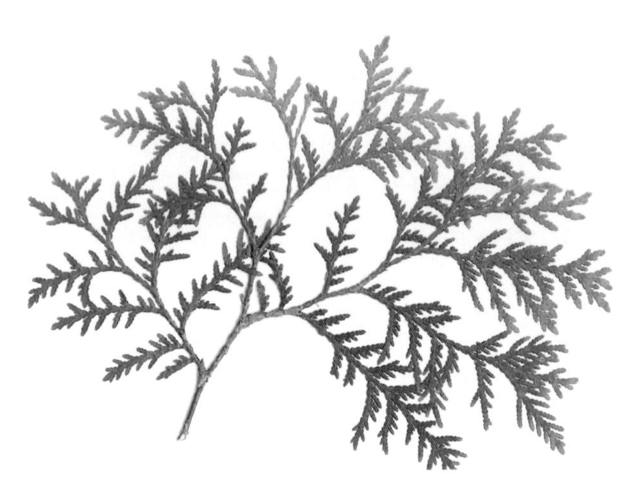

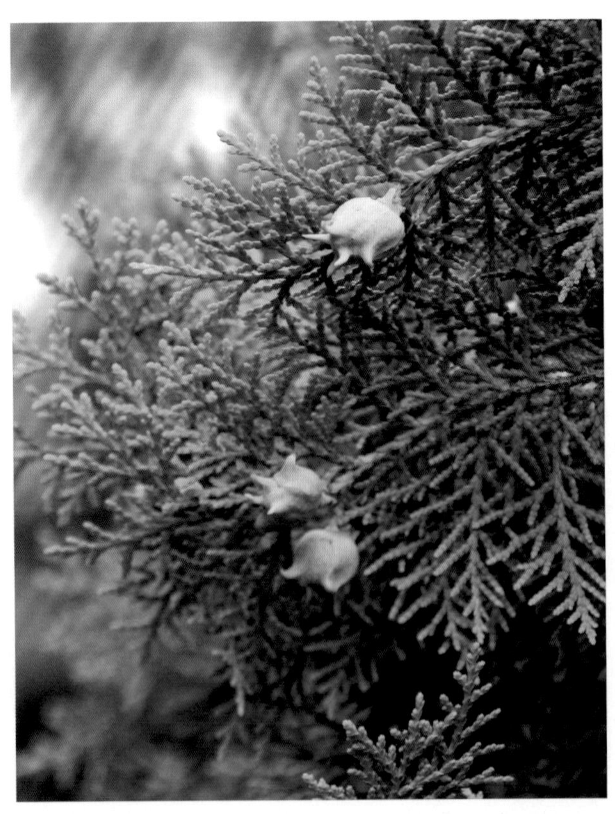

柏科植物侧柏 *Platycladus orientalis*（L.）Franco。

【形态与分布】 常绿乔木。小枝扁平，排成一平面，直展。鳞叶交互对生，长 1 ～ 3mm，位于小枝上下两面之叶的露出部分倒卵状菱形或斜方形，两侧的叶折覆着上下之叶的基部两侧，叶背中部均有腺槽。雌雄同株；球花单生短枝顶端。球果当年成熟，卵圆形，长 1.5 ～ 2cm，熟前肉质，蓝绿色，被白粉，熟后木质，张开，红褐色；种鳞 4 对，扁平，背部近顶端有反曲的尖头，中部种鳞各有种子 1 ～ 2。种子卵圆形或长卵形，无翅或有棱脊。

我国特产，除新疆、青海外，分布几遍全国。

【功效应用】 枝梢和叶（药名侧柏叶）：凉血止血，化痰止咳，生发乌发。用于吐血、衄血、咯血、便血、崩落下血、肺热咳嗽、血热脱发、须发早白。用量 6 ～ 12g；外用适量，煎汤熏洗。种仁（药名柏子仁）：养心安神，润肠通便。用于心悸失眠、便秘。用量 3 ～ 9g。

【化学成分】 枝叶含黄酮、萜类（挥发油）、鞣质、树脂等成分。

【附注】 本种的干燥枝梢和叶、成熟种仁分别为中药“侧柏叶”“柏子仁”，均收载于《中国药典》。

47 三尖杉（*Cephalotaxus fortunei*）

三尖杉科植物三尖杉 *Cephalotaxus fortunei* Hook. f.。

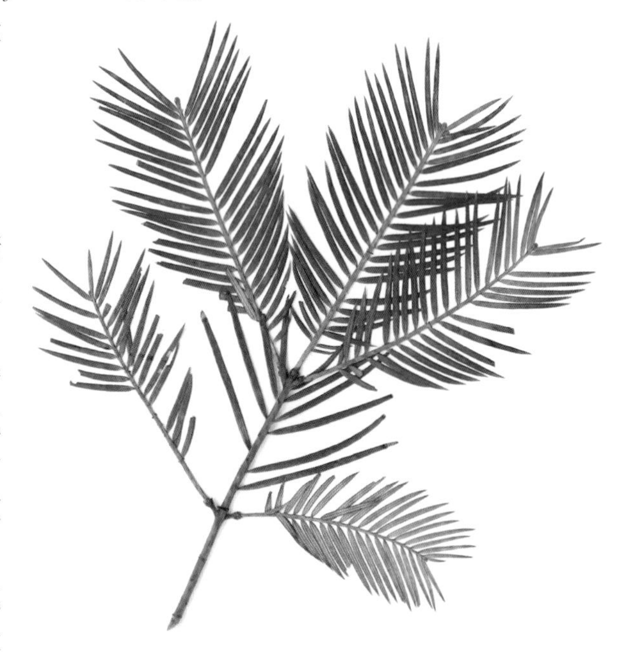

【形态与分布】 乔木，高达20m，胸径达40cm。树皮褐色或红褐色，裂成片状脱落；枝条较细长，稍下垂；树冠广圆形。叶排成两列，披针状条形，通常微弯，长（4）5～10（13）cm，宽3.5～4.5mm，上部渐窄，先端有渐尖的长尖头，基部楔形或宽楔形，上面深绿色，中脉隆起，下面气孔带白色，较绿色边带宽3～5倍，绿色中脉带明显或微明显。雄球花8～10聚生成头状，直径约1cm，总花梗粗，通常长6～8mm，基部及总花梗上部有苞片18～24，每一雄球花有雄蕊6～16，花药3；雌球花的胚珠3～8枚发育成种子，总梗长1.5～2cm。种子椭圆状卵形或近圆球形，长约2.5cm，假种皮成熟时紫色或红紫色，顶端有小尖头；子叶2，条形，长2.2～3.8cm，宽约2mm，先端钝圆或微凹，下面中脉隆起，无气孔线，上面有凹槽，内有一窄的白粉带；初生叶镰状条形，最初5～8片，形小，长4～8mm，下面有白色气孔带。花期4月，种子8～10月成熟。

生于海拔200～3000m的阔叶树、针叶树混交林中。为我国特有树种，产我国中南及东南、西南和陕西南部、甘肃南部。

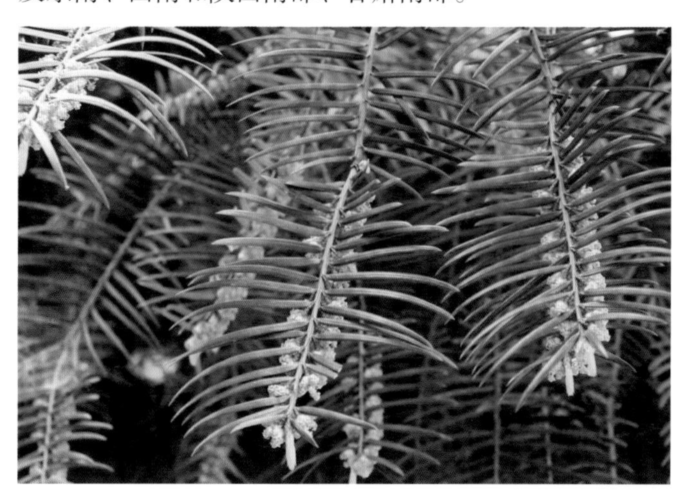

【功效应用】 枝、叶：抗癌。有小毒。用于恶性淋巴瘤、白血病、肺癌、胃癌、食道癌、直肠癌等。用量10～15g。根也有抗癌作用，用量6～15g。种子：驱虫消积，润肺止咳。用于食积腹胀、小儿疳积、虫积、肺燥咳嗽。

【化学成分】 全株含生物碱、内酯；种仁还含挥发油。

【附注】 枝叶多提取生物碱，制成注射剂用。

48 粗榧（*Cephalotaxus sinensis*）

三尖杉科植物粗榧 *Cephalotaxus sinensis*（Rehd. et Wils.）Li。

【形态与分布】 灌木或小乔木，高达15m，少为大乔木。树皮灰色或灰褐色，裂成薄片状脱落。叶条形，螺旋状着生，基部扭转，排成两列，通常直，稀微弯，长2～5cm，宽约3mm，基部近圆形，几无柄，上部通常与中下部等宽或微窄，先端通常渐尖或微凸尖，稀凸尖，上面深绿色，中脉明显，下面有2条白色气孔带，较绿色边带宽2～4倍。雄球花6～7聚生成头状，直径约6mm，总梗长约3mm，基部及总梗上有多数苞片，雄球花卵圆形，基部有1枚苞片，雄蕊4～11，花丝短，花药2～4（多为3）。种子通常2～5个着生于轴上，卵圆形、椭圆状卵形或近球形，很少呈倒卵状椭圆形，长1.8～2.5cm，顶端中央有一小尖头。花期3～4月，种子8～11月成熟。

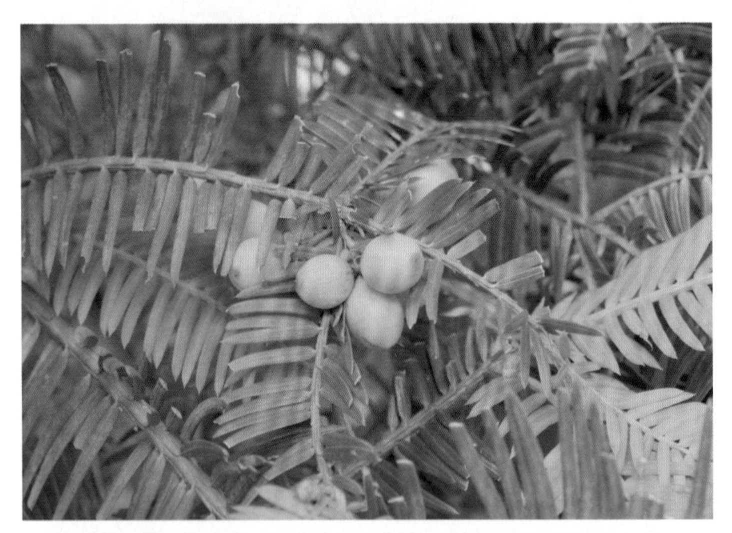

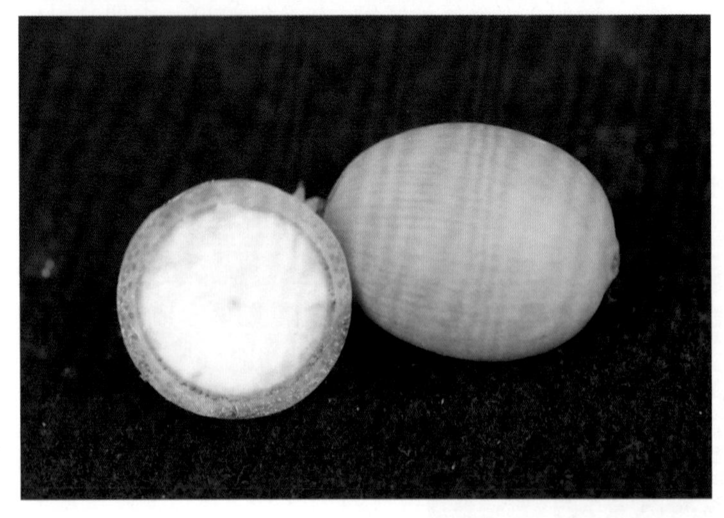

多生于海拔600～2200m的花岗岩、砂岩及石灰岩山地。分布于长江流域以南至广东、广西，西至甘肃、陕西、河南、四川、云南、贵州等省。

【功效应用】 根：祛风除湿。用于风湿痹痛。用量15～30g。枝叶：抗癌。用于白血病、恶性淋巴瘤。有毒。

【化学成分】 含有黄酮、生物碱、二萜等成分；枝叶主要含生物碱；树皮含内酯、生物碱等成分。

49 红豆杉（*Taxus wallichiana* var. *chinensis*）

红豆杉科植物红豆杉 *Taxus wallichiana* Zucc. var. *chinensis*（Pilg.）Florin［*Taxus chinensis*（Pilg.）Rehd.］。

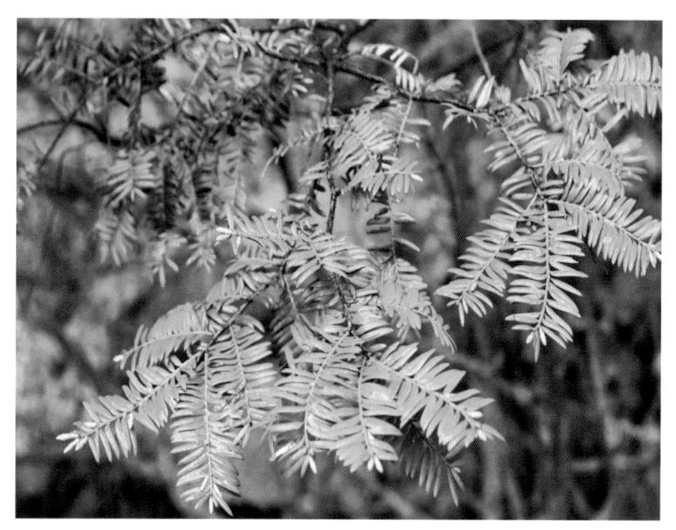

【形态与分布】 乔木，高达30m。树皮灰褐色、红褐色或暗褐色，裂成条片脱落；大枝开展，一年生枝绿色或淡黄绿色，秋季变成绿黄色或淡红褐色，二、三年生枝黄褐色、淡红褐色或灰褐色。叶排列成两列，条形，微弯或较直，长1～3（多为1.5～2.2）cm，宽2～4（多为3）mm，上部微渐窄，先端微急尖，稀急尖或渐尖，上面深绿色，有光泽，下面淡黄绿色，有两条气孔带，中脉带上密生均匀而微小的圆形角质乳头状突起点，常与气孔带同色，稀色较浅。雄球花淡黄色，雄蕊8～14，花药4～8。种子生于杯状红色肉质的假种皮中，间或生于近膜质盘状的种托（即未发育成肉质假种皮的珠托）之上，常呈卵圆形，上部渐窄，稀倒卵状，长5～7mm，直径3.5～5mm，微扁或圆，上部常具二钝棱脊，稀上部三角状具三条钝脊，先端有突起的短钝尖头，种脐近圆形或宽椭圆形，稀三角状圆形。

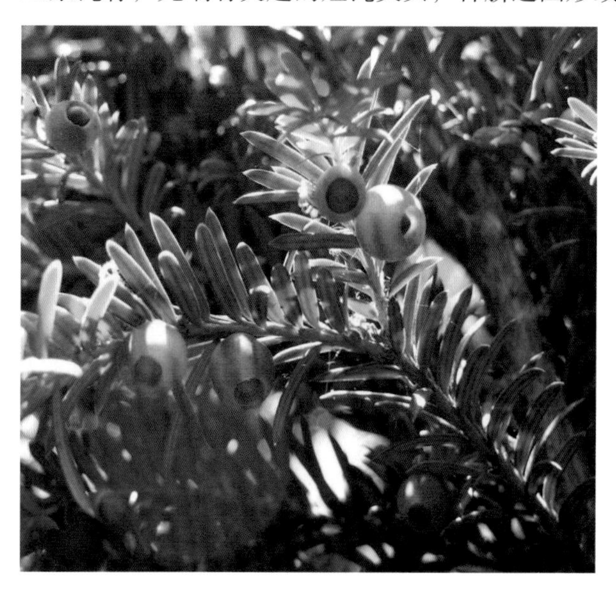

常生于海拔1000m以上的高山上部。我国特有树种，分布于湖北西部、湖南北部及甘肃南部、陕西南部、安徽南部（黄山）、四川、贵州、云南东部，江西庐山有栽培。

【功效应用】 茎、枝、叶、根：抗癌，利水消肿，温肾通经。用于肾炎浮肿、小便不利、糖尿病、月经不调、产后瘀血、痛经等。提取纯化得到的紫杉醇具有抗癌作用。

【化学成分】 含紫杉醇、多糖等成分。

【附注】 为国家一级重点保护植物。

50 巴山榧树（*Torreya fargesii*）

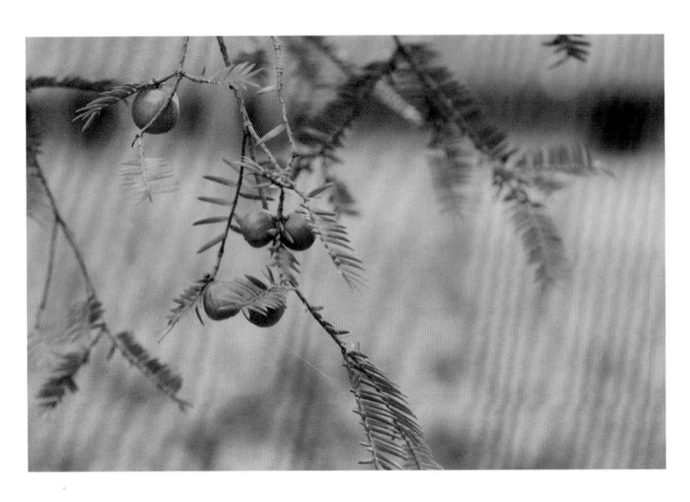

红豆杉科植物巴山榧树 *Torreya fargesii* Franch.。

【形态与分布】 乔木，高达 12m。树皮深灰色，不规则纵裂；一年生枝绿色，二、三年生枝呈黄绿色或黄色，稀淡褐黄色。叶交叉对生，排列成 2 列，条形，稀条状披针形，通常直，稀微弯，长 1.3 ～ 3cm，宽 2 ～ 3mm，先端微凸尖或微渐尖，具刺状短尖头，基部微偏斜，宽楔形，上面亮绿色，无明显隆起的中脉，通常有两条较明显的凹槽，延伸不达中部以上，稀无凹槽，下面淡绿色，中脉不隆起，气孔带较中脉带为窄，干后呈淡褐色，绿色边带较宽，约为气孔带的一倍。雄球花卵圆形，基部的苞片背部具纵脊，雄蕊常具 4 个花药，花丝短，药隔三角状，边具细缺齿。种子卵圆形、圆球形或宽椭圆形，肉质假种皮微被白粉，直径约 1.5cm，顶端具小凸尖，基部有宿存苞片；骨质种皮的内壁平滑；胚乳周围显著地向内深皱。花期 4 ～ 5 月，种子 9 ～ 10 月成熟。

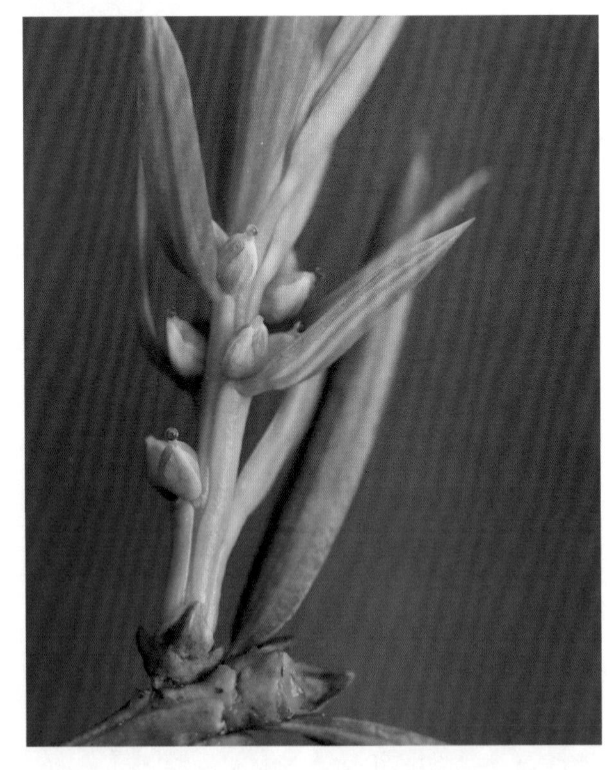

散生于针、阔叶林中。为我国特有树种，产于湖北西部及陕西南部、重庆和四川峨眉山海拔 1000 ～ 1800m 地带。

【功效应用】 种子：炒后食用杀钩虫、蛔虫。

【附注】 本种为国家二级保护植物。

51 蕺菜（*Houttuynia cordata*）

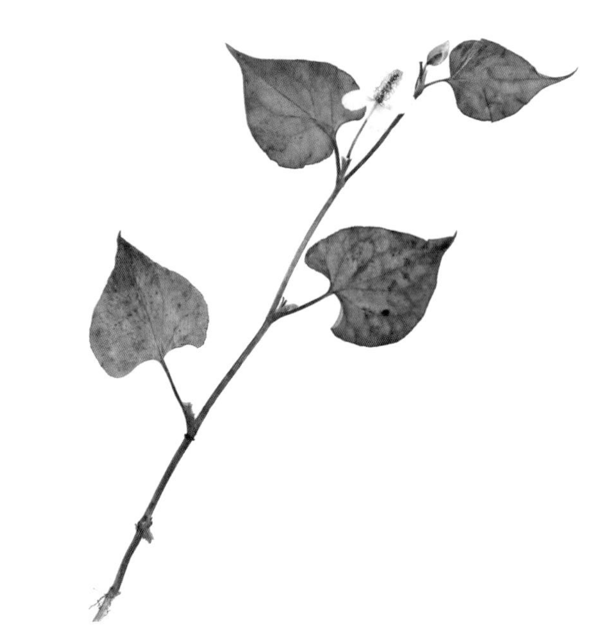

三白草科植物蕺菜（鱼腥草）*Houttuynia cordata* Thunb.。

【形态与分布】 多年生草本，高 15 ～ 50cm，有腥臭气。茎上部直立，通常无毛。叶互生，心形或宽卵形，长 3 ～ 8cm，宽 4 ～ 6cm，有细腺点，两面脉上有柔毛，背面常紫红色；叶柄长 1 ～ 3.5cm，常有疏毛；托叶膜质长 1 ～ 2.5cm，条形，下部与叶柄合生成鞘。穗状花序生于茎上端，与叶对生，长 1 ～ 1.5cm，基部有 4 片白色花瓣状苞片；花小，两性，无花被；雄蕊 3，花丝下部与子房合生；雌蕊由 3 个下部合生的心皮组成，子房上位，花柱分离。蒴果顶端开裂。

生于湿地或水旁。分布于长江流域以南各省区。

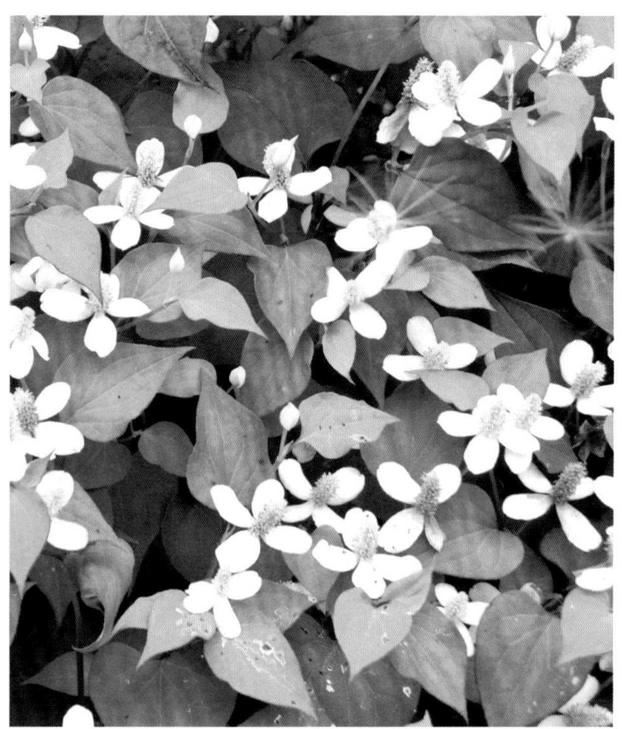

【功效应用】 全草（药名鱼腥草）：清热解毒，利水消肿。用于肺脓疮、肺炎、肺热咳喘、扁桃体炎、气管炎、泌尿系感染、肾炎水肿、肠炎痢疾、乳腺炎、中耳炎、蜂窝组织炎、脚气等；外治痈疖肿毒。用量 15 ～ 25g，不宜久煎，鲜品用量加倍，水煎或捣汁服；外用捣敷或煎汤洗。

【化学成分】 全草含挥发油、生物碱、黄酮苷类等成分。

【附注】 本种的新鲜全草或干燥地上部分为中药“鱼腥草”，收载于《中国药典》。

52 三白草（*Saururus chinensis*）

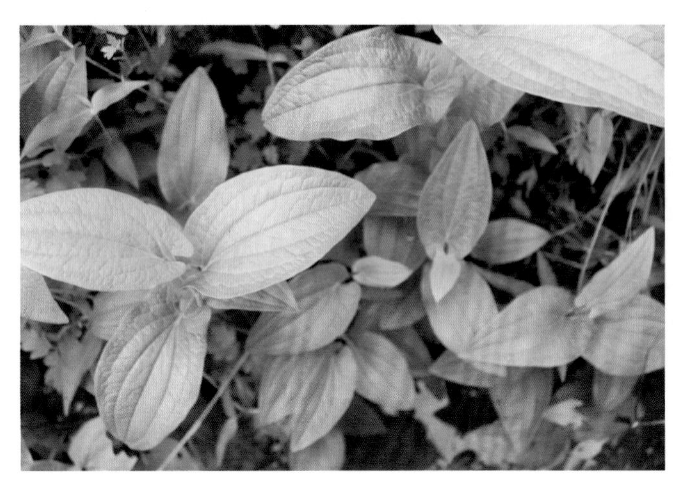

三白草科植物三白草 *Saururus chinensis*（Lour.）Baill.。

【形态与分布】 多年生草本，高 30 ～ 100cm。根茎粗，横走，常带白色。茎直立，绿色，无毛。叶纸质，卵形或披针状卵形，长 4 ～ 15cm，宽 3 ～ 10cm，顶端渐尖或短渐尖，基部耳状心形，有基出脉 5 条，全缘，在花序下的 2 ～ 3 片叶常为乳白色；叶柄长 1 ～ 5cm，基部稍抱茎，无毛。总状花序长 10 ～ 15cm，生在茎上端，与叶对生，多数花较密生，初下垂，后直立，被卷毛；花小，两性，无花被，生于苞片腋内；苞片卵圆形，宽约 1.5mm，多少有细缘毛；雄蕊 6 ～ 7；雌蕊由 4 个近完全合生的心皮组成；子房上位，柱头 4，向外卷曲。果实分裂为 4 个分果爿；分果爿近球形，表面多疣状突起，不开裂。花期 4 ～ 8 月。

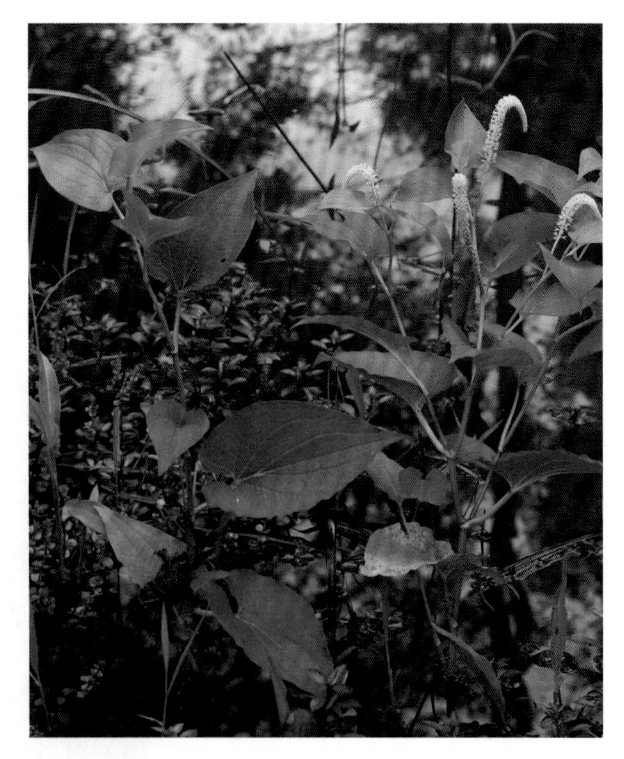

生于低湿沟边、塘边或溪旁。分布于河北、山东、河南和长江流域及其以南各省区。

【功效应用】 根茎或全草（药名三白草）：清热解毒，利尿消肿。用于小便不利、淋沥涩痛、白带、尿路感染、肾炎水肿、外治疮疡肿毒、湿疹。

【化学成分】 全草含黄酮、木脂素、生物碱、萜类、鞣质、多糖、挥发油等成分。

【附注】 本种的干燥根茎或全草为中药“三白草”，收载于《中国药典》。

53 石南藤（*Piper wallichii*）

胡椒科植物石南藤（爬岩香）*Piper wallichii*（Miq.）Hand.-Mazz.。

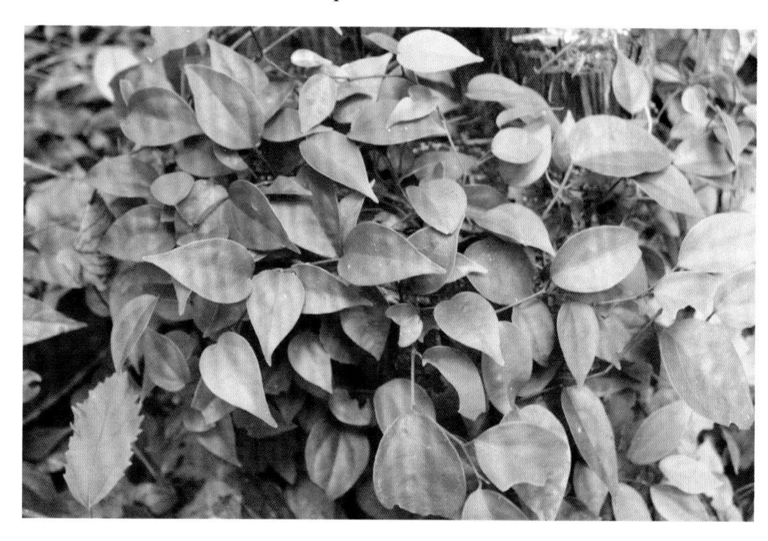

【形态与分布】 攀援藤本。枝被疏毛或脱落变无毛，干时呈淡黄色，有纵棱。叶硬纸质，干时变淡黄色，椭圆形，或向下渐次为狭卵形至卵形，长 7 ～ 14cm，宽 4 ～ 6.5cm，顶端长渐尖，有小尖头，基部短狭或钝圆，两侧近相等，有时下部的叶呈微心形；叶脉 5 ～ 7，最上 1 对互生或近对生；叶柄长 1 ～ 2.5cm；叶鞘长 8 ～ 10mm。花单性，雌雄异株，聚集成与叶对生的穗状花序。雄花序于花期几与叶片等长，稀略长于叶片；总花梗与叶柄近等长或略长；花序轴被毛；苞片圆形，稀倒卵状圆形，边缘不整齐，近无柄或具被毛的短柄，盾状，直径约 1mm；雄蕊 2（3）。雌花序比叶片短；总花梗远长于叶柄，长达 2 ～ 4cm；花序轴和苞片与雄花序的相同，但苞片柄于果期延长可达 2mm，密被白色长毛；子房离生，柱头 3 ～ 4（5），披针形。浆果球形，直径 3 ～ 3.5mm，有疣状凸起。花期 5 ～ 6 月。

生于海拔 310 ～ 2600m 的林中荫处或湿润地，攀爬于石壁上或树上。分布于湖北西南部、湖南西部、重庆、贵州及广西、云南、四川、甘肃南部。

【功效应用】 茎叶（药名石南藤）：祛风寒，强腰膝，补肾壮阳，止咳平喘，活血止痛。用于风湿痹痛、腰腿痛、阳痿、咳嗽气喘、痛经、跌打肿痛等。用量 6 ～ 15g；或浸酒、酿酒、煮汁、熬膏服用，孕妇及阴虚火旺者慎用；外用适量，鲜品捣敷，或捣烂炒热敷，或浸酒外搽。

【化学成分】 含木脂素、生物碱、有机酸、黄酮、甾醇和挥发油等成分。

【附注】 本种的干燥带叶藤茎为药材“石南藤”，收载于《湖北省中药材质量标准》（2018 年版）。

54 宽叶金粟兰（*Chloranthus henryi*）

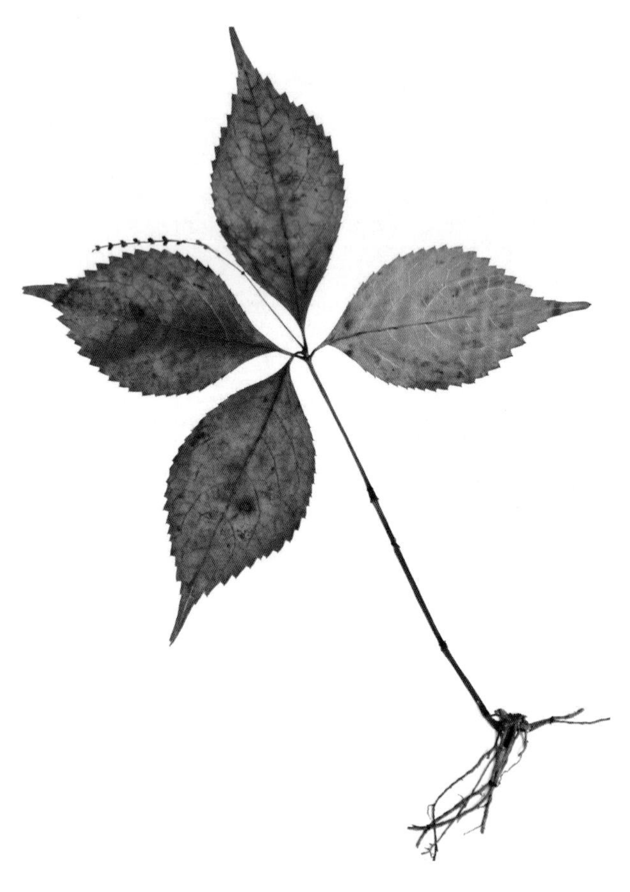

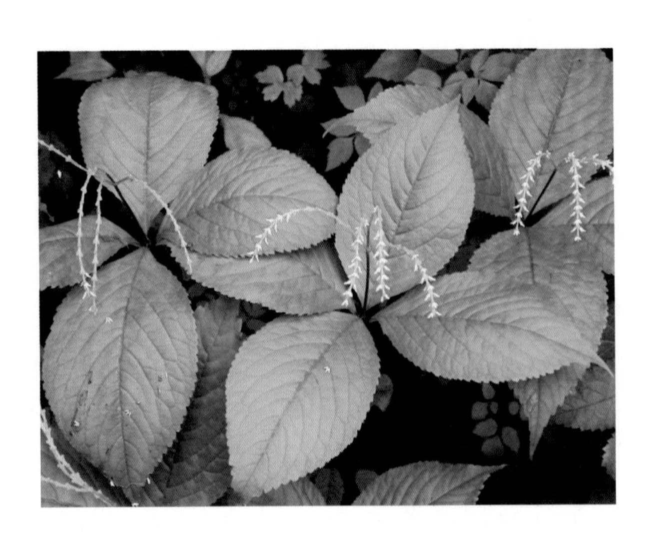

金粟兰科植物宽叶金粟兰 *Chloranthus henryi* Hemsl.。

【形态与分布】 多年生草本，高 40 ～ 60cm。叶对生，通常 4 片，纸质，宽椭圆形、倒卵形至卵状椭圆形，长 10 ～ 20cm，宽 5 ～ 11cm，先端渐尖，基部楔形，边缘有圆齿，齿尖有一腺体；叶柄长不及 1cm。穗状花序单个或分枝成圆锥花序式，顶生，花序有细长总梗，总花梗长达 7cm 以上；苞片通常宽卵状三角形；花两性，无花被；雄蕊 3，近条形，基部合生成一体，中间的 1 个长 3mm，花药 2 室，侧生的 2 个较短，花药各 1 室；子房卵形。核果卵球形，长约 2mm。花期 4 ～ 5 月，果期 6 ～ 8 月。

生于海拔 500 ～ 1300m 的沟边或林下等荫湿处。分布于湖北、湖南及浙江、江西、广东、四川、重庆等省市。

【功效应用】 根及根茎（药名白四块瓦）：散寒止咳，活血止痛，散瘀解毒。有毒。用于风寒咳嗽、风湿骨痛、跌打损伤、闭经；外治跌打损伤、瘀血肿痛、毒蛇咬伤。用量 1.5 ～ 3g；外用适量，捣敷或煎水熏洗。

【化学成分】 根及根茎含挥发油、萜类、黄酮、酚类、香豆素等成分。

【附注】 同属植物多穗金粟兰 *Chloranthus multistachys* Pei 在湖北等省也有分布，干燥根及根茎同等药用。

55 多穗金粟兰（*Chloranthus multistachys*）

金粟兰科植物多穗金粟兰 *Chloranthus multistachys* Pei。

【形态与分布】 多年生草本，高 15～16cm。根茎粗壮，细长须根多数；茎单生，下部节上生一对鳞叶。叶对生，通常 4 片，坚纸质，椭圆形至宽椭圆形、卵状椭圆形或宽卵形，长 10～20cm，宽 6～11cm，顶端渐尖，基部宽楔形至圆形，边缘具粗锯齿或圆锯齿，齿端有腺体，腹面亮绿色，背面沿叶脉有鳞屑状毛，有时两面具小腺点；侧脉 6～8 对，网脉明显；叶柄长 8～20mm。穗状花序多条，粗壮，顶生和腋生，单一或分枝，连总梗长 4～11cm；苞片宽卵形或近半圆形；花小，白色，排列稀疏；雄蕊 1～3，生于子房上部外侧；若为 1 个雄蕊则花药卵形，2 室；若为 3（2）枚雄蕊，则中央花药 2 室，侧生花药 1 室；药隔多与药室等长或稍长；子房卵形，无花柱，柱头截平。核果球形，绿色，长 2.5～3mm，具长 1～2mm 的柄，表面有小腺点。花期 5～7 月，果期 8～10 月。

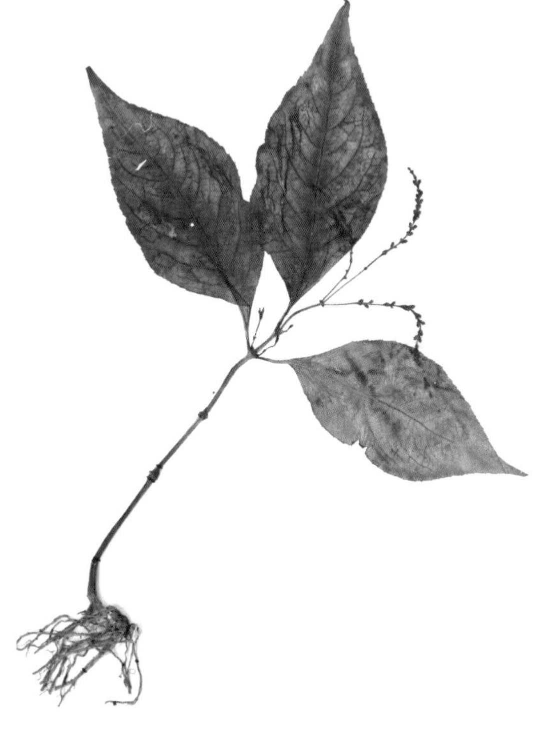

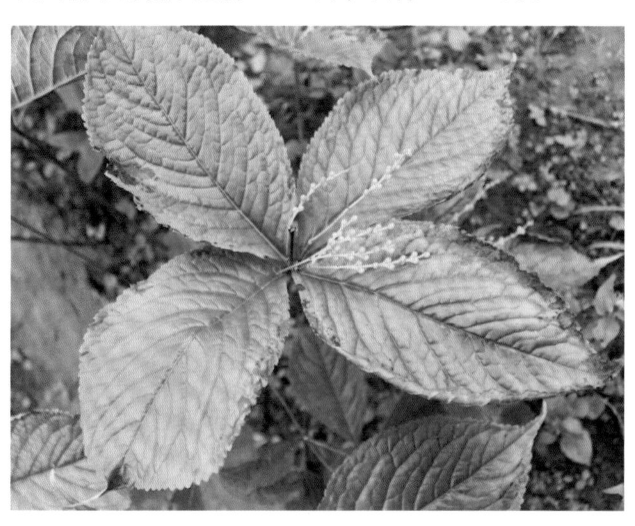

生于海拔 700～1500m 的山坡阔叶林下和山谷溪边。分布于华中、华东、华南地区及陕西、贵州省。

【功效应用】 根（药名白四块瓦）：散寒止咳，活血止痛，散瘀解毒。用于风寒咳嗽、风湿骨痛、闭经、跌打损伤、瘀血肿痛、毒蛇咬伤。用量 1.5～3g；外用适量，捣敷或煎水熏洗。

【化学成分】 根含环烯醚萜、香豆素、木脂素、挥发油、酚苷等成分。

【附注】 同属植物宽叶金粟兰 *Chloranthus henryi* Hemsl. 在湖北等省也有分布，其干燥根及根茎同等药用。

56 及己（*Chloranthus serratus*）

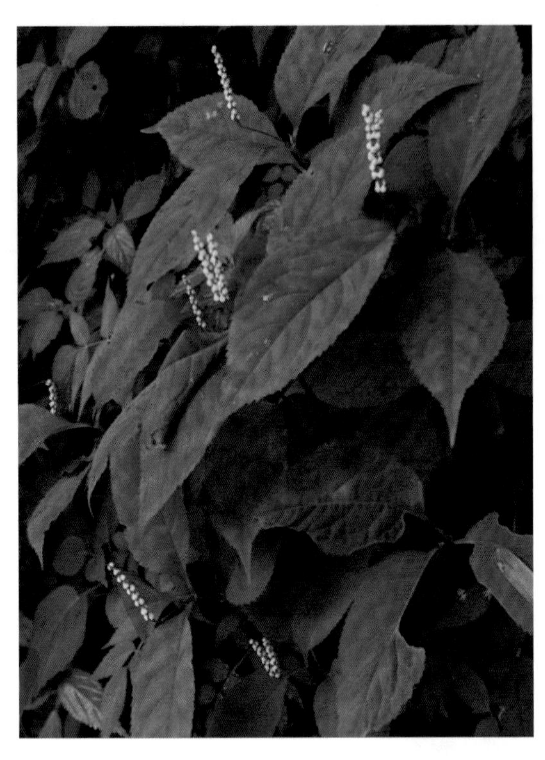

金粟兰科植物及己 *Chloranthus serratus*（Thunb.）Roem et Schult.。

【形态与分布】 多年生草本，高20～40cm。根茎横生，粗短，直径约3mm，侧根密集。茎直立，单生或数个丛生，茎节明显。叶对生，4～6片，生于茎上部，纸质，卵形或披针状卵形，间或倒卵形，长7～10cm，宽2.5～5.5cm，先端长尖，基部楔形，边缘有圆齿或锯齿，齿尖有腺体，两面无毛；叶柄长1～1.5cm；托叶微小。穗状花序生茎端，偶有腋生，单个或2～3分枝，总花梗长1～2.5cm；苞片近半圆形，顶端有数齿；花小，白色，两性，无花被；雄蕊3，矩圆形，下部合生成一体，乳白色，中间的1个长约2mm，有1个2室的花药，侧生的2个稍短，各有1个1室的花药；子房卵形，无花柱，柱头粗短。核果近球形或梨形。花期4～5月，果期6～8月。

生于海拔280～1800m的山地林下湿润处和山谷溪边草丛中。分布于华中、华东、华南地区。

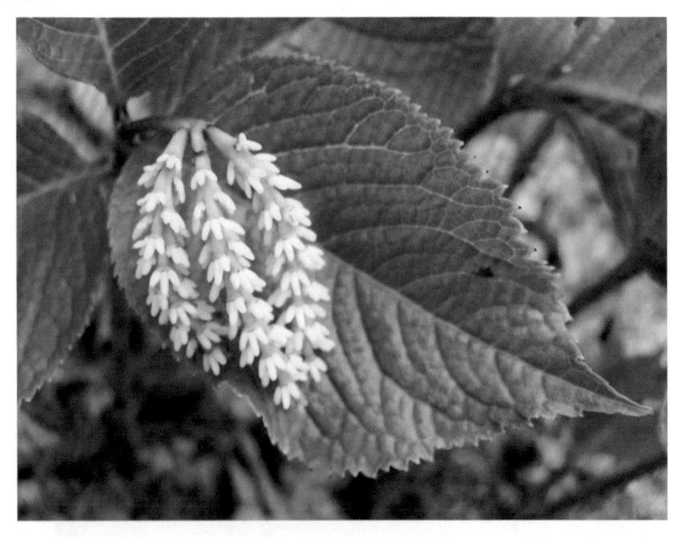

【功效应用】 根：活血散瘀，祛风止痛，解毒杀虫。有小毒。用于跌打损伤、骨折、经闭、风湿痹痛、疔疮疖肿、疥癣、皮肤瘙痒、蛇咬伤。用量1.5～3g；或泡酒，或入丸、散；外用适量，捣敷或煎水熏洗。

【化学成分】 含萜类、黄酮、香豆素等成分。

57 胡桃（*Juglans regia*）

胡桃科植物胡桃（核桃）*Juglans regia* L.。

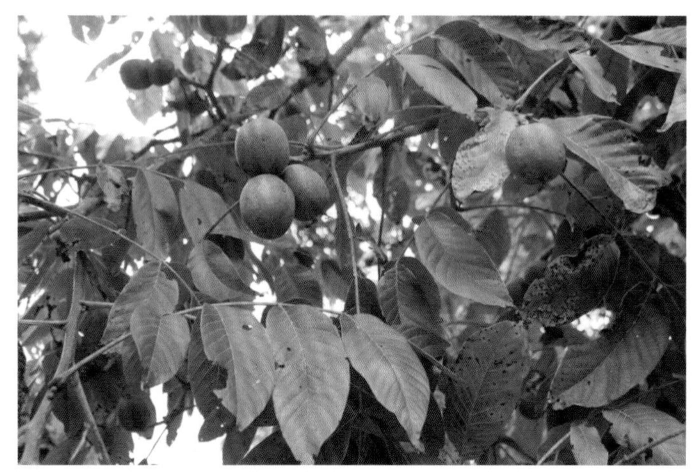

【形态与分布】 乔木，高达 20 ～ 25m。树干较别的种类矮，树冠广阔；树皮幼时灰绿色，老时则灰白色而纵向浅裂；小枝无毛，具光泽，被盾状着生的腺体，灰绿色，后来带褐色。奇数羽状复叶长 25 ～ 30cm，叶柄及叶轴幼时被有极短腺毛及腺体；小叶通常 5 ～ 9，稀 3，椭圆状卵形至长椭圆形，长约 6 ～ 15cm，宽约 3 ～ 6cm，顶端钝圆或急尖或短渐尖，基部歪斜或近于圆形，边缘全缘或在幼树上者具稀疏细锯齿，上面深绿色，无毛，下面淡绿色，侧脉 11 ～ 15 对，腋内具簇短柔毛，侧生小叶具极短的小叶柄或近无柄，生于下端者较小，顶生小叶常具长约 3 ～ 6cm 的小叶柄。雄性葇荑花序下垂，长约 5 ～ 10cm，稀达 15cm。雄花的苞片、小苞片及花被片均被腺毛；雄蕊 6 ～ 30。雌性穗状花序通常具 1 ～ 3（4）雌花。雌花的总苞被极短腺毛，柱头浅绿色。果序短，俯垂，具 1 ～ 3 果实；果实近于球状，直径 4 ～ 6cm，无毛；果核稍具皱曲，有 2 条纵棱，顶端具短尖头；隔膜较薄，内里无空隙；内果皮壁内具不规则的空隙或无空隙而仅具皱曲。花期 5 月，果期 10 月。

生于海拔 400 ～ 1800m 的山坡及丘陵地带。我国平原及丘陵地区常见栽培。产华中及华北、西北、华东、华南和西南地区。

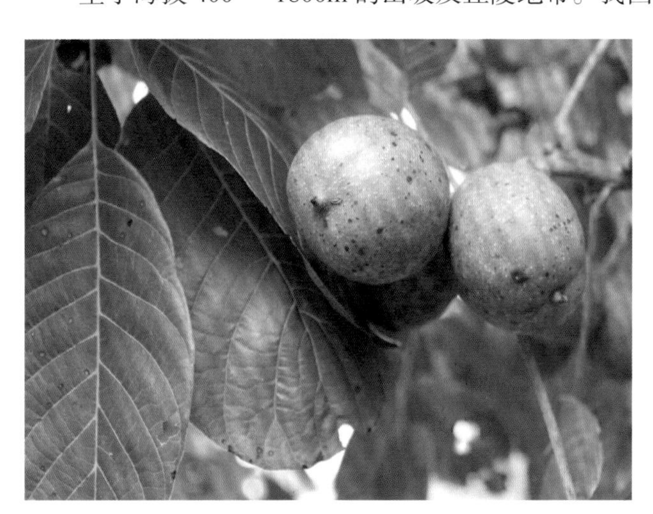

【功效应用】 种仁（药名胡桃仁）：补肾固精，温肺定喘，润肠通便。用于腰痛脚弱、尿频、遗尿、阳痿、遗精、久咳喘促、肠燥便秘、石淋及疮疡瘰疬。用量 9 ～ 15g；单味嚼服用量 10 ～ 30g，或入丸、散；外用适量，研末捣敷。

【化学成分】 种仁含脂肪油、氨基酸、多糖、醌类等成分。

【附注】 本种栽培已久，品种很多。

58 化香树（*Platycarya strobilacea*）

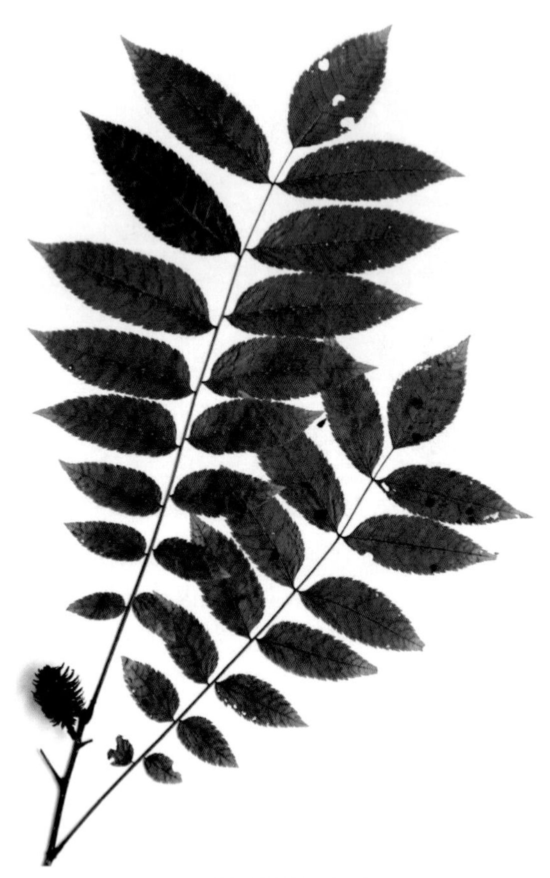

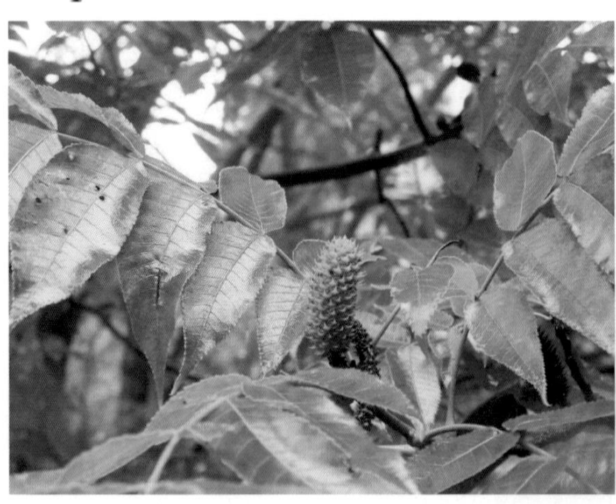

胡桃科植物化香树 *Platycarya strobilacea* Sieb. et Zucc.。

【形态与分布】 落叶灌木或小乔木，高 5 ~ 15m。幼枝通常被棕色绒毛。单数羽状复叶互生；小叶 7 ~ 23，对生，无柄；叶片薄革质，卵状披针形或长椭圆状披针形，长 4 ~ 12cm，宽 2 ~ 4cm，先端渐成细尖，基部宽楔形，稍偏斜，边缘有重锯齿，上面暗绿色，下面黄绿色，幼时有密毛，或老时光滑，仅脉腋有簇毛。花单性，雌雄同株；花序穗状，直立，伞房状排列在小枝顶端，中央顶端的 1 条常为两性花序，雌花序在下，雄花序在上，开花后脱落，仅留下雌花序部分。雄花的苞片披针形，浅黄绿色，无小苞片及花被片；雄蕊 8；雌花具一卵状披针形苞片，无小苞片，具花被片 2，贴生于子房上，雌蕊 1，无花柱，柱头 2 裂。果穗卵状椭圆形至长椭圆状柱形，小坚果扁平，圆形，具 3 窄翅。花期 5 ~ 6 月，果期 7 ~ 8 月。

生于向阳山坡或杂木林中。分布于华中、华东、华南及陕西、甘肃、贵州、云南等省。

【功效应用】 叶：解毒，止痒。有毒。适量捣敷或浸水洗，治疮疖肿毒、阴囊湿疹、顽癣。

【化学成分】 干皮、根皮、叶、果实均含鞣质。

59 枫杨（*Pterocarya stenoptera*）

胡桃科植物枫杨 *Pterocarya stenoptera* C. DC.。

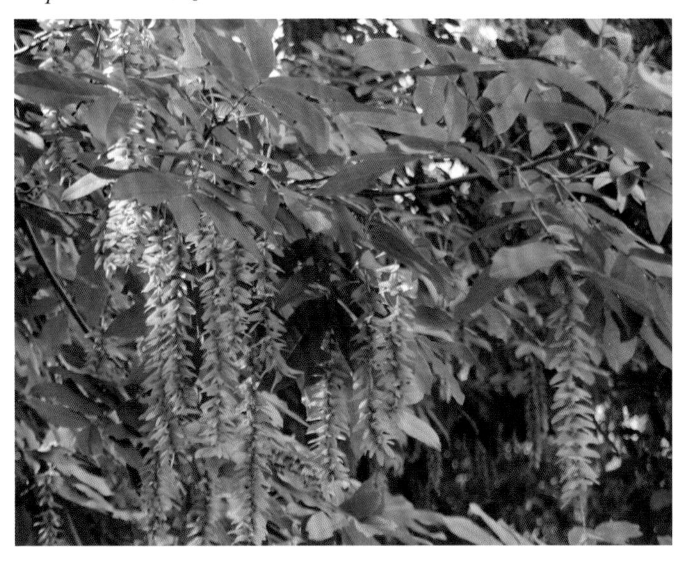

【形态与分布】 大乔木，高达 30m。幼树树皮平滑，老时则深纵裂；小枝具灰黄色皮孔。叶多为偶数羽状复叶，长 8 ～ 16（25）cm，叶柄长 2 ～ 5cm，叶轴具翅至翅不甚发达，与叶柄一样被有疏或密的短毛；小叶 10 ～ 16，稀 6 ～ 25，无小叶柄，对生或稀近对生，长椭圆形至长椭圆状披针形，长约 8 ～ 12cm，宽 2 ～ 3cm，顶端钝圆，稀急尖，基部歪斜，上方 1 侧楔形至阔楔形，下方 1 侧圆形，边缘有向内弯的细锯齿，上面被有细小的浅色疣状凸起，沿中脉及侧脉被有极短的星芒状毛，下面有极稀疏的腺体及侧脉腋内留有 1 丛星芒状毛。雄性葇荑花序长约 6 ～ 10cm，单独生于去年生枝条上叶痕腋内。雄花具 1（3）枚发育的花被片，雄蕊 5 ～ 12。雌性葇荑花序顶生，长约 10 ～ 15cm，花序轴密被星芒状毛及单毛，下端不生花的部分长达 3cm，具 2 枚不孕性苞片。雌花几无梗，苞片及小苞片基部常有细小的星芒状毛，并密被腺体。果序长 20 ～ 45cm。果实长椭圆形，长约 6 ～ 7mm，果翅狭，条形或阔条形，长 12 ～ 20mm，宽 3 ～ 6mm，脉近平行。花果期 4 ～ 9 月。

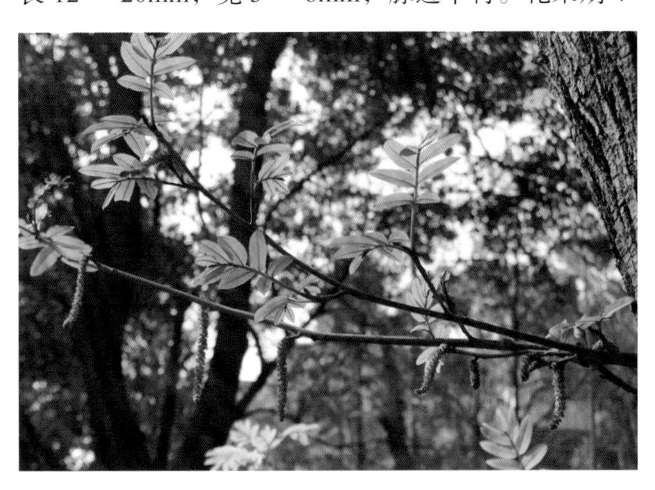

生于海拔 1500m 以下的沿溪涧河滩、阴湿山、平原。分布于华中、华东、华南、西南地区及陕西、台湾，华北和东北有栽培。

【功效应用】 枝、叶：杀虫，止痒，利尿消肿。有小毒。叶用于血吸虫病，用量 6 ～ 15g；孕妇禁服。适量煎水外洗、乙醇浸搽，或捣敷，治黄癣、脚癣。枝、叶捣烂可杀蛆虫。

【化学成分】 叶含有机酸、内酯及酚类成分。

60 构树（*Broussonetia papyrifera*）

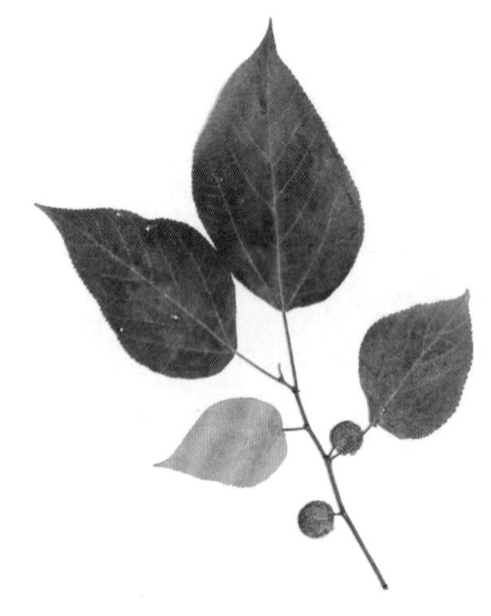

桑科植物构树 *Broussonetia papyrifera*（L.）L′ Her. ex Vent.。

【形态与分布】 乔木，高 10 ～ 20m。树皮暗灰色；小枝密生柔毛。叶互生，广卵形至长椭圆状卵形，长 6 ～ 18cm，宽 5 ～ 9cm，先端渐尖，基部心形，两侧常不对称，边缘具粗锯齿，不分裂或 3 ～ 5 裂，小树之叶常有分裂，表面粗糙，疏生糙毛，背面密被绒毛，基生叶脉三出，侧脉 6 ～ 7 对；叶柄长 2.5 ～ 8cm，密被糙毛；托叶大，卵形，狭渐尖，长 1.5 ～ 2cm。花雌雄异株；雄花序为柔荑花序，粗壮，长 3 ～ 8cm，苞片披针形，花被 4 裂，裂片三角状卵形，被毛，雄蕊 4，花药近球形，退化雌蕊小；雌花序球形头状，苞片棍棒状，顶端被毛，花被管状，顶端与花柱紧贴，子房卵圆形，柱头线形。聚花果直径 1.5 ～ 3cm，成熟时橙红色，肉质；瘦果具柄，表面有小瘤。花果期 4 ～ 9 月。

生于海拔 1400m 以下的山坡、路旁、沟边或林中。分布于华中及东北、华北、华东、华南、西南地区。

【功效应用】 果实（药名楮实子）：补肾，强筋骨，明目，利尿。用于腰膝酸软、肾虚目昏、阳痿、水肿。用量 6 ～ 9g。叶：清热凉血，利湿杀虫。用于鼻衄、肠炎、痢疾。茎皮：利尿消肿，祛风湿。用于水肿、筋骨疼痛。浆汁外擦，治神经性皮炎及癣症。

【化学成分】 全株含黄酮；枝叶均含香豆素，叶含挥发油；树皮含二苯烷、三萜等成分；果实含生物碱、氨基酸；种子含挥发油。

【附注】 本种的干燥成熟果实为中药“楮实子”，收载于《中国药典》。

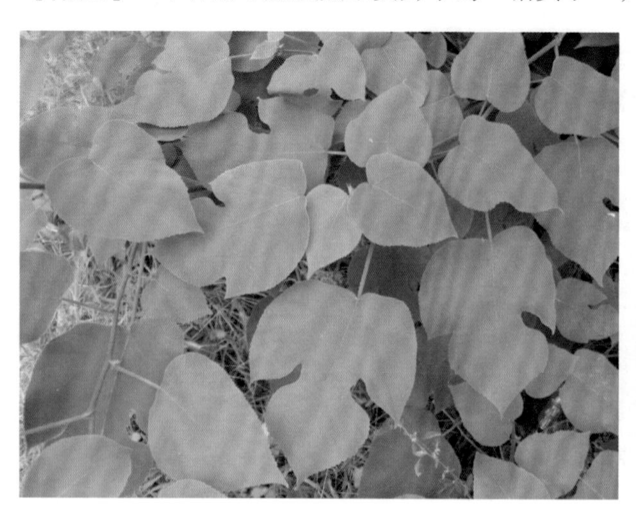

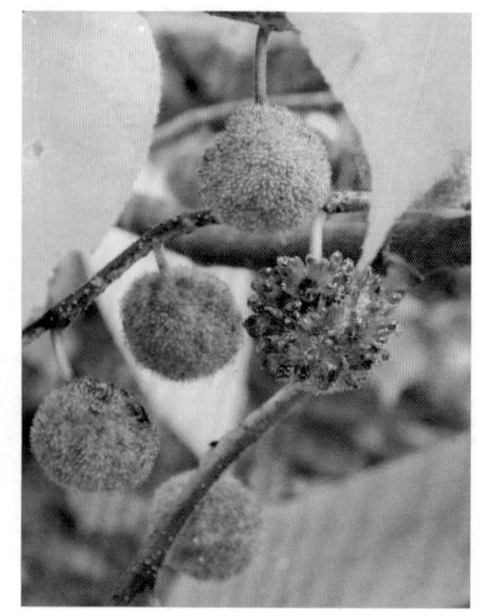

61 大麻（*Cannabis sativa*）

桑科植物大麻 *Cannabis sativa* L.。

【形态与分布】 一年生直立草本，高 1 ～ 3m。枝具纵沟槽，密生灰白色贴伏毛。叶掌状全裂，裂片披针形或线状披针形，长 7 ～ 15cm，中裂片最长，宽 0.5 ～ 2cm，先端渐尖，基部狭楔形，表面深绿，微被糙毛，背面幼时密被灰白色贴状毛，后变无毛，边缘具向内弯的粗锯齿，中脉及侧脉在表面微下陷，背面隆起；叶柄长 3 ～ 15cm，密被灰白色贴伏毛；托叶线形。雄花序长达 25cm；花黄绿色，花被 5，膜质，外面被细伏贴毛，雄蕊 5，花丝极短，花药长圆形；小花柄长约 2 ～ 4mm；雌花绿色；花被 1，紧包子房；子房近球形，外面包以苞片。瘦果为宿存黄褐色苞片所包，果皮坚脆，表面具细网纹。花果期 5 ～ 8 月。

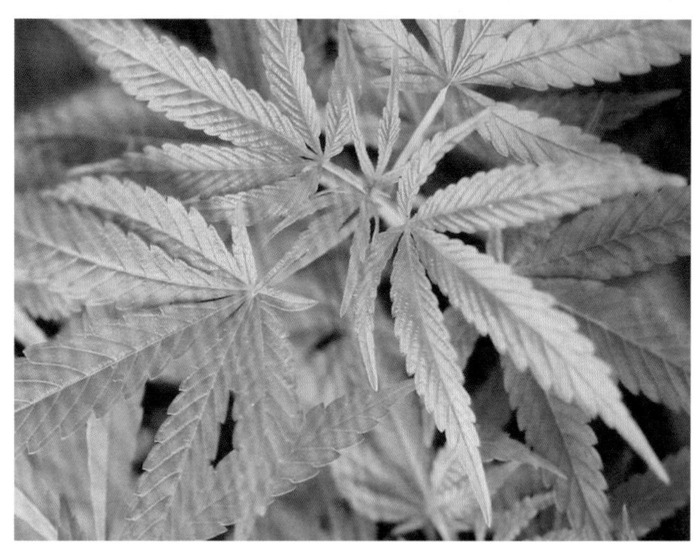

我国各地均有栽培或沦为野生。

【功效应用】 种子（药名火麻仁）：润燥滑肠，利水通淋，活血。用于肠燥便秘、风痹、消渴、脚气、热淋、痢疾、月经不调、疮癣、丹毒。用量 10 ～ 15g。根：散瘀，止血，利尿。

【化学成分】 种子含生物碱、脂肪油。根含生物碱、甾醇、脂肪酸。

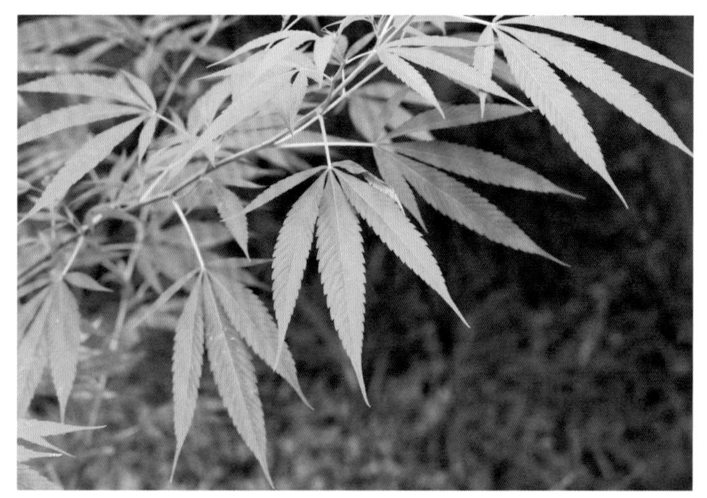

【附注】 （1）干燥成熟种子为中药“火麻仁”，载于《中国药典》。（2）许多国家有吸食大麻习惯，较大剂量吸食可产生一定成瘾性，因此有的国家将其列为违禁毒品。

62 无花果（*Ficus carica*）

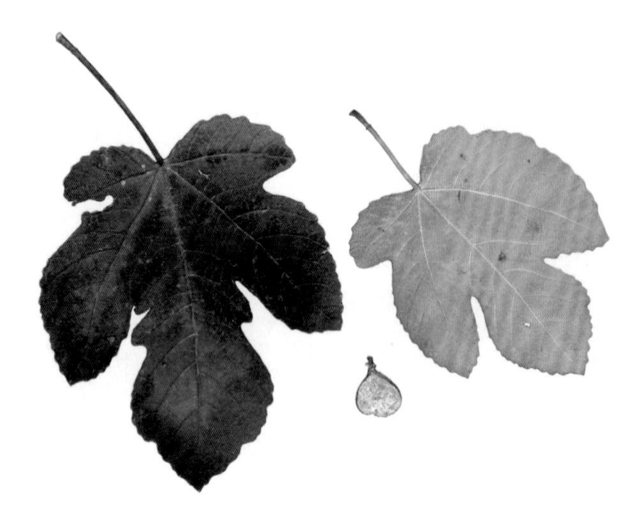

桑科植物无花果 *Ficus carica* L.。

【形态与分布】 灌木，高3～10m，多分枝。树皮灰褐色，皮孔明显；小枝直立，粗壮。叶互生，厚纸质，广卵圆形，长宽近相等，10～20cm，常3～5裂，小裂片卵形，边缘具不规则钝齿，表面粗糙，背面密生细小钟乳体及灰色短柔毛，基部浅心形，基生侧脉3～5，侧脉5～7对；叶柄长2～5cm，粗壮；托叶卵状披针形，长约1cm，红色。雌雄异株，雄花和瘿花同生于一榕果内壁，雄花生内壁口部，花被片4～5，雄蕊3，有时1或5，瘿花花柱侧生，短；雌花花被与雄花同，子房卵圆形，光滑，花柱侧生。榕果单生叶腋，梨形，直径3～5cm，顶部下陷，熟时紫红色或黄色，基生苞片3，卵形；瘦果透镜状。花果期5～7月。

我国南北各地均有栽培。

【功效应用】 果实（药名无花果）：清热生津，健脾开胃，解毒消肿。用于咽喉肿痛、燥咳声嘶、乳汁稀少、肠热便秘、食欲不振、消化不良、泄泻、痢疾、痈肿、癣疾。用量9～15（60）g。叶：用于湿热泄泻、带下、痔疮等。根：用于肺热咳嗽、咽喉肿痛、痔疮、痈疽等。叶、根用量9～15g；外用适量，煎水熏洗。

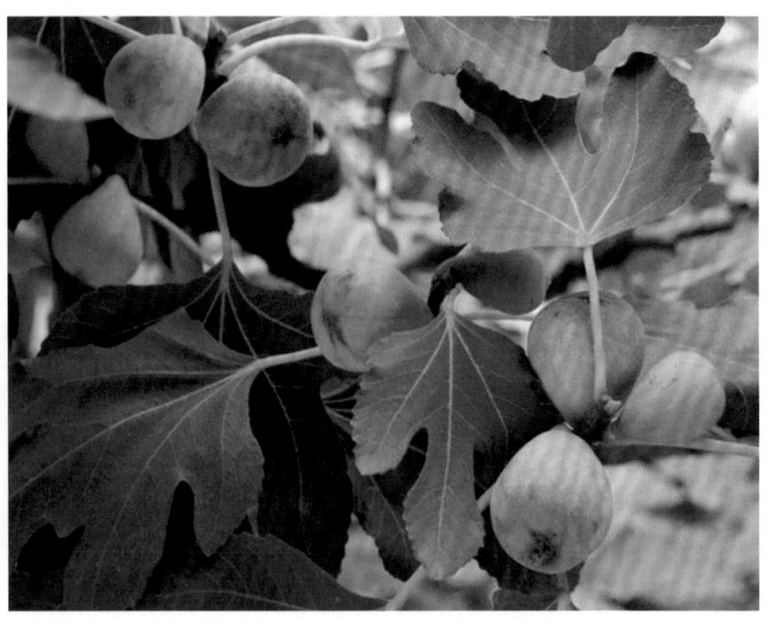

【化学成分】 果实含酚类、黄酮、挥发油、有机酸、多糖、氨基酸、蛋白质等成分。

63 薜荔（*Ficus pumila*）

桑科植物薜荔 *Ficus pumila* L.。

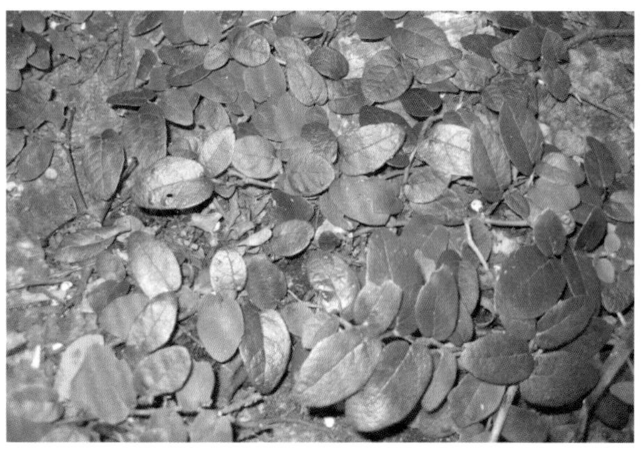

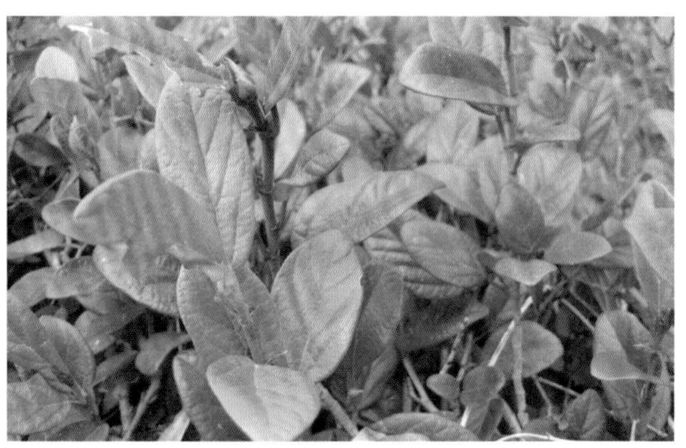

【形态与分布】 攀援或匍匐灌木，长约 8m。嫩枝、果实折断后有白色乳汁。茎灰褐色，易生气根依附它物上。枝条有两种：不结果（花序托）的枝条多生植株下部，叶小而薄，卵状心形，长约 2.5cm，基部稍不对称；结果的枝条生植株上部，直立粗壮，叶大而厚，卵形或卵状椭圆形，长 4 ～ 12cm，宽 2 ～ 3cm，先端近急尖，略钝，基部稍心形，全缘，网脉凸起成蜂窝状。花很小，隐身于梨形的花序托内。花序托（隐花果）梨形，外皮坚硬，直径 1 ～ 4cm，成熟时暗褐色；果梗长 8 ～ 15mm，粗壮。果期 7 ～ 11 月。

常借气根攀援于大树、墙壁或岩石上。分布于湖北及华东、华南、西南地区。

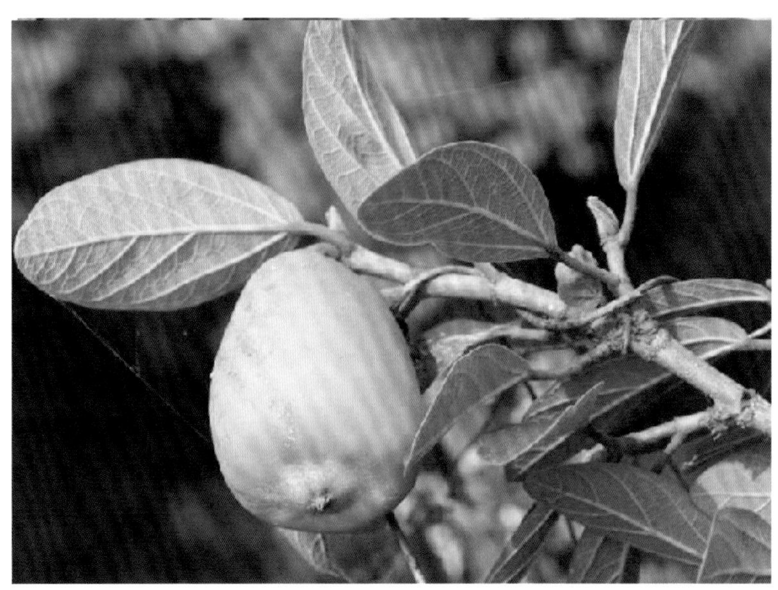

【功效应用】 雄性花序托（药名奶母）：补肾固精，活血，催乳。用于遗精、阳痿、乳汁不通、闭经、乳糜尿。用量 9 ～ 15g。

【化学成分】 花序托含黄酮、甾醇、多糖等成分。

【附注】 本种能育枝条与不育枝条上的叶形、叶片大小有较大差异，野外应注意鉴别。

64 地果（*Ficus tikoua*）

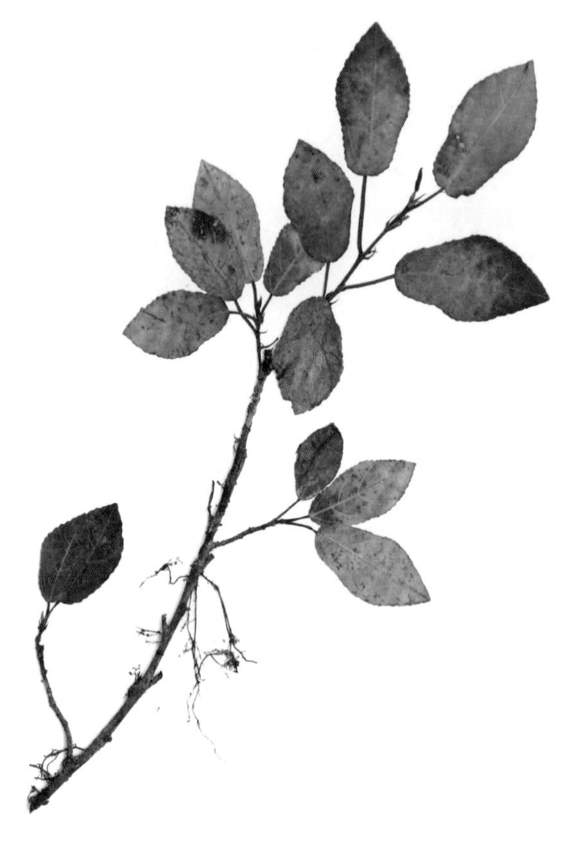

桑科植物地果（地瓜）*Ficus tikoua* Bureau。

【形态与分布】 匍匐木质藤本，全株有白色乳汁。茎棕褐色，节略膨大，伏地生褐色细长不定根。单叶互生，具柄，柄基部有 2 枚膜质棕色托叶；叶片卵状椭圆形或倒卵形，长 1.6 ～ 8cm，宽 1 ～ 4cm，先端急尖，基部圆形至浅心形，边缘有波状疏浅圆锯齿，具三出脉，上面绿色，沿脉被短毛。榕果成对或簇生于匍匐茎上，常埋于土中，球形至卵球形，直径 1 ～ 2cm，基部收缩成狭柄，成熟时深红色，表面多圆形瘤点，基部苞片 3，细小；雄花生榕果内壁孔口部，无柄，花被片 2 ～ 6，雄蕊 1 ～ 3；雌花生另一植株榕果内壁，有短柄。无花被，有黏膜包被子房。瘦果卵球形，表面有瘤体，花柱侧生，柱头 2 裂。花果期 5 ～ 7 月。

生于海拔 400 ～ 1000m 较阴湿的山坡路边、灌丛或岩石缝中。分布于华中至西南地区。

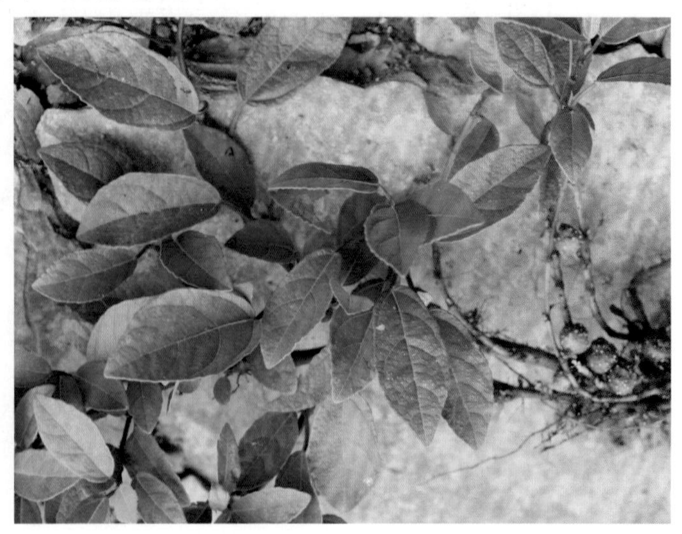

【功效应用】 全株（药名地枇杷）：清热解毒，活血通络，利湿消肿。用于肺热咳嗽、痢疾、泄泻、水肿、小儿消化不良、风湿疼痛、跌打损伤、无名肿毒。用量 10 ～ 30g；外用适量，捣敷。

【化学成分】 藤茎含黄酮、香豆素、萜类等成分。

【附注】 干燥地上部分为中草药“地枇杷”，收载于《湖北省中药材质量标准》（2018 年版），《湖南省中药材标准》（2009 年版）也有收载。

65 葎草（*Humulus scandens*）

桑科植物葎草 *Humulus scandens*（Lour.）Merr.。

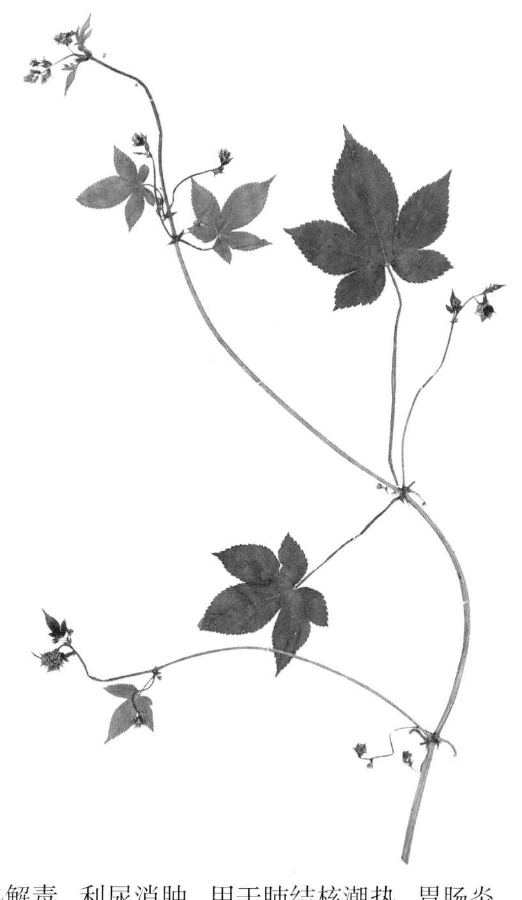

【形态与分布】 缠绕草本，长数米。茎、叶柄密生倒钩刺，茎有纵棱。叶对生，柄长 5 ～ 20cm；叶近肾状五角形，直径 7 ～ 10cm，掌状（3）5（7）深裂，裂片卵形或卵状披针形，先端急尖或渐尖，基部心形，边缘有粗锯齿，两面生粗糙刚毛，下面有黄色小油点。花序腋生，花小，单性异株，雄花排成长 15 ～ 25cm 的圆锥花序，花淡黄绿色；花被 5，披针形，外侧有毛茸及细腺点；雄蕊 5；雌花 10 余朵集成近圆形的短穗状花序。腋生苞片叶状，小形，附有 2 托叶，每苞具 2 花，苞及托叶边缘有睫毛，背面具透明长刚毛及腺点，托叶卵形，先端长尖，包被雌花，每雌花有 1 鳞状花被，紧包雌花，子房上部突起，疏生细毛。果穗绿色，似松球状，瘦果球形微扁。花期秋季。

生于沟边、路边、村旁。除青海、新疆、西藏外，我国各地都有分布。

【功效应用】 地上部分（药名葎草）：清热解毒，利尿消肿。用于肺结核潮热、胃肠炎、痢疾、感冒发热、小便不利、急性肾炎、膀胱炎、泌尿系结石；外用治痈疖肿毒、湿疹、毒蛇咬伤等。用量 15 ～ 30g。

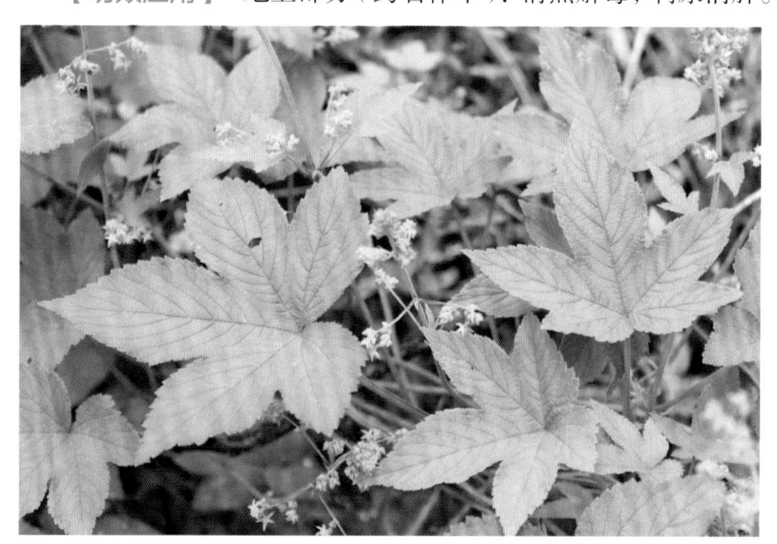

【化学成分】 全草含黄酮、挥发油、萜类、鞣质、生物碱等成分。

【附注】 干燥地上部分为中草药“葎草”，收载于《湖北省中药材质量标准》（2018 年版）。

66 柘（*Maclura tricuspidata*）

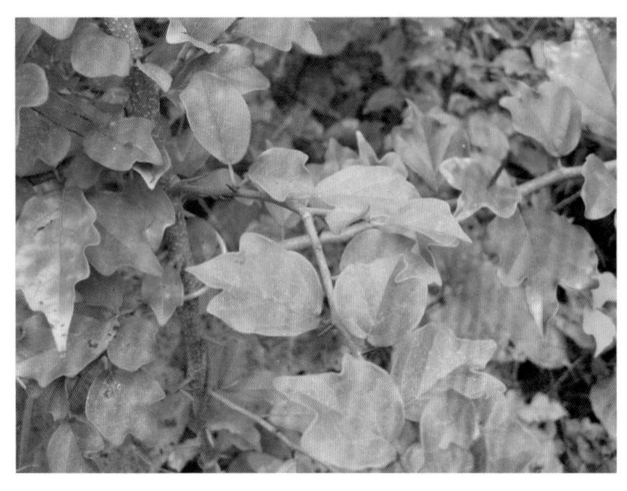

桑科植物柘 *Maclura tricuspidata* Carr.［*Cudrania tricuspidata*（Carr.）Bur.］。

【形态与分布】 灌木或小乔木，高 1 ～ 7m。小枝暗绿褐色，具坚硬棘刺，刺长 5 ～ 35mm。单叶互生；叶柄长 0.5 ～ 2cm；托叶侧生，分离；叶片近革质，卵圆形或倒卵形，长 5 ～ 13cm，先端钝或渐尖，基部楔形或圆形，全缘或 3 裂，上面暗绿色，下面淡绿色，幼时两面均有毛，后仅下面主脉略有毛，余均光滑；基出脉 3，侧脉 3 ～ 5 对。花单性，雌雄异株；均为球形头状花序，具短梗，单个或成对着生于叶腋；雄花花被 4，长圆形，基部有苞片 2 或 4，雄蕊 4；雌花被片 4，花柱 1。聚花果球形，肉质，直径约 2.5cm，橘红色或橙黄色，表面呈微皱缩，瘦果包裹在肉质的花被里。花期 5 ～ 6 月，果期 6 ～ 10 月。

生于海拔 200 ～ 1500m 的阳光充足的荒坡、山地、林缘和溪旁。分布于华中、华东、华南、西南地区及河北、陕西、甘肃等省。

【功效应用】 根（药名穿破石）：祛风通络，清热除湿，解毒消肿。用于风湿痹痛、跌打损伤、黄疸、腮腺炎、肺结核、胃和十二指肠溃疡、淋浊、蛊胀、闭经、劳伤咳血。用量 9 ～ 30g，孕妇慎服；外用适量，捣敷。根皮或树皮（去粗皮）：补肾固精，利湿解毒，止血，化瘀。用于肾虚耳鸣、腰膝冷痛、遗精、带下、黄疸、疮疖、呕血、咯血、崩漏、跌打损伤。用量 15 ～ 30g，孕妇禁服；外用适量，捣敷。

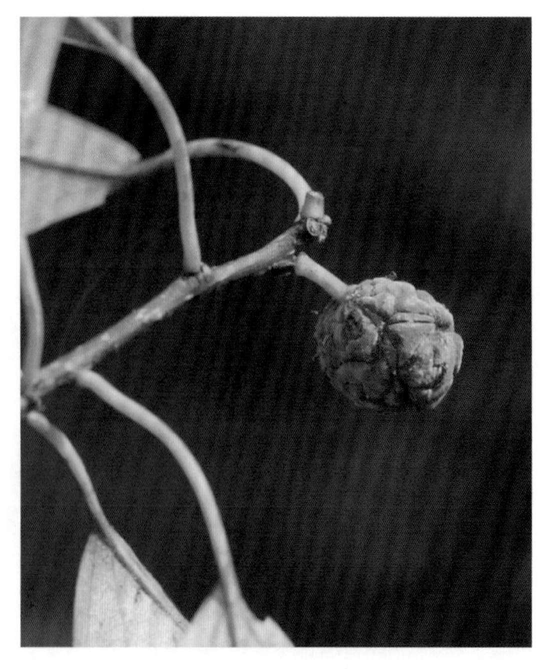

【化学成分】 根皮含呫吨酮、黄酮等成分。

【附注】 本种与同属植物构棘 *Maclura cochinchinensis*（Lour.）Corner 的干燥根为中药“穿破石”。构棘在湖北、湖南等省也有分布。主要区别有：叶椭圆形或倒卵状椭圆形，侧脉 6 ～ 9 对。

67 桑（*Morus alba*）

桑科桑属植物桑（桑树）*Morus alba* L.。

【形态与分布】 落叶灌木或小乔木，高可达15m。树皮灰白色，常有条状裂痕。根皮红黄色至黄棕色，纤维性强。叶互生，具柄；叶片卵圆形或宽卵形，长7～15cm，宽5～12cm，先端尖或长尖，基部近心形，边缘有粗锯齿，有时不规则分裂，上面鲜绿色，无毛，有光泽，下面色略淡，脉上有疏毛，并具腋毛，基出脉3。春、夏开绿色花，花单性，雌雄异株均为穗状花序，腋生。雄花花被片4，雄蕊4，中央有不孕雌蕊；雌花花被片4，无花柱或花柱极短，柱头2裂，宿存，瘦果外被肉质花被，多数密集成一卵圆形或长圆形聚合果，初绿色，成熟后变肉质，黑紫色或白色。

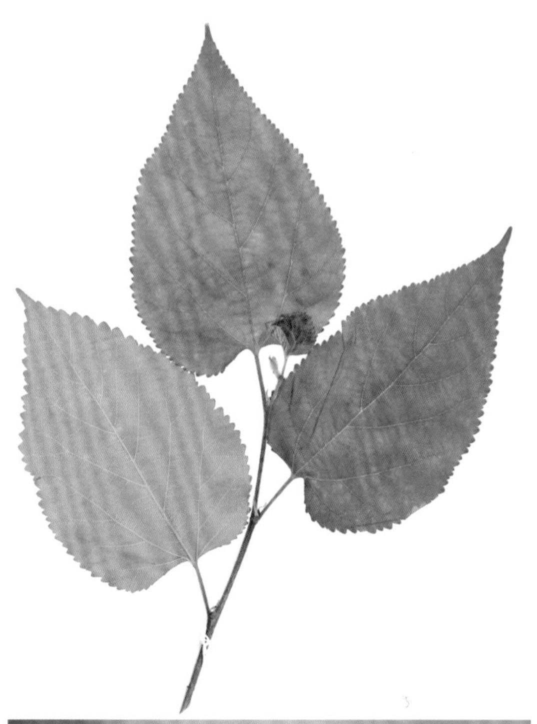

生于村旁、田间、地埂或山坡。分布于全国各省区。

【功效应用】 刮去粗皮的根皮（药名桑白皮）：泻肺平喘，利水消肿。用于肺热咳喘、面目浮肿、小便不利、高血压、糖尿病、跌打损伤。用量6～12g。嫩枝（药名桑枝）：祛风湿，利关节。用于风湿痹痛、肩臂或关节酸痛麻木。用量9～15g。叶（药名桑叶）：疏散风热，解表清热，清肝明目。用于风热感冒、肺热燥咳、头晕头痛、目赤昏花。用量5～10g。果穗（药名桑椹）：补血滋阴，生津润燥。用于肝肾阴虚、眩晕耳鸣、心悸失眠、须发早白、津伤口渴、内热消咳、肠燥便秘。用量9～15g。

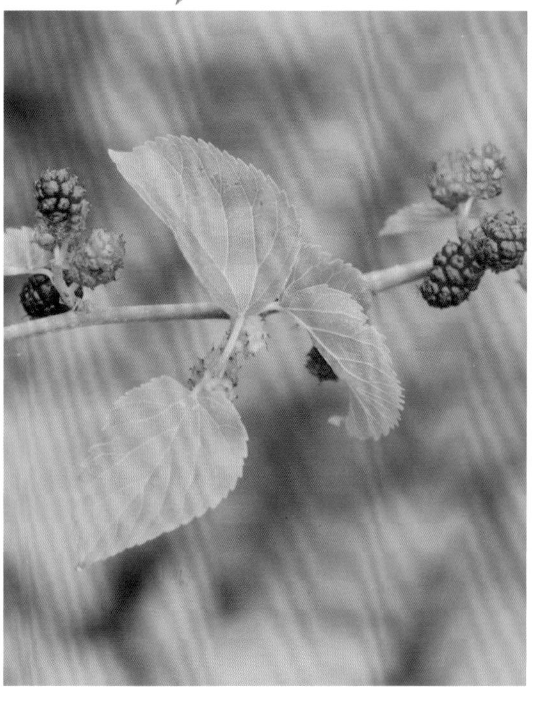

【化学成分】 根皮含黄酮、内酯、挥发油、鞣质等；叶含黄酮、生物碱、甾醇；果穗含黄酮、糖类、维生素等成分。

68 苎麻（*Boehmeria nivea*）

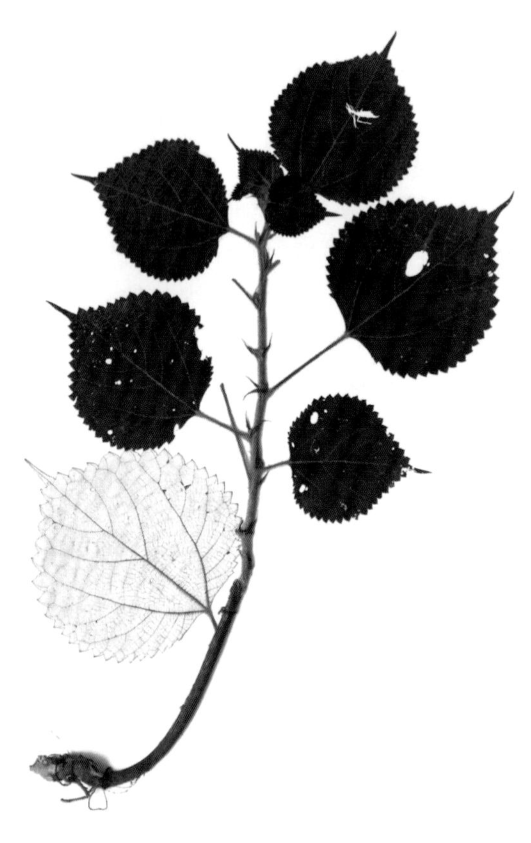

荨麻科植物苎麻 *Boehmeria nivea*（L.）Gaud.。

【形态与分布】 亚灌木或灌木，高 0.5～1.5m。茎上部与叶柄均密被长硬毛和短糙毛。叶互生，圆卵形、宽卵形或卵形，长 6～15cm，宽 4～11cm，顶端骤尖，基部近截形或宽楔形，边缘在基部之上有牙齿，上面稍粗糙，疏被短伏毛，下面密被白色毡毛，侧脉约 3 对；叶柄长 2.5～9.5cm；托叶分生，钻状披针形。圆锥花序腋生，或植株上部的为雌性，下部为雄性，或全为雌性，长 2～9cm；雄团伞花序直径 1～3mm，有少数雄花；雌团伞花序直径 0.5～2mm，有多数密集的雌花。雄花：花被片 4，狭椭圆形，长约 1.5mm，合生至中部，顶端急尖，外面有疏柔毛；雄蕊 4，长约 2mm；退化雌蕊狭倒卵球形，顶端有短柱头。雌花：花被椭圆形，长 0.6～1mm，顶端有 2～3 小齿，外面有短柔毛，果期菱状倒披针形，长 0.8～1.2mm；柱头丝形。瘦果近球形，长约 0.6mm，光滑，基部有细柄。花期 8～10 月。

生于海拔 200～1700m 的山谷林边或草坡。分布于湖北、台湾及华东、华南、西南地区，甘肃、陕西、河南南部有栽培。

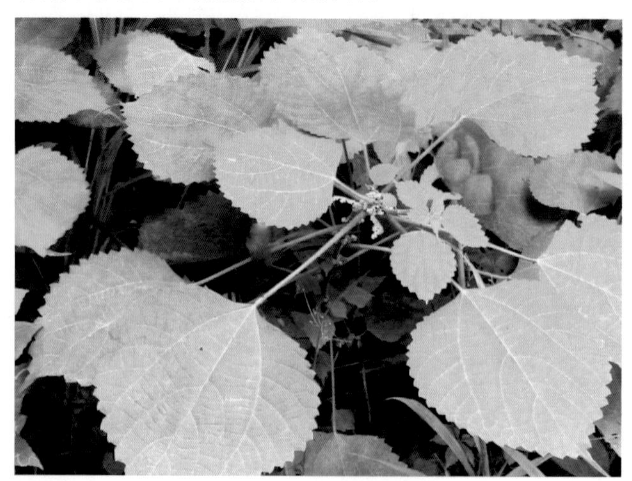

【功效应用】 根（药名苎麻根）：清热利尿，凉血止血，安胎。用于感冒发热、麻疹高热、尿路感染、肾炎水肿、孕妇腹痛、胎动不安、先兆流产、各种出血；外治跌打损伤、骨折、疮疡肿毒。用量 10～30g；外用鲜品捣敷。叶：止血、解毒。外治创伤出血、虫蛇咬伤。

【化学成分】 根含有机酸、蒽醌、生物碱、黄酮、香豆素苷等；叶含黄酮等成分。

69 长叶水麻（*Debregeasia longifolia*）

荨麻科植物长叶水麻*Debregeasia longifolia*(Burm. f.)Wedd.(*Urtica longifolia* Burm. f.)。

【形态与分布】 灌木，高 1 ～ 3m。小枝圆柱形，密生伸展的糙毛。叶互生，披针形、宽披针形，有时狭椭圆形，长 8.5 ～ 21cm，宽 2.2 ～ 6.5cm，基部圆形或钝，先端渐尖，边缘密生小牙齿，上面粗糙，有时具泡状隆起，疏生短毛，下面密生灰白色短绒毛，基生脉 3，侧脉 4 ～ 6 对；叶柄长 1 ～ 6cm。雌雄异株。花序大多生叶痕腋部，1 ～ 2（3）回两叉状分枝，每分枝顶端各生 1 个球形花簇；雄花花被片 4，卵形，长约 1.5mm，雄蕊 4；雌花簇直径 2 ～ 3mm。果序直径约 5mm；瘦果小，长约 0.8mm，宿存花被与果实贴生。花期 7 ～ 9 月，果期 9 月至翌年 2 月。

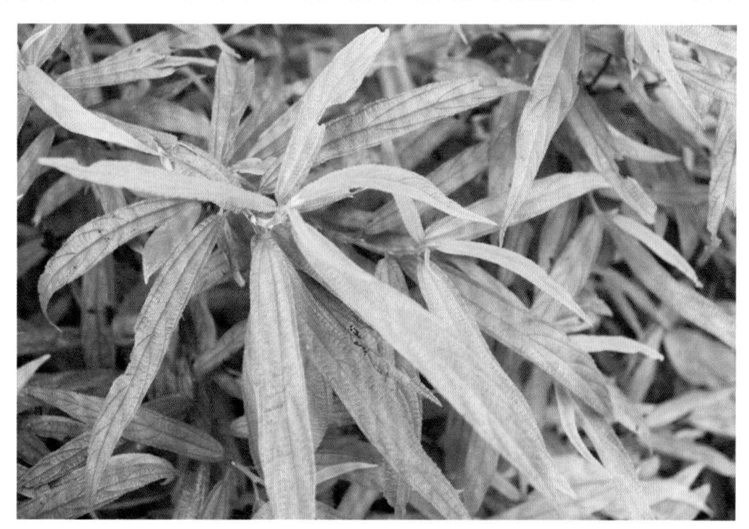

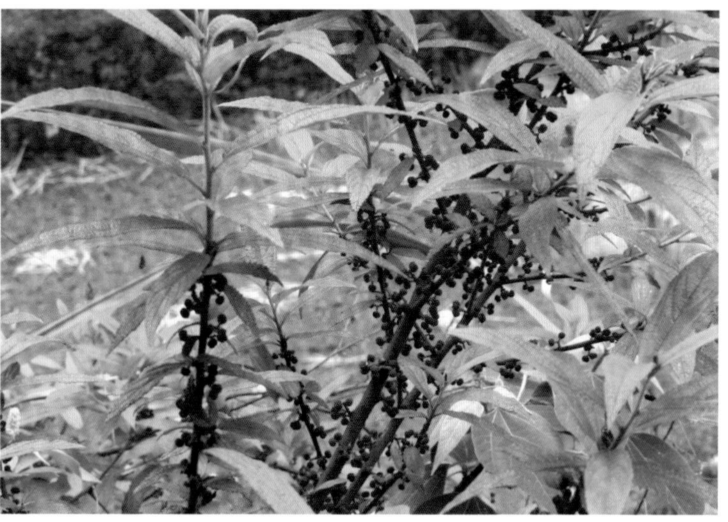

生于海拔 500 ～ 3200m 的山谷、溪边两岸灌丛中、森林中湿润处或山坡灌丛中。分布于湖北西部、陕西南部、甘肃东南部、广东西部、广西及西南地区。

【功效应用】 根或全株（药名水麻）：清热利湿，解毒，消肿。用于风湿麻木、风湿关节炎、牙痛、水肿腹胀、咳嗽胸痛、无名肿毒。用量 15 ～ 30g；外用适量，研末调敷，或煎水洗，或鲜品捣敷。

【化学成分】 含黄酮、酚酸、挥发油等成分。

70 糯米团（*Gonostegia hirta*）

荨麻科植物糯米团 *Gonostegia hirta*（Bl.）Miq.［*Memorialis hirta*（Bl.）Wedd.］。

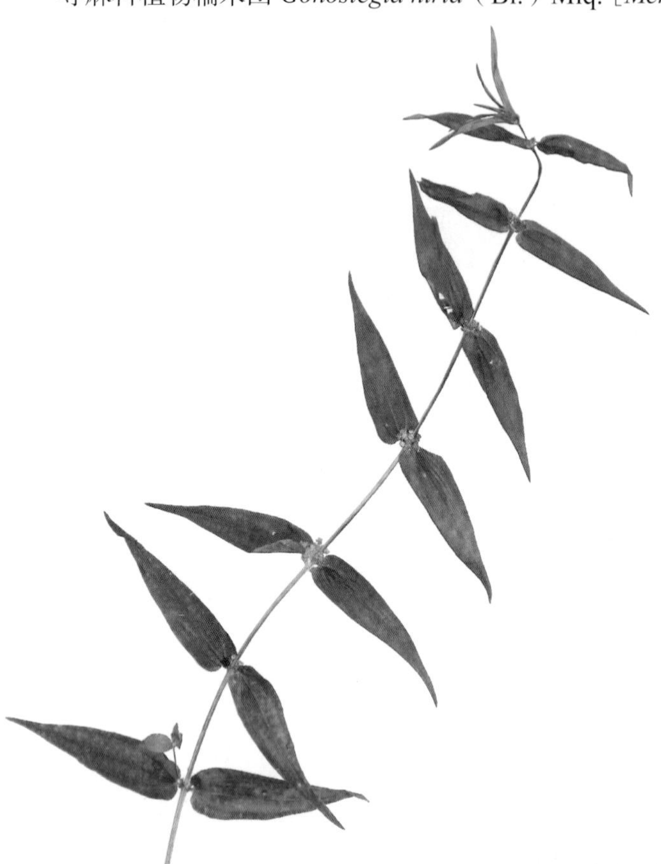

【形态与分布】 草本，茎直立或稍倾斜，高 20 ～ 100cm。有细柔毛，叶对生，椭圆状披针形，长 2 ～ 9cm，宽 1 ～ 3cm，先端渐尖或长渐尖，基部圆形或浅心形，全缘，两面散生白色细柔毛，基出脉 3，在下面稍凸起；叶柄长 2 ～ 4mm，有白色细柔毛；花淡黄色，雌雄同株；雄花有细短梗，簇生在上部叶腋，花被片 5，雄蕊 5；雌花簇生在下部叶腋，雌花被管状，外面生有白色短毛。瘦果光滑，卵形，有纵肋凸起，成熟时棕黑色，长约 1mm。花期 5 ～ 8 月，果期 8 ～ 10 月。

生于海拔 1200m 以下山坡路旁或沟边，常成片生长。分布于长江流域及以南各省区。

【功效应用】 全草（药名糯米团）：健脾消食，清热利湿，解毒消肿。用于消化不良、食积胃痛、白带过多；外用治血管神经性水肿、疔疮疖肿、乳腺炎、跌打肿痛、外伤出血。用量 10 ～ 30g；外用鲜品适量，捣敷。

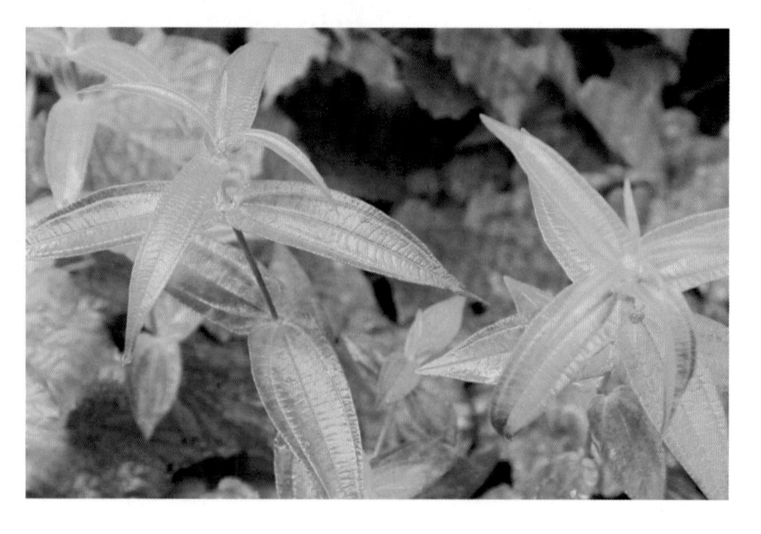

【化学成分】 含黄酮、三萜、甾醇等成分。

71 珠芽艾麻（*Laportea bulbifera*）

荨麻科植物珠芽艾麻 *Laportea bulbifera*（Sieb. et Zucc.）Wedd.。

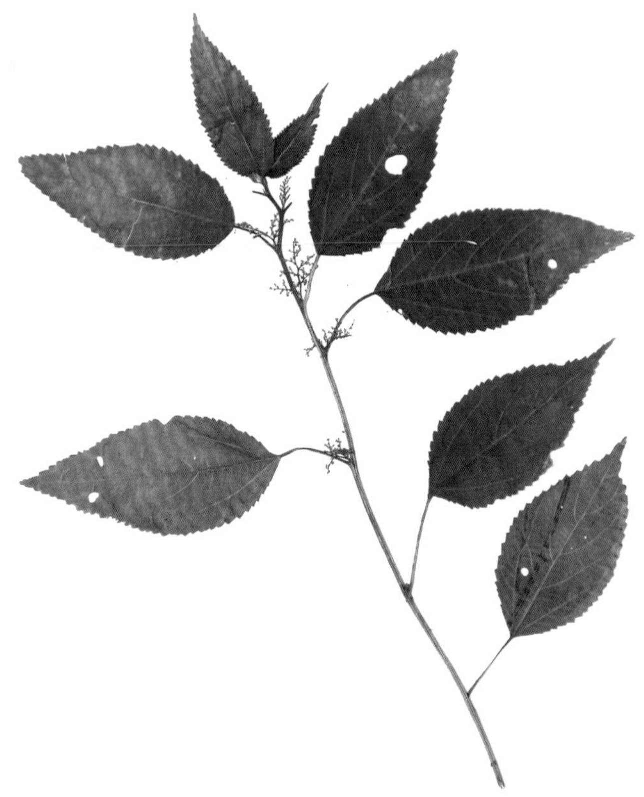

【形态与分布】 多年生草本。主根下端簇集多数纺锤状肥厚的根，表面棕褐色或灰棕色。茎直立，高 40 ～ 80cm，平滑或具短毛及少数螫毛。叶互生；叶片狭卵形或卵形，长 7 ～ 13cm，宽 3 ～ 7cm，先端渐尖，基部宽楔形或圆形，边缘具钝锯齿、圆齿或牙齿，两面均疏生短伏毛和螫毛，常以脉上较密；叶柄长 2 ～ 6cm，无毛或具短柔毛及螫毛，通常由叶腋生出 1 ～ 4 个珠芽。雌雄同株；雄花序圆锥形生上部叶腋，无总梗，花被 4 ～ 5，雄蕊 4 ～ 5，退化子房杯状；雌花序近顶生，具总梗，花序轴及总梗密生短毛及螫毛，花被片 4，内侧 2 枚花后增大。瘦果歪卵形，扁平，长 2 ～ 3mm。花果期 7 ～ 9 月。

生于海拔 1000 ～ 2400m 山坡林下或林缘路边半阴坡湿润处。分布于华中及东北、华东、华南、西南地区和河北、山西、陕西、甘肃、西藏等省区。

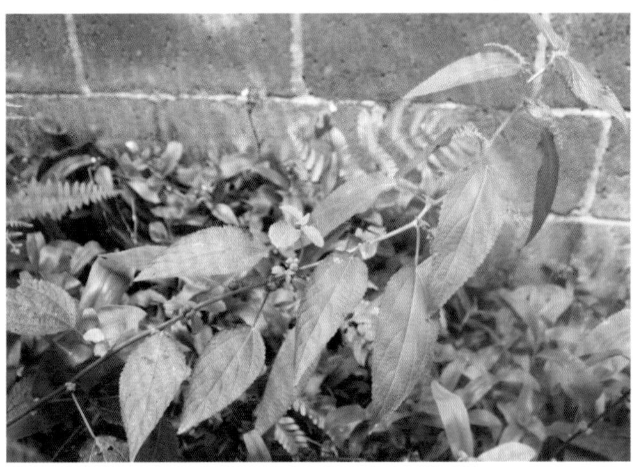

【功效应用】 根（药名红活麻）：祛风除湿，活血止痛。有小毒。用于风湿痹痛、肢体麻木、跌打损伤、骨折疼痛、月经不调、劳伤乏力、肾炎、营养不良性水肿。用量 9 ～ 15g；外用适量，煎水洗。

【化学成分】 根含甾醇、三萜、挥发油等成分。

【附注】 本种的干燥根为常用民间草药“红活麻”，收载于《湖北省中药材质量标准》（2018 年版）。

72 桑寄生（*Taxillus sutchuenensis*）

桑寄生科植物桑寄生（四川桑寄生）*Taxillus sutchuenensis*（Lecomte）Danser。

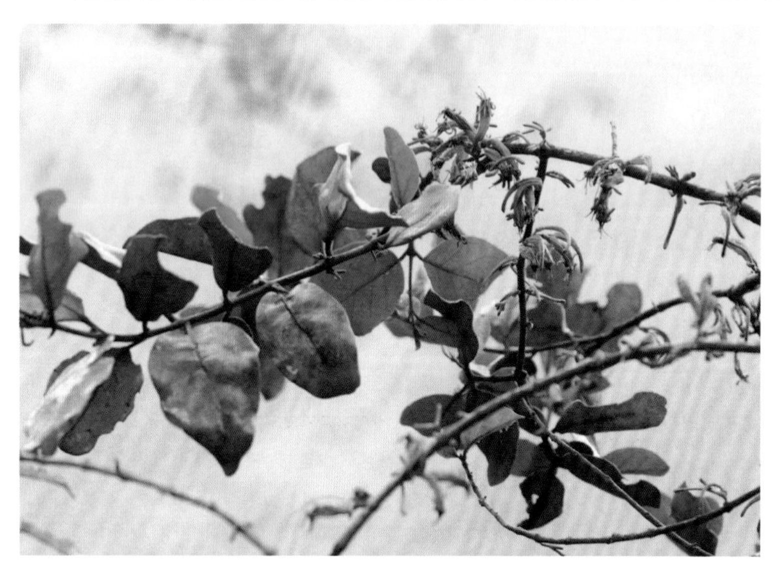

【形态与分布】 灌木，高0.5～1m。幼嫩枝、叶密被褐色或红褐色星状毛。叶近对生或互生，革质，卵形、长卵形或椭圆形，长5～8cm，宽3～4.5cm，顶端钝，基部近圆形，上面无毛，下面被绒毛；叶柄长6～12mm。总状花序，腋生，具花3～5，密集，花序和花均密被褐色星状毛；总花梗长1～2mm；花梗长2～3mm；苞片卵状三角形；花红色，花托长圆形，长2～3mm；副萼环状，具4齿；花冠花蕾时管状，长2.2～2.8cm，稍弯，下半部膨胀，顶部椭圆状，裂片4，披针形，长6～9mm，反折。果长圆形，黄绿色，长6～7mm，直径3～4mm，顶端钝，基部钝圆，果皮具颗粒状体，被疏毛。花期6～8月。

生于海拔500～1900m的山地阔叶林中，寄生于桑树、梨树、李树、梅树、油茶、厚皮香、漆树、核桃或栎属、柯属，水青冈属、桦属、榛属等植物上。分布于华中、华东、华南、西南地区及甘肃、陕西、山西、台湾。

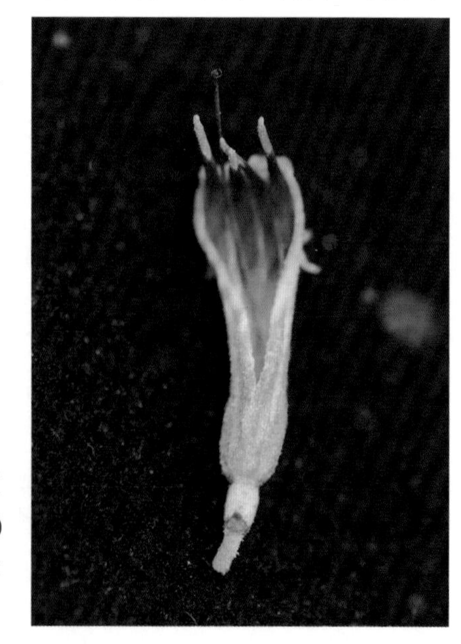

【功效应用】 茎、叶（药名桑寄生）：补肝肾，强筋骨，祛风湿，安胎。用于腰膝酸痛、筋骨痿弱、肢体偏枯、风湿痹痛、头晕目眩、胎动不安、崩漏下血。用量9～15g。

【化学成分】 茎叶含黄酮、挥发油、磷脂、甾醇、酚类等成分。

【附注】 本种干燥茎、叶是传统中药“桑寄生”来源之一，但未收入现版《中国药典》。中国药典收载的桑寄生为同属植物广寄生 *Taxillus chinensis*（DC.）Danser的带叶茎枝，该植物仅分布于广东、广西、福建等省区。

73 扁枝槲寄生（*Viscum articulatum*）

桑寄生科植物扁枝槲寄生 *Viscum articulatum* Burm. f.。

【形态与分布】 常绿寄生小灌木，多分枝。茎扁平，有许多关节，呈二叉或三叉状分枝，节间长 1 ～ 5cm，顶端稍膨大，至基部渐狭细，无毛，有条纹。叶退化成鳞片状，无正常叶。花雌雄同株，小，无花梗，3 朵花束生于节部；雌花生在中间，有小苞片 2，花被片 3 ～ 4，早落，子房圆柱形，平；雄花生在雌花的两侧，较雌花小，花被片 3 ～ 4，向外反卷，花药与花被片的基部合生。浆果椭圆状球形，直径 4mm，黄色，光滑。花期春夏间，果期 7 ～ 9 月。

生于海拔 50 ～ 1200（1700）m 的沿海平原或山地南亚热带季雨林中，常寄生于桑寄生科的鞘花、五蕊寄生、广寄生、小叶梨果寄生等的茎上，也寄生于壳斗科、大戟科、樟科、檀香科植物上。分布于湖北、湖南及福建、广东、贵州、四川、云南和台湾等省。

【功效应用】 带叶茎枝：祛风除湿，舒筋活血，止咳化痰，止血。治风湿痹痛、腰膝酸软、跌打疼痛、劳伤咳嗽、崩漏带下、产后血气虚。

【化学成分】 全株含黄酮、三萜、木脂素、多糖等成分。

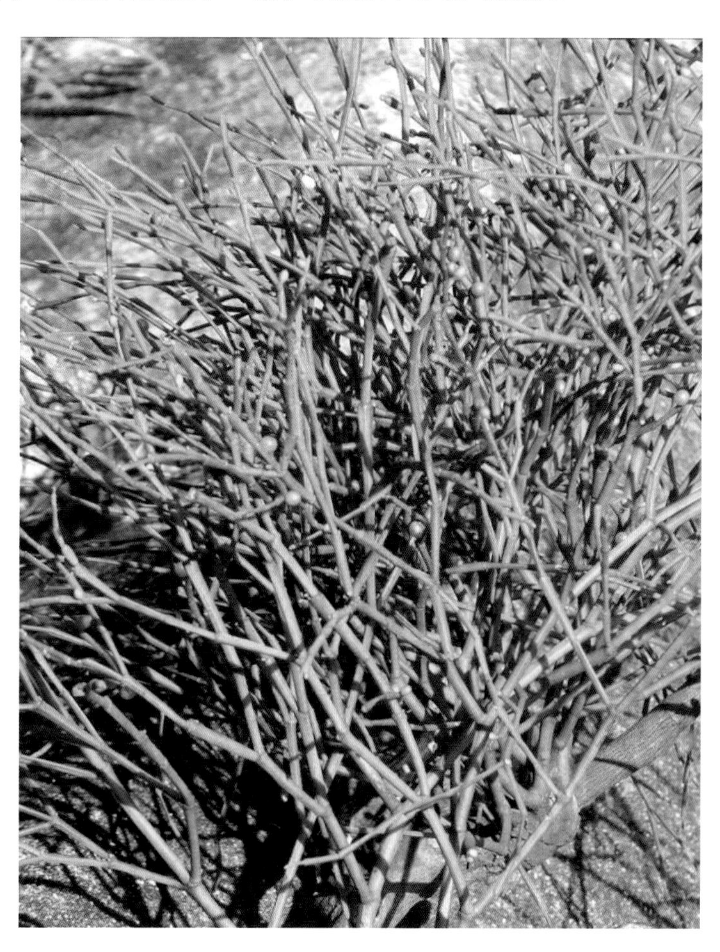

74 马兜铃（*Aristolochia debilis*）

马兜铃科植物马兜铃 *Aristolochia debilis* Sieb. et Zucc.。

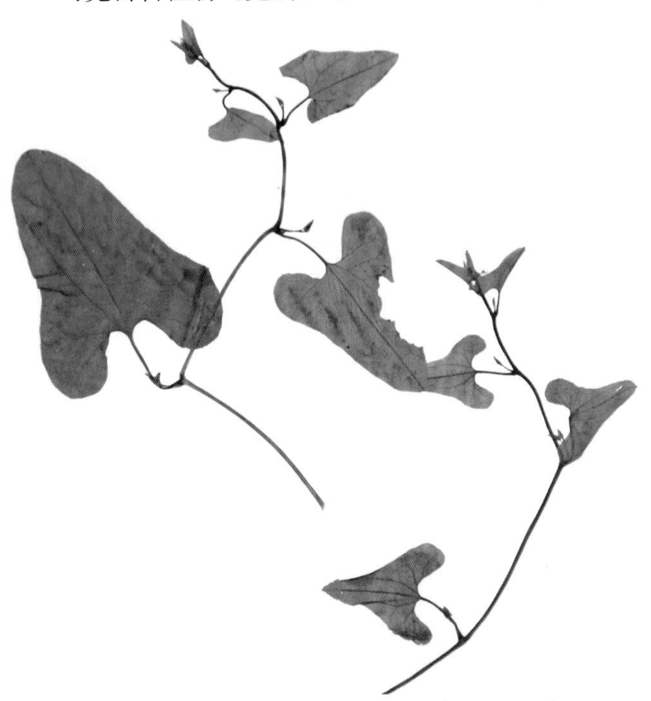

【形态与分布】 多年生攀援草本，全株无毛。根长，在土下延伸，到处生苗，初生苗呈暗紫色。叶互生，三角状矩圆形至卵状披针形或卵形，长 3 ～ 8cm，宽 2 ～ 4cm，顶端短渐尖或钝，基部心形，两侧具圆的耳片；叶柄长 1 ～ 2cm。花单生于叶腋，花被喇叭状，笔直，长 3 ～ 4cm，基部急剧膨大呈球状，上端逐渐扩大成向一面偏的侧片，侧片卵状披针形，带暗紫色，顶端渐尖；雄蕊 6，贴生于粗而短的花柱体周围；柱头 6 裂。蒴果近球形，直径约 4cm，6 瓣裂开。花期 6 ～ 7 月，果期 7 ～ 9 月。

生于低山或平原地区的路旁或沟边。分布于黄河以南至长江流域，南至广西。

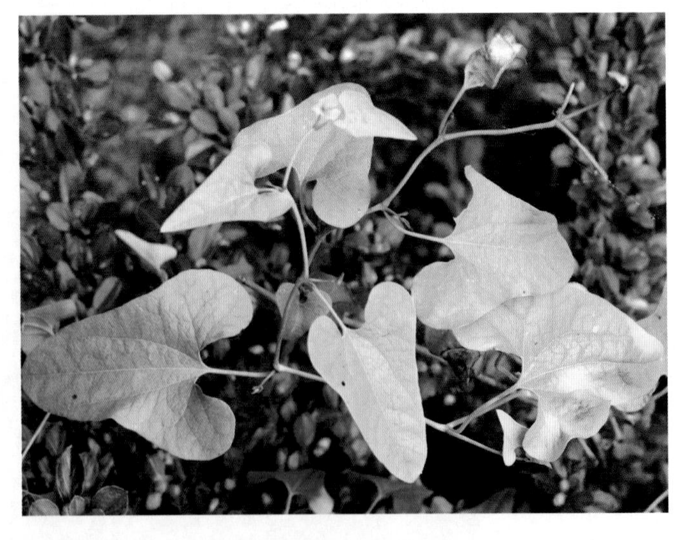

【功效应用】 果实（药名马兜铃）：清热降气，止咳平喘。有毒。用于慢性支气管炎、肺热咳嗽、百日咳。用量 3 ～ 9g。

【化学成分】 果实含马兜铃酸、季铵类生物碱、挥发油等成分。

【附注】 本种的干燥成熟果实为中药“马兜铃”来源之一，收载于《中国药典》(2015 年版）。马兜铃所含的马兜铃酸为肾毒性成分，可引起肾脏损害等不良反应，儿童、老人慎用，孕妇、婴幼儿及肾功能不全者禁用。

75 异叶马兜铃（*Aristolochia heterophylla*）

马兜铃科植物异叶马兜铃 *Aristolochia heterophylla* Hemsl.［*Aristolochia kaempferi* Willd. f. *heterophylla*（Hemsl.）S. M. Hwang］。

【形态与分布】 多年生攀援草本。根粗壮而长，圆柱形，弯曲。嫩茎密被黄褐色绒毛，成长后逐渐脱落，老时无毛而有细棱条。叶互生，卵状心形，长 3 ～ 10cm，宽 2 ～ 9cm，先端钝圆，基部近心形，上面绿色，散生细毛，脉上则密生细毛，下面淡绿色，密被黄褐色长绒毛。花单生于叶腋；花梗长 3 ～ 7cm，有黄褐色长绒毛，中部以下具有一圆形膜质叶状抱梗而生的苞片，长约 1.5cm，有细毛；花萼管黄色，长 4cm，外面被长绒毛，中部收缩而急转弯曲呈“U”形，顶端开展而呈花瓣状，3 裂，裂片宽卵形，带紫色；雄蕊 6，花药贴生于花柱轴周围而形成蕊柱；子房 6 室，花柱肥厚，上部常 2 裂。蒴果圆柱形，长 3 ～ 6cm；种子三棱状倒卵形，扁平。花期 4 ～ 6 月，果期 7 ～ 10 月。

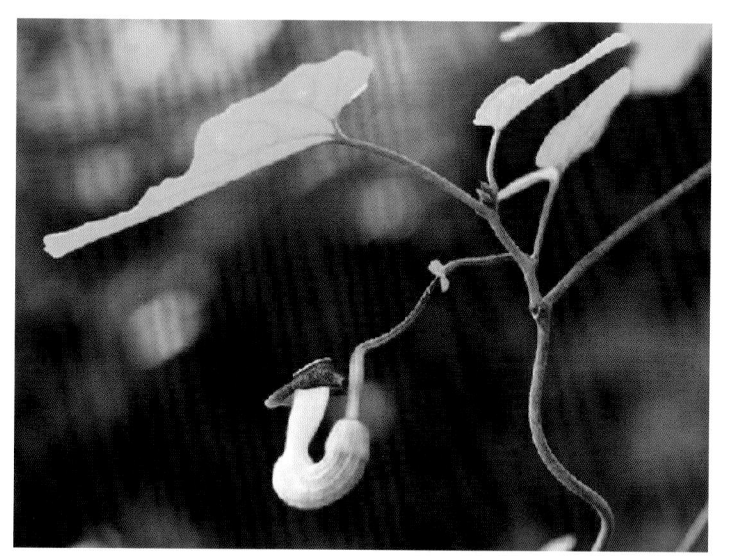

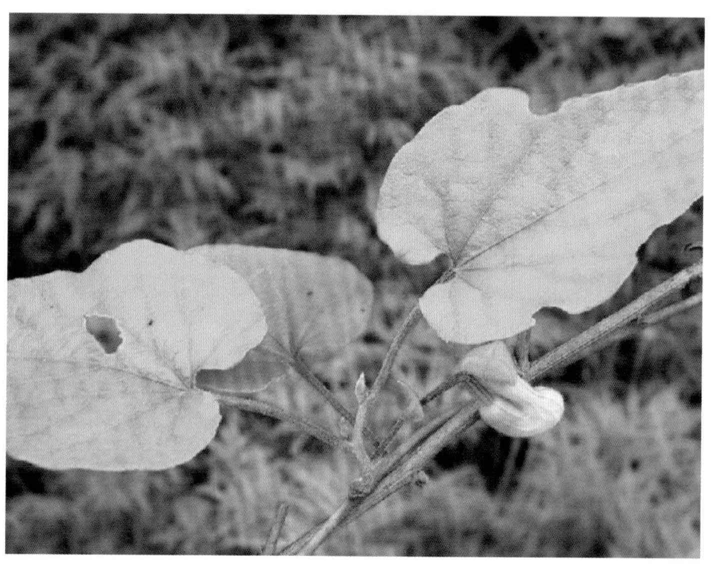

生于海拔 780 ～ 1300m 的山坡林下阴湿处。分布于湖北西部、湖南及陕西、甘肃南部、四川等地。

【功效应用】 根（药名大蛇参）：祛风除湿，行气止痛。用于风湿关节疼痛、胃脘疼痛。用量 6 ～ 15g。

【化学成分】 根含尿囊素、马兜铃酸、生物碱（木兰花碱）等成分。

【附注】 所含马兜铃酸为肾毒性成分，可引起肾脏损害等不良反应，应避免过量或长期服用。

76 管花马兜铃（*Aristolochia tubiflora*）

马兜铃科植物管花马兜铃 *Aristolochia tubiflora* Dunn。

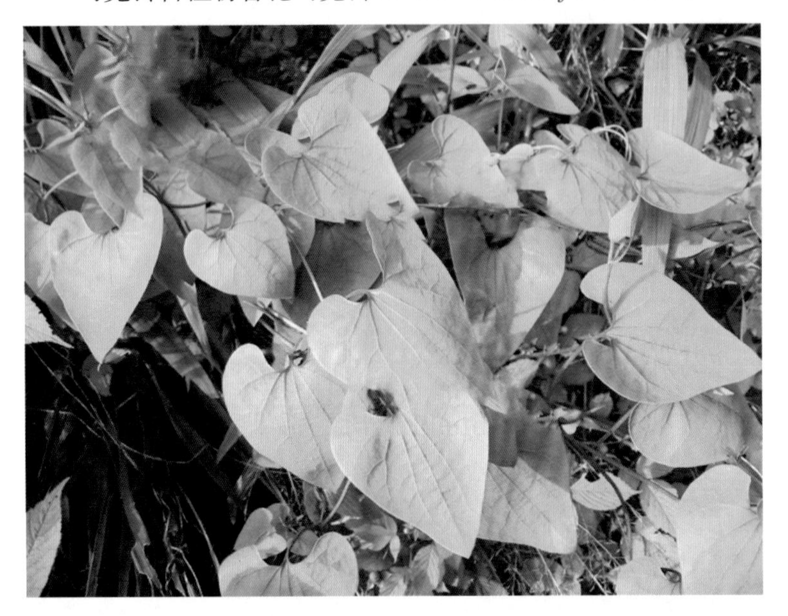

【形态与分布】 草质藤本。根圆柱形，细长。茎无毛，嫩枝、叶柄折断后渗出微红色汁液。叶卵状心形或卵状三角形，极少近肾形，长 3 ～ 15cm，宽 3 ～ 16cm，顶端钝而具凸尖，基部浅心形至深心形，两侧裂片下垂，广展或内弯，弯缺通常深 2 ～ 4cm，边全缘，两面无毛或有时下面有短柔毛，常密布小油点；基出脉 7，叶脉干后常呈红色；叶柄长 2 ～ 10cm，柔弱。花单生或 2 朵聚生于叶腋；花梗长 1 ～ 2cm，基部有长 3 ～ 8mm 的卵形小苞片；花被全长 3 ～ 4cm，基部膨大呈球形，直径约 5mm，向上急缩狭成一长管，宽 2 ～ 4mm，管口扩大呈漏斗状；檐部一侧极短，另一侧渐延伸成卵状狭长圆形的舌片，基部宽 5 ～ 8mm，顶端钝，凹入或具短尖头，深紫色，具平行脉纹；花药贴生于合蕊柱近基部，并单个与其裂片对生；子房圆柱形，长约 5mm，5 ～ 6 棱；合蕊柱顶端 6 裂，裂片顶端骤狭，向下延伸成波状的圆环。蒴果长圆形，长约 2.5cm，6 棱，熟时黄褐色，由基部向上 6 瓣开裂；果梗常随果实开裂成 6 条；种子卵形或卵状三角形，长约 4mm，背面凸起，腹面凹入。花期 4 ～ 8 月，果期 10 ～ 12 月。

生于海拔 100 ～ 1700m 的林下阴湿处。分布于我国中南地区及浙江、江西、福建、四川、贵州等省。

【功效应用】 根（药名小蛇参，鼻血雷）：行气止痛，祛风除湿。用于脘腹气痛及十二指肠溃疡、风湿痹痛、腰腿麻木、痢疾腹泻。用量 3 ～ 6g；研末吞服，每次 1.5 ～ 3g，每日 2 ～ 3 次。孕妇慎用。外用鲜叶捣敷，治虫蛇咬伤。

【化学成分】 含马兜铃酸 A、木兰花碱、挥发油、萜类等成分。

77 双叶细辛（*Asarum caulescens*）

马兜铃科植物双叶细辛 *Asarum caulescens* Maxim.。

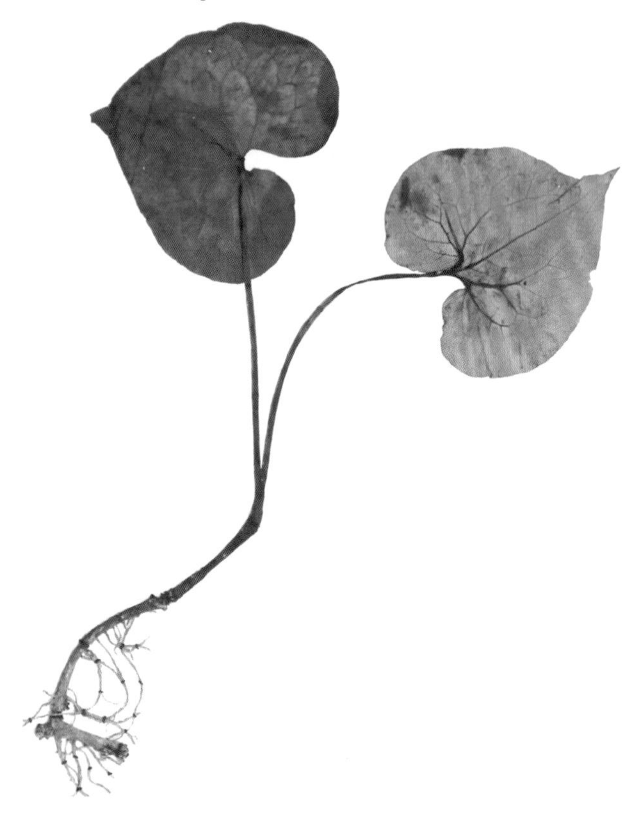

【形态与分布】 多年生草本。根茎横走，节间长 3 ～ 5cm，有多条须根；地上茎匍匐，有 1 ～ 2 对叶。叶片近心形，长 4 ～ 9cm，宽 5 ～ 10cm，先端常具长 1 ～ 2cm 的尖头，基部心形，两侧裂片长 1.5 ～ 2.5cm，宽 2.5 ～ 4cm，顶端圆形，常向内弯接近叶柄，两面散生柔毛，叶背毛较密；叶柄长 6 ～ 12cm，无毛；芽苞叶近圆形，长宽各约 13mm，边缘密生睫毛，花紫色，花梗长 1 ～ 2cm，被柔毛；花被裂片三角状卵形，长约 10mm，宽约 8mm，开花时上部向下反折；雄蕊和花柱上部常伸出花被之外，花丝比花药长约 2 倍；子房近下位，略呈球状，有 6 纵棱，花柱合生，顶端 6 裂，裂片倒心形，柱头着生于裂缝外侧。果近球状，直径约 1cm。花期 4 ～ 5 月。

生于海拔 1200 ～ 1800m 的沟旁山坡林下或岩下腐殖土中。分布于湖北及陕西、甘肃、四川、贵州等省。

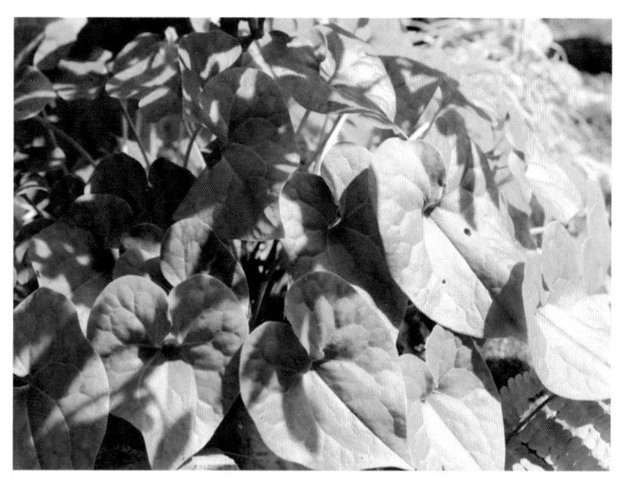

【功效应用】 全草（药名土细辛，乌金七）：祛风散寒，止痛，温肺化饮。用于风寒头痛、痰饮喘咳、胃寒痛、牙痛、风湿痹痛。用量 1 ～ 3g。

【化学成分】 全草含挥发油、萜类、黄酮等成分。

【附注】 本种的干燥全草为常用草药“乌金七”，收载于《湖北省中药材质量标准》（2018 年版），并有收购销售。

78 杜衡（*Asarum forbesii*）

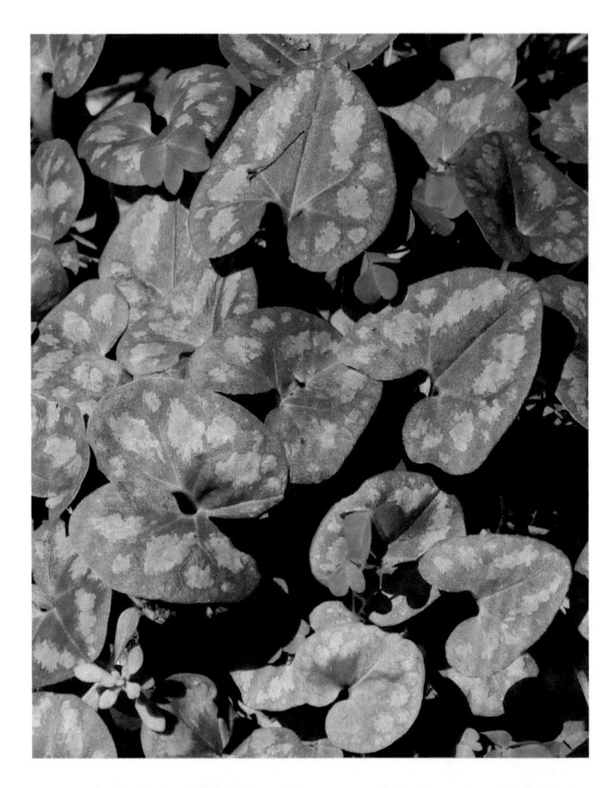

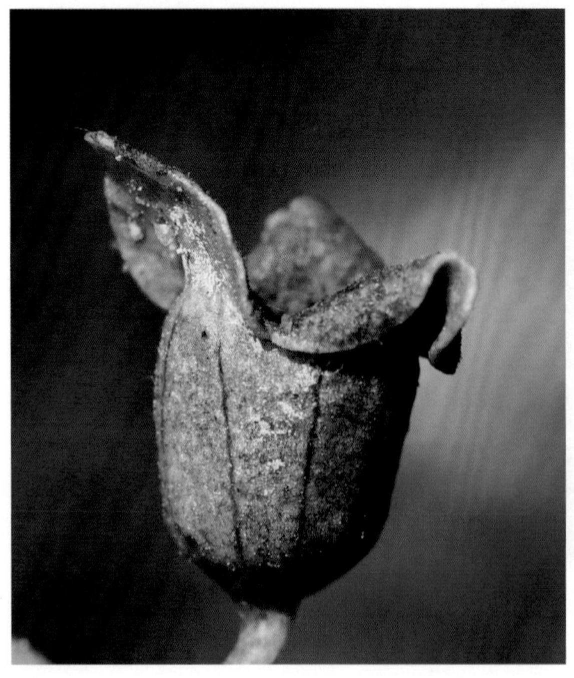

马兜铃科植物杜衡 *Asarum forbesii* Maxim.。

【形态与分布】 多年生草本。根茎短，根丛生，稍肉质，直径 1 ～ 2mm。叶片阔心形至肾心形，长和宽各为 3 ～ 8cm，先端钝或圆，基部心形，两侧裂片长 1 ～ 3cm，宽 1.5 ～ 3.5cm，叶面深绿色，中脉两旁有白色云斑，脉上及其近边缘有短毛，叶背浅绿色；叶柄长 3 ～ 15cm；芽苞叶肾心形或倒卵形，长和宽各约 1cm，边缘有睫毛。花暗紫色，花梗长 1 ～ 2cm；花被管钟状或圆筒状，长 1 ～ 1.5cm，直径 8 ～ 10mm，喉部不缢缩，喉孔直径 4 ～ 6mm，膜环极窄，宽不足 1mm，内壁具明显格状网眼，花被裂片直立，卵形，长 5 ～ 7mm，宽和长近相等，平滑、无乳突皱褶；药隔稍伸出；子房半下位，花柱离生，顶端 2 浅裂，柱头卵状，侧生。花期 4 ～ 5 月。

生于海拔 800m 以下的林下沟边阴湿地。分布于河南南部、湖北、重庆及华东地区。

【功效应用】 全草（药名杜衡）：祛风散寒，活血止痛，解毒。有小毒。用于风寒感冒、痰饮喘咳、风寒湿痹、跌打损伤、头痛、齿痛、胃痛、痧气腹痛、痢疾、急性胃肠炎、瘰疬、肿毒。用量 1.5 ～ 3g；外用适量。

【化学成分】 全草含挥发油（主要为芳香酸酯、单萜）、酚类等成分。

【附注】 本种的干燥全草为中药“杜衡”。曾收载于《中国药典》（1977 年版）。

79 细辛（*Asarum sieboldii*）

马兜铃科植物细辛（华细辛）*Asarum sieboldii* Miq.。

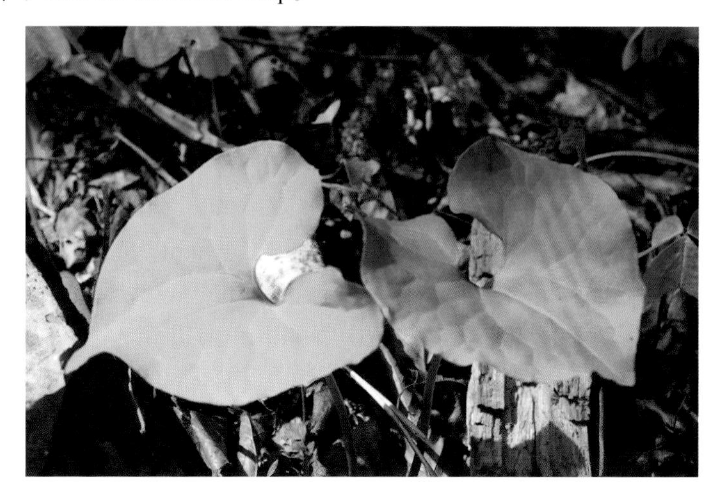

【形态与分布】 多年生草本。根状茎直立或横走，直径2～3mm，节间长1～2cm，有多条须根。叶通常2枚，叶片心形或卵状心形，长4～11cm，宽4.5～13.5cm，先端渐尖或急尖，基部深心形，两侧裂片长1.5～4cm，宽2～5.5cm，顶端圆形，叶面疏生短毛，脉上较密，叶背仅脉上被毛；叶柄长8～18cm，光滑无毛；芽苞叶肾圆形，长与宽各约13mm，边缘疏被柔毛。花紫黑色；花梗长2～4cm；花被管钟状，直径1～1.5cm，内壁有疏离纵行脊皱；花被裂片三角状卵形，长约7mm，宽约10mm，直立或近平展；雄蕊着生子房中部，花丝与花药近等长或稍长，药隔突出，短锥形；子房半下位或几近上位，球状，花柱6，较短，顶端2裂，柱头侧生。果近球状，直径约1.5cm，棕黄色。花期4～5月。

生于海拔1200～2100m的山谷间、溪边和山坡林下阴湿处。分布于河南、湖北、湖南及陕西、山东、安徽、浙江、江西、四川等省。

【功效应用】 全草、根和根茎（药名细辛）：散寒祛风、止痛、温肺化饮、通窍。有小毒。用于风寒表证、头痛、牙痛、风湿痹痛、痰饮咳嗽、鼻塞、鼻渊、口疮。用量1.5～9g。

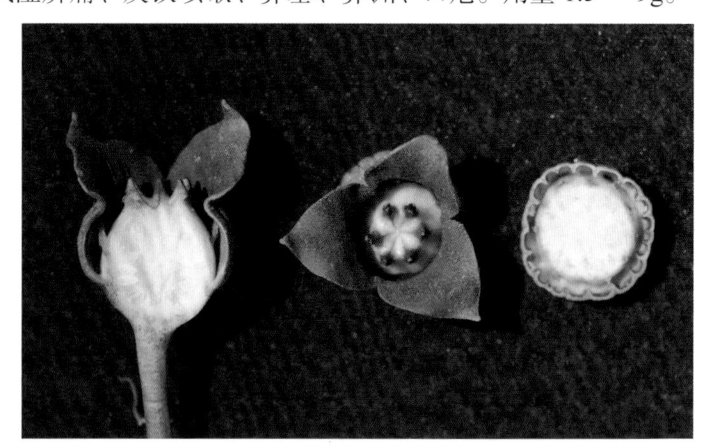

【化学成分】 含挥发油、苯丙素等成分。

【附注】 本种干燥全草、根和根茎为中药“细辛”来源之一，收载于1963年版及以后各版《中国药典》。因地上部分含有肾毒性成分马兜铃酸，2005年版及之后各版《中国药典》均规定其药用部位仅为其根和根茎。

80 马蹄香（*Saruma henryi*）

马兜铃科植物马蹄香 *Saruma henryi* Oliv.。

【形态与分布】 多年生直立草本。根茎粗壮，直径约 5mm，有多数细长须根。茎高 50 ～ 100cm，被灰棕色短柔毛。叶心形，长 6 ～ 15cm，顶端短渐尖，基部心形，两面和边缘均被柔毛；叶柄长 3 ～ 12cm，被毛。花单生，花梗长 2 ～ 5.5cm，被毛；萼片心形，长约 10mm，宽约 7mm；花瓣黄绿色，肾心形，长约 10mm，宽约 8mm，基部耳状心形，有爪；雄蕊与花柱近等高，花丝长约 2mm，花药长圆形；心皮大部离生，花柱不明显，柱头细小，胚珠多数。蒴果蓇葖状，长约 9mm，成熟时沿腹缝线开裂。种子三角状倒锥形，长约 3mm，背面有细密横纹。花期 4 ～ 7 月，果期 7 ～ 10 月。

生于海拔 600 ～ 1600m 山谷林下和沟边草丛中。分布于河南、湖北、陕西、甘肃、江西及西南地区。

【功效应用】 全草（药名马蹄香）：温中散寒，理气止痛。用于胃痛、关节痛、心绞痛、痈疡疮毒等。用量 1.5 ～ 6g；或研末冲服，每次 1.5 ～ 3.0g；外用鲜叶适量，捣敷。

【化学成分】 全草含生物碱、黄酮、马兜铃酸、挥发油等成分。

【附注】 本种所含马兜铃酸为肾毒性成分，不可超量服用或久服。

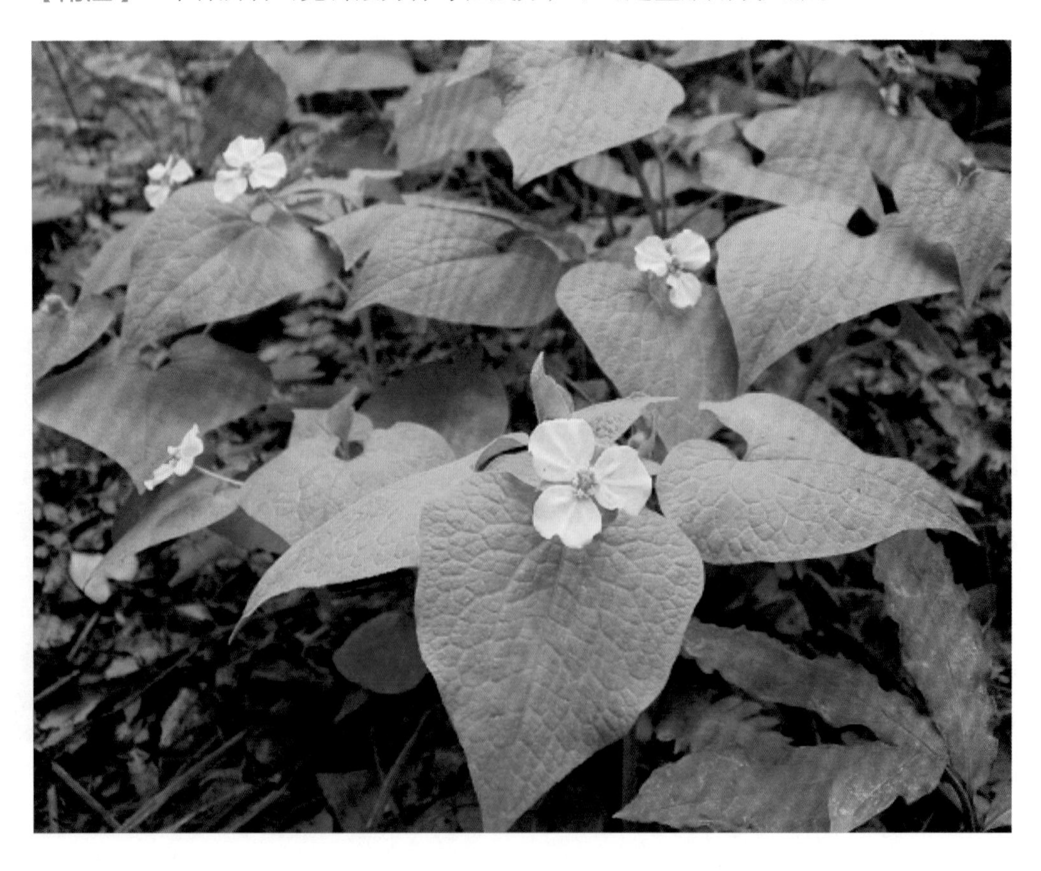

81 筒鞘蛇菰（*Balanophora involucrata*）

蛇菰科植物筒鞘蛇菰 *Balanophora involucrata* Hook. f.。

【形态与分布】 草本，高 5 ～ 15cm。根茎肥厚，干时脆壳质，近球形，不分枝或偶分枝，直径 2.5 ～ 5.5cm，黄褐色，少呈红棕色，表面密集颗粒状小疣瘤和浅黄色或黄白色星芒状皮孔，顶端裂鞘 2 ～ 4 裂，裂片呈不规则三角形或短三角形，长 1 ～ 2cm；花茎长 3 ～ 10cm，直径 0.6 ～ 1cm，红色或黄红色；鳞苞片 2 ～ 5，轮生，基部连合呈筒鞘状，顶端离生呈撕裂状，常包着花茎至中部。花雌雄异株（序）；花序卵球形，长 1.4 ～ 2.4cm，直径 1.2 ～ 2cm；雄花较大，直径约 4mm，3 数，花被裂片卵形或短三角形，宽不到 2mm，开展，聚药雄蕊无柄，呈扁盘状；具短梗；雌花子房卵圆形，有细长的花柱和子房柄，附属体倒圆锥形，顶端截形或稍圆形，长 0.7mm。花期 7 ～ 8 月。

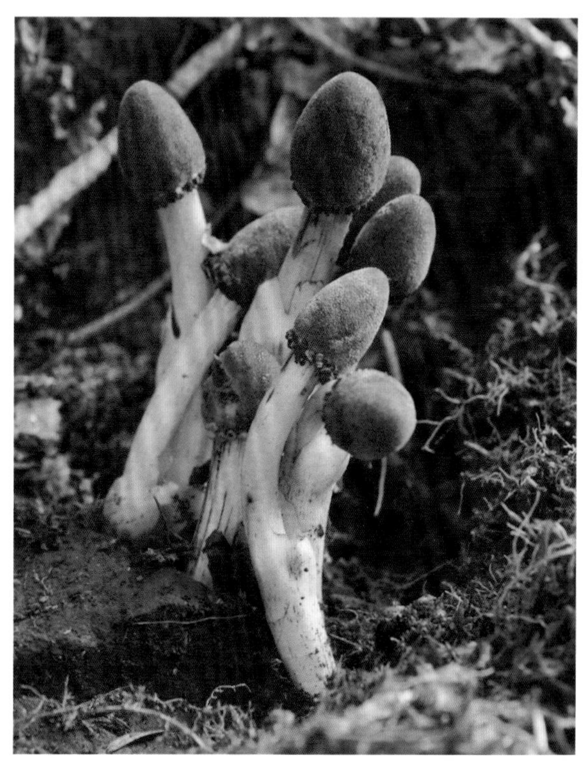

寄生于林荫下树根上。分布于湖北、湖南及西南地区和西藏。

【功效应用】 全草（药名文王一支笔）：清热解毒，行气止痛，凉血止血，补虚涩精。用于肺热咳嗽、脘腹疼痛、痔疮疼痛、肺痨咯血、崩漏、遗精。用量 10 ～ 15g；外用捣敷。

【化学成分】 含黄酮、三萜、甾醇等成分。

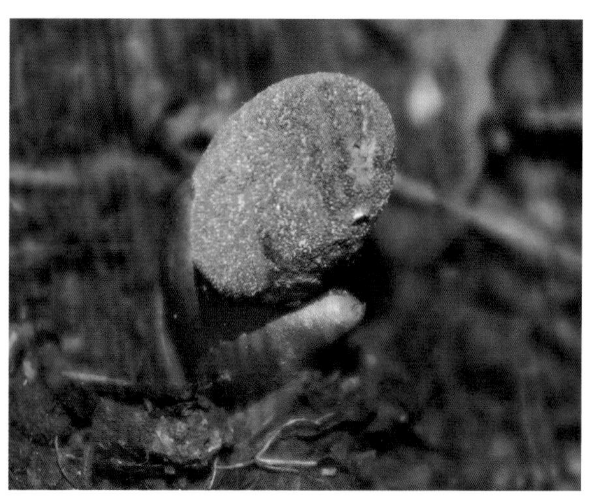

【附注】 （1）本种与日本蛇菰（蛇菰）*Balanophora japonica* Makino. 为著名民间草药“文王一支笔”，收载于《湖北省中药材质量标准》（2018 年版）。（2）日本蛇菰分布于湖北、湖南等省。主要区别为：雄株高 10 ～ 30cm，雌株高 5 ～ 10cm；花茎黄褐色，生多数卵形或卵状椭圆形鳞片，鳞片长 1 ～ 2cm，近互生。

82 金线草（*Antenoron filiforme*）

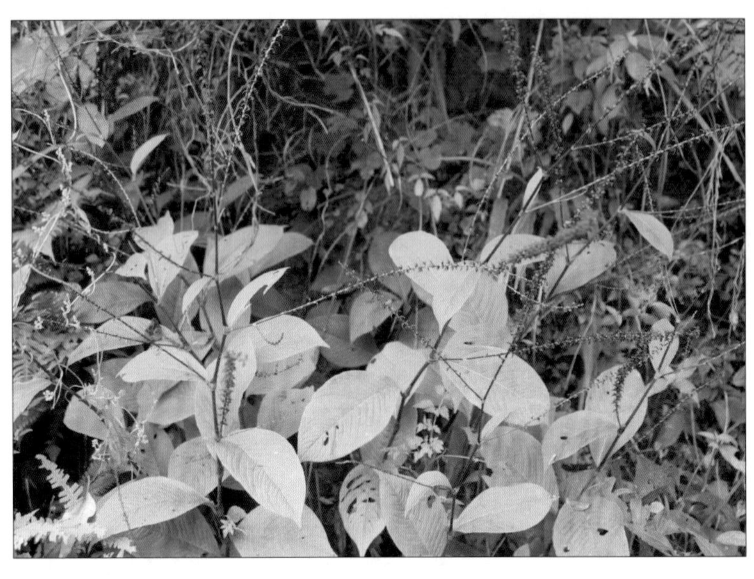

蓼科植物金线草 *Antenoron filiforme*（Thunb.）Rob. et Vaut.。

【形态与分布】 多年生草本。根茎粗壮，茎直立，高 50 ～ 80cm，具糙伏毛，有纵沟，节部膨大。叶椭圆形或长椭圆形，长 6 ～ 15cm，宽 4 ～ 8cm，顶端短渐尖或急尖，基部楔形，全缘，两面均具糙伏毛；叶柄长 1 ～ 1.5cm，具糙伏毛；托叶鞘筒状，膜质，褐色，长 5 ～ 10mm，具短缘毛。总状花序穗状，通常数个，顶生或腋生，花序轴延伸，花排列稀疏；花梗长 3 ～ 4mm；苞片漏斗状，绿色，边缘膜质，具缘毛；花被 4 深裂，红色，花被片卵形，果时稍增大；雄蕊 5；花柱 2，果时伸长，硬化，长 3.5 ～ 4mm，顶端呈钩状，宿存，伸出花被之外。瘦果卵形，双凸镜状，褐色，有光泽，长约 3mm，包于宿存花被内。花果期 7 ～ 10 月。

生于海拔 100 ～ 2500m 的山坡林缘、山谷路旁。分布于华中、华东、华南、西南地区和陕西南部、甘肃南部。

【功效应用】 根茎或全草。清热解毒，祛瘀止痛，利湿。用于胃腹疼痛、腹泻痢疾、膝关节疼痛、跌打损伤、带下、烧烫伤。

【化学成分】 根茎含鞣酸、苯丙素等成分。

【附注】 变种短毛（稀毛）金线草 *Antenoron filiforme*（Thunb.）Roberty et Vautier var. *neofiliforme*（Nakai）A. J. Li 的药用与分布同金线草区别为：叶顶端长渐尖，两面疏生短毛。

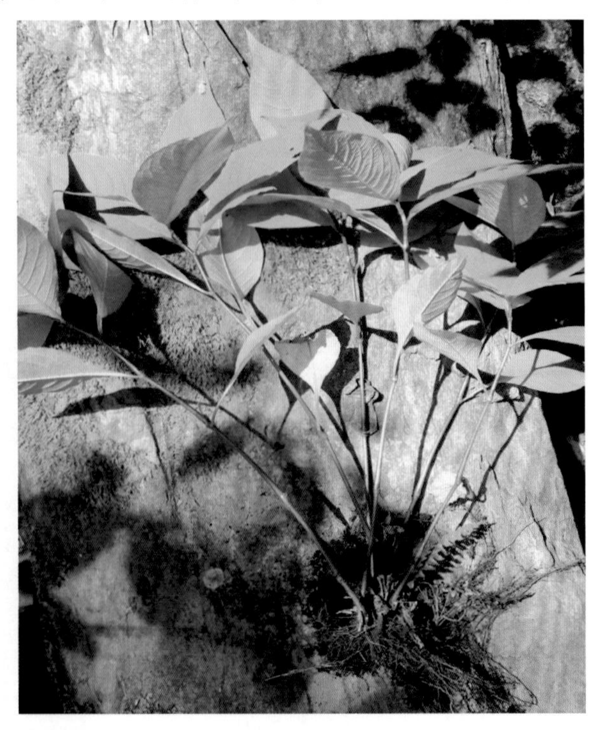

短毛金线草

83 金荞麦（*Fagopyrum dibotrys*）

蓼科植物金荞麦 *Fagopyrum dibotrys*（D. Don）Hara［*Fagopyrum cymosum*（Trev.）Meisn.］。

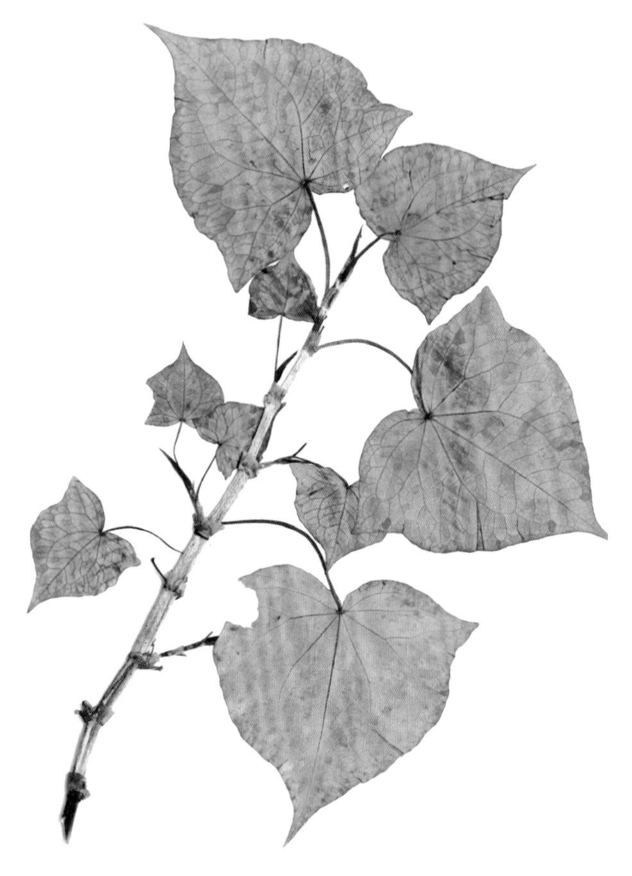

【形态与分布】 多年生宿根草本，高 0.5 ～ 1.5m。主根粗大，呈结节状，横走，红棕色。茎直立，多分枝，具棱槽，淡绿色微带红色，全株微被白色柔毛。单叶互生，具柄，柄上有白色短柔毛；叶片为戟状三角形，长宽约相等，但顶部叶长大于宽，一般长 4 ～ 10cm，宽 4 ～ 9cm，先端长渐尖或尾尖状，基部心状戟形，顶端叶狭窄，无柄抱茎，全缘或微波状，下面脉上有白色细柔毛；托叶鞘抱茎。花小，白色，排列为顶生或腋生、稍有分枝的聚伞花序；花被片 5，雄蕊 8，2 轮；雌蕊 1，花柱 3。瘦果呈卵状三棱形，红棕色。花期 7 ～ 8 月，果期 10 月。

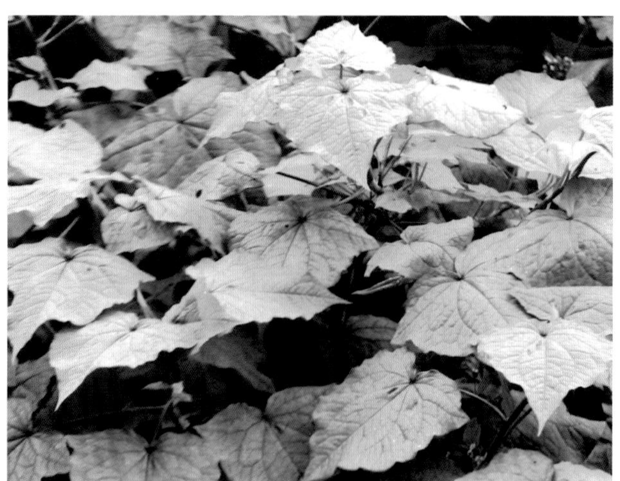

生于路边及较阴湿的地方，亦常栽培于屋旁。分布于华中、华东、华南、西南地区和陕西、甘肃等省。

【功效应用】 根茎（药名金荞麦）：清热解毒，止咳化痰。用于肺热咳嗽、胸痛、咯黄浓痰、乳蛾肿痛、肺癌。用量 10 ～ 15g。

【化学成分】 根茎含蒽醌、酚酸、甾醇、三萜及黄酮等成分。

【附注】 本种的干燥根茎为中药“金荞麦”，收载于《中国药典》。

84 何首乌（*Fallopia multiflora*）

蓼科植物何首乌 *Fallopia multiflora*（Thunb.）Harald.（*Polygonum multiflorum* Thunb.）。

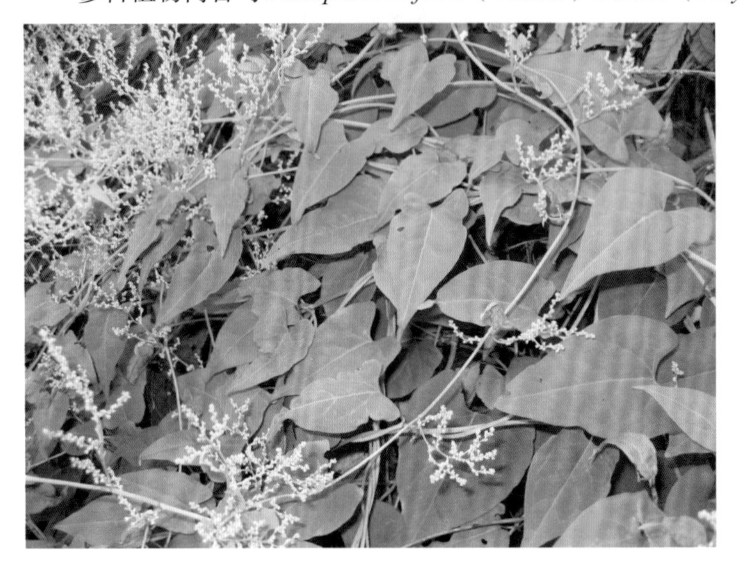

【形态与分布】 多年生草本。块根肥厚，长椭圆形。茎缠绕，长 2 ～ 4m，多分枝，具纵棱，微粗糙，下部木质化。叶卵形或长卵形，长 3 ～ 7cm，宽 2 ～ 5cm，顶端渐尖，基部心形或近心形，全缘；叶柄长 1.5 ～ 3cm；托叶鞘膜质，偏斜，长 3 ～ 5mm。花序圆锥状，顶生或腋生，长 10 ～ 20cm，分枝开展，具细纵棱；苞片三角状卵形，顶端尖，每苞内具花 2 ～ 4；花梗细弱，长 2 ～ 3mm，下部具关节，果时延长；花被 5 深裂，白色或淡绿色，花被片椭圆形，外面 3 片较大，背部具翅，果时增大，花被果时近圆形，直径 6 ～ 7mm；雄蕊 8；花柱 3，极短。瘦果卵形，具 3 棱，长 2.5 ～ 3mm，黑褐色，有光泽，包于宿存花被内。花果期 8 ～ 10 月。

生于海拔 100 ～ 3000m 的山谷灌丛、山坡林下、沟边石隙。分布于华中、华东、华南、西南地区及陕西南部、甘肃南部。

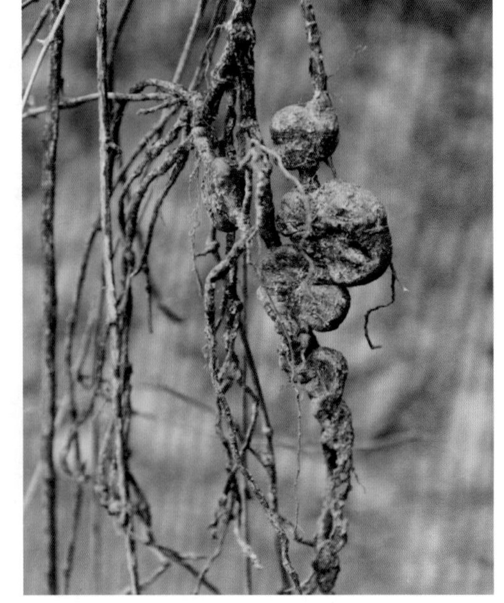

【功效应用】 块根（药名何首乌）：生品养血滋阴，润肠通便，消痈。用于肠燥便秘、疮痈、高脂血症、淋巴结核。制首乌补肝肾，益精血，乌须发，壮筋骨。用于血虚头昏目眩、心悸失眠、腰膝酸软、须发早白、耳鸣遗精、高脂血症。用量 6 ～ 12g。藤茎（药名首乌藤，夜交藤）：养血安神，祛风通络。用于失眠多梦、血虚身痛、风湿痹痛，外治皮肤瘙痒。用量 9 ～ 15g；外用适量，煎水洗患处。

【化学成分】 块根含卵磷脂、蒽醌、二苯乙烯苷等成分。

【附注】 干燥块根和藤茎分别为中药“何首乌”和“首乌藤”，均收载于《中国药典》。

85 毛脉蓼（*Fallopia multiflora* var. *ciliinerve*）

蓼科植物毛脉蓼 *Fallopia multiflora*（Thunb.）Harald. var. *ciliinerve*（Nakai）A. J. Li［*Polygonum ciliinerve*（Nakai）Ohwi］。

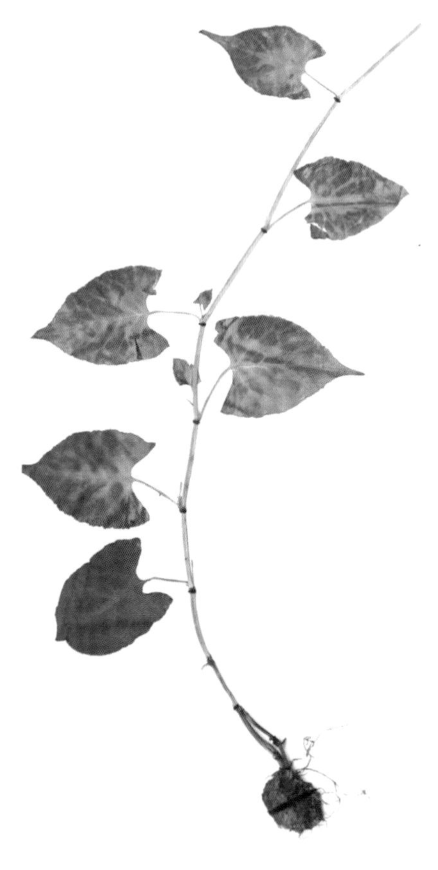

【形态与分布】 多年生草本。块茎卵形或圆卵形，稍木质化，有隆起，外皮褐色，内部橙黄色或黄红色，有多数须根。茎直立，少数为蔓生状。叶心形，长 2 ～ 6cm，宽 1.5 ～ 4.5cm，先端渐尖，基部心形，全缘或稍作波状而微反卷，两面带紫红色，下面有乳头状小凸起及短腺毛；叶柄长 1 ～ 3cm，常微带紫红色；托叶鞘近筒状，膜质，无毛，有稀疏纵条纹。圆锥花序顶生及腋生，分枝稀疏；苞片卵状披针形，长 2 ～ 3mm；花梗细弱；萼片 5，白色，大小不等，在果时增大，外轮 3 片肥厚，背部有翅，翅微下延至花梗；雄蕊 8，短于萼片；花柱 3，甚短，柱头扩展成盾状。瘦果椭圆形，有 3 棱，黑色，有光泽，包于宿存萼片内。花期 6 ～ 9 月，果期 9 ～ 11 月。

多生于海拔 800 ～ 1800m 的密林下沟边、路旁、山坡及乱石缝中。分布于湖北、湖南、四川等省及东北、西北地区。

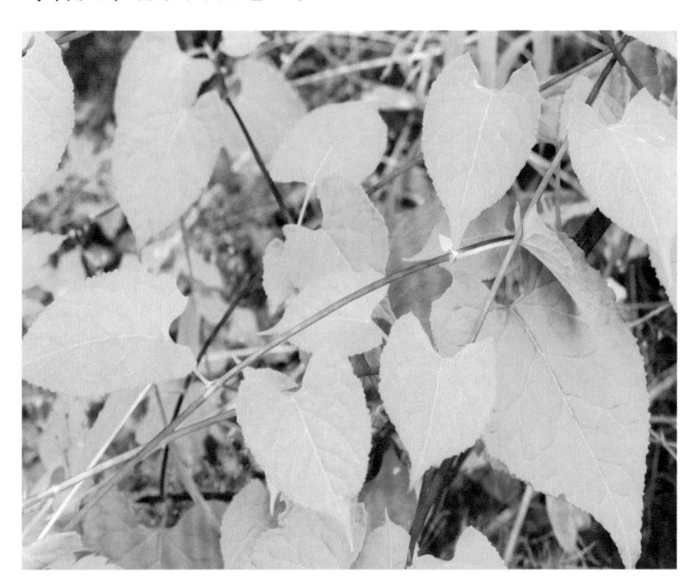

【功效应用】 块根（药名雄黄连）：清热解毒，止痛，止血，调经。有小毒。用于扁桃体炎、胃炎、肠炎、痢疾、尿路感染、吐血、衄血、便血、崩漏、月经不调，外治跌打损伤、外伤出血。用量 10 ～ 15g，孕妇慎服；外用适量，研粉调敷。

【化学成分】 含蒽醌、二苯乙烯等成分。

【附注】 干燥块根为民间药“雄黄连”，收载于《湖北省中药材质量标准》（2018 年版）。

86 中华抱茎蓼（*Polygonum amplexicaule* var. *sinense*）

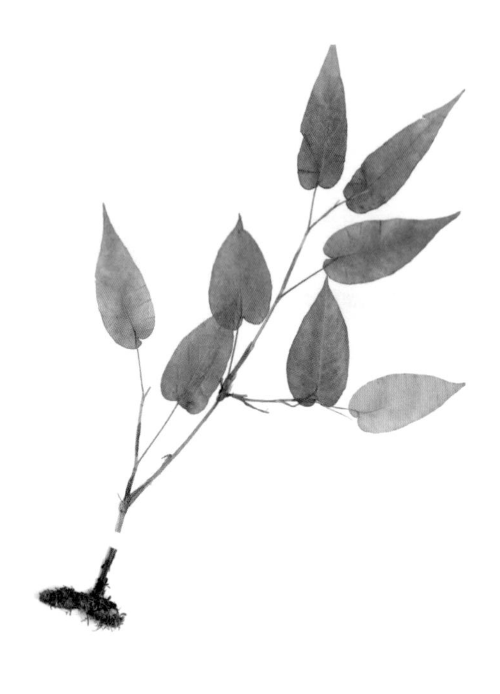

蓼科植物中华抱茎蓼 *Polygonum amplexicaule* D. Don var. *sinense* Forbes et Hemsl. ex Stew.。

【形态与分布】 多年生草本。根茎粗壮，横走，紫褐色，长可达 15cm。茎上部有分枝，高 20 ～ 60cm。基生叶卵形，长 4 ～ 12cm，宽 2 ～ 5cm，顶端长渐尖，基部心形，边缘稍外卷，上面无毛；叶柄比叶片长或近等长；茎生叶长卵形或卵形披针形，较小，具短柄，上部叶近无柄或抱茎；托叶鞘筒状，膜质，褐色，长 2 ～ 4cm，开裂至基部，无缘毛。总状花序呈穗状，稀疏，顶生或腋生，长 2 ～ 4cm，直径 1 ～ 1.3cm；苞片卵圆形，膜质，褐色，具 2 ～ 3 花；花梗细弱，比苞片长；花被深红色，5 深裂，花被片狭椭圆形，长 3 ～ 4mm，宽 1.5 ～ 2mm；雄蕊 8；花柱 3，离生。瘦果椭圆形，两端尖，黑褐色，有光泽，长 4 ～ 5mm，稍突出花被之外。花果期 8 ～ 10 月。

生于海拔 1200 ～ 3000m 的山坡草地或林缘。分布于湖北、湖南及陕西、甘肃、重庆、四川、云南等省市。

【功效应用】 根茎（药名血三七）：散瘀止血，理气止痛，祛风除湿。有小毒。用于跌打损伤、骨折、腰痛、月经过多、崩漏、痛经、风湿疼痛、脘腹疼痛、腹泻痢疾，外治外伤出血。用量 10 ～ 15g，或泡酒服；外用适量，研末撒患处，或捣敷。

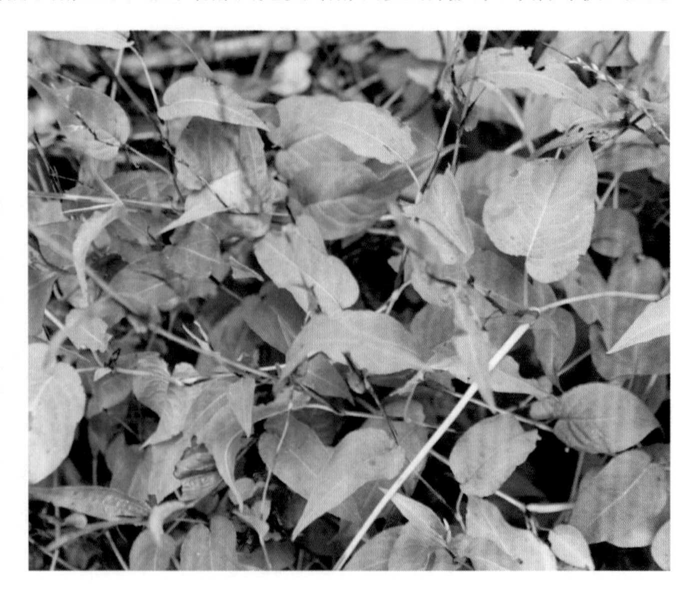

【化学成分】 含有黄酮、蒽醌、三萜、鞣质等成分。

【附注】 抱茎蓼 *Polygonum amplexicaule* D. Don 分布于湖北等地，同等药用。主要区别：茎略粗壮，无毛或稀有疏柔毛。叶宽卵圆形，长仅 4 ～ 7cm，宽 2.5 ～ 5cm，边缘脉端有小凸起；托叶鞘较短。圆锥花序花排列紧密；苞片较短，卵圆形；萼片卵圆形，长仅 3 ～ 5mm。

87 萹蓄（*Polygonum aviculare*）

蓼科植物萹蓄 *Polygonum aviculare* L.。

【形态与分布】 一年生草本，高 10 ～ 40cm。主根细长，圆柱形，木质化，与须根均呈红褐色。茎平卧或上升，自基部分枝甚多，下部圆柱形，上部有明显纵沟纹，无毛。叶有极短柄或近无柄；叶片狭椭圆形或披针形，长 1.5 ～ 3cm，宽 0.5 ～ 1cm，顶端钝或急尖，基部楔形，全缘，两面无毛；托叶鞘膜质，下部褐色，上部白色透明，有不明显脉纹。花腋生，1 ～ 5 朵簇生叶腋，遍布于全株；花梗细而短，顶部有关节；花被 5 深裂，裂片椭圆形，绿色，边缘白色或淡红色；雄蕊 8；花柱 3。瘦果卵形，有 3 棱，黑色或褐色，生不明显小点。花期 5 ～ 9 月，果期 8 ～ 11 月。

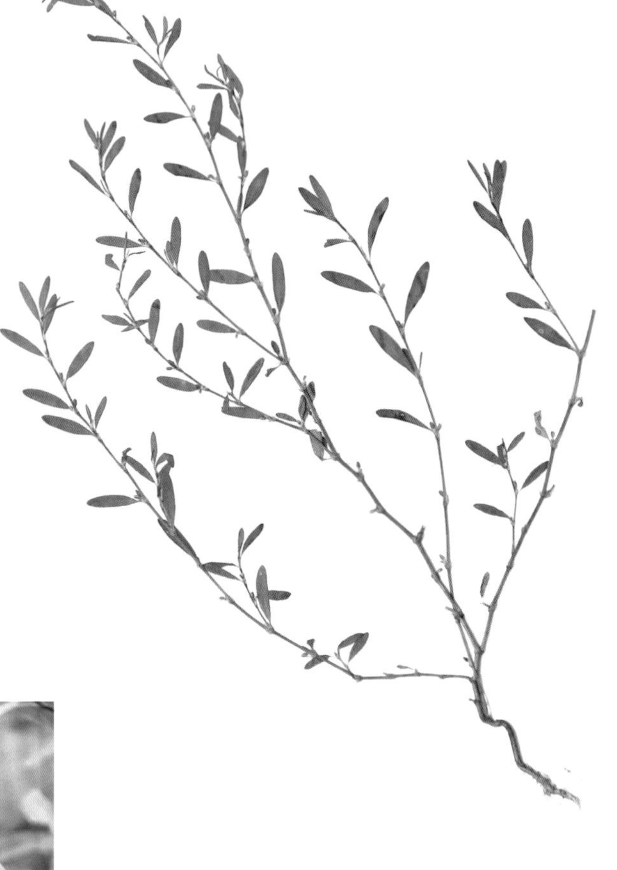

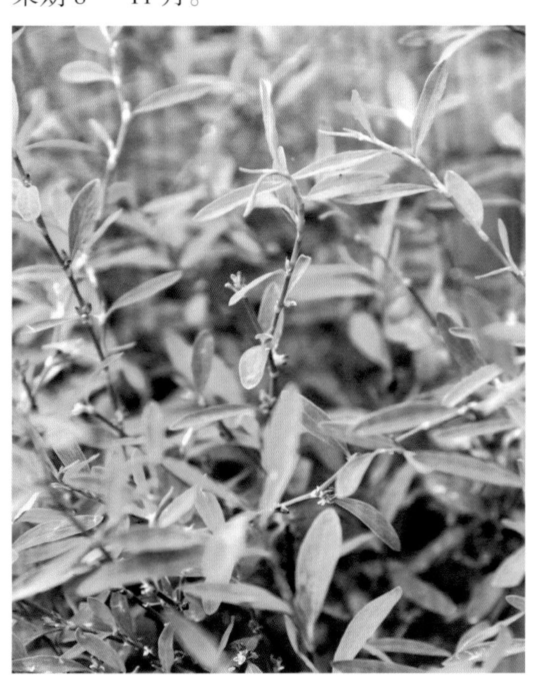

生于田野、荒地和水边湿地。广布于全国各地。

【功效应用】 地上部分（药名萹蓄）：利尿通淋，杀虫，止痒。用于热淋涩痛、小便短赤、虫积腹痛、皮肤湿疹、阴痒带下。用量 9 ～ 15g；外用适量，煎水洗患处。

【化学成分】 全草含黄酮及苷类、有机酸等成分。

【附注】 本种的干燥地上部分为中药“萹蓄”，收载于《中国药典》。

88 拳参（*Polygonum bistorta*）

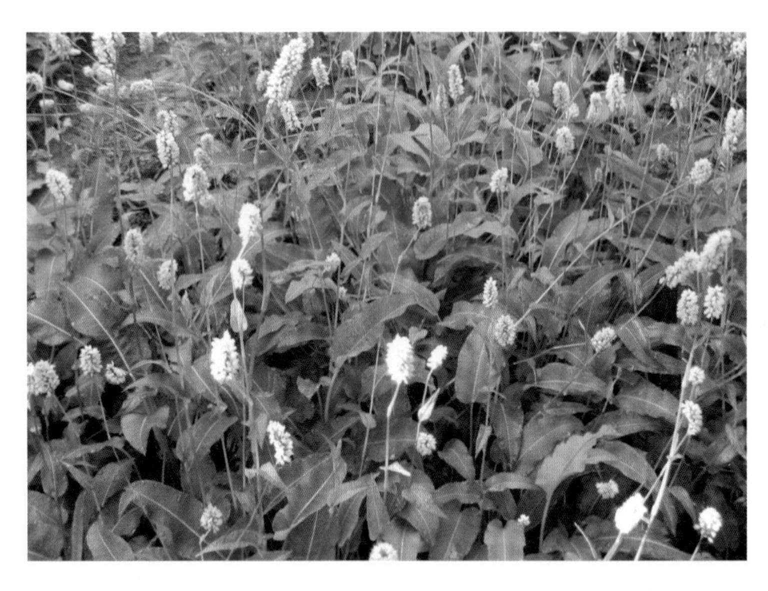

蓼科植物拳参 *Polygonum bistorta* L.。

【形态与分布】 多年生草本，高 50 ～ 80cm。根茎肥厚，弯曲，黑褐色。茎不分枝，无毛，常 2 ～ 3 条自根茎发出。基生叶矩圆状披针形或狭卵形，长 10 ～ 18cm，宽 2.5 ～ 5mm，顶端急尖或狭尖，基部圆钝或截形，沿叶柄下延成狭翅，两面无毛或下面被短柔毛，边缘外卷，微呈波状，叶柄长 10 ～ 20cm；茎生叶无柄，狭条形或披针形；托叶鞘筒状，膜质，下部绿色，上部褐色，顶端偏斜，裂至中部，无缘毛。总状花序穗状，顶生，长 4 ～ 9cm，直径 0.8 ～ 1.2cm，紧密；苞片卵形，顶端渐尖，膜质，淡褐色，有中脉，每苞片内含花 3 ～ 4；花梗纤细，开展，长 5 ～ 7mm，长于苞片；花被淡红色或白色，5 深裂，裂片椭圆形，长 2 ～ 3mm；雄蕊 8；花柱 3。瘦果椭圆形，两端尖，有 3 棱，红褐色，光亮，长约 3.5mm，稍长于宿存花被。花果期 6 ～ 9 月。

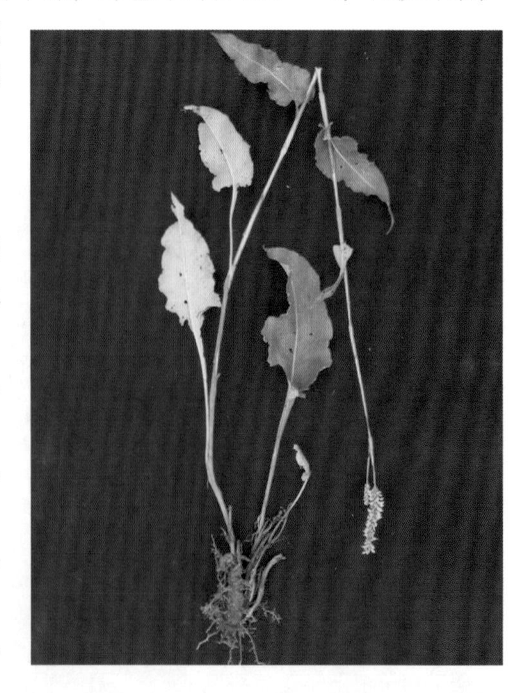

生于海拔 800 ～ 3000m 的山坡草丛或林间草甸。分布于华中及东北、华北、华东地区及陕西、宁夏、甘肃等省区。

【功效应用】 根茎（药名拳参）：清热利湿，凉血止血，解毒散结。有小毒。用于肺热咳嗽、热病惊痫、赤痢、热泻、吐血、衄血、痔疮出血、痈肿疮毒。用量 3 ～ 12g；外用适量。

【化学成分】 含酚酸、鞣质、甾醇、黄酮、萜类、香豆素等成分。

【附注】 本种的干燥根茎为中药“拳参”，收载于 1963 年及以后各版《中国药典》。

89 火炭母（*Polygonum chinense*）

蓼科植物火炭母 *Polygonum chinense* L.。

【形态与分布】 蔓性草本，长可达 1.5m。茎圆柱形，略具棱沟，无毛或稍被毛，直立或斜上，下部质坚实，多分枝，伏地者节处生根，嫩枝紫红色。单叶互生；叶柄短而有翅；叶片矩状卵圆形或卵状三角形，长 5 ～ 12cm，宽 3 ～ 6cm，先端短尖或渐尖，基部截形、浑圆或近心形，有时具 2 耳状裂片，枝上部叶心形，有短柄或无柄而抱茎，上面绿色，常有紫黑色“V”形斑块，下面主脉有毛，托叶鞘膜质，长而斜截形。头状花序再组成圆锥状或伞房状，花序轴常被腺毛；花小，白色或淡红色；花被 5 深裂，裂片在果时稍增大。花期秋季。

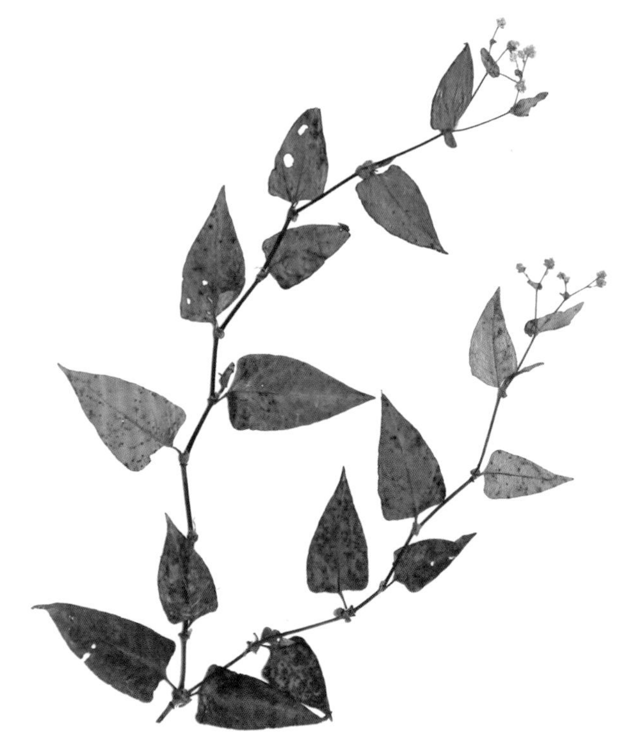

生于向阳草坡、林边、路旁以及湿润肥厚土壤上。分布于长江流域及以南地区。

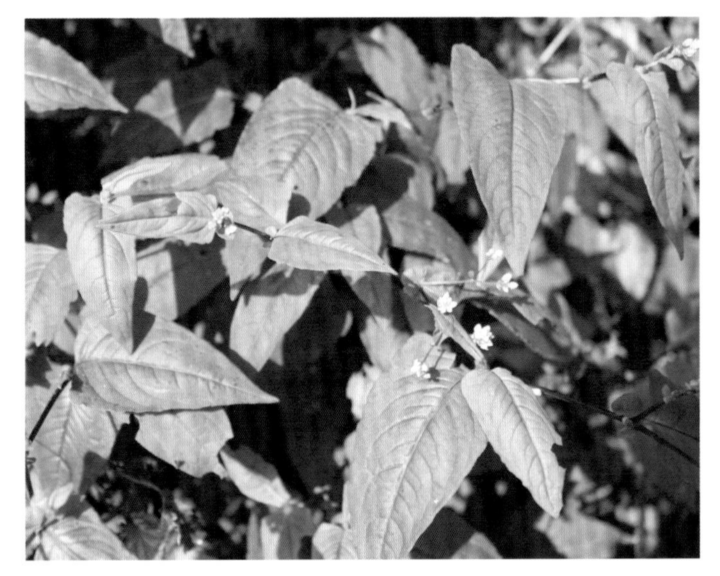

【功效应用】 地上部分（药名火炭母）：清热解毒，利湿消滞，凉血止痒，明目退翳。用于痢疾、肠炎、消化不良、肝炎、扁桃体炎、白喉、百日咳、角膜云翳、白带、疖肿等。用量 15 ～ 30g；外用适量。

【化学成分】 全草含黄酮、鞣酸等成分。

【附注】 干燥地上部分为中药“火炭母”来源之一，曾收载于《中国药典》（1977 年版）。

90 大箭叶蓼（*Polygonum darrisii*）

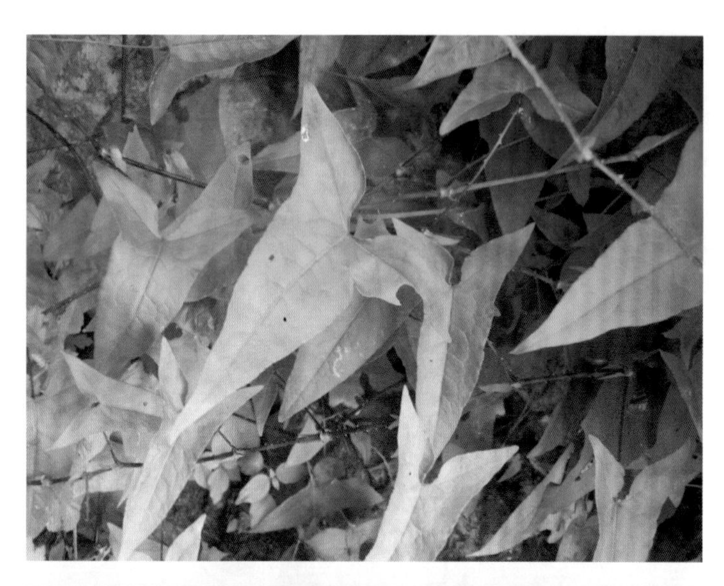

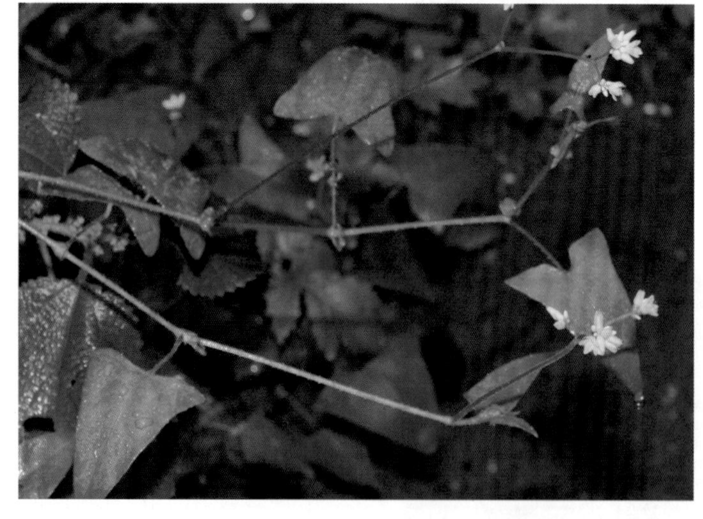

蓼科植物大箭叶蓼 *Polygonum darrisii* Lévl.（*Polygonum sagittifolium* H. Lévl. et Vant.）。

【形态与分布】 一年生草本。茎蔓生，长约 1m，暗红色，四棱形，沿棱有倒生小钩刺。叶三角状箭形，长 3 ～ 9cm，宽 1.5 ～ 6cm，先端渐尖，基部心形，两侧有三角形或卵状三角形的叶耳，边缘有刺毛，下面沿中脉有钩刺，两面无毛；叶柄与叶片近等长或较短，有小钩刺，托叶鞘基部筒状膜质，上部有三角状披针形的叶状翅，长 1.5 ～ 2cm。花序头状，常单一顶生，花序梗长 3 ～ 6cm，有倒生小钩刺；苞片卵形，先端急尖，无毛，花被 5 深裂，白色、粉红色或带绿色，花被片椭圆形或圆卵形，长约 2mm；雄蕊 8，短于花被片；花柱 3，下部合生，柱头头状。瘦果近球形，上部有 3 钝棱，黑褐色，有光泽，包在宿存花被片内。花期 6 ～ 8 月，果期 7 ～ 10 月。

生于海拔 300 ～ 1700m 的山地沟边路旁潮处。分布于华中、华东、华南、西南及陕西、甘肃等地。

【功效应用】 全草：清热解毒。常与其他草药配合，治疗蛇伤。

【化学成分】 全草含黄酮及苷类等成分。

91 水蓼（*Polygonum hydropiper*）

蓼科植物水蓼（辣蓼）*Polygonum hydropiper* L.。

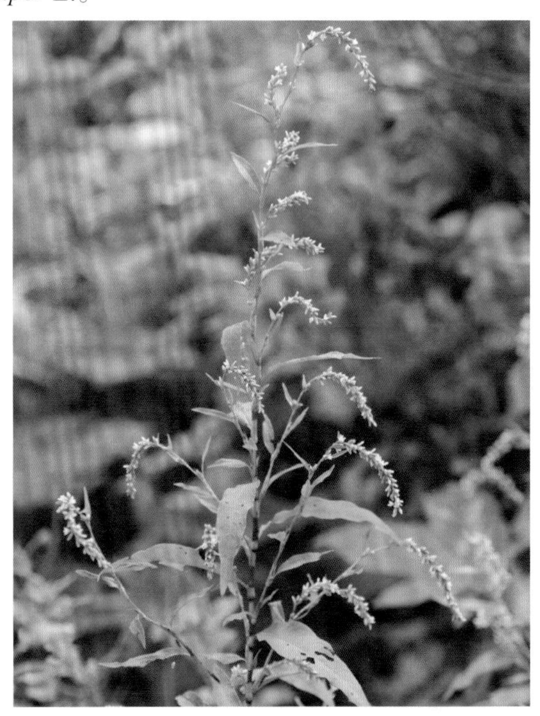

【形态与分布】 草本，高 40 ～ 80cm。茎直立或倾斜，多分枝，无毛。节膨大。叶片披针形或椭圆状披针形，长 4 ～ 7cm，宽 5 ～ 15mm，顶端渐尖，基部楔形，全缘，具缘毛，两面常有腺点；有短柄；托叶鞘筒膜质，紫褐色，有睫毛。细长穗状花序顶生或腋生，长 3 ～ 8cm，常下垂，花稀疏，下部间断；苞片钟形，疏生睫毛或无毛；花疏生，淡绿色或淡红色；花被 5 深裂，有腺点；雄蕊常 6；花柱 2 ～ 3。瘦果卵形，扁平，少有 3 棱，有小点，暗褐色。花果期 5 ～ 10 月。

生于田野水边或山谷湿地。分布于华中及东北、华北、华东、华南和陕西、甘肃、云南等地。

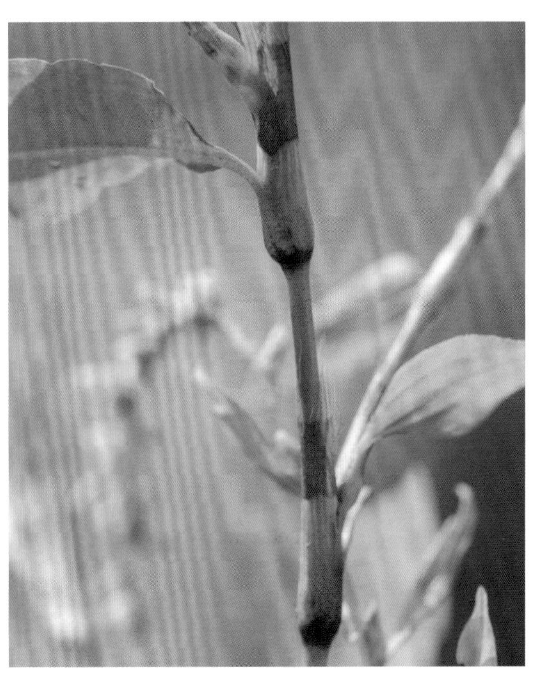

【功效应用】 地上部分（药名辣蓼）：祛湿化滞，祛风止痒，解毒。有小毒。用于痢疾、泄泻、食滞、小儿疳积、痛经、跌扑损伤、风湿痹痛、便血、皮肤瘙痒、带下阴痒、湿疹、风疹。用量 15 ～ 30g；外用适量。

【化学成分】 含黄酮、挥发油、鞣质、三萜、蒽醌、酚酸等成分。

【附注】 （1）地上部分为中药“辣蓼”，载于《湖北省中药材质量标准》（2009 年版）。（2）伏毛蓼 *Polygonum pubescens* Blume. 在民间同等药用，华中地区也有。与水蓼区别：茎直立，疏生短硬伏毛。叶卵状披针形或宽披针形，顶端渐尖或急尖，基部宽楔形，上面中部具黑褐色斑点，两面密被短硬伏毛；托叶鞘具硬伏毛，顶端具粗壮长缘毛。

92 红蓼（*Polygonum orientale*）

蓼科植物红蓼 *Polygonum orientale* L.。

【形态与分布】 草本。茎直立，粗壮，高 1 ～ 3m，上部多分枝，密生长毛。叶片卵形、宽卵形或卵状披针形，长 10 ～ 20cm，宽 6 ～ 12cm，顶端渐尖，基部近圆形或近心形，微下延，边缘全缘，密生缘毛，两面密生短柔毛，叶脉上密生长柔毛；叶柄长 2 ～ 10cm，具开展的长柔毛；托叶鞘筒状，下部膜质，褐色，长 1 ～ 2cm，被长柔毛，具长缘毛，沿顶端具草质、绿色的翅。总状花序呈穗状，顶生或腋生，长 3 ～ 7cm，花紧密，微下垂，通常数个再组成圆锥状；苞片宽卵形，长 3 ～ 5mm，草质，绿色，被短柔毛，边缘具长缘毛，每苞内具 3 ～ 5 花；花梗比苞片长；花淡红色或白色；花被 5 深裂，裂片椭圆形，长 3 ～ 4mm；雄蕊 7，长于花被；花盘明显；花柱 2，中下部合生，长于花被。瘦果近圆形，扁平，双凹，直径 3 ～ 3.5mm，黑色，有光泽，包于宿存花被内。花期 6 ～ 9 月，果期 8 ～ 10 月。

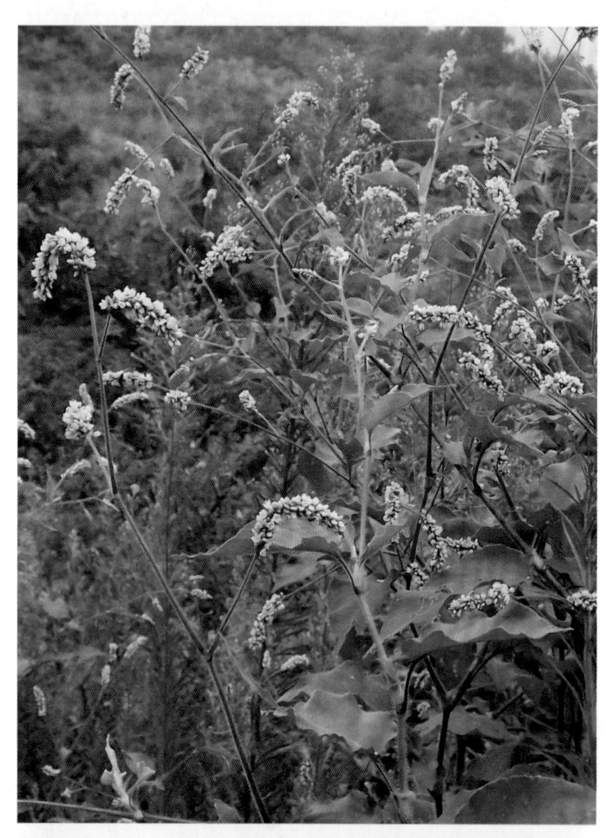

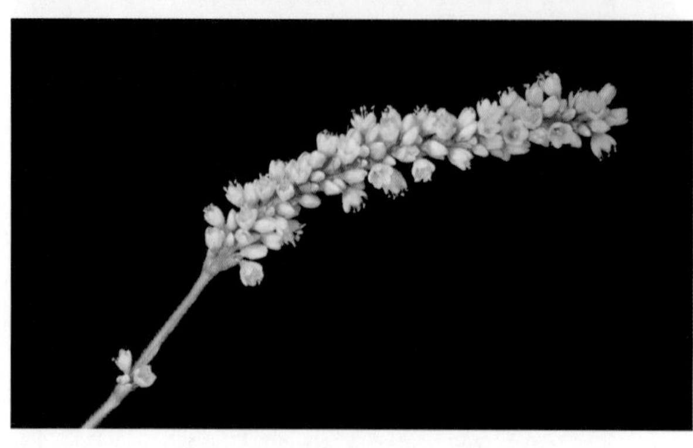

生于海拔 30 ～ 2700m 的村边路旁和水边湿地。除西藏外，全国各省区均有分布。

【功效应用】 果实（药名水红花子）活血消积，健脾利湿，清热解毒，明目。用于胁腹癥积、水臌、胃脘痛、食少腹胀、火眼、疮肿、瘰疬。用量 15 ～ 30g；外用适量。

【化学成分】 含酚酸、黄酮、鞣质、木脂素、甾醇等成分。

【附注】 干燥成熟果实为中药“水红花子”。收载于 1977 年版及以后各版《中国药典》。

93 杠板归（*Polygonum perfoliatum*）

蓼科植物杠板归 *Polygonum perfoliatum* L.。

【形态与分布】 一年生草本。茎攀援，多分枝，长 1 ～ 2m，具纵棱，沿棱具稀疏的倒生皮刺。叶三角形，长 3 ～ 7cm，宽 2 ～ 5cm，顶端钝或微尖，基部截形或微心形，上面无毛，下面沿叶脉疏生皮刺；叶柄与叶片近等长，具倒生皮刺，盾状着生于叶片的近基部；托叶鞘叶状，绿色，圆形或近圆形，穿叶，直径 1.5 ～ 3cm。总状花序短穗状，不分枝顶生或腋生，长 1 ～ 3cm；苞片卵圆形，每苞片内具花 2 ～ 4；花被 5 深裂，白色或淡红色，裂片椭圆形，长约 3mm，果时增大，肉质，深蓝色；雄蕊 8，略短于花被；花柱 3，中上部合生。瘦果球形，直径 3 ～ 4mm，黑色，有光泽，包于宿存花被内。花期 6 ～ 8 月，果期 7 ～ 10 月。

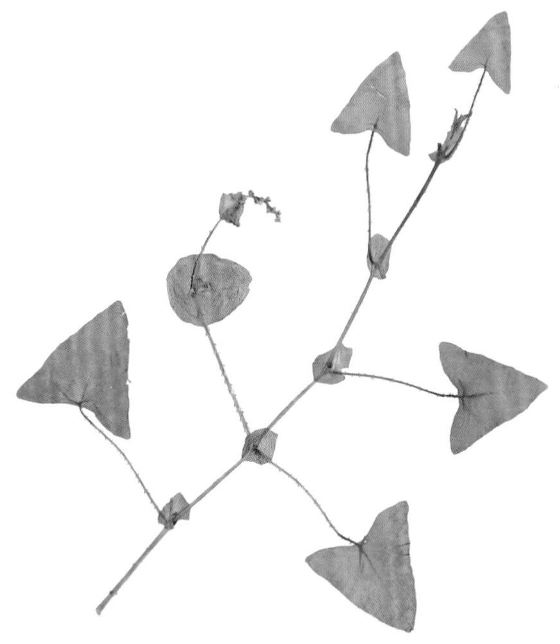

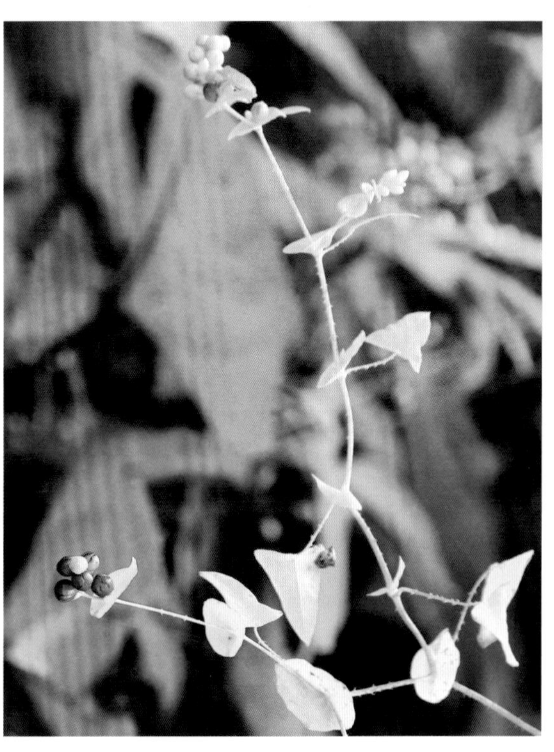

生于海拔 80 ～ 2300m 的田边、路旁、山谷湿地。广布于华中及东北、华东、华南、西南地区和河北、陕西、甘肃、台湾等地。

【功效应用】 地上部分（药名杠板归）：清热解毒，利尿消肿。用于上呼吸道感染、气管炎、百日咳、急性扁桃体炎、肠炎、痢疾、肾炎水肿；外治带状疱疹、湿疹、痈疖肿毒、蛇咬伤。用量 15 ～ 30g；外用适量，煎水熏洗。

【化学成分】 全草含蒽醌、黄酮、鞣质、有机酸等成分。

【附注】 本种的干燥地上部分为中草药“杠板归”，收载于《中国药典》。

94 华赤胫散（*Polygonum runcinatum* var. *sinense*）

蓼科植物华赤胫散 *Polygonum runcinatum* Buth.-Ham. ex D. Don var. *sinense* Hemsl.。

【形态与分布】 一年生或多年生草本，高 25 ～ 50cm。根茎细长。茎直立或斜上升，细弱，分枝或不分枝，具纵沟纹，被稀疏柔毛或近于无毛。叶片三角状卵形，长 4 ～ 10cm，宽 2.5 ～ 6cm，先端渐尖，基部截形，常有 2 个圆形裂片，微下延至叶柄，上表面有暗紫色斑块，两面均被长柔毛，叶柄短或近于无；托叶鞘的缘毛甚短或近于无毛。花序头状，数个花序排成聚伞状；苞片卵形，内含 1 花；花被白色或粉红色，5 深裂；雄蕊 8，中部以下与花被合生，花药黄色；花柱 3，中部以下合生，柱头头状。瘦果球状三角形，直径约 2mm，先端渐尖，褐色，表面具点状突起，包于花被内。花期 6 ～ 7 月，果期 8 ～ 9 月。

生于海拔 1300 ～ 2600m 的山坡草丛中、林下或较阴湿的沟溪边；也常栽培于山地药圃。分布于华中地区及陕西、四川、云南等省。

【功效应用】 全草（药名飞蛾七）：清热解毒，活血止痛。用于痢疾、泄泻、赤白带下、经闭、痛经、乳痈、无名肿毒、毒蛇咬伤、跌打损伤、劳伤腰痛。用量 9 ～ 15g；鲜品 15 ～ 30g，水煎或泡酒服；外用鲜品适量，捣敷，或研末调敷。

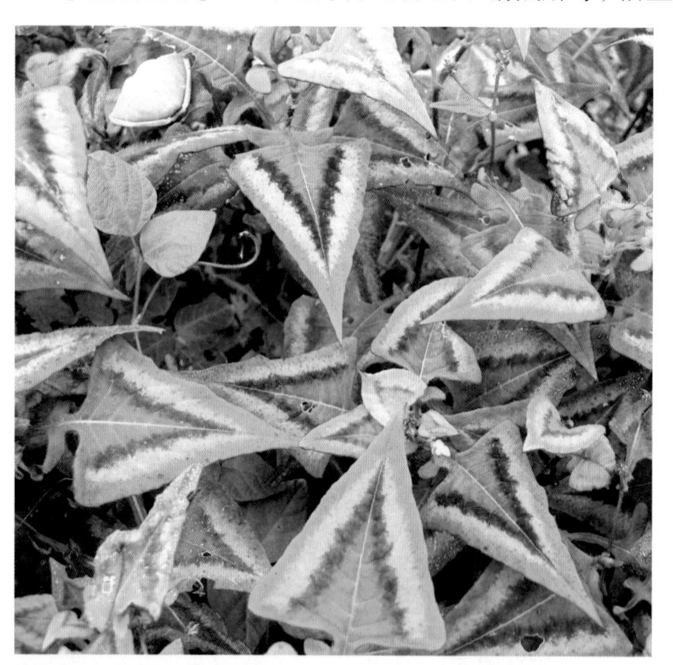

【化学成分】 根含有机酸和挥发油等成分。

【附注】 本变种的原（变）种赤胫散 *Polygonum runcinatum* Buth.-Ham. ex D. Don 同等药用，分布于华中、西南地区及广西、台湾等地。赤胫散与华赤胫散的主要区别为：叶片两面仅有极稀疏短毛，托叶鞘缘毛较长；花序梗通常有腺毛，瘦果暗褐色。

95 刺蓼（*Polygonum senticosum*）

蓼科植物刺蓼（廊茵）*Polygonum senticosum*（Meisn.）Franch. et Sav.。

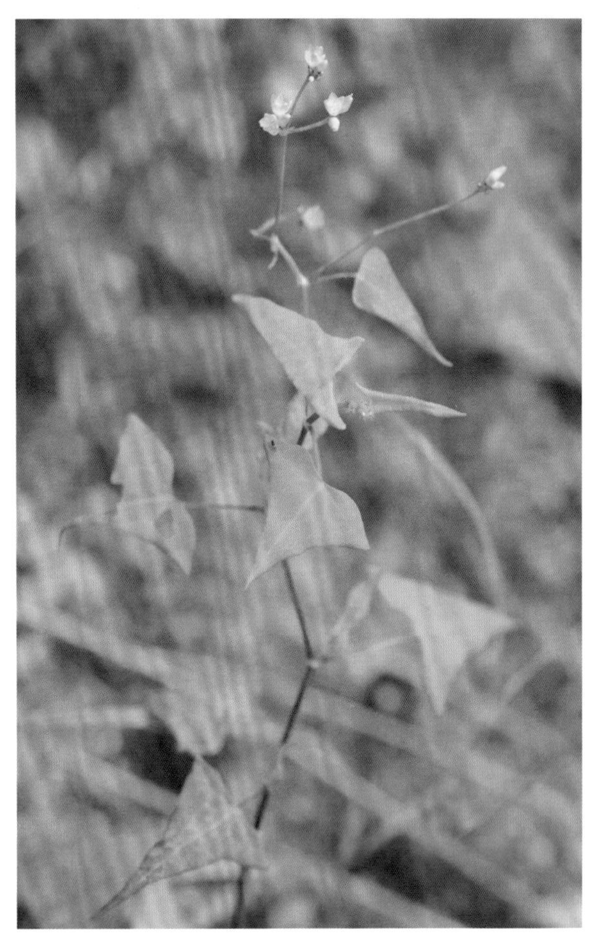

【形态与分布】 多年生草本。茎蔓延或上升，细弱，长达1m以上，淡绿色或浅红色，有4棱条及沟纹，棱条上有倒生钩刺。叶有长柄，长1～7.5cm，通常浅红色，有小钩刺；叶片三角形、长三角形或三角状戟形，长4～10cm，宽2～8cm，顶端急尖或渐尖，基部戟形或近心形，有时两侧呈耳状向外伸张，全缘，通常两面无毛或生稀疏细毛，下面沿叶脉有倒生钩刺；托叶鞘短筒状，下部膜质，上部草质，绿色。花序头状，顶生或腋生；总花梗生腺毛和短柔毛，疏生钩刺；苞片卵形，长2～4mm，淡绿色，先端长渐尖；每苞片内生白色或粉红色小花3～5朵。花梗短，花淡红色，花被5深裂，裂片矩圆形；雄蕊8；花柱3，下部合生，柱头头状。瘦果近球形，长约3mm，黄褐色或黑色，光亮，包在宿存花被片内。花果期6～9月。

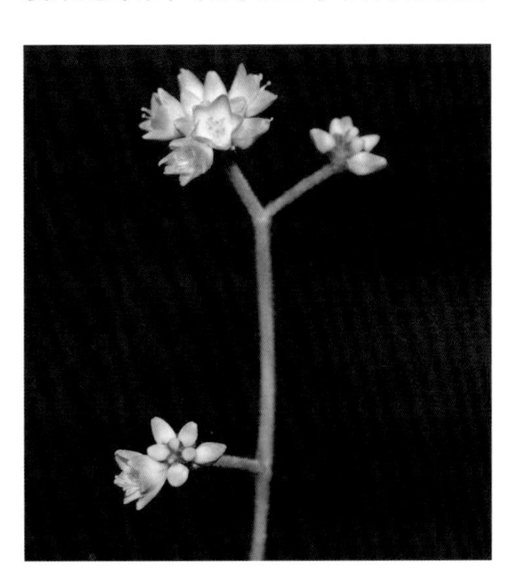

生于海拔120～1500m的山坡、山谷及林下。分布于华中及东北、华东、华南、西南和河北、台湾等地。

【功效应用】 全草（药名廊茵）：清热解毒，和湿止痒，散瘀消肿。用于痈疮疔疖、湿疹、跌打损伤、内痔外痔、蛇咬伤。用量15～30g；外用鲜品捣敷或捣汁涂，或煎水洗。

【化学成分】 全草含黄酮等成分。

96 支柱蓼（*Polygonum suffultum*）

蓼科植物支柱蓼 *Polygonum suffultum* Maxim.。

【形态与分布】 草本。根茎粗壮，算盘珠结节状，内部红色，外面密被残存的托叶鞘。茎细弱，常数个集生，高 7 ～ 50cm，分枝或不分枝。基生叶叶柄长可达 10cm，有柔毛，叶卵形至卵状披针形，长 5 ～ 12cm，宽 3 ～ 7cm，先端渐尖，基部心形，全缘，略有短缘毛，两面无毛，或脉上有短柔毛；茎生叶柄短，最上部的无柄或抱茎，叶卵形或近三角状卵形，向上逐渐变小；托叶鞘筒状，褐色，长 1 ～ 4cm，膜质，上部分裂而开展，边缘有数个圆齿，无毛。总状花序短穗状，顶生或腋生，花序梗细弱，无毛，下部常生有卵状披针形或长圆形小叶 2 ～ 3；苞片长椭圆形，长 1 ～ 2mm，先端短尖；花白色，花梗长约 1mm；萼片 5，倒卵圆形，长约 1.5mm，先端圆；雄蕊 8；花柱 3，基部合生，稍伸出萼片外。瘦果倒三棱形，长约 3mm，黄褐色，有光泽。花果期 5 ～ 11 月。

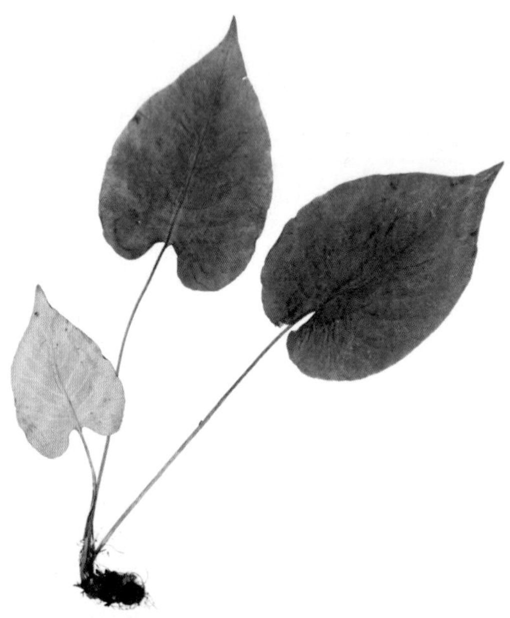

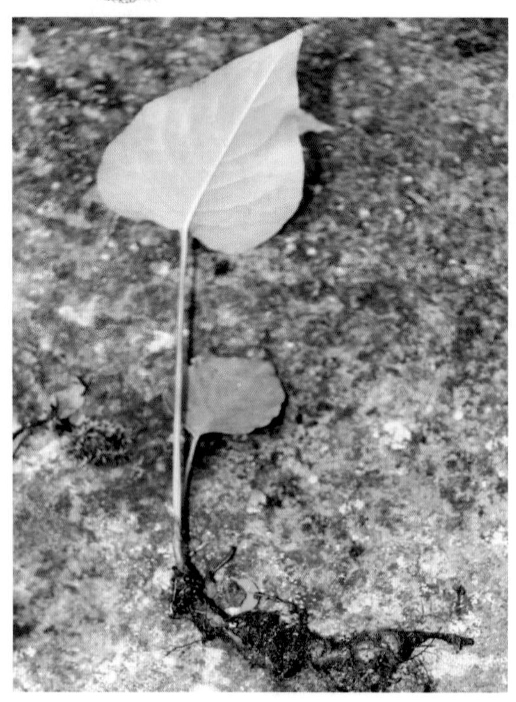

生于海拔 1200 ～ 2000m 的林荫下阴湿草丛中或沟溪边。分布于河南、湖北及河北、山西、陕西、甘肃、浙江、江西等省和西南地区。

【功效应用】 根茎（药名支柱蓼）：散瘀止血，理气止痛，止痢止泻。用于跌打损伤、风湿腰腿痛、胃痛、崩漏、外伤出血、痢疾、腹泻。用量 10 ～ 15g；外用适量，研末调敷。

【化学成分】 根茎含鞣质、蒽醌等成分。

【附注】 （1）本种与其变种细穗支柱蓼 *Polygonum suffultum* Maxim. var. *pergracile*（Hemsl.）Sam. 的干燥根茎为常用草药“支柱蓼”，收载于《湖北省中药材质量标准》2018 年版）。（2）细穗支柱蓼的区别：茎细弱；穗状花序稀疏，细弱，花在下部排列间断。

97 戟叶蓼（*Polygonum thunbergii*）

蓼科植物戟叶蓼 *Polygonum thunbergii* Sieb. et Zucc.。

【形态与分布】 一年生草本，高 30 ～ 90cm。茎直立或上升，下部有时平卧，有匍匐枝，四棱形，沿棱有倒生钩刺；叶柄有狭翅和刺毛；叶片戟形，长 4 ～ 9cm，宽 2 ～ 6cm，顶端渐尖，基部截形或略呈心形，边缘生短睫毛，上面疏生伏毛，下面沿叶脉生伏毛；托叶鞘膜质，圆筒状，通常边缘草质，绿色，向外反卷。花序头状，顶生或腋生；苞片卵形，绿色，生短毛；每苞片内有白色或粉红色小花 1 ～ 3，花梗密生腺毛和短毛，花白色或淡红色，花被 5 深裂；雄蕊 8。瘦果卵形，有三棱，黄褐色，平滑，无光泽。花期 7 ～ 9 月，果期 8 ～ 11 月。

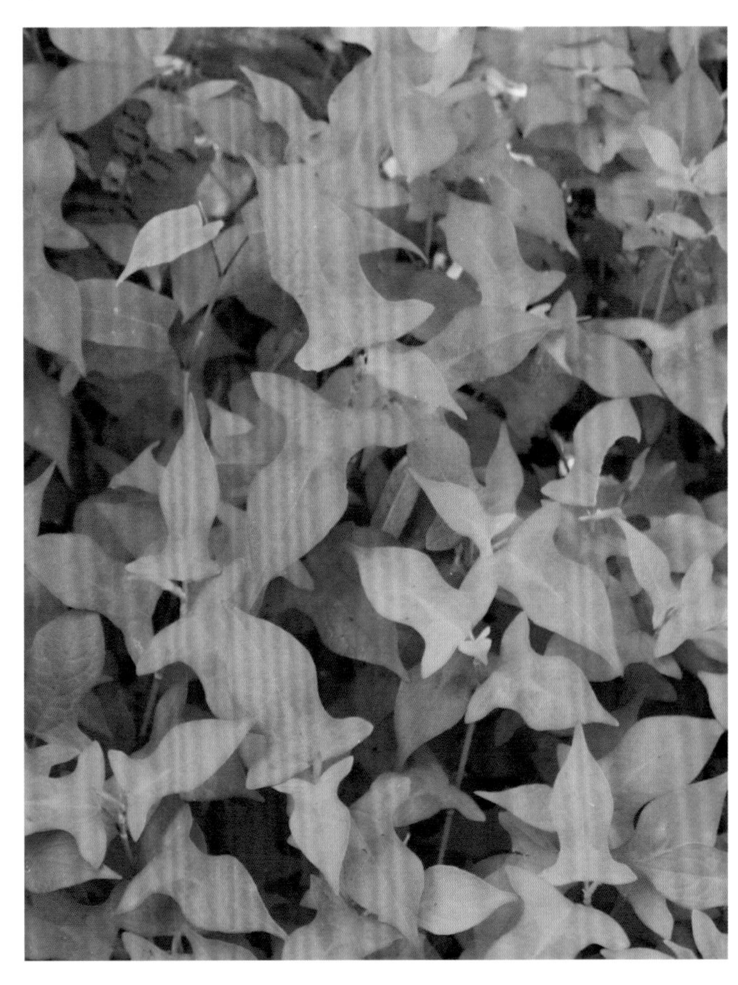

生海拔 90 ～ 2400m 的山谷湿地、山坡草丛。分布于华中及东北、华北、华东、华南、西南地区及陕西、甘肃。

【功效应用】 全草：止泻，镇痛，除湿热。用于偏头痛、湿热头痛、跌打内伤、腹泻。用量 9 ～ 15g；外用适量，研末调敷。

【化学成分】 全草含黄酮、蒽醌、挥发油、萜类等成分。

98 虎杖（*Reynoutria japonica*）

蓼科植物虎杖 *Reynoutria japonica* Houtt.（*Polygonum cuspidatum* Sieb. et Zucc.）。

【形态与分布】 多年生草本，高 1 ～ 1.5m。茎直立，丛生，基部木质化，分枝，无毛，中空，散生红色或紫红色斑点。叶有短柄；叶片宽卵形或卵状椭圆形，长 6 ～ 12cm，宽 5 ～ 9cm，顶端短骤尖，基部圆形或楔形；托叶鞘膜质，褐色，早落。花单性，雌雄异株，成腋生圆锥状花序；托梗细长，中部有关节，上部有翅；花被 5 深裂，裂片 2 轮，外轮 3 片在果时增大，背部生翅；雄花雄蕊 8；雌花花柱 3。瘦果椭圆形，有三棱，黑褐色，光亮，包于增大的翅状花被内。花期 6 ～ 8 月，果期 9 ～ 11 月。

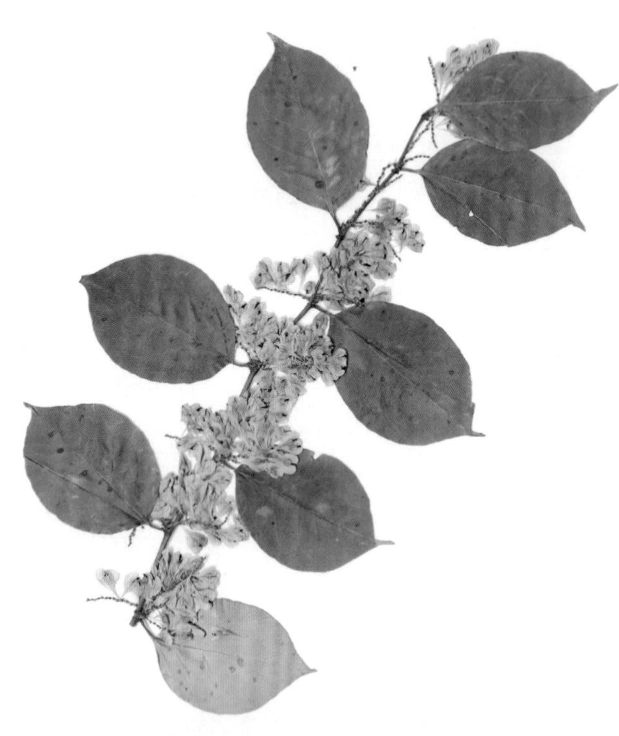

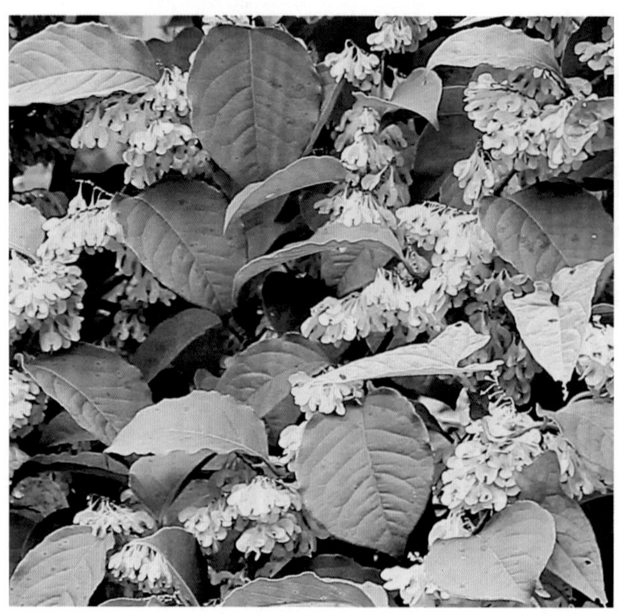

生于山谷溪边、草地、路旁。分布于河南、湖北及山东、陕西、江西、福建、云南、四川、贵州和台湾等地。

【功效应用】 根茎及根（药名虎杖）：清热利湿，通便解毒，散瘀活血。用于肝炎、肠炎、痢疾、扁桃体炎、咽喉炎、支气管炎、肺炎、风湿性关节炎、急性肾炎、尿路感染、闭经、便秘；外用治烧烫伤、跌打损伤、痈疖肿毒、蛇伤。用量 9 ～ 15g；外用适量，制煎液或油膏涂。

【化学成分】 根茎含蒽醌、黄酮、香豆素、鞣质等成分。

【附注】 本种的干燥根茎及根为中药“虎杖”，收载于《中国药典》。为提取白藜芦醇原材料，湖北省房县、英山县等地有较大面积栽培。

99 药用大黄（*Rheum officinale*）

蓼科植物药用大黄 *Rheum officinale* Baill.。

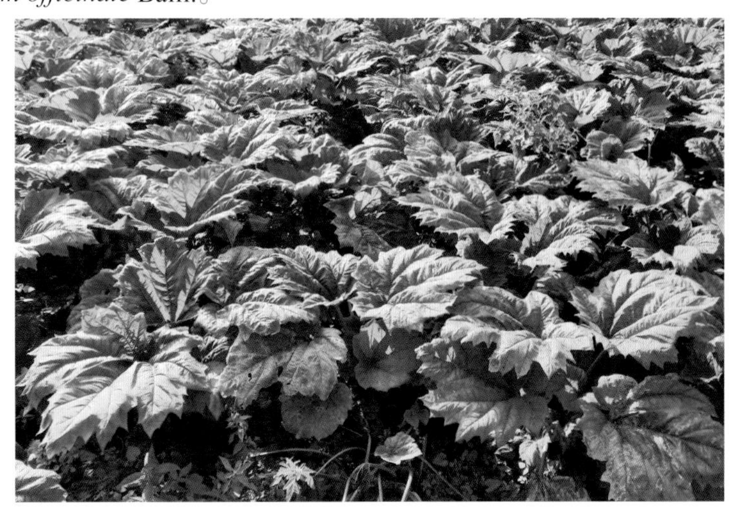

【形态与分布】 多年生直立草本，高 1 ～ 2m。根及根茎粗壮，内部黄色。茎粗壮，中空，基部直径 2 ～ 4cm，上部分枝，具细沟棱，被白色短毛。基生叶有长柄，叶片近圆形，掌状浅裂，长和宽近相等，或长稍大于宽，直径 30 ～ 60cm，顶端急尖，基部近心形，上面无毛，下面生柔毛，基出脉 5 ～ 7；茎生叶向上逐渐变小，上部叶腋具花序分枝；托叶鞘筒状，膜质，分裂至基部，干枯不脱落，通常生柔毛。花序大圆锥状；花梗细弱，长约 3mm，中下部有关节；花小，淡黄色或淡黄绿色；花被片 6，长圆状倒卵形，长约 2mm，成 2 轮；雄蕊通常 9；花柱 3。瘦果有三棱，沿棱生翅，顶端微凹，基部心形，红色。种子宽卵形。花期 5 ～ 7 月，果期 7 ～ 9 月。

生于海拔 1200 ～ 4000m 的山沟或林下。分布于湖北、河南西南部与湖北交界处及陕西、重庆、四川、贵州、云南等省市；湖北西部部分县市广泛种植。

【功效应用】 根及根茎（药名大黄）：泻实热，破积滞，行瘀血，解毒。用于实热便秘、食积停滞、湿热黄疸、血热吐衄、目赤、咽肿、牙痛、肠痈腹痛、血瘀经闭、跌打损伤；外治烧烫伤、化脓性皮肤病、痈肿疮疡。用量 3 ～ 15g；外用研末敷患处。

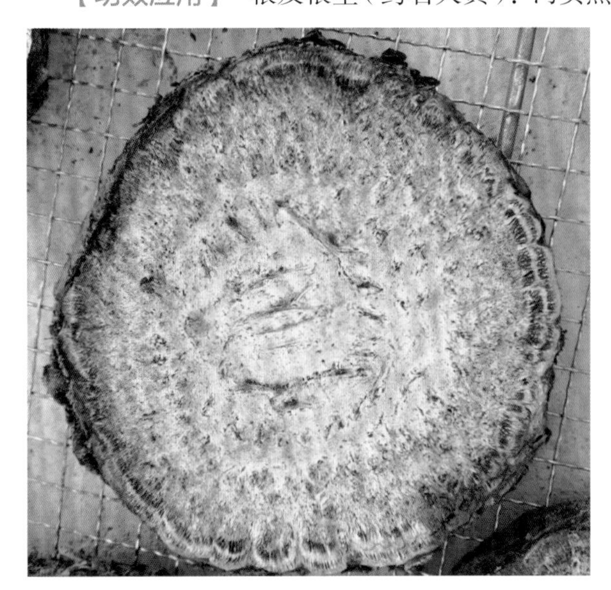

【化学成分】 含有蒽醌及其苷类、黄酮、芪类及鞣质等成分。

【附注】 同属植物掌叶大黄 *Rheum palmatum* L. 同等药用，湖北省也有栽培；其根和根茎为中药“大黄”，收载于《中国药典》。掌叶大黄的主要区别：叶 5 ～ 7 深裂，裂片全缘，或再作齿裂或羽状浅裂。

100 掌叶大黄（*Rheum palmatum*）

蓼科植物掌叶大黄 *Rheum palmatum* L.。

【形态与分布】 高大粗壮草本，高 1.5 ～ 2m。根及根茎粗壮木质。茎直立中空，叶片长宽近相等，长达 40 ～ 60cm，有时长稍大于宽，顶端窄渐尖或窄急尖，基部近心形，通常成掌状半 5 裂，每一大裂片又分为近羽状的窄三角形小裂片，基出脉多为 5 条，叶上面粗糙到具乳突状毛，下面及边缘密被短毛；叶柄粗壮，圆柱状，与叶片近等长，密被锈乳突状毛；茎生叶向上渐小，柄亦渐短；托叶鞘大，长达 15cm。大型圆锥花序，分枝较聚拢，密被粗糙短毛；花小，紫红色或黄白色；花梗长 2 ～ 2.5mm，关节位于中部以下；花被片 6，外轮 3 片较窄小，内轮 3 片较大，宽椭圆形到近圆形，长 1 ～ 1.5mm；雄蕊 9；花盘薄，与花丝基部粘连；子房菱状宽卵形，花柱略反曲。果实矩圆状椭圆形到矩圆形，长 8 ～ 9mm，宽 7 ～ 7.5mm，两端均下凹，翅宽约 2.5mm，纵脉靠近翅的边缘。种子宽卵形，棕黑色。花期 6 月，果期 8 月。

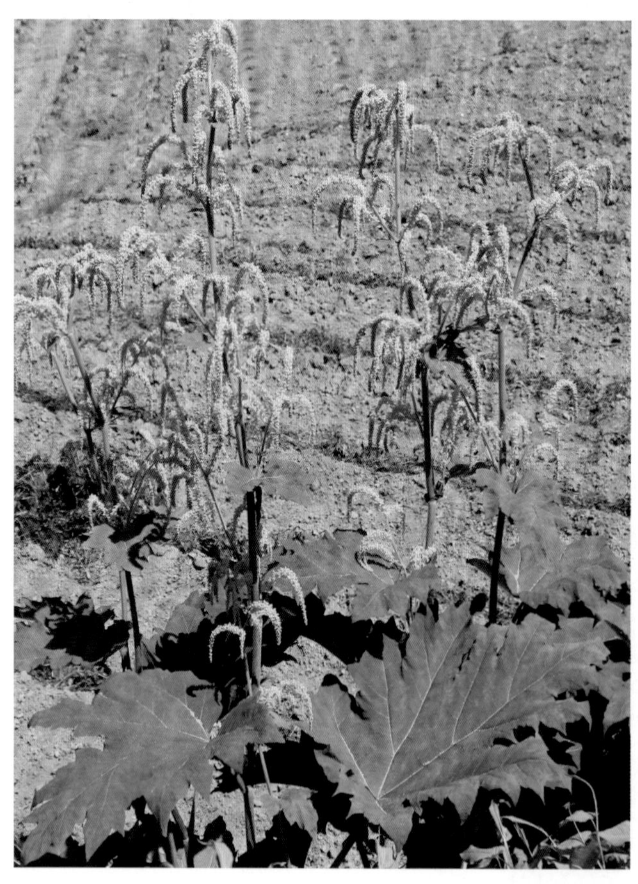

生于海拔 1500 ～ 4400m 的山坡或山谷湿地。产湖北西部及甘肃、四川、青海、云南西北部和西藏东部。甘肃及陕西栽培较普遍。

【功效应用】 根及根茎（药名大黄）：攻积滞，清湿热，泻火凉血，祛瘀解毒。用于实热便秘、积滞腹痛、湿热黄疸、瘀血经闭、急性阑尾炎、目赤、咽喉肿痛、口舌生疮、热毒痈疡、丹毒、烫伤。用量 3 ～ 15g，用于泻下不宜久煎；外用适量，研末调敷。孕妇及月经期、哺乳期慎服。

【化学成分】 根及根茎含蒽醌、蒽酚、蒽酮及其苷类、二苯乙烯、鞣质、有机酸、挥发油等成分。

【附注】 本种与同属植物药用大黄、唐古特大黄 *Rheum tanguticum* 的干燥根茎及根为中药“大黄”，收载于《中国药典》。

101 酸模（*Rumex acetosa*）

蓼科植物酸模 *Rumex acetosa* L.。

【形态与分布】 多年生草本。根为须根。茎直立，高 40 ～ 100cm，具深沟槽，细弱，通常不分枝。基生叶与茎下部叶矩圆形，长 3 ～ 11mm，宽 1.5 ～ 3.5cm，顶端急尖或圆钝，基部裂片急尖，全缘或微波状；茎上部叶较小，披针形，具短叶柄或无柄；托叶鞘膜质，斜形，易破裂。花序圆锥状，顶生，分枝稀疏；花单性，雌雄异株；花梗中部具关节；花被片 6，椭圆形，成 2 轮；雄花内轮花被片椭圆形，长约 3mm，外轮花被片较小，直立，雄蕊 6；雌花内轮花被片在果时增大，圆形，直径 3.5 ～ 4mm，全缘，基部心形，网脉明显，基部具极小的小瘤，外轮花被片椭圆形，较小，反折。瘦果椭圆形，有三棱，两端尖，长约 2mm，暗褐色，有光泽。花期 5 ～ 7 月，果期 6 ～ 8 月。

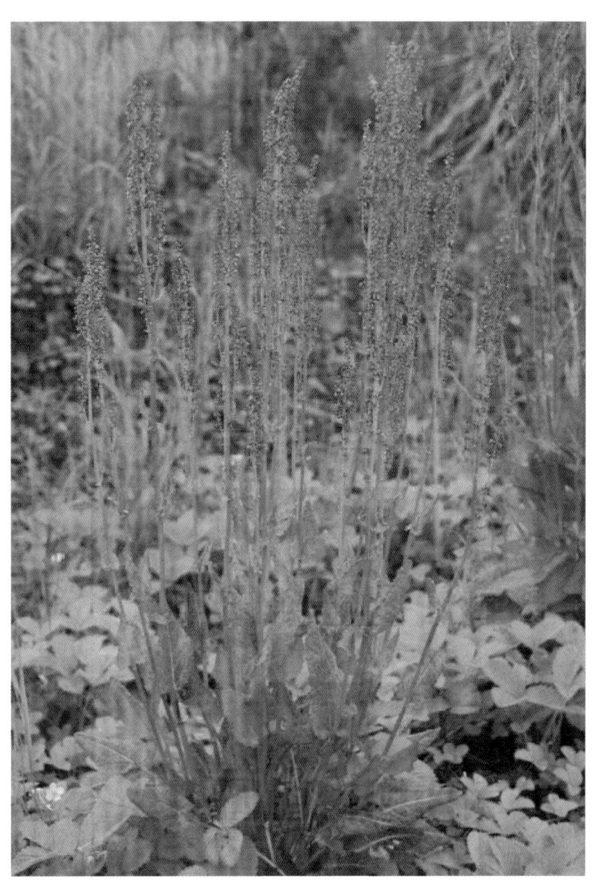

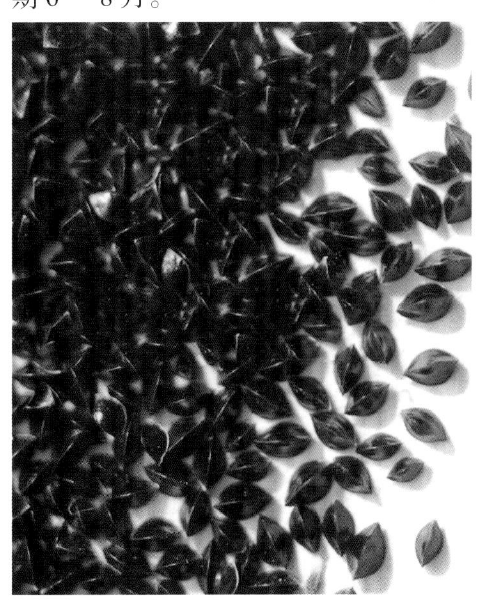

生于海拔 400 ～ 4100m的山坡、林缘、沟边、路旁。分布于湖北及吉林、辽宁、新疆、陕西、河北、江苏、浙江、四川、云南等地。

【功效应用】 根或全草（药名酸模）：凉血止血，泄热通便，利尿，杀虫。用于吐血、便血、月经过多、热痢、目赤、便秘、小便不通、淋浊、恶疮、疥癣、湿疹。用量 9 ～ 15g；外用适量。

【化学成分】 全草含蒽醌、黄酮、二苯乙烯和鞣质等成分。

102 羊蹄（*Rumex japonicus*）

蓼科植物羊蹄 *Rumex japonicus* Houtt.。

【形态与分布】 多年生草本。根粗壮，长可达 20cm 以上。茎高 20 ～ 100cm，不分枝或上部分枝。基生叶长圆形或披针状长圆形，长 8 ～ 25cm，宽 3 ～ 10cm，先端稍钝，基部圆形或心形，边缘微波状，下面沿叶脉具小突起；茎上部叶狭长圆形；叶柄长 2 ～ 12cm；托叶鞘膜质，易破裂。花序圆锥状，花两性，多花轮生；花梗细长，中下部具关节；花被片 6，淡绿色，外花被片椭圆形，长 1.5 ～ 2mm，内花被片果时增大，宽心形，长 4 ～ 5mm，顶端渐尖，基部心形，网脉明显，边缘具不整齐的小齿，齿长 0.3 ～ 0.5mm，全部具小瘤，小瘤长卵形，长 2 ～ 2.5mm。瘦果宽卵形，具 3 锐棱，长约 2.5mm，两端尖，暗褐色，有光泽。花期 4 ～ 6 月，果期 5 ～ 7 月。

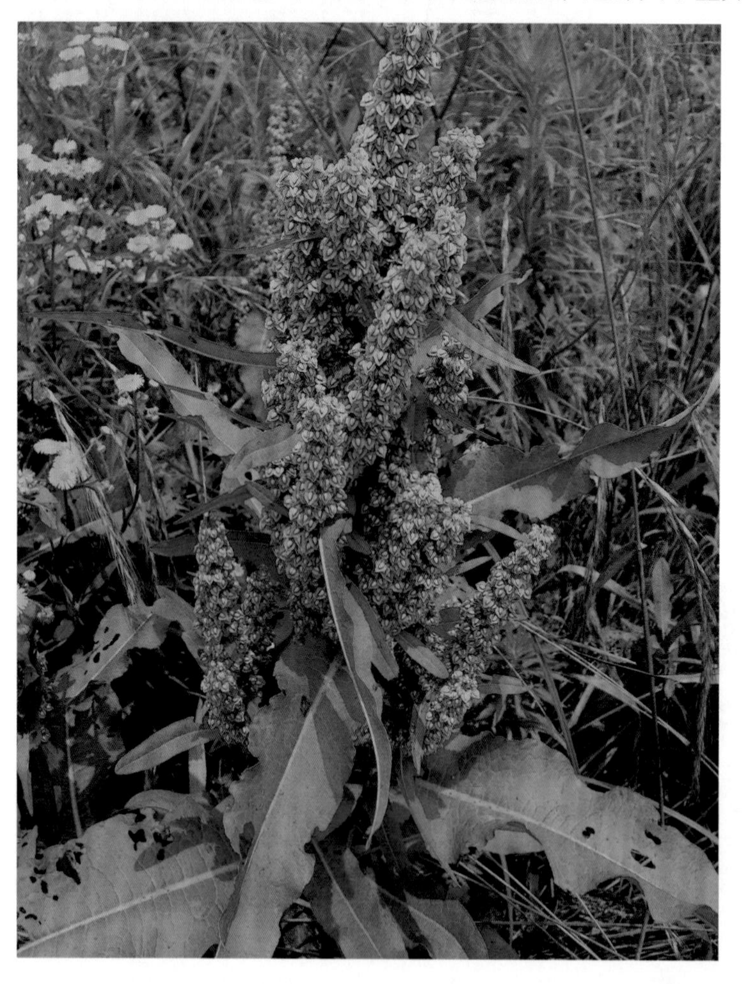

生于海拔 30 ～ 3400m 的田边、路旁、河滩、沟边湿地。分布于华中及东北、华北、华东、华南地区及陕西、四川、贵州等省。

【功效应用】 根或全草（药名羊蹄）：清热通便，凉血止血，杀虫止痒。有小毒。用于大便秘结、吐血衄血、肠风便血、痔血、崩漏、疥癣、白秃、痈疮肿毒、跌打损伤。用量 15 ～ 25g；外用鲜品适量，捣敷。

【化学成分】 地上部分含蒽醌、酚类和酸模素等成分；根含蒽醌、黄酮苷等成分。

103 藜（*Chenopodium album*）

藜科植物藜（灰灰菜）*Chenopodium album* L.。

【形态与分布】 一年生草本，高 0.3 ~ 1.5m。茎直立，粗壮，具条棱及绿色或紫红色色条，多分枝；枝条斜升或开展。叶片菱状卵形至宽披针形，长 3 ~ 6cm，宽 2.5 ~ 5cm，先端急尖或微钝，基部楔形至宽楔形，上面通常无粉，有时嫩叶的上面有紫红色粉，下面多少有粉，边缘具不整齐锯齿；叶柄与叶片近等长，或为叶片长度的 1/2。花两性，花簇于枝上部排列成或大或小的穗状圆锥状或圆锥状花序；花被裂片 5，宽卵形至椭圆形，背面具纵隆脊，有粉，先端或微凹，边缘膜质；雄蕊 5，花药伸出花被，柱头 2。果皮与种子贴生。种子横生，双凸镜状，直径 1.2 ~ 1.5mm，边缘钝，黑色，有光泽，表面具浅沟纹；胚环形。花果期 5 ~ 10 月。

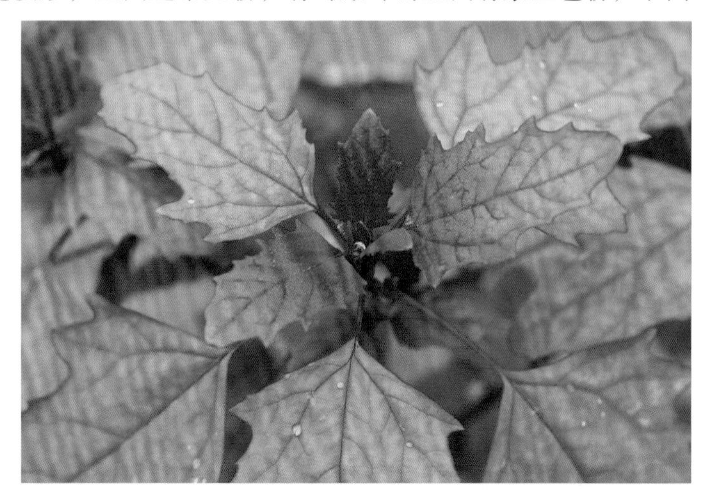

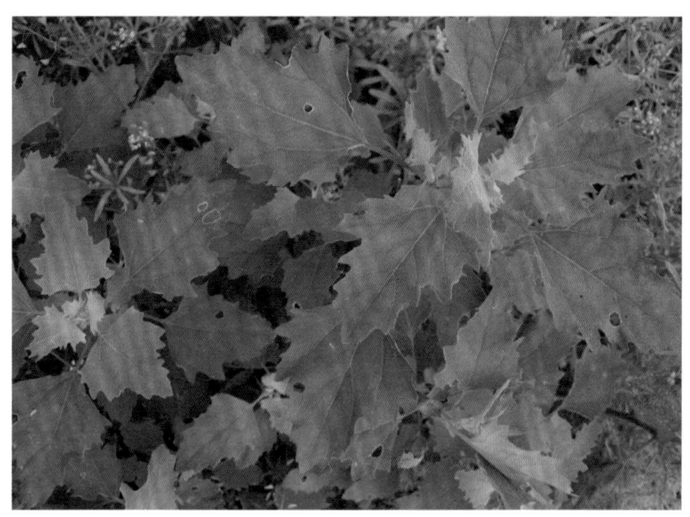

生于路旁、荒地及田间。分布于我国各地。

【功效应用】 全草：清热祛湿，解毒消肿，杀虫止痒。用于发热、咳嗽、痢疾、腹泻腹痛、疝气、龋齿痛、湿疹、疥癣、白癜风、疮疡肿痛。用量 15 ~ 30g；外用适量。

【化学成分】 全草含有机酸等成分。

104 土荆芥（*Dysphania ambrosioides*）

藜科植物土荆芥 *Dysphania ambrosioides*（L.）Mosyakin & Clemants（*Chenopodium ambrosioides* L.）。

【形态与分布】 一年生或多年生草本，高 50 ~ 80cm，有强烈香气。茎直立，有条棱，多分枝；分枝细弱，有腺毛或无毛。叶矩圆状披针形至披针形，长达 15cm，宽约 5cm，先端渐尖，基部渐狭成短叶柄，边缘具不整齐的牙齿，下面有黄色腺点，沿脉疏生柔毛。花序穗状，腋生，分枝或不分枝；花两性或雌性，通常 3 ~ 5 朵簇生于苞腋，花被 5 裂；雄蕊 5。胞果扁球形；种子横生或斜生，红褐色，光亮，直径 0.7mm。花、果期时间长。

生于村旁、路边、河岸等处。分布于湖北、湖南、台湾及华东、华南、西南地区；北方各省常有栽培。

【功效应用】 全草（药名土荆芥）：祛风除湿，杀虫，止痒。有大毒。用于蛔虫病、钩虫病、蛲虫病、头虱、皮肤湿疹、疥癣、风湿痹痛、经闭、痛经、咽喉肿痛。用量 3 ~ 9g；外用适量，煎水洗，或鲜品捣敷。

【化学成分】 全草含挥发油、黄酮等成分。

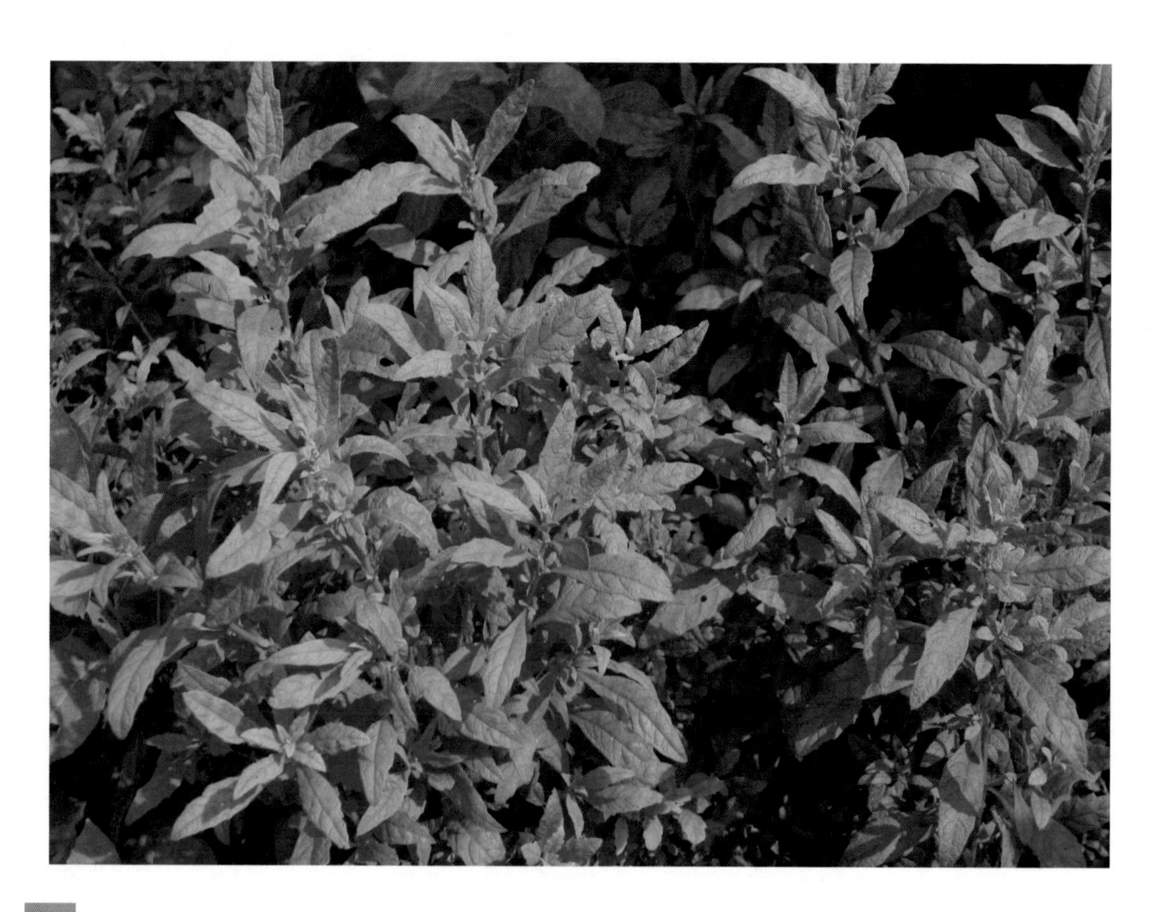

105 地肤（*Kochia scoparia*）

藜科植物地肤 *Kochia scoparia*（L.）Schrad.。

【形态与分布】 一年生草本，高 50 ～ 100cm。茎直立，多分枝，分枝斜上，淡绿色或浅红色，秋季则常呈红色，幼嫩时有细毛，后变无毛。叶互生，披针形或条状披针形，长 2 ～ 6cm，宽 2 ～ 10mm，先端渐尖，基部狭，全缘，无毛或有细毛，中脉 3 条基出；叶柄短或近无柄。花小，杂性，两性花和雌性花共生，通常单生，2 或数朵簇生于叶腋，无梗，集成稀疏的穗状花序；花被片 5，黄绿色，基部合生，果期自背部生三角状横突起或翅；雄蕊 5；花柱极短，柱头 2，线形。胞果扁球形，包于花被内，不开裂；种子横生，扁平。花期秋季。

多生于宅旁隙地、园圃边和荒废田间。全国各地均产。

【功效应用】 果实（药名地肤子）：清热利湿，祛风止痒。用于小便不利、淋浊、阴痒带下、风疹、湿疹、疥癣、皮肤瘙痒、疮毒。用量 9 ～ 15g；外用适量，煎汤熏洗。

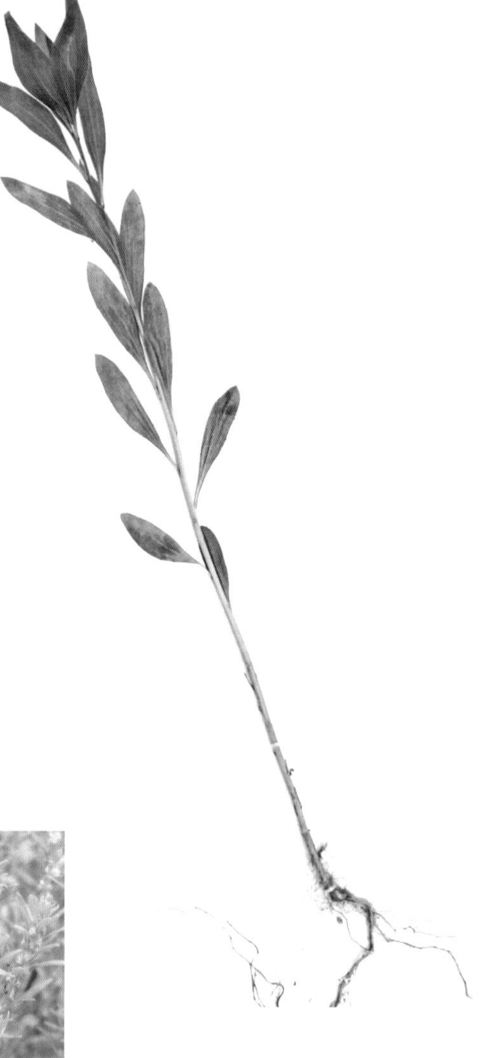

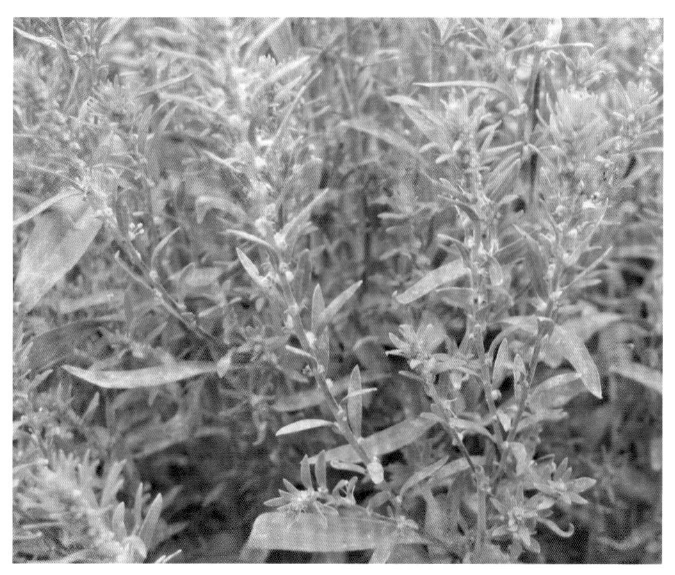

【化学成分】 全草含三萜皂苷、生物碱、黄酮、甾体、挥发油等成分。

【附注】 本种的干燥成熟果实为中药“地肤子”，收载于《中国药典》。

106 土牛膝（*Achyranthes aspera*）

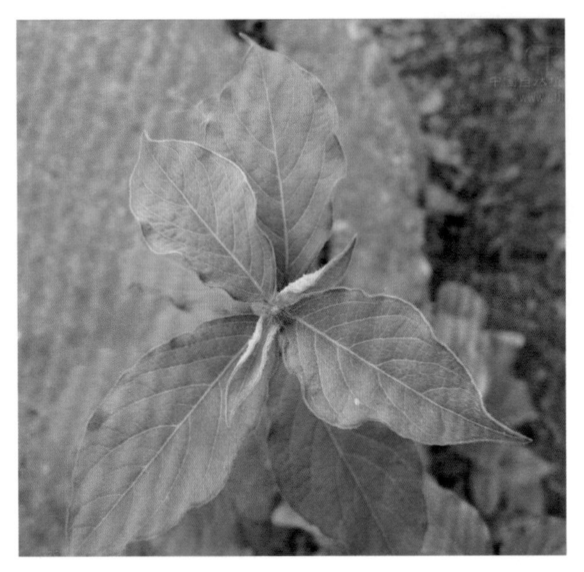

苋科植物土牛膝 *Achyranthes aspera* L.。

【形态与分布】 多年生草本，高20～120cm。根细长，直径3～5mm，土黄色。茎四棱形，有柔毛，节部稍膨大，分枝对生。叶片宽卵状倒卵形或椭圆状矩圆形，长1.5～7cm，宽0.4～4cm，顶端圆钝，具突尖，基部楔形或圆形，全缘或波状缘，两面密生柔毛，或近无毛；叶柄长5～15mm，密生柔毛或近无毛。穗状花序顶生，直立，长10～30cm，花期后反折；总花梗具棱角，粗壮，坚硬，密生白色伏贴或开展柔毛；花长3～4mm，疏生；苞片披针形，长3～4mm，顶端长渐尖，小苞片刺状，长2.5～4.5mm，坚硬，光亮，常带紫色，基部两侧各有1个薄膜质翅，长1.5～2mm，全缘，全部贴生在刺部，但易于分离；花被片披针形，长3.5～5mm，长渐尖，花后变硬且锐尖，具1脉；雄蕊长2.5～3.5mm；退化雄蕊顶端截状或细圆齿状，有具分枝流苏状长缘毛。胞果卵形，长2.5～3mm。种子卵形，长约2mm，棕色。花期6～8月，果期10月。

生于海拔800～2300m的山坡疏林或村庄附近空旷地，也有栽培。分布于华中、华南、西南地区及江西、福建、台湾等地。

【功效应用】 根：清热解毒，利尿功效。用于感冒发热、扁桃体炎、白喉、流行性腮腺炎、泌尿系结石、肾炎水肿等症。用量10～15g。

【化学成分】 含皂苷、生物碱和黄酮等成分。

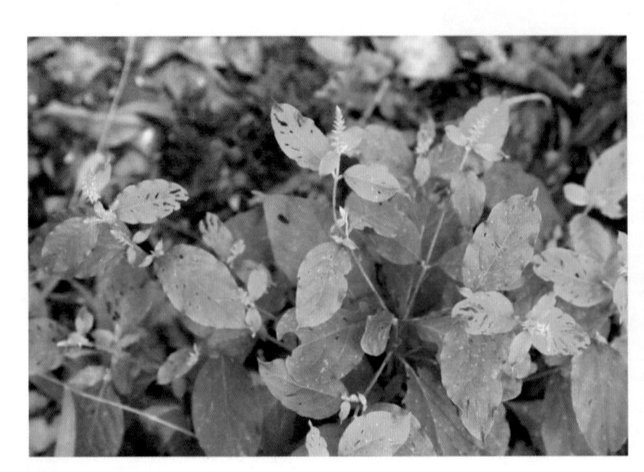

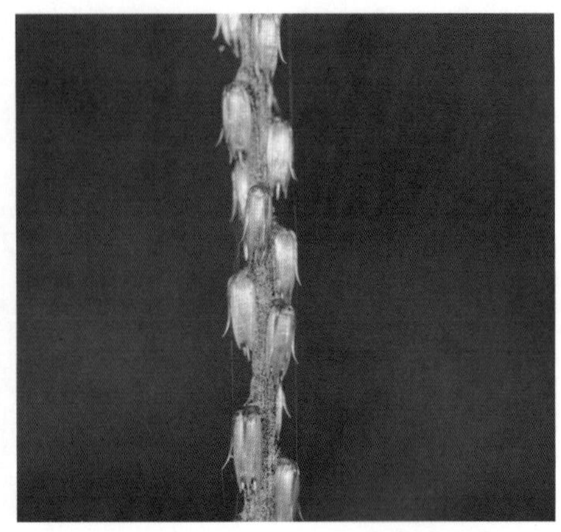

107 牛膝（*Achyranthes bidentata*）

苋科植物牛膝 *Achyranthes bidentata* Blume。

【形态与分布】 多年生草本，高 70 ～ 120cm。根圆柱形，直径 5 ～ 10mm，土黄色。茎有棱角或四方形，绿色或带紫色，有白色贴生或开展柔毛，或近无毛，分枝对生。叶片椭圆形或椭圆披针形，少数倒披针形，长 4.5 ～ 12cm，宽 2 ～ 7.5cm，顶端尾尖，尖长 5 ～ 10mm，基部楔形或宽楔形，两面有贴生或开展柔毛；叶柄长 5 ～ 30mm，有柔毛。穗状花序顶生及腋生，长 3 ～ 5cm，花期后反折；总花梗长 1 ～ 2cm，有白色柔毛；花多数，密生，长 5mm；苞片宽卵形，长 2 ～ 3mm，顶端长渐尖；小苞片刺状，长 2.5 ～ 3mm，顶端弯曲，基部两侧各有 1 卵形膜质小裂片，长约 1mm；花被片披针形，长 3 ～ 5mm，光亮，顶端急尖，有 1 中脉；雄蕊长 2 ～ 2.5mm；退化雄蕊顶端平圆，稍有缺刻状细锯齿。胞果矩圆形，长 2 ～ 2.5mm，黄褐色，光滑。种子矩圆形，长 1mm，黄褐色。花果期 7 ～ 10 月。

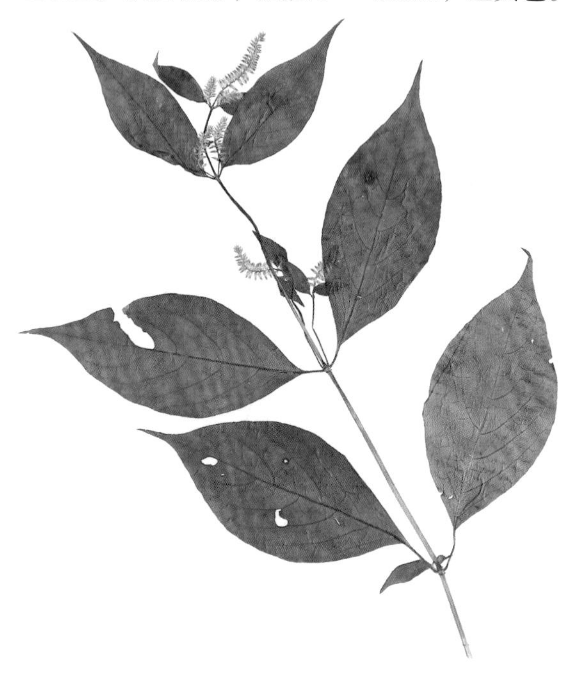

生于海拔 200 ～ 1750m 的山坡林下。除东北外各省区广布。

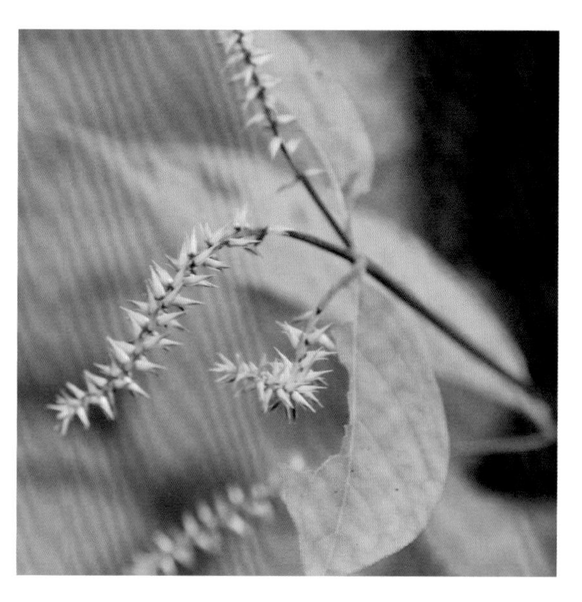

【功效应用】 根（药名牛膝）：补肝肾，强筋骨，逐瘀通经，利尿通淋。用于腰膝酸痛、筋骨无力、经闭症瘕、肝阳眩晕、水肿、吐血、衄血。用量 4.5 ～ 9g，孕妇及月经过多者慎服。

【化学成分】 根含三萜皂苷、甾酮、多糖及多种氨基酸等成分。

【附注】 本种的干燥根为中药“牛膝”，收载于《中国药典》。

108 红柳叶牛膝（*Achyranthes longifolia* f. *rubra*）

苋科植物红柳叶牛膝 *Achyranthes longifolia*（Makino）Makino f. *rubra* Ho。

【形态与分布】 多年生草本，高可达 1m 以上。根淡红色至红色。茎疏被柔毛。叶披针形或宽披针形，上面深绿色，下面紫红色至深紫色，长 10 ～ 20cm，宽 2 ～ 3cm，先端渐尖，基部楔形，全缘，两面疏被柔毛；叶柄长 0.2 ～ 1cm，被柔毛。花序穗状，带紫红色，顶生及腋生，细长，花序梗被柔毛；苞片卵形，小苞片 2，针形，基部两侧具耳状膜质裂片，花被片 5，披针形，长约 3mm；雄蕊 5，花丝基部合生，退化雄蕊方形，顶端具不明显牙齿。胞果近椭圆形，长约 2.5mm。花期 9 ～ 10 月，果期 10 ～ 11 月。

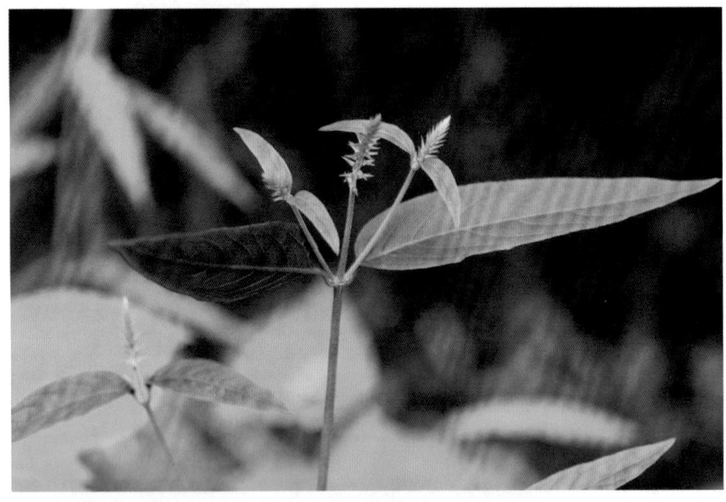

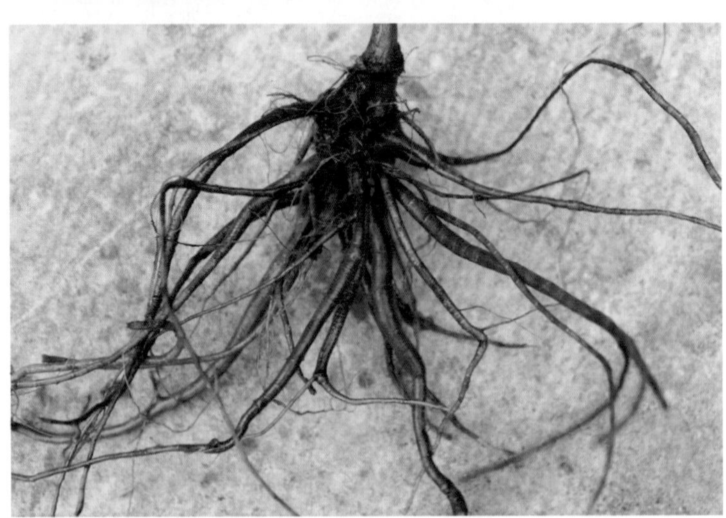

产湖北恩施自治州、重庆等地，多为栽培。

【功效应用】 根（药名红牛膝）：通经活络，散瘀止血，清热解毒，补益肝肾。用于风湿关节痛、跌打损伤、咽喉肿痛、痛经、经闭、产后腹痛、烧烫伤、痈疽。煎水含漱用于虚火牙痛有特殊疗效。用量 10 ～ 20g；外用鲜品适量，捣敷。

【附注】 其原种柳叶牛膝 *Achyranthes longifolia*（Makino）Makino 的根及根茎也作药用，疗效类似。与变型红柳叶牛膝的区别为：根表面灰黄褐色；叶下面绿色而不为紫红色至深紫色，花序不带紫红色。产华中、华东、华南、西南地区及陕西。

109 喜旱莲子草（*Alternanthera philoxeroides*）

苋科植物喜旱莲子草（空心莲子草）*Alternanthera philoxeroides*（Mart.）Griseb.。

【形态与分布】 多年生草本。茎基部匍匐，上部上升，中空，不明显4棱，长55～120cm，具分枝，幼茎及叶腋有白色或锈色柔毛，茎老时无毛，仅在两侧纵沟内保留。叶片矩圆形、矩圆状倒卵形或倒卵状披针形，长2.5～5cm，宽7～20mm，顶端急尖或圆钝，具短尖，基部渐狭，全缘，两面无毛或上面有贴生毛及缘毛，下面有颗粒状突起；叶柄长3～10mm，无毛或微有柔毛。花密生，成具总花梗的头状花序，单生在叶腋，球形，直径8～15mm；苞片及小苞片白色，顶端渐尖，具1脉；苞片卵形，长2～2.5mm，小苞片披针形，长2mm；花被片矩圆形，长5～6mm，白色，光亮，无毛，顶端急尖，背部侧扁；雄蕊花丝长2.5～3mm，基部连合成杯状；退化雄蕊矩圆状条形，和雄蕊约等长，顶端裂成窄条；子房倒卵形，具短柄，背面侧扁，顶端圆形。果实未见。花期5～10月。

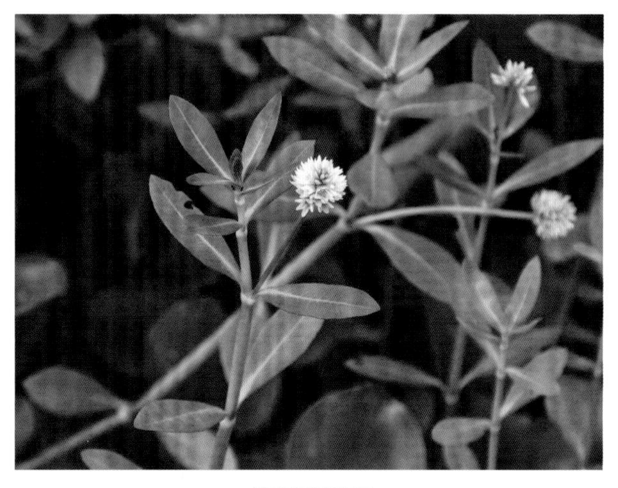

喜旱莲子草

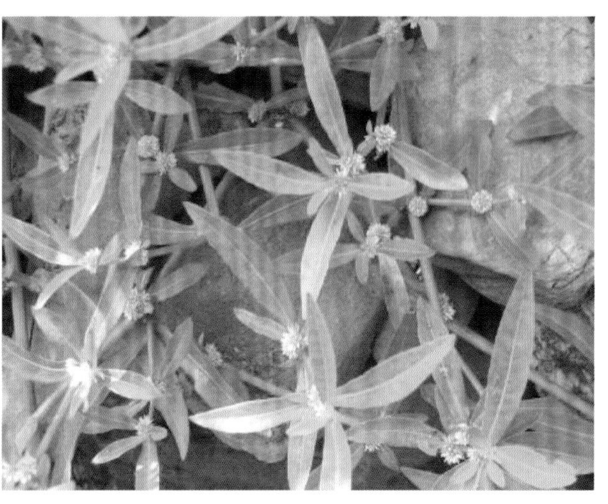

莲子草

生于池沼、水沟内。原产巴西，我国引种于北京、江苏、浙江、江西、湖北、湖南、福建，后逸为野生。

【功效应用】 全草（药名空心莲子草）：清热凉血，解毒，利尿。用于咳血、尿血、感冒发热、麻疹、乙型脑炎、黄疸、淋浊、痄腮、湿疹、痈肿疖疮、毒蛇咬伤。用量15～30g；外用鲜品适量，捣汁外搽。

【化学成分】 含蒽醌、生物碱、甾醇、黄酮等成分。

【附注】 同属植物莲子草 *Alternanthera sessilis*（L.）DC. 与喜旱莲子草近似，但茎有明显的条纹及纵沟，沟内有柔毛，在节处有1行横生柔毛。多分枝。头状花序无总梗。生于水边、田边等潮湿处。分布于华中及华东、华南和西南。功效与喜旱莲子草相同。

110 青葙（*Celosia argentea*）

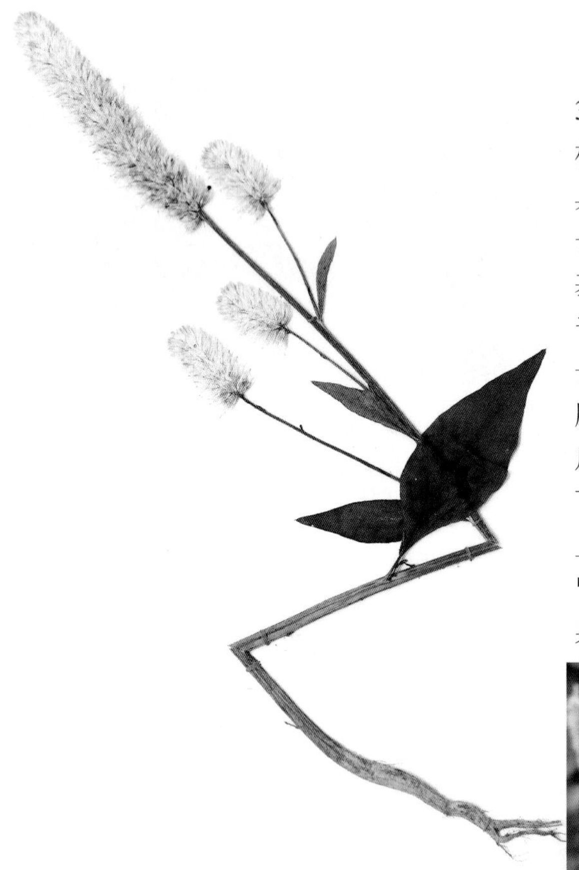

苋科植物青葙 *Celosia argentea* L.。

【形态与分布】 一年生草本，高30～90cm，全体无毛。茎直立，通常分枝，绿色或红紫色，具条纹。单叶互生，具柄；叶片纸质，披针形或椭圆状披针形，长5～9cm，宽1～3cm，先端尖或长尖，基部渐狭且稍下延，全缘。穗状花序单生于茎顶或分枝顶端，呈圆柱形或圆锥状，长3～10cm，苞片、小苞片和花被片干膜质，光亮；花着生甚密，初为淡红色，后变为银白色；花被片5，披针形；雄蕊5，下部合生成杯状。胞果卵状椭圆形，盖裂上部作帽状脱落，顶端有宿存花柱。种子肾状圆形，黑色，光亮。花期5～8月，果期6～10月。

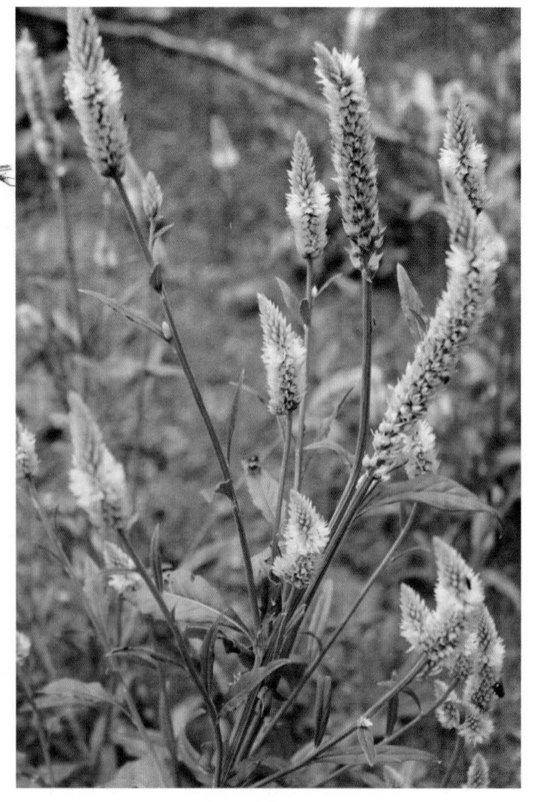

生于坡地、路边、较干燥的向阳处。分布几遍全国。

【功效应用】 种子（药名青葙子）：清肝火，祛风热，明目，降血压。用于眼结膜炎、角膜炎、高血压。用量9～15g。本种有扩散瞳孔作用，青光眼患者禁用。

【化学成分】 种子含甾醇、有机酸、糖类、油脂等成分。

【附注】 本种的干燥成熟种子为中药“青葙子”，收载于《中国药典》。

111 鸡冠花（*Celosia cristata*）

苋科植物鸡冠花 *Celosia cristata* L.。

【形态与分布】 草本，高 30 ～ 80cm，全体无毛。茎粗壮，稀分枝，近上部扁平，绿色或带红色，有棱纹凸起。叶互生，具柄；叶卵形、卵状披针形或披针形，长 5 ～ 13cm，宽 2 ～ 6cm，先端渐尖或长尖，基部渐窄成柄，全缘。花多数，极密生，呈扁平肉质鸡冠状、卷冠状或羽毛状的穗状花序，一个大花序下有数个较小的分枝，圆锥状矩圆形，表面羽毛状；苞片、小苞片和花被片干膜质，宿存；花被片 5，椭圆状卵形，端尖，红色、紫色、黄色、橙色或红黄相间；雄蕊 5，花丝下部合生成杯状。胞果卵形，长约 3mm，熟时盖裂，包于宿存花被内。花果期 7 ～ 10 月。

我国各地均有栽培，又作观赏植物。

【功效应用】 花序（药名鸡冠花）：收敛止血，止带，止痢。用于吐血、崩漏、便血、痔血、带下、久痢。用量 6 ～ 12g。

【化学成分】 花序含黄酮等成分。种子含脂肪酸。

【附注】 本种的干燥花序为中药“鸡冠花”，收载于《中国药典》。

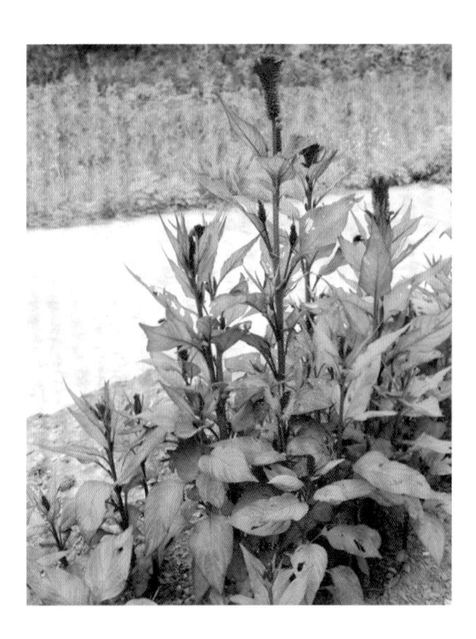

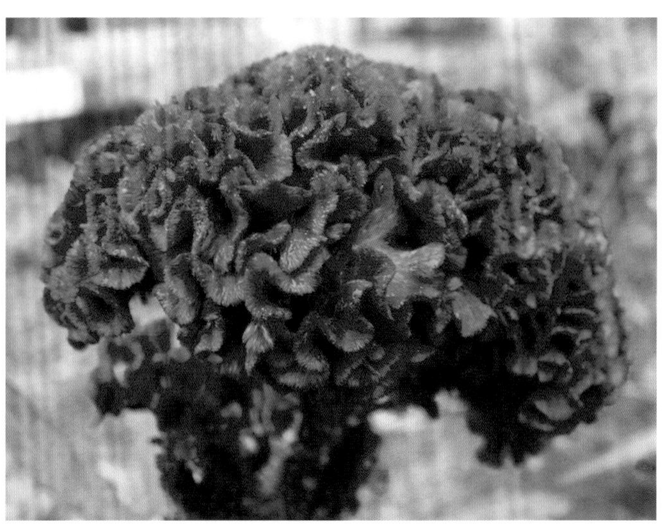

112 川牛膝（*Cyathula officinalis*）

苋科植物川牛膝 *Cyathula officinalis* Kuan。

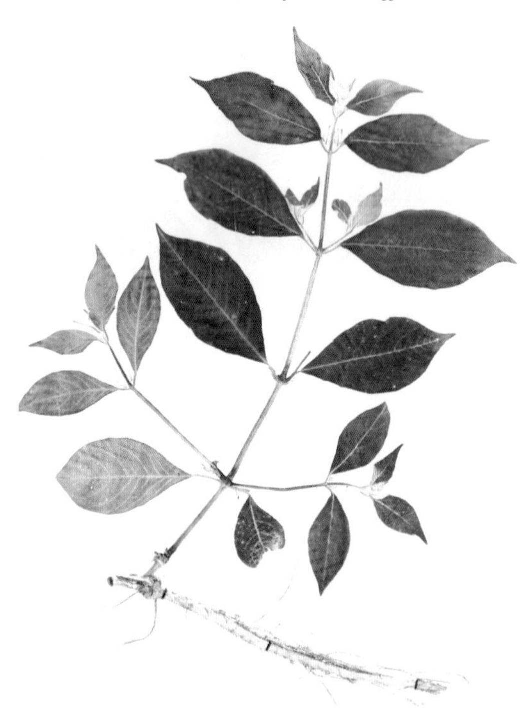

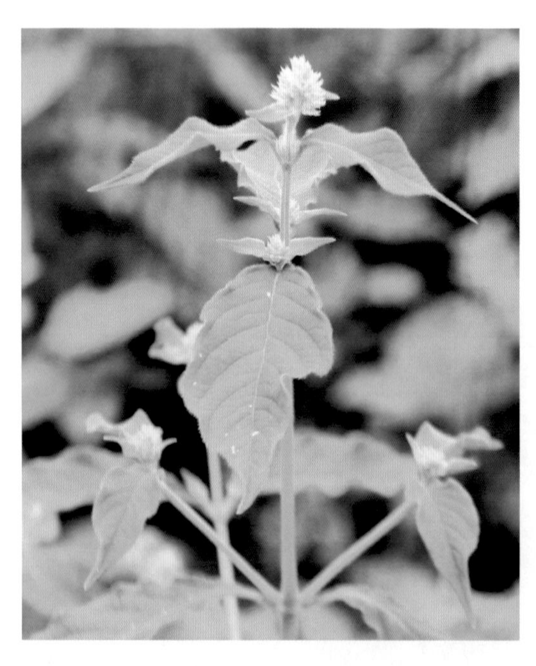

【形态与分布】 多年生草本，高 50 ～ 100cm。主根圆柱状。茎略四棱，多分枝，疏生长糙毛。叶对生，椭圆形、狭椭圆形或倒卵形，长 3 ～ 12cm，先端渐尖或尾尖，基部楔形或宽楔形，全缘，上面贴生长糙毛，下面毛较密；叶柄长 5 ～ 15mm。复聚伞花序密集成花球团；花球团多数，直径 1 ～ 1.5cm，淡绿色或近白色，在枝端花序轴上交互对生，密集或相距 2 ～ 3cm；复聚伞花序 3 ～ 6 次分歧；两性花在花序中央，不育花在两侧；苞片卵形，光亮，先端刺芒或钩状；不育花的花被片变成具钩的坚硬芒刺；两性花长 3 ～ 5mm，花被片披针形，先端刺尖头，内侧 3 片较窄；花丝基部密生节状束毛，退化雄蕊极短，长方形，宽约为长之半，先端齿状浅裂；子房圆筒形或倒卵形，长 1.3 ～ 1.8mm，花柱宿存。胞果椭圆形或倒卵形，长 2 ～ 3mm，包于宿存花被内。种子椭圆形，透镜状，长 1.5 ～ 2mm，带红色，光亮。花果期 6 ～ 9 月。

生于林缘或山坡高草丛中，多为栽培。分布于福建及西南地区，湖北西部有栽培。

【功效应用】 根（药名川牛膝）：活血祛瘀，补肝肾，强筋骨，利尿通淋。用于血瘀闭经、月经不调、痛经、产后瘀血腹痛、难产胞衣不下、腰膝酸痛、下肢无力、风湿痹痛、跌打损伤、尿血、淋证小便不利。用量 4.5 ～ 9g，孕妇禁用。

【化学成分】 根含甾酮等成分。

【附注】 本种的干燥根为中药“川牛膝”，收载于《中国药典》。

113 紫茉莉（*Mirabilis jalapa*）

紫茉莉科植物紫茉莉 *Mirabilis jalapa* L.。

【形态与分布】 一年生草本，高可达 1m。根粗壮。茎直立，多分枝，节处膨大。单叶对生，下部叶具柄，上部叶常无柄；叶片卵形，长 4 ～ 10cm，宽可达 3.5cm，先端长尖，基部宽楔形或心形，边缘微波状。花紫红色、粉红色、白色、黄色，也有红黄色相杂的花，常 1 至数朵生于萼状总苞内；萼花瓣状，萼管圆柱形，上部稍扩大成喇叭状，5 裂，花瓣缺；雄蕊 5，子房上位，1 室；瘦果近球形，为宿存的苞片所包，果皮带革质，有细纵棱及横点纹，熟时黑色。种子白色，内部充满白粉状胚乳。花期夏季。

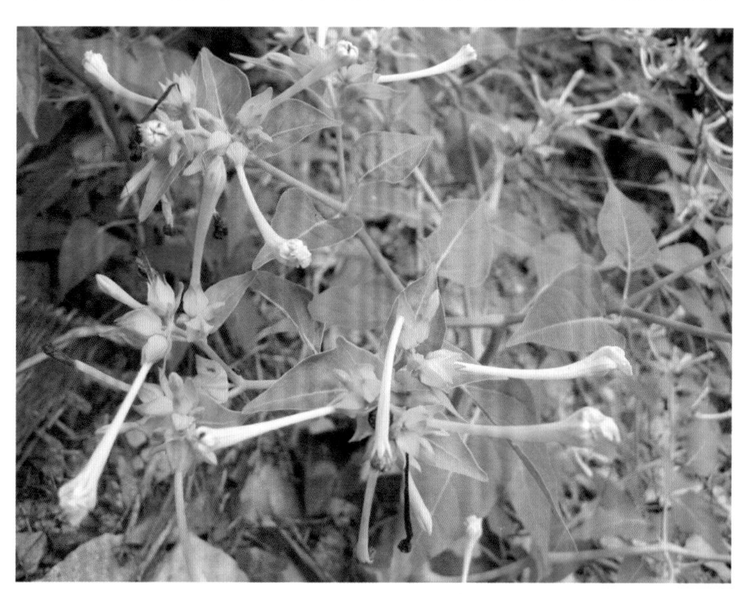

全国各省区都有栽培，又作观赏植物。

【功效应用】 根及全草：清热利湿，活血调经，解毒消肿。根（药名紫茉莉）用于扁桃体炎、月经不调、白带、子宫颈糜烂、前列腺炎、泌尿系感染、风湿关节酸痛。根、全草外用治乳腺炎、跌打损伤、痈疖疔疮、湿疹。根用量 15 ～ 30g；外用适量，鲜品捣敷。茎叶外用适量，鲜品捣敷或取汁外搽。

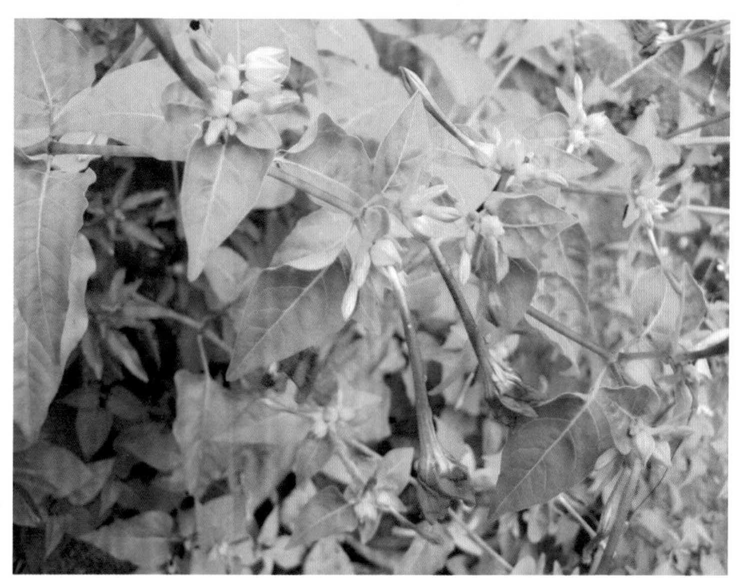

【化学成分】 根含三萜、鱼藤酮、甾体等成分；根、叶含甾醇等成分。

114 商陆（*Phytolacca acinosa*）

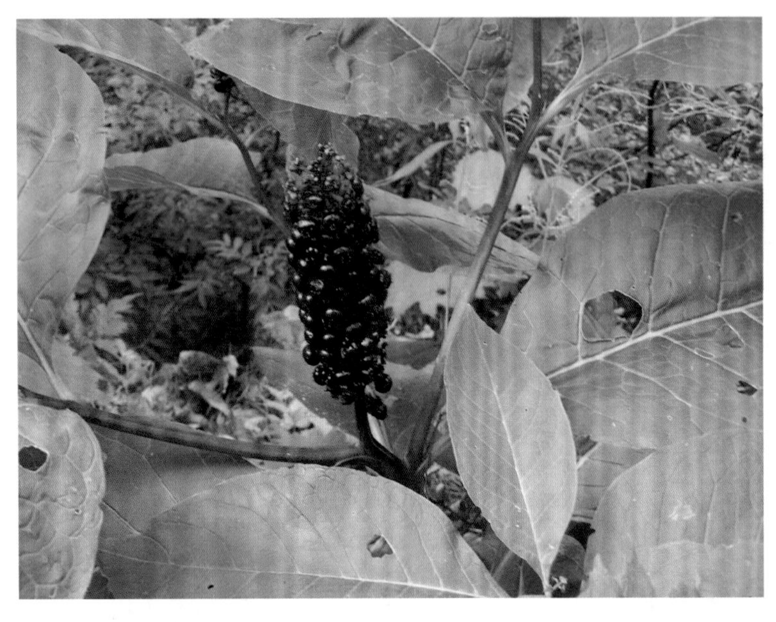

商陆科植物商陆 *Phytolacca acinosa* Roxb.。

【形态与分布】 多年生草本。根肥大，肉质，圆锥形。茎直立，高 0.8 ～ 1.5m，绿色或带紫红色。叶互生；叶柄长 1.5 ～ 3cm；叶片椭圆形至长椭圆形，长 10 ～ 30cm，宽 5 ～ 15cm，顶端急尖，基部楔形，两面均无毛。总状花序顶生或与叶对生，直立，通常比叶为短；苞片线状，膜质；花两性，小形；花被片 5，白色，淡黄绿色或带粉红色，椭圆形至长圆形，长 3 ～ 4mm；雄蕊 8 ～ 10，罕 10 枚以上；心皮 5 ～ 8（10），分离，但紧贴；花柱短，顶端下弯。果实为肉质浆果，由 5 ～ 8（10）个分果组成，扁球形，直径 7 ～ 8mm，熟时紫黑色。种子肾形，黑褐色。花期 4 ～ 7 月，果期 7 ～ 10 月。

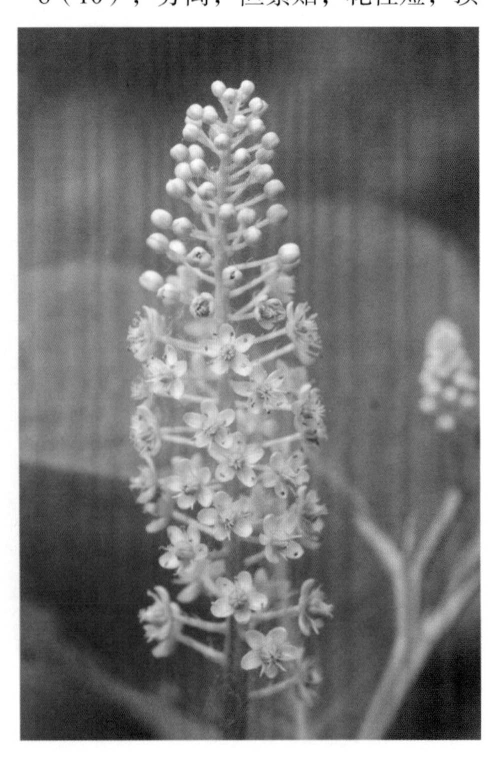

生于海拔 500 ～ 3400m 的山沟边、林下及林缘路边湿润的土壤中，栽培或半野生。全国大部分省区有分布。

【功效应用】 根（药名商陆）：逐水消肿，通利二便，解毒。有毒。用于水肿胀满、二便不通；外治痈肿疮毒。用量 3 ～ 9g，孕妇及体弱者禁服；外用适量，煎水熏洗。

【化学成分】 根含皂苷、生物碱、多糖等成分。

【附注】 本种与同属植物垂序商陆 *Phytolacca americana* L. 的干燥根为中药“商陆”。收载于《中国药典》。

115 垂序商陆（*Phytolacca americana*）

商陆科植物垂序商陆（美洲商陆）*Phytolacca americana* L.。

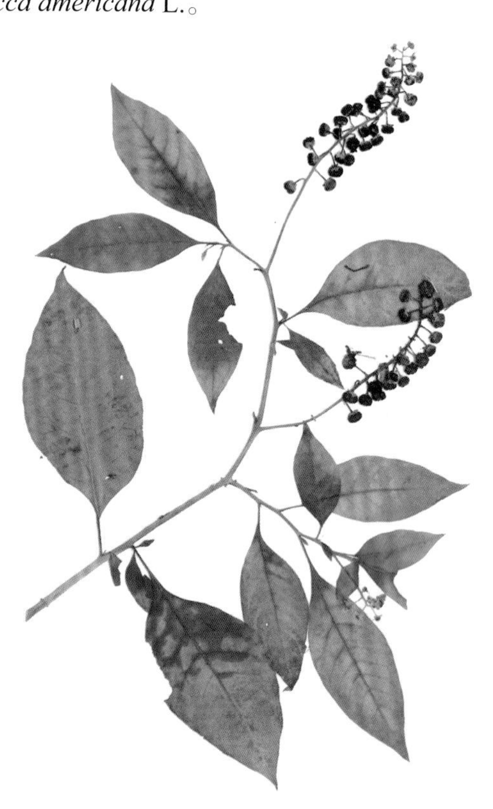

【形态与分布】 多年生草本，高达 1.5m，全体光滑无毛。根粗壮，圆锥形，肉质，外皮淡黄色，有横长皮孔，主根断面有 3 ～ 10 层同心性环层。茎绿色或紫红色，多分枝。单叶互生，具柄，柄的基部稍扁宽；叶片卵状椭圆形、椭圆形或披针形，长 12 ～ 20cm，宽 5 ～ 10cm，先端短尖，基部楔形，全缘。总状花序下垂，生于枝端或侧出于茎上，长 10 ～ 15cm；花白色，微带红晕；雄蕊、心皮及花柱通常都是 10。浆果扁圆形，通常由 10 分果组成，有宿萼，熟时呈紫黑色。

生于路旁疏林下。大部分省区有分布。

【功效应用】 根（药名商陆）：逐水消肿，通利二便，解毒。有毒。用于水肿胀满、二便不通；外治痈肿疮毒。用量 3 ～ 9g，孕妇及体弱者禁服；外用适量，煎水熏洗。

【化学成分】 根含皂苷、生物碱、多糖等成分。

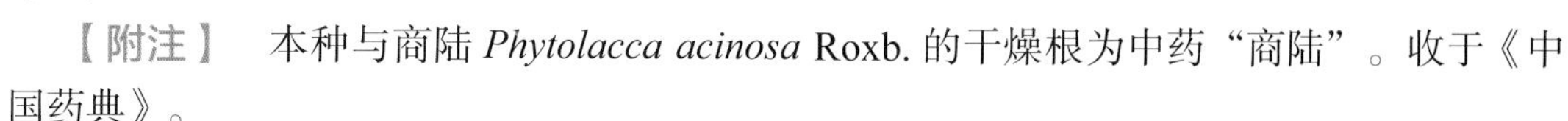

【附注】 本种与商陆 *Phytolacca acinosa* Roxb. 的干燥根为中药“商陆”。收于《中国药典》。

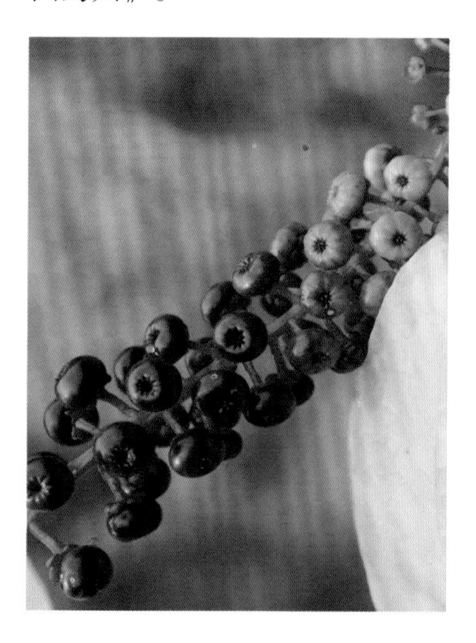

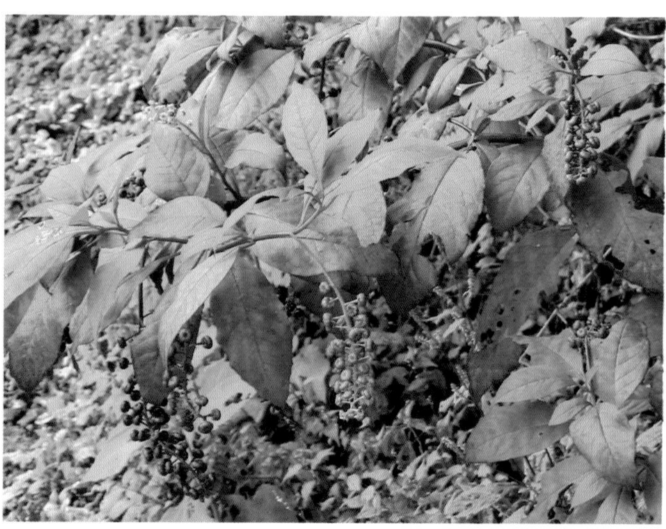

116 马齿苋（*Portulaca oleracea*）

马齿苋科植物马齿苋 *Portulaca oleracea* L.。

【形态与分布】 一年生肉质草本，全株光滑无毛。茎平卧或向上斜生，伏地铺散，基部多分枝，圆柱形，长 10 ～ 40cm，淡绿色或带暗红色。叶对生，肥厚，楔状矩圆形或倒卵形，似马齿状，长 10 ～ 30mm，宽 5 ～ 15mm，先端钝圆，基部宽楔形；叶柄很短。花小，单生或 3 ～ 5 朵簇生于枝顶端，直径 3 ～ 5mm，无梗；苞片 2 ～ 6，膜质；萼片 2，对生；花瓣 5，黄色，倒卵状长圆形，顶端稍微凹陷，较萼片为长；雄蕊 7 ～ 12，基部合生；子房半下位，1 室，柱头 4 ～ 6 裂。蒴果卵圆形或圆锥形，盖裂；种子多数，肾状卵形，直径不及 1mm，黑色，有小疣状突起。花期 5 ～ 8 月，果期 6 ～ 9 月。

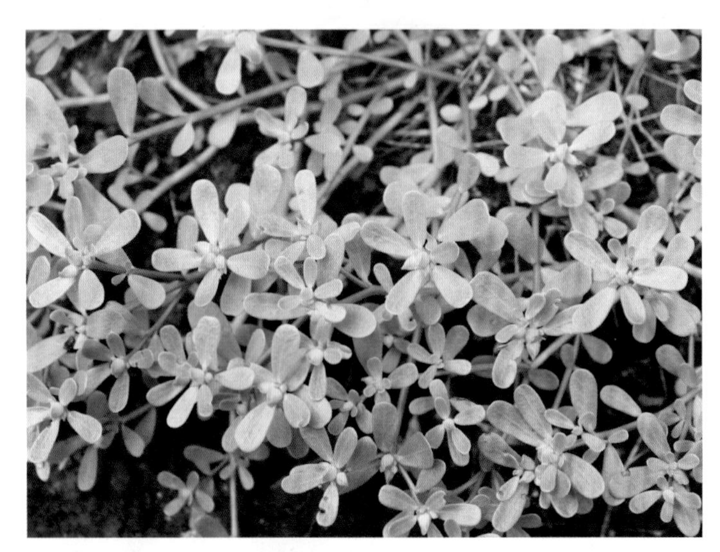

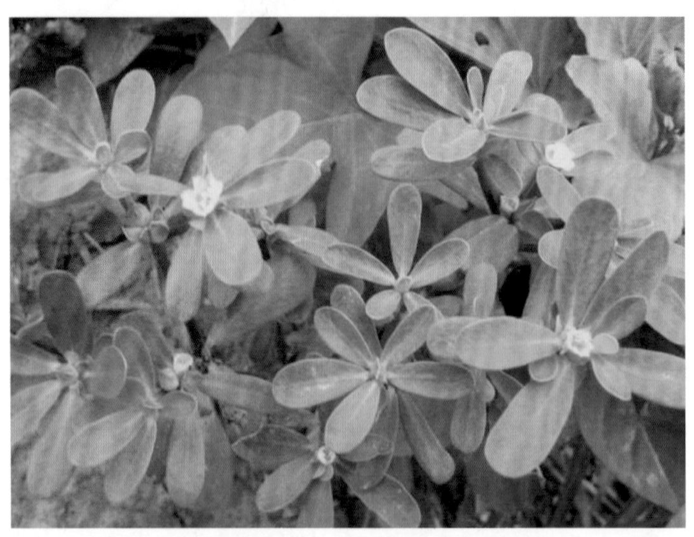

生于菜园、农田、路旁，为田间常见杂草。分布于我国南北各地。

【功效应用】 地上部分（药名马齿苋）：清热解毒，凉血止血，止痢。用于热毒血痢、痈肿疔疮、湿疹、丹毒、蛇虫咬伤、便血、痔血、崩漏下血。用量 9 ～ 15g；外用适量，捣敷患处。

【化学成分】 含生物碱、甾体、黄酮、酚酸、萜类等成分。

【附注】 干燥地上部分为较常用中药“马齿苋”，收载于《中国药典》。鲜品又作蔬菜。

117 土人参（*Talinum paniculatum*）

马齿苋科植物土人参 *Talinum paniculatum*（Jacq.）Gaertn.。

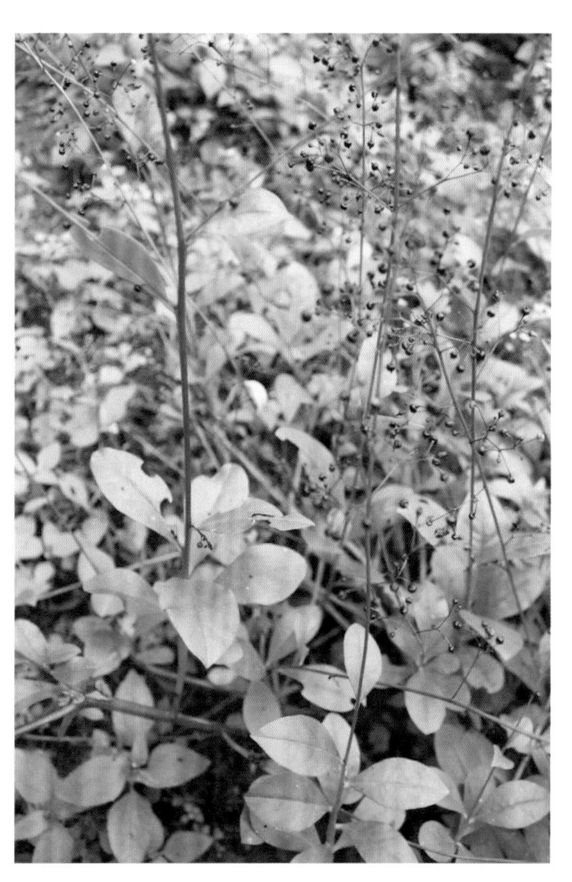

【形态与分布】 一年生或多年生草本，全株无毛，高 30 ～ 100cm。主根粗壮，圆锥形，有少数分枝，皮黑褐色，断面乳白色。茎直立，肉质，基部近木质，多少分枝，圆柱形，有时具槽。叶互生或近对生，具短柄或近无柄，叶片稍肉质，倒卵形或倒卵状长椭圆形，长 5 ～ 10cm，宽 2.5 ～ 5cm，顶端急尖，有时微凹，具短尖头，基部狭楔形，全缘。圆锥花序顶生或腋生，较大形，常二叉状分枝，具长花序梗；花小，直径约 6mm；总苞片绿色或近红色，圆形，顶端圆钝，长 3 ～ 4mm；苞片 2，膜质，披针形，顶端急尖，长约 1mm；花梗长 5 ～ 10mm；萼片卵形，紫红色，早落；花瓣粉红色或淡紫红色，长椭圆形、倒卵形或椭圆形，长 6 ～ 12mm，顶端圆钝，稀微凹；雄蕊（10）15 ～ 20，比花瓣短；子房卵球形，长约 2mm。蒴果近球形，直径约 4mm，3 瓣裂；种子多数，扁圆形，直径约 1mm，黑褐色或黑色，有光泽。花期 6 ～ 8 月，果期 9 ～ 11 月。

生于阴湿地。我国河南以南各地有栽培，或逸为野生。

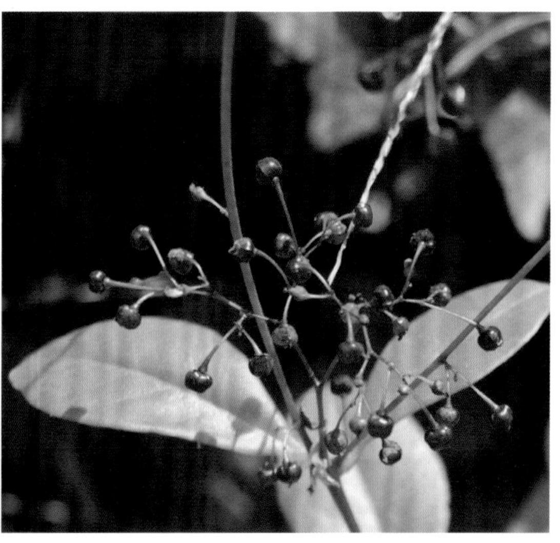

【功效应用】 根（药名土人参）：润肺，止咳，调经。用于泄泻、肺痨咳血、眩晕、潮热、盗汗、自汗、月经不调、带下。用量 30 ～ 60g；外用适量。

【化学成分】 根含多糖、黄酮、甾体、皂苷等成分。

118 落葵薯（*Anredera cordifolia*）

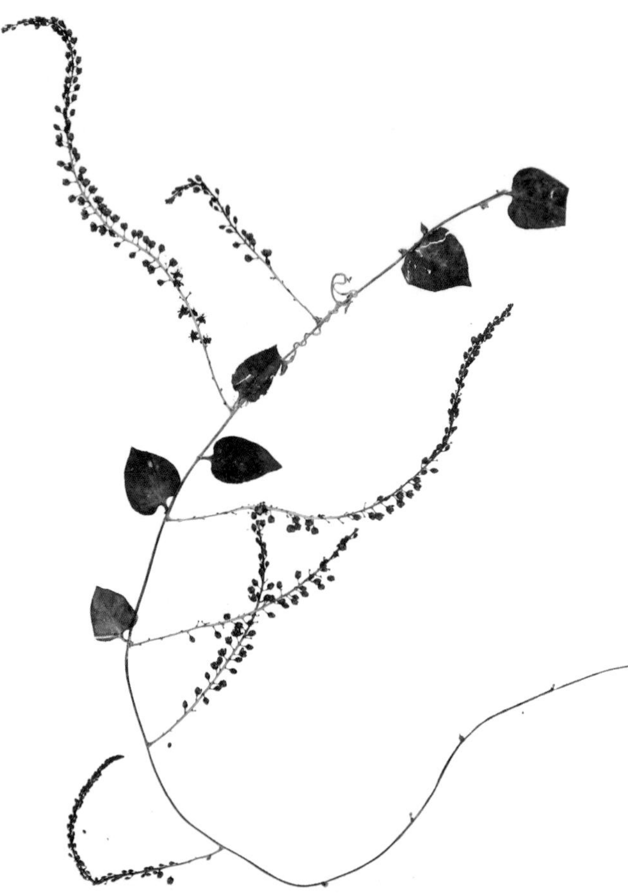

落葵科植物落葵薯 *Anredera cordifolia*（Tenore）Steen.。

【形态与分布】 缠绕藤本，长可达数米。根茎粗壮。叶具短柄，叶片卵形至近圆形，长 2 ～ 6cm，宽 1.5 ～ 5.5cm，顶端急尖，基部圆形或心形，稍肉质，腋生珠芽。总状花序具多花，花序轴纤细，下垂，长 7 ～ 25cm；苞片狭，不超过花梗长度，宿存；花梗长 2 ～ 3mm，花托顶端杯状，花常由此脱落；下面 1 对小苞片宿存，宽三角形，急尖，透明，上面 1 对小苞片淡绿色，比花被短，宽椭圆形至近圆形；花直径约 5mm；花被片白色，渐变黑，卵形、长圆形至椭圆形，顶端钝圆，长约 3mm，宽约 2mm；雄蕊白色，开花时花丝伸出花外；花柱分裂成 3 个柱头臂，每臂具 1 棍棒状或宽椭圆形柱头。果实未见。花期 6 ～ 10 月。

湖北、江苏、浙江、福建、广东、四川、云南及北京等省市有栽培，用珠芽进行繁殖。

【功效应用】 瘤块状珠芽或块根（药名藤三七）：活血散瘀，消肿，补肾强腰。用于腰膝痹痛、病后体弱、跌打损伤、骨折。

【化学成分】 地上部分含三萜等成分。

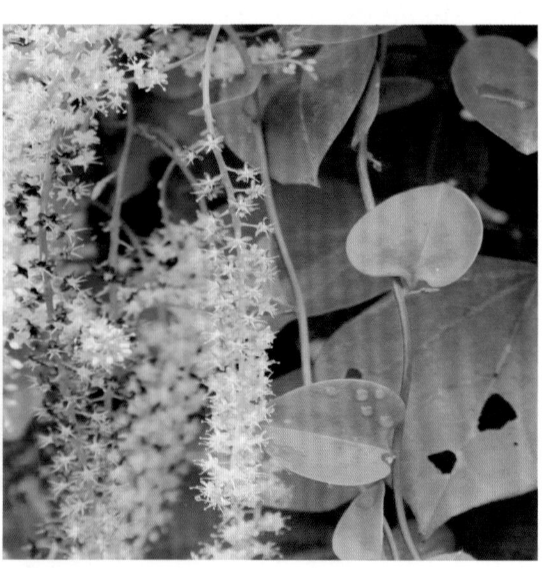

119 落葵（*Basella alba*）

落葵科植物落葵 *Basella alba* L.（*Basella rubra* L.）。

【形态与分布】 一年生缠绕草本。茎长达 3 ～ 4m，有分枝，肉质，光滑无毛。绿色或带淡紫色。叶互生，卵形或近圆形，长 3 ～ 12cm，宽 2 ～ 11cm，先端急尖，基部微心形或圆形，下延成柄，全缘，背面叶脉微凸起；叶柄长 1 ～ 3cm，上有凹槽。穗状花序腋生，长 5 ～ 20cm；小苞片 2，萼状，矩圆形，长约 5mm，宿存；花被片 5，淡紫色或淡红色，卵状长圆形，全缘，顶端钝圆，内褶，下部白色，连合成管；雄蕊 5，生于花被筒口，花丝短，基部扁宽，白色，花药淡黄色；花柱 3。果实卵形或球形，长 5 ～ 6mm，红色至深红色或黑色，多汁液，外包宿存肉质小苞片和花被片。花期 5 ～ 9 月，果期 7 ～ 10 月。

我国南北各地多有种植，南方有逸为野生的。

【功效应用】 全草（药名落葵）：滑肠通便，清热利湿，凉血解毒，活血。用于大便秘结、小便短涩、痢疾、热毒疮疡、跌打损伤。用量 10 ～ 15g；外用适量。

【化学成分】 含多糖、黄酮等成分。

【附注】 本种又常栽培作蔬菜及观赏用。

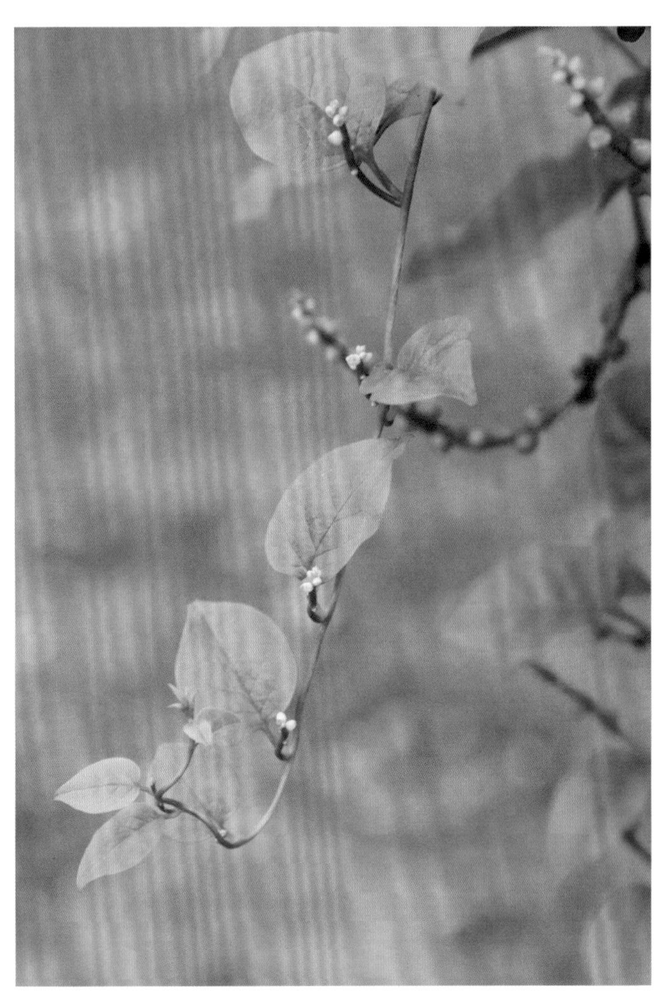

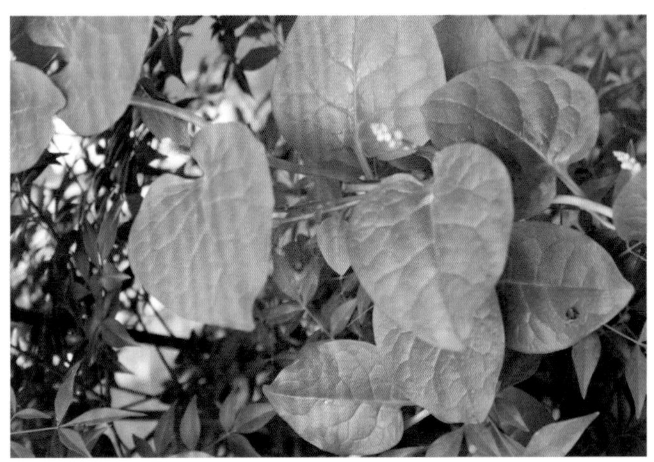

120 石竹（*Dianthus chinensis*）

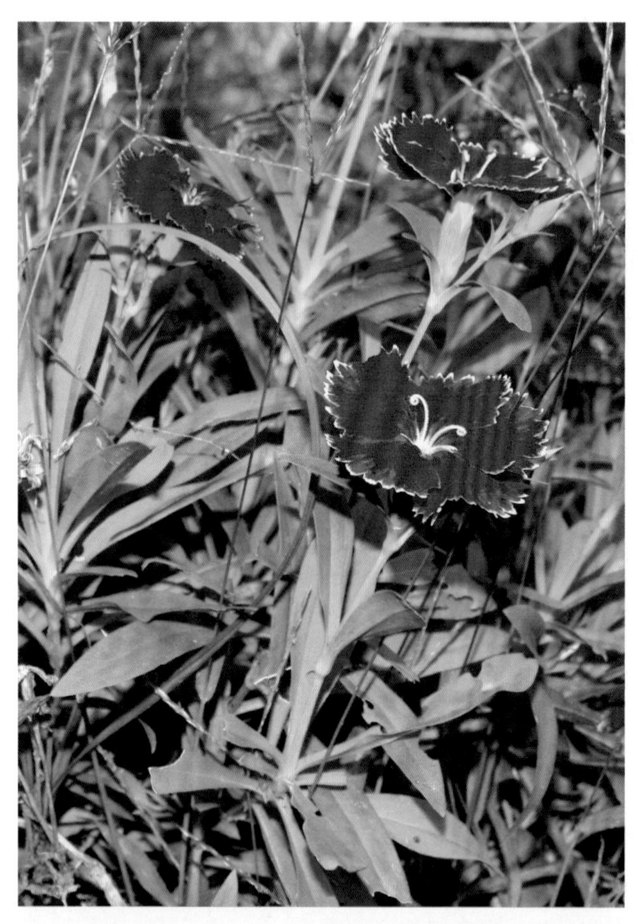

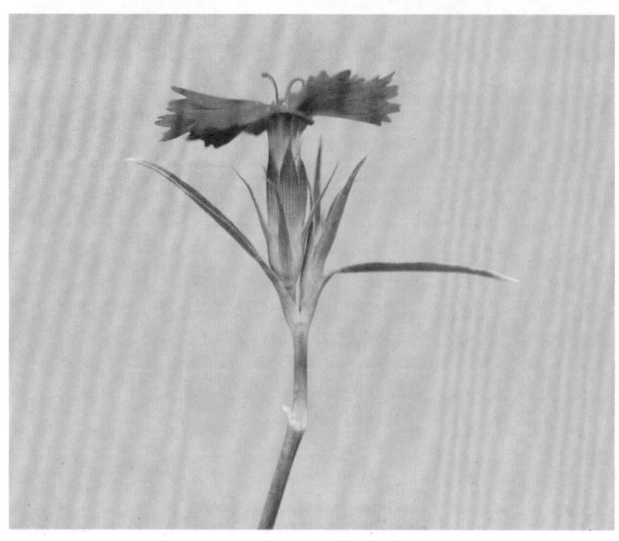

石竹科植物石竹 *Dianthus chinensis* L.。

【形态与分布】 多年生草本，高 30 ～ 50cm，全株无毛，带粉绿色。茎由根颈生出，疏丛生，直立，上部分枝。叶片线状披针形，长 3 ～ 5cm，宽 2 ～ 4mm，顶端渐尖，基部稍狭，全缘或有细小齿，中脉较显。花单生枝端或数花集成聚伞花序；花梗长 1 ～ 3cm；苞片 4，卵形，顶端长渐尖，长达花萼 1/2 以上，边缘膜质，有缘毛；花萼圆筒形，长 15 ～ 25mm，直径 4 ～ 5mm，有纵条纹，萼齿披针形，长约 5mm，直伸，顶端尖，有缘毛；花瓣长 16 ～ 18mm，瓣片倒卵状三角形，长 13 ～ 15mm，紫红色、粉红色、鲜红色或白色，顶缘不整齐齿裂，喉部有斑纹，疏生髯毛；雄蕊露出喉部外，花药蓝色；子房长圆形，花柱线形。蒴果圆筒形，包于宿存萼内，顶端 4 裂；种子黑色，扁圆形。花期 5 ～ 6 月，果期 7 ～ 9 月。

生于草原、山坡草地、路旁。我国南北地区均有分布。

【功效应用】 全草（药名石竹）：清热利尿，破血通经，散瘀消肿。用于尿路感染、热淋、尿血、妇女经闭、疮毒、湿疹、目赤障翳。用量 3 ～ 10g。

【化学成分】 含三萜、皂苷等成分。

121 瞿麦（*Dianthus superbus*）

石竹科植物瞿麦 *Dianthus superbus* L.。

【形态与分布】 多年生草本，高 50 ～ 60cm，有时更高。茎丛生，直立，无毛，上部分枝。叶条形至条状披针形，长 5 ～ 10cm，宽 3 ～ 5mm，顶端锐尖，中脉特显，基部合生成鞘状，全缘。花单生或成对生枝端，或数朵集生成稀疏叉状分歧的聚伞花序；萼筒长 2.5 ～ 3.5cm，粉绿色或常带淡紫红色晕，花萼下有宽卵形苞片 4 ～ 6 枚；花瓣 5，粉紫色，宽倒卵形，长 4 ～ 5cm，包于萼筒内，顶端深裂成细线条，基部成爪，爪长 1.5 ～ 3cm，有须毛；雄蕊 10；花柱 2，丝形。蒴果长筒形，和宿存萼等长，顶端 4 齿裂；种子扁卵圆形，长约 2mm，黑色，有光泽。花期 6 ～ 9 月，果期 8 ～ 10 月。

生于丘陵山地疏林下、林缘、草甸、沟谷溪边。分布于河南、湖北及四川、贵州等省和东北、华北、西北、华东地区。

【功效应用】 地上部分（药名瞿麦）：利尿通淋，破血通经。用于热淋、血淋、石淋、小便不通、淋沥涩痛、月经闭止。用量 9 ～ 15g，孕妇慎服。

【化学成分】 全草含甾体、环肽和黄酮等成分。

【附注】 本种的干燥全草为中药“瞿麦”，收载于《中国药典》。

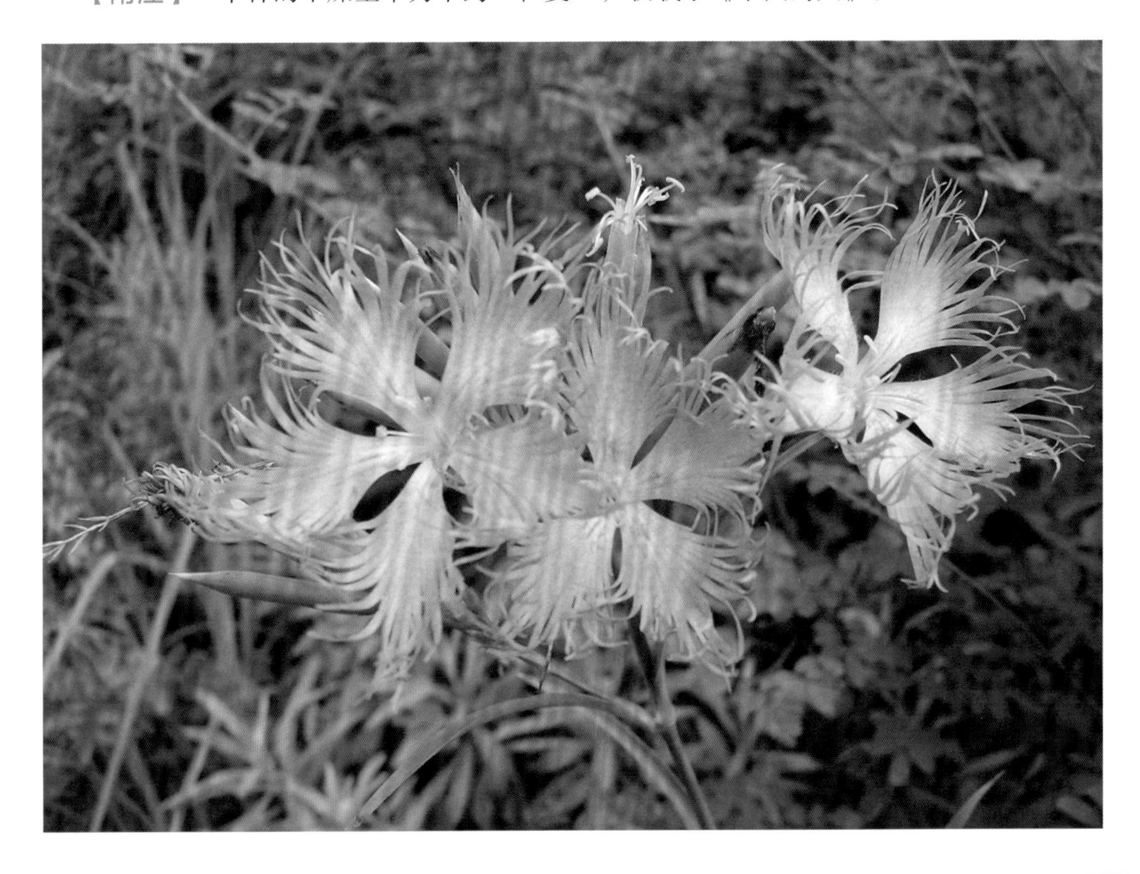

122 鹅肠菜（*Myosoton aquaticum*）

石竹科植物鹅肠菜 *Myosoton aquaticum*（L.）Moench［*Malachium aquaticum*（L.）Fries］。

【形态与分布】 二年生或多年生草本，具须根。茎上升，多分枝，长 50 ～ 80cm，上部被腺毛。叶片卵形或宽卵形，长 2.5 ～ 5.5cm，宽 1 ～ 3cm，顶端急尖，基部稍心形，有时边缘具毛；叶柄长 5 ～ 15mm，上部叶常无柄或具短柄，疏生柔毛。顶生二歧聚伞花序；苞片叶状，边缘具腺毛；花梗细，长 1 ～ 2cm，花后伸长并向下弯，密被腺毛；萼片卵状披针形或长卵形，长 4 ～ 5mm，果期长达 7mm，顶端较钝，边缘狭膜质，外面被腺柔毛，脉纹不明显；花瓣白色，2 深裂至基部，裂片线形或披针状线形，长 3 ～ 3.5mm，宽约 1mm；雄蕊 10，稍短于花瓣；子房长圆形，花柱短，线形。蒴果卵圆形，稍长于宿存萼；种子近肾形，直径约 1mm，稍扁，褐色，具小疣。花期 5 ～ 8 月，果期 6 ～ 9 月。

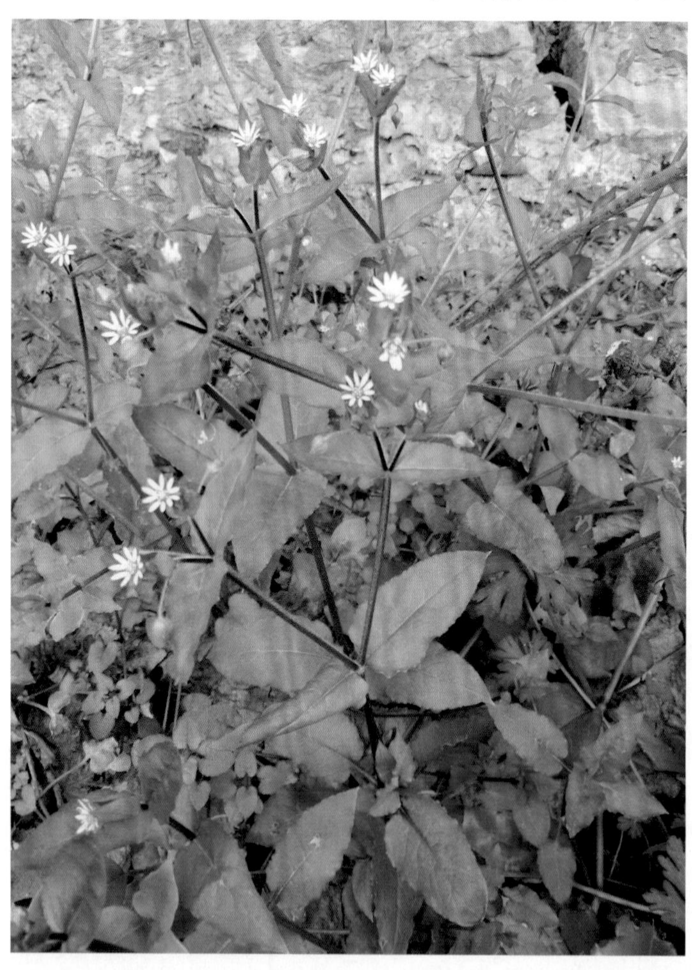

生于海拔 350 ～ 2700m 的河流两旁冲积沙地的低湿处或灌丛林缘和水沟旁。分布于我国南北各省区。

【功效应用】 全草：清热凉血，软坚散结，消肿止痛，消积通乳。用于小儿疳积、牙痛、痢疾、痔疮肿痛、小便不利、尿路感染、急慢性阑尾炎、乳腺炎、乳汁不通。用量 15 ～ 30g。

【化学成分】 含甾醇、酚酸和胆碱等成分。

123 孩儿参（*Pseudostellaria heterophylla*）

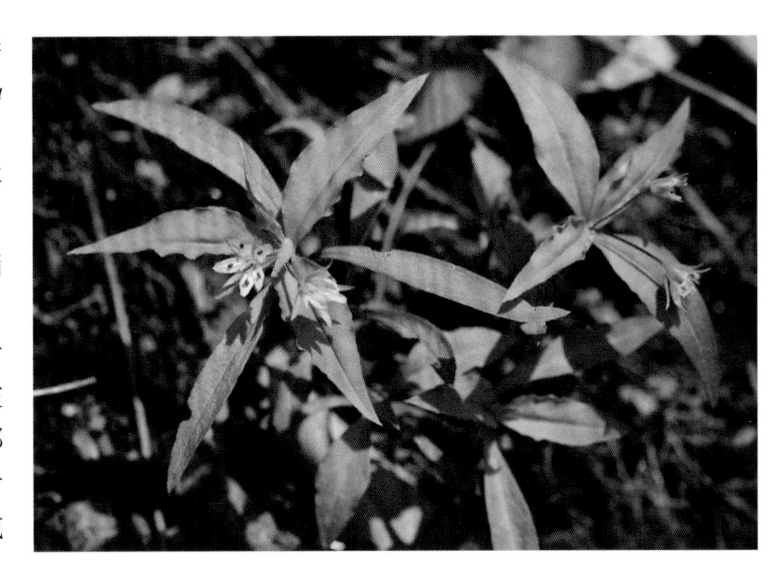

石竹科植物孩儿参 *Pseudostellaria heterophylla*（Miq.）Pax。

【形态与分布】 多年生草本，高 15 ～ 20cm。块根长纺锤形，白色，稍带灰黄。茎直立，单生，被 2 列短毛。茎下部叶常 1 ～ 2 对，叶片倒披针形，顶端钝尖，基部渐狭呈长柄状，上部叶 2 ～ 3 对，叶片宽卵形或菱状卵形，长 3 ～ 6cm，宽 2 ～ 17（20）mm，顶端渐尖，基部渐狭，上面无毛，下面沿脉疏生柔毛。开花受精花 1 ～ 3，腋生或呈聚伞花序；花梗长 1 ～ 2（4）cm，被短柔毛；萼片 5，狭披针形，长约 5mm，顶端渐尖，外面及边缘疏生柔毛；花瓣 5，白色，长圆形或倒卵形，长 7 ～ 8mm，顶端 2 浅裂；雄蕊 10，短于花瓣；子房卵形，花柱 3。闭花受精花具短梗；萼片疏生多细胞毛。蒴果宽卵形，含少数种子，顶端不裂或 3 瓣裂；种子褐色，扁圆形，长约 1.5mm，具疣状凸起。花期 4 ～ 7 月，果期 7 ～ 8 月。

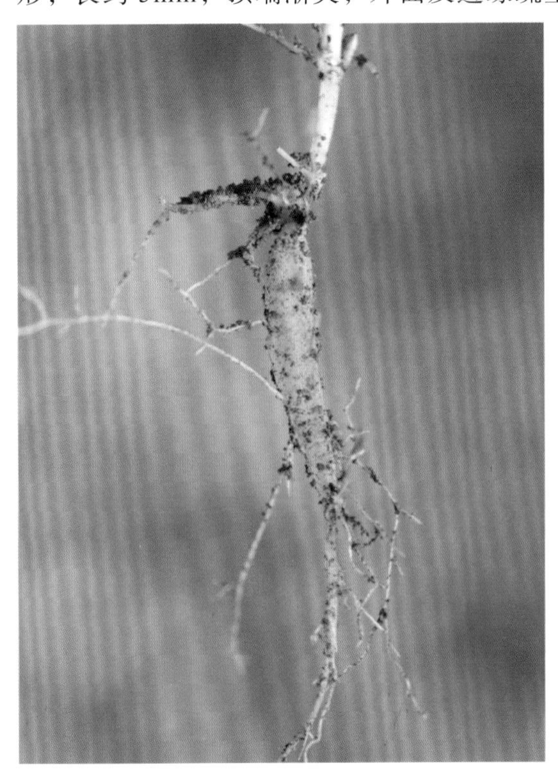

生于海拔 800 ～ 2700m 的山谷林下阴湿处。分布于华中及华北、华东地区和辽宁、陕西、四川等地。

【功效应用】 块根（药名太子参）：益气健脾，生津润肺。用于脾虚体倦、食欲不振、病后虚弱、气阴不足、自汗口渴、肺燥干咳。用量 9 ～ 30g。

【化学成分】 根部含氨基酸、糖类、磷脂、环肽、脂肪酸、挥发性等成分。

【附注】 本种干燥块根为常用中药“太子参”，收载于《中国药典》。

124 漆姑草（*Sagina japonica*）

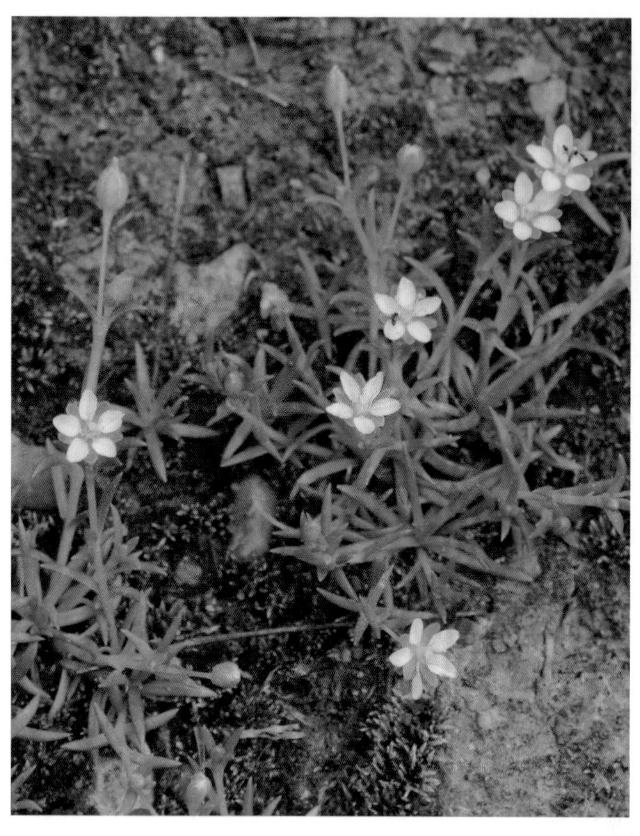

石竹科植物漆姑草 *Sagina japonica*（Sw.）Ohwi。

【形态与分布】 小草本，高5～20cm，上部被稀疏腺柔毛。茎丛生，柔弱，从基部多分枝，呈丛生状，高6～20cm。叶对生，叶片线形，长5～20mm，宽0.8～2mm，顶端尖锐或急尖，基部呈膜质短鞘状抱茎，无毛；无柄。花小型，单生枝端和腋生；花梗细，长1～3cm，被稀疏短柔毛；萼片5，卵状椭圆形，长约2mm，顶端尖或钝，外面疏生短腺柔毛，边缘膜质；花瓣5，狭卵形，稍短于萼片，白色，顶端圆钝，全缘；雄蕊5，短于花瓣；子房卵圆形，花柱5，线形。蒴果卵圆形，微长于宿存萼，5瓣裂；种子细，圆肾形，微扁，褐色，表面具尖瘤状凸起。花期3～5月，果期5～10月。

生于海拔600～1900m（4000m）的河岸沙质地、撂荒地或路旁草地。分布于华中以及东北、华北、西北（陕西、甘肃）、华东和西南地区。

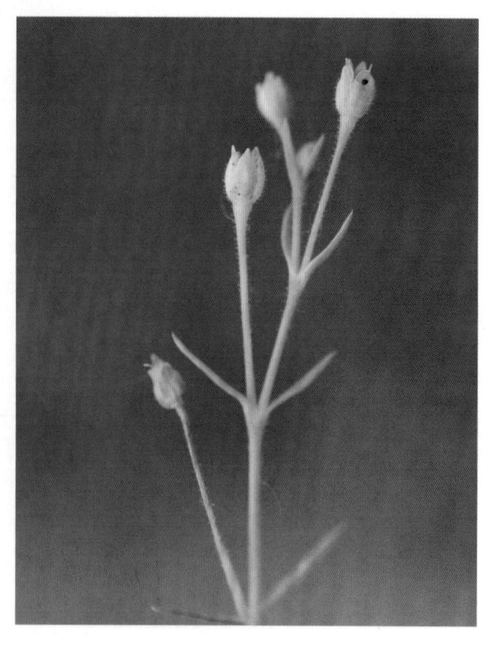

【功效应用】 全草（药名漆姑草）凉血解毒，杀虫止痒。用于漆疮、秃疮、湿疹、丹毒、瘰疬、无名肿毒、毒蛇咬伤、鼻渊、龋齿痛、跌打内伤。用量10～30g，水煎或研末，或鲜品绞汁服；外用适量，捣敷或绞汁涂。

【化学成分】 含挥发油、皂苷和黄酮等成分。

125 狗筋蔓（*Silene baccifera*）

石竹科植物狗筋蔓 *Silene baccifera*（L.）Roth（*Cucubalus baccifera* L.）。

【形态与分布】 多年生草本。茎铺散而渐向上，长可达1m，多分枝，疏生短柔毛，节明显膨大。叶对生，有短柄，叶片卵形至卵状披针形，长2～4cm，宽1～2cm，近茎基部的叶长3～5cm，宽2～2.5cm，先端渐尖，基部宽楔形，两面无毛或有稀疏细毛，常有缘毛。聚伞花序顶生呈圆锥状，少数花腋生小枝上，每枝常有1～3花；花微下垂花梗长3～13mm；花萼宽钟状，有10条肋棱，先端5裂；花瓣5，线状匙形，白色或淡黄色，长1～2cm，2裂；雄蕊10；子房1室，基部有假隔膜分为3室，各有多数胚珠；花柱3，丝形。果实球形，浆果状，成熟时黑色，有光泽；种子肾形，黑色。花期6～8月。果期9～11月。

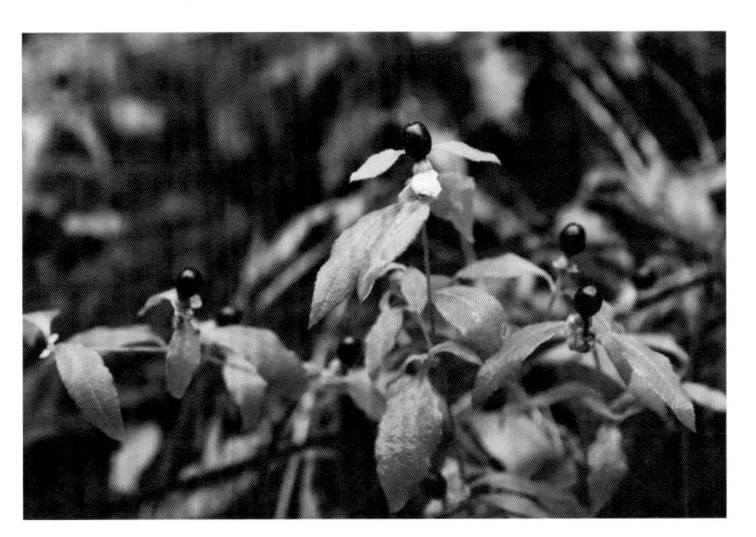

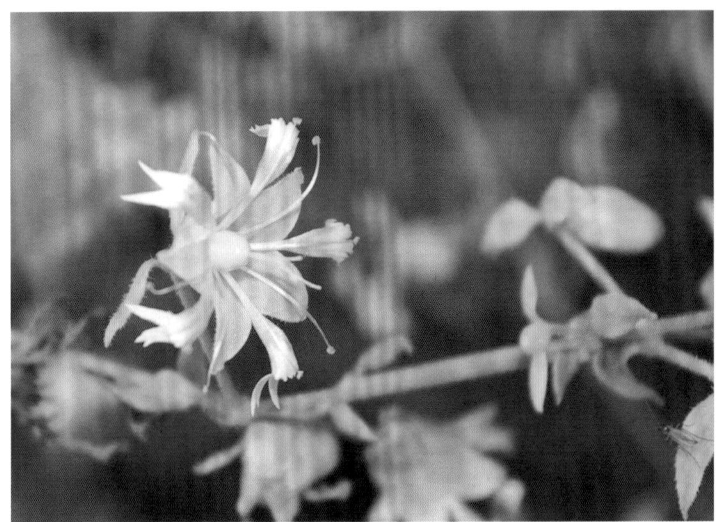

一般生于灌丛林缘或草地。我国自东北至四川、云南，以及西北地区广布。

【功效应用】 全草（药名狗筋蔓）：舒经活络，散瘀止痛，接骨生肌。用于跌打损伤、骨折、风湿劳伤疼痛、筋骨痉挛、膝关节肿痛、月经不调、瘰疬、痈疽。用量10～15g；或泡酒服；外用适量，煎水熏洗，或鲜品捣敷。

【化学成分】 含黄酮等成分。

126 繁缕（*Stellaria media*）

石竹科植物繁缕 *Stellaria media*（L.）Cyr.。

【形态与分布】 一年生或二年生草本，高 10 ～ 30cm。茎俯仰或上升，基部多少分枝，常带淡紫红色，被 1（2）列毛。叶片宽卵形或卵形，长 1.5 ～ 2.5cm，宽 1 ～ 1.5cm，顶端渐尖或急尖，基部渐狭或近心形，全缘；基生叶具长柄，上部叶常无柄或具短柄。疏聚伞花序顶生；花梗细弱，具 1 列短毛，花后伸长，下垂，长 7 ～ 14mm；萼片 5，卵状披针形，长约 4mm，顶端稍钝或近圆形，边缘宽膜质，外面被短腺毛；花瓣白色，长椭圆形，比萼片短，深 2 裂达基部，裂片近线形；雄蕊 3 ～ 5，短于花瓣；花柱 3，线形。蒴果卵形，稍长于宿存萼，顶端 6 裂，具多数种子；种子卵圆形至近圆形，稍扁，红褐色，直径 1 ～ 1.2mm，表面具半球形瘤状凸起，脊较显著。花期 6 ～ 7 月，果期 7 ～ 8 月。

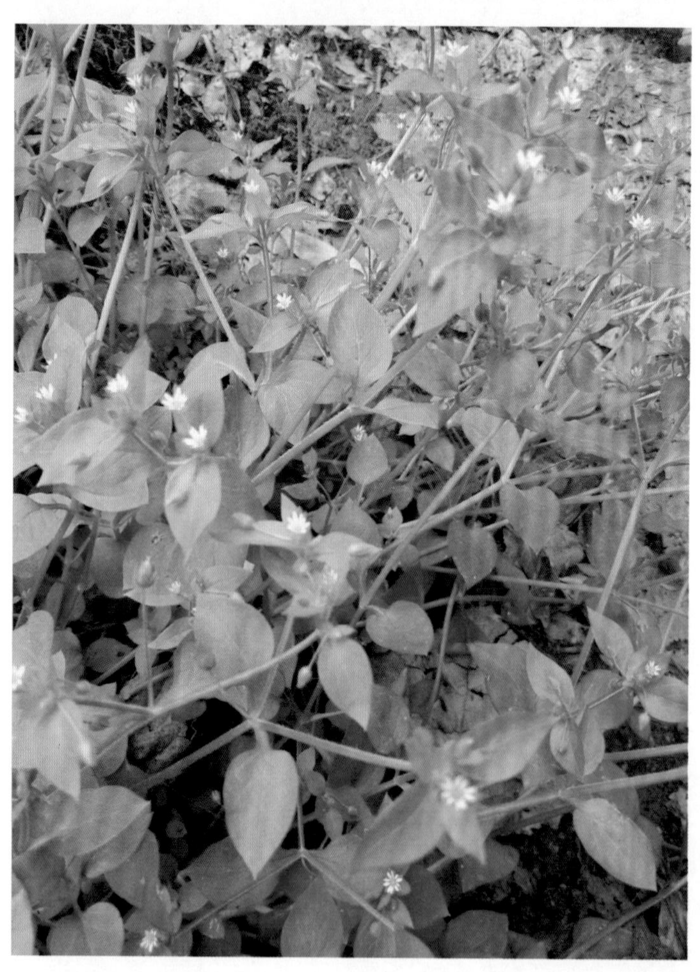

为常见田间杂草。分布于我国除黑龙江、新疆以外的各省区。

【功效应用】 全草：清热解毒，凉血消痈，活血止痛。用于痢疾、肠痈、肺痈、乳痈、疔疮肿毒、痔疮肿痛、出血、跌打损伤、产后瘀滞腹痛。用量 15 ～ 30g；或鲜品 30 ～ 60g，捣汁服；外用适量，捣敷。

【化学成分】 含皂苷、黄酮、酚酸等成分。

127 麦蓝菜（*Vaccaria hispanica*）

石竹科植物麦蓝菜 *Vaccaria hispanica*（Miller）Rauschert［*Vaccaria segetalis*（Neck.）Garcke］。

【形态与分布】 一年生或二年生草本，高 30 ～ 70cm。全株无毛，微被白粉，呈灰绿色。茎单生，上部分枝。叶片卵状披针形或披针形，长 3 ～ 9cm，宽 1.5 ～ 4cm，基部圆形或近心形，微抱茎，顶端急尖，具 3 基出脉。伞房花序稀疏；花梗细，长 1 ～ 4cm；苞片披针形，着生花梗中上部；花萼卵状圆锥形，长 10 ～ 15mm，宽 5 ～ 9mm，后期微膨大呈球形，棱绿色，棱间绿白色，近膜质，萼齿小，三角形，顶端急尖，边缘膜质；雌雄蕊柄极短；花瓣淡红色，长 14 ～ 17mm，宽 2 ～ 3mm，爪狭楔形，淡绿色，瓣片狭倒卵形，斜展或平展，微凹缺，有时具不明显的缺刻；雄蕊内藏；花柱线形，微外露。蒴果宽卵形或近圆球形，长 8 ～ 10mm；种子近圆球形，直径约 2mm，红褐色至黑色。花期 5 ～ 7 月，果期 6 ～ 8 月。

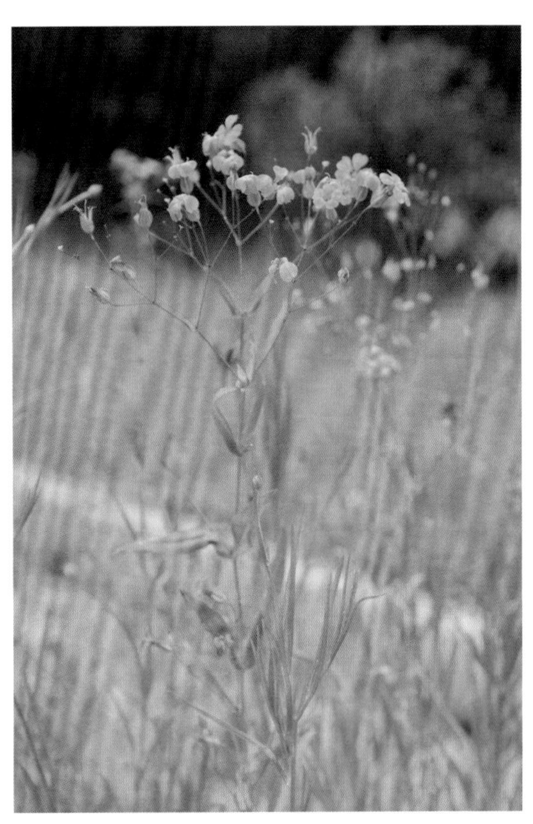

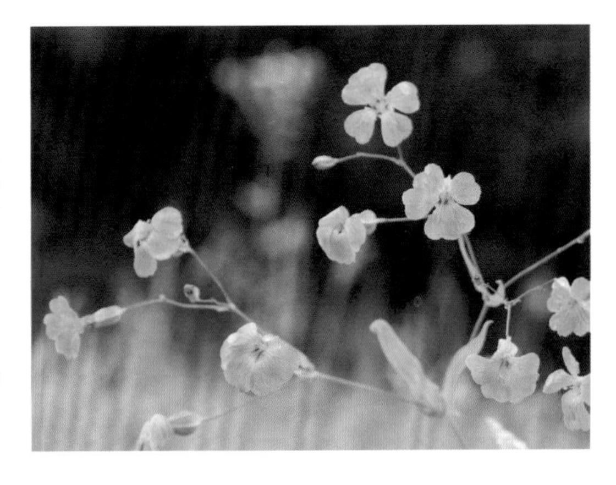

生于山地、路旁、田埂边和丘陵地带，尤以麦田中生长最多。分布于除华南以外的我国大部分地区。

【功效应用】 种子（药名王不留行）：活血通经，下乳消肿，利尿通淋。用于经闭、痛经、乳汁不下、乳痈肿痛、淋证涩痛。用量 5 ～ 10g，孕妇慎用。

【化学成分】 含三萜皂苷、黄酮苷、环肽等成分。

【附注】 本种的干燥成熟种子为中药“王不留行”，收载于《中国药典》。

128 芡（*Euryale ferox*）

睡莲科植物芡 *Euryale ferox* Salisb. ex Konig et Sims。

【形态与分布】 一年生大型水生草本。沉水叶箭形或椭圆肾形，长4～10cm，两面无刺；叶柄无刺；浮水叶革质，椭圆肾形至圆形，直径10～130cm，盾状，有或无弯缺，全缘，下面带紫色，有短柔毛，两面在叶脉分枝处有锐刺；叶柄及花梗粗壮，长可达25cm，皆有硬刺。花长约5cm；萼片披针形，长1～2cm，内面紫色，外面密生稍弯硬刺；花瓣矩圆披针形或披针形，紫红色，成数轮排列，向内渐变成雄蕊；无花柱，柱头红色，成凹入的柱头盘。浆果球形，直径3～5cm，污紫红色，外面密生硬刺；种子球形，直径1cm，黑色。花期6～8月，果期7～9月。

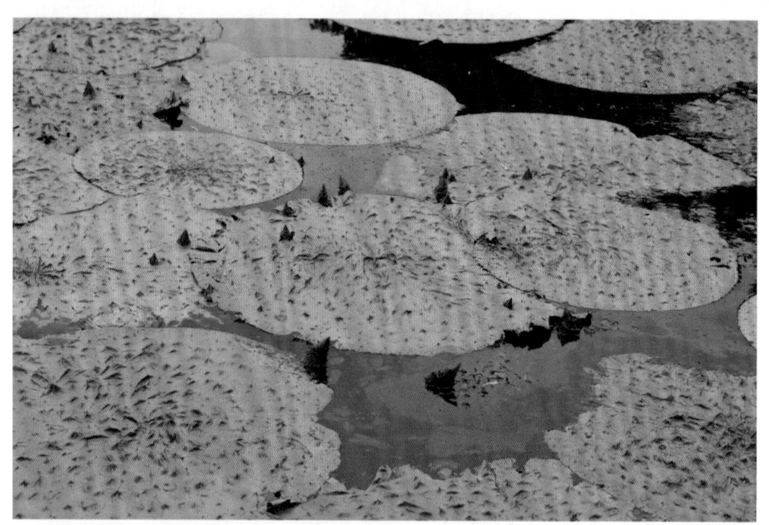

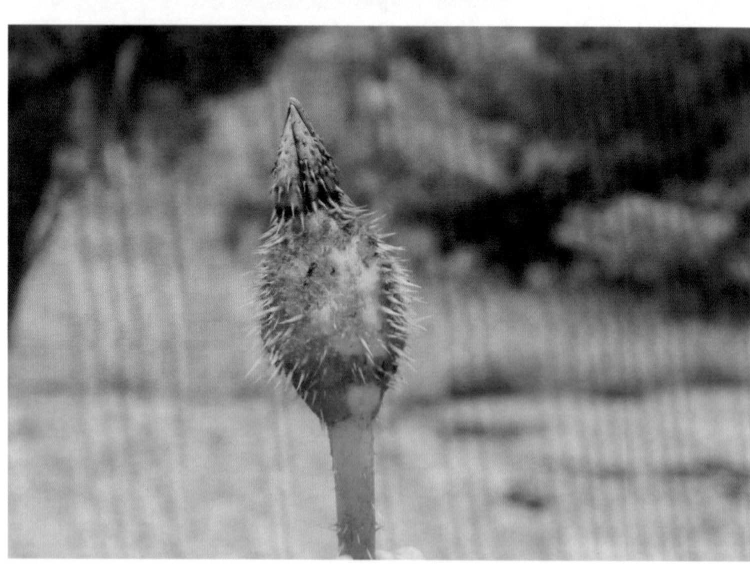

生于池塘、湖沼中。分布于我国南北各省区。

【功效应用】 成熟种仁（药名芡实）：固肾固精，补脾止泻，除湿止带。用于遗精滑精、遗尿尿频、脾虚久泻、白浊、带下。用量9～15g。

【化学成分】 种子含淀粉、蛋白质、脂肪、维生素等成分。

【附注】 本种的干燥成熟种仁为中药“芡实”，收载于《中国药典》。

129 莲（*Nelumbo nucifera*）

睡莲科植物莲 *Nelumbo nucifera* Gaertn.。

【形态与分布】 多年生水生草本。根茎横生，肥厚，节间膨大，内有多数纵行通气孔道，节部缢缩。叶圆形，盾状，直径 25 ～ 90cm，全缘稍波状，上面光滑，具白粉，下面叶脉从中央射出，有叉状分枝；叶柄圆柱形，长 1 ～ 2m，中空，外面散生小刺。花梗和叶柄也散生小刺；花直径 10 ～ 20cm；花瓣粉红色或白色，矩圆状椭圆形至倒卵形，长 5 ～ 10cm，宽 3 ～ 5cm，由外向内渐小，有时变成雄蕊，先端圆钝或微尖；花丝细长，着生在花托之下；花托直径 5 ～ 10cm。坚果椭圆形或卵形，长 1.8 ～ 2.5cm，果皮坚硬，熟时黑褐色；种子卵形或椭圆形，长 1.2 ～ 1.7cm。花期 5 ～ 8 月，果期 8 ～ 10 月。

自生或栽培在池塘或水田内。产于我国南北各省。

【功效应用】 根茎节部（药名藕节）：止血，消瘀。用于吐血、衄血、尿血、崩漏。用量 9 ～ 15g。叶（药名荷叶）：清热解暑，升发清阳，凉血止血。用于暑热烦渴、暑湿泄泻、脾虚泄泻、血热吐衄、便血崩漏。用量 3 ～ 9g（鲜品 15 ～ 30g）。花托（药名莲房）：化瘀止血。用于崩漏、尿血、痔疮出血、产后瘀阻、恶露不尽。用量 5 ～ 10g。雄蕊（药名莲须）：固肾涩精。用于遗精滑精、带下、尿频。用量 3 ～ 6g。种子（药名莲子）：补脾止泻，益肾涩精，养心安神。用于脾虚泄泻、遗精、带下、心悸失眠。用量 6 ～ 15g。成熟种子中的干燥幼叶及胚根（药名莲子心）：清心安神，交通心肾，涩精止血。用于热入心包、神昏谵语、心肾不交、失眠遗精、血热吐血。用量 2 ～ 5g。

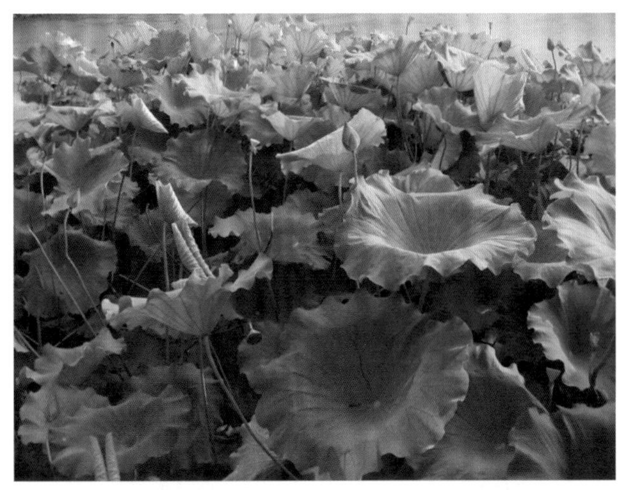

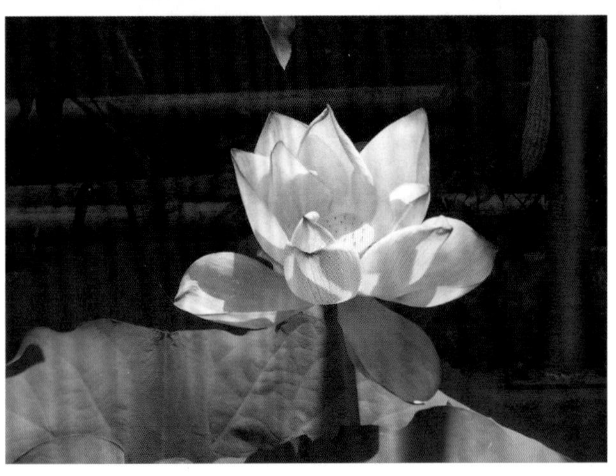

【化学成分】 含黄酮、多酚、生物碱、多糖、挥发油等成分。

【附注】 干燥的根茎节部、叶、花托、雄蕊、成熟种子、成熟种子中的干燥幼叶及胚根分别为中药“藕节”“荷叶”“莲房”“莲须”“莲子”“莲子心”，均收载于《中国药典》。

130 睡莲（*Nymphaea tetragona*）

睡莲科植物睡莲 *Nymphaea tetragona* Georgi。

【形态与分布】 多年生水生草本。根茎短粗。叶漂浮水面，心状卵形或卵状椭圆形，长 5 ～ 12cm，宽 3.5 ～ 9cm，基部具深湾缺，约占叶片全长的 1/3，裂片急尖，稍开展或几重合，全缘，上面光亮，下面带红色或紫色，两面皆无毛；叶柄细长。花单生在花梗顶端，直径 3 ～ 5cm，漂浮于水面；萼片 4，革质，宽披针形或窄卵形，长 2 ～ 3.5cm，宿存；花瓣 8 ～ 15，白色，宽披针形、长圆形或倒卵形，长 2 ～ 2.5cm，内轮几乎不变形成雄蕊；雄蕊较花瓣短，花药条形，长 3 ～ 5mm；柱头具 5 ～ 8 辐射线；子房半下位，5 ～ 8 室，柱头 5 ～ 8，放射状排列。浆果球形，直径 2 ～ 2.5cm，为宿存萼片包裹；种子多数，椭圆形，长 2 ～ 3mm，黑色。花期 6 ～ 8 月，果期 8 ～ 10 月。

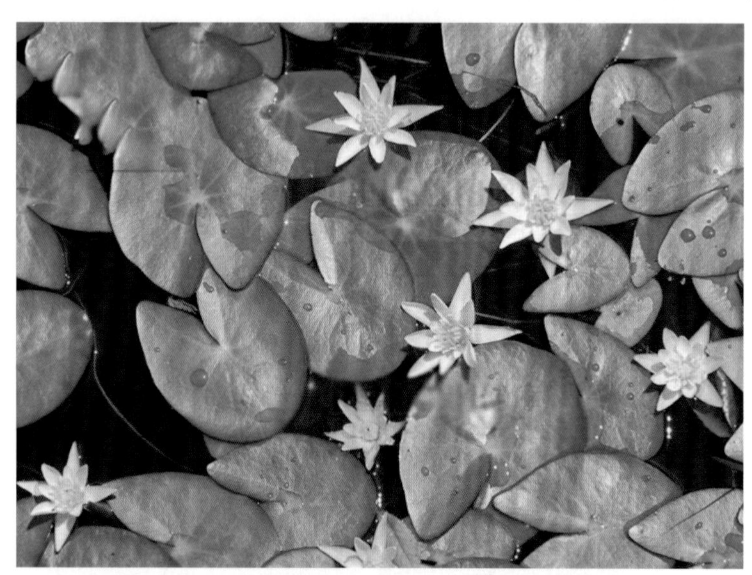

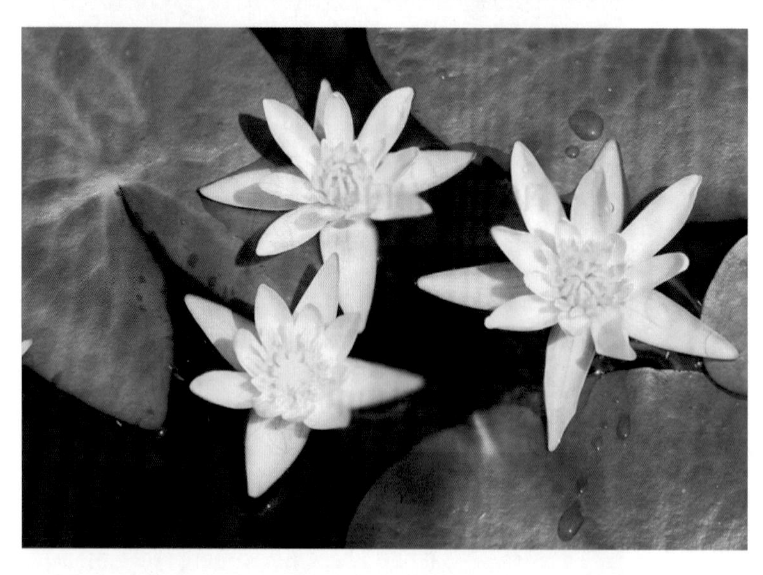

生于池沼中。广泛分布于我国各地。

【功效应用】 花（药名睡莲）：消暑，解酒，定惊。用于中暑、醉酒烦渴、小儿惊风。

【化学成分】 含生物碱、黄酮、酚酸等成分。

131 乌头（*Aconitum carmichaelii*）

毛茛科植物乌头 *Aconitum carmichaelii* Debx.。

【形态与分布】 草本。块根倒圆锥形，长 2 ～ 4cm，附侧生肥厚子根。茎高 60 ～ 200cm，中部之上疏被反曲的短柔毛。叶片五角形，长 6 ～ 11cm，宽 9 ～ 15cm，3 全裂，中央裂片宽菱形或菱形，急尖，近羽状分裂，小裂片三角形，侧生裂片斜扇形，不等 2 深裂，表面疏被短伏毛，背面常只沿脉疏被短柔毛。总状花序狭长，密生反曲的微柔毛；小苞片狭条形；萼片 5，蓝紫色，外面有微柔毛，上萼片高盔形，高 2 ～ 2.6cm，侧萼片长 1.5 ～ 2cm；花瓣 2，无毛，有长爪，距长 1 ～ 2.5mm；雄蕊多数；心皮 3 ～ 5，通常有微柔毛。蓇葖果长 1.5 ～ 1.8cm；种子有膜质翅。花期 9 ～ 10 月。

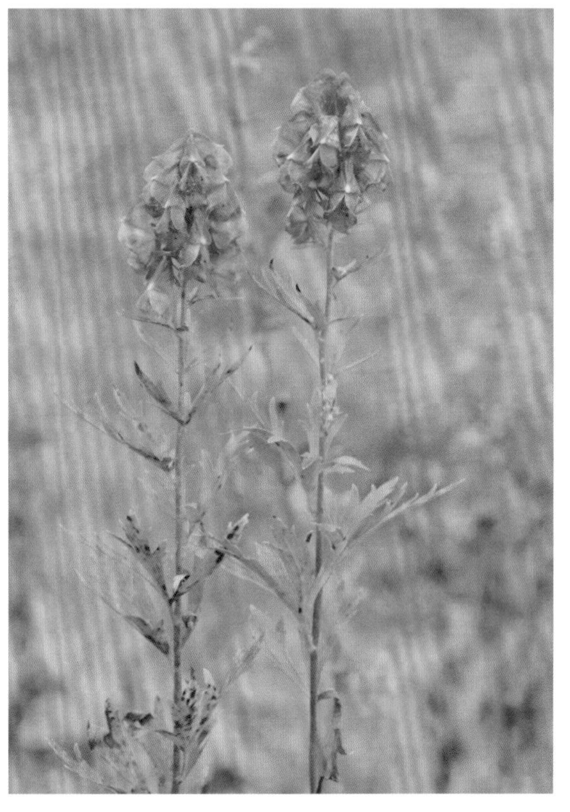

生于山地草坡或灌丛中。分布于长江中、下游各省，北达秦岭和山东东部，南达广西北部。

【功效应用】 块根（药名川乌）：祛风除湿，温经止痛。有大毒。用于风寒湿痹、关节疼痛、肢体麻木、半身不遂、头风头痛、心腹冷痛、寒疝痛、跌打瘀痛、阴疽肿痛，并可麻醉止痛。用量 1.5 ～ 3g；孕妇禁用。侧根加工品（药名附子）：回阳救逆，补火助阳，散寒止痛。有毒。用于亡阳虚脱、肢冷脉微、心阳不足、胸痹心痛、虚寒吐泻、脘腹冷痛、肾阳虚衰、阳痿宫冷、阴寒水肿、阳虚外感、寒湿痹痛、阴疽肿痛。用量 3 ～ 15g；孕妇慎用。

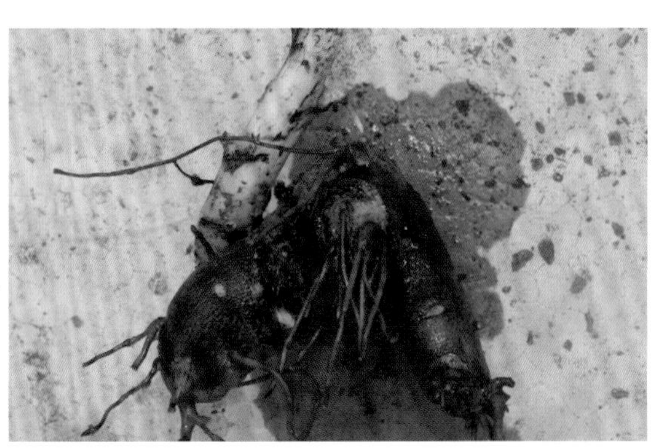

【化学成分】 块根主要含生物碱，还含黄酮、有机酸、木脂素、酰胺、酚类等成分。

【附注】 本种的干燥块根和侧根分别为中药“川乌”“附子”，收载于《中国药典》。皆有毒，内服须炮制。

132 瓜叶乌头（*Aconitum hemsleyanum*）

毛茛科植物瓜叶乌头 *Aconitum hemsleyanum* Pritz.。

【形态与分布】 草本。茎缠绕，分枝。茎中部叶的叶片轮廓五角形，长约 8.5cm，宽约 10cm，3 深裂，中央裂片梯状菱形，渐尖，3 浅裂，上部边缘具粗齿，侧生深裂片不等 2 浅裂。花序含 2 ～ 12 花，花梗长 2.2 ～ 6cm；小苞片条形；萼片 5，蓝紫色，上萼片高盔形，高 2 ～ 2.5cm，具短喙；花瓣 2，距长 2mm；雄蕊多数；心皮 5。蓇葖果长 1.2 ～ 1.5cm。花期 9 ～ 10 月。

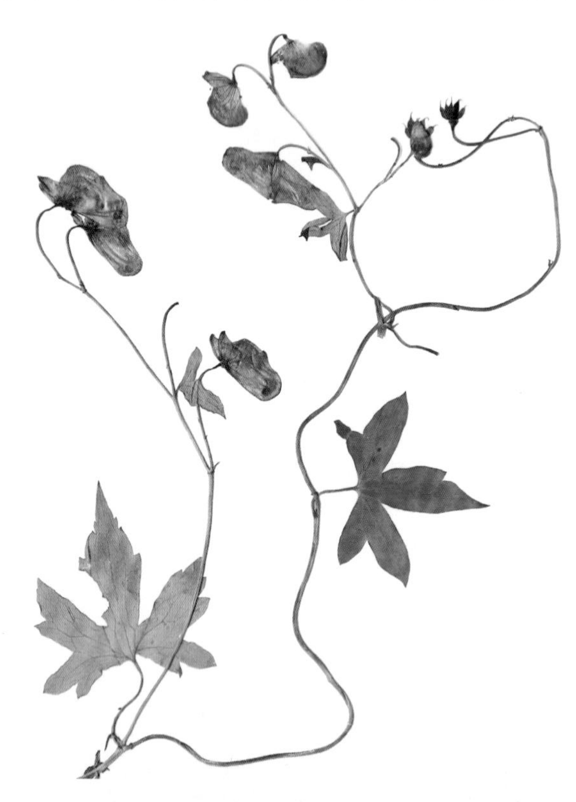

生于海拔 1300 ～ 2200m 的山地灌丛或林中。分布于河南、湖北及陕西南部、安徽、浙江、江西、重庆等地。

【功效应用】 块根（药名藤乌头）：活血镇痛，搜风祛湿。有剧毒。用于跌打损伤、关节疼痛。炮制后内服，用时应先煎，用量 1.5 ～ 3g，孕妇禁用。

【化学成分】 块根主要含生物碱。

【附注】 本种的干燥块根为民间药“藤乌头”，又名“藤乌”。民间医生认为疗效与中药“川乌”相似，但作用更强。

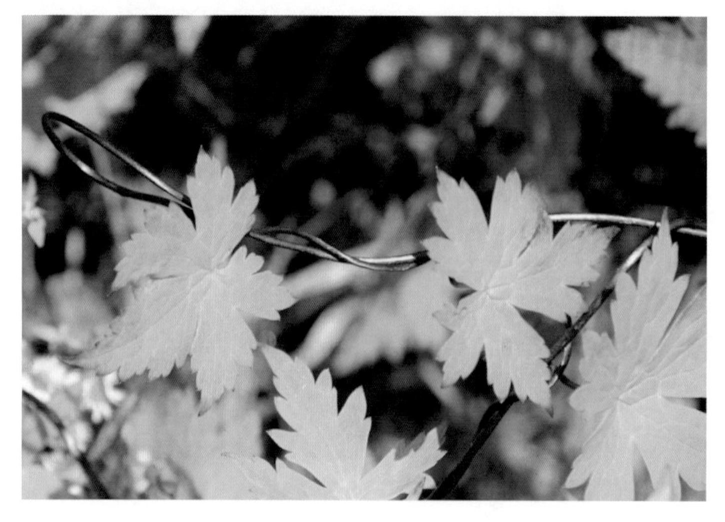

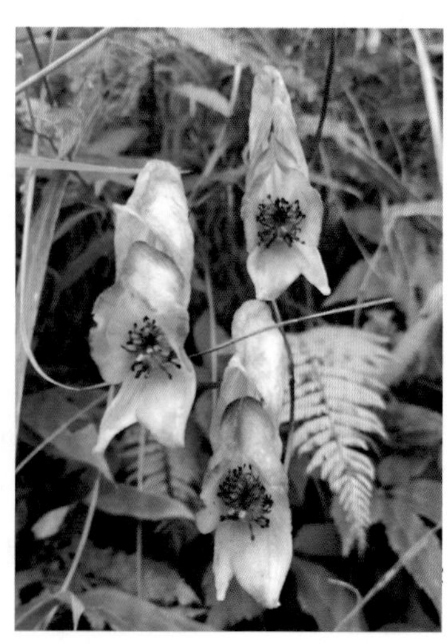

133 花葶乌头（*Aconitum scaposum*）

毛茛科植物花葶乌头 *Aconitum scaposum* Franch.。

【形态与分布】 多年生草本。根近圆柱形，直径约 8mm。茎高 35 ～ 67cm，稍密被淡黄色短毛，有时分枝。基生叶 3 ～ 4，具长柄；叶片肾状五角形，长 5.5 ～ 11cm，宽 8.5 ～ 22cm，基部心形，3 中裂，中裂片倒梯状菱形，急尖，稀渐尖，不明显 3 浅裂，边缘有粗齿，侧裂片斜扇形，不等 2 ～ 3 浅裂，两面有短伏毛；叶柄长 13 ～ 40cm，基部有鞘。茎生叶小，2 ～ 4，集中在近茎基部处，或完全退化，叶柄鞘状。总状花序长 20 ～ 60cm，花 15 ～ 40；苞片披针形或长圆形；花梗长 1.4 ～ 3.4cm，被开展的淡黄色毛；小苞片生花梗基部，似苞片但较短；萼片蓝紫色，外疏被开展的微糙毛，上萼片圆筒形，高 1.3 ～ 1.8cm，有尖喙；花瓣的距比瓣片长 2 ～ 3 倍，拳卷；心皮 3，子房疏被长毛。蓇葖长 7 ～ 13mm。花期 7 ～ 9 月。

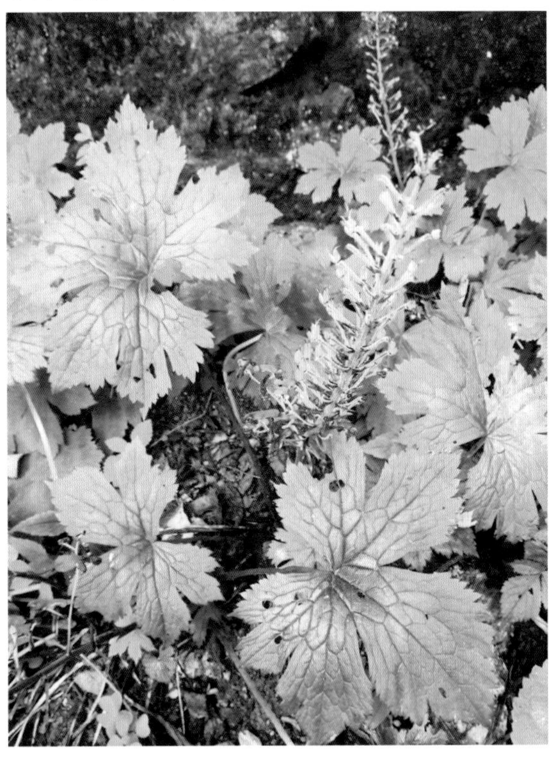

生于海拔 1200 ～ 2000m 的山地谷中或林中阴湿处。分布于河南西南部、湖北及陕西南部、重庆、江西东部、贵州北部。

【功效应用】 根（药名三变脸）：祛瘀通络，理气止痛。有小毒。用于跌打损伤、关节疼痛、胃痛腹痛；外用止血。用量 1 ～ 1.5g；外用适量，捣敷。

【化学成分】 含生物碱等成分。

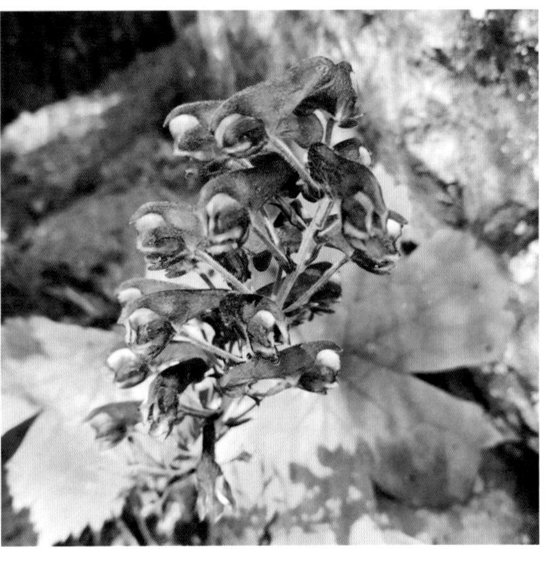

【附注】 本种的两个变种聚叶花葶乌头 *Aconitum scaposum* Franch. var. *vaginatum*（Pritz.）Rapaics 和等叶花葶乌头 *Aconitum scaposum* Franch. var. *hupehanum* Rapaics 在鄂湘西等地有分布，同等药用。前者茎中部以上的叶密集成丛，上部的多少退化；后者茎生叶正常发育，在茎上等距排列。

134 高乌头（*Aconitum sinomontanum*）

毛茛科植物高乌头 *Aconitum sinomontanum* Nakai。

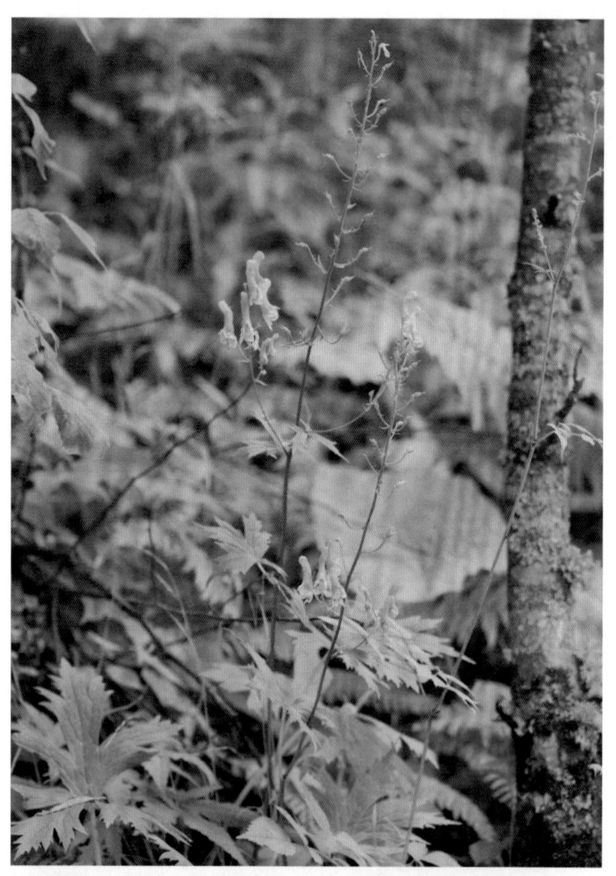

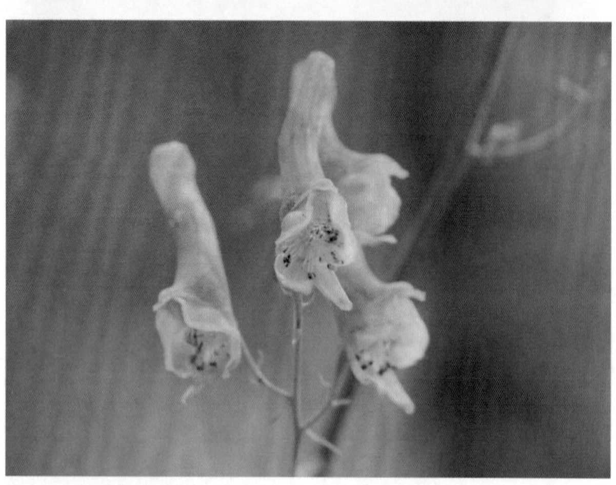

【形态与分布】 多年生草本，具直根。茎高（60）95～150cm，生4～6叶。基生叶1，与下部茎生叶均具长柄；叶片肾形，长12～15cm，宽20～28cm，3深裂，中央裂片菱形，渐尖，中部以上具不等大的三角形小裂片和锐牙齿，侧生裂片较大，不等3裂；叶柄长30～50cm。总状花序长20～50cm，密被反曲的微柔毛；花序下部的花梗长2～5.5cm，中部以上的长0.5～1.4cm；小苞片生花梗中部或上部，狭条形；萼片5，蓝紫色，上萼片圆筒形，高1.6～2.2（3）cm；花瓣2，具长爪；雄蕊多数；心皮3。蓇葖果长1.1～1.7cm。花果期6～9月。

生于山地林中或灌丛。分布于河南西部、湖北西部、陕西、青海、甘肃、河北、山西、重庆、贵州、四川等地。

【功效应用】 根（药名麻布七）：祛风除湿，理气止痛，活血散瘀。有大毒。用于风湿腰腿痛、关节肿痛、跌打损伤、胃痛、胸腹胀满、菌痢、急慢性肠炎、瘰疬、疮疖。用量3～6g，水煎或泡酒服，孕妇不宜服。

【化学成分】 根含多种生物碱，另含有机酸酯等成分。

【附注】 本种干燥根为民间常用草药“麻布七”，有收购药用。

135 打破碗花花（*Anemone hupehensis*）

毛茛科植物打破碗花花 *Anemone hupehensis* Lem.。

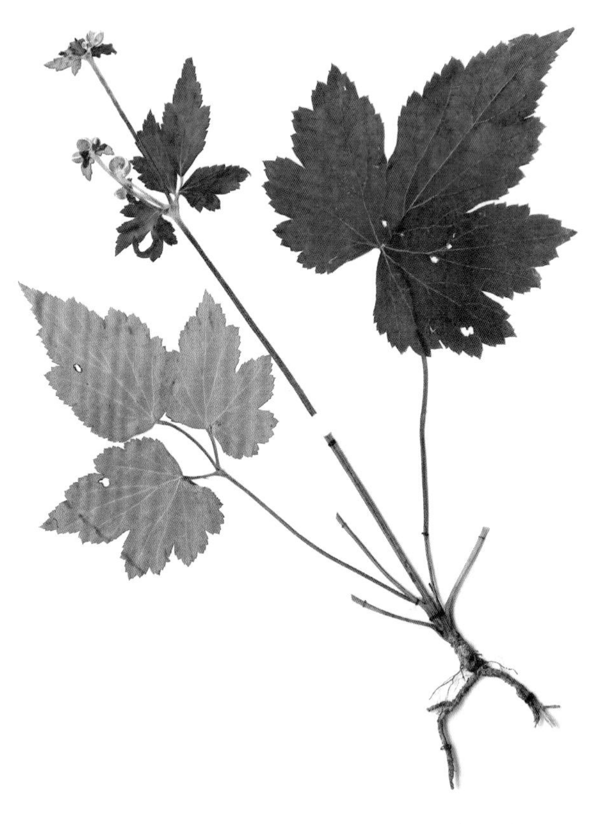

【形态与分布】 草本，高 30 ～ 120cm。根长约 10cm。基生叶 3 ～ 5，柄长 3 ～ 36cm，疏被柔毛，基部有短鞘；通常三出复叶，有时少数或全部为单叶；中央小叶有长柄，长 1 ～ 6.5cm，小叶片卵形或宽卵形，长 4 ～ 11cm，顶端急尖或渐尖，基部圆形或心形，不裂或 3 ～ 5 浅裂，边缘有锯齿；侧生小叶较小，柄较短。花葶直立，疏被柔毛；聚伞花序二至三回分枝，有较多花，偶不分枝仅 3 花；苞片 3，有长或短柄，稍不等大，似基生叶；花梗长 3 ～ 10cm，有密或疏柔毛；萼片 5，紫红色或粉红色，倒卵形，长 2 ～ 3cm，宽 1.3 ～ 2cm，外面有短绒毛；雄蕊长约为萼片长度的 1/4；心皮多数，生于球形的花托上，子房有长柄，有短绒毛。聚合果球形，直径约 1.5cm；瘦果长约 3.5mm，有细柄，密被绵毛。花期 7 ～ 10 月。

生于海拔 400 ～ 1800m 的低山或丘陵的草坡或沟边。分布于湖北西部及陕西南部、浙江（天台山）、江西、广东北部、广西北部、贵州、四川、云南东部。

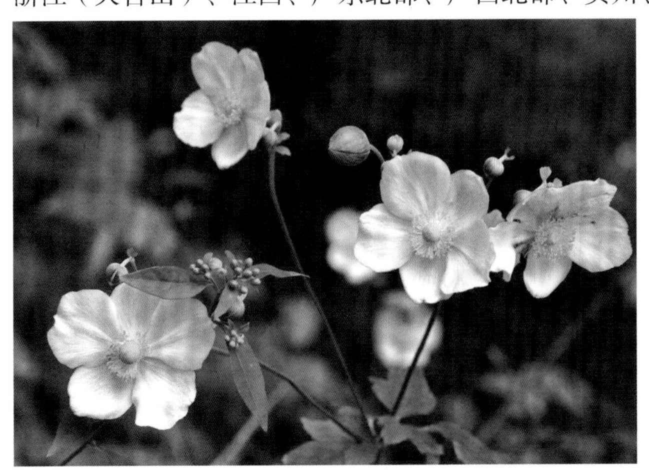

【功效应用】 根（药名野棉花）：散瘀镇痛，杀虫止泻。有毒。用于跌打损伤、风湿及劳伤疼痛、肺痈、急性腹泻呕吐、蛔虫症；外用治体癣。用量 6 ～ 10g；外用适量。全草外治体癣、脚癣、秃疮。

【化学成分】 根和全草含白头翁素、三萜皂苷、有机酸等成分。

【附注】 本种的干燥根曾收载于 1977 年版《中国药典》。

136 星果草（*Asteropyrum peltatum*）

毛茛科植物星果草 *Asteropyrum peltatum*（Franch.）Drumm. et Hutch.。

【形态与分布】 多年生小草本。根茎短，生多条细根。叶 2 ～ 6，均基生；叶片圆形或稍呈五角形，宽 2 ～ 3cm，不分裂或不明显 5 浅裂，边缘具波状浅锯齿，上面疏生短伏毛，下面无毛；叶柄盾状着生，长 2.5 ～ 6cm。花葶 1 ～ 3，高 6 ～ 10cm，花后稍增长，疏被反曲的短柔毛；苞片卵形，长约 3mm；花直径 1.2 ～ 1.5cm；萼片 5，白色，倒卵形，长 6 ～ 7mm; 花瓣长为萼片之半，具爪，瓣片倒卵形或近圆形，黄色; 雄蕊多数; 心皮 5 ～ 8。果星状展开，长达 8mm。花期 3 ～ 4 月，果期 4 ～ 6 月。

生于海拔 1200 ～ 3000m 的山地林下阴湿处。分布于湖北西部、重庆、四川、云南西北。

【功效应用】 全草（药名金钱黄连）：清热解毒。用于黄疸肝炎、痢疾、里急后重、小便频数、眼红肿、跌打损伤、疔疮肿毒。用量 10 ～ 15g；外用鲜品适量，捣敷。

【化学成分】 含多种生物碱成分。

【附注】 （1）有民间医生认为，全草的清热解毒作用优于黄连，有待研究。（2）同属植物裂叶星果草 *Asteropyrum peltatum*（Franch.）Drumm. et Hutch. ssp. *cavaleriei*（H. Lév. et Vaniot）Drumm et Hutch. Q. Yuan et Q. E. Yang［*Asteropyrum cavaleriei*（Levl. et Vant.）Drumm. et Hutch.］的干燥或新鲜全草在民间同等药用。与星果草的主要区别：叶片五角形，较大，宽 6 ～ 12cm，5 ～ 7 浅裂，裂片三角形，近全缘，或在脉端稍凸出呈牙齿状。叶柄无毛。生于海拔 1000 ～ 1500m 的密林下阴湿处。分布于湖北西部、湖南、重庆、贵州等地。

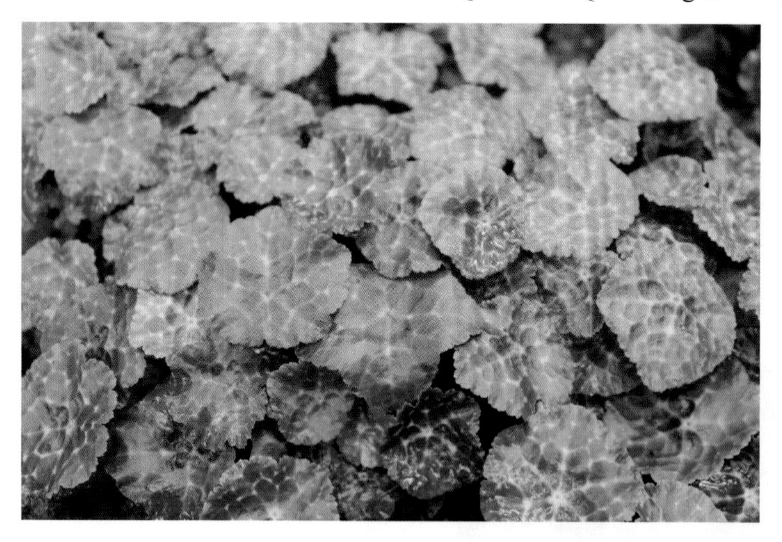

137 铁破锣（*Beesia calthifolia*）

毛茛科植物铁破锣 *Beesia calthifolia*（Maxim.）Ulbr.。

【形态与分布】 草本。根茎斜，长约达 10cm，直径 3 ～ 7mm。花葶高（14）30 ～ 58cm，有少数纵沟，下部无毛，上部花序处密被开展的短柔毛。叶 2 ～ 4，叶片肾形、心状卵形或心形，长（1.5）4.5 ～ 9.5cm，宽（1.8）5.5 ～ 16cm，顶端圆形、短渐尖或急尖，基部深心形，边缘密生圆锯齿，齿端具短尖，两面无毛，稀在背面沿脉被短柔毛；叶柄长（5.5）10 ～ 26cm，具纵沟，基部稍变宽。花序长为花葶长度的 1/6 ～ 1/4；苞片钻形、披针形或匙形，长 1 ～ 5mm；花梗长 5 ～ 10mm，密被伸展的短柔毛；萼片白色或带粉红色，狭卵形或椭圆形，长 3 ～ 5（8）mm，顶端急尖或钝；雄蕊比萼片稍短；心皮长 2.5 ～ 3.5mm，基部疏被短柔毛。蓇葖长 1.1 ～ 1.7cm，扁，披针状线形，中部稍弯曲，下部宽 3 ～ 4mm，在近基部处疏被短柔毛，约有 8 条斜横脉，喙长 1 ～ 2mm；种子长约 2.5mm，种皮具斜纵皱褶。花期 5 ～ 8 月。

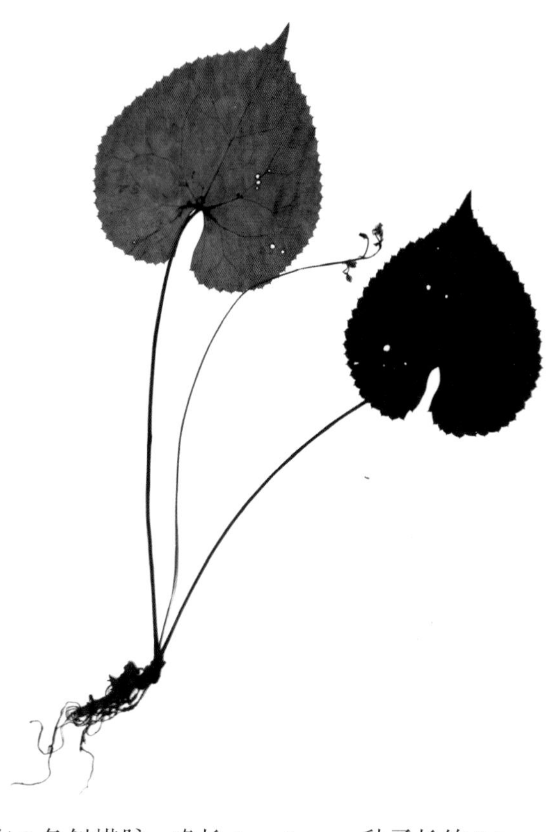

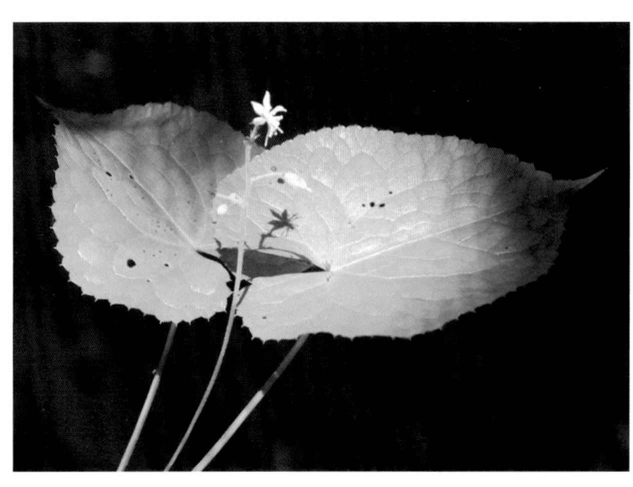

生于海拔 1400 ～ 3500m 的山地谷中林下阴湿处。分布于湖北西部、湖南西部及陕西南部、甘肃南部、广西北部和西南地区。

【功效应用】 根茎：清热解毒，祛风散热。用于风热感冒、风湿骨痛、目赤肿痛和咽喉痛；外用治疮疖。用量 6 ～ 15g；外用适量。

【化学成分】 根茎含三萜皂苷等成分。

138 升麻（*Cimicifuga foetida*）

毛茛科植物升麻 *Cimicifuga foetida* L.。

【形态与分布】 多年生草本。根茎粗壮。茎高 1 ～ 2m，上部常分枝，有短柔毛。基生叶和下部茎生叶为二至三回三出近羽状复叶；小叶菱形或卵形，长 7 ～ 10cm，宽 4 ～ 7cm，浅裂，边缘有不规则锯齿；叶柄长达 15cm。上部的茎生叶较小，具短柄或无柄。花序圆锥状，长达 45cm，分枝 3 ～ 20，密生灰色或锈色的腺毛和短柔毛；花两性；萼片白色或绿白色，倒卵状圆形，长 3 ～ 4mm；退化雄蕊宽椭圆形，长约 3mm，顶端微凹或 2 浅裂；雄蕊多数；心皮 2 ～ 5，密生短柔毛，具短柄。蓇葖长圆形，长 8 ～ 14mm，有伏毛，基部渐狭成长 2 ～ 3mm 的柄，顶端有短喙；种子椭圆形，褐色，长 2.5 ～ 3mm，有横向的膜质鳞翅，四周有鳞翅。花期 7 ～ 9 月，果期 8 ～ 10 月。

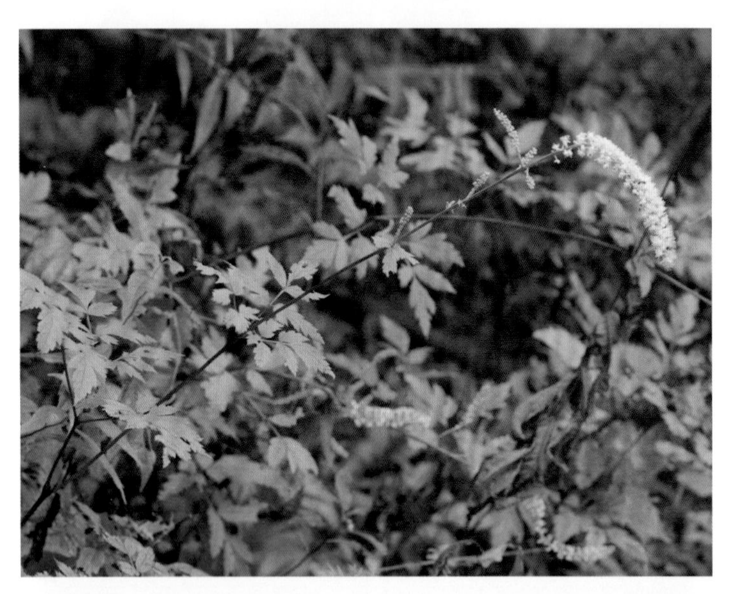

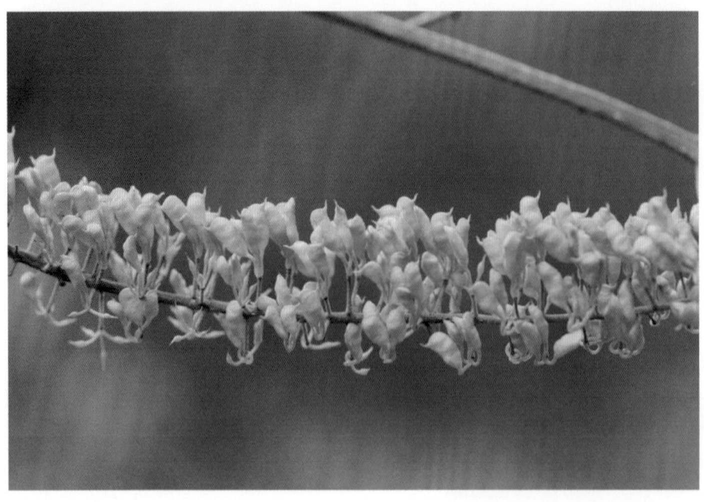

生于海拔 1700 ～ 2300m 的山地林边、林中或草坡上。分布于河南、湖北及陕西、山西、甘肃、青海、四川、云南等省。

【功效应用】 根茎（药名升麻）：发表透疹，清热解毒，升举阳气。用于风热头痛、齿痛、口疮、咽喉肿痛、麻疹不透、阳毒发斑、脱肛、子宫脱垂。用量 3 ～ 10g。

【化学成分】 含苯丙素、色原酮、生物碱、三萜等成分。

【附注】 本种的干燥根茎作为中药“升麻”的来源之一，收载于《中国药典》。

139 小升麻（*Cimicifuga japonica*）

毛茛科植物小升麻（金龟草）*Cimicifuga japonica*（Thunb.）Spreng.［*Cimicifuga acerina*（Sieb. et Zucc.）Tanaka］。

【形态与分布】 多年生草本。根茎横走，近黑色，细根多数。茎高 25 ～ 110cm，下部近无毛或疏被伸展长柔毛，上部密被灰色柔毛。叶 1 ～ 2，近基生，为三出复叶；叶片宽达 35cm，小叶有长 4 ～ 12cm 的柄；顶生小叶卵状心形，长 5 ～ 20cm，宽 4 ～ 18cm，7 ～ 9 掌状浅裂，浅裂片三角形或斜梯形，边缘有锯齿，侧生小叶比顶生小叶略小并稍斜；叶柄长达 32cm。花序顶生，单一或有 1 ～ 3 分枝，长 10 ～ 25cm；轴密被灰色短柔毛；花小，直径约 4mm，近无梗；萼片白色，椭圆形至倒卵状椭圆形，长 3 ～ 5mm；退化雄蕊圆卵形，长约 4.5mm，基部具蜜腺；心皮 1 或 2，无毛。蓇葖长约 10mm，宽约 3mm，宿存花柱向外方伸展；种子 8 ～ 12，椭圆状卵球形，长约 2.5mm，浅褐色，表面有多数横向的短鳞翅，四周无翅。花果期 8 ～ 10 月。

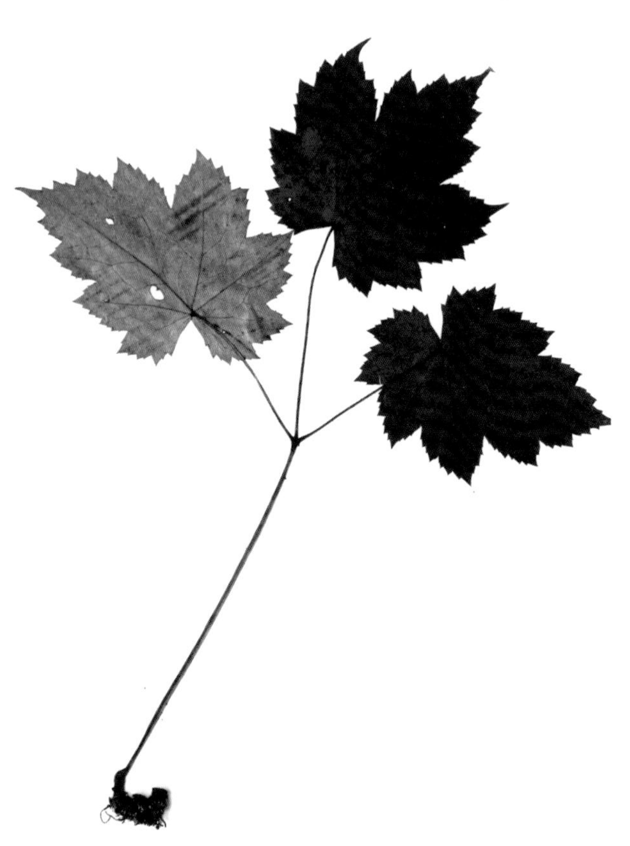

生于海拔 800 ～ 2600m 的山地林下或林缘。分布于华中地区及山西、陕西、甘肃、安徽、浙江、广东、四川、贵州等地。

【功效应用】 根茎：活血，消肿，止痛。有小毒。用于跌打损伤、风湿性关节痛。用量 3 ～ 9g，或浸酒服；外用适量，捣敷。

【化学成分】 含苷类、三萜等成分。

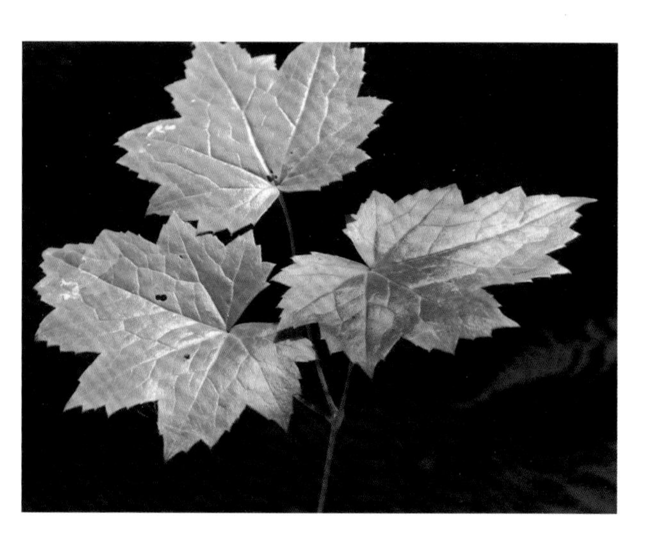

140 威灵仙（*Clematis chinensis*）

毛茛科植物威灵仙 *Clematis chinensis* Osbeck。

【形态与分布】 木质藤本，干时变黑；茎近无毛或疏生短柔毛。叶对生，长达20cm，为一回羽状复叶；小叶5，狭卵形或三角状卵形，长1.2～10cm，宽1～7cm，先端锐尖至渐尖，偶有微凹，基部圆形或宽楔形，近无毛；叶柄长1.8～7.5cm。花序圆锥状，腋生或顶生，具多数花；花直径1～2cm；萼片4（5），白色，展开，矩圆形或狭倒卵形，长约0.5～1（1.5）cm，外面边缘密生短柔毛或中间有短柔毛；无花瓣；雄蕊多数，无毛，花药条形；心皮多数。瘦果狭卵形，扁，长3～7mm，疏生紧贴的柔毛，羽状花柱长达1.8～5cm。花期6～9月，果期8～11月。

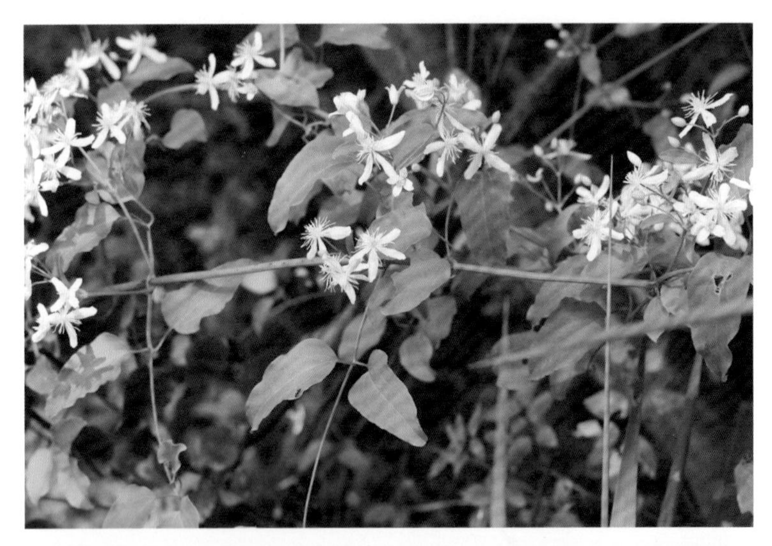

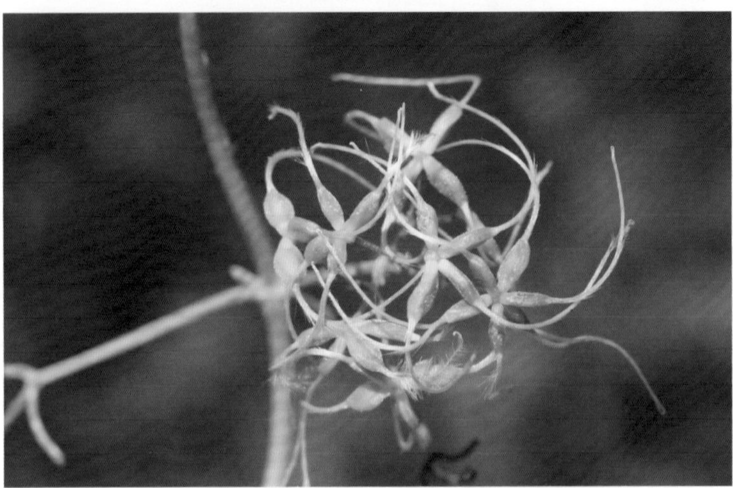

生于山谷、山坡林边、灌丛、路旁草丛中。分布于华中、华东、华南、西南地区及陕西南部、台湾等地。

【功效应用】 根和根茎（药名威灵仙）：祛风除湿，通络止痛。用于风湿痹痛、肢体麻木、筋脉拘挛、屈伸不利。用量6～10g。叶：利咽，解毒，活血消肿。有毒。用于咽喉肿痛、喉痹、喉蛾、鹤膝风、麦粒肿、结膜炎。

【化学成分】 含三萜皂苷、黄酮、木脂素、有机酸、内酯、酚类、挥发油等成分。

【附注】 本种的干燥根和根茎为中药“威灵仙”来源之一，收载于《中国药典》。

141 粗齿铁线莲（*Clematis grandidentata*）

毛茛科植物粗齿铁线莲 *Clematis grandidentata*（Rehder et E. H. Wilson）W. T. Wang［*Clematis argentilucida*（Lévl. of Vant.）W. T. Wang］。

【形态与分布】 藤本。小枝、叶柄和花序均密生短柔毛。叶对生，为羽状复叶，长达 23cm；小叶 5，卵形或椭圆状卵形，长 5 ~ 9cm，宽 3 ~ 5cm，边缘在上部具少数牙齿，上面几无毛，下面有短柔毛；叶柄长 3.5 ~ 6.5cm。腋生聚伞花序具 3 ~ 5（7）花；萼片 4，白色，展开，矩圆形，长 1 ~ 1.2cm，宽约 5mm，顶端钝，外面有短绒毛；无花瓣；雄蕊和心皮多数。瘦果卵形，长约 3mm，有柔毛，羽状花柱长达 2.5cm。花期 5 ~ 7 月，果期 8 月。

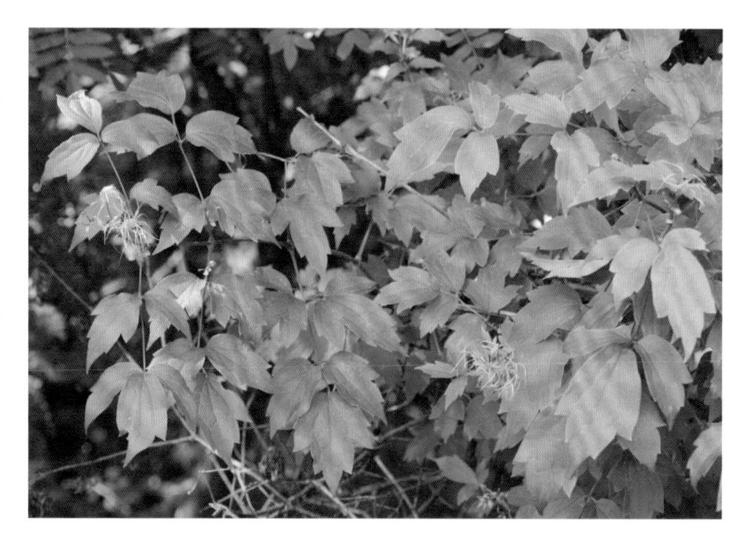

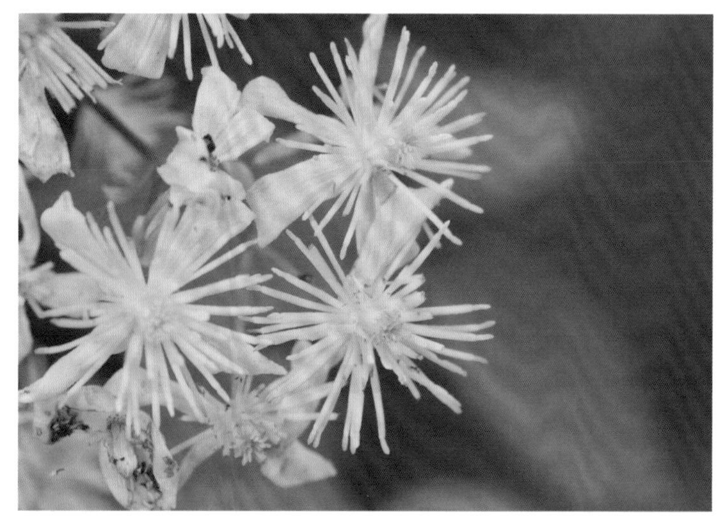

生于海拔 650 ~ 2300m 的沟边、山坡灌丛中。分布于河南、湖北、山西、陕西、甘肃、重庆、四川、贵州等省市和云南北部。

【功效应用】 藤茎（药名山木通）：祛风除湿，利尿消肿。用于风湿痹痛、小便不利、水肿。用量 6 ~ 20g，孕妇慎服。

【化学成分】 含三萜、皂苷等成分。

【附注】 本植物别名糠壳藤、簑衣藤、花木通。民间认为其藤茎还有活血化瘀、通经下乳的作用。用于跌打损伤、闭经、乳汁不通等。

142 单叶铁线莲（*Clematis henryi*）

毛茛科植物单叶铁线莲 *Clematis henryi* Oliv.。

【形态与分布】 木质藤本。主根下部膨大成瘤状或地瓜状，直径 1.5 ～ 2cm，表面淡褐色，内部白色。小枝有短柔毛。单叶对生；叶片狭卵形或近披针形，长 9 ～ 17cm，宽 2.4 ～ 6.8cm，先端渐尖，基部浅心形，边缘有具短刺头的小锯齿，两面初疏生短伏毛，后变无毛，网脉明显；叶柄长 1.8 ～ 5.7cm。聚伞花序通常具 1 花，有时只 3 ～ 5 花；花梗细长；花萼钟形，白色或淡黄色，萼片 4，卵形，长 1.4 ～ 2cm，宽 5 ～ 10mm，顶端急尖，外面上部疏生短毛，边缘有短绒毛；无花瓣；雄蕊多数，长达 1.2cm，花丝条形，密生长纤毛，花药无毛。瘦果扁，长约 3mm，生短柔毛，羽状花柱长达 3.5cm。花期 9 ～ 12 月，果期翌年 3 ～ 4 月。

生于溪边、山谷、阴湿的坡地、林下及灌丛中，缠绕于树上。分布于长江流域中、下游地区及以南各省区。

【功效应用】 块根（药名地雷）：行气止痛，活血散瘀。用于胃脘疼痛、跌打肿痛、小儿高热惊风及喉痛、咳嗽、疔疮。水煎或磨水内服，用量 5 ～ 10g；外用适量，捣敷。

【化学成分】 含皂苷、萜类等成分。

【附注】 本种的干燥块根收载于《湖南省中药材标准》（2009 年版）。

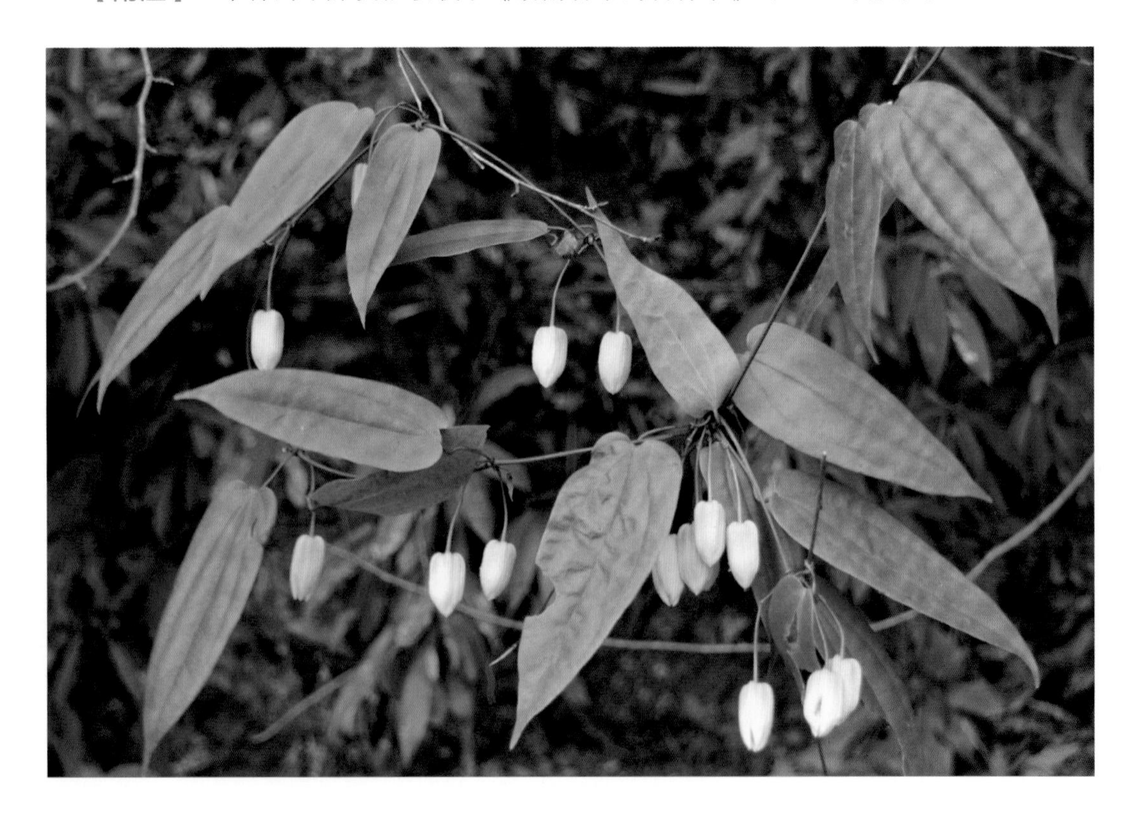

143 黄连（*Coptis chinensis*）

毛茛科植物黄连 *Coptis chinensis* Franch.。

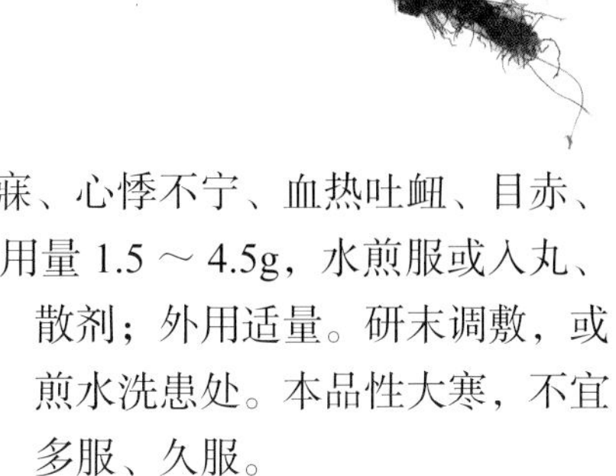

【形态与分布】　多年生草本。根茎黄色，常分枝。叶均基生；叶片坚纸质，长 3 ～ 8cm，3 全裂，中央裂片有细柄，卵状菱形；羽状深裂，边缘有锐锯齿，侧生裂片不等 2 深裂；叶柄长 5 ～ 12cm。花葶 1 ～ 2，高 12 ～ 25cm；花序有 3 ～ 8 朵；苞片披针形，羽状深裂；花小；萼片 5，黄绿色，狭卵形，长 9 ～ 12.5mm；花瓣长 5 ～ 7mm，中央有蜜槽；雄蕊约 20，长 3 ～ 6mm；心皮 8 ～ 12。蓇葖果长 6 ～ 8mm，有细柄。

生于山地林中阴湿处。分布于湖北、湖南及陕西南部、重庆、四川、贵州等省市和华东、中南地区。

【功效应用】　根茎（药名黄连）：清热燥湿，泻火解毒。用于湿热痞满、

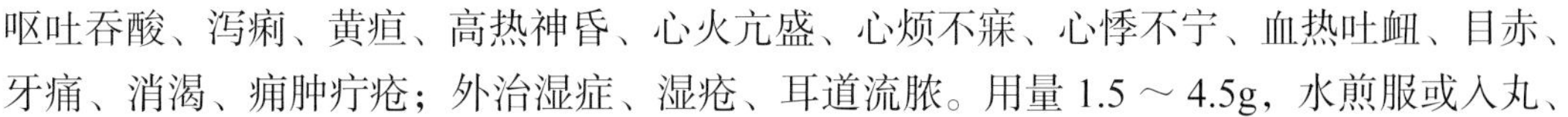

呕吐吞酸、泻痢、黄疸、高热神昏、心火亢盛、心烦不寐、心悸不宁、血热吐衄、目赤、牙痛、消渴、痈肿疔疮；外治湿疹、湿疮、耳道流脓。用量 1.5 ～ 4.5g，水煎服或入丸、散剂；外用适量。研末调敷，或煎水洗患处。本品性大寒，不宜多服、久服。

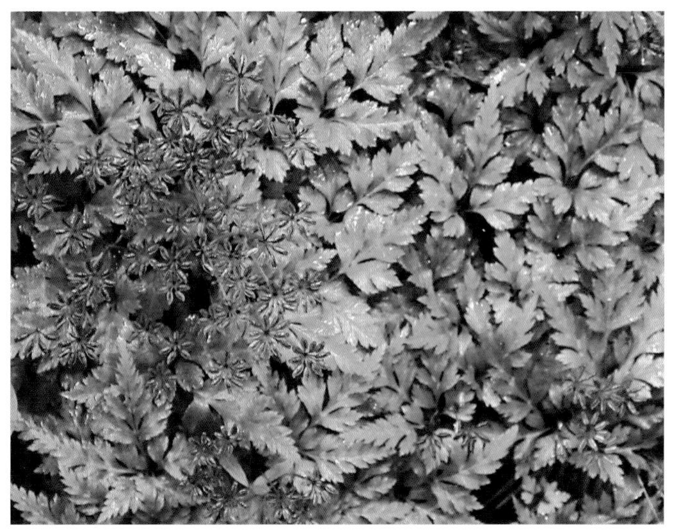

【化学成分】　根茎含小檗碱等生物碱、酚类、有机酸等成分。

【附注】　（1）野生黄连为国家二级保护植物，药用的为栽培品。（2）本种的干燥根茎为中药“黄连”的主流品种，收载于《中国药典》。湖北利川所产黄连为其道地药材。

144 芍药（*Paeonia lactiflora*）

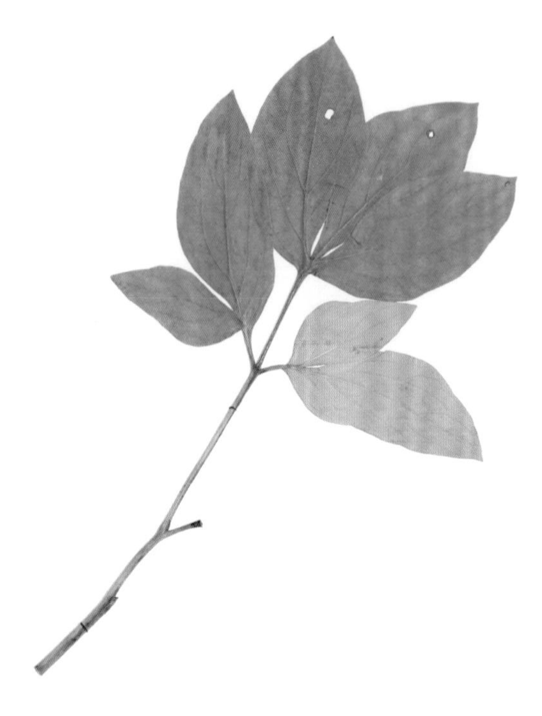

毛茛科植物芍药 *Paeonia lactiflora* Pall.。

【形态与分布】 多年生草本。根粗壮，分枝黑褐色。茎高 40 ～ 70cm，无毛。下部茎生叶为二回三出复叶，上部茎生叶为三出复叶；小叶狭卵形、椭圆形或披针形，顶端渐尖，基部楔形或偏斜，边缘具白色骨质细齿，背面沿叶脉疏生短柔毛。花数朵生茎顶和叶腋，有时仅顶端 1 朵开放，而近顶端叶腋处有发育不好的花芽，直径 8 ～ 11.5cm；苞片 4 ～ 5，披针形，大小不等；萼片 4，宽卵形或近圆形，长 1 ～ 1.5cm；花瓣 6 ～ 13，倒卵形，长 3.5 ～ 6cm，白色或淡红色，栽培者花瓣各色；雄蕊多数，黄色；花盘浅杯状，包裹心皮基部，顶端裂片钝圆；心皮 4 ～ 5，无毛。蓇葖圆锥形，长 2.5 ～ 3cm，直径 1.2 ～ 1.5cm，顶端具喙。花果期 5 ～ 9 月。

生于山坡草地及林下。分布于东北、华北地区及陕西和甘肃南部；湖北、四川、贵州、安徽、山东、浙江等省有栽培。

【功效应用】 去外皮的根（药名白芍）：养血，敛阴，柔肝，止痛。用于头痛眩晕、胸肋疼痛、手足拘挛疼痛、血虚萎黄、月经不调、自汗盗汗。用量 6 ～ 15g。

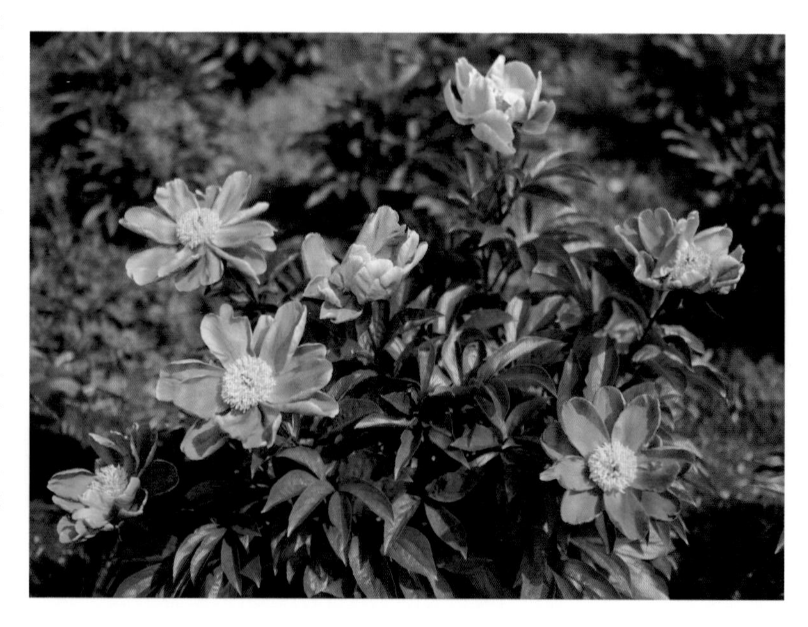

【化学成分】 根含芍药苷，还含萜类、甾醇、挥发油、有机酸、多糖等成分。

【附注】 刮去外皮的栽培品的根为中药“白芍”；野生品的根为“赤芍”，偏于散瘀止痛。两者均收载于《中国药典》。

145 草芍药（*Paeonia obovata*）

毛茛科植物草芍药 *Paeonia obovata* Maxim.。

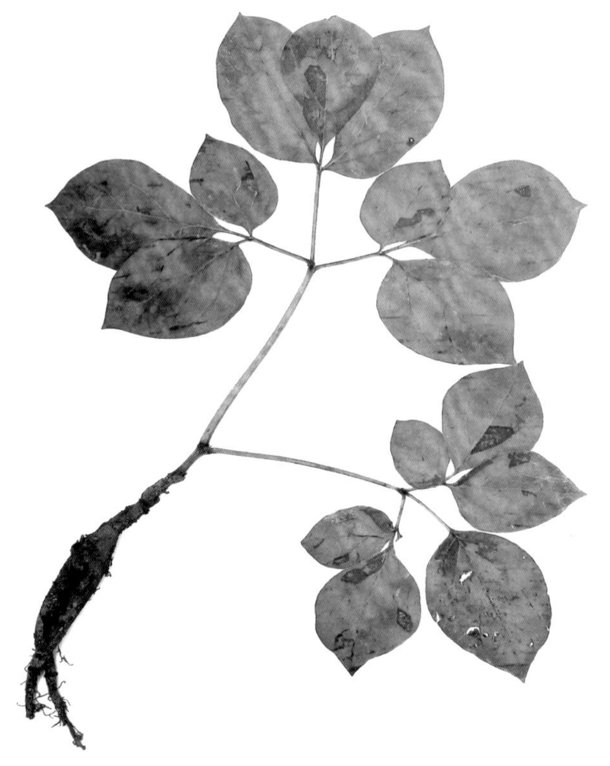

【形态与分布】 多年生草本。根粗壮，长圆柱形。茎高 30 ～ 70cm，无毛，基部生数枚鞘状鳞片。茎下部叶为二回三出复叶；叶片长 14 ～ 28cm；顶生小叶倒卵形或宽椭圆形，长 9.5 ～ 14cm，宽 4 ～ 10cm，顶端短尖，基部楔形，全缘，表面深绿色，背面淡绿色，无毛或沿叶脉疏生柔毛，小叶柄长 1 ～ 2cm；侧生小叶比顶生小叶小，同形，长 5 ～ 10cm，宽 4.5 ～ 7cm，具短柄或近无柄；茎上部叶为三出复叶或单叶；叶柄长 5 ～ 12cm。单花顶生，直径 7 ～ 10cm；萼片 3 ～ 5，宽卵形，长 1.2 ～ 1.5cm，淡绿色，花瓣 6，白色、红色或紫红色，倒卵形，长 3 ～ 5.5cm，宽 1.8 ～ 2.8cm；雄蕊长 1 ～ 1.2cm，花丝淡红色，花药长圆形；花盘浅杯状，包住心皮基部；心皮 2 ～ 3，无毛。蓇葖卵圆形，长 2 ～ 3cm，成熟时果皮反卷呈红色。花果期 5 ～ 9 月。

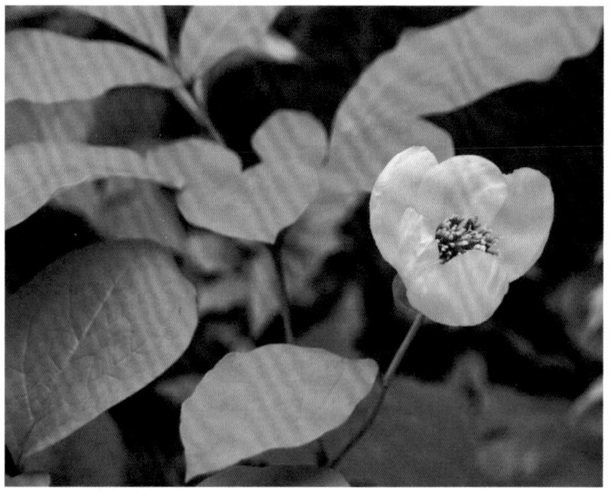

生于海拔 800 ～ 2600m 的山坡草地及林缘。分布于河南西北部、湖北、湖南西部及东北、河北、山西、陕西南部、宁夏南部、安徽、浙江（天目山）、江西（庐山）、重庆、贵州（遵义）等地。

【功效应用】 根（药名赤芍）：清热凉血，活血祛瘀。用于温毒发斑、吐血衄血、肠风下血、目赤肿痛、痈肿疮疡、闭经、痛经、崩带淋浊、瘀滞胁痛、疝瘕积聚、跌扑损伤。用量 6 ～ 12g。

【化学成分】 根含单萜（芍药苷等）、挥发油、树脂、鞣质等成分。

【附注】 干燥根在民间作中药“赤芍”药用，但《中国药典》未收载。

146 牡丹（*Paeonia suffruticosa*）

毛茛科植物牡丹 *Paeonia suffruticosa* Andr.。

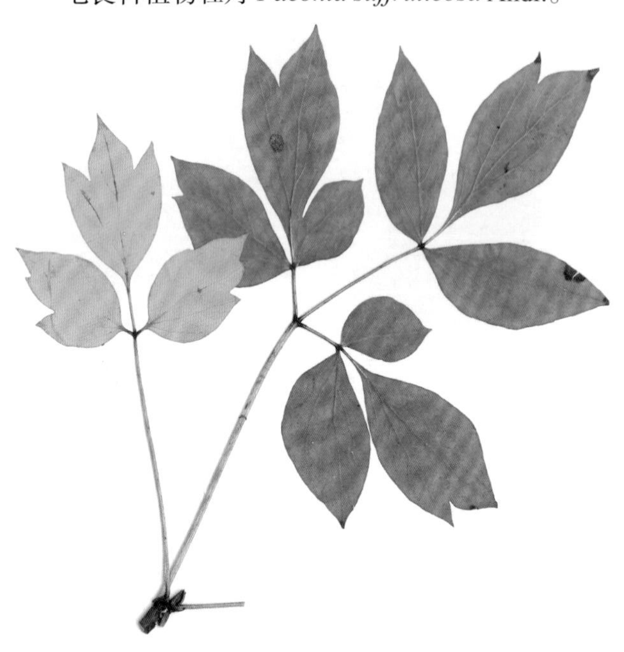

【形态与分布】 落叶灌木。茎高达2m，分枝短粗。叶为二回三出复叶，偶近枝顶的为3小叶；顶生小叶宽卵形，长7～8cm，3裂至中部，裂片不裂或2～3浅裂，表面绿色，无毛，背面淡绿色，有时具白粉，沿叶脉疏生短柔毛或近无毛，小叶柄长1.2～3cm；侧生小叶狭卵形或长圆状卵形，长4.5～6.5cm，不等2裂至3浅裂或不裂，近无柄；叶柄长5～11cm。花单生枝顶，直径10～17cm；花梗长4～6cm；苞片5，长椭圆形，大小不等；萼片5，宽卵形，大小不等；花瓣5，或为重瓣，玫瑰色、红紫色、粉红色至白色，变异很大，倒卵形，长5～8cm，顶端不规则波状；雄蕊长1～1.7cm，花丝紫红色、粉红色，上部白色，长约1.3cm；花盘革质，杯状，紫红色，顶端有数个锐齿或裂片，完全包住心皮，在心皮成熟时开裂；心皮5，稀更多，密生柔毛。蓇葖长圆形，密生黄褐色硬毛。花果期5～6月。

国内栽培较广。根据花颜色，栽培类型可分成上百个品种。

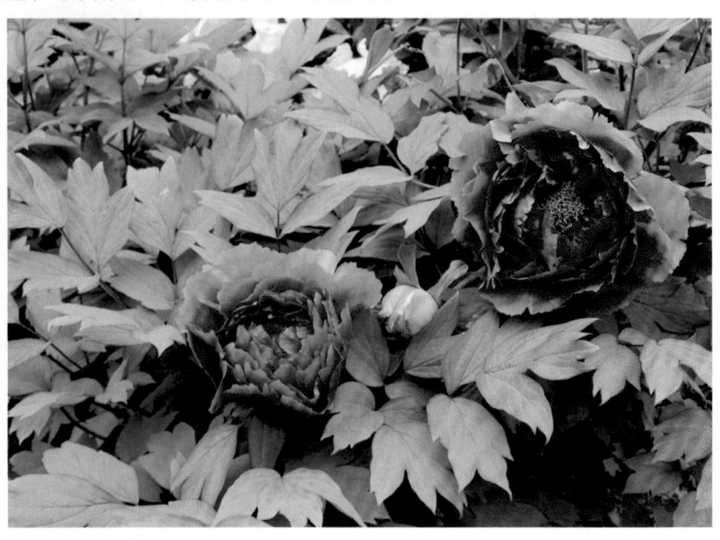

【功效应用】 根皮（药名牡丹皮）：清热凉血，活血行瘀。用于热病吐血、衄血、血热斑疹、血瘀痛经、经闭腹痛、跌打瘀血作痛。用量6～12g，孕妇慎用。

【化学成分】 根主要含芍药苷，还含挥发油、有机酸、甾醇及糖类等成分。

【附注】 本种的干燥根皮为中药“牡丹皮”，收载于《中国药典》。

147 白头翁（*Pulsatilla chinensis*）

毛茛科植物白头翁 *Pulsatilla chinensis*（Bunge）Regel。

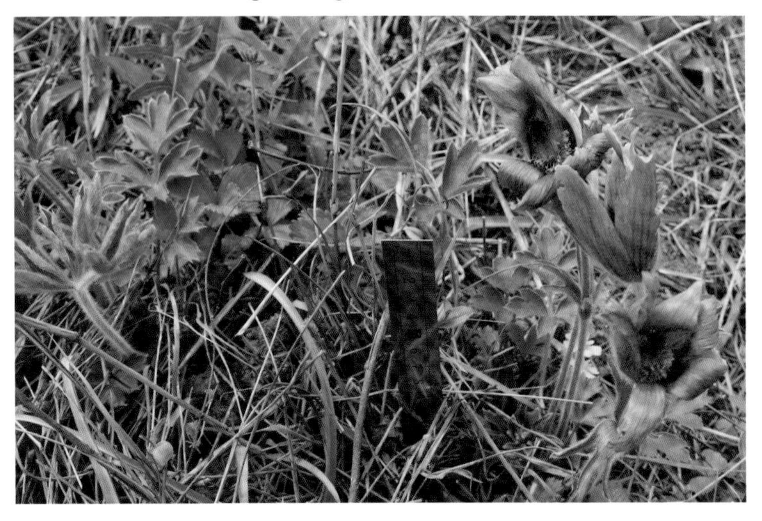

【形态与分布】 植株高 15 ～ 35cm。根茎直径 0.8 ～ 1.5cm。基生叶 4 ～ 5，通常在开花时刚刚生出，有长柄；叶片宽卵形，长 4.5 ～ 14cm，宽 6.5 ～ 16cm，3 全裂，中全裂片有柄或近无柄，宽卵形，3 深裂，中深裂片楔状倒卵形，少有狭楔形或倒梯形，全缘或有齿，侧深裂片不等 2 浅裂，侧全裂片无柄或近无柄，不等 3 深裂，表面变无毛，背面有长柔毛；叶柄长 7 ～ 15cm，有密长柔毛。花葶 1 ～ 2，有柔毛；苞片 3，基部合生成长 3 ～ 10mm 的筒，3 深裂，深裂片线形，不分裂或上部 3 浅裂，背面密被长柔毛；花梗长 2.5 ～ 5.5cm，结果时长达 23cm；花直立；萼片蓝紫色，长圆状卵形，长 2.8 ～ 4.4cm，背面有密柔毛；雄蕊长约为萼片之半。聚合果直径 9 ～ 12cm；瘦果纺锤形，扁，长 3.5 ～ 4mm，有长柔毛，宿存花柱长 3.5 ～ 6.5cm，有向上斜展的长柔毛。花期 4 ～ 5 月。

生于平原和低山山坡草丛中、林边或干旱多石的坡地。分布于河南、湖北及山东、山西、陕西、甘肃（南部）、江苏、安徽、四川等省以及东北、华北地区。

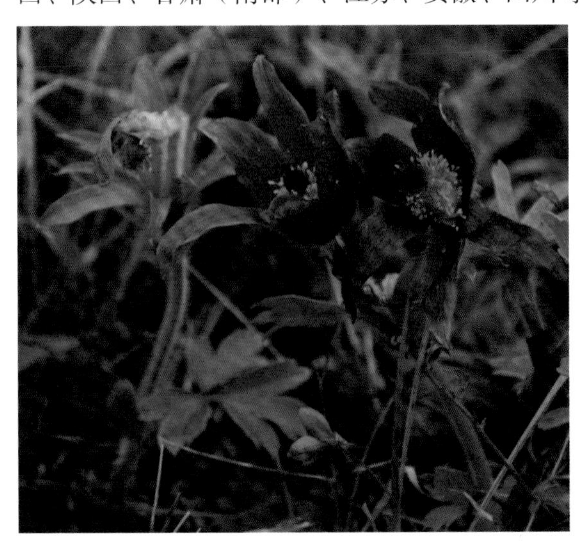

【功效应用】 根（药名白头翁）：清热解毒，凉血止痢。有大毒。用于热毒血痢、阴痒带下。用量 9 ～ 15g。叶：泻火解毒，止痛，利尿消肿。花：清热解毒，杀虫。用于疟疾、头疮、白秃疮。用量 3 ～ 6g。

【化学成分】 含皂苷，还含三萜酸、三萜、酚酸、黄酮、木脂素、香豆素、多糖、挥发油、甾醇、脂肪酸等成分。

【附注】 本种的干燥根为中药“白头翁”，收载于《中国药典》。其水浸液可作土农药。

148 茴茴蒜（*Ranunculus chinensis*）

毛茛科植物茴茴蒜 *Ranunculus chinensis* Bunge。

【形态与分布】 多年生或一年生草本。茎高 20 ～ 70cm，与叶柄均有伸展的淡黄色糙毛。叶为三出复叶，基生叶和下部叶具长柄；叶片宽卵形，长 2.6 ～ 8.0cm，中央小叶具长柄，3 深裂，裂片狭长，上部生少数不规则锯齿，侧生小叶具短柄，不等 2 或 3 裂；茎上部叶渐变小。花序具疏花；萼片 5，淡绿色，船形，长约 3 ～ 5mm，外面疏被柔毛；花瓣 5，黄色，宽倒卵形，长约 3.2 ～ 6mm，基部具蜜槽；雄蕊和心皮均多数。聚合果近矩圆形，长约 1cm；瘦果扁，长约 2 ～ 3.5mm，无毛。花果期 5 ～ 9 月。

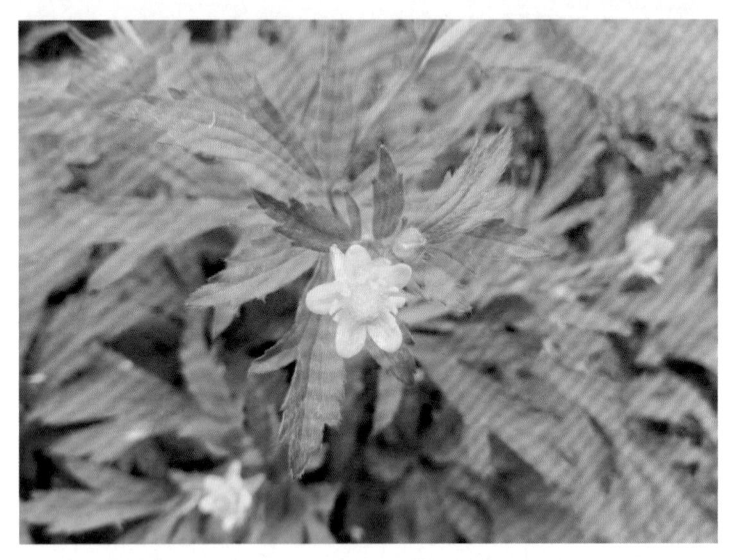

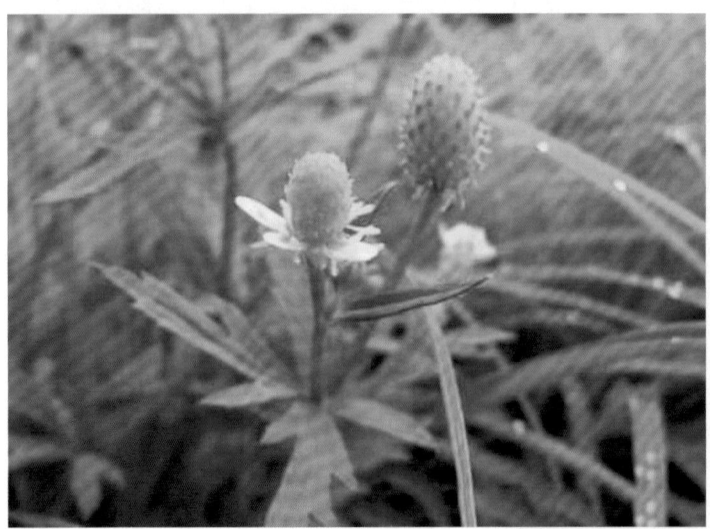

生于海拔 700 ～ 3000m 的平原与丘陵、溪边、田旁的水湿草地。分布于华中及东北、华北、西北、西南、华东地区和广西、广东等省区。

【功效应用】 全草（药名茴茴蒜，回回蒜）：解毒退黄，截疟，定喘，镇痛。有毒。用于肝炎、黄疸、肝硬化腹水、疮癞、牛皮癣、疟疾、哮喘、牙痛、胃痛、风湿痛、杀虫。用量 3 ～ 9g。果实：明目，截疟。用于夜盲、疟疾。

【化学成分】 含黄酮、苯丙素、酚酸等成分。

【附注】 本种为草本，叶为三出复叶，小叶再分裂；瘦果喙极短，多数着生于圆柱形密生短毛的花托上，很易识别。

149 毛茛（*Ranunculus japonicus*）

毛茛科植物毛茛 *Ranunculus japonicus* Thunb.。

【形态与分布】 多年生草本。茎高 30 ～ 70cm，与叶柄均有伸展的柔毛。基生叶和茎下部叶有长柄；叶片五角形，长及宽 3 ～ 10cm，基部心形，3 深裂，中央裂片倒卵状楔形、宽卵圆形或菱形，3 浅裂，疏生锯齿，侧生裂片不等 2 裂；叶柄长达 15cm；茎中部叶具短柄，上部叶无柄，3 深裂。花序具数朵花；花直径约 1.5cm；萼片 5，淡绿色，船状椭圆形，长 4 ～ 6mm，外被柔毛；花瓣 5，黄色，倒卵形，长 6 ～ 11mm，宽 4 ～ 8mm，基部具蜜槽；雄蕊和心皮均多数。聚合果近球形，直径 4 ～ 8mm。瘦果扁平，长 2 ～ 2.5mm，上部最宽处与长近相等，约为厚的 5 倍以上，边缘有宽约 0.2mm 的棱，无毛，喙短直或外弯，长约 0.5mm。花果期 4 ～ 9 月。

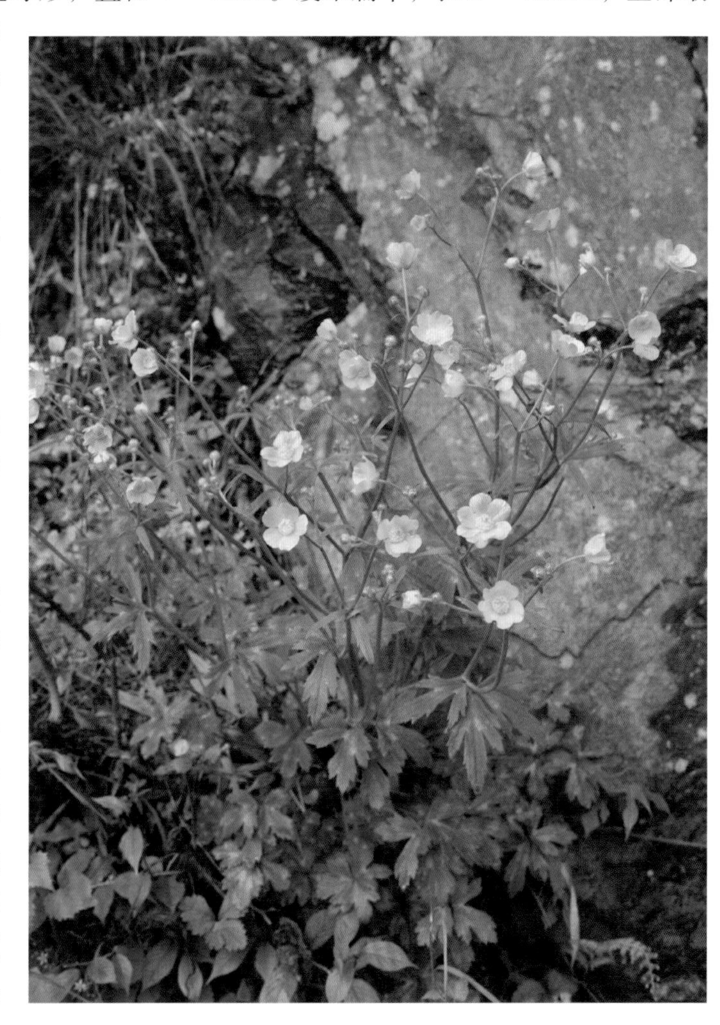

生于田沟旁和林缘路边的湿草地上。分布于我国除西藏外各省区。

【功效应用】 全草（药名毛茛）：利湿，消肿，止痛，退翳，截疟，杀虫。有毒。用于胃痛、黄疸、疟疾、淋巴结结核、翼状胬肉、角膜云翳、灭蛆、杀孑孓。

【化学成分】 全草含黄酮、内酯、酚酸、萜类、生物碱等成分。

【附注】 本种是我国分布广、数量多的一种毛茛，形态变异较大，曾被分成不同的种和变种。但其主要特征为基生叶和下部叶的叶片 3 深裂不达基部，聚伞花序疏散，花直径约 1.5cm，花托无毛，瘦果扁平，长约 2.5mm。

150 石龙芮（*Ranunculus sceleratus*）

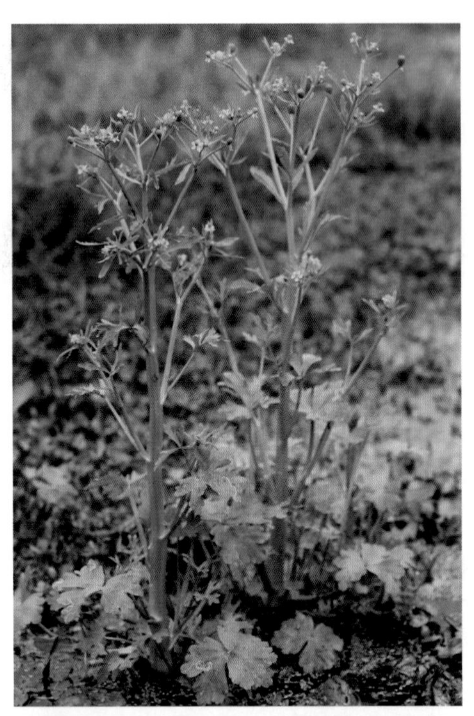

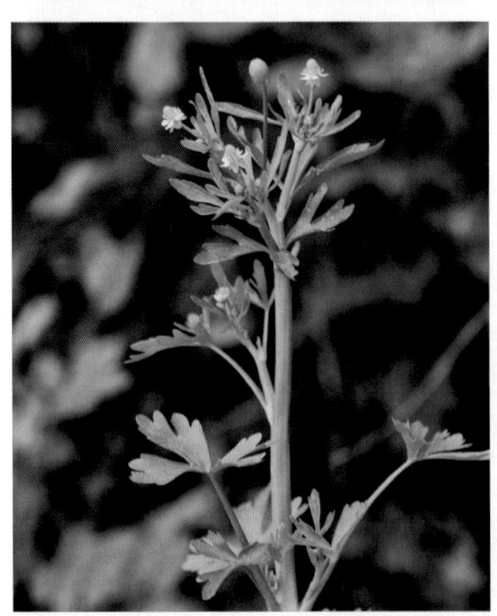

毛茛科植物石龙芮 *Ranunculus sceleratus* L.。

【形态与分布】 草本。茎高 10 ～ 50cm，上部多分枝，下部节上有时生根，无毛或疏生柔毛。基生叶多数；叶片宽卵形或肾状圆形，长 1 ～ 4cm，宽 1.5 ～ 5cm，基部心形，3 深裂不达基部，裂片倒卵状楔形，不等 2 ～ 3 裂，顶端钝圆，有粗圆齿，无毛；叶柄长 3 ～ 15cm，近无毛。茎生叶多数，下部叶与基生叶相似；上部叶较小，3 全裂，裂片披针形至线形，全缘，无毛，顶端钝圆，基部扩大成膜质宽鞘抱茎。聚伞花序多花；花小，直径 4 ～ 8mm；花梗长 1 ～ 2cm；萼片 5，淡绿色，椭圆形，长 2 ～ 3.5mm，外被短柔毛，花瓣 5，黄色，狭倒卵形，等长或稍长于花萼，基部有短爪；雄蕊 10 余枚；花托在果时增大呈圆柱形，长 3 ～ 10mm。聚合果长圆形，长 8 ～ 12mm，为宽的 2 ～ 3 倍；瘦果极多数，紧密排列，倒卵球形，稍扁，长 1 ～ 1.2mm，无毛，喙短至近无。花果期 5 ～ 8 月。

生于溪沟边或湿地。在我国海南以外的其他省区广布。

【功效应用】 全草（药名石龙芮）：清热解毒，消肿散结，止痛，截疟。有毒。用于痈疖肿毒、毒蛇咬伤、痰核瘰疬、风湿关节肿痛、牙痛、疟疾。用量 3 ～ 9g，慎内服。

【化学成分】 含内酯、鞣质、黄酮、香豆素、蒽醌、生物碱、酚酸等成分。

151 扬子毛茛（*Ranunculus sieboldii*）

毛茛科植物扬子毛茛 *Ranunculus sieboldii* Miq.。

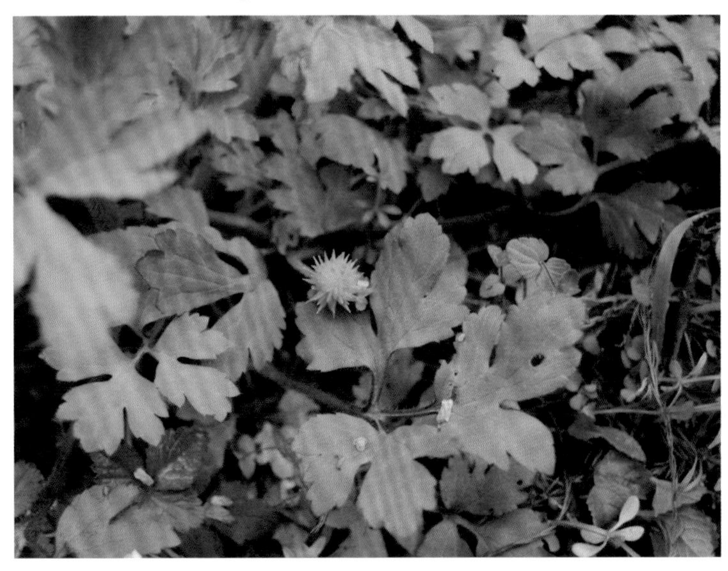

【形态与分布】 多年生草本。茎常匍匐地上，长达 20 ～ 50cm，多少密生伸展的白色或淡黄色柔毛。叶为三出复叶；叶片宽卵形，长 2 ～ 5cm，宽 3 ～ 6cm，下面疏被柔毛，中央小叶具长或短柄，宽卵形或菱状卵形，3 浅裂至深裂，裂片上部边缘疏生锯齿，侧生小叶具短柄，较小，不等 2 裂；叶柄长 2 ～ 5cm。花对叶单生，具长梗；萼片 5，反曲，狭卵形，长约 4mm，外面疏被柔毛；花瓣 5，黄色或上面变白色，近椭圆形，长 6 ～ 10mm；雄蕊和心皮均多数，无毛。聚合果球形，直径约 1cm；瘦果扁，长 3 ～ 5mm。花果期 5 ～ 10 月。

生于海拔 300 ～ 2500m 的山坡林边及平原湿地。分布于华中及华东、华南、西南地区及陕西、甘肃、台湾等省。

【功效应用】 全草：解毒。有小毒。用于疮毒、瘰疬。鲜品适量，捣碎外敷。

【化学成分】 含黄酮、香豆素、酚酸、内酯、生物碱、甾醇、脂肪酸等成分。

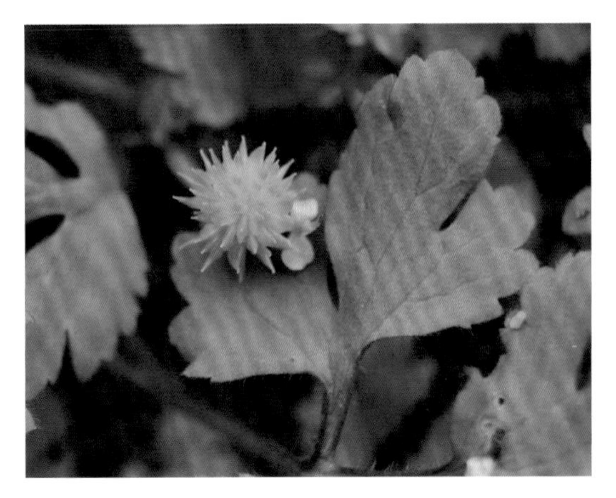

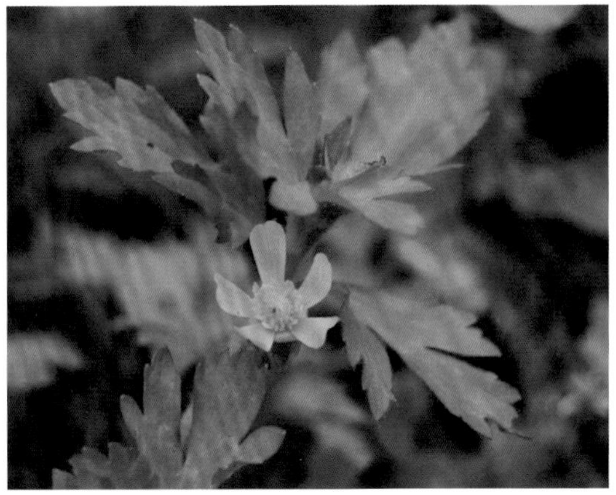

152 猫爪草（*Ranunculus ternatus*）

毛茛科植物猫爪草（小毛茛）*Ranunculus ternatus* Thunb.。

【形态与分布】 多年生小草本。块根数个，近纺锤形或近球形。茎高 5 ～ 20cm，无毛或几无毛，分枝。基生叶丛生，具长柄，无毛，或为三出复叶，或为单叶，3 浅裂至 3 裂的单叶；叶片长 0.5 ～ 1.7cm，宽 0.5 ～ 1.5cm，小叶或一回裂片浅裂或细裂成条形裂片；叶柄长达 7cm；茎生叶多无柄，较小，细裂。花序具少数花；萼片 5，绿色，长达 3mm，外面疏生柔毛；花瓣 5，黄色或后变白色，倒卵形，长达 8mm，基部具蜜槽；雄蕊和心皮均多数，无毛。聚合果近球形，直径约 6mm；瘦果卵球形，长约 1.5mm，无毛，边缘有纵肋，喙细短，长约 0.5mm。花期早，春季 3 月开花，果期 4 ～ 7 月。

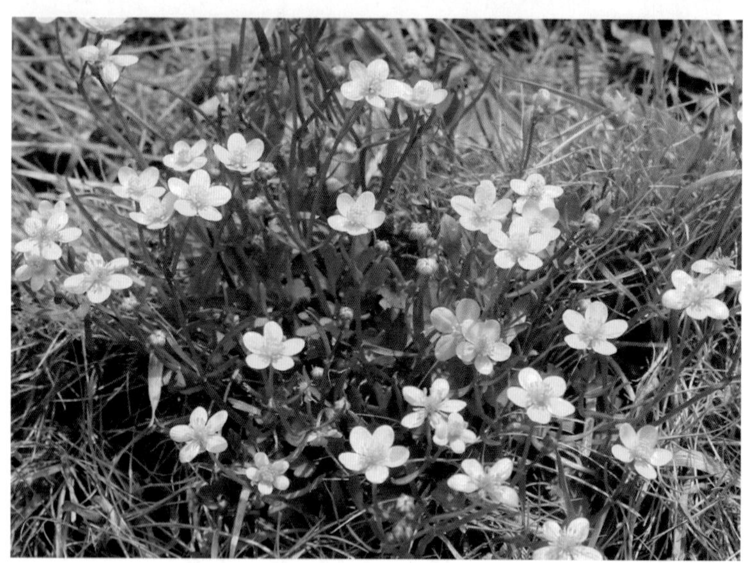

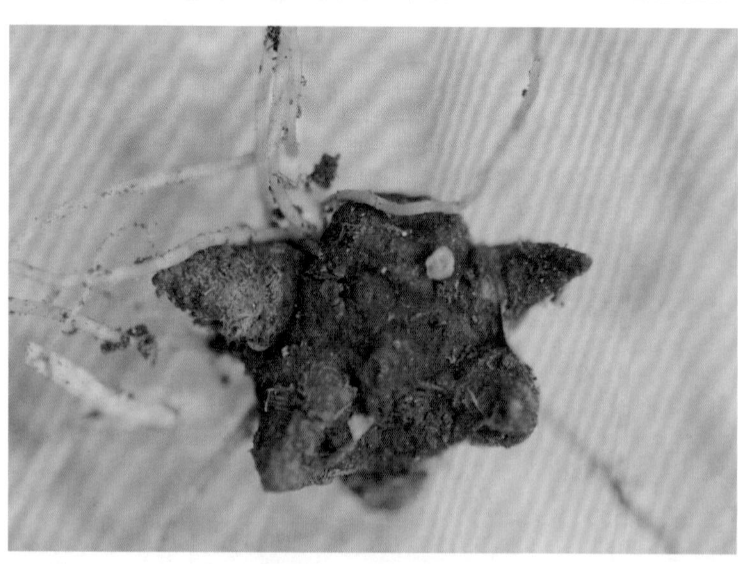

生于湿草地或水田边。分布于河南、湖北、安徽、江苏、江西、浙江、上海、台湾、湖南、广西等地。

【功效应用】 块根（药名猫爪草）：化痰散结，解毒消肿。用于瘰疬痰核、疔疮肿毒，蛇虫咬伤。用量 15 ～ 30g。

【化学成分】 块根主含黄酮、生物碱、挥发油、有机酸等成分。

【附注】 本种的干燥块根为中药“猫爪草”，收载于《中国药典》。

153 天葵（*Semiaquilegia adoxoides*）

毛茛科植物天葵 *Semiaquilegia adoxoides*（DC.）Makino。

【形态与分布】 草本。块根长 1～2.5cm，粗 3～6mm，外皮棕黑色。茎高 10～32cm，疏生短柔毛，分枝。基生叶多数，为一回三出复叶；小叶扇状菱形或倒卵状菱形，长 0.6～2.5cm，宽 1～2.8cm，3 深裂，裂片疏生粗齿；叶柄长 3～12cm。花序有 2 至数朵花；萼片 5，白色，常带淡紫色，狭椭圆形，长 4～6mm；花瓣匙形，长 2.5～3.5mm，基部囊状；雄蕊 8～14，花药椭圆形；退化雄蕊约 2，小，狭披针形；心皮 3～5，花柱短。蓇葖果长 6～7mm。花期 3～4 月，果期 4～5 月。

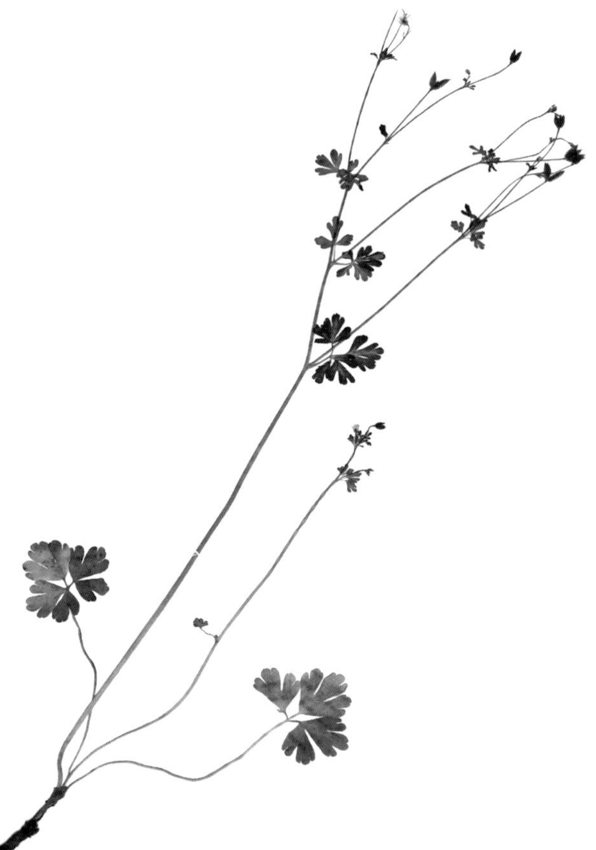

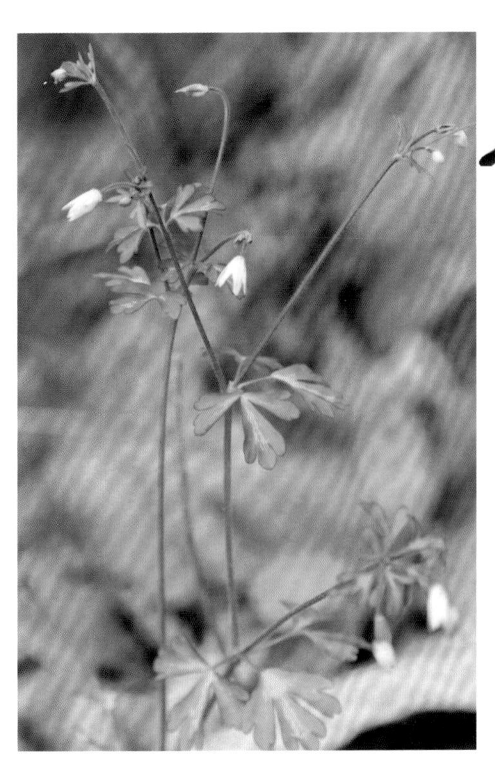

生于丘陵或低山林下阴处。广布于长江中、下游各省，南达广东北部，北达陕西南部。

【功效应用】 块根（药名天葵子）：消热解毒，消肿散结，利水通淋。有小毒。用于小儿热惊、癫痫、痈肿、疔疮、乳痈、皮肤痒疮、目赤肿痛、喉痹肿痛、热淋、砂淋、蛇虫咬伤。全草：解毒消肿，利水通淋。用量 9～15g。

【化学成分】 块根含生物碱、内酯、香豆素、酚类等成分。

【附注】 本种的干燥块根为中药“天葵子”，收载于《中国药典》。

154 盾叶唐松草（*Thalictrum ichangense*）

毛茛科植物盾叶唐松草 *Thalictrum ichangense* Lecoy. ex Oliv.。

【形态与分布】 多年生草本，无毛。根茎斜，密生须根；须根有纺锤形小块根。茎高 14 ～ 32cm，不分枝或上部分枝。基生叶长 8 ～ 25cm，有长柄，为一至三回三出复叶；叶片长 4 ～ 14cm；小叶顶生小叶卵形、宽卵形、宽椭圆形或近圆形，长 2 ～ 4cm，宽 1.5 ～ 4cm，顶端微钝至圆形，基部圆形或近截形，3 浅裂，边缘有疏齿，两面脉平，小叶柄盾状着生，长 1.5 ～ 2.5cm；叶柄长 5 ～ 12cm。茎生叶 1 ～ 3，渐变小。复单歧聚伞花序有稀疏分枝；花梗丝形，长 0.3 ～ 2cm；萼片白色，卵形，长约 3mm，早落；雄蕊长 4 ～ 6mm，花药椭圆形，长约 0.6mm，花丝上部倒披针形，比花药宽，下部丝形；心皮 5 ～ 12（16），有细子房柄，柱头近球形，无柄。瘦果近镰刀形，长约 4.5mm，有约 8 条细纵肋，柄长约 1.5mm。

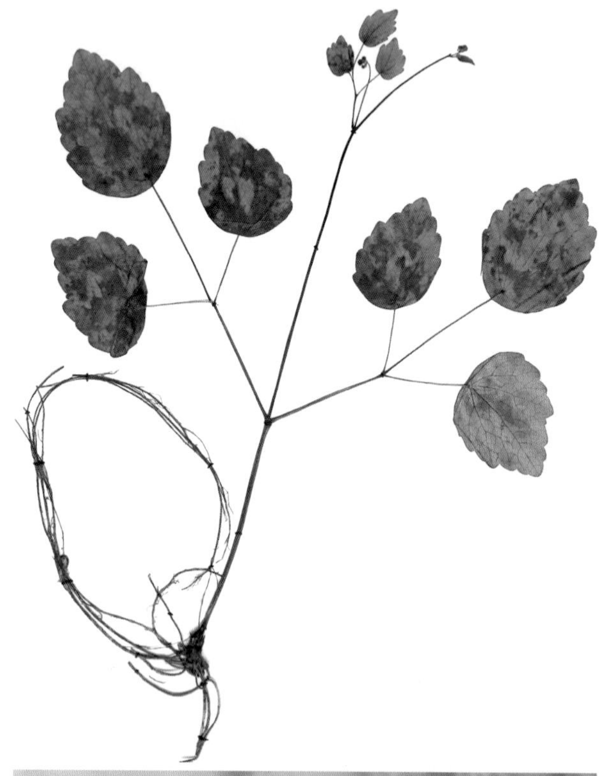

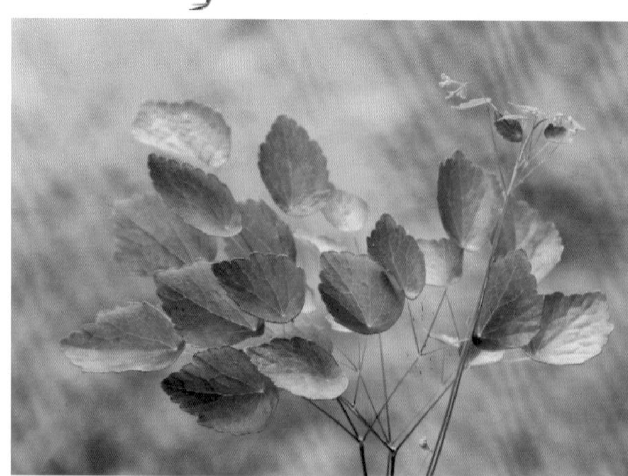

生于山地沟边、灌丛中或林中。在湖北、四川分布于海拔 1300 ～ 1900m 的山地，在辽宁分布于海拔 600m 的低山。分布于湖北西部及辽宁南部、陕西南部、浙江、四川、贵州、云南东部。

【功效应用】 根或全草：清热解毒，燥湿。用于湿热黄疸、湿热痢疾、小儿惊风、目赤肿痛、丹毒游风、鹅口疮、跌打损伤。用量 10 ～ 15g；外用适量，煎水洗患处。

【化学成分】 全草含生物碱等成分。

155 长柄唐松草（*Thalictrum przewalskii*）

毛茛科植物长柄唐松草 *Thalictrum przewalskii* Maxim.。

【形态与分布】 多年生草本。茎高 50 ～ 120cm，无毛，通常分枝，约有 9 叶。基生叶和近基部的茎生叶在花时枯萎。茎下部叶长达 25cm，为四回三出复叶；叶片长达 28cm；小叶薄草质，顶生小叶卵形、菱状椭圆形、倒卵形或近圆形，长 1 ～ 3cm，宽 0.9 ～ 2.5cm，顶端钝或圆形，基部圆形、浅心形或宽楔形，3 裂常达中部，有粗齿；叶柄长约 6cm，基部具鞘；托叶半圆形，边缘不规则开裂。圆锥花序多分枝；花梗长 3 ～ 5mm；萼片白色或稍带黄绿色，狭卵形，长 2.5 ～ 5mm，有 3 脉，早落；雄蕊多数，长 4.5 ～ 10mm，花丝白色，上部线状倒披针形，下部丝形；心皮 4 ～ 9，有长 0.8 ～ 3mm 的子房柄。瘦果扁，斜倒卵形，长 0.6 ～ 1.2cm（包括柄），宿存花柱长约 1mm。花期 6 ～ 8 月。

生于海拔 750 ～ 3500m 的山地灌丛边、林下或草坡上。分布于湖北西北部、河南西部及内蒙古、甘肃、青海、陕西、山西、河北、四川等地。

【功效应用】 根及根茎：清热燥湿，泻火解毒。用于痢疾、肠炎、黄疸、肝炎、目赤肿痛。用量 3 ～ 9g，脾胃虚寒者慎用。

【化学成分】 含生物碱等成分。

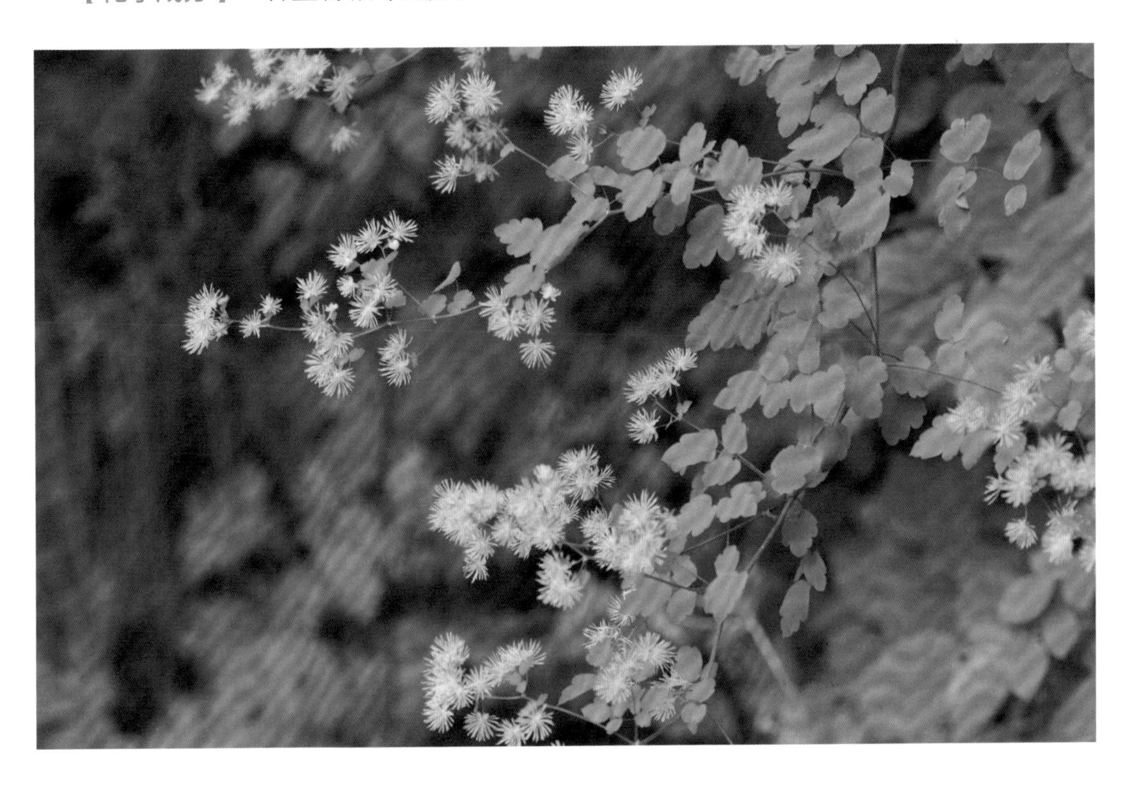

156 尾囊草（*Urophysa henryi*）

毛茛科植物尾囊草 *Urophysa henryi*（Oliv.）Ulbr.。

【形态与分布】 多年生草本。根茎粗壮，直径 1.5 ～ 2.5cm，灰褐色或棕褐色，有多数残存的叶鞘，脱落后呈鳞片状。叶多数，基生，叶柄长 3.6 ～ 12cm；叶片宽卵形，长 1.4 ～ 2.2cm，宽 3 ～ 4.5cm，基部心形，3 全裂，中央裂片扇状倒卵形或扇状菱形，上部 3 裂至中部或 3 浅裂，二回裂片上有少数不等的小裂片及钝牙齿，两面疏被短柔毛，侧生裂片与中裂片相似，但较大，斜扇形，不等 2 浅裂。花葶高达 15cm，通常有花 3 朵，排成聚伞花序；苞片楔状倒卵形，不分裂或 3 浅裂；小苞片线形，对生或近对生；花直径 2 ～ 2.5cm，萼片 5，天蓝色或粉红白色，倒卵状椭圆形；花瓣 5，长圆状船形，基部囊状；雄蕊多数，退化雄蕊膜质，狭披针形；心皮 5 ～ 8。蓇葖果卵形，囊状，有宿存长花柱。种子狭肾形，密生小疣状突起。花期 3 ～ 4 月。

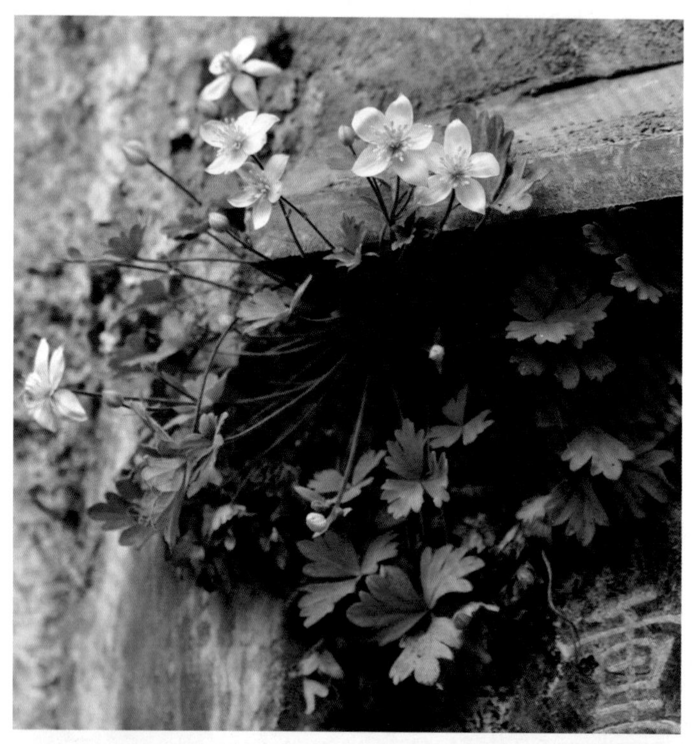

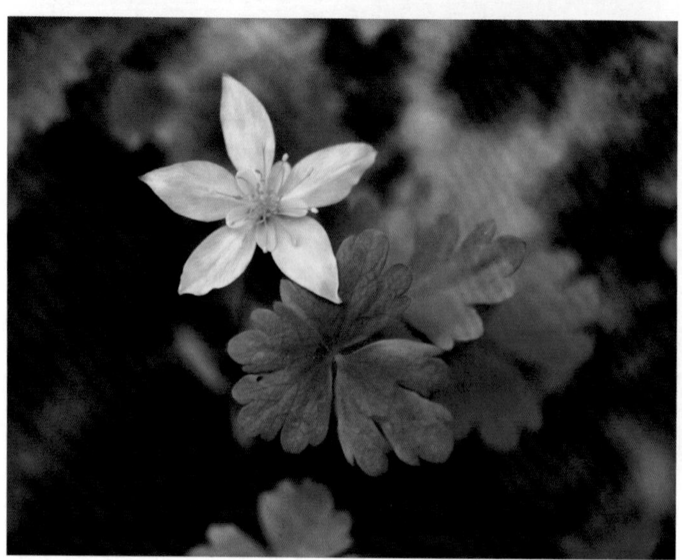

生于山地岩石旁或陡崖上。分布于湖北西部、湖南北部、四川东部、贵州等地。

【功效应用】 根（药名牛角七）：止痛，活血散瘀，止血。有大毒。用于神经性疼痛、腰痛、胃痛、牙痛、耳痛、跌打瘀肿疼痛；外用治创伤出血。内服量不得超过 1g；外用适量，研末调敷。

157 木通（*Akebia quinata*）

木通科植物木通 *Akebia quinata*（Houtt.）Decne.。

【形态与分布】 落叶或半常绿木质藤本，长达 10m。茎纤细，幼枝淡红褐色，老枝具灰色或银白色皮孔。小叶（3）5（7），薄革质，倒卵形或倒卵状椭圆形，长 2 ～ 5cm，宽 1.5 ～ 2.5cm，先端圆或凹入，具小凸尖，基部圆形或阔楔形，上面深绿色，下面青白色，全缘或浅波状，侧生小叶较小；小叶柄长 7 ～ 18mm；叶柄长 3 ～ 14cm。总状花序或伞房状花序，腋生，长（3）6 ～ 13cm，每花序具雄花 4 ～ 11，生于上部，雌花 1 ～ 2，生于花序基部。雄花：花梗长 7 ～ 15mm，萼片 3（4 ～ 5），淡紫色，卵形或椭圆形，长 5 ～ 8mm；雄蕊 6（7），紫黑色，长 4 ～ 5mm。雌花：花梗长 2 ～ 5cm，萼片 3 或 4，紫红色、绿色或白色，卵形或卵圆形，长 9 ～ 22mm；退化雄蕊常与雌蕊同数互生；雌蕊 5 ～ 9，紫红色。果孪生或单生，长圆形或椭圆形，长 5 ～ 8cm，直径 3 ～ 4cm，熟时紫色，腹缝开裂。种子多数，卵状长圆形，略扁平，着生于白色、多汁的果肉中，种皮褐色或黑色，有光泽。花期 4 ～ 5 月，果期 6 ～ 8 月。

生于海拔 250 ～ 1000 多米的山坡灌丛或沟边。广布于陕西和长江流域及其以南各省。

【功效应用】 藤茎（药名木通）：利尿通淋，清心除烦，通经下乳。用于淋证、水肿、心烦尿赤、口舌生疮、经闭乳少、湿热痹痛。用量 3 ～ 6g。果实（药名八月瓜）：疏肝理气，益肾利水。用于肝胃气痛、腰酸痛、白带、疝气、小便不利、湿热淋症。用量 10 ～ 15g，水煎服或泡酒服。

【化学成分】 藤茎含三萜及其皂苷、木脂素、酚类、黄酮等成分。

【附注】 （1）本种与同属植物三叶木通 *Akebia trifoliata*（Thunb.）Koidz. 或白木通 *Akebia trifoliata*（Thunb.）Koidz. ssp. *australis*（Diels）T. Shimizu［*Akebia trifoliata*（Thunb.）Koidz. var. *australis*（Diels）Rehd.］的干燥藤茎为中药“木通”，收载于《中国药典》（2015 版）第一部。（2）上述三者的干燥成熟果实在民间均作药材“八月瓜”药用。其中，植物木通与另两者的主要区别为：叶为掌状复叶，小叶 5，倒卵形或椭圆形，全缘。

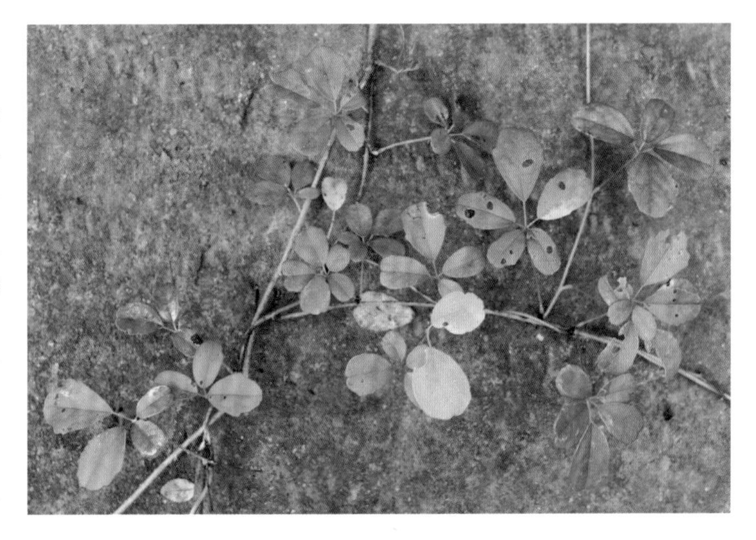

158 三叶木通（*Akebia trifoliata*）

木通科植物三叶木通 *Akebia trifoliata*（Thunb.）Koidz.。

【形态与分布】 落叶木质藤本，茎枝无毛。叶为三出复叶，互生或在短枝上簇生；叶柄直，长 7 ～ 11cm。小叶纸质或薄革质，卵圆形、宽卵圆形或长卵形，长宽变化大，长 4 ～ 7.5cm，宽 2 ～ 6cm，顶端钝圆、微凹或具短尖，基部圆形、宽楔形或微呈心形，边缘浅裂或波状，侧脉常 5 ～ 6 对；叶柄细瘦，中央小叶柄长 2 ～ 4cm，侧生小叶柄长 6 ～ 12mm。花序总状，腋生，长约 8cm；花单性；雄花生于上部，雄蕊 6；雌花花被片紫红色，具 6 个退化雄蕊，心皮分离，3 ～ 12。果实肉质，长卵形或长圆形，长 6 ～ 8cm，直径 2 ～ 4cm，直或稍弯，熟时灰白带淡紫色；种子极多，扁卵形，长 5 ～ 7mm，宽 4 ～ 5mm，种皮红褐色或黑褐色，稍有光泽。花果期 4 ～ 8 月。

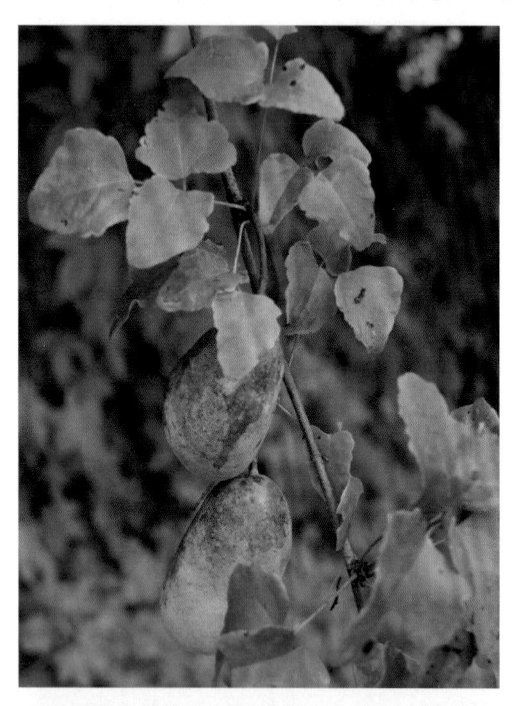

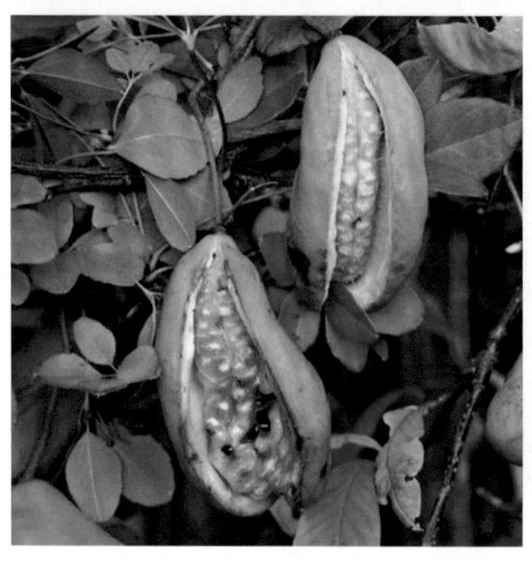

生于山地沟谷边疏林或丘陵灌丛中。分布于长江流域各省区及河南、山东、河北、山西、陕西南部、甘肃东南部。

【功效应用】 藤茎（药名木通）：利尿通淋，清心除烦，通经下乳。用于淋证、水肿、心烦尿赤、口舌生疮、经闭乳少、湿热痹痛。用量 3 ～ 6g。果实（药名八月瓜）：疏肝理气，益肾利水。用于肝胃气痛、腰酸痛、带下、疝气、小便不利、湿热淋症。用量 10 ～ 15g，水煎或泡酒服。

【化学成分】 藤茎含三萜及其皂苷、木脂素、酚类、黄酮等成分。

【附注】 （1）本种与其亚种白木通 *Akebia trifoliata*（Thunb.）Koidz. ssp. *australis*（Diels）T. Shimizu 及同属植物木通的干燥藤茎为中药“木通”，载于《中国药典》。（2）三者的成熟果实均为民间药“八月瓜”。白木通与三叶木通的主要区别为：小叶卵状长椭圆形或长椭圆形，全缘或近于全缘；浆果黄褐色。

159 白木通（*Akebia trifoliata* ssp. *australis*）

木通科植物白木通 *Akebia trifoliata*（Thunb.）Koidz. ssp. *australis*（Diels）T. Shimizu [*Akebia trifoliata*（Thunb.）Koidz. var. *australis*（Diels）Rehd.]。

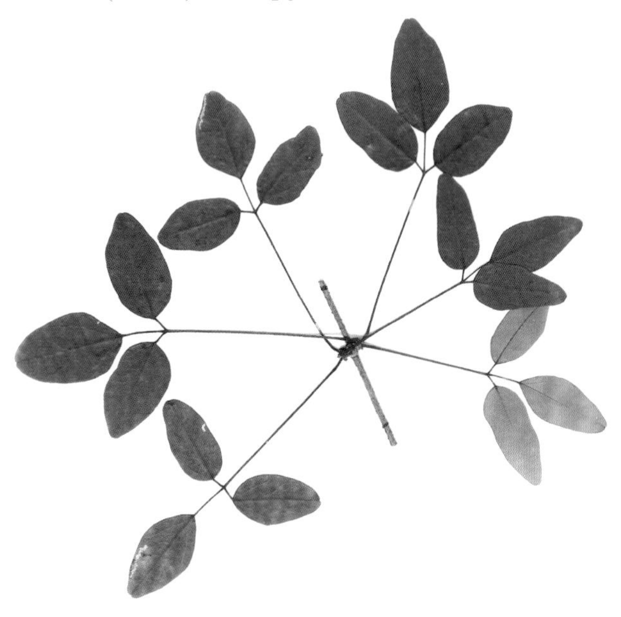

【形态与分布】 缠绕灌木，高6～10m，全体无毛。掌状复叶；小叶3，卵状长椭圆形或长椭圆形，长3～7cm，宽2～4cm，先端圆形，中央凹陷，基部圆形或稍呈心形至阔楔形，全缘或近全缘，两面均淡绿色。花雌雄同株，总状花序腋生，长约15cm，总花梗细长；花紫色微红或淡紫色；雌花1～3朵生于花序下部，苞片线形，花被3，椭圆形，顶端圆，退化雄蕊6，雌蕊3～6；雄花具细小苞片，花被3，倒卵形，顶端稍凹，雄蕊6，花丝三角形，退化雌蕊3或4。浆果长椭圆形或长圆筒形，长8～13cm，宽约4cm，稍弯曲，黄褐色。种子矩圆形，暗红色。花果期4～9月。

生于海拔300～2100m的山坡灌丛或沟谷疏林中。分布于湖北、湖南及山西、陕西等省和华东、华南、西南地区。

【功效应用】 藤茎（药名木通）：利尿通淋，通经下乳。用于尿赤、淋浊、水肿、烦热、咽痛、遍身拘痛、经闭、乳汁不通。用量3～6g。果实（药名八月瓜）：疏肝理气，益肾利水。用于肝胃气痛、腰酸痛、疝痛、带下、小便不利、湿热淋症。用量10～15g。

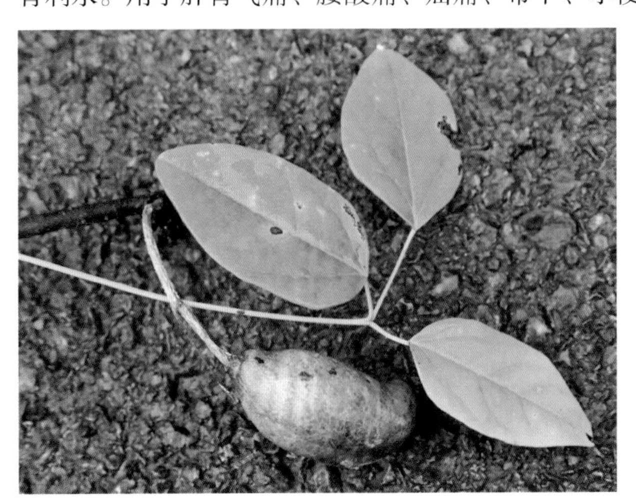

【化学成分】 藤茎含三萜皂苷。

【附注】（1）白木通与其原（亚）种三叶木通 *Akebia trifoliata*（Thunb.）Koidz. 及同属植物木通 *Akebia quinata*（Houtt.）Decne. 同等药用。三者的干燥藤茎为中药“木通”，收载于《中国药典》。（2）三叶木通与白木通的主要区别：小叶卵圆形、宽卵圆形或长卵形，边缘浅裂或呈波状；浆果熟时带紫色。木通为掌状复叶，小叶5，倒卵形或椭圆形，全缘。

160 猫儿屎（*Decaisnea insignis*）

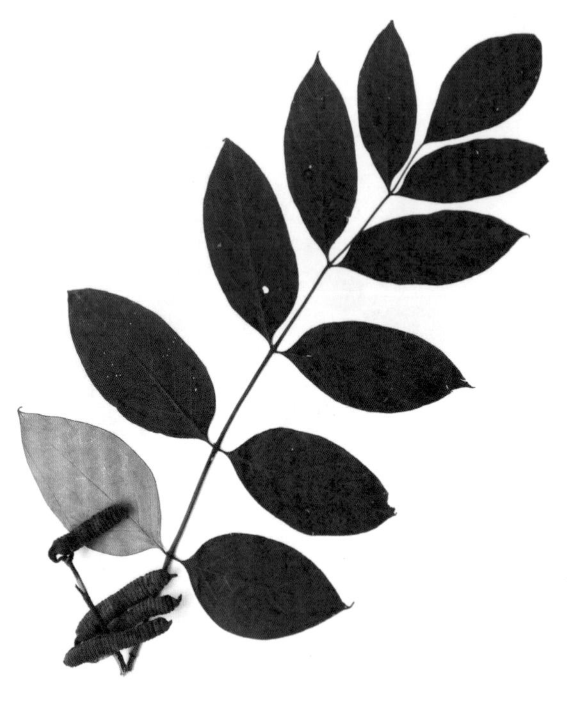

木通科植物猫儿屎 *Decaisnea insignis*（Griff.）Hook. f. et Thoms.（*Decaisnea fargesii* Franch.）。

【形态与分布】 直立灌木，高可达5m。茎有圆形或椭圆形的皮孔。羽状复叶长50～80cm，小叶13～25；叶柄长10～20cm；小叶卵形至卵状长圆形，长6～14cm，宽3～7cm，先端渐尖或尾状渐尖，基部圆形或阔楔形，上面无毛，下面青白色，初时被粉末状短柔毛，渐变无毛。总状花序腋生，或数个再复合为疏松、下垂顶生的圆锥花序，长2.5～3（4）cm；花梗长1～2cm；小苞片狭线形，长约6mm；萼片卵状披针形至狭披针形，先端长渐尖，具脉纹。雄花：外轮萼片长约3cm，内轮的长约2.5cm；雄蕊长8～10mm，花丝合生呈细长管状，长3～4.5mm，花药离生，长约3.5mm，药隔伸出于花药之上，成阔而扁平、长2～2.5mm的角状附属体，退化心皮小。雌花：退化雄蕊花丝短，合生呈盘状，长约1.5mm，花药离生，药室长1.8～2mm，顶具长1～1.8mm的角状附属状；心皮3，圆锥形，长5～7mm，柱头稍大，马蹄形，偏斜。果下垂，圆柱形，蓝色，长5～10cm，直径约2cm，具小疣凸，果皮表面有环状缢纹或无；种子倒卵形，黑色，扁平，长约1cm。花果期4～8月。

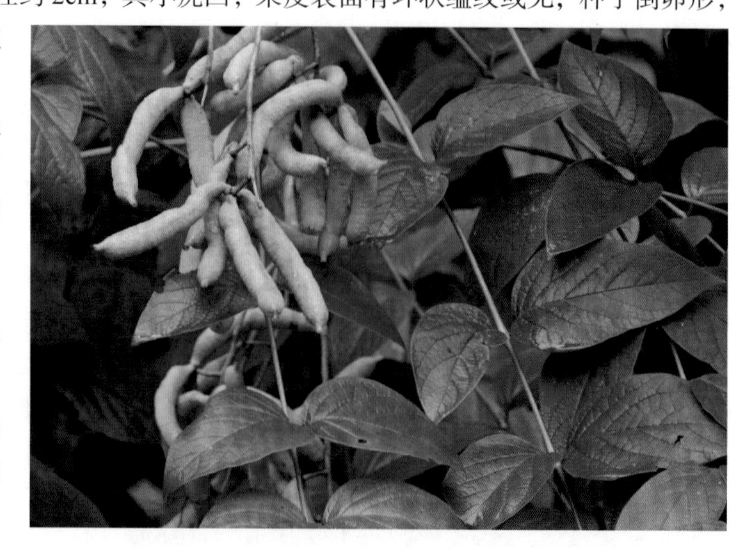

生于海拔900～3600m的山坡灌丛或沟谷杂木林下阴湿处。分布于华中、西南地区。

【功效应用】 根、果实：清肺止咳，祛风除湿。用于肺结核咳嗽、风湿关节痛、阴痒；外用可治肛门周围糜烂。用量15～30g；外用适量。

161 五叶瓜藤（*Holboellia angustifolia*）

木通科植物五叶瓜藤（五月瓜藤）*Holboellia angustifolia* Wall.（*Holboellia fargesii* Reaub.）。

【形态与分布】 常绿木质藤本。茎枝具线纹。掌状复叶有小叶（3）5～7（9）；叶柄长2～5cm；小叶革质，线状长圆形、长圆状披针形至倒披针形，长5～11cm，宽1.2～3cm，先端渐尖、急尖、钝或圆，有时凹入，基部钝、阔楔形或近圆形，边缘略背卷，上面有光泽，下面苍白色；中脉在上面凹陷，下面凸起，侧脉每边6～10条，与基出2脉均至近叶缘处弯拱网结；小叶柄长5～25mm。花雌雄同株，红色、紫红色、暗紫色、绿白色或淡黄色，数朵组成伞房式短总状花序；总花梗短，长8～20mm，多个簇生于叶腋，基部为阔卵形的芽鳞片所包。雄花：花梗长10～15mm，外轮萼片线状长圆形，长10～15mm，顶端钝，内轮较小；花瓣极小，近圆形；雄蕊长约10mm，退化心皮小。雌花：紫红色；花梗长3.5～5cm，外轮萼片倒卵状圆形或广卵形，长14～16mm，内轮较小；花瓣小，卵状三角形，宽0.4mm；退化雄蕊无花丝；心皮棍棒状。果紫色，长圆形，长5～9cm，顶端圆而具凸头；种子褐黑色。花果期4～8月。

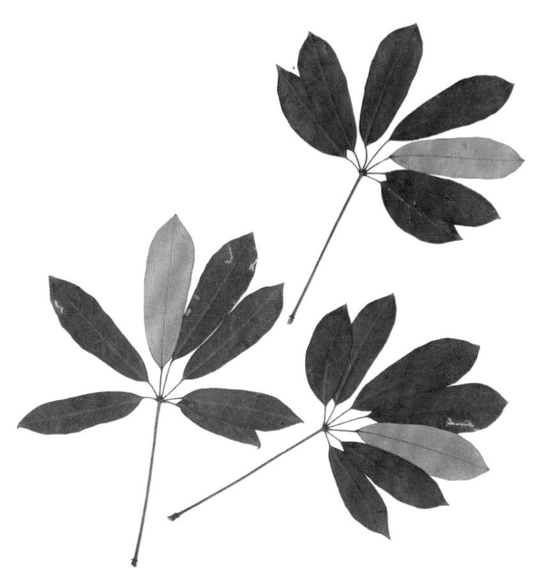

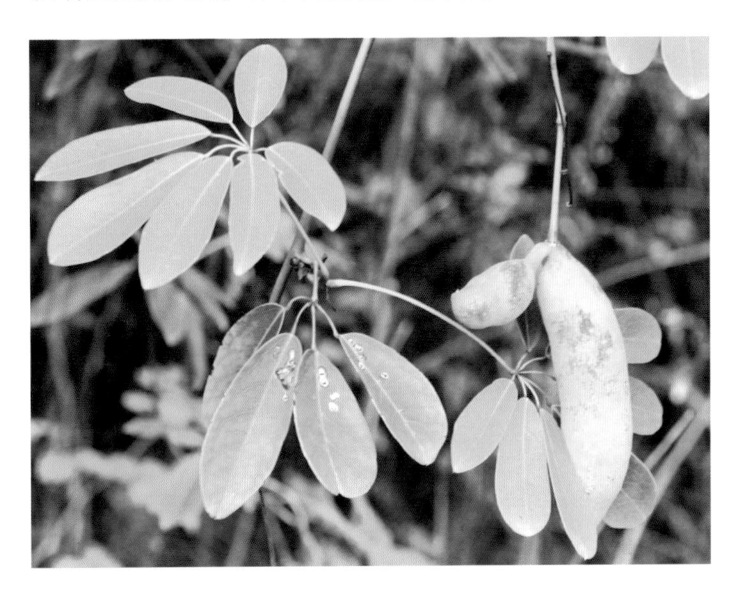

生于海拔500～3000m的山坡杂木林及沟谷林中。分布于湖北、湖南及陕西、安徽、广西、广东、福建和西南地区。

【功效应用】 根和根皮：补脾利湿，舒经活络，调经止痛。用于风湿关节炎、黄疸肝炎、胃脘痛、脾胃虚弱、食欲不振、小儿疳积、痛经；外治跌打损伤，急性结膜炎，多发性疖肿。用量3～9g。

【化学成分】 含三萜皂苷等成分。

162 大血藤（*Sargentodoxa cuneata*）

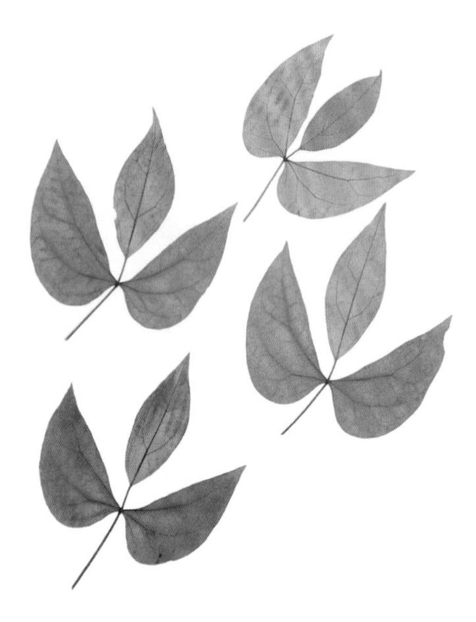

木通科植物大血藤 *Sargentodoxa cuneata*（Oliv.）Rehd. et Wils.。

【形态与分布】 落叶木质大藤本。根粗长，表面带黄褐色。茎灰褐色，长达数米，圆柱形，有条纹。三出复叶，叶柄长 3 ～ 12cm，略带紫红色；中央小叶长椭圆形或倒卵形，长 6 ～ 11cm，宽 4 ～ 7cm，先端渐尖或急尖，基部楔形，小叶柄长 5 ～ 10mm；侧生小叶较大，肾形，偏斜，小叶柄极短或近无柄。雌雄异株；雄花黄绿色，芳香，排成腋生总状花序，花序长 8 ～ 15cm，下垂，花梗细长，长 1 ～ 1.5cm，基部有苞片 1，花梗上有线形小苞片，萼片 6，线状长圆形，长 6 ～ 12mm，宽 2 ～ 4mm，边缘稍内卷，花瓣极小，菱状圆形，长约 1.2mm，雄蕊 6，花丝甚短，花药纵裂；雌花萼片及花瓣与雄花同数。聚合果直径 3 ～ 4cm，果梗长 2 ～ 2.5cm；小浆果球形，长 5 ～ 8mm，肉质，被白粉，成熟时紫黑色或蓝黑色，柄长 8 ～ 12mm，肉质；种子卵形，长 4 ～ 6mm，黑色，有光泽，顶端截平或微凹。花期 4 ～ 5 月，果期 6 ～ 9 月。

生于海拔 250 ～ 1800m 的山谷荫蔽疏林及沟边灌丛中，多用其强大的茎缠绕在其他木本植物上生长。分布于华中、华东、华南、西南地区及陕西等省。

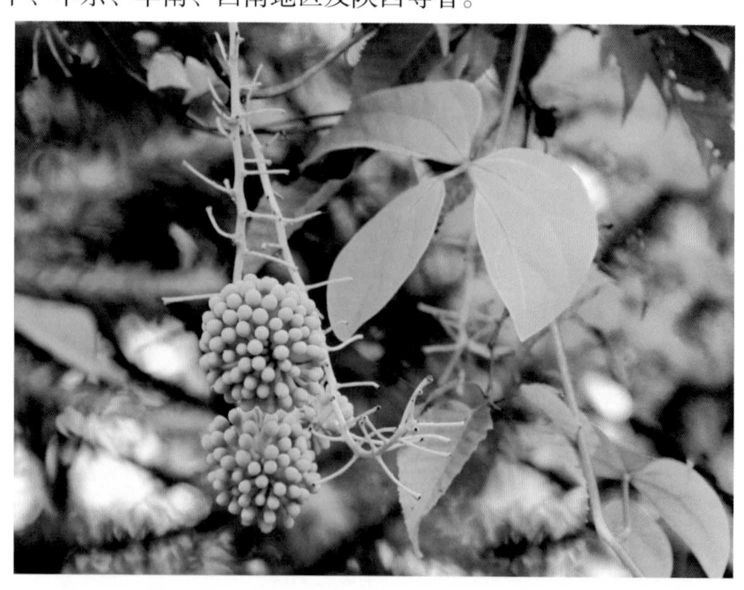

【功效应用】 藤茎（药名大血藤）：清热解毒，活血，祛风止痛。用于肠痈腹痛、热毒疮疡、经闭、痛经、跌打肿痛、风湿痹痛。用量 9 ～ 15g。

【化学成分】 含有机酸、酚类、木脂素、三萜、黄酮、蒽醌、挥发油、鞣质等成分。

【附注】 本种的干燥藤茎为中药“大血藤”，收载于《中国药典》。

163 豪猪刺（*Berberis julianae*）

小檗科植物豪猪刺 *Berberis julianae* Schneid.。

【形态与分布】 常绿灌木，高 1 ～ 3m。老枝黄褐色或灰褐色，幼枝淡黄色，具条棱和稀疏黑色疣点；茎刺粗壮，三分叉，腹面具槽，与枝同色，长 1 ～ 4cm。叶革质，椭圆形、披针形或倒披针形，长 3 ～ 10cm，宽 1 ～ 3cm，先端渐尖，基部楔形，上面深绿色，中脉凹陷，侧脉微显，背面淡绿色，中脉隆起，侧脉微隆起或不显，两面网脉不显，不被白粉，叶缘平展，每边具 10 ～ 20 刺齿；叶柄长 1 ～ 4mm。花 10 ～ 25 朵簇生；花梗长 8 ～ 15mm；花黄色；小苞片卵形，长约 2.5mm，宽约 1.5mm，先端急尖；萼片 2 轮，外萼片卵形，长约 5mm，先端急尖，内萼片长圆状椭圆形，长约 7mm，先端圆钝；花瓣长圆状椭圆形，长约 6mm，先端缺裂，基部缢缩呈爪，具 2 枚长圆形腺体。浆果长圆形，蓝黑色，长 7 ～ 8mm，顶端具明显宿存花柱，被白粉。花期 3 月，果期 5 ～ 11 月。

生于海拔 1100 ～ 2100m 的山坡、沟边、林中、林缘、灌丛中或竹林中。分布于湖北、湖南、广西、重庆、四川、贵州等省市。

【功效应用】 根（药名三颗针）：清利湿热，泻火解毒。用于湿热泻痢、热淋、目赤肿痛、牙龈红肿、咽喉肿痛、痄腮、丹毒、湿疹、热毒疮疡。用量 9 ～ 15g。

【化学成分】 根含小檗碱（约 3%）等多种生物碱。

【附注】 《中国药典》收载的“三颗针”为同属（小檗属）多种植物的根。

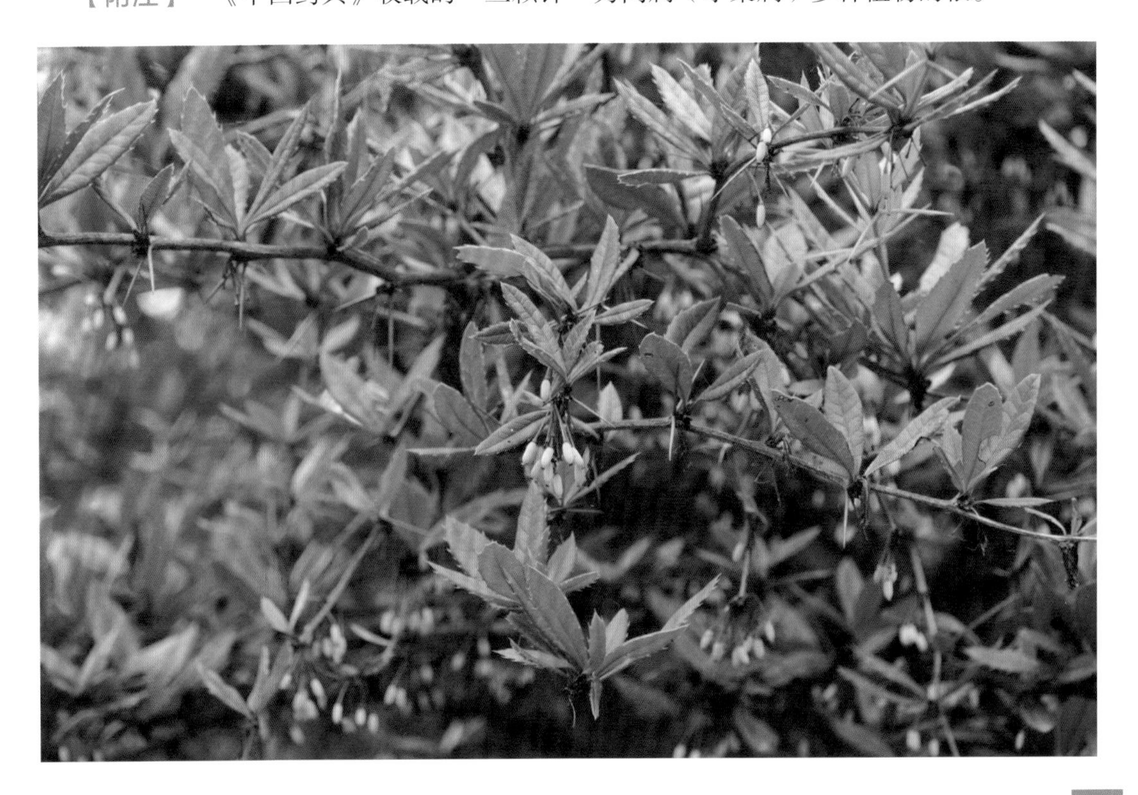

164 庐山小檗（*Berberis virgetorum*）

小檗科植物庐山小檗 *Berberis virgetorum* Schneid.。

【形态与分布】 落叶灌木，高 1.5 ～ 2m。幼枝紫褐色，老枝灰黄色，具条棱，无疣点；茎刺单生，偶有三分叉，长 1 ～ 4cm，腹面具槽。叶薄纸质，长圆状菱形，长 3.5 ～ 8cm，宽 1.5 ～ 4cm，先端急尖、短渐尖或微钝，基部楔形，渐狭下延，上面暗黄绿色，中脉稍隆起，侧脉显著，孤曲斜上至近叶缘连结，背面灰白色，中脉和侧脉明显隆起，叶缘平展，全缘，有时稍呈波状；叶柄长 1 ～ 2cm。总状花序具 3 ～ 15 朵花，长 2 ～ 5cm，包括总梗长 1 ～ 2cm；花梗细弱，长 4 ～ 8mm；苞片披针形，先端渐尖，长 1 ～ 1. 5mm；花黄色；萼片 2 轮，外萼片长圆状卵形，长 1.5 ～ 2mm，先端急尖，内萼片长圆状倒卵形，长约 4mm，先端钝；花瓣椭圆状倒卵形，长 3 ～ 3.5mm，先端钝，全缘，基部缢缩呈爪，具 2 枚长圆形腺体。浆果长圆状椭圆形，长 8 ～ 12mm，熟时红色，顶端不具宿存花柱，不被白粉。花期 4 ～ 5 月，果期 6 ～ 10 月。

生于海拔 250 ～ 1800m 的山坡、山地灌丛中、河边、林中或村旁，产于华中地区及陕西、浙江、福建、江西、广东、广西、贵州等省区。

【功效应用】 茎：清湿热、解毒。用于湿热泻痢、黄疸、胆囊炎、口疮、咽喉肿痛、火眼目赤、湿热淋浊、丹毒、湿疹、疮疡肿毒。用量 9 ～ 15g。

【化学成分】 含小檗碱等生物碱。

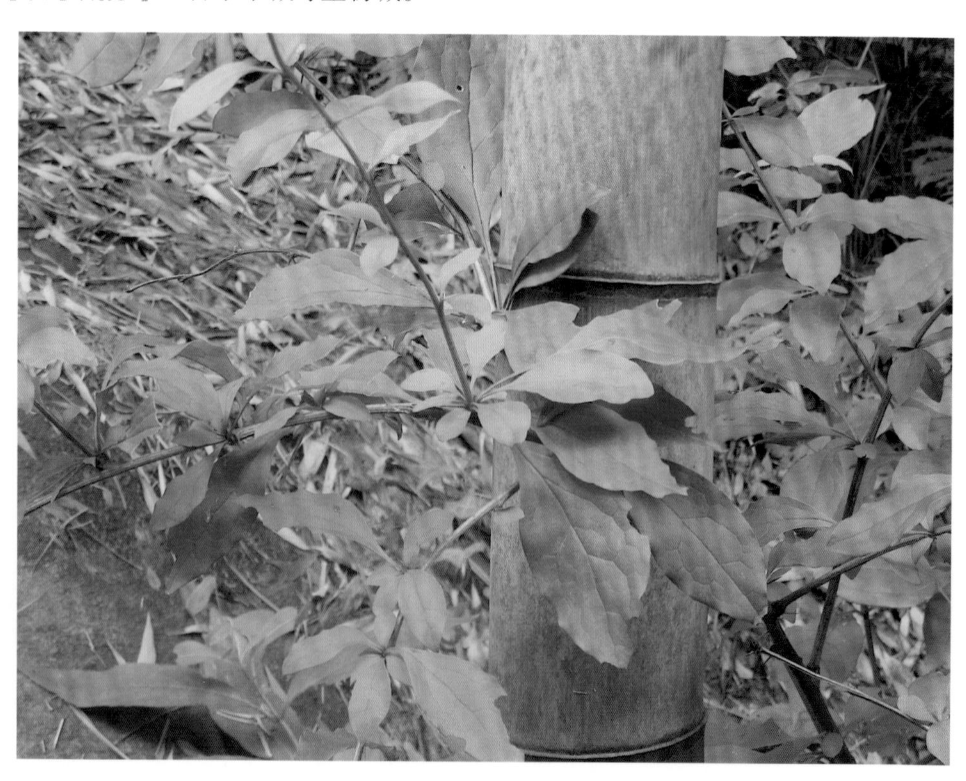

165 红毛七（*Caulophyllum robustum*）

小檗科植物红毛七 *Caulophyllum robustum* Maxim.。

【形态与分布】 多年生草本，高 50～70cm，全株光滑无毛。根茎粗壮，横生，棕褐色，有多数细长须根。茎直立，圆柱形，基部稍木质化，具鳞片。叶 1～2，互生，二至三回三出羽状复叶，小叶卵形，长椭圆形或宽披针形，长 6～10cm，宽 2～4cm，先端渐尖，基部近圆形或楔形，偏斜，全缘或 2～3 裂，上面绿色，平滑，下面带白色，像牡丹叶。圆锥花序顶生，苞片 3～4，较小；花黄绿色，萼片 6，花瓣状；花瓣 6，缩小成线状，与萼片相对生；雄蕊 6，花药 2 瓣开裂；雌蕊 1，子房上位，1 室，具 2 胚珠。蒴果的果皮早落；种子裸出，并列成对，圆球形，有肉质种皮，似浆果状，成熟时呈蓝黑色。花期 5～6 月，果期 7～9 月。

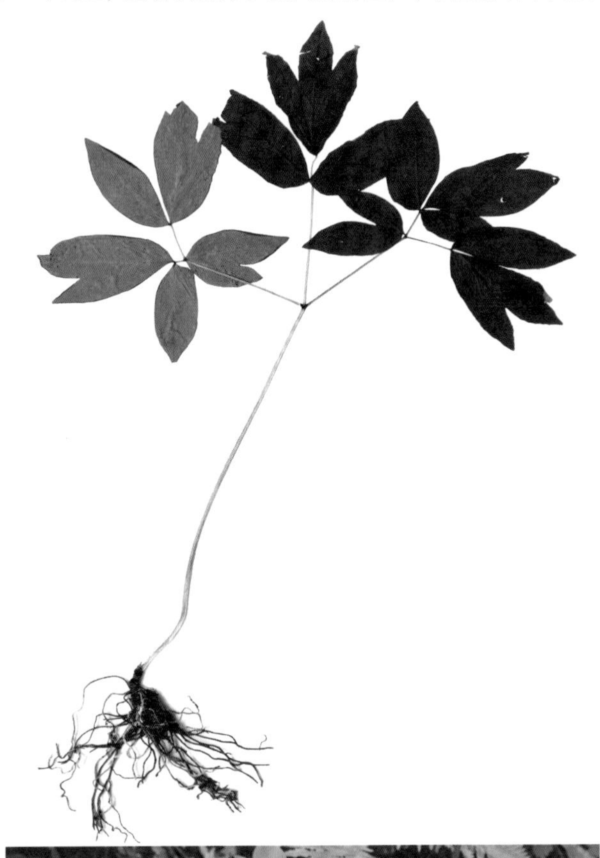

生于山间林下阴湿处或深山峡谷。分布于湖北及陕西、甘肃、安徽、浙江、重庆、四川、西藏等省区和东北地区。

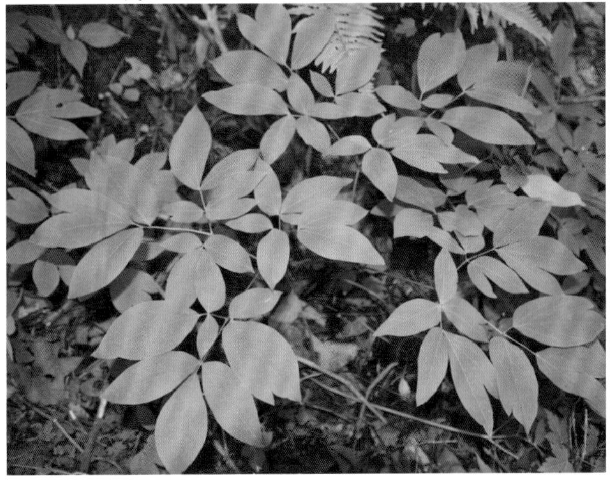

【功效应用】 根及根茎（药名红毛七）：理气止痛，祛风活血。用于月经不调、胃腹胀痛、跌打损伤、风湿疼痛。用量 3～10g；研末每次 1.5～3g，或泡酒服；外用适量，捣敷。

【化学成分】 含生物碱、皂苷、鞣质等成分。

【附注】 干燥根及根茎为中草药“红毛七”，收载于《湖北省中药材质量标准》（2018 年版）。

166 南方山荷叶（*Diphylleia sinensis*）

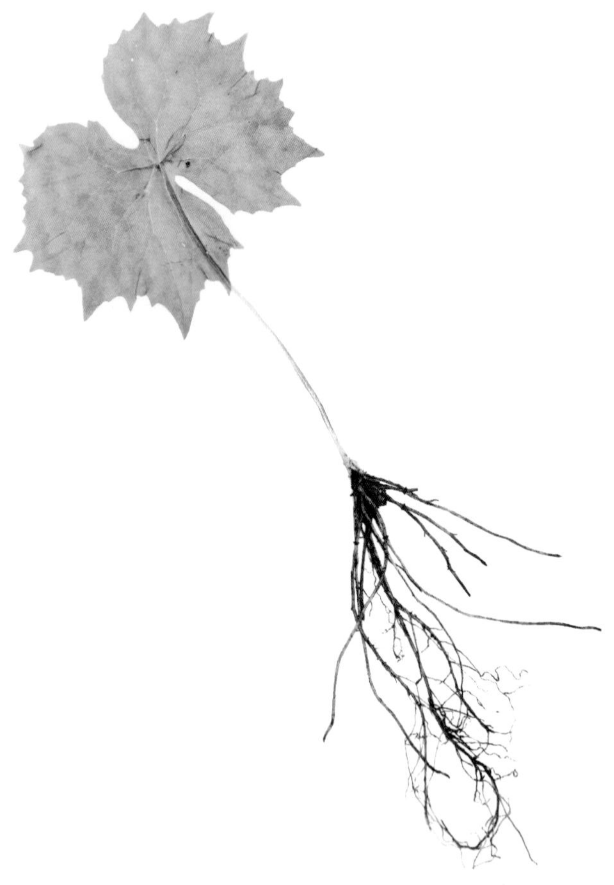

小檗科植物南方山荷叶 *Diphylleia sinensis* H. L. Li。

【形态与分布】 多年生草本，高达50cm。根茎横走而粗壮，其上有旧茎枯死后残留的疤痕，连续排列，呈结节状，老者具十余个臼窝，其下生多数须根。茎直立，不分枝，稍被柔毛。基生叶1，有长柄；茎生叶2，互生，扁圆肾形，宽20～38cm，向中央2深裂，边缘呈浅裂状，并有大小不等的浅齿牙，齿端尖锐，上面绿色，下面淡绿色，被柔毛。夏季开白色花，复聚伞花序顶生，花序柄生有小柔毛，花序的着生点在叶片之下5～8cm，花具柄；萼片6，早落；花瓣6，卵形或倒卵形；雄蕊6，内藏；雌蕊子房上位。浆果椭圆形或球形，蓝黑色，无毛，有白粉。种子数粒。

生于深山混交林下。分布于湖北及陕西、甘肃、云南等省。

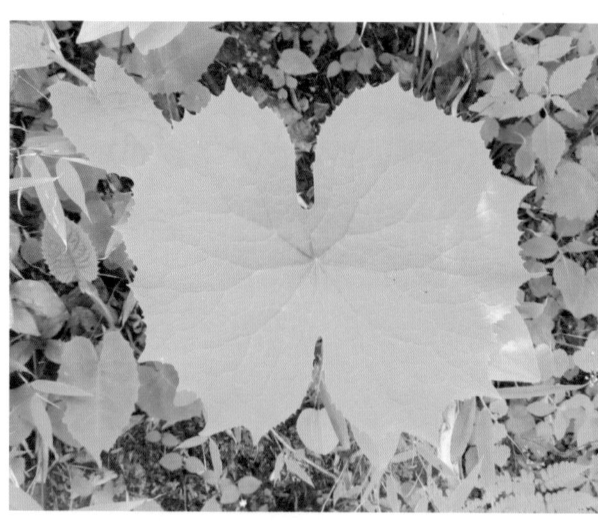

【功效应用】 根茎（药名江边一碗水）：活血化瘀、解毒消肿。有大毒。用于跌打损伤，风湿筋骨痛，月经不调，小腹疼痛；外用治毒蛇咬伤，痈疖肿毒。用量1～3g；外用适量，研末敷患处。

【化学成分】 根茎含黄酮、木脂素、内酯等成分。

【附注】 野生资源少见，有少量栽培。其干燥根茎为著名民间药“江边一碗水”，收载于《湖北省中药材质量标准》（2019年版）。

167 小八角莲（*Dysosma difformis*）

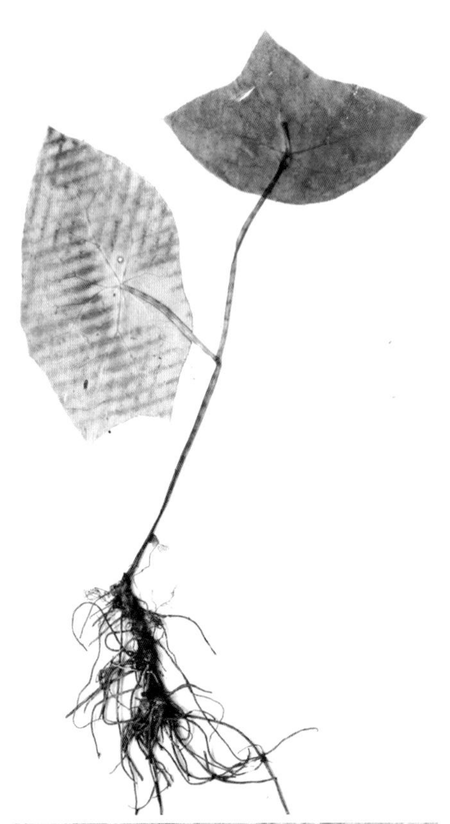

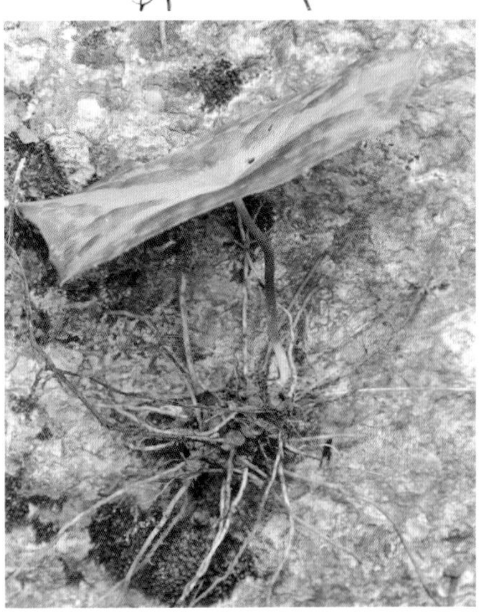

小檗科植物小八角莲 *Dysosma difformis*（Hemsl. et Wils.）T. H. Wang。

【形态与分布】 多年生草本，植株高15～30mm。根茎细长，通常圆柱形，横走，多须根；茎直立，无毛，有时带紫红色。茎生叶通常2枚，薄纸质，互生，不等大，形状多样，偏心盾状着生，叶片不分裂或浅裂，长5～11mm，宽7～15mm，基部常呈圆形，两面无毛，上面有时带紫红色，边缘疏生乳突状细齿；叶柄不等长，约3～11mm，无毛。花2～5朵着生于叶基部处，无花序梗，簇生状；花梗长1～2mm，下弯，疏生白色柔毛；萼片6，长圆状披针形，长2～2.5mm，宽2～5mm，先端渐尖，外面被柔毛，内面无毛；花瓣6，淡赭红色，长圆状条带形，长4～5mm，宽0.8～1mm，无毛，先端圆钝；雄蕊6，长约2mm，花丝长约8mm，花药长约1.2mm，药隔先端显著延伸；雌蕊长约9mm，子房坛状，花柱长约2mm，柱头膨大呈盾状。浆果小，圆球形。花期4～6月，果期6～9月。

生于海拔750～1800m的山坡林下。分布于湖北、湖南、广西及西南地区。

【功效应用】 根茎：清热解毒，化痰散结，祛瘀止痛。用于咽喉肿痛、痈肿、疔疮、肺炎、腮腺炎、毒蛇咬、跌打损伤。泡酒内服可治风湿关节炎。有毒。

【化学成分】 根茎含木脂素、黄酮、挥发油、甾醇、蒽醌、鞣质等成分。

168 八角莲（*Dysosma versipellis*）

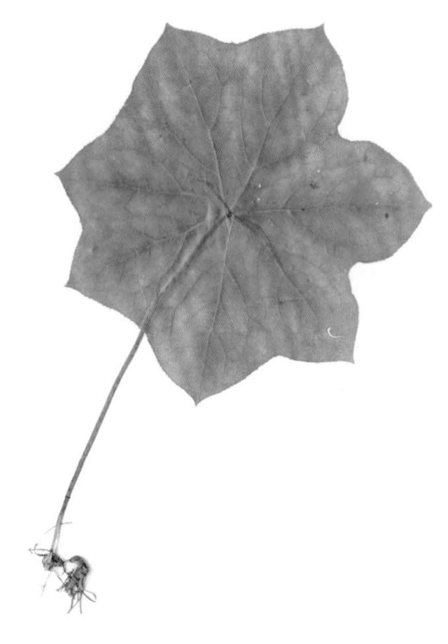

小檗科植物八角莲 *Dysosma versipellis*（Hance）M. Cheng ex Ying。

【形态与分布】 多年生草本，高 40 ～ 150cm。根茎粗壮，横生，多须根；茎直立，不分枝。叶 2，互生，盾状，近圆形，直径达 30cm，4 ～ 9 掌状浅裂，裂片阔三角形，卵形或卵状长圆形，长 2.5 ～ 4cm，基部宽 5 ～ 7cm，先端锐尖，不分裂，背面被柔毛，叶脉隆起，边缘具细齿；下部叶的叶柄长 12 ～ 25cm，上部叶柄长 1 ～ 3cm。花梗纤细，下弯；花深红色，5 ～ 8 朵簇生于离叶基部不远处，下垂；萼片 6，长圆状椭圆形，长 0.6 ～ 1.8cm，先端急尖，外面被短柔毛；花瓣 6，勺状倒卵形，长约 2.5cm，宽约 8mm；雄蕊 6，花丝短于花药；子房椭圆形，花柱短。浆果椭圆形，长约 4cm。种子多数。花期 3 ～ 6 月，果期 5 ～ 10 月。生于海拔 500 ～ 2400m 的山坡老林下或阴湿山沟石缝。分布于长江流域各省及西南地区。

【功效应用】 根茎及须根（药名八角莲）：清热解毒，活血散瘀。有小毒。用于毒蛇咬伤、淋巴结炎、乳腺癌、腮腺炎等；外用治虫蛇咬伤、痈疮疖肿、淋巴结炎、腮腺炎、乳腺癌等。用量 3 ～ 10g；外用磨汁或浸醋、酒涂搽，研末调敷或鲜品捣敷。

【化学成分】 根茎含木脂素、黄酮等成分。

【附注】 （1）干燥根茎及须根为草药“八角莲”，载于《湖北省中药材质量标准》（2018 年版）。（2）同属植物六角莲 *Dysosma pleiantha*（Hance）Woods. 在鄂西等地有分布，同等药用。与八角莲区别：茎生叶常为 2 片对生，5 ～ 9 浅裂，裂片宽三角状卵形。

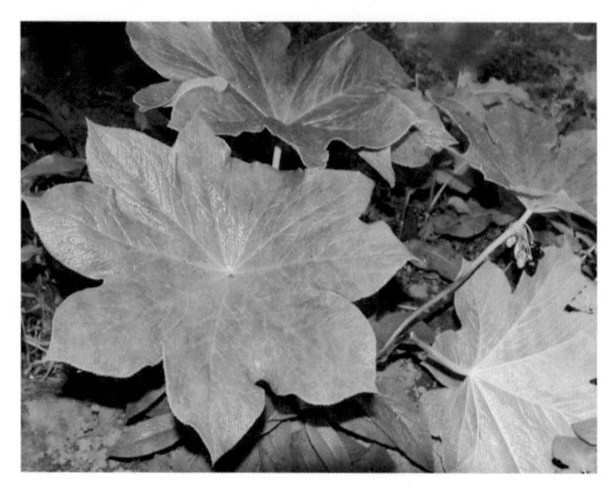

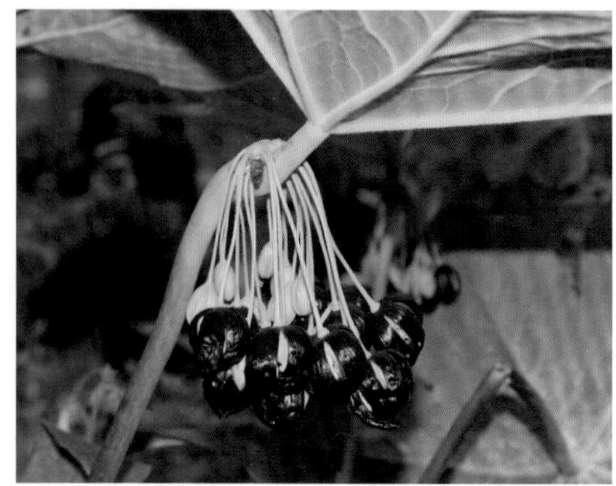

169 淫羊藿（*Epimedium brevicornu*）

小檗科植物淫羊藿 *Epimedium brevicornu* Maxim.。

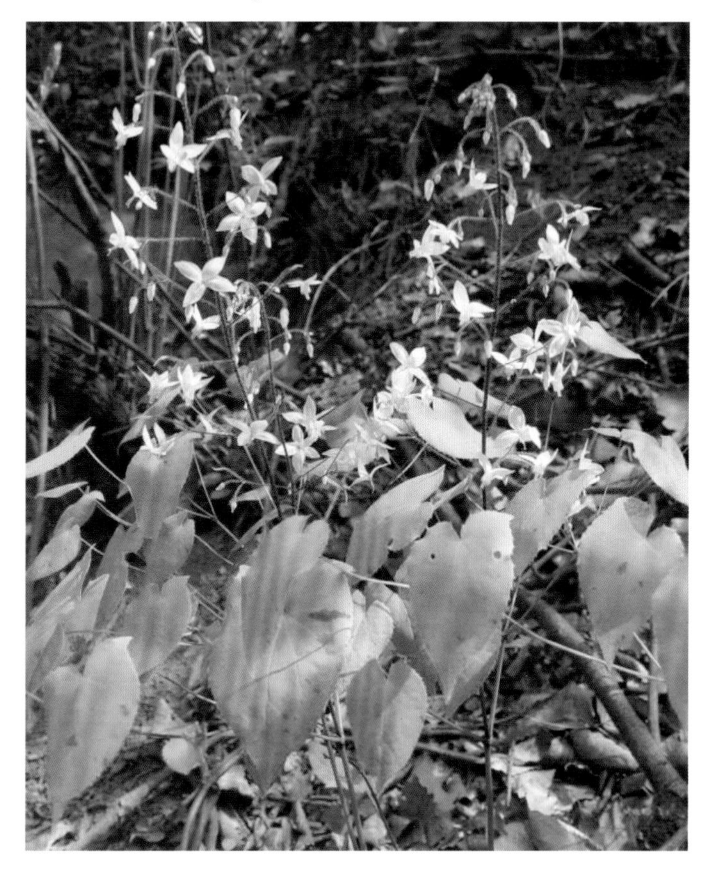

【形态与分布】 多年生草本，高 20 ～ 60cm。根茎粗短。二回三出复叶基生和茎生，具小叶 9；基生叶 1 ～ 3 丛生，具长柄，茎生叶 2，对生；小叶纸质或厚纸质，卵形或阔卵形，长 3 ～ 7cm，宽 2.5 ～ 6cm，先端急尖或短渐尖，基部深心形，顶生小叶基部裂片圆形，近等大，侧生小叶基部裂片稍偏斜，急尖或圆形，上面常有光泽，网脉显著，背面苍白色，光滑或疏生少数柔毛，基出 7 脉，叶缘具刺齿；花茎具 2 对生叶，圆锥花序长 10 ～ 35cm，花 20 ～ 50，序轴及花梗被腺毛；花梗长 5 ～ 20mm；外轮萼片卵状三角形，暗绿色，长 1 ～ 3mm，内萼片披针形，白色或淡黄色，长约 10mm；花瓣白色或淡黄色，远较内萼片短，距呈圆锥状，长仅 2 ～ 3mm，瓣片很小。蒴果长约 1cm，宿存花柱喙状，长 2 ～ 3mm。花期 5 ～ 6 月，果期 6 ～ 8 月。

生于海拔 650 ～ 3500m 的林下、沟边灌丛中或山坡阴湿处。分布于河南、湖北及陕西、甘肃、山西、青海、重庆、四川等省市。

【功效应用】 叶（药名淫羊藿）：补肾阳，强筋骨，祛风湿。用于肾阳虚衰、阳痿遗精、筋骨痿软、风湿痹痛、麻木拘挛。用量 6 ～ 10g。

【化学成分】 全草含黄酮及其苷类、木脂素、萜类、酚酸、蒽醌、甾醇等成分。

【附注】 本种与同属植物三枝九叶草 *Epimedium sagittatum*（Sieb. et Zucc.）Maxim.、柔毛淫羊藿 *Epimedium pubescens* Maxim. 等的干燥叶为中药“淫羊藿”，收载于《中国药典》。三枝九叶草、柔毛淫羊藿在湖北等地有分布。

170 柔毛淫羊藿（*Epimedium pubescens*）

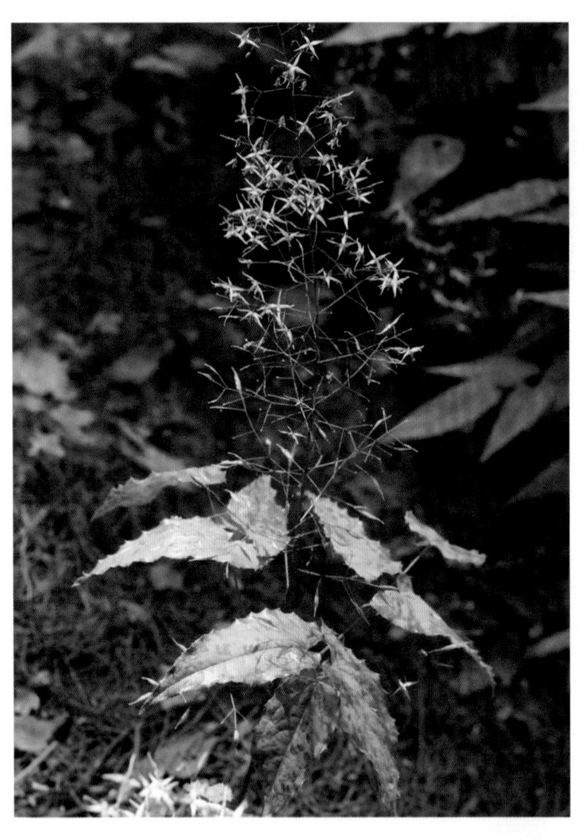

小檗科植物柔毛淫羊藿 *Epimedium pubescens* Maxim.。

【形态与分布】 多年生草木，高20～70cm。根茎粗短，有时伸长，被褐色鳞片。一回三出复叶基生或茎生；茎生叶2枚对生，小叶3；小叶柄长约2cm，疏被柔毛；小叶片革质，卵形、狭卵形或披针形，长3～15cm，宽2～8cm，先端渐尖或短渐尖，基部深心形，有时浅心形，顶生小叶基部裂片圆形，几等大；侧生小叶基部裂片极不等大，急尖或圆形，上面深绿色，有光泽，背面密被绒毛、短柔毛和灰色柔毛，边缘具细密刺齿；花茎具2枚对生叶。圆锥花序具30～100余朵花，长10～20cm，通常序轴及花梗被腺毛，有时无总梗；花梗长1～2cm，花直径约1cm；萼片2轮，外萼片阔卵形，长2～3mm，带紫色，内萼片披针形或狭披针形，急尖或渐尖，白色，长5～7mm，宽1.5～3.5mm；花瓣远较内萼片短，长约2mm，囊状，淡黄色；雄蕊长约4mm，外露；雌蕊长约4mm，花柱长约2mm。蒴果长圆形，宿存花柱长喙状。花期4～5月，果期5～7月。

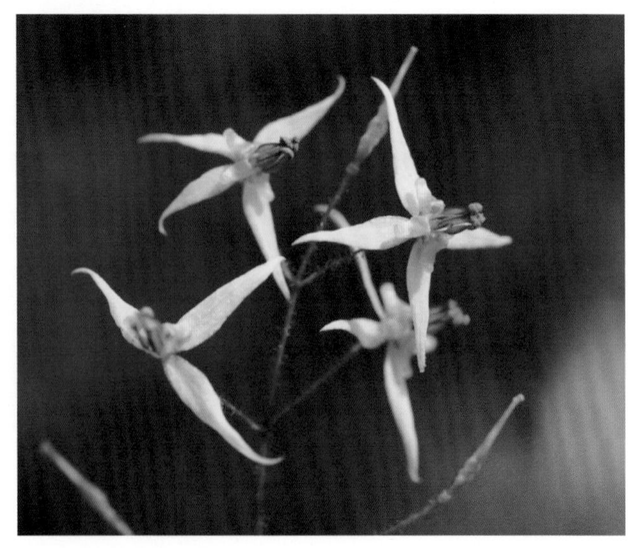

生于海拔300～2000m的林下、灌丛中、山坡地边或山沟阴湿处。分布于河南、湖北及安徽、陕西、甘肃、重庆、四川、贵州等省市。

【功效应用】 地上部分（药名淫羊藿）：补肾阳，强筋骨，祛风湿。用于肾阳虚衰、阳痿遗精、筋骨痿软、风湿痹痛、麻木拘挛。用量6～10g。

【附注】 本种干燥地上部分作为中药“淫羊藿”来源之一，收载于《中国药典》。

171 三枝九叶草（*Epimedium sagittatum*）

小檗科植物三枝九叶草（箭叶淫羊藿）*Epimedium sagittatum*（Sieb. et Zucc.）Maxim.。

【形态与分布】 多年生草本，高30～50cm。根茎粗短，质硬，多须根。一回三出复叶基生和茎生；小叶3，革质，卵形至卵状披针形，长5～19cm，宽3～8cm，先端急尖或渐尖，基部心形，顶生小叶基部两侧裂片近相等，圆形，侧生小叶基部高度偏斜，外裂片远较内裂片大，三角形，急尖，内裂片圆形，上面无毛，背面疏被粗短伏毛或无毛，叶缘具刺齿；花茎具2对生叶。圆锥花序长10～20（30）cm，宽2～4cm，具花约200，通常无毛，偶被少数腺毛；花梗长约1cm，无毛；花较小，直径约8mm，白色；萼片2轮，外萼片4，先端钝圆，具紫色斑点，其中1对狭卵形，长约3.5mm，另1对长圆状卵形，长约4.5mm，内萼片卵状三角形，先端急尖，长约4mm，白色；花瓣囊状，淡棕黄色，先端钝圆，长1.5～2mm。蓇葖果卵圆形，长约1cm，宿存花柱长约6mm。花期4～5月，果期5～7月。

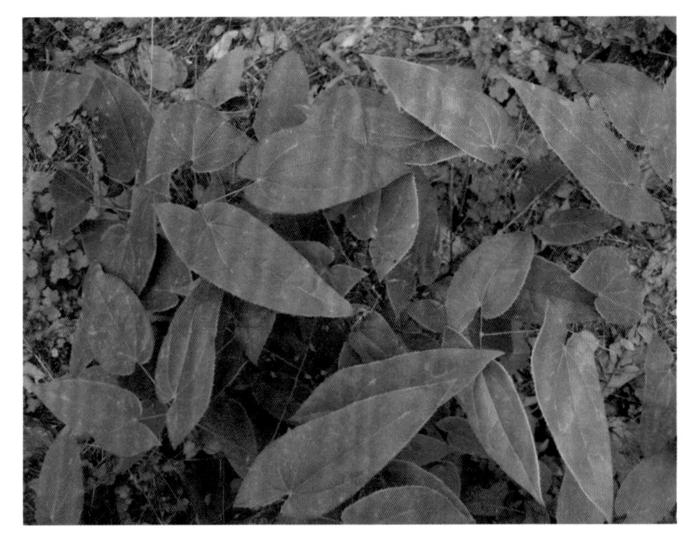

生于海拔200～1750m的山坡草丛中、林下、灌丛中、水沟边或岩边石缝中。分布于湖北、湖南及陕西、甘肃、四川等省和华东、华南地区。

【功效应用】 叶（药名淫羊藿）：补肾阳，强筋骨，祛风湿。用于肾阳虚衰、阳痿遗精、筋骨痿软、风湿痹痛、麻木拘挛。用量6～10g。

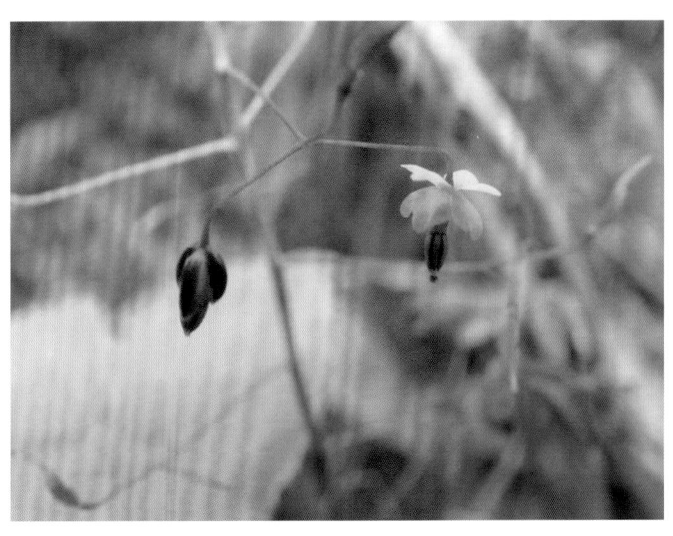

【化学成分】 全草含黄酮及其苷类、木脂素、萜类、酚酸、蒽醌、甾醇等成分。

【附注】 本种与同属植物淫羊藿 *Epimedium brevicornu* Maxim.、柔毛淫羊藿 *Epimedium pubescens* Maxim. 等的干燥叶为中药“淫羊藿”，收载于《中国药典》。三个种在湖北等地均有分布。

172 阔叶十大功劳（*Mahonia bealei*）

小檗科植物阔叶十大功劳 *Mahonia bealei*（Fort.）Carr.。

【形态与分布】 常绿灌木，高 1.5 ～ 4m。树皮黄褐色。小叶 7 ～ 19，卵形，基部的侧生小叶较小，由下向上渐次增大，顶生小叶较宽大，长 3 ～ 10cm，宽 2 ～ 8cm，边缘有刺齿 2 ～ 6，基部宽楔形至圆形，有时浅心形；侧生小叶无柄，顶生小叶柄长 1.5 ～ 6cm。总状花序长 5 ～ 13cm，6 ～ 9 个簇生；花序苞片长 1 ～ 1.5cm；花梗长 4 ～ 6mm；小苞片长 1.5 ～ 3mm；外萼片卵形，长约 2.5mm，先端稍钝，中萼片卵形，长 6mm，宽 4mm，内萼片长圆形，长 7 ～ 8mm，宽 3 ～ 4mm；花瓣倒卵形，长 6 ～ 7mm，宽 3 ～ 3.5mm，先端微凹，有圆形裂片；腺体明显；雄蕊长 3 ～ 4mm；子房有胚珠 3 ～ 4。浆果卵圆形，蓝黑色，被白粉，长约 1cm，直径约 6mm，有短宿存花柱或无。花期 11 月至翌年 3 月，果期 4 ～ 8 月。

生于海拔 1500m 以下的山坡林下阴湿地方。分布于华中、华东、华南地区及陕西、甘肃、贵州、四川等省。

【功效应用】 根或茎（药名功劳木）：清热解毒，止痢止泻，消肿排脓。用于湿热泻痢、黄疸、目赤肿痛、风火牙痛、咽喉肿痛、肺痨咳嗽、感冒发热、脓耳、痈肿疮毒。用量 10 ～ 15g；或为丸剂；外用适量，煎汁涂搽。叶也可药用，疗效应用类同。

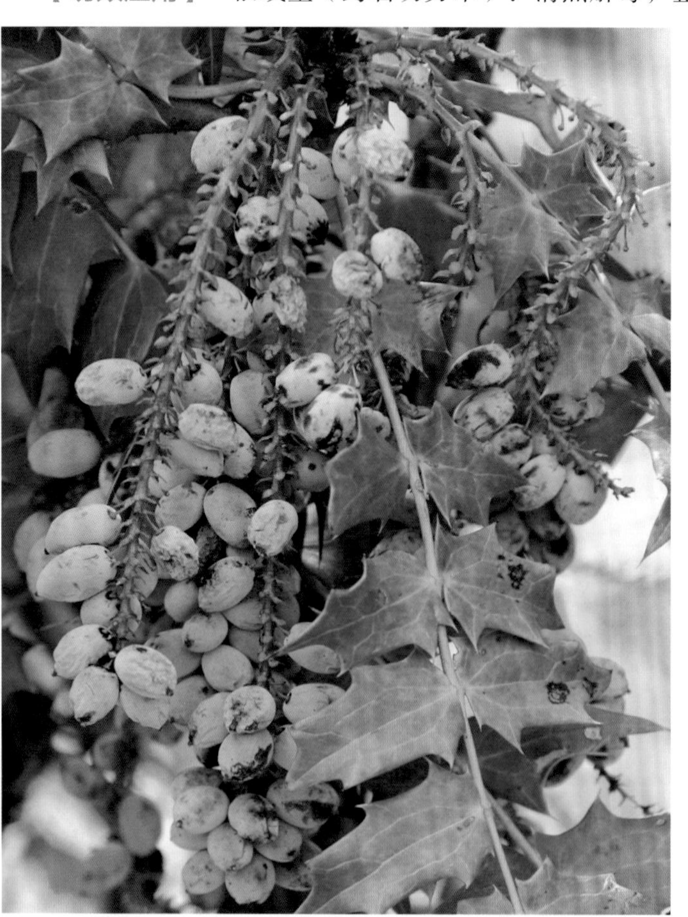

【化学成分】 根、茎、叶含小檗碱等生物碱。

【附注】 （1）本种与同属植物十大功劳（狭叶十大功劳）*Mahonia fortunei*（Lindl.）Fedde 的干燥根或茎为中药“功劳木”，收载于《中国药典》（2015 年版）。但宽苞十大功劳（刺黄柏）等同属几种植物在民间同等药用。（2）十大功劳与阔叶十大功劳有以下区别：羽状复叶小叶 7 ～ 11，侧生小叶狭披针形至披针形，宽仅 0.7 ～ 1.5cm，边缘每侧有刺齿 6 ～ 13。

173 宽苞十大功劳（*Mahonia eurybracteata*）

小檗科植物宽苞十大功劳（刺黄柏）*Mahonia eurybracteata* Fedde（*Mahonia confusa* Sprague）。

【形态与分布】 常绿灌木，高 0.5 ～ 2（4）m。叶长圆状倒披针形，长 25 ～ 45cm，宽 8 ～ 15cm，具 6 ～ 9 对斜升的小叶，最下一对小叶距叶柄基部约 5cm 或靠近基部，上面暗绿色，侧脉不显，背面淡黄绿色，叶脉明显隆起，叶轴粗 2 ～ 3mm，节间长 3 ～ 6cm，往上渐短；小叶椭圆状披针形至狭卵形，最下一对小叶长 2.6cm，宽 0.8 ～ 1.2cm，往上小叶长 4 ～ 10cm，宽通常 2 ～ 4cm，基部楔形，边缘每边具 3 ～ 9 刺齿，先端渐尖，顶生小叶稍大，长 8 ～ 10cm，宽 1.2 ～ 4cm，近无柄或长达约 3cm。总状花序 4 ～ 10 个簇生，长 5 ～ 10cm；花梗细弱，长 3 ～ 5mm；苞片卵形，长 2.5 ～ 3mm；花黄色；外萼片卵形，长 2 ～ 3mm，中萼片椭圆形，长 3 ～ 4.5mm，内萼片椭圆形，长 3 ～ 5mm；花瓣椭圆形，长 3 ～ 4.3mm，基部腺体明显或不明显，先端微缺裂；雄蕊长 2 ～ 2.6mm；子房长约 2.5mm，柱头显著，胚珠 2。浆果倒卵状或长圆状，长 4 ～ 5mm，直径 2 ～ 4mm，蓝色或淡红紫色，具宿存花柱，被白粉。花期 8 ～ 11 月，果期 11 月至翌年 5 月。

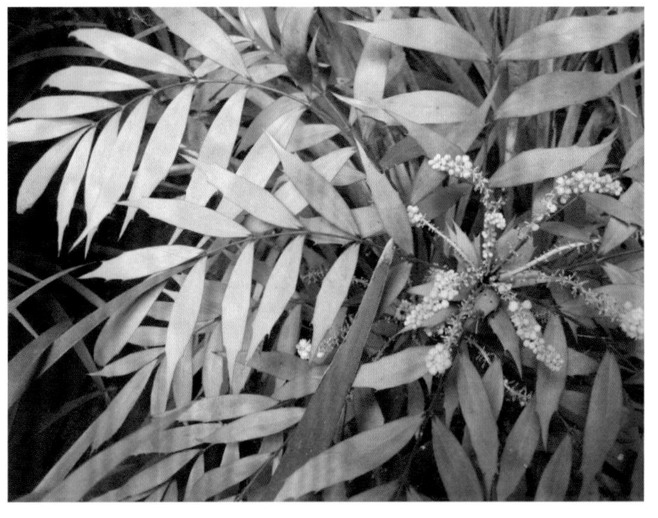

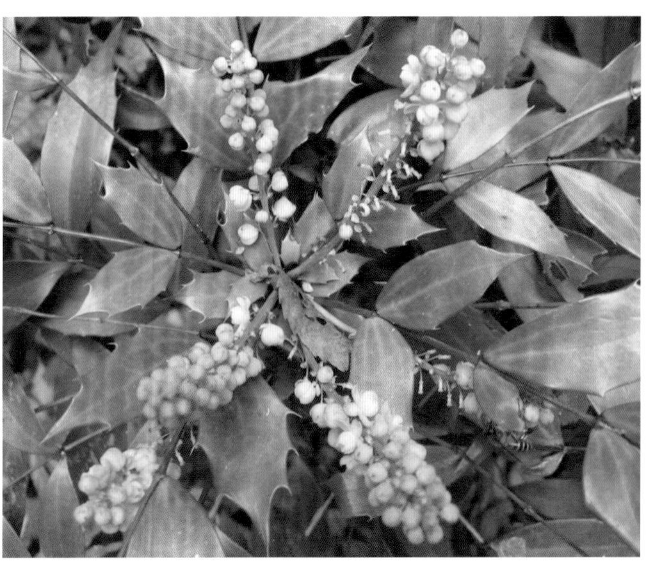

生于海拔 350 ～ 1950m 的常绿阔叶林、竹林、灌丛、林缘、草坡或向阳岩坡。分布于湖北、湖南、广西、贵州、四川等省区。

【功效应用】 根、茎（药名刺黄连）：清热燥湿，泻火解毒；用于湿热痢疾、腹泻、目赤肿痛、劳热骨蒸、咯血、头晕、痈肿疮疡。用量 10 ～ 15g；外用适量，煎汁涂搽。

【化学成分】 含生物碱。

174 十大功劳（*Mahonia fortunei*）

小檗科植物十大功劳（狭叶十大功劳）*Mahonia fortunei*（Lindl.）Fedde。

【形态与分布】 灌木，高 0.5 ～ 2（4）m。单数羽状复叶，叶轮廓倒卵形至倒卵状披针形，长 10 ～ 28cm，宽 8 ～ 18cm，具 2 ～ 5 对小叶，小叶无柄或近无柄，狭披针形至狭椭圆形，长 4.5 ～ 14cm，宽 0.9 ～ 2.5cm，基部楔形，边缘每边具 5 ～ 10 刺齿，先端急尖或渐尖，上面暗绿至深绿色，叶脉不显，背面淡黄色，偶稍苍白色，叶脉隆起，节间 1.5 ～ 4cm，往上渐短。总状花序 4 ～ 10 个簇生，长 3 ～ 7cm；花梗长 2 ～ 2.5mm；苞片卵形，急尖，长 1.5 ～ 2.5mm；花黄色；外萼片卵形或三角状卵形，长 1.5 ～ 3mm，中萼片长圆状椭圆形，长 3.8 ～ 5mm，内萼片长圆状椭圆形，长 4 ～ 5.5mm；花瓣长圆形，长 3.5 ～ 4mm，基部腺体明显，先端微缺裂，裂片急尖；雄蕊长 2 ～ 2.5mm；子房长 1.1 ～ 2mm，无花柱，胚珠 2。浆果卵形，直径 4 ～ 6mm，蓝黑色，被白粉。花期 7 ～ 9 月，果期 9 ～ 11 月。

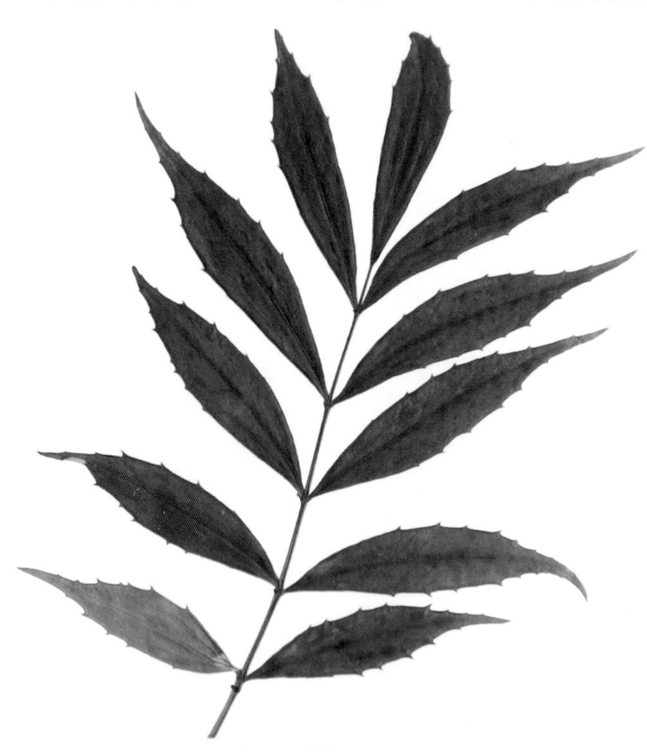

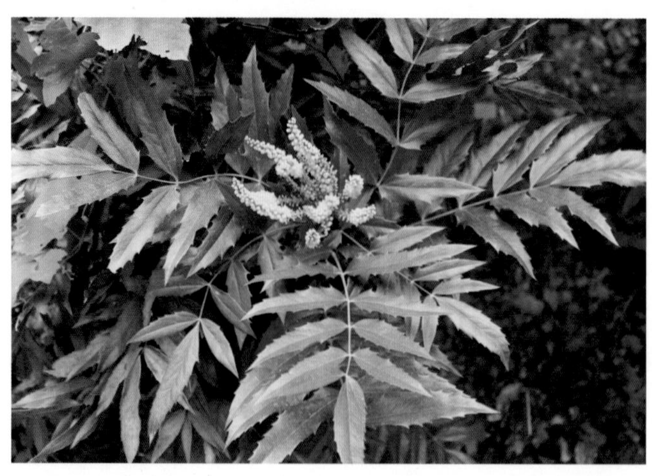

生于海拔 350 ～ 2000m 的山坡沟谷林中、灌丛中、路边或河边。分布于湖北及浙江、江西、广西、贵州、四川等省区。

【功效应用】 根、茎：清热解毒。用于痢疾、急性肠胃炎、传染性肝炎、肺炎、肺结核、支气管炎、咽喉肿痛；外用于眼结膜炎、痈疖肿毒、烧烫伤。叶：滋阴清热。用于肺结核、感冒。

【化学成分】 全株含小檗碱等生物碱成分。

175 南天竹（*Nandina domestica*）

小檗科植物南天竹 *Nandina domestica* Thunb.。

【形态与分布】 常绿灌木，高可达 2m。茎直立，少分枝，幼枝常为红色。叶互生。常集生于茎梢，革质，二至三回羽状复叶，各级羽状叶均对生，最末的小羽片有小叶 3 ～ 5 片，小叶椭圆披针形，长 3 ～ 10cm，先端渐尖，基部楔形，全缘，有光泽，深绿色，冬季常变为红色，小叶下方及叶柄基部有关节，包茎。大形圆锥花序顶生；花白色，萼片多数重叠；花瓣 6，舟状披针形，雄蕊 6；子房 1，花柱短。浆果球形，熟时鲜红色，偶有黄色，直径 6 ～ 7mm。种子 2，扁圆形。花期夏季。

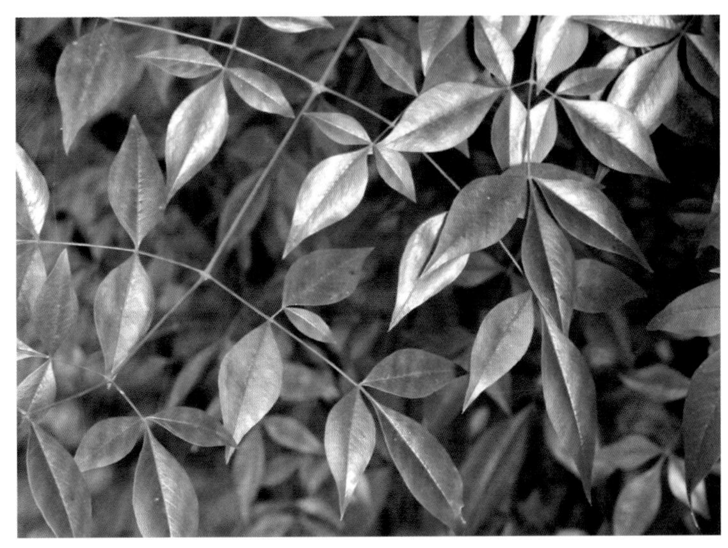

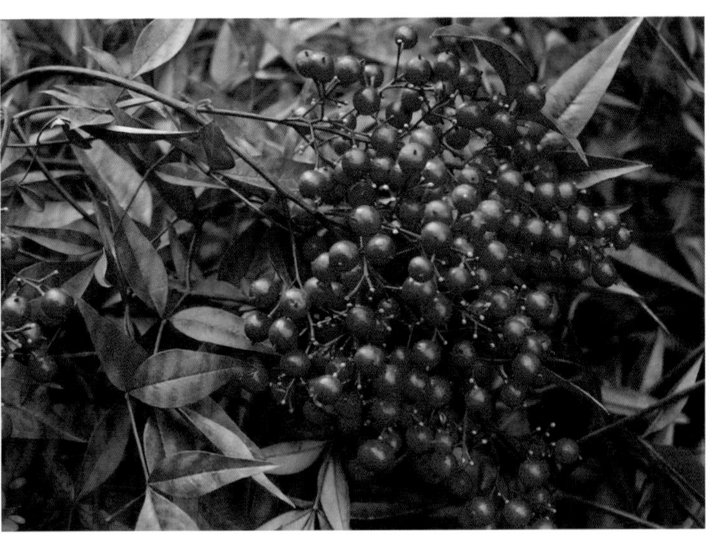

生于山坡杂木林下或灌木丛中，庭院常见栽培。分布于长江中下游各省。

【功效应用】 根、茎：清热除湿，通经活络。用于感冒发热、眼结膜炎、肺热咳嗽、湿热黄疸、急性胃肠炎、尿路感染、跌打损伤。用量 11 ～ 15g；或泡酒；外用适量，煎水洗眼。果：用于咳嗽、哮喘、百日咳。果实有小毒，过量内服易中毒。

【化学成分】 根、茎、果实均含生物碱。

【附注】 本种干燥茎为民间药“南天竹茎”，收载于《湖北省中药材质量标准》（2018 年版）。湖北省咸丰县中医院等有临床应用。

176 木防己（*Cocculus orbiculatus*）

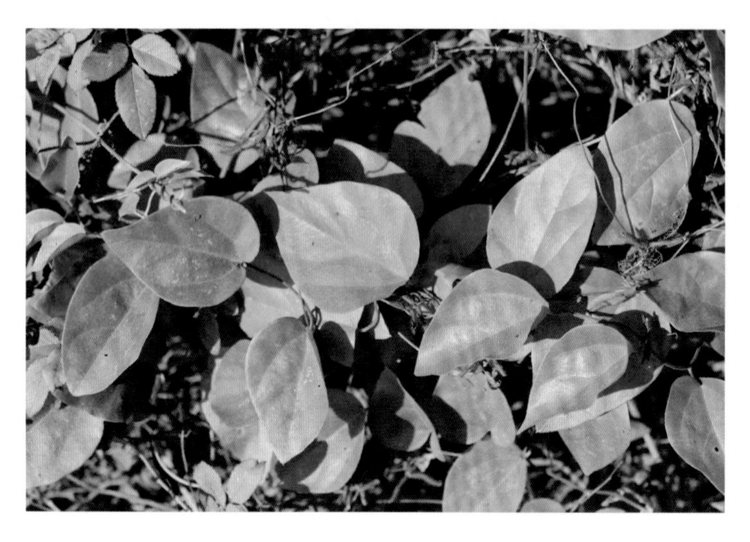

防己科植物木防己 *Cocculus orbiculatus*（L.）DC.。

【形态与分布】 缠绕性藤本。茎木质化，小枝密生黄褐色柔毛。叶纸质或近革质，形状变异极大，线状披针形至阔卵状近圆形、狭椭圆形至近圆形、倒披针形至倒心形，有时卵状心形，长 3 ～ 14cm，宽 2 ～ 9cm，顶端渐尖、短尖或钝而有小凸尖，有时微缺或 2 裂，顶端急尖、圆钝或微缺，有小短尖头，基部圆形、楔形、近截形略为心形，全缘，3 浅裂或呈微波状，两面有柔毛，掌状脉 3（5）；叶柄长 1 ～ 3cm。花单性，雌雄异株；聚伞状圆锥花序生叶腋；雄花淡黄色，萼片 6，外轮 3 萼片较小，长 1 ～ 1.5mm，内轮 3 萼片较大；花瓣 6，卵状披针形，长 1.5 ～ 2.5mm，顶端 2 裂；雄蕊 6，分离，长约 1.2mm，金黄色；雌花序较短，花数也较少，萼片和花瓣与雄花相似，有退化雄蕊 6，心皮 6，离生。子房半圆球形；核果近球形，直径 6 ～ 8mm，成熟时蓝黑色，表面带白粉。种子小，有横皱纹。花期 5 ～ 7 月，果期 6 ～ 10 月。

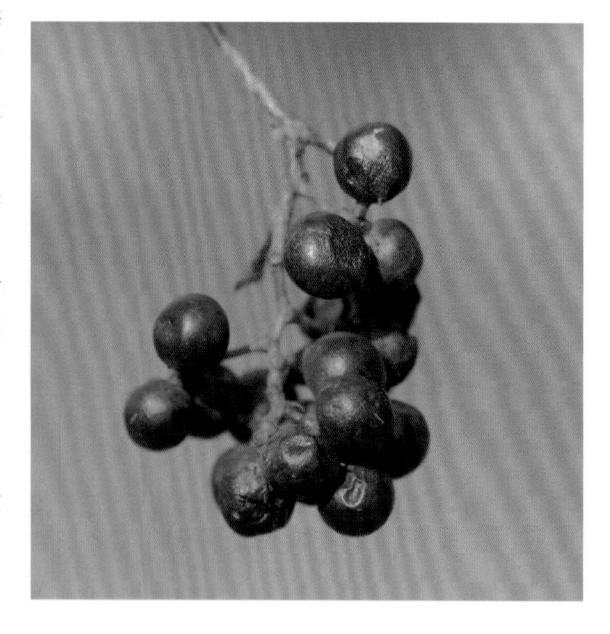

生于灌丛、村边、林缘、丘陵地路旁等处。分布于除西北及西藏以外的我国大部分地区。

【功效应用】 根（药名木防己）：祛风止痛，解毒消肿。用于风湿痹痛、神经痛、肾炎水肿、尿路感染。用量 10 ～ 30g。

【化学成分】 根含生物碱等成分。

177 轮环藤（*Cyclea racemosa*）

防己科植物轮环藤 *Cyclea racemosa* Oliv.。

【形态与分布】 藤本。老茎木质化，枝稍纤细，有条纹，被柔毛或近无毛。叶盾状或近盾状，卵状三角形或三角状近圆形，长4～9cm或稍过之，宽3.5～8cm，顶端短尖至尾状渐尖，基部近截平至心形，全缘，上面被疏柔毛或近无毛，下面密被柔毛或疏柔毛；掌状脉9～11，向下的4～5条纤细，有时不明显，连同网状小脉均在下面凸起；叶柄较纤细，与叶片近等长或较短，被柔毛。聚伞圆锥花序狭窄，总状花序状，密花，长3～12cm，花序轴较纤细，密被柔毛，分枝长常不超过1cm；苞片卵状披针形，长约2mm，顶端尾状渐尖；雄花：萼钟形，4深裂几达基部，2片阔卵形，长2.5～4mm，2片近长圆形，宽约1.8～2mm，均顶部反折；花冠碟状或浅杯状，全缘或2～6深裂；聚药雄蕊长约1.5mm，花药4。雌花：萼片2或1，基部囊状，中部缢缩，上部稍扩大而反折，长1.8～2.2mm；花瓣2或1，微小，常近圆形，直径约0.6mm；子房密被刚毛。核果扁球形，疏被刚毛。花期4～5月，果期8月。

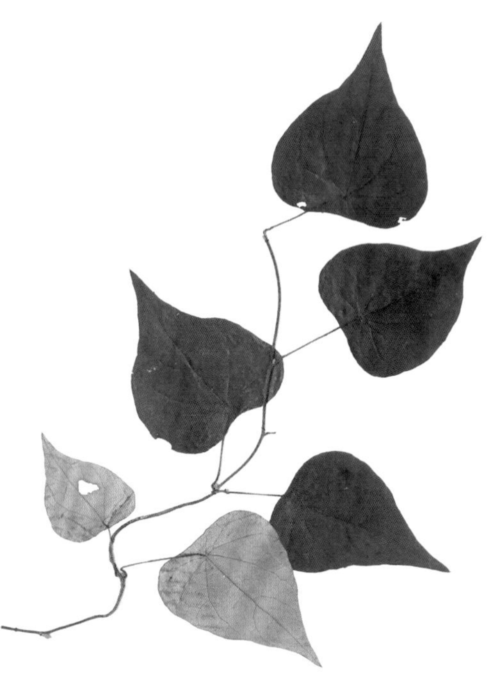

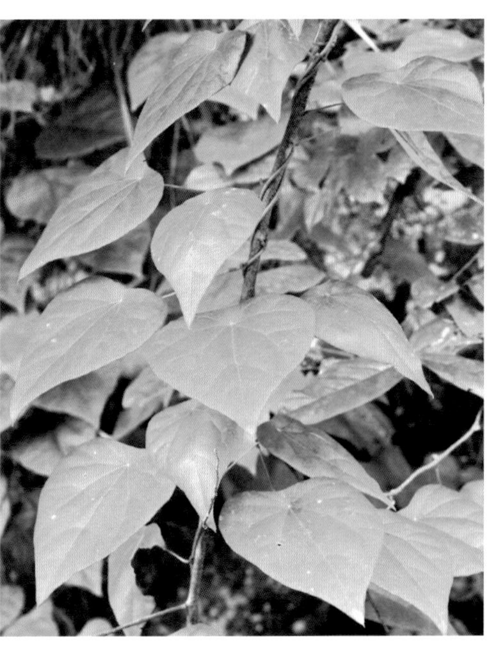

生于林中或灌丛中。分布于湖北西部、湖南及陕西、浙江南部、江西、广东北部、贵州、重庆、四川东部。

【功效应用】 根：理气止痛，除湿解毒。用于胸脘胀痛、腹痛吐泻、咽喉肿痛、风湿痹痛、外伤出血、痈肿疮毒。用量6～15g；研末，每次用量1.5～3g；外用适量，研末调敷。

【化学成分】 根含生物碱等成分。

178 蝙蝠葛（*Menispermum dauricum*）

防己科植物蝙蝠葛 *Menispermum dauricum* DC.。

【形态与分布】 草质缠绕性落叶藤本，根茎褐色，垂直生，茎自位于近顶部的侧芽生出，一年生茎纤细，有条纹，无毛。叶纸质或近膜质，轮廓通常为心状扁圆形，长和宽均约 3 ～ 12cm，边缘有 3 ～ 9 角或 3 ～ 9 裂，很少近全缘，基部心形至近截平，两面无毛，下面有白粉。掌状脉 9 ～ 12，其中向基部伸展的 3 ～ 5 条很纤细，均在背面凸起；叶柄长 3 ～ 10cm 或稍长，有条纹。圆锥花序单生或有时双生，有细长的总梗，有花数朵至 20 余朵，花密集成稍疏散，花梗纤细，长 5 ～ 10mm；雄花：萼片 4 ～ 8，膜质，绿黄色，倒披针形至倒卵状椭圆形，长 1.4 ～ 3.5mm，自外至内渐大；花瓣 6 ～ 8 或多至 9 ～ 12，肉质，凹成兜状，有短爪，长 1.5 ～ 2.5mm；雄蕊通常 12，有时稍多或较少，长 1.5 ～ 3mm。雌花：退化雄蕊 6 ～ 12，长约 1mm，雌蕊群具长约 0.5 ～ 1mm 的柄。核果紫黑色；果核宽约 10mm，高约 8mm，基部弯缺深约 3mm。花期 6 ～ 7 月，果期 8 ～ 9 月。

生于路边灌丛或疏林中。分布于河南、湖北及山西、陕西、甘肃等省和东北、华北、华东地区。

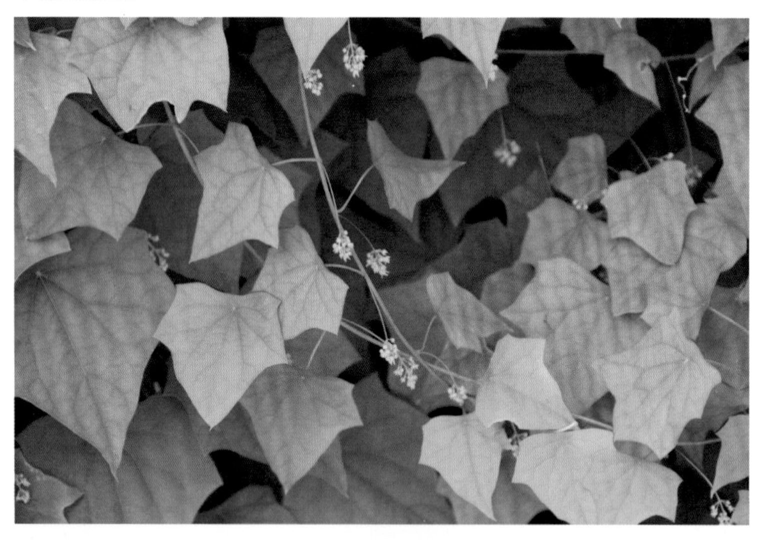

【功效应用】 根茎（药名北豆根）清热解毒，祛风止痛。用于咽喉肿痛、热毒泻痢、风湿痹痛。用量 3 ～ 9g；外用适量。

【化学成分】 含生物碱、黄酮、甾体、挥发油、皂苷等成分。

【附注】 本种的干燥根茎为中药“北豆根”，收载于 1977 年版及之后各版《中国药典》。

179 风龙（*Sinomenium acutum*）

防己科植物风龙（汉防己）*Sinomenium acutum*（Thunb.）Rehd. et Wils.。

【形态与分布】 木质大藤本，长可达20m。茎灰褐色，有不规则裂纹；小枝圆柱状，有直线纹，被柔毛或近无毛。叶纸质至革质，心状圆形或卵圆形，长7～15cm，宽5～10cm，先端渐尖或急尖，基部心形或近截形，全缘或3～7角状浅裂，上面绿色，下面灰绿色，嫩叶被绒毛，老叶无毛或仅下面被柔毛，掌状脉5（7）；叶柄长5～15cm。圆锥花序腋生，大型，有毛；花小，淡黄绿色，单性异株；萼片6，2轮，背面被柔毛；花瓣6，长0.7～1mm；雄花雄蕊9～12；雌花的不育雄蕊丝状，心皮3。核果扁球形，稍歪斜，直径5～8mm，紫黑色或红色。花期6～8月，果期8～11月。

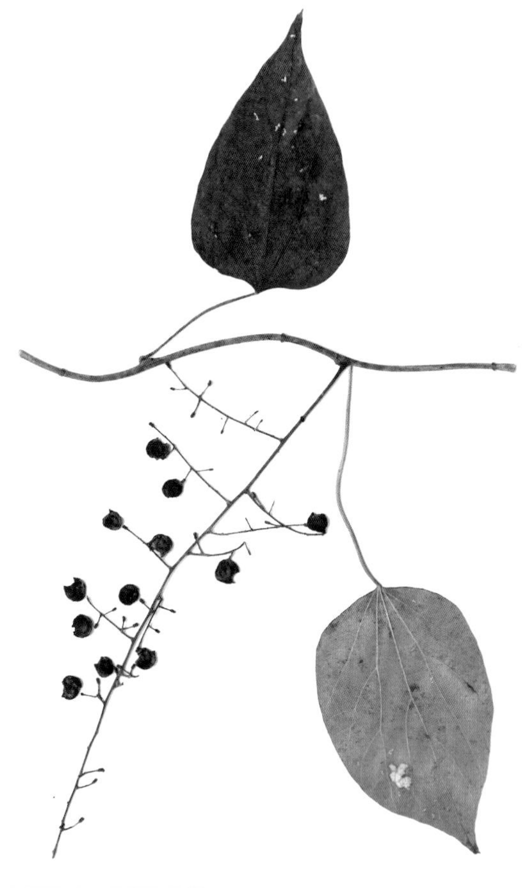

生于海拔600～1800m的林中、林缘、沟边或灌丛中，攀援于树上或石山上。分布于陕西、河南和长江流域及其以南各省。

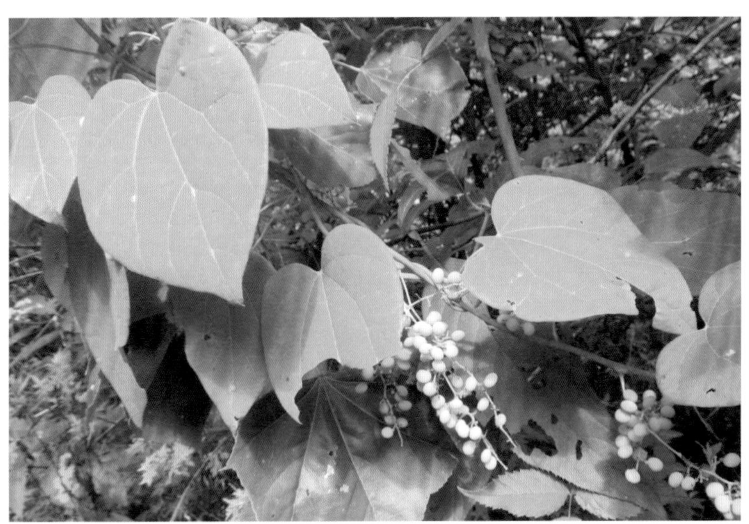

【功效应用】 藤茎、根（药名青藤）：祛风通络，除湿止痛。用于风湿痹痛、鹤膝风、脚气肿痛。

【化学成分】 藤茎、根含多种生物碱、甾醇等成分。

180 金线吊乌龟（*Stephania cepharantha*）

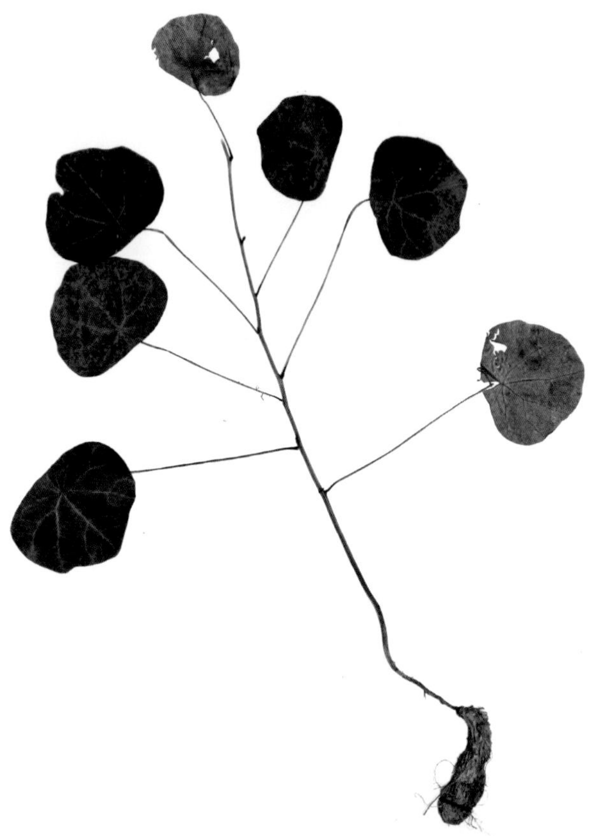

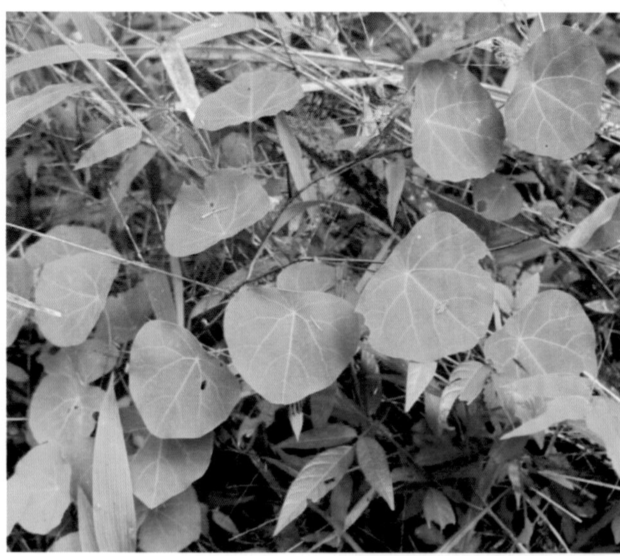

防己科植物金钱吊乌龟 *Stephania cepharantha* Hayata。

【形态与分布】 多年生缠绕性落叶藤本，全株平滑无毛；老茎下部木质化，有细沟纹。叶互生，纸质，三角状近圆形，长 5 ～ 9cm，宽与长几相等或较宽，顶端近圆，具小突尖，基部近截形或向内微凹，边缘全缘或微波状，下面粉白色，掌状脉 5 ～ 9；叶柄盾状着生，长 5 ～ 11cm。花单性，雌雄异株，花序腋生，雄花序为头状聚伞花序，扁圆形，由 18 ～ 20 朵花组成，再成总状花序式排列；总花梗丝状，长 1 ～ 2cm，雄花萼片 4 ～ 6，花瓣 3 ～ 5，雄蕊 6，花丝愈合成柱状体，花药合生成圆盘状，雌花萼片 3 ～ 5，花瓣 3 ～ 5。核果球形，成熟后紫红色。

生于阴湿的山坡、路旁等处。分布于长江以南各省区。

【功效应用】 块根（药名白药子）：清热解毒，凉血止血，散瘀消肿。常用于急性肝炎、细菌性痢疾、急性阑尾炎、胃痛、内出血、跌打损伤、毒蛇咬伤。用量 9 ～ 16g；外用适量，研末调敷患处。

【化学成分】 含多种生物碱。

【附注】 本种干燥块根为中药“白药子”，曾收载于《中国药典》（1977 年版）。

181 千金藤（*Stephania japonica*）

防己科植物千金藤 *Stephania japonica*（Thunb.）Miers。

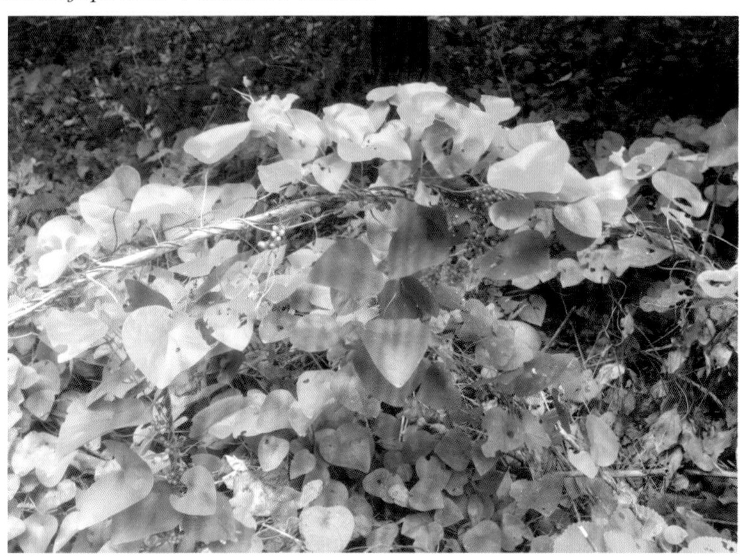

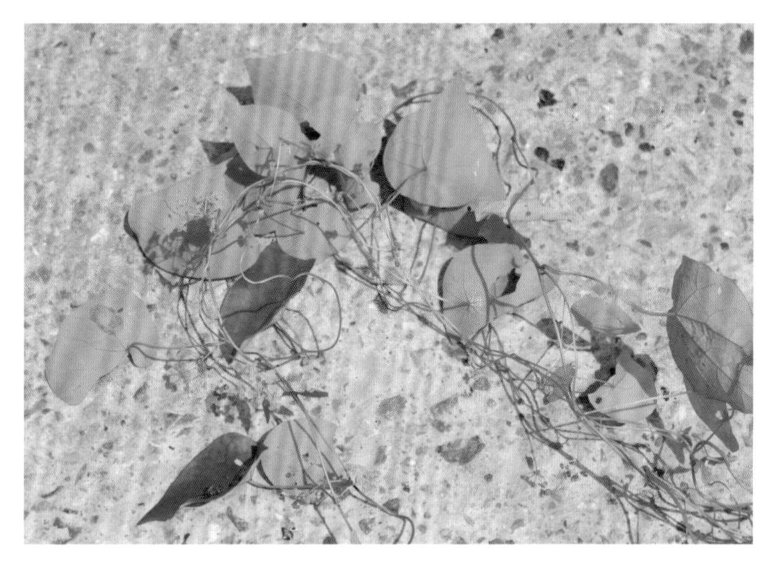

【形态与分布】 木质藤本，长 4 ～ 5m，全体无毛。根粗壮。茎细弱，有细纵条纹。叶草质或近纸质，互生，宽卵形或卵形，长 4 ～ 8cm，宽 3 ～ 7.5cm，顶端短渐尖或钝尖，基部圆形、近截形或微心形，全缘，下面通常粉白色，两面无毛，掌状脉 7 ～ 9；叶柄盾状着生，长 4 ～ 8cm。花单性，雌雄异株；花序伞状至聚伞状，腋生；总花梗长 2.5 ～ 5cm，分枝 4 ～ 8，无毛；花小，淡绿色，有短梗或近无梗；雄花萼片 6 ～ 8，卵形或倒卵形，花瓣 3 ～ 5，雄蕊花丝愈合成柱状体；雌花萼片 3 ～ 5，卵状或倒卵状椭圆形，花瓣与萼片同数，近倒卵形。核果近球形，扁压状，直径约 6mm，成熟时红色。花期 5 ～ 7 月，果期 6 ～ 8 月。

生于山坡、溪畔或路旁。分布于华中、华东地区及广东、重庆等省市。

【功效应用】 根：清热解毒，祛风止痛，利水消肿。用于咽喉肿痛、痈肿疮疖、风湿痹痛、脚气水肿。用量 9 ～ 15g；外用适量。

【化学成分】 含生物碱等成分。

182 粉防己（*Stephania tetrandra*）

防己科植物粉防己（石蟾蜍）*Stephania tetrandra* S. Moore。

【形态与分布】 多年生缠绕性落叶藤本。小枝圆柱形，有纵条纹。叶纸质，互生，宽三角状卵形，长 3.5 ～ 6.5cm，宽 5 ～ 7cm，顶端钝，具小突尖，基部截形或心形，全缘，下面灰绿色或粉白色，两面有短柔毛，掌状脉 5；叶柄盾状着生，长 4 ～ 7.5cm。花单性，雌雄异株；雄花序由许多头状聚伞花序组成，再成总状花序式排列，总花梗长 4 ～ 10cm；雄花萼片 3 ～ 5；花瓣 4；雄蕊 4；雌花萼片和花瓣与雄花同数；子房上位，花柱 3。核果球形，成熟时红色，直径 5 ～ 6mm。花期夏季，果期秋季。

生于村边、旷野、路边等处的灌丛中。分布于湖北、湖南及华东、华南地区。

【功效应用】 根（药名防己）：祛风止痛，利水消肿。用于风湿痹痛、水肿脚气、小便不利、湿疹疮毒。用量 5 ～ 10g。

【化学成分】 含生物碱、黄酮、甾醇等成分。

【附注】 本种干燥根为常用中药“防己”，又名粉防己，收载于《中国药典》。中药中过去还有一种药名相似的“广防己”，功效也类似，但来源于马兜铃科植物，因含肾毒性成分马兜铃酸，也被取缔禁用。

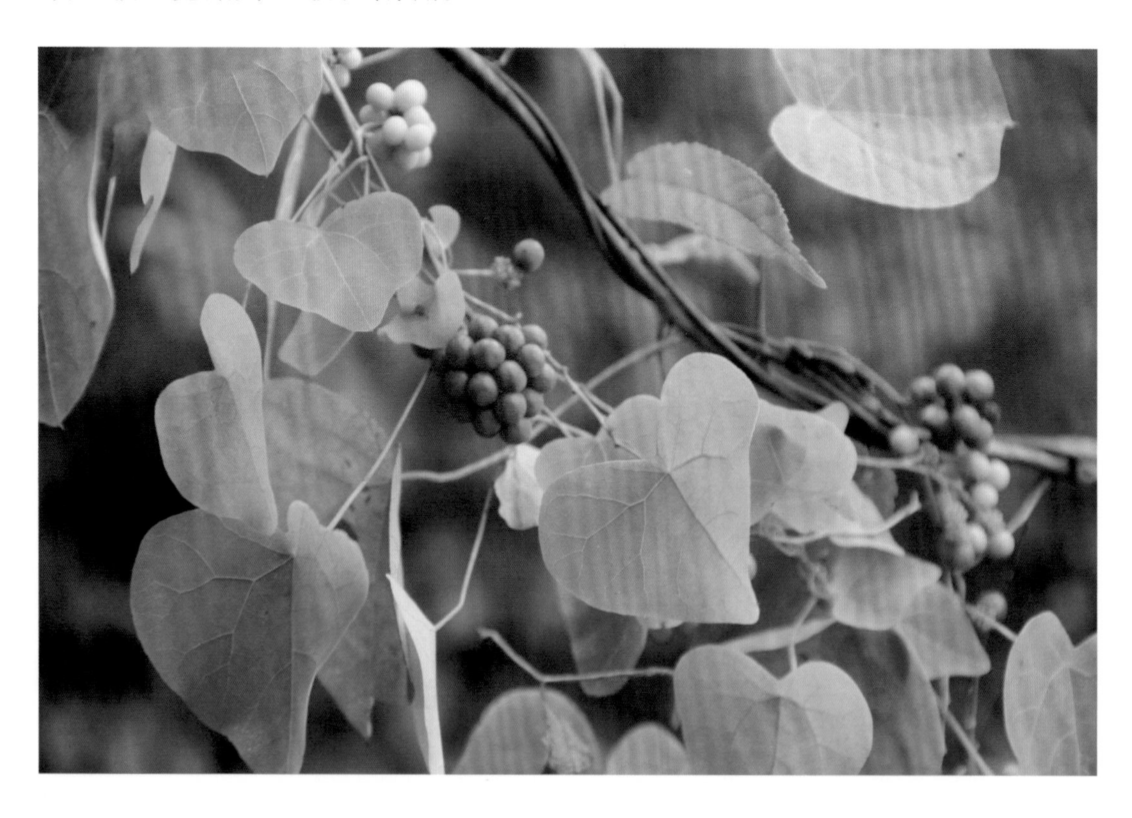

183 青牛胆（*Tinospora sagittata*）

防己科植物青牛胆（金果榄）*Tinospora sagittata*（Oliv.）Gagnep.（*Tinospora capillipes* Gagn.）。

【形态与分布】 多年生缠绕藤本。根细长，长约达1m，串生数个块根；块根卵圆形、球形或团块状，外皮黄棕色，内面浅黄色。分枝纤细，圆柱形，有槽纹。叶互生，纸质至薄革质，披针形、长圆状披针形或卵状披针形，长6～16cm，宽2～8cm，先端渐尖或急尖，基部箭形或戟状箭形，全缘，掌状脉5；叶柄长2～5cm。花单性异株，黄绿色，组成腋生的总状花序；雄花序常几个簇生，雌花序常单生；雄花萼片6，2轮，长2.5～4mm；花瓣6，短于萼片；雄蕊6，离生，宽6～9mm。核果近球形，直径6～8mm，熟时紫黑色。花果期4～10月。

常散生于林下、林缘、竹林及草地上。分布于湖北西部和西南部、湖南及陕西南部、江西东北部、福建西北部、广东、广西和海南北部、贵州、重庆、四川、西藏东南部。

【功效应用】 块根（药名金果榄）：清热解毒，利咽，止痛。用于咽喉肿痛、痈疽疔毒、泄泻、痢疾、胃腹热痛。用量6～10g，研末吞服，每次1～3g；外用适量，磨汁涂搽或捣敷。

【化学成分】 块根含小檗碱型及阿朴菲类生物碱、二萜、甾醇等成分。

【附注】 （1）本种的干燥块根为中药“金果榄”，收载于《中国药典》。（2）在《中国植物志》电子版中，将同属植物金果榄 *Tinospora capillipes* Gagn. 归并于青牛胆 *Tinospora sagittata*（Oliv.）Gagnep. 之中。

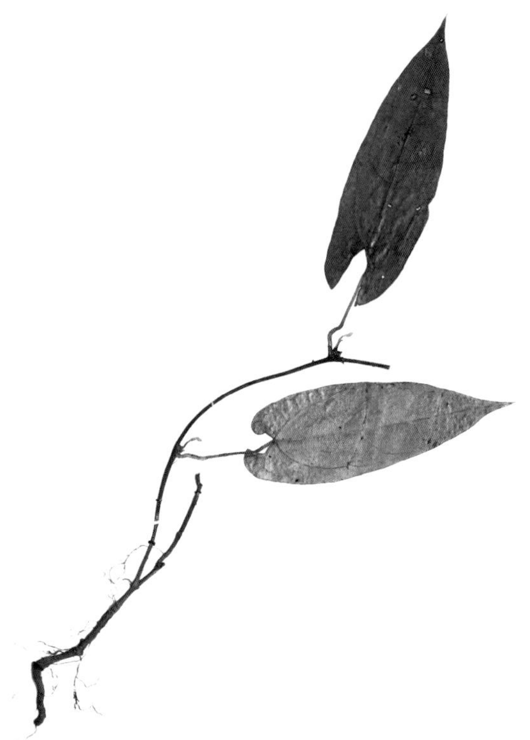

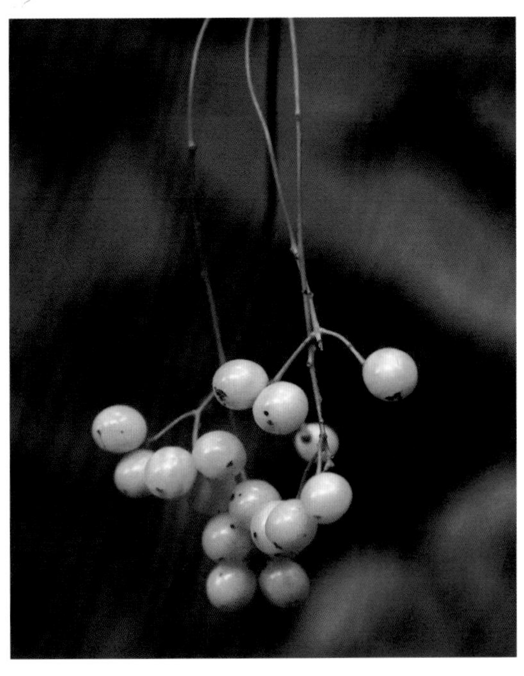

184 红茴香（*Illicium henryi*）

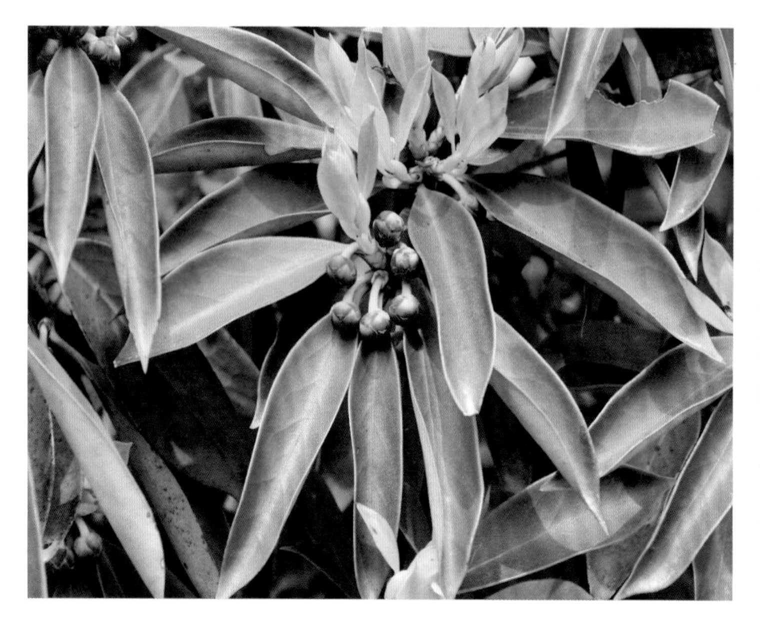

木兰科植物红茴香 *Illicium henryi* Diels。

【形态与分布】 常绿小乔木或灌木，高 1.5 ～ 6m。树皮和老枝呈灰褐色。叶互生，革质，倒披针形或倒卵状长椭圆形，长 7 ～ 15cm，宽 1.5 ～ 4cm，先端渐尖，基部楔形，全缘，边缘稍向下反卷，上面深绿色，下面黄绿色，两面光滑无毛，中脉基部在上面稍向下凹，侧脉在两面均不明显；叶柄长 5 ～ 20mm，带紫红色，无毛。花 1 ～ 3 朵腋生，粉红色，花梗长 1 ～ 4.5cm，基部有小苞片 2；萼片和花瓣共 10 ～ 15，卵形，数轮，覆瓦状排列，长约 4 ～ 5mm，外轮较小；雄蕊 11 ～ 14，离生，排成 1 轮，花药比花丝短；心皮 8，少数为 7，轮状排列。聚合果星状，直径 2 ～ 3cm，蓇葖长 1 ～ 1.5cm，先端有细长而弯曲的尖头，成熟时红色；种子黄色，有光泽，扁平。花期 4 ～ 6 月，果期 6 ～ 9 月。

生于阴湿沟边或杂木林两旁。分布于湖北、广东、广西、云南等省区及华东地区。

【功效应用】 根：散瘀止痛，祛风除湿。有毒。用于跌打损伤、风湿性关节炎、腰腿疼痛。

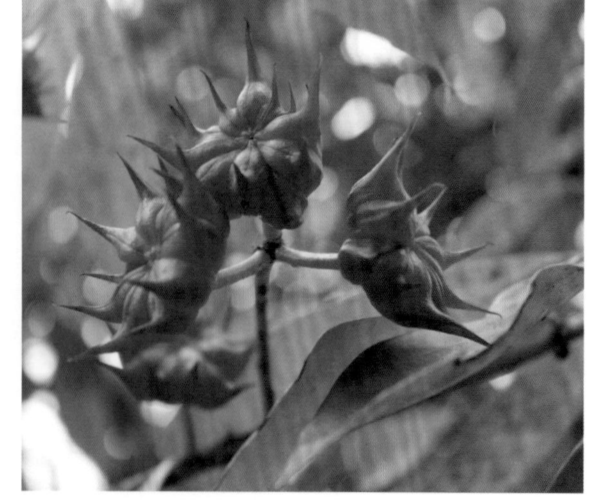

【化学成分】 根含木脂素、倍半萜内酯、黄酮等成分；根皮含黄酮成分；果实及叶含挥发油。

【附注】 本种及同属植物红毒茴（莽草）*Illicium lanceolatum* A. C. Smith. 的果实与中药“八角茴香”相似，均有毒，不可混用。红毒茴在湖北、湖南等省也有分布，与本种的主要区别有：心皮（蓇葖）10 ～ 13，极少数为 9 或更多，雄蕊 6 ～ 11。而红茴香的心皮数 5 ～ 10，雄蕊 12 以上。

185 南五味子（*Kadsura longipedunculata*）

木兰科植物南五味子 *Kadsura longipedunculata* Fin. et Gagn.。

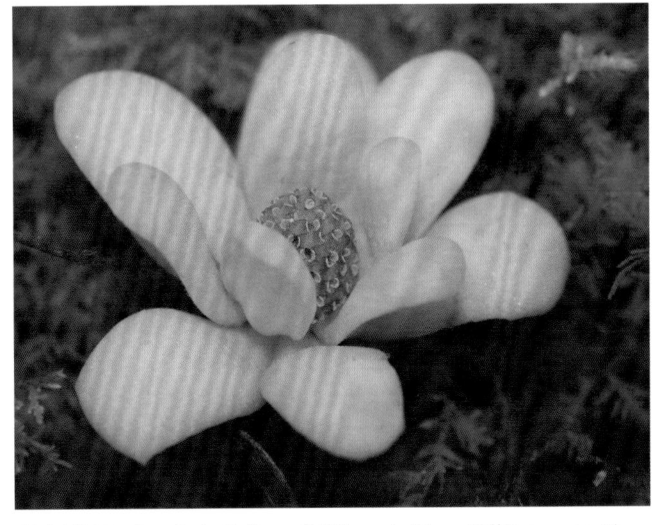

【形态与分布】 常绿木质藤本，全株无毛。小枝圆柱形，褐色或紫褐色，表皮有时剥裂。叶互生，革质或近纸质，椭圆形或椭圆状披针形，长 5 ～ 10cm，宽 2 ～ 5cm，顶端渐尖，基部楔形，边缘有疏锯齿，有光泽；叶柄长约 1.5 ～ 3cm。花单性，雌雄异株，单生于叶腋，黄色，有芳香；花梗细长，花后下垂；花被片 8 ～ 17；雄蕊柱近球形，雄蕊 30 ～ 70；雌蕊群椭圆形，心皮 40 ～ 60。聚合果近球形，直径 2.5 ～ 3.5cm；浆果深红色至暗蓝色，卵形，肉质。花期 5 ～ 7 月，果期 7 ～ 11 月。

生于山野灌木林中。分布于华中、华东、华南和西南。

【功效应用】 藤茎（药名香血藤）：行气止痛，祛风活络。用于胃腹胀痛、急性肠炎、风湿关节痛、筋骨疼痛、痛经、月经不调、跌打损伤、无名肿痛。用量 9 ～ 15g；或研末服，一次 1 ～ 1.5g；外用适量，煎水洗，或研末调敷。

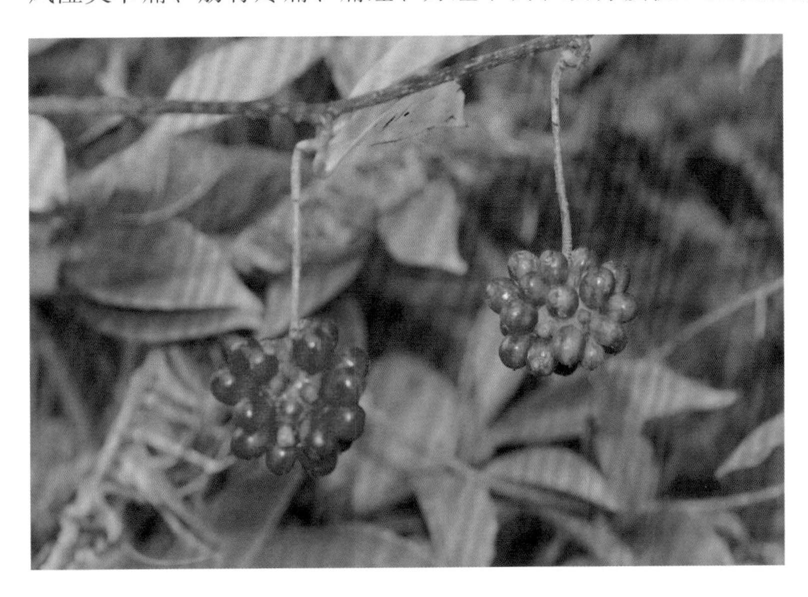

【化学成分】 含木脂素、黄酮、三萜、挥发油、有机酸、多糖、生物碱、甾体等成分。

【附注】 本种干燥藤茎在湖北西部为常用民间药，称为香血藤；并以“红木香”为名收载于《湖南省中药材标准》（2009 年版）。

186 鹅掌楸（*Liriodendron chinense*）

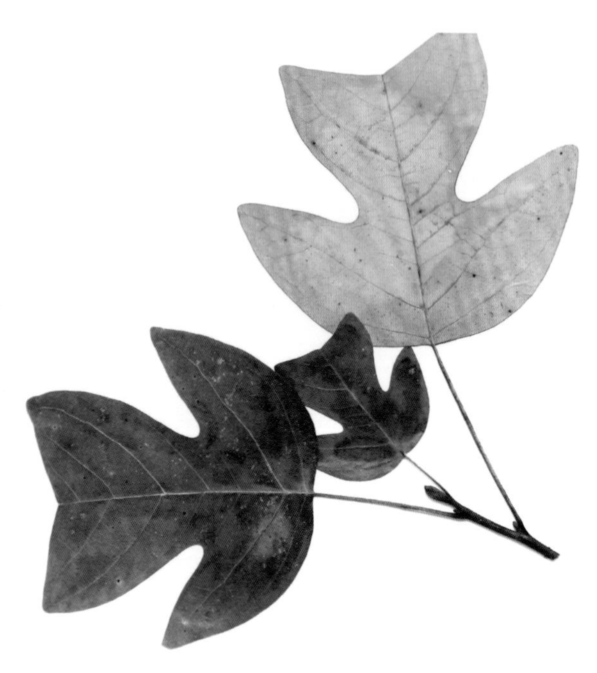

木兰科植物鹅掌楸（马褂木）*Liriodendron chinense*（Hemsl.）Sarg.。

【形态与分布】 落叶大乔木，高达20m。小枝灰色，树皮黑褐色，纵裂。叶互生，叶柄长4～8cm；叶片近方形，长4～18cm，宽5～19cm（幼树叶长达25cm，宽33cm），3裂，中部裂片近方形，先端部平截而常渐向中脉斜凹，两侧裂片宽截形，叶基圆形或略心形，在近基部有时又有一对小裂片，叶下面密生白粉状的乳头状突起。花单生于枝顶，直径5～8cm；花被片9，外面3片萼状，绿色，内面6片黄色，长3～4cm；雄蕊和心皮多数，螺旋状排列，雄蕊花丝约占全长1/2。聚合果纺锤形，长7～9cm，由具翅的小坚果组成，每一小坚果内有种子1～2粒。花期5～6月，果熟期9～10月。

生于山谷杂木林内，或向阳山坡沟边。分布于长江以南各省区。

【功效应用】 树皮：祛风除湿，止咳。用于风湿关节痛、风寒咳嗽。用量9～15g。

【化学成分】 树皮含生物碱；叶含内酯等成分。

【附注】 本种为国家二级保护植物。

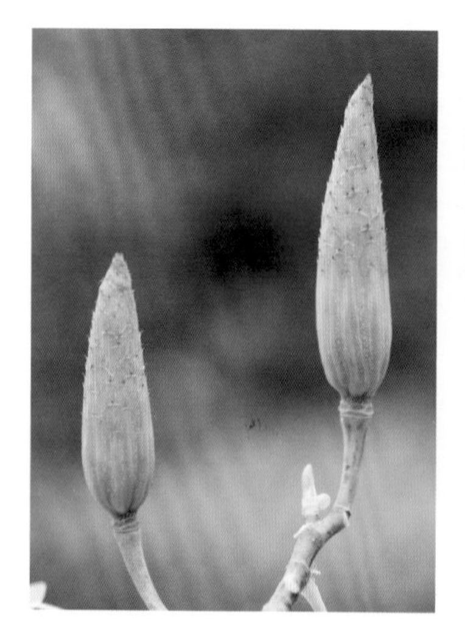

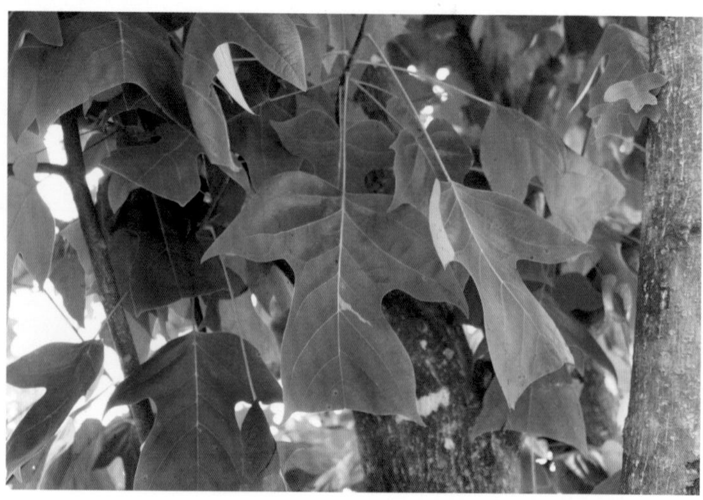

187 荷花玉兰（*Magnolia grandiflora*）

木兰科植物荷花玉兰（广玉兰）*Magnolia grandiflora* L.。

【形态与分布】 常绿乔木。树皮灰褐色。叶厚革质，椭圆形、长圆状椭圆形或倒卵状椭圆形，长 10 ～ 20cm，宽 4 ～ 10cm，顶端短尖或钝，基部宽楔形，全缘，上面有光泽，下面有锈色短绒毛；叶柄粗壮，长约 2cm，初时密生锈色绒毛；托叶与叶柄分离。花单生于枝顶，荷花状，大形，直径约 15 ～ 20cm，白色，芳香；花被片 9 ～ 12，厚肉质，倒卵形，长 6 ～ 10cm，宽 5 ～ 7cm；雄蕊花丝紫色；心皮多数，密生长绒毛。聚合果圆柱形，长 7 ～ 10cm，密生锈色绒毛；蓇葖卵圆形，顶端外侧具长喙。种子近卵圆形或卵形，长约 14mm，直径约 6mm，外种皮红色，除去外种皮的种子，顶端延长成短颈。花期 5 ～ 6 月，果期 9 ～ 10 月。

我国长江流域及以南各省区均有栽培。

【功效应用】 花：祛风散寒，止痛。用于外感风寒、鼻塞头痛。树皮：燥湿，行气止痛。用于湿阻、气滞胃痛。

【化学成分】 根皮含内酯等成分；叶含内酯、生物碱等成分。

【附注】 为常见绿化观赏植物。

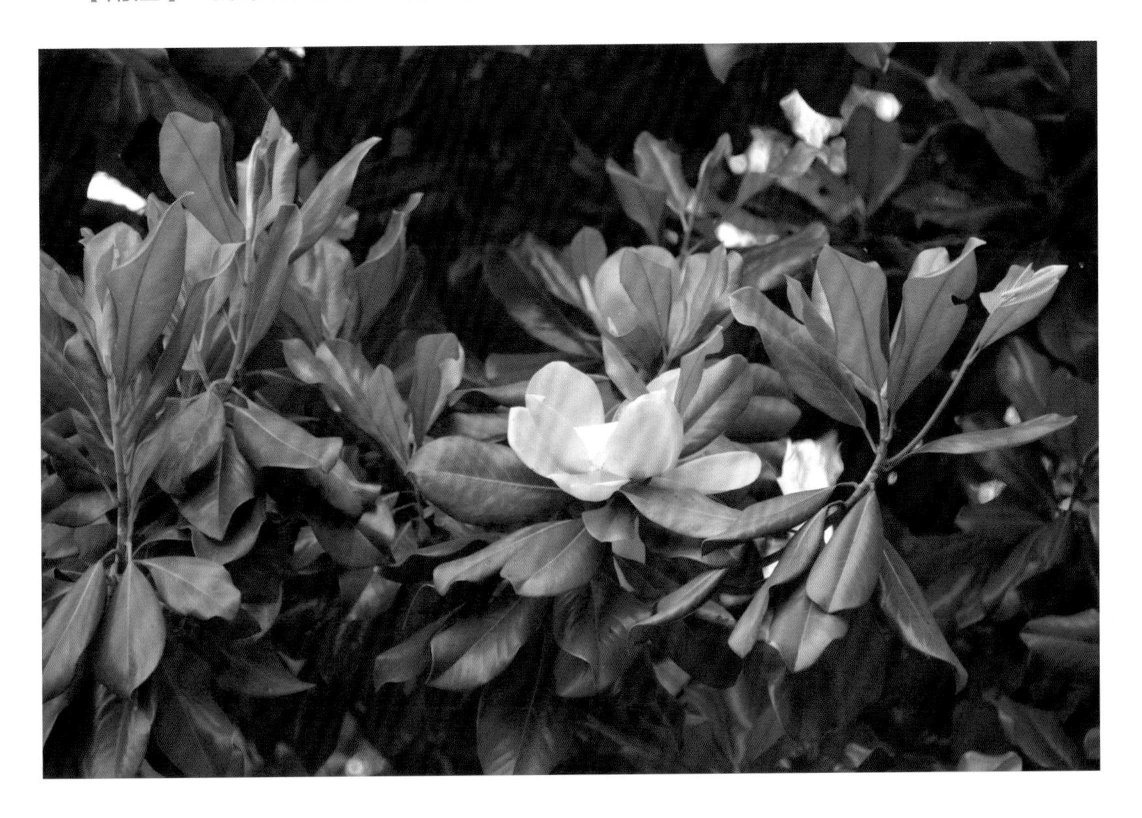

188 厚朴（*Magnolia officinalis*）

木兰科植物厚朴 *Magnolia officinalis* Rehd. et Wils.。

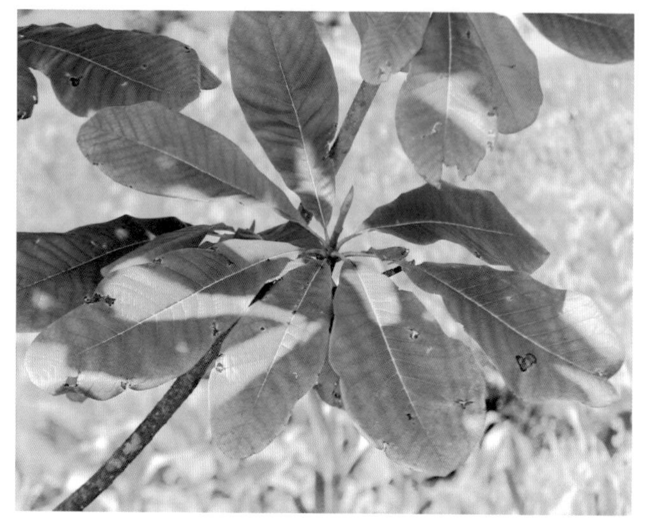
厚朴

【形态与分布】 落叶乔木，高 5 ～ 15m。树皮紫褐色，小枝淡黄色或灰黄色。叶柄长 2.5 ～ 4cm，托叶痕长约为叶柄的 2/3。叶片近革质，7 ～ 9 枚集生枝顶，长圆状倒卵形，长 22 ～ 46cm，宽 15 ～ 24cm，先端短尖或钝圆，基部渐狭成楔形，上面淡黄绿色，无毛，下面有灰色微柔毛，嫩时下面有白粉。花单生，芳香，直径 10 ～ 15cm，花被片 9 ～ 12 或更多，外轮 3 片绿色，盛开时向外反卷，内两轮白色，倒卵状匙形；雄蕊多数，长 2 ～ 3cm，花丝红色；雌蕊多数，分离。聚合果长圆形，长 9 ～ 15cm，蓇葖果具 2 ～ 3mm 的喙。种子三角状倒卵形，外种皮红色。花期 4 ～ 5 月，果期 6 ～ 10 月。

生于海拔 300 ～ 1700m 的山坡林缘，常栽培。分布于湖北、湖南及陕西、甘肃、浙江、江西、贵州、四川等省。

【功效应用】 树皮与根皮（药名厚朴）：燥湿消痰，下气除满。用于湿滞伤中、脘痞吐泻、食积气滞、腹胀便秘、痰饮喘咳。

【化学成分】 树皮与根皮含木脂素（厚朴酚、和厚朴酚）、挥发油、生物碱、鞣质等成分。

【附注】 （1）本种的变种凹叶厚朴 *Magnolia officinalis* Rehd. et Wils. var. *biloba* Rehd. et Wils. 在湖北等省也有分布，同等药用，其树皮、根皮均为中药“厚朴”，收载于《中国药典》。（2）凹叶厚朴与厚朴的主要区别在于其叶片先端有凹缺。（3）《中国植物志》电子版记载其属名修订为 *Houpoea* 属。

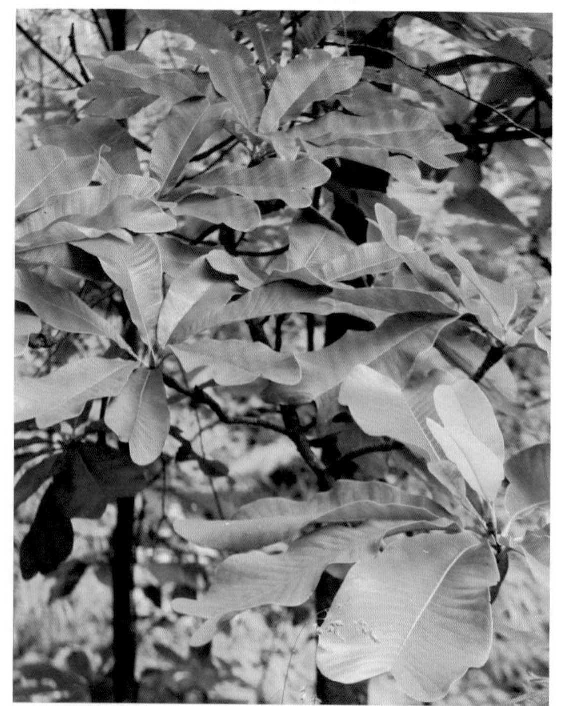
凹叶厚朴

189 翼梗五味子（*Schisandra henryi*）

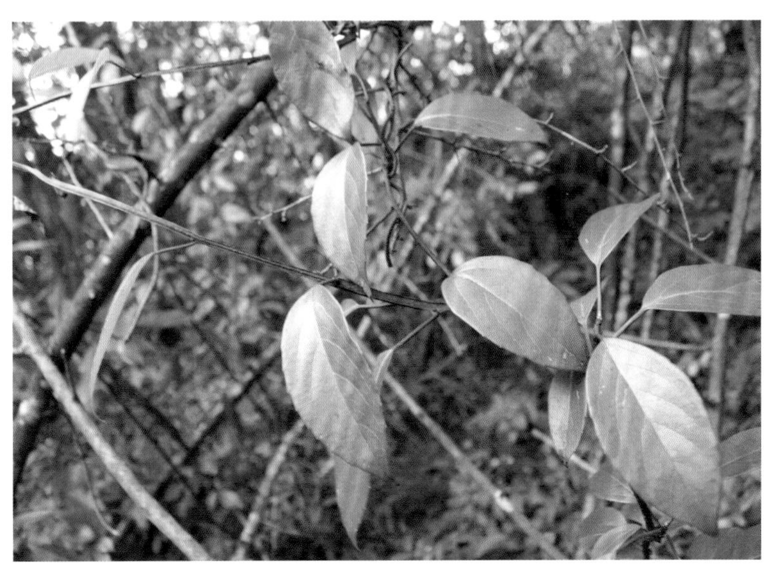

木兰科植物翼梗五味子（翅枝五味子）*Schisandra henryi* Clarke。

【形态与分布】 落叶木质藤本。当年生幼枝淡绿色，具五棱，棱上有翅膜，无毛，被白粉，老枝紫褐色，方形至圆柱形，有狭翅或无翅，皮孔淡褐色，明显。叶互生，叶片近革质，宽卵形或至卵状椭圆形，长 6 ～ 11cm，宽 3 ～ 8cm，顶端渐尖或短尾尖，基部楔形或圆形，边缘有疏锯齿，上面绿色，下面淡绿色而被白粉，侧脉 4 ～ 6 对，中脉及侧脉在下面凸起；叶柄长 1 ～ 5cm。花单性，雌雄异株，单生于叶腋，黄绿色，直径约 1.5cm；花梗长 4 ～ 5cm；花被片 6 ～ 10，圆形至宽椭圆形，长 6 ～ 13mm，宽 5 ～ 12mm；雄蕊 28 ～ 40，基部连合；雌蕊群近球形或长圆状椭圆形，心皮约 50。聚合果长 4 ～ 15cm；浆果 15 ～ 45，扁球形或扁椭圆形，成熟时红色，长约 4 ～ 5mm。花期 5 ～ 7 月，果期 8 ～ 9 月。

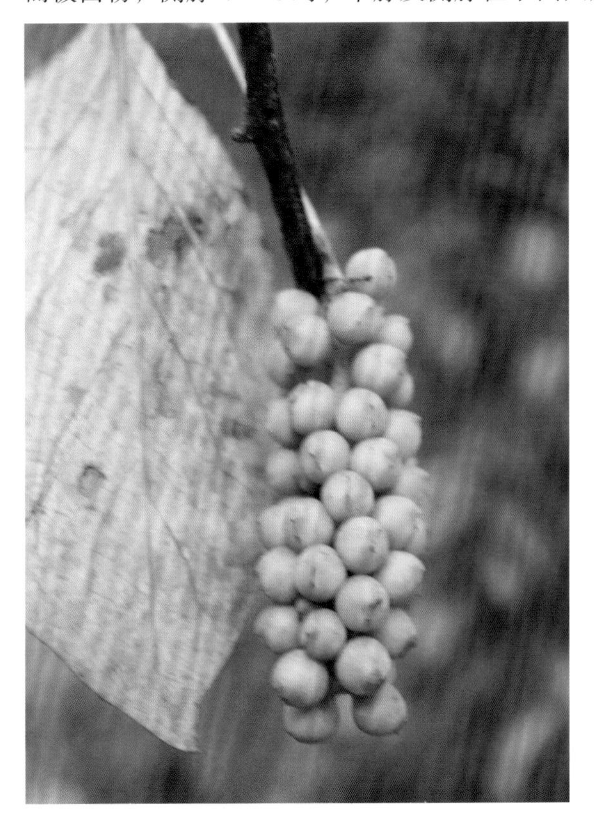

生于海拔 500 ～ 1500m 的沟谷边、山坡林下或灌丛中。分布于长江以南各省区。

【功效应用】 藤茎及根：祛风除湿，行气止痛，活血止血。用于风湿痹痛、心胃气痛、痨伤吐血、闭经、月经不调、跌打损伤、金疮肿痛。用量 15 ～ 30g，水煎服或浸酒服；妊娠气血亏虚者禁服。

【化学成分】 含倍半萜、木脂素类成分。

190 铁箍散（*Schisandra propinqua* ssp. *sinensis*）

木兰科植物铁箍散 *Schisandra propinqua*（Wall.）Baill. ssp. s*inensis*（Olive）R. M. K.。

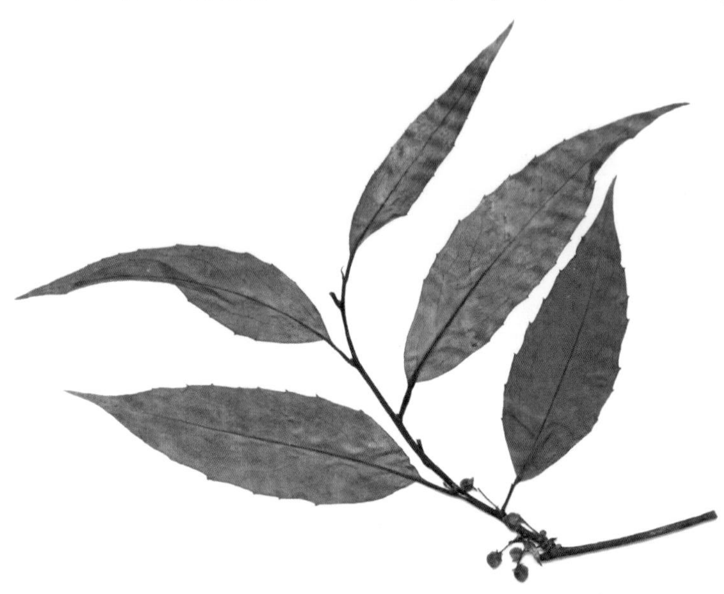

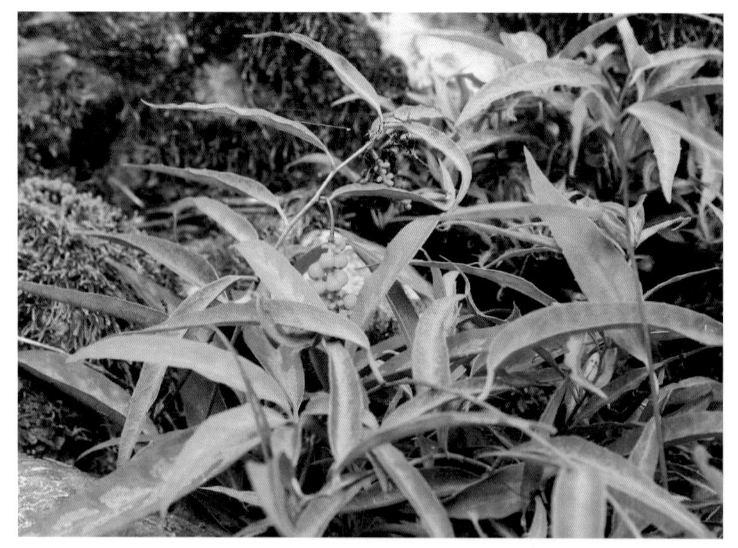

【形态与分布】 落叶或半落叶木质藤本，长2～3m。根圆柱形，木质而坚硬，略弯曲。老枝灰色，小枝棕褐色。叶互生，叶片革质，卵状披针形或长圆状披针形，长5～12cm，宽1～3cm，先端长渐尖，基部宽楔形至圆形，边缘具不明显的疏齿，上面绿色，嫩叶上面有时有浅色斑纹，下面略被白粉，侧脉6～8对，不明显；叶柄长0.5～1cm；花雌雄异株；花单生于叶腋或簇生，直径约1cm；花被6～9，排成3轮，最外3片较小；雄蕊6～9，花丝基部稍连合，雄蕊嵌于肥大的花托缝穴中；雌蕊群球形，心皮10～30，离生，结果时花托伸长约3～7cm。小浆果球形，直径5～7mm，熟时鲜红色。种子肾圆形，种皮光滑。花果期6～10月。

生于海拔500～2000m的沟谷、岩石山坡林中。分布于华中、西南地区及陕西、甘肃南部、江西等省。

【功效应用】 根或藤茎（药名铁箍散）：理气止痛，活血调经，接筋骨。用于痛经、月经不调、胃腹痛、跌打损伤、骨折、风湿麻木疼痛、疝气。用量15～30g；或适量制丸、酒剂；外用适量，研细，酒调外敷。

【化学成分】 根含木脂素、三萜、挥发油等成分。

191 华中五味子（*Schisandra sphenanthera*）

木兰科植物华中五味子 *Schisandra sphenanthera* Rehd. et Wils.。

【形态与分布】 落叶木质藤本，全株无毛，少在叶背脉上有疏细柔毛。小枝红褐色，具凸起皮孔。叶倒卵形、宽倒卵形或倒卵状长椭圆形，有时圆形或椭圆形，长 4 ～ 11cm，宽 2 ～ 7cm，先端短急尖或渐尖，基部楔形或阔楔形，至叶柄成狭翅，上面深绿色，下面淡灰绿色，有白点，1/2 ～ 2/3 以上边缘具疏离、胼胝质齿尖的波状齿，侧脉每边 4 ～ 5，网脉密致；叶柄红色，长 1 ～ 3cm。花生于近基部叶腋，花梗纤细，长 2 ～ 4.5cm，基部具长 3 ～ 4mm 的膜质苞片，花被片 5 ～ 9，橙黄色，近相似，椭圆形或长圆状倒卵形，中轮的长 6 ～ 12mm，宽 4 ～ 8mm，具缘毛，背面有腺点。雄花：雄蕊群倒卵圆形，直径 4 ～ 6mm；花托圆柱形，顶端伸长；雄蕊 11 ～ 19（23），上部 1 ～ 4 枚雄蕊与花托顶贴生，无花丝；雌花：雌蕊群卵球形，直径 5 ～ 5.5mm，雌蕊 30 ～ 60，子房近镰刀状椭圆形，长 2 ～ 2.5mm。聚合果果托长 6 ～ 17cm，直径约 4mm，聚合果果梗长 3 ～ 10cm，成熟小浆果鲜红色，长 8 ～ 12mm，宽 6 ～ 9mm，具短柄。花期 4 ～ 7 月，果期 7 ～ 9 月。

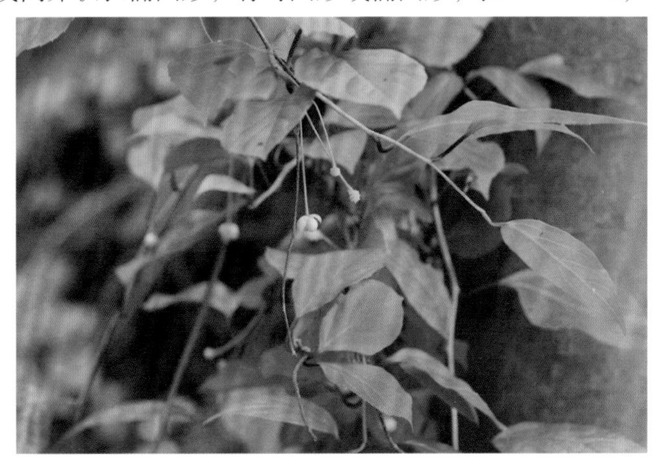

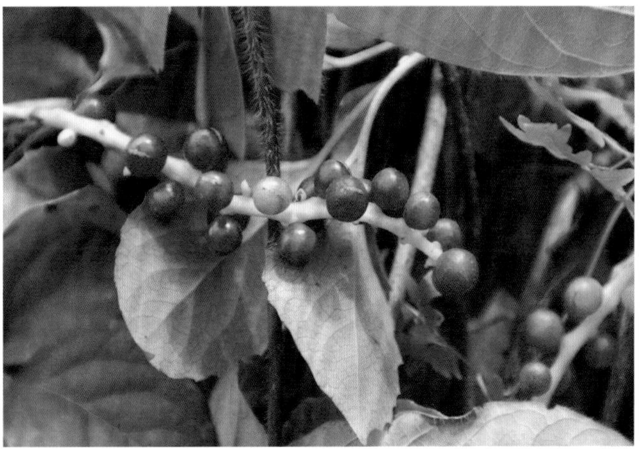

生于海拔 600 ～ 3000m 的湿润山坡边或灌丛中。分布于华中、华东、西南地区及陕西、甘肃省。

【功效应用】 果实（药名南五味子）：收敛固涩，益气生津，补肾宁心。用于久咳虚喘、梦遗滑精、遗尿尿频、久泻不止、自汗盗汗、津伤口渴、短气脉虚、内热消渴、心悸失眠。用量 2 ～ 6g。

【化学成分】 果实含木脂素、挥发油。

【附注】 本种的干燥成熟果实为中药“五味子”，又名“南五味子”，收载于《中国药典》。

192 玉兰（*Yulania denudata*）

木兰科植物玉兰（白玉兰）*Yulania denudata*（Desr.）D. L. Fu［*Magnolia denudata* Desr.；*Magnolia heptapeta*（Buc' hoz）Dandy］。

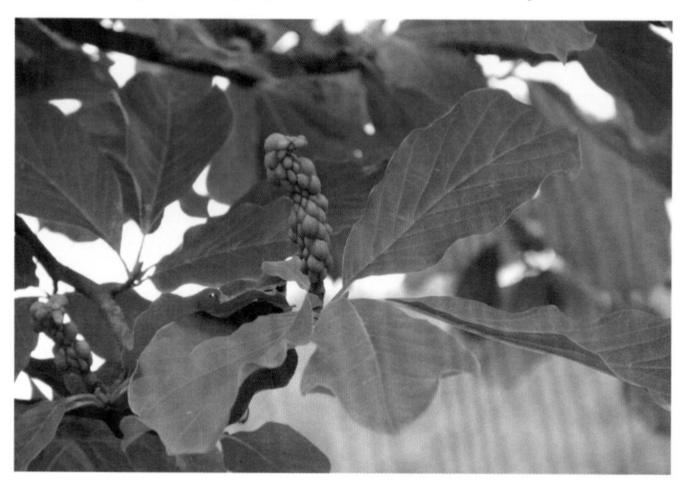

【形态与分布】 落叶乔木，高达 15 ～ 25m。冬芽及花梗密生灰绿色或灰绿黄色长绒毛；小枝淡灰褐色。叶互生，倒卵形至倒卵状矩圆形，基部徒长枝叶椭圆形，长 8 ～ 18cm，宽 6 ～ 10（12）cm，先端宽圆、平截或稍凹，具短突尖，中部以下渐狭成楔形，全缘，上面有光泽，沿脉上被柔毛，侧脉每边 8 ～ 10 条，网脉明显；叶柄长 1 ～ 2.5cm。花先叶开放，单生枝顶，大形呈钟状，有芳香，直径 12 ～ 15cm；花被片 9，白色，基部常带粉红色，矩圆状倒卵形，每 3 片排成 1 轮；雄蕊多数，在伸长的花托下部螺旋状排列；雌蕊多数，排列在花托上部。聚合果圆筒形（在庭园栽培中常因部分心皮不育而弯曲），长 8 ～ 15cm，淡褐色；果梗有毛；蓇葖顶端圆形。种子心形，侧扁，高约 9mm，宽约 10mm，外种皮红色，内种皮黑色。花期 2 ～ 3 月（亦常于 7 ～ 9 月再开一次花），果期 8 ～ 9 月。

全国各地均有栽培，为著名庭园观赏植物，在东部森林中有野生。

【功效应用】 干燥花蕾（药名辛夷）散风寒，通鼻窍。用于风寒头痛、鼻塞流涕、鼻鼽、鼻渊。用量 3 ～ 10g。

【化学成分】 含挥发油、木脂素、黄酮、小分子酚类、生物碱、甾体等成分。

【附注】 本种和同属植物望春玉兰（望春花）*Yulania biondii*（Pamp.）D. L. Fu（*Magnolia biondii* Pamp.）、武当玉兰 *Yulania sprengeri*（Pamp.）D. L. Fu Pamp.（*Magnolia sprengeri* Pamp.）的干燥花蕾为中药“辛夷”，收载于《中国药典》。三种植物在华中地区均有产，其主要区别：玉兰的 9 枚花被片（萼片与花瓣）大小近相等，形态相似；望春玉兰的 3 枚外轮花被片退化变小而呈萼片状（线形，长约 1cm），早落；武当玉兰花被片 12（14），略相似。

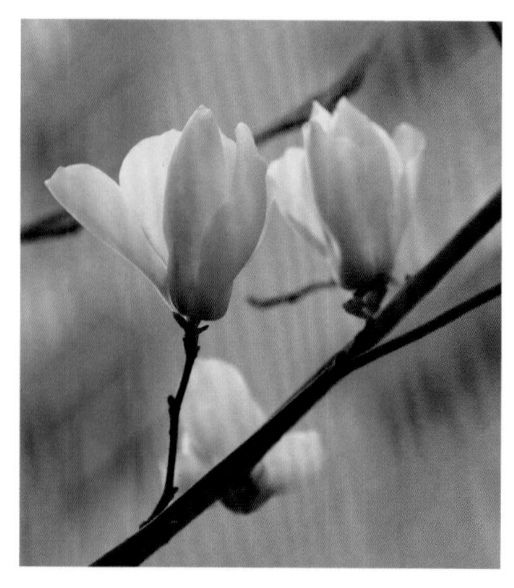

193 紫玉兰（*Yulania liliiflora*）

木兰科植物紫玉兰（辛夷）*Yulania liliiflora*（Desr.）D. C. Fu（*Magnolia liliiflora* Desr.）。

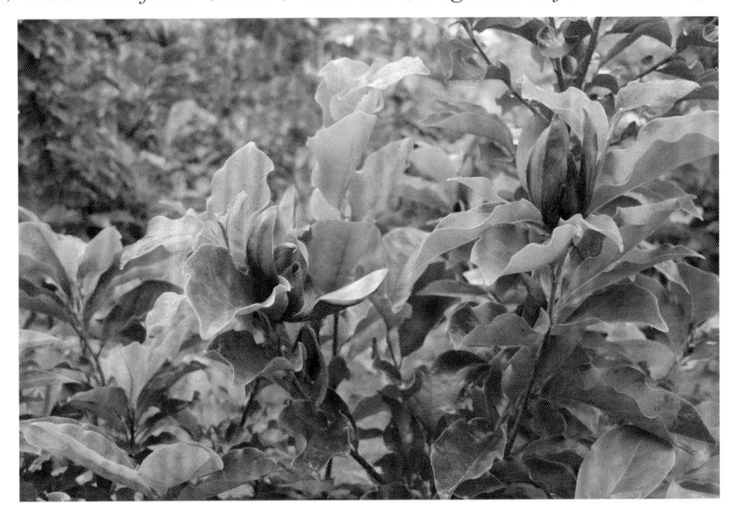

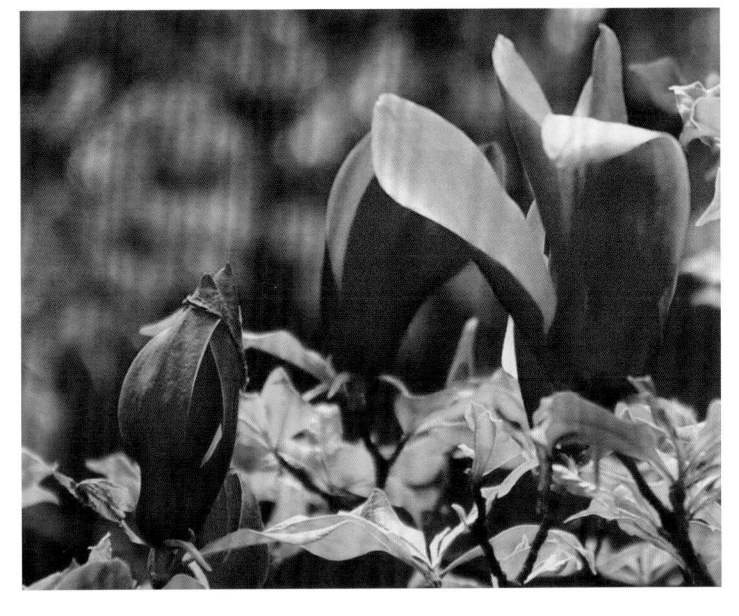

【形态与分布】 落叶灌木，高达 3m，常丛生。树皮灰褐色，小枝绿紫色或淡褐紫色。叶椭圆状倒卵形或倒卵形，长 8 ～ 18cm，宽 3 ～ 10cm，先端急尖或渐尖，基部渐狭沿叶柄下延至托叶痕，上面深绿色，下面灰绿色；侧脉每边 8 ～ 10 条，叶柄长 8 ～ 20mm，托叶痕约为叶柄长之半。花蕾卵圆形，被淡黄色绢毛；花叶同时开放，瓶形，直立于粗壮、被毛的花梗上，稍有香气；花被片 9 ～ 12，外轮 3 片萼片状，紫绿色，披针形长 2 ～ 3.5cm，常早落，内两轮肉质，外面紫色或紫红色，内面带白色，花瓣状，椭圆状倒卵形，长 8 ～ 10cm，宽 3 ～ 4.5cm；雄蕊紫红色，长 8 ～ 10mm；雌蕊群长约 1.5cm，淡紫色。聚合果深紫褐色，变褐色，圆柱形，长 7 ～ 10cm；成熟蓇葖近圆球形，顶端具短喙。花期 3 ～ 4 月，果期 8 ～ 9 月。

生于海拔 300 ～ 1600m 的山坡林缘。原分布于湖北及福建、四川、云南，现各地栽培。

【功效应用】 花蕾（药名辛夷）：辛温解表。用于鼻窦炎。用量 3 ～ 9g。

【化学成分】 含挥发油、木脂素，还含生物碱、酚类、黄酮、甾体等成分。

【附注】 （1）干燥花蕾作为中药“辛夷”来源之一，曾载于 1977 年版《中国药典》。（2）本种又为传统花卉，各大城市栽培，并已引种至欧美各国，花色艳丽，享誉中外。

194 武当木兰（*Yulania sprengeri*）

木兰科植物武当木兰 *Yulania sprengeri*（Pamp.）D. L. Fu（*Magnolia sprengeri* Pamp.）。

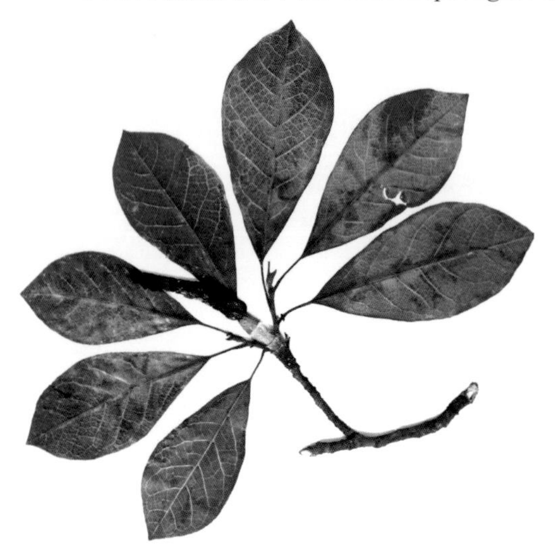

【形态与分布】 落叶乔木，高可达21m。树皮淡灰褐色或黑褐色，老干皮具纵裂沟成小块片状脱落。小枝淡黄褐色，后变灰色。叶倒卵形，长10～18cm，宽4.5～10cm，先端急尖或急短渐尖，基部楔形，上面仅沿中脉及侧脉疏被平伏柔毛，下面初被平伏细柔毛，叶柄长1～3cm，托叶痕细小。花蕾直立，被淡灰黄色绢毛，花先叶开放，杯状，有芳香，花被片12（14），近相似，外面玫瑰红色，有深紫色纵纹，倒卵状匙形或匙形，长5～13cm，宽2.5～3.5cm，雄蕊长10～15mm，花药稍分离，药隔伸出成尖头，花丝紫红色，宽扁；雌蕊群圆柱形，长2～3cm，淡绿色，花柱玫瑰红色。聚合果圆柱形，长6～18cm；蓇葖扁圆，成熟时褐色。花期3～4月，果期5～9月。

生于海拔1300～2400m的山林间或灌丛中。产于河南西南部、湖北西部、湖南西北部及陕西、甘肃南部、重庆等地。

【功效应用】 花蕾（药名辛夷花）：散风寒，通鼻窍。用于风寒头痛、鼻塞、鼻炎、鼻窦炎、浊涕。用量3～9g；外用适量，研末吹鼻或塞鼻。树皮：民间代厚朴药用。

【化学成分】 花含挥发油、萜类、木脂素、生物碱、黄酮等成分。

【附注】 本种与同属植物望春玉兰（望春花）*Yulania biondii*（Pamp.）D. L. Fu（*Magnolia biondii* Pamp.）、玉兰（白玉兰）*Yulania denudata*（Desr.）D. L. Fu（*Magnolia denudata* Desr.）的干燥花蕾作为中药“辛夷”，收载于《中国药典》。

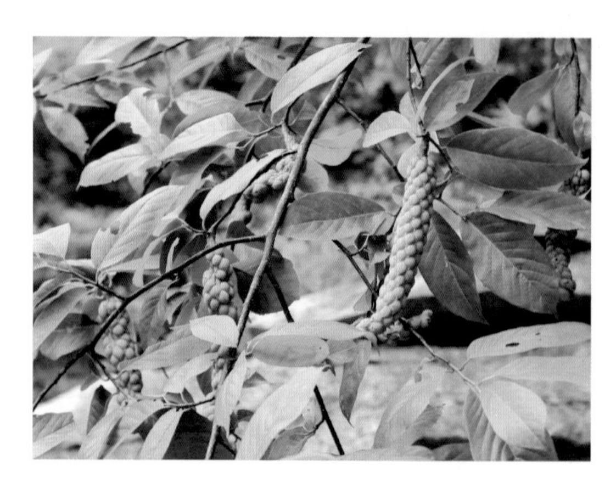

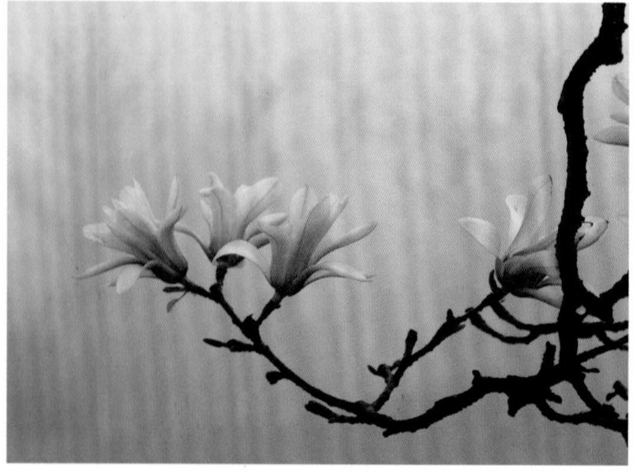

195 蜡梅（*Chimonanthus praecox*）

蜡梅科植物蜡梅 *Chimonanthus praecox*（L.）Link.。

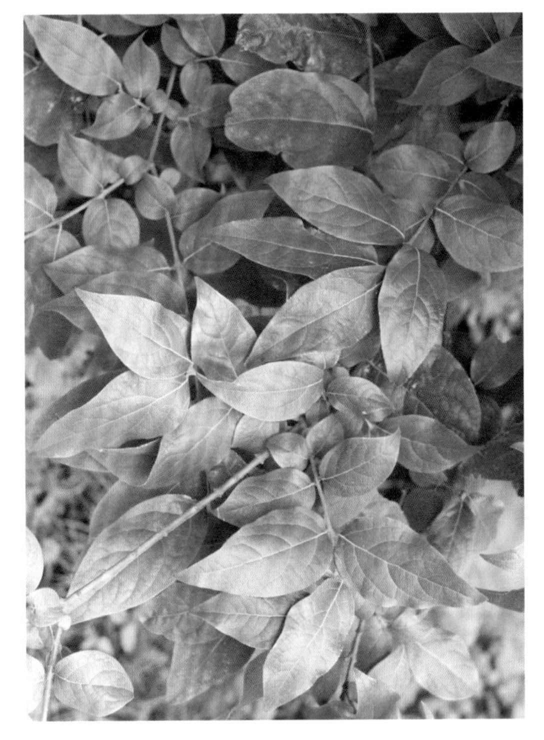

【形态与分布】 灌木，高达 4m。幼枝方形，老枝近圆柱形，灰褐色，有皮孔。叶纸质至近革质，卵圆形、椭圆形、宽椭圆形至卵状椭圆形，有时长圆状披针形，长 5 ～ 25cm，宽 2 ～ 8cm，顶端急尖至渐尖，有时具尾尖，基部急尖至圆形，除叶背脉上被疏微毛外无毛。花生于二年生枝叶腋内，先花后叶，直径 2 ～ 4cm；花被片圆形、长圆形、倒卵形、椭圆形或匙形，长 5 ～ 20mm，宽 5 ～ 15mm，内部花被片比外部的短，基部有爪；雄蕊长 4mm，花丝比花药长或等长，退化雄蕊长 3mm；心皮基部被疏硬毛，花柱长达子房 3 倍，基部被毛。果托坛状或倒卵状椭圆形，长 2 ～ 5cm，直径 1 ～ 2.5cm，口部收缩，并具有钻状披针形的被毛附生物。花期 11 月至翌年 3 月，果期 4 ～ 11 月。

生于山林地中。分布于华中及华东、西南、华南以及陕西等地，常见栽培。

【功效应用】 花蕾（药名蜡梅花）：解暑生津，开胃散郁，止咳。用于暑热头晕、气郁胃闷、麻疹、百日咳；外用治烫火伤。用量 3 ～ 9g，孕妇慎用；外用适量，浸油涂。根：祛风，解毒。用于风寒感冒、腰肌劳损、风湿关节炎。

【化学成分】 花含挥发油、生物碱等成分；根含生物碱。

【附注】 本种常用作园林绿化，其花芳香美丽。

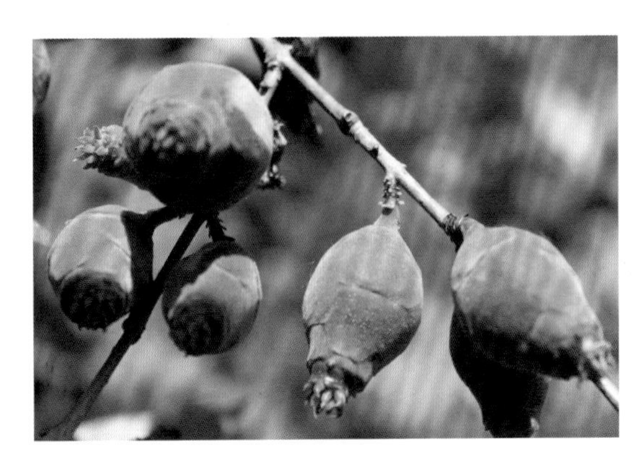

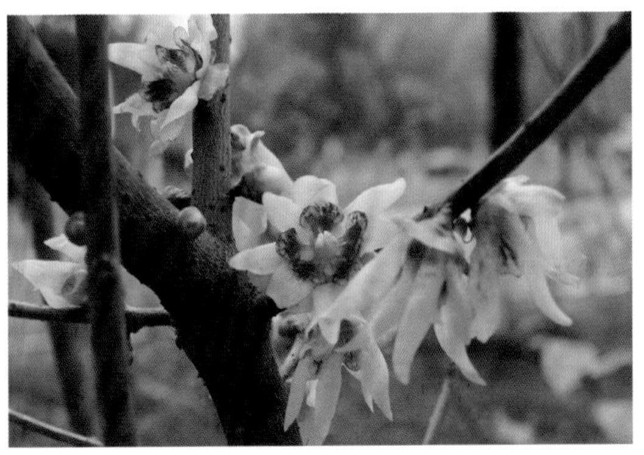

196 樟（*Cinnamomum camphora*）

樟科植物樟 *Cinnamomum camphora*（L.）Presl。

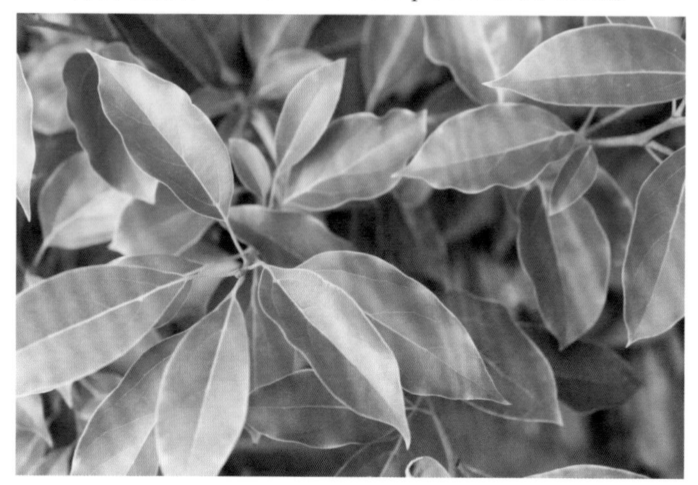

【形态与分布】 乔木，高达 30m，枝和叶都有樟脑味。叶互生，薄革质，长圆状卵形至卵形，长 5 ～ 12cm，宽 3 ～ 6cm，下面灰绿色，两面无毛，有离基三出脉，脉腋有明显的腺体。圆锥花序腋生，长 5 ～ 7.5cm；花小，淡黄绿色；花被片 6，椭圆形，长约 2mm，内面密生短柔毛；能育雄蕊 9；子房球形，无毛。果球形，直径 4 ～ 8mm，紫黑色；果托杯状。花期 4 ～ 5 月，果期 6 ～ 9 月。

常生长于山坡或沟谷中，广泛栽培。分布于华中、华东、华南及西南地区。

【功效应用】 根：温中止痛，辟秽和中，祛风除湿。用于胃脘疼痛、霍乱吐泻、风湿痹痛、皮肤瘙痒。用量 9 ～ 15g。木材：祛风湿，行气血，利关节。用于心腹胀痛、脚气、痛风、疥癣、跌打损伤。用量 9 ～ 15g。树皮：行气，止痛，祛风湿。用于吐泻、胃痛、风湿痹痛、脚气、疥癣、跌打损伤。用量 9 ～ 15g。成熟果实：祛风散寒，温胃和中，理气止痛。用于脘腹冷痛、寒湿吐泻、气滞腹胀、脚气。用量 9 ～ 15g。

【化学成分】 含酚酸、蒽醌、木脂素、黄烷醇、香豆素、甾体、萜类、挥发油等成分。

【附注】（1）本种的根、枝、叶及木材经水蒸气蒸馏、冷却后所得的颗粒状结晶为中药樟脑，具有通窍辟秽，温中止痛，利湿杀虫的作用。用于寒湿吐泻、胃腹疼痛；外用治疥、癣、龋齿作痛。樟脑有毒。内服用量 0.06 ～ 0.15g，入丸、散剂，不入煎剂；外用适量。（2）本种为我国中部及南方城市常见的行道绿化树种。

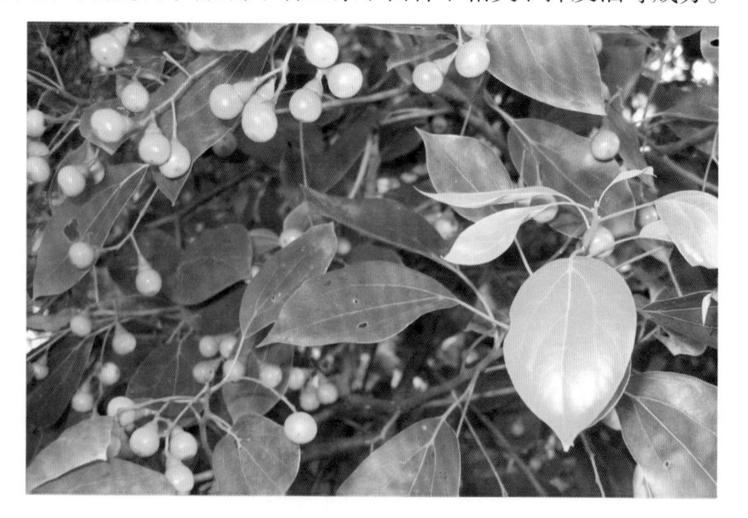

197 川桂（*Cinnamomum wilsonii*）

樟科植物川桂 *Cinnamomum wilsonii* Gamble。

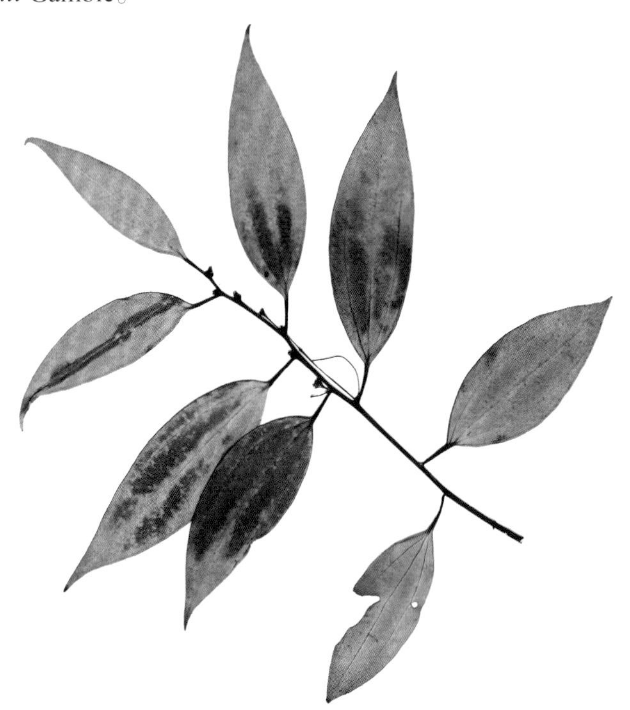

【形态与分布】 乔木，高25m。枝条圆柱形，干时深褐色或紫褐色。叶互生或近对生，卵圆形或卵圆状长圆形，长8.5～18cm，宽3.2～5.3cm，先端渐尖，尖头钝，基部渐狭下延至叶柄，有时为近圆形，革质，边缘软骨质而内卷，上面绿色，光亮，无毛，下面灰绿色，幼时明显被白色丝毛，离基三出脉，中脉与侧脉两面凸起，干时均呈淡黄色，侧脉自离叶基5～15mm处生出，向上弧曲，外侧有时具3～10条支脉，支脉弧曲且与叶缘的肋连接，横脉弧曲状，多数，纤细，下面多少明显；叶柄长10～15mm。圆锥花序腋生，长3～9cm，单一或多数密集，少花，近总状或为2～5花的聚伞状，具梗，总梗纤细，长1.5～6cm。花白色，长约6.5mm；花梗丝状，长6～20mm。花被两面被丝状微柔毛，花被筒倒锥形，长约1.5mm，裂片卵圆形，长4～5mm。子房卵球形，长近1mm，花柱增粗，长3mm。果托顶端截平，边缘具极短裂片。花期4～5月，果期6月以后。

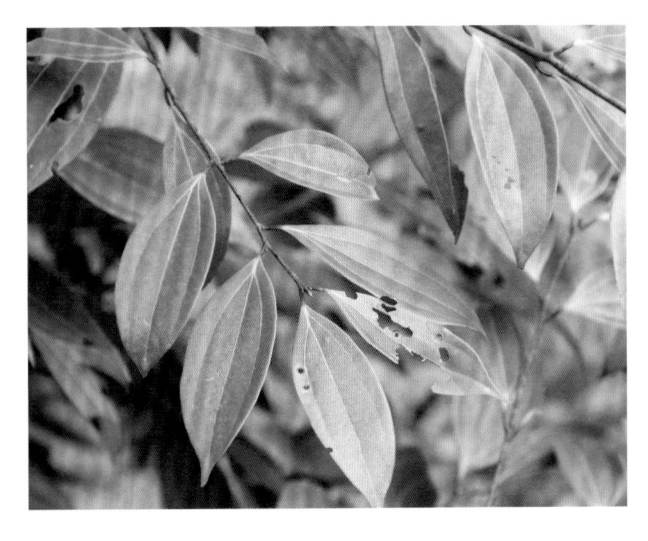

生于海拔（30）800～2400m的山谷、山坡阳处、沟边、疏林或密林中。分布于湖北及陕西、安徽、四川、云南等省和华东、华南地区。

【功效应用】 树皮：散风寒，止呕吐，除湿痹，通经脉。用于呕吐、噎膈、胸闷腹痛、筋骨疼痛、腰膝冷痛、跌打损伤。用量6～12g。

【化学成分】 树皮含挥发油、甾体、苯丙素等成分。

198 乌药（*Lindera aggregata*）

樟科植物乌药 *Lindera aggregata*（Sims）Kosterm [*Lindera strychnifolia*（S. et Z.）F.]。

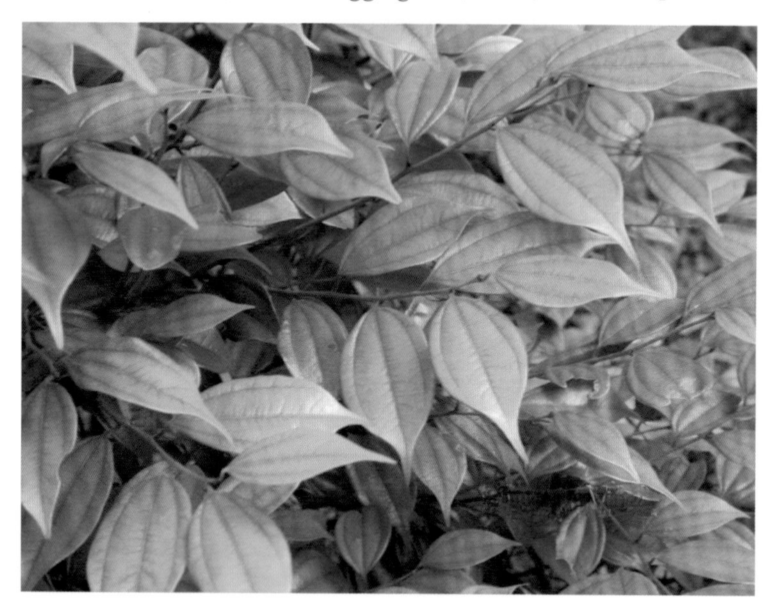

【形态与分布】 常绿灌木或小乔木，高达5m；树皮灰褐色；根有纺锤状或结节状膨胀，一般长 3.5 ～ 8cm，直径 0.7 ～ 2.5cm，表面有细皱纹，有香味，微苦，有刺激性清凉感。小枝细，幼时密被金黄色绢毛，后几无毛。叶互生，卵形，椭圆形或近圆形，长 2.7 ～ 5cm，宽 1.5 ～ 4cm，先端长渐尖或尾尖，革质或有时近革质，上面有光泽，下面苍白色，幼时密被棕褐色柔毛，有三出脉；叶柄长 5 ～ 10mm。雌雄异株；伞形花序腋生，总花梗极短或无；花被片 6，黄色或黄绿色；雄花花被片长约 4mm，宽约 2mm，雄蕊长 3 ～ 4mm，退化雌蕊坛状；雌花花被片长约 2.5mm，宽约 2mm，退化雄蕊长条片状；子房椭圆形，柱头头状。果卵形或有时近圆形，长 6 ～ 10mm，直径 4 ～ 7mm，熟时黑色。花期 3 ～ 4 月，果期 5 ～ 11 月。

生于海拔 200 ～ 1000m 的向阳坡地、山谷或疏林灌丛中。分布于华中、华东地区及广东等省。

【功效应用】 块根（药名乌药）：行气止痛，温肾散寒。用于寒凝气滞、胸腹胀痛、气逆喘急、膀胱虚冷、遗尿尿频、疝气疼痛、经寒腹痛。用量 6 ～ 10g。气虚及内热症患者禁服；孕妇及体虚者慎服。叶：温中理气，消肿止痛。用于脘腹冷痛、小便频数、风湿痹痛、跌打伤痛、烫伤。用量 3 ～ 10g；外用适量，鲜品捣敷患处。果实：散寒回阳，温中和胃。用于阴毒伤寒、寒性吐泻、疝气腹痛。用量 3 ～ 10g。

【化学成分】 含生物碱、黄酮、甾体、萜类等成分。

【附注】 本种的干燥块根为中药“乌药”，收载于《中国药典》。

199 山胡椒（*Lindera glauca*）

樟科植物山胡椒 *Lindera glauca*（S.et Z.）Bl.。

【形态与分布】 落叶乔木，高可达8m。小枝深灰色或灰棕色，被微柔毛，后转为无毛，皮孔稍显。叶互生，薄革质，长圆状椭圆形，长4～8cm，宽2～4cm，先端宽急尖，基部圆形或渐尖；羽状叶脉，叶脉在上面稍下陷，在下面稍隆起，上面暗绿色而无毛，下面灰色或苍白黄绿色，叶脉处被毛，其余各处稍被柔毛，后变无毛；叶柄长3～6mm，几无毛。雌雄异株，伞形花序近无总梗，先于叶或与叶同时开放；雌花着生二年生枝条上，腋生，花梗被柔毛，花绿黄色，无毛，子房无毛，退化雌蕊6～9。果球形，直径6～7mm，黑色。花期4月，果期7～8月。

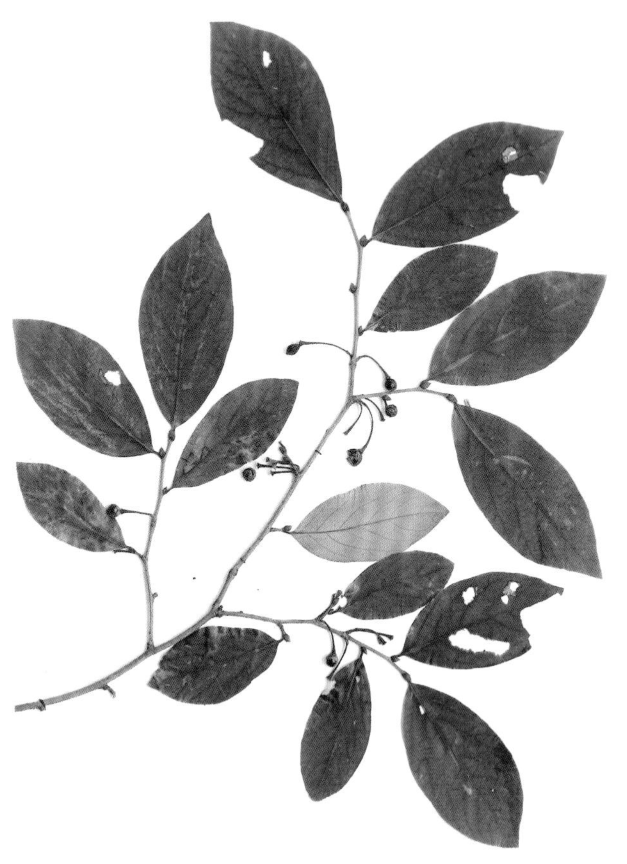

生于低山至海拔1700m的灌丛、林缘、路旁。分布于华中、华东、华南、西南地区及陕西、山西等省。

【功效应用】 根：祛风通络，理气活血，利湿消肿，化痰止咳。用于风湿痹痛、跌打损伤、胃脘疼痛、劳伤、支气管炎、水肿；外治疮疡肿痛、水火烫伤。用量15～30g；外用适量，水煎熏洗，或鲜品磨汁涂擦。叶：解毒消疮，祛风止痛，止痒，止血。用于疮疡肿毒、风湿痹痛、跌打损伤、外伤出血、皮肤瘙痒。用量10～15g；外用适量，捣烂或研粉敷。

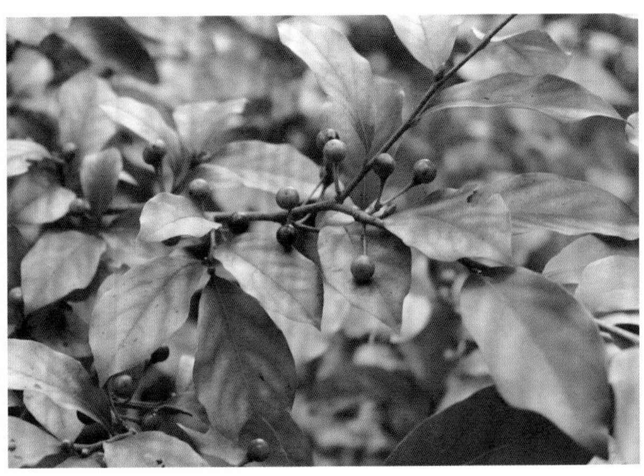

【化学成分】 根和叶含挥发油、萜类，也含异喹啉生物碱；根还含黄酮、倍半萜等成分。

200 山鸡椒（*Litsea cubeba*）

樟科植物山鸡椒 *Litsea cubeba*（Lour.）Pers.。

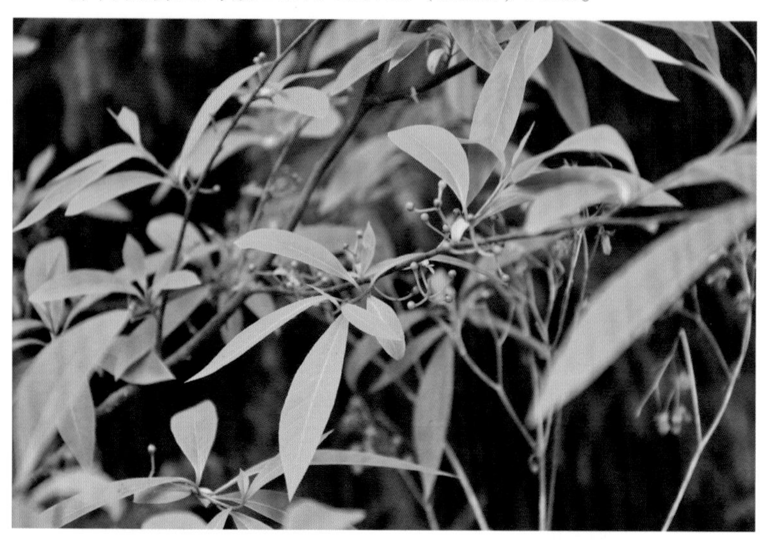

【形态与分布】 落叶灌木或小乔木，高 8 ～ 10m。树皮幼时黄绿色，光滑，老时灰褐色。小枝细瘦，无毛。叶互生，纸质，有香气，长圆形或披针形，长 4 ～ 11cm，宽 1.1 ～ 2.4cm，上面深绿色，下面粉绿色，两面无毛，具羽状脉，侧脉每边 6 ～ 10 对；叶柄长 6 ～ 20mm。雌雄异株；伞形花序单生或簇生，总花梗纤细，每一花序有花 4 ～ 6；花先叶开放或与叶同时开放，花被裂片 6，宽卵形，长约 2mm，能育雄蕊 9，退化雌蕊无毛，子房卵形。果实近球形，有不明显小尖头，直径 4 ～ 5mm，无毛，幼时绿色，熟时黑色，果梗长约 2 ～ 4mm，先端稍增粗。花期 2 ～ 3 月，果期 4 ～ 8 月。

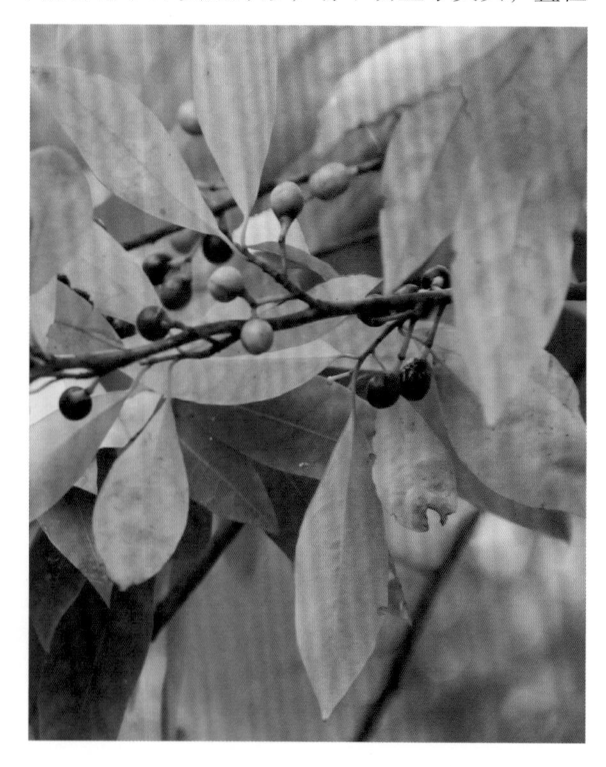

生于海拔 500 ～ 3200m 的向阳丘陵、山地、灌丛、疏林或林中路旁、水边。广布于我国长江流域及以南各省区。

【功效应用】 果实（药名澄茄子，荜澄茄）：温中止痛，行气活血，平喘，利尿。用于脘腹冷痛、食积气胀、反胃呕吐、中暑吐泻、泄泻痢疾、寒疝腹痛、哮喘、小便浑浊。用量 3 ～ 10g；研末服 1 ～ 2g；外用适量，研末撒或调敷。实热及阴虚火旺者忌用。

【化学成分】 主要含生物碱、黄酮、苯丙素、甾体等成分。

【附注】 本种的干燥成熟果实以“荜澄茄”为名，收载于《中国药典》。

201 木姜子（*Litsea pungens*）

樟科植物木姜子 *Litsea pungens* Hemsl.。

【形态与分布】 落叶小乔木，高 3 ～ 10m。树皮灰白色。幼枝黄绿色，被柔毛，老枝黑褐色，无毛。叶互生，常聚生于枝顶，披针形或倒卵状披针形，长 4 ～ 15cm，宽 2 ～ 5.5cm，先端短尖，基部楔形，幼叶有绢毛，后渐变无毛，具羽状脉，侧脉每边 5 ～ 7 条；叶柄纤细，长 1 ～ 2cm。雌雄异株；伞形花序腋生，总花梗长 6 ～ 9mm，无毛，每一花序有雄花 8 ～ 12 朵，先叶开放；花梗长 5 ～ 6mm，花被裂片 6，黄色，倒卵形，具 3 ～ 4 纵脉，长 2.5mm，背面有稀疏柔毛，能育雄蕊 9，退化雌蕊细小，无毛。果实球形，直径约 7 ～ 10mm，成熟时蓝黑色，果梗先端稍增粗。花期 3 ～ 5 月，果期 7 ～ 9 月。

生于海拔 800 ～ 2300m 的溪旁、山地阳坡杂木林或林缘。分布于华中、西南地区及甘肃、陕西、山西南部、江苏、浙江南部、广西、广东北部等地。

【功效应用】 果实：温中行气止痛，燥湿健脾消食，解毒消肿。用于胃寒腹痛、暑湿吐泻、食滞饱胀、痛经、疝痛、疟疾、疮疡肿痛。用量 3 ～ 10g；研末服 1 ～ 1.5g；外用适量，捣敷或研粉调敷。热症忌服。根：温中理气，散寒止痛。用于胃脘冷痛、风湿关节痛、疟疾、痛经。用量 3 ～ 10g；研末服 0.2 ～ 0.5g。热症禁用。叶：祛风行气，健脾利湿，外用解毒。用于腹痛腹胀、暑湿吐泻、关节疼痛、水肿、无名肿毒。用量 10 ～ 15g；外用适量，煎水洗，或捣敷。

【化学成分】 含甾体、生物碱、黄酮等成分。

【附注】 其果实芳香油含 60% ～ 90% 柠檬醛，可作食用香精和化妆香精，现已广泛用于高级香料制作等；种子含脂肪油 48.2%，可供制皂和工业用。

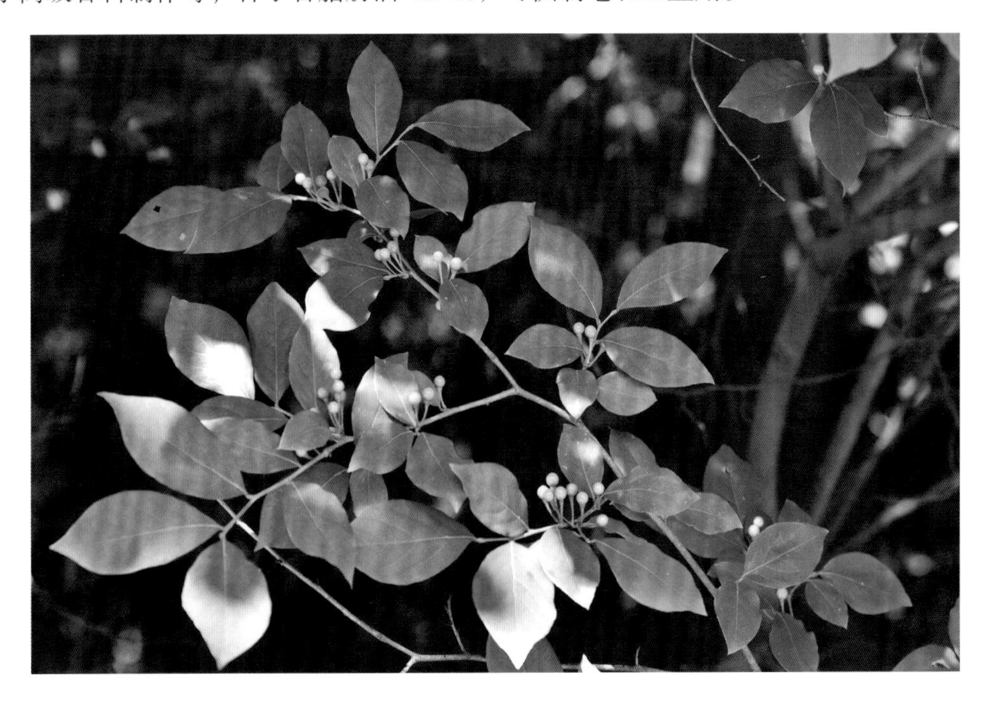

202 白屈菜（*Chelidonium majus*）

罂粟科植物白屈菜 *Chelidonium majus* L.。

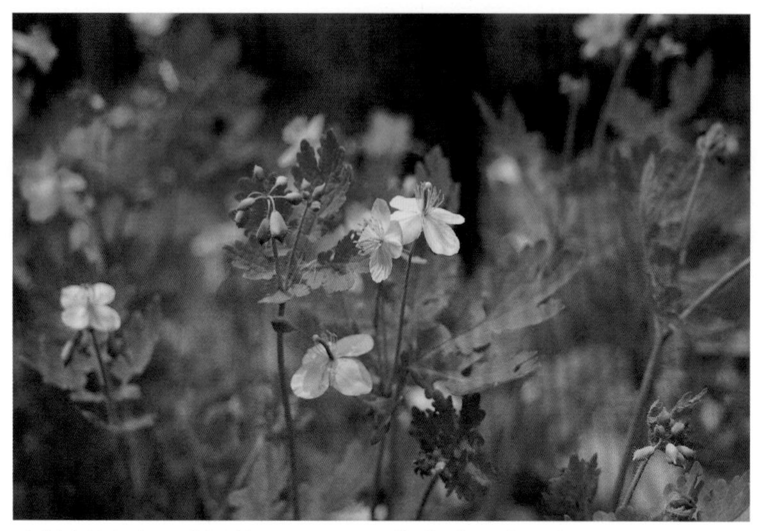

【形态与分布】 多年生草本，高达100cm，蓝灰色，具黄色汁液。主根粗壮，圆锥形，侧根多，暗褐色。茎多分枝，被短柔毛。基生叶倒卵状长圆形或宽倒卵形，长8～20cm，羽状全裂，裂片2～4对，倒卵状长圆形，具不规则深裂或浅裂，裂片具圆齿，上面无毛，下面被白粉，疏被短柔毛，叶柄长2～5cm；茎生叶互生，长2～8cm，具短柄，其他同基生叶。花多数，伞形花序腋生，长2～8cm；具苞片。花瓣倒卵形，长约1cm，全缘，黄色；雄蕊长约8mm，花丝丝状，黄色，花药长圆形，长约1mm；子房线形，长约8mm，花柱明显，柱头2裂。蒴果狭圆柱形，长2～5cm，无毛，具柄，自基部向顶端2瓣裂，柱头宿存。种子卵形，长约1mm，暗褐色，具光泽及蜂窝状小格。花果期4～9月。

生于海拔500～2200m的山坡、山谷林缘草地或路旁、石缝。分布于华中地区和我国大部分省区。

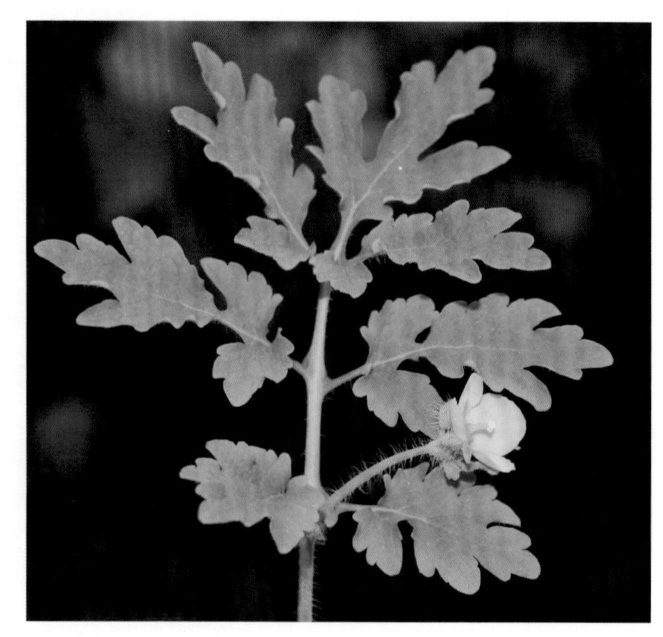

【功效应用】 全草（药名白屈菜）：镇痛，止咳，利尿，解毒。用于胃痛腹痛、肠炎痢疾、慢性支气管炎、百日咳、咳嗽、黄疸、水肿、腹水、疥癣疮肿、蛇虫咬伤。用量3～6g；外用适量，捣汁涂或研粉调涂。

【化学成分】 全草含生物碱、挥发油、黄酮、皂苷等成分。

【附注】 本品有毒，用量不宜过大。中毒后会出现烦躁不安、意识障碍、谵语、血压升高等中毒表现。

203 夏天无（*Corydalis decumbens*）

罂粟科植物夏天无（伏生紫堇）*Corydalis decumbens*（Thunb.）Pers.。

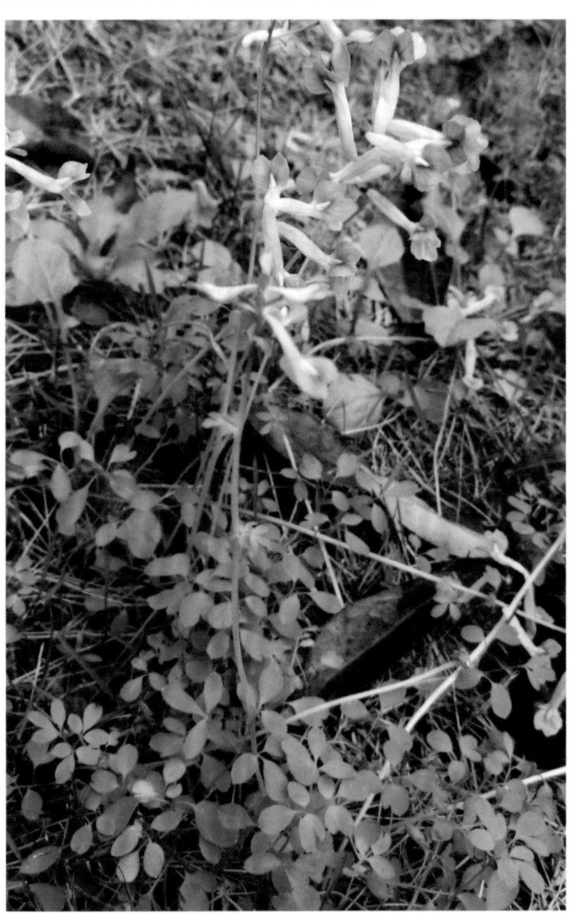

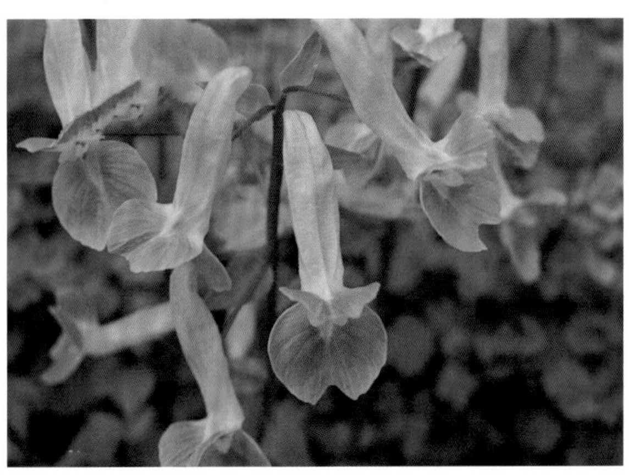

【形态与分布】 草本，无毛。块茎小，近球形或椭圆球形，直径4～15mm；新块茎形成于老块茎顶端的分生组织和基生叶腋，向上常抽出多茎。茎高10～25cm，柔弱，细长，不分枝，具2～3叶，无鳞片。叶二回三出，小叶片倒卵圆形，全缘或深裂成卵圆形或披针形的裂片。总状花序疏具3～10花。苞片小，卵圆形，全缘，长5～8mm。花梗长10～20mm。花近白色至淡粉红色或淡蓝色。萼片早落。外花瓣顶端下凹，常具狭鸡冠状突起。上花瓣长14～17mm，瓣片多少上弯；距稍短于瓣片，渐狭，平直或稍上弯；蜜腺体短，约占距长的1/3至1/2，末端渐尖。下花瓣宽匙形，通常无基生的小囊。内花瓣具超出顶端的宽而圆的鸡冠状突起。蒴果线形，多少扭曲，长13～18mm。种子6～14，具龙骨状突起和泡状小突起。花期4～5月，果期5～6月。

生于海拔80～300m的山坡或路边。分布于湖北、湖南及山西、安徽、江苏、江西、浙江、福建、台湾等省。

【功效应用】 块茎（药名夏天无）：活血止痛，舒筋活络，祛风除湿。用于中风偏瘫、头痛、跌扑损伤、风湿痹痛、腰腿疼痛。用量6～12g，研末分3次服。

【化学成分】 块茎含延胡索甲素、延胡索乙素等多种生物碱。

【附注】 干燥块茎为中药“夏天无”，收载于《中国药典》。

204 紫堇（*Corydalis edulis*）

罂粟科植物紫堇 *Corydalis edulis* Maxim.。

【形态与分布】 一年生灰绿色草本，高20～50cm。茎分枝；花枝花葶状，常与叶对生。基生叶具长柄，叶片近三角形，长5～9cm，二至三回羽状全裂，一回羽片2～3对，具短柄，二或三回裂片轮廓倒卵圆形，羽状分裂，裂片狭卵圆形，顶端钝。总状花序疏具3～10花。苞片狭卵圆形至披针形，全缘或有疏锯齿；萼片小；花粉红色或紫红色，平展。外花瓣较宽展，顶端微凹，无鸡冠状突起。上花瓣长1.5～2cm；距圆筒形，基部稍下弯，约占花瓣全长的1/3；蜜腺体长，近伸达距末端，大部分与距贴生，末端不变狭。下花瓣近基部渐狭。内花瓣具鸡冠状突起；爪纤细，稍长于瓣片。柱头横向纺锤形，两端各具1乳突，上面具沟槽，槽内具极细小的乳突。蒴果线形，下垂，长3～3.5cm，具1列种子。花期3～4月，果期4～5月。

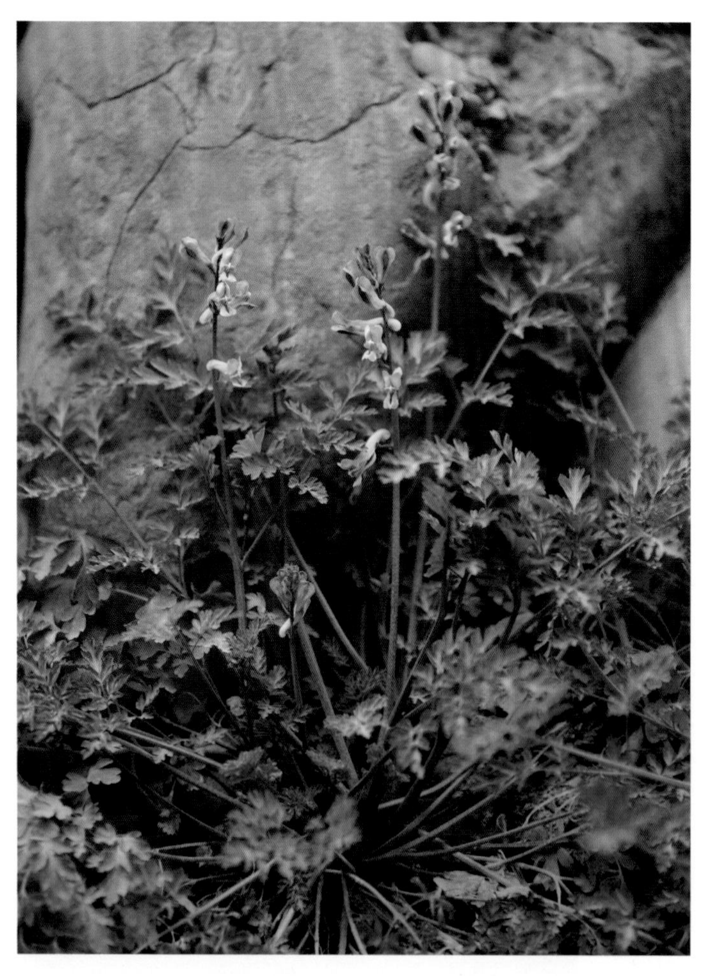

生于海拔400～1200m的丘陵、沟边或多石地。分布于华中及华北、华东、西南地区和陕西、甘肃等省。

【功效应用】 全草（药名紫堇）：清热解毒，杀虫止痒。有毒。用于疮疡肿毒、聤耳流脓、咽喉疼痛、顽癣、秃疮。用量4～10g；外用适量，捣敷，研末调敷或煎水外洗。

【化学成分】 含生物碱等成分。

【附注】 同属植物黄堇 *Corydalis pallida*（Thunb.）Pers. 在河南、湖北等省也有分布。形态相似，主要区别为：茎生叶二回羽状全裂，一回羽片约4～6对；花瓣黄色至淡黄色；蒴果串珠状线形。全草用于湿热泄泻、赤白痢疾、痈疮热疖。

205 延胡索（*Corydalis yanhusuo*）

罂粟科植物延胡索 *Corydalis yanhusuo* W. T. Wang ex Z. Y. Su et C. Y. Wu。

【形态与分布】 多年生草本，高 10 ～ 30cm。块茎圆球形，直径（0.5）1 ～ 2.5cm，质黄。茎直立，常分枝，基部以上具 1（2）鳞片，通常具 3 ～ 4 枚茎生叶，鳞片和下部茎生叶常具腋生块茎。叶二回三出或近三回三出，小叶 3 裂或 3 深裂，具全缘的披针形裂片，裂片长 2 ～ 2.5cm，宽 5 ～ 8mm；下部茎生叶常具长柄；叶柄基部具鞘。总状花序疏生 5 ～ 15 花。苞片披针形或狭卵圆形，全缘，有时下部的稍分裂，长约 8mm。花梗花期长约 1cm，果期长约 2cm。花紫红色。萼片小，早落。外花瓣宽展，具齿，顶端微凹，具短尖。上花瓣长 1.5 ～ 2.2cm，瓣片与距常上弯；距圆筒形，长 1.1 ～ 1.3cm；蜜腺体约贯穿距长的 1/2，末端钝。下花瓣具短爪，向前渐增大成宽展的瓣片。内花瓣长 8 ～ 9mm，爪长于瓣片。柱头近圆形，具较长的 8 乳突。蒴果线形，长 2 ～ 2.8cm，具 1 列种子。

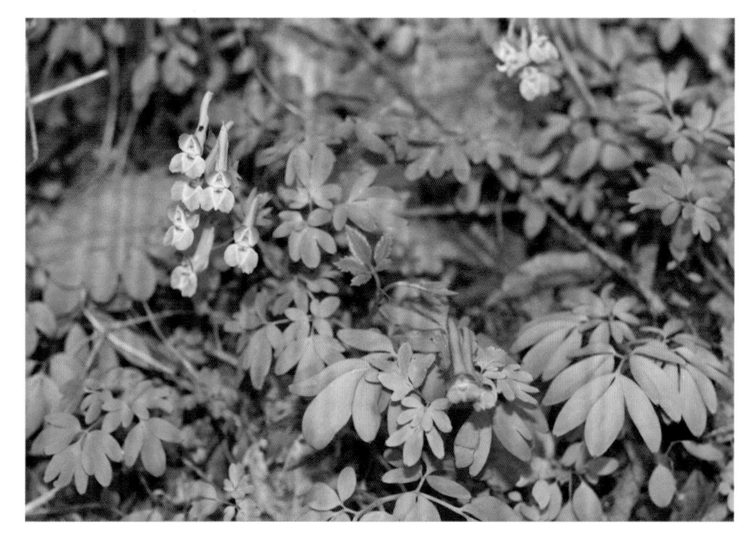

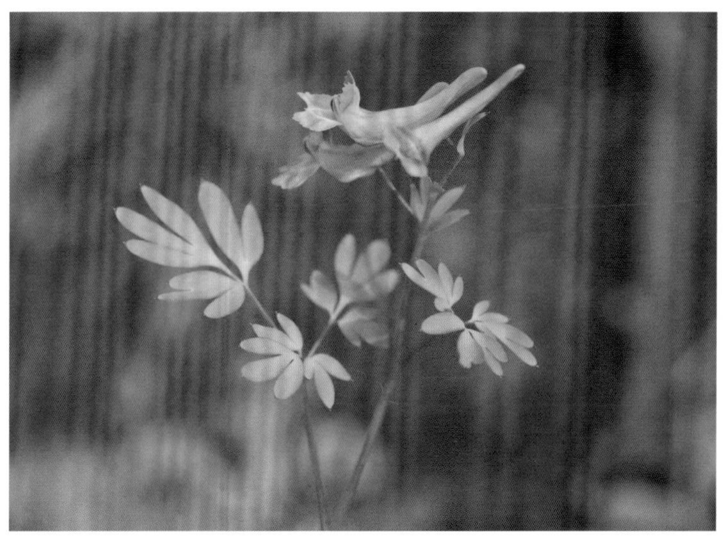

生于丘陵草地。产湖北、河南及安徽、江苏、浙江等省；陕西、甘肃、四川、云南、北京等省市有引种栽培。

【功效应用】 块茎（药名延胡索，元胡）：活血，行气，止痛。用于胸胁和脘腹疼痛、胸痹心痛、经闭痛经、产后瘀阻、跌扑肿痛。用量 3 ～ 10g；研末吞服，一次 1.5 ～ 3g。

【化学成分】 主含生物碱，如延胡索甲素、延胡索乙素、延胡索丁素等，还含皂苷等成分。

【附注】 本种的干燥块茎为常用中药“延胡索”，收载于《中国药典》。

206 血水草（*Eomecon chionantha*）

罂粟科植物血水草 *Eomecon chionantha* Hance。

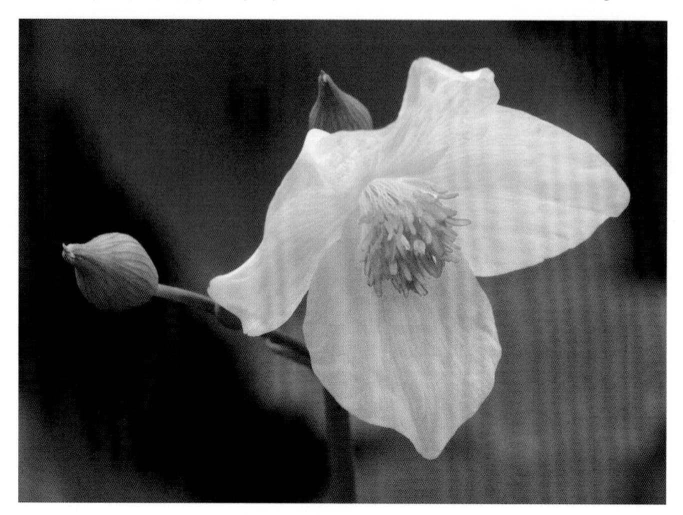

【形态与分布】 多年生草本，具红黄色液汁，全株无毛。根橙黄色，根茎匍匐。叶全部基生，叶片心形或心状肾形，稀心状箭形，长 5 ～ 26cm，宽 5 ～ 20cm，先端渐尖或急尖，基部耳垂，边缘呈波状，表面绿色，背面灰绿色，掌状脉 5 ～ 7 条，网脉细，明显；叶柄条形或狭条形，长 10 ～ 30cm，带蓝灰色，基部略扩大成狭鞘。花葶灰绿色略带紫红色，高 20 ～ 40cm，有 3 ～ 5 花，排列成聚伞状伞房花序；苞片和小苞片卵状披针形，长 2 ～ 10mm，先端渐尖，边缘薄膜质；花梗直立，长 0.5 ～ 5cm。花芽卵珠形，长约 1cm，先端渐尖；萼片长 0.5 ～ 1cm；花瓣倒卵形，长 1 ～ 2.5cm，宽 0.7 ～ 1.8cm，白色；花丝长 5 ～ 7mm，花药黄色，长约 3mm；子房卵形或狭卵形，长 0.5 ～ 1cm，花柱长 3 ～ 5mm，柱头 2 裂，下延于花柱上。蒴果狭椭圆形，长约 2cm，宽约 0.5cm，花柱延长达 1cm（果未成熟）。花期 3 ～ 6 月，果期 6 ～ 10 月。

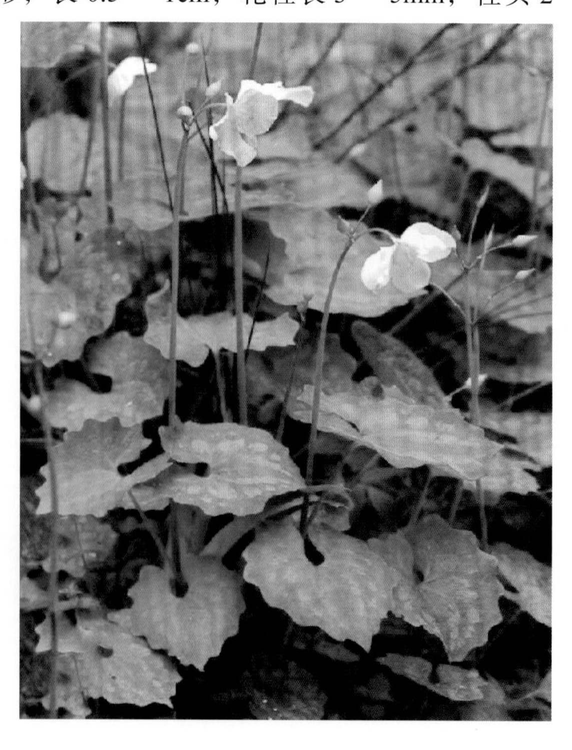

生于海拔 1400 ～ 1800m 的林下、灌丛下或溪边、路旁。分布于湖北西南部、湖南及安徽、浙江西南部、江西、福建北部和西部、广东、广西、重庆、贵州、云南东部等地。

【功效应用】 全草（药名血水草）：清热解毒，活血止痛，止血。用于目赤肿痛、咽喉疼痛、口腔溃疡、疔疮中毒、毒蛇咬伤、癣疮、湿疹、跌打损伤、腰痛、咳血。用量 6 ～ 30g，或浸酒服；外用适量，鲜草捣敷，或研末调敷，或煎水洗。

【化学成分】 根及根茎含生物碱及三萜等成分；地上部分含三萜等成分。

207 荷青花（*Hylomecon japonica*）

罂粟科植物荷青花 *Hylomecon japonica*（Thunb.）Prantl et Kundig。

【形态与分布】 多年生草本，高 15 ～ 40cm，具黄色液汁。根茎斜生，长 2 ～ 5cm，白色，果时橙黄色，肉质，盖以褐色鳞片。茎直立，不分枝，具条纹，无毛，绿色转红色至紫色。基生叶少数，叶片长 10 ～ 15（20）cm，羽状全裂，裂片 2 ～ 3 对，宽披针状菱形、倒卵状菱形或近椭圆形，长 3 ～ 7（10）cm，宽 15cm，先端渐尖，基部楔形，边缘具不规则圆齿状锯齿或重锯齿，两面无毛，具长柄；茎生叶 2（3），叶片同基生叶，具短柄。花 1 ～ 2（3）朵排成伞房状，顶生或腋生；花梗纤细，长 3.5 ～ 7cm。萼片卵形，长 1 ～ 1.5cm，早落，外面散生卷毛或无毛；花瓣倒卵圆形或近圆形，长 1.5 ～ 2cm，基部具短爪；雄蕊黄色，长约 6mm，花丝丝状；子房长约 7mm。蒴果细圆柱形，长 5 ～ 8cm，直径约 3mm，2 瓣裂，具长达 1cm 的宿存花柱。种子卵形，长约 1.5mm。花期 4 ～ 7 月，果期 5 ～ 8 月。

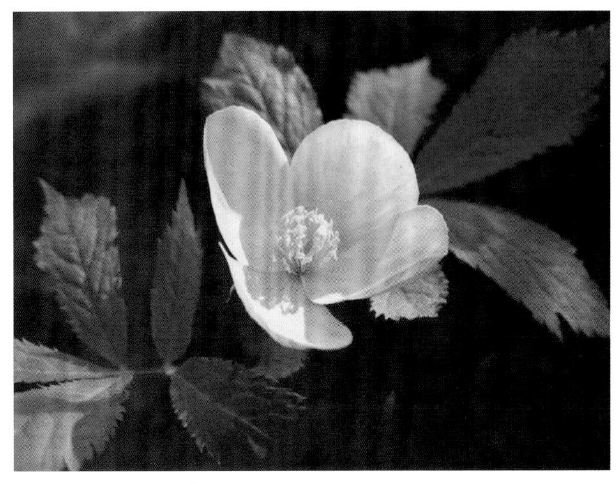
荷青花

生于海拔 300 ～ 2400m 的林下、林缘或沟边。分布于东北至华中、华东（南至安徽、浙江）。

【功效应用】 根茎（药名活血珠）：祛风湿，活血调经，止痛止血。有小毒。用于月经不调、劳伤痛、风湿性关节炎，跌打损伤、小儿高热不退；外治跌打损伤、外伤出血。用量 3 ～ 10g；外用鲜品适量，捣敷。

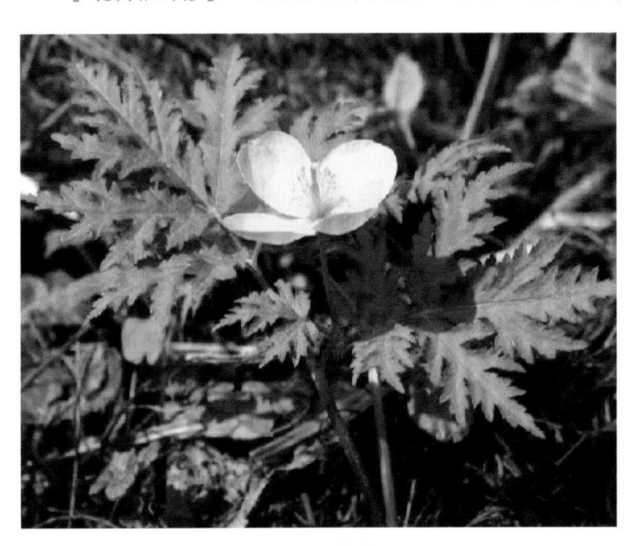
多裂荷青花

【化学成分】 根和地上部分含生物碱、黄酮、酚类等成分。

【附注】 本种的变种多裂荷青花 *Hylomecon japonica*（Thunb.）Prantl et Kundig var. *dissecta*（Franch. et Savat.）Fedde 在湖北西部也有分布，但较少见，同等药用。主要区别为：叶全裂片羽状深裂，裂片再次不整齐的锐裂。

208 博落回（*Macleaya cordata*）

罂粟科植物博落回 *Macleaya cordata*（Willd.）R. Br.。

【形态与分布】 草本，基部木质，具乳黄色浆汁。茎高 1 ～ 4m，绿色，光滑，多白粉，中空，上部多分枝。叶片宽卵形或近圆形，长 5 ～ 27cm，宽 5 ～ 25cm，先端急尖、渐尖、钝或圆形，常 7 或 9 深裂或浅裂，裂片半圆形、方形、三角形或其他形，边缘波状、缺刻状，或具粗齿或多细齿，表面无毛，背面多白粉，被易脱落的细绒毛，基出脉通常 5，侧脉 2 ～ 3 对，细脉网状，常淡红色；叶柄长 1 ～ 12cm，上面具浅沟槽。大型圆锥花序多花，长 15 ～ 40 cm，顶生和腋生；花梗长 2 ～ 7mm；苞片狭披针形。萼片倒卵状长圆形，长约 1cm，舟状，黄白色；花瓣无；雄蕊 24 ～ 30；子房倒卵形至狭倒卵形，长 2 ～ 4mm，先端圆，基部渐狭，花柱长约 1mm。蒴果狭倒卵形或倒披针形，长 1.3 ～ 3cm，先端圆或钝，基部渐狭。种子 4 ～ 8，卵珠形。花果期 6 ～ 11 月。

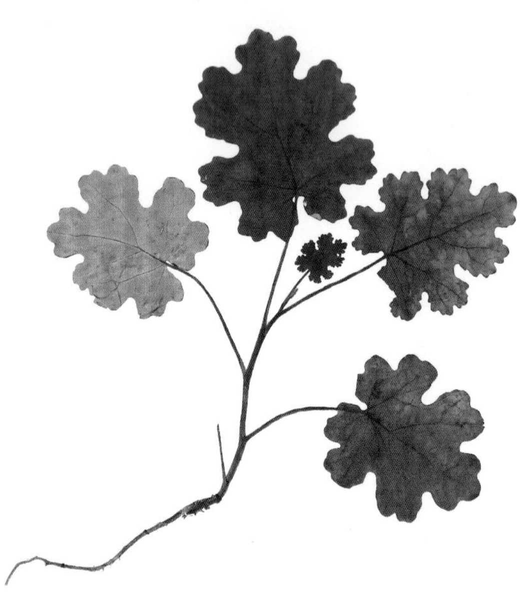

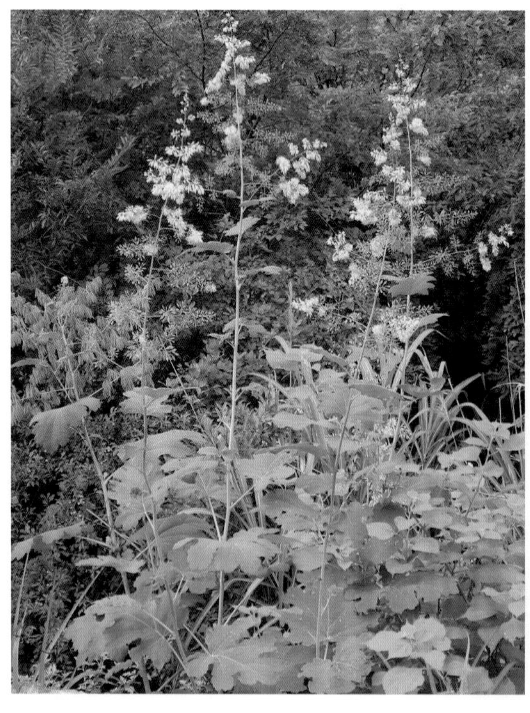

生于海拔 1500m 以下的山地、丘陵阴湿沟边或林缘沙土地上。分布于西南、中南、华东、华北及西北各地。

【功效应用】 全草：杀虫，祛风解毒，消肿散瘀。外用治下肢溃疡、湿疹、痈疖肿毒、风湿关节痛、跌打损伤等。煎水洗，或鲜品捣敷。有大毒，不可内服。可杀蛆虫，又为生物农药原料。

【化学成分】 含多种生物碱。

【附注】 同属植物小果博落回 *Macleaya microcarpa*（Maxim.）Fedde 在河南、湖北等省分布。与博落回区别：叶下面常有柔毛；雄蕊 8 ～ 12，花丝极短；蒴果近圆形，直径约 5mm。

209 虞美人（*Papaver rhoeas*）

罂粟科植物虞美人 *Papaver rhoeas* L.。

【形态与分布】 一年生草本。茎高 30 ～ 80cm，分枝，有伸展的糙毛。叶互生，羽状深裂，裂片披针形或条状披针形，顶端急尖，边缘生粗锯齿，两面有糙毛。花蕾卵球形，有长梗，未开放时下垂；萼片绿色，椭圆形，长约 1.8cm，花开后即脱落；花瓣 4，紫红色，基部常具深紫色斑，宽倒卵形或近圆形，长约 3.5cm；雄蕊多数，花丝深红紫色，花药黄色；雌蕊倒卵球形，长约 1cm，柱头辐射状。花果期 3 ～ 8 月。

作为庭园观赏植物栽培。

【功效应用】 全草或花：镇咳，镇痛，止泻。用于咳嗽、腹痛、痢疾。

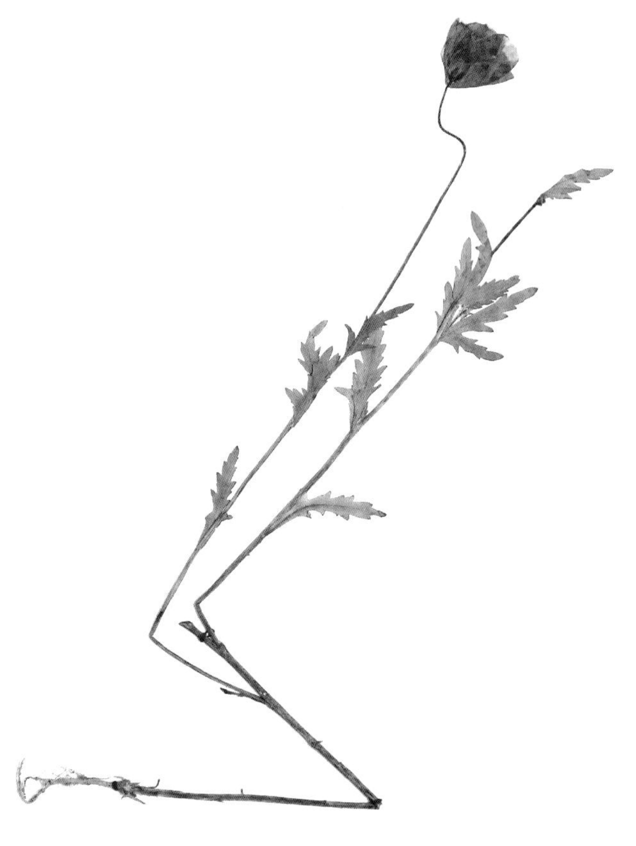

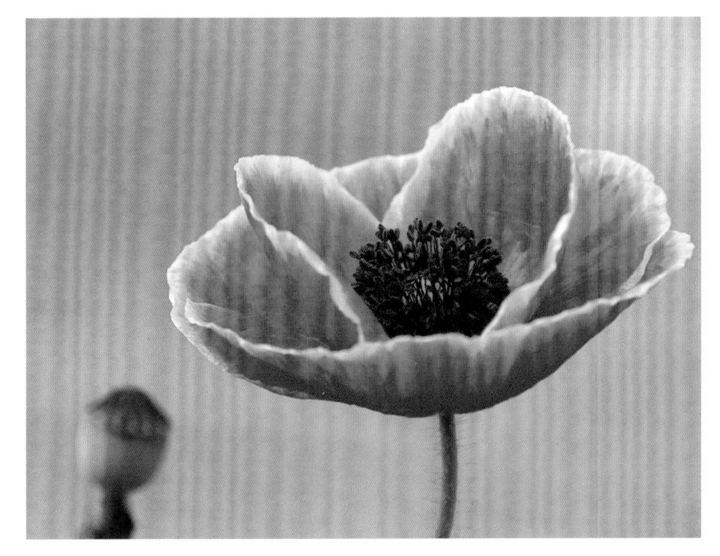

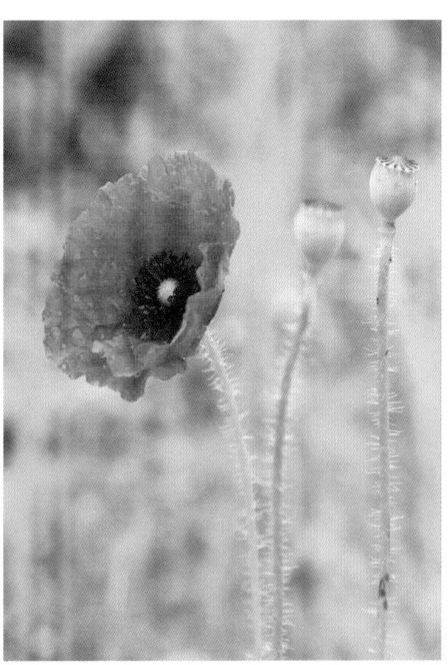

210 罂粟（*Papaver somniferum*）

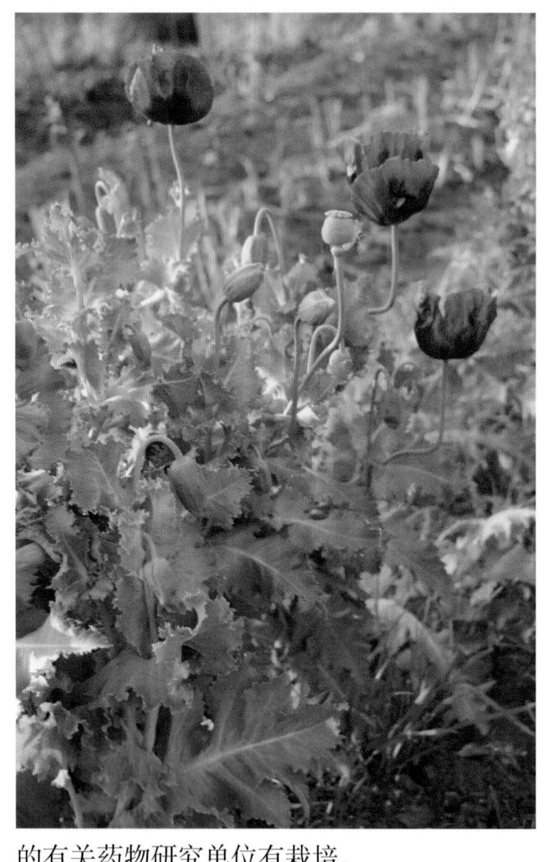

罂粟科植物罂粟*Papaver somniferum* L.。

【形态与分布】 草本，全体无毛或稀在植株下部和花梗上被极少刚毛，高30～60（150）cm。茎不分枝，具白粉。叶互生，叶片卵形或长卵形，长7～25cm，先端渐尖至钝，基部心形，边缘具不规则波状锯齿，具白粉，叶脉略突起；下部叶具短柄，上部叶无柄、抱茎。花单生；花梗长达25cm。花蕾卵圆状长圆形或宽卵形，长1.5～3.5cm；萼片2，宽卵形；花瓣4，近圆形或近扇形，长4～7cm，宽3～11cm，边缘浅波状或各式分裂，白色，粉红色、红色、紫色或杂色；雄蕊多数；子房球形，直径1～2cm，柱头5～12（18），辐射状，连合成扁平的盘状体，盘边缘深裂，裂片具细圆齿。蒴果球形或长圆状椭圆形，长4～7cm，熟时褐色。种子多数，黑色或深灰色，表面呈蜂窝状。花果期3～11月。

原产南欧，华中地区及我国其他地区的有关药物研究单位有栽培。

【功效应用】 果壳（药名罂粟壳）：敛肺，涩肠，止痛。有毒。用于久咳、久泻、脱肛、脘腹疼痛。用量3～6g；易成瘾，不宜常服，孕妇及儿童禁用。

【化学成分】 果壳及浆液含吗啡、可待因、罂粟碱等多种生物碱。

【附注】 果壳为中药“罂粟壳”，收载于《中国药典》。未成熟果实含乳白色浆液，制干后即为鸦片。罂粟为国家禁种的毒品原植物，仅经审批后限量种植，供药用及科研用。

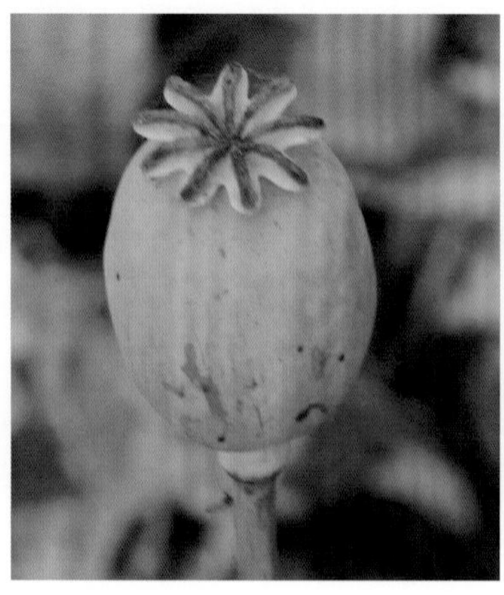

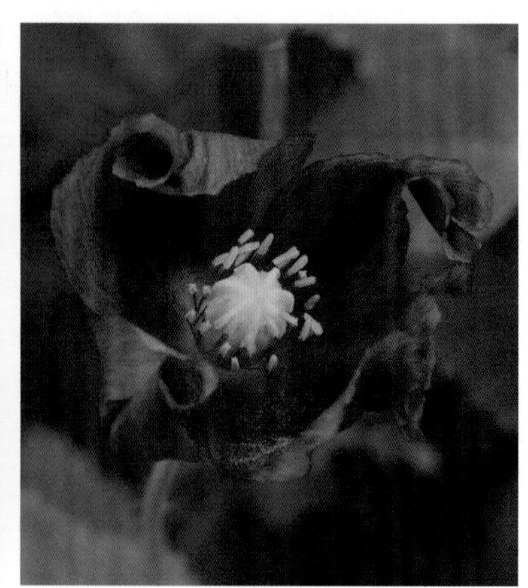

211 金罂粟（*Stylophorum lasiocarpum*）

罂粟科植物金罂粟（人血草）*Stylophorum lasiocarpum*（Oliv.）Fedde（*Chelidonium lasiocarpum* Oliv.）

【形态与分布】 草本，高达 50（100）cm，具红色汁液。茎常不分枝，无毛。基生叶倒长卵形，大头羽状深裂，长 13 ～ 25cm，裂片 4 ～ 7 对，侧裂片卵状长圆形，长 3 ～ 5cm，具不规则锯齿或圆齿状锯齿，顶生裂片宽卵形，长 7 ～ 10cm，具不等粗齿，下面被白粉，两面无毛，叶柄长 7 ～ 10cm，无毛；茎生叶 2 ～ 3，生于茎上部，近对生或近轮生，叶柄较短。花 4 ～ 7 朵，于茎先端排列成伞形花序；花梗长 5 ～ 15cm；苞片窄卵形，长 1 ～ 1.5cm；萼片卵形，长约 1cm，先端尖，被短柔毛；花瓣黄色，倒卵状圆形，长约 2cm；雄蕊长约 1.2cm；子房被短柔毛，花柱长约 3mm，柱头 2 裂，裂片大，近平展。蒴果窄圆柱形，长 5 ～ 8cm，被短柔毛。种子卵圆形，具网纹。花期 4 ～ 8 月，果期 6 ～ 9 月。

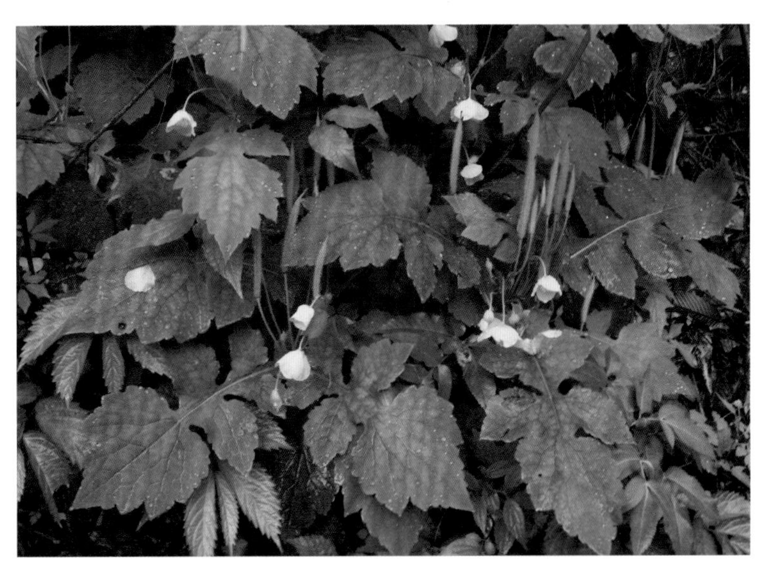

生于海拔 600 ～ 1800m 的林下或沟边。分布于湖北西部、陕西南部、重庆市。

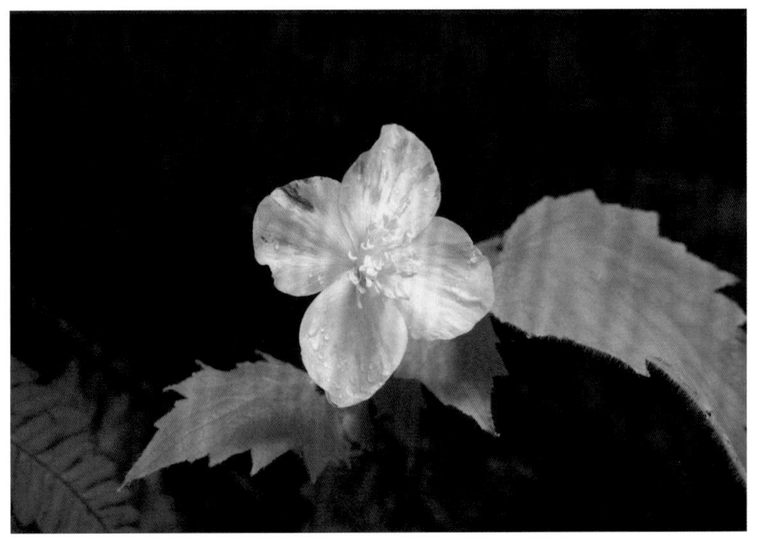

【功效应用】 全草：活血散瘀，止痛止血。用于跌打损伤、外伤出血、月经不调、咳血、吐血、鼻衄、尿血、便血、疮疖。用量 3 ～ 9g，或浸酒；外用适量，研末撒，或鲜品捣烂敷。

【化学成分】 全草含生物碱等成分。

212 白花菜（*Gynandropsis gynandra*）

白花菜科植物白花菜（羊角菜）*Gynandropsis gynandra*（L.）Briq.（*Cleome gynandra* L.）。

【形态与分布】 直立分枝草本，高约 1mm，常被腺毛。掌状复叶 3 ～ 7 小叶，叶柄长 2 ～ 7cm，小叶柄长 2 ～ 4mm；小叶倒卵状椭圆形、倒披针形或菱形，先端渐尖、急尖、钝形或圆形，基部楔形至渐狭延长小叶柄，边缘有细锯齿或有腺毛，中央小叶长 1 ～ 5cm，宽 8 ～ 16mm，侧生小叶依次减小。总状花序长 15 ～ 30cm；苞片由 3 小叶组成；花梗长约 1.5cm；萼片分离，披针形、椭圆形或卵形，长 3 ～ 6mm，被腺毛；花瓣白色，少有淡黄色或淡紫色，花蕾时不覆盖雄蕊及雌蕊，连爪长 10 ～ 27mm，瓣片近圆形或阔倒卵形，宽 2 ～ 6mm；雄蕊 6，伸出花冠外；雌雄蕊柄长 5 ～ 18mm；雌蕊柄在两性中长 4 ～ 10mm，在雄花中长 1 ～ 2mm，或无柄；子房线柱形。果圆柱形，斜举，长 3 ～ 8cm；种子扁球形，黑褐色，表面有横向皱纹或具瘤状小突起。花果期 7 ～ 10 月。

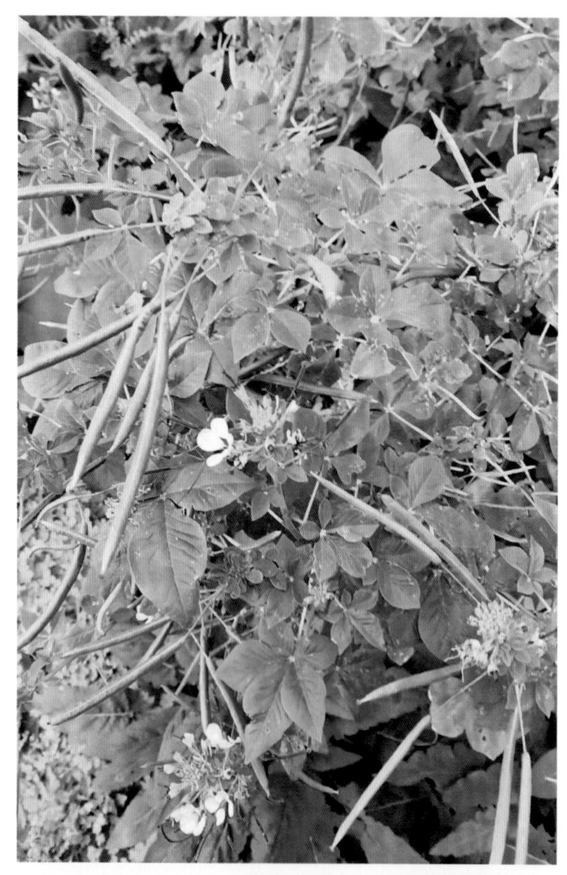

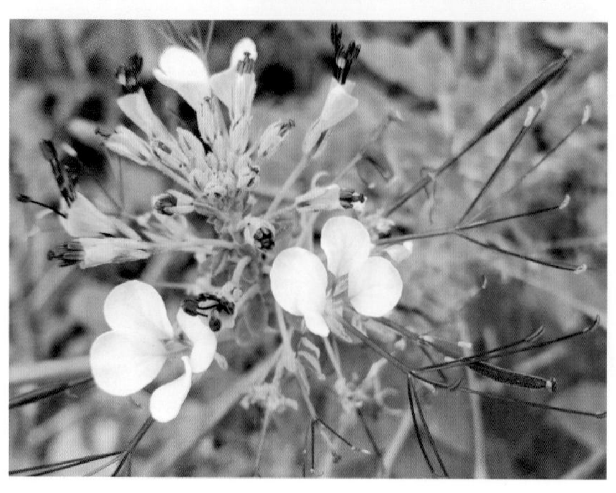

生于低海拔地区田野、荒地。分布于华北及以南各地。

【功效应用】 全草（药名白花菜）：祛风除湿，清热解毒。有小毒。用于风湿痹痛、跌打损伤、淋浊、白带、痔疮、疟疾、痢疾、蛇虫咬伤。用量 9 ～ 15g；外用适量，煎水洗或捣敷。根：祛风止痛，利湿通淋。种子：祛风散寒，活血止痛。有小毒。

【化学成分】 地上部分含挥发油、三萜和黄酮等成分。

【附注】 白花菜又是珍稀名蔬菜作物之一。2011 年湖北省京山白花菜被评为“湖北十大名菜”，并获得农产品地理标志。

213 芥菜（*Brassica juncea*）

十字花科植物芥菜 *Brassica juncea*（L.）Czern. et Coss.。

【形态与分布】 一年生草本，高 30 ～ 150cm，常无毛。有时幼茎及叶具刺毛，带粉霜，有辣味。茎直立，有分枝。基生叶宽卵形至倒卵形，长 15 ～ 35cm，顶端圆钝，基部楔形，大头羽裂，具 2 ～ 3 对裂片，或不裂，边缘均有缺刻或牙齿，叶柄长 3 ～ 9cm，具小裂片；茎下部叶较小，边缘有缺刻或牙齿，有时具圆钝锯齿，不抱茎；茎上部叶窄披针形，长 2.5 ～ 5cm，宽 4 ～ 9mm，边缘具不明显疏齿或全缘。总状花序顶生，花后延长；花黄色，直径 7 ～ 10mm；花梗长 4 ～ 9mm；萼片淡黄色，长圆状椭圆形，长 4 ～ 5mm，直立开展；花瓣倒卵形，长 8 ～ 10mm，宽 4 ～ 5mm。长角果线形，长 3 ～ 5.5cm，宽 2 ～ 3.5mm，果瓣具 1 突出中脉；喙长 6 ～ 12mm；果梗长 5 ～ 15mm。种子球形，直径约 1mm，紫褐色。花期 3 ～ 5 月，果期 5 ～ 6 月。

生于田野、路边或庭园。全国各地均有栽培。

【功效应用】 嫩茎和叶：利肺豁痰，消肿散结。用于寒饮咳嗽、痰滞气逆、胸膈满闷、砂淋、石淋、牙龈肿烂、乳痈、冻疮、漆疮。用量 10 ～ 15g，或鲜品捣汁服用；目疾、疮疡、痔疮、便血及阴虚火旺者慎食。外用适量，煎水熏洗。种子也可入药。

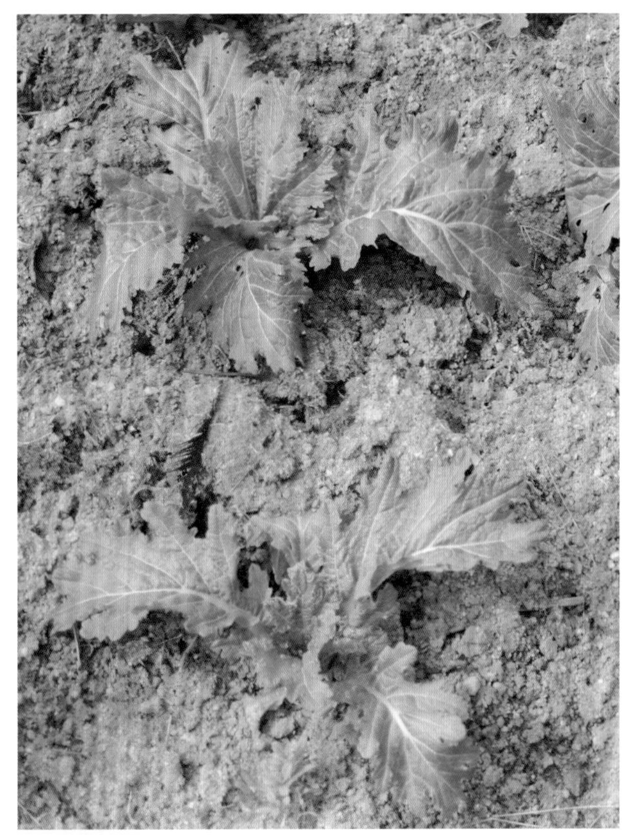

【化学成分】 含黄酮、酚酸、多糖等成分。

【附注】 （1）本种的叶以盐腌后作咸菜食用；种子磨粉称芥末，为调味料；种子榨出的油称芥子油。（2）本种的变种雪里蕻（雪里红）*Brassica juncea* var. *multiceps* Tsen et Lee、大头菜 *Brassica juncea* var. *megarrhiza* Tsen et Lee 在湖北等华中省份均有栽培，均用盐腌制作咸菜食用。与芥菜比较，雪里蕻基生叶倒披针形或长圆状倒披针形，不裂或稍有缺刻，有不整齐锯齿或重锯齿，上部及顶部茎生叶小，长圆形，全缘，皱缩；大头菜块根肉质粗大，长圆球形，顶部不缩小，外皮及根肉均为黄棕色，基生叶及下部茎生叶长圆状卵形，长 20 ～ 30cm，有粗齿，稍具粉霜。

214 荠（*Capsella bursa-pastoris*）

十字花科植物荠 *Capsella bursa-pastoris*（L.）Medic.。

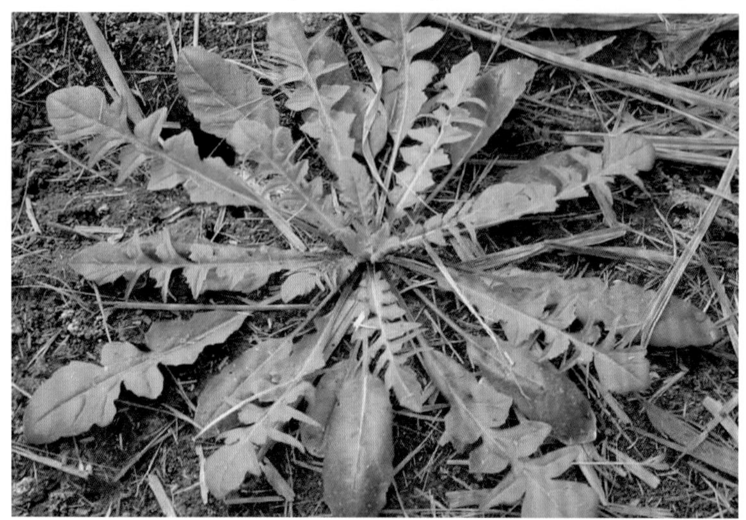

【形态与分布】 一年生或二年生草本，高(7)10～50cm，无毛、有单毛或分叉毛。茎直立，单一或从下部分枝。基生叶丛生呈莲座状，大头羽状分裂，长可达12cm，宽可达2.5cm，顶裂片卵形至长圆形，长5～30mm，宽2～20mm，侧裂片3～8对，长圆形至卵形，长5～15mm，顶端渐尖、浅裂，或有不规则粗锯齿或近全缘，叶柄长5～40mm；茎生叶窄披针形或披针形，长5～6.5mm，宽2～15mm，基部箭形，抱茎，边缘有缺刻或锯齿。总状花序顶生及腋生，果期延长达20cm；花梗长3～8mm；萼片长圆形，长1.5～2mm；花瓣白色，卵形，长2～3mm，有短爪。短角果倒三角形或倒心状三角形，长5～8mm，宽4～7mm，扁平，无毛，顶端微凹，裂瓣具网脉；花柱长约0.5mm；果梗长5～15mm。种子2行，长椭圆形，长约1mm，浅褐色。花果期4～6月。

生于山坡、田边及路旁。分布几遍全国。

【功效应用】 全草：凉肝止血，平肝明目，清热利湿。用于吐血、衄血、咯血、尿血、崩漏、口赤疼痛、眼底出血、高血压病、赤白痢疾、肾炎水肿、乳糜尿。用量15～30g。

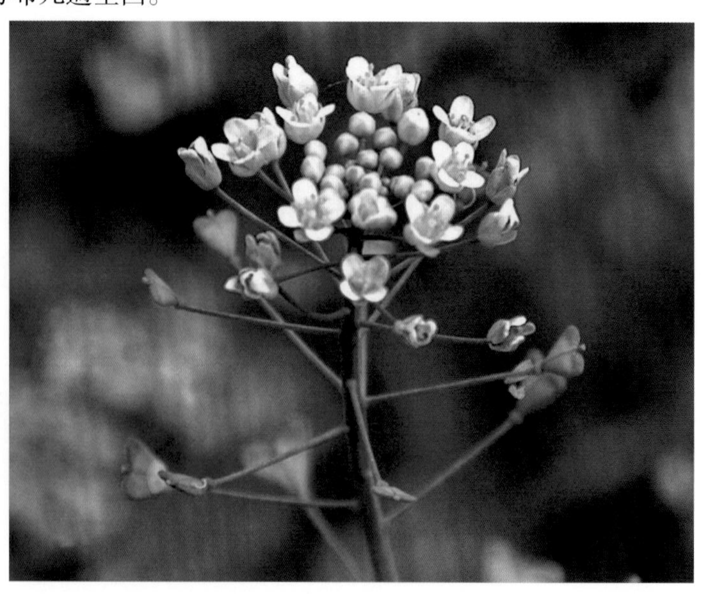

【化学成分】 全草含有机酸、黄酮等成分。

【附注】 该植物又名“地米菜”，嫩叶在民间常作蔬菜食用，用于包饺子、煮鸡蛋或炸“春卷”，香嫩可口。

215 大叶碎米荠（*Cardamine macrophylla*）

十字花科植物大叶碎米荠（华中碎米荠）*Cardamine macrophylla* Willd.（*Cardamine urbaniana* O. E. Schulz.）

【形态与分布】 草本，高 0.3 ～ 1m。根茎匍匐延伸。茎较粗壮，直立，有时基部倾卧，不分枝或上部分枝，表面有沟棱。茎生叶常 4 ～ 5，有柄，长 2.5 ～ 5cm；小叶 4 ～ 5 对，椭圆形或卵状披针形，长 4 ～ 9cm，宽 1 ～ 2.5cm，顶端钝或短渐尖，边缘具较锐或钝锯齿，顶生小叶基部楔形，无柄，侧生小叶基部稍不等，最上部 1 对小叶基部常下延且有时有极短的柄。总状花序多花，花梗长 10 ～ 14mm；外轮萼片淡红色，长椭圆形，长 5 ～ 6.5mm，边缘膜质，内轮萼片基部囊状；花瓣淡紫色、紫红色或白色，倒卵形，长 9 ～ 14mm，顶端圆或微凹，向基部渐狭成爪；花丝扁平；子房柱状，花柱短。长角果扁平，长 35 ～ 45mm，宽 2 ～ 3mm；果瓣平坦，有时带紫色；果梗直立开展，长 10 ～ 25mm。种子椭圆形，长约 3mm，褐色。花果期 4 ～ 8 月。

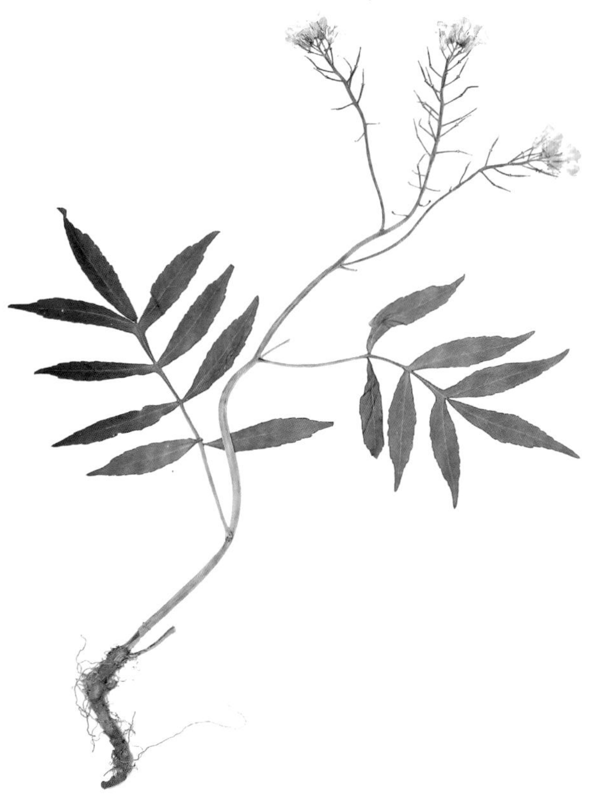

生于海拔 500 ～ 4200m 的山坡灌木林下、沟边、石隙、草坡水湿处。分布于湖北及陕西、甘肃、青海、西藏等省区和华北、西南地区。

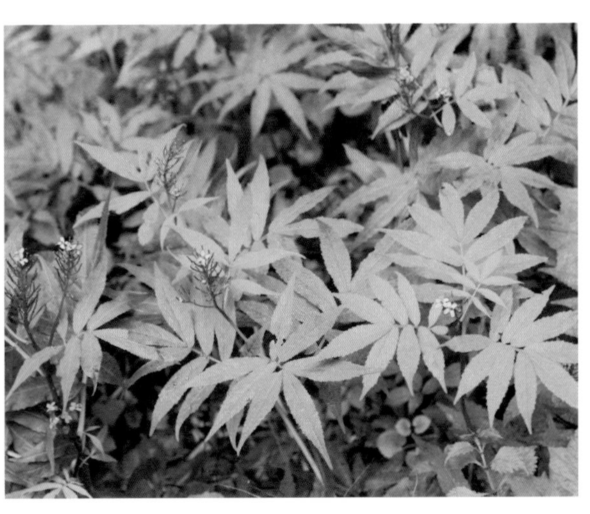

【功效应用】 全草（药名菜子七）：健脾利水消肿，凉血止血。用于脾虚、水肿、小便不利、白带、崩漏、尿血、百日咳、慢性支气管炎、小儿腹泻。根茎：止咳，化痰，活血，止泻。用量 9 ～ 15g。

【化学成分】 全草含香豆素、吲哚、酚类、黄酮、挥发油等成分。

216 播娘蒿（*Descurainia sophia*）

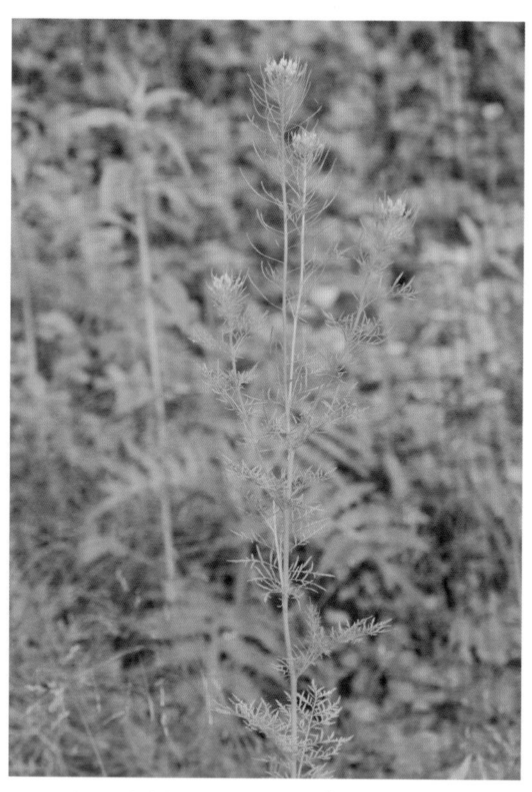

十字花科植物播娘蒿 *Descurainia sophia*（L.）Webb. ex Prantl。

【形态与分布】 一年生草本，高 20 ～ 80cm。有毛或无毛，毛为叉状毛，以下部茎生叶为多，向上渐少。茎直立，分枝多，常于下部成淡紫色。叶为三回羽状深裂，长 2 ～ 12（15）cm，末端裂片条形或长圆形，裂片长 2 ～ 5（10）mm，宽 0.8 ～ 1.5（2）mm，下部叶具柄，上部叶无柄。花序伞房状，果期伸长；萼片直立，早落，长圆条形，背面有分叉细柔毛；花瓣黄色，长圆状倒卵形，长 2 ～ 2.5mm，或稍短于萼片，具爪；雄蕊 6，比花瓣长 1/3。长角果圆筒状，长 2.5 ～ 3cm，宽约 1mm，无毛，稍内曲，与果梗不成 1 条直线，果瓣中脉明显；果梗长 1 ～ 2cm。种子每室 1 行，种子形小，多数，长圆形，长约 1mm，稍扁，淡红褐色，表面有细网纹。花期 4 ～ 5 月。

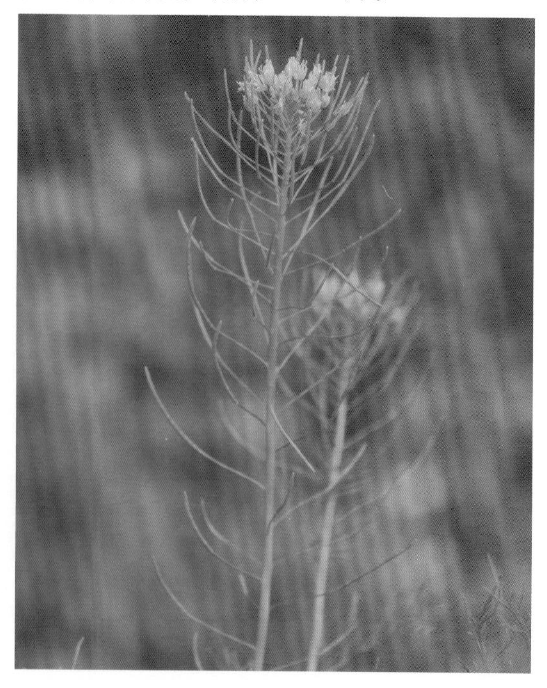

生于山坡、田野及农田。除华南外，全国其他地区均有分布。

【功效应用】 种子（药名南葶苈子）：利尿消肿，祛痰定喘。用于痰涎壅肺、咳喘痰多、胸胁胀满、胸腹水肿、小便不利。用量 3 ～ 9g；外用适量，煎水洗或研末调敷。

【化学成分】 含强心苷、萜类、生物碱、黄酮、酚酸、香豆素等成分。

【附注】 干燥成熟果实为《中国药典》收载的“葶苈子”来源之一，习称“南葶苈子”。

217 菘蓝（*Isatis indigotica*）

十字花科植物菘蓝 *Isatis indigotica* Fort.。

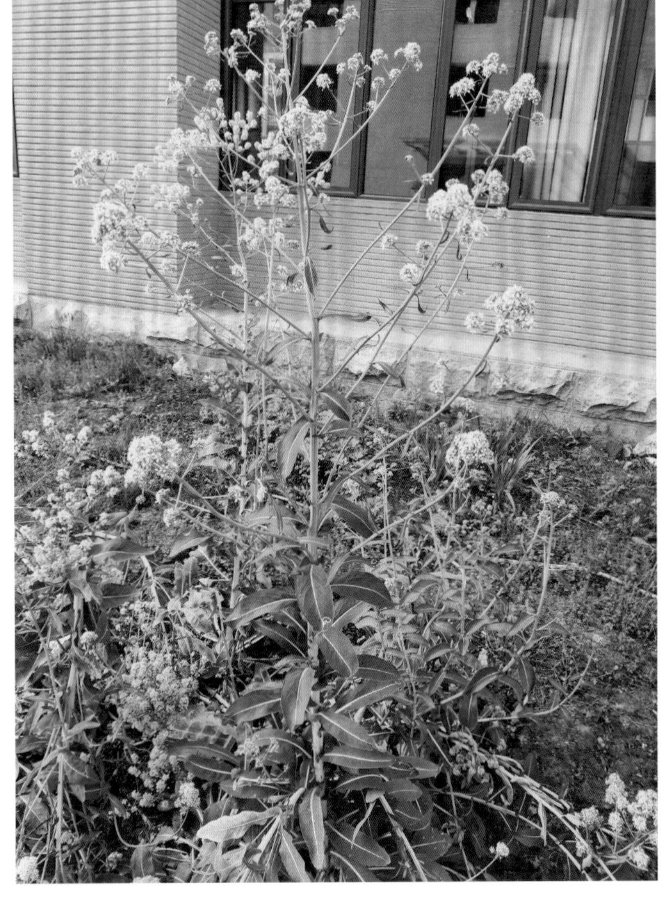

【形态与分布】 二年生草本，高 40 ～ 90cm，无毛或稍有柔毛。主根直径 5 ～ 8mm，灰黄色。茎直立，上部多分枝，稍带粉霜。基生叶莲座状，长圆形至宽倒披针形，长 5 ～ 15cm，宽 1.5 ～ 4cm，顶端钝或尖，基部渐狭，全缘或稍具波状齿，具柄；茎生叶矩圆形至矩圆披针形，长 7 ～ 15cm，宽 1 ～ 4cm，先端钝，基部箭形，半抱茎，全缘或有不明显锯齿。花序复总状；花黄色，直径 3 ～ 4mm。短角果矩圆形，扁平，边缘有翅，长约 1.3cm，宽约 4mm，紫色，无毛，有短尖，基部渐狭；种子 1，椭圆形，长 3mm，褐色。花期 4 ～ 5 月，果期 5 ～ 6 月。

全国各地均有栽培。

【功效应用】 根（药名板蓝根）：清热解毒，凉血利咽。用于温疫时毒、发热咽痛、温毒发斑、痄腮、烂喉丹痧、大头瘟疫、丹毒、痈肿。用量 9 ～ 15g。叶（药名大青叶）：清热解毒，凉血消斑。用于温病高热、神昏、发斑发疹、痄腮、喉痹、丹毒、痈肿。用量 9 ～ 15g。

【化学成分】 根含生物碱、黄酮、木脂素、蒽醌、甾醇、芥子苷、酯类、香豆素、有机酸等成分。叶主含生物碱、黄酮、有机酸、木脂素等成分。

【附注】 （1）干燥根和叶分别为中药“板蓝根”和“大青叶”，均载于《中国药典》。菘蓝的学名在《中国植物志》电子版中记载，已修订为 *Isatis tinctoria* L.（欧洲菘蓝）。（2）爵床科植物马蓝（板蓝）*Strobilanthes cusia*（Nees）Kuntze［*Baphicacanthus cusia*（Nees）Bremek.］的根茎和根在我国华南和西南等地区作板蓝根应用。为区别，《中国药典》自 1995 版起将马蓝的根作为一个新增品种“南板蓝根”收载。

218 独行菜（*Lepidium apetalum*）

十字花科植物独行菜 *Lepidium apetalum* Willd.。

【形态与分布】 一年生或二年生草本，高 5 ～ 30cm。茎直立，有分枝，无毛或具乳头状短毛。基生叶窄匙形，一回羽状浅裂或深裂，长 3 ～ 5cm，宽 1 ～ 1.5cm；叶柄长 1 ～ 2cm；茎上部叶线形，有疏齿或全缘。总状花序在果期可延长至 5cm；萼片早落，卵形，长约 0.8mm，外面有柔毛；花瓣不存或退化成丝状，比萼片短；雄蕊 2 或 4。短角果近圆形或宽椭圆形，扁平，长 2 ～ 3mm，宽约 2mm，顶端微缺，上部有短翅，隔膜宽不到 1mm；果梗弧形，长约 3mm。种子椭圆形，长约 1mm，平滑，棕红色。花果期 5 ～ 7 月。

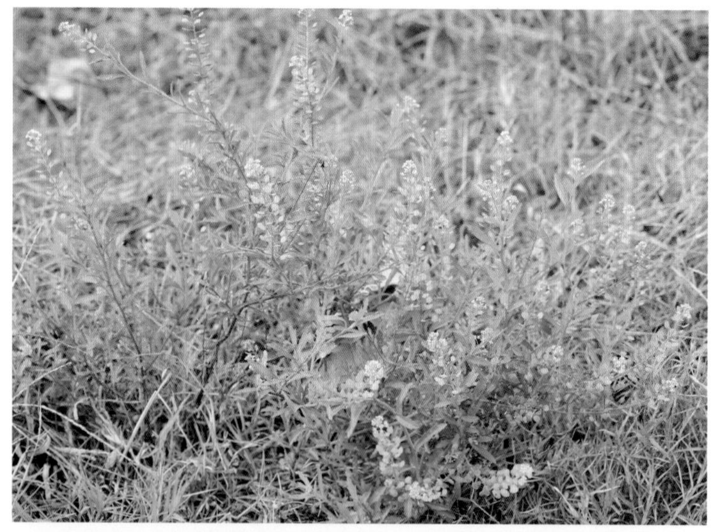

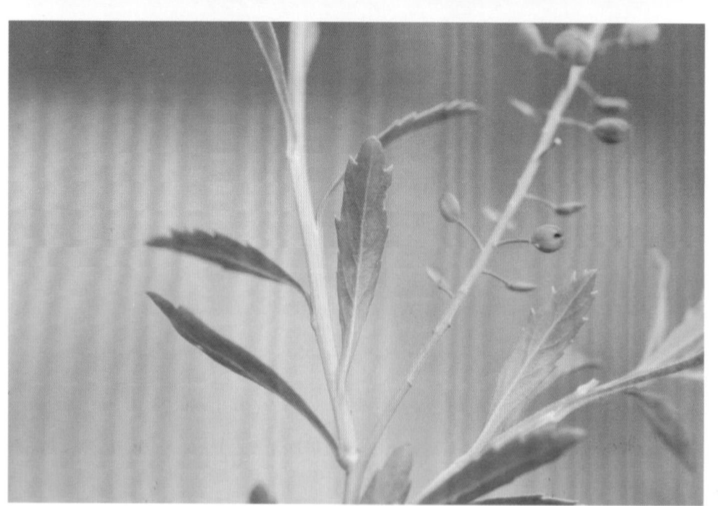

生于海拔 400 ～ 2000m 的山坡、山沟路旁及村庄附近。分布于湖北及安徽、江苏、浙江等省和东北、华北、西北、西南地区。

【功效应用】 种子（药名葶苈子）：泻肺平喘，行水消肿。用于痰涎壅肺、喘咳痰多、胸胁胀满、喘咳不得平卧、胸腹水肿、小便不利。用量 3 ～ 10g，包煎。

【化学成分】 含黄酮苷、生物碱、强心苷、挥发油等成分。

【附注】 本种的干燥成熟种子为中药“葶苈子”来源之一，习称“北葶苈子”；来源于十字花科植物播娘蒿 *Descurainia sophia*（L.）Webb. ex Prantl 干燥成熟种子也是“葶苈子”来源，习称“南葶苈子”。二者均作为“葶苈子”收载于《中国药典》。

219 北美独行菜（*Lepidium virginicum*）

十字花科植物北美独行菜 *Lepidium virginicum* L.。

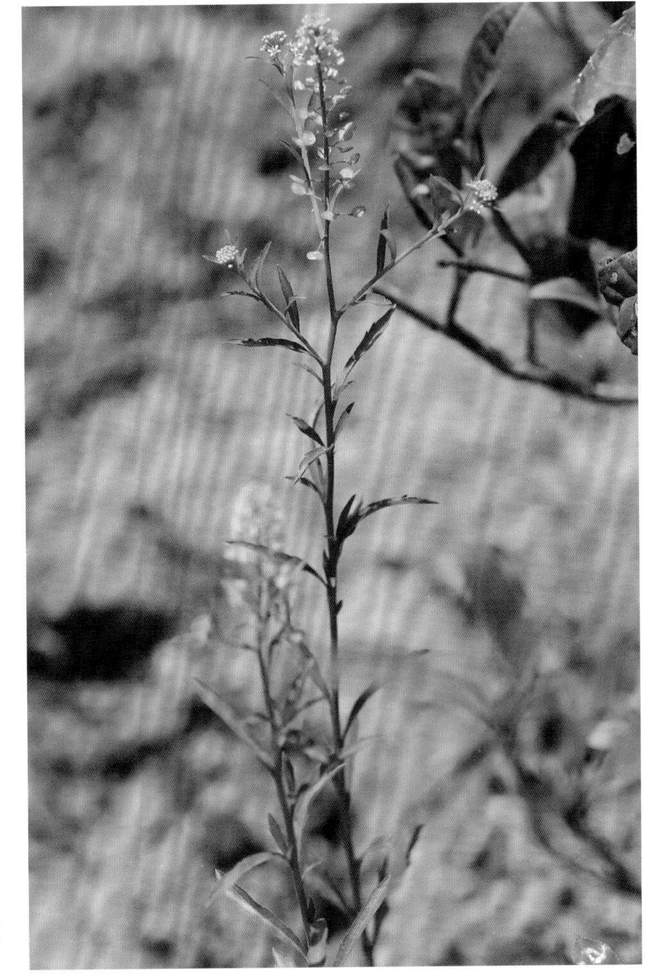

【形态与分布】 一年生或二年生草本，高 20 ～ 50cm。茎单一，直立，上部分枝，具柱状腺毛。基生叶倒披针形，长 1 ～ 5cm，羽状分裂或大头羽裂，裂片大小不等，卵形或长圆形，边缘有锯齿，两面有短伏毛；叶柄长 1 ～ 1.5cm；茎生叶有短柄，倒披针形或线形，长 1.5 ～ 5cm，宽 2 ～ 10mm，顶端急尖，基部渐狭，边缘有尖锯齿或全缘。总状花序顶生；萼片椭圆形，长约 1mm；花瓣白色，倒卵形，和萼片等长或稍长；雄蕊 2 或 4。短角果近圆形，长 2 ～ 3mm，宽 1 ～ 2mm，扁平，有窄翅，顶端微缺，花柱极短；果梗长 2 ～ 3mm。种子卵形，长约 1mm，光滑，红棕色，边缘有窄翅。花期 4 ～ 5 月，果期 6 ～ 7 月。

生于田边或荒地，耐旱，为常见田间杂草。分布于华中、华东及广西等地。

【功效应用】 种子（药名北葶苈子）：泻肺平喘，行水消肿。用于痰涎壅肺、咳喘痰多、胸胁胀满、胸腹水肿、小便不利。用量 3 ～ 9g；外用适量，煎水洗或研末调敷。

【化学成分】 含强心苷、挥发油、生物碱、黄酮、香豆素等成分。

【附注】 本种的干燥成熟种子是中药“葶苈子”（“北葶苈子”）的替代品。《中国药典》收载的“葶苈子”为同属植物独行菜 *Lepidium apetalum* Willd. 或十字花科植物播娘蒿 *Descurainia sophia*（L.）Weeb. ex Prantl 的干燥成熟种子。独行菜和播娘蒿在湖北等华中省份皆有分布。

220 萝卜（*Raphanus sativus*）

十字花科植物萝卜 *Raphanus sativus* L.。

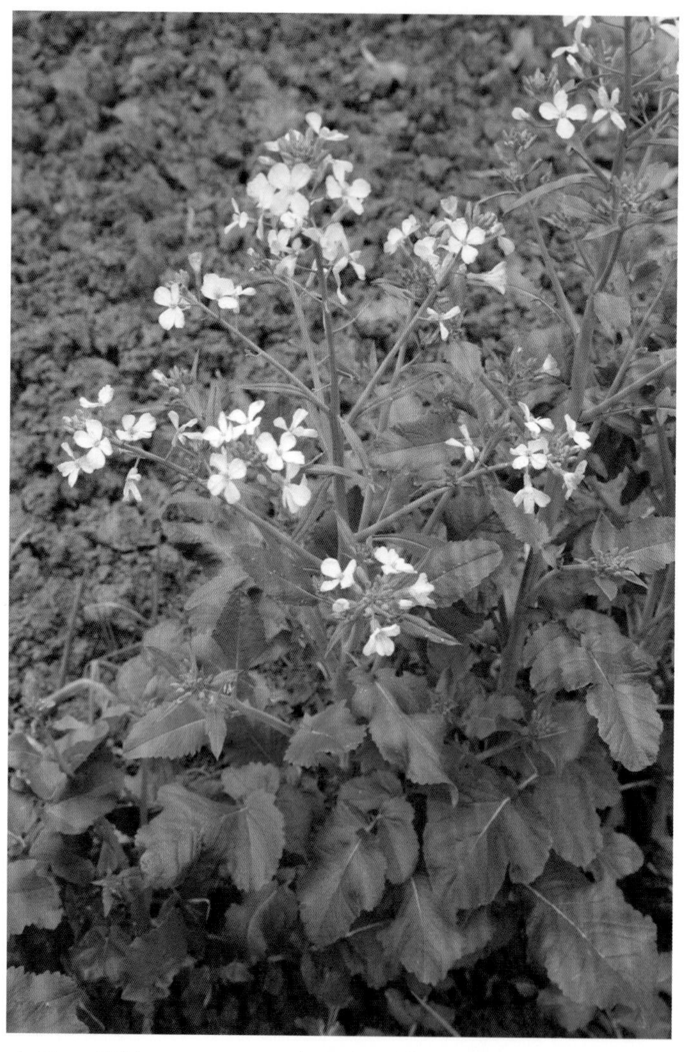

【形态与分布】 一年生或二年生草本，高 20 ～ 100cm。根肉质，长圆形、球形或圆锥形，外皮白、红或绿色。茎有分枝，被粉霜。基生叶和下部叶大头羽状分裂，长 8 ～ 30cm，顶裂片卵形，侧裂片 4 ～ 6 对，向基部渐小，长圆形，有钝齿，疏生粗毛；上部叶长圆形或披针形，有锯齿或近全缘。总状花序顶生或腋生。萼片长圆形，长 5 ～ 7mm；花白色或粉红色，直径 1.5 ～ 2cm；基部爪长约 0.5cm。长角果圆柱形，长 3 ～ 6cm，在种子间稍缢缩，横隔海绵质，喙长 1 ～ 1.5cm。种子 1 ～ 6，卵圆形，红棕色。花期 4 ～ 5 月，果期 5 ～ 6 月。

全国各地普遍栽培。

【功效应用】 开花结实后的老根（药名地空）：行气消积，化痰，解渴，利水消肿。用于食积气滞、腹胀痞满、痢疾、咳嗽痰多、消渴、脚气、水肿。用量 10 ～ 30g，或入丸、散。成熟种子（药名莱菔子）：消食导滞，降气化痰。用于食积气滞、脘腹胀满、腹泻、下痢后重、咳嗽多痰、气逆喘满。用量 5 ～ 10g，或入丸、散，宜炒用；外用适量，研末调敷。

【化学成分】 根含莱菔素、多糖、酚酸等成分。种子含莱菔素、油脂、甾体、黄酮、生物碱等成分。

221 蔊菜（*Rorippa indica*）

十字花科植物蔊菜（印度蔊菜）*Rorippa indica*（L.）Hiern。

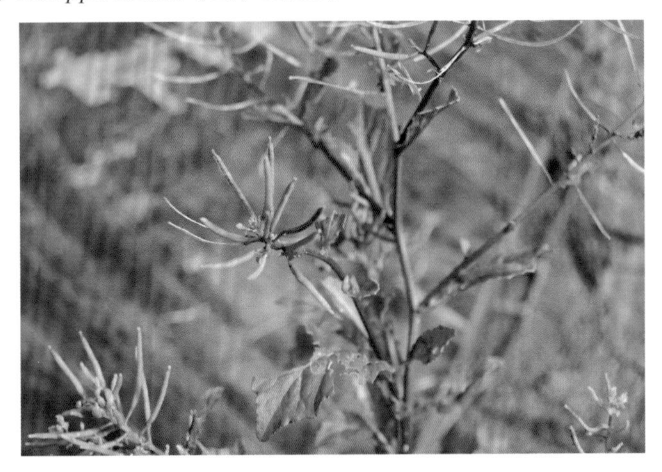

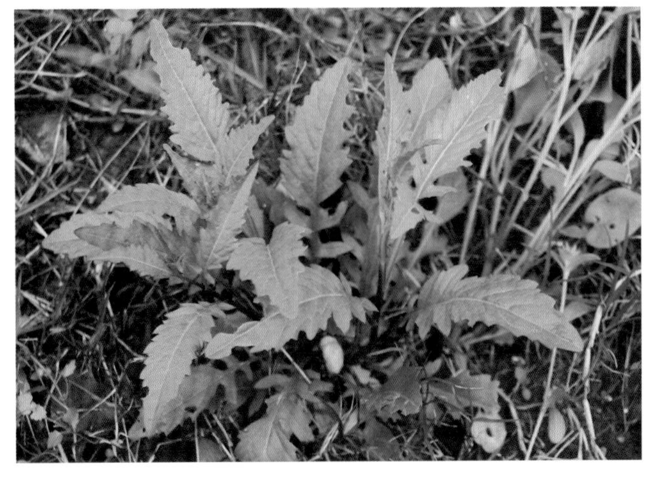

【形态与分布】 直立草本，高 20 ～ 50cm，无毛或具疏毛。茎单一或分枝，表面具纵沟。叶互生，基生叶及茎下部叶具长柄，叶常大头羽状分裂，长 4 ～ 10cm，宽 1.5 ～ 2.5cm，顶端裂片大，卵状披针形，边缘具不整齐牙齿，侧裂片 1 ～ 5 对；茎上部叶片宽披针形或匙形，边缘具疏齿，具短柄或基部耳状抱茎。总状花序顶生或侧生，花小，多数，具细花梗；萼片 4，卵状长圆形，长 3 ～ 4mm；花瓣 4，黄色，匙形，基部渐狭成短爪，与萼片近等长；雄蕊 6，2 枚稍短。长角果线状圆柱形，长 1 ～ 2cm，直立或稍内弯，熟时果瓣隆起；果梗纤细，长 3 ～ 5mm，斜升或开展。种子细小多数，卵圆形而扁，一端微凹，表面具细网纹。花期 4 ～ 6 月，果期 6 ～ 8 月。

生于海拔 230 ～ 1450m 的路旁、田边、园圃、河边、屋边墙脚及山坡路旁等较潮湿处。分布于华中、华东地区及陕西、甘肃、广东、台湾。

【功效应用】 全草（药名野油菜）：祛痰止咳，清热解毒，解表透疹，祛湿。用于咳嗽痰喘、感冒发热、麻疹透发不畅、湿热黄疸、风湿关节痛、风湿性皮肌炎、咽喉肿痛、疔疮痈肿、乳痈、带状疱疹、外伤感染、软组织损伤肿胀、骨折肿胀。用量 15 ～ 30g；外用适量，研末撒粉或鲜品捣敷，或茶油浸泡外用。

【化学成分】 全草含蔊菜素、有机酸、黄酮及微量生物碱。

【附注】 （1）本种与同属植物无瓣蔊菜 *Rorippa dubia*（Pers.）Hara 的全草以“野油菜”为名收入《湖北省中药材质量标准》（2018 年版）。（2）无瓣蔊菜的区别：高仅 10 ～ 30cm；茎柔弱，披散；叶的侧裂片多为 1 ～ 3 对；花常无花瓣。

222 轮叶八宝（*Hylotelephium verticillatum*）

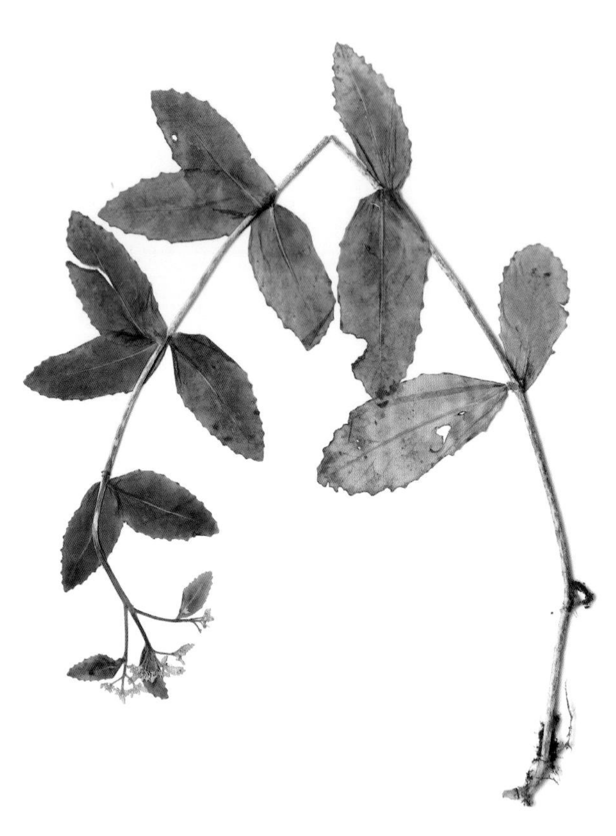

景天科植物轮叶八宝（轮叶景天）*Hylotelephium verticillatum*（L.）H. Ohba（*Sedum verticillatum* L.）。

【形态与分布】 多年生草本。须根细。茎高 40 ～ 100cm，直立，不分枝。4 叶，少有 5 叶轮生，下部的常为 3 叶轮生或对生，叶比节间长，长圆状披针形至卵状披针形，长 4 ～ 8cm，宽 2.5 ～ 3.5cm，先端急尖，钝，基部楔形，边缘有整齐的疏牙齿，叶下面常带苍白色，叶有柄。聚伞状伞房花序顶生；花密生，顶半圆球形，直径 2 ～ 6cm；苞片卵形；萼片 5，三角状卵形，长 0.5 ～ 1mm，基部稍合生；花瓣 5，淡绿色至黄白色，长圆状椭圆形，长 3.5 ～ 5mm，先端急尖，基部渐狭，分离；雄蕊 10，对萼的较花瓣稍长，对瓣的稍短；鳞片 5，线状楔形，长约 1mm，先端有微缺；心皮 5，倒卵形至长圆形，长 2.5 ～ 5mm，有短柄，花柱短。种子狭长圆形，长 0.7mm，淡褐色。花期 7 ～ 8 月，果期 9 月。

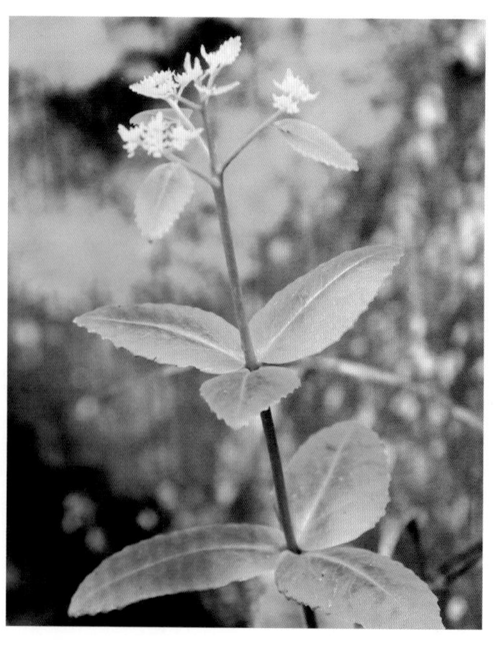

生于海拔 900 ～ 2000m 的山坡草丛中或沟边阴湿处。分布于河南、湖北及辽宁、吉林、河北、山西、陕西、甘肃、四川及华东地区。

【功效应用】 全草（药名轮叶景天）：活血化瘀，解毒消肿。用于劳伤腰痛、金疮出血、无名肿痛。用量 9 ～ 15g；外用鲜品适量，捣敷。

【化学成分】 含黄酮等成分。

223 瓦松（*Orostachys fimbriata*）

景天科植物瓦松 *Orostachys fimbriata*（Turcz.）Berger。

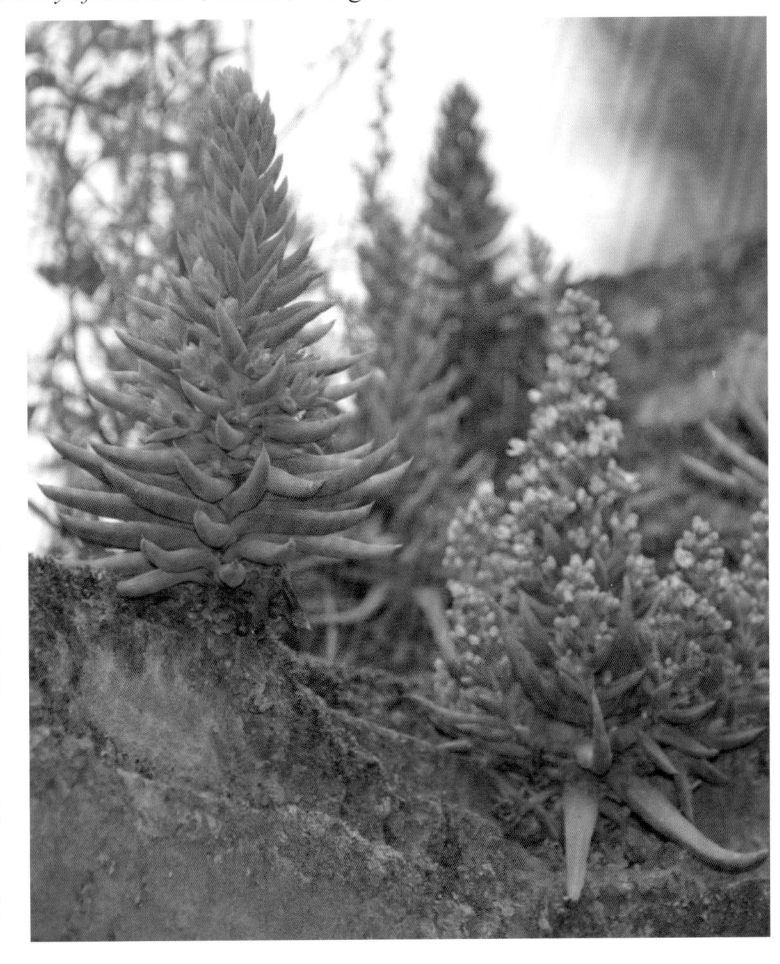

【形态与分布】 二年生草本。茎单生，第一年生莲座叶，莲座叶线形，先端增大，半圆形，有齿，二年生花茎高 10 ～ 40cm。叶互生，疏生，条形至倒披针形，长可达 3cm，宽 2 ～ 5mm。基部叶早落，与莲座叶的顶端都有一个半圆形软骨质的附属物，其边缘流苏状，中央有一长刺，干后有暗赤色圆点。花序穗状，有时下部分枝，基部 1mm 合生，呈塔形；花梗长可达 1cm；萼片 5，狭卵形，长 1 ～ 3mm；花瓣 5，紫红色，披针形至矩圆形，长 5 ～ 6mm；雄蕊 10，与花瓣同长或稍短，花药紫色；心皮 5，近长圆形，花柱细长。蓇葖矩圆形，长约 5mm，喙细，长 1mm；种子多数，卵形，细小。花期 8 ～ 9 月，果期 9 ～ 10 月。

生于山坡石上或屋瓦上。分布于长江中下游及以北各省区。

【功效应用】 全草（药名瓦松）：凉血止血，解毒，敛疮。用于血痢、便血、痔血、疮口久不愈合。用量 3 ～ 9g；外用适量，研末涂敷患处。

【化学成分】 含有槲皮素、山柰素等黄酮成分。

【附注】 本种的干燥全草为中草药“瓦松”，收载于《中国药典》。

224 费菜（*Phedimus aizoon*）

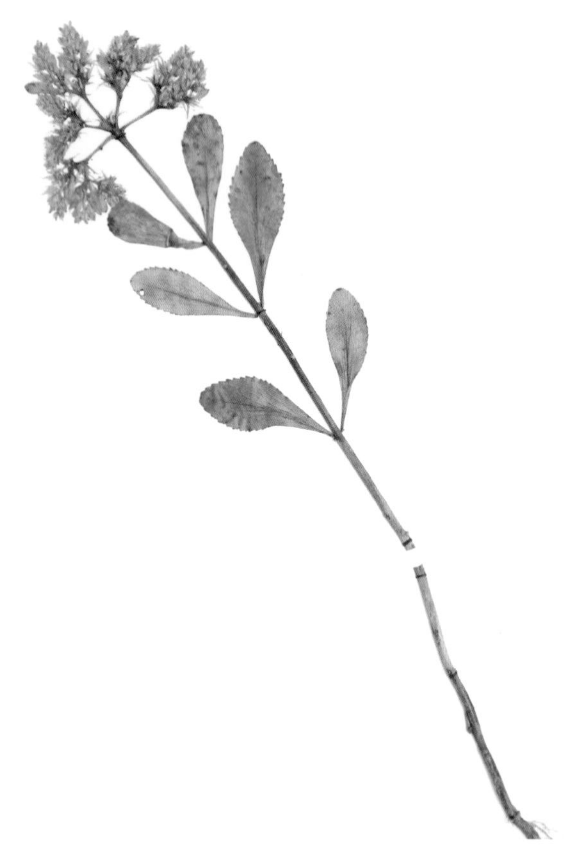

景天科植物费菜 *Phedimus aizoon*(L.)'t Hart(*Sedum aizoon* L.)。

【形态与分布】 多年生草本。茎高 20 ～ 50cm，直立，不分枝。叶互生，长披针形至倒披针形，长 5 ～ 8cm，宽 1.7 ～ 2cm，顶端渐尖，基部楔形，边缘有不整齐的锯齿，几无柄。聚伞花序，分枝平展；花密生；萼片 5，条形，不等长，长 3 ～ 5mm，顶端钝；花瓣 5，黄色，椭圆状披针形，长 6 ～ 10mm；雄蕊 10，较花瓣短；心皮 5，卵状矩圆形，基部合生，腹面有囊状突起。蓇葖呈星芒状排列，叉开几至水平排列。

生于海拔 2000 余米以下的山地阴湿石上或草丛中。分布于西北、华北、东北至长江流域。

【功效应用】 根或全草(药名景天三七)：散瘀止血，安神镇痛。用于血小板减少性紫癜、衄血、吐血、咯血、牙龈出血、消化道出血、子宫出血、心悸、烦躁失眠、跌打损伤、外伤出血、烧烫伤。用量 15 ～ 30g。

【化学成分】 含生物碱、黄酮、酚类、有机酸等成分。

【附注】 本种的根或全草为中草药“景天三七”，收载于《湖北省中药材质量标准》（2018 年版）。

225 云南红景天（*Rhodiola yunnanensis*）

景天科植物云南红景天（菱叶红景天）*Rhodiola yunnanensis*（Franch.）S. H. Fu [*Rhodiola henryi*（Diels）S. H. Fu]。

【形态与分布】 多年生草本。根茎直立，少分枝或不分枝，直径7～10mm，先端被披针状三角形鳞片。花茎直立，高30～40（100）cm，无毛；叶3片轮生，无柄，卵状菱形，长2～2.5cm，宽1.2～2cm，先端钝或急尖，基部宽楔形至近圆形，边有疏锯齿3～4个，叶质薄，下面苍白色。聚伞圆锥花序，高3cm，宽2cm，花梗细弱；雌雄异株，花4基数；萼片4，线状披针形，长1mm，花瓣4，长圆状披针形，长2mm，黄绿色；雄蕊8，较花瓣为短；鳞片4，匙状四方形，长

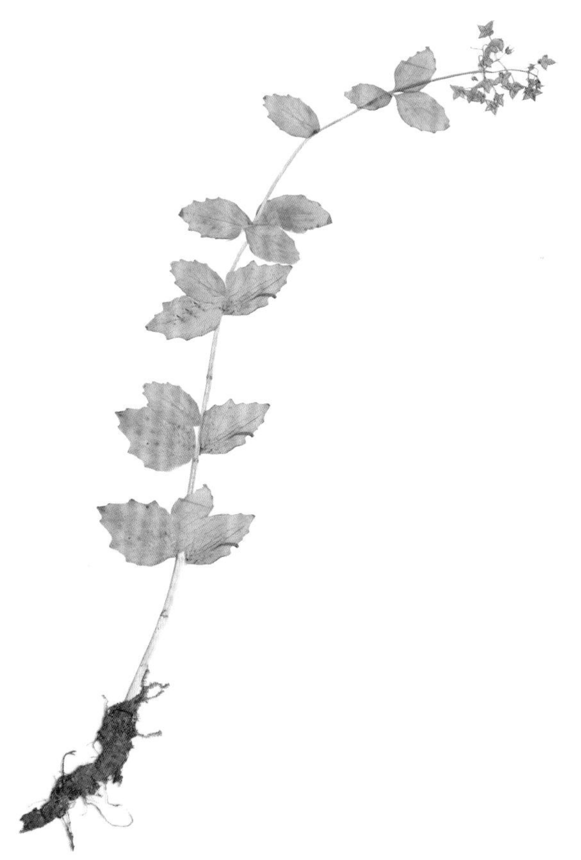

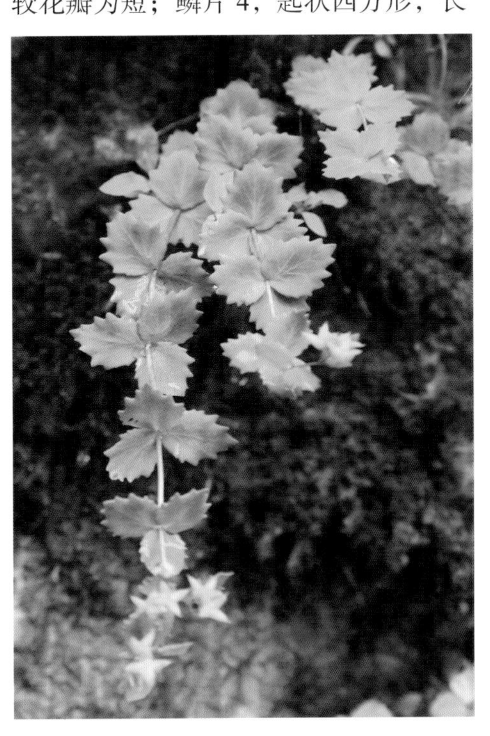

0.5mm，先端凹；心皮4，卵形，长约2mm。蓇葖上部叉开，呈星芒状。花期5～7月，果期6～8月。

生于海拔1600～2700m的阴处岩石或林下。分布于河南、湖北及甘肃、陕西、四川、贵州、云南等省。

【功效应用】 带根全草：止泻痢，消肿止痛。用于痢疾、腹泻、喉炎、跌打损伤、风湿疼痛。用量6～12g，或浸酒；外用适量，捣敷。

【化学成分】 含多酚、苯丙素、有机酸及多糖等成分。

226 珠芽景天（*Sedum bulbiferum*）

景天科植物珠芽景天（马尿花）*Sedum bulbiferum* Makino。

【形态与分布】 多年生草本。根须状。茎高 7 ～ 22cm，茎下部常横卧。叶腋常有圆球形、肉质、小形珠芽着生。基部叶常对生，上部的互生，下部叶卵状匙形，上部叶匙状倒披针形，长 10 ～ 15mm，宽 2 ～ 4mm，先端钝，基部渐狭。花序聚伞状，分枝 3，常再二歧分枝；萼片 5，披针形至倒披针形，长 3 ～ 4mm，宽达 1mm，有短距，先端钝；花瓣 5，黄色，披针形，长 4 ～ 5mm，宽 1.25mm，先端有短尖；雄蕊 10，长 3mm；心皮 5，略叉开，基部 1mm 合生，全长 4mm，连花柱长 1mm 在内。花期 4 ～ 5 月。

生于海拔 1000m 以下低山、平地树荫下。分布于湖北、湖南和四川及华东、华南地区。

【功效应用】 全草：清热解毒，凉血止血。用于热毒痈肿、牙龈肿痛、血热出血、外伤出血。用量 12 ～ 24g；外用适量，捣敷。

【化学成分】 全草含黄酮等成分。

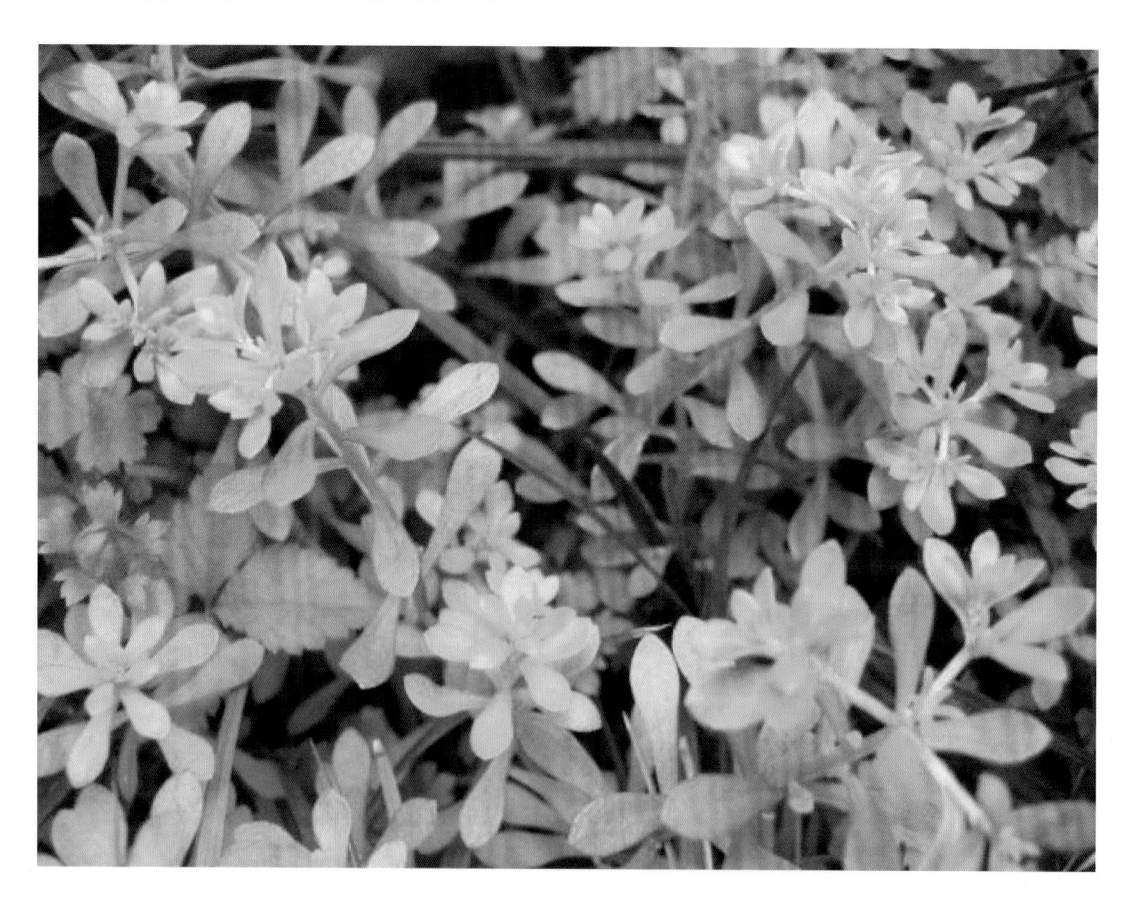

227 凹叶景天（*Sedum emarginatum*）

景天科植物凹叶景天 *Sedum emarginatum* Migo。

【形态与分布】 多年生草本。茎细弱，高 10 ～ 15cm。叶对生，匙状倒卵形至宽匙形，长 10 ～ 20mm，宽 5 ～ 10mm，顶端圆，有微缺，基部渐狭，楔形，几无柄，有短距。花序顶生，聚伞状，直径 3 ～ 6cm，有多花，常有 3 分枝；花无梗；萼片 5，披针形至狭矩圆形，长 2 ～ 5mm，顶端钝，基部有短距；花瓣 5，黄色，披针形至狭披针形，长 6 ～ 8mm，有短尖；雄蕊 10，较花瓣短，花药紫色；心皮 5，矩圆形，长 4 ～ 5mm，基部合生。蓇葖略叉开，腹面有浅囊状隆起。花期 5 ～ 6 月，果期 6 月。

生于海拔 100 ～ 1600m 的阴湿石上、林下。分布自江苏、浙江，至云南、四川、陕西等省。

【功效应用】 全草（药名凹叶景天）：清热解毒，止血止痛。用于肝炎、痢疾、黄疸、吐血、衄血、便血、月经过多、癌症；外用治跌打损伤、痈疖、疔疮、带状疱疹。用量 20 ～ 30g；外用适量，捣敷。

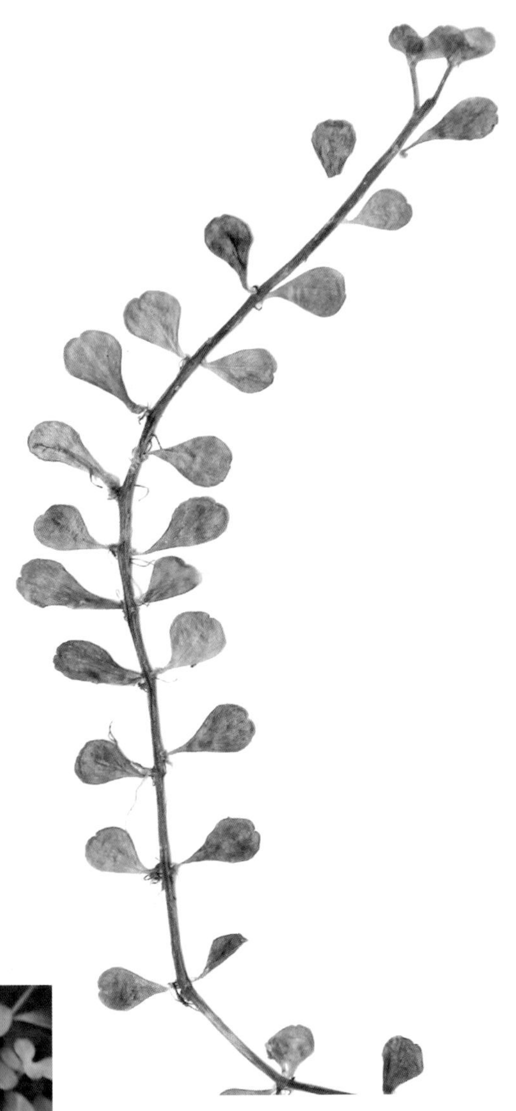

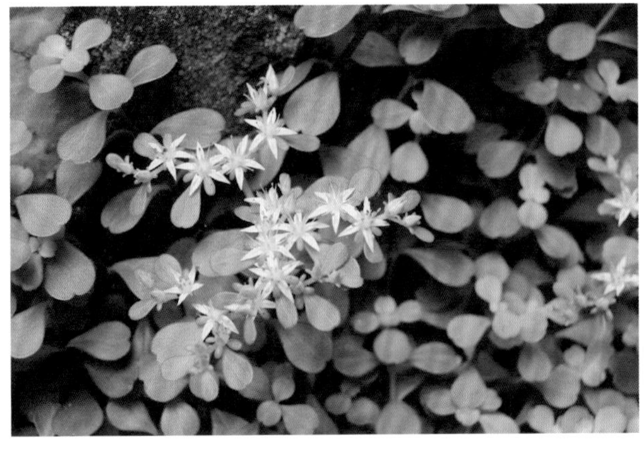

【化学成分】 全草含黄酮等成分。

【附注】 本种的干燥全草为草药“凹叶景天”，收载于《湖北省中药材质量标准》（2018 年版）。

228 佛甲草（*Sedum lineare*）

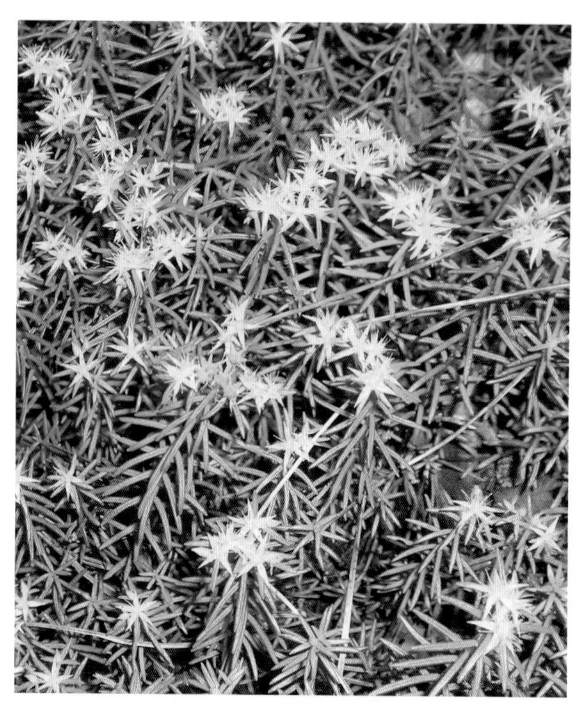

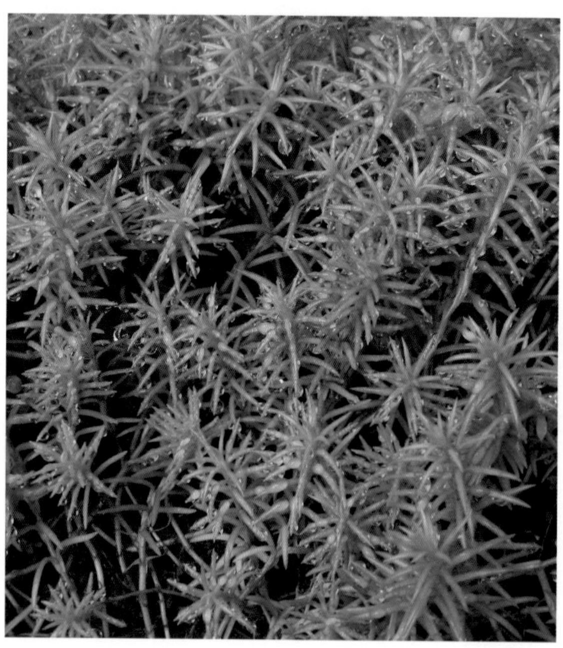

景天科植物佛甲草 *Sedum lineare* Thunb.。

【形态与分布】 多年生草本，无毛。茎高 10～20cm，肉质，不育枝斜上生。3 叶轮生，少有 4 叶轮生或对生的，叶线形，长 20～25mm，宽约 2mm，先端钝尖，基部无柄，有短距。花序聚伞状，顶生，疏生花，宽 4～8cm，中央有一朵有短梗的花，另有 2～3 分枝，分枝常再 2 分枝，着生花无梗；萼片 5，线状披针形，长 1.5～7mm，不等长，不具距或有时有短距，先端钝；花瓣 5，黄色，披针形，长 4～6mm，先端急尖，基部稍狭；雄蕊 10，较花瓣短；鳞片 5，宽楔形至近四方形，长 0.5mm，宽 0.5～0.6mm。蓇葖略叉开，长 4～5mm，花柱短；种子小。花期 4～5 月，果期 6～7 月。

生低山阴湿处或石缝中。分布于华中、华东、西南地区及甘肃、陕西、台湾等省。

【功效应用】 全草（药名佛甲草）：清热解毒，消肿止血，抗癌。用于咽喉肿痛、目赤肿痛、热毒痈肿、带状疱疹、黄疸、丹毒、便血、外伤出血、癌瘤等。用量 9～15g；外用适量。

【化学成分】 含黄酮、甾体、萜类等成分。

【附注】 本种干燥全草为常用民间草药“佛甲草”，曾收载于 1977 年版《中国药典》。

229 垂盆草（*Sedum sarmentosum*）

景天科植物垂盆草 *Sedum sarmentosum* Bunge。

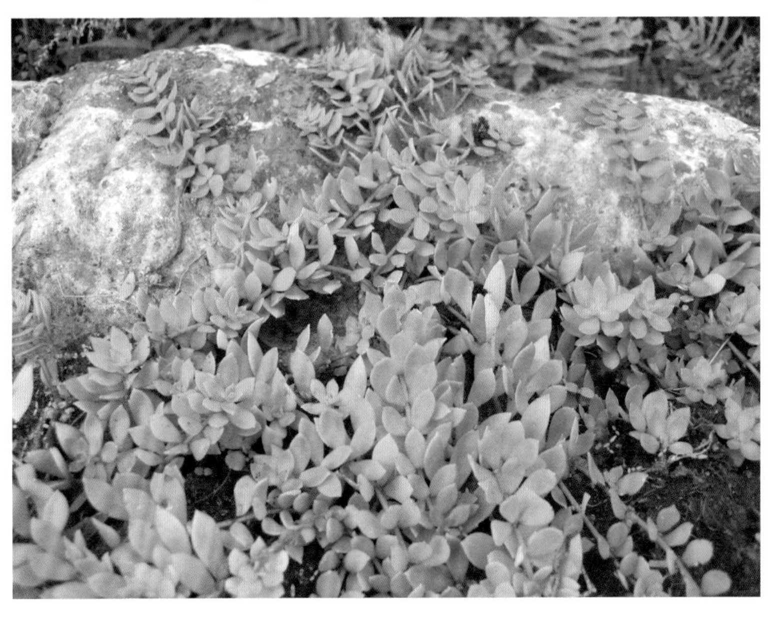

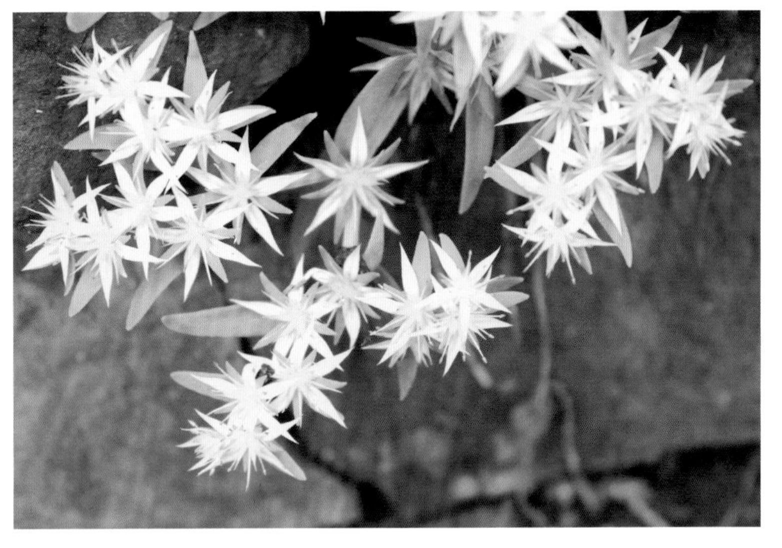

【形态与分布】 多年生肉质草本，不育枝和花枝细弱，匍匐生根，长 10 ～ 25cm。叶 3 片轮生，倒披针形至长圆形，长 15 ～ 25mm，宽 3 ～ 5mm，顶端尖，基部渐狭，全缘。聚伞花序疏松，常 3 ～ 5 分枝；花淡黄色，无梗；萼片 5，阔披针形至长圆形，长 3.5 ～ 5mm，基部无距，顶端稍钝；花瓣 5，淡黄色，披针形至长圆形，长 5 ～ 8mm，顶端外侧有长尖头；雄蕊 10，较花瓣短；鳞片小，楔状四方形；心皮 5，稍开展。种子细小，卵圆形，无翅，表面有乳头突起。花期 5 ～ 6 月，果期 7 ～ 8 月。

生于山坡岩石、沟边、路旁湿润处。分布于我国南北各地。

【功效应用】 全草（药名垂盆草）：利湿退黄，清热解毒，抗癌。用于癌症、湿热黄疸、咽喉肿痛、痈肿疮疡、带状疱疹。用量 15 ～ 30g；外用鲜品适量，捣敷，或捣汁涂。

【化学成分】 含黄酮、生物碱、三萜、氰苷、挥发油、有机酸、甾醇等成分。

【附注】 本种的干燥全草为中药“垂盆草”，收载于《中国药典》。

230 落新妇（*Astilbe chinensis*）

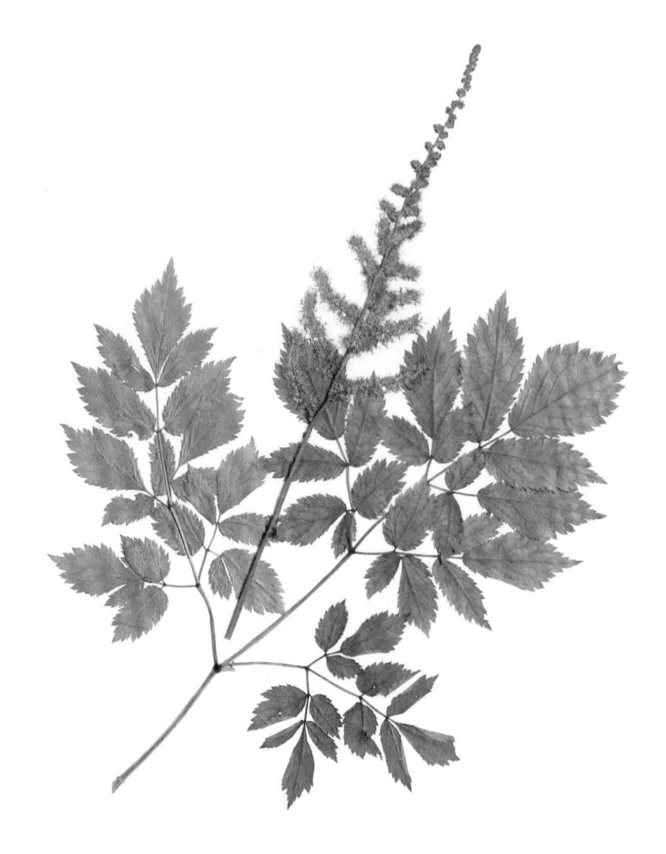

虎耳草科植物落新妇 *Astilbe chinensis*（Maxim.）Franch. et Sav.。

【形态与分布】 草本，高 0.4 ～ 1.2m。根茎粗。基生叶柄长 5 ～ 20cm；叶为二至三回三出复叶，小叶卵形、菱状卵形或长卵形，长 1.2 ～ 9cm，宽 1.1 ～ 5cm，先端渐尖，基部圆形或宽楔形，边缘有重牙齿，两面沿脉疏生有硬毛；茎生叶 2 ～ 3，较小。圆锥花序长达 15 ～ 50cm，密生褐色曲柔毛，分枝长达 4cm；苞片卵形，较花萼稍短；花密集，几无梗；花萼长达 1.5mm，5 深裂；花瓣 5，红紫色，狭条形，长约 5mm，宽约 0.4mm；雄蕊 10；心皮 2，离生。蓇果长 3 ～ 4mm。种子纺锤形。花果期 7 ～ 10 月。生于山谷溪边或林边。自长江流域中下游至东北广布。

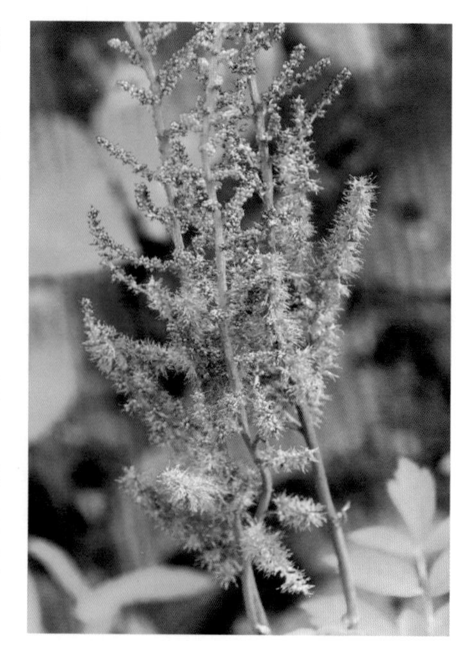

【功效应用】 根茎及根（药名落新妇）：祛风除湿，活血止痛，止咳。用于跌打损伤、风湿骨痛、风热感冒、咳嗽等。用量 10 ～ 15g；外用鲜品适量，捣敷。

【化学成分】 根茎含岩白菜素等成分。

【附注】（1）本种干燥根茎为草药“落新妇”，收载于湖北省和湖南省地方药材标准。（2）同属植物大落新妇 *Astilbe grandis* Stapf ex Wils. 同等药用，湖北、湖南等省也有分布。与落新妇区别：高可达 2m。小叶卵形或狭卵形，长 3 ～ 11cm，先端渐尖或长渐尖，基部多心形，少圆形或宽楔形，边缘有锐重锯齿。圆锥花序较长，密生短柔毛和腺毛；花瓣白色。

231 常山（*Dichroa febrifuga*）

虎耳草科植物常山（黄常山）*Dichroa febrifuga* Lour.。

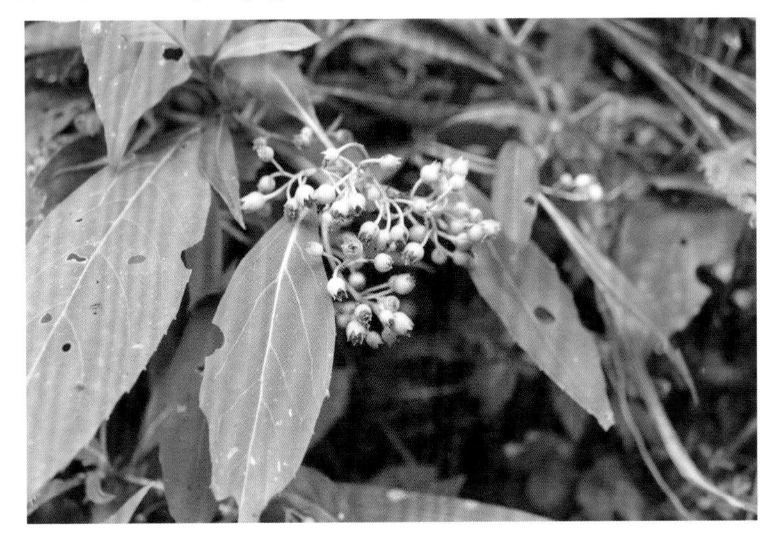

【形态与分布】 灌木，主根木质化，直径达1.5cm，断面黄色。高1～2m。小枝圆柱状或稍具四棱，无毛或被稀疏短柔毛，常呈紫红色。叶对生，叶形状大小变异大，常椭圆形、倒卵形、椭圆状长圆形或披针形，长6～25cm，宽2～10cm，先端渐尖，基部楔形，边缘具锯齿或粗齿，稀波状，两面绿色或一至两面紫色，无毛或仅叶脉被皱卷短柔毛，稀下面被长柔毛，侧脉每边8～10，网脉稀疏；叶柄长1.5～5cm，无毛或疏被毛。伞房状圆锥花序顶生，有时叶腋有侧生花序，直径3～20cm，花蓝色或白色；花蕾倒卵形，盛开时直径6～10mm；花梗长3～5mm；花萼倒圆锥形，4～6裂；裂片阔三角形，急尖，无毛或被毛；花瓣长圆状椭圆形，稍肉质，花后反折；雄蕊10～20，一半与花瓣对生，花丝线形，扁平，初与花瓣合生，后分离，花药椭圆形；花柱4（5～6），棒状，柱头长圆形，子房3/4下位。浆果直径3～7mm，蓝色，干时黑色；种子长约1mm，具网纹。花期2～4月，果期5～8月。

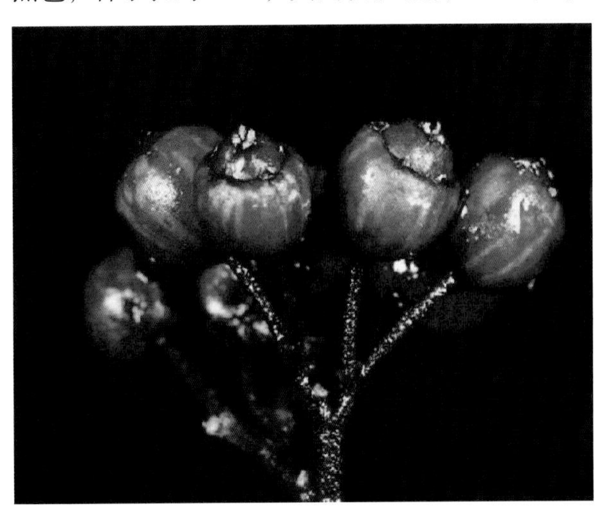

生于海拔200～2000m的林下、路旁或溪边。分布于湖北、湖南及陕西、甘肃、西藏、台湾等省区和华东、华南、西南地区。

【功效应用】 根（药名常山）：涌吐痰涎，截疟。有毒。用于痰饮停聚、胸膈痞塞、疟疾。用量5～9g。有催吐副作用，用量不宜过大，孕妇慎用。

【化学成分】 含有喹唑酮类生物碱、香豆素、多酚、甾体等成分。

【附注】 本种的干燥根作为中药"常山"，收载于《中国药典》。

232 绣球（*Hydrangea macrophylla*）

虎耳草科植物绣球 *Hydrangea macrophylla*（Thunb.）Ser.。

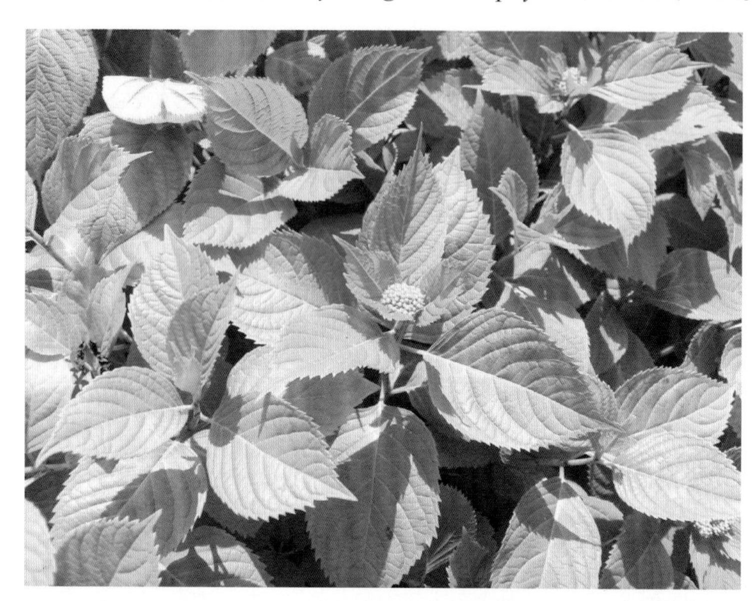

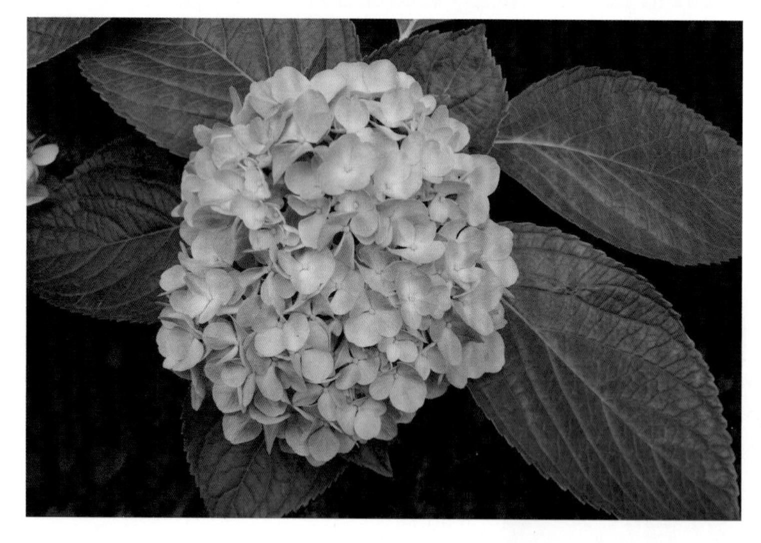

【形态与分布】 落叶灌木，高 1 ～ 4m。茎常于基部发出多数放射枝而形成一圆形灌丛。小枝粗壮，有明显的皮孔与叶迹。叶大而稍厚，对生，阔椭圆形或倒卵形，长 6 ～ 15cm，宽 4 ～ 11.5cm，先端短骤尖，基部宽楔形，边缘除基部外有粗锯齿，无毛或仅下面中脉两侧被稀疏卷曲短柔毛，上面鲜绿色，下面黄绿色，侧脉 6 ～ 8 对，上面平坦，下面微凸，小脉网状，两面明显；叶柄长 1 ～ 3.5cm。伞房花序顶生，球形，直径 8 ～ 20cm；花梗有柔毛；花极美丽，白色、粉红色或变为蓝色，全部为不孕花；萼片 4，宽卵形或圆形，长 1.4 ～ 2.4cm。

生于海拔 380 ～ 1700m 的山谷溪旁或山顶疏林中。分布于华中、华东、华南、西南地区。

【功效应用】 根、叶、花：抗疟，清热，解毒，杀虫。有小毒。用于疟疾、心热惊悸、烦躁、喉痹、阴囊湿疹、疥癣。用量 9 ～ 12g；外用适量，煎水洗，或研末调敷。

【化学成分】 花含黄酮等成分。

【附注】 常见栽培，主要作观赏植物。

233 鸡肫梅花草（*Parnassia wightiana*）

虎耳草科植物鸡肫梅花草 *Parnassia wightiana* Wall.。

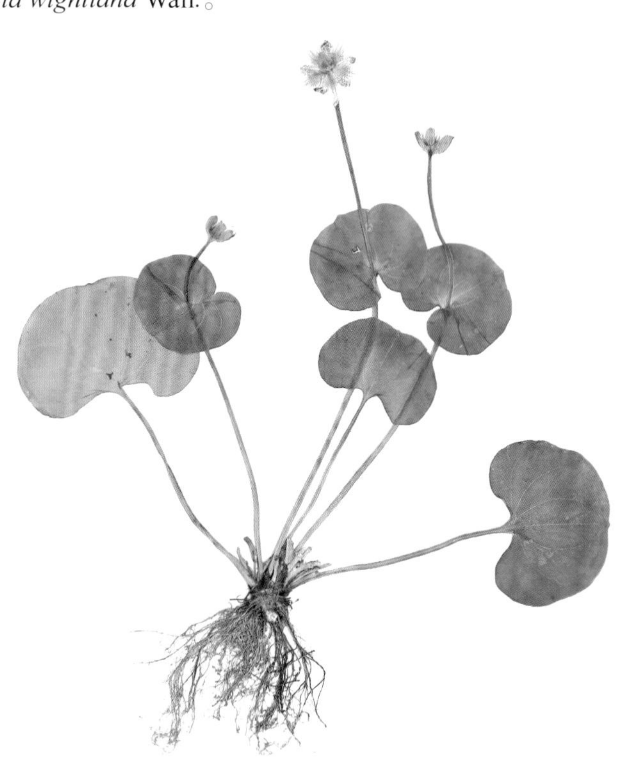

【形态与分布】 多年生草本，高 20 ～ 50cm。根茎粗短，须根多。基生叶丛生，具长柄；叶片宽肾形至宽心形，长 3 ～ 5cm，宽 3.5 ～ 7cm，先端圆或有凸尖头，基部心形至深心形，边缘微波状。花茎从叶丛中抽出，中部以上具一无柄叶，形态与基生叶同；花单生茎顶，淡黄色或白色，萼片 5，倒卵形；花瓣 5，倒卵状长圆形，顶端 1/3 全缘，中下部有流苏状毛，具短爪；具药雄蕊 5，长 6mm，退化雄蕊长 3 ～ 4mm，5 深裂，顶端头状，先端有蜜腺；子房由 3 心皮合生，上位；花柱先端 3 裂。蒴果扁卵形，成熟时 3 裂。花期 9 月。

生于山地土坎、沟边阴湿处。分布于华中、西北、华南、西南地区。

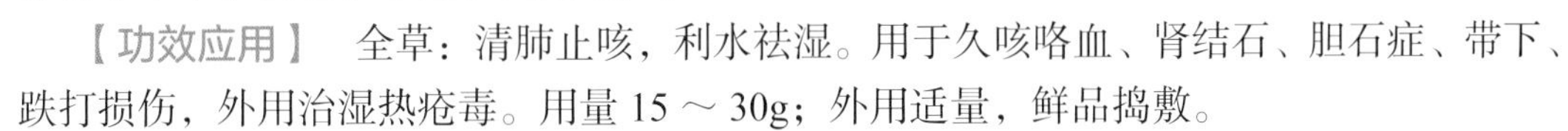

【功效应用】 全草：清肺止咳，利水祛湿。用于久咳咯血、肾结石、胆石症、带下、跌打损伤，外用治湿热疮毒。用量 15 ～ 30g；外用适量，鲜品捣敷。

【化学成分】 含黄酮等成分。

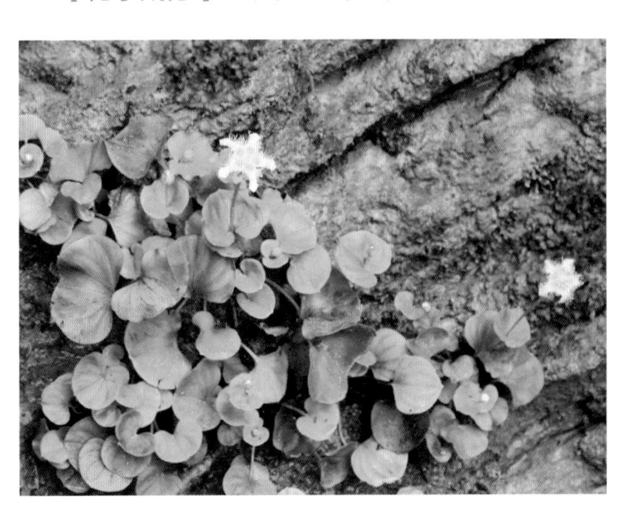

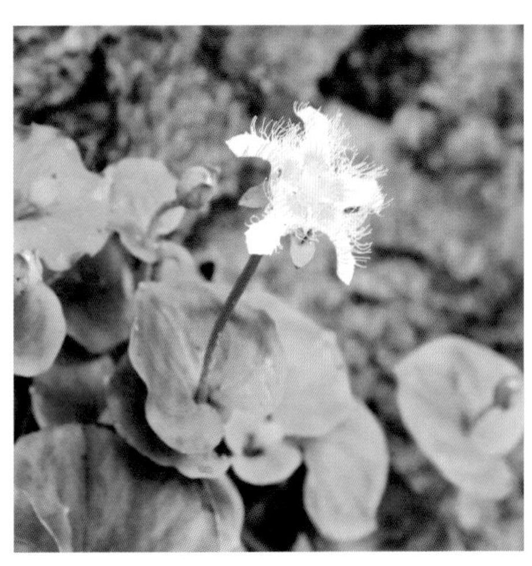

234 扯根菜（*Penthorum chinense*）

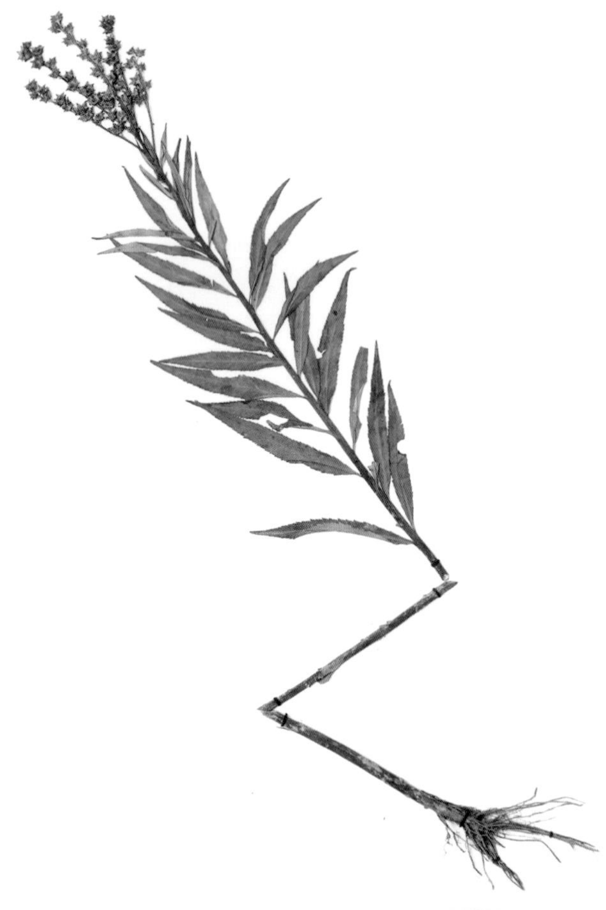

虎耳草科植物扯根菜 *Penthorum chinense* Pursh。

【形态与分布】 多年生草本，高 30 ～ 90（160）cm。根茎分枝，茎红紫色，不分枝或基部分枝，中下部无毛，上部疏生黑褐色腺毛。叶多数，无柄或几无柄，披针形或狭披针形，长 3 ～ 11.5cm，宽 0.6 ～ 1.2cm，先端长渐尖或渐尖，基部楔形，边缘有细重锯齿，两面无毛，脉不明显。聚伞花序具多花，长 1.5 ～ 4cm，花序生于茎枝顶端，分枝疏生短腺毛；苞片小，卵形或钻形；花梗长 0.5 ～ 2mm；花萼革质，黄绿色，宽钟形，长约 2mm，5 深裂，裂片三角形，先端微尖或微钝；花瓣无；雄蕊 10，稍伸出花萼之外，花药淡黄色，椭圆形，长约 0.8mm；心皮 5，下部合生，子房 5 室，胚珠多数，花柱 5，粗，柱头扁球形。蒴果红紫色，直径达 4 ～ 5mm，短喙星状斜展。种子多数，卵状长圆形，表面具小丘状突起。花果期 7 ～ 10 月。

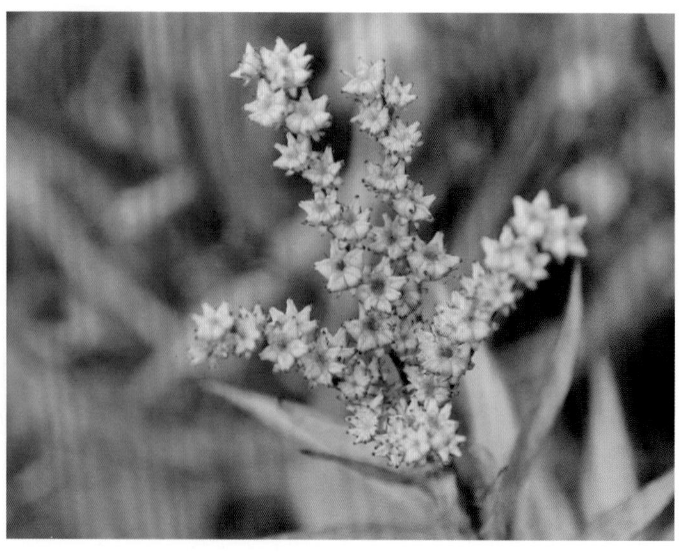

生于溪边湿地。分布于华中、西南至东北地区。

【功效应用】 全草：利水除湿，祛瘀止痛。用于黄疸、水肿、跌打损伤肿痛等。用量 15 ～ 30g；外用鲜品适量，捣敷。

【化学成分】 含黄酮等成分。

235 七叶鬼灯檠（*Rodgersia aesculifolia*）

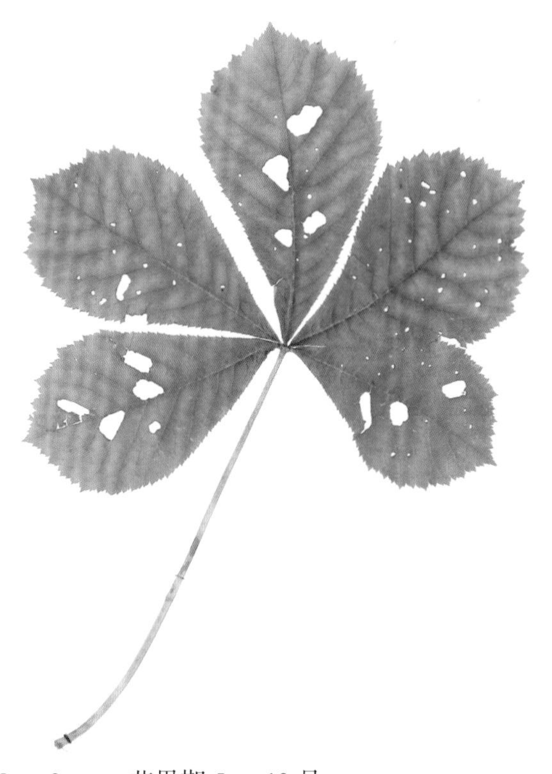

虎耳草科植物七叶鬼灯檠（鬼灯檠）*Rodgersia aesculifolia* Batal.。

【形态与分布】 草本，高 0.8 ～ 1.2m。根茎圆柱形，横生，直径 3 ～ 4cm，内部微紫红色。茎具棱，近无毛。掌状复叶具长柄，柄长 15 ～ 40cm，基部扩大呈鞘状，具长柔毛；小叶 5 ～ 7，倒卵形至倒披针形，长 7.5 ～ 30cm，宽 2.7 ～ 12cm，先端短渐尖，基部楔形，边缘具重锯齿，腹面沿脉疏生近无柄的腺毛，背面沿脉具长柔毛，基部无柄。多歧聚伞花序圆锥状，长约 26cm，花序轴和花梗均被白色膜片状毛，混有腺毛；花梗长 0.5 ～ 1mm；萼片（6）5，开展，近三角形，长 1.5 ～ 2mm，先端短渐尖，腹面无毛或具极少近无柄的腺毛，背面和边缘具柔毛和短腺毛，具羽状和弧曲脉；雄蕊长 1.2 ～ 2.6mm；子房近上位，长约 1mm，花柱 2。蒴果卵形，具喙；种子多数，褐色，纺锤形，微扁，长 1.8 ～ 2mm。花果期 5 ～ 10 月。

生于海拔 1100 ～ 3400m 的林下、灌丛、草甸和石隙。分布于河南西部、湖北西部及陕西、宁夏（泾源）、甘肃（陇南、陇东）、四川和云南等地。

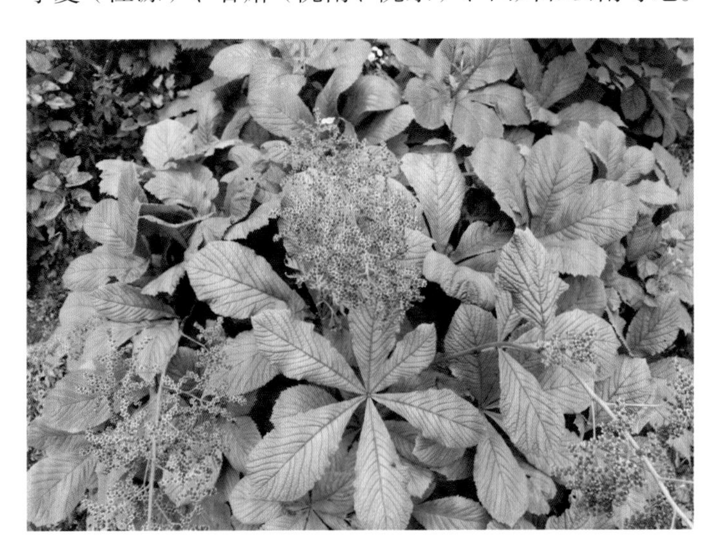

【功效应用】 根茎（药名厚朴七）：凉血止血，清热解毒。有毒。用于湿热下痢、吐血、衄血、崩漏、便血、外伤出血、咽喉肿痛、腹泻痢疾、疮毒。用量 5 ～ 10g；外用适量，煎水洗或研末撒敷。

【化学成分】 根茎含多酚、黄酮、蒽醌等成分。

【附注】 干燥根茎为草药“索骨丹根”，收载于《湖北省中药材质量标准》（2018 年版）。

236 虎耳草（*Saxifraga stolonifera*）

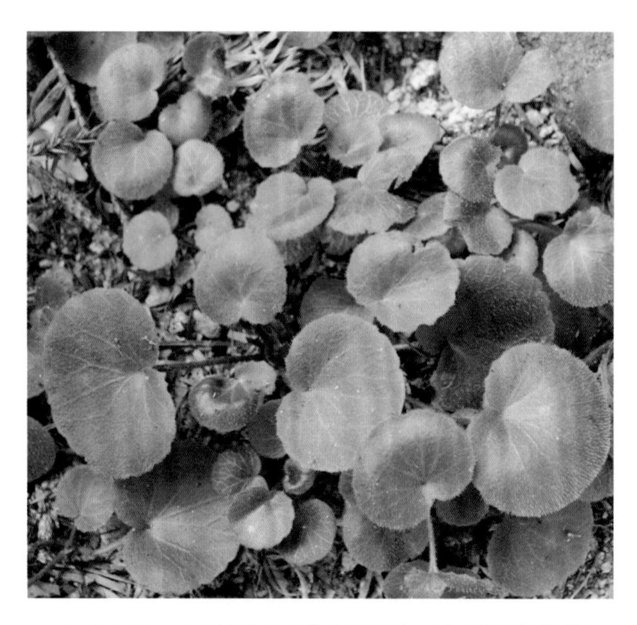

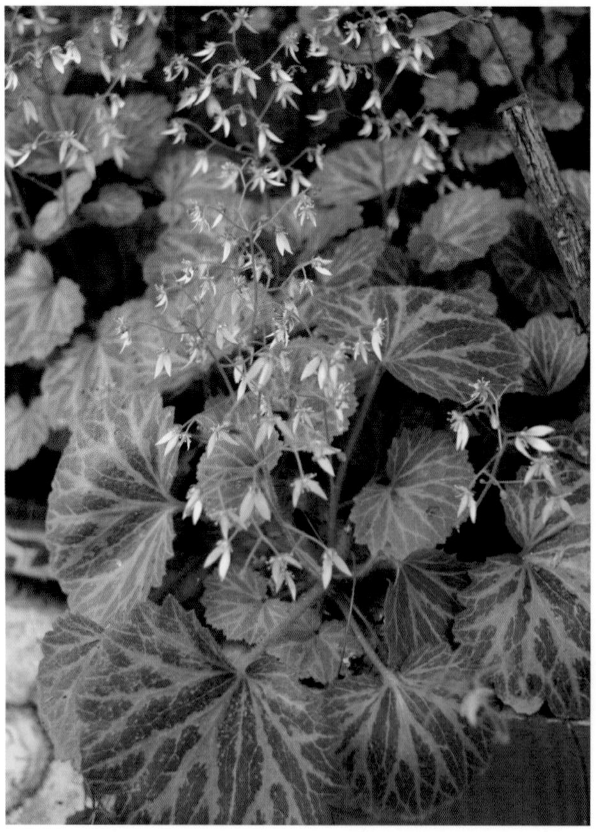

虎耳草科植物虎耳草 *Saxifraga stolonifera* Curt.。

【形态与分布】 多年生草本，高 14 ～ 45cm。有细长的匍匐茎。叶数个，全部基生或有时 1 ～ 2 生茎下部；叶片近心形、肾形至扁圆形，长 1.7 ～ 7.5cm，宽 2.4 ～ 12cm，不明显 9 ～ 11 浅裂，边缘有牙齿，两面有长伏毛，下面常红紫色或有斑点；叶柄长 3 ～ 21cm，与茎都有伸展的长柔毛。圆锥花序稀疏；花梗有短腺毛；花不整齐；萼片 5，稍不等大，卵形，长 1.8 ～ 3.5mm；花瓣 5，白色，3 个小，卵形，长 2.8 ～ 4mm，有红斑点，下面 2 个大，披针形，长 0.8 ～ 1.5cm；雄蕊 10；心皮 2，合生。花果期 4 ～ 11 月。

生于海拔 400 ～ 4500m 的林下、灌丛、草甸和阴湿岩隙。分布于华中、华东、华南、西南地区及河北、陕西、甘肃东南部、台湾。

【功效应用】 全草（药名虎耳草）：疏风，清热，凉血，解毒。用于风热咳嗽、肺痈、吐血、崩漏、中耳炎、风火牙痛、风疹瘙痒、痈肿丹毒、痔疾、烫伤、外伤出血。用量 5 ～ 15g；外用鲜品适量，捣汁滴耳或涂敷患处。

【化学成分】 含岩白菜素、黄酮、酚酸、有机酸等成分。

【附注】 本种的干燥全草为中草药“虎耳草”，收载于《湖北省中药材质量标准》（2018 年版）及《湖南省中药材标准》（2009 年版）。

237 黄水枝（*Tiarella polyphylla*）

虎耳草科植物黄水枝 *Tiarella polyphylla* D. Don。

【形态与分布】 多年生草本，高 20 ～ 45cm。根茎横走，深褐色，直径 3 ～ 6mm。茎不分枝，密被腺毛。基生叶具长柄，叶片心形，长 2 ～ 8cm，宽 2.5 ～ 10cm，先端急尖，基部心形，掌状 3 ～ 5 浅裂，边缘具不规则浅齿，两面密被腺毛；叶柄长 2 ～ 12cm，基部扩大呈鞘状，密被腺毛；托叶褐色；茎生叶通常 2 ～ 3 枚，与基生叶同形，叶柄较短。总状花序长 8 ～ 25cm，密被腺毛；花梗长达 1cm，被腺毛；萼片在花期直立，卵形，长约 1.5mm，宽约 0.8mm，先端稍渐尖，腹面无毛，背面和边缘具短腺毛，3 至多脉；无花瓣；雄蕊长约 2.5mm，花丝钻形；心皮 2，不等大，下部合生，子房近上位，花柱 2。蒴果长 7 ～ 12mm；种子黑褐色，椭圆球形，长约 1mm。花果期 4 ～ 11 月。

生于海拔 980 ～ 3800m 的林下、灌丛和阴湿地。分布于湖北、湖南及陕西南部、甘肃（陇南）、江西、台湾和华南、西南地区。

【功效应用】 全草：清热解毒，活血祛瘀，消肿止痛。用于疮疖、无名肿毒、咳嗽、气喘、肝炎、跌打损伤。用量 9 ～ 15g，或浸酒服；外用鲜品适量，捣敷。

【化学成分】 全草含黄酮、皂苷等成分。

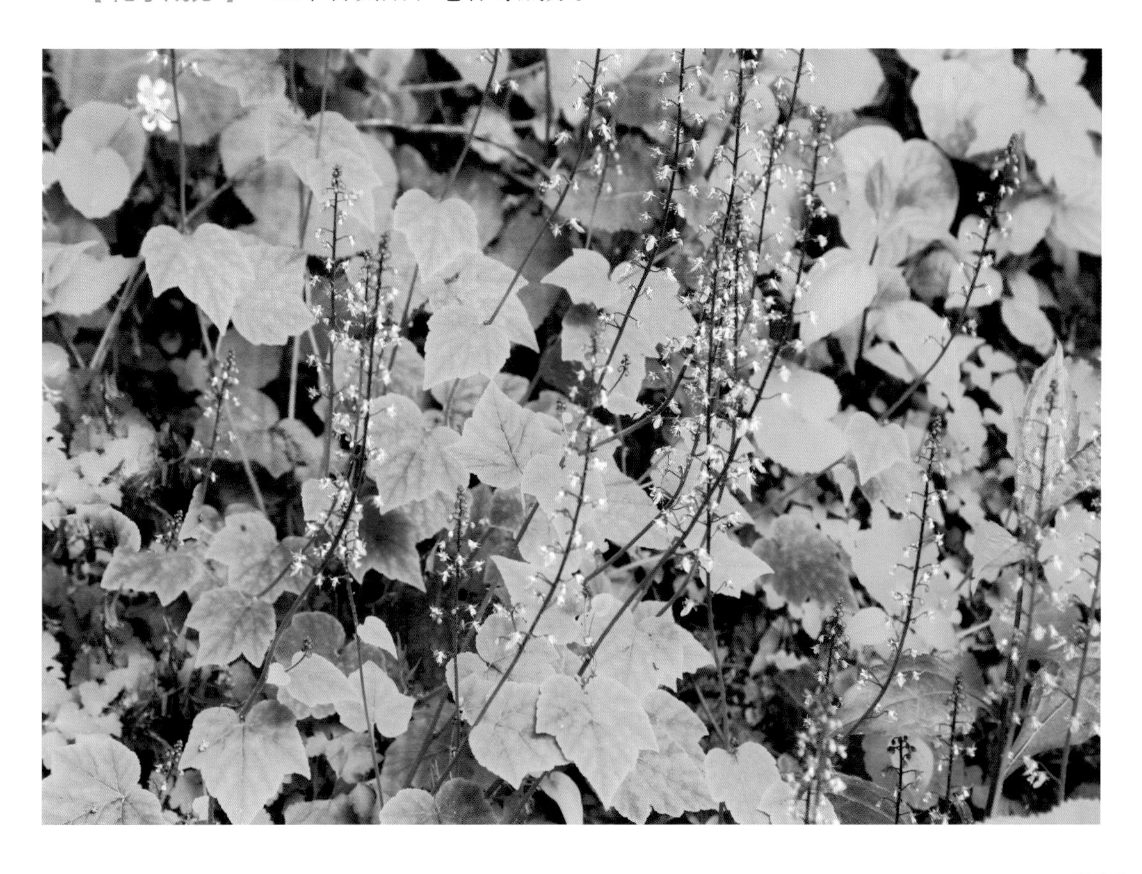

238 枫香树（*Liquidambar formosana*）

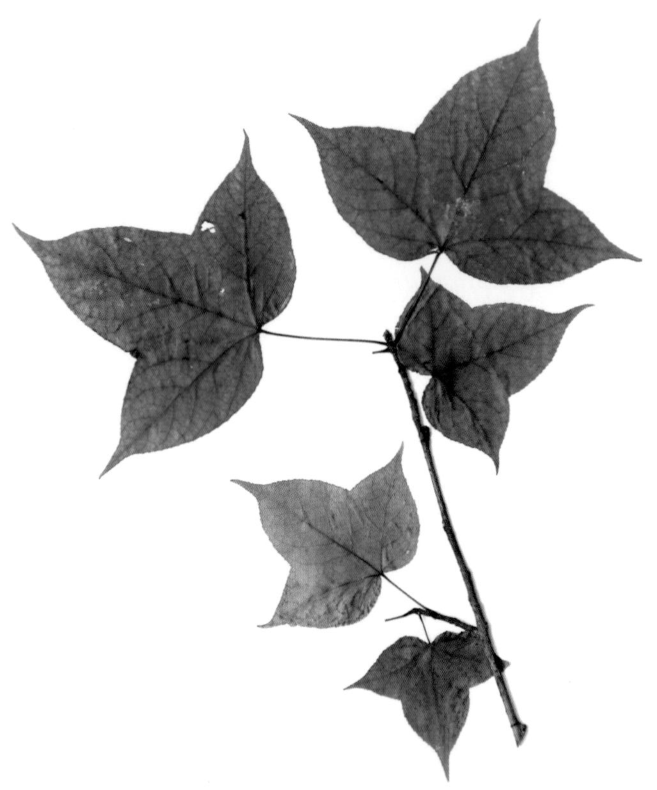

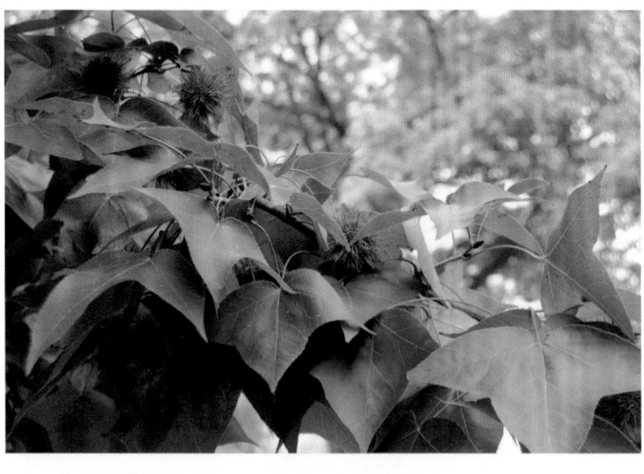

金缕梅科植物枫香树 *Liquidambar formosana* Hance。

【形态与分布】 落叶乔木，高 20 ～ 40m。树干直，皮灰褐色，呈不规则裂开。单叶互生，叶柄长达 11cm；叶轮廓宽卵形，基部心形，长 5 ～ 12cm，宽 7 ～ 17cm，常掌状 3 裂，裂片卵状三角形，先端长锐尖，边缘有细锯齿，上面深绿色，初沿脉有毛，老时脱落，下面淡绿色，幼时密生细毛，老时仅脉腋具毛，叶片在秋季日夜温差变大后变为红色、紫色、橙红色等。花单性同株，淡黄绿色；雄花排成葇荑花序，无花被，雄蕊多数；雌花 25 ～ 40，子房互相愈合，排成球形头状花序，直径 1.5cm，单生短枝叶腋。蒴果集生成头状球形果序，直径 2.5 ～ 4.5cm，每果有宿存的花柱所变成的刺状物下垂。种子多数，多角形，略有翅。花期春季。

生于土壤湿润肥沃的林边、坡地或村旁疏林中。分布于华中、华东、华南、西南地区。

【功效应用】 叶：祛风除湿，行气止痛。用于肠炎、痢疾、胃痛；外用治毒蜂螫伤、皮肤湿疹。用量 15 ～ 30g；外用鲜品适量，捣敷。果序（药名路路通）：祛风通络，利水，下乳。用于乳汁不通、月经不调、风湿关节痛、腰腿痛、小便不利、荨麻疹。用量 4.5 ～ 9g。

【化学成分】 叶含挥发油、萜类等成分；果序含挥发油、黄酮苷、酚类等成分。

239 杜仲（*Eucommia ulmoides*）

杜仲科植物杜仲 *Eucommia ulmoides* Oliv.。

【形态与分布】 落叶乔木，高达 20m。树皮灰色，折断有银白色细丝。叶椭圆形或椭圆状卵形，长 6 ～ 18cm，宽 3 ～ 7.5cm，边缘有锯齿，下面脉上有毛，叶柄长 1 ～ 2cm。花单性，雌雄异株，无花被，常先叶开放，生于小枝基部；雄花具短梗，长约 9mm，雄蕊 6 ～ 10，花药条形，花丝极短；雌花具短梗，长约 8mm，子房狭长，顶端有 2 叉状柱头，1 室，胚珠 2。翅果狭椭圆形，长约 3.5cm。花期 4 ～ 5 月，果期 6 ～ 10 月。

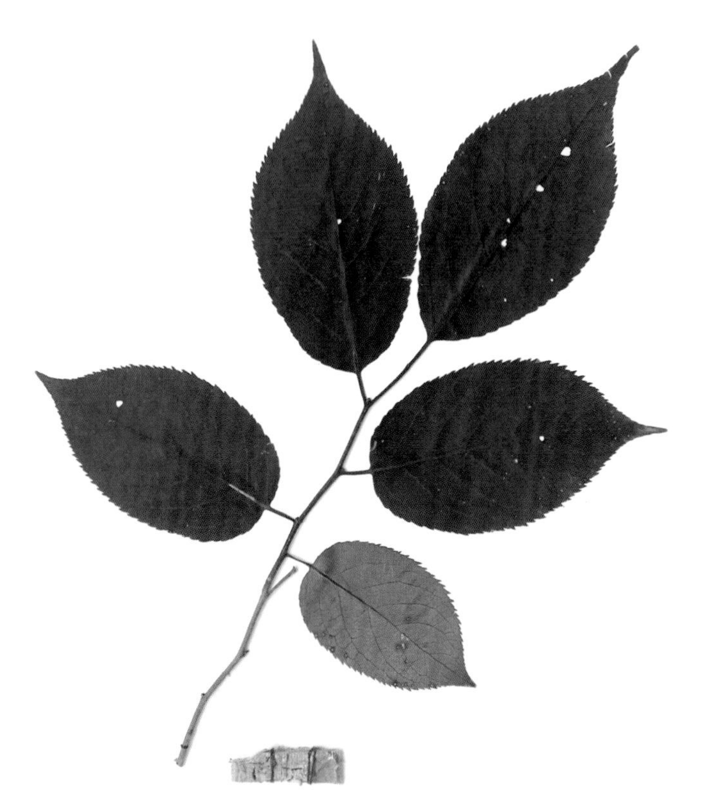

生于山地林中或栽培。分布于华中、华东、西南地区及陕西、甘肃、广西等省区。

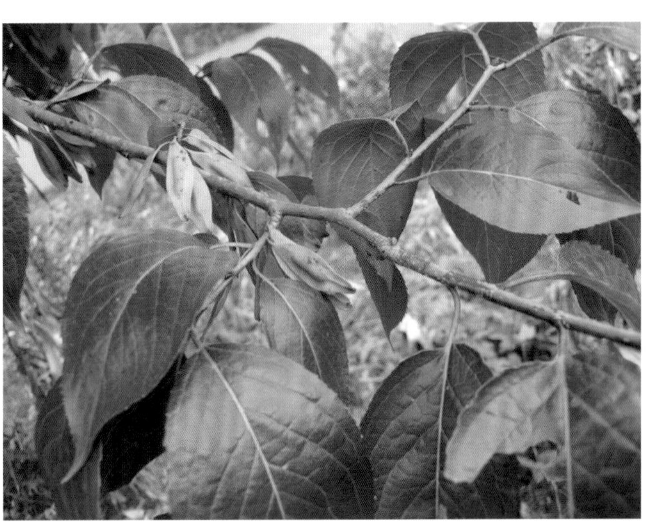

【功效应用】 树皮（药名杜仲）：补肝肾，强筋骨，安胎。用于头晕目眩、腰膝酸痛、肾虚尿频、胎动不安。用量 6 ～ 9g，水煎服或泡酒服。

【化学成分】 树皮含木脂素、苯丙素、环烯醚萜、杜仲胶、多糖、黄酮等成分。

【附注】 本种为单种科植物，我国特产。其干燥树皮为中药“杜仲”，收载于《中国药典》。

240 龙芽草（*Agrimonia pilosa*）

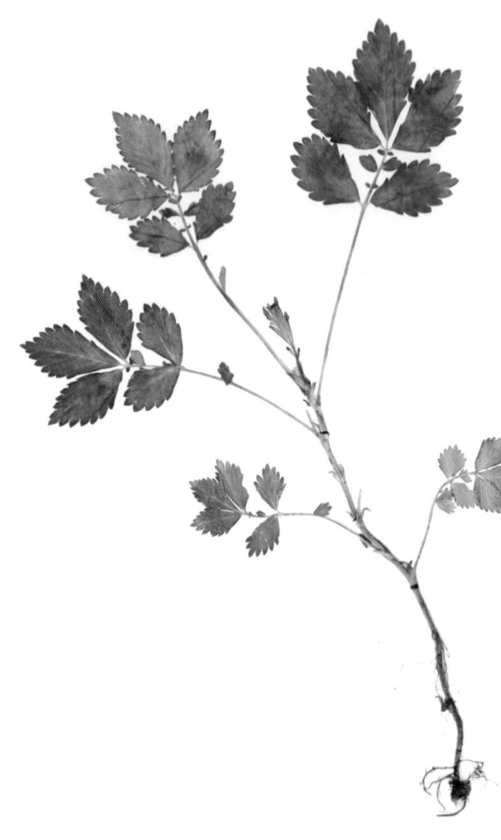

蔷薇科植物龙芽草 *Agrimonia pilosa* Ldb.。

【形态与分布】 多年生草本。根多呈块茎状，生若干侧根，根茎短，基部常有1至数个地下芽。茎高30～120cm，被疏柔毛及短柔毛，稀下部被稀疏长硬毛。叶为间断奇数羽状复叶，通常有小叶3～4对，稀2对，向上减少至3小叶，叶柄被稀疏柔毛或短柔毛；小叶片无柄或有短柄，倒卵形、倒卵椭圆形或倒卵披针形，长1.5～5cm，宽1～2.5cm，顶端急尖至圆钝，稀渐尖，基部楔形至宽楔形，边缘有急尖到圆钝锯齿，上面被疏柔毛，稀脱落几无毛，下面通常脉上伏生疏柔毛，稀脱落几无毛；托叶草质，绿色，镰形，稀卵形，顶端急尖或渐尖，边缘有尖锐锯齿或裂片，稀全缘，茎下部托叶有时卵状披针形，常全缘。花序穗状总状顶生，分枝或不分枝，花序轴被柔毛，花梗长1～5mm，被柔毛；苞片通常深3裂，小苞片对生，卵形，全缘或分裂；花直径6～9mm；萼片5，三角卵形；花瓣黄色，长圆形；雄蕊5～15；花柱2。果实倒卵圆锥形，外面有10条肋，被疏柔毛，顶端有数层钩刺，幼时直立，成熟时靠合，连钩刺长7～8mm。花果期5～12月。

生于海拔100～3800m的山野、草坡、路旁。分布于全国大部分地区。

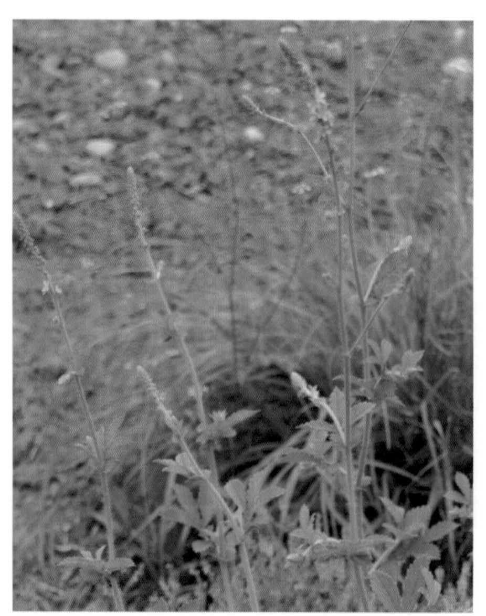

【功效应用】 地上部分（药名仙鹤草）：收敛止血，消肿生肌。用于咯血、吐血、外伤出血、疮疡肿毒、皮肤皲裂。用量6～12g，外用适量。冬芽（药名鹤草芽）：用于绦虫病。

【化学成分】 全草含黄酮、皂苷、香豆素、挥发油、酚类、有机酸、鞣质等成分。

【附注】 本种的干燥地上部分为中药“仙鹤草”，收载于《中国药典》。

241 桃（*Amygdalus persica*）

蔷薇科植物桃 *Amygdalus persica* L.［*Prunus persica*（L.）Batsch.］。

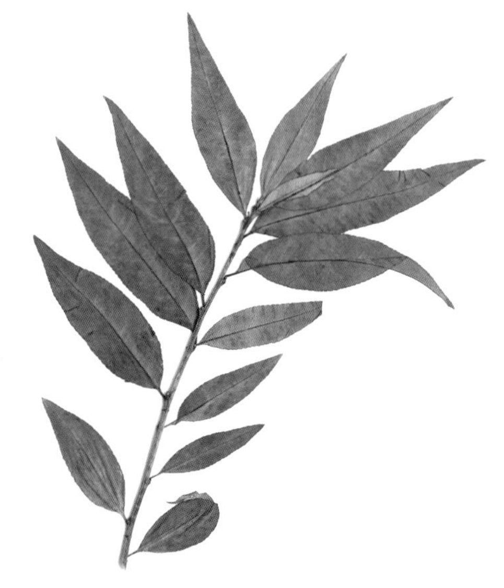

【形态与分布】 乔木，高 3 ～ 8m，树冠宽广而平展。树皮暗红褐色，老时粗糙呈鳞片状；小枝细长，绿色，向阳处转变成红色，具大量小皮孔。叶片长圆披针形、椭圆披针形或倒卵状披针形，长 7 ～ 15cm，宽 2 ～ 3.5cm，先端渐尖，基部宽楔形，上面无毛，下面在脉腋间具少数短柔毛或无毛，叶边具细齿或粗齿，齿端具腺体或无腺体；叶柄粗壮，长 1 ～ 2cm，常具 1 至数枚腺体，有时无腺体。花单生，先于叶开放，直径 2.5 ～ 3.5cm；花梗极短或几无梗；萼筒钟形，被短柔毛，稀几无毛，绿色而具红色斑点；萼片卵形至长圆形，顶端圆钝，外被短柔毛；花瓣长圆状椭圆形至宽倒卵形，粉红色，罕白色；雄蕊约 20 ～ 30，花药绯红色；花柱几与雄蕊等长或稍短；子房被短柔毛。果实卵形、宽椭圆形或扁圆形，直径 3 ～ 7（12）cm，长与宽近等，淡绿白色至橙黄色，常在向阳面具红晕，外面密被短柔毛，稀无毛，腹缝明显；果肉白色、浅绿白色、黄色、橙黄色或红色；核大，椭圆形或近圆形，两侧扁平，顶端渐尖，表面具纵、横沟纹和孔穴。花果期 3 ～ 6 月。

我国各省区广泛栽培。

【功效应用】 种子（药名桃仁）：活血祛瘀，润肠通便。用于痛经、血滞经闭、产后瘀滞腹痛、癥瘕结块、跌打瘀肿疼痛、肺痈、肠痈、肠燥便秘。用量 5 ～ 10g，孕妇慎用。

【化学成分】 种仁含氰苷（苦杏仁苷）、甾醇、酚酸、黄酮、脂肪酸等成分。

【附注】 本种的干燥成熟种子为中药“桃仁”，收载于《中国药典》。

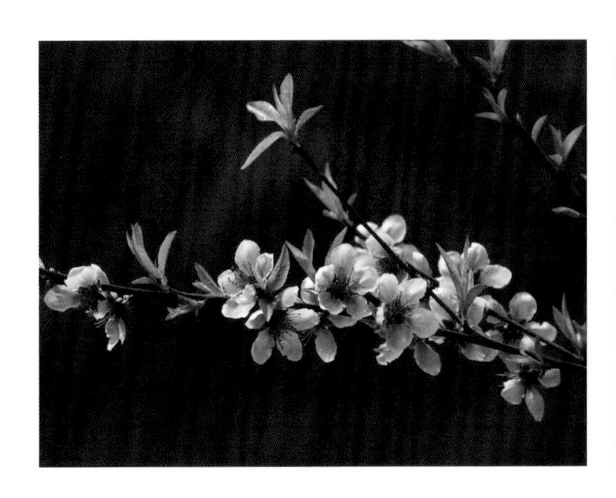

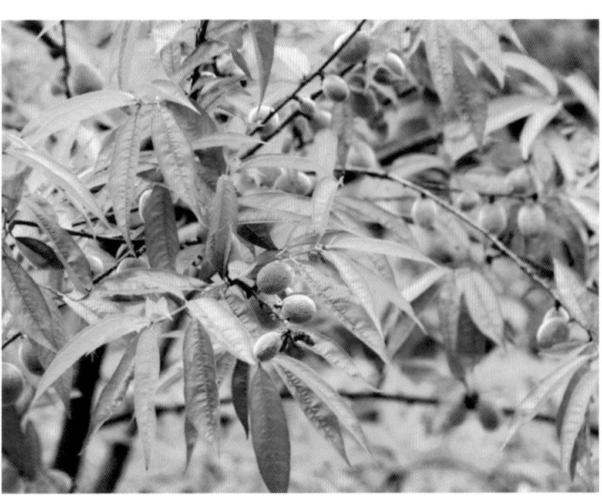

242 梅（*Armeniaca mume*）

蔷薇科植物梅 *Armeniaca mume* Sieb.。

【形态与分布】 小乔木，稀灌木，高 4 ～ 10m。树皮浅灰色或带绿色，平滑；小枝绿色，光滑无毛。叶片卵形或椭圆形，长 4 ～ 8cm，宽 2.5 ～ 5cm，先端尾尖，基部宽楔形至圆形，叶边常具小锐锯齿，幼嫩时两面被短柔毛，成长时逐渐脱落，或仅下面脉腋间具短柔毛；叶柄长 1 ～ 2cm，常有腺体。花单生或有时 2 朵同生于 1 芽内，直径 2 ～ 2.5cm，香味浓，先于叶开放；花梗短，长约 1 ～ 3mm；花萼通常红褐色，但有些品种的花萼为绿色或绿紫色；萼筒宽钟形；萼片卵形或近圆形，先端圆钝；花瓣倒卵形，白色至粉红色；雄蕊短或稍长于花瓣；子房密被柔毛，花柱短或稍长于雄蕊。果实近球形，直径 2 ～ 3cm，黄色或绿白色，被柔毛，味酸；核椭圆形表面具蜂窝状孔穴。花期冬春季，果期 5 ～ 8 月。

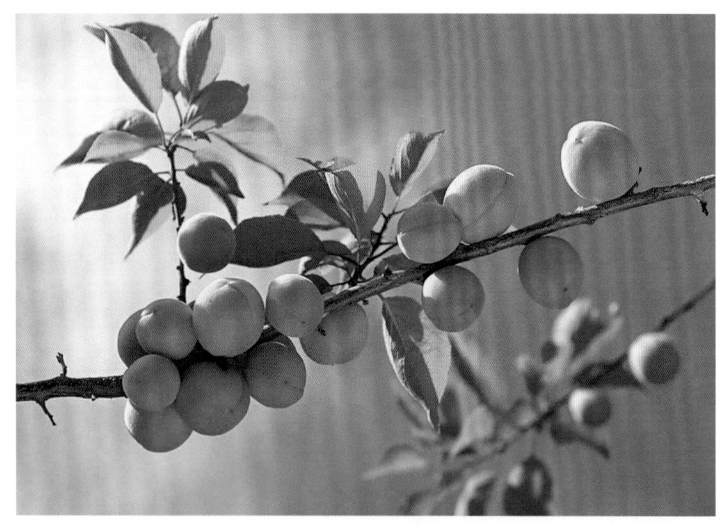

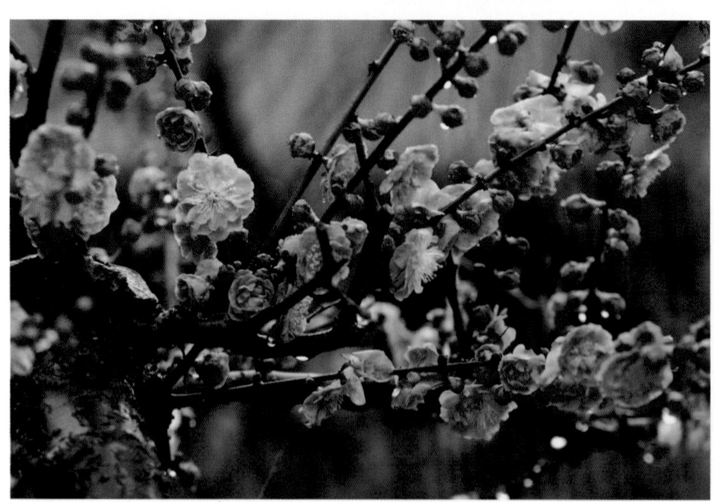

我国各地均有栽培，但以长江流域以南各省最多。

【功效应用】 近成熟果实（药名乌梅）：敛肺，涩肠，生津，安蛔。用于肺虚久咳、久泻久痢、虚热消渴、蛔厥呕吐腹痛。用量 6 ～ 12g。

【化学成分】 果实含酚类、黄酮、有机酸、多糖、萜类、甾体、挥发油等成分。

【附注】 干燥近成熟果实为中药“乌梅”，载于《中国药典》；又常制作果脯。梅还为著名观赏植物，经长期栽培，形成许多花或果实形态特异的品种。

243 杏（*Armeniaca vulgaris*）

蔷薇科植物杏 *Armeniaca vulgaris* Lam.（*Prunus armeniaca* L.）。

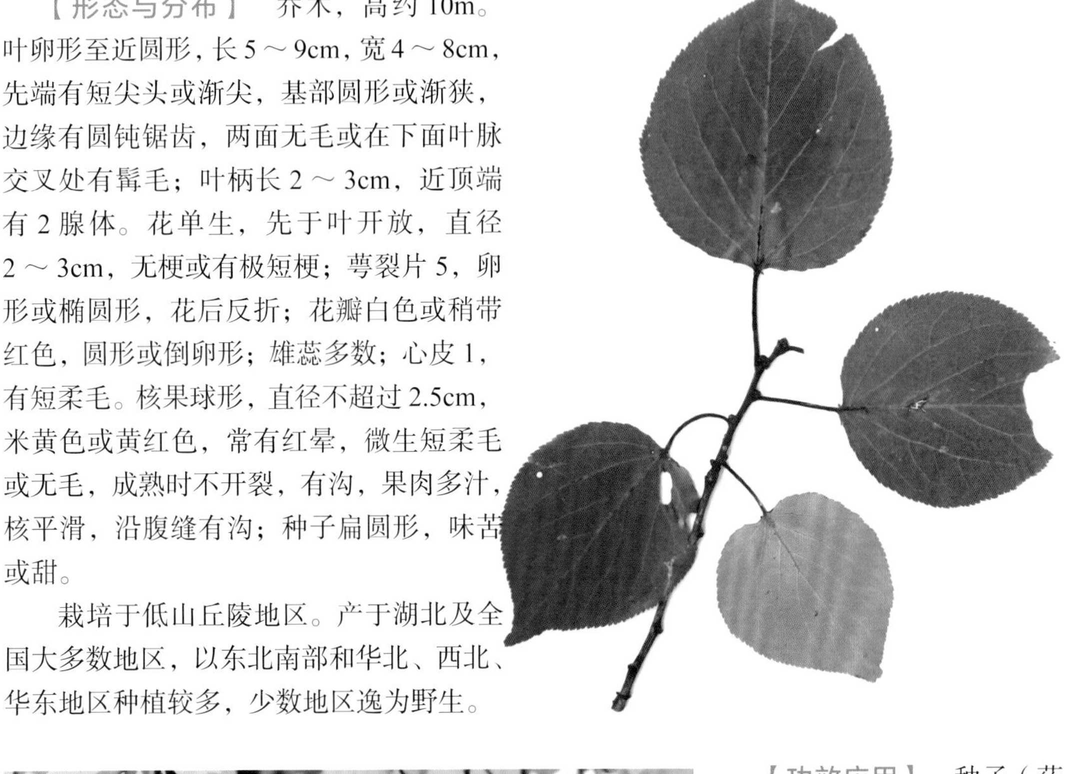

【形态与分布】 乔木，高约 10m。叶卵形至近圆形，长 5 ~ 9cm，宽 4 ~ 8cm，先端有短尖头或渐尖，基部圆形或渐狭，边缘有圆钝锯齿，两面无毛或在下面叶脉交叉处有髯毛；叶柄长 2 ~ 3cm，近顶端有 2 腺体。花单生，先于叶开放，直径 2 ~ 3cm，无梗或有极短梗；萼裂片 5，卵形或椭圆形，花后反折；花瓣白色或稍带红色，圆形或倒卵形；雄蕊多数；心皮 1，有短柔毛。核果球形，直径不超过 2.5cm，米黄色或黄红色，常有红晕，微生短柔毛或无毛，成熟时不开裂，有沟，果肉多汁，核平滑，沿腹缝有沟；种子扁圆形，味苦或甜。

栽培于低山丘陵地区。产于湖北及全国大多数地区，以东北南部和华北、西北、华东地区种植较多，少数地区逸为野生。

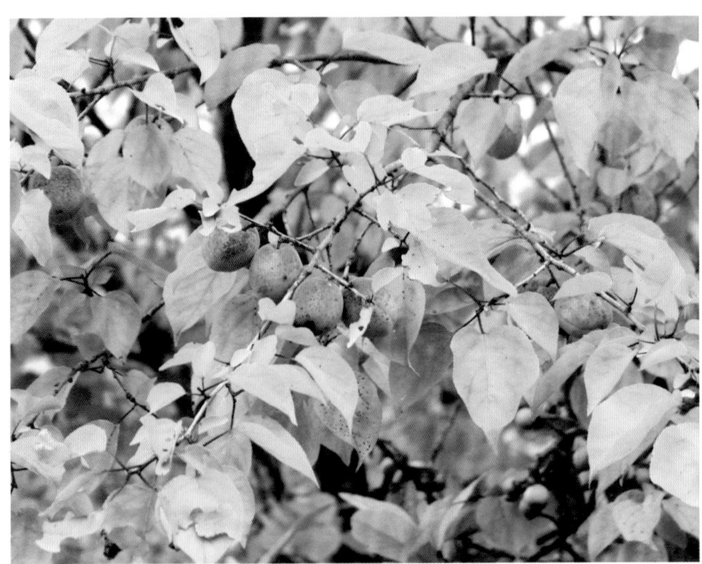

【功效应用】 种子（药名苦杏仁）：降气止咳平喘，润肠通便。有小毒。用于咳嗽气喘、胸满痰多、肠燥便秘。用量 4.5 ~ 9g。

【化学成分】 种子含氰苷、挥发油、脂肪、苦杏仁酶、有机酸等成分。

【附注】 本种味苦的种子为中药“苦杏仁”来源之一，收载于《中国药典》。味淡微甜者为“甜杏仁”，为副食品原料。

244 木瓜（*Chaenomeles sinensis*）

蔷薇科植物木瓜 *Chaenomeles sinensis*（Thouin）Koehne（*Cydonia sinensis* Thouin）。

【形态与分布】 灌木或小乔木，高 5 ～ 10m。树皮成片状脱落，枝无刺；小枝幼时有柔毛，不久即脱落，紫红色或紫褐色。叶椭圆状卵形或椭圆状矩圆形，稀倒卵形，长 5 ～ 8cm，宽 3.5 ～ 5.5cm，边缘有刺芒状尖锐锯齿，齿尖有腺，幼时下面密被黄白色绒毛；叶柄长 5 ～ 10mm，微生柔毛，有腺体。花单生叶腋，花梗短粗，长 5 ～ 10mm，无毛；花淡粉色，直径 2.5 ～ 3cm；萼筒钟状，萼片三角披针形，长 6 ～ 10mm，先端渐尖，边缘有腺齿，内面密被浅褐色绒毛，反折；花瓣倒卵形，淡粉红色；雄蕊多数，长不及花瓣之半；花柱 3 ～ 5，基部合生，被柔毛，柱头头状，有不明显分裂，约与雄蕊等长或稍长。果实长椭圆形，长 10 ～ 15cm，暗黄色，木质，味芳香，果梗短。果皮干燥后仍光滑，不皱缩，故有光皮木瓜之称。花期 4 月，果期 9 ～ 10 月。

分布于湖北及陕西、山东、安徽、江苏、江西、浙江、广西、广东。

【功效应用】 果实（药名木瓜，光皮木瓜）舒筋，化湿，和胃，消痰止咳，清暑利尿。用于吐泻转筋、风湿痹痛、腰膝酸重、咳嗽痰多、泄泻、痢疾、跌扑伤痛、脚气水肿、解酒。用量 4.5 ～ 9g。

【化学成分】 含黄酮、鞣质、三萜、有机酸、木脂素、多糖、挥发油、甾体等成分。

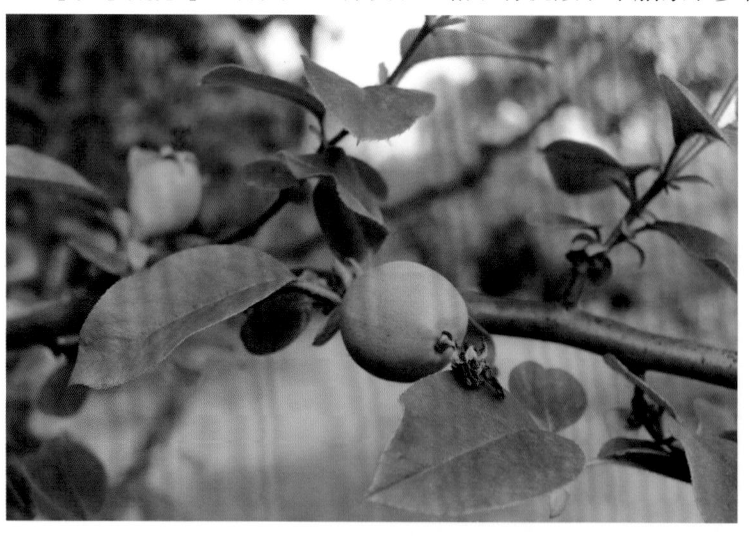

【附注】 本种和同属植物皱皮木瓜（贴梗海棠）*Chaenomeles speciosa*（Sweet）Nakai 的干燥成熟果实为1977年版《中国药典》收载的中药“木瓜”，前者习称“光皮木瓜”，后者习称“皱皮木瓜”。但其后各版《中国药典》收载的中药“木瓜”基源为皱皮木瓜（贴梗海棠）。

245 皱皮木瓜（*Chaenomeles speciosa*）

蔷薇科植物皱皮木瓜（贴梗海棠）*Chaenomeles speciosa*（Sweet）Nakai。

【形态与分布】 落叶灌木，高达 2m。枝条直立开展，有刺；小枝圆柱形，微屈曲，无毛，紫褐色或黑褐色，疏生浅褐色皮孔；冬芽三角卵形，先端急尖，近无毛或在鳞片边缘具短柔毛，紫褐色。叶片卵形至椭圆形，稀长椭圆形，长 3 ~ 9cm，宽 1.5 ~ 5cm，先端急尖稀圆钝，基部楔形至宽楔形，边缘具有尖锐锯齿，齿尖开展，无毛或在萌蘖上沿下面叶脉有短柔毛；叶柄长约 1cm；托叶大形、肾形或半圆形，稀卵形，长 5 ~ 10mm，宽 12 ~ 20mm，边缘有尖锐重锯齿，无毛。花先叶开放，3 ~ 5 朵簇生于二年生老枝上；花梗短粗，长约 3mm 或近于无柄；花直径 3 ~ 5cm；萼筒钟状，外面无毛；萼片直立，半圆形稀卵形，长 3 ~ 4mm。宽 4 ~ 5mm，长约萼筒之半，先端圆钝，全缘或有波状齿及黄褐色睫毛；花瓣倒卵形或近圆形，基部延伸成短爪，长 10 ~ 15mm，宽 8 ~ 13mm，猩红色，稀淡红色或白色；雄蕊 45 ~ 50，长约花瓣之半；花柱 5，基部合生，柱头头状，有不明显分裂，约与雄蕊等长。果实球形或卵球形，直径 4 ~ 6cm，黄色或带黄绿色，有稀疏不明显斑点，味芳香，果梗短或近于无梗。花期 3 ~ 5 月，果期 9 ~ 10 月。

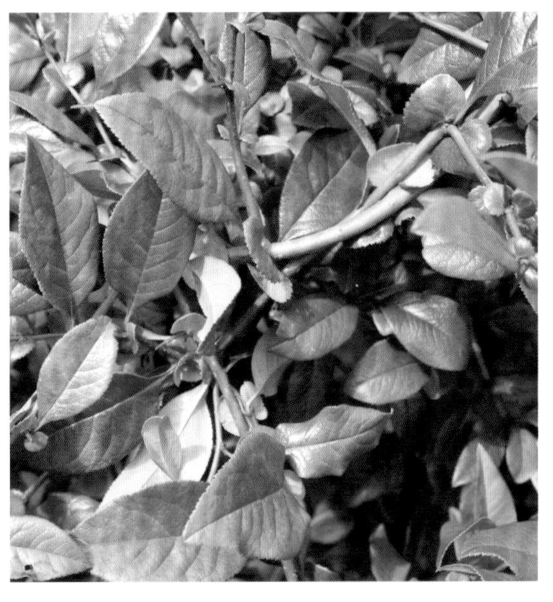

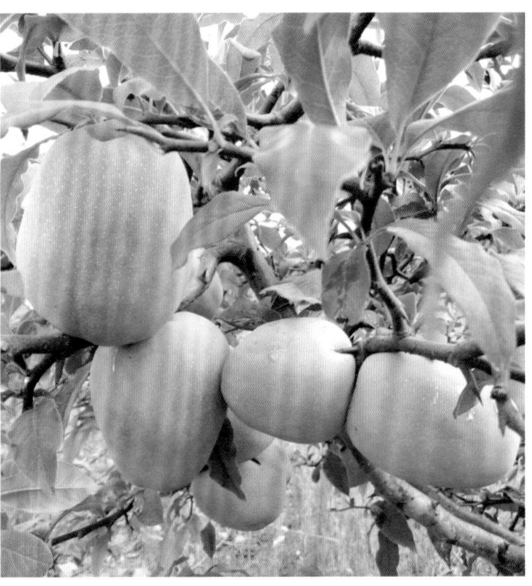

生于湖北及陕西、甘肃、四川、贵州、云南、广东等省。各地习见栽培花色大红、粉红、乳白且有重瓣及半重瓣品种。

【功效应用】 果实（药名木瓜）：平肝舒筋，和胃化湿。用于吐泻转筋、风湿痹痛、腰膝酸痛、吐泻腹痛、脚气水肿、跌扑伤痛。用量 6 ~ 9g。

【化学成分】 果实含鞣质、酶及黄酮等化合物。

【附注】 本种干燥成熟果实为中药“木瓜”（俗称“皱皮木瓜”），收载于《中国药典》。

246 野山楂（*Crataegus cuneata*）

蔷薇科植物野山楂 *Crataegus cuneata* Sieb. et Zucc.。

【形态与分布】 落叶灌木，高达 15m。分枝密，通常具细刺，刺长 5 ～ 8mm；一年生枝紫褐色，无毛，老枝灰褐色，散生皮孔。叶片宽倒卵形至倒卵状长圆形，长 2 ～ 6cm，宽 1 ～ 4.5cm，先端急尖，基部楔形，下延于叶柄，边缘有不规则重锯齿，顶端常有 3 或稀 5 ～ 7 浅裂片，上面有光泽，下面具稀疏柔毛，沿脉较密，后脱落；叶柄两侧有叶翼，长约 4 ～ 15mm；托叶大形，草质，镰刀状，边缘有齿。伞房花序直径 2 ～ 2.5cm，具花 5 ～ 7。花梗长约 1cm；苞片披针形，条裂或有锯齿，长 8 ～ 12mm，脱落很迟；花直径约 1.5cm；萼筒钟状，外被长柔毛，萼片三角卵形，长约 4mm，约与萼筒等长，先端尾状渐尖，全缘或有齿，两面具柔毛；花瓣近圆形或倒卵形，长 6 ～ 7mm，白色，基部有短爪；雄蕊 20，花药红色；花柱 4 ～ 5。果实近球形或扁球形，直径 1 ～ 1.2cm，红色或黄色，常具有宿存反折萼片或 1 苞片。花期 5 ～ 6 月，果期 9 ～ 11 月。

生于海拔 250 ～ 2000m 山谷或山地灌丛中。分布在长江流域和河南、福建、广东、广西、云南等省区。

【功效应用】 果实（药名野山楂）：消食化滞，散瘀止痛。用于肉食积滞、消化不良、小儿疳积、细菌性痢疾、肠炎、产后腹痛、高血压症、绦虫病、冻疮。叶：降血压。根：用于风湿关节痛、痢疾、水肿。

【化学成分】 果含黄酮苷、三萜、花青素等成分。

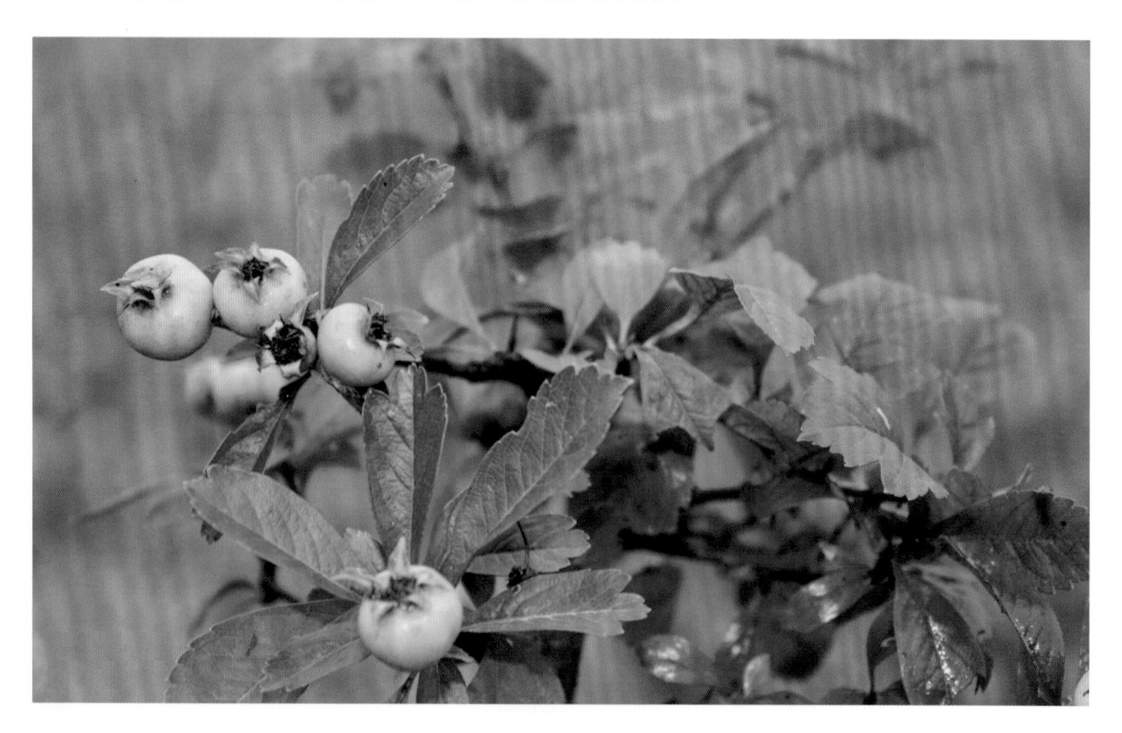

247 湖北山楂（*Crataegus hupehensis*）

蔷薇科植物湖北山楂 *Crataegus hupehensis* Sarg.。

【形态与分布】 乔木或灌木，高达 3 ～ 5m。枝条开展；刺少，直立，长约 1.5cm，也常无刺；小枝圆柱形，紫褐色，疏生浅褐色皮孔，二年生枝条灰褐色。叶片卵形至卵状长圆形，长 4 ～ 9cm，宽 4 ～ 7cm，先端短渐尖，基部宽楔形或近圆形，边缘有圆钝锯齿，上半部具 2 ～ 4 对浅裂片，裂片卵形，先端短渐尖，无毛或仅下部脉腋有髯毛；叶柄长 3.5 ～ 5cm；托叶披针形或镰刀形，边缘具腺齿，早落。伞房花序直径 3 ～ 4cm，具多花；总花梗和花梗均无毛，花梗长 4 ～ 5mm；苞片膜质，线状披针形，边缘有齿，早落；花直径约 1cm；萼筒钟状，萼片三角卵形，先端尾状渐尖，全缘，长 3 ～ 4mm，稍短于萼筒；花瓣卵形，长约 8mm，宽约 6mm，白色；雄蕊 20，花药紫色；花柱 5，基部被白色绒毛。果实近球形，直径 2.5cm，深红色，有斑点，萼片宿存，反折；小核 5，两侧平滑。花期 5 ～ 6 月，果期 8 ～ 9 月。

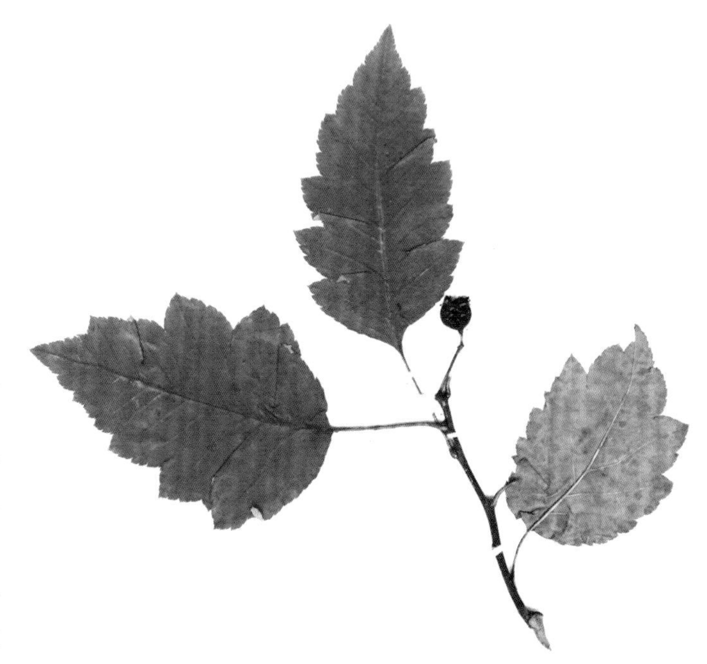

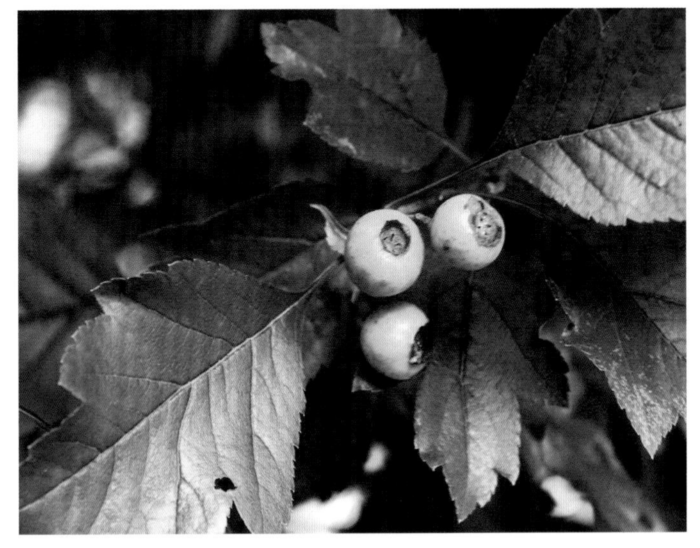

生于海拔 500 ～ 2000m 的山坡灌木丛中。分布于河南、湖北、湖南及山西、陕西、江苏、浙江、江西、四川等省。

【功效应用】 果实：健脾消食，活血化瘀。用于食滞肉积、脘腹疼痛、产后瘀痛、漆疮、冻疮。用量 3 ～ 10g；外用适量，煎水洗擦。

248 蛇莓（*Duchesnea indica*）

蔷薇科植物蛇莓 *Duchesnea indica*（Andr.）Focke。

【形态与分布】 多年生草本。具长匍匐茎，有柔毛。三出复叶，小叶片近无柄，菱状卵形或倒卵形，长1.5～3.5cm，宽1～3cm，先端圆钝，边缘具钝锯齿，两面散生柔毛或上面近于无毛；叶柄长1～5cm；托叶窄卵形至宽披针形，长5～8mm，有时3裂，有柔毛。花单生于叶腋，直径1～2.5cm，花梗长3～6cm，有柔毛；花托扁平，果期膨大成半圆形，海绵质，红色；副萼片5，倒卵形，长5～8mm，比萼片长，先端常具3～5锯齿；萼裂片卵状披针形，比副萼片小，均有柔毛；花瓣黄色，矩圆形或倒卵形。瘦果小，矩圆状卵形，暗红色。花果期6～10月。

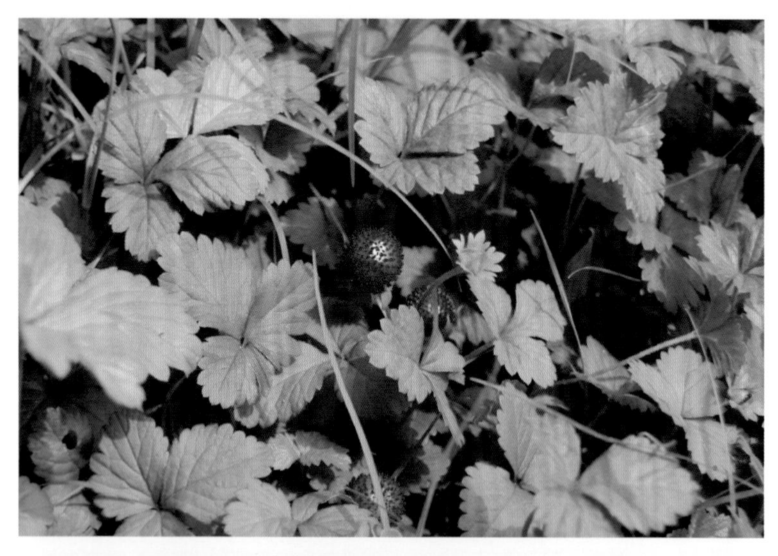

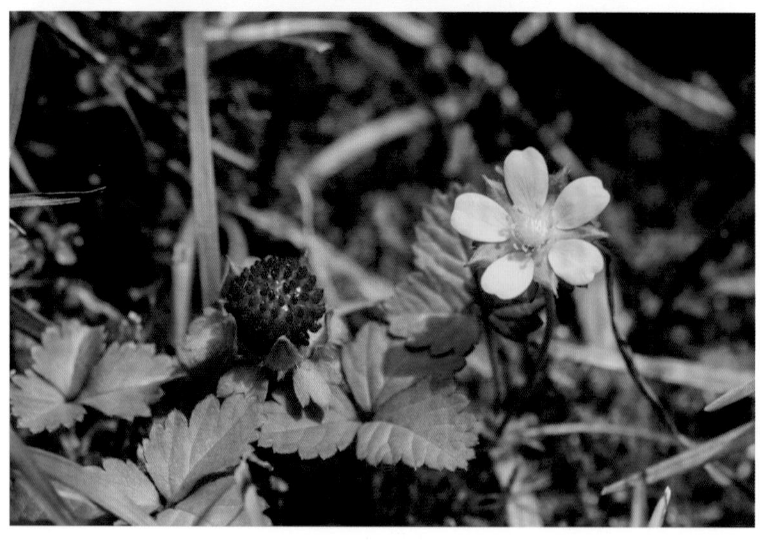

生于海拔1800m以下的山坡、河岸、草地、潮湿的地方。分布于辽宁南部以南各省区。

【功效应用】 全草（药名蛇莓）：清解热毒，散瘀止痛，散结消肿。有小毒。用于外感发热、咳嗽、咽喉肿痛、痢疾、惊痫、吐血、疔疮肿毒、腮腺炎。用量6～15g，孕妇、儿童、年老体弱及虚寒体质者忌服；外用鲜品适量，捣敷。

【化学成分】 全草含三萜、黄酮、酚酸、甾醇等成分。

【附注】 干燥全草为常用草药“蛇莓”，收载于《湖南省中药材标准》（2009年版）。

249 枇杷（*Eriobotrya japonica*）

蔷薇科植物枇杷 *Eriobotrya japonica*（Thunb.）Lindl.。

【形态与分布】 常绿小乔木，高可达 10m。小枝粗壮，黄褐色，密生锈色或灰棕色绒毛。叶片革质，披针形、长倒卵形或长椭圆形，长 12 ～ 30cm，宽 3 ～ 9cm，顶端急尖或渐尖，基部楔形或渐狭成叶柄，边缘有疏锯齿，表面皱，背面及叶柄密生锈色绒毛，侧脉 11 ～ 12 对；叶柄长 6 ～ 10mm。圆锥花序花多而密；花序梗、花柄、萼筒密生锈色绒毛；花白色，芳香，直径 1.2 ～ 2cm。梨果近球形或长圆形，直径 2 ～ 5cm，黄色或橘黄色。花期 10 ～ 11 月，果期翌年 5 ～ 6 月。

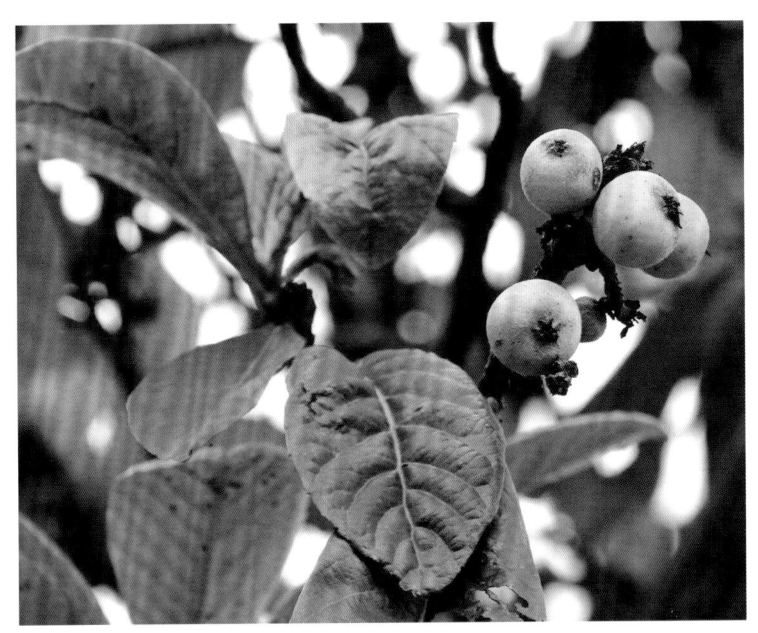

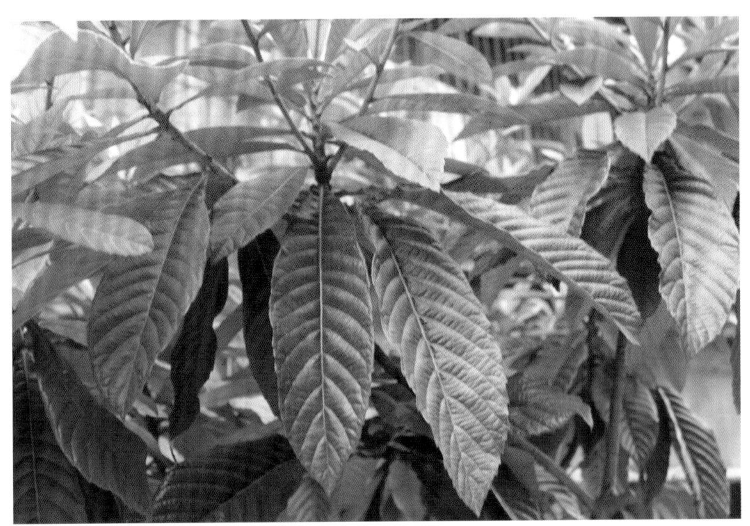

原产湖北、湖南及福建、四川、陕西、浙江等省，现分布扩至甘肃、江苏、安徽、江西、台湾、贵州、云南省和华南地区。多为栽培，也有野生。

【功效应用】 叶（药名枇杷叶）：化痰止咳，和胃降气。用于支气管炎、肺热咳嗽、胃热呕吐。用量 6 ～ 10g。

【化学成分】 叶含皂苷、苦杏仁苷、有机酸、鞣质、挥发油等成分。

【附注】 本种的干燥叶为中药“枇杷叶”，收载于《中国药典》。

250 路边青（*Geum aleppicum*）

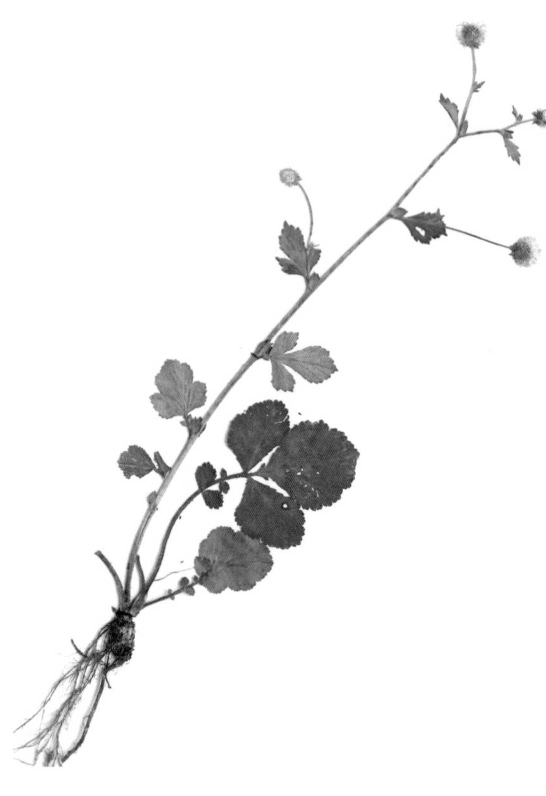

蔷薇科植物路边青（水杨梅）*Geum aleppicum* Jacq.。

【形态与分布】 多年生草本，高 30 ～ 100cm。茎被开展粗硬毛，稀几无毛。基生叶为羽状复叶，小叶 2 ～ 6 对，顶生小叶最大，菱状广卵形至圆形，长 4 ～ 10cm，顶端急尖或圆钝，基部心形至宽楔形，边缘常浅裂，有粗大锯齿，两面疏生粗硬毛；茎生叶有短柄，由 3 ～ 5 小叶组成；托叶倒卵形，有缺刻。花序顶生；花疏散排列，黄色，直径 1 ～ 1.7cm；萼片卵状三角形，副萼片狭小，披针形；聚合果倒卵球形，直径约 1.5cm，瘦果被长硬毛，花柱宿存，顶端有小钩。花果期 6 ～ 10 月。

生于海拔 200 ～ 3500m 的山坡草地、疏林、河滩、沟边。分布于河南、湖北及内蒙古、山西、山东等省区和东北、西北、西南地区。

【功效应用】 全草（药名蓝布正）：益气健脾，补血养阴，润肺化痰，活血止痛。用于气血不足、虚痨咳嗽、脾虚带下、头目眩晕、小儿惊风、风湿痹痛、经来腹痛、产后腹痛（胞衣不下）、跌打损伤、阳痿遗精；外治疮疡肿痛。用量 10 ～ 30g；外用鲜品适量，捣敷。

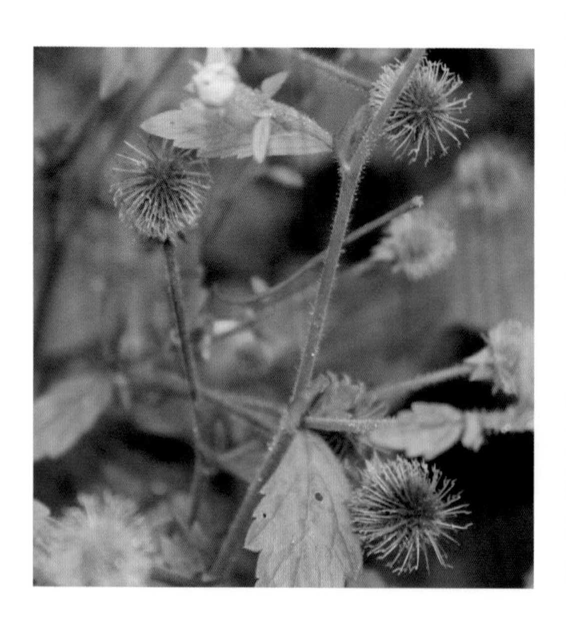

【化学成分】 含挥发油、鞣质、黄酮、三萜、苯丙素等成分。

【附注】 本种与同属植物柔毛路边青（东南水杨梅）*Geum japonicum* Thunb. var. *chinense* F. Bolle 的干燥全草为中药“蓝布正”，收载于《中国药典》。柔毛路边青在湖北、湖南等省有分布。与路本种区别：叶不被粗硬毛而被软毛，羽状深裂至全裂，侧裂片 1 ～ 2 对。

251 棣棠花（*Kerria japonica*）

蔷薇科植物棣棠花 *Kerria japonica*（L.）DC.。

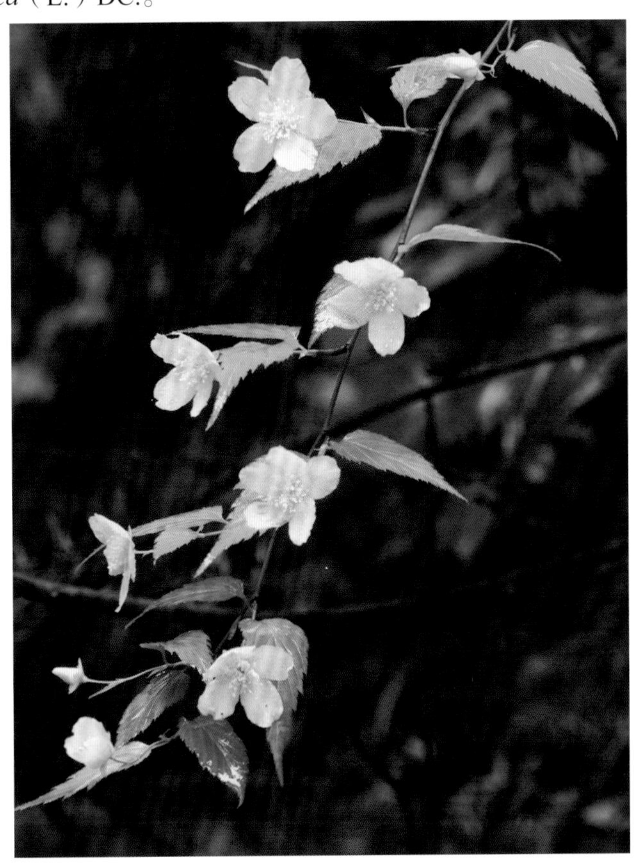

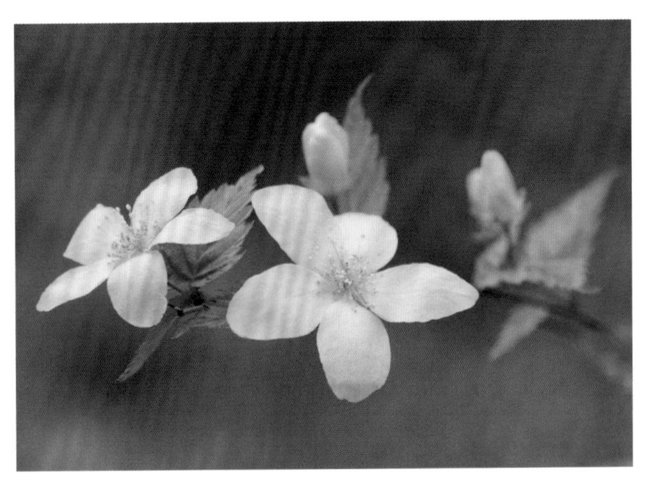

【形态与分布】 落叶灌木，高 1 ～ 2m，稀达 3m。小枝绿色，圆柱形，无毛，常拱垂，嫩枝有棱角。叶互生，三角状卵形或卵圆形，顶端长渐尖，基部圆形、截形或微心形，边缘有尖锐重锯齿，两面绿色，上面无毛或有稀疏柔毛，下面沿脉或脉腋有柔毛；叶柄长 5 ～ 10mm，无毛；托叶膜质，带状披针形，有缘毛，早落。单花，着生于当年生侧枝顶端，花梗无毛；花直径 2.5 ～ 6cm；萼片卵状椭圆形，顶端急尖，有小尖头，全缘，果时宿存；花瓣黄色，宽椭圆形，顶端下凹，比萼片长 1 ～ 4 倍。瘦果倒卵形至半球形，褐色或黑褐色，表面有皱褶。花期 4 ～ 6 月，果期 6 ～ 8 月。

生于海拔 200 ～ 3000m 的山坡灌丛中。分布于华中、华东、西南地区及甘肃、陕西。兼观赏植物。

【功效应用】 花：化痰止咳，利湿消肿，解毒。用于咳嗽、风湿痹痛、产后劳伤痛、水肿、小便不利、消化不良、痈疽肿毒、湿疹、荨麻疹。用量 6 ～ 15g；外用适量，煎水洗。根、叶：祛风止痛，解毒消肿。用于关节疼痛、痈疽肿毒、荨麻疹、湿疹。用量 9 ～ 15g；外用适量，煎水熏洗。

【化学成分】 全株含皂苷、黄酮、木脂素、萜类、有机酸等成分。

252 湖北海棠（*Malus hupehensis*）

蔷薇科植物湖北海棠 *Malus hupehensis*（Pamp.）Rehd.。

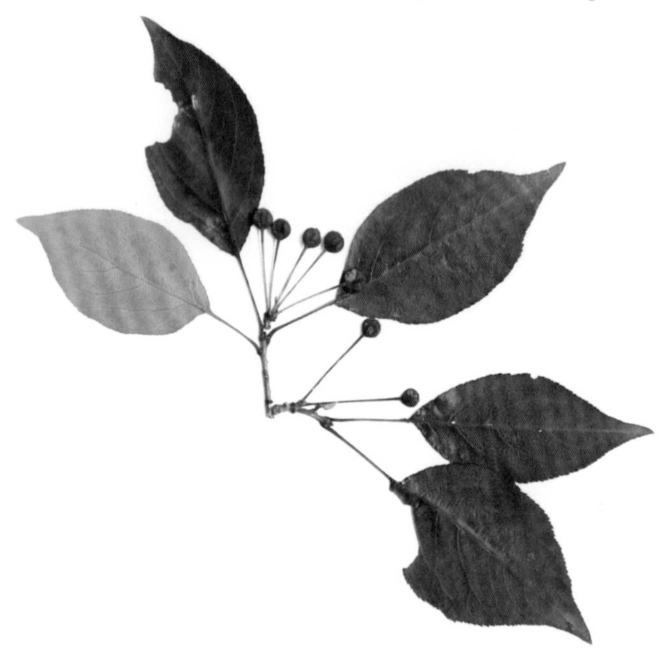

【形态与分布】 乔木，高达8m。小枝紫色至紫褐色，初有短柔毛，后脱落。叶片卵形至卵状椭圆形，长5～10cm，宽2.5～4cm，先端渐尖，基部宽楔形，稀近圆形，边缘有细锐锯齿，嫩时具稀疏短柔毛，不久脱落无毛，常呈紫红色；叶柄长1～3cm。伞房花序，具花4～6朵，花梗长3～6cm，无毛；花粉红白色或近白色，直径3.5～4cm；萼裂片三角卵形，先端渐尖或急尖，长4～5mm，外面无毛，内面有柔毛，略带紫色，与萼筒等长或稍短；花瓣倒卵形；雄蕊20；花柱3，稀4，梨果椭圆形或近球形，直径约1cm，黄绿色稍带红晕。花期4～5月，果期7～9月。

生于海拔500～1900m的山坡或山谷丛林中。分布于华中、华东、华南、西南地区及甘肃、陕西、山西等省。

【功效应用】 嫩叶和果实：消积化滞，和胃健脾。用于食积停滞、消化不良、痢疾、疳积。果实还可调经和血，用于红崩和痔疮。根：用于筋骨扭伤。

【化学成分】 叶含黄酮等成分。

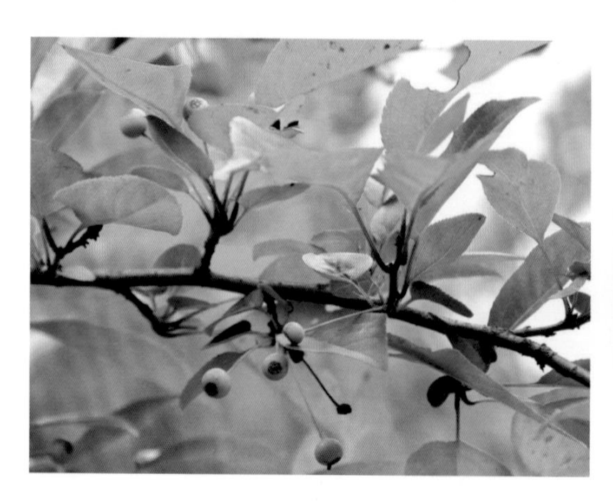

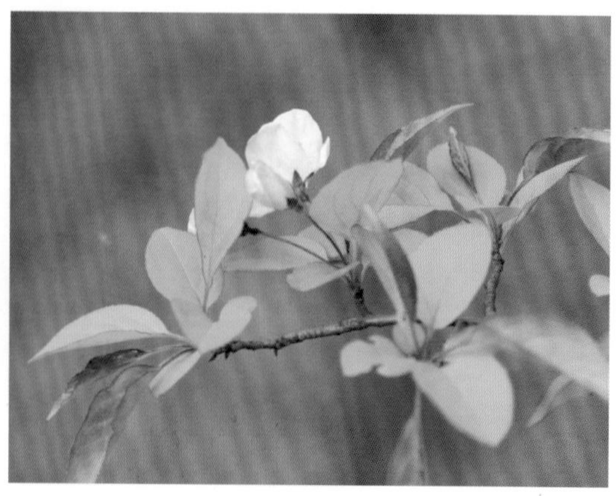

253 委陵菜（*Potentilla chinensis*）

蔷薇科植物委陵菜 *Potentilla chinensis* Ser.。

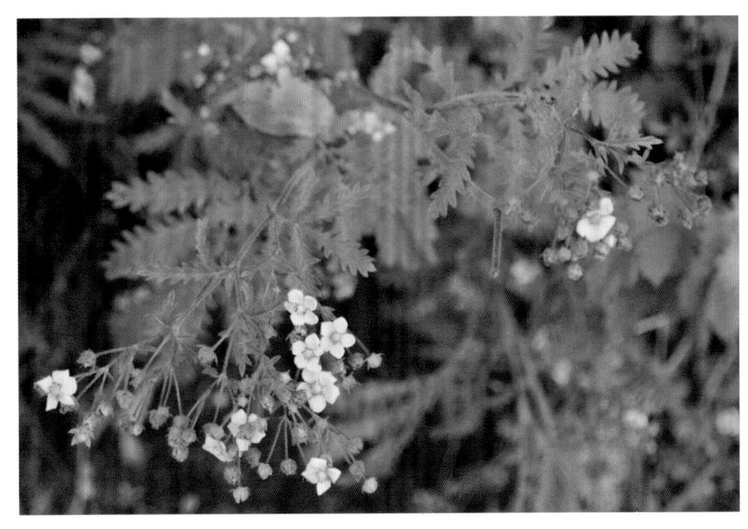

【形态与分布】 多年生草本。根粗壮，稍木质化。茎直立或上升，高 20 ～ 70cm，被稀疏短柔毛及白色绢状长柔毛。基生叶为羽状复叶，有小叶 5 ～ 15 对，连叶柄长 4 ～ 25cm，叶柄被短柔毛及绢状长柔毛；上部小叶较长，向下渐小，无柄，长圆形、倒卵形或长圆披针形，长 1 ～ 5cm，宽 0.5 ～ 1.5cm，羽状中裂，裂片三角卵形，三角状披针形或长圆披针形，顶端急尖或圆钝，边缘向下反卷，下面被白色绒毛；茎生叶与基生叶相似，唯叶片对数较少；基生叶托叶近膜质，褐色，外面被白色绢状长柔毛，茎生叶托叶草质，绿色，边缘锐裂。伞房状聚伞花序，花梗长 0.5 ～ 1.5cm，基部有披针形苞片，外面密被短柔毛；花直径 0.8 ～ 1（1.3）cm；萼片三角卵形，顶端急尖，副萼片带形或披针形，顶端尖，长约为萼片的 1/2 且狭窄，外面被短柔毛及少数绢状柔毛；花瓣黄色，宽倒卵形，顶端微凹，比萼片稍长。瘦果卵球形，深褐色，有明显皱纹。花果期 4 ～ 10 月。

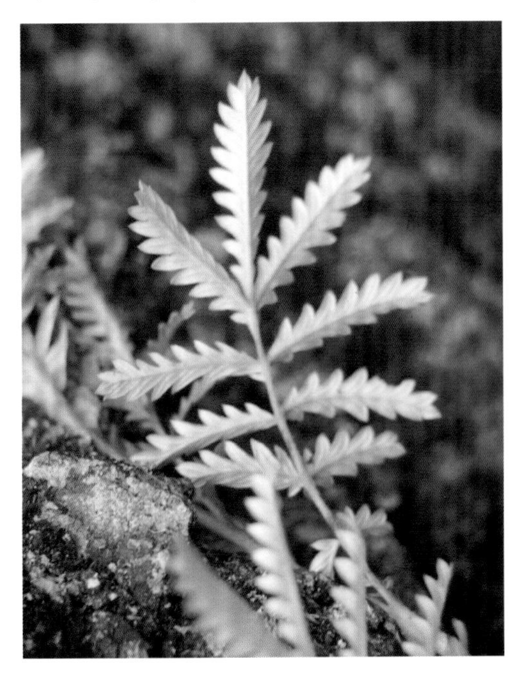

生于海拔 400 ～ 3200m 的山坡草地、沟谷、林缘、灌丛或疏林下。分布于华中及东北、华北、华东、华南、西南和山西、陕西、甘肃、台湾等地。

【功效应用】 全草（药名委陵菜）：清热解毒，凉血止痢。用于赤痢腹痛、久痢不止、痔疮出血、痈肿疮毒。用量 9 ～ 15g；外用适量。

【化学成分】 含黄酮、有机酸、多酚、三萜、挥发油、甾体等成分。

【附注】 本种的干燥全草为较常用中药“委陵菜”，收载于《中国药典》。

254 翻白草（*Potentilla discolor*）

蔷薇科植物翻白草 *Potentilla discolor* Bge.。

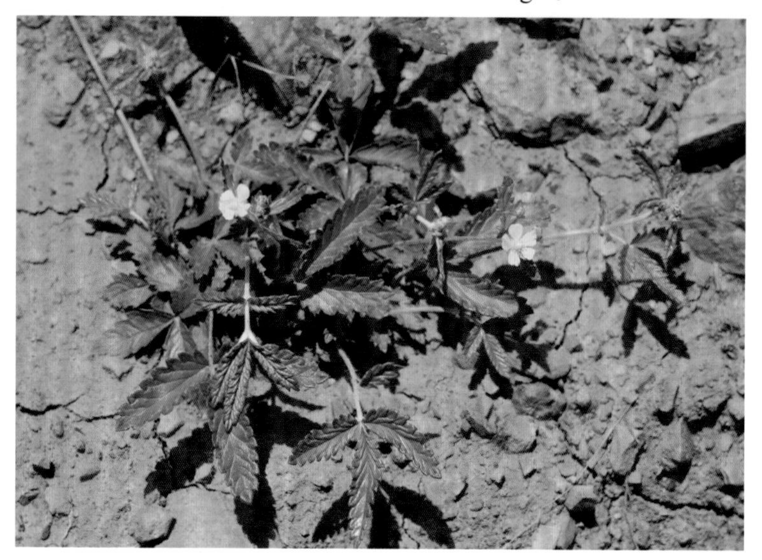

【形态与分布】 多年生草本。根粗壮，下部常肥厚呈纺锤形。茎直立，上升或微铺散，高 10 ～ 45cm，密被白色绵毛。基生叶有小叶 2 ～ 4 对，连叶柄长 4 ～ 20cm，叶柄密被白色绵毛；小叶无柄，小叶片长圆形或长圆披针形，长 1 ～ 5cm，宽 0.5 ～ 0.8cm，顶端圆钝，稀急尖，基部楔形、宽楔形或偏斜圆形，边缘具圆钝锯齿，稀急尖，上面暗绿色，被稀疏白色绵毛或脱落几无毛，下面密被白色或灰白色绵毛，脉不显或微显；茎生叶 1 ～ 2，有掌状 3 ～ 5 小叶；基生叶托叶膜质，褐色，外面被白色长柔毛，茎生叶托叶草质，绿色，卵形或宽卵形，边缘常有缺刻状牙齿，稀全缘，下面密被白色绵毛。聚伞花序有花数朵至多朵，疏散，花梗长 1 ～ 2.5cm，外被绵毛；花直径 1 ～ 2cm；萼片三角状卵形，副萼片披针形，比萼片短，外面被白色绵毛；花瓣黄色，倒卵形，顶端微凹或圆钝，比萼片长。瘦果近肾形，宽约 1mm，光滑。花果期 5 ～ 9 月。

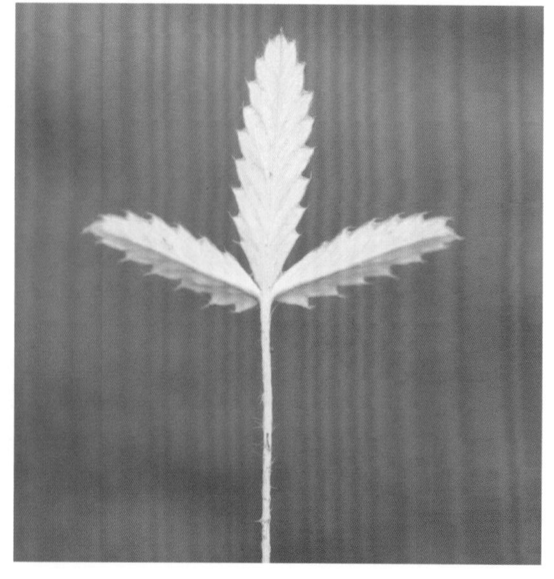

生于海拔 100 ～ 1850m 的荒地、山谷、沟边、山坡草地、草甸及疏林下。分布于华中及东北、华北、华东和山西、陕西、广东、四川、台湾等地。

【功效应用】 全草（药名翻白草）：清热解毒，止痢，止血。用于湿热泻痢、痈肿疮毒、血热吐衄、便血、崩漏。用量 9 ～ 15g。

【化学成分】 含黄酮、鞣质、酚酸、萜类、生物碱、挥发油、甾体等成分。

【附注】 本种的干燥全草为较常用中药“翻白草”，收载于《中国药典》。

255 蛇含委陵菜（*Potentilla kleiniana*）

蔷薇科植物蛇含委陵菜（蛇含）*Potentilla kleiniana* Wight et Arn.。

【形态与分布】 草本。多须根。花茎上升或匍匐，常于节处生根并发育出新植株，长 10 ～ 50cm，被疏柔毛或开展长柔毛。基生叶为近鸟足状 5 小叶，连叶柄长 3 ～ 20cm，叶柄被疏柔毛或开展长柔毛；小叶几无柄，稀有短柄，小叶片倒卵形或长圆倒卵形，长 0.5 ～ 4cm，顶端圆钝，基部楔形，边缘有多数急尖或圆钝锯齿，两面被疏柔毛，或上面几无毛，下面沿脉密被伏生长柔毛，下部茎生叶有 5 小叶，上部有 3 小叶，小叶与基生小叶相似，叶柄较短；基生叶托叶膜质，淡褐色，茎生叶托叶草质，绿色，卵形至卵状披针形，全缘，稀有 1 ～ 2 齿，顶端急尖或渐尖。

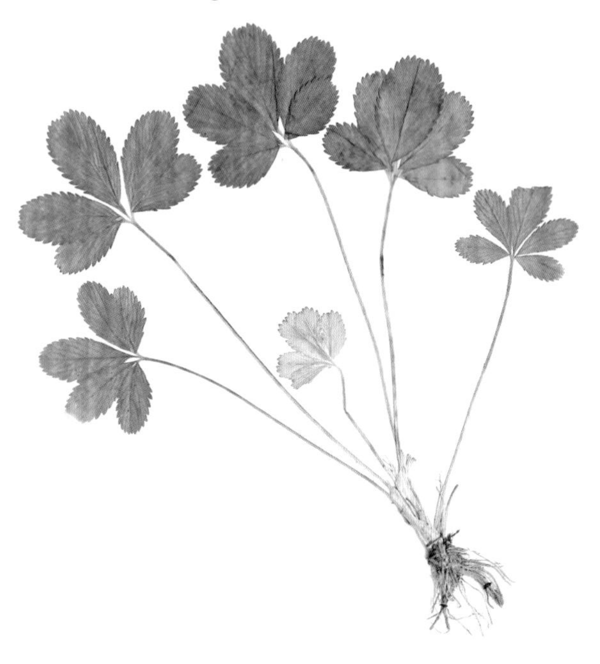

聚伞花序密集枝顶如假伞形，花梗长 1 ～ 1.5cm，密被开展长柔毛，下有茎生叶如苞片状；花直径 0.8 ～ 1cm；萼片三角状卵圆形，副萼片披针形或椭圆披针形，顶端均急尖或渐尖；花瓣黄色，倒卵形，顶端微凹，长于萼片。瘦果近圆形，一面稍平，具皱纹。花果期 4 ～ 9 月。

生于海拔 400 ～ 3000m 的田边、水旁、草甸及山坡草地。分布于华中、华东、华南、西南地区及辽宁、陕西、西藏等省区。

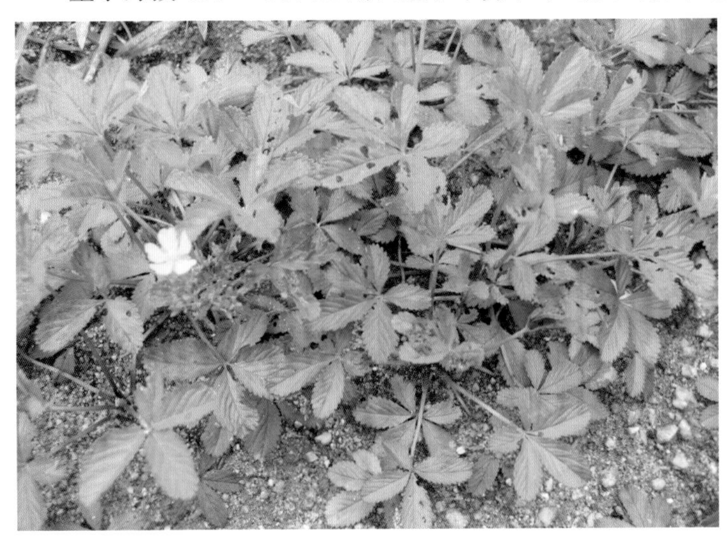

【功效应用】 全草（药名蛇含）：清热解毒，止咳化痰。用于肺热咳嗽、咽喉肿痛、小儿高热惊风、痢疾；外治腮腺炎、乳腺炎、带状疱疹、疔疮顽癣。用量 6 ～ 15g；外用煎水洗或捣敷。

【化学成分】 全草含仙鹤草素、鞣质等成分。

256 全缘火棘（*Pyracantha atalantioides*）

蔷薇科植物全缘火棘 *Pyracantha atalantioides*（Hance）Stapf。

【形态与分布】 常绿灌木或小乔木，高达 6m。通常有枝刺，稀无刺；嫩枝有黄褐色或灰色柔毛，老枝无毛。叶片椭圆形或长圆形，稀长圆倒卵形，长 1.5 ～ 4cm，宽 1 ～ 1.6cm，先端微尖或圆钝，有时具刺尖头，基部宽楔形或圆形，叶边通常全缘或有时具不明显的细锯齿，幼时有黄褐色柔毛，老时两面无毛，上面光亮，叶脉明显，下面微带白霜，中脉明显突起；叶柄长 2 ～ 5mm，通常无毛，有时具柔毛。花成复伞房花序，直径 3 ～ 4cm，花梗和花萼外被黄褐色柔毛；花梗长 5 ～ 10mm，花直径 7 ～ 9mm；萼筒钟状，外被柔毛；萼片浅裂，广卵形，先端钝，外被稀疏柔毛；花瓣白色，卵形，长 4 ～ 5mm，宽 3 ～ 4mm，先端微尖，基部具短爪；雄蕊 20，花丝长约 3mm，花药黄色；花柱 5，与雄蕊等长，子房上部密生白色绒毛。梨果扁球形，直径 4 ～ 6mm，亮红色。花期 4 ～ 5 月，果期 9 ～ 11 月。

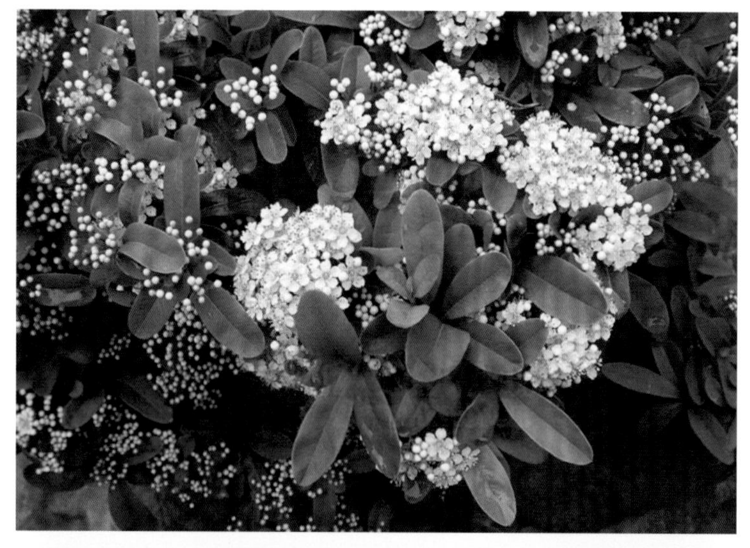

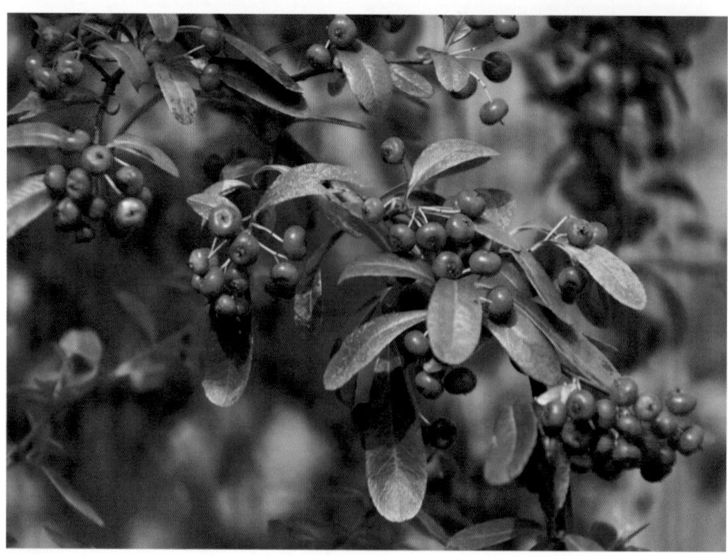

生于海拔 500 ～ 1700m 的山坡或谷地灌丛、疏林中。分布于湖北、湖南及陕西、广东、广西、四川、贵州等省区。

【功效应用】 根：清热解毒，止血，止泻。用于消化不良、崩漏、白带、白浊。用量 10 ～ 30g，孕妇禁服。叶：外用治头疔、外伤出血。果实（药名救兵粮）：用于痢疾、带下。用量 12 ～ 30g。

【化学成分】 果实含多糖、维生素、氨基酸、黄酮等成分；叶含黄酮等成分。

257 火棘（*Pyracantha fortuneana*）

蔷薇科植物火棘 *Pyracantha fortuneana*（Maxim.）Li。

【形态与分布】 常绿灌木，高达 3m。侧枝短，先端成刺状，嫩枝外被锈色短柔毛，老枝暗褐色，无毛；芽小，外被短柔毛。叶片倒卵形或倒卵状长圆形，长 1.5 ～ 6cm，宽 0.5 ～ 2cm，先端圆钝或微凹，有时具短尖头，基部楔形，下延于叶柄，边缘有钝锯齿，齿尖向内弯，近基部全缘，两面皆无毛；叶柄短，无毛或嫩时有柔毛。花集成复伞房花序，直径 3 ～ 4cm，花梗和总花梗近于无毛，花梗长约 1cm；花直径约 1cm；萼筒钟状，无毛；萼片三角卵形，先端钝；花瓣白色，近圆形，长约 4mm，宽约 3mm；雄蕊 20，花丝长 3 ～ 4mm，花药黄色；花柱 5，离生，与雄蕊等长，子房上部密生白色柔毛。果实近球形，直径约 5mm，橘红色或深红色。花期 3 ～ 5 月，果期 8 ～ 11 月。

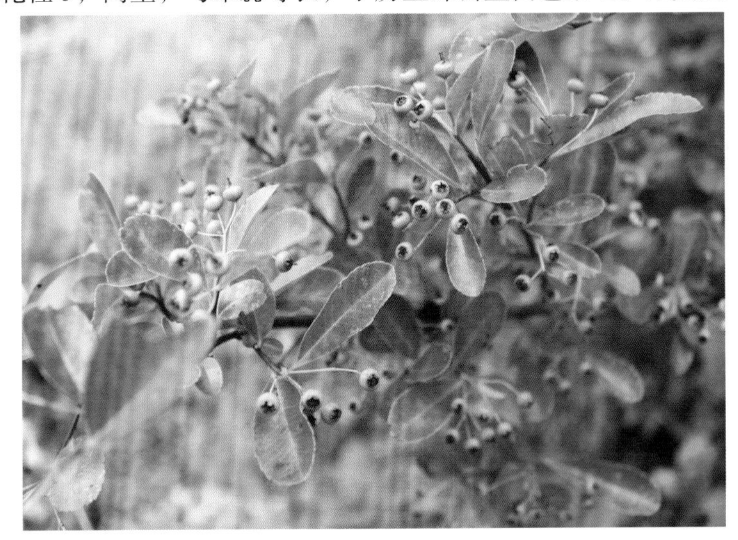

生于海拔 500 ～ 2800m 的山地、丘陵地阳坡灌丛草地及河沟路旁。分布于华中、华东、西南地区及陕西、广西。

【功效应用】 根：清热凉血。用于虚痨骨蒸潮热、肝炎、跌打损伤、筋骨疼痛、腰痛、崩漏、白带、月经不调、吐血、便血。用量 10 ～ 30g，孕妇禁用；外用适量，捣烂外敷。叶：清热解毒。捣烂外敷用于疮疡肿毒。果实（药名救兵粮）：消积止痢，活血止血。用于消化不良、肠炎痢疾、小儿疳积、崩漏、带下、产后腹痛。用量 12 ～ 30g。

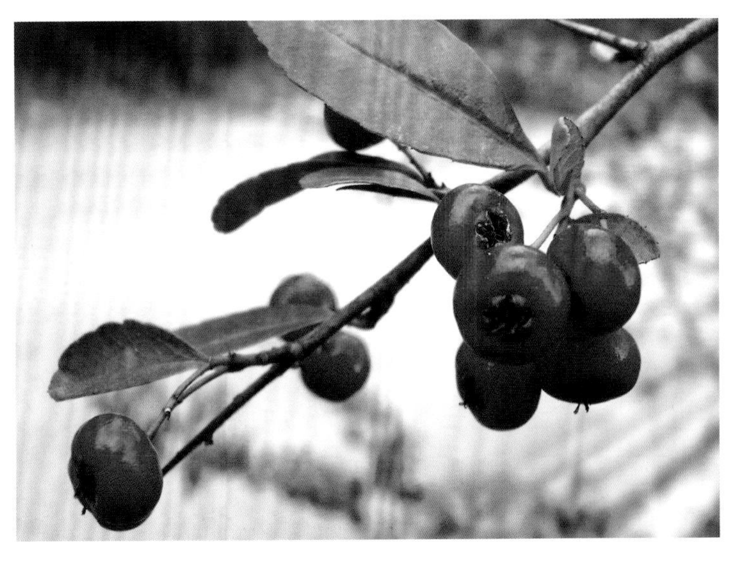

【化学成分】 叶含黄酮等成分；果实含黄酮、维生素、氨基酸等成分。

258 月季（*Rosa chinensis*）

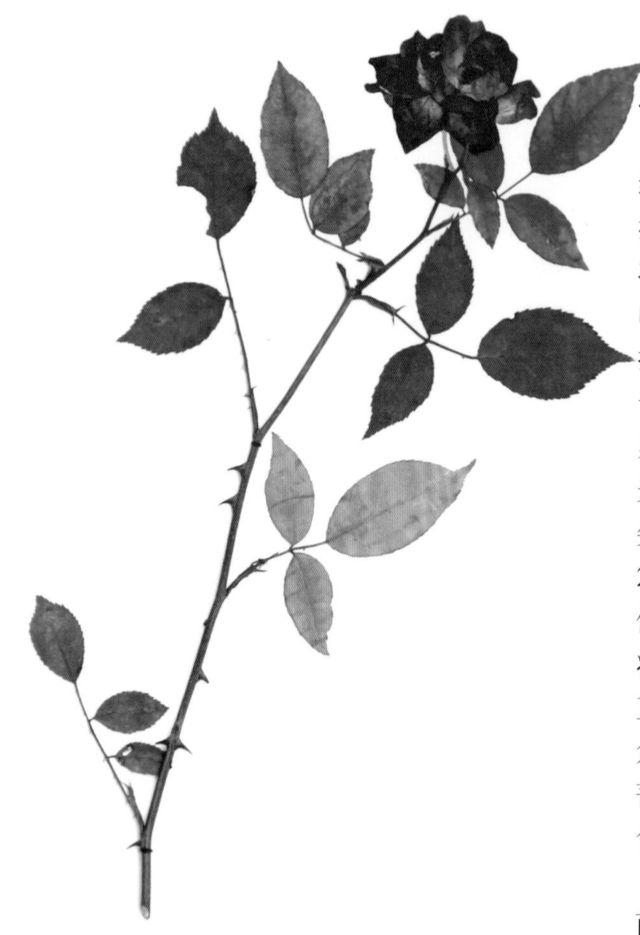

蔷薇科植物月季 *Rosa chinensis* Jacq.。

【形态与分布】 常绿或半常绿灌木，高 0.5 ～ 1.5m。茎直立或披散，与枝均具钩状皮刺。单数羽状复叶互生，小叶 3 ～ 5，少数 7，叶柄有腺毛及皮刺，基部有披针形托叶 1 枚，大而明显，大部附生于叶柄上，边缘有腺毛；小叶片宽卵形，长 2 ～ 7cm，宽 1 ～ 3cm，先端渐尖，基部宽楔形，边缘有尖锯齿。花常数朵聚生；花梗长 2 ～ 3cm；花萼 5 裂，宿存，萼筒倒卵圆形，萼片钻形，反曲，常羽状分裂，边缘有腺毛；花冠玫瑰色，直径约 5cm，花瓣多数，重叠，三角状倒卵形，先端波状；雄蕊多数。蔷薇果卵状椭圆形，长达 2cm，红色。花期春末至秋季。

均为栽培。主产于华中、华南、西南地区及河北、陕西、山东、江苏、安徽等省。兼观赏植物。

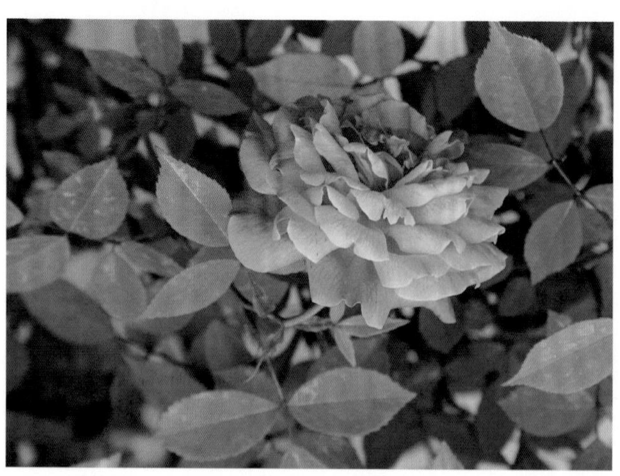

【功效应用】 花（药名月季花）：活血调经，疏肝解郁。用于气滞血瘀、月经不调、痛经、闭经、胸肋胀痛。用量 3 ～ 6g。

【化学成分】 花含挥发油、鞣质、黄酮等成分。

【附注】 具本种的干燥花为中药“月季花”，收载于《中国药典》。

259 金樱子（*Rosa laevigata*）

蔷薇科植物金樱子 *Rosa laevigata* Michx.。

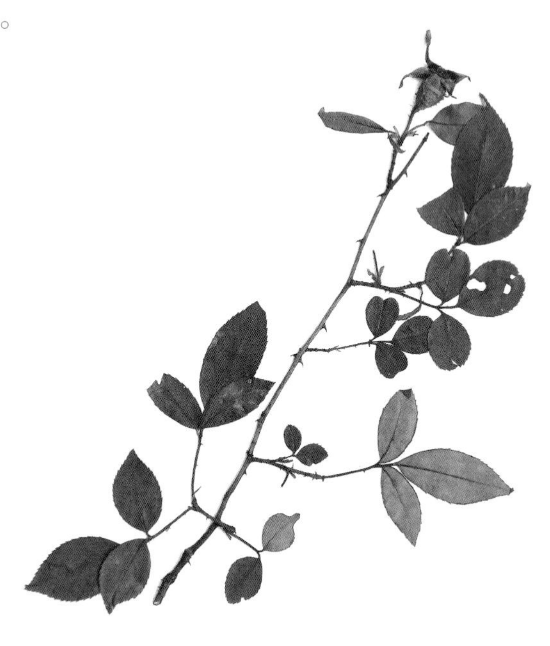

【形态与分布】 常绿攀援灌木，长可达 5m。茎具倒钩状皮刺和刺毛。单数羽状复叶互生，小叶 3（5），叶柄长达 2cm，有棕色腺点及细刺；托叶条状披针形，长约 8cm，早落；小叶片椭圆状卵形，革质，长 2 ～ 7cm，宽 1.5 ～ 4.5cm，先端渐尖，基部阔楔形，边缘有锐尖锯齿，叶柄和叶轴具小皮刺和刺毛。花单生于侧枝端，花梗粗壮，长达 3cm，与萼筒均密被刺毛；萼片先端有时扩大呈叶状，被腺毛；花冠白色，芳香，直径 5 ～ 9cm，花瓣 5，平展，三角状阔倒卵形，长约 3cm，宽大于长，先端近截形，有波状弯曲；雄蕊多数。果黄红色，多为长倒卵形，外被刺毛，冠以宿萼。花期 4 ～ 6 月。

生于山崖石隙、阳坡灌丛等处。分布于华中、华东、华南、西南地区及陕西等省。

【功效应用】 果实（药名金樱子）：收涩，固精，止泻。用于滑精、遗精、遗尿、小便频数、脾虚久泻、妇女带下、子宫脱垂等症。用量 6 ～ 12g。

【化学成分】 果实含有机酸、糖类、皂苷、鞣质、黄酮等成分。

【附注】 本种的干燥成熟果实为中药“金樱子”，收载于《中国药典》。

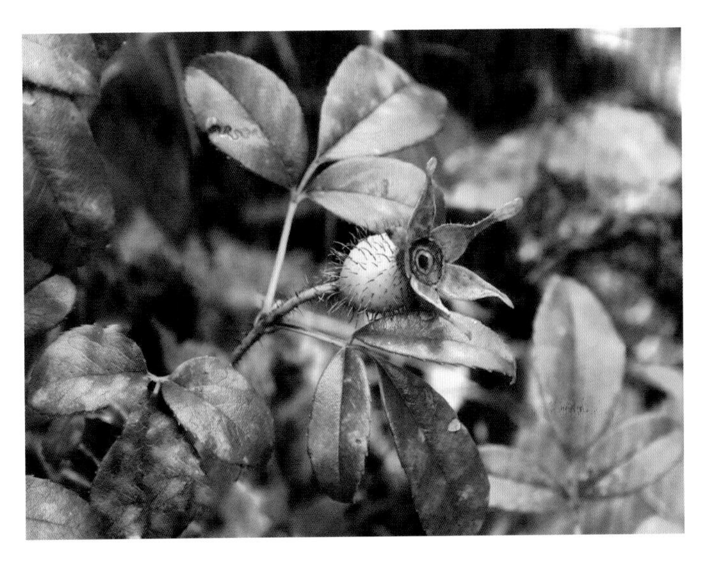

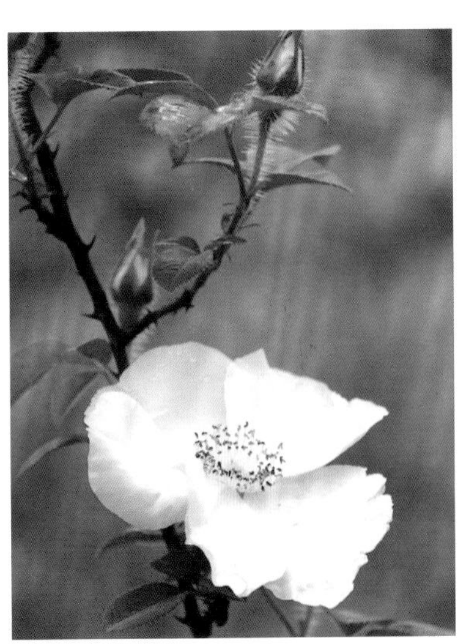

260 缫丝花（*Rosa roxburghii*）

蔷薇科植物缫丝花 *Rosa roxburghii* Tratt.。

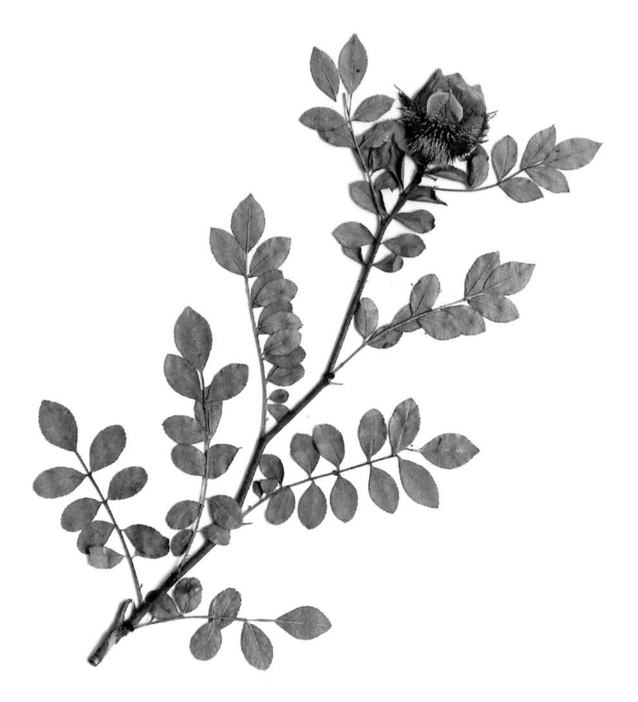

【形态与分布】 灌木，高1～2.5m。树皮灰褐色，成片状剥落；小枝圆柱形，斜向上升，有基部稍扁而成对的皮刺。小叶9～15，连叶柄长5～11cm，小叶片椭圆形或长圆形，稀倒卵形，长1～2cm，宽6～12mm，先端急尖或圆钝，基部宽楔形，边缘有细锐锯齿，两面无毛，下面叶脉突起，网脉明显，叶轴和叶柄有散生小皮刺；托叶大部贴生于叶柄，离生部分呈钻形，边缘有腺毛。花单生或2～3朵生于短枝顶端；花直径5～6cm；花梗短；小苞片2～3，卵形，边缘有腺毛；萼片通常宽卵形，先端渐尖，有羽状裂片，内面密被绒毛，外面密被针刺；花瓣重瓣至半重瓣，淡红色或粉红色，微香，倒卵形，外轮花瓣大，内轮较小；雄蕊多数着生在杯状萼筒边缘；心皮多数，着生在花托底部；花柱离生，被毛，不外伸，短于雄蕊。果扁球形，直径3～4cm，绿红色，外面密生针刺；萼片宿存，直立。花期5～7月，果期8～10月。

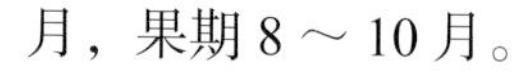

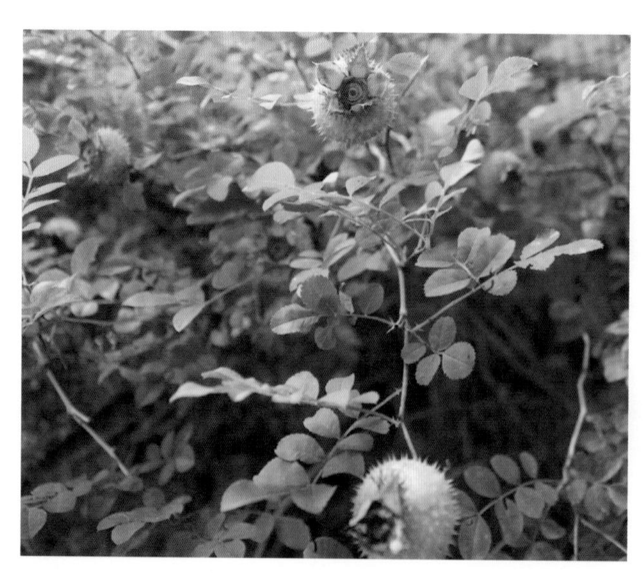

野生或栽培。分布于湖北、湖南及陕西、甘肃等省和西南地区。

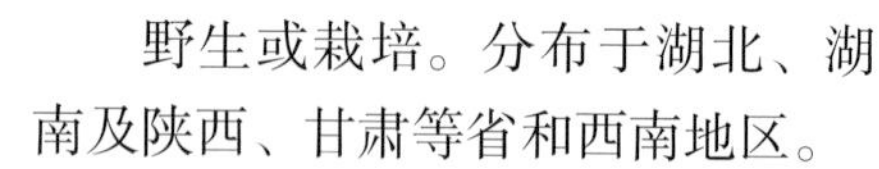

【功效应用】 根（药名刺梨根）：健胃消食，止痛，收涩，止血。用于胃脘胀痛、牙痛、喉痛、久咳、泻痢、遗精、带下、崩漏、痔疮。果实（药名刺梨子）：健胃，消食，止泻。用于食积饱胀、肠炎腹泻。用量9～15g。

【化学成分】 果实含维生素、甾醇、氨基酸、有机酸、脂肪酸等成分。

261 玫瑰（*Rosa rugosa*）

蔷薇科植物玫瑰 *Rosa rugosa* Thunb.。

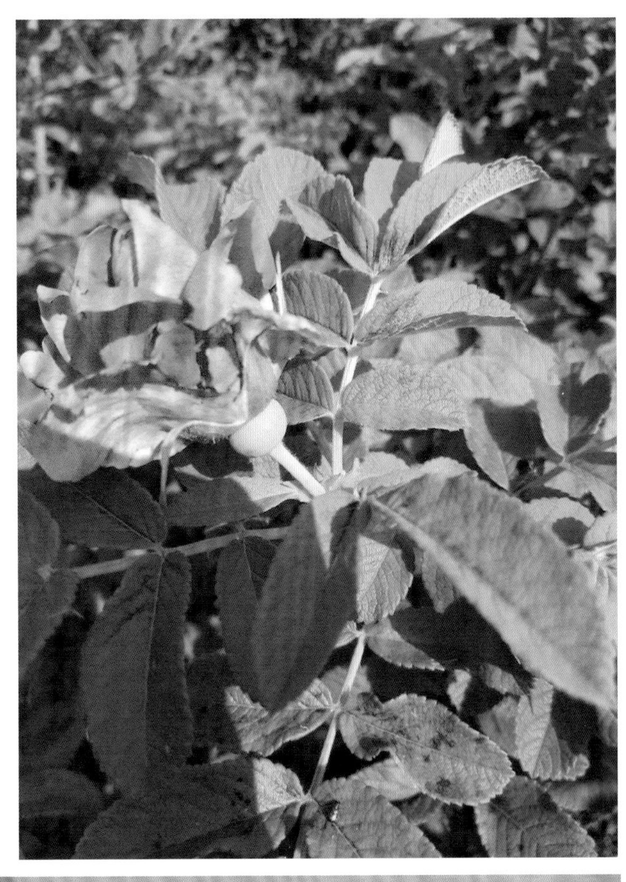

【形态与分布】 直立灌木，高可达2m。枝干粗壮，有针刺和腺毛，小枝密生绒毛。羽状复叶；小叶5～9，椭圆形或椭圆状倒卵形，长1.5～4.5cm，宽1～2.5cm，边缘有尖锐锯齿，质厚，上面光亮，多皱，无毛，下面灰绿色，有柔毛及腺体；叶柄和叶轴有绒毛及腺毛；托叶大部附着于叶柄上。花直径4～5.5cm，单生于叶腋，或3～6朵簇生；花梗有绒毛和腺毛；花托壶形或半球形；萼片卵状披针形，先端尾状渐尖，常有羽状裂片而扩展成叶状，上面有稀疏柔毛，下面密被柔毛和腺毛；花瓣倒卵形，重瓣至半重瓣，芳香，紫红色至白色；花柱离生，被毛，稍伸出萼筒口外，比雄蕊短很多。果扁球形，直径2～2.5cm，红色，肉质，平滑，萼片宿存。花期5～6月，果期8～9月。

全国各地均有栽培。

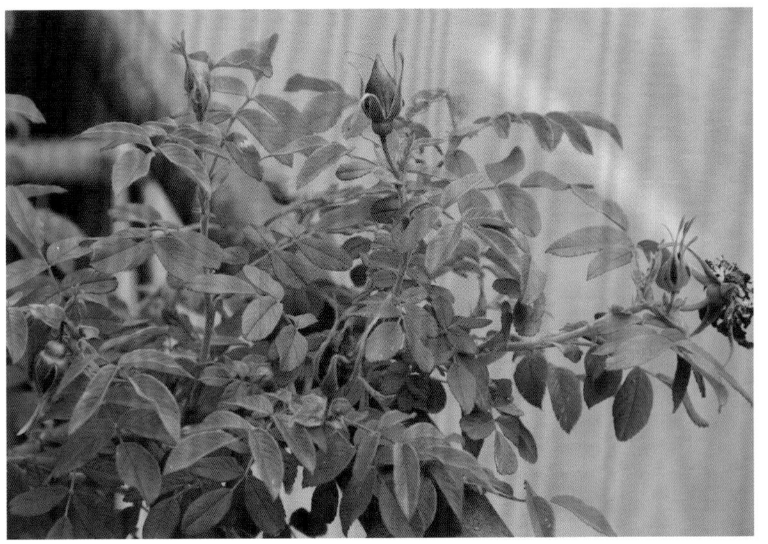

【功效应用】 花蕾（药名玫瑰花）：行气解郁，和血，止痛。用于肝胃气痛、食少呕恶、月经不调、跌扑伤痛。用量3～10g，水煎服，或泡茶饮用。

【化学成分】 花含挥发油、黄酮等成分。

262 山莓（*Rubus corchorifolius*）

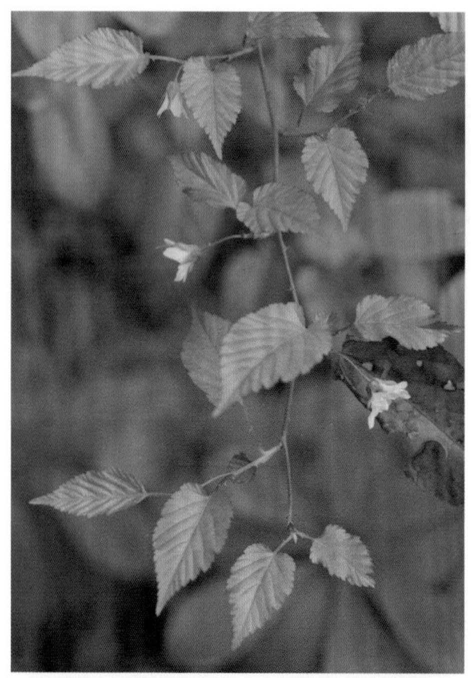

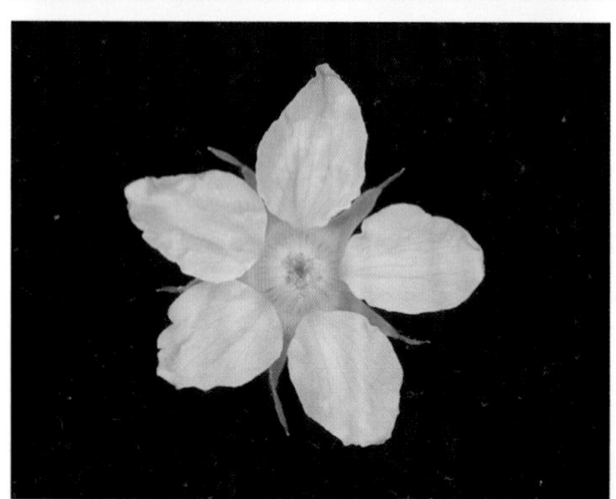

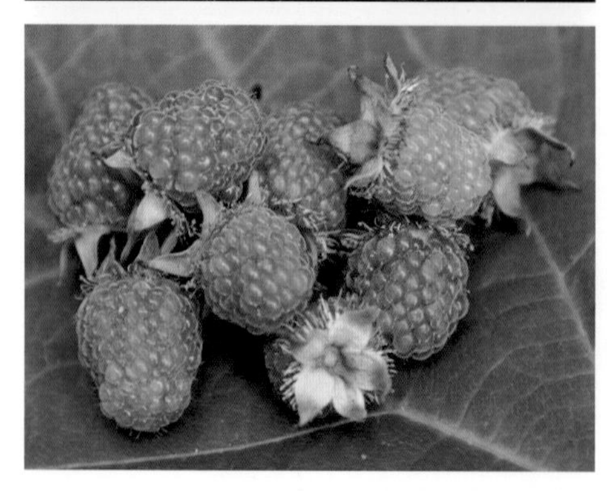

蔷薇科植物山莓 *Rubus corchorifolius* L. f.。

【形态与分布】 落叶灌木，高 1 ～ 3m。小枝幼时有柔毛和少数腺毛，并有皮刺。单叶，卵形或卵状披针形，长 3 ～ 12cm，宽 2 ～ 5cm，顶端渐尖，基部微心形，有时近截形或近圆形，不裂或 3 浅裂，有不规则锐锯齿或重锯齿，基部具 3 脉，上面脉上稍有柔毛，下面及叶柄有灰色绒毛，脉上散生钩状皮刺；叶柄长 10 ～ 20mm；托叶条形，贴生叶柄上。花单生或数朵聚生短枝上；花白色，直径约 3cm；萼裂片卵形、三角状卵形或卵状披针形，密生灰白色柔毛。花瓣长圆形或椭圆形，白色，顶端圆钝，长 9 ～ 12mm，宽 6 ～ 8mm，长于萼片；雄蕊多数，花丝宽扁；雌蕊多数，子房有柔毛。聚合果球形，直径 10 ～ 12mm，红色。花期 2 ～ 3 月，果期 4 ～ 6 月。

生于海拔 200 ～ 2200m 的向阳山坡、溪边、山谷、荒地和疏密灌丛中潮湿处。除东北、甘肃、青海、新疆外，全国其他地区皆有分布。

【功效应用】 根：凉血止血，活血调经，清热利湿，解毒敛疮。用于咯血、崩漏、痔疮出血、痢疾、泄泻、经闭、痛经、跌打损伤、毒蛇咬伤、疮疡肿毒、湿疹。用量 10 ～ 30g，孕妇慎服；外用适量。茎叶：清热利咽，解毒敛疮。用于咽喉肿痛、口腔炎、疮痈疖肿、乳腺炎、湿疹、黄水疮。用量 9 ～ 15g；外用适量。

【化学成分】 叶含生物碱、有机酸、黄酮、香豆素及内酯、酚类、鞣质、皂苷、萜类、蒽醌、强心苷、甾体、挥发油等成分。

【附注】 鄂西地区称该植物为“三月泡”。

263 高粱泡（*Rubus lambertianus*）

蔷薇科植物高粱泡 *Rubus lambertianus* Ser.。

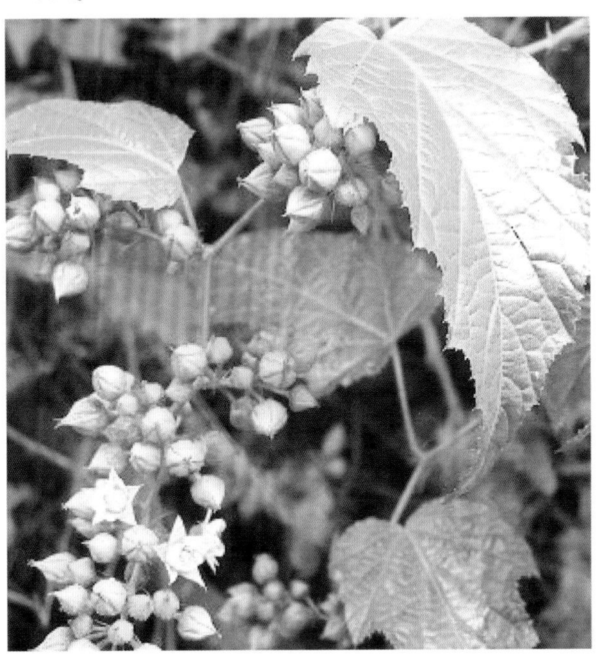

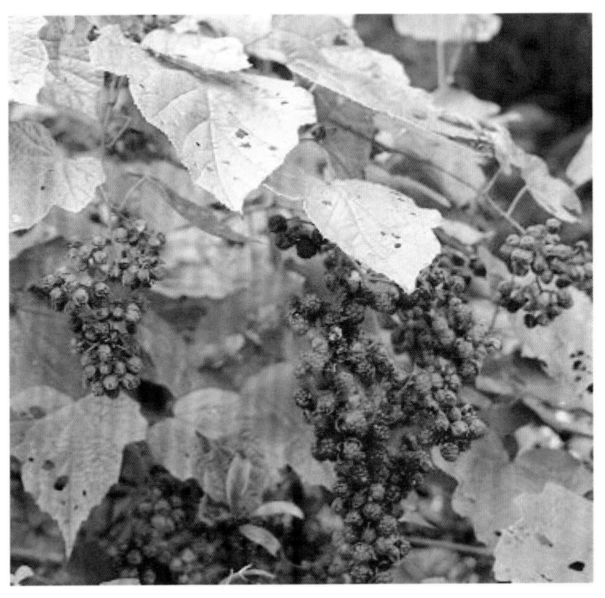

【形态与分布】 半落叶藤状灌木，高达3m。枝有微弯小皮刺。单叶宽卵形，稀长圆状卵形，长5～10（12）cm，宽1～8cm，顶端渐尖，基部心形，上面疏生柔毛或沿叶脉有柔毛，下面被疏柔毛，中脉上常疏生小皮刺，边缘明显3～5裂或呈波状，有细锯齿；叶柄长2～4（5）cm，有稀疏小皮刺；托叶离生，线状深裂。圆锥花序顶生，生于枝上部叶腋内的花序常近总状，有时仅数朵花簇生于叶腋；总花梗、花梗和花萼均被细柔毛；花梗长0.5～1cm；苞片与托叶相似；花直径约8mm；萼片卵状披针形，顶端渐尖、全缘，外面边缘和内面均被白色短柔毛，仅在内萼片边缘具灰白色绒毛；花瓣倒卵形，白色，稍短于萼片；雄蕊多数，稍短于花瓣；雌蕊约15～20。果实近球形，直径约6～8mm，由多数小核果组成，熟时红色；核较小，长约2mm，有明显皱纹。花期7～8月，果期9～11月。

生于低海山坡、山谷或路旁灌木丛中阴湿处或生于林缘及草坪。分布于华中、华东、华南地区及云南等省。

【功效应用】 根：祛风清热，凉血止血，活血祛瘀。用于风热感冒、风湿痹痛、半身不遂、咳血、衄血、便血、崩漏、经闭、痛经、产后腹痛、疮疡。用量：15～30g。叶：清热凉血，解毒疗疮。用于感冒发热、咳血、便血、崩漏、创伤出血、瘰疬溃烂、皮肤糜烂、黄水疮。用量9～15g；外用适量。

【化学成分】 地上部分含鞣质、三萜、皂苷等成分。

264 灰白毛莓（*Rubus tephrodes*）

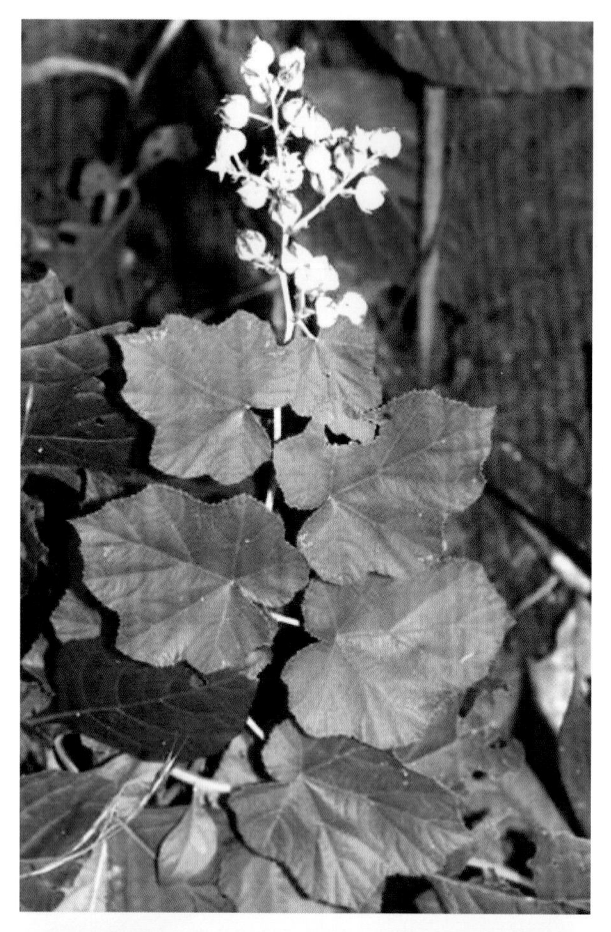

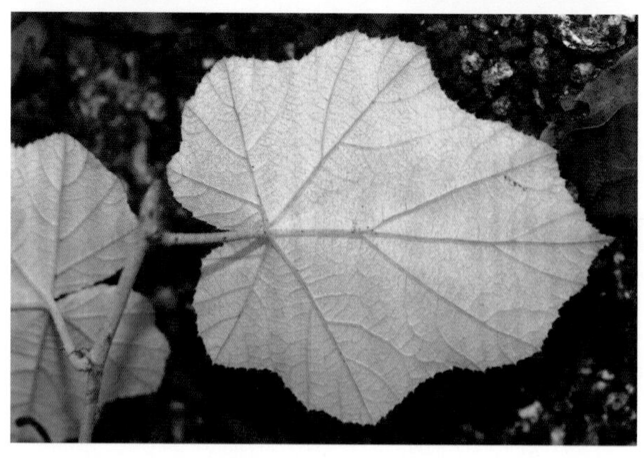

蔷薇科植物灰白毛莓 *Rubus tephrodes* Hance。

【形态与分布】 落叶蔓性灌木。茎粗壮，褐色，小枝密生灰白色绒毛，杂生腺毛和稀疏的皮刺。单叶，近圆形或宽卵形，直径 4 ～ 8（11）cm，先端急尖或圆钝，基部心形，边缘有明显 5 ～ 7 圆钝裂片和不整齐锯齿，上面有疏柔毛或疏腺毛，下面密生灰白色绒毛，侧脉 3 ～ 4 对，主脉上有时疏生刺毛和小皮刺，基部有掌状 5 出脉；叶柄长 1 ～ 3cm，密生短绒毛，疏生小皮刺或刺毛及腺毛；托叶早落。顶生大型圆锥花序，总花梗和花梗密生灰白色绒毛；花白色，直径 1 ～ 1.5cm；花萼外密被灰白色绒毛，通常无刺毛或腺毛，萼片卵形，顶端急尖；花瓣小，白色，近圆形至长圆形，比萼片短；雄蕊多数，花丝基部稍膨大；雌蕊约 30 ～ 50，长于雄蕊。果实球形，直径达 1.4cm，紫黑色，由多数小核果组成；核有皱纹。花期 6 ～ 8 月，果期 8 ～ 10 月。

生于山坡、路旁或灌丛中，海拔达 1500m。分布于湖北、湖南、安徽、江西、福建、台湾、广东、广西、贵州等省区。

【功效应用】 果实：补肾益精，缩尿。用于头目眩晕、多尿、阳痿、不育、须发早白、痈疽。根：活血散瘀，祛风通络。用于经闭、腰痛、腹痛、筋骨疼痛、跌打损伤、感冒、痢疾。用量 10 ～ 20g。叶：用于跌打损伤、瘰疬、龋齿疼痛。用量 6 ～ 15g；外用适量。

265 地榆（*Sanguisorba officinalis*）

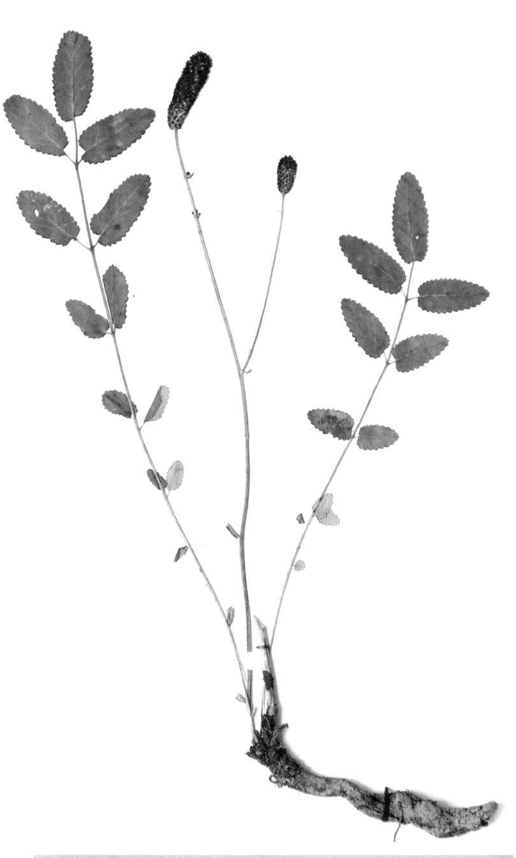

蔷薇科植物地榆*Sanguisorba officinalis* L.。

【形态与分布】 草本，高 30 ～ 120cm。根粗壮，纺锤形或圆柱形，表面棕褐色或紫褐色，有纵皱及横裂纹，断面黄白或紫红色。茎直立，有棱，无毛或基部有稀疏腺毛。基生叶为羽状复叶，小叶 4 ～ 6 对，叶柄无毛或基部有稀疏腺毛；小叶片有短柄，卵形或长圆状卵形，长 1 ～ 7cm，宽 0.5 ～ 3cm，顶端圆钝稀急尖，基部心形至浅心形，边缘有粗大圆钝稀急尖的锯齿；茎生叶较少，小叶片有短柄至几无柄，长圆形至长圆披针形，狭长，基部微心形至圆形，顶端急尖；基生叶托叶膜质，褐色，茎生叶托叶大，半卵形，外侧边缘有锐齿。穗状花序椭圆形、圆柱形或卵球形，直立，通常长 1 ～ 4cm，横径 0.5 ～ 1cm，从花序顶端向下开放，花序梗偶有稀疏腺毛；苞片膜质，披针形，顶端渐尖至尾尖，比萼片短或近等长；萼片 4，紫红色、椭圆形至宽卵形，背面被疏柔毛，中央微有纵棱脊，顶端常具短尖头；雄蕊 4；柱头顶端扩大，盘形，边缘具流苏状乳头。果实包藏在宿存萼筒内。花果期 7 ～ 10 月。

生于山坡草地、林缘灌丛及田边等处。全国绝大部分地区有分布。

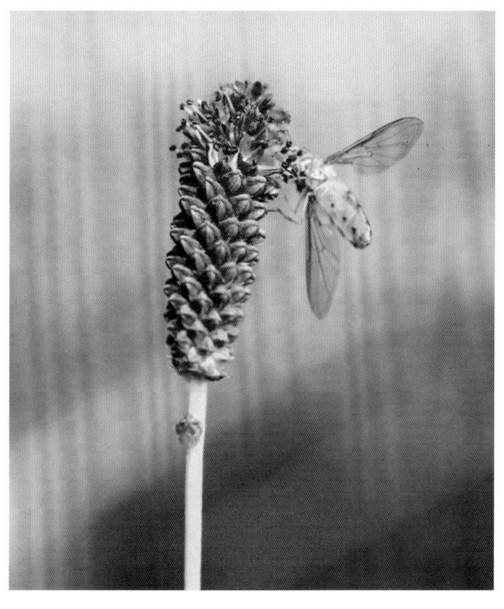

【功效应用】 根（药名地榆）：凉血止血，收敛止泻。用于咯血、吐血、便血、尿血、痔疮出血、功能性子宫出血、带下、痢疾、慢性肠胃炎；外用治烧烫伤。用量 9 ～ 15g；外用适量，研末涂敷患处。

【化学成分】 根含鞣质、皂苷等成分。

【附注】 本种干燥根为中药“地榆”，收载于《中国药典》。

266 田皂角（*Aeschynomene indica*）

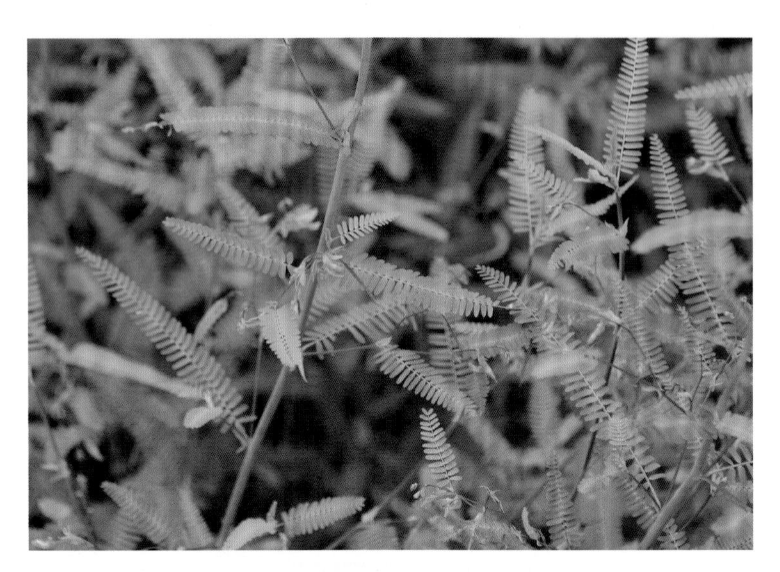

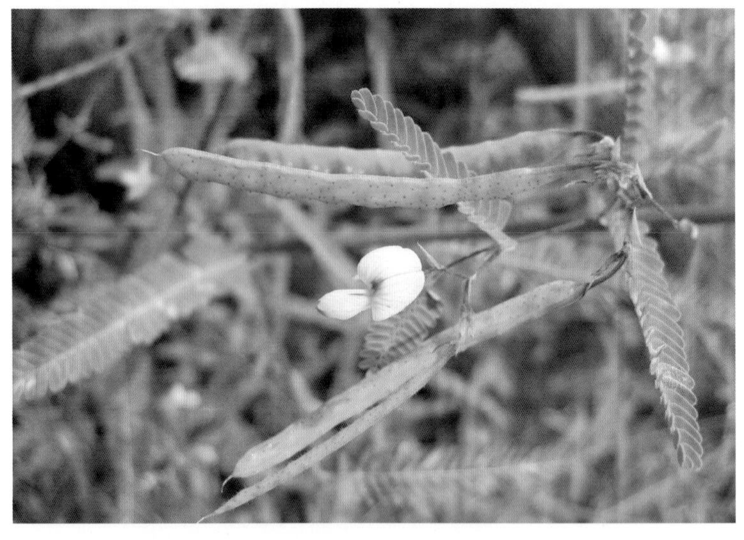

豆科植物田皂角（合萌）*Aeschynomene indica* L.。

【形态与分布】 一年生草本或亚灌木状，茎直立，高 0.3 ～ 1m。多分枝，圆柱形，无毛，小枝绿色。羽状复叶，具 20 ～ 30 对小叶或更多，叶柄长约 3mm；托叶膜质，卵形至披针形，长约 1cm，基部下延成耳状，通常有缺刻或啮蚀状；小叶近无柄，线状长圆形长 5 ～ 10（15）mm，宽 2 ～ 2.5（3.5）mm，上面密布腺点，下面稍带白粉，先端钝圆或微凹，具细刺尖头，基部歪斜，全缘。总状花序腋生，花少数，总花梗有疏刺毛，有黏质；膜质苞片 2 枚，边缘有锯齿；花萼 2 唇形，上唇 2 裂，下唇 3 裂；花冠黄色带紫纹，旗瓣无爪，翼瓣有爪，较旗瓣稍短，龙骨瓣较翼瓣短；子房无毛，有子房柄。荚果条状矩圆形，微弯，有 6 ～ 10 荚节，荚节平滑或有小瘤突。花期 7 ～ 8 月，果期 10 ～ 11 月。

生于潮湿地或水边。分布于华中及东北、华东、华南、西南等地区。

【功效应用】 全草（药名田皂角）：清热利湿，祛风明目，通乳。用于热淋、血淋、水肿、泄泻、痢疾、疖疮、目赤肿痛、眼生云翳、夜盲、关节疼痛、产妇乳少。

【化学成分】 含黄酮、蒽醌、脂肪酸等成分。

267 合欢（*Albizia julibrissin*）

豆科植物合欢 *Albizia julibrissin* Durazz.。

【形态与分布】 落叶乔木，高 4 ～ 15m，树冠伞形。二回偶数羽状复叶，羽片 4 ～ 12 对，各有小叶 10 ～ 30 对，小叶 10 ～ 30 对，长圆形至线形，两侧极偏斜，长 6 ～ 12mm，宽 1 ～ 4mm。先端极尖，基部圆楔形；托叶条状披针形，早落。花序头状，多数，伞房状排列，腋生或顶生；花淡红色，连雄蕊长 25 ～ 40mm，具短花梗；萼与花冠疏生短柔毛。荚果线形，扁平，长 9 ～ 15cm，宽 1.2 ～ 2.5cm，幼时有毛。花期 6 ～ 7 月，果期 9 ～ 11 月。

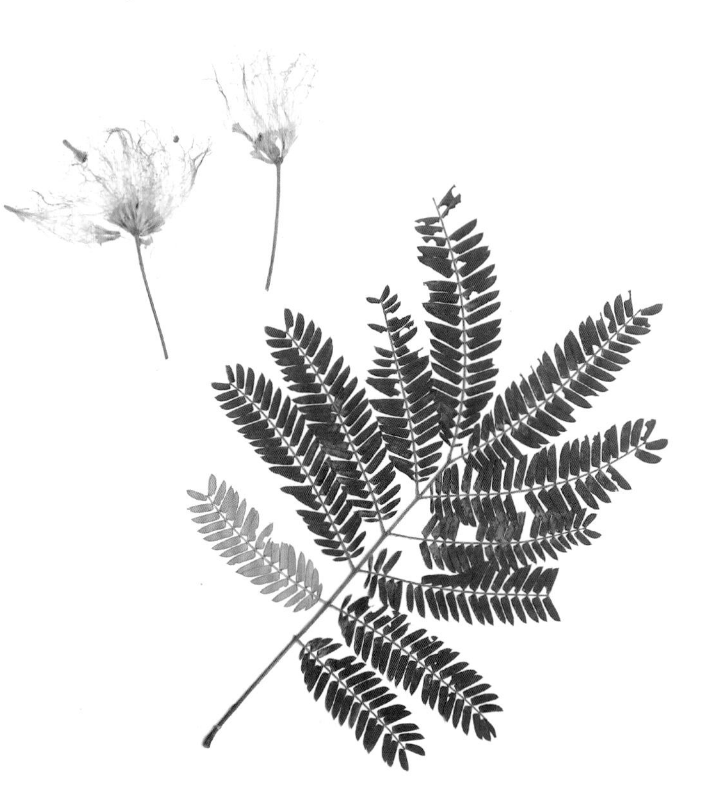

生于路旁、林边及山坡上。分布于黄河流域及以南地区。

【功效应用】 树皮（药名合欢皮）：解郁安神，活血消肿。用于心神不安、忧郁失眠、肺痈、疮肿、跌扑伤痛。用量 6 ～ 12g；外用适量，研末调涂。花序或花蕾（药名合欢花）：解郁安神。用于心神不安、忧郁失眠。用量 5 ～ 10g。

【化学成分】 树皮含三萜及其苷类、黄酮、木脂素、鞣质等成分。

【附注】 本种的干燥树皮与干燥花序或花蕾分别为中药“合欢皮”与“合欢花”，均收载于《中国药典》。

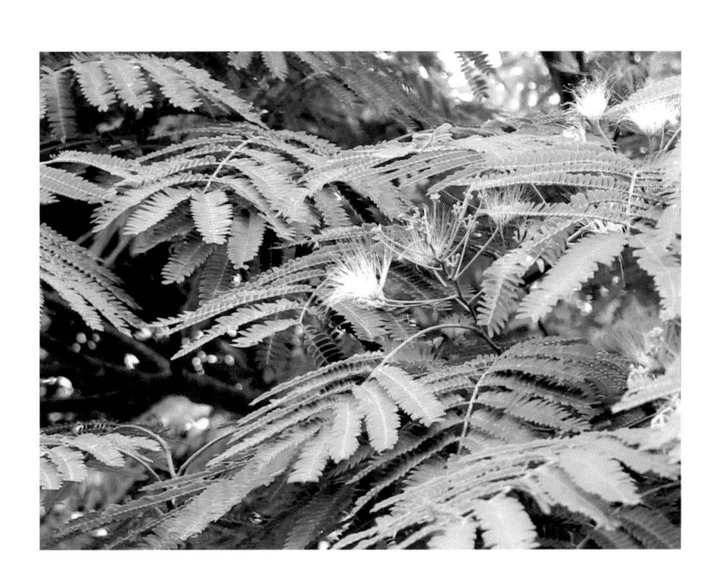

268 山合欢（*Albizia kalkora*）

豆科植物山合欢 *Albizia kalkora*（Roxb.）Prain。

【形态与分布】 落叶小乔木或灌木，通常高 3 ～ 8m；枝条暗褐色，被短柔毛，有显著皮孔。二回羽状复叶；羽片 2 ～ 4 对；小叶 5 ～ 14 对，长圆形或长圆状卵形，长 1.8 ～ 4.5cm，宽 7 ～ 20mm，先端圆钝而有细尖头，基部不等侧，两面均被短柔毛，中脉稍偏于上侧。头状花序 2 ～ 7 枚生于叶腋，或于枝顶排成圆锥花序；花初白色，后变黄色，具明显的小花梗；花萼管状，长 2 ～ 3mm，5 齿裂；花冠长 6 ～ 8mm，中部以下连合呈管状，裂片披针形，花萼、花冠均密被长柔毛；雄蕊长 2.5 ～ 3.5cm，基部连合呈管状。荚果带状，长 7 ～ 17cm，宽 1.5 ～ 3cm，深棕色，嫩荚密被短柔毛，老时无毛；种子 4 ～ 12，倒卵形。花期 5 ～ 6 月，果期 8 ～ 10 月。

生于山坡灌丛、疏林中，分布于湖北及华北、西北、西南、华南、华东等地。

【功效应用】 树皮：解郁安神，活血消肿。用于心神不安、忧郁失眠、肺痈疮肿、跌扑伤痛。用量 6 ～ 12g；外用适量，研末调涂。

【化学成分】 树皮含木脂素等成分。

【附录】 本种的干燥树皮常混充“合欢皮”药用，要注意鉴别。本种与合欢的主要区别有：二回羽状复叶的羽片仅 2 ～ 3 对；小叶仅有 5 ～ 14 对，小叶片较大，长 1.5 ～ 4.5cm，宽 1 ～ 1.8cm。

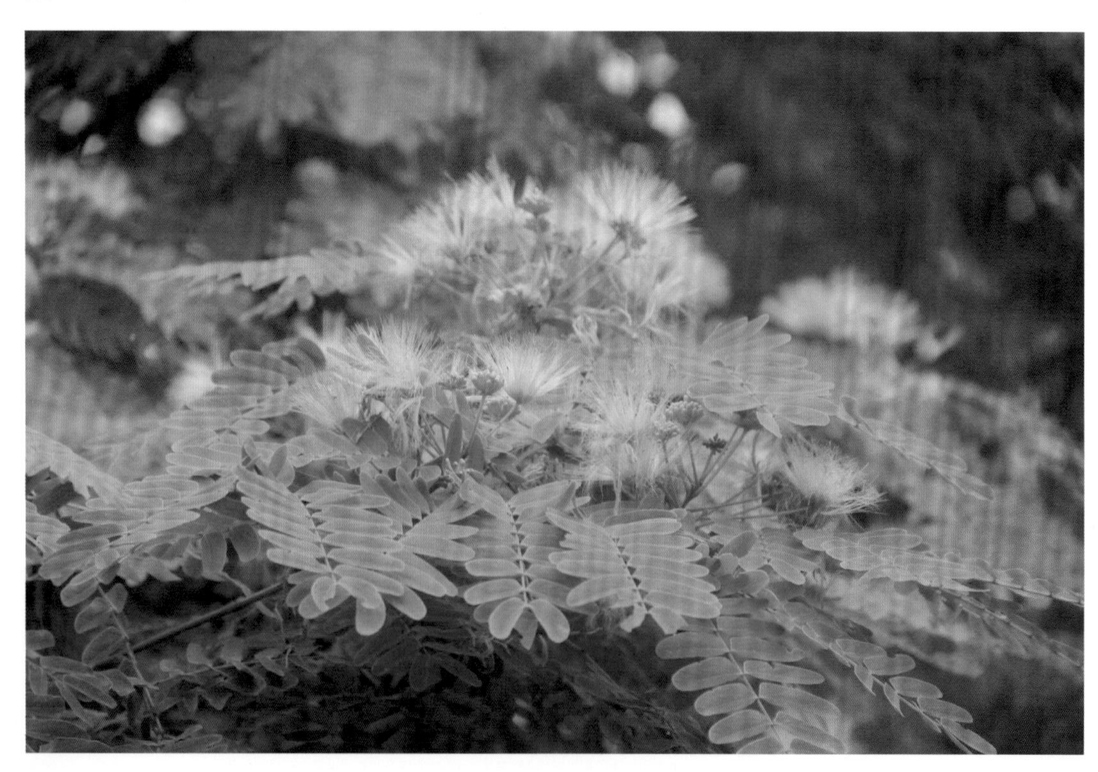

269 土圞儿（*Apios fortunei*）

豆科植物土圞儿 *Apios fortunei* Maxim.。

【形态与分布】 缠绕草本。有球状或卵状块根；茎细长，被白色稀疏短硬毛。奇数羽状复叶；小叶 3 ～ 7，菱状卵形、卵形至宽披针形，长 3 ～ 7.5cm，宽 1.5 ～ 4cm，先端急尖，有短尖头，基部宽楔形或圆形，上面被极稀疏的短柔毛，下面近于无毛，脉上有疏毛；小叶柄有时有毛；托叶及小托叶早落。总状花序腋生，长 6 ～ 26cm；苞片和小苞片线形，被白色短毛；花带黄绿色或淡绿色，长约 11mm，花萼稍呈二唇形；旗瓣圆形，较短，长约 10mm，冀瓣长圆形，长约 7mm，龙骨瓣最长，狭长圆形，卷成半圆形；雄蕊 2 组；子房有白色疏短毛，花柱长而卷曲成半圆圈。荚果线形，长约 8cm，宽约 6mm，有短柔毛。花期 6 ～ 8 月，果期 9 ～ 10 月。

通常生于海拔 300 ～ 1000m 的山坡灌丛中，缠绕在树上。分布于华中、华南地区及甘肃、陕西、浙江、江西、福建、四川、贵州和台湾等省。

【功效应用】 块根（药名土圞儿）：清热解毒，止咳祛痰。用于感冒咳嗽、咽喉肿痛、百日咳、乳痈、无名肿毒、带状疱疹。用量 15 ～ 30g；外用适量，研末涂敷或鲜品捣敷。

【附注】 本种的块根含淀粉，可食用。

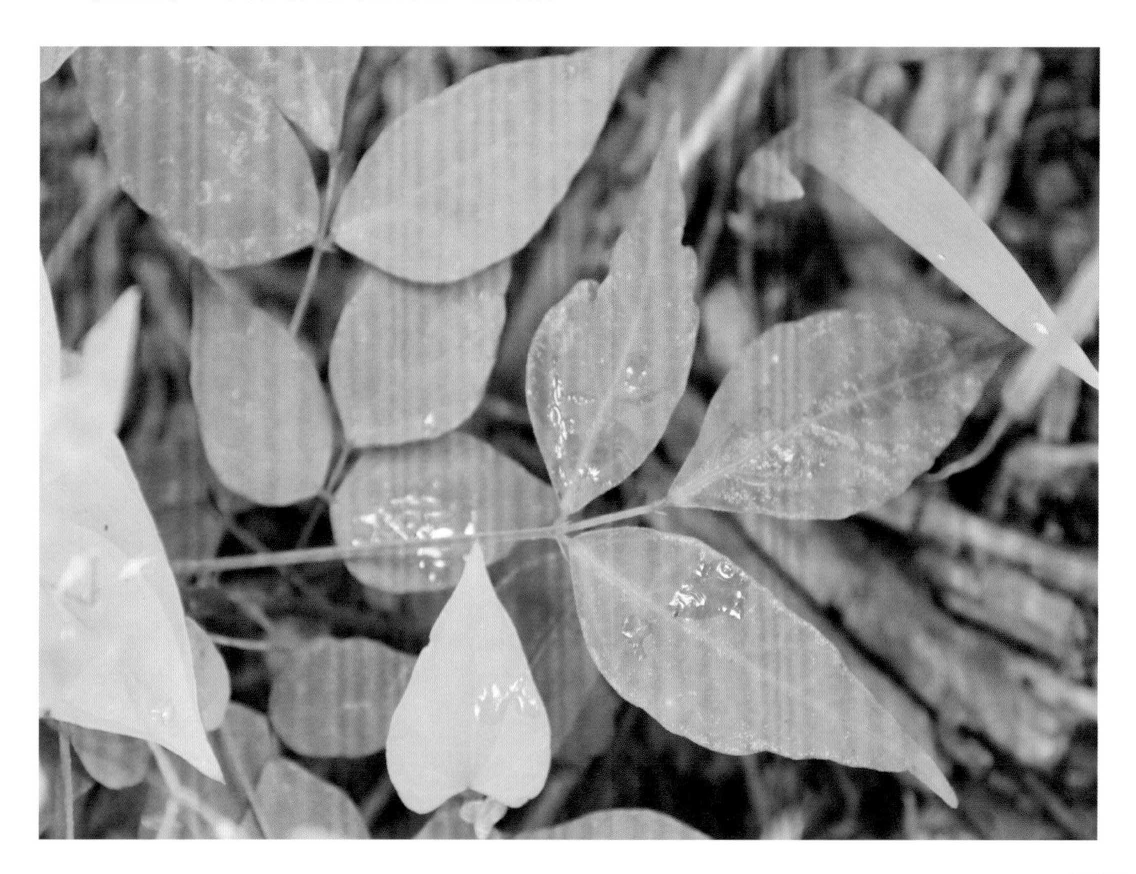

270 紫云英（*Astragalus sinicus*）

豆科植物紫云英 *Astragalus sinicus* L.。

【形态与分布】 一年生或二年生草本。多分枝，匍匐，高10～30cm，被白色疏柔毛。奇数羽状复叶，小叶7～13，长5～15cm；叶柄较叶轴短；托叶离生，卵形，长3～6mm，先端尖，基部互相多少合生，具缘毛；小叶倒卵形或椭圆形，长10～15mm，宽4～10mm，先端钝圆或微凹，基部宽楔形，上面近无毛，下面散生柔毛，具短柄。总状花序生5～10花，呈伞形；总花梗腋生，较叶长；苞片三角状卵形，长约0.5mm；花梗短；花萼钟状，长约4mm，被柔毛，萼齿披针形，长约为萼筒的1/2；花冠紫红色或橙黄色，旗瓣倒卵形，长10～11mm，先端微凹，基部渐狭成瓣柄，翼瓣较旗瓣短，长约8mm，瓣片长圆形，基部具短耳，瓣柄长约为瓣片的1/2，龙骨瓣与旗瓣近等长，瓣片半圆形，瓣柄长约等于瓣片的1/3；子房无毛或疏被短柔毛，具短柄。荚果线状长圆形，稍弯曲，长12～20mm，宽约4mm，具短喙，黑色，具隆起的网纹；种子肾形，栗褐色。花期2～6月，果期3～7月。

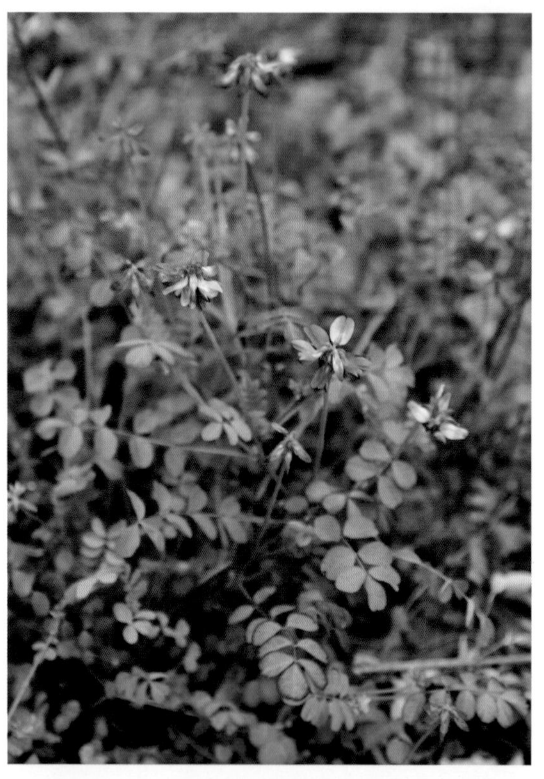

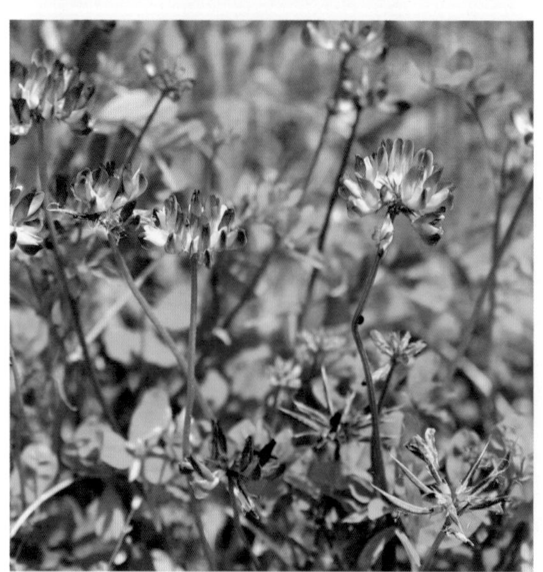

生于海拔400～3000m的山坡、溪边及潮湿处，广泛栽培。分布于华中、华东、华南、西南地区及陕西。

【功效应用】 根、全草：清热解毒，利尿消肿。根用于肝炎、营养性浮肿。用量10～15g。全草用于浮肿、急性结膜炎、神经痛、带状疱疹、疮疖痈肿、痔疮。用量10～15g；外用鲜品适量，捣敷。

【化学成分】 含黄酮、甾醇等成分。

【附注】 又为绿肥作物和牲畜饲料。

271 鄂羊蹄甲（*Bauhinia glauca* ssp. *hupehana*）

豆科植物鄂羊蹄甲（湖北羊蹄甲）*Bauhinia glauca*（Wall. ex Benth.）Benth. ssp. *hupehana*（Craib）T. C. Chen（*Bauhinia hupehana* Craib.）。

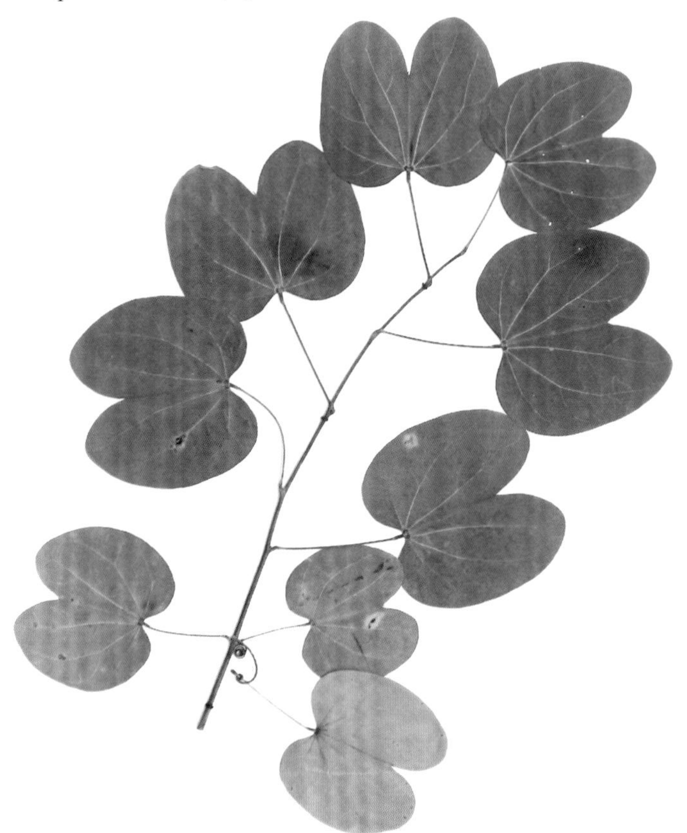

【形态与分布】 蔓性藤本。小枝疏生红褐色毛，卷须 1 或 2 个对生，有黄褐色柔毛。叶近肾形，长 3 ～ 8cm，宽 4 ～ 9cm，基部心形，有时近截形，先端 2 浅裂，裂片先端近圆形，下面疏生短柔毛。伞房花序；花序轴，花梗密生红棕色毛；萼管状，有红棕色毛，筒部长 13 ～ 17mm，2 裂；花粉红色；能育雄蕊 3 或 4；子房无毛，有长柄。荚果线形，扁平，无毛，长 14 ～ 30cm，宽 4 ～ 5cm，有多数种子。花期 6 月，果期 7 ～ 8 月。

生于山坡沟边灌丛或草地上。分布于湖北、湖南、广东、江西等省及西南地区。

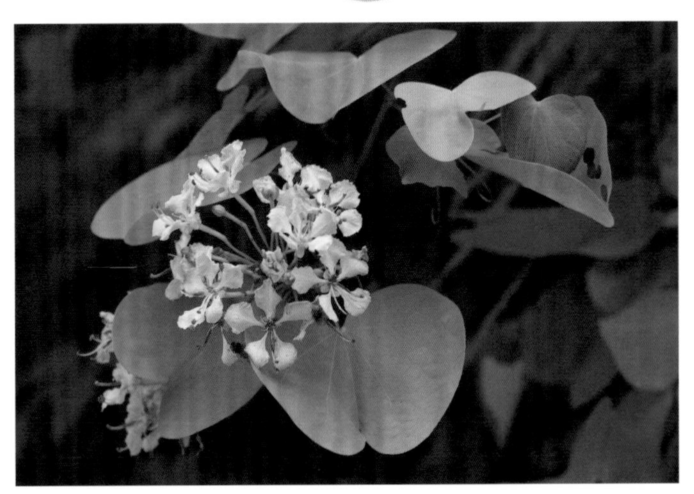

【功效应用】 根或藤茎（药名双肾藤）：祛风除湿、止血止痛。用于劳伤腰痛、跌打损伤、风湿痹痛、痢疾、咳嗽、吐血、咯血、衄血、崩漏、便血。用量 15 ～ 30g。

【化学成分】 全株含黄酮、酚酸、甾醇、生物碱等成分。

【附注】 本种的干燥根或藤茎为中草药“双肾藤”，收载于《湖北省中药材质量标准》（2018 年版）。

272 云实（*Caesalpinia decapetala*）

豆科植物云实 *Caesalpinia decapetala*（Roth）Alston（*Caesalpinia sepiaria* Roxb.）。

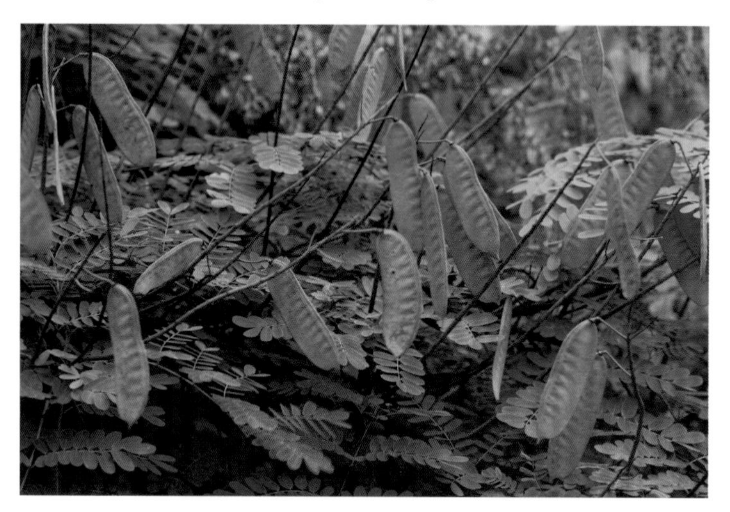

【形态与分布】 藤本。树皮暗红色；枝、叶轴和花序均被柔毛和钩刺。二回羽状复叶长 20 ～ 30cm；羽片 3 ～ 10 对，对生，具柄，基部有刺 1 对；小叶 8 ～ 12 对，长圆形，长 10 ～ 25mm，宽 6 ～ 12mm，两端近圆钝，两面均被短柔毛，老时渐无毛；托叶小，斜卵形，先端渐尖，早落。总状花序顶生，直立，长 15 ～ 30cm，具多花；总花梗多刺；花梗长 3 ～ 4cm，被毛，在花萼下具关节，故花易脱落；萼片 5，长圆形，被短柔毛；花瓣黄色，圆形或倒卵形，长 10 ～ 12mm，盛开时反卷，基部具短柄；雄蕊与花瓣近等长，花丝基部扁平，下部被绵毛；子房无毛。荚果长圆状舌形，长 6 ～ 12cm，宽 2.5 ～ 3cm，脆革质，栗褐色，无毛，有光泽，沿腹缝线膨胀成狭翅，成熟时沿腹缝线开裂，先端具尖喙；种子 6 ～ 9，椭圆状，长约 11mm，种皮棕色。花果期 4 ～ 10 月。

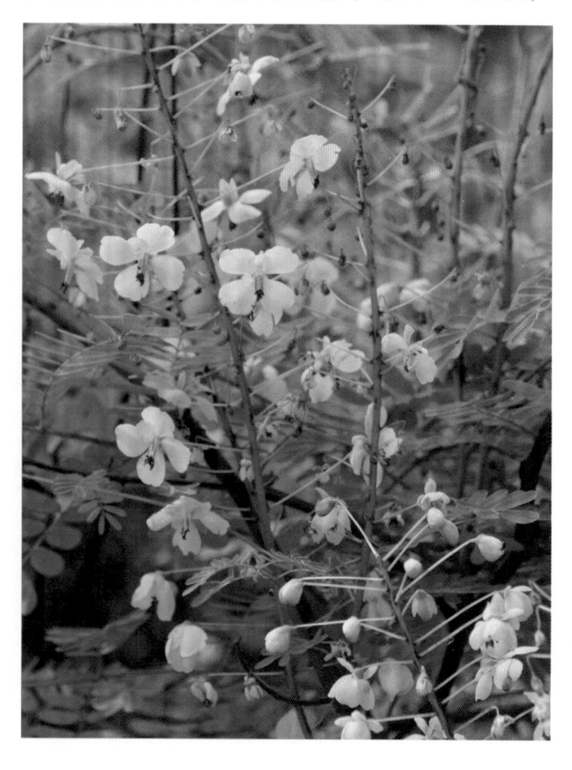

生于山坡灌丛中、平原、丘陵、河旁等地。分布于华中、华东、华南、西南地区及河北、陕西、甘肃等省。

【功效应用】 根（药名云实根）：发汗解表，祛风散寒，活血散瘀，行气止痛。用于伤风感冒头痛、麻疹透发不畅、风湿痹痛、牙痛、小儿疳积、痢疾、乳痈、筋骨疼痛、跌打损伤。用量 6 ～ 15g；外用鲜品适量，捣敷。

【附注】 干燥根以“牛王刺”为名，收载于《湖北省中药材质量标准》（2018 年版）。

273 香花崖豆藤（*Callerya dielsiana*）

豆科植物香花崖豆藤 *Callerya dielsiana*（Harms）P.K.Loc ex Z. Wei & Pedley（*Millettia dielsiana* Harms）。

【形态与分布】 攀援灌木。羽状复叶，小叶 5，长椭圆形、披针形或卵形，长 5 ～ 15cm，宽 2.5 ～ 5cm，先端急尖至渐尖，偶钝圆，基部圆形，下面疏生短柔毛或无毛；叶柄、叶轴有短柔毛；小托叶锥形，与小叶柄几等长。圆锥花序顶生，长达 15cm，密生黄褐色绒毛，花单生于序轴的节上；萼钟状，密生锈色毛；花冠紫色，长 1.2 ～ 2cm；旗瓣外面白色，密生锈色毛。荚果条形，长 7 ～ 12cm，宽约 2cm，近木质，密生黄褐色绒毛。花期 6 ～ 7 月，果期 8 ～ 9 月。

常见于山野间。分布于华中、华东、华南、西南地区及陕西南部、甘肃南部。

【功效应用】 藤茎（药名岩豆藤）：祛风除湿，活血通络，止痛。用于风湿痹痛、肢体麻木、中风不遂、经闭痛经、跌打损伤。用量 9 ～ 15g。

【化学成分】 含有黄酮、甾醇、三萜等成分。

【附注】 本种藤茎为民间药“岩豆藤”，收入《湖北省中药材质量标准》（2018 年版）。

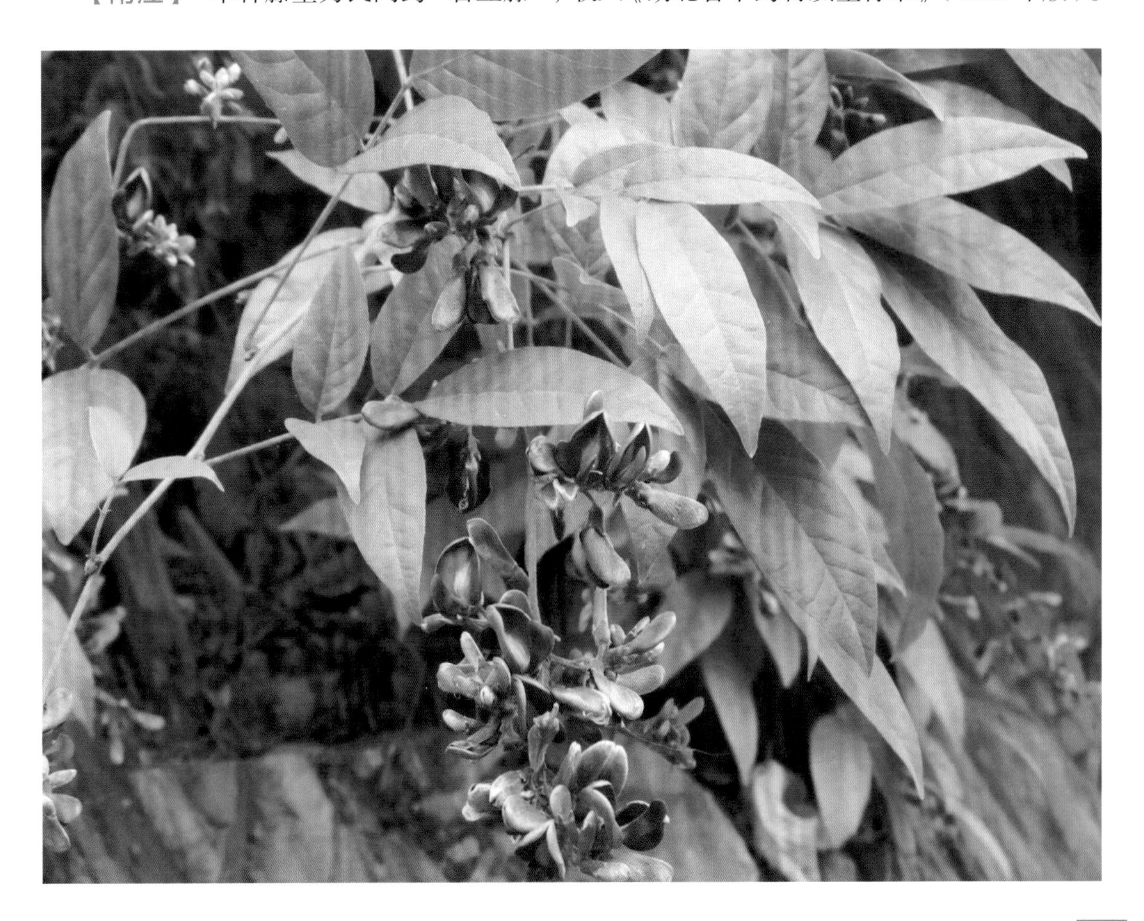

274 网络崖豆藤（*Callerya reticulata*）

豆科植物网络崖豆藤 *Callerya reticulata*（Benth.）Schot（*Millettia reticulata* Benth.）。

【形态与分布】 攀援灌木。小枝圆形，具细棱。羽状复叶长10～20cm；叶柄长2～5cm，无毛；小叶7～9，卵状椭圆形、长椭圆形或卵形，长（3）5～6（8）cm，宽1.5～4cm，先端钝，渐尖，或微凹缺，基部圆形，两面均无毛，或被稀疏柔毛，侧脉6～7对，二次环结，细脉网状，两面均隆起，甚明显；小托叶锥状，与小叶柄近等长。圆锥花序顶生，下垂，长5～10cm，序轴有黄色疏柔毛；花多而密集，单生于序轴的节上；萼钟状，长约3mm；花冠紫色或玫瑰红色，无毛。荚果扁，条形，长可达15cm，宽约2cm，果瓣近木质，种子间缢缩；种子长圆形。花期5～11月。

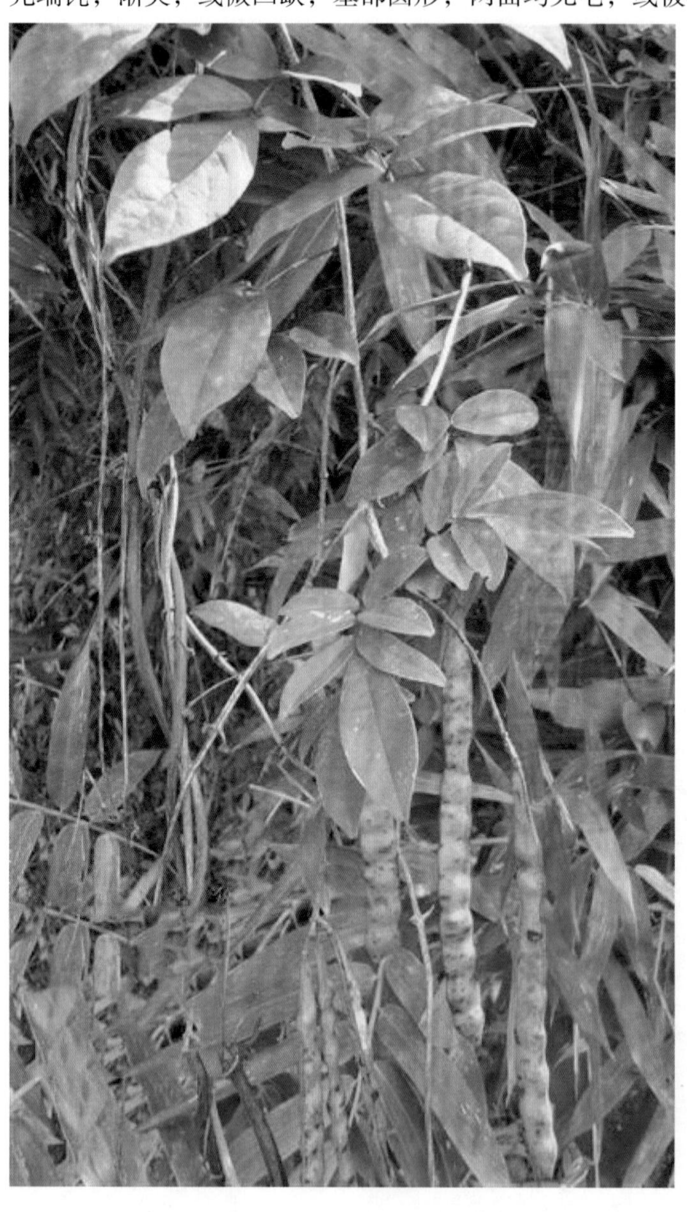

生于海拔1000m以下的山地灌丛及沟谷。分布于华中、华东、华南及西南等地。

【功效应用】 藤茎：养血补虚，活血通经。用于气血虚弱、遗精、阳痿、月经不调、痛经、闭经、赤白带下、腰膝酸痛、麻木瘫痪、风湿痹痛。

【化学成分】 藤茎含黄酮、三萜、甾醇等成分。

【附注】 本种的茎在民间作鸡血藤使用。但正品“鸡血藤”来源为《中国药典》收载的豆科植物密花豆 *Spatholobus suberectus* Dunn 的干燥藤茎，主产于广西、广东。

275 锦鸡儿（*Caragana sinica*）

豆科植物锦鸡儿 *Caragana sinica*（Buc′ hoz）Rehd.。

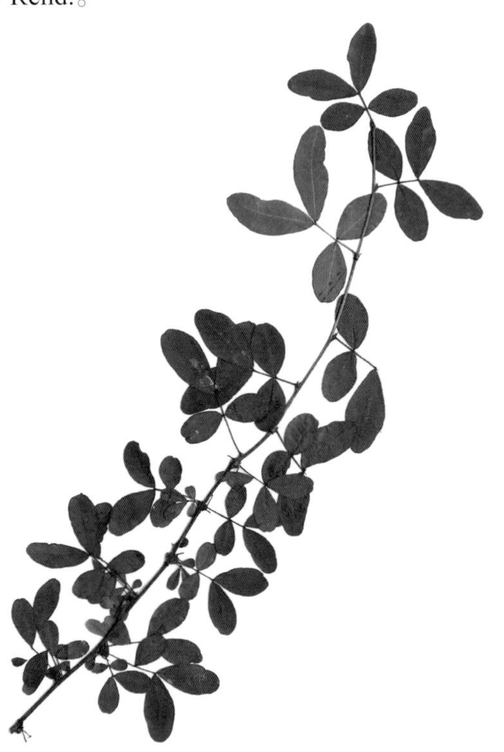

【形态与分布】 灌木，高 1 ～ 2m。树皮深褐色；小枝有棱，无毛。托叶三角形，硬化成针刺，长 5 ～ 7mm；叶轴脱落或硬化成针刺，针刺长 7 ～ 15（25）mm；小叶 2 对，羽状，有时假掌状，上部 1 对常较下部的大，厚革质或硬纸质，倒卵形或长圆状倒卵形，长 1 ～ 3.5cm，宽 5 ～ 15mm，先端圆形或微缺，具刺尖或无刺尖，基部楔形或宽楔形，上面深绿色，下面淡绿色。花单生，花梗长约 1cm，中部有关节；花萼钟状，长 12 ～ 14mm，宽 6 ～ 9mm，基部偏斜；花冠黄色，常带红色，长 2.8 ～ 3cm，旗瓣狭倒卵形，具短瓣柄，翼瓣稍长于旗瓣，瓣柄与瓣片近等长，耳短小，龙骨瓣宽钝。荚果圆筒状，长 3 ～ 3.5cm，宽约 5mm。花果期 4 ～ 7 月。

生于山坡和灌丛。分布于华中、华东、西南地区及河北、陕西、广西北部。

【功效应用】 根或根皮（药名锦鸡儿）：补肺健脾，活血祛风，通乳。用于虚劳怠倦、肺虚久咳、妇女血崩、带下、乳少、风湿骨痛、痛风、半身不遂、跌打损伤、高血压症。用量 15 ～ 30g。花：健脾益肾，和血祛风，解毒。用于虚劳咳嗽、头晕耳鸣、腰膝酸软、气虚、带下、小儿疳积、痘疹诱发不畅、痛风、跌打损伤。

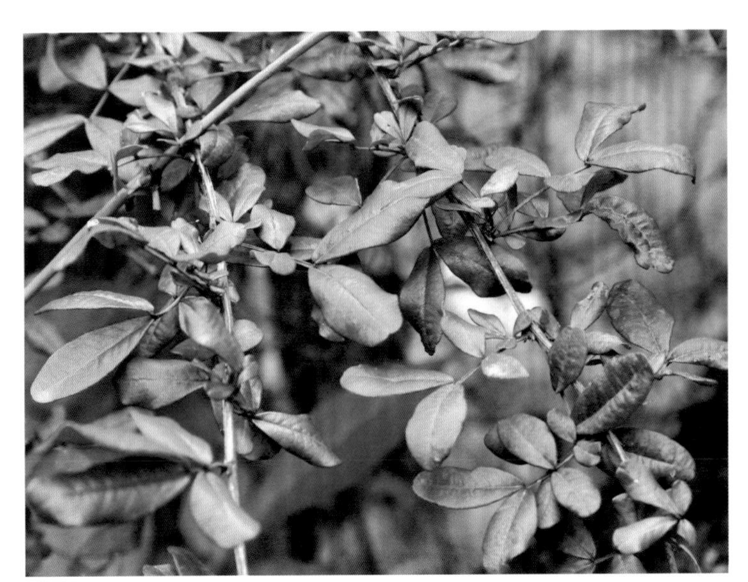

【化学成分】 根或根皮含皂苷、黄酮、生物碱、甾醇等成分。

【附注】 本种的干燥根或根皮为中草药“锦鸡儿”，收载于《湖北省中药材质量标准》（2018 年版）。

276 补骨脂（*Cullen corylifolium*）

豆科植物补骨脂 *Cullen corylifolium*（L.）Medikus（*Psoralea corylifolia* L.）。

【形态与分布】 一年生草本，高 60 ～ 150cm，全体有白色柔毛和黑褐色腺点。单叶互生，有时有 1 枚长约 1cm 的侧生小叶，叶片宽卵形或三角状卵形，长 4.5 ～ 9cm，宽 3 ～ 7cm，先端钝或锐尖，基部圆形或心形，边缘有粗而不规则的锯齿，两面有明显黑色腺点；叶柄长 2 ～ 4.5cm。托叶镰形，长 7 ～ 8mm；花密集成近头状的总状花序，腋生；花小，长约 3 ～ 5mm；萼钟状，萼齿 5，上面 2 萼齿连合；花冠黄色、淡紫色或蓝色，旗瓣倒卵形，长 5.5mm；雄蕊 10，合生成一组。荚果卵形，长约 5mm，不开裂，果皮黑色，与种子粘贴，不易分离；种子 1，有香气。花果期 7 ～ 10 月。

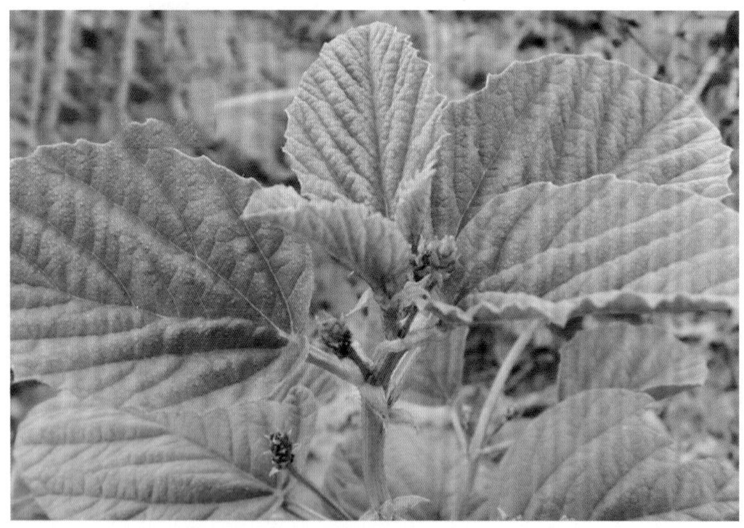

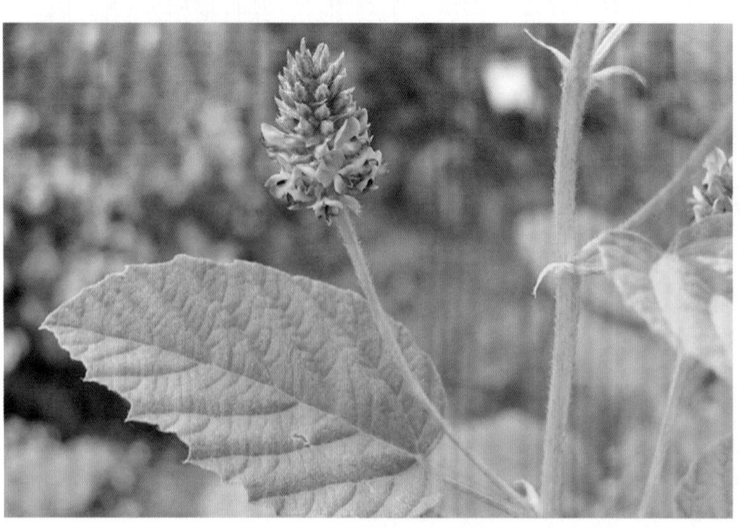

生于山坡、溪边、田边。分布于河南、湖北及山西、陕西、甘肃、安徽、江西等省和华南、西南地区。

【功效应用】 果实（药名补骨脂）：温肾助阳，纳气平喘，温脾止泻；外用消风祛斑。用于肾阳不足、阳痿遗精、遗尿尿频、腰膝冷痛、肾虚作喘、五更泄泻；外用治白癜风、斑秃。用量 6 ～ 10g；外用 20% ～ 30% 酊剂涂患处。

【化学成分】 果实主含香豆素、黄酮、萜类、酚类等成分。

【附注】 本种干燥成熟果实为中药“补骨脂”，收载于《中国药典》。

277 皂荚（*Gleditsia sinensis*）

豆科植物皂荚 *Gleditsia sinensis* Lam.。

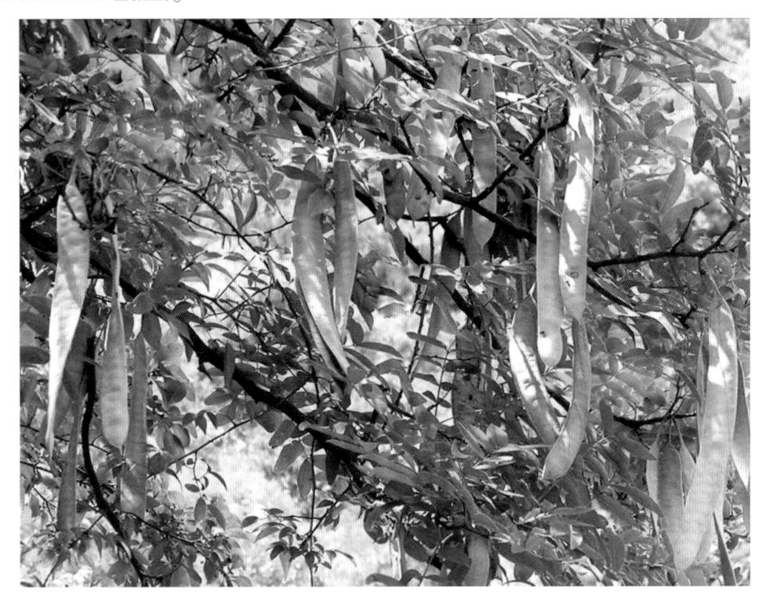

【形态与分布】 落叶乔木或小乔木，高可达 30m。枝上有粗壮棘刺，圆柱形，常分枝，圆锥状，长达 16cm。叶为一回羽状复叶，长 10 ～ 26cm；小叶 2 ～ 9 对，卵状披针形至长圆形，长 2 ～ 13cm，宽 1 ～ 6cm，先端急尖或渐尖，顶端圆钝，具小尖头，基部圆形或楔形，有时稍歪斜，边缘具细锯齿，上面被短柔毛，下面中脉稍被柔毛；网脉明显，凸起；小叶柄长 1 ～ 2（5）mm。总状花序腋生或顶生，长 5 ～ 14cm；花杂性，黄白色。雄花：直径 9 ～ 10mm；花梗长 2 ～ 10mm；花托深棕色；萼片 4，三角状披针形，长 3mm，两面被柔毛；花瓣 4，长圆形，长 4 ～ 5mm，被微柔毛；雄蕊 8（6）；退化雌蕊长 2.5mm。两性花：直径 10 ～ 12mm；花梗长 2 ～ 5mm；萼、花瓣与雄花的相似，惟萼片长 4 ～ 5mm，花瓣长 5 ～ 6mm。雄蕊 8。荚果带状，长 12 ～ 37cm，宽 2 ～ 4cm，劲直或扭曲，果肉稍厚，两面臌起，或有的荚果短小，多少呈柱形，长 5 ～ 13cm，宽 1 ～ 1.5cm，弯曲作新月形（称猪牙皂），内无种子；果颈长 1 ～ 3.5cm；果瓣革质；褐棕色或红褐色，常被白色粉霜。种子多粒，长圆形或椭圆形。花期 3 ～ 5 月，果期 5 ～ 12 月。

生于海拔 2500m 以下的平原、山坡林中或谷地、路旁。分布于华中、华东、华南、西南地区及河北、山西、陕西、甘肃等省。

【功效应用】 不育果实（药名猪牙皂）：祛痰止咳，开窍通闭。用于痰咳喘满、中风口噤、痰涎壅盛、神昏不语、癫痫、喉痹、二便不通、痈肿疥癣。用量 1 ～ 1.5g，多入丸散；外用研末，吹鼻取嚏或调敷。孕妇及咯血、吐血者禁用。棘刺（药名皂角刺）：消肿托毒，排脓，杀虫。用于痈肿初起或浓成不溃；外用治疮癣、麻风。用量 0.8 ～ 1.6g，孕妇慎用。

【化学成分】 果实具有三萜皂苷、甾醇、鞣质等成分。

【附注】 本种的干燥不育果实和棘刺分别为中药“猪牙皂”和“皂角刺”，均收载于《中国药典》。

278 米口袋（*Gueldenstaedtia verna* ssp. *multifora*）

豆科植物米口袋 *Gueldenstaedtia verna*（Georgi）Boriss. ssp. *multiflora*（Bunge）Tsui（*Gueldenstaedtia multiflora* Bunge）。

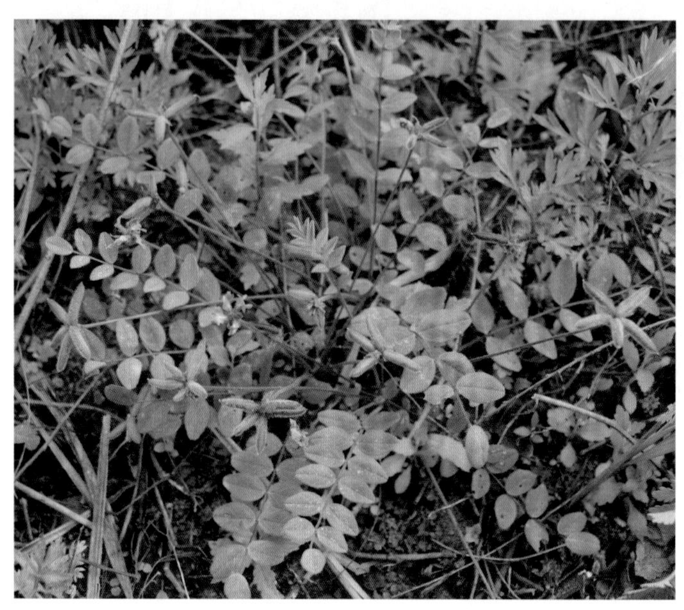

【形态与分布】 多年生草本。根圆锥状。茎缩短，在根颈丛生。托叶三角形；小叶 11 ～ 21，椭圆形、卵形或长椭圆形，长 6 ～ 22mm，宽 3 ～ 8mm；托叶、萼、花梗均有长柔毛。伞形花序有 4 ～ 6 朵花；花萼钟状，上二萼齿较大；花冠紫色，旗瓣卵形，长约 13mm，翼瓣长约 10mm，龙骨瓣短，长 5 ～ 6mm，子房圆筒状，花柱内卷。荚果圆筒状，无假隔膜，长 17 ～ 22mm。种子肾形，具凹点，有光泽。

生于山坡、草地、路旁。分布于湖北、甘肃、陕西等省及东北、华北等地。

【功效应用】 带根全草（药名甜地丁）：清热解毒，凉血消肿。用于痈肿疔疮、丹毒、肠痈、毒虫咬伤、黄疸、肠炎、痢疾。用量 6 ～ 30g；外用适量。

【化学成分】 含叶虱硬脂醇、大豆皂醇等成分。

【附注】 本植物现修订为少花米口袋 *Gueldenstaedtia verna*（Georgi）Boriss.。

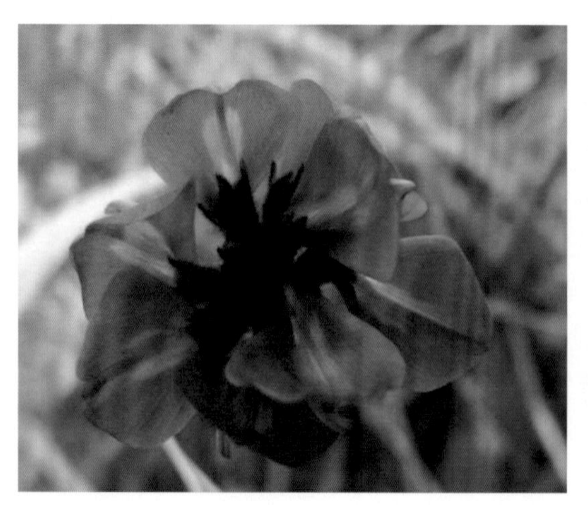

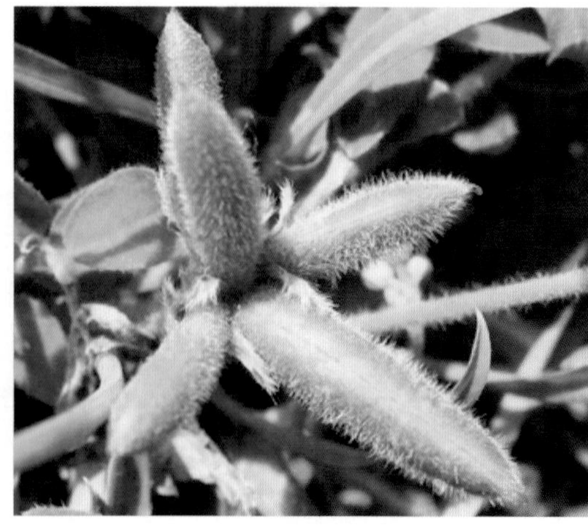

279 鸡眼草（*Kummerowia striata*）

豆科植物鸡眼草 *Kummerowia striata*（Thunb.）Schindl.。

【形态与分布】 一年生草本，披散或平卧，多分枝，高（5）10～45cm。茎和枝上被倒生的白色细毛。叶为三出羽状复叶；托叶大，膜质，卵状长圆形，比叶柄长，长3～4mm，具条纹，有缘毛；叶柄极短；小叶纸质，倒卵形、长倒卵形或长圆形，较小，长6～22mm，宽3～8mm，先端圆形，稀微缺，基部近圆形或宽楔形，全缘；两面沿中脉及边缘有白色粗毛，但上面毛较稀少，侧脉多而密。花小，单生或2～3朵簇生于叶腋；花梗下端具2枚大小不等的苞片，萼基部具4枚小苞片，其中1枚极小，位于花梗关节处，小苞片常具5～7条纵脉；花萼钟状，带紫色，5裂，裂片宽卵形，具网状脉，外面及边缘具白毛；花冠粉红色或紫色，长5～6mm，较萼约长1倍，旗瓣椭圆形，下部渐狭成瓣柄，具耳，龙骨瓣比旗瓣稍长或近等长，翼瓣比龙骨瓣稍短。荚果圆形或倒卵形，稍侧扁，长3.5～5mm，较萼稍长或长达1倍，先端短尖，被小柔毛。花果期7～10月。

生于海拔500m以下路旁、田边、溪旁、砂质地或缓山坡草地。分布于华中及东北、华北、华东、华南、西南地区。

【功效应用】 全草（药名鸡眼草）：清热解毒，健脾利湿，活血止血。用于感冒发热、暑湿吐泻、黄疸、痢疾、疳积、血淋、咯血、衄血、赤白带下、痈疖疔疮。用量5～10g；外用鲜品适量，捣敷。

【化学成分】 茎叶含黄酮及黄酮苷等成分。

【附注】 同属植物长萼鸡眼草 *Kummerowia stipulacea*（Maxim.）Makino在华中等地分布，同等药用。主要区别：枝有向上的毛，花梗有毛；叶片倒卵形或椭圆形，先端圆或微凹。

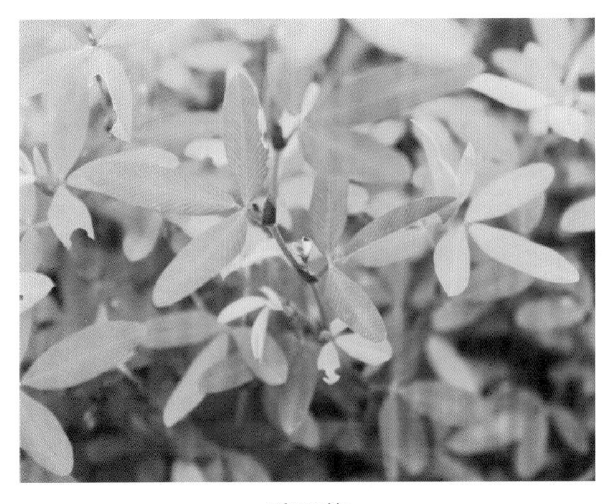
鸡眼草

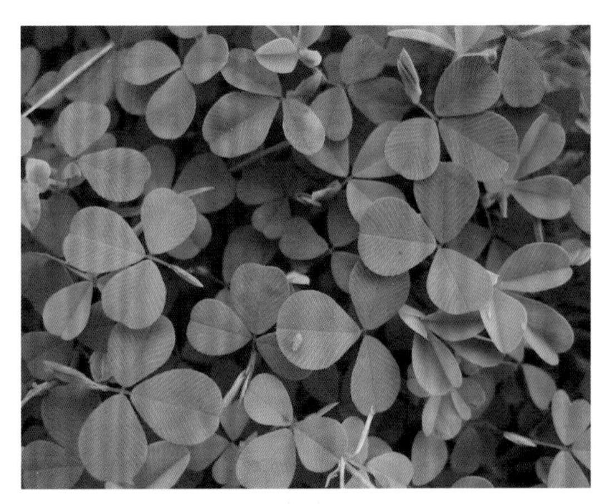
长萼鸡眼草

280 扁豆（*Lablab purpureus*）

豆科植物扁豆 *Lablab purpureus*（L.）Sweet（*Dolichos lablab* L.）。

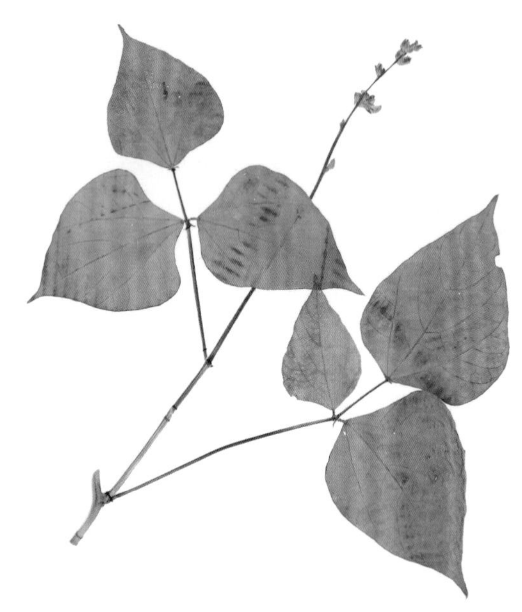

【形态与分布】 一年生缠绕藤本。茎长达 6m，常呈淡紫色。叶为羽状三出复叶，互生；叶柄长 4 ～ 12cm；托叶细小，三角状卵形，长约 3mm，中央的小叶柄较长，两侧较短，小托叶条状披针形，均被毛；小叶片宽广卵形，长 5 ～ 9cm，宽 4 ～ 8cm，先端尖，基部广楔形或截形，全缘，两面均疏被短柔毛，主脉三出。总状花序腋生，通常 2 ～ 4 朵聚生；总花梗长 6 ～ 17cm，小花梗长约 3mm；花萼筒状，沿萼齿边缘密被白色柔毛；花冠蝶形，白色或紫色；子房线形，无毛。荚果长圆状镰形，长 5 ～ 8cm，宽 1 ～ 3cm，顶上具一向下弯曲的喙，边缘粗糙。种子 2 ～ 5，扁平，长椭圆形，白色或紫黑色，种脐线性。

我国各地广泛栽培。

【功效应用】 种子（药名白扁豆）：健脾，化湿，消暑。用于脾虚生湿、食少便溏、白带过多、暑湿吐泻、烦渴胸闷。用量 9 ～ 15g。

【化学成分】 种子含挥发油、甾体、皂苷、蛋白质、氨基酸等成分。

【附注】 本种的干燥成熟种子为中药“白扁豆”，收载于《中国药典》。

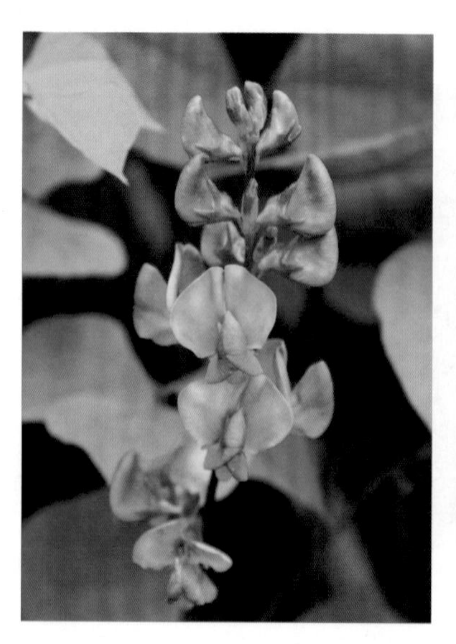

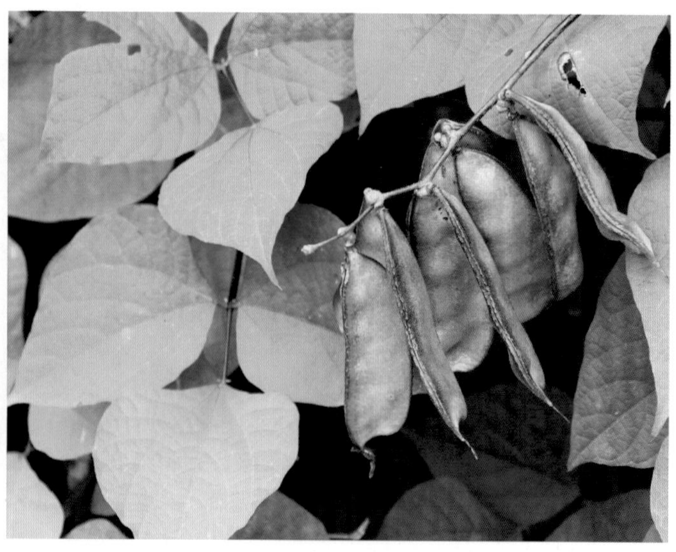

281 绿叶胡枝子（*Lespedeza buergeri*）

豆科植物绿叶胡枝子 *Lespedeza buergeri* Miq.。

【形态与分布】 直立灌木，高 1 ～ 3m。枝灰褐色或淡褐色，被疏毛。托叶 2，线状披针形，长 2mm；小叶 3，卵状椭圆形，长 3 ～ 7cm，宽 1.5 ～ 3cm，先端急尖，有短尖，基部稍尖或钝圆，上面鲜绿色，光滑无毛，下面灰绿色。密被贴生的毛。总状花序腋生，在枝上部者构成圆锥花序，花盛开时较叶短；苞片 2 长卵形，长约 2mm，褐色，密被柔毛；花萼钟状，长 4mm，5 裂至中部，裂片卵状披针形或卵形，密被柔毛；花冠淡黄绿色或白色，长约 10mm，旗瓣近圆形，基部两侧有耳，具短柄，翼瓣椭圆状长圆形，基部有耳和瓣柄，瓣片先端有时稍带紫色，龙骨瓣倒卵状长圆形，比旗瓣稍长，基部有明显的耳和长瓣柄；雄蕊 10，二体；子房有毛，花柱丝状，稍超出雄蕊，柱头头状。荚果长圆状卵形，长约 15mm，表面具网纹和长柔毛。花期 6 ～ 7 月，果期 8 ～ 9 月。

生于海拔 1500m 以下山坡、林下、山沟和路旁。分布于华中、华东地区及山西、陕西、甘肃、四川等省。

【功效应用】 根：清热解表，化痰，利湿，活血止痛。用于感冒风热、咳嗽、肺痈、小儿哮喘、淋证、黄疸、胃痛、胸痛、瘀血腹痛、风湿痹痛、崩漏、疔疮痈疽、丹毒。用量 9 ～ 15g，虚劳咳嗽及孕妇慎服；外用适量，捣敷。

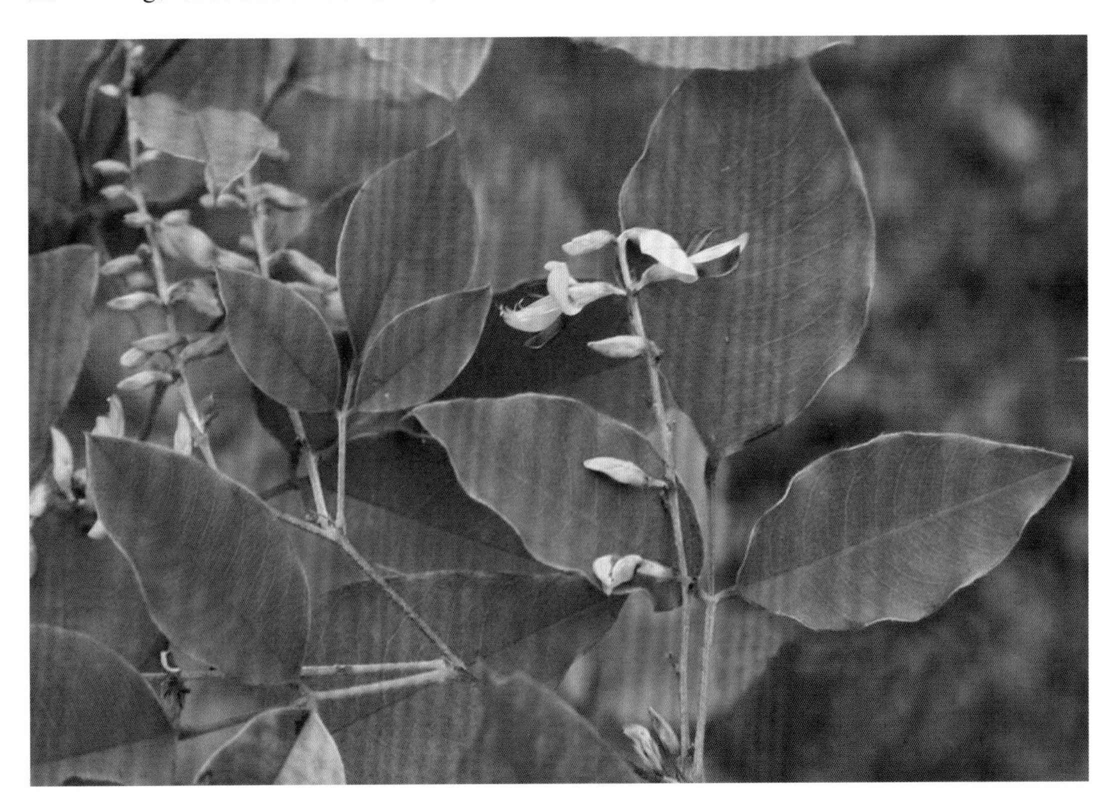

282 截叶铁扫帚（*Lespedeza cuneata*）

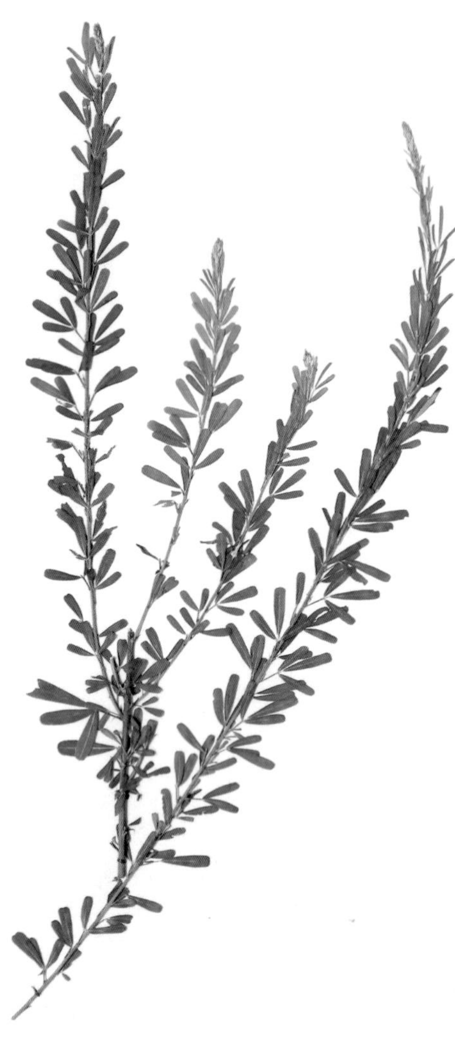

豆科植物截叶铁扫帚 *Lespedeza cuneata*（Dum.-Cours.）G. Don。

【形态与分布】 直立小灌木，高达 1m。分枝有白色短柔毛。小叶 3，矩圆形，长 10 ～ 30mm，宽 2 ～ 5mm，先端截形，微凹，有短尖，基部楔形，上面通常近秃净，下面密生白色柔毛。侧生小叶较小；叶柄长约 10mm，有柔毛；托叶条形。总状花序腋生，花 2 ～ 4 朵生于叶腋，无关节，无瓣花簇生于叶腋；小苞片 2，狭卵形，生于萼筒狭；花萼浅杯状，萼齿 5，披针形，有白色短柔毛；花冠白色至淡红色，旗瓣长约 7mm，翼瓣与旗瓣近等长，龙骨瓣稍长于旗瓣。荚果斜卵形。花期 6 ～ 9 月，果期 10 月。

生于山坡、荒地或路边。分布于华中及东北、华东、华南、西南地区。

【功效应用】 全株（药名铁扫帚）：清热利湿，消食除积，祛痰止咳。用于消化不良、肾炎水肿、支气管炎、咳嗽；外用治带状疱疹。用量 15 ～ 30g。

【化学成分】 全株含黄酮、酚类等成分。

【附注】 本种的干燥全株为中草药“铁扫帚”，收载于《湖北省中药材质量标准》（2018 年版）。

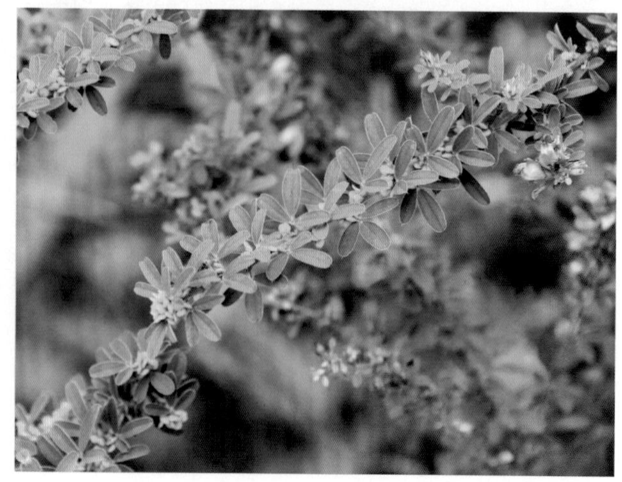

283 大叶胡枝子（*Lespedeza davidii*）

豆科植物大叶胡枝子 *Lespedeza davidii* Franch.。

【形态与分布】 直立灌木，高1～3。枝条有明显的条棱，密被长柔毛。托叶2，卵状披针形；叶柄长1～4cm，密被短硬毛；小叶宽卵圆形或宽倒卵形，长3.5～7（13）cm，宽2.5～5（8）cm，先端圆或微凹，基部圆形或宽楔形，全缘，两面密被黄白色绢毛。总状花序腋生或于枝顶形成圆锥花序；总花梗长4～7cm，密被长柔毛；小苞片卵状披针形，长2mm，外面被柔毛；花萼宽钟形，5深裂，长6mm，裂片披针形，被长柔毛；花红紫色，旗瓣倒卵状长圆形，长10～11mm，宽约5mm，顶端圆或微凹，基部具耳和短柄，翼瓣狭长圆形，比旗瓣和龙骨瓣短，长7mm，基部具弯钩形耳和细长瓣柄，龙骨瓣略呈弯刀形，与旗瓣近等长，基部有明显的耳和柄，子房密被毛。荚果倒卵形，长8～10mm，稍歪斜，先端具短尖，基部圆，表面具网纹和稍密的绢毛。花期7～9月，果期9～10月。

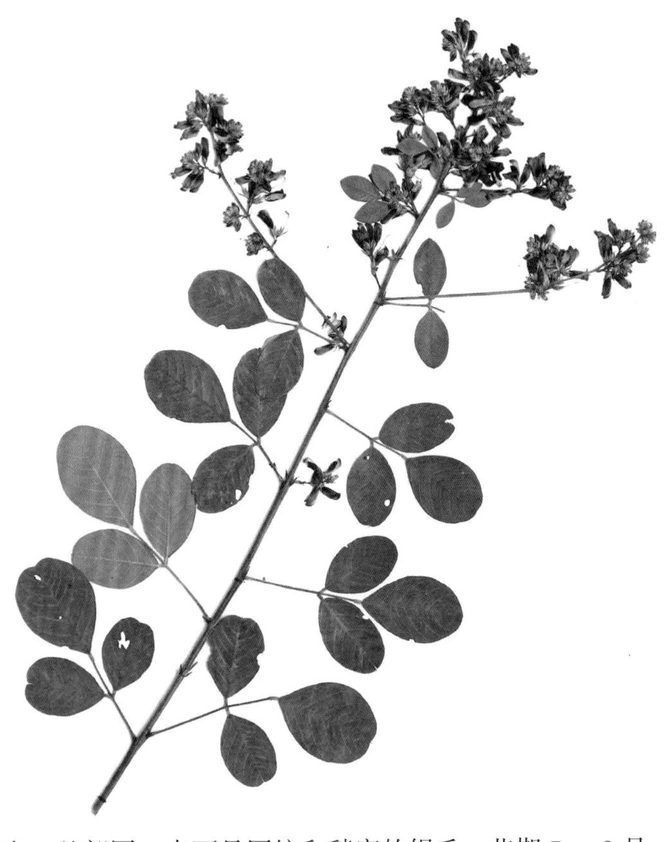

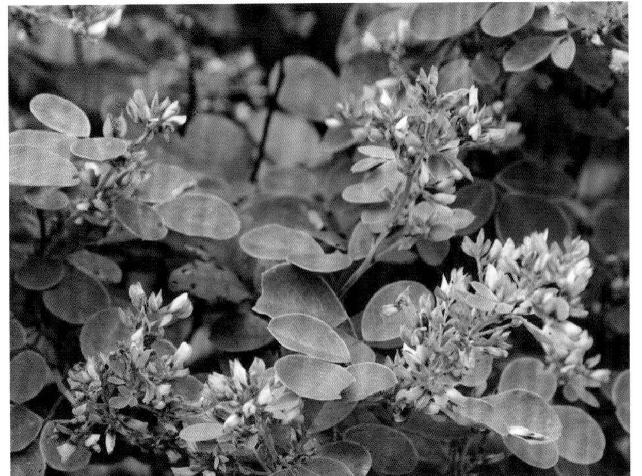

生于海拔850m以下的干旱山坡、路旁或灌丛中。分布于华中、华东、华南地区及四川、贵州等省。

【功效应用】 带根全株：清热解表，止咳止血，通经活络。有毒。用于外感头疼、发热、痧疹不透、痢疾、咳嗽咯血、尿血便血、崩漏、腰疼。用量9～15g。

【化学成分】 根含鞣质；全株含黄酮、有机酸等成分。

284 美丽胡枝子（*Lespedeza formosa*）

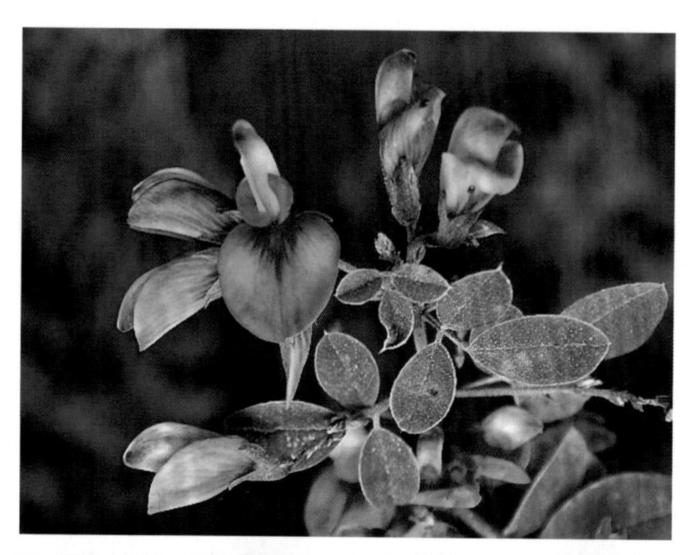

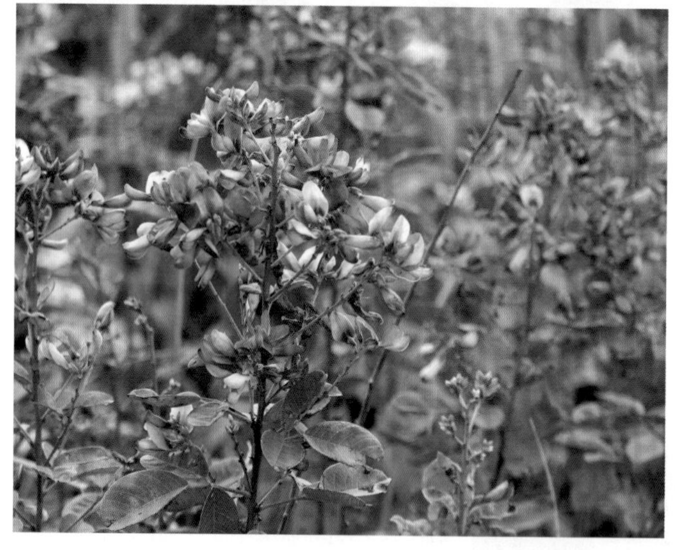

豆科植物美丽胡枝子 *Lespedeza formosa*（Vog.）Koehne。

【形态与分布】 直立灌木，高 1 ～ 2m。多分枝，枝伸展，被疏柔毛。托叶披针形至线状披针形，长 4 ～ 9mm，褐色，被疏柔毛；小叶 3，椭圆形、长圆状椭圆形或卵形，稀倒卵形，两端稍尖或稍钝，长 2.5 ～ 6cm，宽 1 ～ 3cm，上面稍被短柔毛，下面淡绿色，贴生短柔毛；叶柄长 1 ～ 5cm。总状花序腋生，比叶长，或构成顶生的圆锥花序；总花梗长可达 10cm，被短柔毛；苞片卵状渐尖，长 1.5 ～ 2mm，密被绒毛；花梗短，被毛；花萼钟状，长 5 ～ 7mm，5 深裂，裂片长圆状披针形，长为萼筒的 2 ～ 4 倍，外面密被短柔毛；花冠紫红色，长 10 ～ 15mm，旗瓣近圆形或稍长，先端圆，基部具明显的耳和瓣柄，翼瓣倒卵状长圆形，短于旗瓣和龙骨瓣，长 7 ～ 8mm，基部有耳和细长瓣柄，龙骨瓣比旗瓣稍长，在花盛开时明显长于旗瓣，基部有耳和细长瓣柄。荚果倒卵形或倒卵状长圆形，长 8mm，宽 4mm，表面具网纹及疏柔毛。花果期 7 ～ 10 月。

生于海拔 2800m 以下山坡、路旁及林缘灌丛中。分布于华中、华东、华南、西南地区及河北、陕西、甘肃等省。

【功效应用】 茎叶：清热凉血，利尿通淋。用于便血、尿血、小便不利。用量 15 ～ 30g。

【化学成分】 茎叶含甾醇、黄酮、三萜、有机酸等成分。

【附注】 本植物学名现修订为 *Lespedeza thunbergii* ssp. *formosa*（Vogel）H. Ohashi。

285 细梗胡枝子（*Lespedeza virgata*）

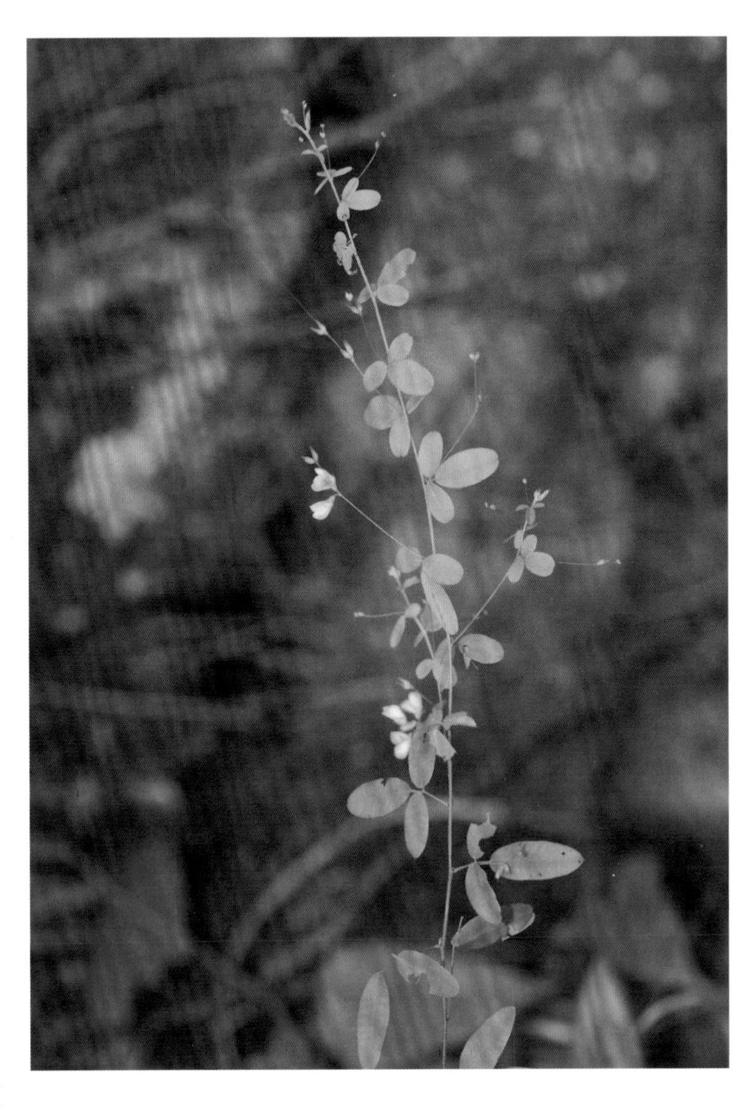

豆科植物细梗胡枝子 *Lespedeza virgata*（Thunb.）DC.。

【形态与分布】 小灌木，高 25 ~ 50cm，有时可达 1m。基部分枝，枝细，带紫色，被白色伏毛。托叶线形，长 5mm；羽状复叶具 3 小叶；小叶椭圆形、长圆形或卵状长圆形，稀近圆形，长（0.6）1 ~ 2（3）cm，宽 4 ~ 10（15）mm，先端钝圆，有时微凹，有小刺尖，基部圆形，边缘稍反卷，上面无毛，下面密被伏毛，侧生小叶较小；叶柄长 1 ~ 2cm，被白色伏柔毛。总状花序腋生，通常具 3 朵稀疏的花；总花梗纤细，毛发状，被白色伏柔毛，显著超出叶；苞片及小苞片披针形，长约 1mm，被伏毛；花梗短；花萼狭钟形，长 4 ~ 6mm，旗瓣长约 6mm，基部有紫斑，翼瓣较短，龙骨瓣长于旗瓣或近等长；闭锁花簇生于叶腋，无梗，结实。荚果近圆形，通常不超出萼。花期 7 ~ 9 月，果期 9 ~ 10 月。

生于海拔 800m 以下的石山山坡。分布于自辽宁南部经华北、陕西、甘肃至长江流域各省（云南、西藏除外）。

【功效应用】 全株（药名细梗胡枝子）：清热解毒，利水消肿，通淋。用于肾炎水肿、中暑发热、小便涩痛。用量 15 ~ 30g。

【附注】 干燥全株为中成药“肾炎四味片”的主要原材料，并以“细梗胡枝子”为名，收载于《湖北省中药材质量标准》（2018 年版）。

286 草木犀（*Melilotus officinalis*）

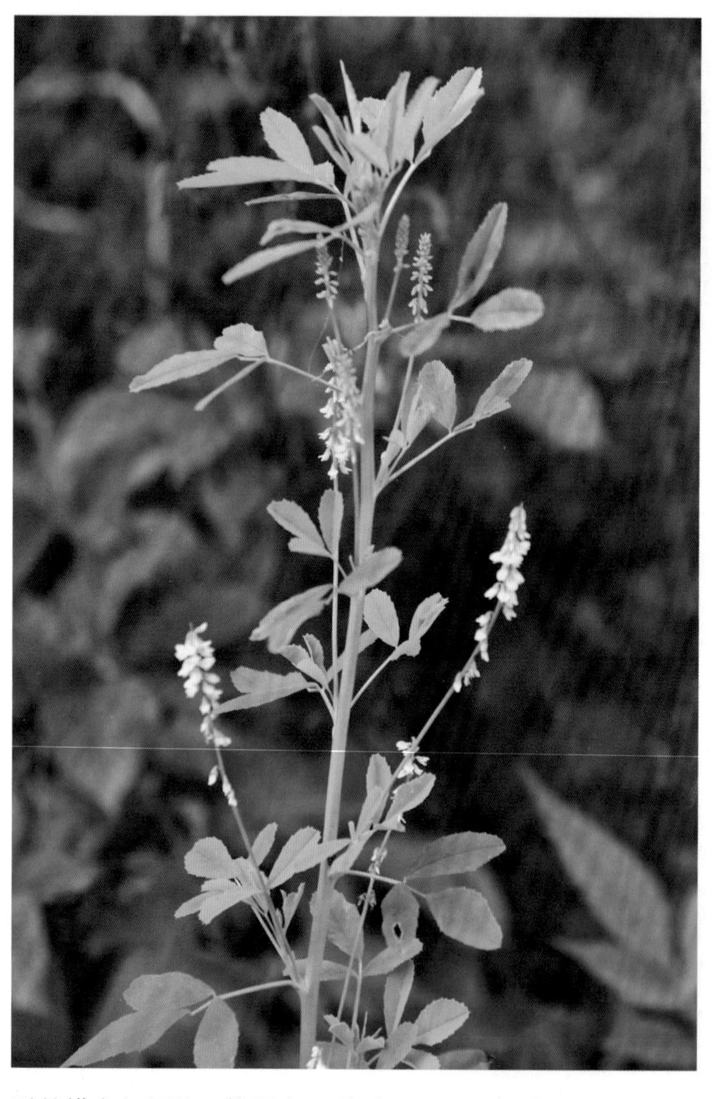

豆科植物草木犀 *Melilotus officinalis*（Linn.）Pall.（*Melilotus suaveolens* Ledeb.）。

【形态与分布】 草本，高 40 ～ 100（250）cm。茎直立，多分枝，具纵棱。羽状三出复叶；叶柄细长；小叶倒卵形、阔卵形、倒披针形至线形，长 1 ～ 2.5（30）cm，宽 3 ～ 6（15）mm，先端钝圆或截形，基部宽楔形，边缘具不整齐疏浅齿，侧脉 8 ～ 12 对，平行直达齿尖，顶生小叶稍大，具较长的小叶柄，侧小叶的小叶柄短。托叶镰状线形，长 3 ～ 5mm；总状花序长达 20 cm，腋生，具花 30 ～ 70；花长 3.5 ～ 7mm；萼钟形，长约 2mm，萼齿三角状披针形，比萼筒短；花冠黄色，旗瓣倒卵形，与翼瓣近等长，龙骨瓣稍短或三者均近等长。荚果卵形，长 3 ～ 5mm，宽约 2mm，先端具宿存花柱，表面具凹凸不平的横向细网纹，棕黑色。种子 1 ～ 2，卵形，长 2.5mm，黄褐色，平滑。花期 5 ～ 9 月，果期 6 ～ 10 月。

生于山坡、河岸、路旁、砂质草地及林缘，各省常见栽培。分布于东北、华南、西南各地。

【功效应用】 地上部分：清暑化湿，健胃和中。用于暑湿胸闷、头胀头痛、痢疾、疟疾、淋症、带下、口疮、口臭、疮疡、湿疮、疥癣、淋巴结核。用量 9 ～ 15g；外用适量，鲜品捣敷，或干品煎水洗。

【化学成分】 含香豆素、黄酮、酚酸、三萜、皂苷等成分。

287 含羞草（*Mimosa pudica*）

豆科植物含羞草 *Mimosa pudica* L.。

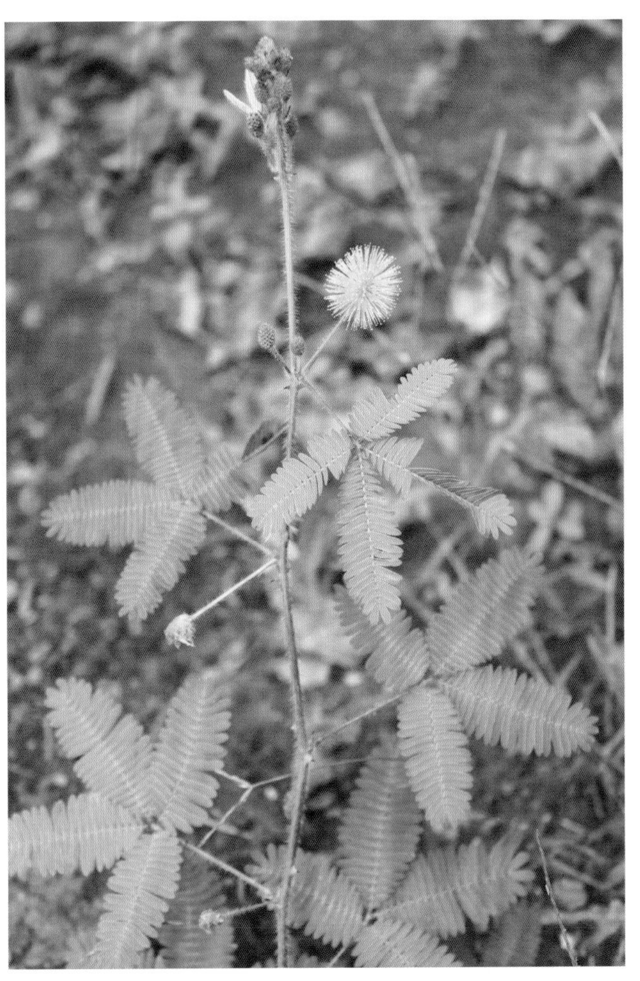

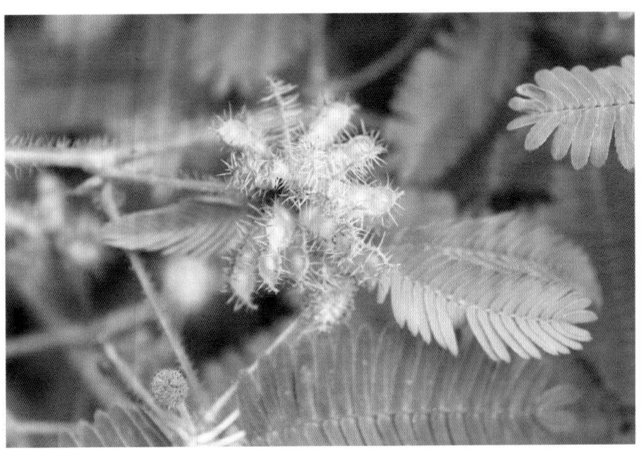

【形态与分布】 直立或蔓生或攀援半灌木，高可达1m。枝散生倒刺毛和锐刺。羽状复叶，羽片2～4，掌状排列；小叶14～48，触之即闭合而下垂，矩圆形，长6～11mm，宽1.5～2mm，边缘及叶脉有刺毛。头状花序矩圆形，2～3个生于叶腋；花淡红色；萼钟状，有8个微小萼齿；花瓣4，基部合生，外面有短柔毛；雄蕊4，伸出于花瓣之外；子房无毛。荚果扁，长1.2～2cm，宽约4mm，边缘有刺毛，有3～4荚节，每荚节有一种子，成熟时节间脱落，有长刺状的荚缘宿存。花期7月，果期9月。

生于旷野荒地、灌丛中，长江流域常有栽培。分布于华东、华南、西南地区及台湾等地。

【功效应用】 全草（药名含羞草）：凉血解毒，清热利湿，镇静安神。有毒。用于感冒、小儿高热、支气管炎、肝炎、肠炎、结膜炎、泌尿系结石、水肿、劳伤咳血、鼻衄、血尿、神经衰弱、失眠、疮疡肿毒、带状疱疹、跌打损伤。用量15～30g；外用鲜品适量，捣敷。

【化学成分】 全草含黄酮、酚类、内酯、挥发油及皂苷等成分。

288 葛（*Pueraria montana*）

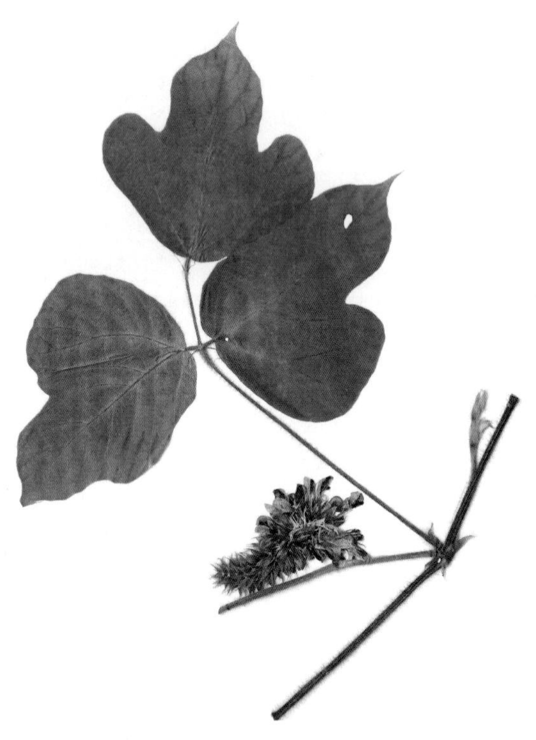

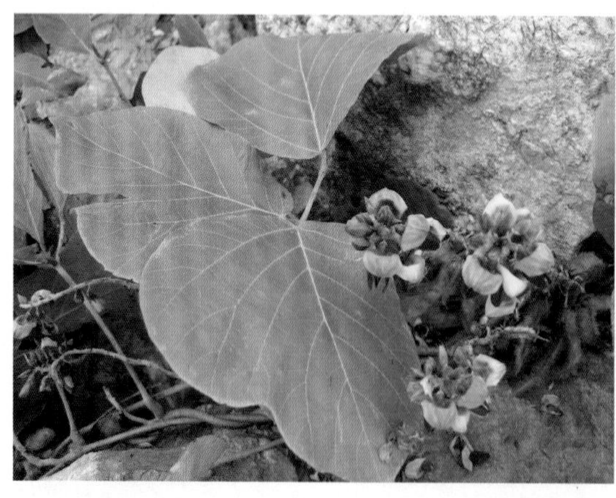

豆科植物葛（野葛）*Pueraria montana*（Lour.）Merr.[*Pueraria lobata*（Willd.）Ohwi]。

【形态与分布】 粗壮藤本，长可达8m，全体被黄色长硬毛。茎基部木质，有粗厚块根。羽状复叶具3小叶；托叶背着，卵状长圆形，具线条；小托叶线状披针形，与小叶柄等长或较长；小叶3裂，偶全缘，顶生小叶宽卵形或斜卵形，长7～19cm，宽5～18cm，先端长渐尖，侧生小叶斜卵形，稍小，上面被淡黄色平伏疏柔毛，下面较密；小叶柄被黄褐色绒毛。总状花序长15～30cm，中部以上有颇密集的花；苞片线状披针形至线形，远比小苞片长，早落；小苞片卵形，长不及2mm；花2～3朵聚生于花序轴的节上；花萼钟形，长8～10mm，被黄褐色柔毛，裂片披针形，渐尖，比萼管略长；花冠长10～12mm，紫色，旗瓣倒卵形，基部有2耳及一黄色硬痂状附属体，具短瓣柄，翼瓣镰状，较龙骨瓣为狭，基部有线形、向下的耳，龙骨瓣镰状长圆形，基部有极小、急尖的耳；对旗瓣的1枚雄蕊仅上部离生；子房线形，被毛。荚果长椭圆形，长5～9cm，扁平，被褐色长硬毛。花果期8～12月。

生于山地疏或密林中。除青海及西藏外，分布几遍全国。

【功效应用】 根（药名葛根）：解肌退热，生津止渴，透发斑疹，升阳止泻。用于感冒发热、口渴、头痛项强、疹出不透、急性胃肠炎、小儿腹泻、肠梗阻、痢疾、高血压引起的颈项强直和疼痛、心绞痛、突发性耳聋，并用于解酒。用量10～15g。

【化学成分】 根含黄酮等成分。

【附注】 本种的干燥根为中药“葛根”，收载于《中国药典》。

289 鹿藿（*Rhynchosia volubilis*）

豆科植物鹿藿 *Rhynchosia volubilis* Lour.。

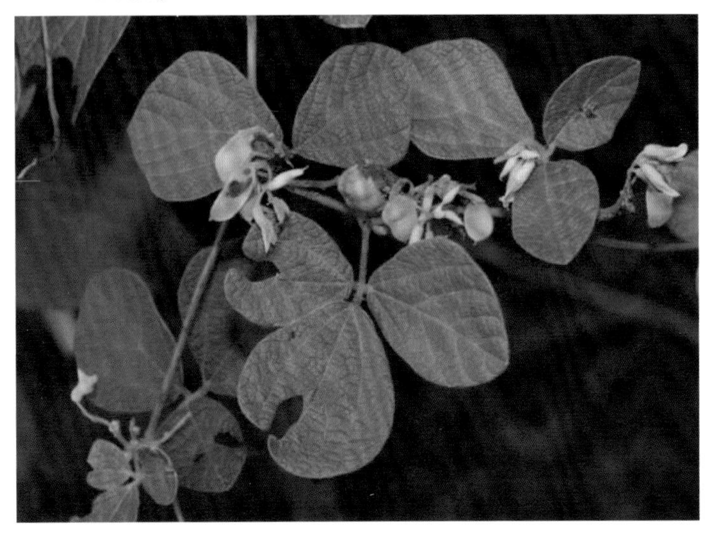

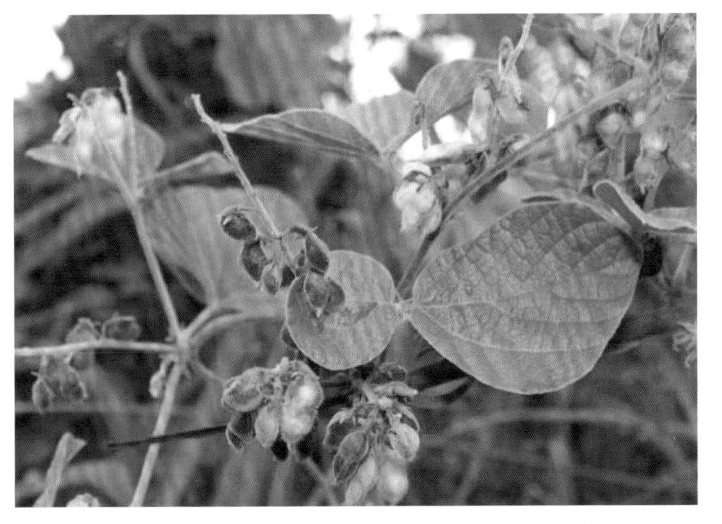

【形态与分布】 缠绕草质藤本。全株各部多少被灰色至淡黄色柔毛；茎略具棱。叶为羽状或有时近指状 3 小叶；托叶小，披针形，被短柔毛；叶柄长 2 ～ 5.5cm；小叶纸质，顶生小叶菱形或倒卵状菱形，长 3 ～ 8cm，宽 3 ～ 5.5cm，先端钝，或为急尖，常有小凸尖，基部圆形或阔楔形，两面均被灰色或淡黄色柔毛，下面尤密，并被黄褐色腺点；基出脉 3；小叶柄长 2 ～ 4mm，侧生小叶较小，常偏斜。总状花序长 1.5 ～ 4cm，1 ～ 3 个腋生；花长约 1cm，排列稍密集；花梗长约 2mm；花萼钟状，长约 5mm，裂片披针形，外面被短柔毛及腺点；花冠黄色，旗瓣近圆形，有宽而内弯的耳，翼瓣倒卵状长圆形，基部一侧具长耳，龙骨瓣具喙；雄蕊二体；子房被毛及密集的小腺点。荚果长圆形，红紫色，长 1 ～ 1.5cm，宽约 8mm，极扁平，在种子间略收缩，稍被毛或近无毛，先端有小喙。种子通常 2，椭圆形或近肾形，黑色，光亮。花期 5 ～ 8 月，果期 9 ～ 12 月。

常生于海拔 200 ～ 1000m 的山坡、路旁、草丛中。分布于长江流域以南各省区。

【功效应用】 茎叶：祛风除湿，活血，解毒。用于风湿痹痛、头痛、牙痛、腰肌疼痛、瘀血腹痛、产褥热、痈肿疮毒。

【化学成分】 含黄酮类等成分。

290 刺槐（*Robinia pseudoacacia*）

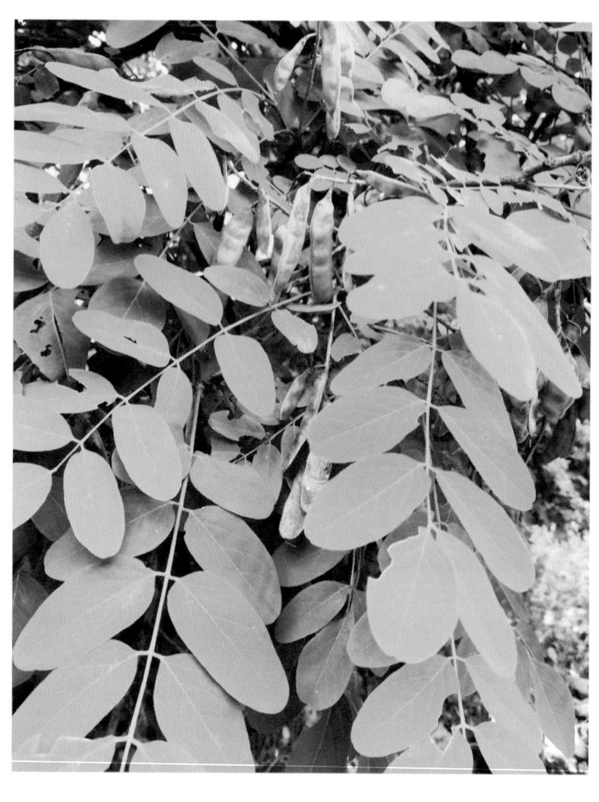

豆科植物刺槐（洋槐）*Robinia pseudoacacia* L.。

【形态与分布】 落叶乔木，高10～25m。树皮灰黑褐色，纵裂。小枝灰褐色，幼时有棱脊；具托叶刺，长达2cm。羽状复叶长10～25（40）cm，小叶2～12对，常对生，椭圆形、长椭圆形或卵形，长2～5cm，宽1.5～2.2cm，先端圆，微凹，具小尖头，基部圆至阔楔形，全缘，上面绿色，下面灰绿色；小叶柄长1～3mm；小托叶针芒状。总状花序腋生，长10～20cm，下垂；花多数，芳香；苞片早落；花梗长7～8mm；花萼斜钟状，长7～9mm，萼齿5，三角形至卵状三角形，密被柔毛；花冠白色，各瓣均具瓣柄，旗瓣近圆形，长16mm，宽约19mm，先端凹缺，基部圆，反折，内有黄斑，翼瓣斜倒卵形，与旗瓣几等长，长约16mm，基部一侧具圆耳，龙骨瓣镰状，三角形，与翼瓣等长或稍短，前缘合生，先端钝尖；雄蕊二体；子房线形，长约1.2cm，柄长2～3mm。荚果褐色，或具红褐色斑纹，线状长圆形，长5～12cm，宽1～1.7cm，扁平，先端上弯，具尖头，果颈短，沿腹缝线具狭翅；花萼宿存，有种子2～15；种子黑褐色，有时具斑纹，近肾形。花果期4～9月。

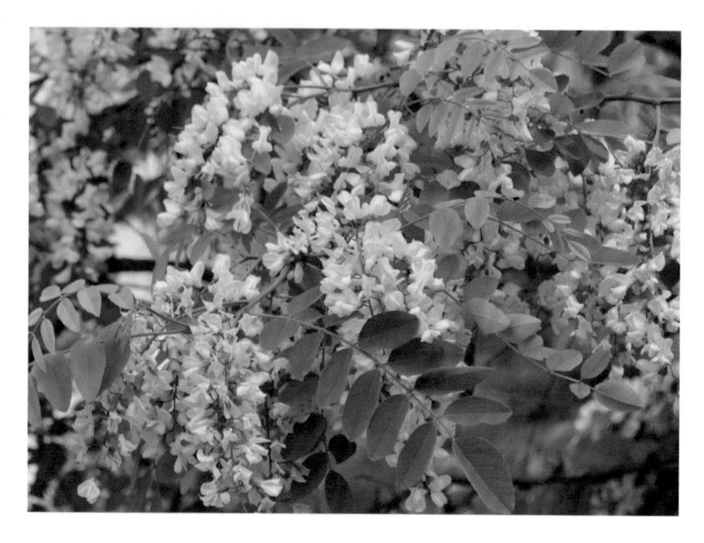

湖北及东北、西北、华北、华东地区广为栽培，一般作行道树。

【功效应用】 茎皮、根或叶：止血。用于大肠下血、咯血、吐血、崩漏。

【化学成分】 含黄酮、鞣质等成分。

291 决明（*Senna tora*）

豆科植物决明 *Senna tora*（L.）Roxburgh。

【形态与分布】 一年生半灌木状草本。茎直立，粗壮，高 1 ～ 2m。叶互生，羽状复叶；叶柄无腺体，在叶轴上两小叶之间有棒状的腺体 1 个；小叶 3 对，倒卵形或倒卵状长圆形，长 2 ～ 6cm，宽 1.5 ～ 2.5cm，先端圆钝而有小尖头，基部渐狭，偏斜，上面被稀疏柔毛，下面被柔毛；小叶柄长 1.5 ～ 2mm；托叶线形，被柔毛，早落。花通常 2 朵生于叶腋，总花梗长 6 ～ 10mm，花梗长 1 ～ 1.5cm；萼片 5，稍不等大，卵形或卵状长圆形，膜质，外面被柔毛，长约 8mm；花黄色，花瓣 5，下面 2 片略长，长 12 ～ 15mm，宽 5 ～ 7mm；雄蕊 10，发育雄蕊 7；子房线状，无柄，被白色细毛，花柱内弯。荚果纤细，近四棱形，长 15 ～ 24cm，直径 4 ～ 6mm，呈弓状弯曲，被疏柔毛，两端渐尖。种子多数，菱形，灰绿色，有光泽。花期 6 ～ 8 月，果期 9 ～ 11 月。

生于山坡、旷野及河滩沙地上。我国长江以南各省区普遍分布，栽培或野生。

【功效应用】 成熟种子（药名决明子）：清肝明目，利水通便。用于目赤肿痛、羞明多泪、青盲、雀目、头痛头晕、视物昏暗、肝硬化腹水、小便不利、习惯性便秘、肿毒、癣疾。用量 6 ～ 15g，大剂量可至 30g，水煎或研末，或泡茶饮，脾肾虚寒及便溏者慎服；外用适量，研末调敷。全草和叶（药名野花生）：祛风除湿，解毒利湿。用于风热感冒、流感、急性结膜炎、湿热黄疸、急慢性肾炎、带下、瘰疬、疮痈疖肿、乳腺炎。用量 9 ～ 15g；外用适量。

【化学成分】 种子含黄酮、糖类、有机酸及甾醇等成分。

【附注】 本种的干燥成熟种子为中药“决明子”，收载于《中国药典》（《中国药典》记载其植物中文名为小决明）。

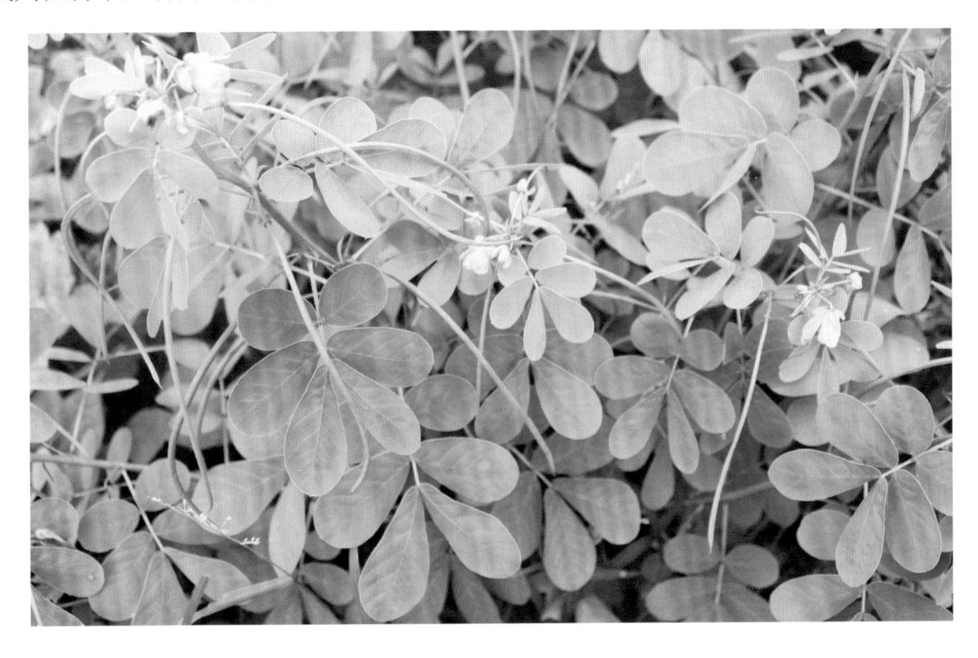

292 苦参（*Sophora flavescens*）

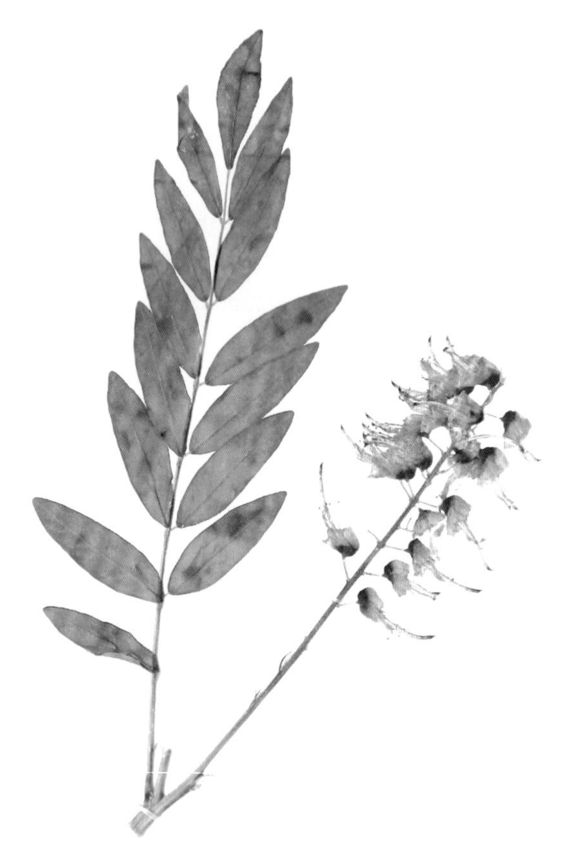

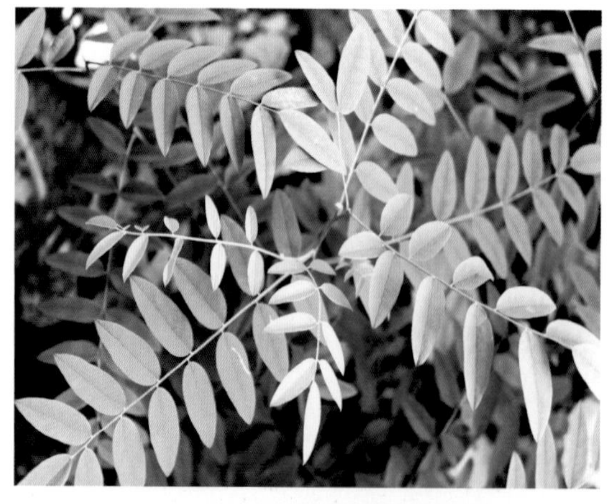

豆科植物苦参 *Sophora flavescens* Alt.。

【形态与分布】 亚灌木，高约1m，稀达3m。茎具纹棱，幼时疏被柔毛。羽状复叶长达25cm；托叶披针状线形，长约6～8mm；小叶15～29，互生或近对生，形状多变，椭圆形、卵形、披针形至披针状线形，长3～4（6）cm，宽（0.5）1.2～2cm，先端钝或急尖，基部宽楔形或浅心形，上面无毛，下面疏被灰白色短柔毛或近无毛。中脉下面隆起。总状花序顶生，长15～25cm；花多数；花梗纤细，长约7mm；苞片线形，长约2.5mm；花萼钟状，明显歪斜，具不明显波状齿，完全发育后近截平，长约5mm，宽约6mm，疏被短柔毛；花冠比花萼长1倍，白色或淡黄白色，旗瓣倒卵状匙形，长14～15mm，宽6～7mm，先端圆形或微缺，基部渐狭成柄，柄宽3mm，翼瓣单侧生，强烈皱褶几达瓣片的顶部，柄与瓣片近等长，长约13mm，龙骨瓣与翼瓣相似，稍宽，宽约4mm，雄蕊10，分离或近基部稍连合；子房近无柄，被淡黄白色柔毛。荚果长5～10cm，种子间稍缢缩，呈不明显串珠状，稍四棱形，成熟后开裂成4瓣。种子1～7，长卵形，稍压扁，深红褐色或紫褐色。花期6～8月，果期7～10月。

生于海拔1500m以下的山坡、沙地草坡、灌木林中或田野附近。产于我国南北各省区。

【功效应用】 根（药名苦参）：清热燥湿，祛风杀虫。用于湿热泻痢、肠风便血、黄疸、小便不利、水肿、带下、阴痒、疥癣、麻风、皮肤瘙痒、湿毒疮疡。用量4.5～9g。

【化学成分】 根含生物碱、黄酮、三萜皂苷及醌类等成分。

【附注】 本种的干燥根为中药“苦参”，收载于《中国药典》。

293 槐（*Styphnolobium japonicum*）

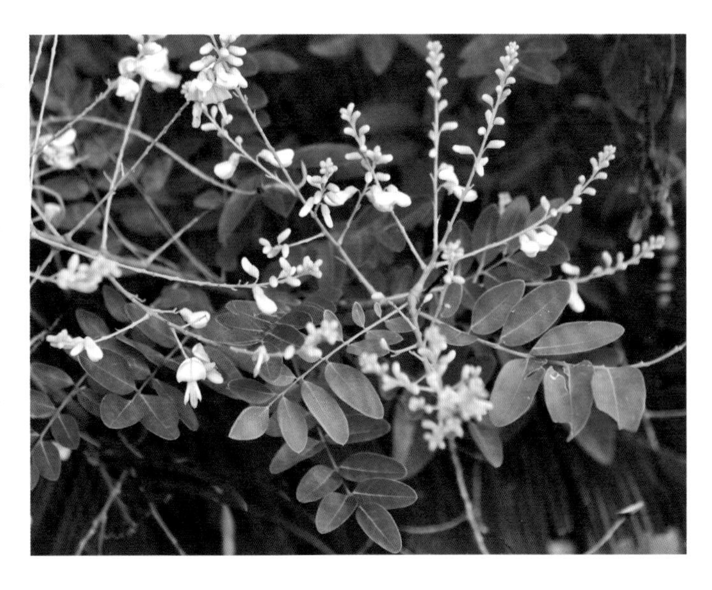

豆科植物槐 *Styphnolobium japonicum*（L.）Schott（*Sophora japonica* L.）。

【形态与分布】 乔木，高15～25m。当年生枝绿色，无毛。羽状复叶长15～25cm；叶轴初被疏柔毛，后脱净；叶柄基部膨大；小叶9～15，卵状披针形或卵状长圆形，长2.5～7.5cm，宽1.5～3cm，先端渐尖而具细突尖，基部阔楔形，下面灰白色，疏生短柔毛；托叶形状多变，有时呈卵形，叶状，有时线形或钻状，早落。圆锥花序顶生；萼钟状，具5小齿，疏被毛；花冠乳白色，旗瓣阔心形，具短爪，有紫脉；雄蕊10，不等长。荚果肉质，串珠状，长2.5～5cm，无毛，不裂；种子1～6，肾形，深棕色。花期7～8月，果期10～11月。

生于海拔1200m以下山坡、路旁或住宅旁。各地普遍栽培，以黄土高原及华北平原常见。

【功效应用】 花蕾或花（药名槐米、槐花）：凉血止血，清肝泻火。用于便血、痔血、血痢、崩漏、吐血、衄血、肝热目赤、头痛眩晕。用量5～10g。果实（药名槐角）：清热泻火，凉血止血。用于肠热便血、痔肿出血、肝热头痛、眩晕目赤。用量6～9g。

【化学成分】 花含黄酮、三萜皂苷等成分；果实含黄酮、生物碱、挥发油等成分。

【附注】 干燥花蕾或花为中药“槐花”（“槐米”），干燥成熟果实为中药“槐角”，均收载于《中国药典》。

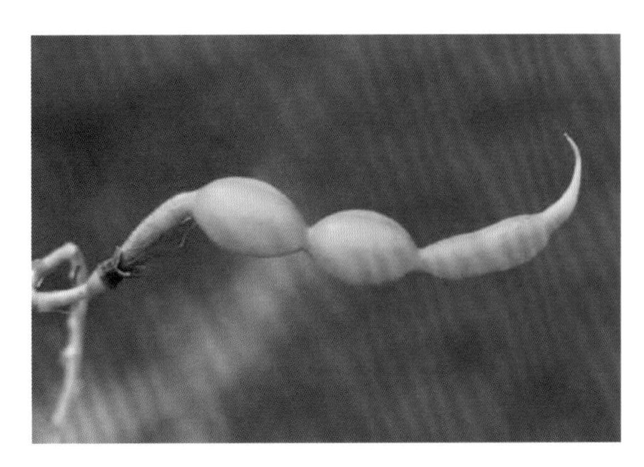

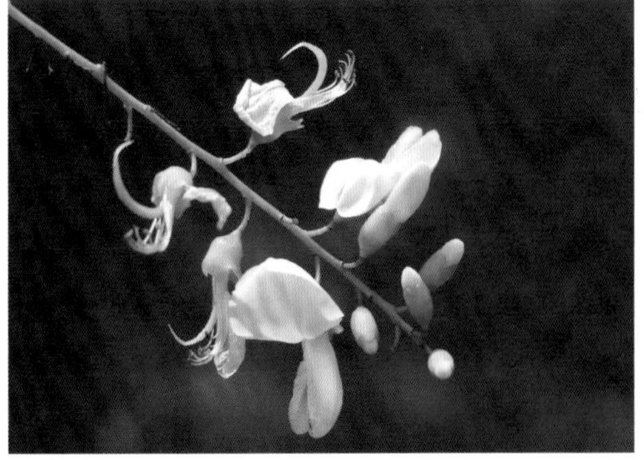

294 白车轴草（*Trifolium repens*）

豆科植物白车轴草 *Trifolium repens* L.。

【形态与分布】 多年生草本，生长期达 5 年，高 10 ～ 30cm。主根短，侧根和须根发达。茎匍匐，上部稍上升，全株无毛。掌状三出复叶，叶柄长 10 ～ 30cm；小叶倒卵形至近圆形，长 8 ～ 20（30）mm，宽 8 ～ 16（25）mm，先端凹至钝圆，基部楔形，侧脉约 13 对，与中脉作 50° 角展开；小叶柄长 1.5mm。托叶卵状披针形，基部抱茎成鞘状，离生部分锐尖；花序球形，顶生，直径 15 ～ 40mm；总花梗甚长，具花 20 ～ 50（80），密集，无总苞；苞片披针形，膜质；花长 7 ～ 12mm；花梗比花萼稍长或等长，开花立即下垂；花冠白色、乳黄色或淡红色，具香气。旗瓣椭圆形，比翼瓣和龙骨瓣长近 1 倍；子房线状长圆形。荚果倒卵状长圆形；种子 2 ～ 4，阔卵形。花果期 5 ～ 10 月。

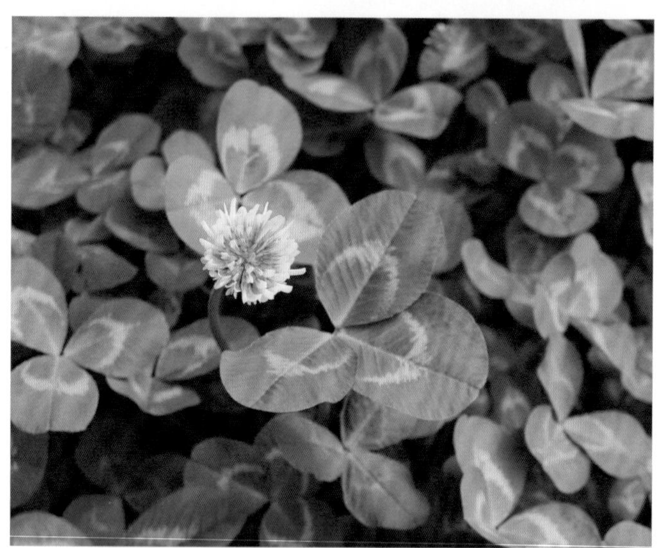

白车轴草

原产欧洲和北非，我国常见于种植，并在湿润草地、河岸、路边呈野生状态。

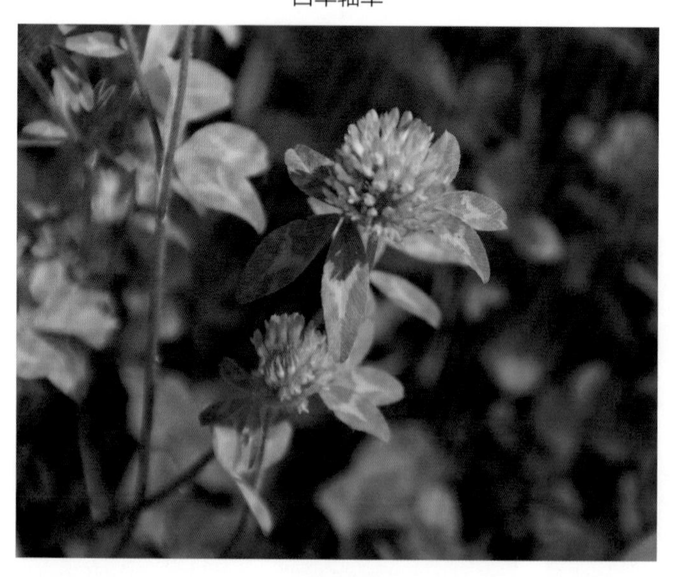

红车轴草

【功效应用】 全草：清热凉血，安神镇静。用于癫痫、痔疮止血、硬结肿块。用量 15 ～ 30g；外用鲜品适量，捣敷。

【化学成分】 全草含黄酮、氰苷、香豆素、三萜、甾体、有机酸等成分。

【附注】 同属植物红车轴草 *Trifolium pratense* L. 形态相似，主要区别为花序下有总苞，花色通常为淡红色。两者在南北各地均常见栽培，为优良牧草和绿肥。

295 胡卢巴（*Trigonella foenum-graecum*）

豆科植物胡卢巴 *Trigonella foenum-graecum* L.。

【形态与分布】 一年生草本，高 30 ～ 80cm。主根深达土中 80cm，根系发达。茎、枝有疏毛。羽状三出复叶；中间小叶倒卵形或倒披针形，长 1 ～ 3.5cm，宽 0.5 ～ 1.5cm，先端钝圆，两面均疏生柔毛，侧生小叶略小；叶柄长 1 ～ 4cm；托叶与叶柄连合，宽三角形。花 1 ～ 2 朵生于叶腋，无梗；萼筒状，长约 7mm，有白色柔毛，萼齿披针形；花冠白色，基部稍带堇色，长约为花萼 2 倍。荚果条状圆筒形，长 5.5 ～ 11cm，直径约 0.5cm，先端成尾状，直或稍弯，有疏柔毛，具明显的纵网脉；种子多数，棕色，不光滑。花期 4 ～ 7 月，果期 7 ～ 9 月。

生于田间、路旁。我国南北各地均有栽培，在西南、西北各地呈半野生状态。

【功效应用】 种子（药名胡芦巴）：温肾助阳，祛寒止痛。用于肾阳不足、下元虚冷、小腹冷痛、寒疝腹痛、寒湿脚气。用量 5 ～ 10g。

【化学成分】 种子主含三萜、甾体、黄酮、生物碱、香豆素、木脂素、有机酸等成分。

【附注】 本种的干燥成熟种子为中药“胡芦巴”，收载于《中国药典》。

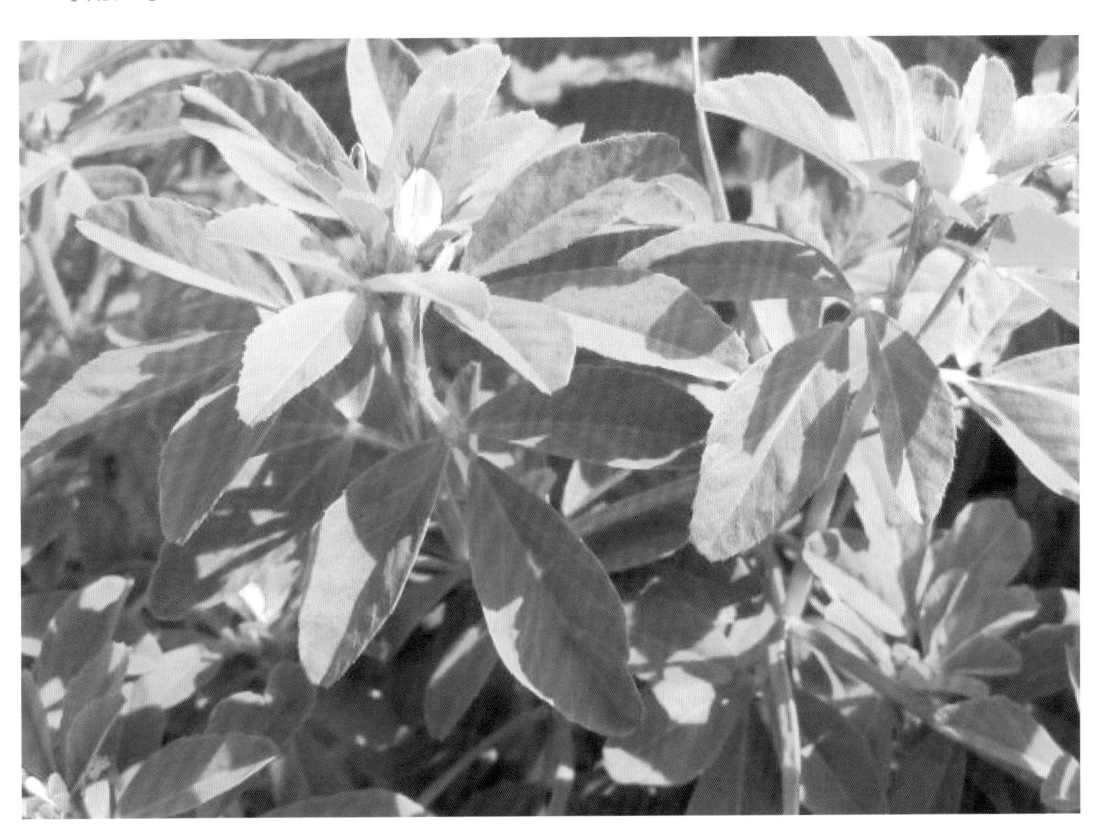

296 紫藤（*Wisteria sinensis*）

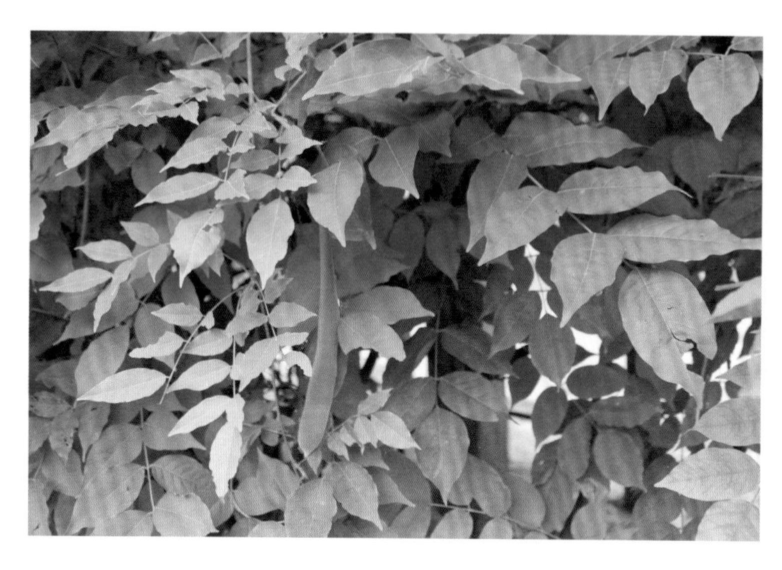

豆科植物紫藤 *Wisteria sinensis*（Sims）Sweet。

【形态与分布】 落叶藤本。茎左旋，枝较粗壮。奇数羽状复叶，长15～25cm；小叶3～6对，卵状椭圆形至卵状披针形，上部小叶较大，长5～8cm，宽2～4cm，先端渐尖至尾尖，基部钝圆或楔形，或歪斜，嫩叶两面被平伏毛；小叶柄长3～4mm，被柔毛。总状花序腋生，下垂，长15～30cm；花长2.5～4cm，芳香；花梗细，长2～3cm；花萼杯状，长5～6mm，宽7～8mm，被细绢毛，上方2齿甚钝，下方3齿卵状三角形；花冠紫色，旗瓣圆形，先端略凹陷，花开后反折，基部有2胼胝体，翼瓣长圆形，基部圆，龙骨瓣较翼瓣短，阔镰形；子房线形，密被绒毛，花柱无毛。荚果扁，倒披针形，长10～15cm，宽1.5～2cm，密被黄色绒毛，悬垂枝上不脱落，有种子1～3粒；种子褐色，具光泽，圆形，宽1.5cm，扁平。花期4月中旬至5月上旬，果期5～8月。

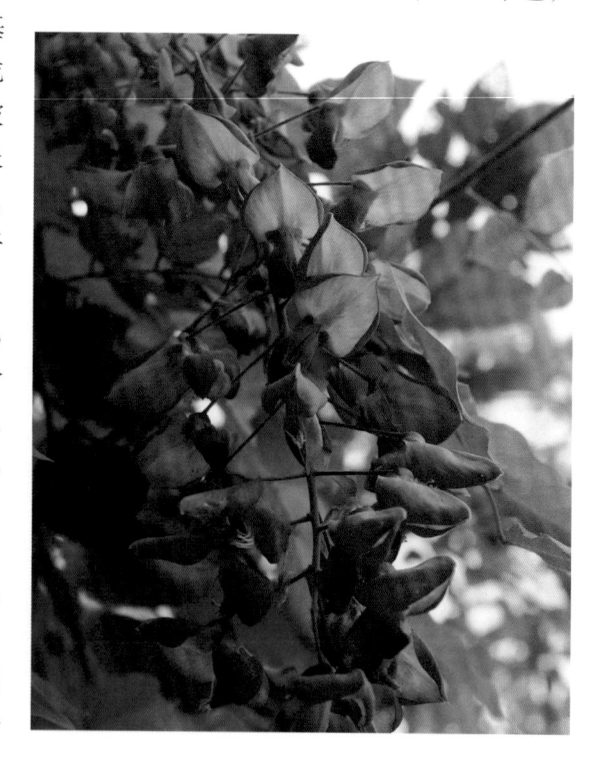

生于海拔1000m以下的山坡林中。分布于华中、华北、华南、西南地区及辽宁、山东、山西、陕西、甘肃、江苏、浙江等省。

【功效应用】 茎或茎皮（药名紫藤）：利水，除痹，杀虫。有小毒。用于水肿、关节疼痛、蛔虫病、蛲虫病。用量9～15g。

【化学成分】 茎皮含黄酮等成分。

【附注】 我国自古就栽培本种作庭园棚架植物，先叶开花，紫穗满垂，十分优美。

297 酢浆草（*Oxalis corniculata*）

酢浆草科植物酢浆草 *Oxalis corniculata* L.。

【形态与分布】 多年生小草本，高 15 ～ 22cm。茎细而柔软，下部斜卧地面呈匍匐状，分枝多，成丛状，上部稍直立，绿色，微带紫色，在节出生不定根，全体被毛。掌状复叶互生，总叶柄纤细而曲折，被毛；小叶 3，无柄，倒心形，长 0.5 ～ 1.3cm，宽 0.6 ～ 1.5cm，先端凹入，基部楔形，全缘，背面沿叶脉及小叶边缘有短毛。伞形花序腋生，具花 2 ～ 6，花序梗纤细，带紫色，有毛；萼片与花瓣均为 5，花瓣黄色，雄蕊 10，花丝下部连合；子房上位，5 室；蒴果近圆柱形，有 5 纵棱，具毛，熟时自行开裂，弹出种子。花期 4 ～ 6 月。

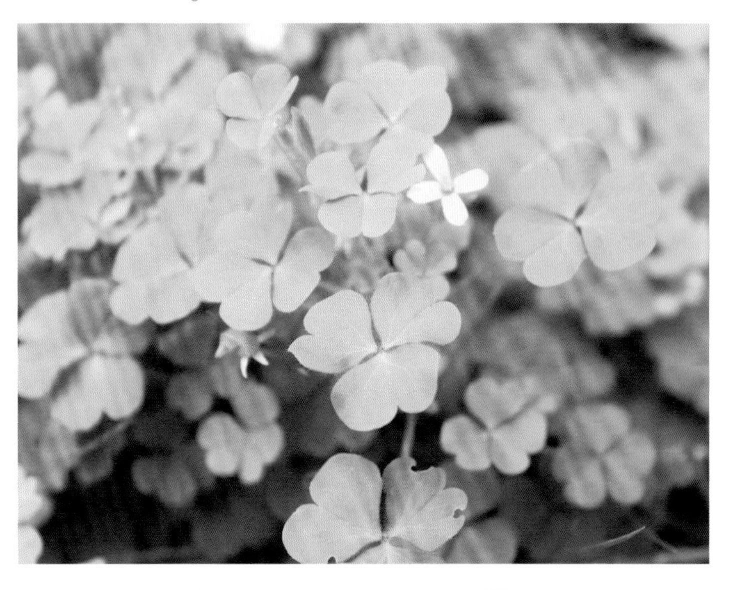

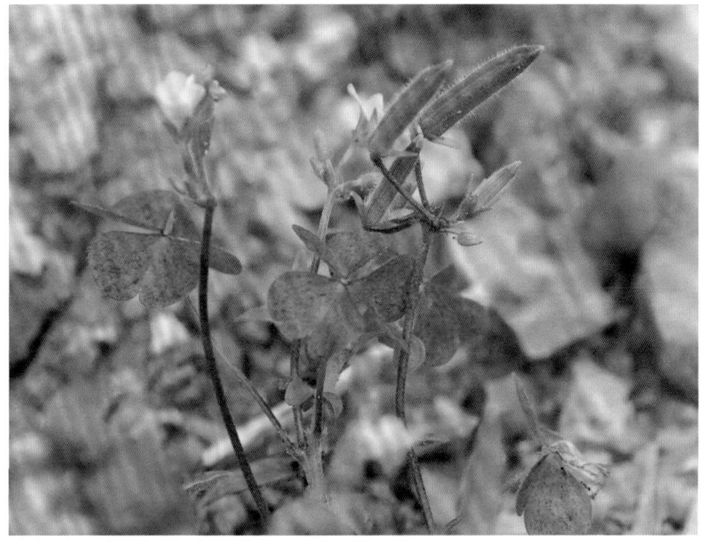

生于路边、荒地。分布于我国中部和南部省区。

【功效应用】 清火败毒，凉血散瘀，消肿祛湿。用于咽喉肿痛、口疮、牙痛、泄泻、痢疾、黄疸、淋症、赤白带下、跌打损伤、吐血、衄血、疔疮、疥癣。用量 10 ～ 15g，孕妇及体虚者慎服；外用鲜品适量，煎水洗、捣敷或捣汁涂，或煎水漱口。

【化学成分】 全草含有机酸、黄酮等成分。

【附注】 本种干燥全草为中草药“酢浆草”，收载于《湖南省中药材标准》（2009 年版）和《湖北省中药材质量标准》（2018 年版）。

298 山酢浆草（*Oxalis griffithii*）

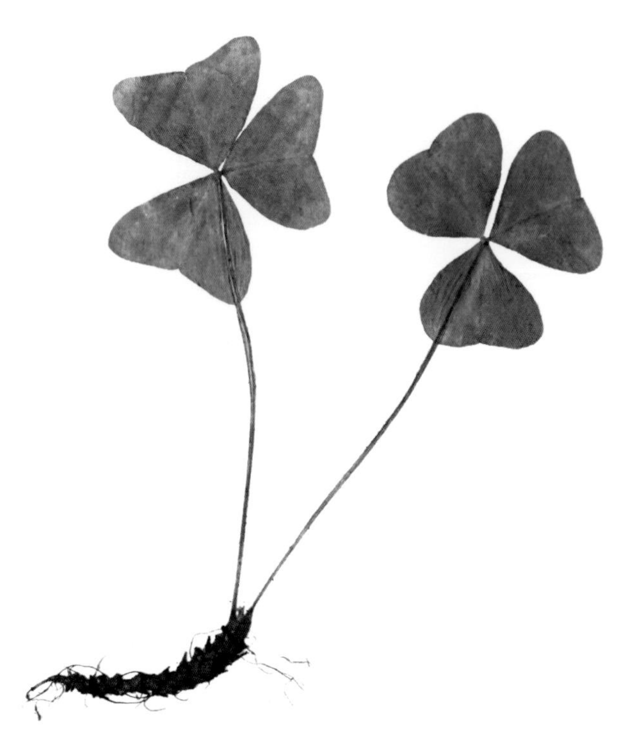

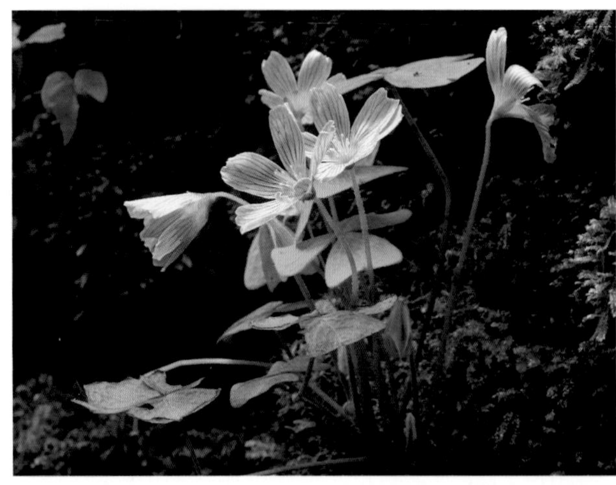

酢浆草科植物山酢浆草（上天梯）*Oxalis griffithii* Edgew. et Hook. f.。

【形态与分布】 多年生草本，高 8 ～ 10cm。根纤细；根茎横生，节间具 1 ～ 2mm 长的褐色或白色小鳞片和细弱的不定根。茎短缩不明显，基部围以残存覆瓦状排列的鳞片状叶柄基。叶基生；托叶阔卵形，被柔毛或无毛，与叶柄茎部合生；叶柄长 3 ～ 15cm，近基部具关节；小叶 3，倒三角形或宽倒三角形，长 5 ～ 20mm，宽 8 ～ 30mm，先端凹陷，两侧角钝圆，基部楔形，两面被毛或背面无毛或两面无毛。总花梗基生，单花，与叶柄近等长或更长；花梗长 2 ～ 3mm，被柔毛；苞片 2，对生，卵形，长约 3mm，被柔毛；萼片 5，卵状披针形，长 3 ～ 5mm，宽 1 ～ 2mm，先端具短尖，宿存；花瓣 5，白色或稀粉红色，倒心形，长为萼片的 1 ～ 2 倍，先端凹陷，基部狭楔形，具白色或带紫红色脉纹；雄蕊 10，长短互间，花丝纤细，基部合生；子房 5 室，花柱 5，细长，柱头头状。蒴果椭圆形或近球形，长 3 ～ 4mm。种子卵形，褐色或红棕色，具纵肋。花期 7 ～ 8 月，果期 8 ～ 9 月。

生于海拔 800 ～ 3000m 的密林、灌丛和沟谷等阴湿处。分布于华中、华东、西南地区和陕西、甘肃等省。

【功效应用】 全草（药名麦刁七）：活血化瘀，清热解毒，利尿通淋。用于劳伤疼痛、跌打损伤、淋浊带下、尿闭、麻风、无名肿毒、疥癣、小儿口疮、烫火伤。

【化学成分】 含黄酮等成分。

299 野老鹳草（*Geranium carolinianum*）

牻牛儿苗科植物野老鹳草 *Geranium carolinianum* L.。

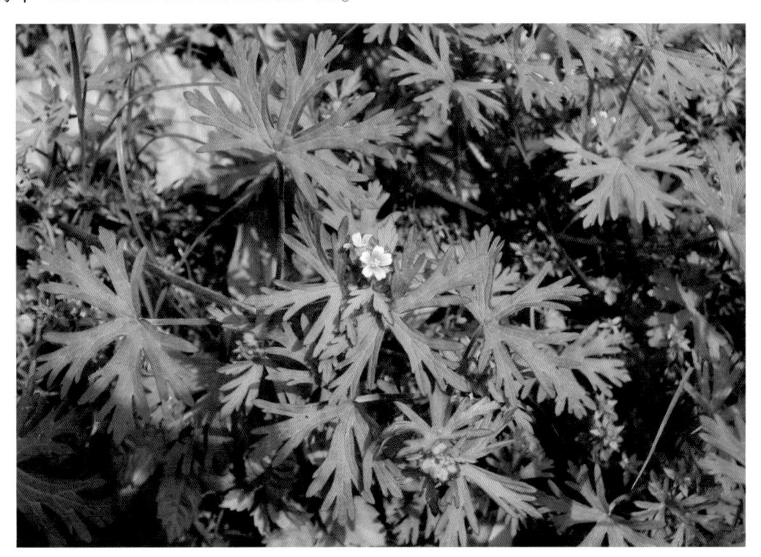

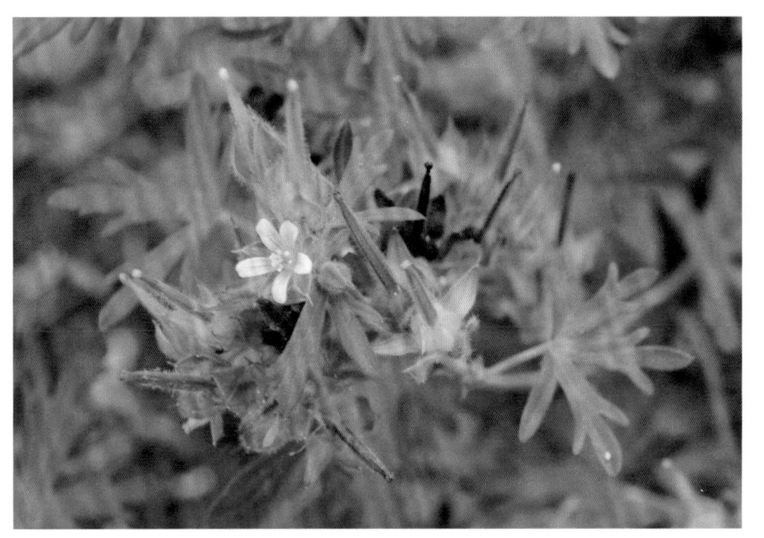

【形态与分布】 草本，高 20 ～ 60cm。茎直立或仰卧，单一或多数，具棱，密被倒向短柔毛。基生叶早枯，茎生叶互生或最上部对生；托叶披针形或三角状披针形，长 5 ～ 7mm；茎下部叶具长柄，为叶片的 2 ～ 3 倍，被倒向短柔毛，上部叶柄渐短；叶片圆肾形，长 2 ～ 3cm，宽 4 ～ 6cm，基部心形，掌状 5 ～ 7 裂近基部，裂片楔状倒卵形或菱形，下部楔形，全缘，上部羽状深裂，小裂片条形，两面被短柔毛。花序腋生和顶生，被倒生短柔毛和开展的长腺毛，每总花梗具 2 花，顶生总花梗常数个集生，花序呈伞形状；花梗与总花梗相似，等长于或稍短于花；苞片钻状；萼片卵形或近椭圆形，长 5 ～ 7mm，外被短柔毛或沿脉被开展的糙柔毛和腺毛；花瓣淡紫红色，倒卵形，稍长于萼，先端圆形，基部宽楔形。蒴果长约 2cm，有长喙，被短糙毛，果瓣由喙上部先裂向下卷曲。花果期 4 ～ 9 月。

生于平原和低山荒坡杂草丛中。分布于湖北、湖南、四川、云南及华东等地。

【功效应用】 地上部分（药名老鹳草）：清热定惊，通络，平喘，利尿。用于高热神昏、惊痫抽搐、关节疼痛、肢体麻木、半身不遂、肺热咳喘、水肿尿少。用量 5 ～ 10g。

【附注】 干燥地上部分为中药“老鹳草”来源之一，收载于《中国药典》。

300 湖北老鹳草（*Geranium rosthornii*）

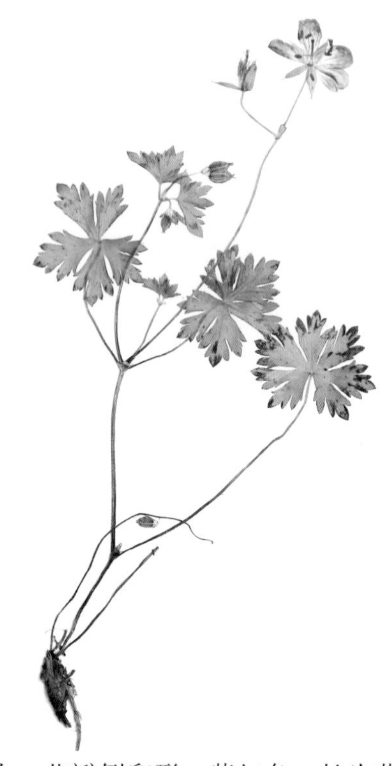

牻牛儿苗科植物湖北老鹳草 *Geranium rosthornii* R. Knuth（*Geranium henryi* R. Knuth；*Geranium hupehanum* R. Knuth）。

【形态与分布】 多年生草本，高 30～60cm。根茎粗壮，具多数纤维状根和纺锤形块根，上部围以残存基生托叶。茎直立或匍卧，具明显棱槽，假二叉状分枝，被疏散倒向短柔毛。基生叶早枯，茎生叶对生，叶柄长为叶片的 5～6 倍，被短柔毛；托叶三角形，长 8～12mm，宽 5～6mm，被星散柔毛；叶片五角状圆形，掌状 5 深裂近基部，裂片菱形，有粗缺刻状牙齿。花序腋生和顶生，长于叶，有反折毛，总花梗具 2 花；苞片狭披针形，长约 5～6mm；花梗与总花梗相似，不等长，长者长为花的 1.5～2 倍，萼片卵形或椭圆状卵形，长 6～8mm，外被柔毛，先端具 1～2mm 长的尖头；花瓣倒卵形，紫红色，长为萼片的 1.5～2 倍，先端圆形，基部楔形，下部边缘具长糙毛；雄蕊稍长于萼片，花丝和花药棕色；雌蕊密被毛。蒴果长约 2cm，被短柔毛。花果期 6～9 月。

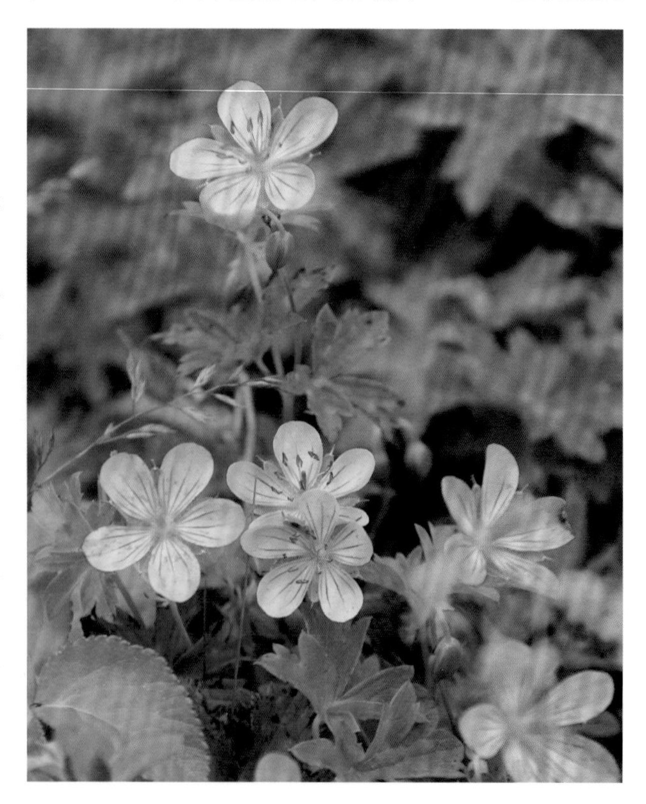

生于海拔 1600～2400m 的山地林下和山坡草丛。分布于河南、湖北西部及陕西南部、甘肃南部、安徽、重庆等地。

【功效应用】 根茎及根（药名破血七）：破血行瘀，祛风除湿。用于风湿性关节炎、跌打损伤。全草：清热解毒，祛风除湿，活血止血。用于咽喉肿痛、疮疖痈肿、风湿痹痛、四肢麻木、筋骨酸痛、外伤出血。用量 9～15g；外用适量，捣敷。

【化学成分】 全草含鞣质等成分。

301 老鹳草（*Geranium wilfordii*）

牻牛儿苗科老鹳草 *Geranium wilfordii* Maxim.。

【形态与分布】 多年生草本，植株高 40 ～ 80cm。根茎短而直立，有略粗的长根。茎细长，下部稍蔓生，有倒生微柔毛。叶对生，基生叶和下部茎生叶为肾状三角形，基部心形，宽 4 ～ 9cm，长 3 ～ 6cm，3 深裂，中央裂片稍较大，卵状菱形或长圆状卵形，先端尖，上部有缺刻或粗锯齿，齿顶有短凸尖，两面多少有伏毛，下部茎生叶的柄长过叶片，上部的较短；顶部的叶宽三角形，3 深裂，侧生裂片张开，小于中央裂片。花序腋生，总梗长 2 ～ 3cm，2 花；花柄长几等于花序梗，在果期倾向下，略有微毛；萼片长 5mm，有疏伏毛；花瓣淡红色，长几等于萼片，匙形。蒴果长约 2cm。花期 7 月。

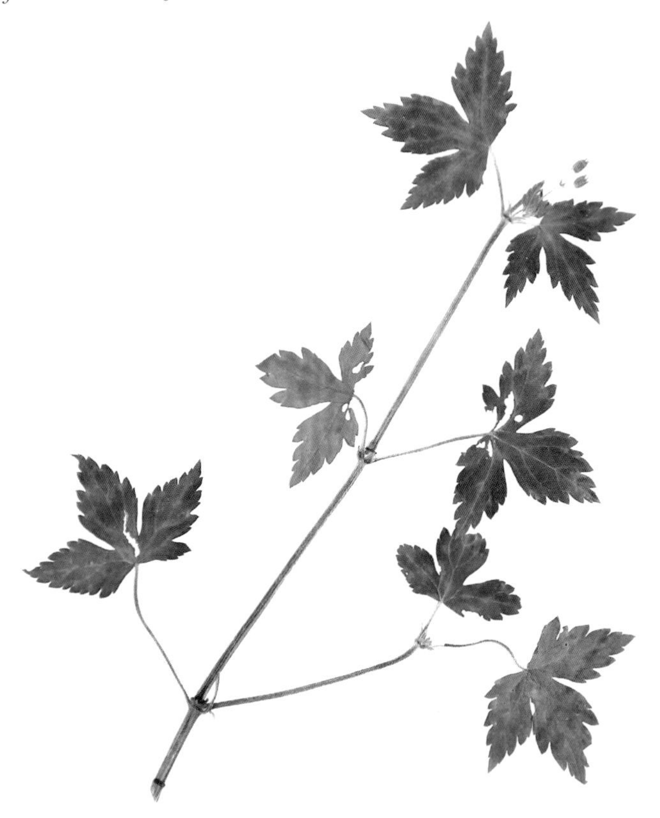

生于海拔 100 ～ 1400m 的山沟阴湿处及草坡、林下。分布于湖北、重庆及东北、华北、华东地区。

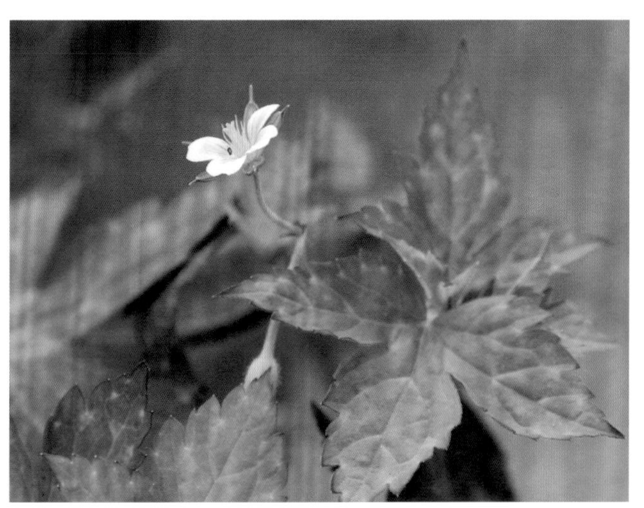

【功效应用】 全草（药名老鹳草）：祛风湿，活血通经，清热止泻。用于风湿性关节炎、跌打损伤、坐骨神经痛、急性肠胃炎、痢疾、月经不调、疱疹性角膜炎。用量 5 ～ 10g。

【化学成分】 全草含鞣质、黄酮、有机酸、挥发油等成分。

【附注】 本种的干燥全草为中药“老鹳草”来源之一，收载于《中国药典》。

302 蒺藜（*Tribulus terrestris*）

蒺藜科植物蒺藜 *Tribulus terrestris* L.。

【形态与分布】 一年生草本，茎、叶轴、花梗被短的曲毛及开展的毛。茎由基部分枝，平卧，淡褐色，长可达 1m 左右，有沟。双数羽状复叶互生，长 1.5 ～ 5cm；小叶 4 ～ 16，对生，矩圆形或斜短圆形，长 6 ～ 15mm，宽 2 ～ 5mm，顶端锐尖或钝，基部稍偏斜，近圆形，全缘，叶两面尤其是下面被白色伏毛；托叶离生，披针状三角形，长约 3mm。花小，黄色，单生叶腋；花梗短；萼片 5，卵状长椭圆形，渐尖；花瓣 5；雄蕊 10，生花盘基部，基部有鳞片状腺体。果为 5 个分果瓣组成，各瓣木质，每果瓣具长短棘刺各 1 对；背面有短硬毛及瘤状突起。花期5～8月，果期6～9月。

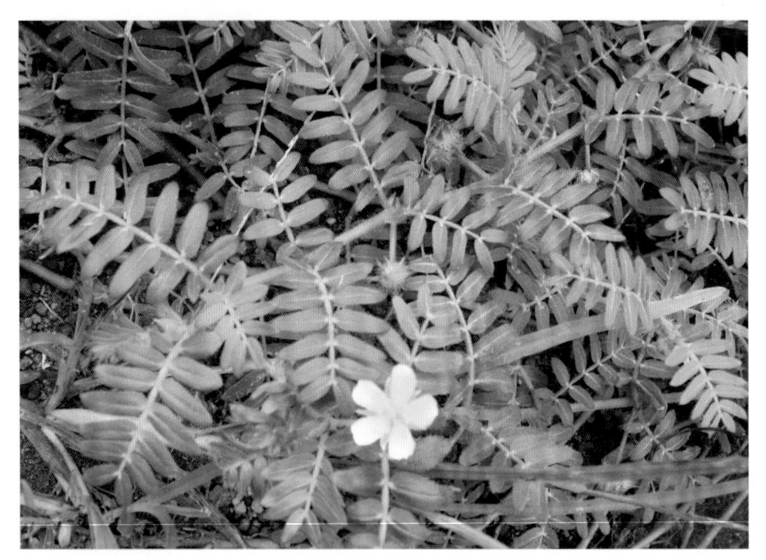

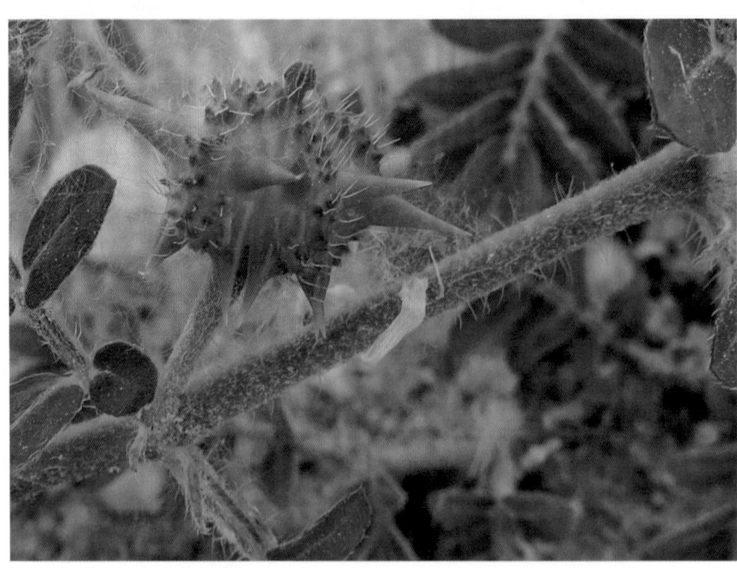

多生于荒丘、田边及田间。全国各地均有分布，其中长江以北居多。

【功效应用】 果实（药名蒺藜）：平肝解郁，活血祛风，明目，止痒。有小毒。用于头痛眩晕、胸胁胀痛、乳闭乳痈、目赤翳障、风疹瘙痒。用量 6 ～ 10g，血虚气弱及孕妇慎服。

【化学成分】 果实含皂苷、黄酮、生物碱、多糖等成分。

【附注】 本种的干燥成熟果实为中药“蒺藜”，收载于《中国药典》。

303 臭节草（*Boenninghausenia albiflora*）

芸香科植物臭节草（松风草）*Boenninghausenia albiflora*（Hook.）Reichb. ex Meisn.。

【形态与分布】 常绿草本，分枝甚多，枝、叶灰绿色，稀紫红色，嫩枝的髓部大而空心，小枝多。二至三回三出复叶，叶薄纸质，小叶片倒卵形、菱形或椭圆形，长1～2.5cm，宽0.5～2cm，先端圆，有时微凹入，基部楔形，背面灰绿色，老叶常变褐红色。花序有花甚多，花枝纤细，基部有小叶；萼片长约1mm；花瓣白色，有时顶部桃红色，长圆形或倒卵状长圆形，长6～9mm，有透明油点；8枚雄蕊长短相间，花丝白色，花药红褐色；子房绿色，基部有细柄。分果瓣长约5mm，子房柄在果时长4～8mm，每分果瓣有种子4，稀3或5；种子肾形，长约1mm，褐黑色，表面有细瘤状凸起。花果期7～11月。

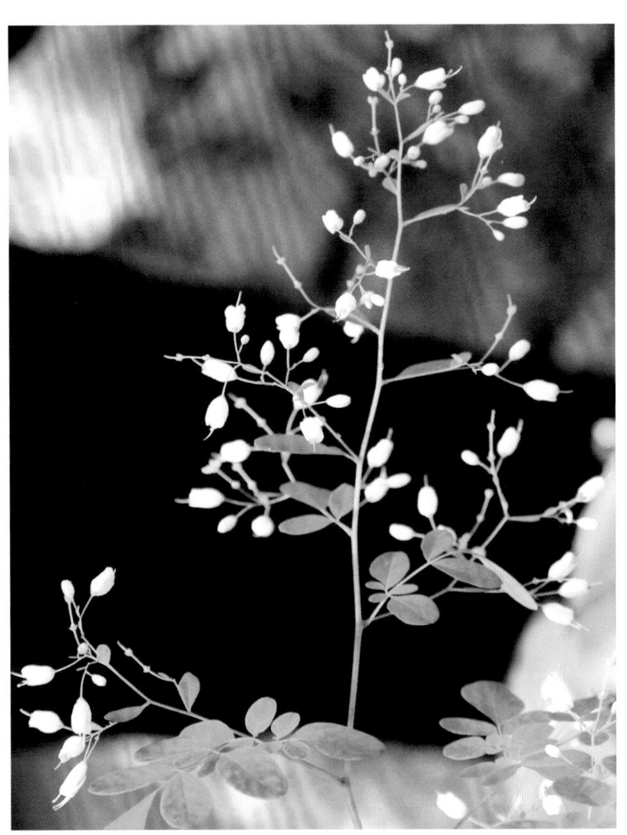

生于海拔700～2800m的山地草丛中或疏林下，土山或石岩山地均有。分布于长江以南各地，南至广东北部，东南至台湾，西南至西藏东南部。

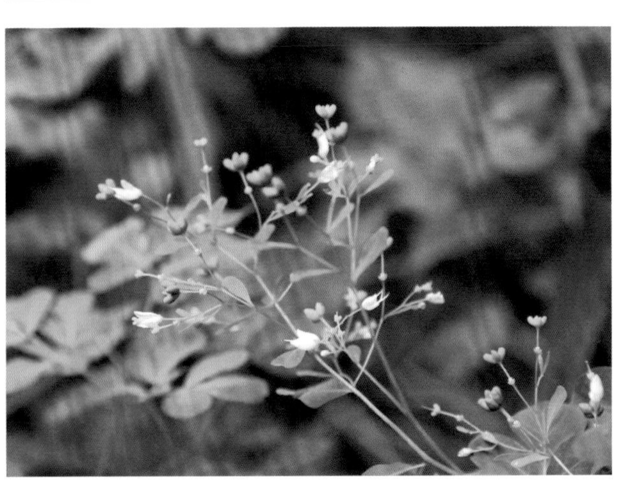

【功效应用】 全草（药名地花椒）：行气止痛，解毒消肿。用于胃腹疼痛、跌打损伤、劳伤；外治痈疽疮毒。用量9～15g，水煎或研末泡酒；外用鲜品适量，捣敷。

【化学成分】 全草含香豆素、内酯、生物碱、萜类等成分。

304 酸橙（*Citrus aurantium*）

芸香科植物酸橙 *Citrus aurantium* L.。

【形态与分布】 常绿小乔木，枝三棱状，有长刺。叶互生，革质，卵状矩圆形或倒卵形，长 5 ～ 10cm，宽 2.5 ～ 5cm，全缘或具微波状齿，两面无毛，具半透明的腺点；叶柄有狭长形或倒心形的翅。花 1 至数朵簇生于当年新枝的顶端或叶腋，大小不等，直径 2 ～ 3.5cm；萼片 5，花瓣 5，白色，有芳香；雄蕊 20 ～ 25，花丝基部部分愈合。柑果近球形，直径 7 ～ 8cm，橙黄色至朱红色，果皮粗糙，稍厚至甚厚，难剥离。花期 4 ～ 5 月，果期 9 ～ 12 月。

我国长江流域及以南各省均有栽培，有时逸为半野生。

【功效应用】 幼果（药名枳实）：破气消积，化痰散痞。用于积滞内停、痞满胀痛、泻痢后重、大便不通、痰滞气阻、胸痹、结胸、脏器下垂。用量 3 ～ 10g，孕妇慎用。未成熟果实（药名枳壳）：理气宽中，行滞消胀。用于胸胁气滞、胀满疼痛、食积不化、痰饮内停、脏器下垂。用量 3 ～ 10g，孕妇慎用。

【化学成分】 果实含黄酮、挥发油及生物碱等成分，还含三萜内酯、香豆素等成分。

【附注】 酸橙及其栽培变种黄皮酸橙 *Citrus aurantium*‘Huangpi’、代代花 *Citrus aurantium*‘Daidai’、朱栾 *Citrus aurantium*‘Chuluan’、塘橙 *Citrus aurantium*‘Tangcheng’的干燥幼果为中药“枳实”，收载于《中国药典》。酸橙及其栽培变种的干燥未成熟果实为中药“枳壳”，收载于《中国药典》。

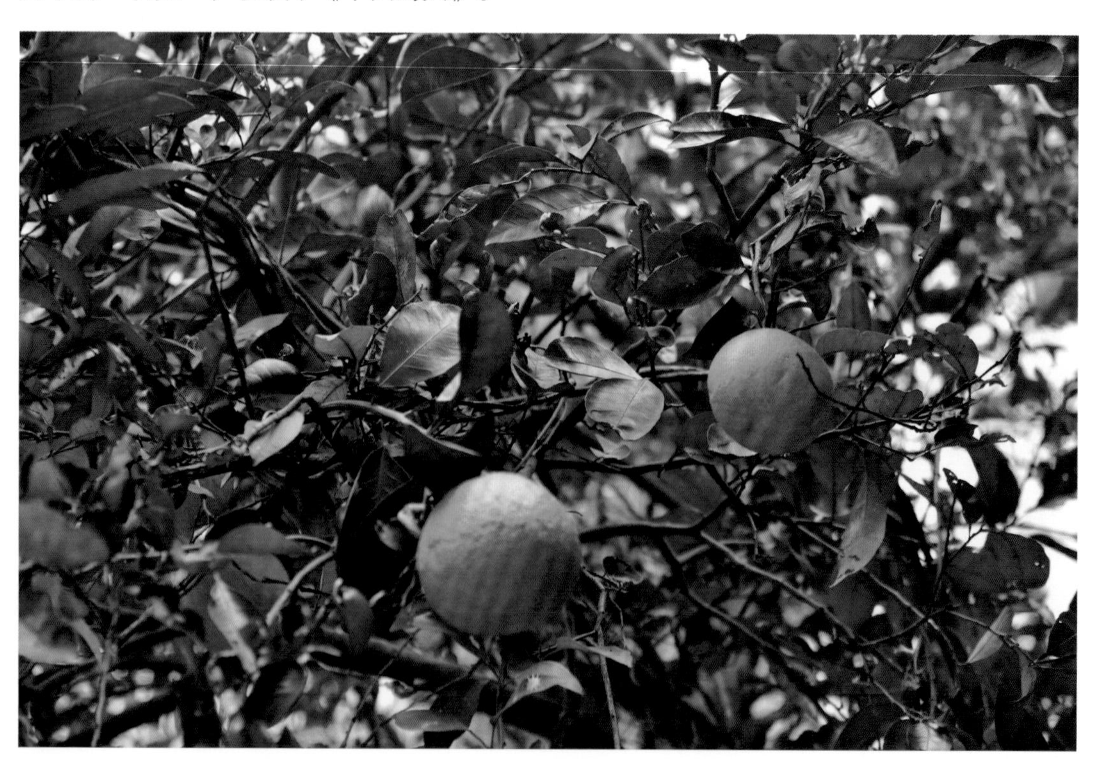

305 柚（*Citrus maxima*）

芸香科植物柚 *Citrus maxima*（Burm.）Merr.[*Citrus grandis*（L.）Osbeck.]。

【形态与分布】 常绿乔木，高 5 ～ 10m。小枝扁，被柔毛，有刺。叶宽卵形至椭圆状卵形，长 8 ～ 20cm，顶端钝或圆，有时短尖，基部圆，有钝锯齿；叶柄有倒心形宽翅。花单生或簇生于叶腋，花蕾淡紫红色，稀乳白色；花萼长约 1cm，不规则 3 ～ 5 浅裂；花瓣长 1.8 ～ 2.5cm，反曲；雄蕊 20 ～ 25，花药大，条形；子房圆球形。果大，圆球形、扁圆形、梨形或阔圆锥状，直径 10 ～ 25cm，果皮平滑，淡黄色或黄绿色，杂交种有朱红色的，果皮甚厚或薄，海绵质，油胞大，凸起，果心实但松软，瓢囊 10 ～ 15 瓣或多至 19 瓣，汁胞白色、粉红色或鲜红色，少有带乳黄色。花期 4 ～ 5 月，果期 9 ～ 12 月。

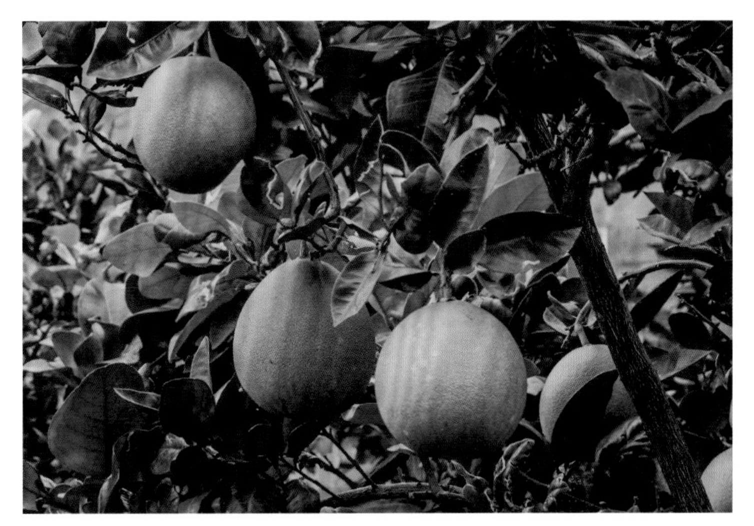

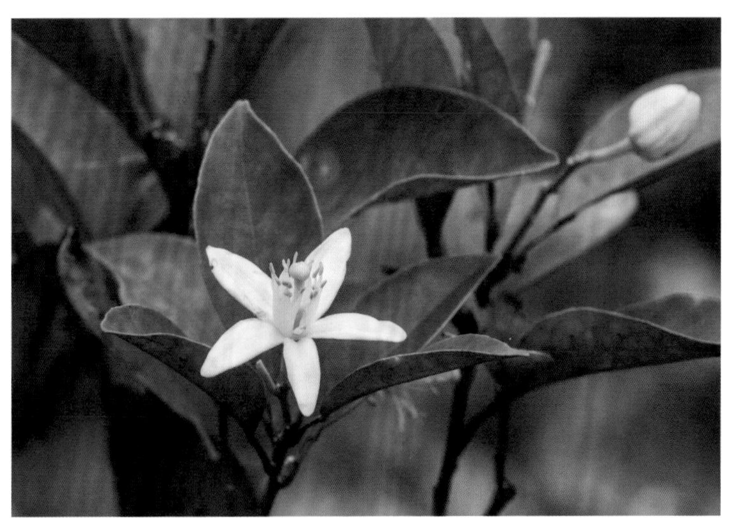

产我国长江以南各省区，最北限见于河南信阳及南阳一带，全为栽培。

【功效应用】 未成熟或近成熟的外层果皮（药名化橘红）：理气宽中，燥湿化痰。用于咳嗽痰多、食积伤酒、呕恶痞闷。用量 3 ～ 6g。

【化学成分】 柚皮含挥发油、三萜、黄酮等成分。

【附注】 柚与栽培品种化州柚 *Citrus maxima* 'Tomentosa'（*Citrus grandis* 'Tomentosa'）的未成熟或近成熟的干燥外层果皮均作为中药“化橘红”的药用来源，收载于《中国药典》。

306 香橼（*Citrus medica*）

芸香科植物香橼（枸橼）*Citrus medica* L.。

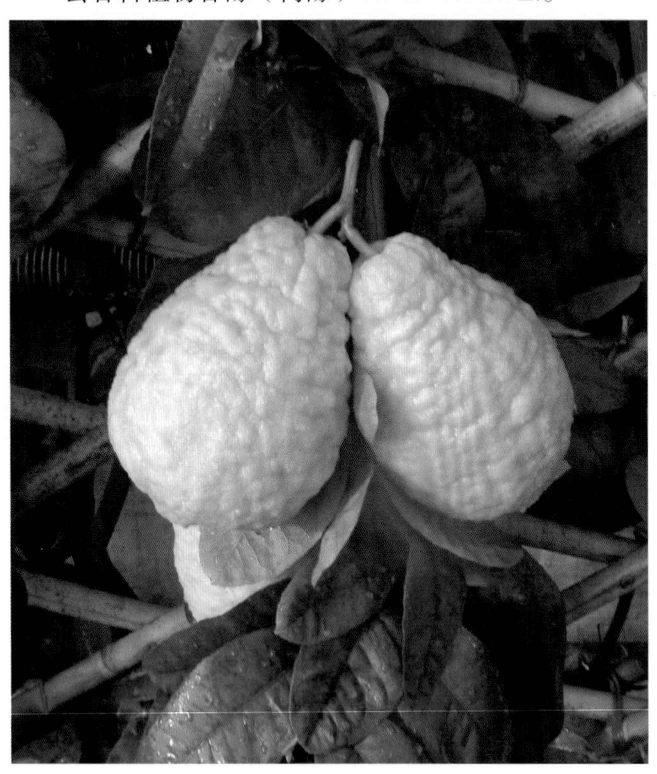

【形态与分布】 不规则分枝的灌木或小乔木。新生嫩枝、芽及花蕾均暗紫红色，茎枝多刺，刺长达4cm。单叶，稀兼有具关节而无翼叶的单身复叶；叶柄短，叶片椭圆形或卵状椭圆形，长6～12cm，宽3～6cm，或更大，顶部圆或钝，稀短尖，叶缘有浅钝裂齿。总状花序有花达12朵，有时兼有腋生单花；花两性，有单性花趋向，则雌蕊退化；花瓣5，长1.5～2cm；雄蕊30～50；子房圆筒状，花柱粗长，柱头头状，果椭圆形、近圆形或两端狭的纺锤形，重可达2000g，果皮淡黄色，粗糙，甚厚或颇薄，难剥离，内皮白色或略淡黄色，棉质，松软，瓢囊10～15瓣，果肉无色，近于透明或淡乳黄色，爽脆，味酸或略甜，有香气；种子小，平滑。花期4～5月，果期10～11月。

多栽种于湖北、湖南、江苏、浙江、福建、台湾、广东、广西、四川、云南等省区。

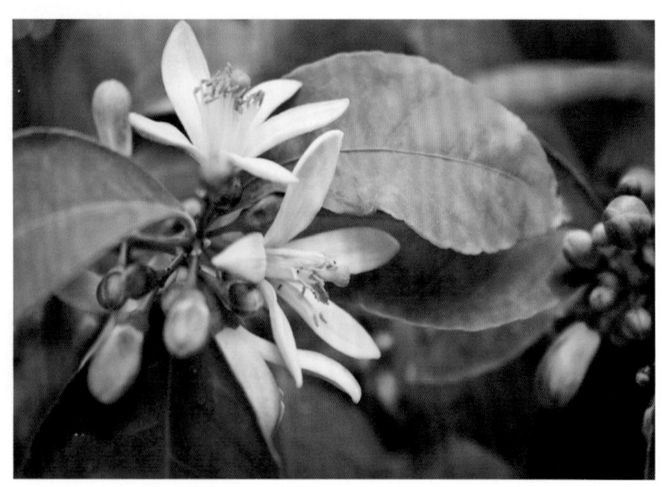

【功效应用】 成熟果实（药名香橼）：疏肝理气，宽中，化痰。用于肝胃气滞、胸胁胀痛、脘腹痞满、呕吐噫气、痰多咳嗽。用量3～10g。

【附注】 本种干燥成熟果实为较常用中药“香橼”，收载于《中国药典》。

307 佛手（*Citrus medica* cv. *Fingered*）

芸香科植物佛手 *Citrus medica* cv. *Fingered*[*Citrus medica* Linn. var. *sarcodactylis*(Noot.) Swingle]。

【形态与分布】 常绿小乔木或灌木。老枝灰绿色，幼枝略带紫红色，有短而硬的刺。单叶互生；叶柄短，长 3 ～ 6mm，无翼叶，无关节；叶片革质，长椭圆形或倒卵状长圆形，长 5 ～ 16cm，宽 2.5 ～ 7cm，先端钝，有时微凹，基部近圆形或楔形，边缘有浅波状钝锯齿。花单生、簇生或为总状花序；花萼杯状，5 浅裂，裂片三角形；花瓣 5，内面白色，外面紫色；雄蕊多数；子房椭圆形，上部窄尖。柑果卵形或长圆形，先端分裂如拳状，或张开似指尖，其裂数代表心皮数，表面橙黄色，粗糙，果肉淡黄色。种子数个，卵形，先端尖，有时不完全发育。花期 4 ～ 5 月，果熟期 10 ～ 12 月。

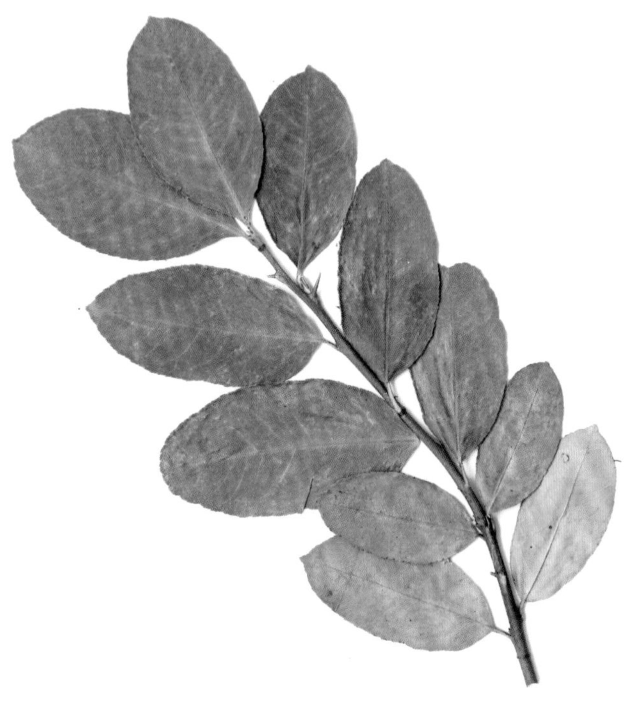

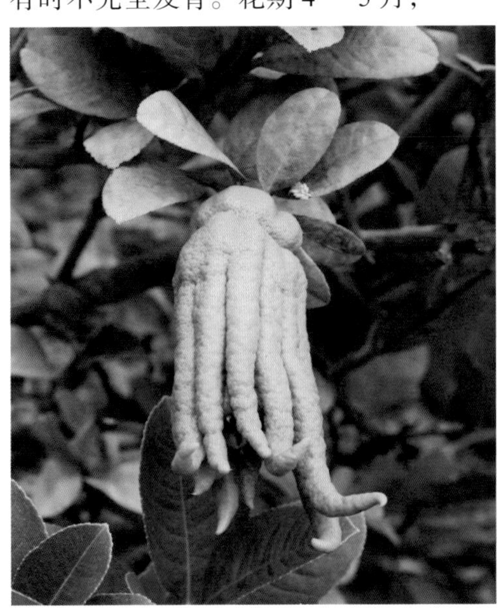

湖北、浙江、江西、福建、广东、广西、四川、云南等省区有栽培。

【功效应用】 果实（药名佛手）：疏肝理气，和胃化痰。用于肝气郁结之胁痛、胸闷，肝胃不和、脾胃气滞之脘腹胀痛、嗳气、恶心，久咳痰多。花：用于肝胃气痛、食欲不振。用量 3 ～ 10g。

【化学成分】 果实含黄酮、香豆素、挥发油、萜类、有机酸、多糖等成分。

【附注】 本植物的干燥成熟果实为中药“佛手”，收载于《中国药典》。

308 柑橘（*Citrus reticulata*）

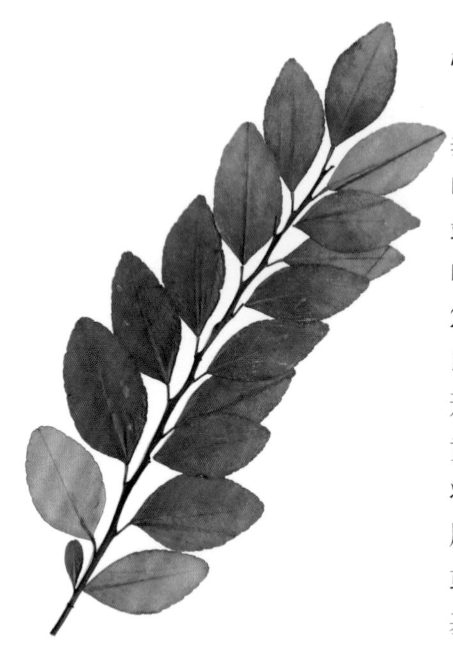

芸香科植物柑橘 *Citrus reticulata* Blanco（*Citrus madurensis* Lour.）。

【形态与分布】 小乔木。分枝多，扩展或略下垂，刺较少。单身复叶，翼叶常狭窄或仅有痕迹，叶片披针形、椭圆形或阔卵形，大小变异较大，顶端常有凹口，中脉由基部至凹口附近成叉状分枝，叶缘至少上段常有钝或圆裂齿，少全缘。花单生或2～3簇生；花萼不规则5～3浅裂；花瓣长1.5cm以内；雄蕊20～25，花柱细长。果形种种，常扁圆形至近圆球形，果皮甚薄而光滑，或厚而粗糙，淡黄色、朱红色或深红色，甚易或稍易剥离，橘络网状，易分离，瓢囊7～14瓣，稀较多，囊壁薄或略厚，汁胞纺锤形，短而膨大，稀细长，果肉酸或甜，或有苦味，或另有特异气味；种子常卵形，顶部狭尖，基部浑圆，稀无籽。花期4～5月，果熟期10～12月。

广泛栽培，很少半野生。产我国秦岭以南地区。

【功效应用】 成熟果皮（药名陈皮）：理气健脾，燥湿化痰。用于脘腹胀满、食少吐泻、咳嗽痰多。用量3～9g。成熟外层果皮（药名橘红）：理气宽中，燥湿化痰。未成熟果皮或幼果（药名青皮）：破气散积，疏肝止痛。果皮维管束群（药名橘络）：宣通经络，顺气和血。种子（药名橘核）：理气止痛。

【化学成分】 成熟果皮含挥发油、黄酮等成分。

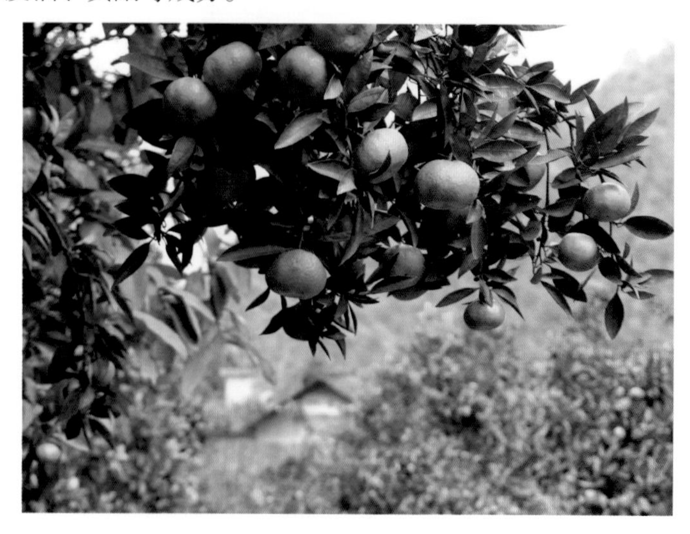

【附注】 （1）本种品种品系多。有认为柑、橘是两种不同植物（果皮易剥离者为橘，反之为柑），也有认为柑是橘与橙的杂交种。园艺界常以花的大小、果皮是否易剥离、中果皮厚薄等来区分柑与橘。柑与橘的极端类型虽区别明显，但存在一系列过渡类型，难以实际区分。（2）本种的干燥成熟果皮、干燥成熟外层果皮、未成熟果皮或幼果、干燥成熟种子分别为中药“陈皮”“橘红”“青皮”“橘核”，均收载于《中国药典》。

309 枳（*Citrus trifoliata*）

芸香科植物枳（枸橘）*Citrus trifoliata* L.[*Poncirus trifoliata*（L.）Raf.]。

【形态与分布】 落叶灌木或小乔木，高至 7m，全株无毛。分枝多，稍扁平，有棱角，密生粗壮棘刺，刺长 1 ～ 4cm，基部扁平。3（4 ～ 5）小叶复叶，互生；叶柄长 1 ～ 3cm，有翅；小叶纸质或近革质，卵形、椭圆形或倒卵形，等长或中间的一片较大，长 2 ～ 5cm，宽 1 ～ 3cm，对称或两侧不对称，先端圆而微凹缺，基部楔形，边缘具钝齿或近全缘，近于无毛。花单生或成对腋生，常先叶开放，白色或黄白色，有香气；萼片 5，长 5 ～ 7mm；花瓣 5，匙形，长 1.5 ～ 3cm；雄蕊多数，长短不等。柑果球形，直径 3 ～ 5cm，成熟时橙黄色，具茸毛，有香气。花期 4 ～ 6 月，果期 7 ～ 11 月。

分布于河南（伏牛山南坡及南部山区）、湖北西部、湖南西部及山东、山西、陕西、甘肃、安徽、江苏、浙江、江西、广东、广西、贵州、云南等省区的部分地区。

【功效应用】 果（药名枸橘果）：健胃消食，理气止痛。用于胃痛、消化不良、胸腹胀痛、便秘、宫脱垂、脱肛、睾丸肿痛、疝痛。叶（药名枸橘叶）：行气消食，止呕。用于反胃、呕吐。

【化学成分】 果实与叶含黄酮、挥发油、生物碱等成分。

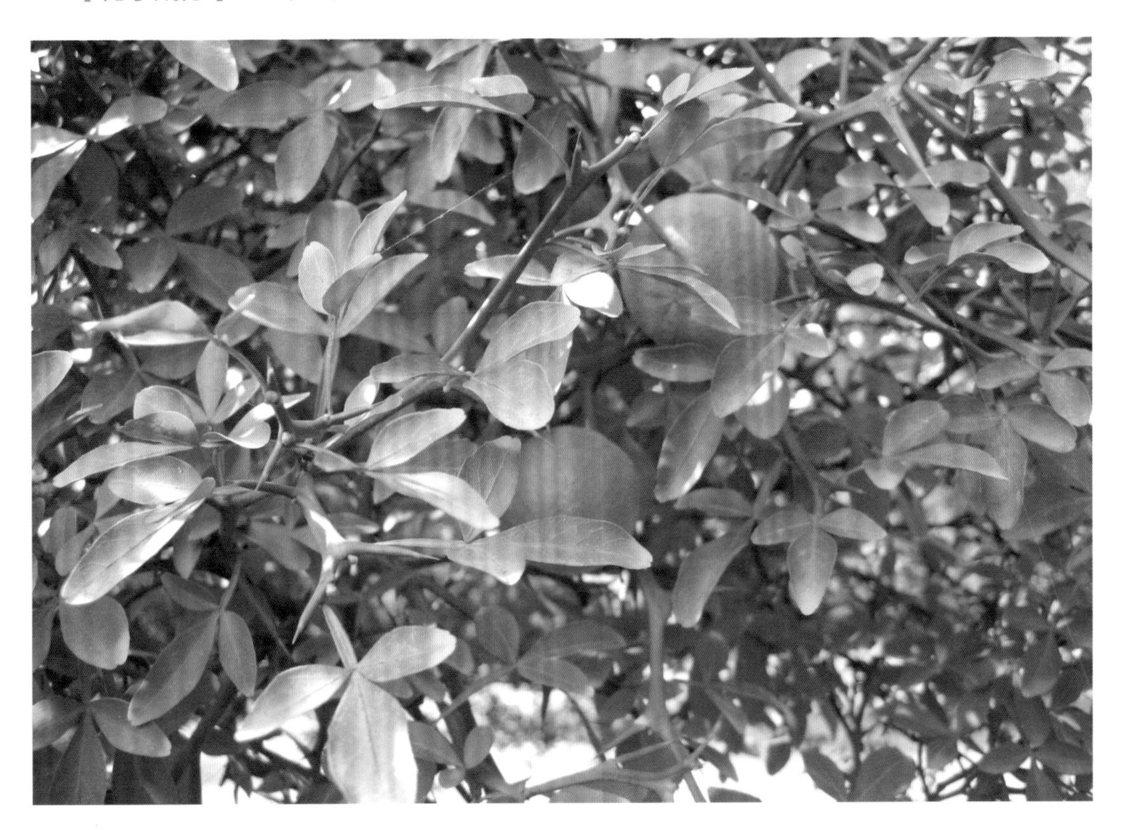

310 白鲜（*Dictamnus dasycarpus*）

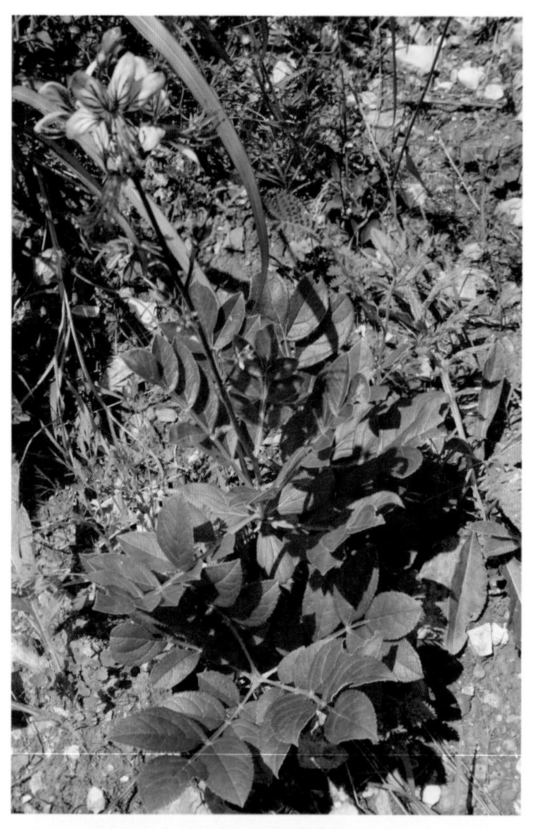

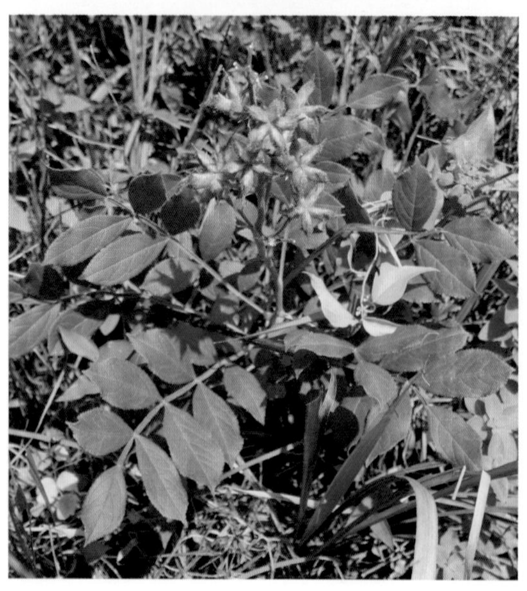

芸香科植物白鲜 *Dictamnus dasycarpus* Turcz.。

【形态与分布】 多年生宿根草本，高可达1m，全株有强烈香气，基部木质。根斜出，肉质，淡黄白色；茎直立，幼嫩部分密被白色的长毛并着生水泡状凸起的腺点。复叶叶轴具窄翅，小叶9～13，椭圆形、长圆形或长圆状披针形，长3～12cm，先端渐尖，基部楔形，无柄，具细锯齿，上面密被油腺点，沿脉被毛，老时毛渐脱落。总状花序长达30cm。花梗长1～1.5cm；苞片窄披针形；萼片长6～8mm；花瓣白色带紫红色或粉红色带深紫红色脉纹，倒披针形，长2～2.5cm，雄蕊伸出；萼片及花瓣均密生透明油腺点。蒴果5瓣裂，果瓣长约1cm，具尖喙。种子近球形，直径约3mm。花期5月，果期8～9月。

生于丘陵土坡、平地灌木丛中、草地或疏林下，石灰岩山地亦常见。分布于华中、东北、华北、西北地区及山东、江苏、江西、四川等省。

【功效应用】 除去粗皮的根皮（药名白鲜皮）：清热燥湿，祛风解毒。用于湿热疮毒、黄水淋漓、湿疹、风疹、疥癣疮癞、风湿热痹、黄疸尿赤。用量5～10g；外用适量，煎汤洗或研粉敷。

【化学成分】 含生物碱、黄酮、萜类、甾醇、皂苷等成分。

【附注】 本种除去粗皮的干燥根皮为中药“白鲜皮”，收载入《中国药典》。

311 臭常山（*Orixa japonica*）

芸香科植物臭常山 *Orixa japonica* Thunb.。

【形态与分布】 落叶灌木或小乔木，高可达 3m。枝平滑，暗褐色，幼嫩部分被短柔毛。单叶互生，倒卵形或菱状卵形至卵状椭圆形，长 4 ~ 15cm，宽 2 ~ 6cm，顶端急尖或具钝尖头，基部宽楔形，全缘或具细钝锯齿，嫩时被毛，薄纸质，具黄色半透明的腺点，发恶臭。花单性，雌雄异株，黄绿色；雄花序总状，腋生，长 2 ~ 4cm，花柄基部有 1 宽卵形的苞片，花 4 数，花瓣有透明腺点，花盘四角形；雌花单生，具退化雄蕊 4，心皮 4，离生，球形。蓇葖果，二瓣裂开；种子黑色，近圆形。花期 4 ~ 5 月，果期 9 ~ 11 月。

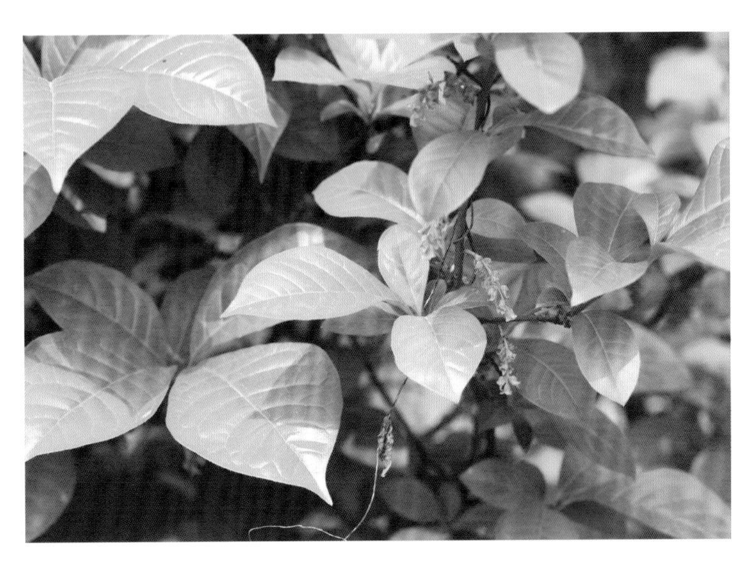

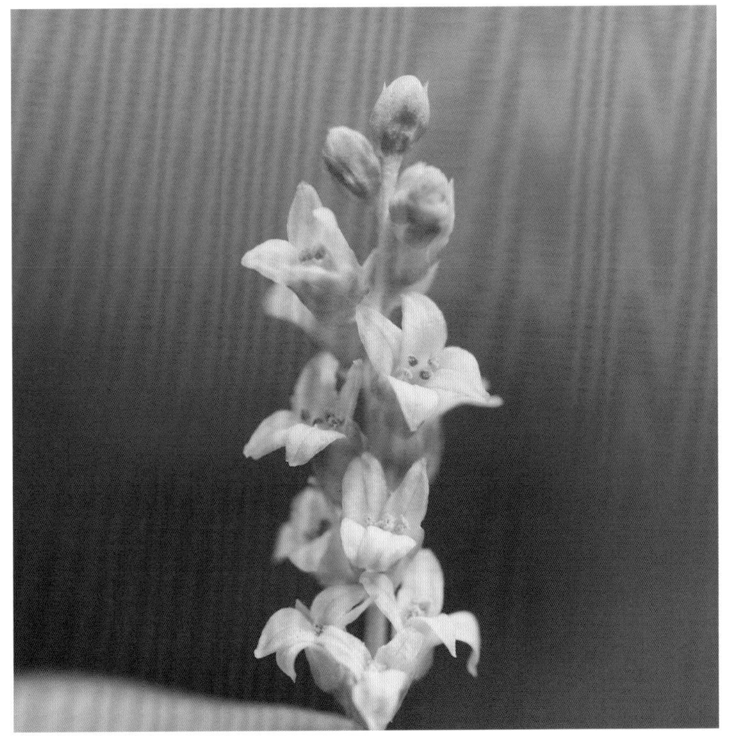

生于海拔 500 ~ 1300m 的山地密林或疏林向阳坡地。分布于华中、华东及西南地区。

【功效应用】 根：疏风清热，行气活血，解毒除湿。用于风热感冒、咳嗽、喉痛、脘腹胀痛、风湿关节肿痛、跌打损伤、湿热痢疾。用量 9 ~ 15g，水煎或研末服，或浸酒服。

【化学成分】 全株含喹啉生物碱、内酯等成分。

312 川黄檗（*Phellodendron chinense*）

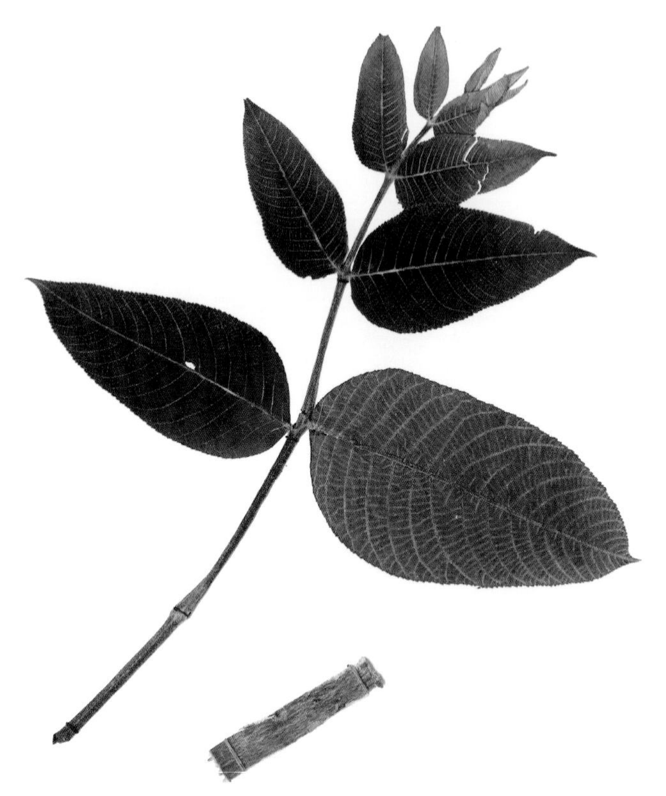

芸香科植物川黄檗（黄皮树）*Phellodendron chinense* Schneid.。

【形态与分布】 乔木，高10～12m。树皮暗灰棕色，薄，树皮开裂，无加厚木栓层，内层黄色，有黏性，小枝粗大，光滑无毛。单数羽状复叶对生，小叶7～15，矩圆状披针形至矩圆状卵形，长9～15cm，宽3～5cm。顶端长渐尖，基部宽楔形或圆形，不对称，上面仅中脉密被短毛；萼片5；花瓣5～8；雄花有雄蕊5～6，长于花瓣，退化雌蕊钻形；雌花有退化雄蕊5～6。花单性，雌雄异株，排成顶生圆锥花序。浆果状核果球形，直径1～1.5cm，密集，黑色，有核5～6。花期5～6月，果期7～10月。生于杂木林中，也有栽培。产湖北、湖南西北部、重庆。

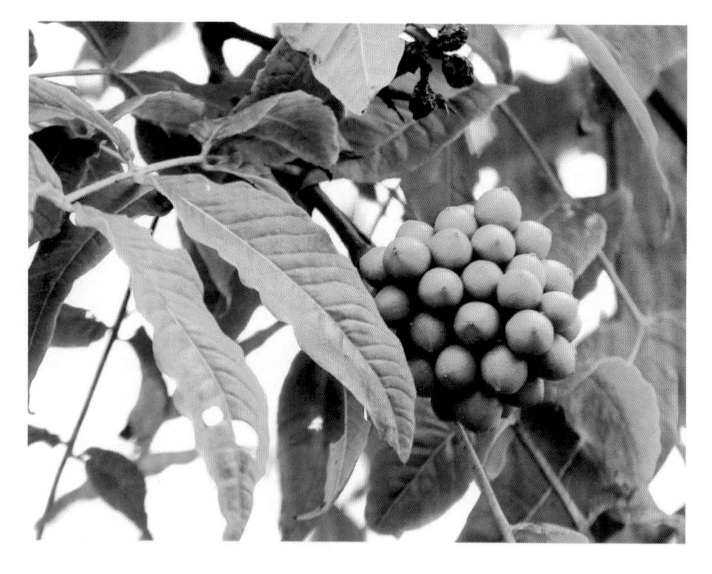

【功效应用】 去栓皮的树皮（药名川黄柏）：清热解毒、泻火燥湿。用于湿热痢疾、泄泻、黄疸、梦遗、淋浊、带下、骨蒸劳热、口舌生疮、目赤肿痛、痈疽疮毒、皮肤湿疹。用量3～12g；外用适量。

【化学成分】 含小檗碱等多种生物碱，还含内酯等成分。

【附注】 本种的干燥树皮为中药“黄柏”，收载于《中国药典》。

313 吴茱萸（*Tetradium ruticarpum*）

芸香科植物吴茱萸 *Tetradium ruticarpum*（A. Juss.）T.G. Hartley [*Evodia rutaecarpa*（Juss.）Benth.]。

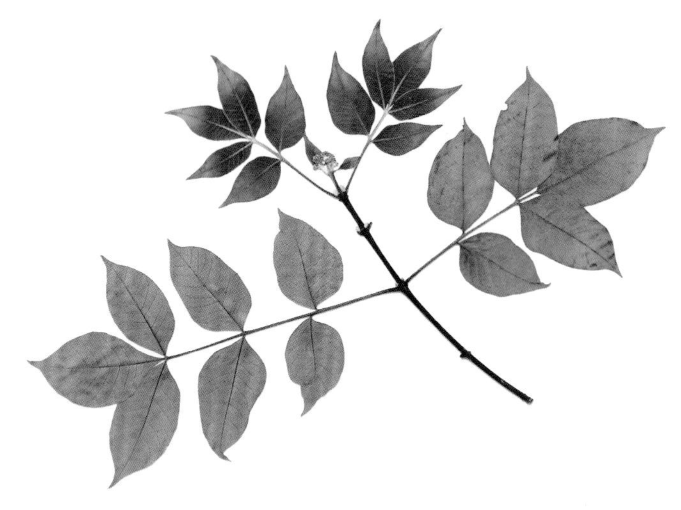

【形态与分布】 灌木或小乔木，高 3 ～ 10m。小枝紫褐色；幼枝、叶轴、叶柄及花序均被黄褐色长柔毛。裸芽密被褐紫色长茸毛。单数羽状复叶对生；小叶 5 ～ 9，长椭圆形或卵状椭圆形，长 6 ～ 15cm，宽 3 ～ 7cm，全缘或有不明显的钝锯齿，上面疏生毛，下面密被白色长柔毛，有透明腺点。花单性异株，密集成顶生的圆锥花序。花雌雄异株，白色，5 数；雌花的花瓣较雄花的大，内面被长柔毛，退化雄蕊鳞片状。蓇葖果紫红色，有粗大腺点，顶端无喙；种子 1，卵状球形，黑色，有光泽。花期 6 ～ 8 月，果期 9 ～ 10 月。

生于温暖地带山地、路旁或疏林下。分布于长江流域及以南各省区及陕西等省。

【功效应用】 近成熟果实（药名吴茱萸）：散寒止痛，降逆止呕，助阳止泻。有小毒。用于厥阴头痛、寒疝腹痛、寒湿脚气、经行腹痛、胃腹胀痛、呕吐吞酸、五更泄泻。用量 2 ～ 5g。

【化学成分】 果实含生物碱、挥发油、苦味素、黄酮、多糖等成分。

【附注】 干燥近成熟果实为中药“吴茱萸”，收载于《中国药典》。

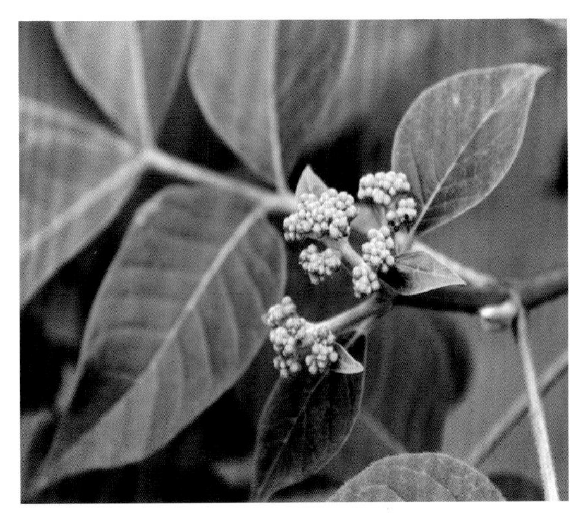

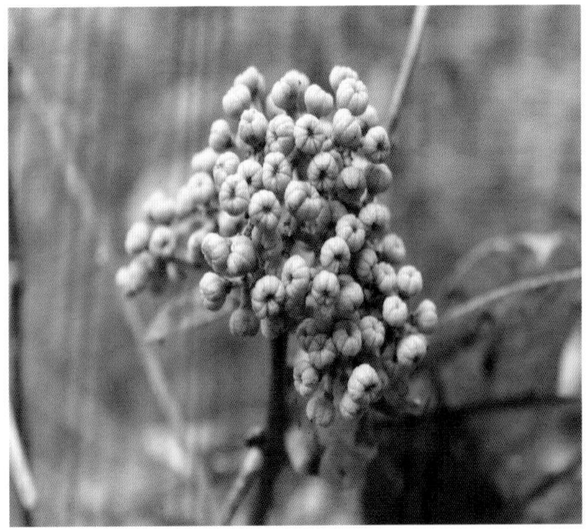

314 飞龙掌血（*Toddalia asiatica*）

芸香科植物飞龙掌血 *Toddalia asiatica*（L.）Lam.。

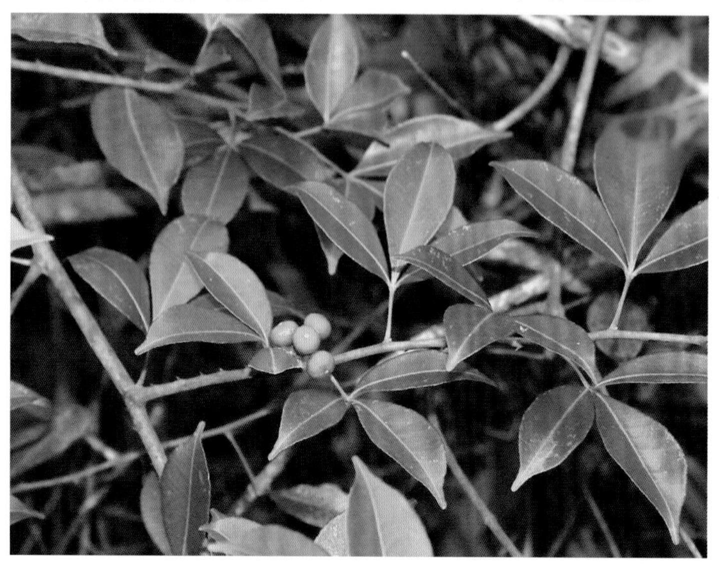

【形态与分布】 木质蔓生藤本。老茎干有较厚的木栓层及黄灰色、纵向细裂且凸起的皮孔，三年生、四年生枝上的皮孔圆形而细小，茎枝及叶轴有甚多向下弯钩的锐刺，当年生嫩枝顶部有褐色或红锈色短细毛，或密被灰白色短毛。三出复叶互生，总叶柄长 3 ～ 5cm；小叶无柄，对光透视可见密生的透明油点，揉之有柑橘叶样香气，卵形、倒卵形、椭圆形或倒卵状椭圆形，长 3.5 ～ 9cm，宽 2 ～ 4cm，顶部尾状长尖或急尖而钝头，有时微凹缺，叶缘有细裂齿，侧脉甚多而纤细。花梗甚短，基部有极小的鳞片状苞片，花淡黄白色；萼片长不及 1mm，边缘被短毛；花瓣长 2 ～ 3.5mm；雄花序为伞房状圆锥花序；雌花序呈聚伞圆锥花序。果橙红色或朱红色，直径 8 ～ 10mm 或稍较大，有 4 ～ 8 条纵向浅沟纹，干后甚明显。种子褐黑色，有极细小的窝点。花期春季（五岭以南）或夏季。果期多在秋冬季。

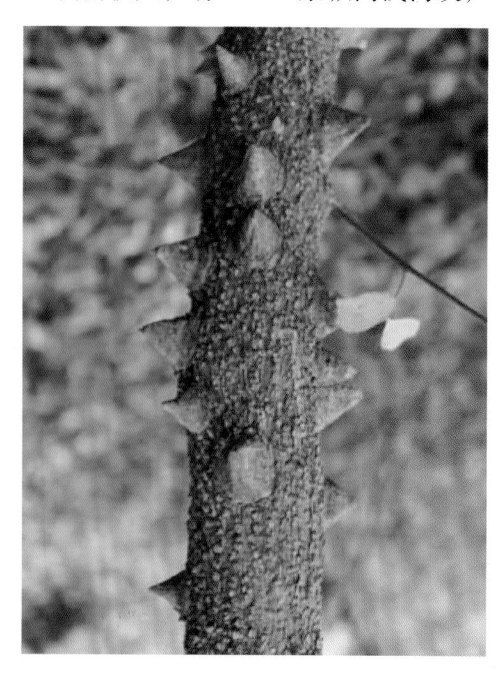

生于平地至海拔 2000m 的山地的灌木、小乔木的次生林中，攀援于树上。分布于秦岭南坡以南，南至海南，东南至台湾，西南至西藏东南部。

【功效应用】 根或根皮（药名三百棒）：祛风止痛，散瘀止血，解毒消肿。用于风湿痹痛、腰痛胃痛、痛经、经闭、跌打损伤、劳伤吐血、衄血、瘀滞崩漏、疮痈肿毒。用量 10 ～ 15g，水煎或泡酒服，孕妇禁服；外用适量，研末撒或调敷。

【化学成分】 根或根皮含生物碱、香豆素、三萜等成分。

【附注】 本种的干燥根以“三百棒”为名，收载于《湖北省中药材质量标准》（2018 年版）。

315 竹叶椒（*Zanthoxylum armatum*）

芸香科植物竹叶椒 *Zanthoxylum armatum* DC.（*Zanthoxylum planispinum* Sieb. et Zucc.）。

【形态与分布】 灌木或小乔木。枝直出而扩展，有弯曲而基部扁平的皮刺，老枝上的皮刺基部木栓化。单数羽状复叶，叶轴具翅，下面有皮刺，在上面小叶片的基部处有托叶状的小皮刺一对；小叶 3 ～ 9，对生，纸质，披针形或椭圆状披针形，长 5 ～ 9cm，边常有细钝锯齿。聚伞状圆锥花序腋生，长 2 ～ 6cm；花单性，小，花被片 6 ～ 8，一轮；雄花雄蕊 6 ～ 8；雌花心皮 2 ～ 4，通常 1 ～ 2 发育。蓇葖果红色，有粗大而凸起的腺点；种子卵形，黑色。花期 4 ～ 5 月，果期 8 ～ 10 月。

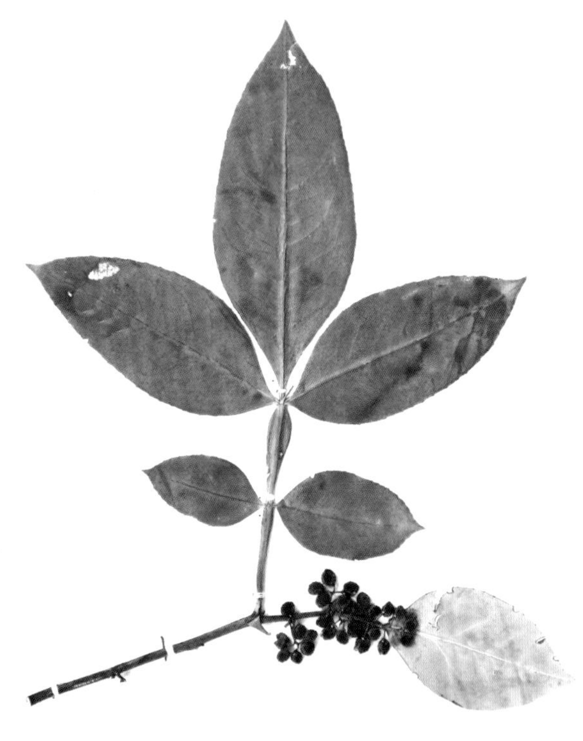

生于海拔 1400m 以下的低山疏林下、灌丛中。分布于华中、华东、华南、西南地区及陕西省。

【功效应用】 根、果实：温中理气，祛风除湿，活血止痛。用于胃腹冷痛、胃肠功能紊乱、蛔虫症腹痛、感冒头痛、风寒咳喘、风湿关节痛。果实用量 6 ～ 9g，根用量 9 ～ 30g，孕妇忌服；外用适量。叶：外用治跌打肿痛、痈肿疮毒、皮肤瘙痒。鲜品适量，捣敷。

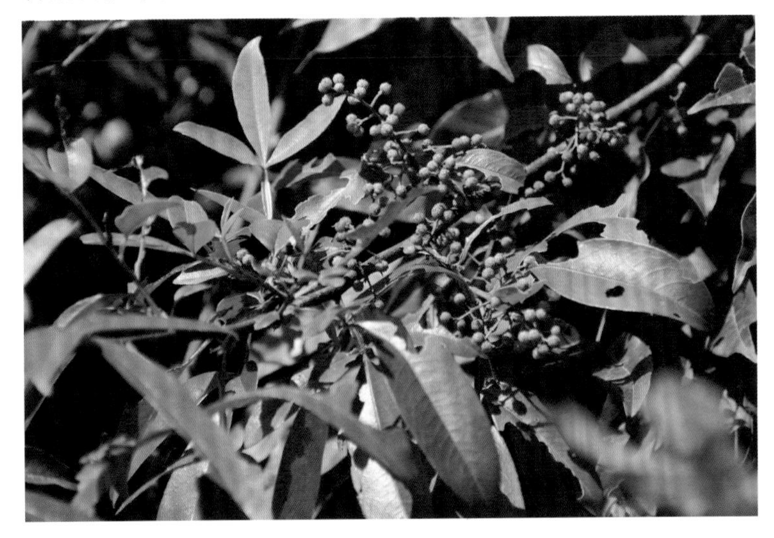

【化学成分】 根及茎含有生物碱、苯丙素、三萜、甾醇、酰胺等成分；果实含挥发油、黄酮；叶含酚类成分；树皮含酰胺等成分。

316 花椒（*Zanthoxylum bungeanum*）

芸香科植物花椒 *Zanthoxylum bungeanum* Maxim.。

【形态与分布】 落叶灌木或小乔木，高 3 ～ 7m。具香气。茎干常有增大的皮刺，当年生枝具短柔毛。奇数羽状复叶互生；叶轴腹面两侧有狭叶翼，背面散生上弯的小皮刺；叶柄两侧常有一对扁平基部特宽的皮刺；小叶无柄；叶片 5 ～ 11，卵形或卵状长圆形，长 1.5 ～ 7cm，宽 1 ～ 3cm，先端急尖或短渐尖，通常微凹，基部楔尖，边缘具钝锯齿或为波状圆锯齿，齿缝有透明腺点，上面无刺毛，下面中脉常有斜向上生的小皮刺，基部两侧被一簇锈褐色长柔毛，纸质。聚伞圆锥花序顶生，长 2 ～ 6cm，花轴密被短毛，花枝扩展；苞片细小，早落；花单性，花被片 4 ～ 8，一轮，狭三角形或披针形，长 1 ～ 2mm；雄花雄蕊 4 ～ 8，通常 5 ～ 7；雌花心皮 4 ～ 6，通常 3 ～ 4，无子房柄，花柱外弯，柱头头状。成熟心皮通常 2 ～ 3，蓇葖果球形，红色或紫红色，密生粗大而凸出的腺点。种子卵圆形，直径约 3.5mm，有光泽。花期 4 ～ 6 月，果期 9 ～ 10 月。

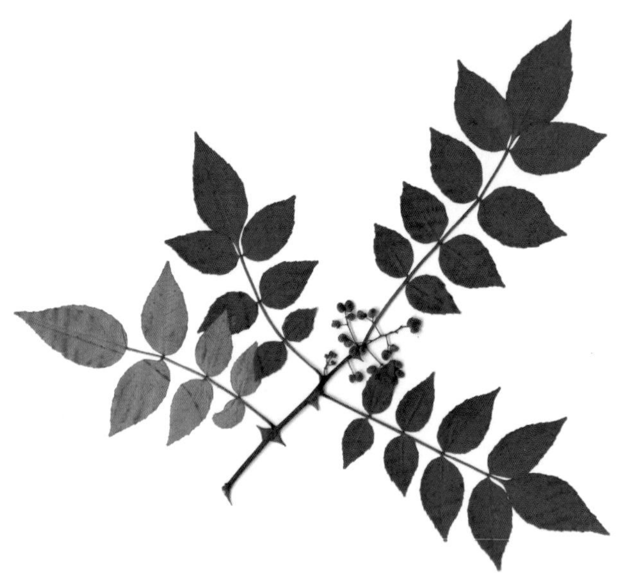

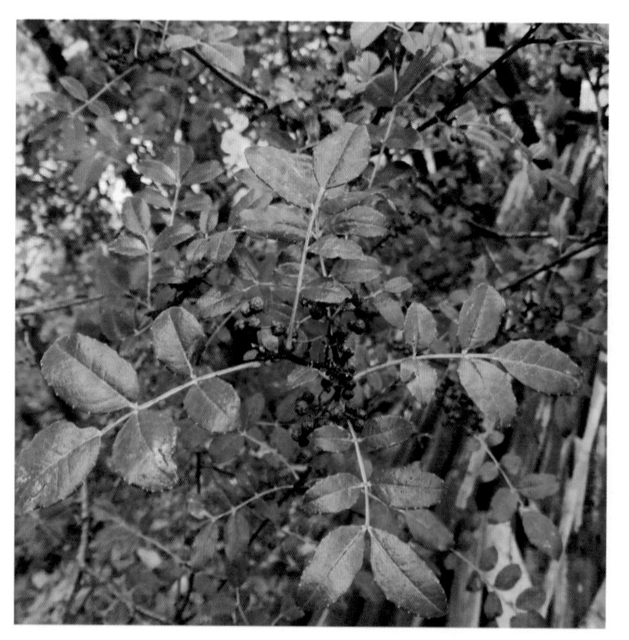

生于林缘、灌丛或坡地石旁，也有栽培。分布较广，北起东北南部，南至五岭北坡，东南至江苏、浙江沿海地带，西南至西藏东南部。

【功效应用】 果皮（药名花椒）：温中止痛，杀虫止痒。用于胃腹冷痛，呕吐泄泻，虫积腹痛，蛔虫症；外治湿疹瘙痒。用量 4.5 ～ 9g；外用适量。

【化学成分】 果皮含挥发油、生物碱、香豆素、黄酮、酰胺及脂肪酸类等成分

【附注】 本种的干燥成熟果皮为中药“花椒”来源之一，收载于《中国药典》。

317 蚬壳花椒（*Zanthoxylum dissitum*）

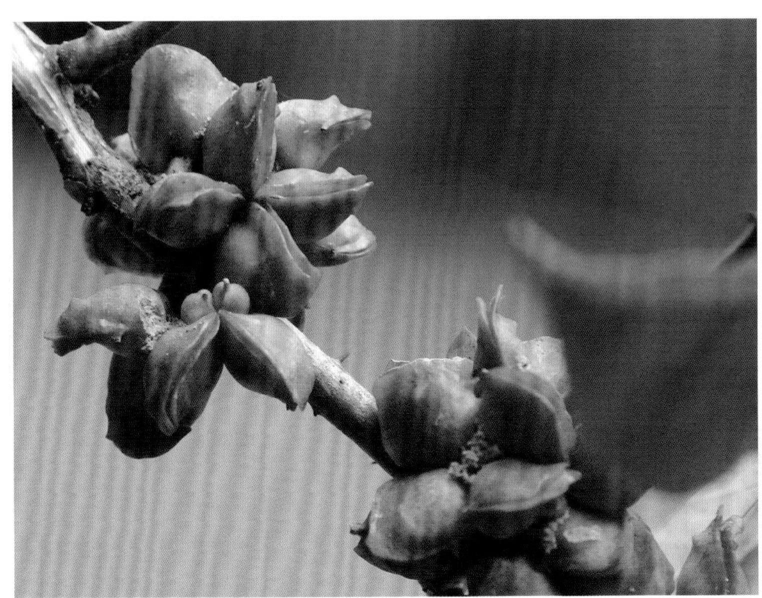

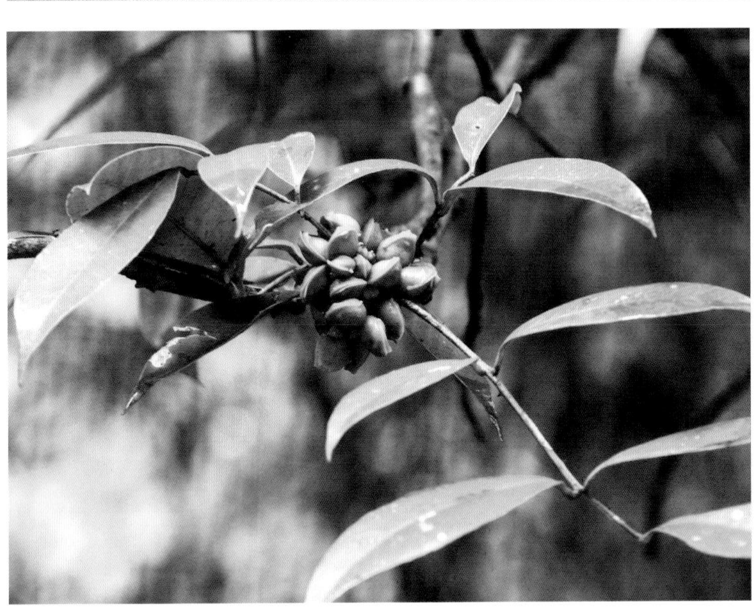

芸香科植物蚬壳花椒（砚壳花椒）*Zanthoxylum disstum* Hemsl.。

【形态与分布】 木质藤本，幼时为灌木状。根皮黄色，粗糙。茎、枝着生略向下弯的皮刺。单数羽状复叶，互生；小叶 5 ～ 9，对生，有极短柄；小叶片近革质，窄矩圆形或卵状矩圆形，长 7 ～ 16cm，宽 3 ～ 6cm，先端凸尖或短尾尖，基部渐窄，两侧略不等，全缘或微波状，无毛，有时下面中脉上着生有下弯的钩状刺。聚伞状圆锥花序腋生，较叶短，花单性，4 数，萼片边缘被短睫毛；雄花雄蕊较大而密集，成熟时淡褐色，分果瓣如小蚌壳状。种子黑色，光亮。花期夏季。

生于山地林中或路旁。分布于华中、华南、西南地区。

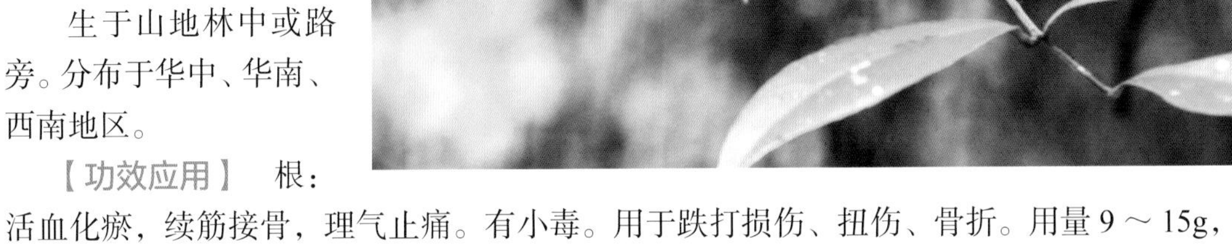

【功效应用】 根：活血化瘀，续筋接骨，理气止痛。有小毒。用于跌打损伤、扭伤、骨折。用量 9 ～ 15g，水煎或浸酒服；外用适量，研末，酒调敷或煎水洗。

【化学成分】 根含生物碱。

318 野花椒（*Zanthoxylum simulans*）

芸香科植物野花椒 *Zanthoxylum simulans* Hance。

【形态与分布】 灌木，高 1 ～ 4m。枝干散生基部宽而扁的锐刺。单数羽状复叶，互生，叶轴边缘有狭翅和长短不等的小针刺；小叶通常 5 ～ 11（15），对生，厚纸质，近于无柄，卵圆形、卵状矩圆形或披针形，长 2.5 ～ 7.5cm，宽 1.5 ～ 4cm，两侧略不对称，顶部急尖或短尖，基部楔形或宽楔形，边缘具细钝齿，两面均有透明腺点，上面及下面中脉有刚毛状短刺。聚伞状圆锥花序顶生枝端，长 1 ～ 5cm；花单性，花被片 5 ～ 8，长约 2mm，淡黄绿色；雄花雄蕊 5 ～ 7。蓇葖果 1 ～ 2（3），红色至紫红色，基部有伸长的子房柄，外面有粗大、半透明的腺点；种子近球形，长 4 ～ 4.5mm，黑色。花期 3 ～ 5 月，果期 7 ～ 9 月。

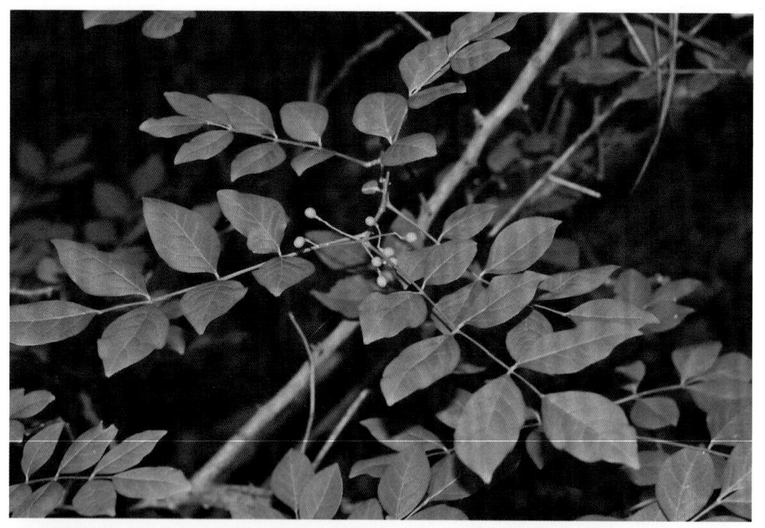

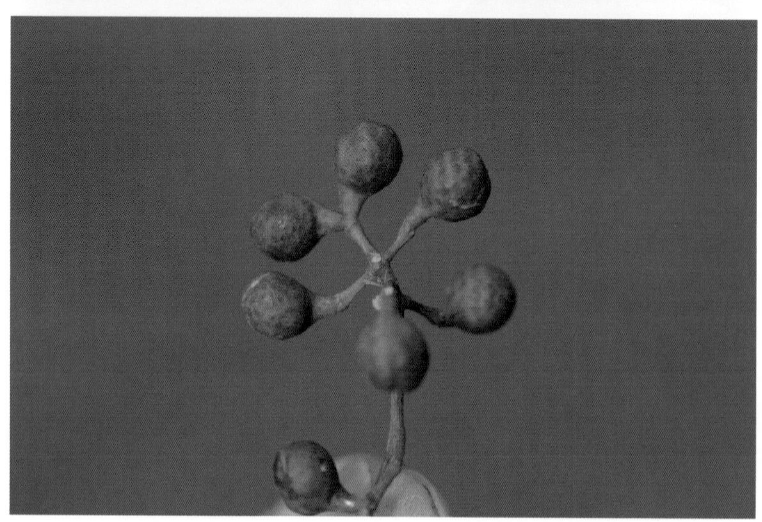

生于平地、低丘陵或略高的山地疏或密林下，喜阳光，耐干旱。分布于华中及东北、华东地区和甘肃、青海、贵州等省。

【功效应用】 果皮：温中止痛，驱虫健胃。有小毒。用于胃痛、腹痛、蛔虫病；外用治湿浊、皮肤瘙痒、龋齿疼痛。种子：利尿消肿。用于水肿、腹水。根：祛风湿，止痛。用于胃寒腹痛、牙痛、风湿痹痛。

【化学成分】 全株含生物碱、木脂素、香豆素、挥发油等成分。

319 臭椿（*Ailanthus altissima*）

苦木科植物臭椿 *Ailanthus altissima*（Mill.）Swingle。

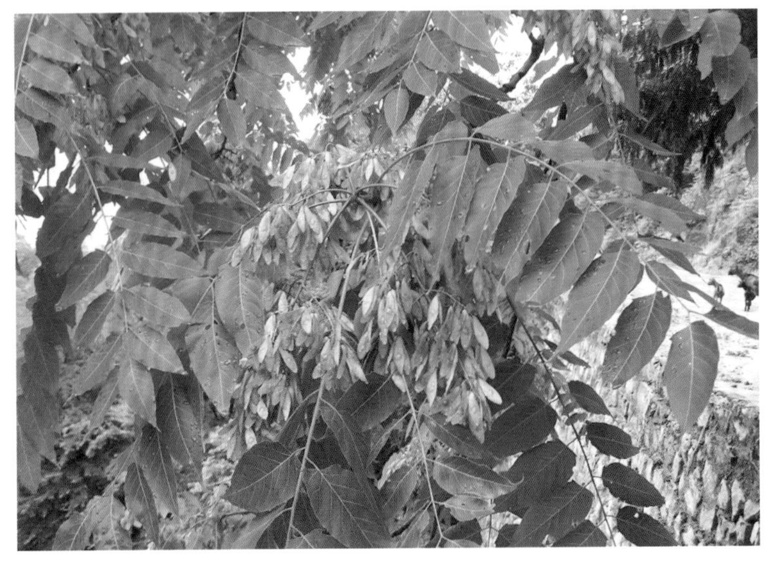

【形态与分布】 落叶乔木，高可达20m。树皮平滑有直的浅裂纹，嫩枝有髓，赤褐色，被疏柔毛。单数羽状复叶互生，长45～90cm；小叶13～27，对生或近对生，纸质，揉搓后有臭味，卵状披针形，长7～12cm，宽2～4.5cm，基部斜截形，顶端渐尖，全缘，仅在近基部有1～2对粗锯齿；叶柄7～13cm。圆锥花序顶生；花杂性，白色带绿；花梗1～2.5mm；萼片5，覆瓦状排列，裂片长0.5～1mm；花瓣5，长2～2.5mm，基部两侧被硬粗毛；雄蕊10，花丝基部密被硬粗毛，雄花花丝长于花瓣，雌花花丝短于花瓣；花柱粘合，柱头5裂。翅果长椭圆形，长3～5cm，宽1～1.2cm。花期4～5月，果期8～10月。

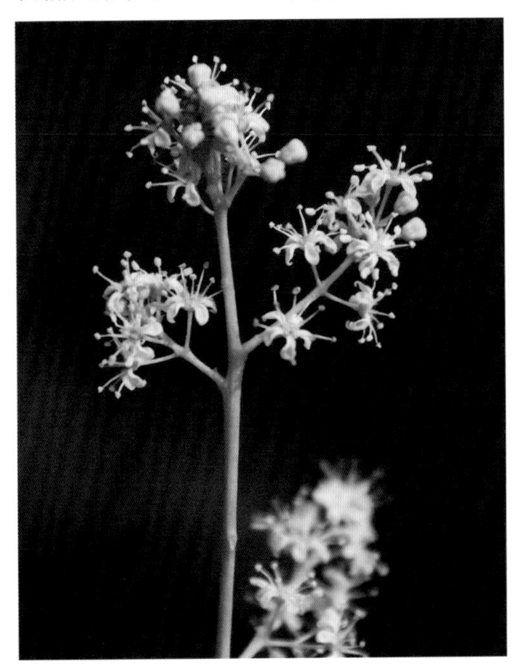

耐旱及耐碱，在石灰岩地区生长良好。分布于全国多数省区，黑龙江、吉林、新疆、青海、宁夏、甘肃、海南除外。

【功效应用】 根皮和茎皮（药名椿皮）：清热燥湿，涩肠，止血，止带，杀虫。用于泄泻、痢疾、便血、崩漏、痔疮出血、带下、蛔虫病、疮癣。用量6～12g；外用适量。果实（药名凤眼草）清热燥湿，止痢，止血。用于痢疾、白浊、带下、便血、尿血、崩漏。用量3～9g；外用适量。

【化学成分】 茎皮或根皮含生物碱、萜类、甾醇、黄酮、蒽醌、挥发油、香豆素等成分。

【附注】 本种的干燥根皮或根皮为中药"椿皮"，收载于1963年版之后各版《中国药典》。

320 苦树（*Picrasma quassioides*）

苦木科植物苦树（苦木）*Picrasma quassioides*（D. Don）Benn.。

【形态与分布】 落叶灌木或乔木，高达 10m。树皮紫褐色，平滑，有灰色斑纹，全株有苦味。叶互生，奇数羽状复叶，长 15 ～ 30cm；小叶 9 ～ 15，卵状披针形或广卵形，长 4 ～ 10cm，宽 1.5 ～ 3cm，先端渐尖，基部楔形或近圆形，基部不对称，边缘具不整齐粗锯齿，上面无毛，背面仅幼时沿中脉和侧脉有柔毛；小叶近无柄。花雌雄异株，复聚伞花序腋生，花序轴密被黄褐色微柔毛；黄绿色；萼片小，通常 5，偶 4，卵形或长卵形，外面被黄褐色微柔毛；花瓣与萼片同数，卵形或阔卵形；雄花中雄蕊长为花瓣的 2 倍，雌花中雄蕊短于花瓣；花盘 4 ～ 5 裂。核果倒卵形，长 6 ～ 7mm，3 ～ 4 个并生，蓝色至红色，萼宿存。花期 4 ～ 5 月，果期 6 ～ 9 月。

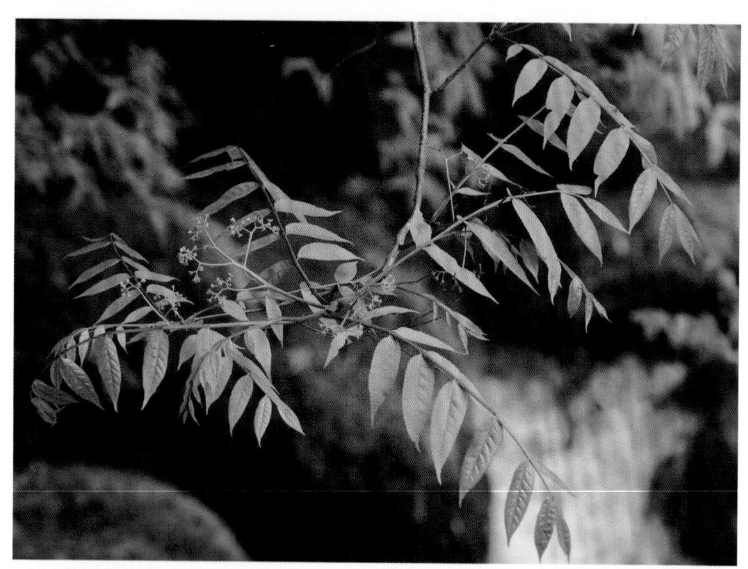

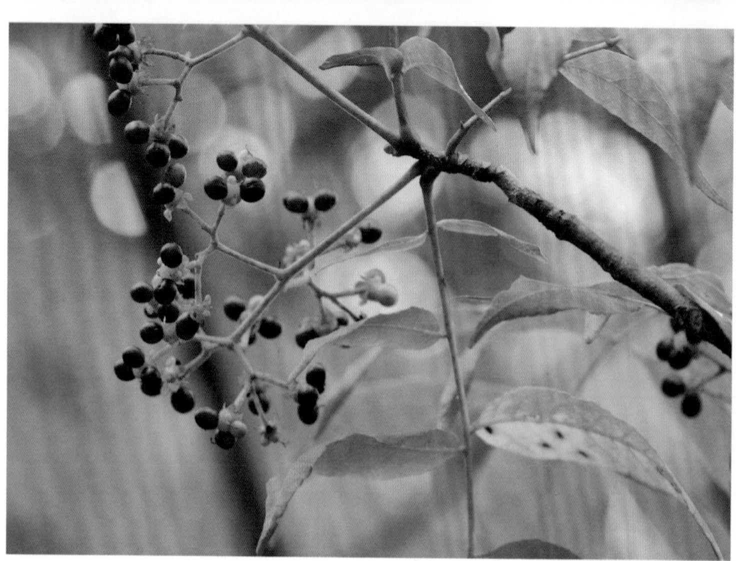

生于海拔 1400 ～ 2400m 的山地杂木林中及村边。分布于黄河流域及其以南各省区。

【功效应用】 枝叶（药名苦木）：清热解毒，祛湿。有小毒。用于风热感冒、咽喉肿痛、湿热泻痢、湿疹、疮疖、蛇虫咬伤。枝 3 ～ 4.5g，叶 1 ～ 3g；外用适量。

【化学成分】 含生物碱、苦味素、挥发油、三萜等成分。

【附注】 本种干燥枝叶以“苦木”为名收载于《中国药典》。

321 楝（*Melia azedarach*）

楝科植物楝 *Melia azedarach* L.。

【形态与分布】 落叶乔木，高 15 ～ 20m。树皮纵裂。叶为 2 ～ 3 回单数羽状复叶，互生，长约 20 ～ 40cm；小叶对生，卵形、椭圆形至披针形，顶生一片通常略大，长 3 ～ 7cm，宽 2 ～ 3cm，先端短渐尖，基部楔形或宽楔形，多少偏斜，边缘有钝锯齿，侧脉每边 12 ～ 16 条，幼时被星状毛。圆锥花序与叶等长，腋生；花萼 5 裂，裂片卵形或长圆状卵形，被短柔毛；花瓣淡紫色，倒卵状匙形，长约 1cm，两面均被微柔毛，通常外面较密；雄蕊 10，花丝合生成筒。核果短矩圆状至近球形，淡黄色，长 1.5 ～ 2cm，宽 8 ～ 15mm，内果皮木质，4 ～ 5 室，每室有种子 1 枚。花期 4 ～ 5 月，果期 10 ～ 12 月。

生于低海拔旷野、路旁或疏林中。分布于黄河以南各省区，常见栽培。

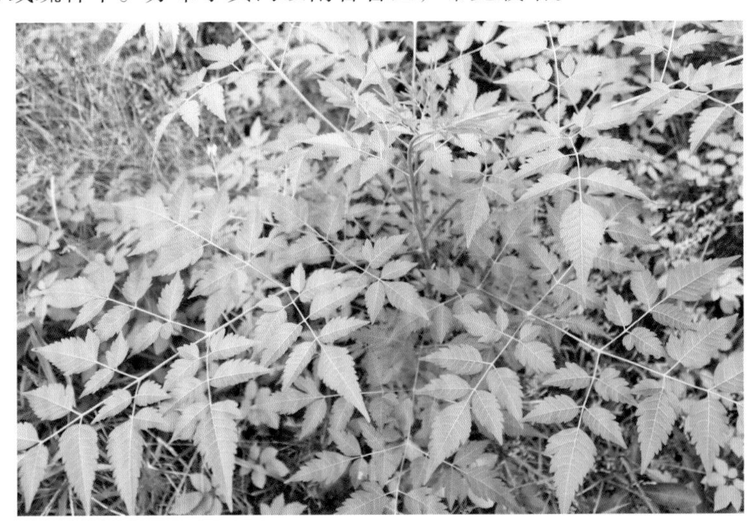

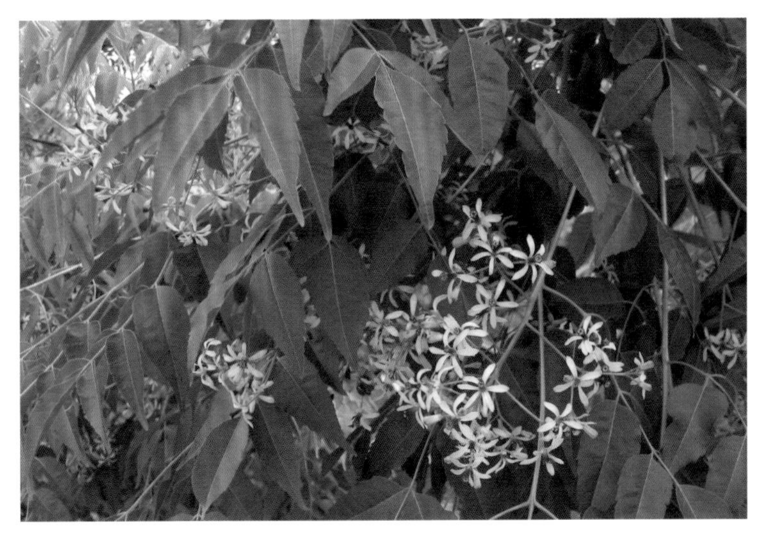

【功效应用】 树皮和根皮（药名苦楝皮）：杀虫，疗癣。用于蛔虫病、蛲虫病、虫积腹痛；外治疥癣瘙痒。用量 6 ～ 15g；外用适量，煎水洗，或研末调敷。果实（药名苦楝子）：行气止痛，驱虫。有小毒。用于脘腹胁肋疼痛、疝痛、虫积腹痛。用量 3 ～ 10g；外用适量，研末调敷。叶：清热燥湿，杀虫止痒，行气止痛。用于湿疹瘙痒、疮癣疥癞、滴虫性阴道炎、疝气疼痛。用量 5 ～ 10g；外用适量，煎水洗，或研末调敷。

【化学成分】 树皮和根皮含萜类、黄酮、香豆素等成分。果实含香豆素、黄酮、蒽酮、萜类等成分。叶含有黄酮等成分。

322 川楝（*Melia toosendan*）

楝科植物川楝 *Melia toosendan* Sieb. et Zucc.。

【形态与分布】 乔木，高达 10m。树皮灰褐色；幼嫩部分密被星状鳞片。叶 2 回单数羽状复叶，长 35 ～ 45cm；羽片 4 ～ 5 对；小叶对生，具短柄或近无柄，卵形或窄卵形，长 4 ～ 10cm，宽 2 ～ 4cm，先端渐尖，基部楔形或近圆形，全缘或少有疏锯齿。圆锥花序腋生；花萼灰绿色，萼片 5 ～ 6；花瓣 5 ～ 6，淡紫色，匙形，长 9 ～ 13mm；雄蕊 10 或 12，花丝合生成筒。核果大，椭圆形或近球形，长约 3cm，黄色或栗棕色，内果皮为坚硬木质，有棱，6 至 8 室；种子长椭圆形、扁平。花期 3 ～ 4 月，果期 10 ～ 11 月。

生于土壤湿润、肥沃的杂木林和疏林内。分布于华中、西南及甘肃等地。

【功效应用】 果实（药名川楝子）：疏肝泄热，行气止痛，杀虫。有小毒。用于肝郁化火、胸胁、脘腹胀痛、疝气疼痛、虫积腹痛。用量 5 ～ 10g；外用适量，研末调涂。

【化学成分】 果实含挥发油、三萜、黄酮、生物碱等成分，还含脂肪酸、酚酸、木脂素、甾体等成分。

【附注】 （1）川楝的干燥果实为中药“川楝子”，收载于《中国药典》。（2）《中国植物志》电子版记载，川楝 *Melia toosendan* Sieb. et Zucc. 并入楝 *Melia azedarach* L. 之中。

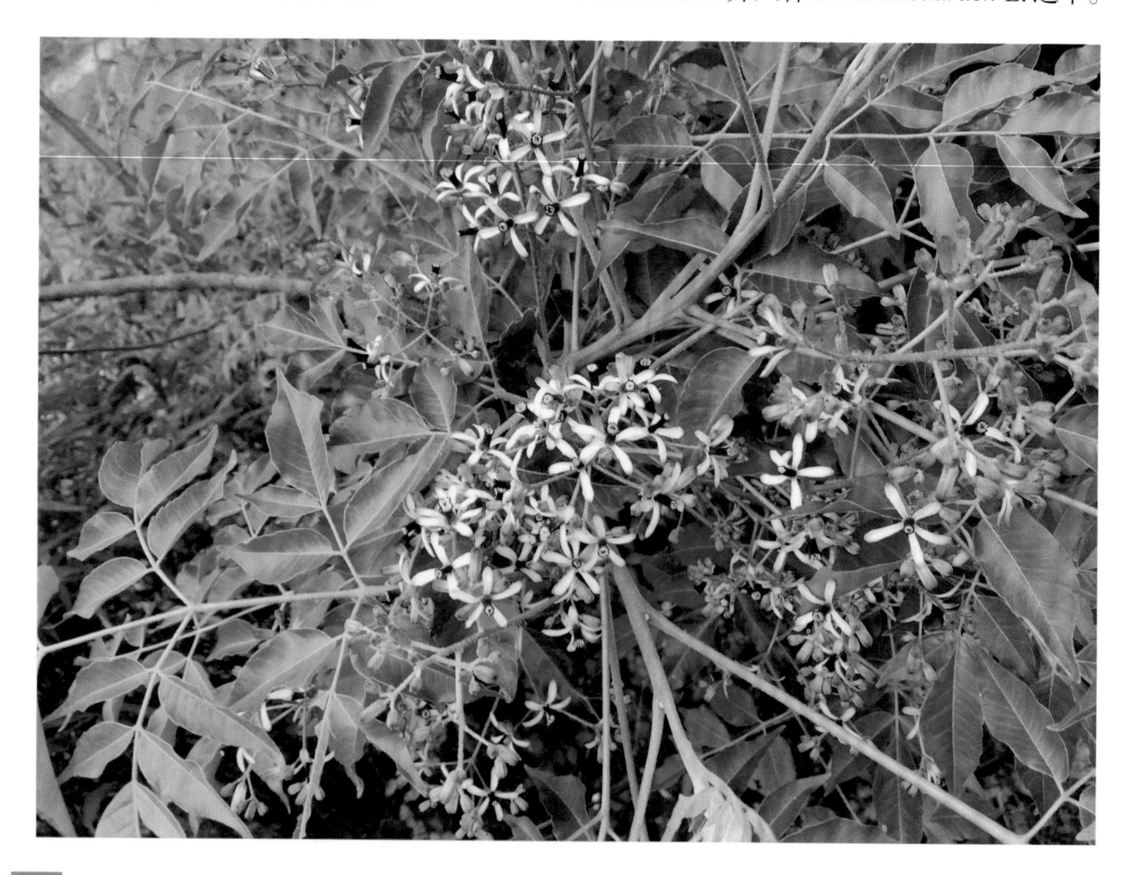

323 香椿（*Toona sinensis*）

楝科植物香椿 *Toona sinensis*（A. Juss.）Roem.。

【形态与分布】 落叶乔木。树皮赭褐色，片状剥落。叶具长柄，双数羽状复叶，长 25 ～ 50cm，有特殊气味；小叶 10 ～ 22，对生或互生，矩圆形至披针状矩圆形，长 8 ～ 15cm，宽 2.5 ～ 4cm，先端尾尖，基部一侧圆形，另一侧楔形，不对称，全缘或有疏离小锯齿，两面无毛，背面常呈粉绿色，侧脉每边 18 ～ 24 条，平展，与中脉几成直角，背面略凸起；小叶柄长 5 ～ 10mm。圆锥花序顶生，与叶等长或更长，被稀疏锈色短柔毛或近无毛，小聚伞花序生于短的小枝上；多花，花芳香，长 4 ～ 5mm，具短梗；花萼 5 齿裂或浅波状，外面被柔毛，且有睫毛；花瓣 5，白色，卵状矩圆形，先端钝，长 4 ～ 5mm，宽 2 ～ 3mm，无毛。蒴果狭椭圆形或近卵形，长 1.5 ～ 2.5cm，深褐色，5 瓣裂开，有苍白色小皮孔，果瓣薄；种子椭圆形，上端有膜质长翅。花期 6 ～ 8 月，果期 10 ～ 12 月。

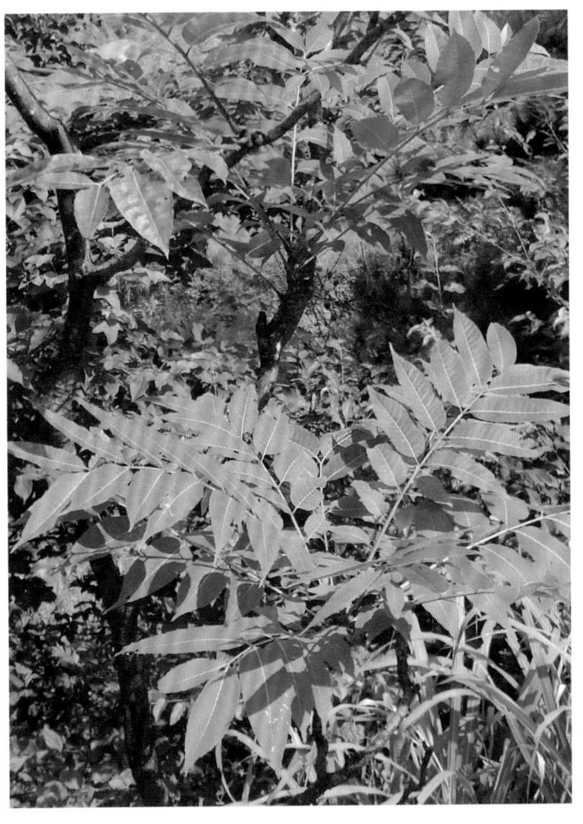

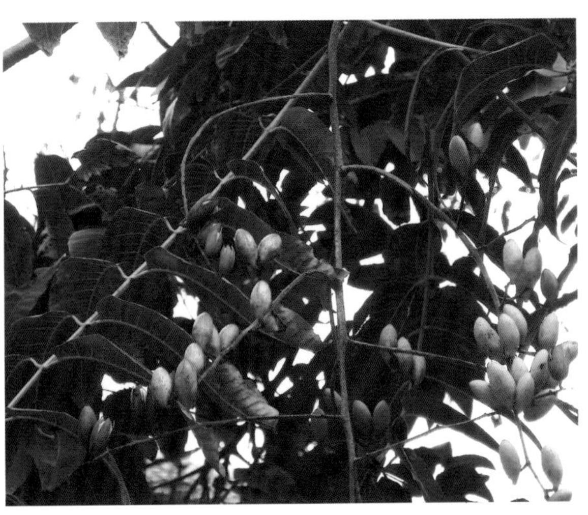

生于山地杂木林或疏林中。分布于华中及华北、华东、华南和西南地区，各地村边、路旁广泛栽培。

【功效应用】 果实（药名香椿子）：祛风散寒，止痛。用于外感风寒、风湿痹痛、胃痛、疝气痛、痢疾。用量 6 ～ 15g。

【化学成分】 含挥发油、黄酮、酚类及其衍生物、萜类、内酯、皂苷、鞣质、生物碱、蒽醌等成分。

【附注】 幼芽嫩叶芳香可口，作蔬菜食用。

324 瓜子金（*Polygala japonica*）

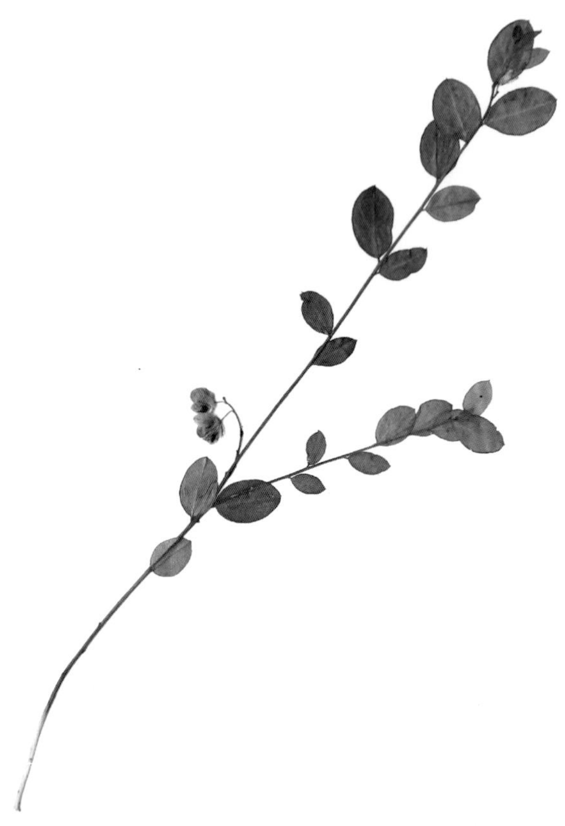

远志科植物瓜子金 *Polygala japonica* Houtt.。

【形态与分布】 多年生草本，高15～20cm，在基部有分枝。叶片厚纸质或亚革质。卵形或卵状披针形，稀狭披针形，长1～2.5cm，宽3～12mm，两端急尖、钝头，先端有短尖，基部楔形至圆形，中脉在下面稍隆起，上面网状明显；叶柄短。总状花序与叶对生，或腋外生，最上一个花序低于茎的顶端，花少数，长1～4cm；花瓣白色至紫色，长7～8mm；外萼片披针形，长2～4mm，内萼片花瓣状，卵形，长5～7mm；龙骨瓣先端有附属物。蒴果扁平，圆形，宽7～8mm，短于内萼片，顶端凹陷，具缘状突尖，边缘具有横脉的阔翅，无缘毛；种子椭圆形，长2.5mm，褐色，被白毛。花期4～5月，果期5～8月。

生于海拔800～2100m的山坡草地或田埂上。分布于华中及东北、华北、西北、华东和西南地区。

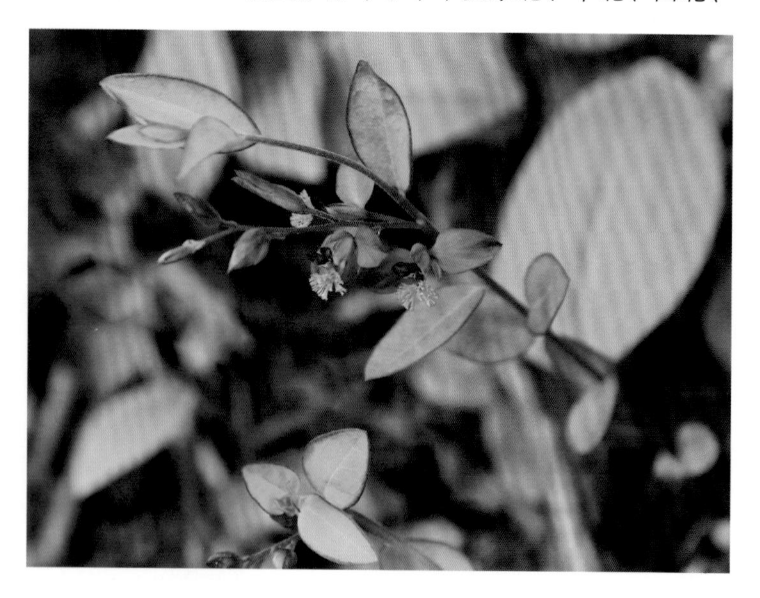

【功效应用】 全草（药名瓜子金）：祛痰止咳，解毒止痛。用于咽炎、扁桃体炎、口腔炎、咳嗽、小儿肺炎、骨髓炎、关节炎和失眠等。用量9～15g。

【化学成分】 含有皂苷、黄酮等成分。

【附注】 干燥全草为中药“瓜子金”，收载于《中国药典》。

325 远志（*Polygala tenuifolia*）

远志科植物远志 *Polygala tenuifolia* Willd.。

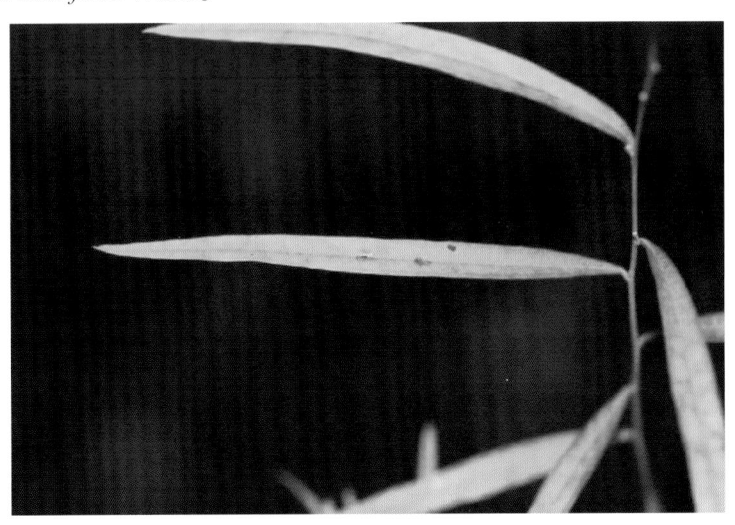

【形态与分布】 多年生草本，高 15 ～ 50cm。主根粗壮，韧皮部肉质，浅黄色，长达 10 余厘米。茎多数丛生，直立或倾斜，具纵棱槽，被短柔毛。单叶互生，叶片纸质，线形至线状披针形，长 1 ～ 3cm，宽 0.5 ～ 1（3）mm，先端渐尖，基部楔形，无毛或极疏被微柔毛；近无柄。扁侧状顶生总状花序，长 5 ～ 7cm，少花。小苞片早落；萼片宿存，无毛，外 3 枚线状披针形；花瓣紫色，基部合生，侧瓣斜长圆形，基部内侧被柔毛，龙骨瓣稍长，具流苏状附属物，花丝 3/4 以下合生成鞘，3/4 以上中间 2 枚分离，两侧各 3 枚合生。果球形，直径 4mm，具窄翅，无缘毛。种子密被白色柔毛，种阜 2 裂下延。花果期 5 ～ 9 月。

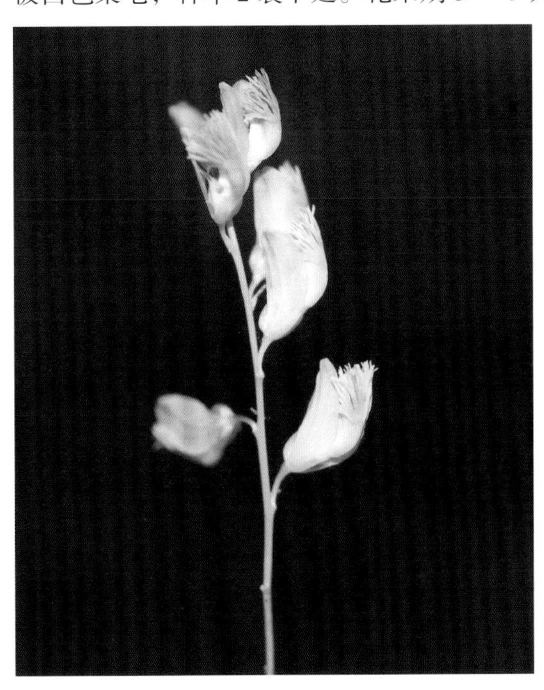

生于海拔（200）460 ～ 2300m 的草原、山坡草地、灌丛中以及杂木林下。产华中及东北、华北、西北地区和四川省。

【功效应用】 根（药名远志）：安神益智，交通心肾，祛痰，消肿。用于心肾不交引起的失眠多梦、健忘惊悸、神志恍惚，咳痰不爽，疮疡肿毒，乳房肿痛。用量 3 ～ 10g。

【化学成分】 根含三萜皂苷、生物碱、苯丙素、内酯等成分。

【附注】 卵叶远志（西伯利亚远志）*Polygala sibirica* L. 与本种形态相近，两者根在《中国药典》中均为“远志”药材来源。陕西为其道地产区，野生产量和人工种植面积较大。

326 铁苋菜（*Acalypha australis*）

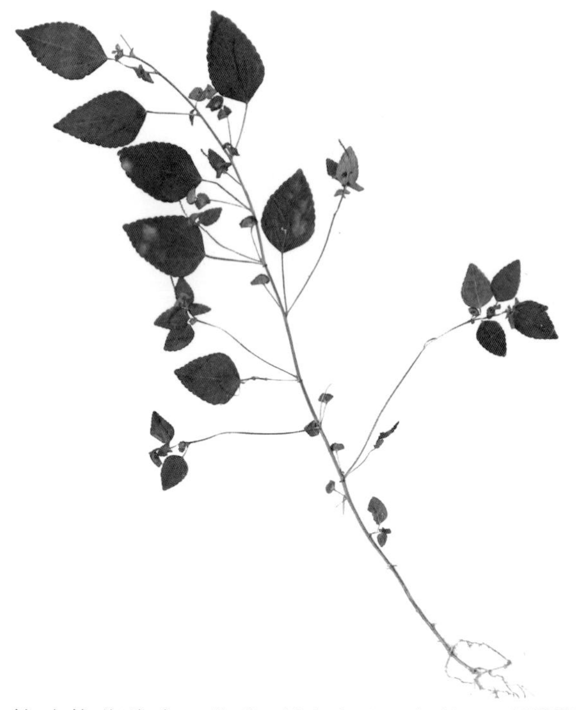

大戟科植物铁苋菜 *Acalypha australis* L.。

【形态与分布】 一年生草本，高20～40cm。茎细，通常直立，单一或分枝，有纵条纹，具灰白色细柔毛。单叶互生，具柄，长1～4cm；叶片卵形至卵状菱形或近椭圆形，有时宽披针形，长2.5～8cm，宽1.2～3.5cm，先端稍尖，基部广楔形或近圆形，边缘有粗圆锯齿，基出3主脉，两面略粗糙，均有白色细柔毛。穗状花序腋生，花单性，雌雄同序，无花瓣；雄花序在雌花序上面，呈穗状，雄花花萼4裂，裂片镊合状；雄蕊8，花药长圆筒形，弯曲；雌花序藏于对合的叶状苞片内，苞片开展时呈三角状肾形，合时如蚌。雌花萼片3，子房3室。蒴果小，三角状圆形，直径3～4mm，被粗毛。花期5～8月，果期8～11月。

生于山坡、草地、路旁及耕地土中。分布几遍全国各省区。

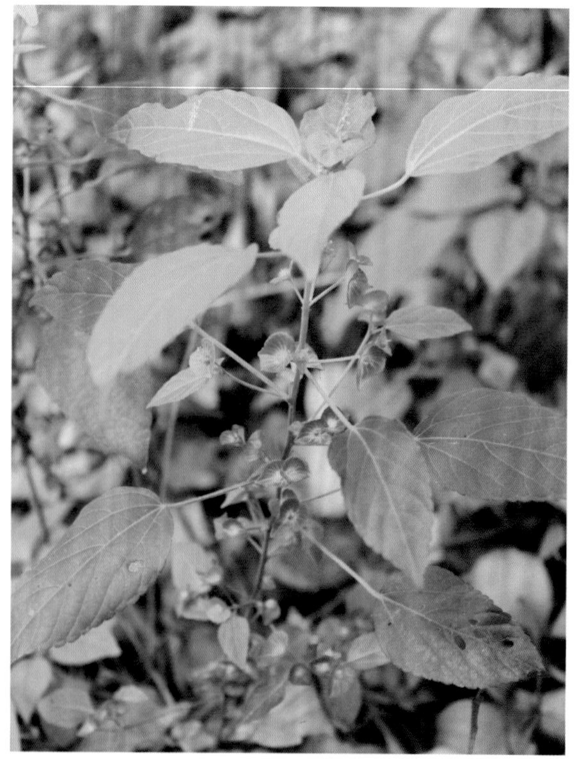

【功效应用】 全草（药名铁苋菜）：清热解毒，消积，止痢，止血。用于细菌性痢疾、阿米巴痢疾、小儿疳积、肝炎、疟疾、出血等症。用量10～30g；外用适量，捣敷。

【化学成分】 全草含生物碱、黄酮、多糖、酚类等成分。

【附注】 本种的干燥全草为草药“铁苋菜”，曾载于1977年版《中国药典》。

327 巴豆（*Croton tiglium*）

大戟科植物巴豆 *Croton tiglium* L.。

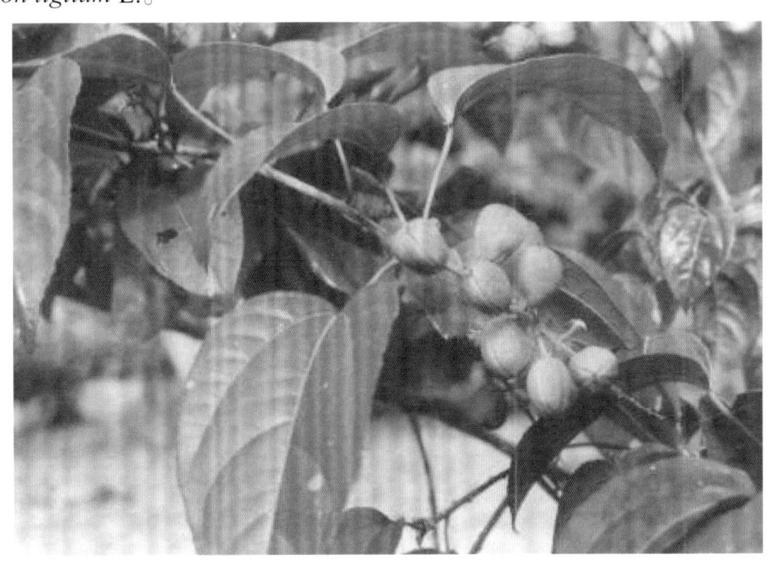

【形态与分布】 灌木或小乔木，高2～7m。幼枝绿色，被稀疏的星状毛，老枝无毛。叶卵形至矩圆状卵形，长5～13cm，宽2.5～6cm，顶端短尖，稀渐尖，有时长渐尖，基部宽楔形至近圆形，稀微心形，边缘有细锯齿，有时近全缘，基出脉3（5）条，侧脉2～4对，两面被稀疏的星状毛，基部两侧近叶柄各有1无柄的腺体；叶柄长2～6cm；托叶线形，长2～4mm。总状花序顶生，长8～20cm，苞片钻状，长约2mm；花小，单性，雌雄同株，雌花在下，雄花在上；萼片5；雄花无退化子房，雄蕊多数，花丝在芽内弯曲；花盘腺体与萼片对生；雌花无花瓣，子房3室，密被星状毛，每室1胚珠。花柱3，2深裂几至基部。蒴果矩圆状或椭圆状球形，长2cm，宽1～1.5cm，无毛；种子长卵形，长约1cm，直径6～7mm，棕色。花期4～6月，果期7～10月。

生于村旁或山地疏林中，有栽培。分布于华中、华东、华南、西南地区及台湾。

【功效应用】 果实（药名巴豆）：外用蚀疮。有大毒。用于恶疮疥癣、疣痣。外用适量，研末涂患处，或捣烂以纱布包擦患处。孕妇禁用。种子去油炮制品（药名巴豆霜）峻下冷积，逐水退肿，豁痰利咽；外用蚀疮。有大毒。用于寒积便秘、乳食停滞、腹水臌胀、二便不通、喉风、喉痹；外治痈肿脓成不溃，疥癣恶疮，疣痣。用量0.1～0.3g，多入丸散用，孕妇禁用；外用适量。

【化学成分】 果实含脂肪油、二萜及其酯类、生物碱、蛋白质等成分。

【附注】 因巴豆作用猛烈，一般不采用巴豆的生品，且炮制时应避免与皮肤黏膜接触，减少对皮肤黏膜的刺激。一般使用熟品巴豆霜，从0.1g开始，每天用量不超过0.4g。中药“巴豆”“巴豆霜”均收载于《中国药典》。

328 泽漆（*Euphorbia helioscopia*）

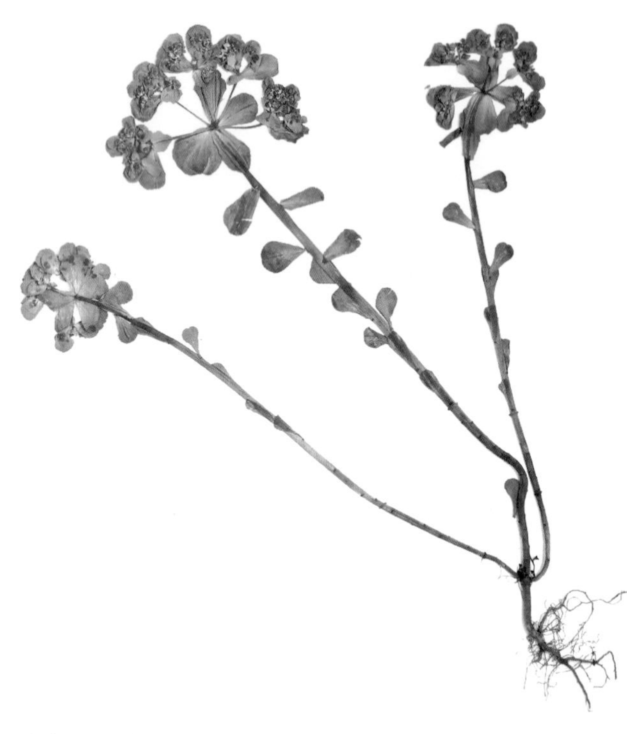

大戟科植物泽漆 *Euphorbia helioscopia* L.。

【形态与分布】 一年生或二年生草本，高达30m。全体略带肉质，富含乳汁，光滑无毛。茎分枝多而倾斜，下部淡紫红色，上部淡绿色。叶互生，无柄，倒卵形或匙形，长2～3cm，宽1～1.8cm，先端钝圆或微凸，基部广楔形或突然狭窄而成短柄状，边缘在中部以上有细锯齿；茎顶部具5片轮生叶状苞片，与下部相似，但较大。多岐聚伞花序顶生，有5伞梗，每伞梗再生3小伞梗，每小伞梗有第三回分为2叉；杯状花序钟形，黄绿色，总苞顶端4浅裂，裂间有4腺体肾形；子房3室，花柱3，蒴果无毛。种子卵形，表面有凸起的网纹。花期2～4月，果期4～10月。

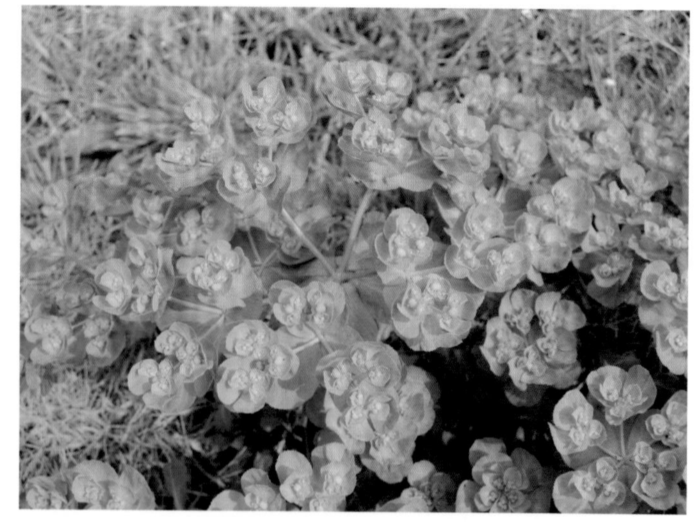

生于路旁、田野、沟边等处。全国各地广泛分布。

【功效应用】 全草：逐水消肿，散结、杀虫。用于水肿、肝腹水、细菌性痢疾，外治淋巴结结核、结核性瘘管、神经性皮炎，并可灭蛆。用量3～9g，水煎或熬膏，入丸、散用；外用适量，煎水洗、熬膏涂或研末调敷。体弱和脾胃虚者慎用。

【化学成分】 全草含黄酮、皂苷、内酯、萜类等成分。

329 飞扬草（*Euphorbia hirta*）

大戟科植物飞扬草 *Euphorbia hirta* L.。

【形态与分布】 一年生草本，被硬毛。茎单生或自基部多分枝；枝常呈红色或淡紫色，匍匐或扩展，长15～40cm。叶对生，披针状矩圆形、倒披针形或卵状披针形，长1～4cm，边缘有细锯齿或稀几全缘，顶端锐尖，基部圆而偏斜，两面被短柔毛，下面及沿脉的毛较密。杯状花序多数密集成腋生头状花序；总苞宽钟形，外面被密生短柔毛，顶端4裂；腺体4，漏斗状，有短柄及白色花瓣状附属物。蒴果卵状三棱形，被伏短柔毛；种子卵状四棱形。花期4～6月，果期7～10月。

生于向阳坡、山谷、路旁或灌丛下，多见于砂质土。分布于华中、华东、华南、西南地区。

【功效应用】 全草（药名飞扬草）：清热解毒，利湿止痒，通乳。用于肺痈、乳痈、痢疾、泄泻、热淋、血尿、湿疹、脚癣、皮肤瘙痒。用量6～9g，鲜品30～60g，孕妇慎服；外用适量。

【化学成分】 含有无羁萜、豆甾醇、槲皮素、没食子酸等成分。

【附注】 本种的干燥全草为中草药“飞扬草”，收载于《中国药典》。

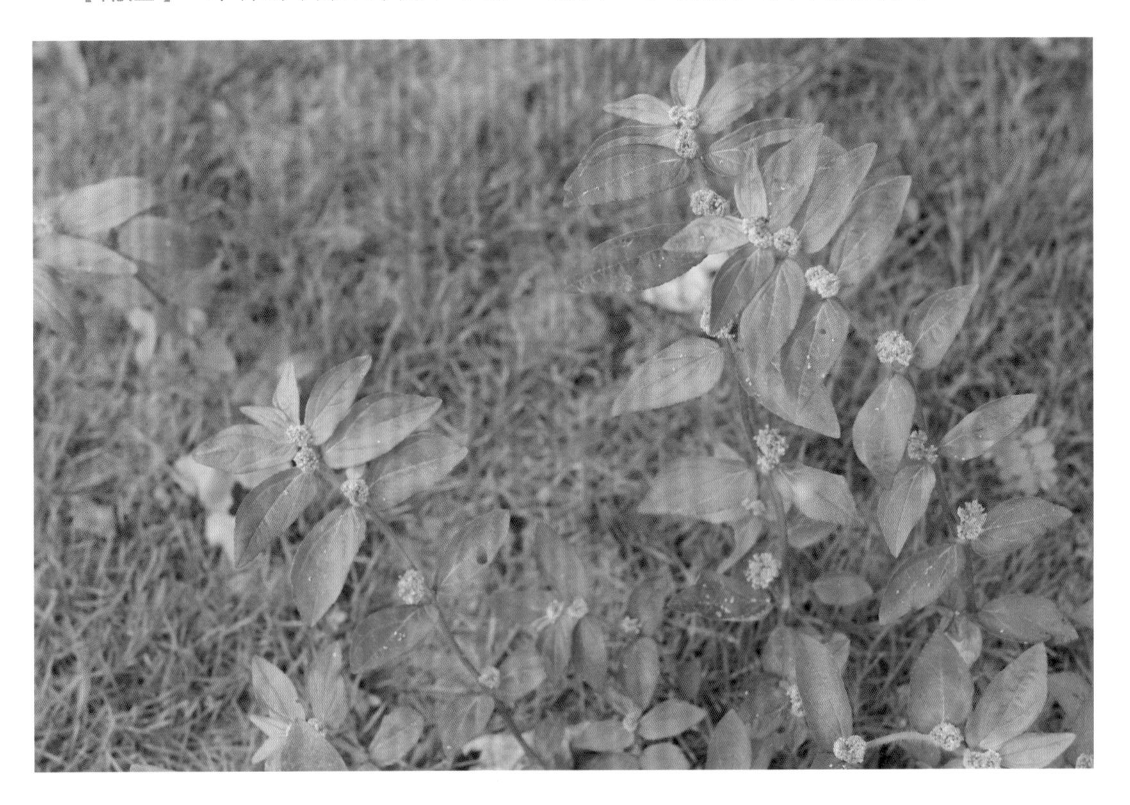

330 地锦草（*Euphorbia humifusa*）

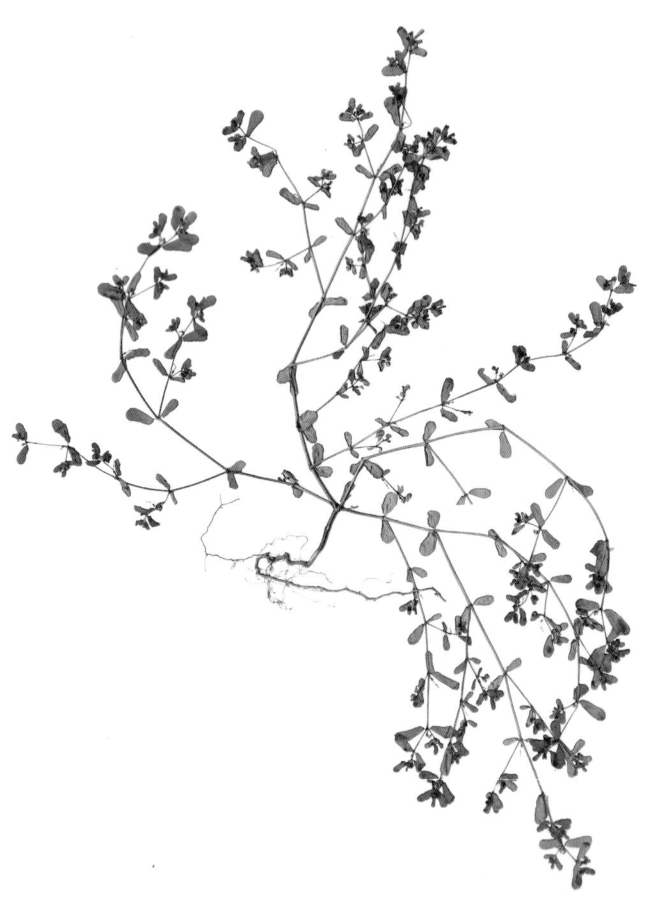

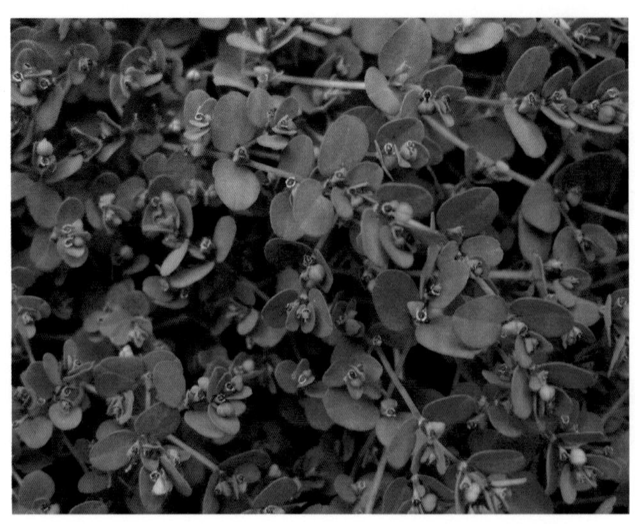

大戟科植物地锦草 *Euphorbia humifusa* Willd.。

【形态与分布】 草本。茎纤细，匍匐，近基部分枝，带红紫色，无毛。叶通常对生，矩圆形，长 5 ～ 10mm，宽 4 ～ 6mm，顶端钝圆，基部偏斜，边缘有细锯齿，绿色或带淡红色，两面无毛或有时具疏生疏毛。杯状聚伞花序单生于叶腋；总苞倒圆锥形，浅红色，顶端 4 裂，裂片长三角形；腺体 4，横矩圆形，具白色花瓣状附属物。子房 3 室；花柱 3，2 裂。蒴果三棱状球形，无毛；种子卵形，黑褐色，外被白色蜡粉，长约 1.2mm，宽约 0.7mm。花果期 4 ～ 11 月。

生于原野荒地、路旁及田间。除广东、广西外，分布几遍全国各地。

【功效应用】 全草（药名地锦草）：清热利湿，凉血止血，解毒消肿。用于细菌性痢疾、肠炎、咳血、吐血、便血、崩漏、湿热黄疸。外用治创伤出血、跌打肿痛、痈疖肿毒、毒蛇咬伤、烧烫伤、皮肤湿疹。用量 9 ～ 20g；外用适量。

【化学成分】 全草含黄酮、三萜、香豆素、甾醇等成分。

【附注】 本种与同属植物斑地锦 *Euphorbia maculata* L. 的干燥全草为中草药“地锦草”，收载于《中国药典》。斑地锦与地锦草的主要区别为：叶片上面中央有紫斑。

331 湖北大戟（*Euphorbia hylonoma*）

大戟科植物湖北大戟 *Euphorbia hylonoma* Hand.-Mazz.。

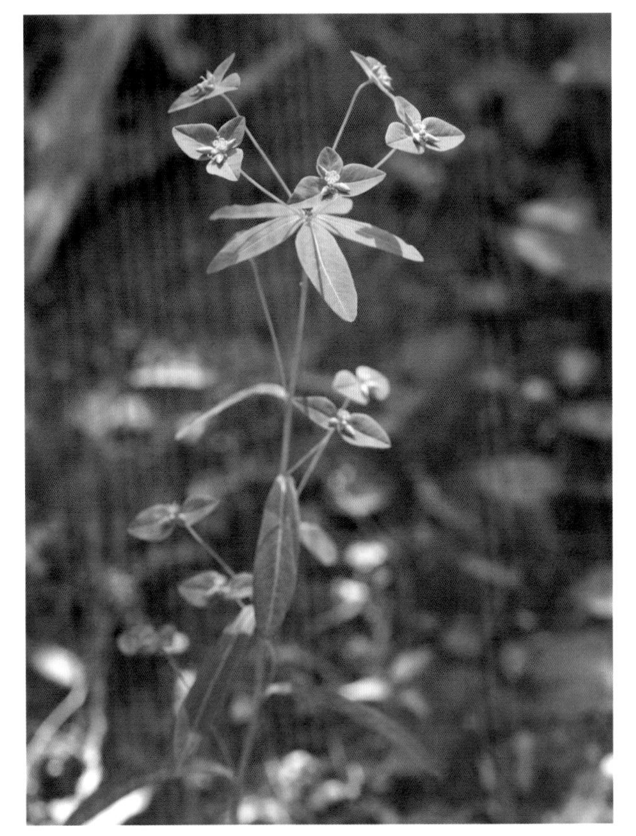

【形态与分布】 多年生草本，全株光滑无毛。根粗线形，长达10cm以上，直径3～5mm。茎直立，上部多分枝。高50～100cm。叶互生，长圆形至椭圆形，变异较大，长4～10cm，宽1～2cm，先端圆，基部渐狭，叶面绿色，叶背有时淡紫色或紫色；侧脉6～10对；叶柄长3～6mm；总苞叶3～5，同茎生叶；伞幅3～5，长2～4cm；苞叶2～3，常为卵形，长2～2.5cm，无柄花序单生于二歧分枝顶端，无柄；总苞钟状，高约2.5mm，直径2.5～3.5mm，边缘4裂，裂片三角状卵形，全缘，被毛；腺体4，圆肾形，淡黑褐色。雄花多枚，明显伸出总苞外；雌花1，子房光滑，柄长3～5mm；花柱3，分离；柱头2裂。蒴果球状，长3.5～4mm，直径约4mm，成熟时分裂为3个分果爿。种子卵圆状，灰色或淡褐色，光滑。花期4～7月，果期6～9月。

生于海拔200～3000m的山沟、山坡、灌丛、草地、疏林等地。分布于华中及东北、华东、华南、西南地区及河北、山西、陕西、甘肃（文县）等省。

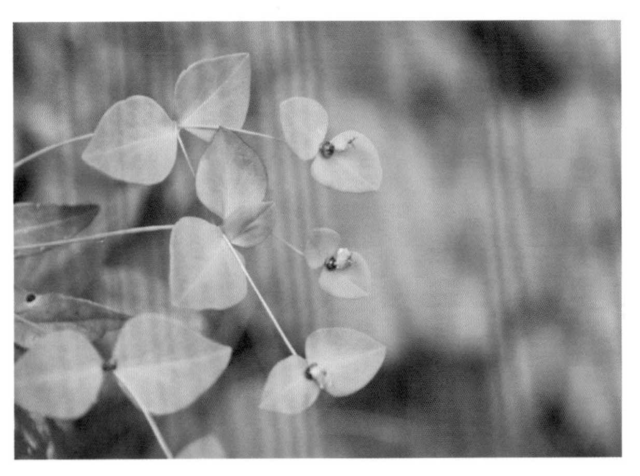

【功效应用】 根：消积除胀，泻下逐水，破瘀定痛。有毒。用于食积臌胀、二便不通、跌打损伤。用量1.5～3g，孕妇及体弱者禁服；外用鲜品适量，捣敷。

【化学成分】 根含三萜、鞣质、大戟醇等成分。

332 通奶草（*Euphorbia hypericifolia*）

大戟科植物通奶草 *Euphorbia hypericifolia* L.。

【形态与分布】 一年生草本。根纤细，长 10 ～ 15cm，直径 2 ～ 3.5mm，常不分枝。茎直立，高 15 ～ 30cm，直径 1 ～ 3mm。叶对生，狭长圆形或倒卵形，长 1 ～ 2.5cm，宽 4 ～ 8mm，先端钝或圆，基部圆形，通常偏斜，不对称，全缘或基部以上具细锯齿，上面深绿色，下面淡绿色，有时略带紫红色，两面被稀疏柔毛，或上面的毛早脱落；叶柄极短；托叶三角形，分离或合生。苞叶 2，与茎生叶同形。花序数个簇生于叶腋或枝顶，每个花序基部具纤细的柄，柄长 3 ～ 5mm；总苞陀螺状，高与直径各约 1mm 或稍大；边缘 5 裂，裂片卵状三角形；腺体 4，边缘具白色或淡粉色附属物。雄花数枚，微伸出总苞外；雌花 1，子房柄长于总苞；子房三棱状；花柱 3，分离。蒴果三棱状，长约 1.5mm，直径约 2mm，成熟时分裂为 3 个分果爿。种子卵棱状，长约 1.2mm，直径约 0.8mm，每个棱面具数个皱纹，无种阜。花果期 8 ～ 12 月。

生于旷野荒地，路旁，灌丛及田间。分布于湖北、湖南、江西等省及华南、西南地区。

【功效应用】 全草：通乳，利尿，清热解毒。用于乳汁不通、水肿、泄泻、痢疾、皮炎、湿疹、烧烫伤。内服煎汤 15 ～ 30g；外用适量，捣敷。

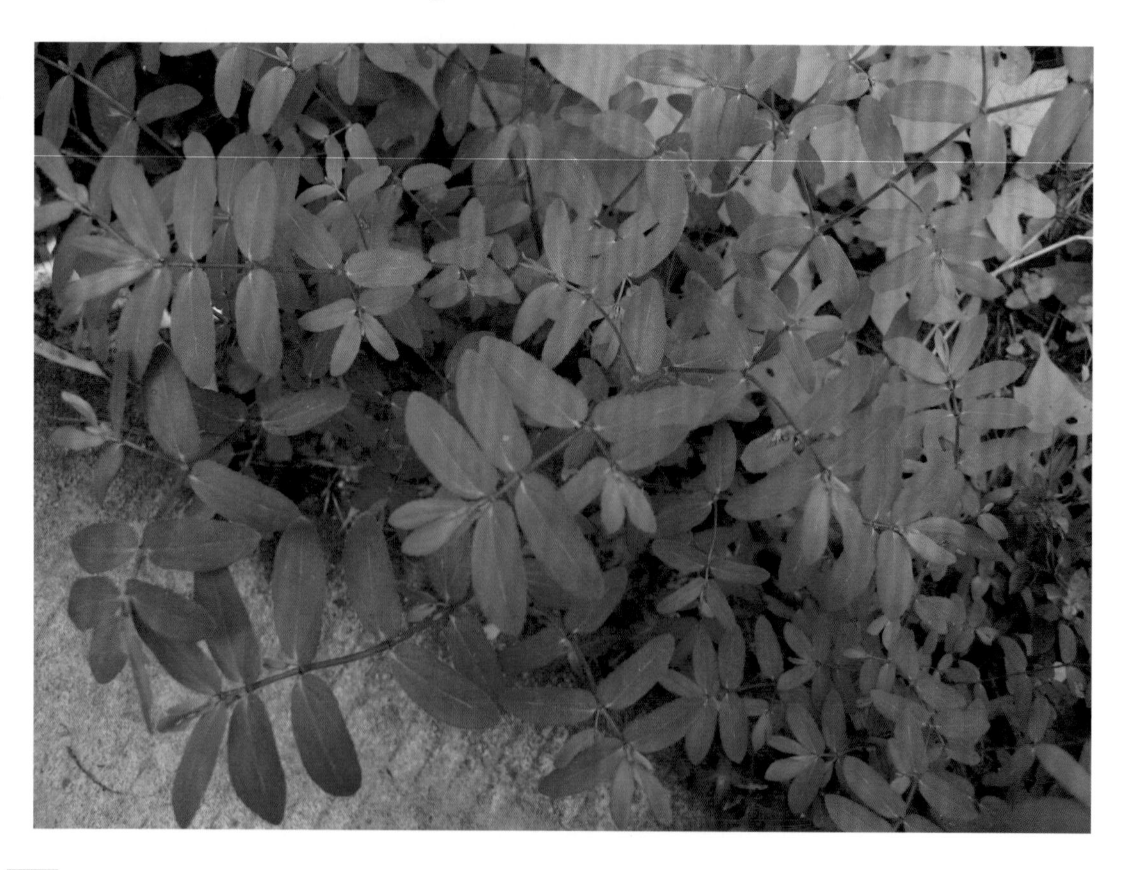

333 甘遂（*Euphorbia kansui*）

大戟科植物甘遂 *Euphorbia kansui* T. N. Liou ex S. B. Ho。

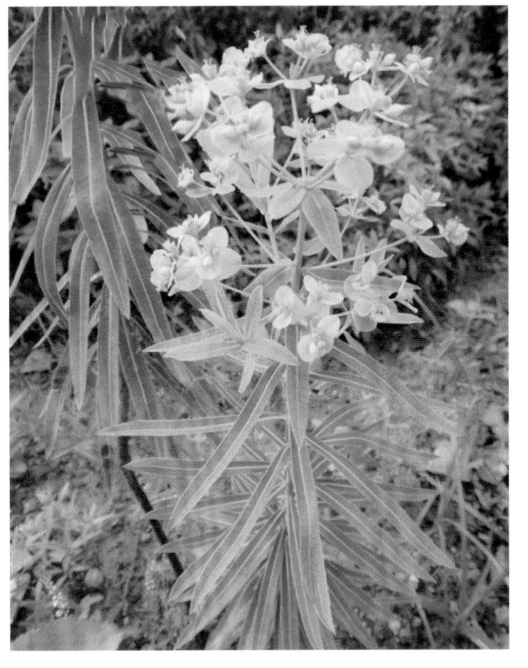

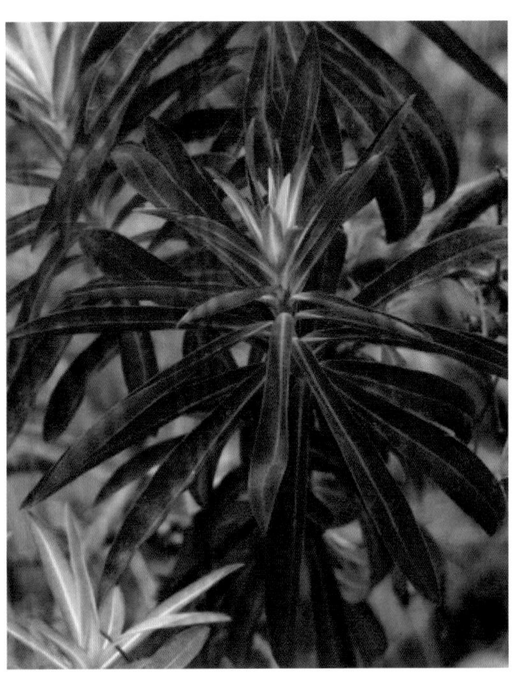

【形态与分布】 多年生草本，有乳汁。根圆柱状，长 20 ~ 40cm，末端呈念珠状膨大，直径可达 6 ~ 9mm。茎自基部多分枝或仅有 1 ~ 2 分枝，每个分枝顶端分枝或不分枝，高 20 ~ 29cm。叶互生，线状披针形、线形或线状椭圆形，长 2 ~ 7cm，宽 4 ~ 5mm，先端钝或具短尖头，基部渐狭，全缘；侧脉羽状，不明显或略可见；总苞叶 3 ~ 6，倒卵状椭圆形，长 1 ~ 2.5cm，先端钝或尖，基部渐狭；苞叶 2，三角状卵形，长 4 ~ 6mm，先端圆，基部近平截或略呈宽楔形。花序单生于二歧分枝顶端，基部具短柄；总苞杯状，高与直径均约 3mm；边缘 4 裂，裂片半圆形，边缘及内侧具白色柔毛；腺体 4，新月形，暗黄色至浅褐色。雄花多数，伸出总苞外；雌花 1，子房柄长 3 ~ 6mm；子房光滑无毛，花柱 3，2/3 以下合生。蒴果三棱状球形，直径 3.5 ~ 4.5mm；花柱宿存，易脱落，成熟时分裂为 3 个分果爿。种子长球状，长约 2.5mm，灰褐色至浅褐色。花期 4 ~ 6 月，果期 6 ~ 8 月。

生于荒坡、沙地、田边、路旁等。产于河南、甘肃、陕西、山西等地。

【功效应用】 块根（药名甘遂）：泻水逐饮，消肿散结。有毒。用于水肿胀满、胸腹积水、痰饮积聚、气逆咳喘、二便不利、风痰癫痫、痈肿疮毒。用量 0.5 ~ 1.5g，炮制后入药，多入丸散，孕妇禁用；外用适量，生用。

【化学成分】 根、茎、叶含萜类、甾体等成分。

【附注】 本种干燥块根为中药“甘遂”，收载于《中国药典》。

334 续随子（*Euphorbia lathyris*）

大戟科植物续随子 *Euphorbia lathyris* L.。

【形态与分布】 二年生草本，高达 1m，全株无毛。茎直立，粗壮，顶部二歧分枝。茎下部的叶密生，条状披针形，无柄，全缘，上部的叶交互对生，卵状披针形，顶端锐尖，基部心形而多少抱茎，长 6 ～ 12cm，宽 0.6 ～ 1.3cm。总花序顶生，总苞杯状，顶端 4 ～ 5 裂，具 2 ～ 4 伞梗，呈伞状，基部有 2 ～ 4 叶轮生，每伞梗再叉状分枝，有 2 枚三角状卵形苞片；腺体新月形，两端具短而钝的角。蒴果三棱状球形，长与直径各约 1cm，无毛；种子矩圆状球形，表面有黑褐相间的斑纹。花期 4 ～ 7 月，果期 6 ～ 9 月。

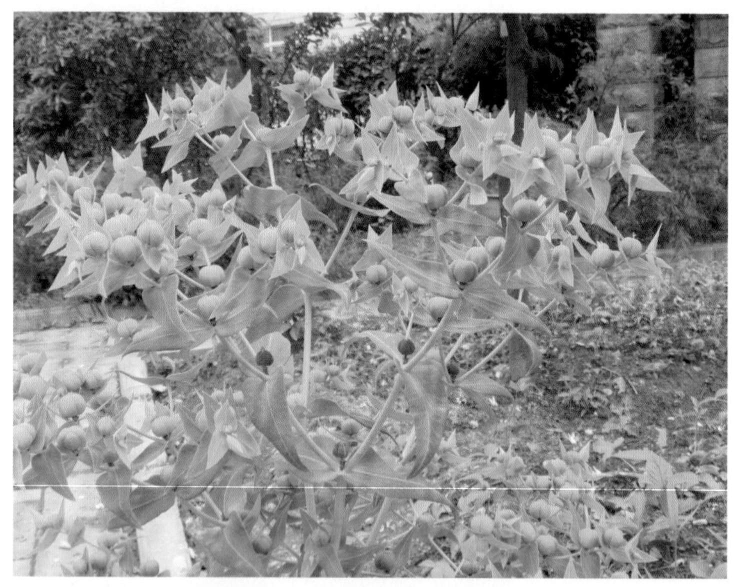

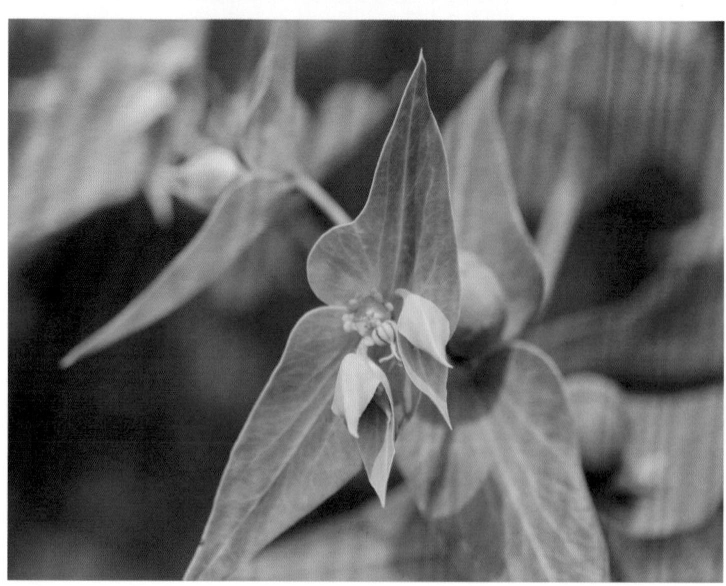

生于向阳山坡，栽培或逸为野生。分布于华中、东北、华北、华东、华南、西南地区。

【功效应用】 种子（药名千金子）：泻下逐水，破血消癥，外用疗癣蚀疣。有毒。用于二便不通、水肿、痰饮、积滞胀满、血瘀经闭；外治顽癣，赘疣。用量 1 ～ 2g，去壳、去油用，多入丸散服，孕妇禁用；外用适量，捣烂敷患处。种子炮制品（药名千金子霜）功效同“千金子”。用量 0.5 ～ 1g，多入丸散服，孕妇禁服；外用适量。

【化学成分】 种子含二萜、甾醇、香豆素、黄酮、挥发油及脂肪油等成分。

【附注】 中药“千金子”“千金子霜”均载于《中国药典》。

335 斑地锦（*Euphorbia maculata*）

大戟科植物斑地锦 *Euphorbia maculata* L.。

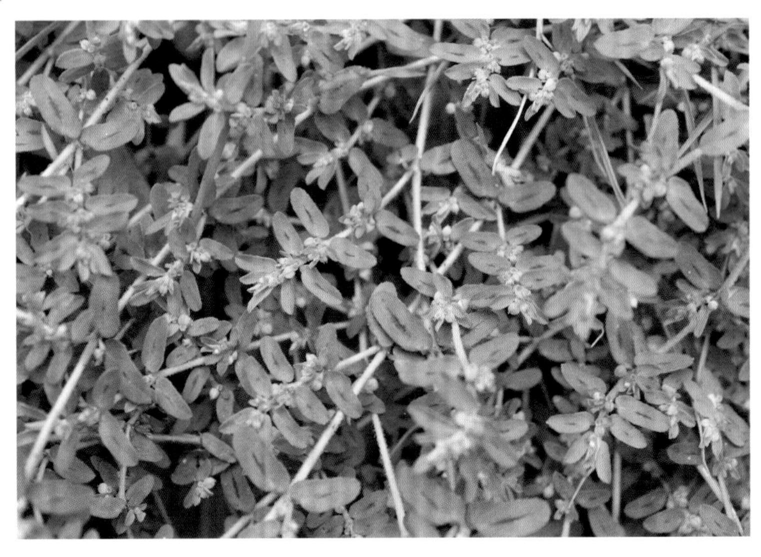

【形态与分布】 一年生草本。根纤细，长4～7cm，直径约2mm。茎匍匐，长10～17cm，直径约1mm，被白色疏柔毛。叶对生，长椭圆形至肾状长圆形，长6～12mm，宽2～4mm，先端钝，基部偏斜，不对称，略呈渐圆形，边缘中部以下全缘，中部以上常具细小疏锯齿；叶面绿色，中部常具有一个长圆形的紫色斑点，叶背淡绿色或灰绿色，新鲜时可见紫色斑，干时不清楚，两面无毛；叶柄极短，长约1mm；托叶钻状，不分裂，边缘具睫毛。花序单生于叶腋，基部具短柄，柄长1～2mm；总苞狭杯状，高0.7～1.0mm，直径约0.5mm，外部具白色疏柔毛，边缘5裂，裂片三角状圆形；腺体4，黄绿色，横椭圆形，边缘具白色附属物。雄花4～5，微伸出总苞外；雌花1，子房柄伸出总苞外，且被柔毛；子房被疏柔毛；花柱短，近基部合生；柱头2裂。蒴果三角状卵形，长约2mm，直径约2mm，被稀疏柔毛，成熟时易分裂为3个分果爿。种子卵状四棱形，长约1mm，直径约0.7mm，灰色或灰棕色，每个棱面具5个横沟，无种阜。花果期4～9月。

生于平原或低山坡的路旁。分布于河南、湖北及河北、江苏、浙江、江西和台湾。

【功效应用】 全草（药名地锦草）：清热利湿，凉血止血，解毒消肿。用于细菌性痢疾、肠炎、咳血、吐血、便血、崩漏、湿热黄疸。外用治创伤出血、跌打肿痛、痈疖肿毒、毒蛇咬伤、烧烫伤、皮肤湿疹。用量9～20g；外用适量。

【化学成分】 全草含黄酮、三萜、香豆素、甾醇等成分。

【附注】 本种与同属植物地锦草 *Euphorbia humifusa* Willd.。的干燥全草为中草药“地锦草”，收载于《中国药典》。地锦的主要区别：叶片较宽，叶面绿色或带红色，无长形紫色斑。

336 大戟（*Euphorbia pekinensis*）

大戟科植物大戟 *Euphorbia pekinensis* Rupr.（*Euphorbia pekinensis* Rupr. var. *hupehensis* Hurusawa）。

【形态与分布】 多年生草本。根圆柱状。茎单生或自基部多分枝，每分枝上部又 4 ～ 5 分枝，高 40 ～ 80 cm，被柔毛或无毛。叶互生，椭圆形、披针状椭圆形或披针形，先端尖或渐尖，基部渐狭、楔形、近圆形或近平截，全缘，主脉明显，侧脉羽状，不明显，叶两面无毛或有时叶背具柔毛；总苞叶 4 ～ 7，长椭圆形，先端尖，基部近平截；伞幅 4 ～ 7，长 2 ～ 5cm；苞叶 2，近圆形，先端具短尖头，基部平截或近平截。花序单生于二歧分枝顶端，无柄；总苞杯状，高约 3.5mm，直径 3.5 ～ 4.0mm，边缘 4 裂，裂片半圆形，边缘具不明显的缘毛；腺体 4，半圆形或肾状圆形。雄花多数，伸出总苞之外；雌花 1 枚，具较长的子房柄，柄长 3 ～ 6mm；子房幼时被较密的瘤状突起；花柱 3，分离；柱头 2 裂。蒴果球状，长约 4.5mm，被稀疏瘤状突起，成熟时分裂为 3 个分果爿；花柱宿存但易脱落。种子长球状，长约 2. 5mm，暗褐色或微光亮。花果期 5 ～ 9 月。

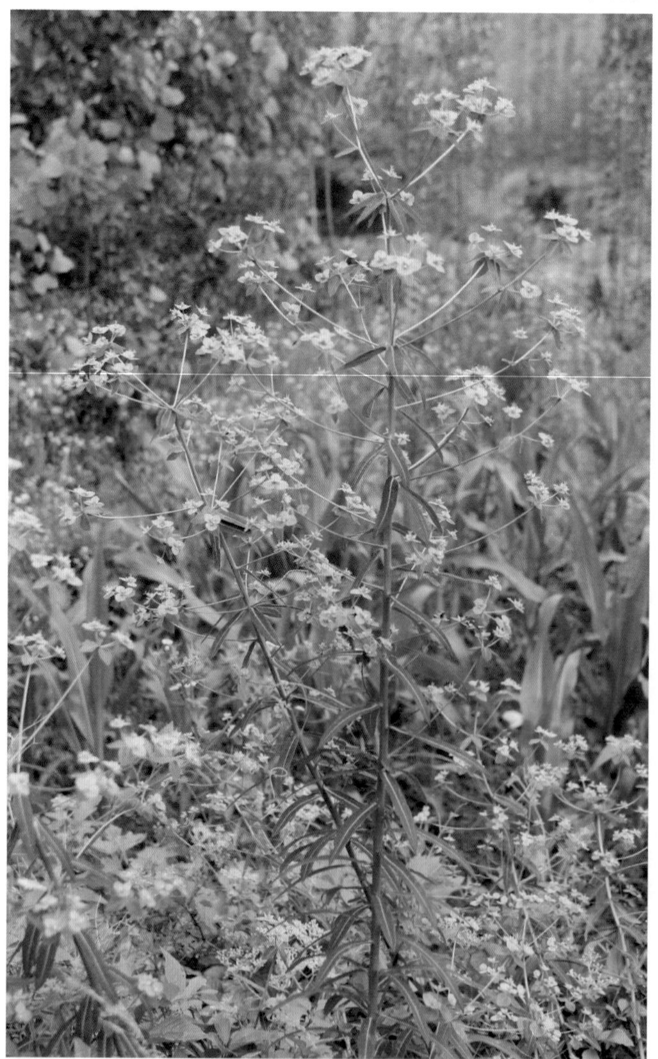

生于山坡、路旁、荒地、草丛、林缘及疏林下。分布于华中地区及我国除云南、西藏、新疆和台湾以外的其他地区。

【功效应用】 根（药名京大戟）：泻水逐饮，消肿散结。用于水肿胀满、胸腹积水、痰饮积聚、气逆咳喘、二便不利、痈肿疮、瘰疬痰核。有毒。用量 1.5 ～ 3g，入丸散服，每次 lg，孕妇禁用。

【化学成分】 含萜类、甾体、黄酮、有机酸及鞣质等成分。

【附注】 本种的干燥根以“京大戟”为名，收载于《中国药典》。

337 一叶萩（*Flueggea suffruticosa*）

大戟科植物一叶萩 *Flueggea suffruticosa*（Pall.）Baill.［*Securinega suffruticosa*（Pall.）Rehd.］。

【形态与分布】 灌木，高1～3m。多分枝，小枝浅绿色，近圆柱形，有棱槽，有不明显的皮孔；全株无毛。叶椭圆形或长椭圆形，稀倒卵形，长1.5～8cm，宽1～3cm，顶端急尖至钝，基部钝至楔形，全缘或有不整齐波状齿或细锯齿，下面浅绿色；侧脉每边5～8条，两面凸起，网脉略明显；叶柄长2～8mm；托叶卵状披针形，长1mm，宿存。花小，雌雄异株，无花瓣，簇生于叶腋。雄花：3～18朵簇生；花梗长2.5～5.5mm；萼片常5，椭圆形或卵形，长1～1.5mm，宽0.5～1.5mm，全缘或具不明显细齿；雄蕊5；花盘腺体5，顶端2裂；雌花：花梗长2～15mm；萼片5，椭圆形至卵形，长1～1.5mm，近全缘，背部呈龙骨状凸起；花盘盘状，全缘或近全缘；子房卵圆形，3（2）室，花柱3，长1～1.8mm，分离或基部合生，直立或外弯。蒴果三棱状扁球形，直径约5mm，熟时淡红褐色，有网纹，3爿裂；果梗长2～15mm，基部常有宿萼片；种子卵形而一侧扁压状，长约3mm，褐色而有小疣状凸起。花期3～8月，果期6～11月。

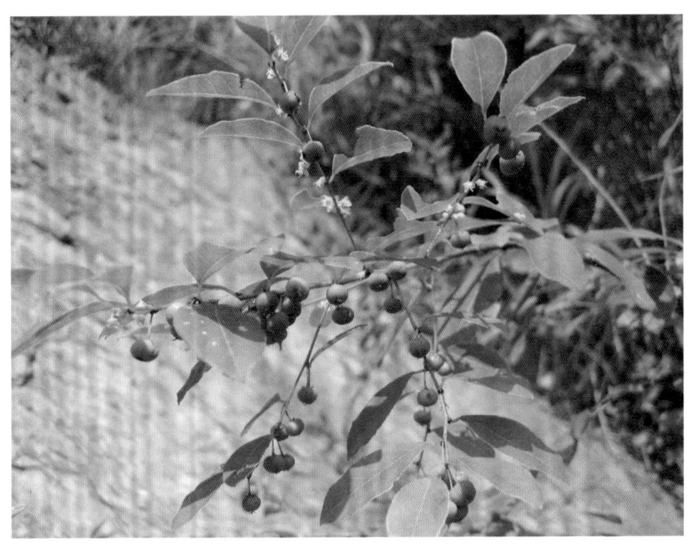

生于山坡海拔800～2500m的灌丛中或山沟、路边。除西北未发现外，全国各省区均有分布。

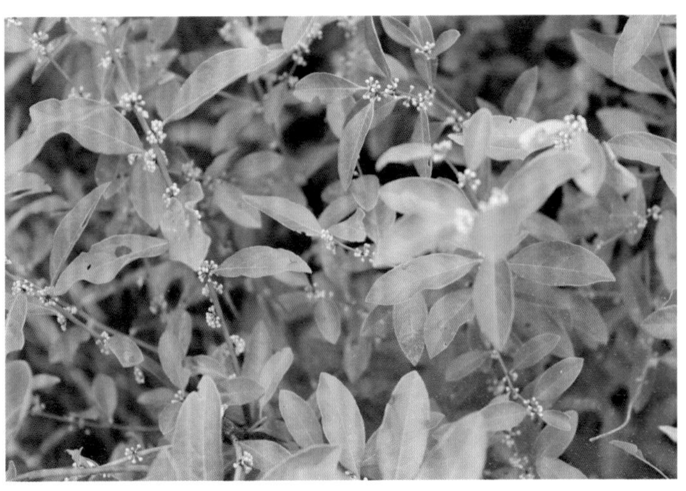

【功效应用】 嫩枝叶或根（药名一叶萩）：祛风活血，宜肾强筋。有小毒。用于风湿腰痛、四肢麻木、阳痿、小儿疳积、面神经麻痹、小儿麻痹后遗症。用量6～9g。

【化学成分】 含一叶萩碱等生物碱。

338 算盘子（*Glochidion puberum*）

大戟科植物算盘子 *Glochidion puberum*（L.）Hutch.。

【形态与分布】 灌木，高 1 ～ 2m。小枝灰褐色，密被黄褐色短柔毛。叶矩圆形至矩圆状披针形或倒卵状矩圆形，长 3 ～ 5cm，宽达 2cm，基部楔形，表面除中脉外无毛，下面密被短柔毛。花小，单性，雌雄同株或异株，无花瓣，2 ～ 5 簇生叶腋；萼片 6，2 轮；雄花无退化子房，雄蕊 3；雌花子房通常 5 室，每室 2 胚珠；花柱合生。蒴果扁球形，直径 10 ～ 15mm，有明显的纵沟槽，被短柔毛。花期 4 ～ 8 月，果期 7 ～ 11 月。

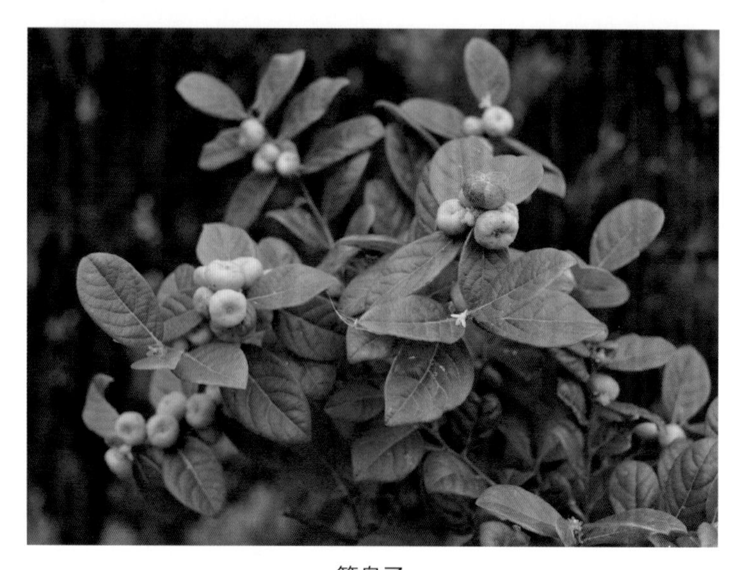

算盘子

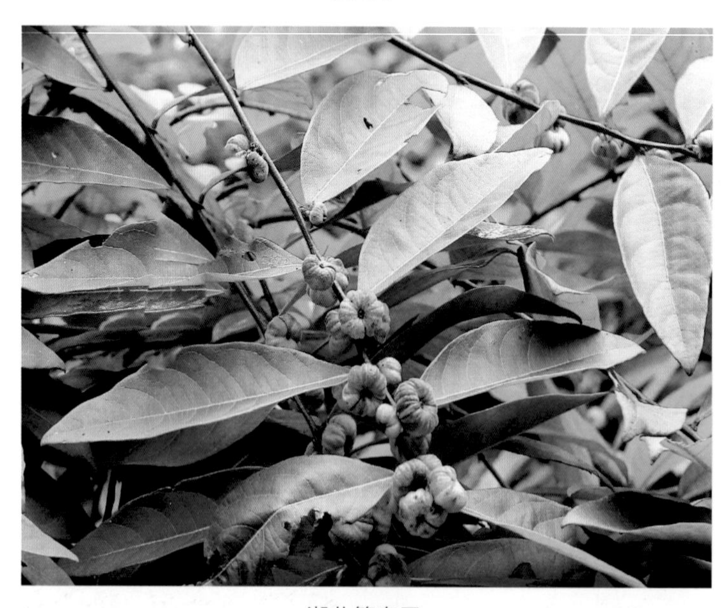

湖北算盘子

生于山坡灌丛中。分布于湖北、湖南及陕西、甘肃、台湾和华东、华南、 西南地区。

【功效应用】 根及叶：清热利湿，祛风活络。用于感冒发热、咽喉痛、急性胃肠炎、消化不良、痢疾、风湿性关节炎、跌打损伤、白带、痛经。用量 6 ～ 15g，孕妇禁服。

【化学成分】 全株含三萜皂苷、酚类、氨基酸、有机酸等成分。

【附注】 同属植物湖北算盘子 *Glochidion wilsonii* Hutch. 与算盘子极似，主要区别在全株无毛，仅叶柄有时被极细柔毛。

339 白背叶（*Mallotus apelta*）

大戟科植物白背叶 *Mallotus apelta*（Lour.）Muell. Arg.。

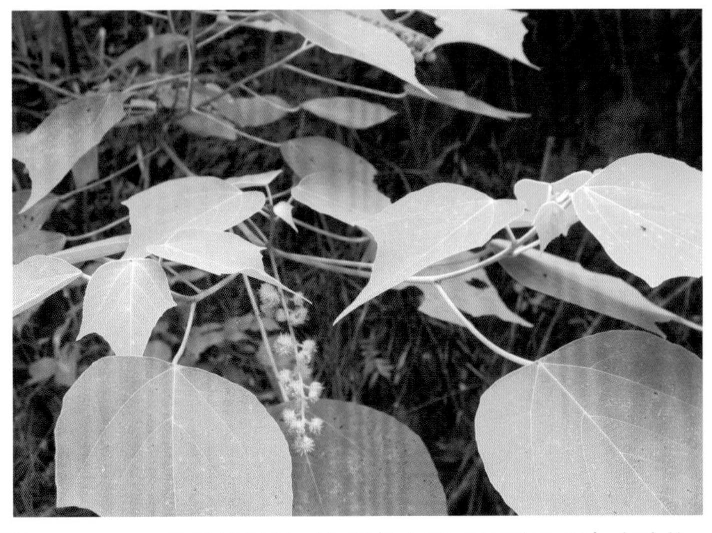

【形态与分布】 灌木或小乔木，高 1 ～ 3（4）m。小枝、叶柄和花序均密被淡黄色星状柔毛和散生橙黄色颗粒状腺体。叶互生，卵形、阔卵形或心形，长宽均 6 ～ 16cm，顶端急尖或渐尖，基部截平或稍心形，边缘具疏齿，上面无毛或被疏毛，下面被灰白色星状绒毛，散生橙黄色颗粒状腺体；基出脉 5 条，最下一对常不明显；近叶柄处有褐色腺体 2 个；叶柄长 5 ～ 15cm。花雌雄异株，雄花序为开展的圆锥花序或穗状，长 15 ～ 30cm，苞片卵形，长约 1.5mm，雄花多朵簇生于苞腋；雄花：花梗长 1 ～ 2.5mm；花萼裂片 4，卵形或卵状三角形，长约 3mm，外面密生星状毛，内面散生颗粒状腺体；雄蕊 50 ～ 75；雌花序穗状，长 15 ～ 30cm，稀有分枝，花序梗长 5 ～ 15cm，苞片小，近三角形；雌花：花梗极短；花萼裂片 3 ～ 5，卵形或近三角形，长 2.5 ～ 3mm，外面密生星状毛和颗粒状腺体；花柱 3 ～ 4，基部合生，柱头密生羽毛状突起。蒴果近球形，密生被星状毛的软刺，软刺线形，黄褐色或浅黄色，长 5 ～ 10mm；种子近球形。花果期 6 ～ 11 月。

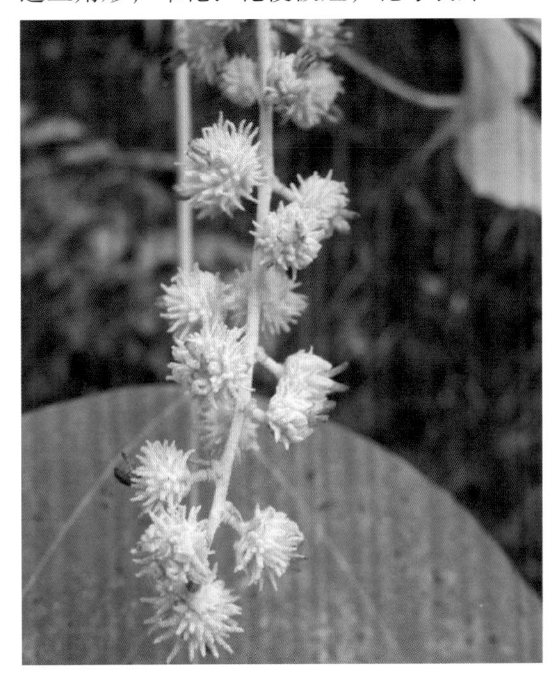

生于海拔 30 ～ 1000m 的山坡或山谷灌丛中。分布于中南地区及江西、福建、云南等省。

【功效应用】 叶：清热，解毒，祛湿，止血。用于蜂窝组织炎、化脓性中耳炎、鹅口疮、湿疹、跌打损伤、外伤出血。用量 15 ～ 30g；外用适量，研末敷，或浸酒搽，或煎水洗。

【化学成分】 含苯并吡喃、黄酮、香豆素、萜类、有机酸、生物碱、挥发油等成分。

340 叶下珠（*Phyllanthus urinaria*）

大戟科植物叶下珠 *Phyllanthus urinaria* L.。

【形态与分布】 一年生草本，高 10～60cm。茎通常直立，基部多分枝，枝倾卧而后上升；枝具翅状纵棱，上部被纵列疏短柔毛。叶片因叶柄扭转而呈羽状排列，长圆形或倒卵形，长 4～10mm，宽 2～5mm，顶端圆、钝或急尖而有小尖头，下面灰绿色，近边缘有 1～3 列短粗毛；叶柄极短；托叶卵状披针形。花雌雄同株，直径约 4mm；雄花：2～4 朵簇生于叶腋，通常仅上面 1 朵开花，下面的很小；花梗长约 0.5mm，基部有苞片 1～2；萼片 6，倒卵形，长约 0.6mm，顶端钝；雄蕊 3，花丝合生成柱状；花盘腺体 6，分离，与萼片互生；雌花：单生于小枝中下部叶腋内；花梗长约 0.5mm；萼片 6，卵状披针形，长约 1mm，边缘膜质，黄白色；花盘圆盘状，边全缘；子房卵状，有鳞片状凸起，花柱分离，顶端 2 裂，裂片弯卷。蒴果圆球状，直径 1～2mm，红色，表面具小凸刺，有宿存花柱和萼片，开裂后轴柱宿存；种子长 1.2mm。花期 4～6 月，果期 7～11 月。

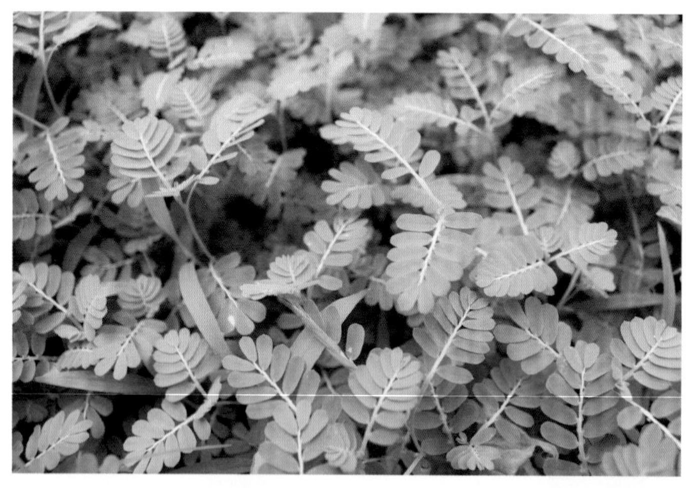

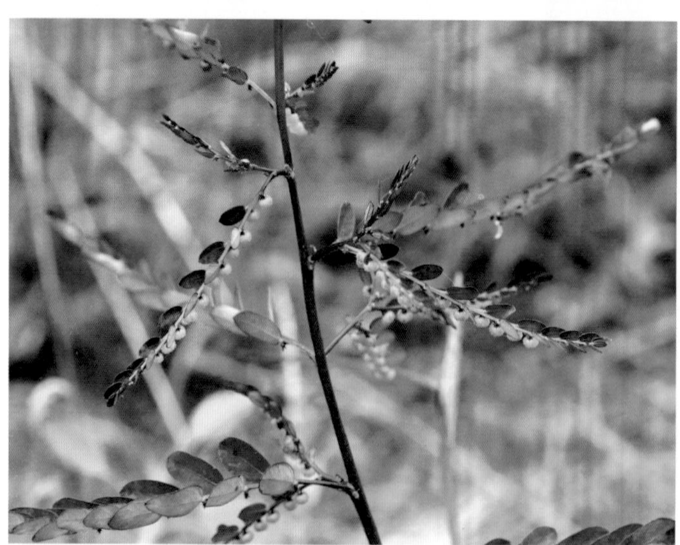

生于海拔 1100m 以下的旷野平地、旱田、山地路旁或林缘。分布于华中、华东、华南、西南地区及河北、山西、陕西等省。

【功效应用】 全草（药名叶下珠）：平肝清热，利尿通淋，健脾消积，明目。用于痢疾、泄泻、尿路感染、黄疸、肠炎、痢疾、传染性肝炎、肾炎水肿、热淋、石淋、目赤、夜盲、痈肿、疳积、牙疳、无名肿毒、毒蛇咬伤。

【化学成分】 全草含黄酮、鞣质、生物碱、木脂素、萜类等成分。

341 蜜柑草（*Phyllanthus ussuriensis*）

大戟科植物蜜柑草 *Phyllanthus ussuriensis* Rupr. et Maxim.（*Phyllanthus matsumurae* Hayata）。

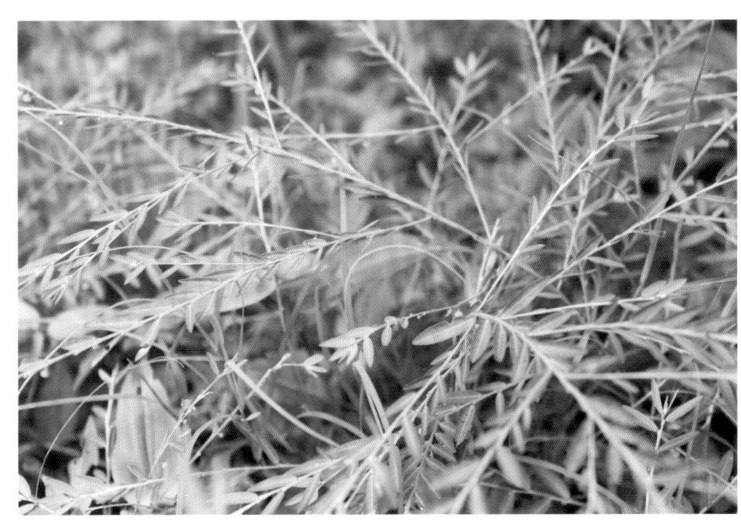

【形态与分布】 一年生草本，高达60cm。茎直立，常基部分枝，枝条细长，小枝具棱，全株无毛。叶片纸质，椭圆形至长圆形，长5～15mm，宽3～6mm，顶端急尖至钝，基部近圆，下面白绿色；侧脉每边5～6条；叶柄极短或几无柄；托叶卵状披针形。花雌雄同株，单生或数朵簇生于叶腋；花梗长约2mm，丝状，基部有数枚苞片；雄花：萼片4，宽卵形；花盘腺体4，分离，与萼片互生；雄蕊2，花丝分离；雌花：萼片6，长椭圆形，果时反折；花盘腺体6，长圆形；子房卵圆形，3室，花柱3，顶端2裂。蒴果扁球状，直径约2.5mm，平滑；果梗短；种子长约1.2mm，黄褐色，具褐色疣点。花期4～7月，果期7～10月。

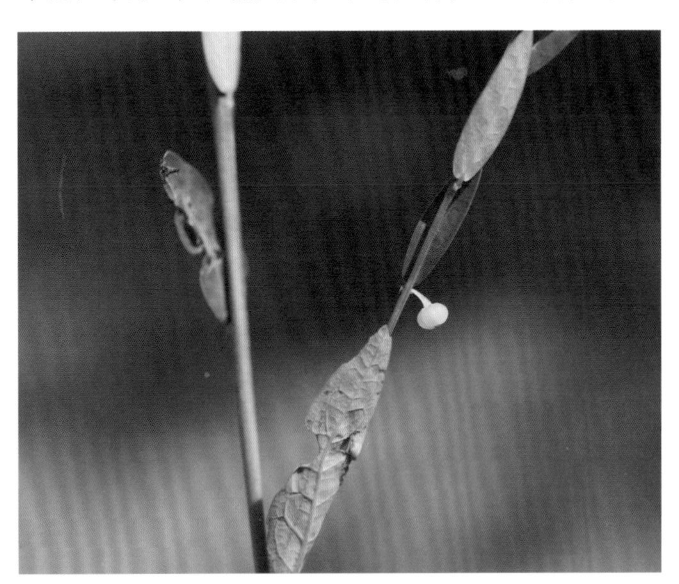

生于山坡或路旁草地。分布于华中及东北、华东、华南地区。

【功效应用】 全草（药名蜜柑草）：止泻，利胆，利尿。用于黄疸型肝炎、痢疾、暑热泄泻、尿路感染、淋漓涩痛。用量10～30g。

【化学成分】 全草含黄酮、多酚等成分。

342 蓖麻（*Ricinus communis*）

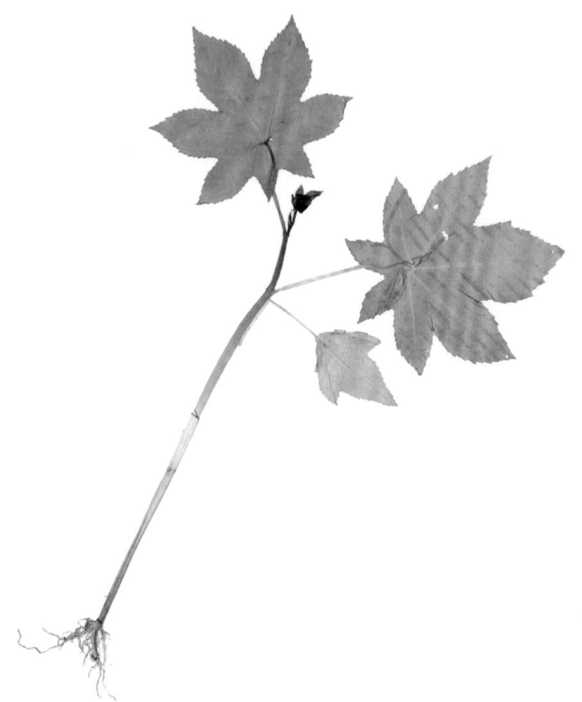

大戟科植物蓖麻*Ricinus communis* L.。

【形态与分布】 高大一年生草本，在南方地区常成小乔木，嫩枝部分被白粉。叶互生，圆形，盾状着生，直径15～60cm，有时大至90cm，掌状中裂，裂片5～11，卵状披针形至矩圆形，顶端渐尖，边缘有锯齿；叶柄长。花单性同株，无花瓣，圆锥花序与叶对生，长10～30cm或更长，下部雄花，上部雌花；雄花萼3～5裂；雄蕊多数，花丝多分枝；雌花萼3～5裂；子房3室，每室1胚珠；花柱3，深红色，2裂。蒴果球形，长1～2cm，有软刺。种子矩圆形，光滑有斑纹。花期5～8月，果期7～11月。

全国各地均有栽培。

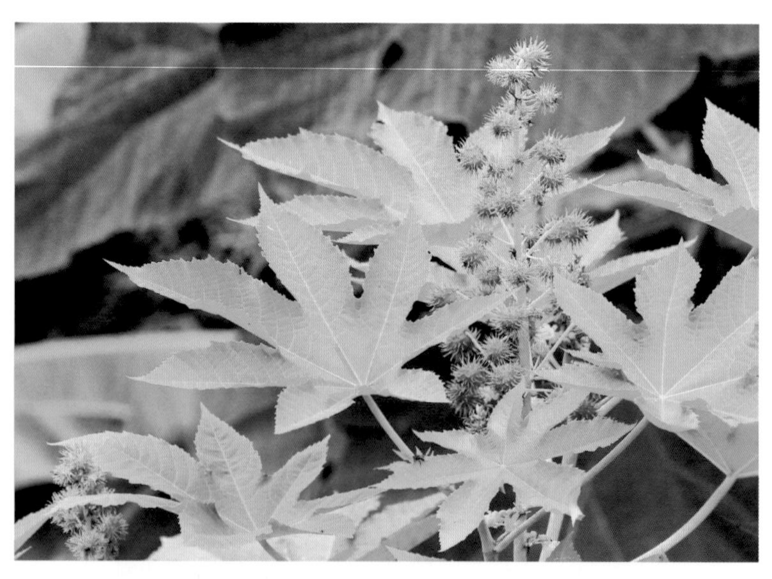

【功效应用】 种子（药名蓖麻籽）：消肿，排脓，拔毒，缓泻，下胎。有毒。用于习惯性便秘、催生、包衣不下、痈疡疮毒、瘰疬。种子新榨取的脂肪油（药名蓖麻油）：润肠通便。有毒。叶：消肿，拔毒，止痒。有小毒。根：祛风活血，止痛镇静。

【化学成分】 种子含脂肪油、蓖麻毒素、毒性蛋白、生物碱等成分。叶含黄酮、生物碱等成分。

343 乌桕（*Triadica sebifera*）

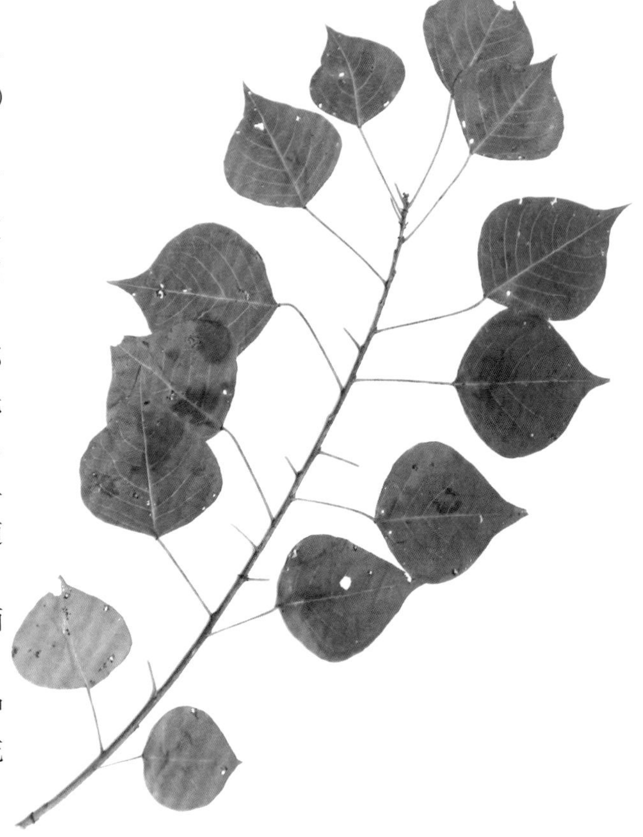

大戟科植物乌桕 *Triadica sebifera*(L.)*Small*[*Sapium sebiferum*(L.)Roxb.]。

【形态与分布】 落叶乔木，高7～8m，具乳液。树皮灰色，幼枝淡黄绿色，无毛。单叶互生；具细长柄，叶片菱状卵形，长3～9cm，宽2.5～7.5cm，先端长尖，基部楔形，全缘，上面暗绿色，微有光泽，下面黄绿色，基部有蜜腺1对。总状花序着生于枝顶，花黄色，单性，雌雄同株，最初全为雄花，随后有1～4朵雌花生于花序的基部；雄花小，黄绿色；雌花具长柄，柄长2～4mm。蒴果球形或椭圆形，端尖，背裂成3瓣，中轴宿存；种子近圆形，黑色，外被白蜡层。花期夏季。

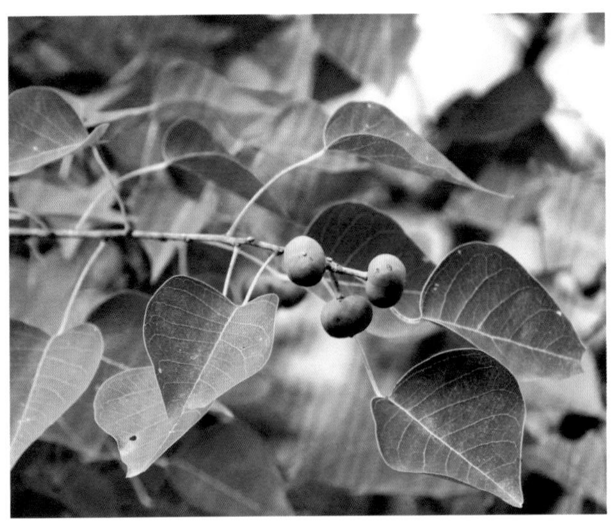

生于堤岸、溪边、平原或山坡上。分布于华中、华东、华南、西南地区及陕西、台湾。

【功效应用】 根皮、树皮、叶：杀虫，解毒，利尿，通便。有小毒。用于血吸虫病、肝硬化腹水、大小便不利、毒蛇咬伤，外用治疗疮、鸡眼、乳腺炎、跌打损伤、湿疹、皮炎。用量6～12g；外用适量，煎水洗或研末调敷。体虚、孕妇及溃疡病患者禁服。

【化学成分】 根皮含香豆素、甾醇等成分。叶含黄酮、鞣质等成分。

344 油桐（*Vernicia fordii*）

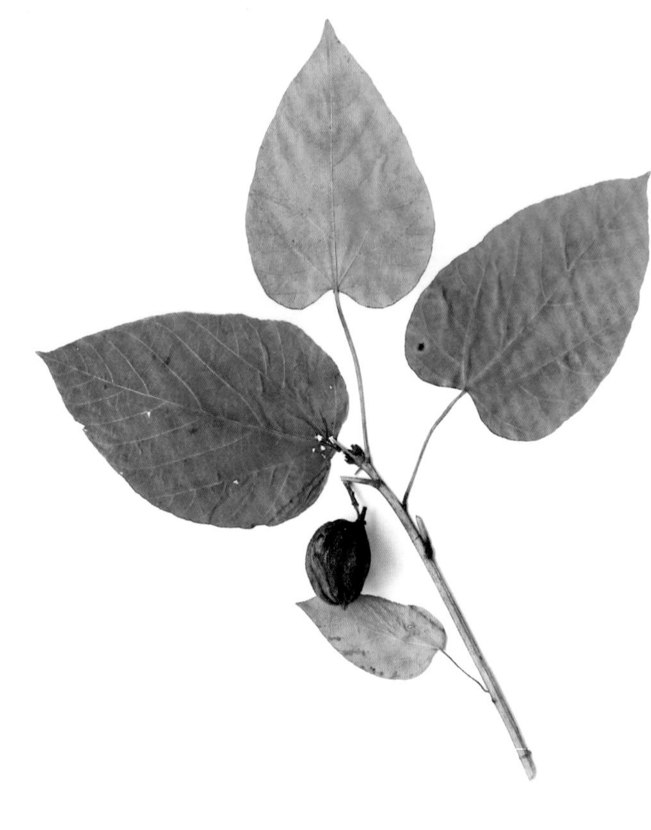

大戟科植物油桐 *Vernicia fordii*（Hemsl.）Airy Shaw。

【形态与分布】 落叶小乔木，高可达10m，分枝伸展成扁平的树冠。树皮平滑，小枝粗壮，幼枝稍具长毛。单叶互生，具长柄，初被毛，后渐脱落；叶片卵形至心形，长8～20cm，宽6～15cm，先端尖，基部心形或楔形，不裂或有时3浅裂，全缘，上面深绿色，有光泽，初时疏生微毛，沿脉较密，后渐脱落，下面有紧贴密生的细毛。顶生聚伞花序，花白色而略红，先叶开放；花单性，雌雄同株。萼不规则，2～3裂，裂片镊合状；花瓣5；雄花有雄蕊8～20，花丝基部合生，上端分离，且在花芽中弯曲；雌花子房3～5室，每室1胚珠，花柱2。核果近球形，直径3～6cm，顶端有尖头，光滑无毛。种子具厚壳状种皮。花期春季。

为栽培品。产于华中、华东、华南、西南地区及陕西、台湾。

【功效应用】 根：消积驱虫，祛风利湿。有小毒。用于蛔虫病、食积腹胀、风湿筋骨痛、湿气水肿。叶：解毒，杀虫。外用治疮疡、癣疥。花：清热解毒，生肌。外用治烧烫伤。

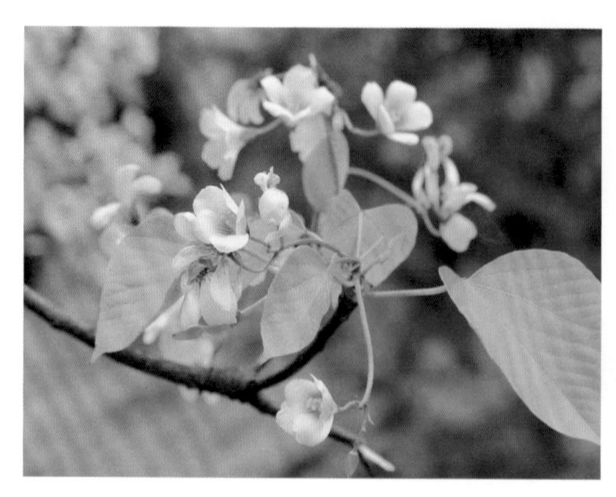

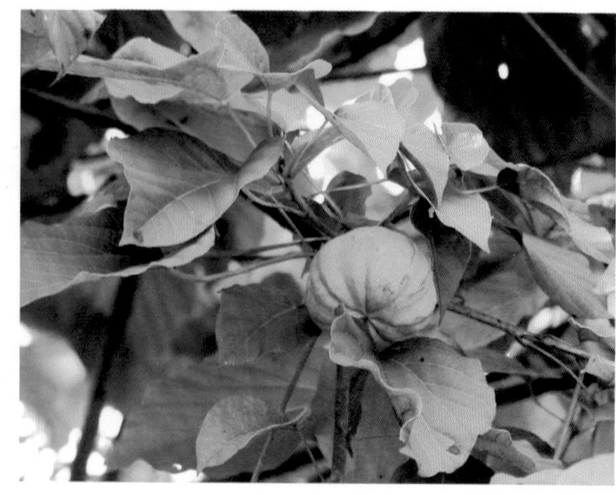

345 顶花板凳果（*Pachysandra terminalis*）

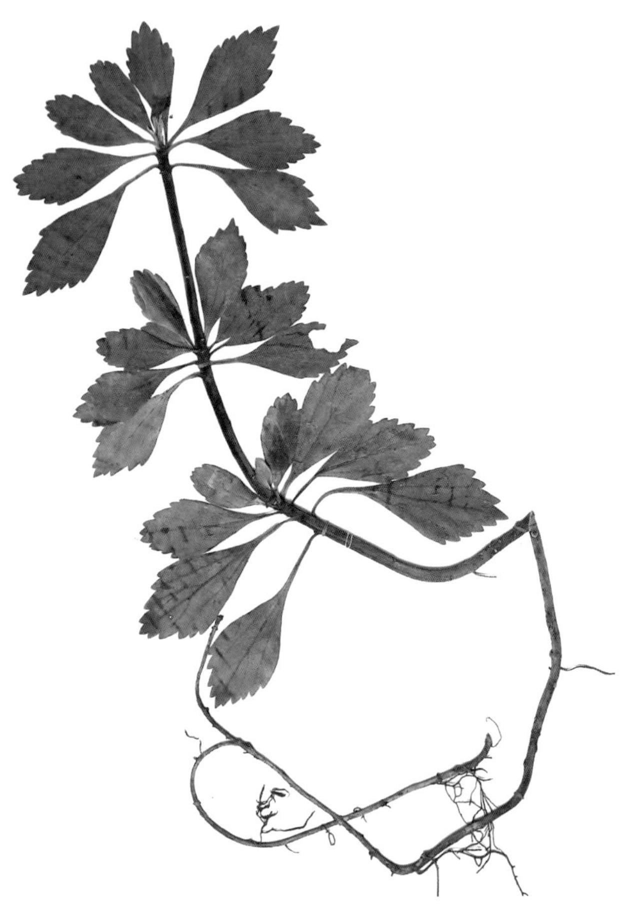

黄杨科植物顶花板凳果（顶蕊三角咪）*Pachysandra terminalis* Sieb. et Zucc.。

【形态与分布】 灌木状草本，高达 20 ～ 30cm，匍匐斜升。茎肉质，有分枝，无毛。单叶互生或簇生于枝端；叶柄长 0.8 ～ 1.5cm；叶片近革质，倒卵形或菱状卵形，长 2.5 ～ 5cm，先端钝，基部 3 出脉。穗状花序顶生，长约 1 ～ 3.5cm；花白色，单性同株，萼片 1 或更多，无花瓣；雄花生于花序上端，萼片有缘毛，雄蕊 4 ～ 6，花丝肥厚，伸出萼外；雌花子房 2 ～ 3 室，花柱 2 ～ 3，长而开展。浆果状核果卵形，稍带白色，具 3 角。花期 4 ～ 5 月。

生于山间密林或灌木丛阴湿处。分布于华中及西北、华东、西南地区。

【功效应用】 全草（药名转筋草）：祛风止咳，舒筋活络，调经止带。用于慢性气管炎、风湿性关节炎、小腿转筋、带下、闭经、精神烦躁不安。用量 15 ～ 30g；研末冲服，每次 3 ～ 6g。

【化学成分】 全草含生物碱、黄酮、甾醇、多糖等成分。

【附注】 本种干燥全株为中草药“转筋草”，收载于《湖北省中药材质量标准》（2018 年版）。

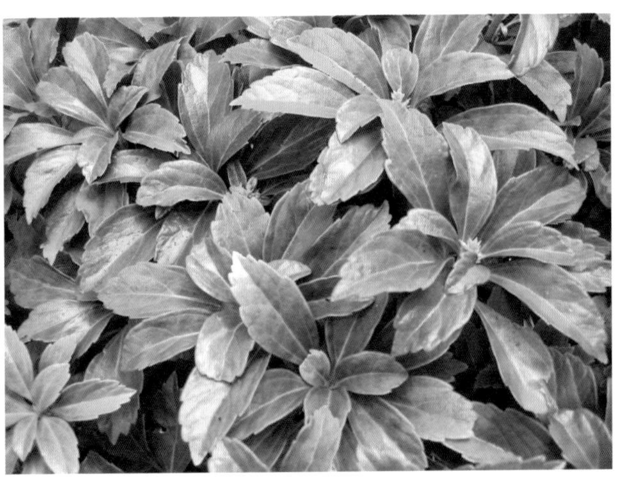

346 马桑（*Coriaria nepalensis*）

马桑科植物马桑 *Coriaria nepalensis* Wall.（*Coriaria sinica* Maxim.）。

【形态与分布】 灌木，高 1.5 ～ 2.5m。分枝水平开展，小枝四棱形或成四狭翅，幼枝疏被微柔毛，常带紫色，老枝紫褐色，具圆形突起皮孔。叶对生，纸质至薄革质，椭圆形或阔椭圆形，长 2.5 ～ 8cm，宽 1.5 ～ 4cm，先端急尖，基部圆形，全缘，两面无毛或沿脉上疏被毛，基出 3 脉，弧形，在叶面微凹，叶背突起；叶短柄，紫色，基部具垫状突起物。总状花序生于二年生枝条，雄花序先叶开放，长 1.5 ～ 2.5cm，多花密集，序轴被腺状微柔毛；苞片和小苞片卵圆形，长约 2.5mm，内凹，上部边缘具流苏状细齿；花梗长约 1mm；萼片卵形，长 1.5 ～ 2mm，边缘半透明，上部具流苏状细齿；花瓣极小，卵形，长约 0.3mm，里面龙骨状；雄蕊 10，花丝线形，花药具细小疣状体，药隔伸出，花药基部短尾状；不育雌蕊存在；雌花序与叶同出，长 4 ～ 6cm，序轴被腺状微柔毛；苞片稍大，长约 4mm；花梗长 1.5 ～ 2.5mm；萼片与雄花同；花瓣肉质，较小，龙骨状；雄蕊较短，心皮 5，耳形，侧向压扁，花柱具小疣体，柱头上部外弯，紫红色，具多数小疣体。果球形，果期花瓣肉质增大包于果外，熟时由红色变紫黑色，直径 4 ～ 6mm；种子卵状长圆形。

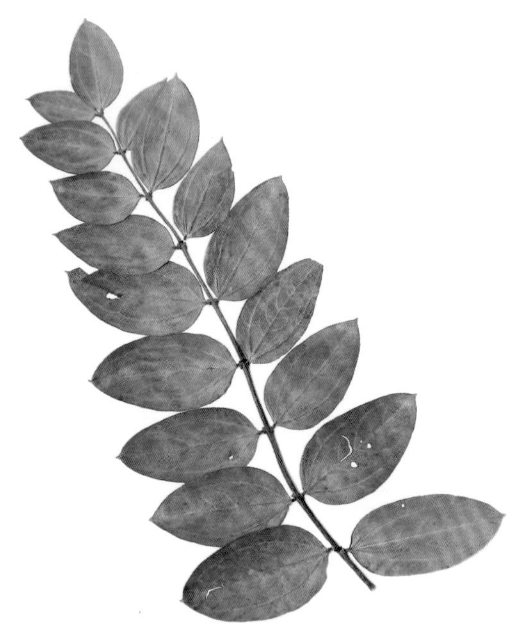

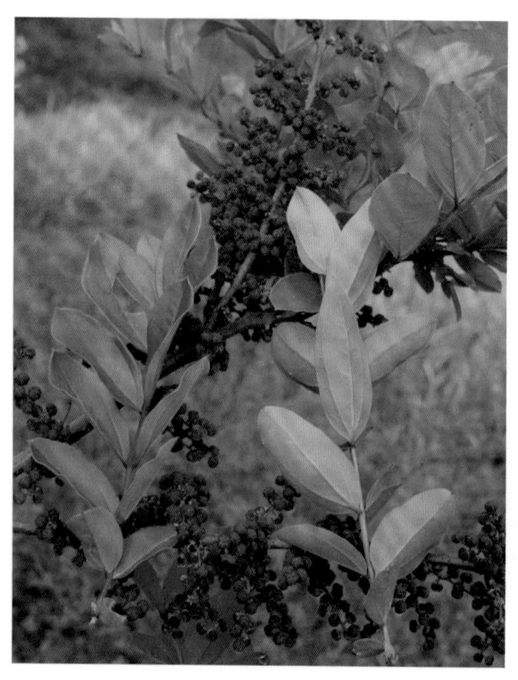

生于海拔 400 ～ 3200m 的灌丛中。分布于湖北及陕西、甘肃、西藏等省区和西南地区。

【功效应用】 根、叶：祛风除湿，镇痛，杀虫。有剧毒。根用于淋巴结结核、牙痛、跌打损伤、狂犬咬伤、风湿关节痛；叶外用于烧烫伤、头癣、湿疹、疮疡肿痛。外用适量，捣敷，或煎水洗，或研末调敷。本品有毒，小儿、孕妇、体弱者禁用。

【化学成分】 果实含毒性成分马桑内酯；茎枝含鞣质，也含毒性成分。

347 南酸枣（*Choerospondias axillaris*）

漆树科植物南酸枣 *Choerospondias axillaris*（Roxb.）Burtt et Hill。

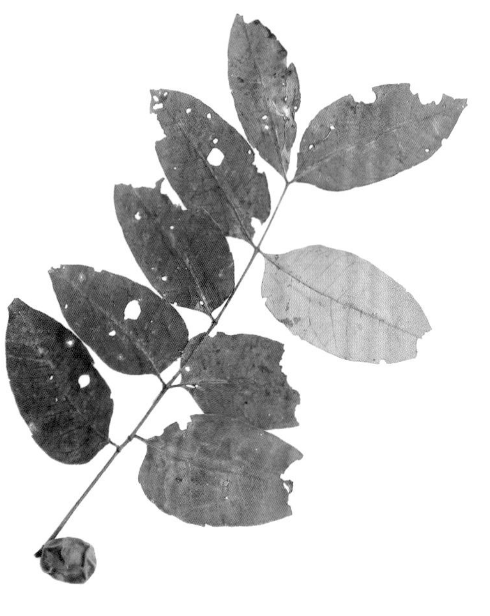

【形态与分布】 乔木，高 8 ～ 20m。树皮灰褐色，片状剥落，小枝粗壮，暗紫褐色，具皮孔。奇数羽状复叶长 25 ～ 40cm，小叶 3 ～ 6 对，叶柄纤细，基部略膨大；小叶卵形、卵状披针形或卵状长圆形，长 4 ～ 12cm，宽 2 ～ 4.5cm，先端长渐尖，基部多少偏斜，阔楔形或近圆形，全缘或幼株叶边缘具粗锯齿，两面无毛或稀叶背脉腋被毛，侧脉 8 ～ 10 对，两面突起；小叶柄纤细，长 2 ～ 5mm。雄花序长 4 ～ 10cm；苞片小；花萼裂片三角状卵形或阔三角形，先端钝圆，长约 1mm，边缘具紫红色腺状睫毛，里面被白色微柔毛；花瓣长圆形，长 2.5 ～ 3mm，具褐色脉纹，开花时外卷；雄蕊 10；雄花无不育雌蕊；雌花单生于上部叶腋，较大；子房卵圆形，长约 1.5mm。核果椭圆形或倒卵状椭圆形，熟时黄色，长 2.5 ～ 3cm，果核长 2 ～ 2.5cm，直径 1.2 ～ 1.5cm，顶端具 5 个小孔。

生于海拔 300 ～ 2000m 的山坡、丘陵或沟谷林中。分布于湖北、湖南及华东、华南、西南地区。

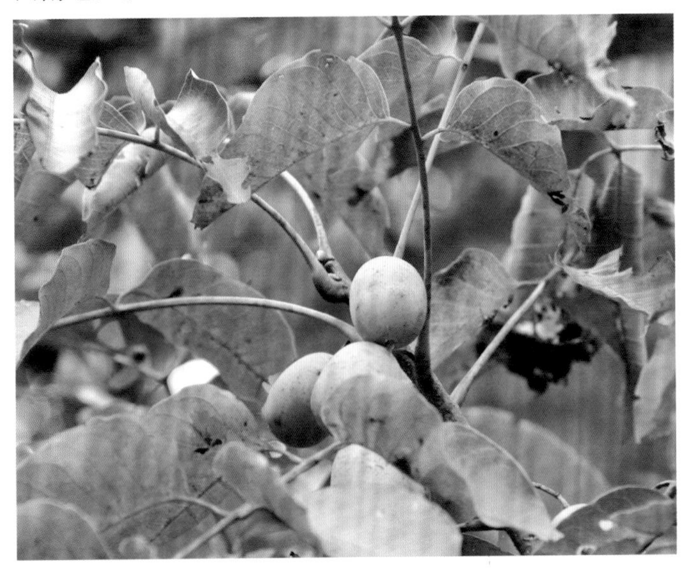

【功效应用】 近成熟或成熟果实（药名南酸枣）：行气活血，养心安神，消积止痛，涩肠止泻。用于气滞血瘀、胸痛、心悸气短、神经衰弱、失眠、支气管炎、食滞腹满、腹泻、赤白带下、疝气、烫火伤。用量 10 ～ 20g，研末内服 3 ～ 5g。

【化学成分】 果含黄酮、有机酸、挥发油、香豆素等成分。

【附注】 本种的干燥成熟果实在《中国药典》（2015 年版）一部中为蒙药“广枣”。

348 盐肤木（*Rhus chinensis*）

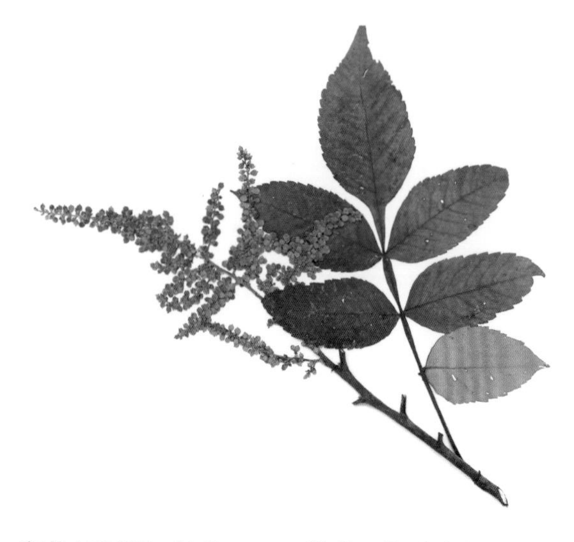

漆树科植物盐肤木 *Rhus chinensis* Mill.。

【形态与分布】 小乔木或灌木。小枝被锈色柔毛。羽状复叶，小叶 2 ～ 6 对，叶轴具宽翅，小叶至上渐增大，叶轴叶柄密被锈色柔毛；小叶卵形、椭圆状卵形或长圆形，长 6 ～ 12cm，宽 3 ～ 7cm，先端急尖，基部圆形，顶小叶基部楔形，边缘具粗齿或圆齿，叶背被锈色柔毛；小叶无柄。圆锥花序多分枝，雄花序长 30 ～ 40cm，雌花序较短，密被锈色柔毛；苞片披针形，小苞片极小。花白色；雄花：萼裂片长卵形，边缘具细睫毛，花瓣倒卵状长圆形，长约 2mm；雌花：萼裂片较短，边缘具细睫毛，花瓣椭圆状卵形，长约 1.6mm，边缘具细睫毛，雄蕊极短，子房卵形，密被微柔毛，花柱 3。核果球形略扁，直径 4 ～ 5mm，被具节柔毛和腺毛，熟时红色。花果期 8 ～ 10 月。

生于海拔 170 ～ 2700m 的向阳山坡、沟谷、溪边的疏林或灌丛中。除东北及内蒙古、新疆外，其余各省区均有分布。

【功效应用】 根：清热解毒，散瘀止血。用于感冒发热、支气管炎、咳嗽咯血、肠炎、痢疾、痔疮出血。虫瘿（药名五倍子）：敛肺，止汗，涩肠，固精，止血。用于肺虚久咳、自汗盗汗、久痢久泻、脱肛、遗精、白浊、各种出血。用量 3 ～ 6g；外用适量。

【化学成分】 盐肤木的虫瘿含五倍子鞣质。

【附注】 本种叶的虫瘿置水中略煮或蒸制处理后为中药“五倍子”，载于《中国药典》。

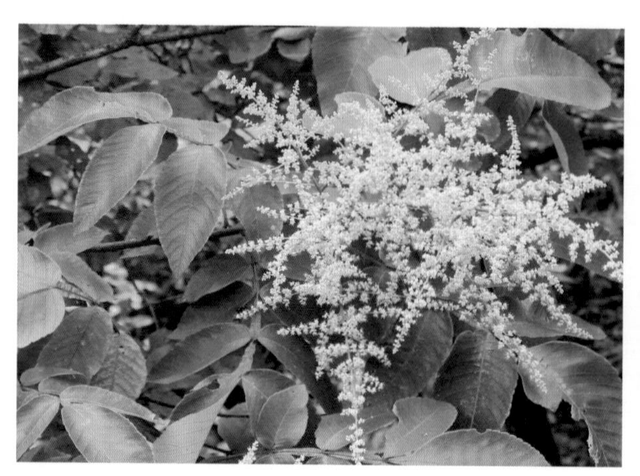

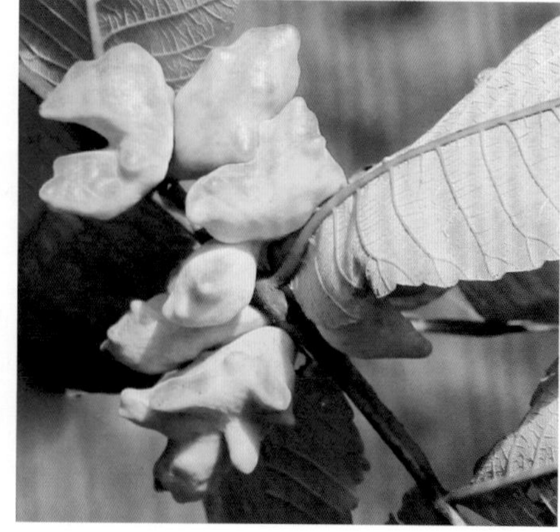

349 漆树（*Toxicodendron vernicifluum*）

漆树科植物漆树 *Toxicodendron vernicifluum*（Stokes）F. A. Barkl.。

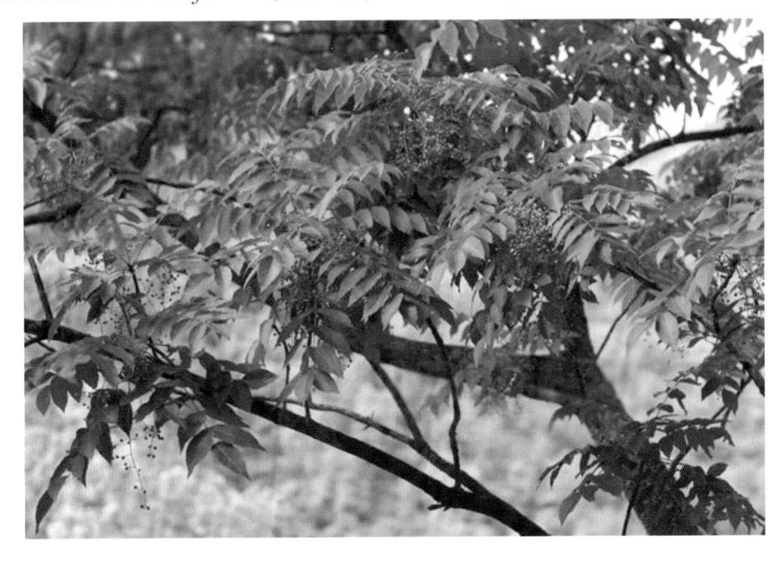

【形态与分布】 落叶乔木，高达20m。树皮灰白色，粗糙，呈不规则的纵裂；小枝粗壮，生棕色柔毛。单数羽状复叶互生；侧生小叶4～7对，卵形、卵状椭圆形或长圆形，长6～13cm，宽3～6cm，先端急尖或渐尖，基部偏斜，圆形或阔楔形，全缘，叶面通常无毛或仅沿中脉疏被微柔毛，叶背沿脉上被平展黄色柔毛，稀近无毛，侧脉10～15对，两面略突；小叶柄长4～7mm。圆锥花序腋生，长12～25cm，有短柔毛；花杂性或雌雄异株，密而小，直径约1mm，黄绿色。果序下垂，核果扁圆形或肾形，直径6～8mm，棕黄色，光滑，中果皮蜡质，果核坚硬。花期5～6月，果期7～10月。

生于海拔800～2800m的向阳山坡林内。除黑龙江、吉林、内蒙古和新疆外，其余省区均产，集中分布在陕西、湖北、四川、重庆、甘肃、贵州和云南等省市。

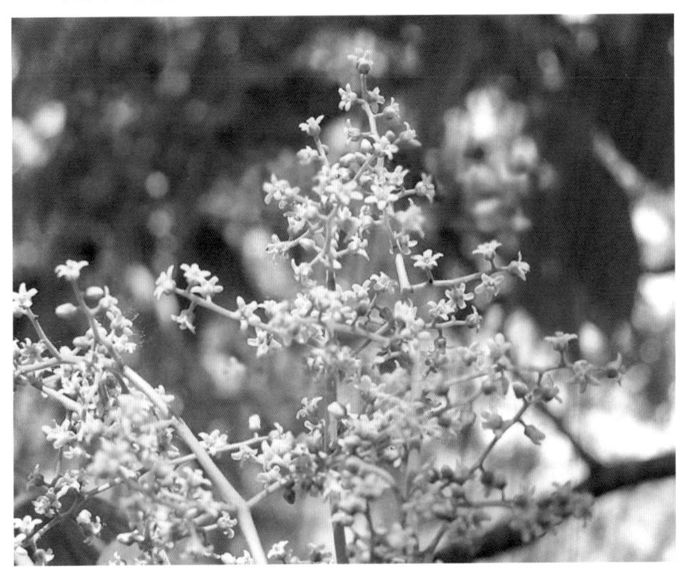

【功效应用】 树脂加工品（药名干漆）：破瘀通经，消积杀虫。有毒。用于瘀血经闭、癥瘕积聚、虫积腹痛。用量2～5g，孕妇及对漆过敏者禁用。

【化学成分】 树脂含漆酚、漆酶、漆多糖等成分。

【附注】 树脂加工品为中药“干漆”，收载于《中国药典》。

350 枸骨（*Ilex cornuta*）

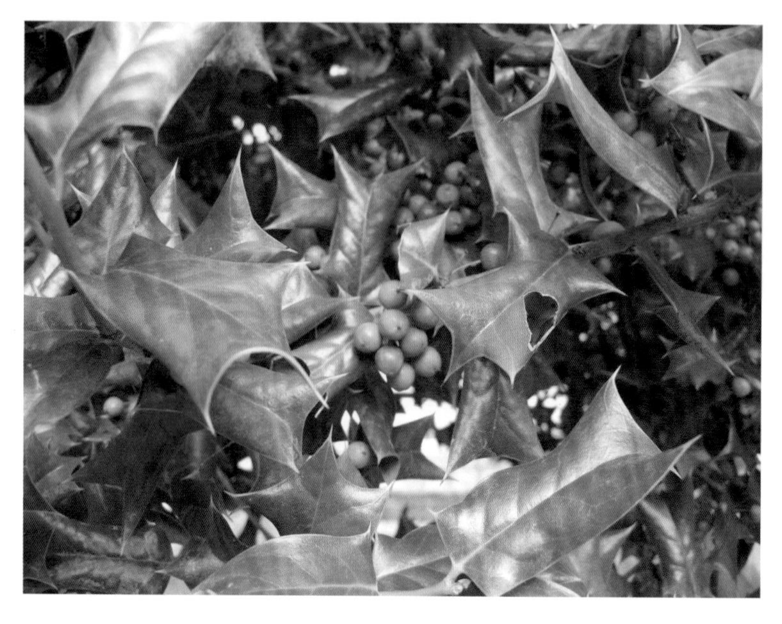

冬青科植物枸骨 *Ilex cornuta* Lindl. et Paxt.。

【形态与分布】 常绿灌木或小乔木，高1～4m。树皮灰白色，平滑。叶厚革质，矩圆状四方形，少数为卵形，长4～9cm，宽2～4cm，顶端扩大，有硬而尖的刺齿3，基部近截形，两侧各有尖硬刺齿1～2，但老树的叶先端锐尖或短渐尖，基部圆形，上面深绿色，有光泽，下面淡绿色，光滑无毛；叶柄长约2mm。花序簇生于二年生枝的叶腋内，基部宿存鳞片近圆形；花淡黄色，4数，雌雄异株。果球形，鲜红色，直径8～10mm，顶端宿存柱头盘状，明显4裂，果梗长8～15mm；分核4坚硬，内果皮木质。花期4～5月，果熟期10～12月。

生于海拔150～1900m的山坡、丘陵等的灌丛中，疏林中以及路边、溪旁和村舍附近。分布于湖北、湖南、安徽、江苏、上海、浙江、江西、云南等省市。庭院常见栽培。

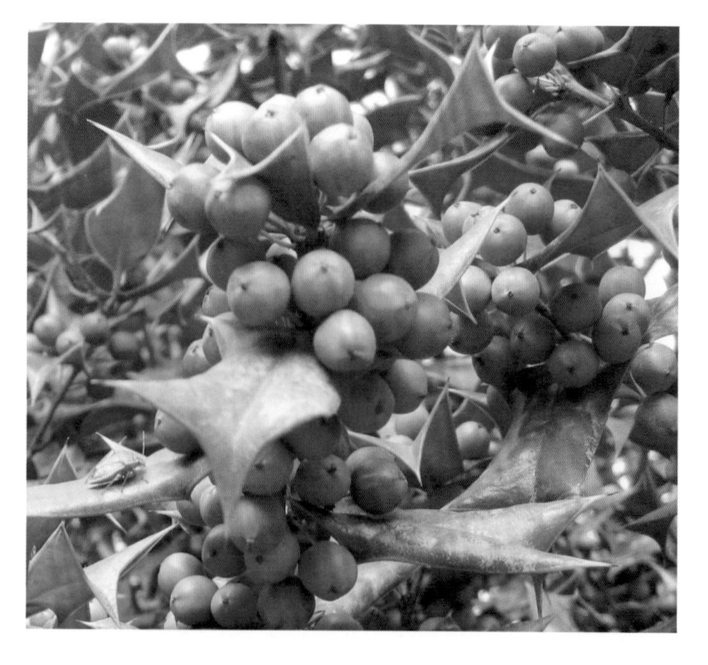

【功效应用】 叶（药名枸骨叶）：清热养阴，平肝，宜肾。用于呃逆、肺痨咯血、骨蒸潮热、头目眩晕、高血压症。用量9～15g。

【化学成分】 叶含有三萜、黄酮等成分。

【附注】 干燥叶为中药“枸骨叶”，又称功劳叶，收载于《中国药典》。

351 具柄冬青（*Ilex pedunculosa*）

冬青科植物具柄冬青 *Ilex pedunculosa* Miq.。

【形态与分布】 常绿灌木，高 4 ～ 5m。小枝粗壮，圆柱形，无毛。叶柄长 1 ～ 2cm；叶片薄革质，卵形、椭圆形至长圆状椭圆形，长 4 ～ 10cm，宽 2 ～ 3.5cm，先端渐尖，基部圆形，边缘近全缘，或近先端常具不明显的疏锯齿。中脉上面稍凹入，多少被毛，侧脉两面均不明显。聚伞花序单生叶腋；花 4 数或 5 数；雄花序有 3 ～ 9 花，总花梗长约 2.5cm，花梗长约 2.4mm，花萼直径约 1.5mm，花瓣卵形，基部稍联合，雄蕊短于花冠；雌花序经常退化，仅余 1 花，稀 3 花，花梗细长，长 1 ～ 1.5cm，花萼直径约 3mm，裂片三角形，花冠直径约 5mm，花瓣卵形，子房宽圆锥状，柱头乳头状。果球形，直径 7 ～ 8mm，红色；分核 4 ～ 5，椭圆形，平滑，沿背部中间有 1 条线纹；内果皮革质。花期 6 ～ 7 月，果期 7 ～ 10 月。

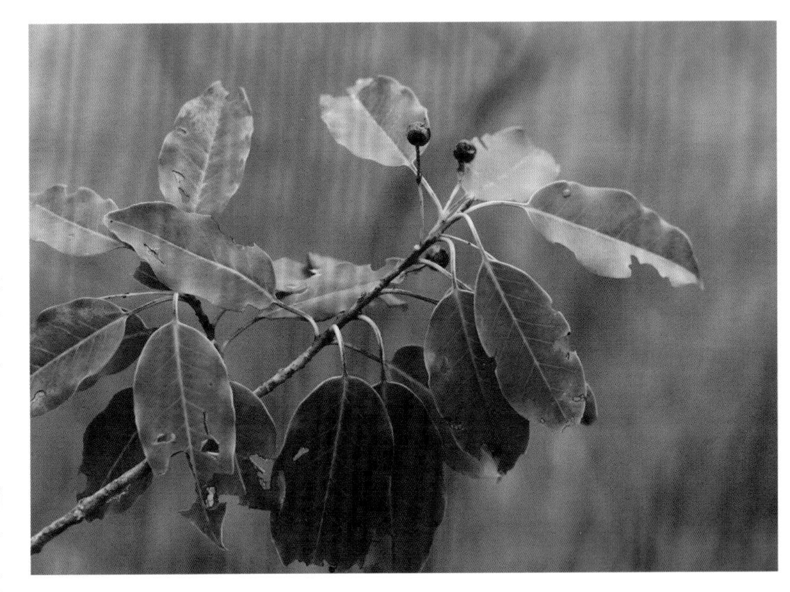

常生于海拔 1000 ～ 1300m 的山坡灌丛及高山矮林中。分布于华中、华东、西南、华南等地。

【功效应用】 叶（药名一口红）：祛风除湿，散瘀止血。用于风湿麻痹、外伤出血、跌打损伤、闭合性骨折、皮肤皲裂。用量 5 ～ 10g；外用适量，研末调敷。

【化学成分】 含长梗冬青苷等成分。

【附注】 本品的干燥叶为地方习用药材“一口红”，收载于《湖北省中药材质量标准》（2018 年版）。

352 猫儿刺（*Ilex pernyi*）

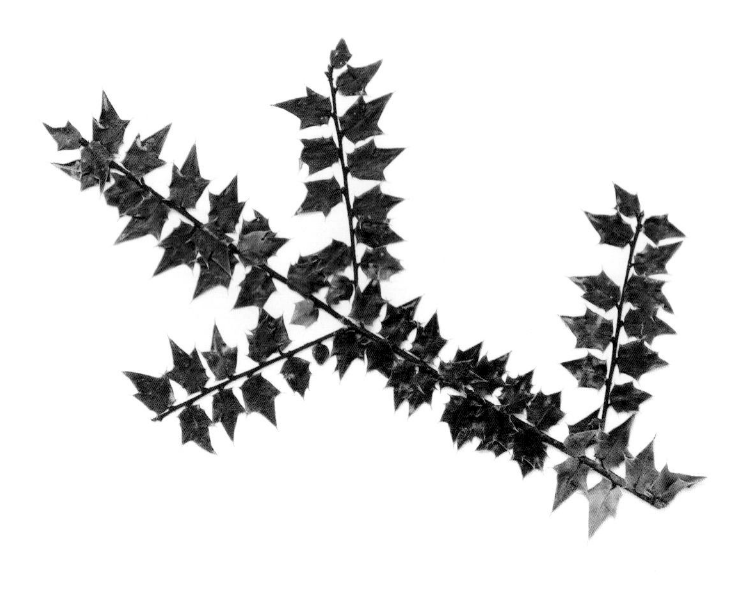

冬青科植物猫儿刺 *Ilex pernyi* Franch.。

【形态与分布】 常绿灌木或乔木，高 1 ～ 8m。树皮银灰色，幼枝黄褐色，具纵棱槽和短柔毛，二年生至三年生小枝密被污灰色短柔毛。叶片革质，卵形或卵状披针形，长 1.5 ～ 3cm，宽 5 ～ 14mm，先端三角形渐尖，顶端有粗刺，基部截形或近圆形，边缘具深波状刺齿 1 ～ 3 对，叶面深绿色，具光泽，背面淡绿色，两面无毛，中脉在叶面凹陷，背面隆起，侧脉 1 ～ 3 对，不明显；叶柄短；托叶三角形。花序簇生于二年生枝的叶腋内，多 2 ～ 3 朵成簇；花淡黄色，4 基数。雄花：花梗短，中上部具 2 枚近圆形具缘毛的小苞片；花萼直径约 2mm，4 裂，裂片阔三角形或半圆形，具缘毛；花冠辐状，直径约 7mm，花瓣椭圆形，长约 3mm，近先端具缘毛；雄蕊稍长于花瓣；退化子房圆锥状卵形，先端钝，长约 1.5mm。雌花：花梗长约 2mm；花萼像雄花；花瓣卵形，长约 2.5mm；退化雄蕊短于花瓣；子房卵球形，柱头盘状。果球形或扁球形，直径 7 ～ 8mm，熟时红色，宿存花萼四角形，直径约 2.5mm，具缘毛，宿存柱头厚盘状，4 裂。分核 4，轮廓倒卵形或长圆形。花期 4 ～ 5 月，果期 10 ～ 11 月。

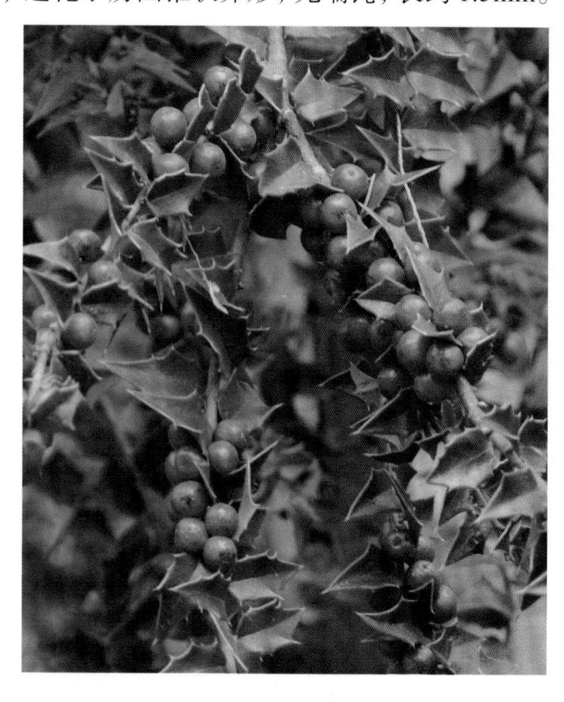

生于海拔 1050 ～ 2500m 的山谷林中或山坡、路旁灌丛中。分布于河南、湖北西部及陕西南部、甘肃南部、安徽、浙江、江西、四川和贵州等地。

【功效应用】 根：清热解毒，润肺止咳，利咽，明目。用于肺热咳嗽、咯血、咽喉肿痛、翳膜遮睛。

【化学成分】 叶含三萜皂苷等成分。

353 苦皮藤（*Celastrus angulatus*）

卫矛科植物苦皮藤 *Celastrus angulatus* Maxim.。

【形态与分布】 藤状灌木。小枝常具4～6纵棱，皮孔密生，圆形到椭圆形，白色。叶大，近革质，长方阔椭圆形、阔卵形或圆形，长7～17cm，宽5～13cm，先端圆阔，中央具尖头，侧脉5～7对，在叶面明显突起，两面光滑或稀于叶背的主侧脉上具短柔毛；叶柄长1.5～3cm；托叶丝状，早落。聚伞圆锥花序顶生，下部分枝长于上部分枝，略呈塔锥形，长10～20cm，花序轴及小花轴光滑或被锈色短毛；小花梗较短，关节在顶部；花萼镊合状排列，三角形至卵形，长约1.2mm，近全缘；花瓣长方形，长约2mm，宽约1.2mm，边缘不整齐；花盘肉质，浅盘状或盘状，5浅裂；雄蕊着生花盘之下，长约3mm，在雌花中退化雄蕊长约1mm；雌蕊长3～4mm，子房球状，柱头反曲，在雄花中退化雌蕊长约1.2mm。蒴果近球状，直径8～10mm；种子椭圆状，长3.5～5.5mm，直径1.5～3mm。花期5～6月。

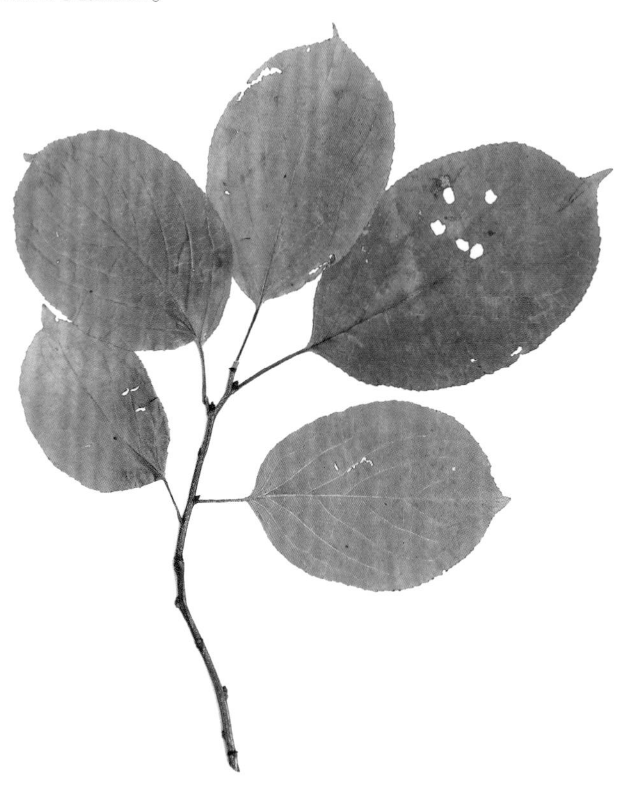

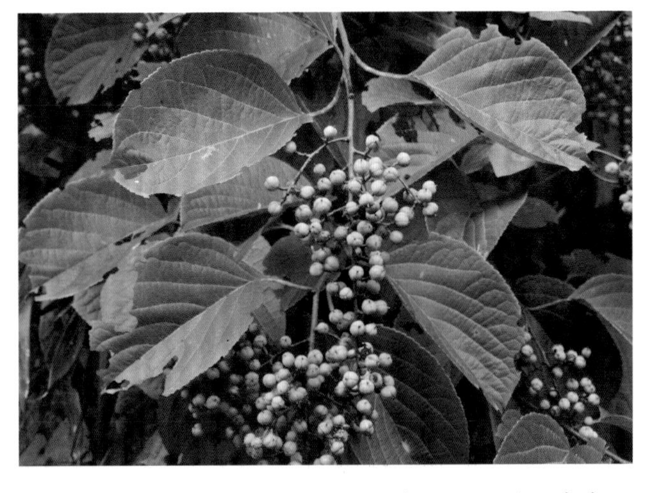

生长于海拔1000～2500m的山地丛林及山坡灌丛中。分布于华中、华东、华南、西南地区及河北、陕西、甘肃等省。

【功效应用】 根和根皮：祛风除湿，活血通经，解毒杀虫。有小毒。用于风湿痹痛、骨折伤筋、闭经、疮疡溃烂、头癣、阴痒。

【化学成分】 含苦皮藤素、鞣质等成分。

354 南蛇藤（*Celastrus orbiculatus*）

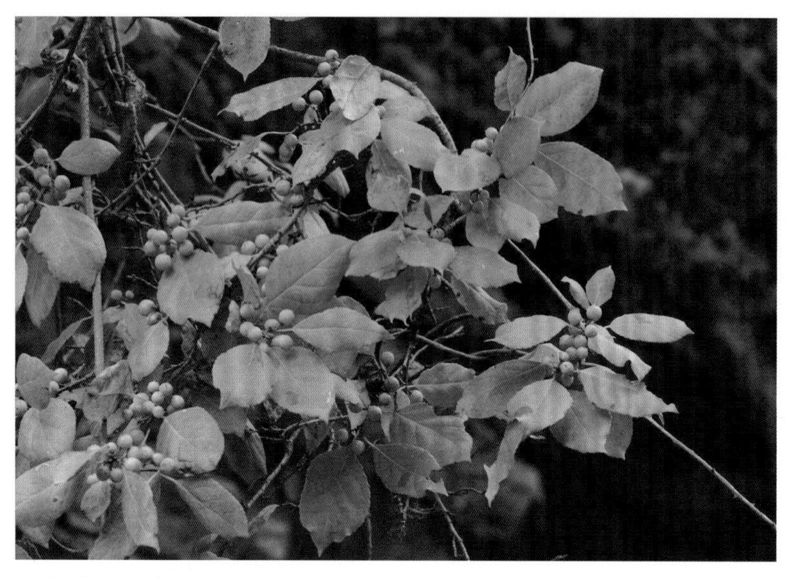

卫矛科植物南蛇藤 *Celastrus orbiculatus* Thunb.。

【形态与分布】落叶藤状灌木，高达12m。根细长，红黄色。小枝无毛，深褐色至黑褐色，疏生圆形皮孔，髓坚实，白色。叶通常为宽椭圆形、倒卵形或近圆形，长5～13cm，宽3～9cm，先端圆阔，具短尖或短渐尖，基部楔形到近钝圆形，边缘有圆锯齿，下面沿腋脉有毛，侧脉3～5对；叶柄长1～3cm。聚伞花序腋生，通常3～7花，偶有1～2花，或在顶部与叶对生成聚伞圆锥花序，总梗约与花梗等长；花黄绿色；雄花萼片钝三角形，花瓣倒卵椭圆形或长方形，长3～4cm，宽2～2.5mm，雄蕊长2～3mm，退化雌蕊不发达；雌花花冠较雄花窄小，退化雄蕊极短小；子房近球状。蒴果近球形，橙黄色，直径约8mm，花柱宿存，细长，柱头3裂，裂端再2浅裂。种子3～6，卵珠形，紫褐色，外有深红色假种皮。花期5～6月，果期7～10月。

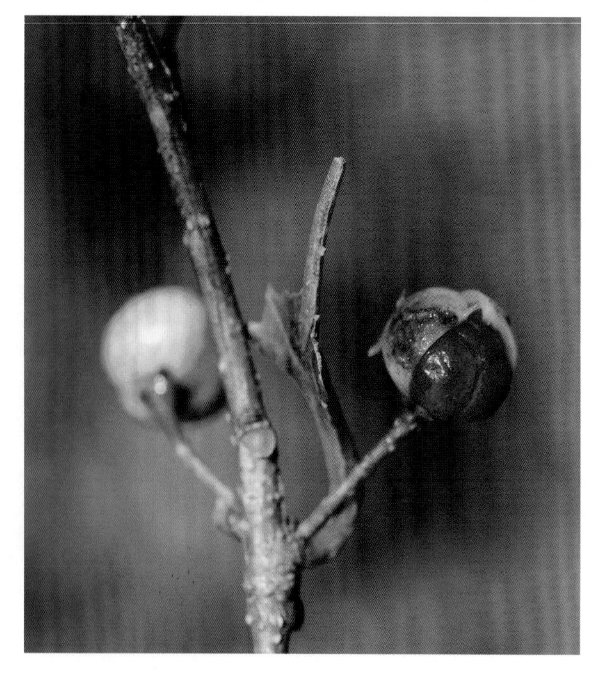

生于海拔450～2200m的山坡灌丛。分布于河南、湖北及山西、陕西、甘肃、四川等省和东北、华北、华东地区。

【功效应用】 茎或根：祛风除湿，通经止痛，活血解毒。用于风湿关节痛、四肢麻木、瘫痪、头痛、牙痛、疝气、痛经、闭经、跌打损伤、痢疾、痧症、带状疱疹。用量10～20g。

【化学成分】 根含三萜、倍半萜、生物碱等成分。茎含黄酮、萜类等成分。

355 卫矛（*Euonymus alatus*）

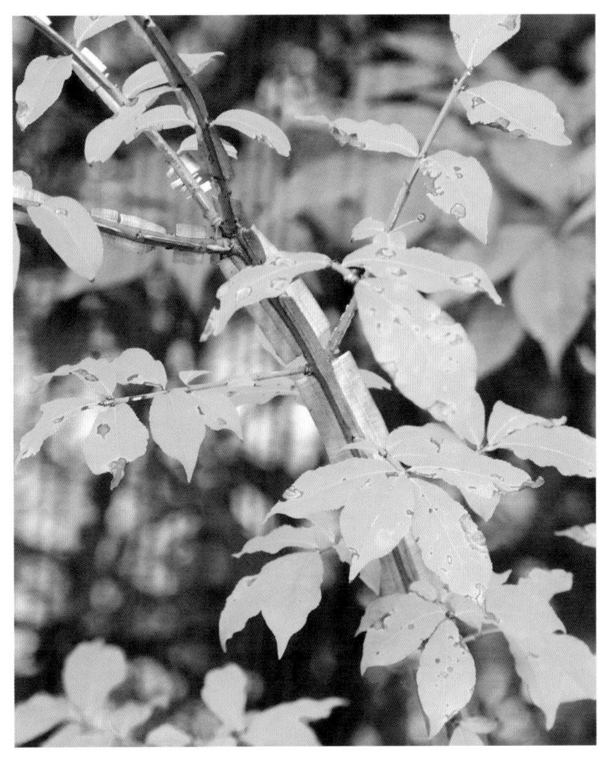

卫矛科植物卫矛 *Euonymus alatus*（Thunb.）Sieb.。

【形态与分布】 灌木，高达3m。小枝四棱形，棱上常生有扁条状木栓翅，翅宽达1cm。叶对生，菱状倒卵形或椭圆形，长2～9cm，宽1.5～4cm，先端凸尖或渐尖，基部楔形，边缘具有细锯齿；叶柄极短或近无柄。聚伞花序有3～9花，总花梗长1～1.5cm；花淡绿色，直径5～7mm，4数，花盘肥厚方形，雄蕊具短花丝。蒴果4深裂，绿色带紫色，成熟后由基部开裂；种子卵形，紫棕色，有橙红色假种皮。花期夏季。

生于林中、林缘及山坡草地。自长江中下游各省至吉林广布。

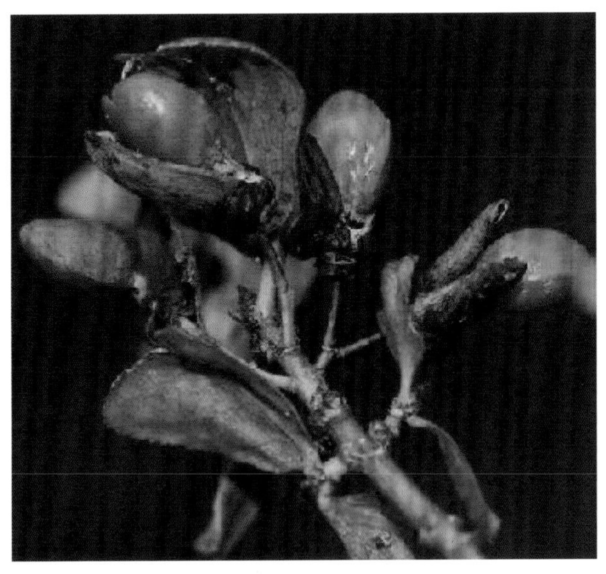

【功效应用】 带翅状物的茎枝或翅状物（药名鬼箭羽）：行血通经，散瘀止痛，截疟。用于跌打损伤、月经不调、产后瘀血腹痛、疟疾。用量4～9g，孕妇和气虚崩漏者忌用。

【化学成分】 带翅的茎枝含甾体、黄酮、萜类、酚酸等成分。

【附注】 本种的干燥带翅状物的茎枝或翅状物为中药“鬼箭羽”，收载于《湖北省中药材质量标准》（2018年版）。

356 扶芳藤（*Euonymus fortunei*）

卫矛科植物扶芳藤 *Euonymus fortunei*（Turcz.）Hand.-Mazz.。

【形态与分布】 常绿藤本状灌木，高 1 至数米。叶薄革质，椭圆形、长方椭圆形或长倒卵形，长 2.5 ～ 9cm，宽 1.5 ～ 4cm，先端急尖或短渐尖，基部宽楔形，边缘有细锯齿；叶柄长 5 ～ 10mm。聚伞花序具长梗，顶端二歧分枝，每枝有多花，组成球状小聚伞花序，分枝中央有单花；花白绿色，4 数，直径约 6mm；花丝细长。蒴果黄红色，果皮光滑，近球状，直径 6 ～ 12mm；种子长方状椭圆形，棕褐色，种子外有橘红色假种皮。花期 6 ～ 7 月，果期 10 月。

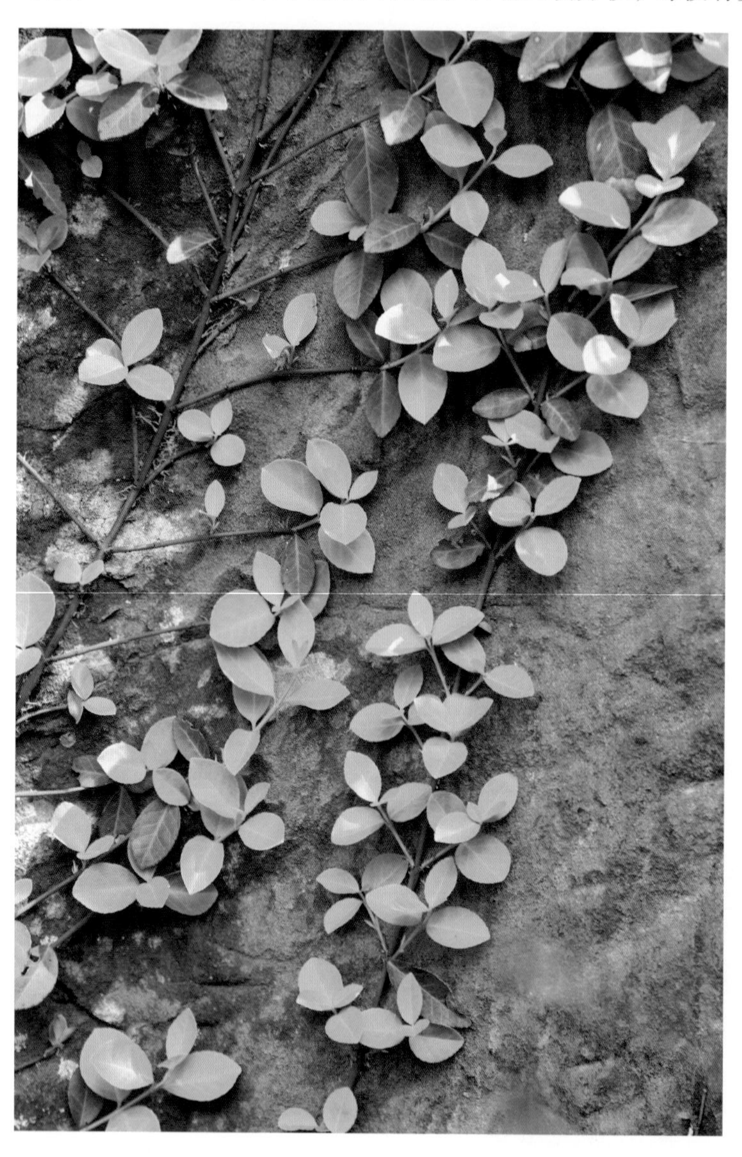

生于海拔 400 ～ 1400m 的林缘、村庄，绕树、爬墙或匍匐岩石上。分布于中南、华东、西北各省区。

【功效应用】 带叶茎枝（药名扶芳藤）：舒经活络，益肾壮腰，止血消瘀。用于风湿麻痹、半身不遂、肾虚腰膝酸痛、咯血、吐血、血崩、月经不调、跌打骨折、创伤出血。用量 15 ～ 30g，水煎或浸酒服，或入丸、散；外用适量，研粉调敷，或捣敷，或煎水熏洗。

【化学成分】 含萜类、木脂素、黄酮苷、酚酸、甾体等成分。

357 白杜（*Euonymus maackii*）

卫矛科植物白杜（丝棉木）*Euonymus maackii* Rupr.（*Euonymus bungeanus* Maxim.）。

【形态与分布】 落叶或半常绿小乔木，高达 8m。树皮灰色或灰褐色；小枝细长，灰绿色，略呈 4 棱，皮部有白色棉胶。单叶对生，柄细长；叶片宽卵形、长圆状椭圆形或近圆形，长 4.5 ～ 7cm，宽 3 ～ 5cm，先端长渐尖，基部近圆形，边缘有细锯齿，有时锯齿深而锐尖。花淡绿色，聚伞花序 1 ～ 2 次分枝，有 3 ～ 7 花；花 4 数，花药紫色，花盘肥大。蒴果粉红色，倒圆锥形，直径约 1cm，上部 4 裂；种子淡黄色，外被红色假种皮，上端有小圆口，稍露出种子。花期 5 ～ 6 月，果期 9 月。

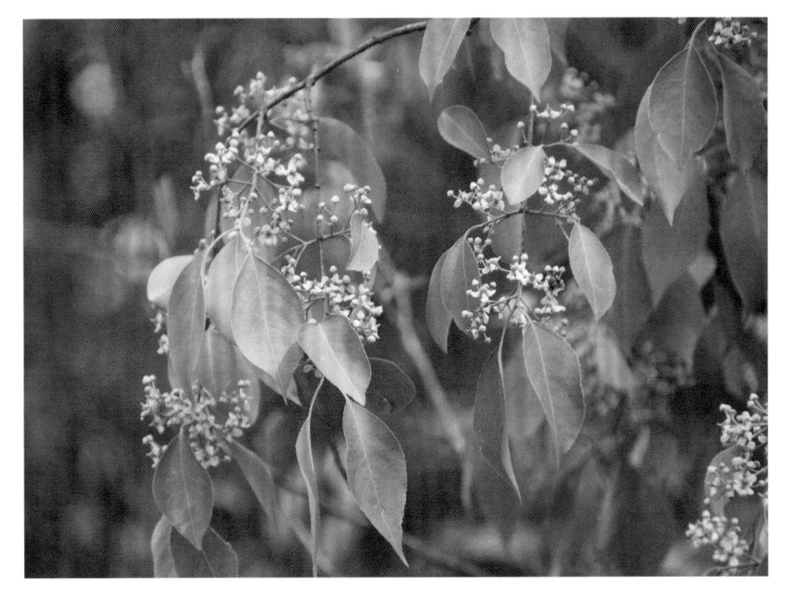

生于旷野路边、山坡林边等处。分布于华中、华东地区及辽宁、河北、山西、陕西、甘肃、四川等省。

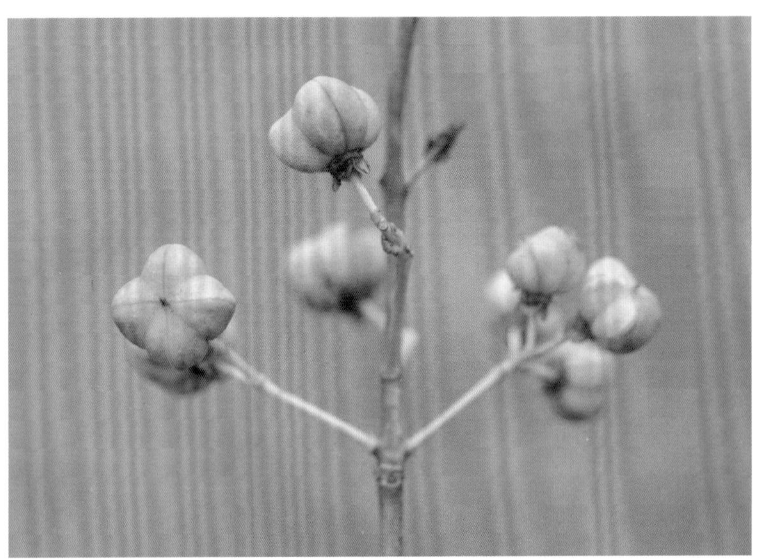

【功效应用】 根、树皮、枝叶：祛风除湿，活血通络，解毒。有小毒。用于风湿性关节炎、腰痛、跌打伤肿、血管闭塞性脉管炎、衄血、疔疮肿毒。用量 10 ～ 15g，孕妇慎服。

【化学成分】 茎含倍半萜、三萜及酚酸等成分；叶含黄酮苷。

358 雷公藤（*Tripterygium wilfordii*）

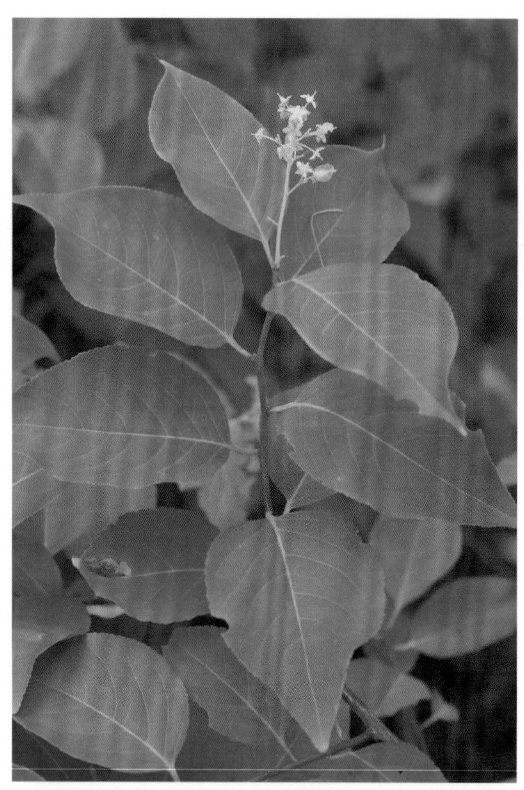

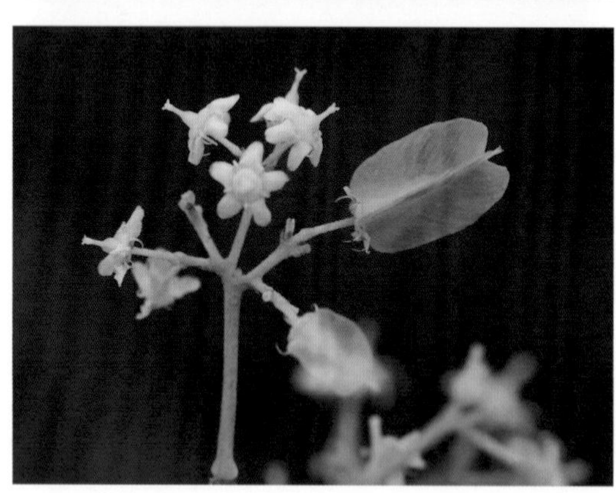

卫矛科植物雷公藤 *Tripterygium wilfordii* Hook. f.。

【形态与分布】 藤本灌木，高达3m。小枝棕红色，有4～6棱，密生瘤状皮孔及锈色短毛。叶椭圆形至宽卵形，长4～7cm，宽3～4cm；叶柄长达8mm。聚伞圆锥花序顶生及腋生，长5～7cm，被锈毛；花杂性，白绿色，直径达5mm，5数；花盘5浅裂；雄蕊生浅裂内凹处；子房三角形，不完全3室，每室胚珠2，通常仅1胚珠发育，柱头6浅裂。蒴果具3片膜质翅，矩圆形，长1.5cm，宽1.2cm，翅上有斜生侧脉；种子1，黑色，细柱状。花期5～6月，果期9～10月。

生于山地林内阴湿处。分布于长江流域以南各省区至西南地区。

【功效应用】 根（药名雷公藤）：祛风除湿，活血通络，杀虫解毒。有大毒。用于类风湿性关节炎、风湿性关节炎、麻风病、湿疹、银屑病、疥疮、顽癣。用量10～12g。

【化学成分】 含多种大环酯类生物碱、倍半萜生物碱、山海棠素、贝壳杉烷型二萜内酯、倍半萜、三萜、黄酮、木质素、蒽醌等成分。

【附注】 （1）本品有毒，不可超量内服。下列患者禁用：心、肝、肾有器质损害、功能异常，胃肠疾病，严重心律紊乱，严重贫血、白细胞低于4×10^9/L、血小板低于正常，孕妇及哺乳期妇女，过敏体质及体弱者。忌与茶同服及与细胞毒药物联合应用。（2）同属植物昆明山海棠 *Tripterygium hypoglaucum*（Levl.）Hutch. 分布于安徽、浙江、湖南、广西及西南地区。其根用于类风湿性关节炎、红斑狼疮。形态与雷公藤的根相似，但皮较厚，有石细胞，较易区别。（3）昆明山海棠在《中国植物志》电子版中记载，已归并入雷公藤 *Tripterygium wilfordii* Hook. f.。

359 野鸦椿（*Euscaphis japonica*）

省沽油科植物野鸦椿 *Euscaphis japonica*（Thunb.）Dippel。

【形态与分布】 落叶灌木或小乔木，高 3 ～ 8m。树皮灰色，具纵裂纹；小枝及芽红紫色，枝叶揉碎后发出恶臭气味。叶对生，单数羽状复叶，厚纸质，长 13 ～ 32cm；小叶通常 5 ～ 9，也有 3 或 11 的，卵圆形或狭卵形，长 4 ～ 8cm，先端渐尖，基部圆形，边缘有细锯齿。圆锥花序顶生，花黄白色，直径约 5mm；萼片、花瓣、雄蕊均为 5，花盘盘状；心皮 3，分离。蓇葖果，果皮软革质，紫红色；种子近圆形，假种皮肉质，黑色。花期 5 ～ 6 月，果期 7 ～ 9 月。

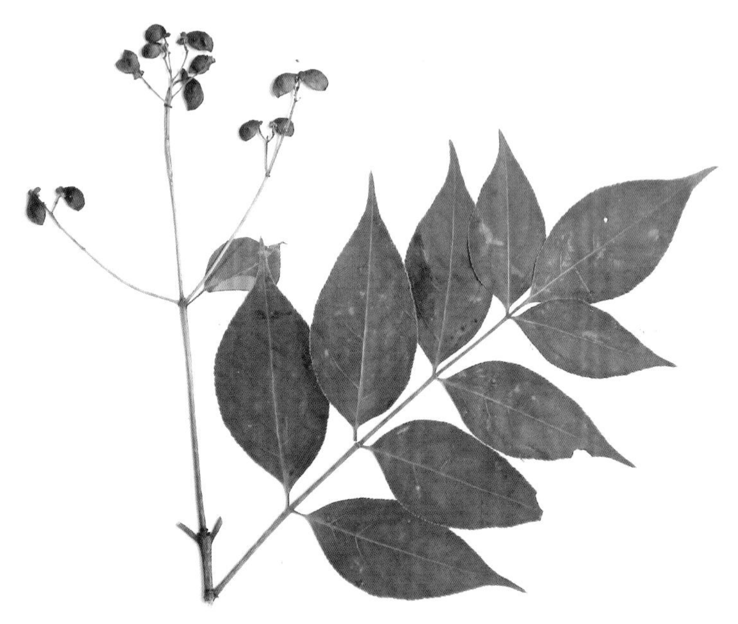

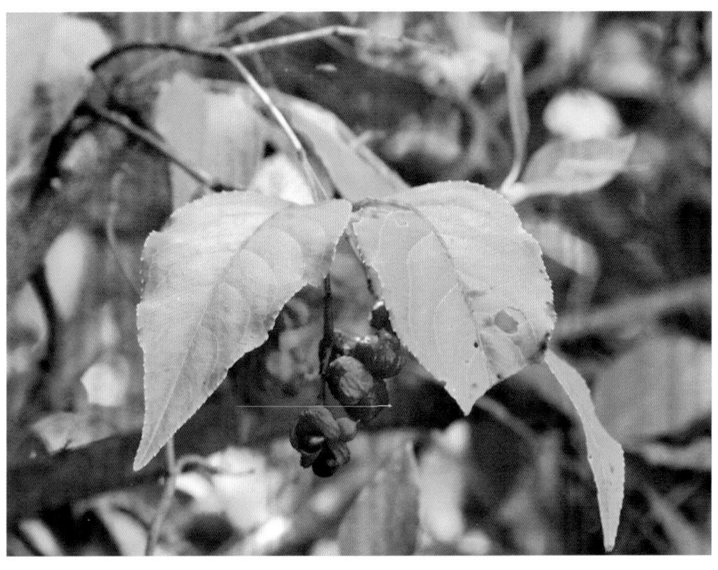

生于山坡、谷地丛林中。分布于长江流域各省，北至河南，东南达台湾。

【功效应用】 根：解表，清热，利湿。用于感冒头疼、风湿疼痛、痢疾、泄泻。用量 10 ～ 30g。果实：温中散寒，行气止痛。用于月经不调、疝痛、胃痛、泄泻。用量 10 ～ 30g。

【化学成分】 树皮含鞣质；果实含脂肪油。

360 七叶树（*Aesculus chinensis*）

七叶树科植物七叶树 *Aesculus chinensis* Bunge。

【形态与分布】 落叶乔木，高达25m。掌状复叶对生；叶柄长6～12cm；小叶5～7，纸质，长倒披针形或矩圆形，长8～16cm，宽3～5.5cm，先端短锐尖，基部楔形或阔楔形，边缘具钝尖的细锯齿，背面仅基部幼时有疏柔毛，侧脉13～17对；中央小叶柄长1～1.8cm，两侧的小叶柄长5～10mm。圆锥花序，连总花梗长25cm，有微柔毛；花杂性，白色；花萼5裂；花瓣4，不等大，长8～10mm；雄蕊6；子房在雄花中不发育。蒴果球形或倒卵圆形，顶端扁平略凹下，直径3～4cm，密生疣点，干果壳厚5～6mm；种子近球形，直径2～3.5cm，栗褐色；种脐淡白色，约占种子的1/2。花期4～5月，果期10月。

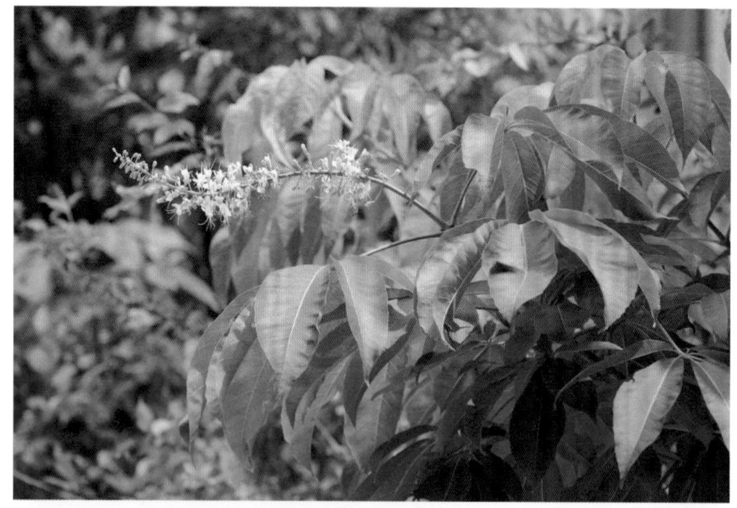

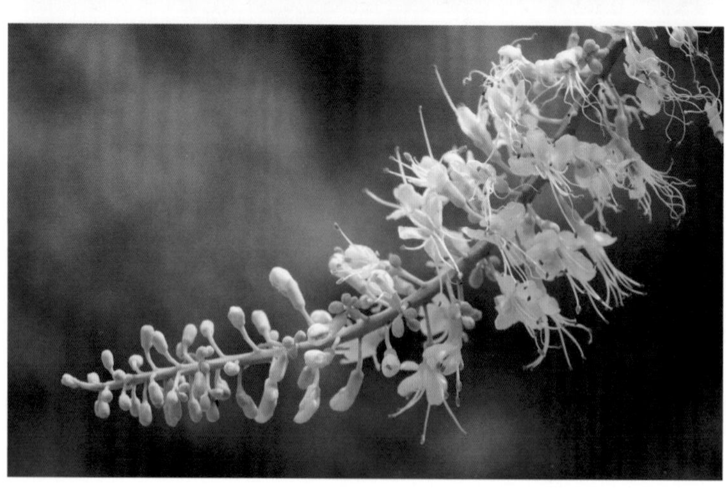

湖北、河北南部、山西南部、河南北部、陕西南部均有栽培，仅秦岭有野生。

【功效应用】 种子（药名娑罗子）：疏肝理气，和胃止痛。用于肝胃气滞、胸腹胀闷、胃脘疼痛。用量3～9g。

【化学成分】 种子含皂苷、黄酮、香豆素等成分。

【附注】 （1）本种与变种天师栗*Aesculus chinensis* var. *wilsonii*（Rehder）Turland & N. H. Xia的干燥成熟种子均为中药“娑罗子”，收载于《中国药典》。（2）本种与天师栗的区别有：侧脉13～17对，叶基楔形或宽楔形；天师栗侧脉20～25对，叶基近圆形或近心形。

361 天师栗（*Aesculus chinensis* var. *wilsonii*）

七叶树科植物天师栗 *Aesculus chinensis* var. *wilsonii*（Rehder）Turland & N. H. Xia（*Aesculus wilsonii* Rehd.）。

【形态与分布】 乔木，高 15 ～ 20m。掌状复叶对生，叶柄长 10 ～ 20cm；小叶 5 ～ 7（9），长倒卵形、矩圆形或倒披针形，长 10 ～ 25cm，宽 4 ～ 8cm，叶基部宽楔形、近圆形或近心形，叶片边缘具微内弯的小锯齿，下面有绒毛或长柔毛，侧脉 20 ～ 25 对；小叶柄长 1.5 ～ 2cm。圆锥花序顶生，雄花位于上部，两性花位于下部；花萼筒状，5 裂；花瓣 4，倒卵形，不等长；雄蕊 7，不等长；两性花的子房 3 室，有黄绒毛，花柱有长柔毛。蒴果卵圆形，长 3 ～ 4cm，具疣状凸起，壳干后厚 1.5 ～ 2mm，成熟后 3 裂；种子种脐淡白色，占种子 1/3 以下。

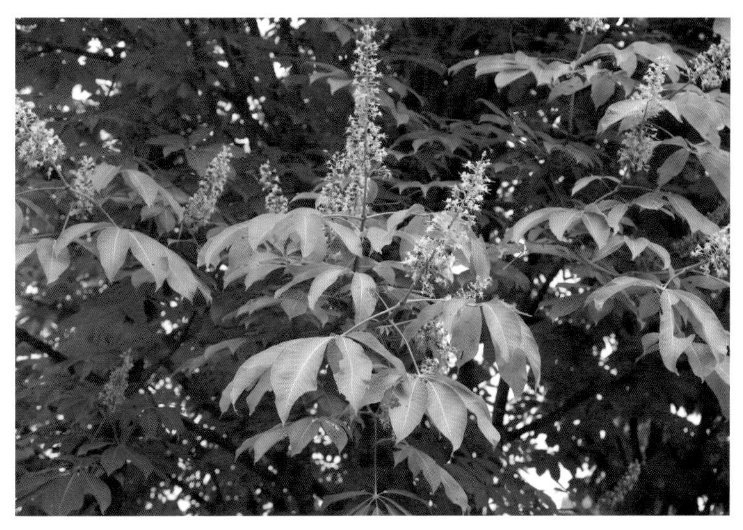

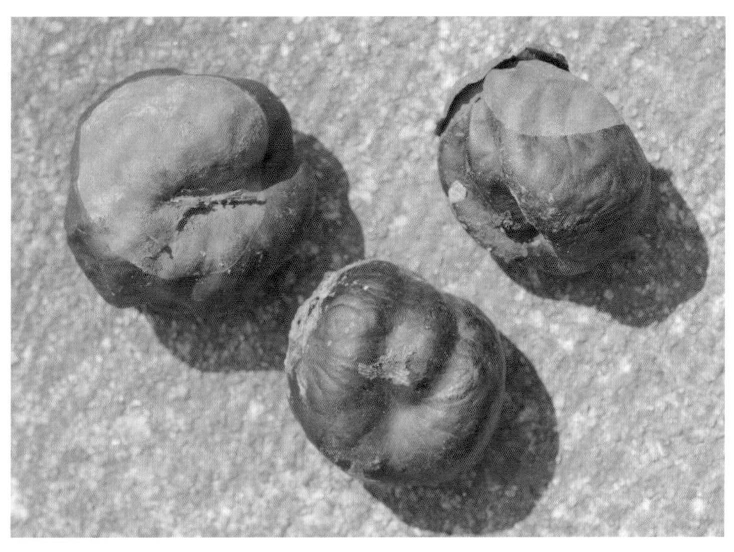

生于山脚林中。分布于华中地区及江西、广东、四川、贵州等省。

【功效应用】 种子（药名娑罗子）：疏肝理气，和胃止痛。用于肝胃气滞、胸腹胀闷、胃脘疼痛。用量 3 ～ 9g。

【化学成分】 含三萜皂苷、黄酮、有机酸等成分。

【附注】 其干燥成熟种子为中药“娑罗子”来源之一，收载于《中国药典》。

362 清风藤（*Sabia japonica*）

清风藤科植物清风藤 *Sabia japonica* Maxim.。

【形态与分布】 落叶攀援木质藤本。嫩枝绿色，被细柔毛，老枝紫褐色，具白蜡层，常留有木质化成单刺状或双刺状的叶柄基部。叶卵状椭圆形、卵形或阔卵形，长 3.5 ~ 9cm，宽 2 ~ 4.5cm，叶面深绿色，叶背带白色，侧脉每边 3 ~ 5 条；叶柄长 2 ~ 5mm，被柔毛。花先叶开放，单生于叶腋，基部有苞片 4 枚，苞片倒卵形，长 2 ~ 4mm；花梗长 2 ~ 4mm，果时增长至 2 ~ 2.5cm；萼片 5，近圆形或阔卵形，长约 0.5mm，具缘毛；花瓣 5，淡黄绿色，倒卵形或长圆状倒卵形，长 3 ~ 4mm，具脉纹；雄蕊 5；花盘杯状，有 5 裂齿；子房卵形，被细毛。核果由一个心皮成熟，或 2 个心皮成熟而成双生状，扁倒卵形，基部偏斜，有皱纹，碧蓝色，果柄长 1.5 ~ 2.5cm。花期 2 ~ 3 月，果期 4 ~ 7 月。

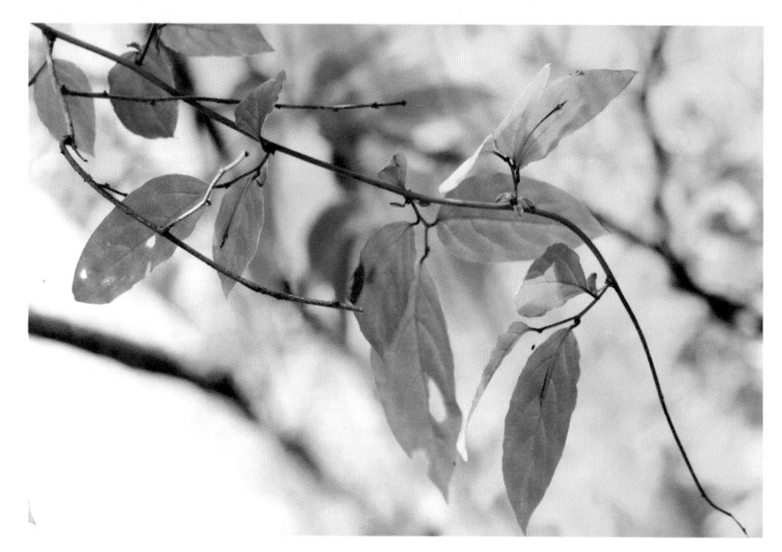

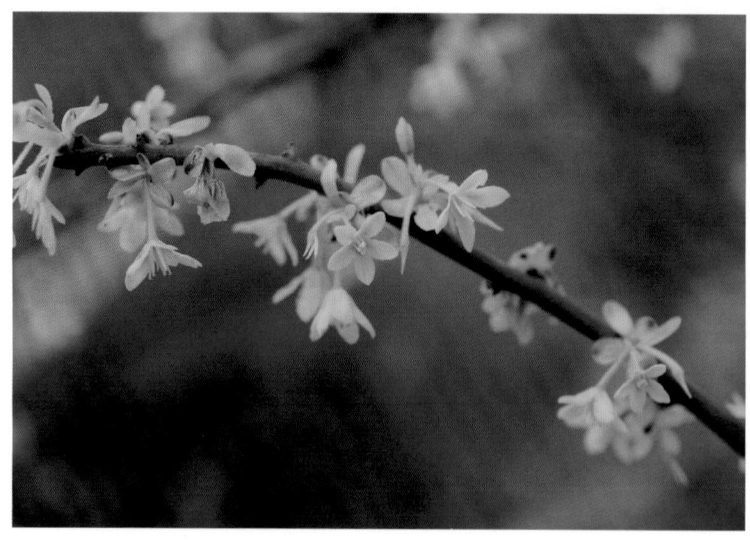

生于海拔 800m 以下的山谷、林缘灌木林中。分布于湖北、湖南及华东、华南等地。

【功效应用】 茎或根（药名清风藤）：祛风利湿，活血解毒。用于风湿痹痛、鹤膝风、跌打肿痛、骨折、深部脓肿、骨髓炎、疮疡肿痛、皮肤瘙痒。用量 9 ~ 15g；外用适量。

【化学成分】 含生物碱、酚类等成分。

363 凤仙花（*Impatiens balsamina*）

凤仙花科植物凤仙花 *Impatiens balsamina* L.。

【形态与分布】 草本，高 40 ～ 100cm。茎肉质，直立，粗壮。叶互生，披针形，长 4 ～ 12cm，宽 1 ～ 3cm，先端长渐尖，基部渐狭，边缘有锐锯齿，侧脉 5 ～ 9 对；叶柄长约 1 ～ 3cm，两侧有数个腺体。花梗短，单生或数枚簇生叶腋，密生短柔毛；花大，通常粉红色或杂色，单瓣或重瓣；萼片 2，宽卵形，有疏短柔毛；旗瓣圆，先端凹，有小尖头，背面中肋有龙骨突；翼瓣宽大，有短柄，2 裂，基部裂片近圆形，上部裂片宽斧形，先端 2 浅裂；唇瓣舟形，疏生短柔毛，基部突然延长成细而内弯的距。蒴果纺锤形，密生茸毛。种子多数，球形，黑色。花果期 8 ～ 9 月。

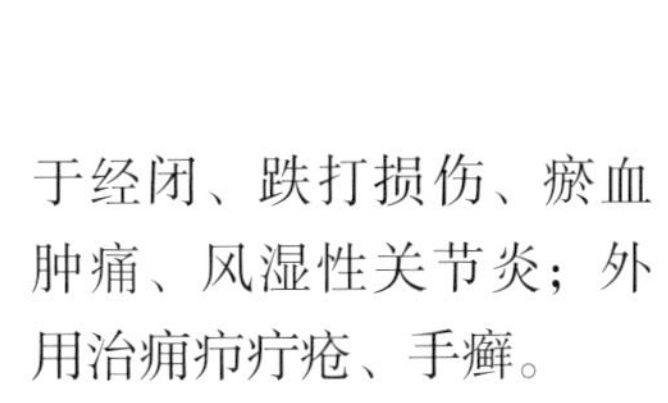

我国南北各省均有栽培，又为观赏植物。

【功效应用】 种子（药名急性子）：活血通经，软坚消积。有小毒。用于经闭、难产、骨鲠咽喉、肿块积聚。用量 3 ～ 5g，孕妇慎服。花（药名凤仙花）：活血通经，祛风止痛。用于经闭、跌打损伤、瘀血肿痛、风湿性关节炎；外用治痈疖疔疮、手癣。

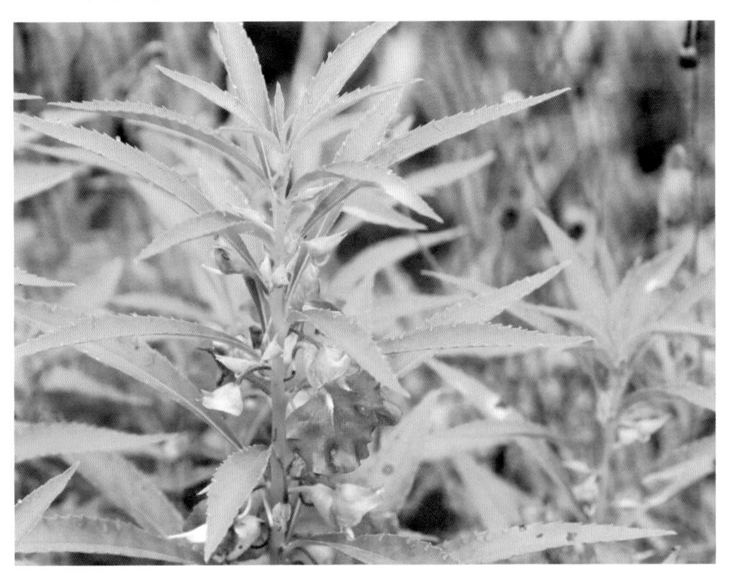

【化学成分】 种子含黄酮、皂苷、甾醇、挥发油等成分。

【附注】 本种的干燥成熟种子为中药“急性子”，收载于《中国药典》。干燥茎枝在我国南方作“凤仙透骨草”药用，用于风湿疼痛、瘀积肿痛、妇女经闭。

364 湖北凤仙花（*Impatiens pritzelii*）

凤仙花科植物湖北凤仙花（冷水七）*Impatiens pritzelii* Hook. f.。

【形态与分布】 草本，高 20 ～ 70cm，无毛。根茎横走，串珠状。茎肉质，不分枝，中下部节膨大。叶互生，聚生枝顶或散生，宽卵形、椭圆形或长圆形，长 5 ～ 18cm，宽 2 ～ 5cm，顶端渐尖或急尖，基部楔状下延，边缘具圆齿，齿间具小刚毛。总花梗生于上部叶腋，花 3 ～ 13 总状排列，花梗细，长 2 ～ 3cm，苞片卵形或舟形，长 5 ～ 8mm，顶端渐尖，早落。花黄色或黄白色，宽 1.6 ～ 2.2cm。侧生萼片 4，外面 2 枚宽卵形，长 8 ～ 10mm，渐尖，不等侧，具脉，内面 2 枚线状披针形，长 10 ～ 14mm，透明，顶端弧状弯，具 1 侧脉。旗瓣宽椭圆形或倒卵形，长 14 ～ 16mm，膜质，中肋背面中上部稍增厚，具突尖；翼瓣具宽柄，长 2cm，2 裂，基部裂片倒卵形，上部裂片较长，长圆形或近斧形，顶端圆形或微凹，背部有反折三角形小耳；唇瓣囊状，内弯，长 2.5 ～ 3.5cm，具淡棕红色斑纹，口部平展，宽 15 ～ 18mm，先端尖，基部渐狭成长至 17mm 内弯或卷曲的距。背耳大，反卷；唇瓣囊状，弯，长 2 ～ 2.5cm，基部狭长，距短弯，口长 15 ～ 18mm。子房纺锤形，具长喙尖。蒴果。花期 8 ～ 10 月。

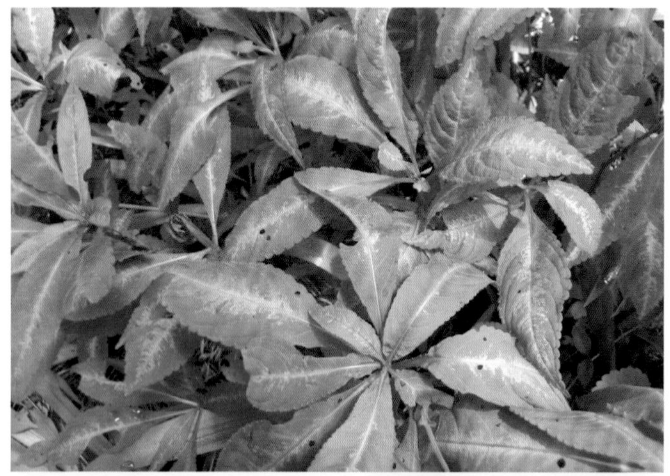

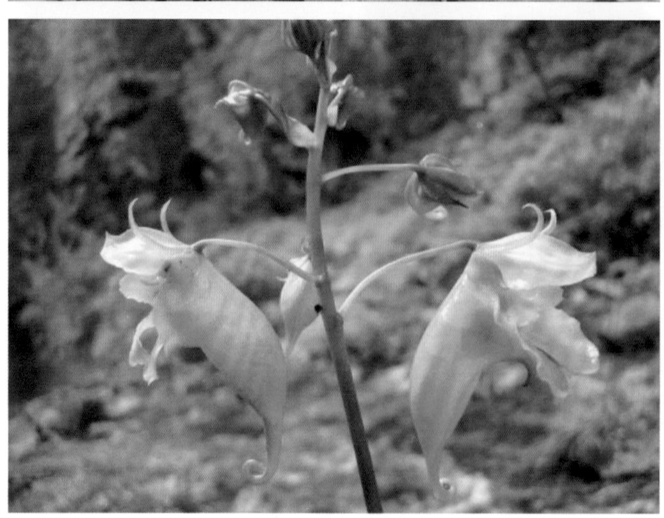

生于海拔 1800m 以下山谷林下、沟边及湿润草丛中。产湖北西部、湖南西部、重庆市。

【功效应用】 根茎（药名冷水七）：祛风除湿，散瘀消肿，止痛止血。有毒。用于风湿疼痛、四肢麻木、关节肿大、脘腹疼痛、痛经、跌打损伤。用量 1 ～ 3g，水煎或泡酒服，胃痛研末吞服，每次 0.6 ～ 1g。

【化学成分】 含脑苷、三萜皂苷等成分。

【附注】 干燥根茎为著名民间药“冷水七”，收载于《湖北省中药材质量标准》（2018 年版）。

365 勾儿茶（*Berchemia sinica*）

鼠李科植物勾儿茶 *Berchemia sinica* Schneid.。

【形态与分布】 藤状或攀援灌木，高达 5m。叶纸质至厚纸质，互生或在短枝顶端簇生，卵状椭圆形或卵状长圆形，长 3 ～ 6cm，先端圆或钝，常有小尖头，基部圆形或近心形，下面脉腋被短柔毛，侧脉 8 ～ 10 对；叶柄细，长 1.2 ～ 2.6cm，带红色，无毛。花黄色或淡绿色，单生或数朵簇生，在侧枝顶端成具短分枝的窄聚伞状圆锥花序，花序轴无毛，长达 10cm，分枝长达 5cm，有时为腋生的短总状花序。花梗长 2mm。核果圆柱形，长 5 ～ 9mm，径 2.5 ～ 3mm，基部稍宽，宿存花盘皿状，熟时紫红或黑色；果梗长 3mm。花期 6 ～ 8 月，果期翌年 5 ～ 6 月。

生于海拔 1000 ～ 2500m 的山坡、沟谷灌丛或杂木林中。分布于华中、西南地区及陕西、甘肃等省。

【功效应用】 茎藤或根（药名铁包金）：消肿解毒，止血镇痛，祛风除湿。用于痈疽疮毒、咳嗽咯血、消化道出血、跌打损伤、烫伤、风湿骨痛、风火牙痛。用量 15 ～ 30g，鲜品 30 ～ 60g；外用适量，捣敷。

【化学成分】 茎藤含黄酮、甾体、蒽醌、萜类等成分。

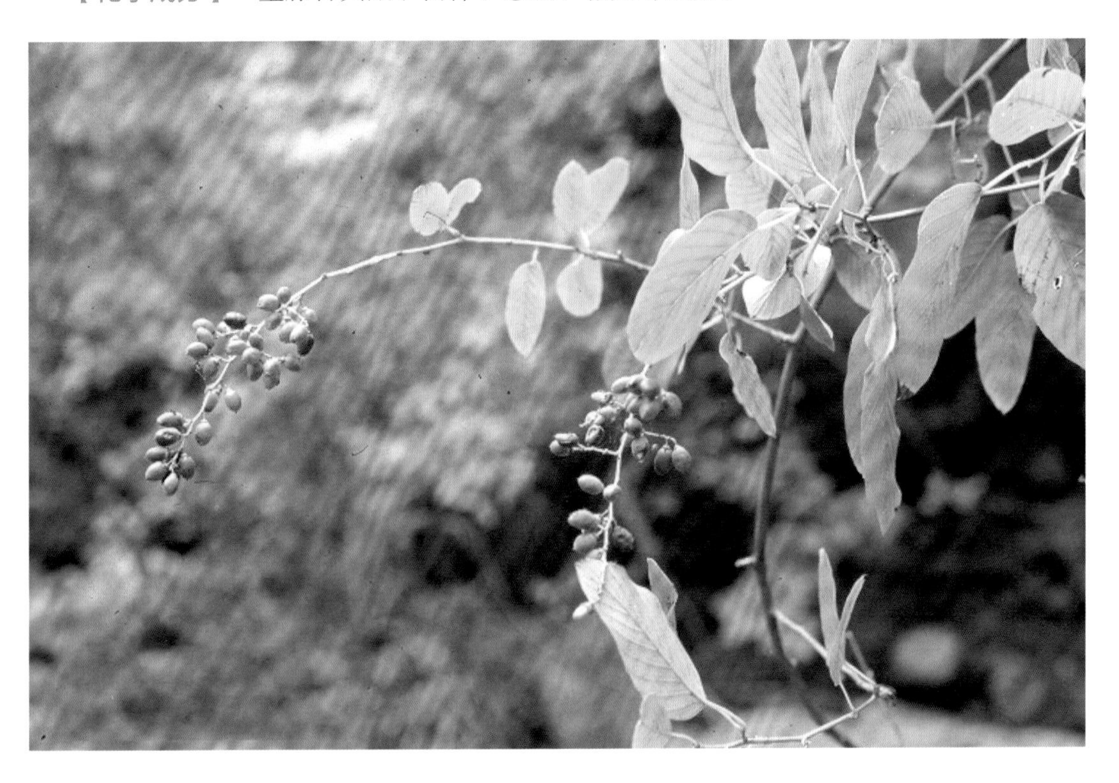

366 枳椇（*Hovenia acerba*）

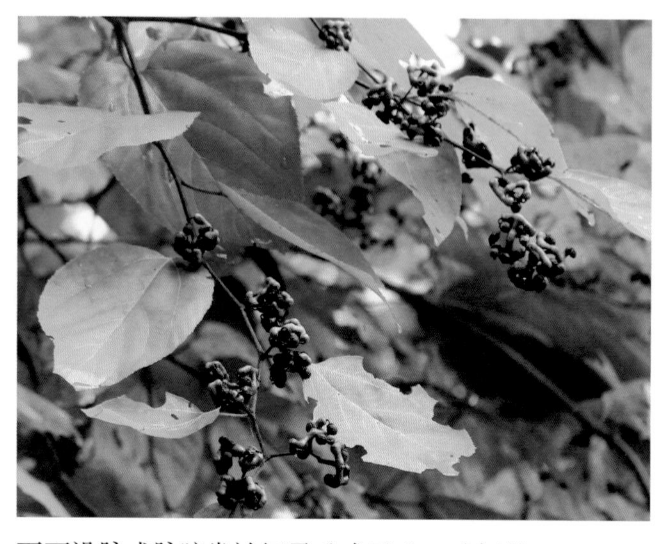

鼠李科植物枳椇（拐枣）*Hovenia acerba* Lindl.。

【形态与分布】 高大乔木，高 10 ～ 25m。小枝褐色或黑紫色，被棕褐色短柔毛或无毛，有白色皮孔。叶互生，厚纸质至纸质，宽卵形、椭圆状卵形或心形，长 8 ～ 17cm，宽 6 ～ 12cm，顶端长渐尖或短渐尖，基部截形或心形，稀近圆形或宽楔形，边缘常具整齐浅钝细锯齿，上部或近顶端的叶有不明显的齿，稀近全缘，下面沿脉或脉腋常被短柔毛或无毛；叶柄长 2 ～ 5cm。二歧式聚伞圆锥花序顶生和腋生，被棕色短柔毛；花直径 5 ～ 6.5mm；萼片具网脉或纵条纹，长 1.9 ～ 2.2mm，宽 1.3 ～ 2mm；花瓣椭圆状匙形，长 2 ～ 2.2mm，宽 1.6 ～ 2mm，具短爪；花柱半裂，稀浅裂或深裂，长 1.7 ～ 2.1mm。浆果状核果近球形，直径 5 ～ 6.5mm，成熟时黄褐色或棕褐色；果序轴明显膨大；种子暗褐色或黑紫色，直径 3.2 ～ 4.5mm。花期 5 ～ 7 月，果期 8 ～ 10 月。

生于开旷地、山坡林缘或疏林中。分布于华中及华东、华南、西南地区和甘肃、陕西等省；庭院宅旁常有栽培。

【功效应用】 种子（药名枳椇子）：解酒毒，止渴除烦，止呕，利大小便。用于醉酒、烦渴、呕吐、二便不利。用量 5 ～ 9g。

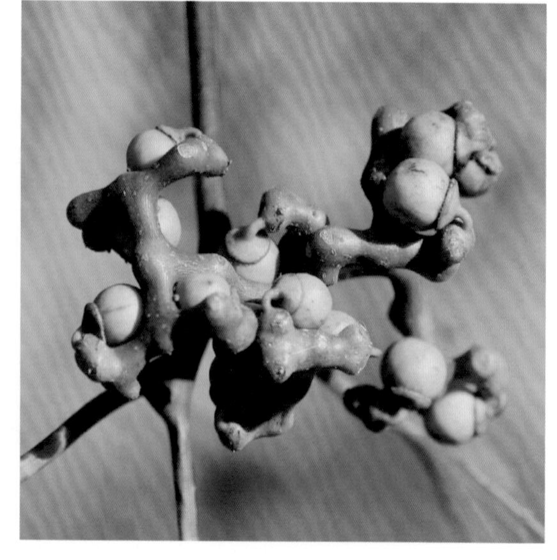

【化学成分】 含三萜皂苷、黄酮、生物碱、苯丙素、糖类等成分。

【附注】 本种外形酷似北枳椇 *Hovenia dulcis* Thunb. 且容易混淆。由于鉴定上的错误，过去文献中经常将本种误定为北枳椇。二者区别：本种的叶常具整齐的浅钝细锯齿，花序为顶生和腋生的二歧式聚伞圆锥花序，花柱半裂或几深裂至基部，果实及种子较小；而后者叶具不整齐的深粗锯齿，花序为不对称的聚伞圆锥花序，顶生，稀兼腋生；花柱浅裂；果实及种子较大。北枳椇在河南、湖北西部等地也有分布。

367 冻绿（*Rhamnus utilis*）

鼠李科植物冻绿 *Rhamnus utilis* Decne.。

【形态与分布】 灌木或小乔木，高达4m。幼枝无毛，枝端具刺。叶对生或近对生，或在短枝上簇生，椭圆形或倒卵状椭圆形，长4～15cm，宽2～6.5cm，顶端突尖或锐尖，基部楔形或稀圆形，边缘具细齿或圆齿，下面沿脉或脉腋有金黄色柔毛。托叶披针形，宿存。花单性，雌雄异株，4基数，具花瓣；花梗长5～7mm；雄花数朵簇生叶腋，或10～30余朵聚生小枝下部；雌花2～6朵簇生叶腋或小枝下部；花柱2浅裂或半裂。核果近球形，熟时黑色，具2分核，萼筒宿存；梗长5～12mm，无毛。种子背侧基部有短沟。花期4～6月，果期5～8月。

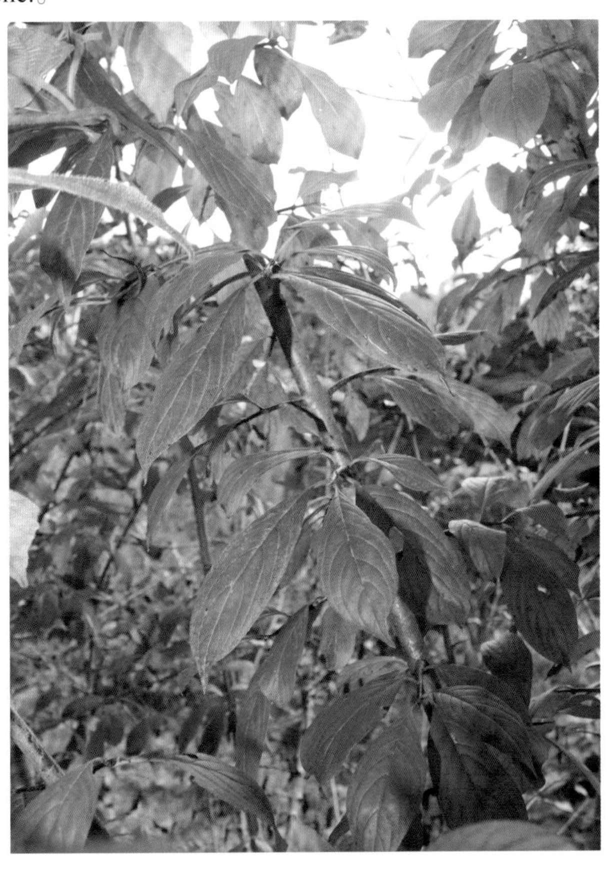

生于海拔1500m以下的山地、丘陵、山坡草丛、灌丛或疏林下。分布于华中、华东、华南地区及甘肃、陕西、四川、贵州等省。

【功效应用】 果实：清热利湿，消积通便。用于水肿腹胀、疝瘕、瘰疬、疮疡、便秘。用量6～12g；外用适量，研末油调敷。树皮或树根清热解毒，凉血，杀虫。用于风热瘙痒、疥疮、湿疹、腹痛、跌打损伤、肾囊风。用量10～30g；外用适量，研末调敷或鲜品捣敷。叶止痛，消食。用于跌打内伤、消化不良。用量15～30g，捣烂，冲酒，或泡茶饮用。

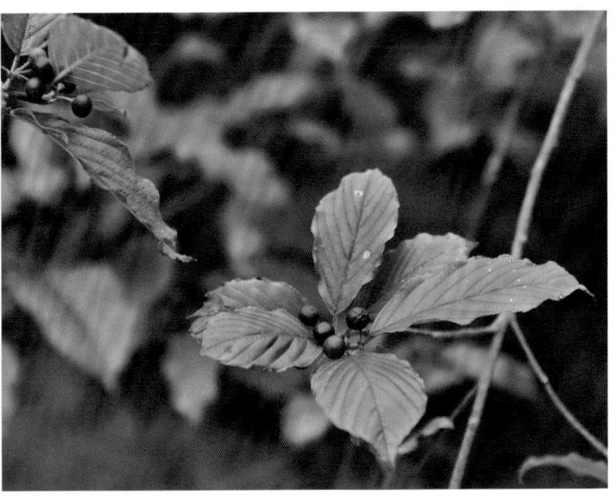

【化学成分】 种子含黄酮、脂肪酸；树皮或树根含黄酮等成分。

368 枣（*Ziziphus jujuba*）

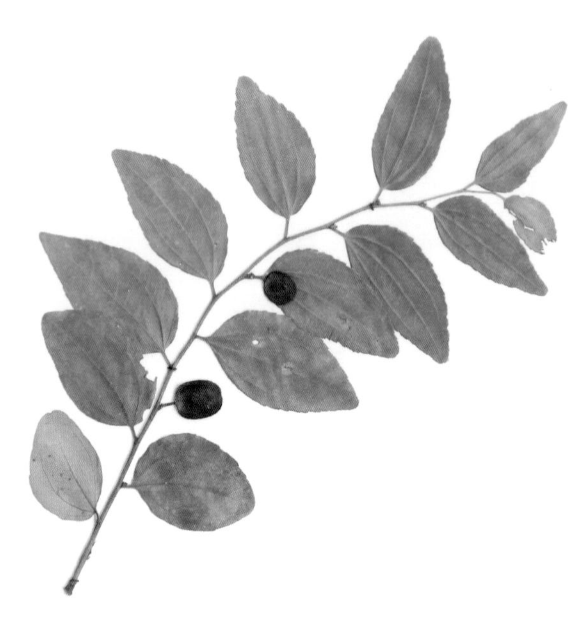

鼠李科植物枣 *Ziziphus jujuba* Mill. [*Ziziphus jujuba* Mill. var *inermis*（Bunge）Rehd.]。

【形态与分布】 小乔木，稀灌木，高达10余米。短枝和无芽小枝（即新枝）比长枝光滑，紫红色或灰褐色，之字形曲折，具2个托叶刺，长刺可达3cm，粗直，短刺下弯，长4～6mm；短枝短粗，矩状，自老枝发出；当年生小枝绿色，下垂，单生或2～7个簇生于短枝上。叶卵形、卵状椭圆形或卵状矩圆形；长3～7cm，顶端钝或圆形，稀锐尖，具小尖头，基部稍不对称，近圆形，边缘具圆齿状锯齿，两面无毛或下面仅沿脉被疏微毛，基生三出脉；叶柄长1～6mm；托叶刺纤细，常脱落。花黄绿色，5基数，具短总花梗，单生或2～8个密集成腋生聚伞花序；花梗短；萼片卵状三角形；花瓣倒卵圆形，基部有爪；花盘厚，肉质，圆形，5裂；子房下部与花盘合生。核果矩圆形或长卵圆形，长2～3.5cm，直径1.5～2cm，熟时红色，后变红紫色，中果皮肉质，核顶端锐尖，基部锐尖或钝。花果期5～9月。

生于海拔1700m以下的山区、丘陵或平原。大部分省区有栽培。

【功效应用】 果实（药名大枣）：补脾益气，养心安神。用于脾虚泄泻、盗汗、心悸、失眠、血小板减少性紫癜。根：行气，活血，调经。用于月经不调、白带、红崩。用量6～15g。树皮：抗炎，止血，止泻。用于气管炎、崩漏、肠炎、痢疾；外治外伤出血。

【化学成分】 果实含糖类、黄酮、酚类、蛋白质、有机酸及维生素等。

【附注】 本种的干燥成熟果实为中药"大枣"，收载于《中国药典》；大枣又是常见副食品。

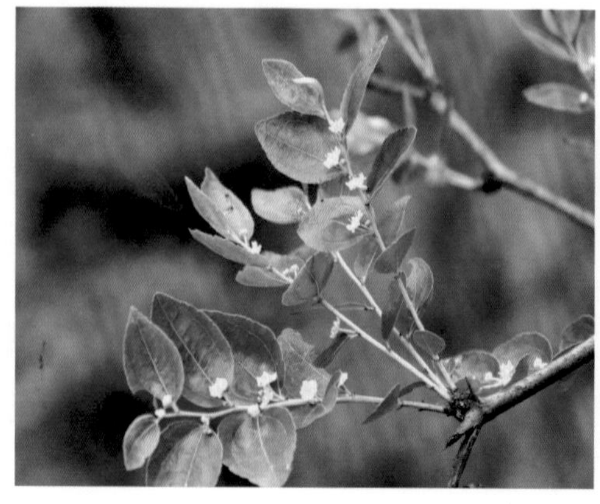

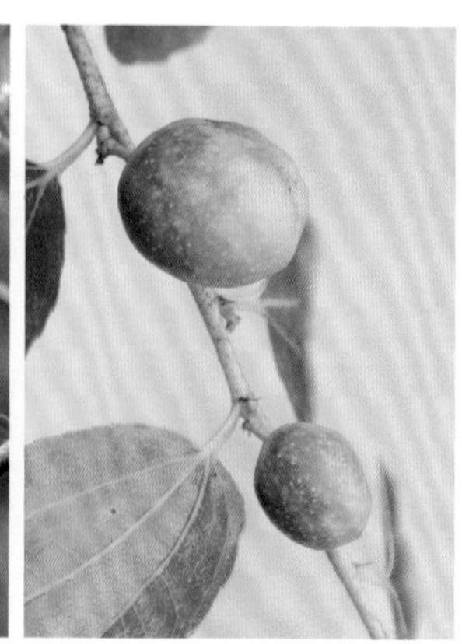

369 三裂蛇葡萄（*Ampelopsis delavayana*）

葡萄科植物三裂蛇葡萄 *Ampelopsis delavayana* Planch.。

【形态与分布】 木质藤本，攀援。小枝无毛或有微柔毛，常带红色。叶多数，3全裂，中间小叶长椭圆形至宽卵形，基部楔形或圆形，顶端渐尖，有短柄或无柄，侧生小叶极偏斜，斜卵形，少数成单叶3裂，宽卵形，长宽5～12cm，顶端渐尖，基部心形，边缘有带凸尖的圆齿，上面无毛，或在主脉、侧脉上有毛，下面有微毛；叶柄与叶片等长，有时有毛。聚伞花序与叶对生；花淡绿色；花萼边缘稍分裂；花瓣5，镊合状排列；雄蕊5。果球形或扁球形，蓝紫色。

生于海拔50～2200m的山谷林中或山坡灌丛中。分布于湖北、湖南及华东、华南、西南地区。

【功效应用】 根及茎藤：清热利湿，活血通络，止血生肌，解毒消肿。用于淋证、白浊、疝气、偏坠、风湿痹痛、跌打瘀肿、创伤出血、烫伤、疮痈。用量10～15g，或浸酒服用；外用适量，鲜品捣敷或干粉调敷。

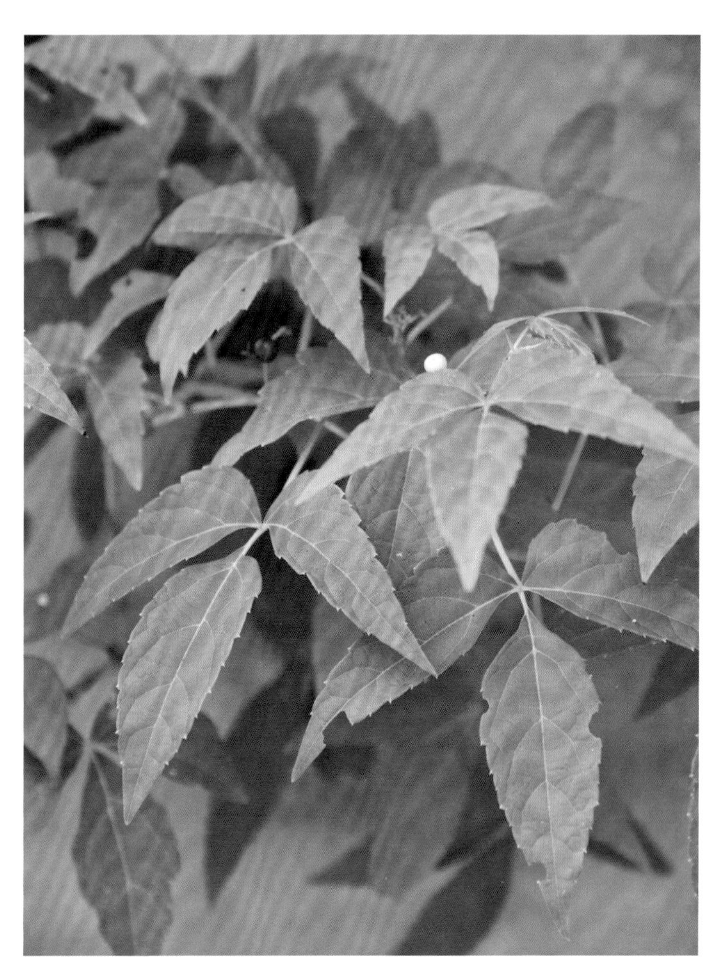

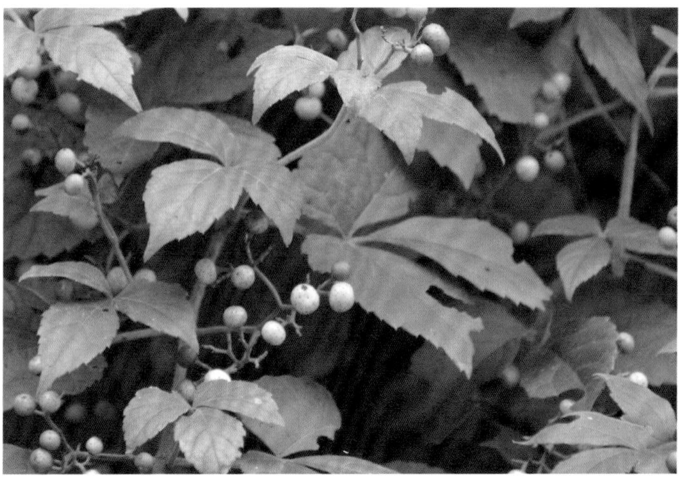

370 蛇葡萄（*Ampelopsis glandulosa*）

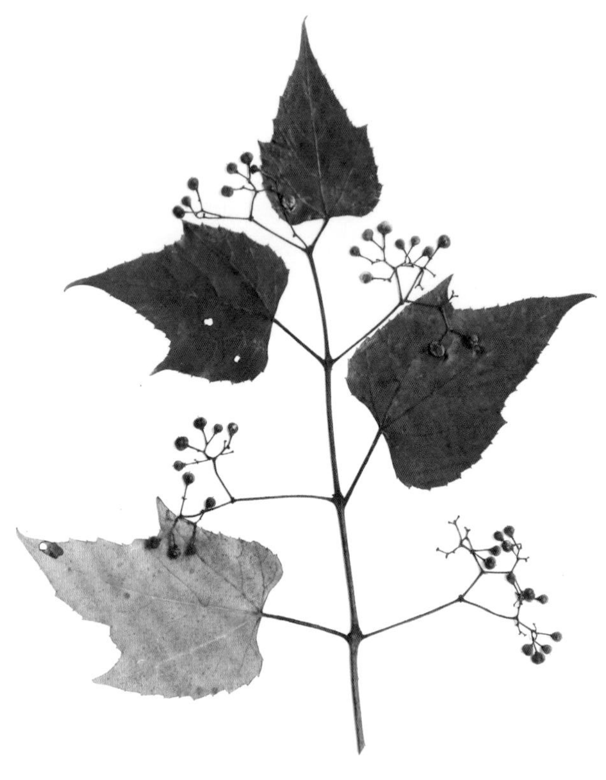

葡萄科植物蛇葡萄 *Ampelopsis glandulosa*（Wall.）Momiy[*Ampelopsis sinica*（Miq.）W. T. Wang]

【形态与分布】 木质藤本。枝条粗壮，嫩枝具柔毛。叶互生，阔卵形，长 6 ～ 14cm，宽 5 ～ 12cm，先端渐尖，基部心形，通常 3 浅裂，裂片三角状卵形，边缘有较大的圆锯齿，上面暗绿色，无毛或具细毛，下面淡绿色，被柔毛；叶柄长 3 ～ 7cm，被柔毛。聚伞花序与叶对生，花序梗长 2 ～ 3.5cm，被柔毛；花多数，细小，绿黄色；萼片 5，几成截形；花瓣 5，长圆形，镊合状排列；雄蕊 5；雌蕊 1，子房 2 室。浆果近球形或肾形，宽 6 ～ 7mm，由深绿色变蓝黑色。花期 6 ～ 7 月，果期 9 ～ 10 月。

生于灌丛中或山坡上。分布于湖北及辽宁、河北、山西等省和华东、华南地区。

【功效应用】 根皮：清热解毒，祛风活络，止痛，止血。用于风湿性关节炎、呕吐、腹泻、溃疡病；外用于跌打损伤肿痛、疮疡肿痛、外伤出血、烧烫伤。用量 15 ～ 30g，水煎或泡酒服；外用适量，煎水洗，或捣敷、研粉撒患处。

【化学成分】 藤茎含黄酮苷、酚类等成分。

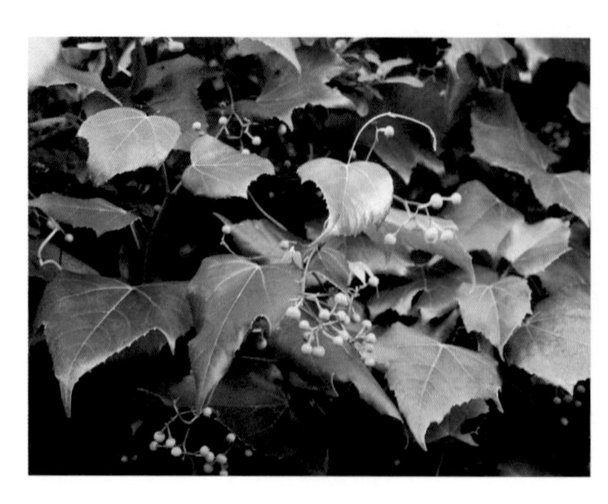

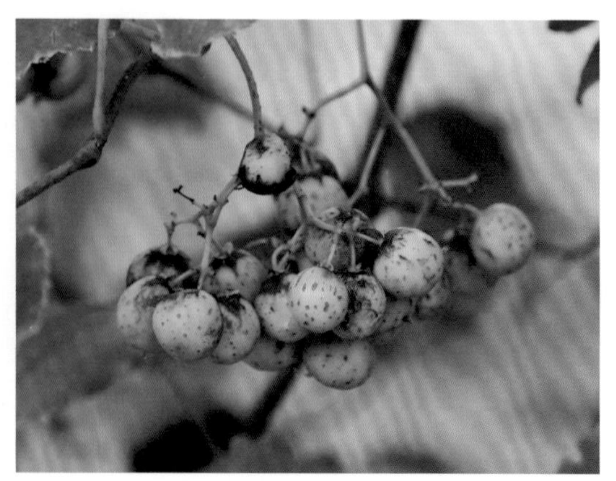

371 白蔹（*Ampelopsis japonica*）

葡萄科植物白蔹 *Ampelopsis japonica*（Thunb.）Makino。

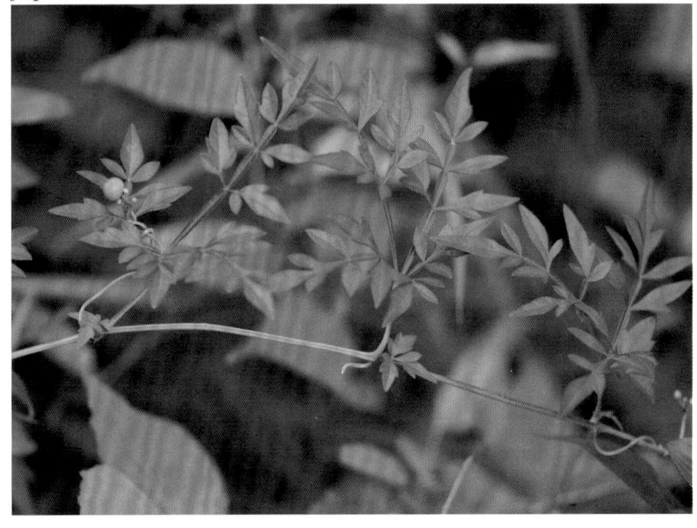

【形态与分布】 木质藤本。根块状。小枝圆柱形，有纵棱纹，无毛。卷须不分枝或其顶端有短的分叉，相隔3节以上间断与叶对生。叶为掌状3～5小叶，小叶片羽状深裂或小叶边缘有深锯齿而不分裂，羽状分裂者裂片宽0.5～3.5cm，顶端渐尖或急尖，掌状5小叶者中央小叶深裂至基部并有1～3个关节，关节间有翅，翅宽2～6mm，侧小叶无关节或有1个关节，3小叶者中央小叶有1个或无关节，基部狭窄呈翅状，翅宽2～3mm；叶柄长1～4cm；托叶早落。聚伞花序小，花序梗长1.5～8cm，细长，缠绕。花小，黄绿色；花萼5浅裂；花瓣、雄蕊各5；花盘边缘稍分裂。果球形，直径6～10mm，熟时白色或蓝色带白色，有针孔状凹点。种子倒卵形，顶端圆形，基部喙短钝。花期5～6月，果期7～9月。

生于海拔100～900m的山坡地边、灌丛或草地；各地多有栽培。分布于华中、华东、华南地区和辽宁、吉林、河北、山西、陕西、四川等省。

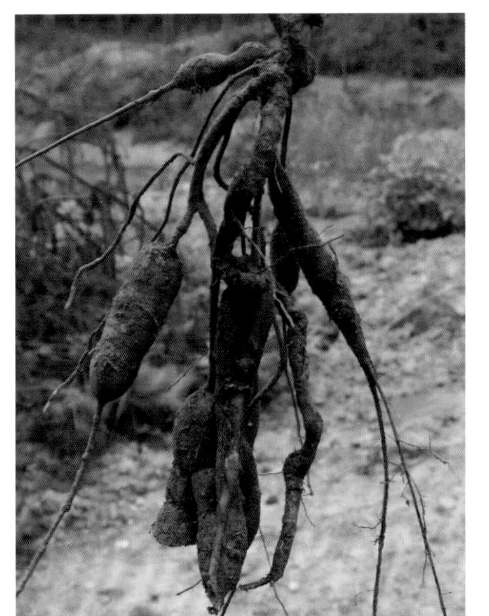

【功效应用】 干燥块根（药名白蔹）：清热解毒，消痈散结，敛疮生肌。用于痈疽发背、疔疮、瘰疬、烧烫伤。用量5～10g；外用适量。全草也可入药，有清热解毒和消肿止痛之效。

【化学成分】 块根含蒽醌、萜类、苯丙素、木脂素、黄酮、鞣质、有机酸及其酯类、挥发油等成分。

【附注】 （1）干燥块根为中药“白蔹”，收载于《中国药典》。（2）小叶数目、分裂程度和式样、叶轴和轴上关节有无等变异较大。但卷须连续3节以上间断着生，花集生于卷须样花梗顶端，果熟后白色或带白色，易鉴别。

372 大叶蛇葡萄（*Ampelopsis megalophylla*）

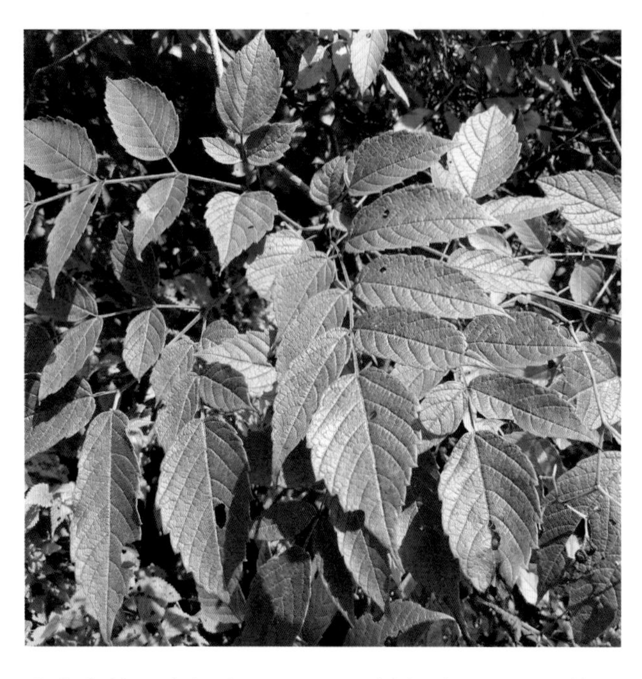

葡萄科大叶蛇葡萄 *Ampelopsis megalophylla* Diels et Gilg。

【形态与分布】 木质藤本。枝条无毛；卷须长达 12cm。叶为二回羽状复叶，有时枝顶端的叶为一回羽状复叶，长 15 ～ 40cm；顶生小叶椭圆形、菱状卵形、卵形或狭卵形，长 4 ～ 9cm，宽 2 ～ 6.8cm，顶端渐尖或短渐尖，基部圆形或圆截形，边缘有牙齿或小牙齿，上面无毛，下面绿白色，脉腋有少数毛，侧脉 5 ～ 6 对，侧生小叶较狭，并稍偏斜，常长圆状卵形；叶柄长 5 ～ 9cm。复聚伞花序具长梗，直径约 7 cm，稀疏，无毛或近无毛；苞片小，三角形；花萼盘状，直径约 1.2mm；花瓣长约 1.5mm。浆果近球形，直径约 7mm。

生于海拔 1000 ～ 2000m 的山谷或山坡林中。分布于湖北及甘肃、陕西及西南地区。

【功效应用】 枝叶：清热利湿，平肝降压，活血通络。用于痢疾、泄泻、小便淋痛、高血压、头昏目胀、跌打损伤。用量 15 ～ 30g，水煎或泡茶服。

【化学成分】 含黄酮、甾醇、多糖等成分。

【附注】 （1）本种为民间习用的“霉茶”植物来源之一。据早期调查，鄂西药用的霉茶多为广东蛇葡萄 *Ampelopsis cantoniensis*（Hook. & Arn.）Planch. 经加工发酵的嫩枝、叶。采收后至锅内炒热，或放入沸水中稍焯后捞起，沥干水分，放在缸内，盖严，发酵，待表面现有星点状白“霜”时，取出，晒干备用。广东蛇葡萄主要区别：一回羽状复叶，有小叶 3 ～ 5，或为近二回羽状复叶（即最下一对小叶再各分为三小叶）；小叶卵形或矩圆形，长 2 ～ 8cm，边缘有不明显钝齿。（2）藤茶：与霉茶相似。为湘西、湖北来凤一带所产显齿蛇葡萄 *Ampelopsis grossedentata*（Hand.-Mazz.）W. T. Wang 的叶的加工品。报道具降血压、降血糖、抗衰老等作用。

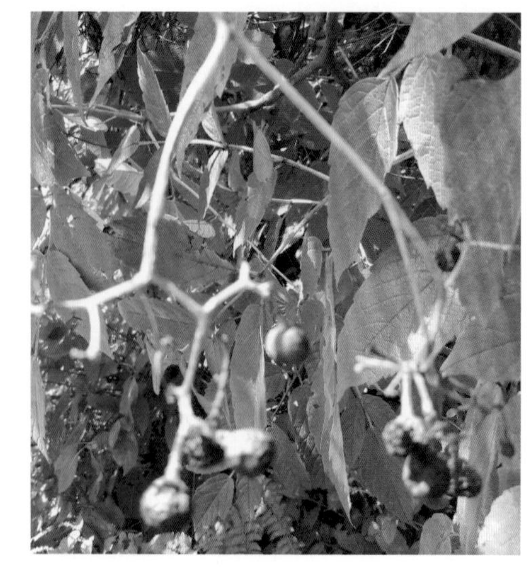

373 乌蔹莓（*Cayratia japonica*）

葡萄科植物乌蔹莓 *Cayratia japonica*（Thunb.）Gagnep.。

【形态与分布】 草质藤本。茎具卷须，二至三叉分枝。鸟足状复叶；小叶 5，椭圆形至狭卵形，长 2.5 ～ 7cm，顶端急尖或短渐尖，基部楔形或近圆形，边缘有疏锯齿，中间小叶较大，侧生小叶较小，侧脉 5 ～ 9 对，网脉不明显；叶柄长 1.5 ～ 10cm，中央小叶柄长 0.5 ～ 2.5cm，侧生小叶无柄或有短柄，侧生小叶总柄长 0.5 ～ 1.5cm。聚伞花序腋生或假腋生，具长柄；花小，黄绿色，具短柄，外生粉状微毛或近无毛；花瓣 4，三角状卵圆形，高 1 ～ 1.5mm，外面被乳突状毛；花盘发达，4 浅裂；子房下部与花盘合生，花柱短，柱头微扩大；雄蕊 4。浆果卵形，长约 7 ～ 10mm，成熟时黑色。种子三角状倒卵形，顶端微凹，基部有短喙。花期 3 ～ 8 月，果期 8 ～ 11 月。

生于山坡路边草丛或灌丛中。分布于华中、华东、华南、西南地区及陕西、台湾。

【功效应用】 全草入药（药名乌蔹莓）：解毒消肿，活血散瘀，止血。用于咽喉肿痛、目翳、咯血、血尿、痢疾；外用治痈肿、丹毒、腮腺炎、跌打损伤、毒蛇咬伤。用量 15 ～ 30g，或浸酒、捣汁饮；外用适量，捣敷。

【化学成分】 全草含黄酮、内酯、香豆素、有机酸等成分。

【附注】 本种的变种尖叶乌蔹莓 *Cayratia japonica*（Thunb.）Gagnep. var. *pseudotrifolia*（W. T. Wang）C. L. Li 在湖北、湖南等地有分布。尖叶乌蔹莓与本种的主要区别：叶多为 3 小叶；花期 5 ～ 8 月，果期 9 ～ 10 月。

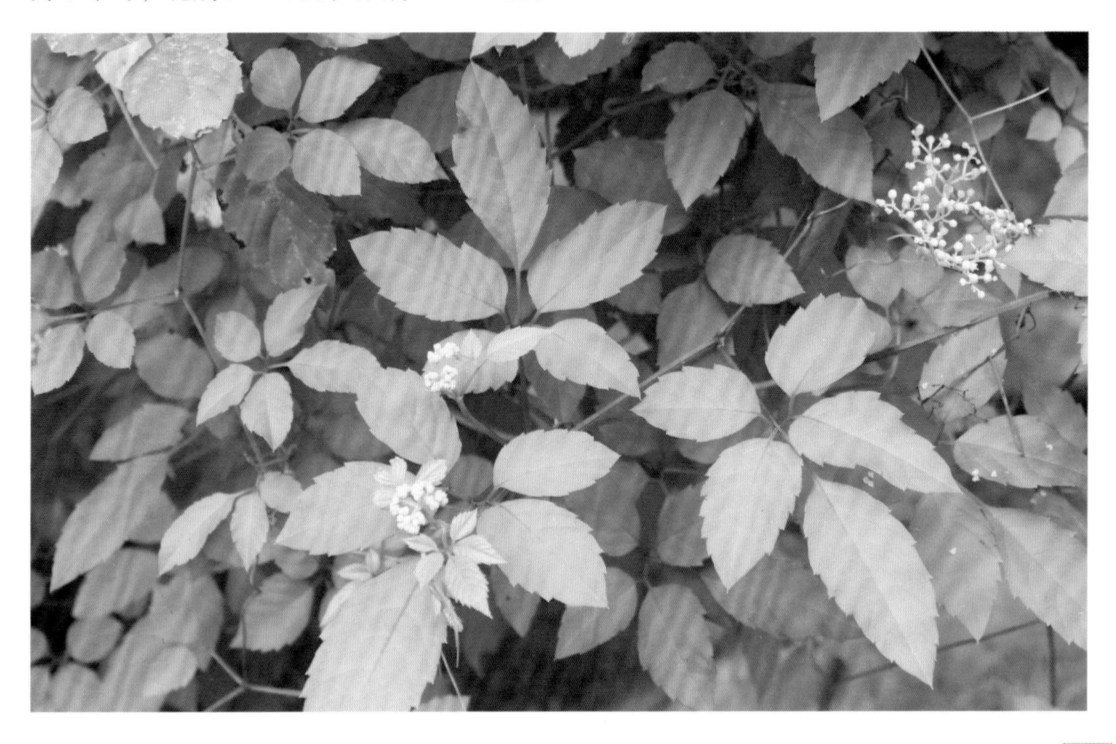

374 爬山虎（*Parthenocissus tricuspidata*）

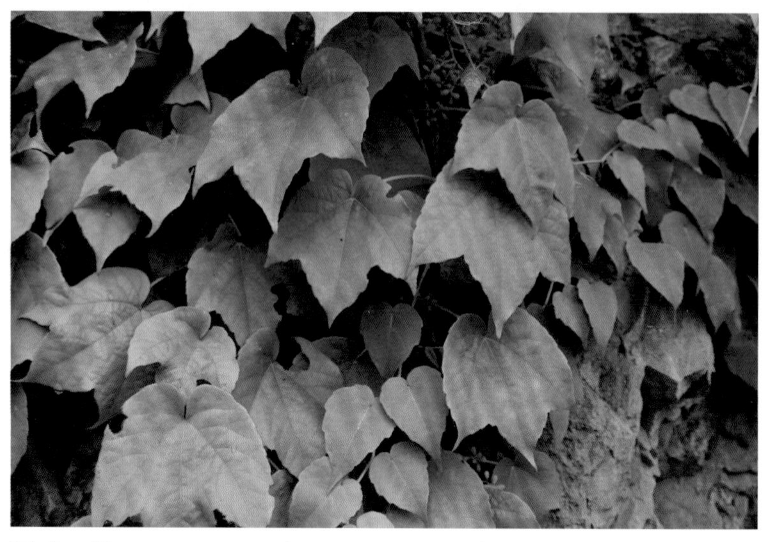

葡萄科植物爬山虎（地锦）*Parthenocissus tricuspidata*（Sieb. et Zucc.）Planch.。

【形态与分布】 落叶大藤本。枝条粗壮；卷须短，多分枝，枝端有吸盘。叶形变化多，通常厚，有光泽，通常着生在短枝上为3浅裂，时有着生在长枝上者小型不裂，叶片通常倒卵圆形，长4.5～20cm，宽4～17cm，通常3裂，顶端裂片急尖，基部心形，叶缘有粗锯齿，表面无毛，下面脉上有柔毛；幼苗或下部枝上的叶较小，常分成3小叶，或为3全裂；叶柄长4～20cm。聚伞花序通常生于短枝顶端的两叶之间；花5数；萼全缘；花瓣顶端反折；雄蕊与花瓣对生；花盘贴生于子房，不明显；子房2室，每室有2胚珠。浆果蓝色，直径6～15mm。花期5～8月，果期9～10月。

常攀援墙壁及岩石上。分布于河南、湖北及吉林、辽宁、河北、山东、安徽、江苏、浙江、福建、台湾。多栽培。

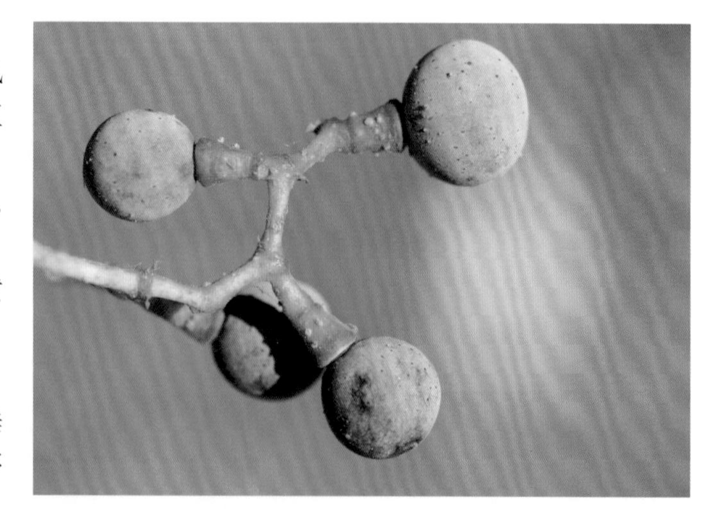

【功效应用】 藤茎或根：祛风止痛，活血通络。用于风湿痹痛、中风半身不遂、偏正头疼、产后血瘀、腹生结块、跌打损伤、痈肿疮毒、溃疡不敛。用量15～30g；外用适量。

【化学成分】 含芪类、黄酮、多酚、有机酸、生物碱、甾体等成分。

【附注】 本种为著名的垂直绿化植物，枝叶茂密，许多城市住宅墙壁外常有栽培。

375 崖爬藤（*Tetrastigma obtectum*）

葡萄科植物崖爬藤 *Tetrastigma obtectum*（Wall.）Planch.。

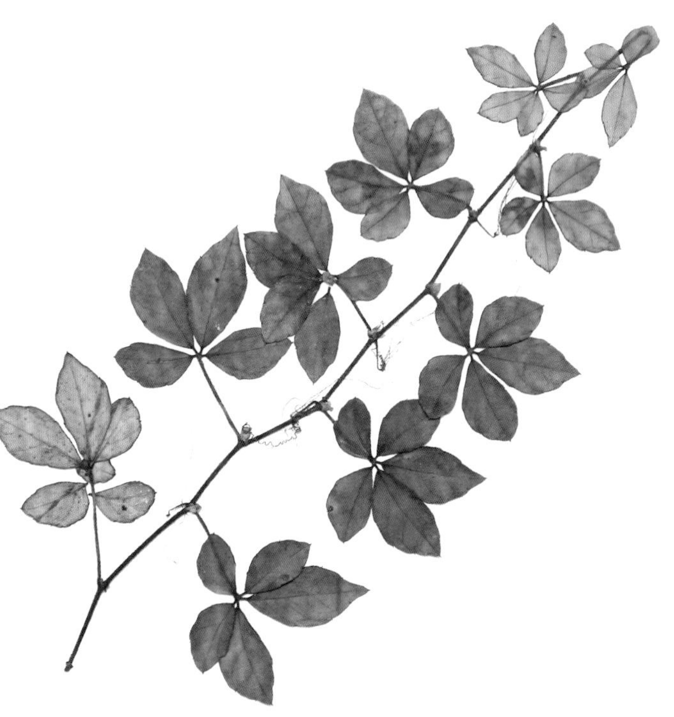

【形态与分布】 常绿或半常绿木质藤本。小枝和叶柄有短刚毛；卷须有数个分枝，顶端有吸盘。掌状复叶有长柄；小叶（3）5，有极短的柄或近无柄，菱状倒卵形，长 1.5 ～ 4.5cm，顶端急尖，边缘有稀疏的小锐锯齿，无毛。伞形花序长约 2cm；花小，绿色；花瓣 4，平展，顶端有极短的角；柱头 4 裂。果球形或倒卵形，长 5mm。花期 5 ～ 8 月，果期 10 月。

生于山地林中。分布于五峰县各地；国内分布于云南、四川、贵州、湖北、湖南、江西、广东、广西。

【功效应用】 全株：祛风活络，活血止痛。用于跌打损伤、风湿麻木、关节筋骨疼痛。

【化学成分】 含吲哚类生物碱、黄酮苷等成分。

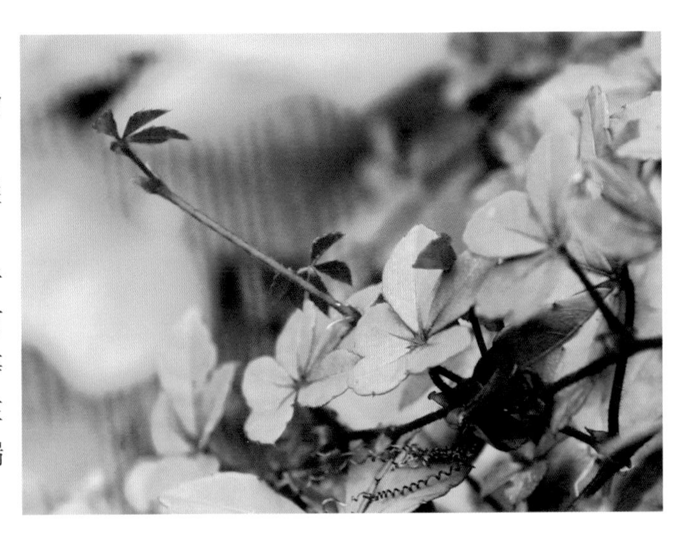

【附注】 本种的变种毛叶崖爬藤 *Tetrastigma obtectum*（Wall.）Planch. var. *pilosum* Gagnep. 生于林下或山坡崖石上。分布于河南、湖北、湖南、四川、云南等省。同等药用。与崖爬藤不同在于：小枝和叶均被毛，叶片先端渐尖。

376 椴黄麻（*Corchorus aestuans*）

椴树科植物椴黄麻（甜麻）*Corchorus aestuans* L.（*Corchorus acutangulus* Lam.）。

【形态与分布】 一年生草本，高约1m。茎红褐色，稍被淡黄色柔毛；枝细长，披散。叶卵形或阔卵形，长4.5～6.5cm，宽3～4cm，顶端短渐尖或急尖，基部圆形，两面均有稀疏的长粗毛，边缘有锯齿，近基部一对锯齿往往延伸成尾状的小裂片，基出脉5～7；叶柄长0.9～1.6cm，被淡黄色的长粗毛。花单独或数朵组成聚伞花序生于叶腋或腋外，花序柄或花柄均极短或近于无；萼片5，狭窄长圆形，长约5mm，上部半凹陷如舟状，顶端具角，外面紫红色；花瓣5，与萼片近等长，倒卵形，黄色；雄蕊多数，长约3mm，黄色；子房长圆柱形，被柔毛，花柱圆棒状，柱头如喙，5齿裂。蒴果长筒形，长约2.5cm，直径约5mm，具6条纵棱，其中3～4棱呈翅状突起，顶端有3～4条向外延伸的角，角二叉，成熟时3～4瓣裂，果瓣有浅横隔；种子多数。花期夏季。

生于荒地、旷野、村旁。分布于长江以南各省区。

【功效应用】 全草（药名野黄麻）：清热解暑，消肿解毒。用于中暑发热、咽喉肿痛、痢疾、小儿疳积、麻疹、跌打损伤、疮疥疖肿。用量15～30g；外用适量，捣敷，或煎水洗患处。

【化学成分】 全草含黄酮等成分。

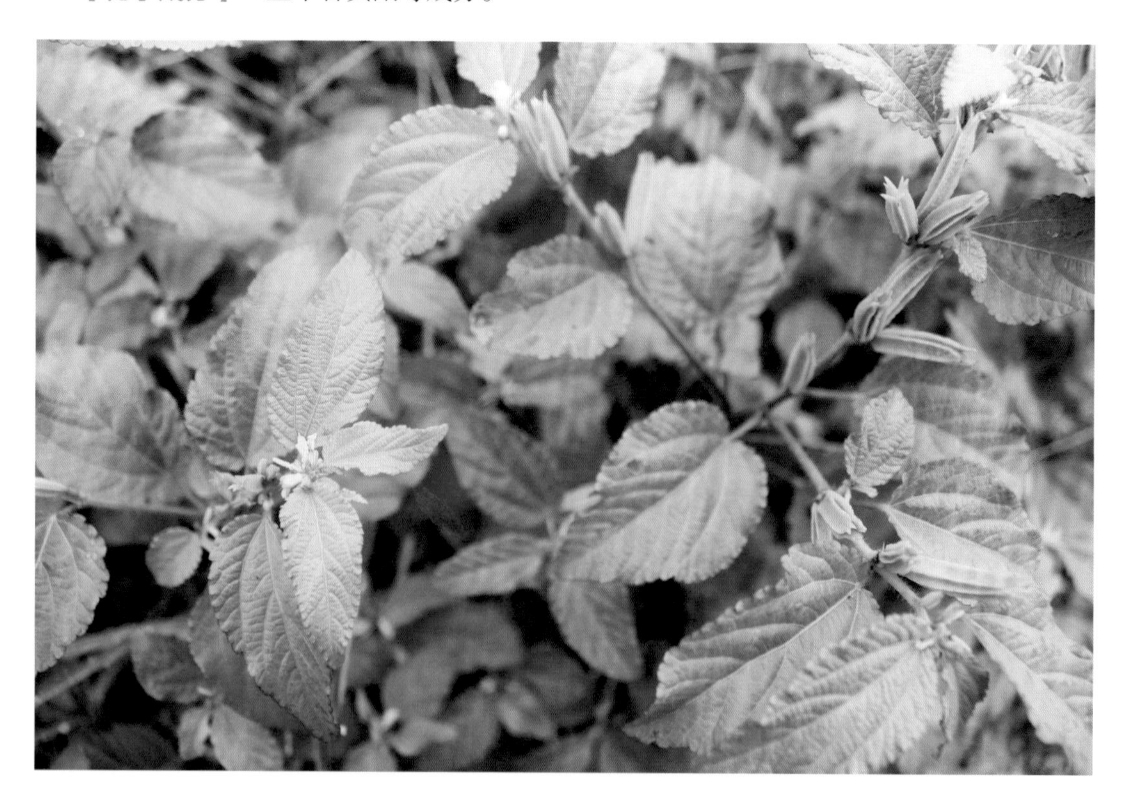

377 田麻（*Corchoropsis crenata*）

椴树科植物田麻（毛果田麻）*Corchoropsis crenata* Sieb. et Zucc.［*Corchoropsis tomentosa*（Thunb.）Makino］。

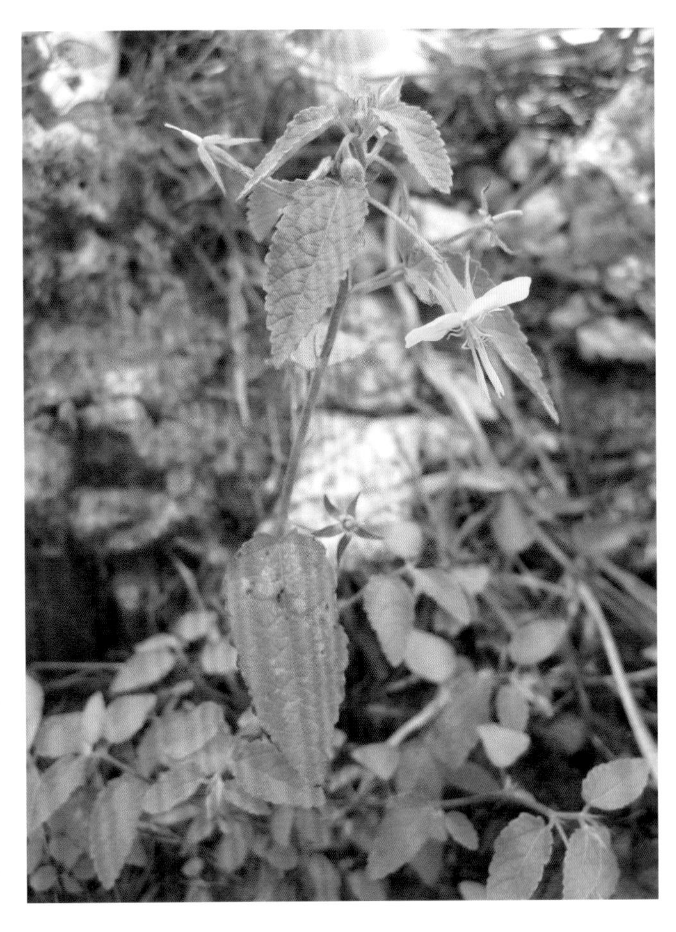

【形态与分布】 一年生草本，高40～60cm。分枝有星状短柔毛。叶卵形或狭卵形，长2.5～6cm，宽1～3cm，边缘有钝牙齿，两面均多少密生星状短柔毛，基出脉3条；叶柄长0.2～2.3cm；托叶钻形，长2～4mm，脱落。花有细梗，单生于叶腋，直径1.5～2cm；萼片5，狭披针形，长约5mm；花瓣5，黄色，倒卵形；发育雄蕊15，每3个成一束，退化雄蕊5，与萼片对生，匙状条形，长约1cm；子房生短绒毛。蒴果角状圆筒形，长1.7～3cm，有星状柔毛。果期秋季。

生于丘陵或低山干山坡或多石处。分布于华中及东北、华北、华东、华南及西南等地。

【功效应用】 全草（药名田麻）：清热利湿，解毒止血。用于痈疖肿毒、咽喉肿痛、疥疮、小儿疳积、白带过多、外伤出血。用量9～15g，大剂量可至30～60g；外用鲜品适量，捣敷。

【附注】 毛果田麻 *Corchoropsis tomentosa*（Thunb.）Makino 现归并于田麻 *Corchoropsis crenata* Sieb. et Zucc. 之中。

378 苘麻（*Abutilon theophrasti*）

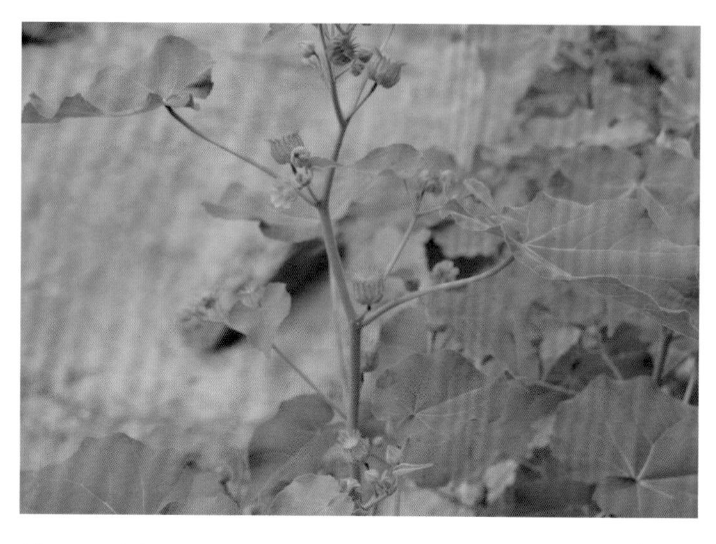

锦葵科植物苘麻 *Abutilon theophrasti* Medicus。

【形态与分布】 一年生亚灌木状草本，高达 1 ～ 2m。茎枝被柔毛。叶互生，叶片圆心形，长 5 ～ 10cm，先端长渐尖，基部心形，两面均被星状柔毛，边缘具细圆锯齿；叶柄长 3 ～ 12cm，被星状细柔毛；托叶早落。花单生于叶腋，花梗长 1 ～ 3cm，被柔毛，近顶端具节；花萼杯状，密被短绒毛，裂片 5，卵形，长约 6mm；花黄色，花瓣倒卵形，长约 1cm；雄蕊柱平滑无毛；心皮 15 ～ 20，长 1 ～ 1.5cm，先端平截，具扩展、被毛的长芒 2，排列成轮状，密被软毛。蒴果半球形，直径约 2cm，长约 1.2cm，分果爿 15 ～ 20，被粗毛，顶端具长芒 2。种子肾形，褐色，被星状柔毛。花期 7 ～ 8 月。

常见于路旁、荒地和田野间。除青藏高原外，其他各省区均产，东北各地也有栽培。

【功效应用】 种子（药名苘麻子）：清利湿热，解毒消痈，退翳明目。用于赤白痢疾、小便淋痛、痈疽肿毒、乳腺炎、目翳。用量 6 ～ 12g。全草或叶：清热解毒。用于痢疾、中耳炎、耳鸣、耳聋、睾丸炎、化脓性扁桃体炎、痈疽肿毒。用量 10 ～ 30g；外用适量，捣敷。根：利湿解毒。用于小便淋沥、痢疾、中耳炎、睾丸炎。用量 30 ～ 60g。

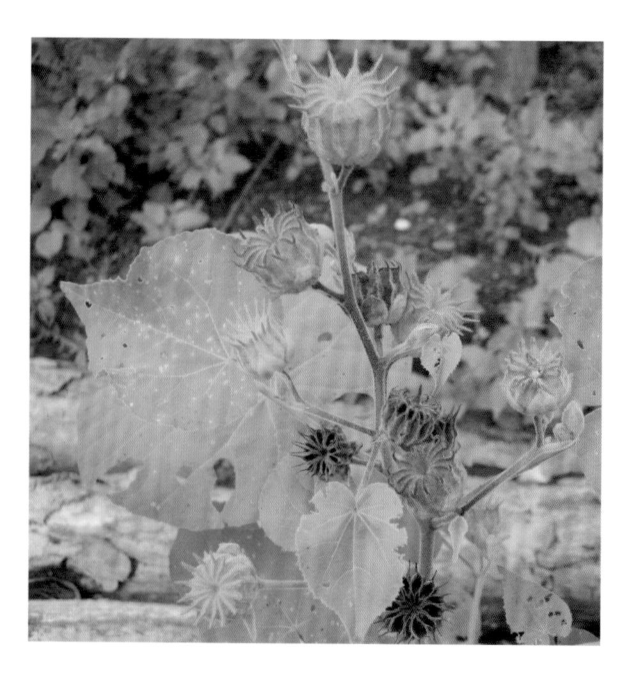

【化学成分】 种子含亚油酸；叶含黄酮等成分。

【附注】 （1）本种的干燥成熟种子为中药“苘麻子”（又名“冬葵子”），收载于《中国药典》。（2）本种的茎皮纤维长而柔韧牢固，色白具光泽，常用于编织麻袋、搓绳索、编麻鞋等纺织材料。

379 蜀葵（*Alcea rosea*）

锦葵科植物蜀葵 *Alcea rosea* L. [*Althaea rosea*（L.）Cavan.]。

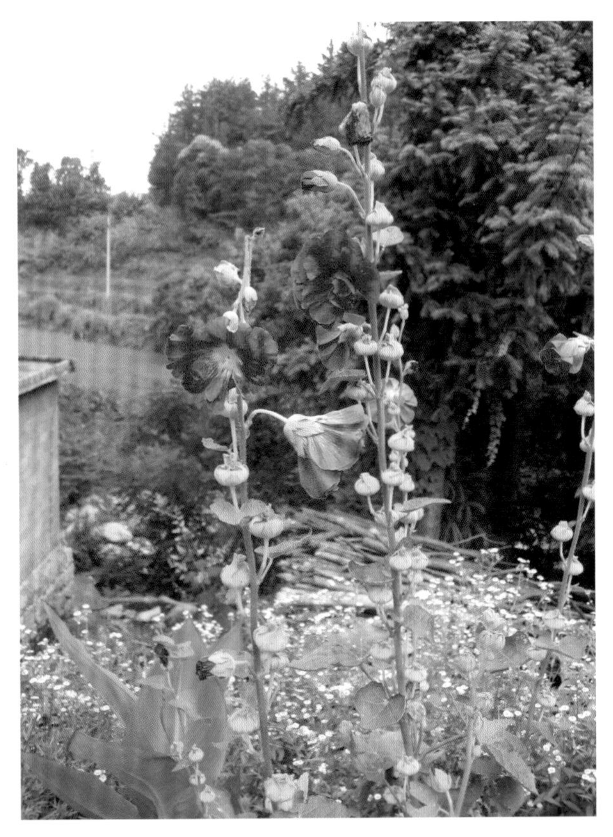

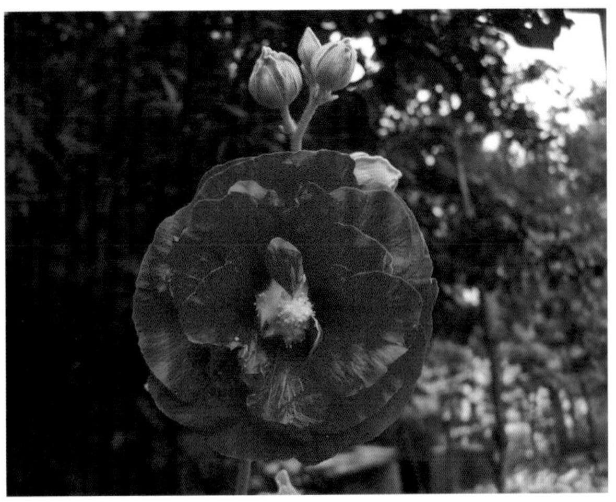

【形态与分布】 直立草本，高可达2.5m。茎枝密被刺毛，不分枝。单叶互生，叶片近于圆心形，直径6～16cm，掌状5～7浅裂或具波状棱角，裂片三角形或圆形，上面密被星状柔毛，粗糙，下面被星状长硬毛或绒毛；叶柄长5～15cm，被星状长硬毛；托叶卵形，顶端具3尖。花单生或近簇生于叶腋，总状排列，具叶状苞片，花梗长约5mm，果时延长至1～2.5cm，被星状长硬毛；小苞片杯状，常6～7裂，密被星状粗硬毛，基部合生；萼钟形，5齿裂；花大，直径6～10cm，呈红色、紫色、白色、粉红色、黄色及黑紫色，花瓣单瓣或重瓣，倒卵状三角形，先端凹缺，基部狭，爪被长髯毛；雄蕊多数，花丝连成筒状；子房多室。果盘状，被短柔毛，熟时每心皮自中轴分离。花期夏季。

分布于西南地区，全国各地广泛栽培。

【功效应用】 根：清热，解毒，排脓，利尿。用于肠炎、痢疾、尿路感染、小便赤痛、子宫颈炎、白带。用量9～15g。花：通利大小便，和血止血，解毒散结。用于大小便不利、梅核气、吐血、衄血、月经过多、小儿风疹、疟疾、痈疽疖肿。用量3～9g；外用捣敷。种子：利尿通淋。用于尿路结石、小便不利、水肿。用量3～9g，孕妇禁服。

【化学成分】 花含黄酮、有机酸、酚酸等成分。

380 木芙蓉（*Hibiscus mutabilis*）

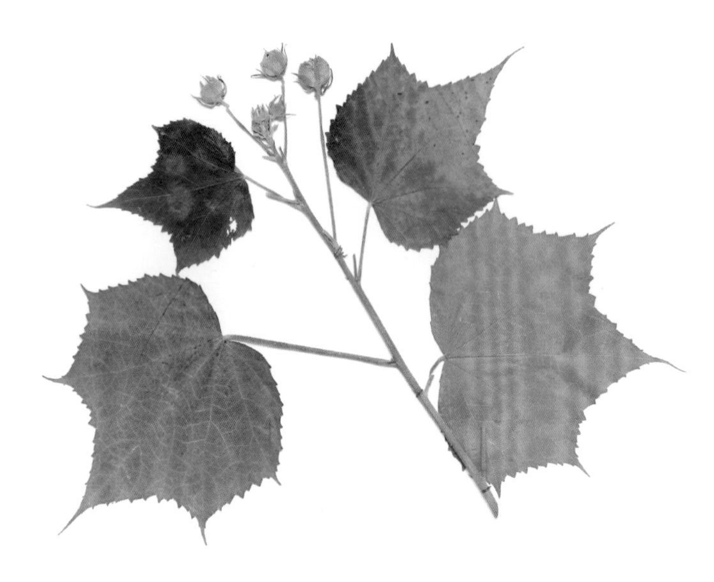

锦葵科植物木芙蓉 *Hibiscus mutabilis* L.。

【形态与分布】 落叶灌木或小乔木，高可达 6m，密被灰色星状短柔毛。单叶互生；具长柄，叶柄长达 20cm；叶片大，卵圆状心形，直径 10 ～ 18cm，掌状 3 ～ 7 裂，基部心形，裂片卵状三角形，边缘有钝齿，两面均被星状毛。花单生叶腋或簇生枝端，初放时白色，逐渐变为粉红色及深红色，副萼 10 裂，裂片条形；花冠直径约 9cm，花瓣 5 或为重瓣，宽倒卵圆形，先端浑圆，边缘稍有波状弯曲，基部与雄蕊柱合生；花药多数，生于柱顶；雌蕊 1，柱头 5 裂。蒴果近球形，直径约 3cm，密生淡黄色刚毛及绵毛。种子肾形。花期夏季。

生于山坡、路旁或水边砂质壤土上。分布于华中、华东、华南及陕西、四川和贵州等地。又为观赏植物。

【功效应用】 叶（药名木芙蓉叶）：凉血解毒，消肿止痛。用于痈疽焮肿、缠身蛇丹、烫伤、目赤肿痛、跌打损伤及肺热咳嗽、月经过多、带下。用量 10 ～ 30g；外用适量。

【化学成分】 叶含黄酮苷、酚类、鞣质、蒽醌、有机酸、萜类、挥发油等成分。

【附注】 本种干燥叶为中药“木芙蓉叶”，收载于《中国药典》。

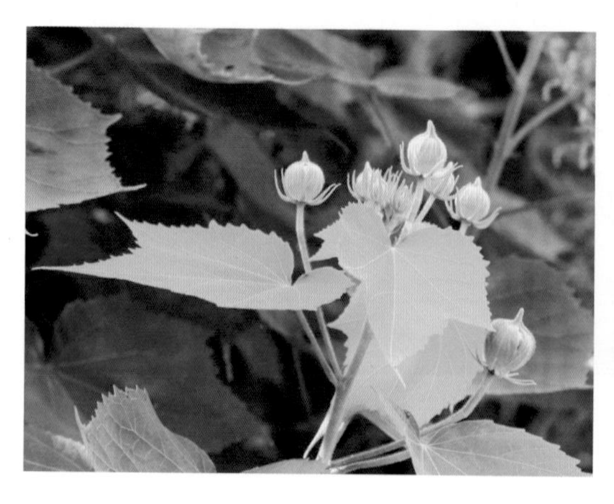

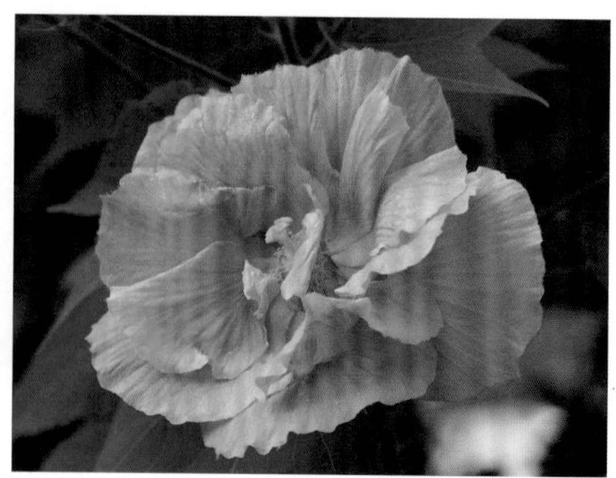

381 木槿（*Hibiscus syriacus*）

锦葵科植物木槿 *Hibiscus syriacus* L.。

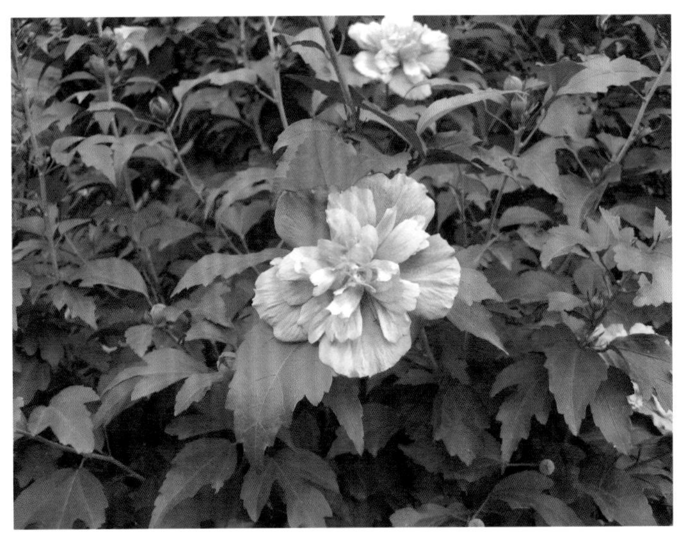

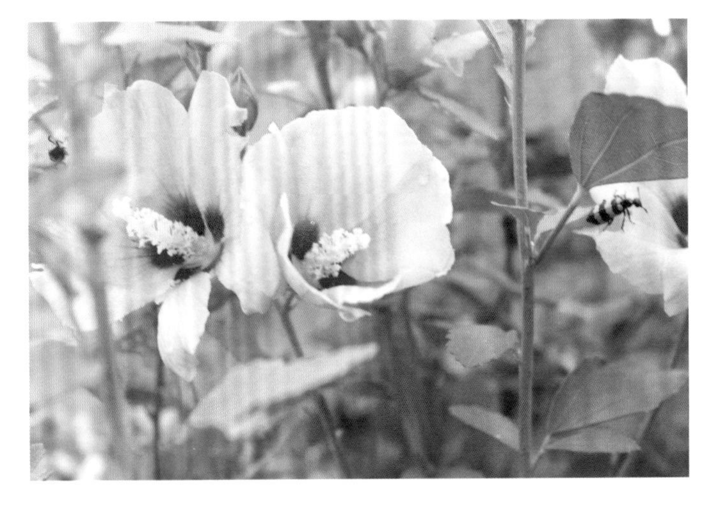

【形态与分布】 落叶灌木，高 3 ～ 4m。小枝密被黄色星状绒毛。叶菱形至三角状卵形，长 3 ～ 10cm，宽 2 ～ 4cm，具深浅不同的 3 裂或不裂，先端钝，基部楔形，边缘具不整齐齿缺，下面沿叶脉微被毛或近无毛；叶柄长 5 ～ 25mm，上面被星状柔毛；托叶线形，长约 6mm，疏被柔毛。花单生于枝端叶腋间，花梗长 4 ～ 14mm，被星状短绒毛；小苞片 6 ～ 8，线形，长 6 ～ 15mm，宽 1 ～ 2mm，密被星状疏绒毛；花萼钟形，长 14 ～ 20mm，密被星状短绒毛，裂片 5，三角形；花钟形，淡紫色，直径 5 ～ 6cm，花瓣倒卵形，长 3.5 ～ 4.5cm，外面疏被纤毛和星状长柔毛；雄蕊柱长约 3cm；花柱枝无毛。蒴果卵圆形，直径约 12mm，密被黄色星状绒毛；种子肾形，背部被黄白色长柔毛。花期 7 ～ 10 月。

原产我国中部，现华中、华东、华南、西南地区及河北、陕西、台湾等地均有栽培。

【功效应用】 花（药名木槿花）：清热凉血，解毒消肿。用于痢疾、痔疮出血、带下；外用治疮疖痈肿、烫伤。用量 6 ～ 9g；外用鲜品适量，捣敷。茎皮或根皮（药名木槿皮）：清热利湿，杀虫止痒。用于痢疾、白带；外治阴囊湿疹体癣、脚癣。用量 5 ～ 15g；外用适量，研粉醋调或制成 50% 酊剂外搽患处，或水煎熏洗患处。

【化学成分】 茎皮含有机酸、甾醇等成分；根皮含鞣质；花含黄酮、皂苷等成分。

【附注】 本种的干燥花为中药“木槿花”，收载于《中国药典》。

382 冬葵（*Malva verticillata* var. *crispa*）

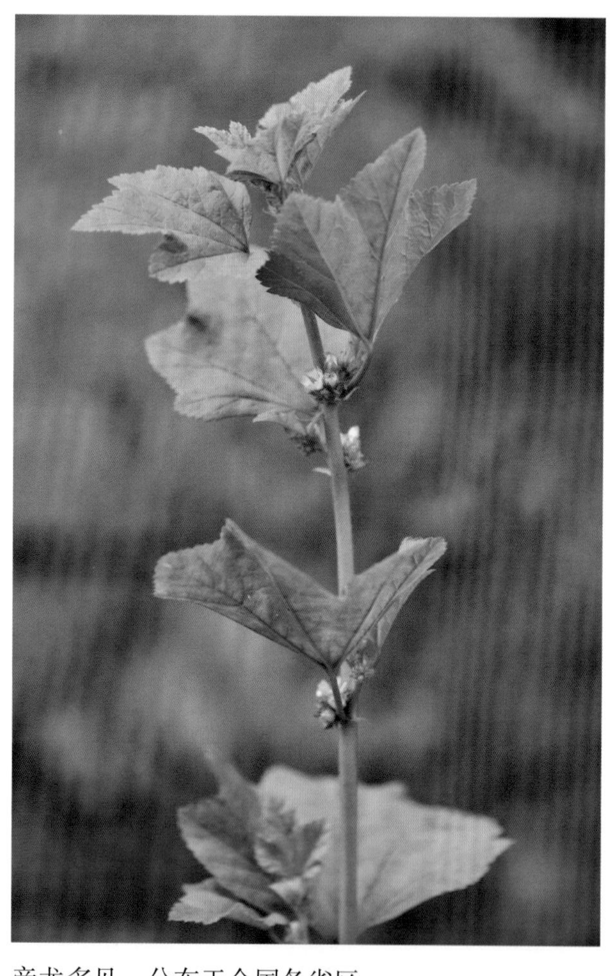

锦葵科植物冬葵 *Malva verticillata* L. var. *crispa* L.（*Malva crispa* L.）。

【形态与分布】 二年生草本，盛花期高 50 ～ 100cm。茎直立，有星状长柔毛。叶互生，肾形至圆形，掌状 5 ～ 7 浅裂，裂片三角形，长 4 ～ 9cm，宽 5 ～ 12cm，边缘有圆锯齿，两面被极疏糙伏毛或几无毛；叶柄长 2 ～ 8cm；托叶有星状柔毛。花小，直径约 1cm，淡红色，常簇生叶腋间；花梗短，不显露；小苞片 3，线状披针形，长 5 ～ 6mm，有细毛；萼杯状，直径 5 ～ 8mm，广三角形，被疏星状长硬毛，5 齿裂；花冠长稍超过萼片，淡白色至淡红色，花瓣 5，倒卵形，先端微凹入；雄蕊柱长约 4mm，上部被毛；子房 10 ～ 11 室。果扁圆形，由 10 ～ 11 个心皮组成，熟时心皮彼此分离并与中轴脱离。种子肾形，直径约 1.5mm，无毛，紫褐色。花期 3 ～ 11 月。

常生于平原旷野，村落附近、路旁尤多见。分布于全国各省区。

【功效应用】 叶（药名冬葵叶）：清热，利湿，滑肠，通乳。用于肺热咳嗽、咽喉肿痛，热毒下痢、湿热黄疸，二便不通，乳汁不下、疮疖痈肿、丹毒。用量 10 ～ 30g，鲜品可用至 60g；外用适量，捣敷或研末调敷，或煎水含漱。果实（药名冬葵果）：清热利尿，消肿。用于尿闭、水肿、口渴、尿路感染。用量 3 ～ 9g。种子（药名冬葵子）：利水通淋，滑肠通便，下乳。用于淋病、水肿、大便不通、乳汁不行。用量 6 ～ 15g，或入散剂。

【化学成分】 果实含酚酸成分。叶、种子含有多糖等成分。

【附注】 本品干燥成熟果实为蒙古族习用药材“冬葵果”，收载于《中国药典》。

383 梧桐（*Firmiana simplex*）

梧桐科植物梧桐 *Firmiana simplex*（L.）W. Wight。

【形态与分布】 落叶乔木，高可达 16m。树皮青绿色，平滑。叶心形，掌状 3 ～ 5 裂，直径 15 ～ 30cm，裂片三角形，顶端渐尖，基部心形，两面均无毛或略被短柔毛，基生脉 7，叶柄与叶片等长。圆锥花序顶生，长 20 ～ 50cm，下部分枝长达 12cm，花淡黄绿色；萼 5 深裂几至基部，萼片条形，向外卷曲，长 7 ～ 9mm，外面被淡黄色短柔毛，内面仅在基部被柔毛；花梗与花几等长；雄花的雌雄蕊柄与萼等长，下半部较粗，无毛，花药 15 个不规则地聚集在雌雄蕊柄的顶端，退化子房梨形且甚小；雌花的子房圆球形，被毛。蓇葖果膜质，有柄，成熟前开裂成叶状，长 6 ～ 11cm，宽 1.5 ～ 2.5cm，外面被短茸毛或几无毛，每蓇葖果有种子 2 ～ 4 粒；种子圆球形，表面有皱纹，直径约 7mm。花期 6 月。

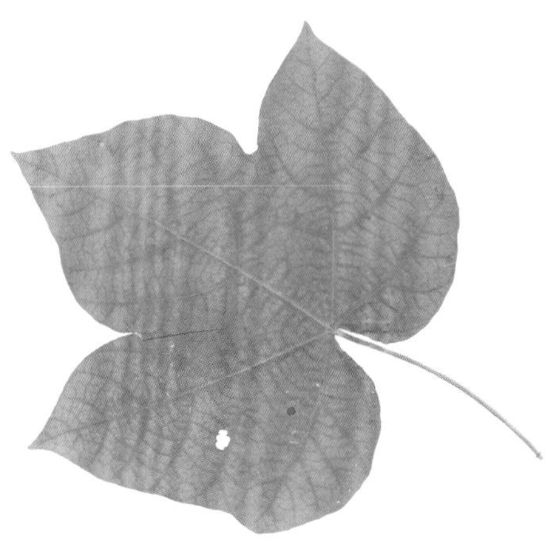

我国南北各省均有，多栽培于庭院。

【功效应用】 根：祛风湿，杀虫。用于肺结核咳血、风湿关节痛、跌打损伤、带下、血丝虫病、蛔虫病。茎皮：用于痔疮、脱肛。种子（药名梧桐子）：顺气和胃。用于胃痛、伤食腹泻、小儿口疮。叶：祛风，解毒，降压，镇静。用于冠心病、高血压、风湿关节痛、阳痿、遗精、神经衰弱、银屑病、痈疮肿毒。用量 3 ～ 9g，研末每次 2 ～ 3g；外用适量，煅存性研末敷。

【化学成分】 叶含木脂素及黄酮等化合物；花含甾醇、有机酸、三萜及黄酮等成分；种子含生物碱。

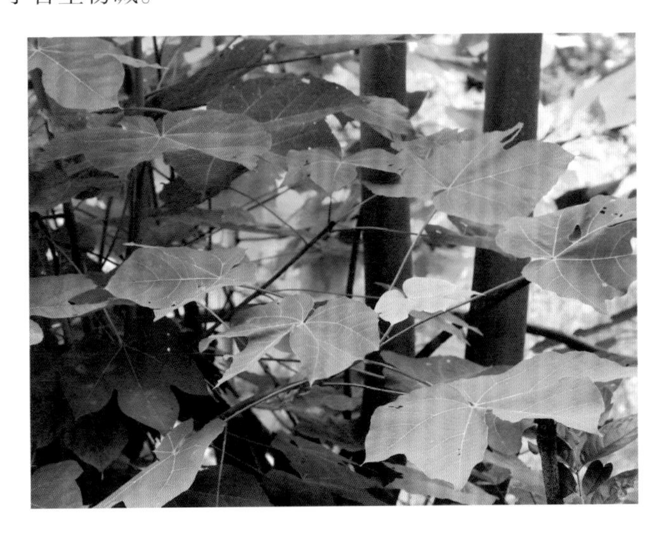

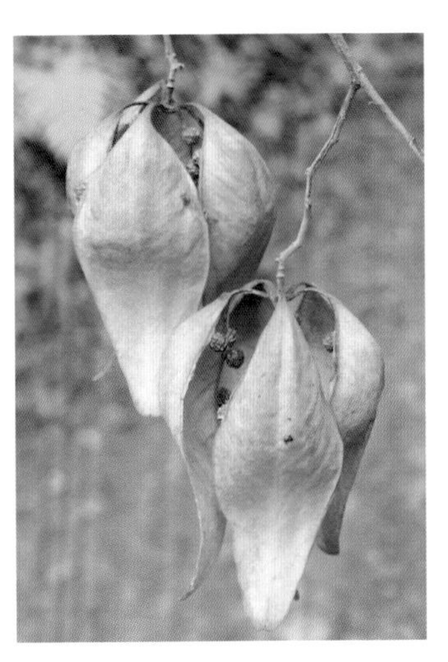

384 猕猴桃（*Actinidia chinensis*）

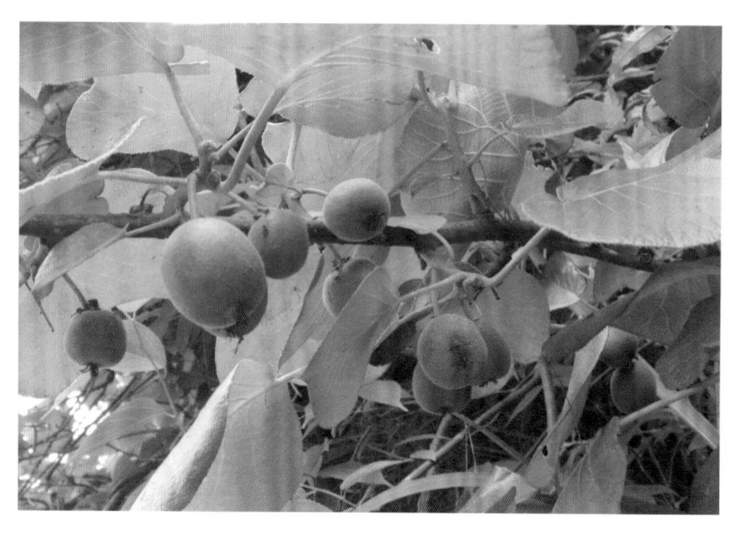

猕猴桃科植物猕猴桃（中华猕猴桃）*Actinidia chinensis* Planch.。

【形态与分布】 藤本。幼枝及叶柄密生灰棕色柔毛，老枝无毛；髓大，白色，片状。叶片纸质，圆形，卵圆形或倒卵形，长5～17cm，顶端突尖、微凹或平截，边缘有刺毛状齿，上面仅叶脉有疏毛，下面密生灰棕色星状绒毛。花开时白色，后变黄色；花被5数，萼片及花柄有淡棕色绒毛；雄蕊多数；花柱丝状，多数。浆果卵圆形或矩圆形，密生棕色长毛。花期4～9月，果期8～10月。

生于林内或灌丛中，海拔达1850m。广布于长江流域以南各省区，北到西北及河南。

【功效应用】 藤茎或根（药名藤梨根）：祛风除湿，清热解毒，活血散结，生津止渴。有小毒。用于风湿疼痛、跌打损伤、黄疸、食积不化、瘰疬、疮疖、肠胃道肿瘤、乳癌、津伤口渴。用量10～30g，孕妇忌服；外用适量，捣敷。

【化学成分】 根含三萜、酚类、蒽醌、黄酮等成分。

【附注】 （1）本种干燥根以“藤梨根”为名收载于《湖北省中药材质量标准》（2018年版），并以“猕猴桃根”为名收载于《湖南省中药材标准》（2009年版）。（2）本种的变种硬毛猕猴桃 *Actinidia chinensis* Planch. var. *deliciosa*（A. Chev.）A Chev.（*Actinidia chinensis* Planch. var. *hispida* C. F. Liang）的干燥根同等药用。其植物分布于河南西部、湖北西部、湖南西部、贵州及甘肃（天水）、陕西（秦岭）、四川、云南、广西北部等地。与猕猴桃的主要区别：小枝被褐色长硬毛。叶柄被褐色长硬毛。果实被常分裂为2～3根束状的刺毛状长硬毛。（3）本种果实为著名水果猕猴桃，富含维生素。

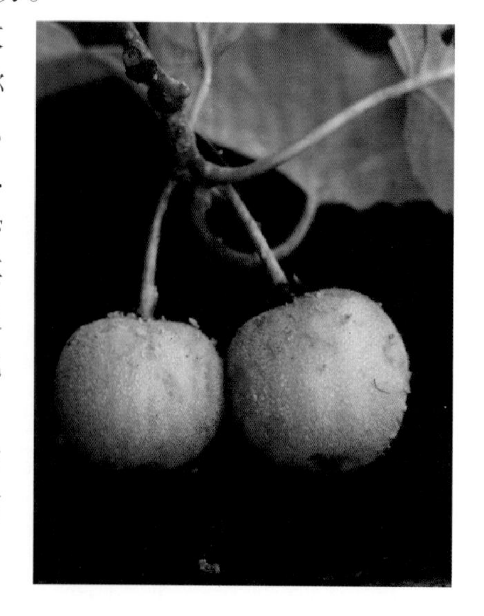

385 油茶（*Camellia oleifera*）

山茶科植物油茶 *Camellia oleifera* Abel.。

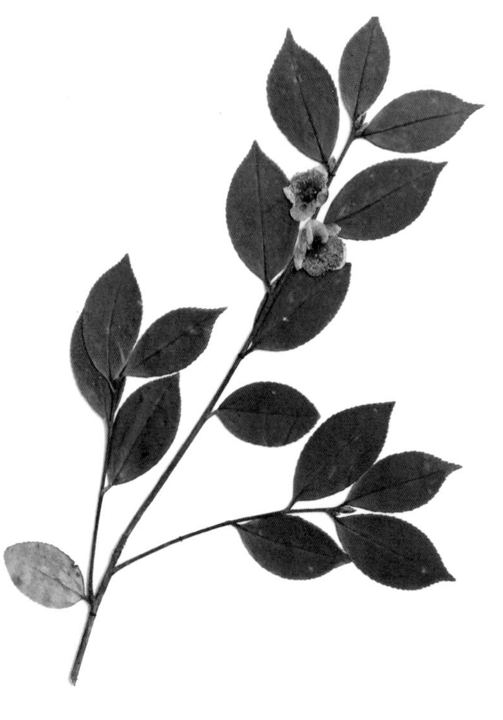

【形态与分布】 灌木或中乔木。嫩枝有粗毛。叶革质，椭圆形、长圆形或倒卵形，先端尖而有钝头，有时渐尖或钝，基部楔形，长5～7cm或更长，宽2～4cm，上面深绿色，发亮，中脉有粗毛或柔毛，下面浅绿色，无毛或中脉有长毛，侧脉在上面能见，在下面不显，边缘有细锯齿或钝齿，叶柄长4～10mm，有粗毛。花单独顶生，近无柄，苞片与萼片约10，由外向内渐增大，阔卵形，长3～12mm，背面有贴紧柔毛或绢毛，花后脱落，花瓣5～7，白色，倒卵形至披针形，长2.5～4.5cm，宽1～2cm，先端凹入或2裂；雄蕊多数，基部略合生，花药黄色；子房有长毛，花柱顶端3裂。蒴果球形或卵圆形，直径2～4cm，果瓣厚木质，2～3裂；苞片及萼片脱落后留下的果柄长3～5mm，粗大，有环状短节。花期冬春间。

海南省800m以上的原生森林有野生，中等乔木状；长江流域到华南各地广泛栽培。

【功效应用】 根：清热解毒，理气止痛，活血消肿。用于咽喉肿痛、胃痛、牙痛、跌打伤痛、烧烫伤。花：凉血止血。用于吐血、咳血、便血、子宫出血、烫伤。种子：行气，润肠，杀虫。用于气滞腹痛、肠燥便秘、蛔虫症、钩虫症、疥癣瘙痒。用量6～10g，或入丸、散；外用适量，煎水洗或研末调涂。

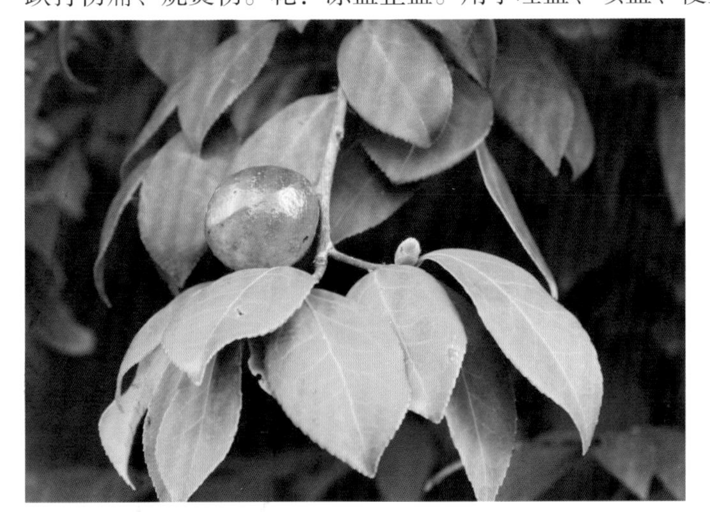

【化学成分】 种子含脂肪酸、蛋白质、多糖、酚类、黄酮、皂苷、鞣质等成分；叶含黄酮、皂苷等成分。

【附注】 本种为主要木本油料植物。

386 茶（*Camellia sinensis*）

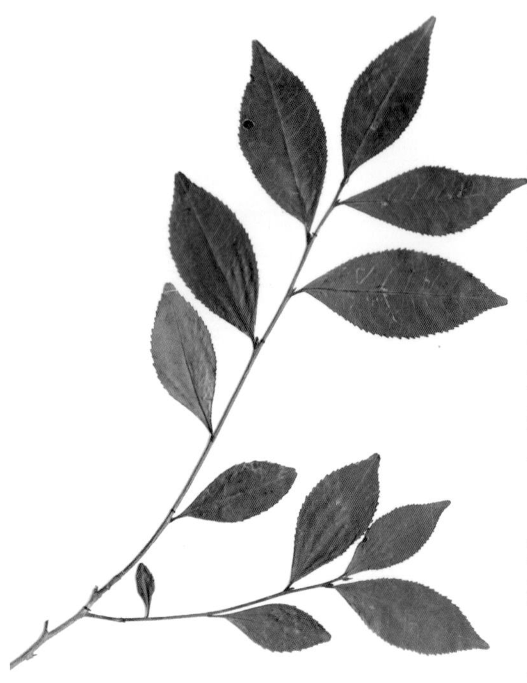

山茶科植物茶 *Camellia sinensis*（L.）O. Ktze.。

【形态与分布】 灌木或小乔木。嫩枝无毛。叶革质，长圆形或椭圆形，长 4 ～ 12cm，宽 2 ～ 5cm，先端钝或尖锐，基部楔形，上面发亮，下面无毛或初时有柔毛，侧脉 5 ～ 7 对，边缘有锯齿，叶柄长 3 ～ 8mm，无毛。花 1 ～ 3 朵腋生，白色，花柄长 4 ～ 6mm，有时稍长；苞片 2，早落；萼片 5，阔卵形至圆形，长 3 ～ 4mm，无毛，宿存；花瓣 5 ～ 6，阔卵形，长 1 ～ 1.6cm，基部略连合，背面无毛，有时有短柔毛；雄蕊长 8 ～ 13mm，基部连生 1 ～ 2mm；子房密生白毛；花柱无毛，先端 3 裂，裂片长 2 ～ 4mm。蒴果 3 球形或 1 ～ 2 球形，高 1.1 ～ 1.5cm，每球有种子 1 ～ 2。花期 10 月至翌年 2 月。

野生种遍见于长江以南各省的山区，小乔木状，叶片较大，长常超过 10cm。经长期广泛栽培，毛被及叶型变化很大。

【功效应用】 嫩叶及嫩芽（药名茶叶）：清头目，除烦渴，消食，化痰，利尿，解毒。用于头痛、目昏、目赤、多睡善寐、感冒、心烦口渴、食积、口臭、痰喘、癫痫、小便不利、泻痢、喉痛、疮疡疖肿、烧烫伤。用量 3 ～ 10g，或入丸、散，或沸水泡后服用；外用适量，研末调敷或鲜品捣敷。脾胃虚寒者慎服；失眠及习惯性便秘者禁服。

【化学成分】 叶含生物碱、鞣质、黄酮和三萜皂苷等成分。

【附注】 其嫩叶采集后，根据不同的加工方法，常制成绿茶或红茶，以开水泡后饮用。

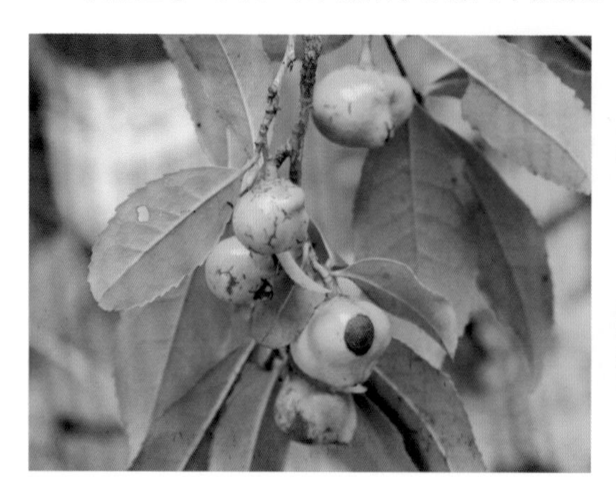

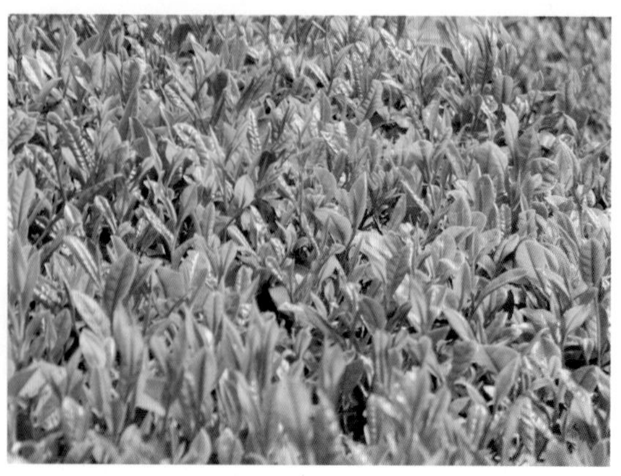

387 黄海棠（*Hypericum ascyron*）

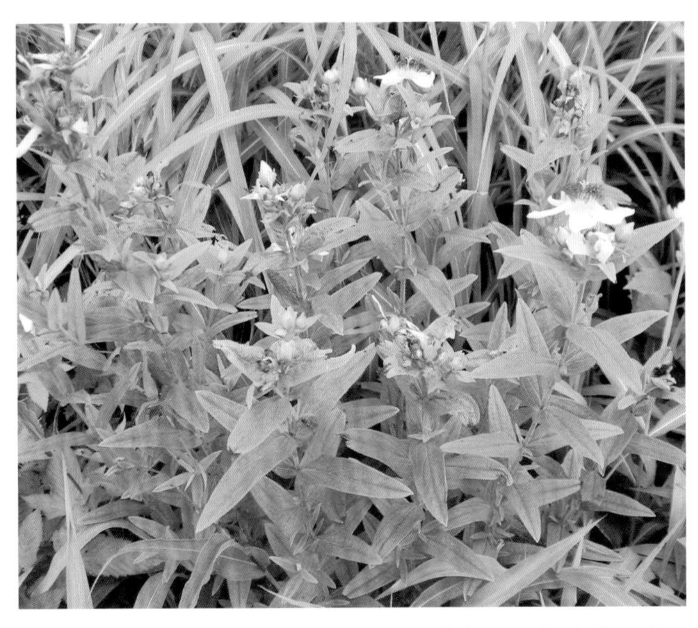

藤黄科植物黄海棠（湖南连翘）*Hypericum ascyron* L.。

【形态与分布】 多年生草本，高 60 ～ 120cm。茎有 4 棱，淡棕色，上部多分枝。叶对生，无柄，叶片披针形、长圆状披针形、长圆状卵形至椭圆形或狭长圆形，长 4 ～ 10cm，宽 0.5 ～ 4cm，先端渐尖、锐尖或钝形，基部楔形或心形而抱茎，全缘，有多数透明腺点。花大形，黄色，由数朵组成顶生的聚伞花序；萼片 5，不等长；花瓣 5，金黄色，狭倒卵形，稍偏斜而旋转；雄蕊极多数，5 束，每束有雄蕊约 30 枚，花药金黄色，基部合成 5 束；子房上位，卵形，5 室，花柱 5，基部或下部合生。蒴果为或宽或狭的卵珠形或卵珠状三角形，长 0.9 ～ 2.2cm，宽 0.5 ～ 1.2cm，棕褐色，成熟后先端 5 裂，柱头常折落。花期 6 ～ 7 月，果期 7 ～ 9 月。

生于海拔 2500m 下的山坡林下、路边、沟旁草丛中。分布于东北及黄河、长江流域。

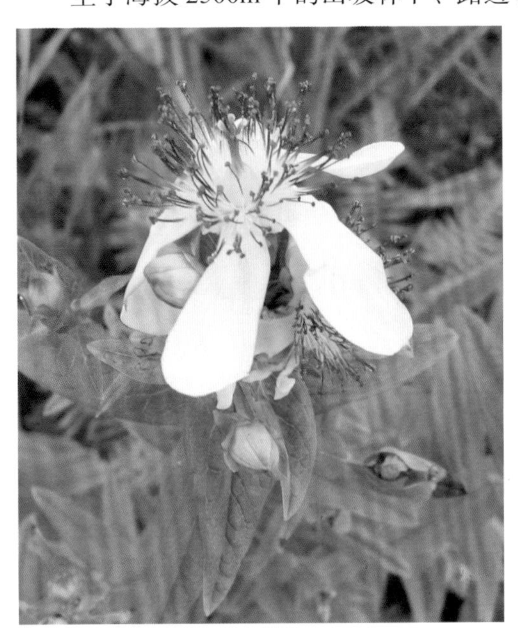

【功效应用】 全草（药名刘寄奴，红旱莲）：凉血止血，活血调经，清热解毒。用于血热所致吐血、咯血、尿血、便血、崩漏、跌打损伤、外伤出血、月经不调、痛经、乳汁不下、风热感冒、疟疾、肝炎、痢疾、腹泻、烫伤、湿疹、黄水疮、蛇咬伤。用量 10 ～ 15g，孕妇慎用；外用适量，鲜品捣敷，或研末敷患处。

【化学成分】 全草含黄酮、三萜、酚酸、挥发油等成分。

【附注】 本种与同属植物元宝草 *Hypericum sampsonii* Hance 的干燥地上部分在华中一带作中药“刘寄奴”药用，收入《湖北省中药材质量标准》（2018 年版）及《湖南省中药材标准》（2009 年版）。

388 赶山鞭（*Hypericum attenuatum*）

藤黄科植物赶山鞭 *Hypericum attenuatum* Choisy。

【形态与分布】 多年生草本，高（15）30 ～ 74cm。根茎具发达的侧根及须根。茎数个丛生，圆柱形，常有 2 条纵线棱，且全面散生黑色腺点。叶无柄；叶片卵状长圆形至长圆状倒卵形，长（0.8）1.5 ～ 2.5（3.8）cm，宽（0.3）0.5 ～ 1.2cm，先端圆钝或渐尖，基部渐窄或微心形，略抱茎，全缘，两面通常光滑，下面散生黑腺点，侧脉 2 对。近伞房状或圆锥状花序顶生；花直径 1.3 ～ 1.5cm；萼片卵状披针形，散生黑色腺点，花瓣宿存，淡黄色，长圆状倒卵形，长 1cm，宽约 0.4cm，先端钝形，疏被黑腺点；雄蕊 3 束，每束具雄蕊约 30 枚；子房卵珠形，长约 3.5mm，花柱 3，基部离生。蒴果卵球形或长圆状卵球形，具条状腺斑。花期 7 ～ 8 月，果期 8 ～ 9 月。

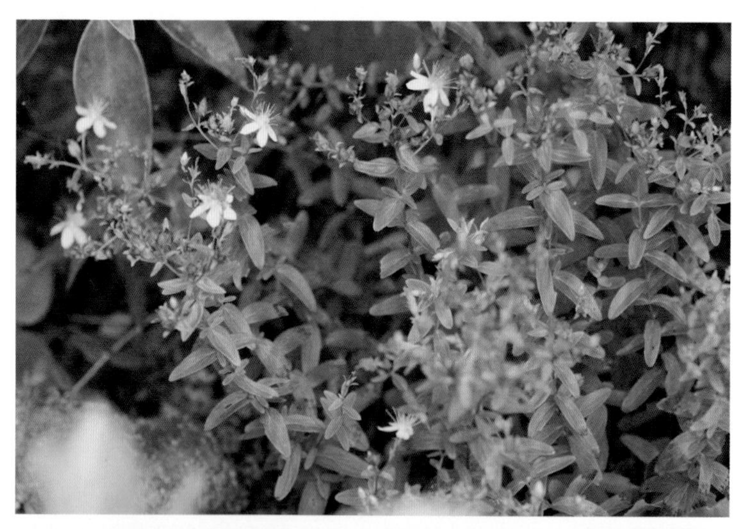

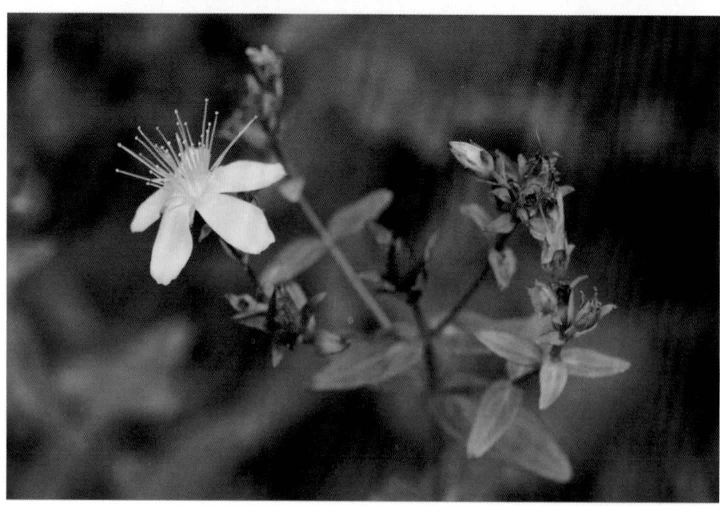

生于海拔 1100m 以下的田野、半湿草地、草原、山坡草地、石砾地、草丛、林内及林缘等处。除新疆、青海及西南各省外，遍布全国。

【功效应用】 全草(药名赶山鞭)：凉血止血，活血止痛，解毒消肿。用于吐血、咯血、崩漏、外伤出血、风湿痹痛、跌打损伤、痈肿疔疮、乳痈肿痛、乳汁不下、烫伤及蛇虫咬伤。用量 9 ～ 15g；外用适量，鲜品捣敷，或干品研粉撒敷。

【化学成分】 含黄酮、甾体、挥发油、萜类等成分。

389 地耳草（*Hypericum japonicum*）

藤黄科植物地耳草 *Hypericum japonicum* Thunb. ex Murray。

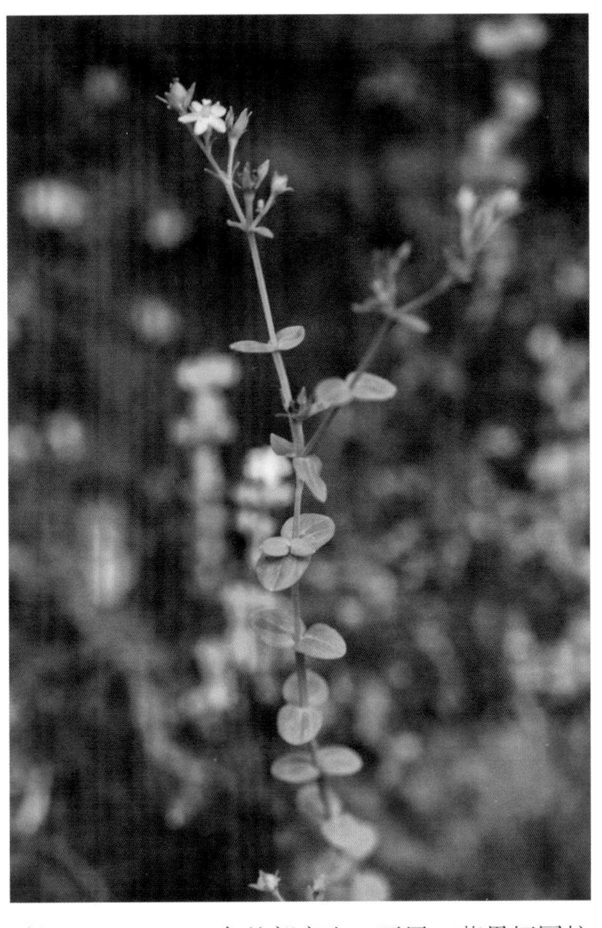

【形态与分布】 小草本，高 3 ～ 45cm。根多须状。茎纤细，单一或多少簇生，直立或披散，在花序下部不分枝或各式分枝，具 4 棱，散布淡色腺点，茎基部近节处生细根。叶对生，无柄，叶片卵形、卵状三角形至长圆形、椭圆形，长 2 ～ 18mm，宽 1 ～ 10mm，先端近锐尖至圆形，基部心形抱茎至截形，全缘，散布透明腺点。花序具 1 ～ 30 花，两岐状或多少呈单岐状，有或无侧生的小花枝；苞片及小苞片线形、披针形至叶状，微小至与叶等长。花小，直径 4 ～ 8mm；花梗长 2 ～ 5mm。萼片狭长圆形或披针形至椭圆形，长 2 ～ 5.5mm，宽 0.5 ～ 2mm，先端锐尖至钝形，散生透明腺点或腺条纹，果时直伸。花瓣白色、淡黄色至橙黄色，椭圆形或长圆形，长 2 ～ 5mm，宽 0.8 ～ 1.8mm，先端钝形，无腺点，宿存。雄蕊 5 ～ 30，不成束，长约 2mm，宿存，花药黄色。子房 1 室，长 1.5 ～ 2mm；花柱（2）3，长 0.4 ～ 1mm，自基部离生，开展。蒴果短圆柱形至圆球形，长 2.5 ～ 6mm。种子淡黄色，圆柱形，长约 0.5mm，两端锐尖，无龙骨状突起和顶端的附属物，全面有细蜂窝纹。花期 3 ～ 5 月，果期 6 ～ 10 月。

生于海拔 2800m 以下的田边、沟边、草地及撂荒地上。分布于辽宁、山东至长江以南各省区。

【功效应用】 全草（药名地耳草）。清热利湿，解毒，散瘀消肿，止痛。用于湿热黄疸、泄泻、痢疾、肠痈、肺痈、痈疖肿毒、乳蛾、口疮、目赤肿痛、毒蛇咬伤、跌打损伤。用量 15 ～ 30g，鲜品 30 ～ 60g；外用适量，捣烂外敷，或煎水洗。

【化学成分】 全草含黄酮等成分。

【附注】 干燥全草为中草药“地耳草”，曾收载于（1977 年版）《中国药典》。

390 金丝桃（*Hypericum monogynum*）

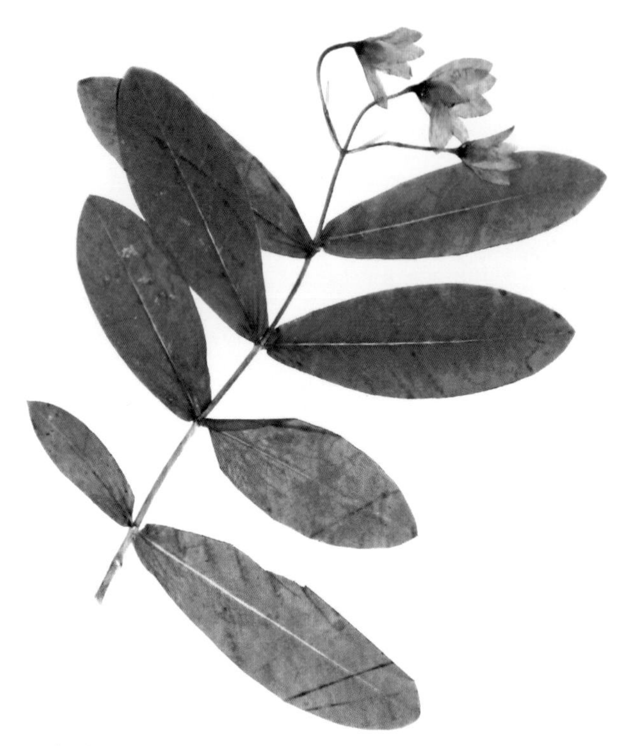

藤黄科植物金丝桃 *Hypericum monogynum* L.(*Hypericum chinense* L.)。

【形态与分布】 半常绿小灌木，高可达 1m。全枝光滑无毛，多分枝；小枝对生，圆柱形，红褐色。叶对生，叶片具透明腺点，长圆形或椭圆状长圆形，长 3 ~ 8cm，宽 1 ~ 2.5cm，顶端钝尖，基部渐狭而稍抱茎，上面绿色，下面粉绿色，全缘，中脉在两面都明显而下部稍凸起，无柄。花顶生，单生或组成 3 ~ 7 花的聚伞花序，直径 3 ~ 6cm，具披针状小苞片；萼片 5，卵状矩圆形或椭圆状披针形，长 5mm，宽 2 ~ 2.5cm，顶端微钝；花瓣 5，鲜黄色，宽倒卵形，长 2 侧脉，宽 1 ~ 1.2cm；雄蕊多数，基部合生成 5 束；花柱细长，顶端 5 裂。蒴果棕色，卵圆形。花期 6 ~ 9 月，果期 8 ~ 10 月。

生于山坡、路旁或灌丛中。分布于华中、华东地区及河北、陕西、广东、四川、台湾等省。

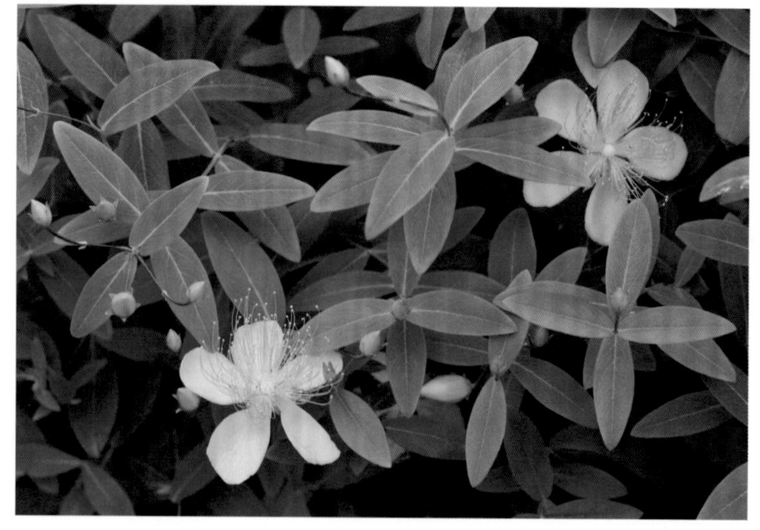

【功效应用】 全株：清热解毒，散瘀止痛。有小毒。用于跌打损伤、急性咽喉炎、眼结膜炎、肝炎、疮疖肿毒、蛇咬伤。用量 15 ~ 30g; 外用鲜根，或鲜叶适量，捣敷。

【化学成分】 全株含酚类、螺内酯、黄酮、三萜等成分。

391 金丝梅（*Hypericum patulum*）

藤黄科植物金丝梅 *Hypericum patulum* Thunb. ex Murray。

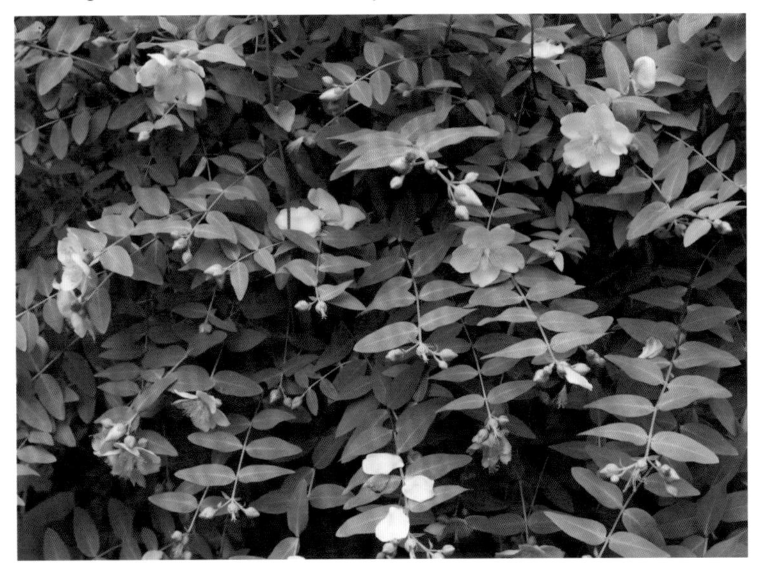

【形态与分布】 灌木，丛状，高 0.3 ～ 1.5（3）m。茎开展，具 2 棱。叶具柄，叶柄长 0.5 ～ 2mm，叶片披针形至长圆状卵形，长 1.5 ～ 6cm，宽 0.5 ～ 3cm，先端钝或圆，具小突尖，基部狭或宽楔形至短渐狭，边缘平坦，坚纸质，上面绿色，下面较为苍白色，主侧脉 3 对，中脉在上方分枝，腹腺体多少密集，叶片腺体短线形和点状。花序伞房状，具花 1 ～ 15，花梗长 2 ～ 4（～ 7）mm；苞片狭椭圆形至狭长圆形，凋落；花直径 2.5 ～ 4cm，萼片离生，先端钝、圆或微凹而有小突尖，具啮蚀状细齿及小缘毛；花瓣金黄色，内弯，长圆状倒卵形或宽卵形，长 1.2 ～ 1.8cm，宽 1 ～ 1.4cm，长约为萼片 1.5 ～ 2.5 倍，有 1 行近边缘生的腺点，有侧生的小尖突。雄蕊 5 束，每束具雄蕊 50 ～ 70 枚。蒴果宽卵形。种子深褐色，多少呈圆柱形。花期 6 ～ 7 月，果期 8 ～ 10 月。

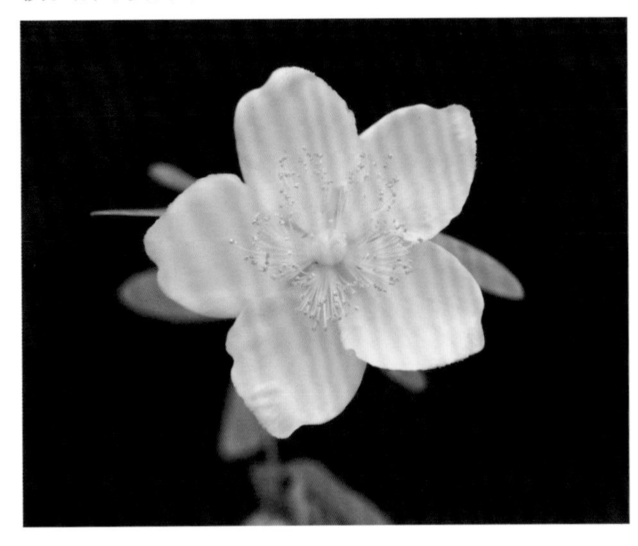

生于海拔 300 ～ 2400m 的山坡或山谷的疏林下、路旁或灌丛中。分布于华中、华东地区和陕西、广西、四川、贵州、台湾等省区。

【功效应用】 全株：清热利湿解毒，疏肝通络，祛瘀止痛。用于湿热淋病、肝炎、感冒、扁桃体炎、疝气偏坠、筋骨疼痛、跌打损伤。用量 6 ～ 15g；外用适量，捣敷，或炒研末撒。

【化学成分】 全株含挥发油、萜类、黄酮等成分。

392 贯叶连翘（*Hypericum perforatum*）

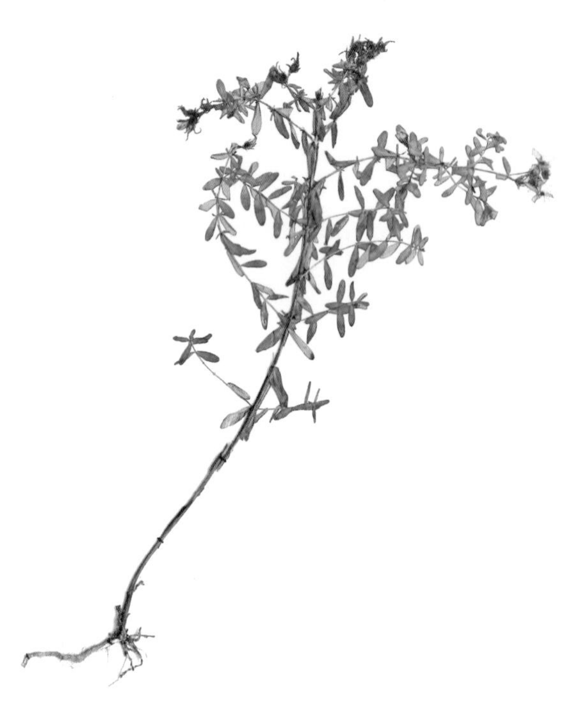

藤黄科植物贯叶连翘 *Hypericum perforatum* L.。

【形态与分布】 草本，高 20 ～ 60cm，全体无毛。茎直立，多分枝，茎及分枝两侧各有 1 纵线棱。叶无柄，彼此靠近密集，椭圆形至线形，长 1 ～ 2cm，宽 3 ～ 7mm，先端钝形，基部近心形而抱茎，全缘而多少反卷，有多数透明及黑色腺点，侧脉每边约 2 条，自中脉基部 1/3 以下生出，斜升。两歧状聚伞花序具 5 ～ 7 花，生于茎枝顶端，多个再组成顶生圆锥花序；苞片及小苞片线形，长达 4mm。萼片长圆形或披针形，长 3 ～ 4mm，先端渐尖至锐尖，边缘有黑色腺点。花瓣黄色，长圆形或长圆状椭圆形，两侧不等，长约 1.2cm，宽 0.5cm，边缘及上部常有黑色腺点。雄蕊多数，3 束。子房卵珠形，长 3mm。蒴果长圆状卵形，长约 5mm，宽 3mm，具背生腺条及侧生黄褐色囊状腺体。种子黑褐色，圆柱形，长约 1mm。花果期 5 ～ 10 月。

生于海拔 500 ～ 2100m 的山坡、路旁、草地、林下及河边等处。分布于华中地区及河北、山西、陕西、甘肃、新疆、山东、江苏、江西、四川和贵州等省区。

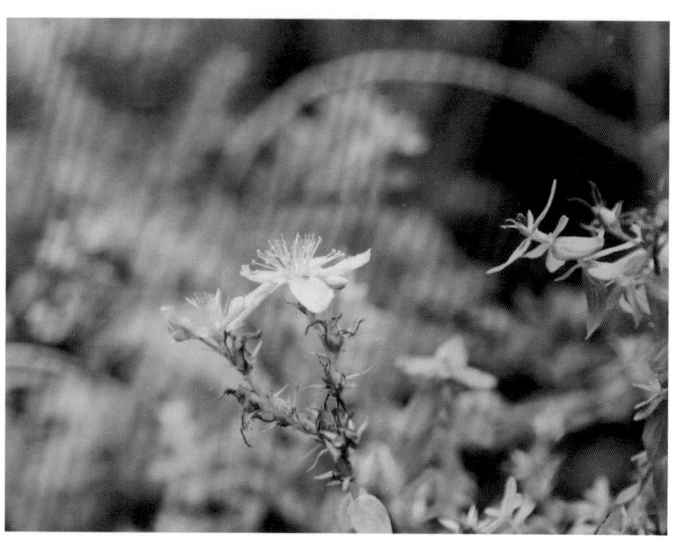

【功效应用】 全草（药名贯叶连翘）：收敛止血，调经通乳，清热解毒，利湿。用于咯血、吐血、外伤出血、月经不调、咽喉疼痛、黄疸、目赤红肿、尿路感染。用量 9 ～ 15g；外用适量，鲜品捣敷。

【化学成分】 全草含黄酮、鞣质、挥发油、蒽酚等成分。

【附注】 本种全草具有抗抑郁作用，为相关药物的原料药。

393 元宝草（*Hypericum sampsonii*）

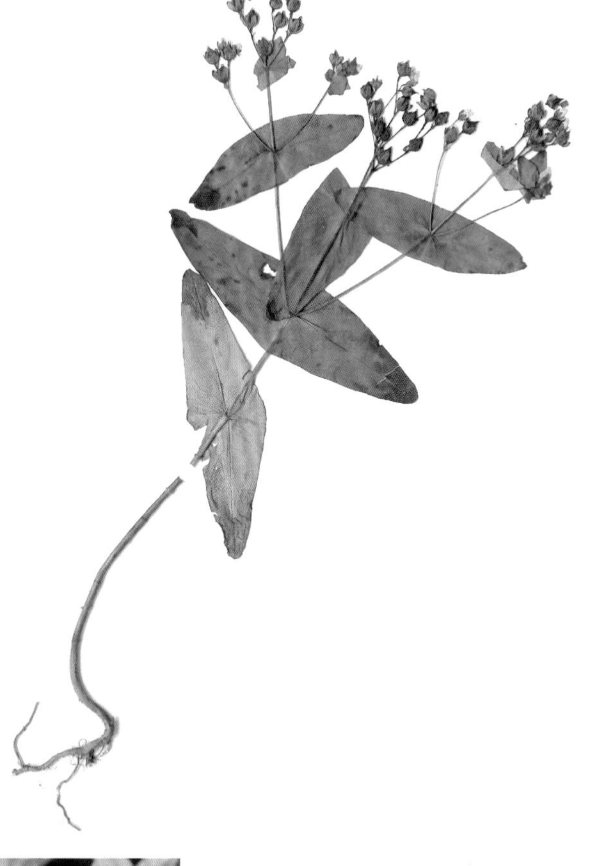

藤黄科植物元宝草 *Hypericum sampsonii* Hance。

【形态与分布】 多年生草本，高 50～80cm，光滑无毛。茎直立，圆柱形。叶对生，其基部完全合生为一体，而茎贯穿其中心，长椭圆状披针形，两叶长 7～16cm，宽约 1.5～3.5cm。花数朵生于枝顶，黄色；苞片披针形；萼片、花瓣各 5 片，雄蕊多数，3 束；花柱 3。蒴果卵圆形，3 室，长约 6～8mm，具黄褐色腺体。花期 5 月，果期 6 月。

生长于海拔 200～1800m 的山坡或路旁阴湿处。分布于长江流域各省和台湾。

【功效应用】 全草（药名刘寄奴）：清热解毒，凉血止血。用于小儿高热、痢疾、肠炎、吐血、衄血、月经不调、白带；外用治外伤出血、跌打损伤、乳腺炎、烧烫伤、毒蛇咬伤。用量 10～15g；外用适量，鲜品捣敷，或研末敷患处。

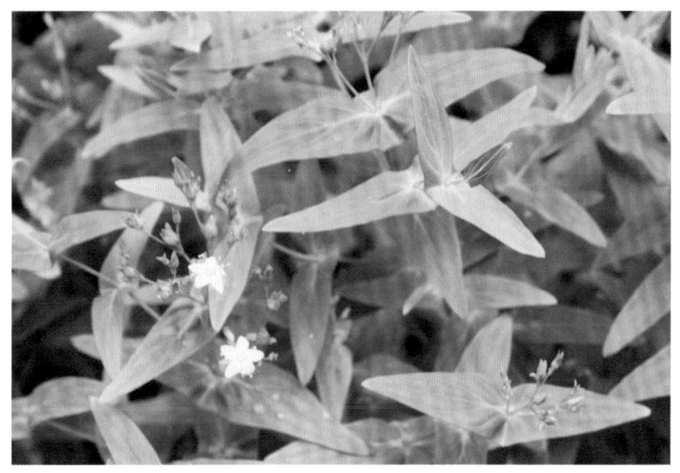

【化学成分】 全草含萘骈双蒽酮、黄酮、二苯甲酮、挥发油等成分。

【附注】 本种为华中及华东部分地区习用的中药“刘寄奴”来源之一，收载于《湖北省中药材质量标准》（2018 年版）。

394 柽柳（*Tamarix chinensis*）

柽柳科植物柽柳 *Tamarix chinensis* Lour.。

【形态与分布】 灌木或小乔木，高 3 ～ 8m。老枝直立，暗褐红色，光亮，幼枝稠密细弱，常开展而下垂，红紫色或暗紫红色，有光泽；嫩枝繁密纤细，悬垂。叶鲜绿色，钻形或卵状披针形，长 1 ～ 3mm，先端急尖或略钝，下面有隆起的脊。总状花序生于绿色幼枝，组成顶生大圆锥花序，通常下弯；花 5 出，密生，粉红色；苞片绿色，条状钻形，短于花梗和萼的总长；萼片卵形；花瓣矩圆形，宿存；雄蕊生在花盘裂片之间，花盘 5 或 10 裂；花柱棍棒状。蒴果长 3.5mm。花期 4 ～ 9 月。

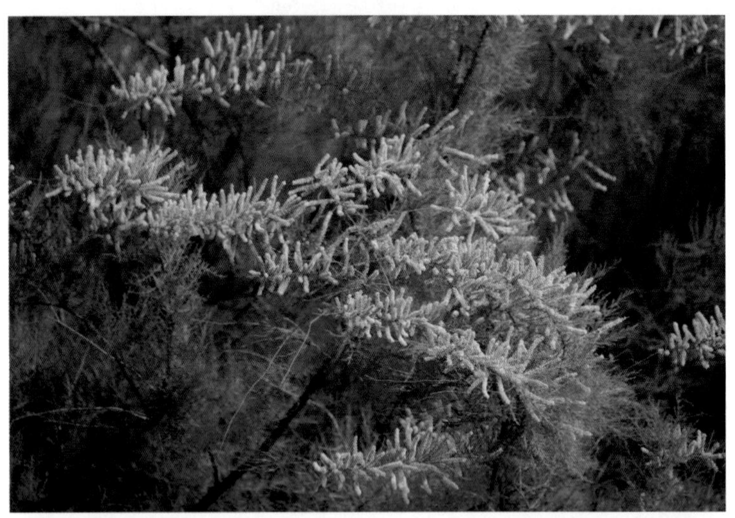

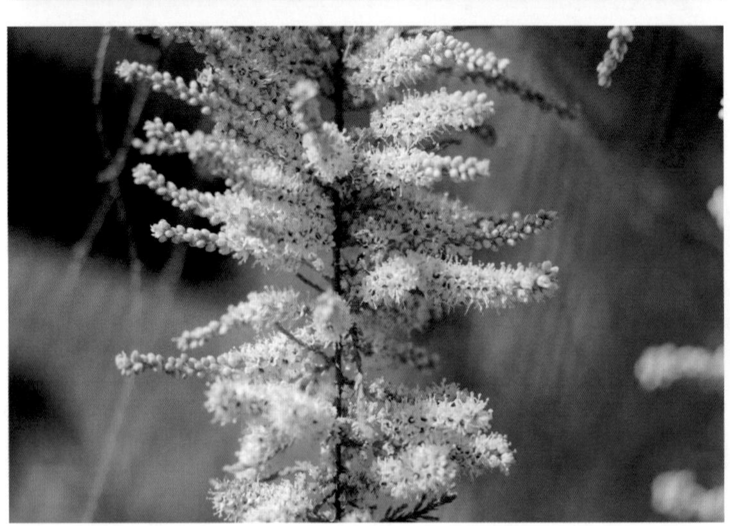

生于河流冲积平原、海滨、滩头、潮湿盐碱地和沙荒地。野生于河南、湖北及辽宁、河北、山东、江苏（北部）、安徽（北部）等省；我国东部至西南部各省区均有栽培。

【功效应用】 枝叶（药名西河柳）：发表透疹，祛风除湿。用于麻疹不透、风湿痹痛。用量 3 ～ 6g；外用适量，煎汤擦洗。

【化学成分】 枝叶含黄酮、三萜、甾体和挥发油等成分。

【附注】 （1）柽柳根系发达，深达 5 ～ 7m，侧根平展，固土和涵养水源能力强，用于河边、堤岸的防护。同时耐盐碱，亦是海岸防护的优选树种之一。（2）本种的干燥枝叶为中药“西河柳”，收载于《中国药典》。

395 如意草（*Viola arcuata*）

堇菜科植物如意草（堇菜）*Viola arcuata* Blume（*Viola verecunda* A. Gray）。

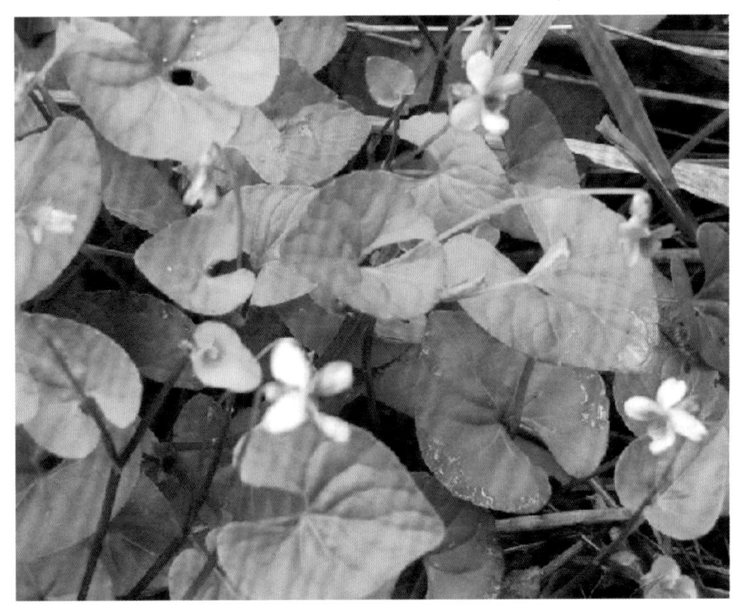

【形态与分布】 多年生草本，高 5 ～ 20cm。根茎短粗，节较密，密生多条须根。地上茎数条丛生，稀单一，直立或斜升，平滑无毛。基生叶叶片宽心形、卵状心形或肾形，长 1.5 ～ 3cm（包括垂片），宽 1.5 ～ 3.5cm，先端圆或微尖，基部宽心形，两侧垂片平展，边缘具向内弯的浅波状圆齿，两面近无毛；茎生叶少，与基生叶相似，但基部的弯缺较深，幼叶的垂片常卷折；叶柄长 1.5 ～ 7cm，具翅或极狭的翅；基生叶的托叶下部与叶柄合生，上部离生呈狭披针形，长 5 ～ 10mm，茎生叶的托叶离生，绿色，卵状披针形或匙形，长 6 ～ 12mm。花小，白色或淡紫色，生于茎生叶的叶腋，具细弱花梗；花梗远长于叶片，中部以上有 2 枚近对生的线形小苞片；萼片卵状披针形，长 4 ～ 5mm，先端尖，基部附属物短，末端平截具浅齿，边缘狭膜质；上方花瓣长倒卵形，长约 9mm，宽约 2mm，侧方花瓣长圆状倒卵形，长约 1cm，宽约 2.5mm，里面基部有短须毛，下方花瓣连距长约 1cm，先端微凹，下部有深紫色条纹；距呈浅囊状，长 1.5 ～ 2mm；子房无毛，花柱棍棒状，基部细且明显向前膝曲，向上渐增粗，柱头 2 裂。蒴果长圆形或椭圆形，长约 8mm，先端尖。种子卵球形，长约 1.5mm，基部具狭翅状附属物。花果期 5 ～ 10 月。

生于湿草地、山坡草丛、灌丛、杂木林林缘、田野、宅旁等处。分布于华中、华东、华南、西南地区及吉林、辽宁、河北、陕西、甘肃、台湾等省。

【功效应用】 全草（药名如意草）。清热解毒，散瘀止血。用于疮疡肿毒、乳痈、跌打损伤、开放性骨折、外伤出血、蛇伤。用量 9 ～ 15g，鲜品 15 ～ 30g；外用适量，捣敷，或焙干研末撒敷。

396 蔓茎堇菜（*Viola diffusa*）

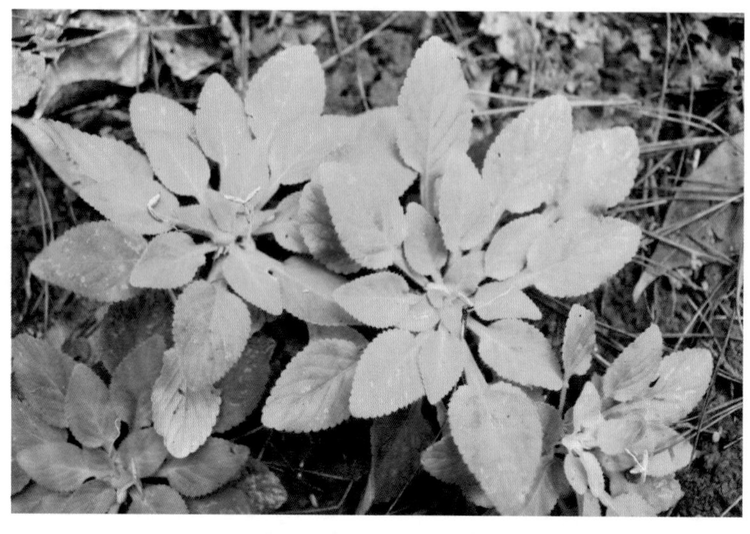

堇菜科植物蔓茎堇菜（七星莲）*Viola diffusa* Ging.。

【形态与分布】 多年生草本，密被长柔毛，稀无毛。地下茎短或稍长；基生叶和匍匐枝通常多数。叶基生，卵形或矩圆状卵形，长 1.5 ～ 6cm，先端圆、钝或稍尖，基部通常截形或楔形，少浅心形，明显下延于叶柄上部，边有较细钝齿，匍匐枝上的叶常聚生于枝端；叶柄长 2 ～ 6cm，具明显的翅，通常有毛；托叶有睫毛状齿或近于全缘。花单生，细小，两侧对称，具长梗，生于基生叶或匍匐枝叶丛的叶腋间；花梗长或短于叶片，密被长柔毛；苞片线形，生于花梗中部；萼片 5，披针形，基部附器短，截形；花瓣 5，白色或浅紫色，距短，长约 2mm；子房无毛。蒴果椭圆形，长约 7mm，无毛。种子宽卵形，长约 1mm。花期 4 ～ 5 月，果期 6 ～ 8 月。

生于海拔 300 ～ 2000m 的山地沟旁、疏林下、草坡或溪谷旁较湿润肥沃处。分布于长江流域以南各省及台湾。

【功效应用】 全草（药名黄瓜香）：消肿退热、排脓解毒、生肌接骨。用于肺热咳嗽、百日咳、眼结膜炎、疮疡肿毒、烧烫伤、跌打损伤。用量 10 ～ 30g，鲜品加倍；外用适量，水煎洗，或鲜品绞汁外搽。

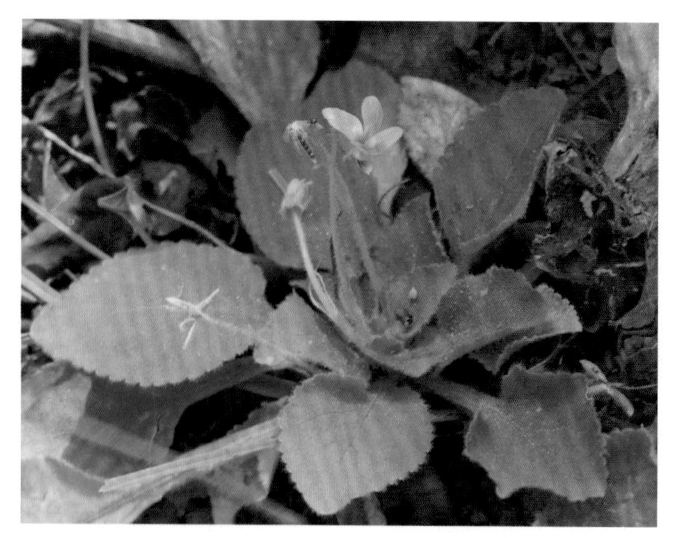

【化学成分】 含有黄酮、萜类、糖类等成分。

【附注】 本种的干燥全草以“黄瓜香”为名，收载于《湖北省中药材质量标准》（2018 年版）。

397 长萼堇菜（*Viola inconspicua*）

堇菜科植物长萼堇菜（犁头草）*Viola inconspicua* Blume。

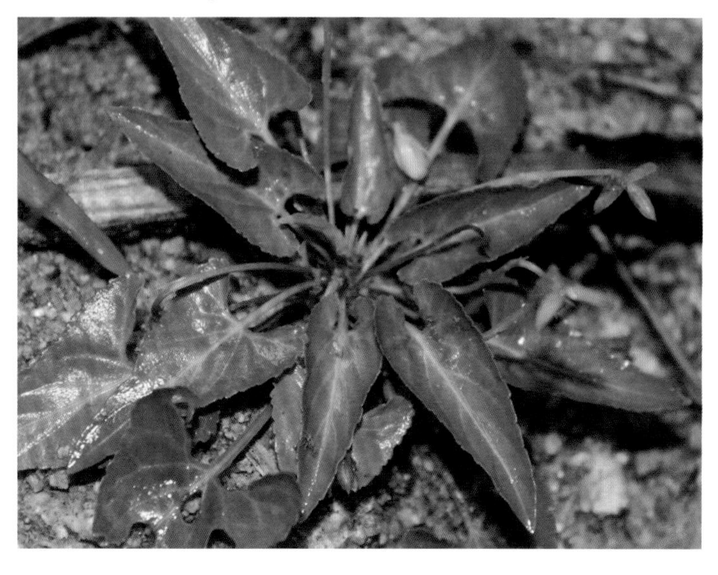

【形态与分布】 多年生草本，无地上茎。根茎垂直或斜生，较粗壮，长 1 ～ 2cm，直径 2 ～ 8mm，节密生。叶基生，呈莲座状；叶片三角状卵形、舌状三角形或戟形，长 1.5 ～ 7cm，宽 1 ～ 3.5cm，最宽处在叶的基部，中部向上渐变狭，先端渐尖或尖，基部宽心形，弯缺呈宽半圆形，两侧垂片发达，通常平展，稍下延于叶柄成狭翅，边缘具圆锯齿，两面通常无毛，少有在下面的叶脉及近基部的叶缘上有短毛，上面密生乳头状小白点，但在较老的叶上则变成暗绿色；叶柄长 2 ～ 7cm；托叶 3/4 与叶柄合生，分离部分披针形，长 3 ～ 5mm，先端渐尖，边缘疏生流苏状短齿，稀全缘，通常有褐色锈点。花两侧对称；萼片 5，卵状披针形或披针形，长 4 ～ 7mm，顶端渐尖，基部附器狭长，末端具缺刻状浅齿；花瓣淡紫色，长圆状倒卵形，长 7 ～ 9mm，下方花瓣连距长 10 ～ 12mm，距管状，直，末端钝。蒴果长圆形，长 8 ～ 10mm，无毛。花果期 3 ～ 11 月。

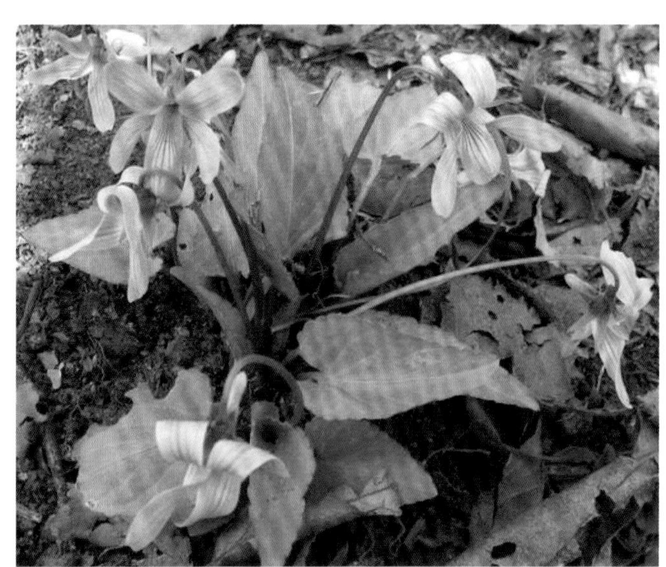

生于林缘、山坡草地、田边及溪旁等处。分布于湖北、湖南及甘肃、陕西、海南、台湾等省和华东、华南、西南地区。

【功效应用】 全草：清热解毒，拔毒消肿。用于痈疽肿毒、乳痈、肠痈下血、化脓性骨髓炎、黄疸、目赤肿痛、瘰疬、外伤出血、蛇伤。用量 9 ～ 15g；外用适量。

【化学成分】 全草含有香豆素、黄酮、有机酸等成分。

398 萱（*Viola moupinensis*）

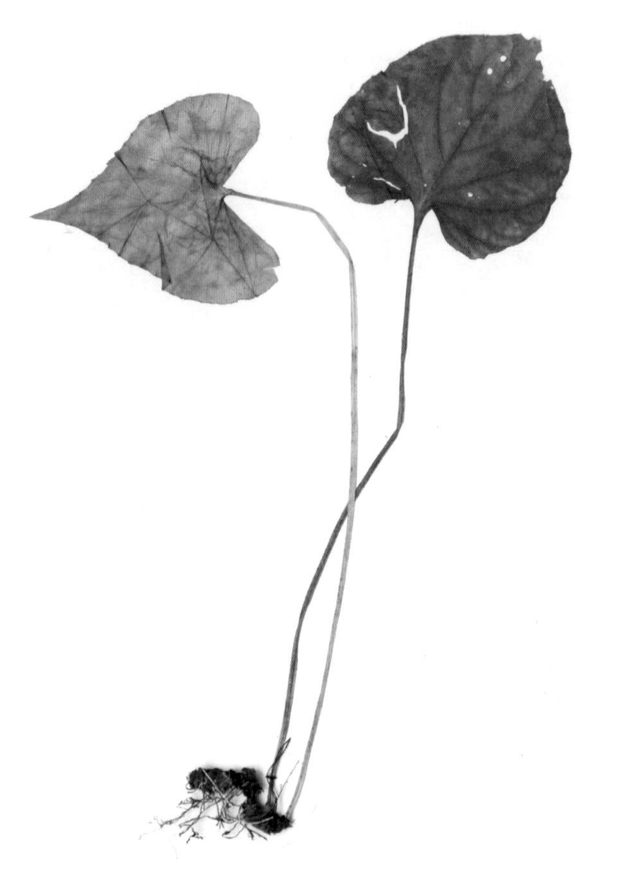

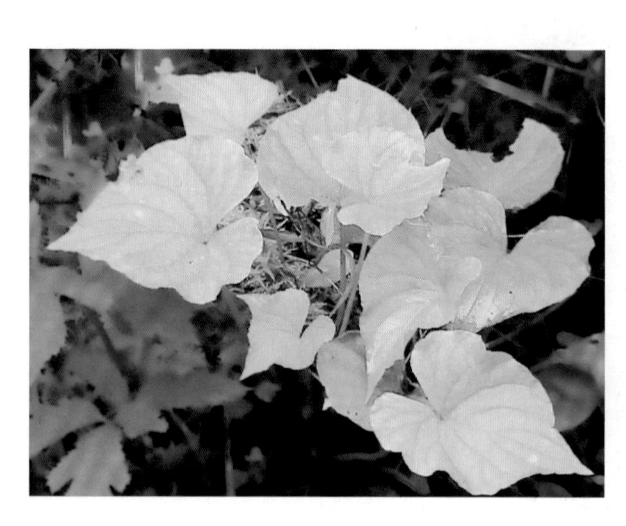

堇菜科植物萱 *Viola moupinensis* Franch.（*Viola vaginata* auct. non Maxim.）。

【形态与分布】 多年生草本。无地上茎，有时具长达 30cm 的匍匐枝。根茎粗大，垂直或有时斜生，节间短而密。叶基生，叶柄长 4 ～ 10cm，花后长达 25cm；托叶离生，卵形，淡褐色或上半部色较浅；叶片心形或肾状心形，花后增大呈肾形，长约 9cm，宽约 10cm，先端急尖或渐尖，基部弯缺或宽三角形，边缘有具腺体的钝锯齿。花较大，淡紫色或白色，具紫色条纹；花梗长不超出叶；萼片披针形或狭卵形，基部附属物短，花瓣长圆状倒卵形；距囊状，较粗，雄蕊短，5 枚，下方 2 枚雄蕊基部具有蜜腺的附属物，伸入距内；子房无毛，柱头平截。蒴果椭圆形，长约 1.5cm，无毛，有褐色腺点。花期 4 ～ 6 月，果期 5 ～ 7 月。

生于林缘旷地或灌丛中、溪旁及草坡等处。分布于华中、华东、华南、西南地区及陕西、甘肃等省。

【功效应用】 全草：清热解毒，活血止痛，止血。用于疮痈肿毒、乳房硬肿、麻疹热毒、头痛、牙痛、跌扑损伤、开放性骨折、咳血、刀伤出血。用量 9 ～ 15g，水煎或泡酒服；外用鲜品适量，捣敷。

【化学成分】 堇菜属植物主要含黄酮、香豆素、萜类、有机酸、酚类甾醇、挥发油等成分。

399 紫花地丁（*Viola philippica*）

堇菜科植物紫花地丁 *Viola philippica* Cav. Icons et Descr.（*Viola yedoensis* Makino）。

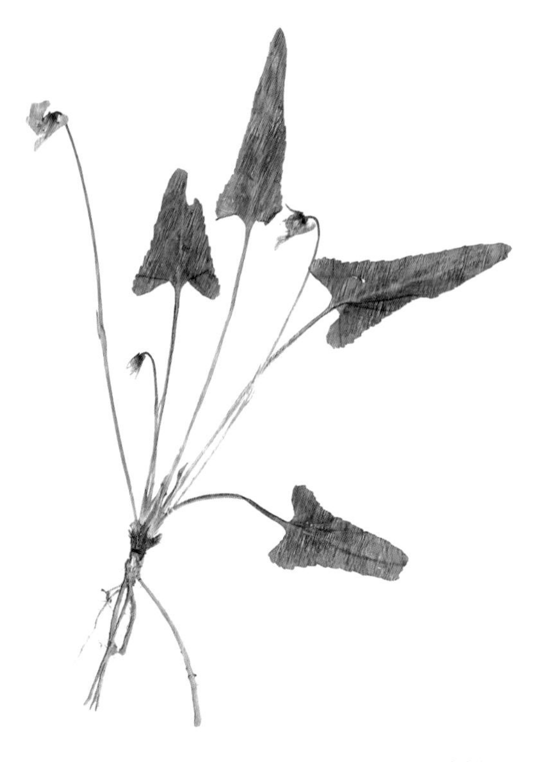

【形态与分布】 草本，无地上茎，高 4 ～ 14cm。根茎短，垂直，节密生，细根数条。叶多数，基生，莲座状；叶片下部者常较小，呈三角状卵形或狭卵形，上部者长圆形、狭卵状披针形或长圆状卵形，长 2 ～ 6cm，宽 5 ～ 15mm，先端圆钝，基部截形或楔形，稀微心形，下延于叶柄，边缘浅圆齿，两面有疏短毛，或仅沿脉被短毛，果期叶片增大，叶柄增长，上部具翅；托叶膜质，苍白色或淡绿色，长 1.5 ～ 2.5cm，2/3 ～ 4/5 与叶柄合生，离生部分线状披针形，边缘疏生具腺体的流苏状细齿或近全缘。花紫堇色或淡紫色，稀白色，喉部色较淡并带有紫色条纹；花梗通常多数，细弱，与叶片等长或高出叶片，中部有 2 线形小苞片；萼片卵状披针形或披针形，长 5 ～ 7mm，先端渐尖，基部附属物短；花瓣倒卵形或长圆状倒卵形，侧方花瓣长，1 ～ 1.2cm，里面有时有须毛，下方花瓣连距长 1.3 ～ 2cm，里面有紫色脉纹；距细管状，长 4 ～ 8mm，末端圆；花药药隔顶部有附属物，下方 2 枚雄蕊背部有细管状距；子房卵形。蒴果长圆形，长 5 ～ 12mm；种子卵球形。花果期 4 ～ 9 月。

生于田间、荒地、山坡草丛、林缘或灌丛中。全国大部分地区有分布。

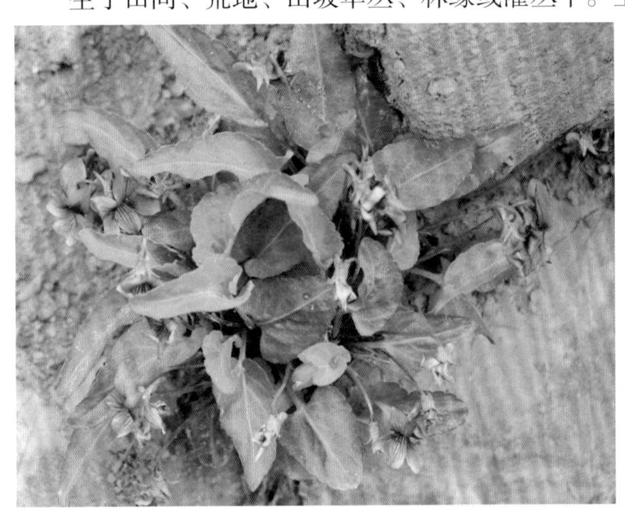

【功效应用】 全草（药名紫花地丁）：清热解毒，凉血消肿。用于疔疮肿毒、痈疽发背、丹毒、痄腮、乳痈、肠痈、瘰疬、泻痢、目赤肿痛、咽炎。用量 15 ～ 30g；外用鲜品适量。

【化学成分】 全草含有黄酮、香豆素、有机酸、甾醇和生物碱等成分。

【附注】 本种的干燥全草为中药“紫花地丁”，收载于《中国药典》。

400 中国旌节花（*Stachyurus chinensis*）

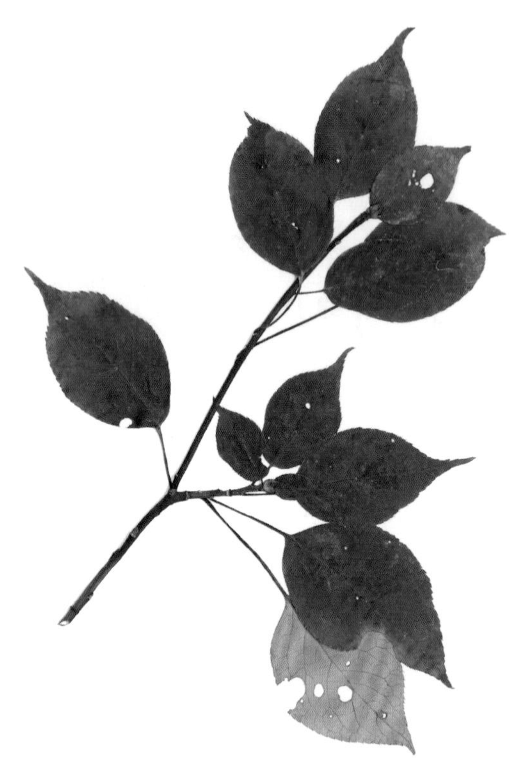

旌节花科植物中国旌节花 *Stachyurus chinensis* Franch.。

【形态与分布】 落叶灌木，高 2 ～ 4m。树皮光滑，紫褐色或深褐色；小枝粗壮，具淡色椭圆形皮孔。叶于花后发出，互生，卵形、长圆状卵形至长圆状椭圆形，长 5 ～ 12cm，宽 3 ～ 7cm，先端渐尖至短尾状渐尖，基部钝圆至近心形，边缘为圆齿状锯齿，侧脉 5 ～ 6 对，在两面均凸起，细脉网状，上面亮绿色，无毛，下面灰绿色，无毛或仅沿脉疏被短柔毛，后脱落；叶柄长 1 ～ 2cm，通常暗紫色。穗状花序腋生，先叶开放，长 5 ～ 10cm，无梗；花黄色，长约 7mm，近无梗或有短梗；苞片 1，三角状卵形，顶端急尖，长约 3mm；小苞片 2，卵形，长约 2cm；萼片 4，黄绿色，卵形，长约 3.5mm，顶端钝；花瓣 4，卵形，长约 6.5mm，顶端圆形；雄蕊 8，与花瓣等长；子房瓶状，连花柱长约 6mm，被微柔毛。果实圆球形，直径 6 ～ 7cm，无毛，近无梗，基部具花被的残留物。花期 3 ～ 4 月，果期 5 ～ 7 月。

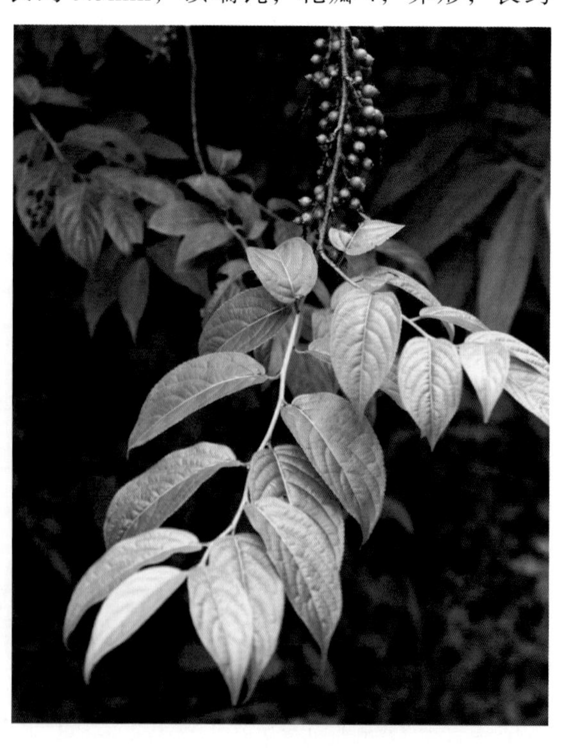

生于海拔 400 ～ 3000m 的山坡谷地林中或林缘。分布于华中、华东、华南、西南地区及陕西省。

【功效应用】 茎髓（药名小通草）：清热，利水，通乳。用于热病烦渴、小便黄赤、尿少或尿闭、急性膀胱炎、肾炎、水肿、小便不利、乳汁不通。用量 3 ～ 6g，孕妇慎用。

【附注】 本种的干燥茎髓为中药“小通草”来源之一，收载于《中国药典》。

401 秋海棠（*Begonia grandis*）

秋海棠科植物秋海棠 *Begonia grandis* Dry.（*Begonia evansiana* Andr.）。

【形态与分布】 多年生草本。块茎球形。茎高 60 ～ 100cm，粗壮，多分枝，光滑。叶片宽卵形，长 8 ～ 20mm，宽 6 ～ 18cm，渐尖头，基部心形，偏斜，边缘浅波状，有细尖牙齿，下面和叶柄都带紫红色；叶柄长 5 ～ 12cm。聚伞花序腋生；花大，粉红色，直径 2.5 ～ 3.5cm，雄花被片 4，雌花被片 5。蒴果长 1.5 ～ 3cm，有 3 翅，其中一翅通常较大。花果期 7 ～ 11 月。

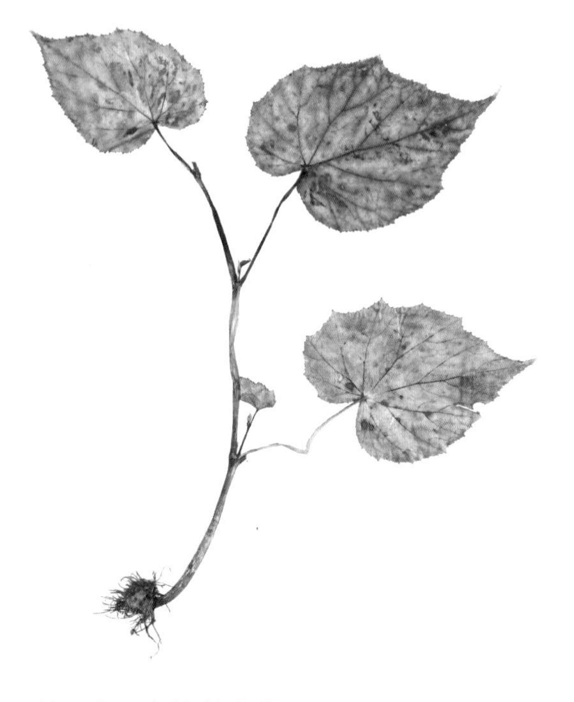

生于海拔 100 ～ 1100m 的山谷潮湿石壁上、山谷溪旁密林石上和山谷灌丛中。分布于华中、华东地区及河北、四川、贵州等省。

【功效应用】 块茎（药名红黑二丸）：凉血止血，散瘀，调经。用于吐血、衄血、咳血、崩漏、白带、月经不调、痢疾、胃痛；外用治跌打损伤。用量 10 ～ 30g。

【化学成分】 块茎含秋海棠皂苷及甾醇、黄酮苷、多糖等成分。

【附注】 亚种中华秋海棠 *Begonia grandis* Dry ssp. *sinensis*（A. DC.）Irmsch. 同等药用，其干燥块茎以“红白二丸”为名，收载于《湖北省中药材质量标准》（2018 年版）。与秋海棠的区别：植株较小，茎高 20 ～ 50cm；各部较细小，几不分枝；叶长 5 ～ 12cm，宽 3.5 ～ 9cm。

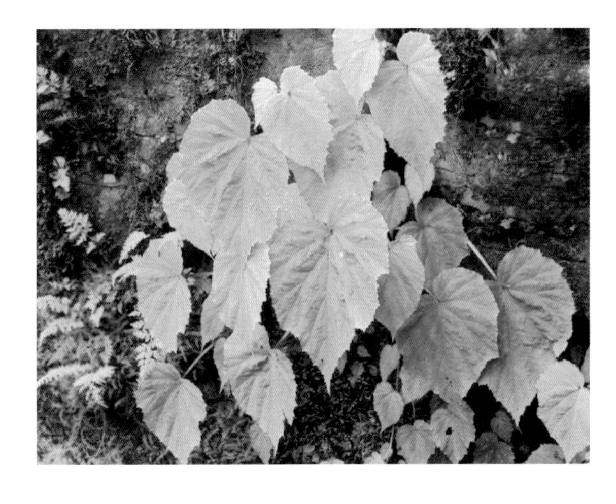

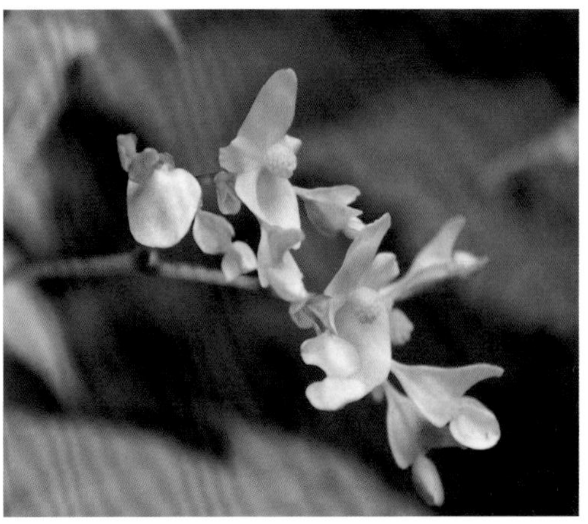

402 掌裂叶秋海棠（*Begonia pedatifida*）

秋海棠科植物掌裂叶秋海棠 *Begonia pedatifida* Lévl.。

【形态与分布】 多年生草本，高 35 ～ 40cm，无茎。根茎粗而横走，通常有 2 叶（其中 1 叶较小）。叶片近圆形，长宽 12 ～ 15cm，掌状深裂达基部不远处，基部心形，对称；裂片矩圆状披针形，长渐尖，基部两侧 1 片较短，中部的最长，再分裂，边缘有疏锯齿；叶柄长超过叶片约二倍，肉质，近无毛。二歧聚伞花序有 5 ～ 6 花，总花梗从根茎生出，长约 10 ～ 15cm，无毛；花淡红色，直径 3 ～ 3.5cm；雄花被片 4，雌花被片 5，蒴果有 3 翅，其中 1 翅特大。花期 6 ～ 7 月。

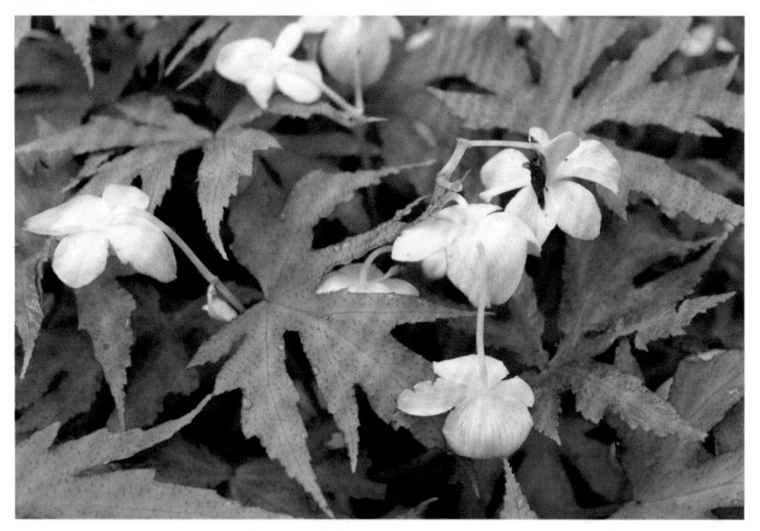

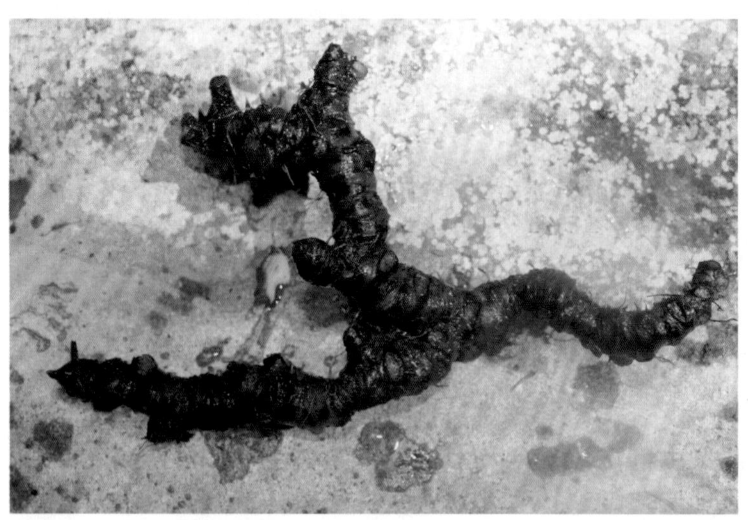

生于林下潮湿处、常绿林山坡沟谷。分布于湖北、湖南及江西、广东、广西、贵州、四川、云南。

【功效应用】 根茎（药名血蜈蚣）：活血祛瘀，止血止痛，泻火止痢，败毒消肿。用于跌打损伤、胃溃疡出血、崩漏、痛经、便血、尿血、吐血、衄血、咳血、外伤出血、腹泻痢疾、白口疮（口腔炎）、湿疹、疮疖久不收口。用量 10 ～ 30g，未育妇女忌用；外用适量，捣敷。

【化学成分】 根茎含黄酮、三萜、皂苷、生物碱、内酯等成分。

【附注】 干燥根茎一般称为“血蜈蚣”，以“水八角”为名载于《湖北省中药材质量标准》（2018 年版）。

403 芫花（*Daphne genkwa*）

瑞香科植物芫花 *Daphne genkwa* Sieb. et Zucc.。

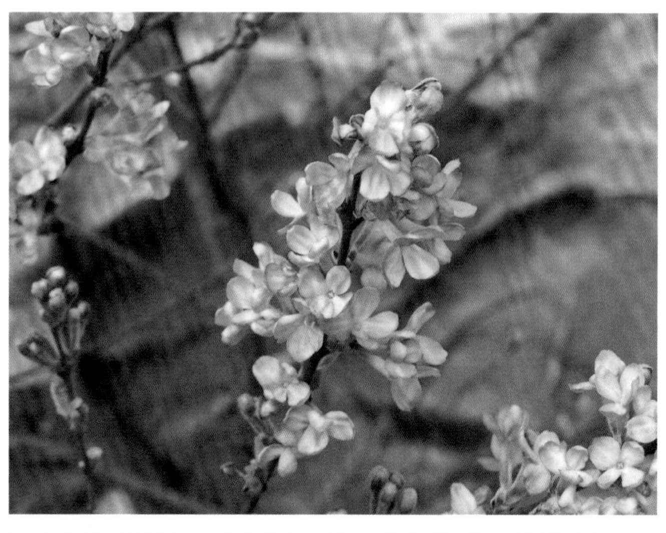

【形态与分布】 落叶灌木，高 0.3 ～ 1m，多分枝；树皮褐色，无毛；小枝圆柱形，细瘦，干燥后多具皱纹，幼枝黄绿色或紫褐色，密被淡黄色丝状柔毛，老枝紫褐色或紫红色，无毛。叶对生，稀互生，纸质，卵形或卵状披针形至椭圆状长圆形，长 3 ～ 4cm，宽 1 ～ 2cm，先端急尖或短渐尖，基部宽楔形或钝圆形，边缘全缘，上面绿色，干燥后黑褐色，下面淡绿色。花比叶先开放，紫色或淡紫蓝色，无香味，常 3 ～ 6 朵簇生于叶腋或侧生，花梗短，具灰黄色柔毛；花萼筒细瘦，筒状，长 6 ～ 10mm，外面具丝状柔毛，裂片 4，卵形或长圆形，长 5 ～ 6mm，宽 4mm，顶端圆形，外面疏生短柔毛；雄蕊 8，2 轮，花丝短，长约 0.5mm，花药黄色，伸出喉部，顶端钝尖；花盘环状，不发达；子房长倒卵形，长 2mm，密被淡黄色柔毛，花柱短或无，柱头头状，橘红色。果实肉质，白色，椭圆形，长约 4mm，包藏于宿存的花萼筒的下部，具 1 颗种子。花期 3 ～ 5 月，果期 6 ～ 7 月。

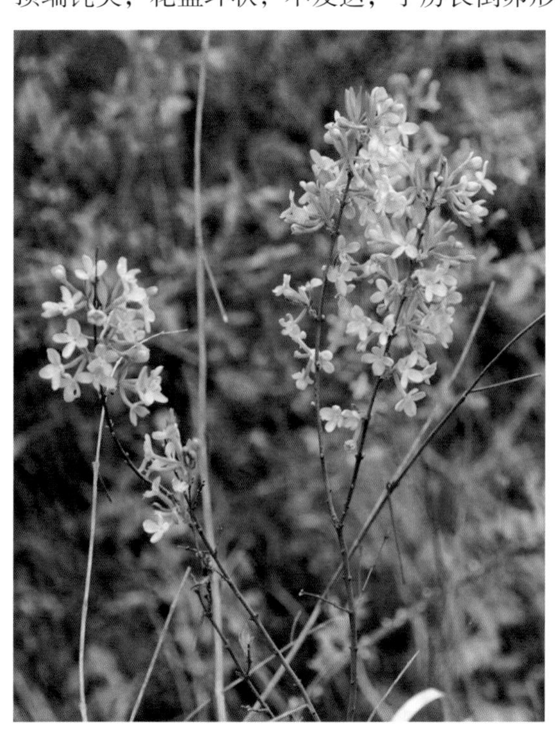

生于海拔 300 ～ 1000m 的山坡、路旁、沟边和草丛中。分布于华中、华东、地区及河北、山西、陕西、甘肃、四川、贵州、台湾等省。

【功效应用】 花蕾（药名芫花）：泄水逐饮，祛痰止咳，解毒杀虫。有毒。用于水肿、臌胀、痰饮胸水、喘咳、痈疖疮癣。用量 1.5 ～ 3g，研末服 0.6 ～ 1g，每日 1 次；外用适量，研末调敷，或煎水洗。

【化学成分】 含萜类、黄酮和脂肪酸等成分。

【附注】 本种干燥花蕾为中药“芫花”，收载于《中国药典》。

404 毛瑞香（*Daphne kiusiana* var. *atrocaulis*）

瑞香科植物毛瑞香 *Daphne kiusiana* Miq. var. *atrocaulis*（Rehd.）F. Maekawa（*Daphne odora* Thunb. var. *atrocaulis* Rehd.）。

【形态与分布】 常绿灌木，高 0.3 ～ 1m。枝深紫色或紫褐色，无毛，皮部很韧，不易拉断。叶厚纸质或近革质，互生，在枝端常簇生，呈椭圆形至倒披针形，长 4 ～ 12cm，宽 1.5 ～ 3.5cm，两端渐尖，无毛，全缘。花白色，有芳香；常 5 ～ 13 朵组成顶生头状花序，无总花梗，基部具数枚早落苞片；花被筒状，长约 10mm，外被灰黄色绢状毛，裂片 4，卵形，长约 5mm；雄蕊 8，2 轮，着生于花被筒中部以上；花盘边缘波状，外被淡黄色短柔毛；子房长椭圆状，无毛。核果卵状椭圆形，红色。花期 3 ～ 5 月，果期 4 ～ 6 月。

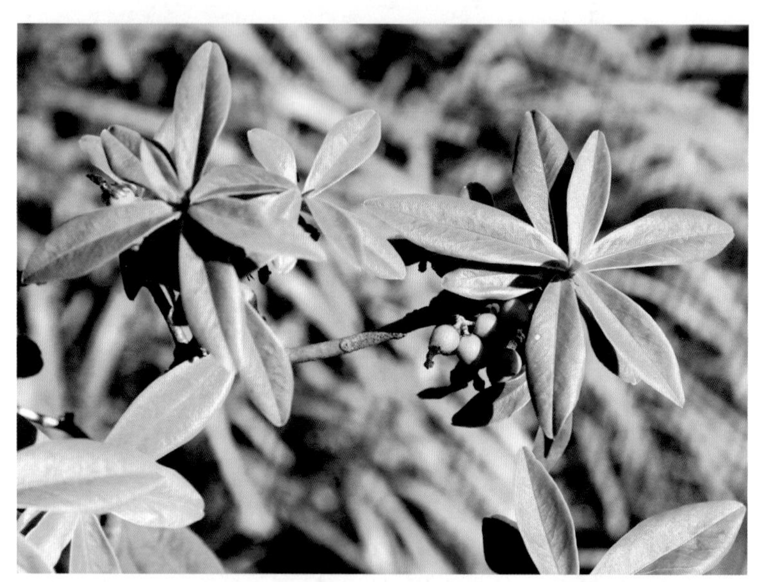

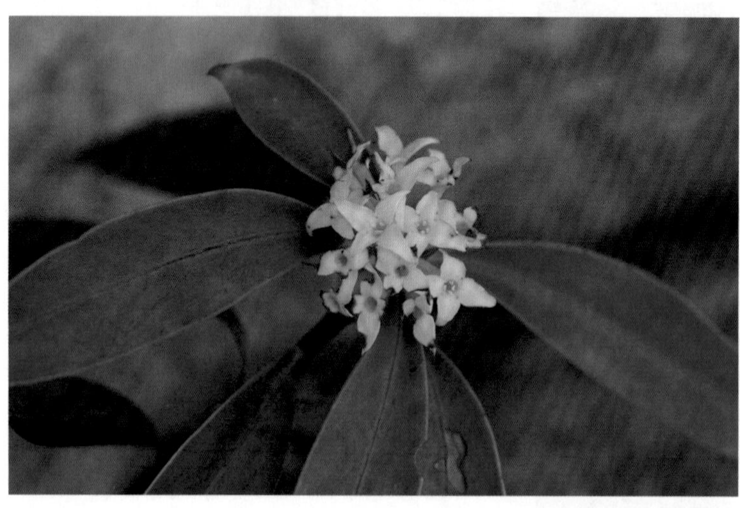

生于海拔 300 ～ 1600m 的山坡林下或沟旁。分布于湖北、湖南、四川、贵州、台湾等省及华东、华南地区。

【功效应用】 根皮（药名金腰带）：祛风湿，止痛。有毒。用于风湿痹痛、劳伤腰痛、跌打损伤、咽喉肿痛、牙痛。用量 3 ～ 6g，水煎或泡酒服。

405 结香（*Edgeworthia chrysantha*）

瑞香科植物结香 *Edgeworthia chrysantha* Lindl.。

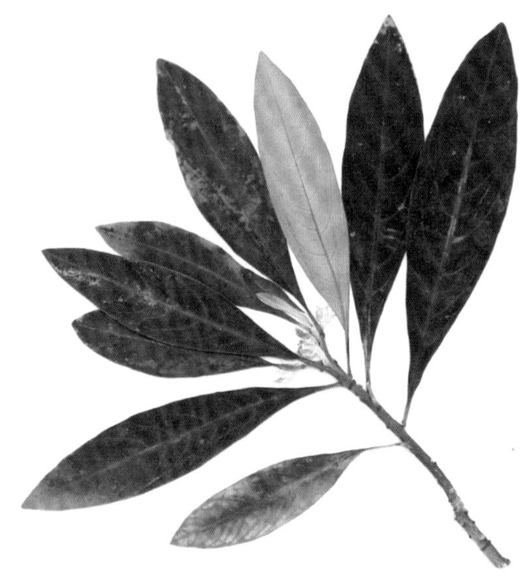

【形态与分布】 灌木，高 0.7 ～ 2m。小枝粗壮，褐色，幼枝常被短柔毛，韧皮极坚韧。叶互生，多聚于枝顶，披针形或倒披针形，长 6 ～ 20cm，宽 2 ～ 5cm，先端急尖，基部楔形或渐狭，全缘，两面均被银灰色绢状毛，下面较多。头状花序顶生或侧生，具花 30 ～ 50 朵成绒球状，外围以 10 枚左右被长毛而早落的总苞；花序梗长 1 ～ 2cm，被灰白色长硬毛；花芳香，无梗，花萼长 1.3 ～ 2cm，宽约 4 ～ 5mm，外面密被白色丝状毛，内面无毛；雄蕊 8，成上下两排附生花被管上；子房上位，顶端被丝状毛，花柱线形，柱头棒状，具乳突，花盘浅杯状，膜质，边缘不整齐。果椭圆形，绿色，顶端被毛。花期冬末春初，果期春夏间。

生于海拔 400 ～ 1000m 的地区。分布于河南、陕西及长江流域以南各省区，有栽培。

【功效应用】 根（药名梦花根）：舒筋活络，消肿止痛。用于风湿关节痛、腰痛；外用治跌打损伤、骨折。用量 10 ～ 15g；外用适量，捣敷。花序及花蕾（药名梦花）：祛风明目。用于目赤疼痛、夜盲。用量 3 ～ 15g。

【化学成分】 根及茎中含香豆素、黄酮、甾体、有机酸、含氮杂环化合物；花含挥发油、皂苷、酚类、黄酮、有机酸、香豆素、强心苷、甾体及三萜皂苷等成分。

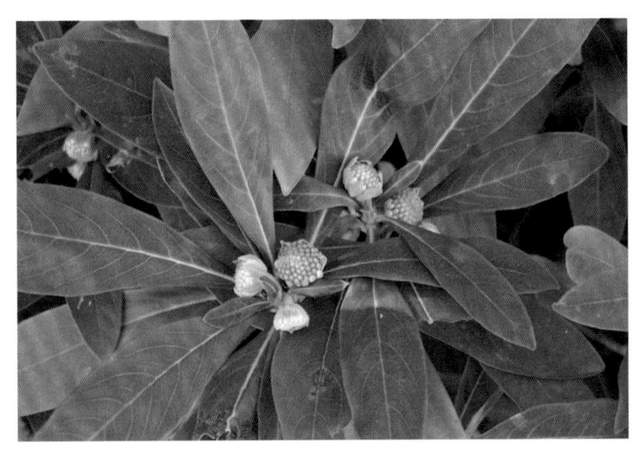

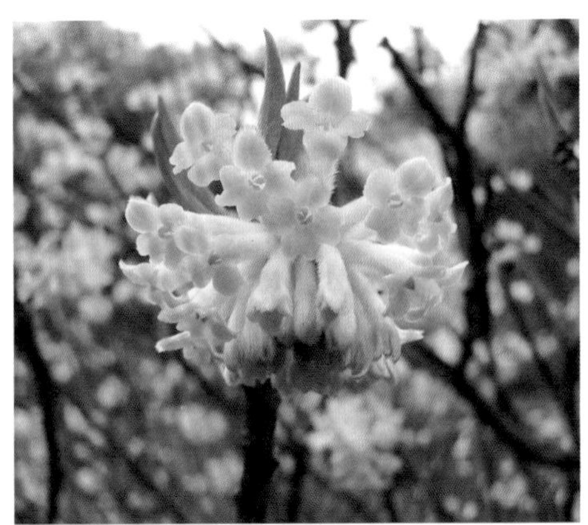

406 长叶胡颓子（*Elaeagnus bockii*）

胡颓子科植物长叶胡颓子 *Elaeagnus bockii* Diels。

【形态与分布】 常绿直立灌木，高 1 ～ 3m。通常具粗壮的刺；小枝开展成 45° 的角，老枝带黑色。叶纸质或近革质，窄椭圆形或窄矩圆形，稀椭圆形，长 4 ～ 9cm，宽 1 ～ 3.5cm，两端渐尖或微钝形，边缘略反卷，上面深绿色，下面银白色，密被银白色和散生少数褐色鳞片，侧脉 5 ～ 7 对，与中脉开展成 30° ～ 45° 的角；叶柄长 5 ～ 8mm。花白色，密被鳞片，常 5 ～ 7 花簇生于叶腋短小枝上成伞形总状花序，每花基部具一易脱落的褐色小苞片；花梗长 3 ～ 5mm；萼筒在花蕾时四棱形，开放后圆筒形或漏斗状圆筒形，长 5 ～ 7（10）mm，裂片卵状三角形，长 2.5 ～ 3mm，顶端钝渐尖；雄蕊 4，花丝极短；花柱直立，顶端弯曲，达裂片的 2/3，密被淡白色星状柔毛。果实短矩圆形，长 9 ～ 10mm，直径为长的一半，幼时密被银白色和少数褐色鳞片，成熟时红色；果梗长 4 ～ 6mm。花期 10 ～ 11 月，果期翌年 4 月。

生于海拔 600 ～ 2100m 的向阳山坡、路旁灌丛中。分布于湖北及陕西、甘肃、四川、贵州等省。

【功效应用】 叶（药名羊奶子叶）：疏风止咳，活血通络。用于跌打骨折、风寒咳嗽、劳伤、小便失禁。用量 10 ～ 15g。果实：涩肠止痢。用于痢疾、肠炎等。

【化学成分】 主要含黄酮、萜类、甾体、醌类等成分。

【附注】 本种与同属多种植物在鄂西地区均叫“羊奶子”，其干燥叶均作“羊奶子叶”药用，主要用于风寒咳嗽。

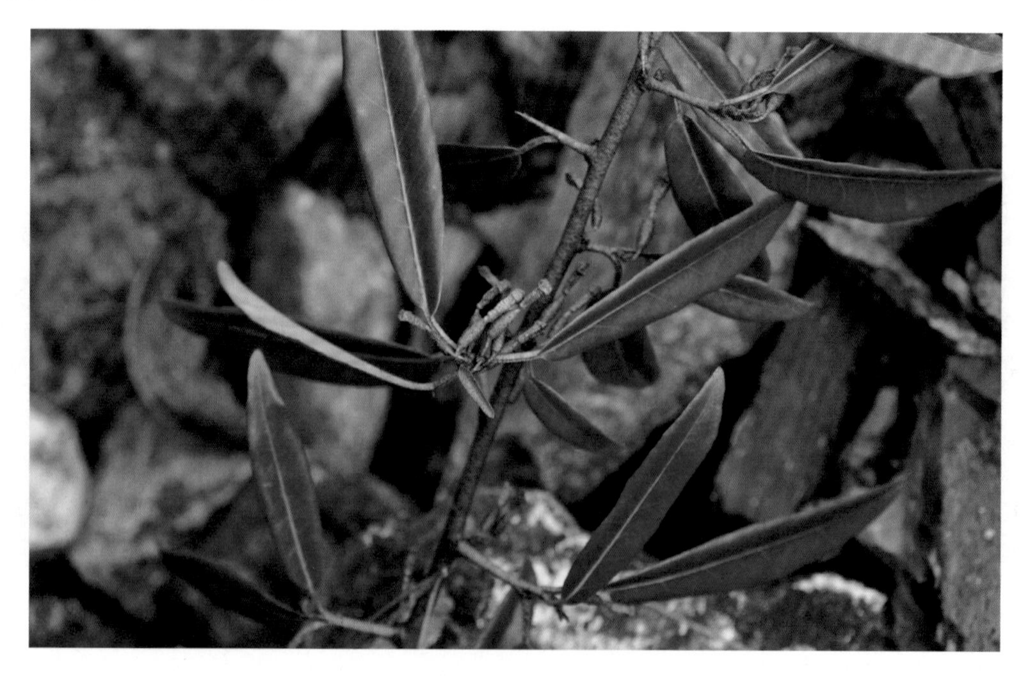

407 宜昌胡颓子（*Elaeagnus henryi*）

胡颓子科植物宜昌胡颓子 *Elaeagnus henryi* Warb. apud Diels。

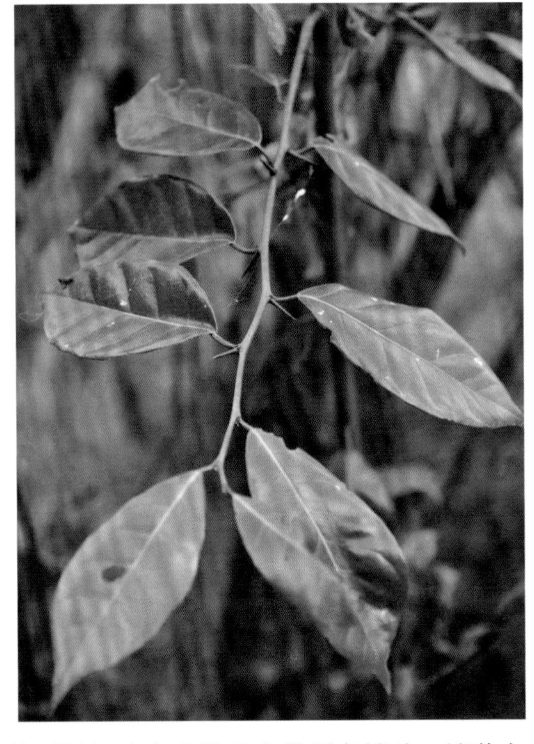

【形态与分布】 常绿直立灌木，高 3 ～ 5m。具刺，刺生叶腋，长 8 ～ 20mm；幼枝淡褐色，被鳞片，老枝鳞片脱落，黑色或灰黑色。叶革质至厚革质，阔椭圆形或倒卵状阔椭圆形，长 6 ～ 15cm，宽 3 ～ 6cm，顶端渐尖或急尖，尖头三角形，基部钝形或阔楔形，稀圆形，边缘有时稍反卷，上面幼时被褐色鳞片，成熟后脱落，深绿色，干后黄绿色或黄褐色，下面银白色，密被白色和散生少数褐色鳞片，侧脉 5 ～ 7 对，近边缘分叉而互相连接或消失，上面不甚明显，下面甚凸起；叶柄粗壮，长 8 ～ 15mm。花淡白色；质厚，密被鳞片，1 ～ 5 花生于叶腋短小枝上成短总状花序，花枝锈色，长 3 ～ 6mm；花梗长 2 ～ 5mm；萼筒圆筒状漏斗形，长 6 ～ 8mm，裂片三角形，顶端急尖；雄蕊的花丝极短；花柱直立或稍弯曲，略超过雄蕊。果实矩圆形，多汁，长 18mm，幼时被银白色和散生少数褐色鳞片，淡黄白色或黄褐色，成熟时红色；果梗长 5 ～ 8mm，下弯。花期 10 ～ 11 月，果期翌年 4 月。

生于海拔 450 ～ 2300m 的疏林或灌丛中。分布于中南、西南地区及陕西、安徽、浙江、江西、福建等省。

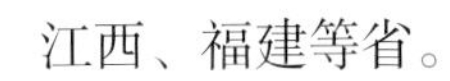

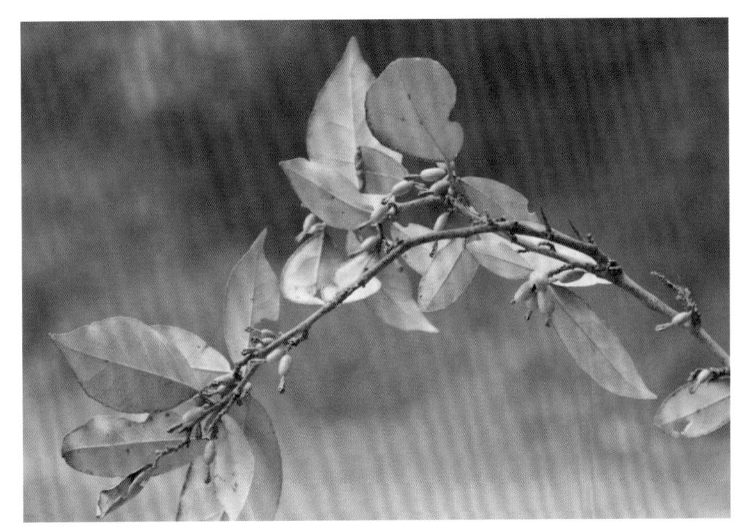

【功效应用】 根：清热利湿，止咳，止血。用于风湿腰痛、咳嗽、痢疾、吐血、血崩、痔血、恶疮等。用量 15 ～ 30g。叶（药名羊奶子叶）：接骨止痛，散瘀消肿，平喘止咳。用于风湿骨痛、跌打肿痛、骨折、哮喘等。用量 10 ～ 15g。

【化学成分】 含黄酮、挥发油等成分。

408 披针叶胡颓子（*Elaeagnus lanceolata*）

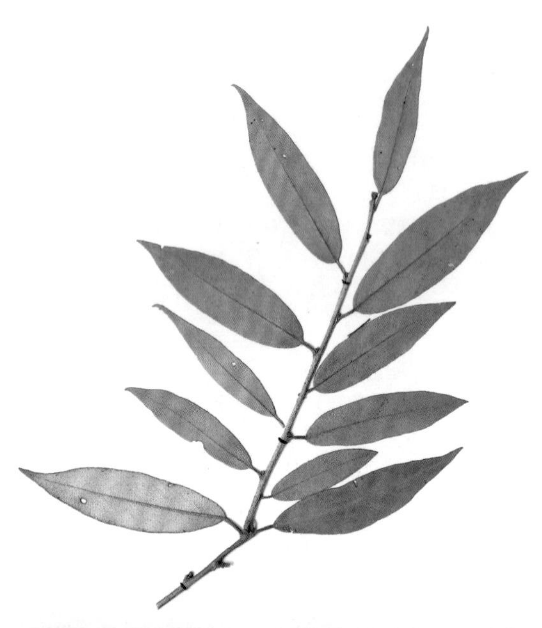

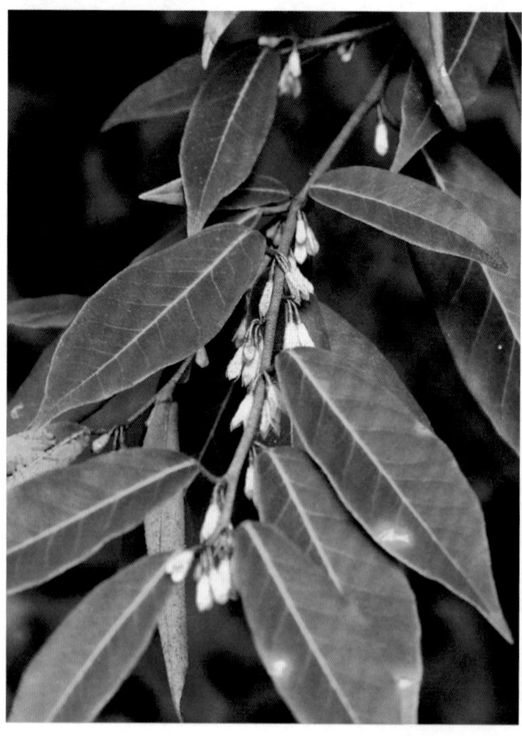

胡颓子科植物披针叶胡颓子 *Elaeagnus lanceolata* Warb. apud Diels。

【形态与分布】 常绿直立或蔓状灌木，高可达 4m。无刺或老枝上具粗短刺；幼枝淡黄白色或淡褐色，密被银白色和淡黄褐色鳞片，老枝灰色或灰黑色。叶革质，披针形或椭圆状披针形至长椭圆形，长 5 ～ 14cm，宽 1.5 ～ 3.6cm，顶端渐尖，基部圆形，稀阔楔形，边缘全缘，反卷，上面幼时被褐色鳞片，熟后脱落，具光泽，干后褐色，下面银白色，密被银白色鳞片和鳞毛，散生少数褐色鳞片，侧脉 8 ～ 12 对，与中脉成 45°角，上面显著；叶柄长 5 ～ 7mm，黄褐色。花淡黄白色，下垂，密被银白色和散生少褐色鳞片和鳞毛，常 3 ～ 5 花簇生叶腋短小枝上成伞形总状花序；花梗纤细，长 3 ～ 5mm；萼筒圆筒形，长 5 ～ 6mm；在子房上骤收缩，裂片宽三角形，长 2.5 ～ 3mm，顶端渐尖，内面疏生白色星状柔毛，包围子房的萼管椭圆形，长 2mm；雄蕊的花丝极短，淡黄色；花柱柱头长 2 ～ 3mm，达裂片的 2/3。果实椭圆形，长 12 ～ 15mm，密被褐色或银白色鳞片，熟时红黄色；果梗长 3 ～ 6mm。花期 8 ～ 10 月，果期翌年 4 ～ 5 月。

生于海拔 600 ～ 2500m 的山地林中、林缘。分布于湖北及陕西、甘肃、广西和西南地区。

【功效应用】 叶（药名羊奶子叶）：止咳平喘，行瘀止血，解毒。用于咳嗽、哮喘、咯血。用量 10 ～ 15g。

【化学成分】 叶含黄酮、萜类、生物碱。

409 木半夏（*Elaeagnus multiflora*）

胡颓子科植物木半夏 *Elaeagnus multiflora* Thunb.。

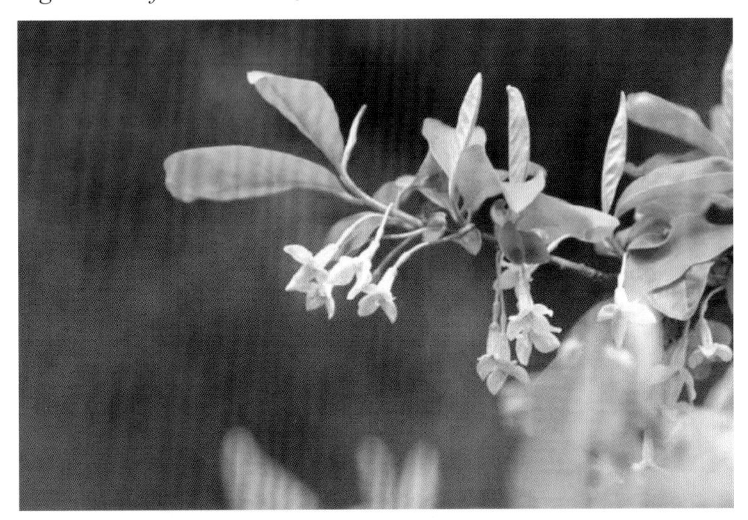

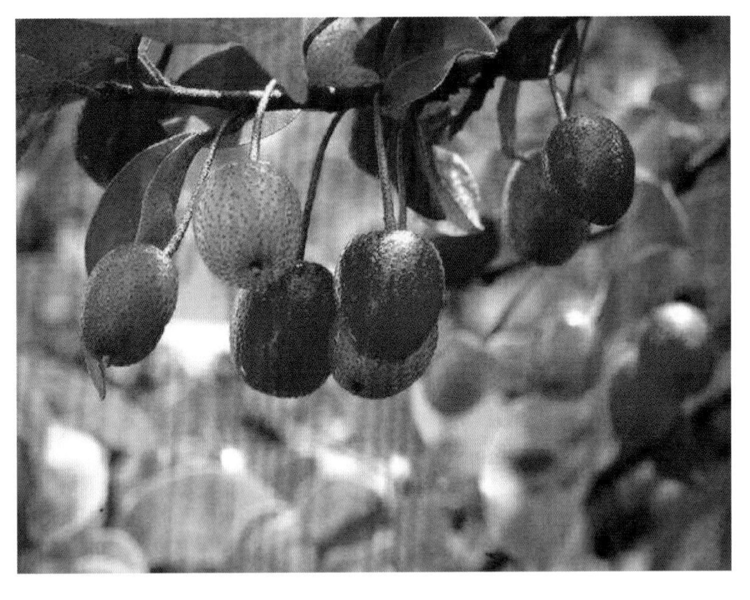

【形态与分布】 落叶灌木，高 2 ～ 3m。通常无刺，稀老枝上具刺；枝密被褐锈色鳞片；叶椭圆形或卵形，长 3 ～ 7cm，宽 1.2 ～ 4cm，顶端钝尖或骤尖，基部钝或楔形，上面幼时被银色鳞片，后脱落，下面银灰色，被鳞片，侧脉 5 ～ 7 对；叶柄长 4 ～ 6mm。花白色，单生于叶腋；花梗细长，长 4 ～ 8mm；花被筒管状，长 5 ～ 6.5mm，4 裂，裂片宽卵形，顶端圆形，内侧疏生柔毛；雄蕊 4；花柱直立，无毛。果椭圆形，长 12 ～ 14mm，密被锈色鳞片，成熟时红色；果梗长 15 ～ 49mm，细瘦弯曲。花期 5 月，果期 6 ～ 7 月。

生于海拔 50 ～ 1900m 的灌丛中或溪沟旁。分布于河南、湖北及陕西、河北等省和华东、华南、西南地区。

【功效应用】 叶：平喘，活血。用于哮喘、跌打损伤。用量 10 ～ 15g。

【化学成分】 叶含黄酮苷成分。

410 胡颓子（*Elaeagnus pungens*）

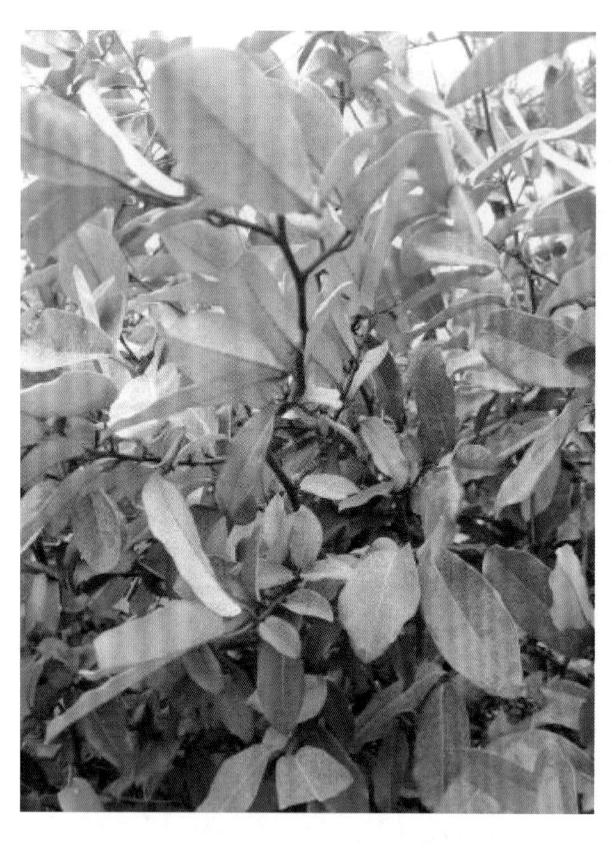

胡颓子科植物胡颓子 *Elaeagnus pungens* Thunb.。

【形态与分布】 常绿直立灌木，高 3 ~ 4m。具棘刺；小枝褐色，被鳞片。叶厚革质，椭圆形或矩圆形，长 5 ~ 7cm，两端钝形或基部圆形，边缘微波状，表面绿色，有光泽，背面银白色，被褐色鳞片，侧脉 7 ~ 9 对，侧脉与网脉在上面显著；叶柄粗壮，褐锈色，长 5 ~ 8mm。花银白色，下垂，被鳞片；花梗长 3 ~ 5mm；花被筒圆筒形或漏斗形，长 5.5 ~ 7mm，上部 4 裂，裂片矩圆状三角形，内面被短柔毛；雄蕊 4；子房上位，花柱直立，无毛。果实椭圆形，长 1.2 ~ 1.4cm，被锈色鳞片，成熟时红色。花果期 9 ~ 11 月。

生于海拔 1000m 以下的向阳山坡或路旁。分布于湖北、湖南及长江流域以南其他省区。

【功效应用】 根（药名胡颓子根）：祛风利湿，行瘀止血，止咳平喘，解毒敛疮。用于风湿关节痛、咯血、吐血、便血、崩漏、黄疸、水肿、泻痢、小儿疳积、咳喘、咽喉肿痛、疮疥、跌打损伤。用量 15 ~ 30g；外用适量，煎水洗或捣敷。叶（药名胡颓子叶）：敛肺，平喘，止咳，止血。用于咳嗽气喘、支气管炎、咯血、外伤出血。用量 10 ~ 15g。果：消食止痢。用于肠炎、痢疾、食欲不振。

【化学成分】 叶含有黄酮、三萜、挥发油等成分。

【附注】 （1）本种的干燥根、叶以“胡颓子根”“胡颓子叶”为名收载于《湖北省中药材质量标准》（2018 年版），叶还收载于《湖南省中药材标准》。（2）同属植物披针叶胡颓子 *Elaeagnus lanceolata* Warb. apud Diels、长叶胡颓子 *Elaeagnus bockii* Diels、宜昌胡颓子 *Elaeagnus henryi* Warb. apud Diels 在湖北等省也有分布，民间同等药用。（3）披针叶胡颓子与胡颓子的区别：叶披针形或椭圆状披针形，长 5 ~ 12cm，顶端渐尖，全缘，反卷；花淡黄白色。长叶胡颓子与胡颓子的区别：叶狭矩圆形，长 5 ~ 11cm，宽 1 ~ 2cm，两端钝尖或渐尖。宜昌胡颓子与胡颓子的区别：直立或蔓状灌木；叶宽椭圆形或倒卵状椭圆形，长 6 ~ 15cm，宽达 7cm，顶端骤渐尖，上表面深绿色。

411 千屈菜（*Lythrum salicaria*）

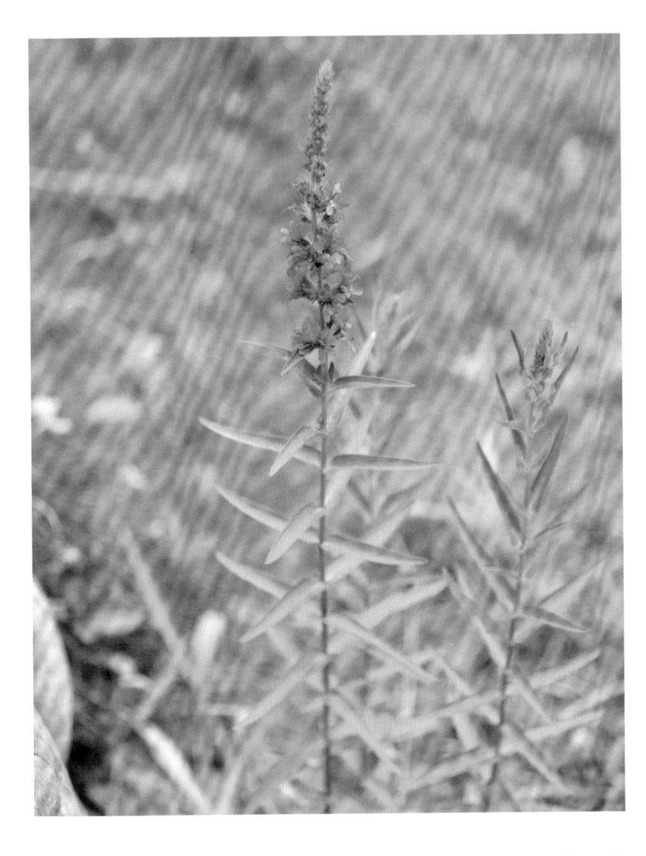

千屈菜科植物千屈菜 *Lythrum salicaria* L.。

【形态与分布】 多年生草本，根茎横卧，粗壮。茎直立，多分枝，高 30 ～ 100cm，全株青绿色，略被粗毛或密被绒毛，枝通常具 4 棱。叶对生或 3 叶轮生，披针形或阔披针形，长 4 ～ 6（10）cm，宽 8 ～ 15mm，顶端钝形或短尖，基部圆形或心形，有时略抱茎，全缘，无柄。花组成小聚伞花序，簇生，因花梗及总梗极短，花枝全形似一大型穗状花序；苞片宽披针形至三角状卵形，长 5 ～ 12mm；萼筒长 5 ～ 8mm，有纵棱 12，稍被粗毛，裂片 6，三角形；附属体针状，直立，长 1.5 ～ 2mm；花瓣 6，红紫色或淡紫色，倒披针状长椭圆形，基部楔形，长 7 ～ 8mm，着生于萼筒上部，有短爪，稍皱缩；雄蕊 12，6 长 6 短，伸出萼筒之外；子房 2 室，花柱长短不一。蒴果扁圆形。种子细小。花期 7 ～ 8 月，果期 8 ～ 9 月。

生于河岸、湖畔、溪沟边和潮湿草地。分布于全国各地。

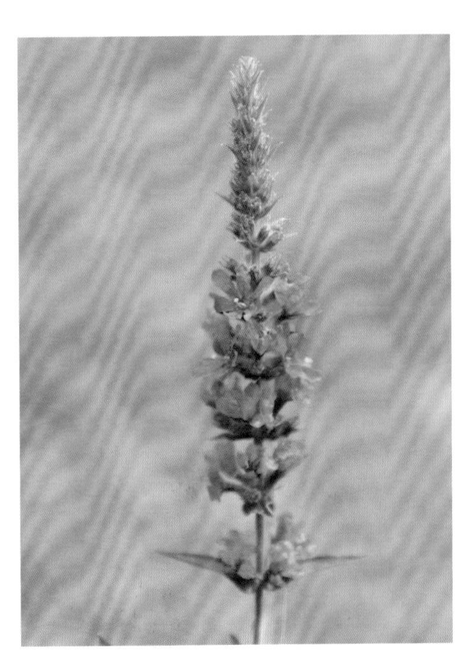

【功效应用】 全草（药名千屈菜）：清热解毒，收敛止血。用于痢疾、泄泻、便血、血崩、疮疡溃烂、吐血、衄血、外伤出血。用量 10 ～ 30g；外用适量，研末敷，鲜品捣敷，或煎水洗。

【化学成分】 全草含千屈菜苷、没食子鞣质、黄酮、酚酸等成分。

【附注】 华北、华东等地常栽培于水边或作盆栽，作为观赏植物。

412 石榴（*Punica granatum*）

石榴科植物石榴 *Punica granatum* L.。

【形态与分布】 灌木或小乔木，高可（1）3～4（7）m。树干灰褐色，上有瘤状突起。树冠内分枝多，嫩枝有棱，多呈方形。小枝柔韧，一次枝在生长旺盛的小枝上交错对生，具小刺。叶对生或簇生，呈长披针形至长圆形或椭圆状披针形，长 2～8cm，宽 1～2cm，顶端尖，表面有光泽，背面中脉凸起；有短叶柄。花两性，钟状或筒状，1 至数朵着生在当年新梢顶端及顶端以下的叶腋间；萼片硬，肉质，管状，5～7 裂，与子房连生，宿存；花瓣倒卵形，与萼片同数而互生，覆瓦状排列。花有单瓣、重瓣之分。花瓣多达数十枚，红色，也有白色、黄色、粉红色等。雄蕊多数；雌蕊具花柱 1，长度超过雄蕊，心皮 4～8，子房下位，成熟后变成大型而多室、多子的浆果，外种皮肉质，呈鲜红色、淡红色或白色。花期 5～10 月，果期 9～10 月。

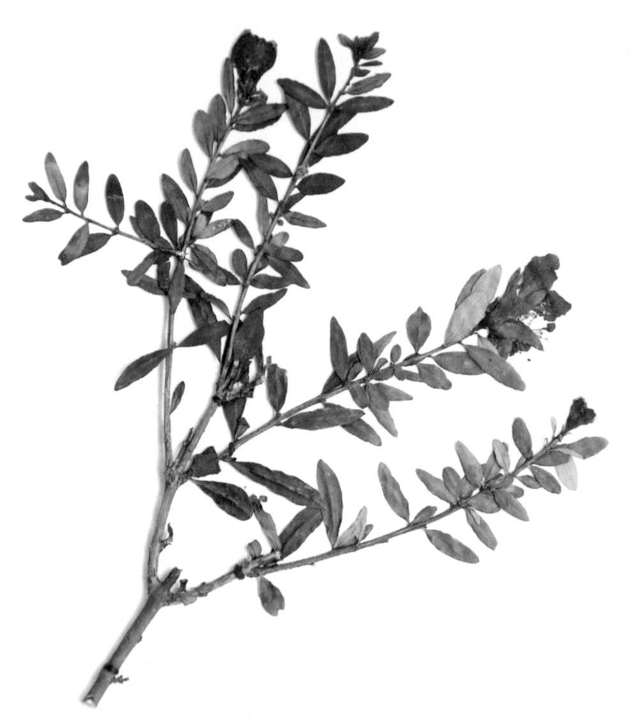

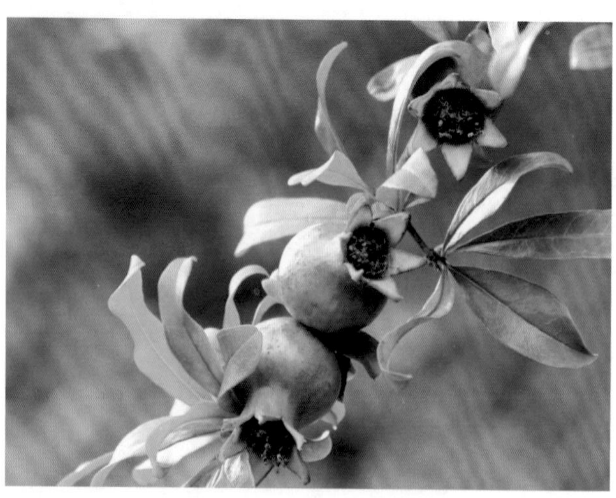

湖北及陕西、安徽、江苏、四川、云南等省广为栽培。

【功效应用】 果皮（药名石榴皮）：收敛固涩，止泻止血。用于虚寒久泻、肠炎痢疾、便血、脱肛、崩漏、绦虫病、蛔虫病。用量 3～9g。根皮、茎皮、叶、花也入药。

【化学成分】 果皮含有机酸、鞣质、生物碱等成分；根及茎皮含生物碱、鞣质；叶含生物碱等成分。

【附注】 本种的干燥果皮为中药“石榴皮”，收载于《中国药典》。

413 喜树（*Camptotheca acuminata*）

珙桐科植物喜树 *Camptotheca acuminata* Decne.。

【形态与分布】 落叶乔木，高 20 ～ 25m。树皮灰色。叶互生，纸质，长卵形，长 12 ～ 28cm，宽 6 ～ 12cm，先端渐尖，基部宽楔形，全缘或微呈波状，上面亮绿色，下面淡绿色，疏生短柔毛，脉上较密。花单性同株，多数排成球形头状花序，雌花顶生，雄花腋生；苞片 3，两面被短柔毛；花萼 5 裂，边缘有纤毛；花瓣 5，淡绿色，外面密被短柔毛；花盘微裂；雄花有雄蕊 10，两轮，外轮较长；雌花子房下位，花柱 2 ～ 3 裂。瘦果窄矩圆形，长 2 ～ 2.5cm，顶端有宿存花柱，有窄翅。花期 5 ～ 6 月，果期 6 ～ 10 月。

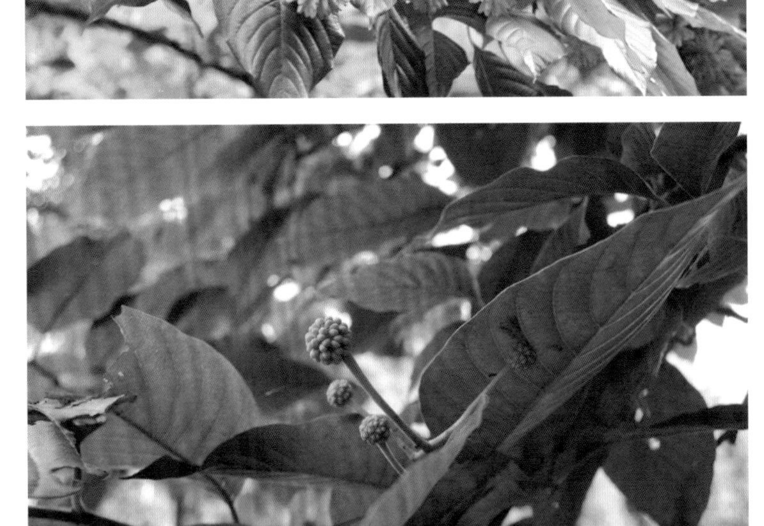

生于海拔 1000m 以下的山坡谷地、溪流岸边，常栽培。分布于长江流域及南方各省区。

【功效应用】 全株：抗癌，清热，杀虫。有毒。用于各种癌症、白血病；外用治牛皮癣。用量 3 ～ 9g，孕妇禁服。

【化学成分】 全株含喜树碱等生物碱成分。

【附注】 全株具有抗肿瘤作用，又为抗肿瘤制剂原料。大剂量对小鼠肝、肾、心肌毒性较大。

414 珙桐（*Davidia involucrata*）

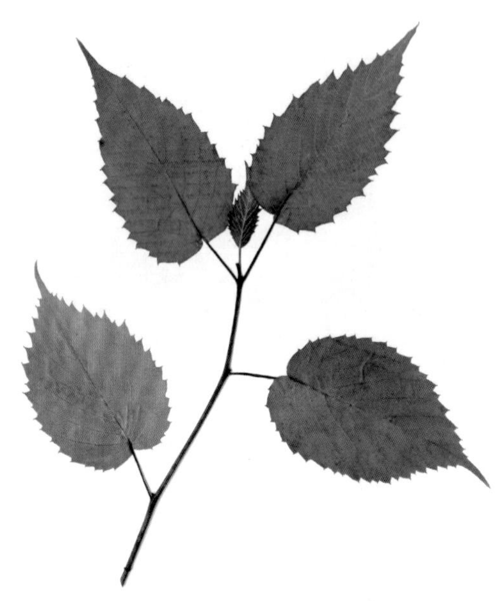

珙桐科植物珙桐 *Davidia involucrata* Baill.。

【形态与分布】 乔木，高 15 ～ 20m。树皮深灰褐色，呈不规则薄片脱落。叶互生；叶柄长 4 ～ 5cm，叶片宽卵形，长 9 ～ 15cm，宽 7 ～ 12cm，先端渐尖，基部心形，边缘有粗锯齿，幼时上面生长柔毛，下面密生淡黄色粗毛。花杂性，由多数雄花和一朵两性花组成顶生的头状花序，花序下有两片白色大苞片，苞片长圆形或卵形，长 7 ～ 15cm，宽 3 ～ 5cm；雄花有雄蕊 1 ～ 7；两性花的子房下位，6 ～ 10 室，先端有退化花被和雄蕊，花柱常有 6 ～ 10 分枝。核果长卵形，长 3 ～ 4cm，紫绿色，有黄色斑点；种子 3 ～ 5。花期 5 ～ 7 月，果期 9 月。

生于海拔 1500 ～ 2200m 润湿的常绿阔叶与落叶阔叶混交林中。分布于湖北西部、湖南西部及西南地区。

【功效应用】 根：收敛止泄，止血。用于出血、泄泻。果皮：清热解毒。用于痈肿疮毒。

【化学成分】 枝皮和叶含三萜、甾体、黄酮、木脂素、生物碱、酚酸等成分。

【附注】 国家一级重点保护野生植物，野生种不作药用。其花序奇特优美，为优良风景树种。

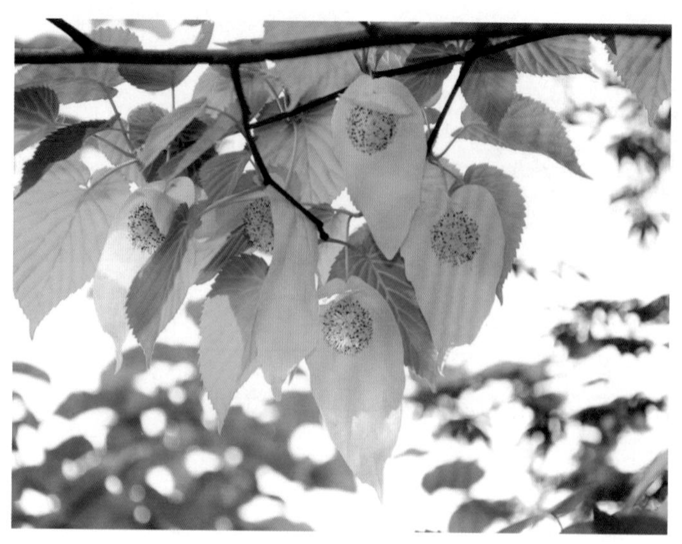

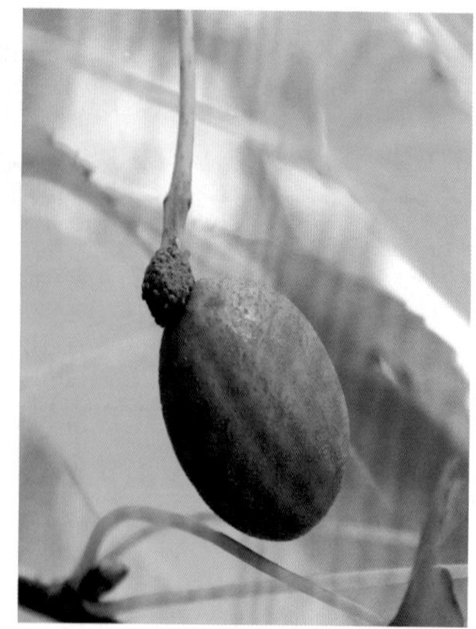

415 八角枫（*Alangium chinense*）

八角枫科植物八角枫 *Alangium chinense*（Lour.）Harms。

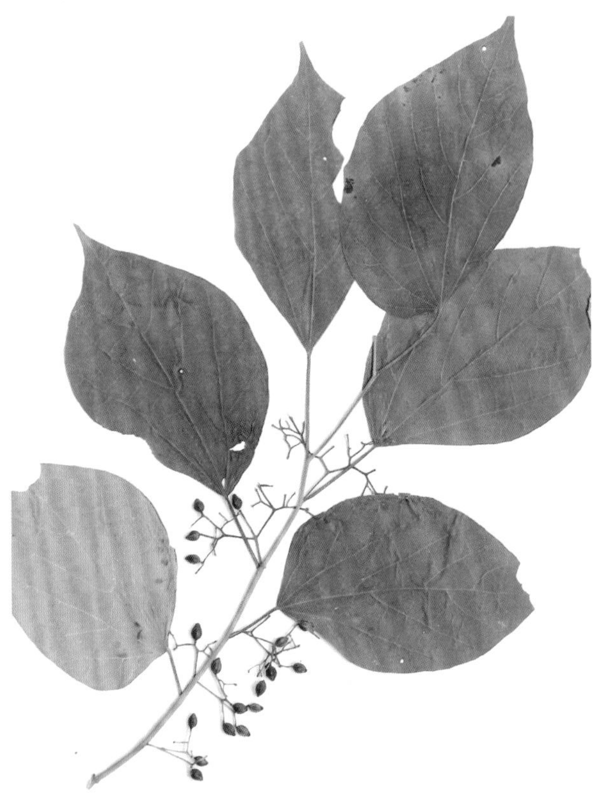

【形态与分布】 落叶灌木或小乔木，高 2 ～ 6m。树皮淡灰色。叶互生，卵形、椭圆形或近圆形，长 5 ～ 19cm，宽 7 ～ 15cm，先端渐尖，基部阔楔形、截形或近于心形，两侧常不对称，全缘或 2 ～ 3 裂，叶上面无毛，下面除脉腋有丛状毛外，其余部分近无毛；掌状出基脉 3 ～ 5（7），侧脉 3 ～ 5 对；叶柄长 2.5 ～ 3.5cm。聚伞花序腋生，长 3 ～ 4cm，有花 7 ～ 30 朵，花梗长 5 ～ 15mm；花萼长 2 ～ 3mm，顶端分裂为 5 ～ 8 枚齿状萼片；花瓣 6 ～ 8，线形，长 1 ～ 1.5cm，基部粘合，上部开花后反卷，初为白色，后变黄色；雄蕊和花瓣同数而近等长；花盘近球形。核果卵圆形，长约 5 ～ 7mm，幼时绿色，成熟后黑色，顶端有宿存的萼齿和花盘。花果期 5 ～ 10 月。

生于海拔 1800m 以下山地或疏林中。分布于华中、华东、华南、西南地区及陕西、甘肃、台湾。

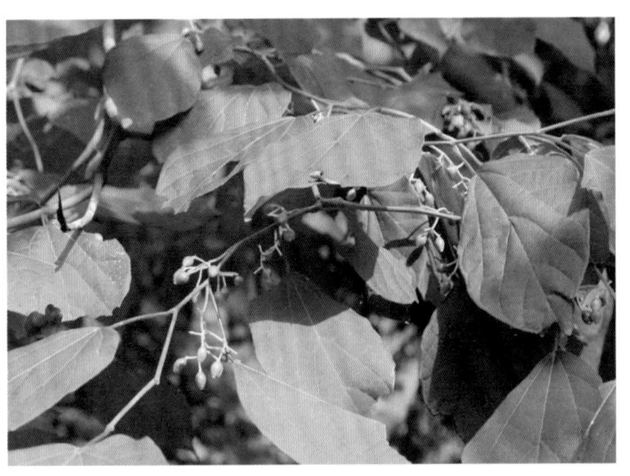

【功效应用】 侧根和须根（药名八角枫）：祛风除湿，舒筋活络，散瘀止痛。有毒。用于风湿关节痛、四肢麻木、跌打损伤。侧根用量 3 ～ 6g，须根用量 1.5 ～ 3g；孕妇忌服，老弱幼及心肺功能不全者慎用。

【化学成分】 全株含生物碱。细根主要含八角枫碱；根皮含生物碱、酚苷及树脂，但不含八角枫碱。

【附注】 本种的干燥侧根和须根为中药“八角枫”，收载于《湖北省中药材质量标准》（2018 年版）。

416 瓜木（*Alangium platanifolium*）

八角枫科植物瓜木 *Alangium platanifolium*（Sieb. et Zucc.）Harms。

【形态与分布】 落叶小乔木或灌木。树皮光滑，浅灰色；小枝绿色，有短柔毛。叶互生，纸质，近圆形，稀阔卵形或倒卵形长 7 ～ 17cm，宽 6 ～ 14cm，常 3 ～ 5 裂，稀 7 裂，先端渐尖或钝尖，基部近心形或宽楔形，幼时两面均有柔毛，后仅下面叶脉及脉腋有柔毛；主脉常 3 ～ 5 条。花 1 ～ 7 朵，组成腋生的聚伞花序，花萼 6 ～ 7 裂，花瓣白色或黄白色，芳香，条形，长 2.5 ～ 3.5cm；花丝微扁，长 7.5mm，密生短柔毛，花药黄色，长 1.4cm。核果卵形，长 9 ～ 12（15）mm，花萼宿存。花期 5 ～ 6 月，果期 7 ～ 9 月。

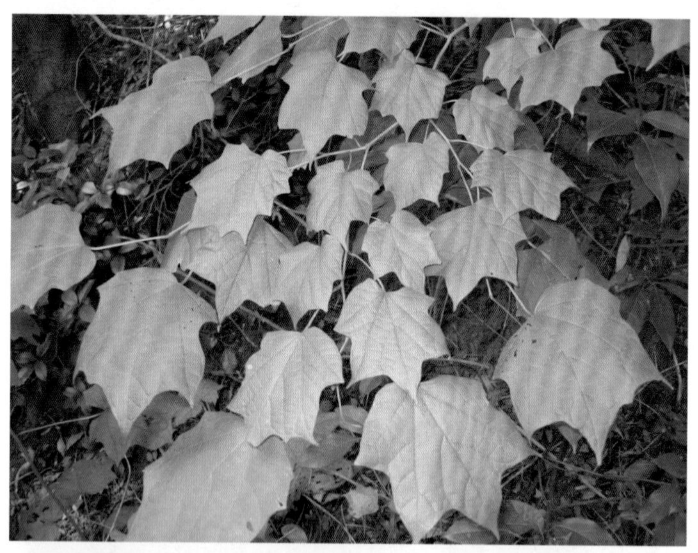

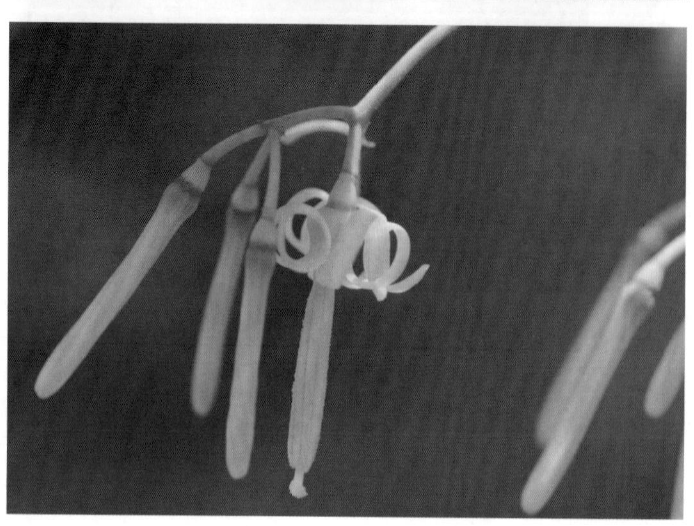

生于海拔 2000m 以下的向阳山坡或疏林中。分布于华中、华东、西南地区及吉林、辽宁、河北、山西、陕西、甘肃、台湾等省。

【功效应用】 须根或支根（药名白龙须）：祛风除湿，舒筋活络，消肿止痛。有毒。用于风寒性疼痛、瘫痪、跌打损伤、四肢麻木、劳伤腰痛、膝关节肿痛、胃痛、阴疽。须根用量 1.5 ～ 3g，支根用量 3 ～ 6g，煎服或泡酒服。孕妇、小儿、年老体弱者慎用。

【化学成分】 根含生物碱、酚苷、蒽醌等成分。

【附注】 （1）本种的主根有大毒，不作药用。（2）同属植物八角枫 *Alangium chinense*（Lour.）Harms 同等药用。区别：叶片卵形或圆形，基部心形，两侧偏斜，全缘或 2 ～ 3 裂；主脉 4 ～ 6 条。花 8 ～ 30 朵组成腋生二歧聚伞花序。

417 金锦香（*Osbeckia chinensis*）

野牡丹科植物金锦香 *Osbeckia chinensis* L.。

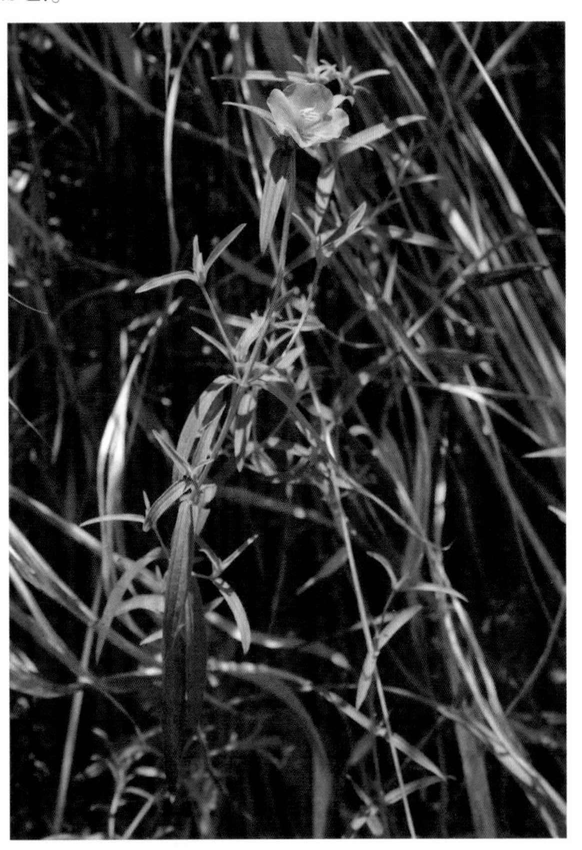

【形态与分布】 直立草本或亚灌木，高 20 ～ 60cm。茎直立，四棱形，有糙伏毛。叶对生，线形或线状披针形，极稀卵状披针形，长 2 ～ 4cm，宽 3 ～ 7（15）mm，两面生糙伏毛，主脉 3 ～ 5，有短叶柄。头状花序顶生，生花 2 ～ 10 朵，基部有叶状总苞片 2 ～ 5 枚，苞片卵形；花两性，淡紫色或白色，萼管长 5 ～ 6mm，无毛或具 1 ～ 5 枚刺毛状突起，裂片 4，具缘毛，在裂片基部之间有 4 个蜘蛛状附属物；花瓣 4，长约 1cm，雄蕊 8，偏于一侧，花丝分离，内弯，花药顶端单孔开裂，有长喙，药隔基部微膨大呈盘状；子房下位，顶端有刚毛 16 条，4 室。蒴果紫红色，卵状球形，顶端 4 孔开裂，宿存萼坛状，长约 6mm。种子多数，马蹄形弯曲。花期 7 ～ 9 月，果期 9 ～ 11 月。

生于海拔 1100m 以下的荒山草坡、路旁、田边或疏林下阳处。分布于广西以东、长江流域以南各省区。

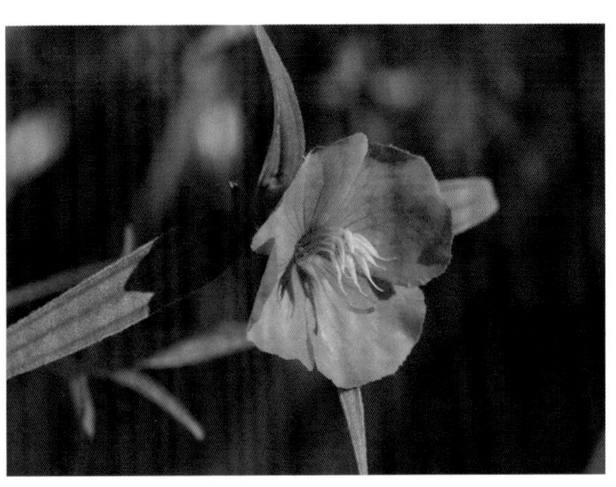

【功效应用】 全草（药名金锦香）：祛风利湿，化痰止咳，祛瘀止血，解毒消肿。用于咳喘、泄泻、痢疾、小儿疳积、风湿痹痛、咯血、衄血、吐血、便血、崩漏、痛经、经闭。用量 9 ～ 30g；外用适量，研末调敷，或煎水洗。

【化学成分】 含黄酮苷、酚类等成分。

【附注】 本种的干燥全草为草药“金锦香”，曾收载于（1977 年版）《中国药典》。

418 朝天罐（*Osbeckia opipara*）

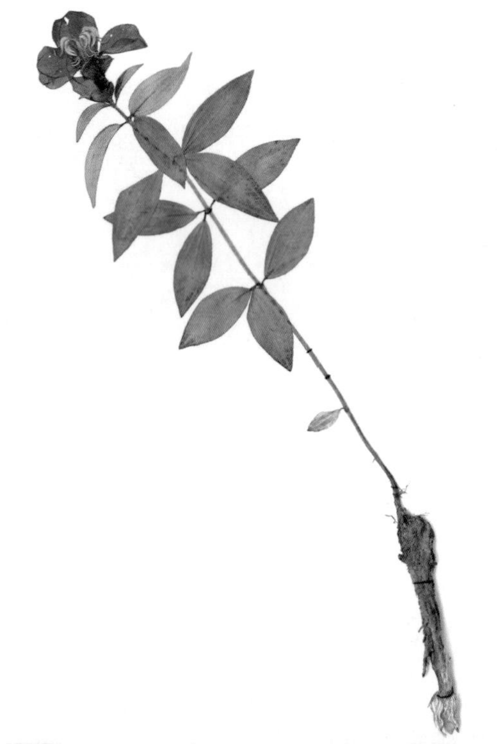

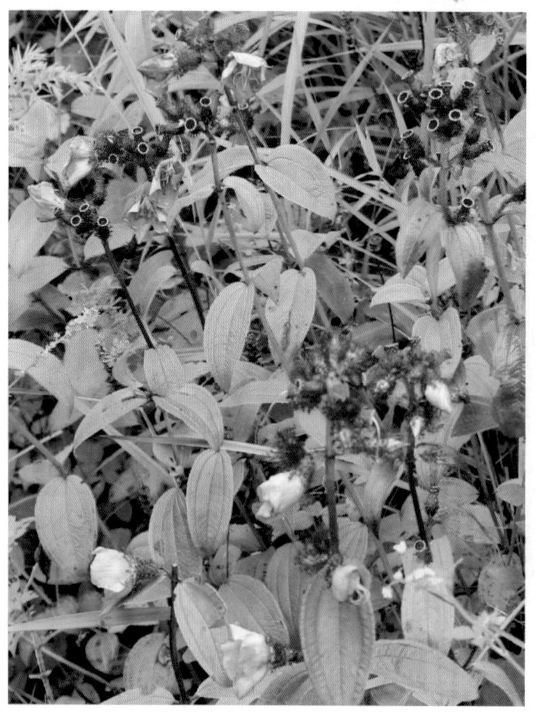

野牡丹科植物朝天罐 *Osbeckia opipara* C. Y. Wu et C. Chen。

【形态与分布】 灌木，高 0.3～1（1.2）m；茎四棱形或稀六棱形，被平贴的糙伏毛或上升的糙伏毛。叶对生或有时 3 枚轮生，叶片坚纸质，卵形至卵状披针形，顶端渐尖，基部钝或圆形，长 5.5～11.5cm，宽 2.3～3cm，全缘，具缘毛，两面除被糙伏毛外，尚密被微柔毛及透明腺点，基出脉 5；叶柄长 0.5～1cm，密被平贴糙伏毛。圆锥花序顶生，由稀疏的聚伞花序组成，长 7～22cm 或更长；花萼长约 2.3cm，外面除被多轮的刺毛状有柄星状毛外，尚密被微柔毛，裂片 4，长三角形或卵状三角形，长约 1.1cm；花瓣深红色至紫色，卵形，长约 2cm；雄蕊 8，花药具长喙，药隔基部微膨大，末端具刺毛 2；子房顶端具 1 圈短刚毛，上半部被疏微柔毛。蒴果长卵形，为宿萼所包，宿萼长坛状，中部略上处缢缩，长 1.4（2）cm，被刺毛状有柄星状毛。花果期 7～9 月。

生于海拔 250～800m 的山坡、山谷、水边、路旁、疏林中或灌木丛中。分布于长江流域以南各省区及贵州、广西至台湾。

【功效应用】 全株：敛肺宜肾，活血止血。用于久咳、虚喘、体虚头晕、风湿痹痛、淋浊、泻痢、便血、月经不调、带下、跌打损伤、外伤出血。用量 6～15g；外用捣敷。根：又用于肝炎、胆囊炎。果实：用于急性肠胃炎、菌痢。

【化学成分】 根含鞣质及酚性成分。地上部分含三萜、黄酮及苷类成分。

419 丁香蓼（*Ludwigia epilobiloides*）

柳叶菜科植物丁香蓼 *Ludwigia epilobiloides* Maxim.（*Ludwigia prostrata* Roxb.）。

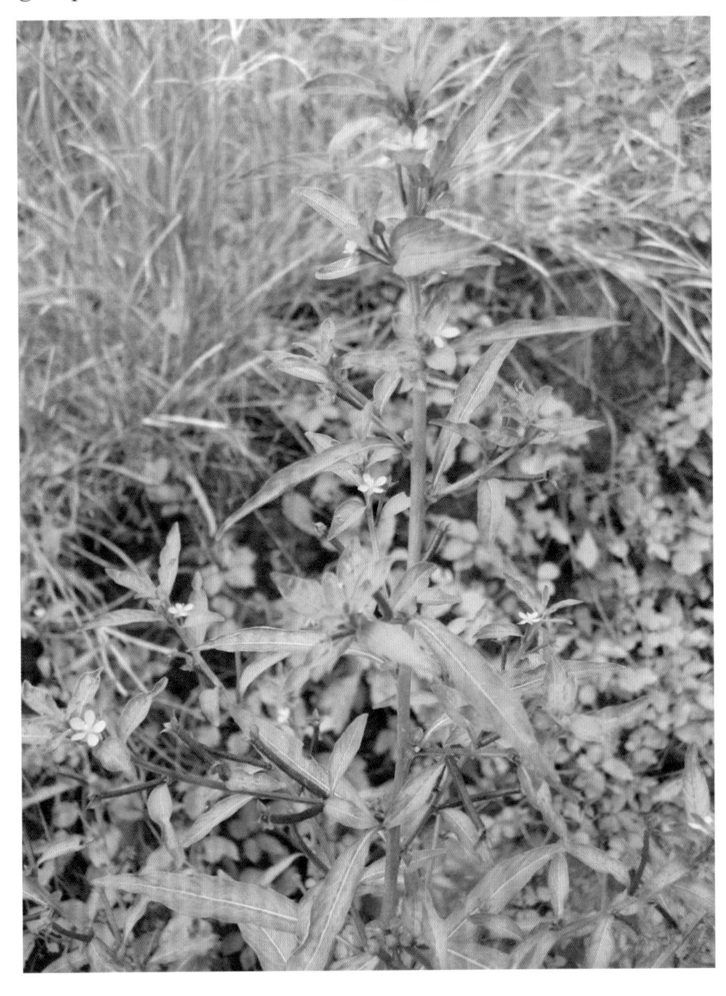

【形态与分布】 一年生草本。茎高 25 ～ 90cm，直径 2.5 ～ 4.5mm，下部圆柱状，上部四棱形，常淡红色，近无毛，多分枝，小枝近水平开展。叶狭椭圆形，长 3 ～ 9cm，宽 1.2 ～ 2.8cm，先端锐尖或稍钝，基部狭楔形，在下部骤变窄，侧脉 5 ～ 11；叶柄长 5 ～ 18mm，稍具翅。花两性，单生叶腋，黄色，无柄，基部有 2 枚小苞片；萼筒与子房合生，裂片 4，卵状披针形，长 2.5 ～ 3mm，外面略被短柔毛；花瓣 4，黄色，匙形，稍短于花萼裂片；雄蕊 4；子房下位。蒴果圆柱形，略具四棱，长 1.2 ～ 2.3cm，直径 1.5 ～ 2mm，淡褐色，无毛，熟时不规则破裂；果梗长 3 ～ 5mm。种子细小，多数，棕黄色。花期 6 ～ 7 月，果期 8 ～ 9 月。

生于海拔 100 ～ 700m 的稻田、河滩、溪谷旁湿处。分布于长江流域以南各省区。

【功效应用】 全草（药名丁香蓼）：清热解毒，利尿消肿，化瘀止血。用于肺热咳嗽、咽喉肿痛、目赤肿痛、湿热泻痢、黄疸、水肿、淋痛、吐血、尿血；外用治痈疖疔疮、蛇虫咬伤。用量 15 ～ 30g；外用鲜品适量，捣敷。

【化学成分】 含有机酸等成分。

420 月见草（*Oenothera biennis*）

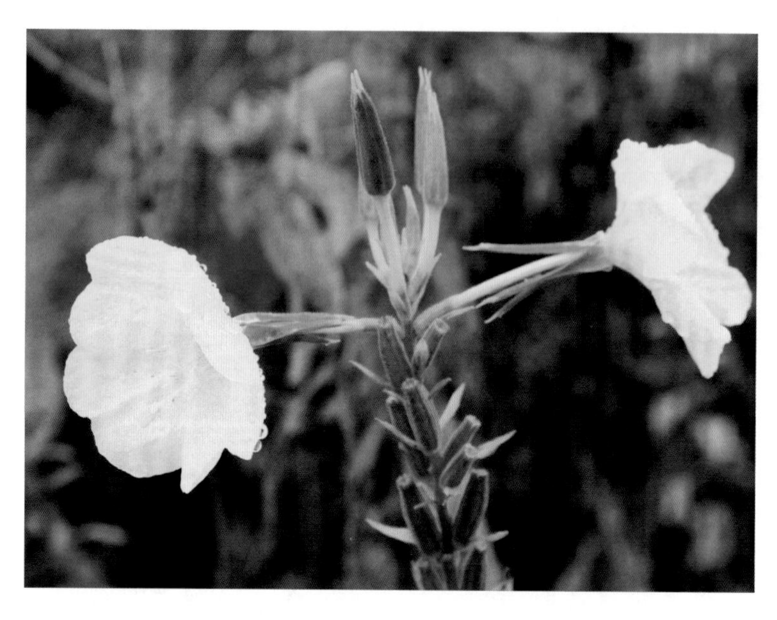

柳叶菜科植物月见草 *Oenothera biennis* L.。

【形态与分布】 二年生草本。基生莲座叶丛紧贴地面；茎高 50 ～ 200cm，被曲柔毛与伸展长毛，茎枝上端常混生腺毛。基生叶倒披针形，长 10 ～ 25cm，宽 2 ～ 4.5cm，先端锐尖，基部楔形，边缘疏生不整齐浅钝齿，侧脉每侧 12 ～ 15 条，两面被曲柔毛与长毛；叶柄长 1.5 ～ 3cm。茎生叶椭圆形至倒披针形，长 7 ～ 20cm，宽 1 ～ 5cm，先端锐尖至短渐尖，基部楔形，边缘有稀疏钝齿，两面被曲柔毛与长毛，茎上部的叶下面与叶缘常混生腺毛；叶柄长 0 ～ 15mm。花序穗状，不分枝，或在主序下面具次级侧生花序；苞片叶状，椭圆状披针形，长 1.5 ～ 9cm，果时宿存；花蕾锥状长圆形，长 1.5 ～ 2cm，直径 4 ～ 5mm，顶端具长约 3mm 的喙；花管长 2.5 ～ 3.5cm，直径 1 ～ 1.2mm，黄绿色或带红色，被混生的柔毛、伸展的长毛与短腺毛；花后脱落；萼片绿色或带红色，长圆状披针形，长 1.8 ～ 2.2cm，下部宽大处 4 ～ 5mm，先端骤缩成尾状，长 3 ～ 4mm，在芽时直立，彼此靠合，开放时自基部反折，但又在中部上翻，毛被同花管；花瓣黄色或淡黄色，宽倒卵形，长 2.5 ～ 3cm，宽 2 ～ 2.8cm，先端微凹缺；子房圆柱状，具 4 棱，密被伸展长毛、短腺毛或混生曲柔毛；花柱长 3.5 ～ 5cm，伸出花管。蒴果锥状圆柱形，向上变狭，长 2 ～ 3.5cm，直径 4 ～ 5mm，直立，绿色，毛被渐变稀疏，具棱。种子暗褐色，棱形，具棱角。

湖北省及东北、华北、华东、西南地区有栽培或逸为野生，常生于开旷荒坡路旁。

【功效应用】 根：强筋壮骨，祛风除湿。用于风湿病、筋骨疼痛。用量 5 ～ 15g。种子的脂肪油（药名月见草油）：活血通络，息风平肝，消肿敛疮。用于胸痹心痛、中风偏瘫、虚风内动、小儿多动、风湿疼痛、腹痛泄泻、痛经及狐惑、疮疡、湿疹。制成胶丸或软胶囊，每次 1 ～ 2g，每日 2 ～ 3 次。

【化学成分】 月见草油含多种脂肪酸。

【附注】 月见草油具有降血脂及抗动脉粥样硬化、减肥、抗脂肪肝、抗心率失常、抗炎、抗血栓形成、抗血小板聚集等作用。

421 楤木（*Aralia chinensis*）

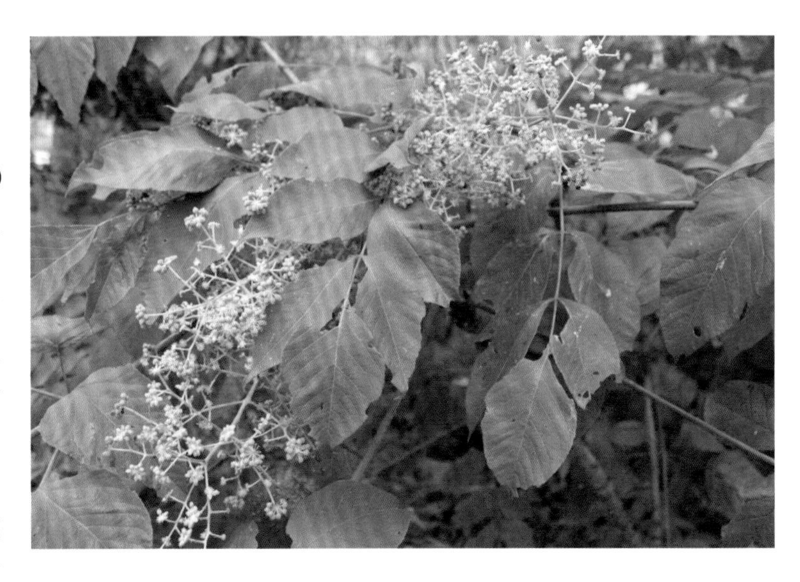

五加科植物楤木 *Aralia chinensis* L.。

【形态与分布】 灌木或乔木，高 2 ～ 5（8）m。树皮灰色，疏生粗壮直刺；小枝淡灰棕色，有黄棕色绒毛，疏生细刺。二回或三回羽状复叶，长 60 ～ 110cm；叶柄粗壮，长可达 50cm；托叶与叶柄基部合生，耳廓形，叶轴无刺或有细刺；羽片有小叶 5 ～ 13，基部有小叶 1 对；小叶片卵形、阔卵形或长卵形，长 5 ～ 19cm，宽 3 ～ 8cm，先端渐尖或短渐尖，基部圆形，上面疏生糙毛，下面有短柔毛，边缘有锯齿或细锯齿，或不整齐粗重锯齿，侧脉 7 ～ 10 对；小叶无柄或有短柄，顶生小叶柄长 2 ～ 3cm。圆锥花序大型，密生淡黄棕色或灰色短柔毛；伞形花序直径 1 ～ 1.5cm，花多数；总花梗长 1 ～ 4cm，密生短柔毛；苞片锥形，长 3 ～ 4mm；花梗长 4 ～ 6mm，生短柔毛；花白色，芳香；萼长约 1.5mm，有三角形小齿 5；花瓣 5，卵状三角形，长 1.5 ～ 2mm；花柱 5，离生或基部合生。果实球形，黑色，直径约 3mm，宿存花柱离生或合生至中部。花果期 7 ～ 12 月。

生于森林、灌丛或林缘路边，垂直分布从海滨至海拔 2700m。分布于华中地区及其以南的全国其他大部分地区，甘肃南部、山西南部、河北南部及陕西南部也有分布。

【功效应用】 根皮（药名白刺老苞）：祛风除湿，活血止血，散瘀止痛，养心安神。用于跌打损伤、骨折、风湿痹痛、腰腿痛、淋浊、肾炎水肿、瘀血经闭、腹水、心悸失眠、咳血、瘰疬。用量 15 ～ 30g；外用适量，煎水洗或捣敷。孕妇禁内服。

【化学成分】 含皂苷、黄酮等成分。

【附注】 （1）干燥根皮以“刺老苞”为名，收载于《湖北省中药材质量标准》（2018 年版）。（2）同属植物棘茎楤木 *Aralia echinocaulis* Hand.-Mazz. 在湖北、湖南等省份也有分布，根皮同等药用，称“红刺老苞”。其植物形态区别：小乔木；分枝密生细直的刺；二回羽状复叶；圆锥花序有鳞片状的毛，花序轴不久变为几无毛。

422 五加（*Eleutherococcus nodiflorus*）

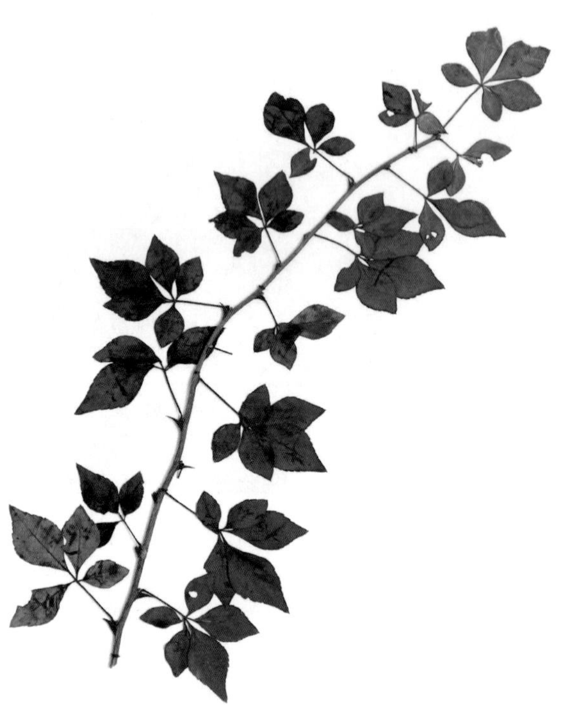

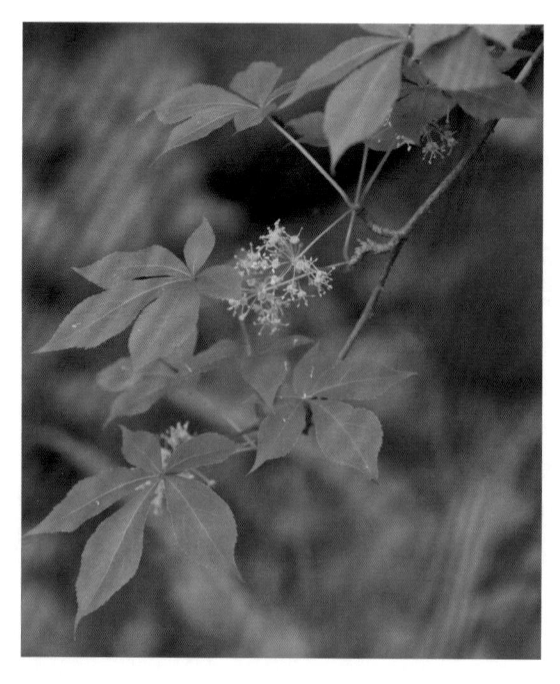

五加科植物五加（细柱五加）*Eleutherococcus nodiflorus*（Dunn）S. Y. Hu。[*Acanthopanax gracilistylus* W. W. Smith]。

【形态与分布】 灌木，高 2 ～ 3m。枝灰棕色，软弱而下垂，蔓生状，节上通常疏生反曲扁刺。叶有小叶 5，稀 3 ～ 4，在长枝上互生，在短枝上簇生；叶柄长 3 ～ 8cm，常有细刺；小叶片倒卵形至倒披针形，长 3 ～ 8cm，宽 1 ～ 3.5cm，先端尖至短渐尖，基部楔形，两面无毛或沿脉疏生刚毛，边缘有细钝齿，侧脉 4 ～ 5 对，两面均明显，下面脉腋间有淡棕色簇毛，网脉不明显；几无小叶柄。伞形花序单个稀 2 个腋生，或顶生在短枝上，直径约 2cm，有花多数；总花梗长 1 ～ 2cm，结实后延长；花梗细长，长 6 ～ 10mm；花黄绿色；萼边缘近全缘或有 5 小齿；花瓣 5，长圆状卵形，先端尖，长 2mm；雄蕊 5；子房 2 室；花柱 2，细长，离生或基部合生。果实扁球形，长约 6mm，宽约 5mm，黑色；宿存花柱长 2mm，反曲。花期 4 ～ 8 月，果期 6 ～ 10 月。

生于海拔 500 ～ 1900（3000）m 的灌木丛林、林缘、山坡路旁和村落中。分布于华中、华东、华南、西南地区及山西、陕西等省。

【功效应用】 根皮（药名五加皮）：祛风除湿，补益肝肾，强筋壮骨，利水消肿。用于风湿痹病、筋骨痿软、小儿行迟、体虚乏力、水肿、脚气。用量 5 ～ 10g。

【化学成分】 含苯丙素、萜类、挥发油等成分。

【附注】 本种的干燥根皮为中药“五加皮”，收载于《中国药典》。

423 刺五加（*Eleutherococcus senticosus*）

五加科植物刺五加 *Eleutherococcus senticosus*（Rupr. Maxim.）Harms［*Acanthopanax senticosus*（Rupr. & Maxim.）Harms］。

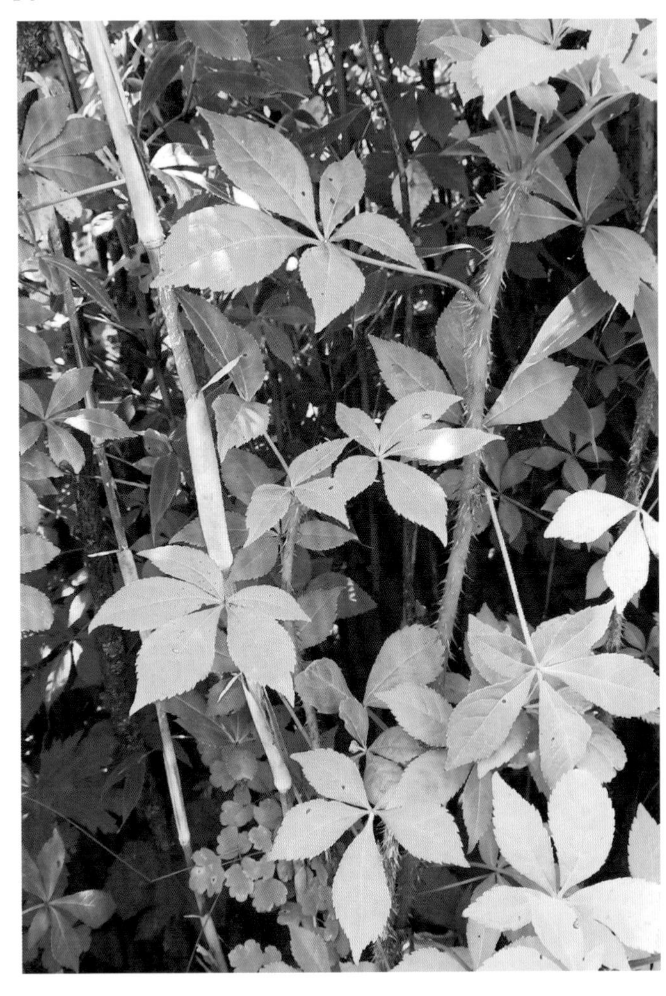

【形态与分布】 灌木，高1～6m。分枝多，一年生、二年生的通常密生刺，稀仅节上生刺或无刺；刺直而细长针状，下向，基部不膨大，脱落后有圆形刺痕，叶有小叶(3)5；叶柄常疏生细刺，长3～10cm；小叶片纸质，椭圆状倒卵形或长圆形，长5～13cm，宽3～7cm，先端渐尖，基部阔楔形，上面粗糙，深绿色，脉上有粗毛，下面淡绿色，脉上有短柔毛，边缘有锐尖重锯齿，侧脉6～7对，两面明显，网脉不明显；小叶柄长0.5～2.5cm，有棕色短柔毛，有时有细刺。伞形花序单个顶生，或2～6个组成稀疏的圆锥花序，直径2～4cm，花多数；总花梗长5～7cm；花梗长1～2cm；花紫黄色，萼无毛，几无齿至不明显的5齿；花瓣5，卵形；雄蕊5；子房5室，花柱全部合生成柱状。果实球形或卵球形，有5棱，黑色，直径7～8mm，宿存花柱长1.5～1.8mm。花期6～7月，果期8～10月。

生于海拔100～2000m的森林或灌丛中。分布于湖北西部及河北、山西和东北等地。

【功效应用】 根和根茎或茎（药名刺五加）：益气健脾，补肾安神。用于脾肺气虚、体虚乏力、食欲不振、肺肾两虚、久咳虚喘、肾虚腰膝酸痛、心脾不足、失眠多梦。用量10～30g。

【化学成分】 含三萜、黄酮、木脂、香豆素、多糖等成分。

【附注】 本种的干燥根和根茎或茎为中药“刺五加”，收载于《中国药典》。

424 白簕（*Eleutherococcus trifoliatus*）

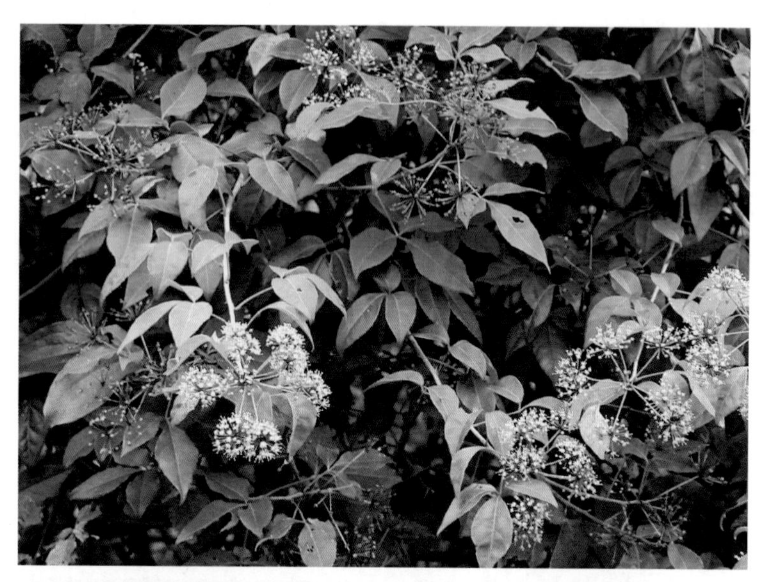

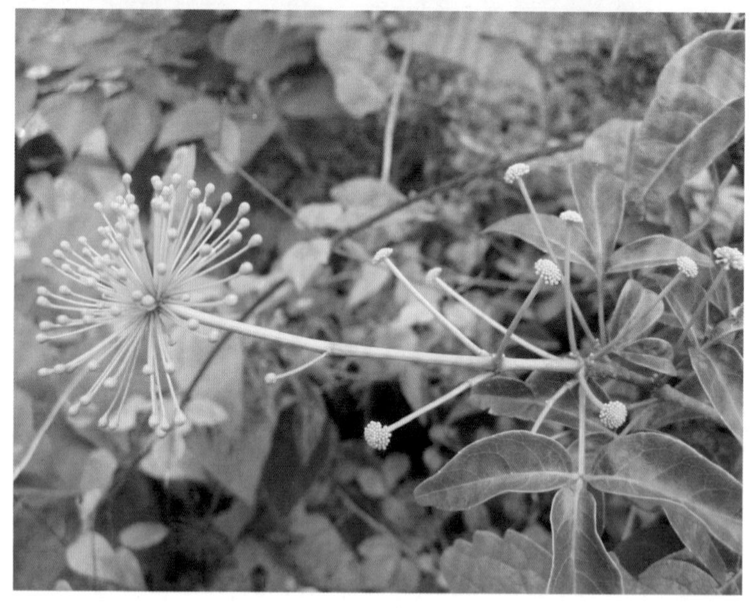

五加科植物白簕 *Eleutherococcus trifoliatus*（L.）S. Y. Hu [*Acanthopanax trifoliatus*（L.）Merr.]。

【形态与分布】 攀援灌木，高 1 ～ 7m。树皮灰白色；小枝有白色皮孔。茎枝、叶柄及叶主脉常有小钩刺，叶互生，有长柄，掌状复叶由 3 片小叶组成；小叶片长卵形或长椭圆形，长 4 ～ 10cm，宽 3 ～ 6.5cm，先端急尖或短渐尖，基部楔形或圆钝形，稍偏斜，边缘有疏钝粗齿或锯齿。伞形花序集成顶生总状花序或复伞形花序，花小，黄绿色，小花梗长短不齐；萼边缘有 5 齿，花瓣 5，雄蕊 5，子房下位，花柱 2 ～ 3，基部合生至中部分离。果扁球形，熟时黑色。花期 7 ～ 9 月，果期 9 ～ 11 月。

生于河边、村旁、山坡或林缘灌木丛中。分布于华中、华东、华南、西南地区及陕西、台湾等地。

【功效应用】 根皮（药名三加皮）：祛风除湿，散瘀消肿。用于风湿痹痛、坐骨神经痛、跌打骨折、肺痈等。叶：鲜叶捣敷用于外伤肿痛。用量 10 ～ 30g，水煎或泡酒服；外用鲜品适量，捣敷。

【化学成分】 叶含黄酮、皂苷、挥发油、甾醇等成分。

425 常春藤（*Hedera nepalensis* var. *sinensis*）

五加科植物常春藤 *Hedera nepalensis* K. Koch var. *sinensis*（Tobl.）Rehd.[*Hedera sinensis*（Tobler）Hand.-Mazz.]。

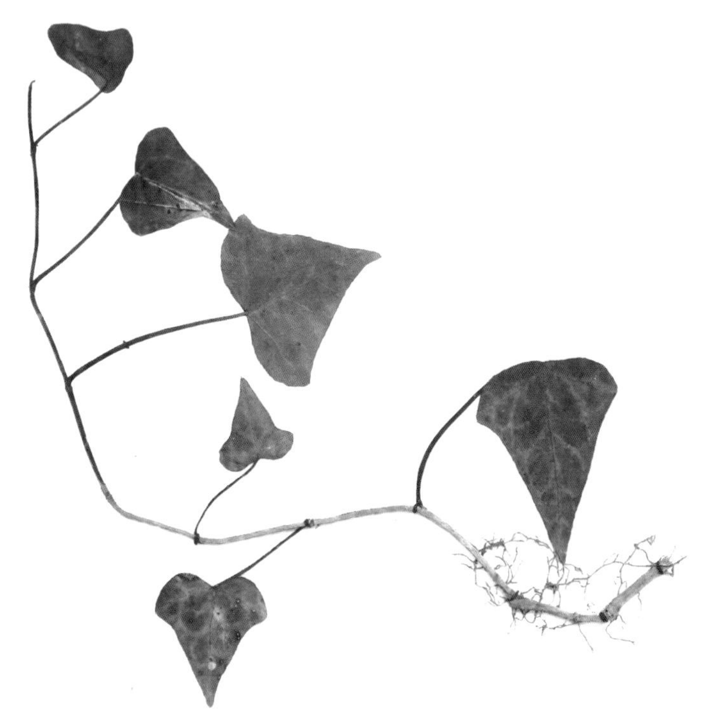

【形态与分布】 常绿藤木，长 3 ～ 20m。茎上有附生根，嫩枝有锈色鳞片。叶二型，不育枝上的叶为三角状卵形或戟形，长 5 ～ 12cm，宽 3 ～ 10cm，全缘或 3 裂；花枝上的叶椭圆状披针形、长椭圆状卵形或披针形，稀卵形或圆卵形，全缘；叶柄细长，有锈色鳞片。伞形花序单生或 2 ～ 7 顶生；花淡黄白色或淡绿白色，芳香；萼几全缘，有棕色鳞片；花瓣 5；雄蕊 5；子房下位，5 室，花柱合生成柱状。果球形，熟时红色或黄色，直径约 1cm。花期 7 ～ 11 月。

攀援于林缘树木、路边墙壁和略受荫蔽的岩石上，庭园常有栽培。分布于华中、华南、西南地区和甘肃、陕西等省。

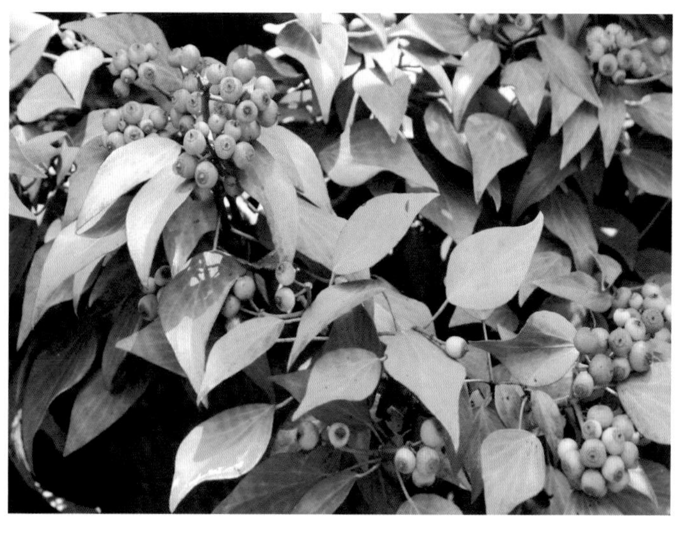

【功效应用】 全株（药名常春藤）：祛风利湿，活血消肿。用于风湿性关节炎、腰痛、跌打损伤、急性结膜炎、肾炎水肿、闭经、痈疖肿毒、荨麻疹、湿疹。用量 5 ～ 10g。

【化学成分】 全株含三萜皂苷、挥发油、鞣质、树脂、甾醇等成分。

【附注】 本种的干燥带叶藤茎为中草药“常春藤”，收载于《湖北省中药材质量标准》（2018 年版）。

426 刺楸（*Kalopanax septemlobus*）

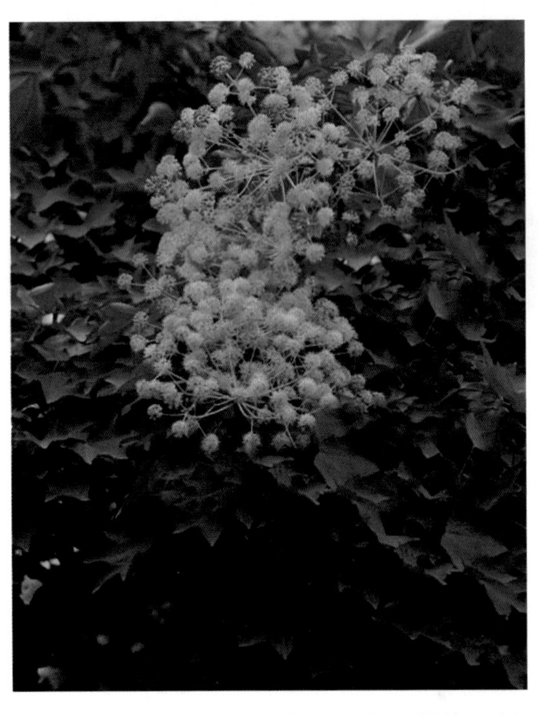

五加科植物刺楸 *Kalopanax septemlobus*（Thunb.）Koidz.。

【形态与分布】 乔木。树皮暗灰棕色；小枝淡黄棕色或灰棕色，散生粗刺；刺基宽阔扁平，在茁壮枝上长达1cm以上，宽1.5cm以上。叶互生，短枝上簇生，圆形或近圆形，直径9～35cm，掌状5～7浅裂，裂片阔三角状卵形至长圆状卵形，茁壮枝上的叶片分裂较深，超过中裂，先端渐尖，基部心形，边缘有细锯齿，放射状主脉5～7，两面均明显；叶柄细长，长8～50cm。伞形花序聚生为顶生圆锥花序，长15～25cm；花白色或淡黄绿色；萼有5齿；花瓣5，三角状卵形，长约1.5mm；子房下位；花柱合生成柱状，先端分离。果球形，直径约5mm，熟时蓝黑色，花柱宿存。花果期7～12月。

多生于阳性森林、灌木林中和林缘，低丘陵较多。北自东北，南至广东、广西、云南，西自四川西部，东至海滨的广大区域内均有分布；也有栽培。

【功效应用】 树皮（药名川桐皮）：祛风除湿，活血止痛。有小毒。用于风湿痹痛、腰膝疼痛、跌打肿痛。根皮、茎枝也可用于风湿痹痛等。

【化学成分】 树皮含鞣质、黄酮、香豆素、挥发油、皂苷、酚酸等成分。

【附注】 （1）变种毛叶刺楸 *Kalopanax septemlobus*（Thunb.）Koidz. var. *magnificus*（Zabel）Hand.-Mazz. 在湖北西部等地有分布。其区别：枝刺较少或无刺；叶片较宽大，裂片卵形，下面密生短柔毛。（2）变种深裂刺楸 *Kalopanax septemlobus*（Thunb.）Koidz. var. *maximowiczi*（Houtte）Hand.-Mazz. 在河南等省有分布。其区别：叶片分裂较深，长达全叶片的3/4，裂片长圆状披针形，先端长渐尖，下面密生长柔毛。

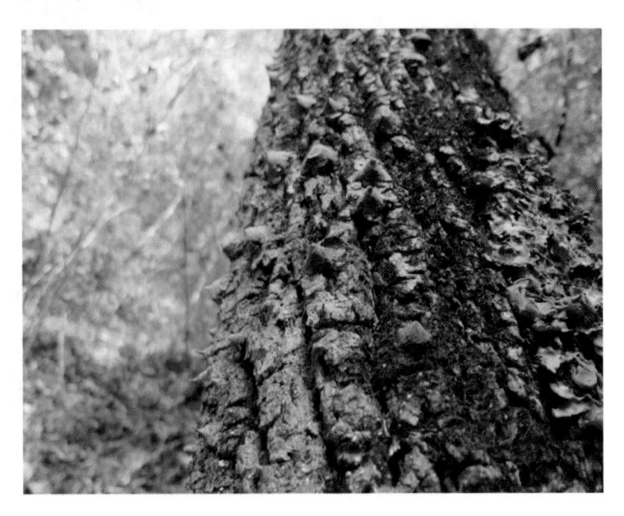

427 异叶梁王茶（*Metapanax davidii*）

五加科植物异叶梁王茶 *Metapanax davidii*（Franch.）J. Wen & Frodin [*Nothopanax davidii*（Franch.）Harms.]。

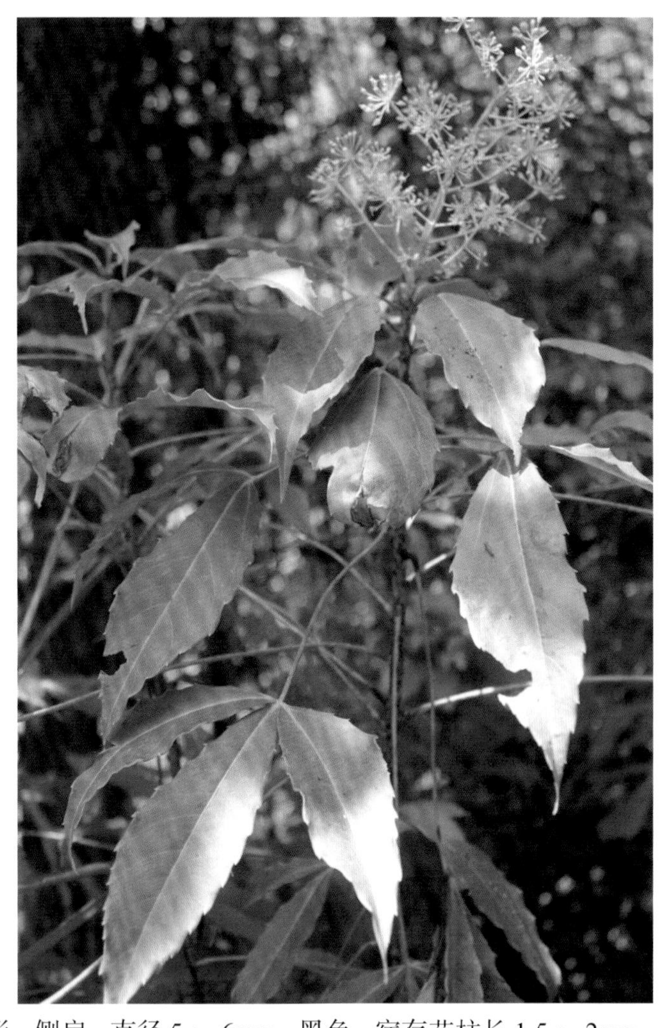

【形态与分布】 灌木或乔木，高 2 ～ 12m。叶为单叶，稀在同一枝上有 3 小叶的掌状复叶；叶柄长 5 ～ 20cm；叶片薄革质至厚革质，长圆状卵形至长圆状披针形，或三角形至卵状三角形，不分裂、掌状 2 ～ 3 浅裂或深裂，长 6 ～ 21cm，宽 2.5 ～ 7cm，先端长渐尖，基部阔楔形或圆形，有主脉 3 条，上面深绿色，有光泽，下面淡绿色，两面无毛，边缘疏生细锯齿，有时为锐尖锯齿，侧脉 6 ～ 8 对，下面不明显，网脉不明显；小叶片披针形，几无小叶柄。圆锥花序顶生，长达 20cm；伞形花序直径约 2cm，有花 10 余朵；总花梗长 1.5 ～ 2cm；花梗有关节，长 7 ～ 10mm；花白色或淡黄色，芳香；萼无毛，长约 1.5mm，边缘有 5 小齿；花瓣 5，三角状卵形，长约 1.5mm；雄蕊 5，花丝长约 1.5mm；子房 2 室，花盘稍隆起；花柱 2，合生至中部，上部离生，反曲。果实球形，侧扁，直径 5 ～ 6mm，黑色；宿存花柱长 1.5 ～ 2mm。花果期 6 ～ 11 月。

生于疏林或阳性灌木林中、林缘、路边和岩石山上。分布于湖北、湖南及陕西省和西南地区。

【功效应用】 全株：清热解毒，祛风除湿，活血止痛。用于急性咽炎、急性结膜炎、风湿痹痛、劳伤腰痛、跌打损伤、骨折、月经不调。用量 6 ～ 15g，水煎或泡酒服。

【化学成分】 含三萜皂苷、挥发油、多糖等成分。

428 大叶三七（*Panax japonicus*）

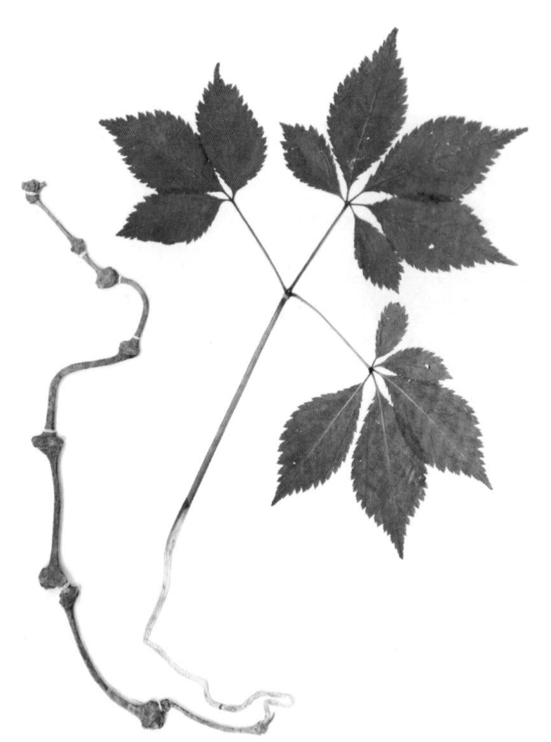

五加科植物大叶三七（竹节参）*Panax japonicus*（T. Nees）C. A. Mey.［*Panax pseudo-ginseng* Wall. var. *japonicus*（C. A. Mey.）Hoo et Tseng］。

【形态与分布】 多年生草本。根茎细长，横走，节部膨大，有的呈串珠状。茎直立，单一，无毛。叶为掌状复叶，3～4片轮生于茎顶，小叶5～7，倒卵状椭圆形或菱状椭圆形，先端长渐尖，基部渐狭且下延，边缘具细锐重锯齿，两面无毛或仅边缘具刚毛。伞形花序单个顶生，总花梗较叶长；苞片小，三角状披针形；花萼杯状，边缘具5个三角形小齿；花瓣5，黄绿色；雄蕊5；子房2室，花柱2。花期6～7月。

生于森林下或灌丛草坡中。分布于华中、华东、西南地区及陕西、甘肃、广西等省区。

【功效应用】 根茎（药名白三七）：散瘀止血，消肿止痛，祛痰止咳，补虚强壮。用于痨嗽咯血、跌扑损伤、咳嗽痰多、病后虚弱。用量6～15g，水煎或泡酒服；外用捣敷，或研末敷伤口。

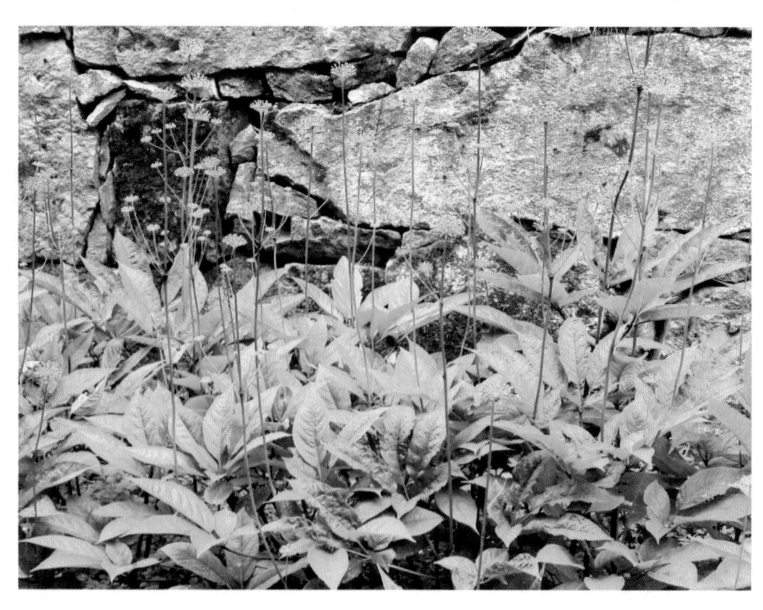

【化学成分】 含竹节参皂苷等皂苷、多糖、氨基酸等成分。

【附注】 根据根茎形状分为“白三七”和“珠子参”（扣子七），野生及栽培均有。《中国药典》以“竹节参”为名收载。

429 通脱木（*Tetrapanax papyrifer*）

五加科植物通脱木 *Tetrapanax papyrifer*（Hook.）K. Koch。

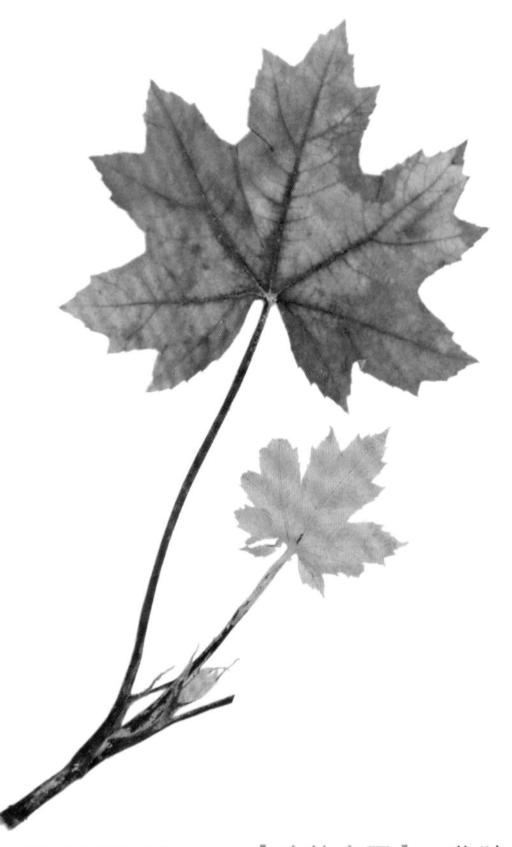

【形态与分布】 灌木或小乔木，高1～3.5m。茎粗壮，不分枝，幼时表面密被星状毛或稍具脱落的灰黄色柔毛，木质部松脆，中央有宽大白色纸质的髓。叶大，互生，聚生于茎顶，叶柄粗壮，圆筒形，长30～50cm；托叶膜质，锥形，先端长尖，基部抱茎，有星状厚绒毛；叶片5～11掌状浅裂至半裂，每一裂片常又有2～3个小裂片，长30～90cm，宽几乎相等，基部心形，全缘或有粗锯齿，上面无毛，下面密被白色或褐色星状绒毛。大型复圆锥花序状伞形花序顶生或近顶生；花白色或紫白色，4数，稀5数，外面被毛；子房下位，2室，花柱2，分离，开展。核果状浆果，扁球形，熟时紫黑色。花期秋季。

生于山坡杂木林中或沟旁潮湿地。分布于湖北、福建、台湾及华南、西南地区。

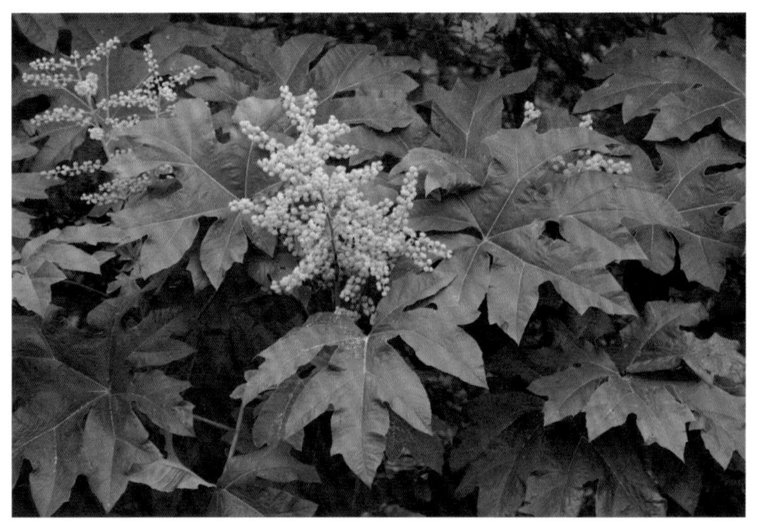

【功效应用】 茎髓（药名通草）：清热利尿，通气下乳。用于水肿、小便不利、尿痛、尿急、乳汁较少或不下。用量3～5g，孕妇慎用。

【化学成分】 根含三萜皂苷。

【附注】 本种的干燥茎髓为中药“通草”，收载于《中国药典》。

430 重齿当归（*Angelica biserrata*）

伞形科植物重齿当归（重齿毛当归）*Angelica biserrata*（Shan et Yuan）Yuan et Shan（*Angelica pubescens* Maxim. f. *biserrata* Shan et Yuan）。

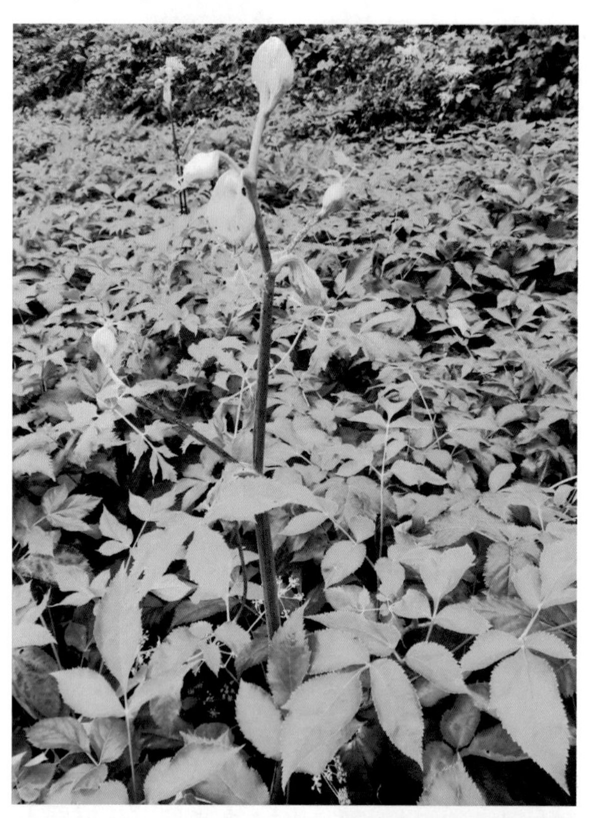

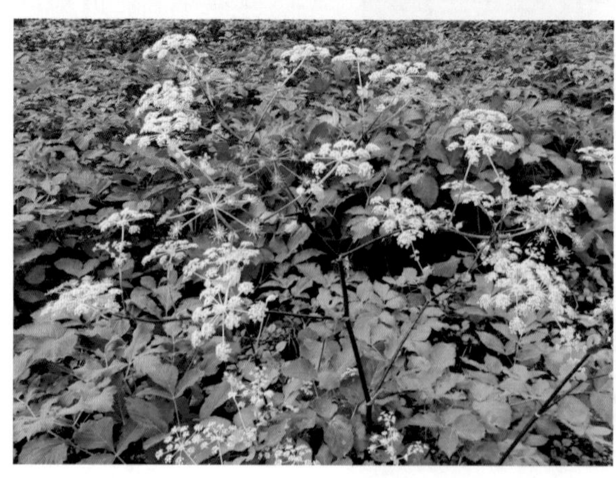

【形态与分布】 多年生草本，高1～2cm。根粗大，多分枝。茎直立带紫色。基生叶和茎下部叶的叶柄细长，长15～55cm，基部成鞘状；叶为二至三回三出羽状全裂，最终裂片长圆形，长5～20cm，宽2～8cm，两面均被短柔毛，边缘有不整齐重锯齿，顶生的末回裂片多了深裂，基部常沿叶轴下延成翅状；茎上部叶退化成膨大的叶鞘。复伞形花序顶生或侧生，密被黄色短柔毛，伞幅10～25，伞幅长2～10cm；小伞形花序具花15～30朵，不超过35朵，白色，小总苞片5～10，阔披针形，顶端有长尖花瓣5，雄蕊5，子房下位。双悬果背部扁平，分生果扁平，长6～7cm，宽3～4mm，长圆形侧棱翅状，分生果棱槽中有油管1～3，合生面2～6。花期7～9月。

生于海拔1000m以上林缘，多栽培于林间开阔地。分布于浙江、安徽交界的天目山区，湖北及陕西、江西、重庆、四川等地有栽培。

【功效应用】 根（药名独活）：祛风胜湿，散寒止痛。用于风湿痹痛、腰膝酸软、感冒头痛、痈疮肿毒。用量3～9g。

【化学成分】 根含挥发油、香豆素。

【附注】 根为中药“独活”，收载于《中国药典》。湖北省五峰、长阳等县为我国道地药材“独活”的主产地。

431 白芷（*Angelica dahurica*）

伞形科植物白芷 *Angelica dahurica*（Fisch. ex Hoffm.）Benth. et Hook. f. ex Franch. et. Sav.。

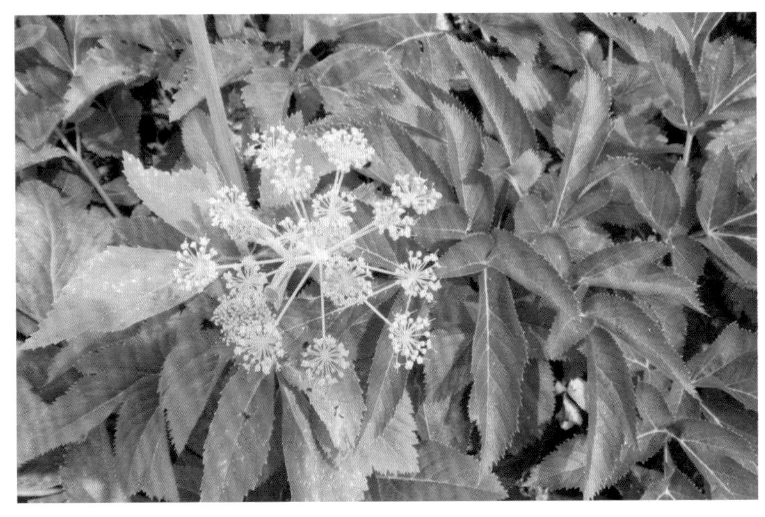

【形态与分布】 多年生草本，高 1 ～ 2.5m。根圆柱形，有分枝，直径 3 ～ 5cm，外皮黄褐色至褐色，有浓烈气味。茎基部直径 2 ～ 5（8）cm，常带紫色，中空，有纵长沟纹。基生叶一回羽状分裂，有长柄，叶柄下部有管状抱茎边缘膜质的叶鞘；茎上部叶二至三回羽状分裂，叶片轮廓卵形至三角形，长 15 ～ 30cm，宽 10 ～ 25cm，叶柄长至 15cm，下部为囊状膨大的膜质叶鞘，常带紫色；末回裂片长圆形、卵形或线状披针形，多无柄，长 2.5 ～ 7cm，宽 1 ～ 2.5cm，急尖，边缘有不规则白色软骨质粗锯齿，具短尖头，基部两侧常不等大，沿叶轴下延成翅状；花序下方的叶简化成显著膨大的囊状叶鞘。复伞形花序顶生或侧生，直径 10 ～ 30cm，总花梗长 10 ～ 30cm，无总苞或有 1 ～ 2 片，鞘状；伞幅 18 ～ 38，小总苞片 14 ～ 16，条形，比花梗长或等长，花梗 10 余；花白色。双悬果椭圆形，长 5 ～ 7mm。花果期 7 ～ 9 月。

生于林下、溪旁、灌丛及山谷草地。分布于我国东北及华北地区，现南北各地均栽培。

【功效应用】 根（药名白芷）：解表散寒，祛风止痛，宣通鼻窍，燥湿止带，消肿排脓。用于感冒头痛、眉棱骨痛、鼻塞流涕、鼻鼽、鼻渊、牙痛、带下、疮疡肿痛。用量 3 ～ 10g。

【化学成分】 根含挥发油、香豆素、木脂素、生物碱、多糖、甾醇等成分。

【附注】 该种与其栽培品种杭白芷 *Angelica dahurica*（Fisch. ex Hoffm.）Benth. et Hook. f. ex Franch. et Sav. cv. *Hangbaizhi*［*Angelica dahurica*（Fisch. ex Hoffm.）Benth. et Hook. f. var. *formosana*（Boiss.）Shan et Yuan］的干燥根均为中药“白芷”，收载于《中国药典》。杭白芷与白芷的区别：植株高 1 ～ 1.5m。茎及叶鞘多为黄绿色。根长圆锥形，上部近方形，表面灰棕色，有多数较大的皮孔样横向突起，略排列成数纵行，质硬较重，断面白色，粉性大。栽培于四川、浙江、湖南、湖北、江西、江苏、安徽及南方一些省区。

432 紫花前胡（*Angelica decursiva*）

伞形科植物紫花前胡 *Angelica decursiva*（Miq.）Franch. et Sav.［*Peucedanum decursivum*（Miq.）Maxim.］。

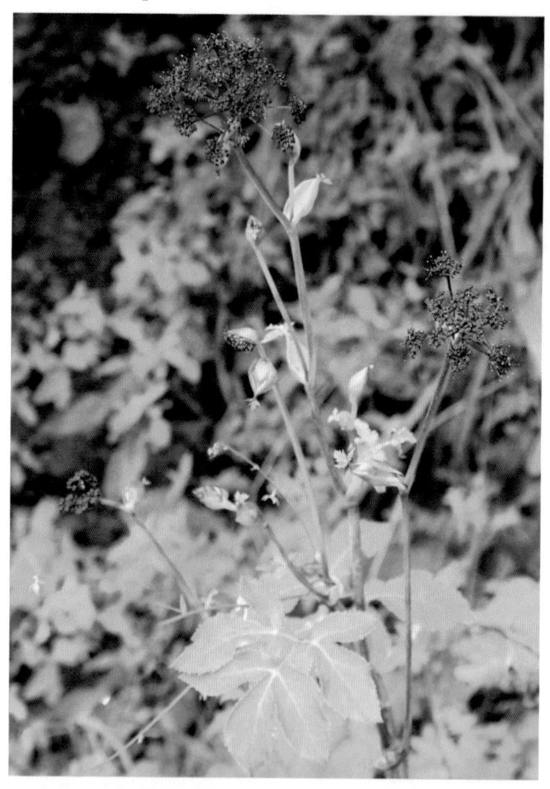

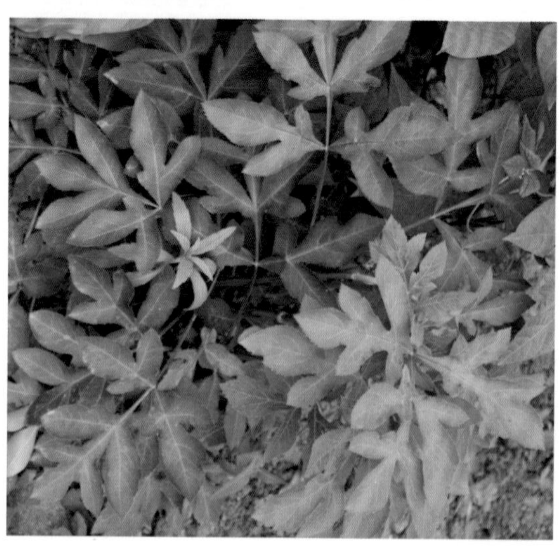

【形态与分布】 草本。根圆锥状，分枝少数，有强烈气味。茎单一，高1～2m，光滑，常为紫色，有纵沟纹，中空。叶柄长13～36cm，基部膨大成圆形的紫色叶鞘，抱茎；叶片三角形至卵圆形，长10～25cm，一回3全裂或一至二回羽状分裂；第一回裂片的小叶柄翅状延长，侧裂片和顶裂片基部联合，沿叶轴呈翅状延长，翅边缘有锯齿；末回裂片卵形或长圆状披针形，长5～15cm，顶端锐尖，边缘有锯齿，齿端有尖头，表面深绿色，背面绿白色，主脉常带紫色，上面脉上有短糙毛；茎上部叶简化成囊状膨大的紫色叶鞘。复伞形花序顶生和侧生，花序梗长3～8cm；伞辐10～22，长2～4cm；总苞片1～3，卵圆形，宽鞘状，宿存，反折，紫色；小总苞片3～8，线形至披针形；伞辐及花柄有毛；花深紫色，萼齿明显，线状锥形或三角状锥形，花瓣倒卵形或椭圆状披针形，花药暗紫色。果实长圆形至卵状圆形，长4～7mm，背棱线形隆起，侧棱有较厚的狭翅。花果期8～11月。

生于山坡林缘、溪沟边或杂木林灌丛中。产河南、湖北及辽宁、河北、陕西、四川、台湾等省和华东、华南地区。

【功效应用】 根（药名前胡）：疏散风热，降气化痰。用于风热咳嗽痰多、痰热喘满、咯痰黄稠。用量5～10g。

【化学成分】 根含香豆素、皂苷等成分。

433 当归（*Angelica sinensis*）

伞形科植物当归 *Angelica sinensis*（Oliv.）Diels。

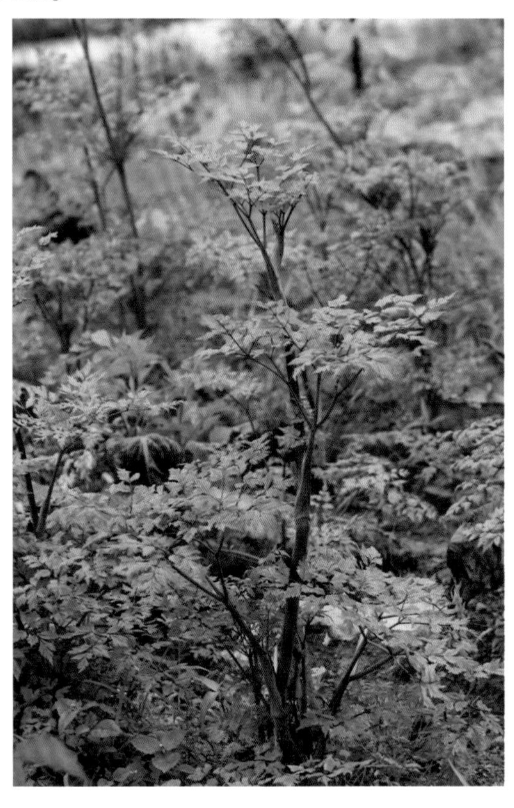

【形态与分布】 多年生草本，高40～150cm。根圆锥状，肉质，粗大，有分枝，黄棕色，有浓郁香气。茎带紫红色，具纵条纹。基生叶及茎下部叶近卵形，长8～18cm，二至三回三出式羽状全裂，最终裂片卵形或卵状披针形，长1～2cm，宽5～15mm，边缘3浅裂，有尖齿，叶脉及边缘有白色细毛；叶柄长3～11cm，基部有宽大叶鞘；茎上部叶较小，简化成羽状分裂。复伞形花序；总苞片2或缺；伞幅9～30，不等长；小总苞片2～4，条形；小伞形花序有花13～36，花梗密生细柔毛；萼齿不明显，花瓣5，白色。双悬果椭圆形，长4～6mm，宽3～4mm，侧棱具翅，翅边缘淡紫色。花期6～9月，果期8～10月。

生于海拔1500～2000m的山地，多为栽培，少见野生。分布于湖北及陕西、甘肃、重庆、四川、云南、贵州等省市。

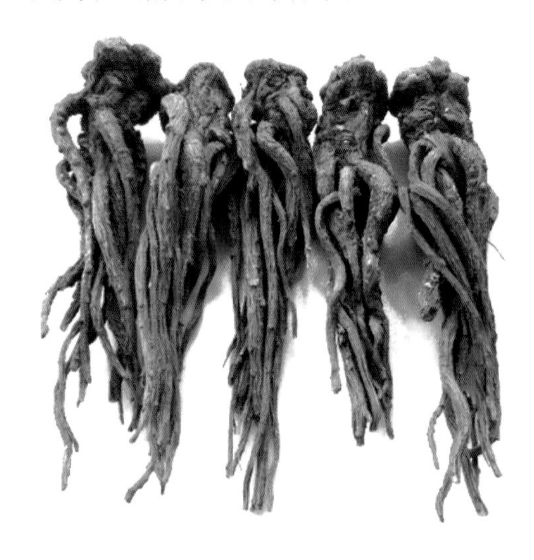

【功效应用】 根（药名当归）：补血活血，调经止痛，润肠通便。用于月经不调、经闭腹痛、癥瘕积聚、崩漏、血虚头痛、眩晕、痿痹、肠燥便秘、赤痢后重、跌打损伤、痈疽疮疡。用量4.5～9g。

【化学成分】 根含黄酮、挥发油、多糖、氨基酸、有机酸、香豆素、内酯等成分。

【附注】 本种的干燥根为中药“当归”，收载于《中国药典》。

434 北柴胡（*Bupleurum chinense*）

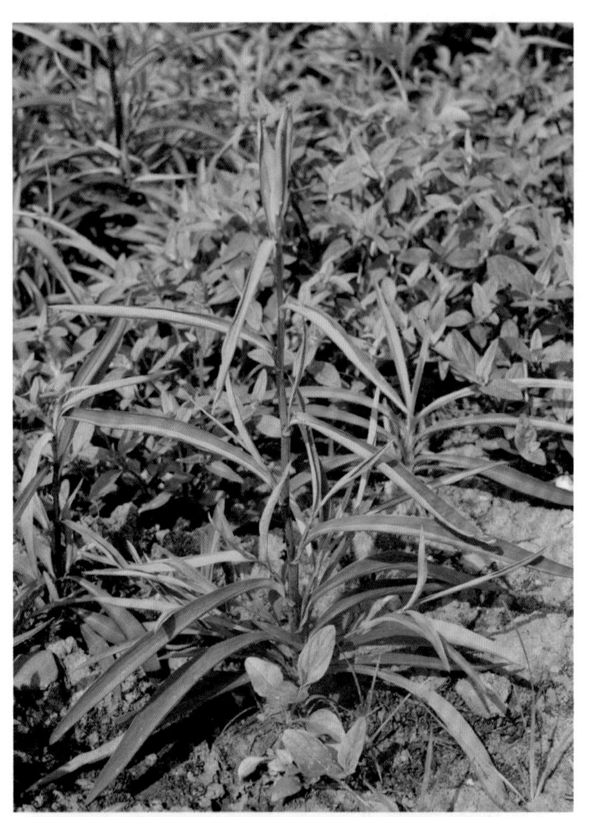

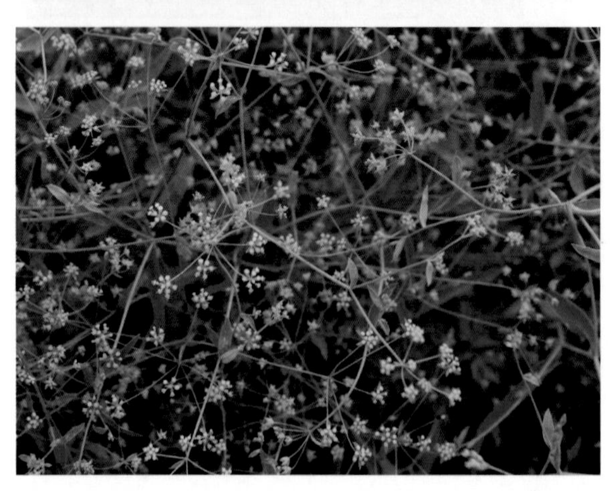

伞形科植物北柴胡 *Bupleurum chinense* DC.。

【形态与分布】 多年生草本，高 45 ～ 85cm。主根粗大，坚硬，有或无侧根；茎丛生或单生，实心，上部多分枝，稍成“之”字形弯曲。基生叶倒披针形或狭椭圆形，早枯；中部叶倒披针形或宽条状披针形，长 3 ～ 12cm，宽 6 ～ 18mm，有平行脉 7 ～ 9 条，下面具粉霜。复伞形花序多数，总花梗细长，水平伸出；无总苞片或总苞片 2 ～ 3，狭披针形；伞幅 3 ～ 8，不等长；小总苞片 5，披针形；花梗 5 ～ 10；花鲜黄色。双悬果宽椭圆形，长 3mm，宽 2mm，棱狭翅状。花期 9 月，果期 10 月。

生于向阳山坡、田野。产华中及东北、华北、西北、华东等地区。

【功效应用】 根（药名柴胡）：疏散退热，疏肝解郁，升举阳气。用于感冒发热、寒热往来、胸胁胀痛、月经不调、子宫脱垂、脱肛。用量 3 ～ 10g。

【化学成分】 根主含中挥发油、脂肪油、三萜皂苷、黄酮、甾体，还含倍半萜、香豆素和生物碱等成分。地上部分含黄酮、倍半萜、生物碱等成分。

【附注】 同属植物狭叶柴胡 *Bupleurum scorzonerifolium* Willd . 的干燥根与本种同等药用，均作为中药“柴胡”的来源，收载于《中国药典》。

435 竹叶柴胡（*Bupleurum marginatum*）

伞形科植物竹叶柴胡 *Bupleurum marginatum* Wall.ex DC.。

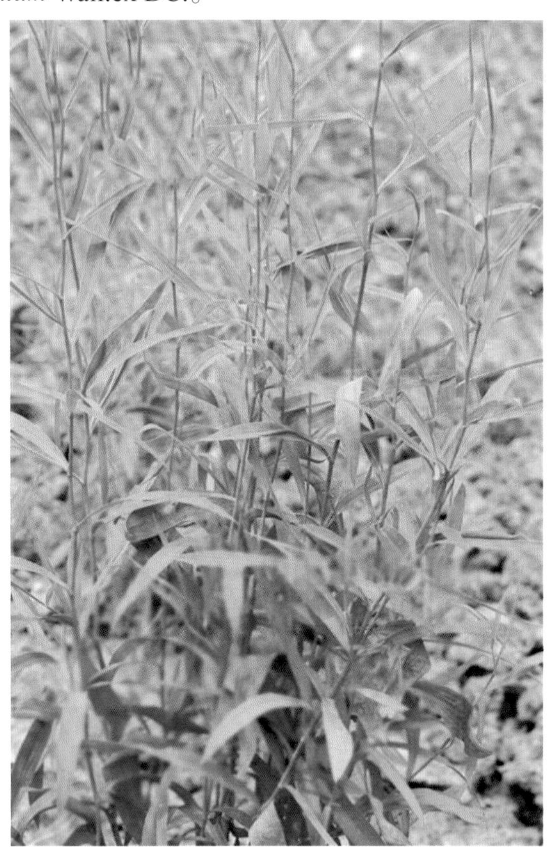

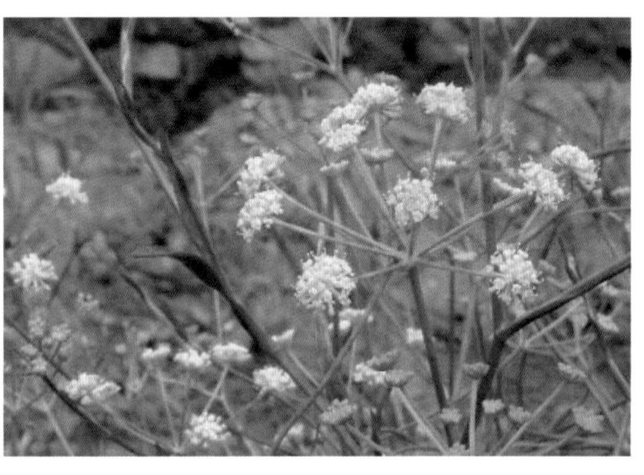

【形态与分布】 多年生草本。根木质化，直根发达，外皮深红棕色，纺锤形，有细纵皱纹及稀疏的小横突起，长10～15cm，直径5～8mm，根的顶端常有一段红棕色的地下茎，木质化，长2～10cm，有时扭曲缩短与根较难区分。茎高50～120cm，绿色，硬挺，基部常木质化，带紫棕色，茎上有淡绿色的粗条纹，实心。叶鲜绿色，背面绿白色，革质或近革质，叶缘软骨质，较宽，白色，下部叶与中部叶同形，长披针形或线形，长10～16cm，宽6～14mm，顶端急尖或渐尖，长达1mm，脉9～13，向叶背显著突出，淡绿白色，茎7～15脉。复伞形花序很多，顶生花序往往短于侧生花序；直径1.5～4cm；小总苞片5，披针形，短于花柄，长1.5～2.5mm，宽0.5～1mm，顶端渐尖，1～3脉，直径1.2～1.6mm；花瓣浅黄色；花柄长2～4.5mm，较粗，花柱基厚盘状，宽于子房。果长圆形，长3.5～4.5mm，棕褐色，棱狭翼状，每棱槽中油管3，合生面4。花期6～9月，果期9～11月。

生于海拔750～2300m的山坡草地或林下。分布于华中、华南、西南等地。

【功效应用】 带根全草（药名竹叶柴胡）：和解少阳，升阳举陷，祛风除痹，舒肝解郁、疏散退热。用于胸肋苦满、口苦咽干、目眩、脏器脱垂、肢节疼痛、外感发热、月经失调、痛经。用量3～10g。

【化学成分】 含皂苷、黄酮、挥发油、生物碱、多糖等成分。

【附注】 本种全草与柴胡的功效类似，民间代替柴胡药用。

436 红柴胡（*Bupleurum scorzonerifolium*）

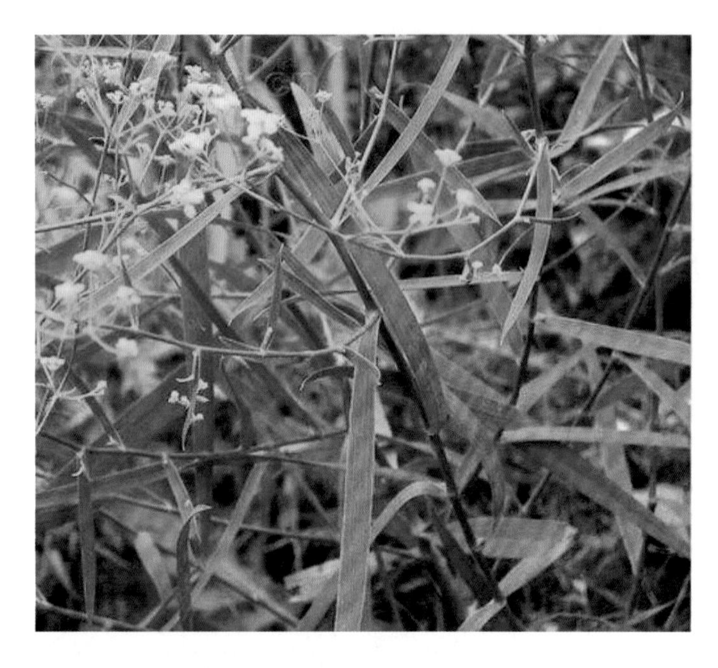

伞形科植物红柴胡（狭叶柴胡）*Bupleurum scorzonerifolium* Willd.。

【形态与分布】 多年生草本，高30～90cm。根长圆锥状，深红棕色，不分叉或下部稍分叉。茎单一或2～3丛生，基部密被纤维状叶基残留物，上部多分枝，呈“之”字形弯曲。基生叶及茎下部叶有长柄，条形或窄条形，长6～16cm，宽2～7mm，顶端渐尖，具短尖头，基部渐狭，有3～5条纵脉，具白色骨质狭边。复伞形花序多数，成疏松圆锥花序；总花序梗纤细，总苞片1～3，针形，伞幅3～8，纤细，弧曲，不等长；小总苞片5，条状披针形，细小，长约1.5mm，紧贴小伞；花梗6～15；萼齿5；花瓣5，内弯，黄色。雄蕊5；子房下位，花柱2。双悬果长圆形或宽椭圆形，长约2.5mm，宽约2mm，棱粗钝凸出。花期7～8月，果期8～10月。

生于海拔160～2250m的干燥草原、向阳山坡、灌木林边缘。分布于湖北及山东、山西、陕西、甘肃、江苏、安徽、广西等省区和东北、华北地区。

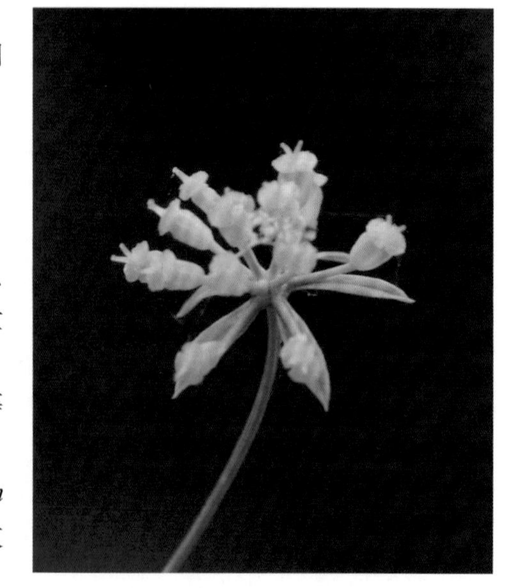

【功效应用】 根（药名柴胡）：疏散退热，疏肝解郁，升举阳气。用于感冒发热、寒热往来、胸胁胀痛、月经不调、子宫脱垂、脱肛。用量3～10g。

【化学成分】 根含皂苷、多糖、挥发油等成分。地上部分含黄酮等成分。

【附注】 本种与同属植物北柴胡 *Bupleurum chinense* DC. 的干燥根为常用中药“柴胡”，收载于《中国药典》。

437 积雪草（*Centella asiatica*）

伞形科植物积雪草 *Centella asiatica*（L.）Urban。

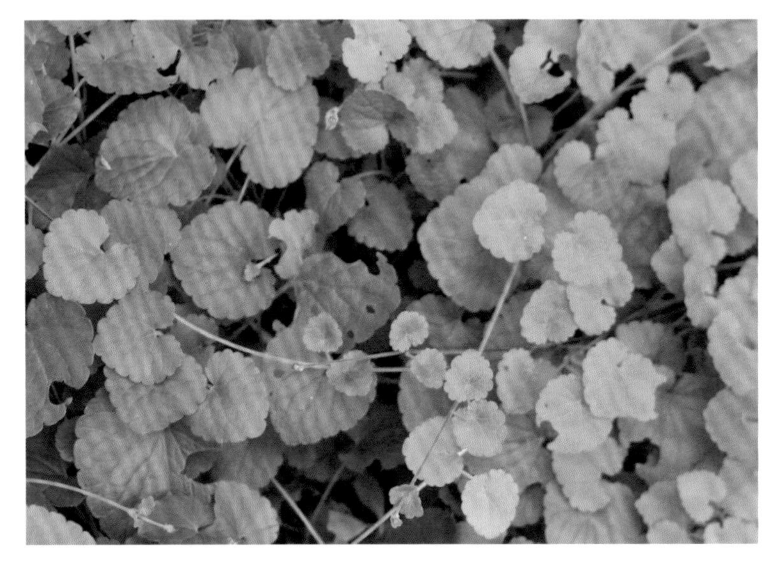

【形态与分布】 多年生草本。茎匍匐，细长，节上生根。叶片膜质至草质，圆形、肾形或马蹄形，长 1 ～ 2.8cm，宽 1.5 ～ 5cm，边缘有钝锯齿，基部阔心形，两面无毛或在背面脉上疏生柔毛；掌状脉 5 ～ 7，两面隆起，脉上部分叉；叶柄长 1.5 ～ 27cm，无毛或上部有柔毛，基部叶鞘透明，膜质。伞形花序梗 2 ～ 4 个，聚生于叶腋，长 0.2 ～ 1.5cm，有或无毛；苞片通常 2，很少 3，卵形，膜质，长 3 ～ 4mm，宽 2.1 ～ 3mm；每一伞形花序有花 3 ～ 4，聚集呈头状，花无柄或有 1mm 长的短柄；花瓣卵形，紫红色或乳白色，膜质，长 1.2 ～ 1.5mm，宽 1.1 ～ 1.2mm；花柱长约 0.6mm；花丝短于花瓣，与花柱等长。果实两侧扁压，圆球形，基部心形至平截形，长 2.1 ～ 3mm，宽 2.2 ～ 3.6mm，每侧有纵棱数条，棱间有明显的小横脉，网状，表面有毛或平滑。花果期 4 ～ 10 月。

生于海拔 200 ～ 1900m 的阴湿草地或水沟边。分布于华中、华东、华南地区及陕西、四川、云南等省。

【功效应用】 全草（药名积雪草）清热利湿，活血止血，解毒消肿。用于发热、咳喘、咽喉肿痛、肠炎、痢疾、湿热黄疸、水肿、淋证、尿血、衄血、痛经、崩漏、瘰疬、疔疮肿毒、带状疱疹、跌打肿痛、外伤出血。用量 9 ～ 15g，鲜品 15 ～ 30g，或捣汁服；外用适量捣敷，或绞汁涂患处。

【化学成分】 含有三萜皂苷、多炔烯烃和挥发油等成分。

【附注】 本种的干燥全草为中药“积雪草”，收载于《中国药典》。《中国药典》记载其用于风热感冒、咽喉肿痛、肺热咳嗽。

438 明党参（*Changium smyrnioides*）

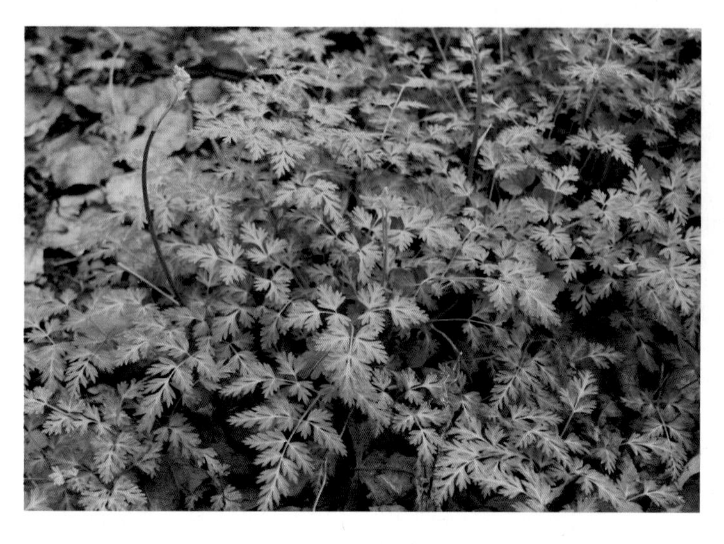

伞形科植物明党参 *Changium smyrnioides* Wolff。

【形态与分布】 多年生草本，高 50 ～ 100cm，全体无毛。主根纺锤形或长索形，长 5 ～ 20cm，表面棕褐色或淡黄色，内部白色。茎具粉霜，有分枝，枝疏散而开展，侧枝通常互生，侧枝上的小枝互生或对生。基生叶叶柄长 3 ～ 35cm，近三回三出式羽状全裂，最终裂片宽卵形，长及宽各约 2cm，基部截形或近楔形、边缘 3 裂或羽状缺刻，末回裂片长圆状披针形，长 2 ～ 4mm，宽 1 ～ 2mm；茎上部叶鳞片状或叶鞘状。复伞形花序顶生或侧生；总花梗长 3 ～ 10cm；总苞片无或 1 ～ 3；伞幅 4 ～ 10；小总苞片数个，钻形，花梗 8 ～ 20；花蕾时略呈淡紫红色，开放后呈白色，花瓣长圆形或卵状披针形，长 1.5 ～ 2mm，宽 1 ～ 1.2mm，顶端渐尖而内折；侧生花序不孕。双悬果卵状矩圆形，长 3 ～ 4mm，宽 2.5 ～ 3mm，光滑，具纵纹，果棱不明显。花期 4 月。

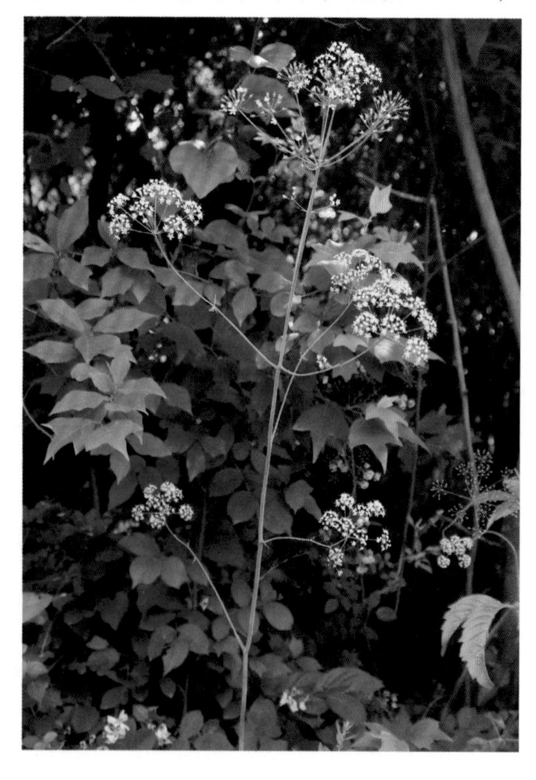

生于山地土壤肥厚处或山坡岩石缝隙中。分布于湖北、江苏、安徽、浙江、江西、四川等省。

【功效应用】 根（药名明党参）：润肺化痰，养阴和胃，平肝，解毒。用于肺热咳嗽、呕吐反胃、食少口干、目赤眩晕、疔毒疮疡。用量 6 ～ 12g。

【化学成分】 根含挥发油、多糖、香豆素、脂肪酸等成分。

【附注】 本种的干燥根为中药“明党参”，收载于《中国药典》。

439 蛇床（*Cnidium monnieri*）

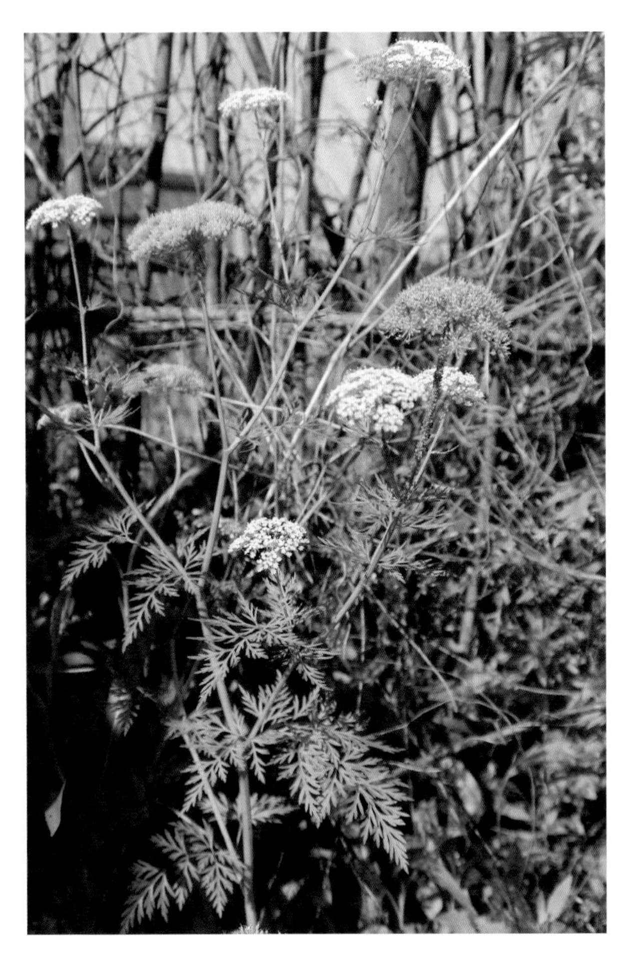

伞形科植物蛇床 *Cnidium monnieri*（L.）Cuss.。

【形态与分布】 一年生草本，高10～60cm。根圆锥状，较细长。茎直立或斜上，多分枝，中空，表面具深条棱，粗糙。下部叶具短柄，叶鞘短宽，边缘膜质，上部叶柄全部鞘状；叶片轮廓卵形至三角状卵形，长3～8cm，宽2～5cm，二至三回三出式羽状全裂，羽片轮廓卵形至卵状披针形，长1～3cm，宽0.5～1cm，先端常略呈尾状，末回裂片线形至线状披针形，长3～10mm，宽1～1.5mm，具小尖头，边缘及脉上粗糙。复伞形花序直径2～3cm；总苞片6～10，线形至线状披针形，长约5mm，边缘膜质，具细睫毛；伞辐8～20，不等长，长0.5～2cm，棱上粗糙；小总苞片多数，线形，长3～5mm，边缘具细睫毛；小伞形花序具花15～20，萼齿无；花瓣白色，先端具内折小舌片；花柱基略隆起，花柱长1～1.5mm，向下反曲。分生果长圆状，长1.5～3mm，宽1～2mm，横剖面近五角形，主棱5，均扩大成翅；每棱槽内油管1，合生面油管2；胚乳腹面平直。花期4～7月，果期6～10月。

生于田边、路旁、草地及河边湿地。几分布于全国各地。

【功效应用】 果实（药名蛇床子）：燥湿祛风，杀虫止痒，温肾壮阳。有小毒。用于阴痒带下、湿疹瘙痒、湿痹腰痛、肾虚阳痿、宫冷不孕。用量3～10g；外用适量，多煎汤熏洗，或研末调敷。

【化学成分】 果实含香豆素、挥发油等成分。

【附注】 本种的干燥成熟果实为中药“蛇床子”，收载于《中国药典》。

440 芫荽（*Coriandrum sativum*）

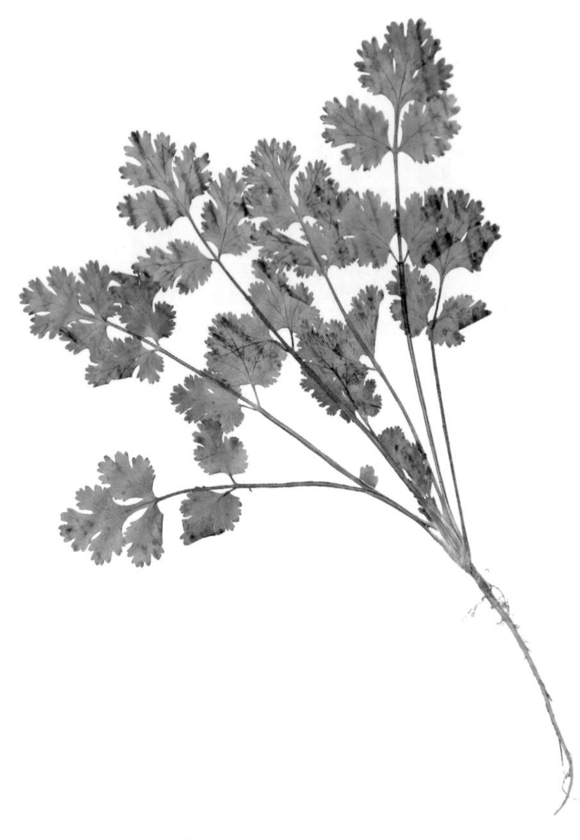

伞形科植物芫荽 *Coriandrum sativum* L.。

【形态与分布】 一年生或二年生草本，有强烈气味，高 20 ～ 100cm。根纺锤形，细长，有多数纤细的支根。茎圆柱形，直立，多分枝，有条纹，通常光滑。根生叶有柄，柄长 2 ～ 8cm；叶片一或二回羽状全裂，羽片广卵形或扇形半裂，长 1 ～ 2cm，宽 1 ～ 1.5cm，边缘有钝锯齿、缺刻或深裂，上部的茎生叶三回以至多回羽状分裂，末回裂片狭线形，长 5 ～ 10mm，宽 0.5 ～ 1mm，顶端钝，全缘。伞形花序顶生或与叶对生，花序梗长 2 ～ 8cm；伞辐 3 ～ 7，长 1 ～ 2.5cm；小总苞片 2 ～ 5，线形，全缘；小伞形花序有孕花 3 ～ 9，花白色或带淡紫色；萼齿通常大小不等，小的卵状三角形，大的长卵形；花瓣倒卵形，长 1 ～ 1.2mm，宽约 1mm，顶端有内凹的小舌片，辐射瓣长 2 ～ 3.5mm，宽 1 ～ 2mm，通常全缘，有 3 ～ 5 脉；花丝长 1 ～ 2mm，花药卵形，长约 0.7mm；花柱幼时直立，果熟时向外反曲。果实圆球形，背面主棱及相邻的次棱明显。花果期 4 ～ 11 月。

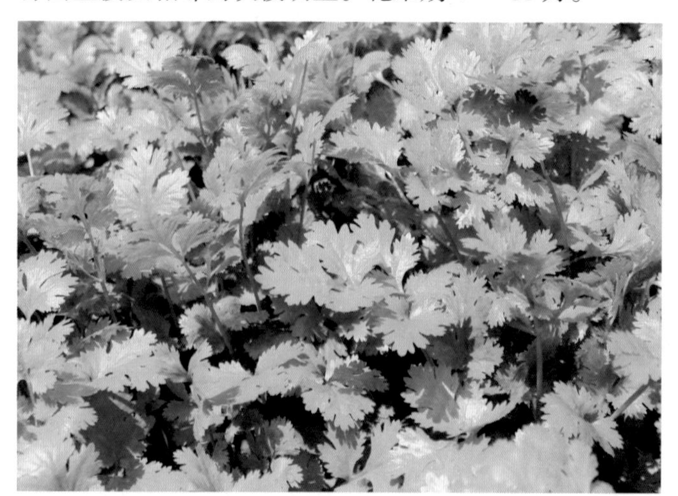

我国各地广为栽培。

【功效应用】 全草：发表透疹，消积开胃，止痛解毒。用于风寒感冒、麻疹、痘疹透发不畅、食积、脘腹胀痛、呕恶、头痛、牙痛、脱肛、丹毒、疮肿初起、蛇伤。

【化学成分】 全草含香豆素、黄酮、挥发油、萜类等成分。

【附注】 本种枝叶具香气，常用作菜肴的调味料。

441 鸭儿芹（*Cryptotaenia japonica*）

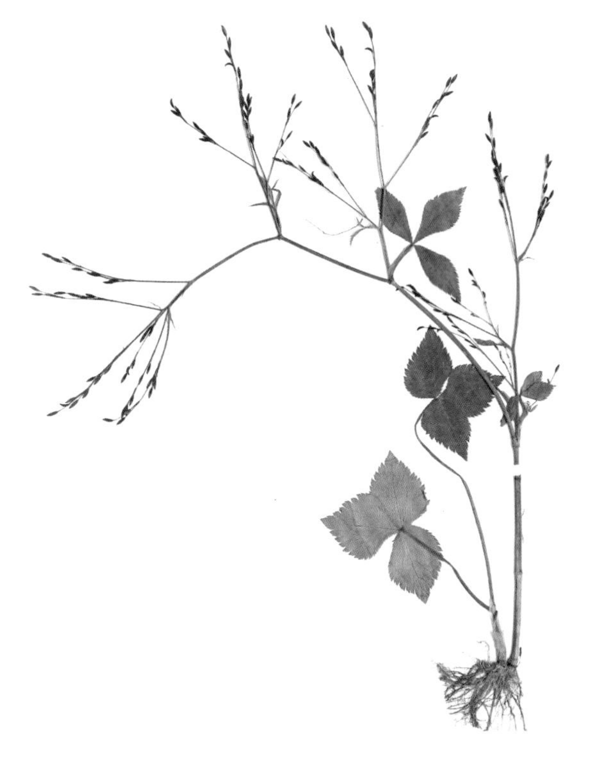

伞形科植物鸭儿芹 *Cryptotaenia japonica* Hassk.。

【形态与分布】 多年生草本，高 30 ～ 90cm，全体无毛。茎具叉状分枝。基生叶及茎下部叶三角形，宽 2 ～ 10cm，三出复叶，中间小叶菱状倒卵形，长 3 ～ 10cm，侧生小叶歪卵形，边缘都有不规则尖锐重锯齿或有时 2 ～ 3 浅裂；叶柄长 5 ～ 17cm，基部成鞘抱茎；茎顶部的叶无柄，小叶披针形。复伞形花序疏松，不规则；总苞片或小总苞片各 1 ～ 3，条形，早落；伞幅 2 ～ 7，斜上；花梗 2 ～ 4；花白色。双悬果条状矩圆形或卵状矩圆形，长 3.5 ～ 6.5mm，宽 1 ～ 2mm。花期 6 ～ 7 月，果期 7 ～ 9 月。

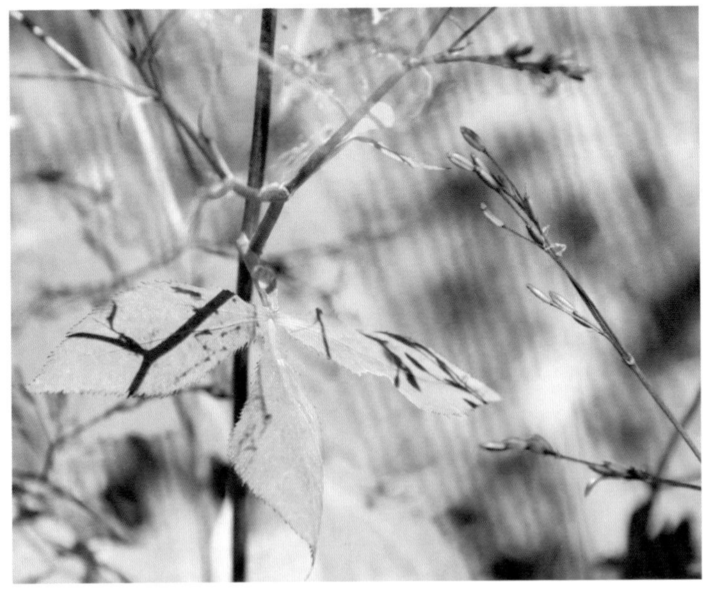

生长于林下阴湿处。全国各地广布。

【功效应用】 全草（药名鸭儿芹，鸭脚板）：祛风止咳，活血祛瘀。用于感冒咳嗽、跌打损伤；外用治皮肤瘙痒。用量 15 ～ 30g；外用适量，捣敷，或研末撒，或煎汤洗。

【化学成分】 全草含挥发油、黄酮、萜类、有机酸。

442 野胡萝卜（*Daucus carota*）

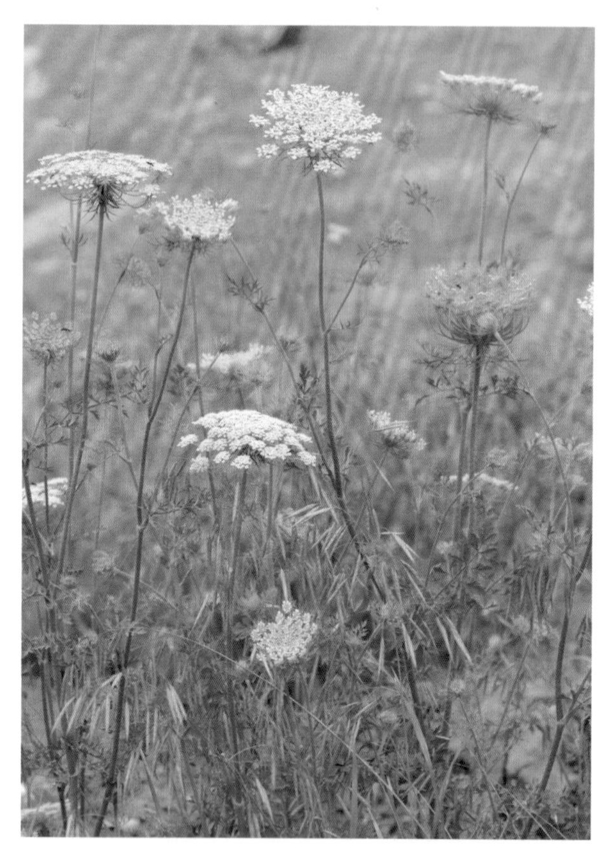

伞形科植物野胡萝卜 *Daucus carota* L.。

【形态与分布】 二年生草本，全体有粗硬毛。主根粗大，肉质，近圆锥形，分支或不分支。茎直立，高 30 ～ 120cm，有分枝，密被粗硬毛。基生叶二至三回羽状全裂，最末裂片线状披针形，长 2 ～ 15mm，宽 0.5 ～ 2mm。复伞形花序顶生，总花序梗长 10 ～ 50cm；密被粗硬毛；总苞片多数，叶状，羽状分裂，裂片线状披针形，向外反折；伞幅多数，不等长；小总苞片线形，不裂或羽状分裂，5 ～ 7 枚；花梗多数；萼齿不显；花瓣 5，白色或淡红色；雄蕊 5；子房下位；花柱 2。双悬果长圆形，长约 4mm，主棱不显，次棱 4 条，翅状，翅上有钩刺。花果期 6 ～ 8 月。生于海拔 100 ～ 1800m 的山坡草丛中。分布于湖北、贵州、四川等省及华东地区。

【功效应用】 果实（药名南鹤虱）：消积，杀虫，止痒。有小毒。用于治蛔虫病、蛲虫病、虫积腹痛、小儿疳积。用量 3 ～ 9g。

【化学成分】 果实含挥发油、倍半萜、黄酮等成分。

【附注】 本种的干燥成熟果实为中药“南鹤虱”，收载于《中国药典》。

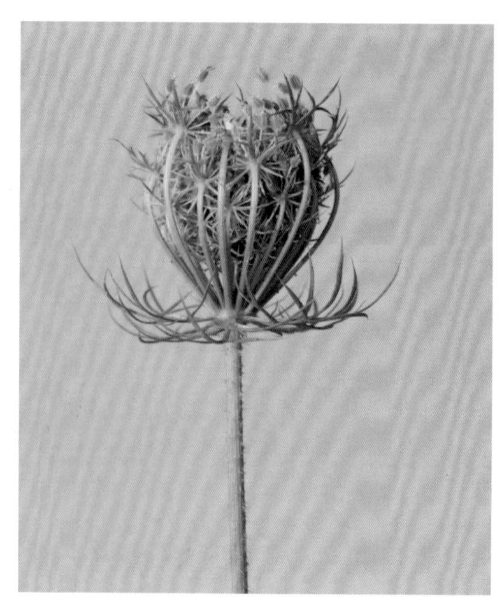

443 茴香（*Foeniculum vulgare*）

伞形科植物茴香 *Foeniculum vulgare* Mill.。

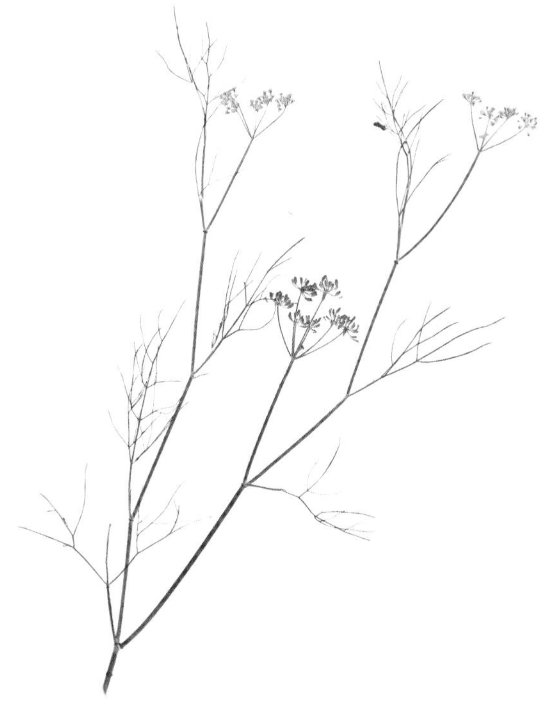

【形态与分布】 多年生小草本，全株表面有粉霜，具强烈香气。茎直立，上部分枝，基生叶丛生，有长柄，茎生叶互生，叶柄基部扩大呈鞘状抱茎，三至四回羽状复叶，最终小叶片线性。复伞形花序顶生和侧生，无总苞和小总苞；伞幅5～25，长2～7cm不等；花梗5～30，长4～10mm；花小，两性，萼齿缺，花瓣5，金黄色，上部向内卷曲，微凹；雄蕊5；子房下位，2室。双悬果卵状圆形，长4～8mm，分果常稍弯曲，具5棱，具特异芳香气。花期夏季。

全国各地普遍栽培。

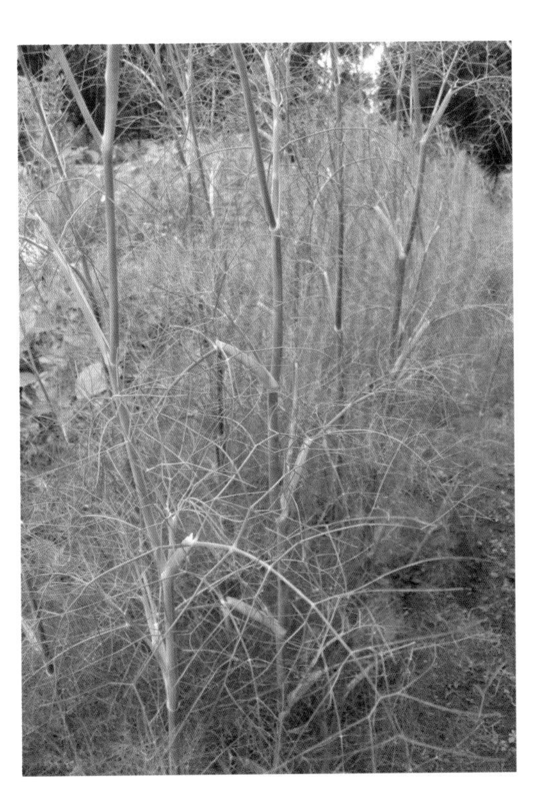

【功效应用】 果实（药名小茴香）：温肾暖肝，散寒止痛，理气和中。用于寒疝腹痛、睾丸偏坠胀痛、少腹冷痛、痛经。用量3～6g。

【化学成分】 果实含挥发油等成分。

【附注】 本种的干燥成熟果实为中药“小茴香”，收载于《中国药典》。

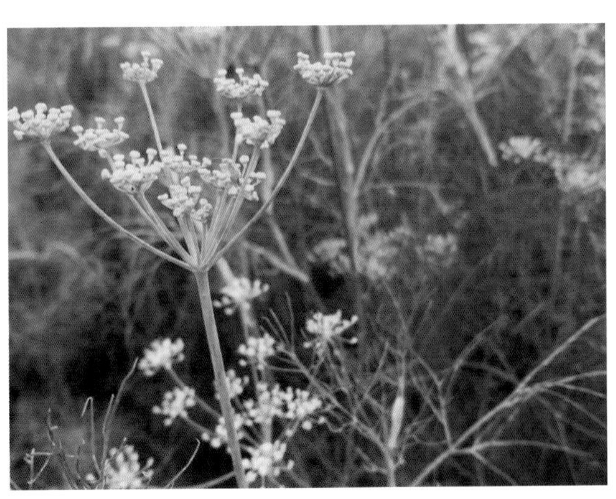

444 天胡荽（*Hydrocotyle sibthorpioides*）

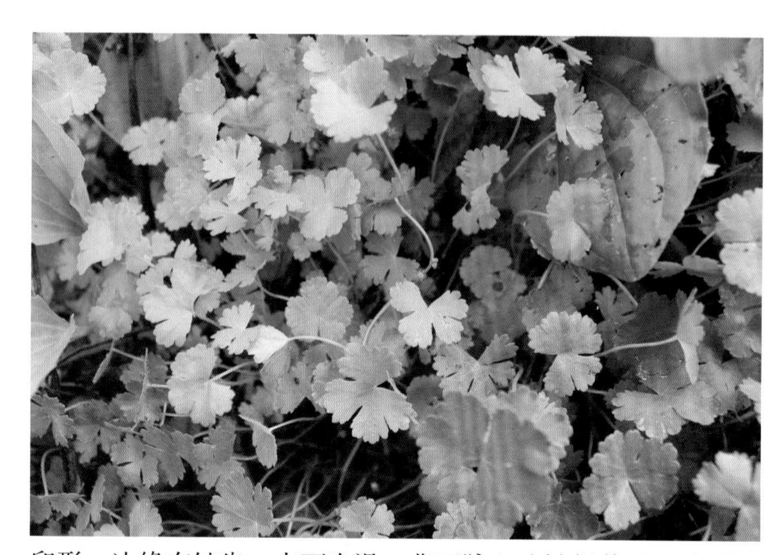

伞形科植物天胡荽 *Hydrocotyle sibthorpioides* Lam.。

【形态与分布】 多年生草本，有气味。茎细长而匍匐，平铺地上成片，节上生根。叶片膜质至草质，圆形或肾圆形，长 0.5 ～ 1.5cm，宽 0.8 ～ 2.5cm，基部心形，两耳有时相接，不分裂或 5 ～ 7 裂，裂片阔倒卵形，边缘有钝齿，表面光滑，背面脉上疏被粗伏毛，有时两面光滑或密被柔毛；叶柄长 0.7 ～ 9cm，无毛或顶端有毛；托叶略呈半圆形，全缘或稍有浅裂。伞形花序与叶对生，单生于节上；花序梗纤细，长 0.5 ～ 3.5cm，短于叶柄 1 ～ 3.5 倍；小总苞片卵形至卵状披针形，长 1 ～ 1.5mm，有黄色透明腺点，背部有 1 条不明显的脉；小伞形花序有花 5 ～ 18，花无柄或有极短的柄，花瓣卵形，长约 1.2mm，绿白色，有腺点；花丝与花瓣同长或稍超出；花柱长 0.6 ～ 1mm。果实略呈心形，长 1 ～ 1.4mm，宽 1.2 ～ 2mm，两侧扁压，中棱在果熟时极为隆起，幼时表面草黄色，成熟时有紫色斑点。花果期 4 ～ 9 月。

生于海拔 475 ～ 3000m 的湿润草地、河沟边、林下。分布于华中、华东、华南、西南地区及陕西省。

【功效应用】 全草（药名天胡荽）发表透疹，消食开胃，解毒止痛。用于风寒感冒、麻疹、痘疹透发不畅、食积、脘腹胀痛、呕恶、头痛、牙痛、脱肛、丹毒、疮肿初起、蛇伤。用量 9 ～ 15g，鲜品 15 ～ 30g；外用适量，煎汤洗，或捣敷。

【化学成分】 含三萜、黄酮、挥发油、香豆素等成分。

【附注】 本种的变种破铜钱 *Hydrocotyle sibthorpioides* Lam. var. *batrachium*（Hance）H-M. ex Shan 在华中地区也有分布，常同等药用。破铜钱主要区别：叶片较小，3 ～ 5 深裂几达基部，侧面裂片间有一侧或两侧仅裂达基部 1/3 处，裂片均呈楔形。

445 川芎（*Ligusticum chuanxiong*）

伞形科植物川芎 *Ligusticum chuanxiong* Hort.。

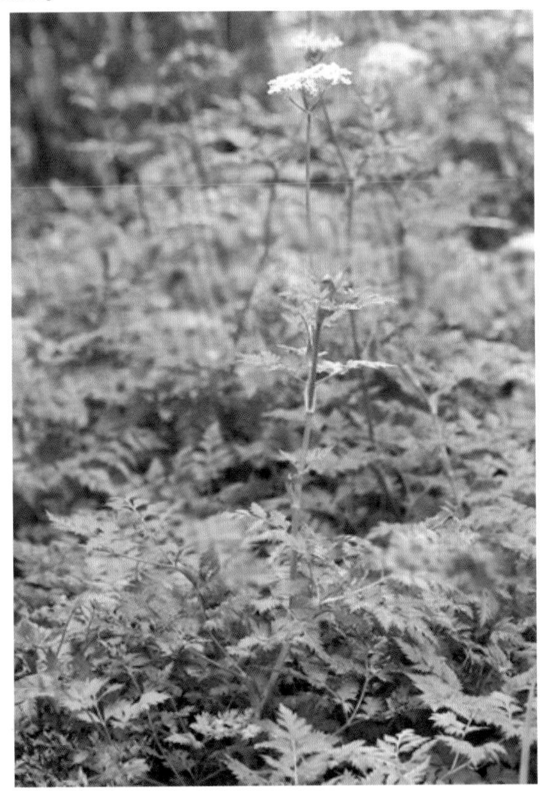

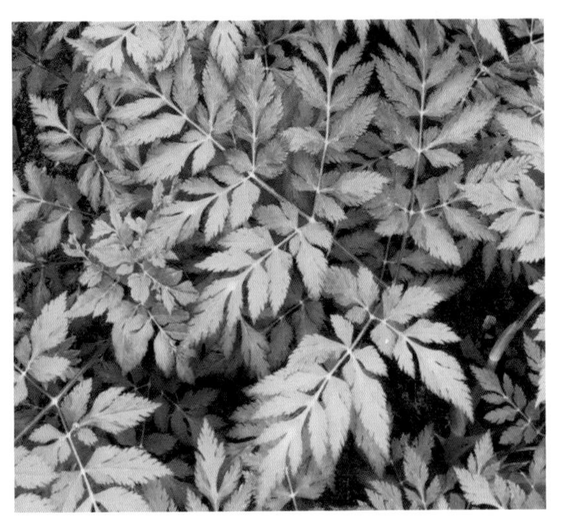

【形态与分布】 多年生草本，高40～60cm。根茎发达，形成不规则的结节状拳形团块，具浓烈香气。茎直立，圆柱形，具纵条纹，上部多分枝，下部茎节膨大呈盘状。茎下部叶具柄，柄长3～10cm，基部扩大成鞘；叶片轮廓卵状三角形，长12～15cm，宽10～15cm，三至四回三出式羽状全裂，羽片4～5对，卵状披针形，长6～7cm，宽5～6cm，末回裂片线状披针形至长卵形，长2～5mm，宽1～2mm，具小尖头；茎上部叶渐简化。复伞形花序顶生或侧生；总苞片3～6，线形，长0.5～2.5cm；伞辐7～24，不等长，长2～4cm，内侧粗糙；小总苞片4～8，线形，长3～5mm，粗糙；萼齿不发育；花瓣白色，倒卵形至心形，长1.5～2mm，先端具内折小尖头；花柱基圆锥状，花柱2，长2～3mm，向下反曲。幼果两侧扁压，长2～3mm，宽约1mm。花期7～8月，幼果期9～10月。

湖北及陕西、甘肃、广西等省区和华北、西南、华东地区有栽培。

【功效应用】 根茎（药名川芎）：活血祛瘀，行气开郁，祛风止痛。用于月经不调、经闭痛经、产后瘀滞腹痛、胸胁疼痛、头痛眩晕、风寒湿痹、跌打损伤、痈疽疮疡。用量3～10g。

【化学成分】 根茎含川芎嗪等生物碱、阿魏酸等酚酸及挥发油等成分。

【附注】 本种的干燥根茎为中药“川芎”，收载于《中国药典》。其植物学名现修订为 *Ligusticum sinense*‘Chuanxiong’。

446 藁本（*Ligusticum sinense*）

伞形科植物藁本 *Ligusticum sinense* Oliv.。

【形态与分布】 多年生草本，高达 1m。根茎发达，具膨大的结节。茎直立，圆柱形，中空，具条纹，基生叶具长柄，柄长可达 20cm；叶片轮廓宽三角形，长 10 ～ 15cm，宽 15 ～ 18cm，二回三出式羽状全裂；第一回羽片轮廓长圆状卵形，长 6 ～ 10cm，宽 5 ～ 7cm，下部羽片具柄，柄长 3 ～ 5cm，基部略扩大，小羽片卵形，长约 3cm，宽约 2cm，边缘齿状浅裂，具小尖头，顶生小羽片先端渐尖至尾状；茎中部叶较大，上部叶简化。复伞形花序顶生或侧生，果时直径 6 ～ 8cm；总苞片 6 ～ 10，线形，长约 6mm；伞辐 14 ～ 30，长达 5cm，四棱形，粗糙；小总苞片 10，线形，长 3 ～ 4mm；花白色，花柄粗糙；萼齿不明显；花瓣倒卵形，先端微凹，具内折小尖头；花柱基隆起，花柱长，向下反曲。分生果幼嫩时宽卵形，成熟时长圆状卵形，长 4mm，宽 2 ～ 2.5mm，背棱突起，侧棱略扩大呈翅状；背棱槽内油管 1 ～ 3，侧棱槽内油管 3，合生面油管 4 ～ 6；胚乳腹面平直。花期 8 ～ 9 月，果期 10 月。

生于海拔 1000 ～ 2700m 的林下、沟边草丛中。分布于河南、湖北、湖南及陕西、浙江、江西、四川等省，其他省区多有栽培。

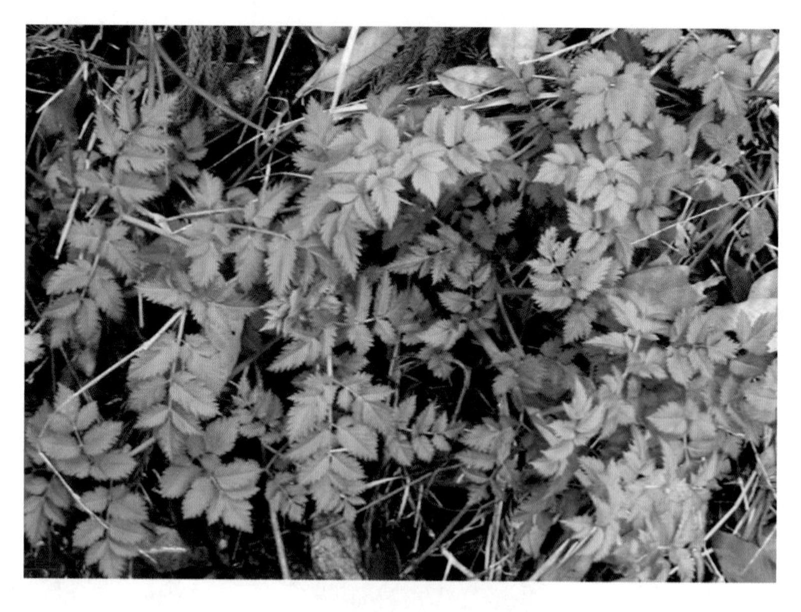

【功效应用】 根茎及根（药名藁本）：祛风除湿，散寒止痛。用于风寒头痛、巅顶疼痛、鼻塞，寒湿泄泻、脘腹痛、风寒湿痹。用量 3 ～ 10g。

【化学成分】 根茎含挥发油、内酯、有机酸等成分。

【附注】 本种的干燥根茎及根为中药“藁本”，收载于《中国药典》。

447 水芹（*Oenanthe javanica*）

伞形科植物水芹 *Oenanthe javanica*（Bl.）DC.。

【形态与分布】 多年生草本，高 15 ～ 80cm。茎直立或基部匍匐。基生叶有柄，柄长达 10cm，基部有叶鞘；叶片轮廓三角形，一至二回羽状分裂，末回裂片卵形至菱状披针形，长 2 ～ 5cm，宽 1 ～ 2cm，边缘有牙齿或圆齿状锯齿；茎上部叶无柄，裂片和基生叶的裂片相似，较小。复伞形花序顶生，花序梗长 2 ～ 16cm；无总苞；伞辐 6 ～ 16，不等长，长 1 ～ 3cm，直立和展开；小总苞片 2 ～ 8，线形，长约 2 ～ 4mm；小伞形花序有花 20 余朵，花柄长 2 ～ 4mm；萼齿线状披针形，长与花柱基相等；花瓣白色，倒卵形，长 1mm，有一长而内折的小舌片；花柱基圆锥形，花柱直立或两侧分开，长 2mm。果实近于四角状椭圆形或筒状长圆形，长 2.5 ～ 3mm，宽 2mm，侧棱较背棱和中棱隆起，木栓质，分生果横剖面近于五边状的半圆形。花期 6 ～ 7 月，果期 8 ～ 9 月。

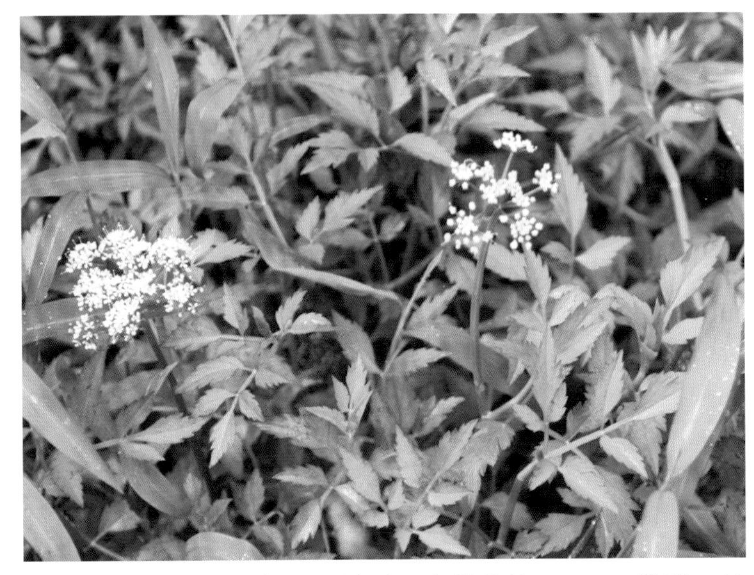

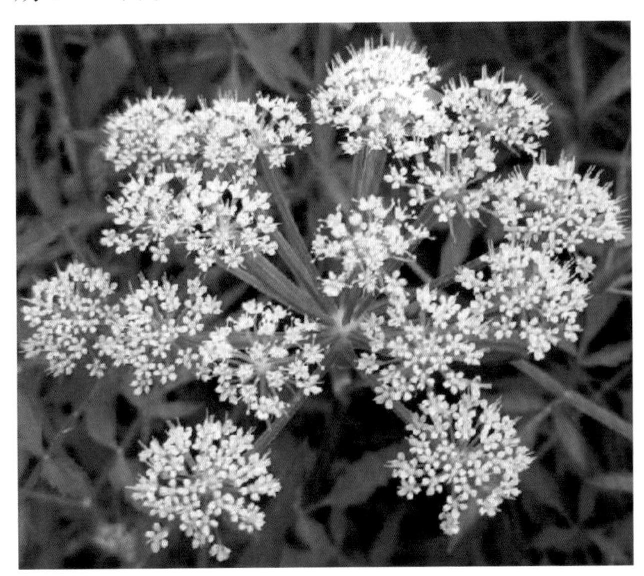

生于浅水低洼地方或池沼、水沟旁，也常见栽培于田舍附近。分布于华中地区及其他多数地区。

【功效应用】 地上部分：清热解毒，利尿，止血。用于感冒、暴热烦渴、吐泻、浮肿、小便不利、淋痛、尿血、便血、吐血、衄血、崩漏、经多、目赤、咽痛、喉肿、口疮、牙疳、乳痈、痈疽、瘰疬、痄腮、带状疱疹、痔疮、跌打伤肿。用量 30 ～ 60g；外用适量捣敷或捣汁涂。

【化学成分】 含酚酸、黄酮、多糖、生物碱等成分。

448 华中前胡（*Peucedanum medicum*）

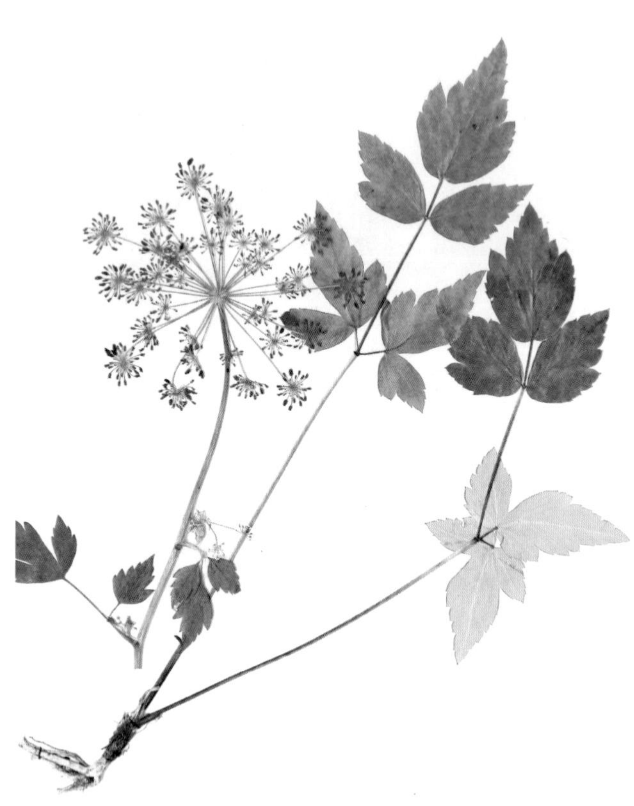

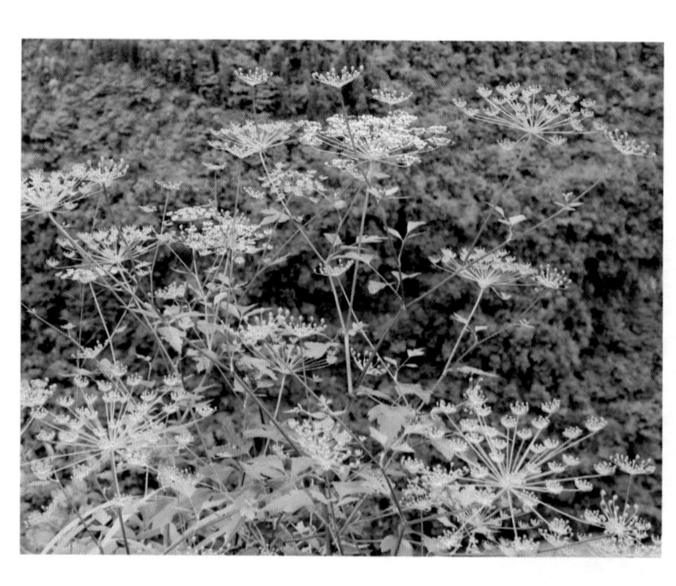

伞形科植物华中前胡 *Peucedanum medicum* Dunn。

【形态与分布】 多年生草本。根茎粗壮，坚硬木质化，分支。茎高达 1m，多分枝，常带淡紫红色，基部常有多数纤维状叶柄残基。基生叶和茎下部叶有长柄；叶柄基部鞘状抱茎，叶为二回三出式复叶，顶端小叶卵状菱形，长 3 ～ 8cm，宽 3 ～ 6.5cm，3 浅裂或深裂，裂片边缘有缺刻状疏锐齿，基部圆楔形或截形，侧生小叶斜卵形或菱形，较小，3 浅裂或不裂，两面无毛；中部叶柄长 4 ～ 7cm，基部有长叶鞘；上部叶较小，叶柄成鞘状。复伞形花序顶生或侧生，有长总花序梗；总苞片 1 ～ 2 或缺；伞幅多数，不等长；小总苞片多数，线形；花梗多数，长 3 ～ 7mm，萼齿 5，披针形；花瓣 5，白色，卵形，先端尖头向内弯；雄蕊 5，花柱基圆锥形，花柱 2，向外反折。双悬果长圆形，长 6 ～ 7mm，扁平，分生果背棱稍隆起，侧棱翅状，翅宽约 1mm。花果期 7 ～ 10 月。

生于海拔 700 ～ 2000m 的山坡草丛、湿润岩石上。产华中、华南地区及江西、四川、贵州等省。

【功效应用】 根：宣肺祛痰，降气止咳，定惊。用于感冒、咳嗽、痰喘、胸闷、风湿痛、小儿惊风。用量 3 ～ 9g。

【化学成分】 根含呋喃和吡喃香豆素、挥发油等成分。

449 前胡（*Peucedanum praeruptorum*）

伞形科植物前胡（白花前胡）*Peucedanum praeruptorum* Dunn。

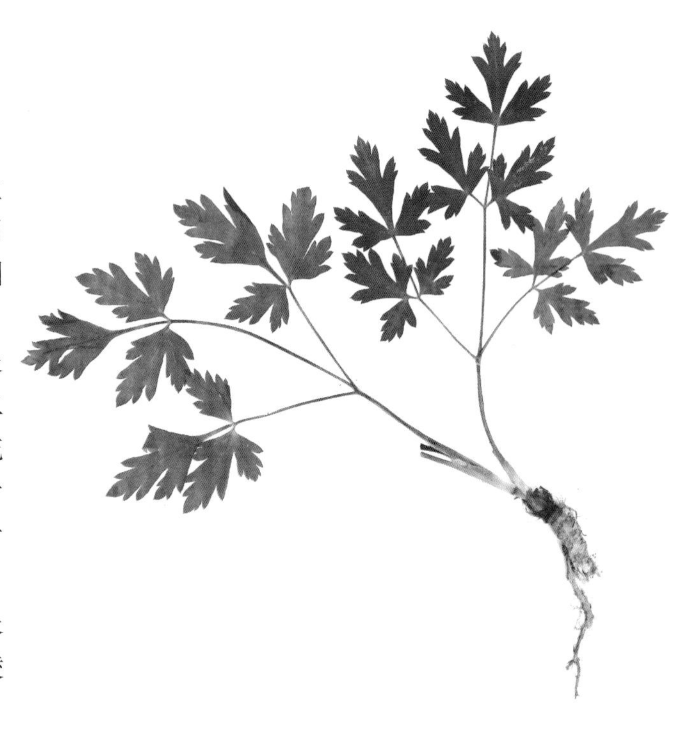

【形态与分布】 多年生草本，高 60 ～ 120cm。根粗大，圆锥状。茎基部有多数褐色叶鞘纤维。基生叶和下部叶长 5 ～ 9cm，二至三回三出式羽状分裂，最终裂片菱状倒卵形，长 3 ～ 5cm，宽约 3mm，不规则羽状分裂或有锯齿；叶柄长 6 ～ 20cm，基部有宽鞘；茎生叶二回羽状分裂，裂片较小。复伞形花序；总花梗长 2 ～ 10cm；总苞片线形或缺；伞幅 7 ～ 18；小总苞片多数，披针形，有短毛；花梗多数；花白色。双悬果椭圆形或卵形，长 4 ～ 5mm，背棱和中棱线状，侧棱有窄翅。

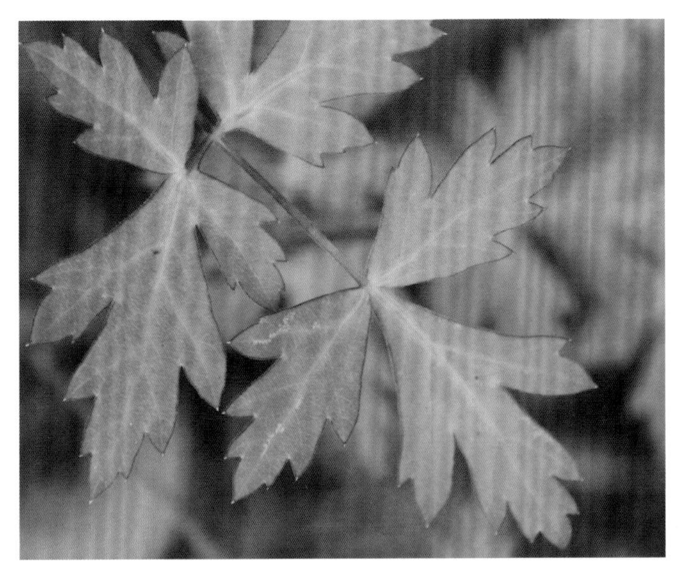

生于向阳山坡草丛中。产华中、华东地区及甘肃、广西、贵州、四川等省区。

【功效应用】 根（药名前胡）：疏散风热，降气化痰。用于外感风寒、肺热痰郁、咳喘痰多、痰黄稠粘、呕逆食少、胸膈满闷。用量 3 ～ 10g。

【化学成分】 根含呋喃和吡喃香豆素、三萜皂苷、甾醇、挥发油等成分。

【附注】 本种的干燥根为中药“前胡”，收载于《中国药典》。

450 异叶茴芹（*Pimpinella diversifolia*）

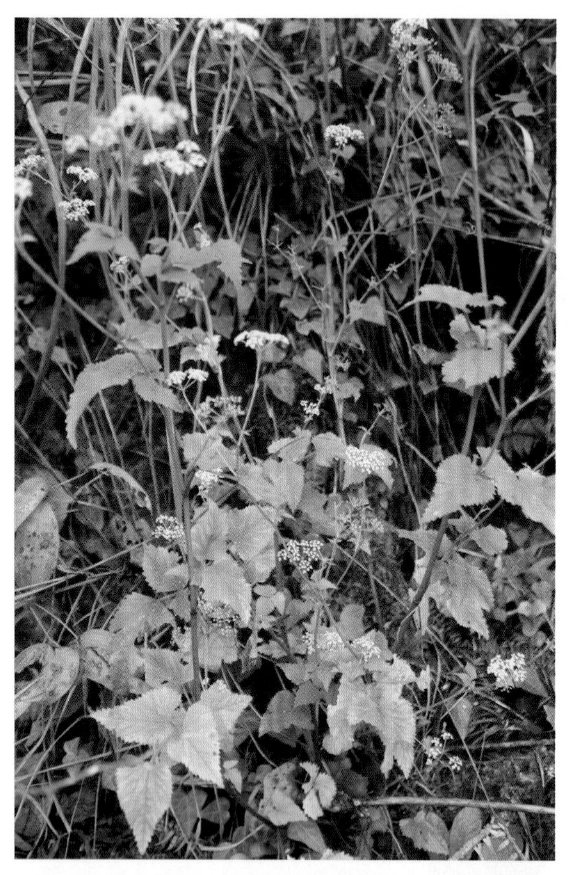

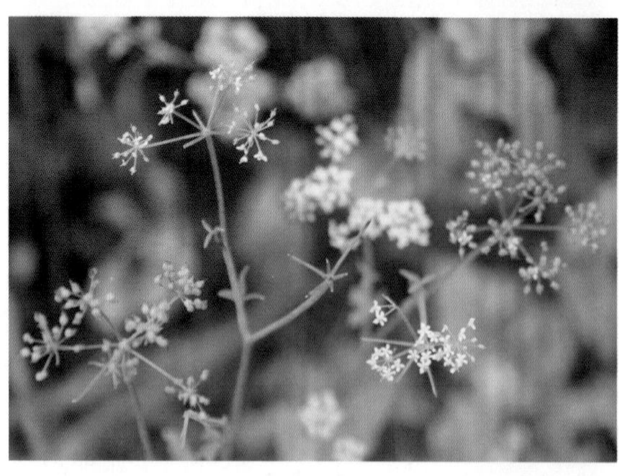

伞形科植物异叶茴芹 *Pimpinella diversifolia* DC.。

【形态与分布】 多年生草本，高0.3～2m。通常为须根，稀为圆锥状根。茎直立，有条纹，被柔毛，中上部分枝。叶异形，基生叶有长柄，包括叶鞘长2～13cm；叶片三出分裂，裂片卵圆形，两侧的裂片基部偏斜，顶端裂片基部心形或楔形，长1.5～4cm，宽1～3cm，稀不分裂或羽状分裂，纸质；茎中、下部叶片三出分裂或羽状分裂；茎上部叶较小，有短柄或无柄，具叶鞘，叶片羽状分裂或3裂，裂片披针形，全部裂片边缘有锯齿。通常无总苞片，稀1～5，披针形；伞辐6～15（30），长1～4cm；小总苞片1～8，短于花柄；小伞形花序有花6～20，花柄不等长；无萼齿；花瓣倒卵形，白色，基部楔形，顶端凹陷，小舌片内折，背面有毛。幼果卵形，有毛，成熟的果实卵球形，基部心形，近于无毛，果棱线形。花果期5～10月。

生于海拔160～3300m的山坡草丛中、沟边或林下。分布于华中、华东、华南、西南地区及陕西、甘肃、西藏、台湾。

【功效应用】 全草（药名六月寒）：散风宣肺，理气止痛，消积健脾，活血通经，除湿解毒。用于感冒、咳嗽、肺痨、肺痈、头痛、牙痛、胸肋痛、胃气痛、缩阴冷痛、风湿关节痛、食积、疳积、泻痢、黄疸、月经不调、痛经、经闭、目翳、咽肿、痄腮、瘰疬、疮肿、湿疹、皮肤瘙痒、蛇虫伤。用量6～15g；外用适量，捣敷，或煎汤洗，或绞汁涂。

【化学成分】 全草含挥发油。

451 防风（*Saposhnikovia divaricata*）

伞形科植物防风 *Saposhnikovia divaricata*（Turcz.）Schischk.。

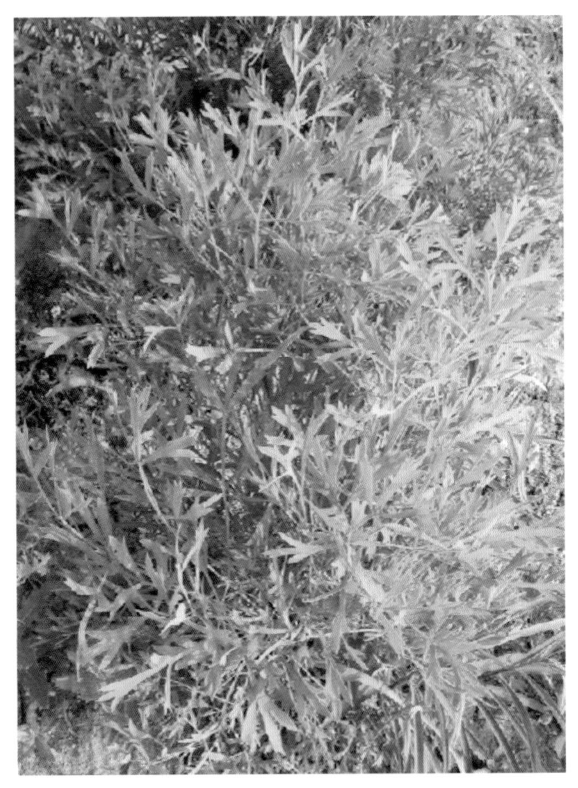

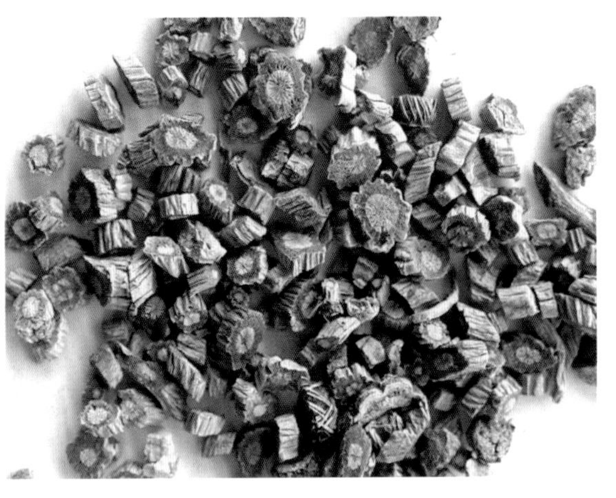

【形态与分布】 多年生草本，高30～80cm。根粗壮，细长圆柱形，分歧，淡黄棕色。根头处被有纤维状叶残基及明显的环纹。茎单生，自基部分枝较多，斜上升，与主茎近于等长，有细棱，基生叶丛生，有扁长的叶柄，基部有宽叶鞘。叶片卵形或长圆形，长14～35cm，宽6～8（18）cm，二回或近于三回羽状分裂，第一回裂片卵形或长圆形，有柄，长5～8cm，第二回裂片下部具短柄，末回裂片狭楔形，长2.5～5cm，宽1～2.5cm。茎生叶与基生叶相似，但较小，顶生叶简化，有宽叶鞘。复伞形花序多数，生于茎和分枝顶端，顶生花序梗长2～5cm；伞辐5～7，长3～5cm，无毛；小伞形花序有花4～10；无总苞片；小总苞片4～6，线形或披针形，先端长，长约3mm，萼齿短三角形；花瓣倒卵形，白色，长约1.5mm，无毛，先端微凹，具内折小舌片。双悬果狭圆形或椭圆形，长4～5mm，宽2～3mm，幼时有疣状突起，成熟时渐平滑。花期8～9月，果期9～10月。

生长于草原、丘陵、多砾石山坡。分布于湖北及宁夏、甘肃、陕西、山东等省区和东北、华北地区。

【功效应用】 根（药名防风）：祛风解表，胜湿止痛，解痉，止痒。用于外感风寒、头痛身痛、风湿痹痛、骨节酸痛、腹痛泄泻、肠风下血、破伤风、风疹瘙痒、疮疡初起。用量5～10g。

【化学成分】 根含色酮、香豆素、挥发油等成分。

【附注】 本种的干燥根为中药“防风”，收载于《中国药典》。

452 小窃衣（*Torilis japonica*）

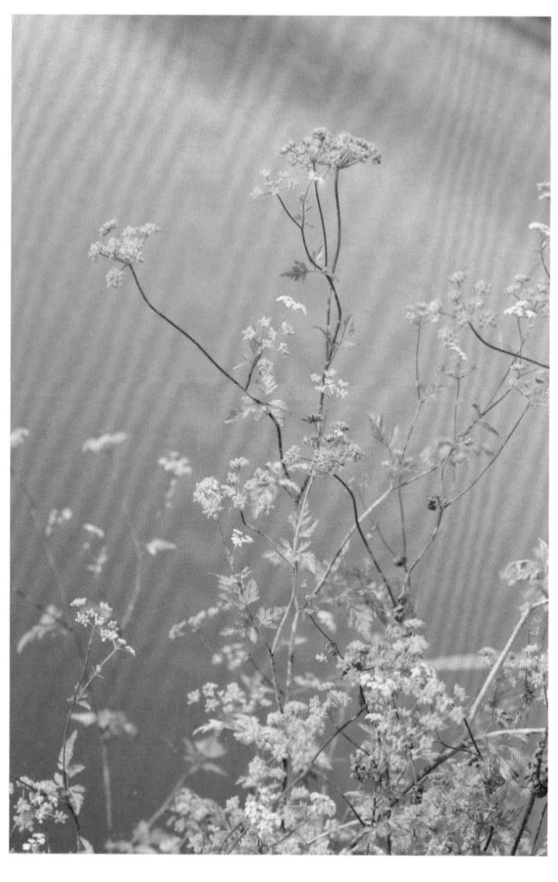

伞形科植物小窃衣（破子草）*Torilis japonica*（Houtt.）DC.。

【形态与分布】 一年生或多年生草本，高 20 ～ 120cm。主根细长，圆锥形，棕黄色，支根多数。茎有纵条纹及刺毛。叶柄长 2 ～ 7cm，下部有窄膜质的叶鞘；叶片长卵形，一至二回羽状分裂，两面疏生紧贴的粗毛，第一回羽片卵状披针形，长 2 ～ 6cm，宽 1 ～ 2.5cm，先端渐窄，边缘羽状深裂至全缘，有 0.5 ～ 2cm 长的短柄，末回裂片披针形以至长圆形，边缘有条裂状的粗齿至缺刻或分裂。复伞形花序顶生或腋生，花序梗长 3 ～ 25cm，有倒生的刺毛；总苞片 3 ～ 6，长 0.5 ～ 2cm，通常线形，极少叶状；伞辐 4 ～ 12，长 1 ～ 3cm，开展，有向上的刺毛；花丝长约 1mm；花柱基部平压状或圆锥形，花柱幼时直立，果熟时向外反曲。果实圆卵形，长 1.5 ～ 4mm，通常有内弯或呈钩状的皮刺；皮刺基部阔展，粗糙。花果期 4 ～ 10 月。

生于海拔 150 ～ 3060m 的杂木林下、林缘、路旁、河沟边及溪边草丛。分布于华中地区及除黑龙江、内蒙古、新疆以外的各省区。

【功效应用】 果实：杀虫止泻，收湿止痒。用于虫积腹痛、泻痢、疮疡溃烂、阴痒带下、风疹。用量 6 ～ 9g；外用适量，捣汁涂，或煎水洗。

【化学成分】 果实含有挥发油、倍半萜等成分。

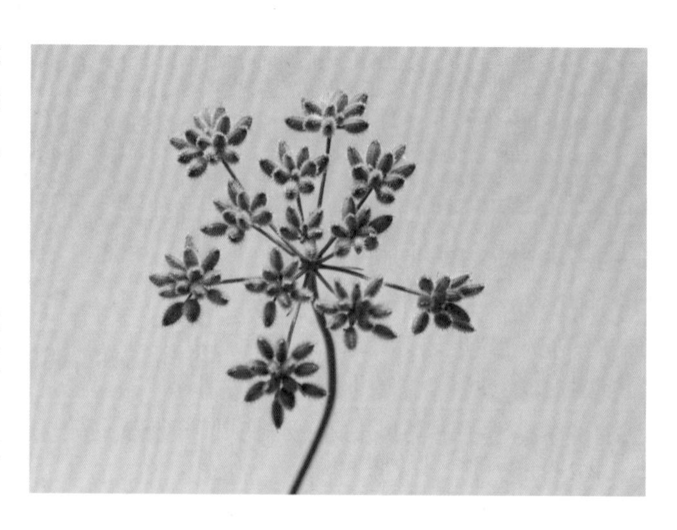

453 灯台树（*Cornus controversa*）

山茱萸科植物灯台树 *Cornus controversa* Hemsl.。

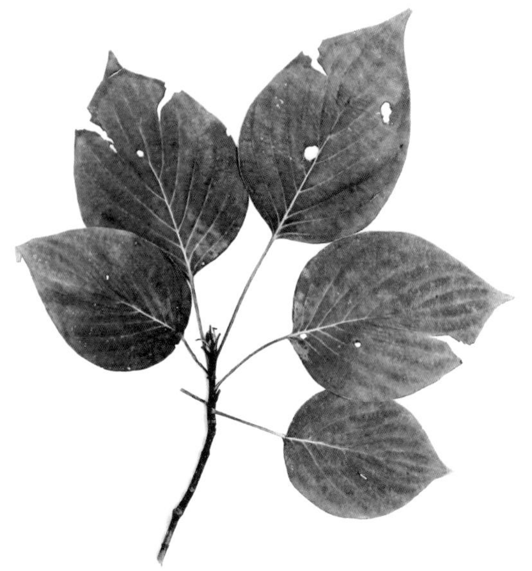

【形态与分布】 落叶乔木，高 6 ～ 15（20）m。树皮暗灰色或带黄灰色；枝开展，无毛或疏生短柔毛，当年生枝紫红绿色，二年生枝淡绿色，有半月形的叶痕和圆形皮孔。叶互生，宽卵形、宽椭圆状卵形或披针状椭圆形，长 6 ～ 13cm，宽 3.5 ～ 9cm，先端突尖，基部圆形或急尖，全缘，上面黄绿色，无毛，下面灰绿色，密被淡白色平贴短柔毛，中脉在上面微凹陷，下面凸出，微带紫红色，侧脉 6 ～ 7 对；叶柄紫红绿色，长 2 ～ 6.5cm。伞房状聚伞花序顶生，宽 7 ～ 13cm，稀生浅褐色平贴短柔毛；总花梗淡黄绿色，长 1.5 ～ 3cm；花小，白色，直径 8mm，花萼裂片 4，三角形，长约 0.5mm；花瓣 4，长圆披针形，长 4 ～ 4.5mm，先端钝尖；雄蕊 4，着生于花盘外侧；花盘垫状，厚约 0.3mm；子房下位，花托椭圆形，长 1.5mm，密被灰白色贴生短柔毛；花梗长 3 ～ 6mm。核果球形，直径 6 ～ 7mm，成熟时紫红色至蓝黑色；核骨质，球形，直径 5 ～ 6mm，略有 8 条肋纹，顶端有 1 个方形孔穴。花期 5 ～ 6 月，果期 7 ～ 8 月。

生于海拔 250 ～ 2600m 的常绿阔叶林或针阔叶混交林中。分布于辽宁、河北、陕西、甘肃、山东、安徽、台湾、河南以及长江以南各省区。

【功效应用】 树皮、根皮、叶：清热平肝，消肿止痛。用于头痛、眩晕、咽喉肿痛、关节酸痛、跌打肿痛。

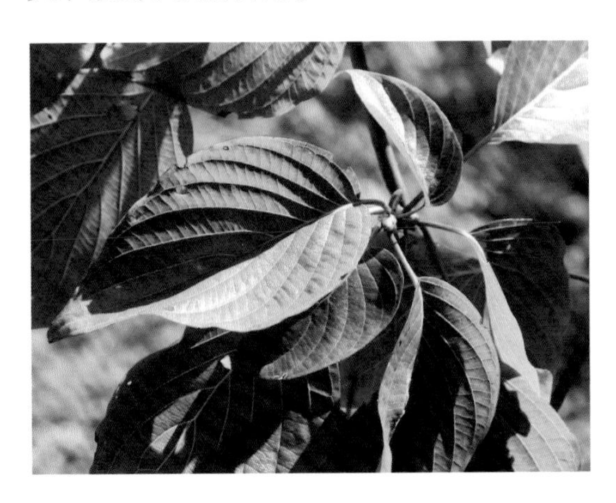

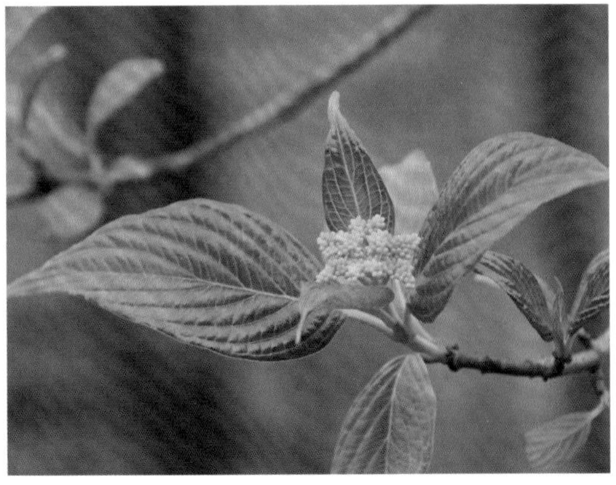

454 四照花（*Cornus kousa* ssp. *chinensis*）

山茱萸科植物四照花 *Cornus kousa* F. Buerger ex Hance ssp. *chinensis*（Osborn）Q. Y. Xiang [*Dendrobenthamia japonica*（DC.）Fang var. *chinensis*（Osborn）Fang]。

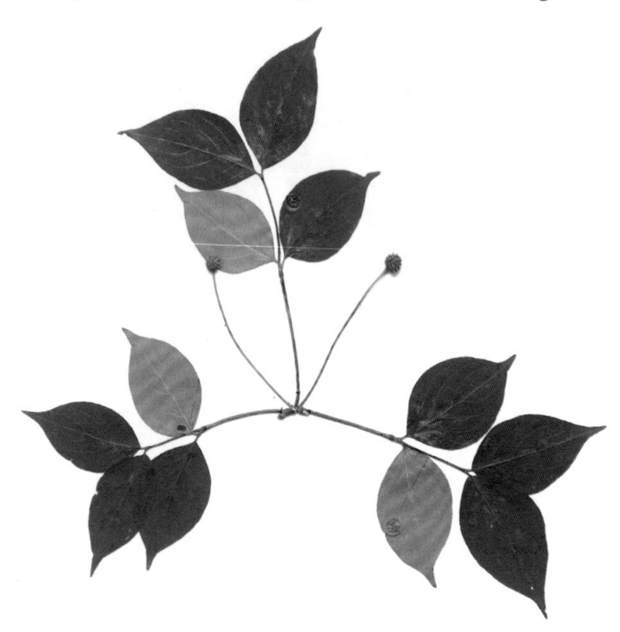

【形态与分布】 落叶小乔木，高达 3 ～ 5（10）m。树皮灰褐色，老枝黑褐色，嫩枝绿色。叶对生，卵状椭圆形或卵形，稀卵状披针形，长 5 ～ 12cm，宽约 7.5cm，先端渐尖，基部浑圆或楔形，常稍偏斜，上面疏被平伏毛，下面被白色平伏毛，脉腋有褐色簇生毛，侧脉 4 ～ 5 对；叶柄长约 1cm，有平贴毛。伞形花序腋生，有花 15 ～ 35 朵，有 4 个花瓣状的苞片，白色至黄绿色，椭圆形；花瓣舌状披针形，黄色；花萼 4 裂，裂片宽三角形；花盘环状，肉质。核果椭圆形，长 1.2 ～ 1.7cm，聚为球形的聚合果，成熟时红色或紫红色。花期 5 ～ 6 月，果期 7 ～ 10 月。

生于海拔 1200 ～ 1800m 的山坡密林中。分布于陕西、甘肃东南部、河南及长江流域各省。

【功效应用】 果实：暖胃，通经活血。鲜叶：消肿，用于外敷伤口。根及种子：用于妇女月经不调和腹痛。

【化学成分】 果实含糖类、蛋白质、黄酮、维生素 C、氨基酸等成分。

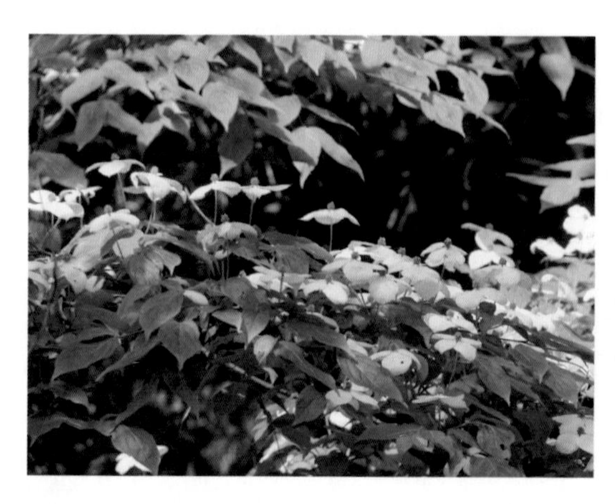

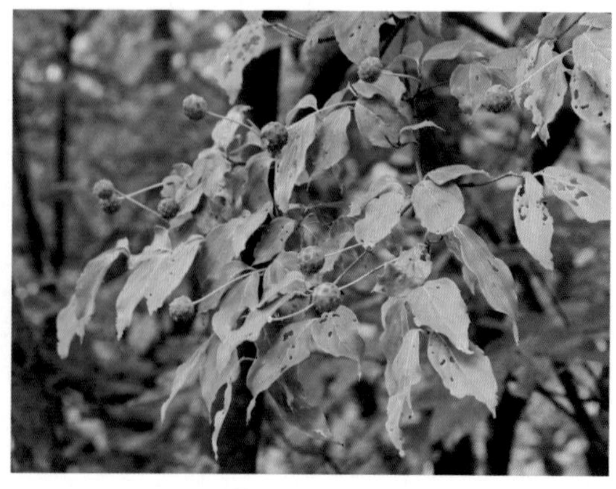

455 山茱萸（*Cornus officinalis*）

山茱萸科植物山茱萸 *Cornus officinalis* Sieb. et Zucc.［*Macrocarpium officinale*（Sieb. et Zucc.）Nakai］。

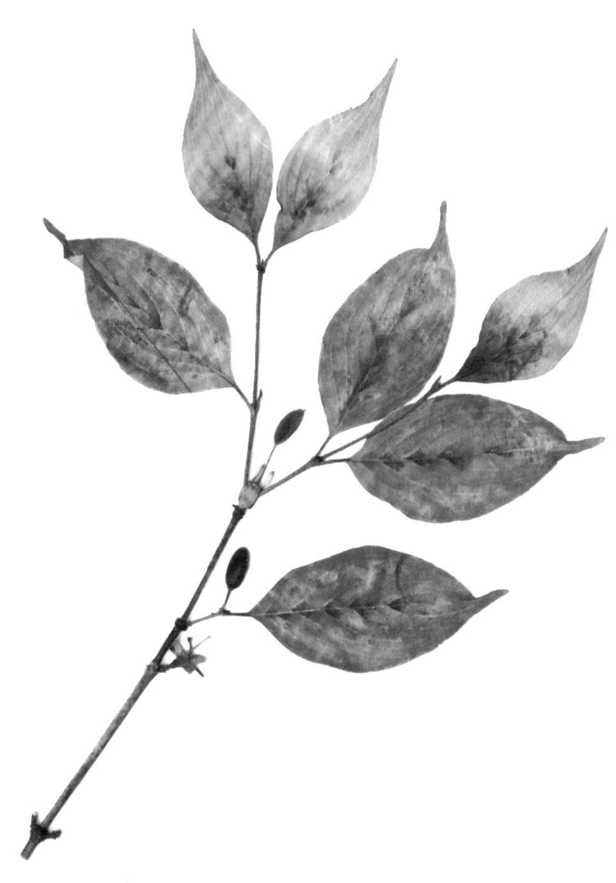

【形态与分布】 落叶灌木或乔木。枝黑褐色。叶对生，卵形至椭圆形，稀卵状披针形，长 5 ～ 12cm，顶端渐尖，基部楔形，上面疏生平贴毛，下面毛较密，侧脉 6 ～ 8 对，脉腋具黄褐色髯毛。伞形花序先叶开花，腋生，下具 4 枚小型苞片，苞片椭圆形，褐色；花黄色；花萼 4 裂，裂片宽三角形；花瓣 4，卵形；花盘环状，肉质；子房下位。核果椭圆形，成熟时红色。

生于山坡灌木丛中，常为栽培。分布于河南、湖北及山西、陕西、山东、安徽、浙江、四川等省。

【功效应用】 果肉（药名山茱萸）：补益肝肾，收涩固脱。用于眩晕耳鸣、腰膝酸痛、阳痿遗精、遗尿尿频、崩漏带下、大汗虚脱、内热消渴。用量 6 ～ 12g。

【化学成分】 含萜类、黄酮、蒽醌、香豆素、有机酸、挥发油、糖类、鞣质等成分。

【附注】 本种的干燥成熟果肉为中药“山茱萸”，收载于《中国药典》。

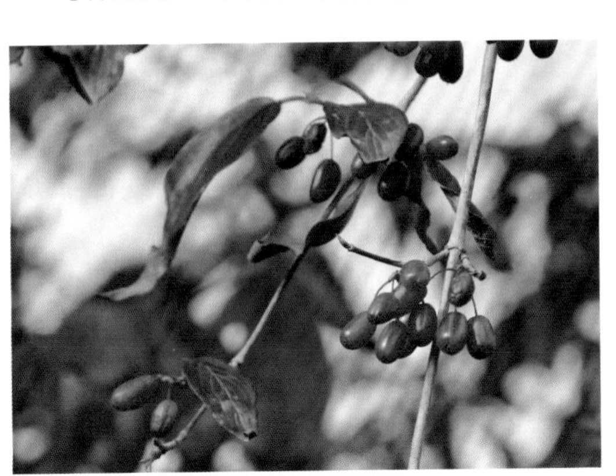

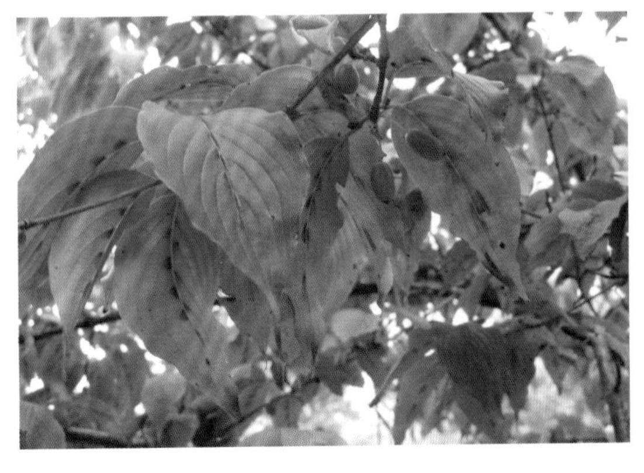

456 青荚叶（*Helwingia japonica*）

山茱萸科植物青荚叶 *Helwingia japonica*（Thunb.）Dietr.。

【形态与分布】 灌木，高 1 ～ 3m。树皮深褐色或淡黑色；枝条纤细，绿色。叶卵形或倒卵状椭圆形，长 4 ～ 13cm，宽 2 ～ 5cm，顶端渐尖，基部阔楔形或圆形，边缘具细锯齿，齿端成芒刺状，叶面暗绿色，背面紫绿色，两面均无毛，中脉在叶面微凹，在背面突起；叶柄长 1 ～ 4cm，托叶长 4 ～ 6mm，线状分裂。花小，淡绿色；花萼小，花瓣 3 ～ 5，三角状卵形，镊合状；雄花通常 10 ～ 12 朵组成密聚伞花序；雄蕊 3 ～ 5，短于花瓣；花药卵圆形，花丝纤细，微内弯，无退化雌蕊，着生于花盘内；花柄长 1 ～ 4mm；雌花常单生，稀 2 ～ 3 朵丛生，花梗极短；无退化雄蕊；子房卵圆形或近球形，花柱长约 1mm，柱头 3 裂或 4 ～ 5 裂。果实黑色，具 5 棱，长 7 ～ 8mm，直径 6 ～ 9mm，着生于叶面的基部；种子 3 ～ 5，长圆形，具网纹。花期 4 ～ 5 月，果期 7 ～ 9 月。

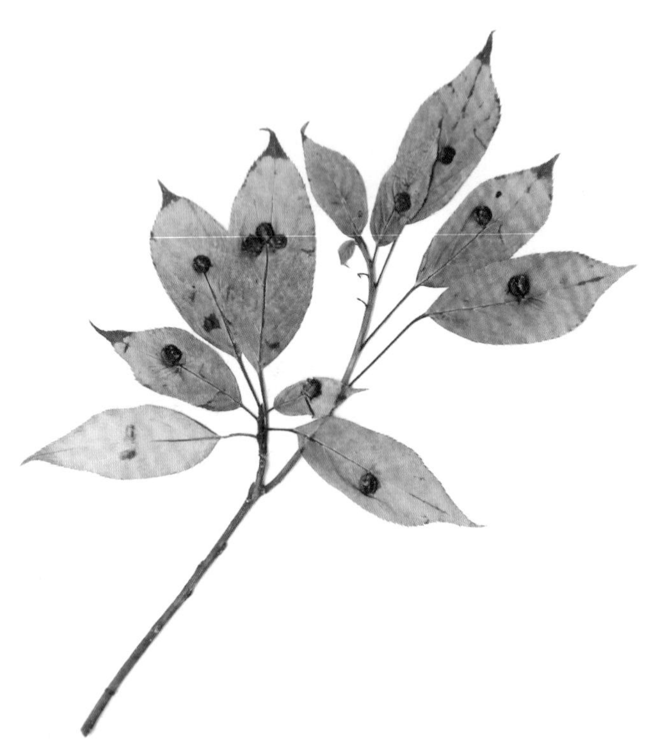

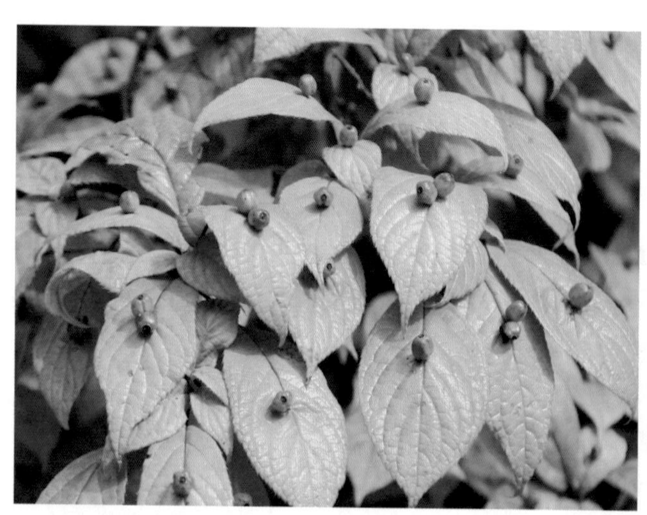

生于海拔 300 ～ 2400m 的林下、沟边阴湿处。分布于河南、陕西及长江流域至华南各地。

【功效应用】 全株及根：活血化瘀，清热解毒。用于跌打损伤、骨折、风湿性关节炎、胃痛、痢疾、月经不调；外用治烧烫伤。用量 6 ～ 15g；外用鲜品适量，捣敷。

457 有齿鞘柄木（*Torricellia angulata* var. *intermedia*）

山茱萸科植物有齿鞘柄木 *Torricellia angulata* Oliv. var. *intermedia*（Herms）Hu。

【形态与分布】 乔木或灌木，高 2 ～ 3m。枝条圆。叶互生，膜质，宽圆形或宽卵形，长 9 ～ 17cm，宽 10 ～ 18cm；叶柄长 9 ～ 14cm，基部有鞘；叶片有掌状短裂片 7 ～ 9，先端近渐尖，边缘具粗大不规则的钝锯齿，基部宽心形，自基部发出掌状 5 脉，脉腋间具丛毛，网脉明显。花小，雌花序圆锥形，顶生，多花，密被微毛，苞片披针形，长 1cm。核果卵圆形，长 6mm，宽 4mm，干后黑色，花柱宿存。花期 4 ～ 5 月，果期 6 ～ 9 月。

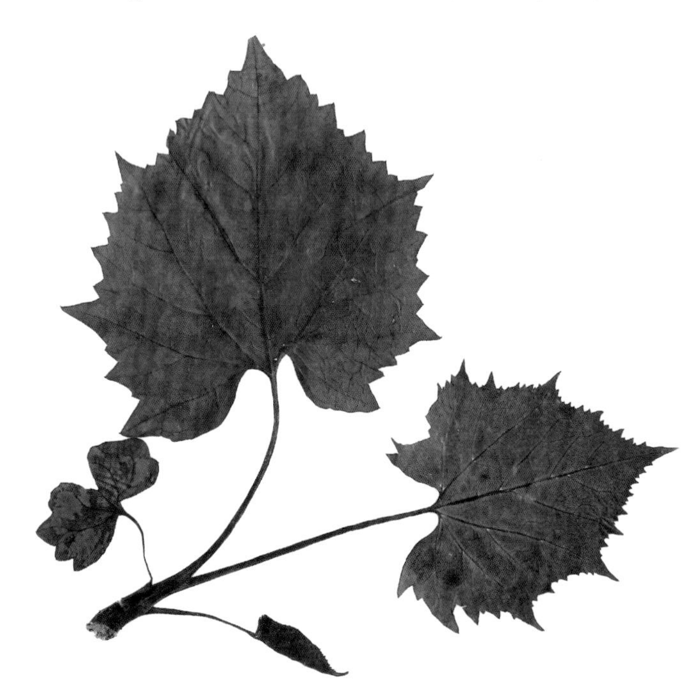

生于海拔 1000 ～ 1100m 处山坡、路旁、树林下。分布于湖北及陕西、甘肃、广西等省区及西南地区。

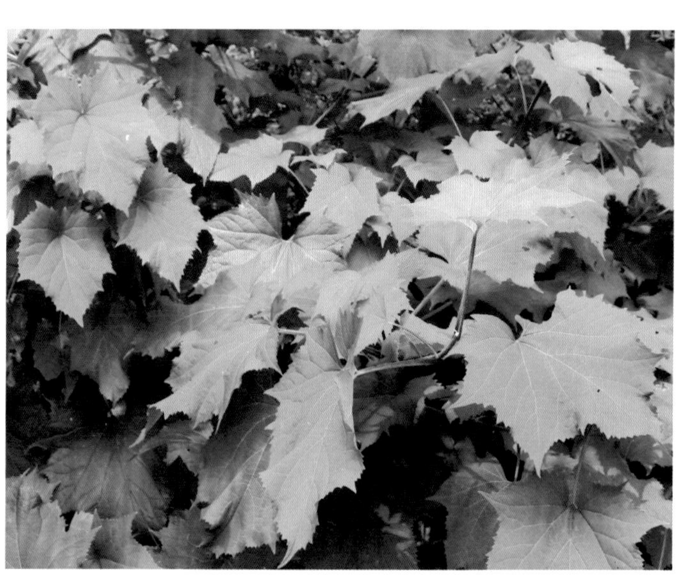

【功效应用】 根皮（药名烂泥树根皮）：接骨疗伤、活血祛瘀、祛风利湿。用于骨折、跌打损伤、风湿腰痛。用量 10 ～ 15g；外用适量，研末调敷。

【化学成分】 含有机酸、环烯醚萜、香豆素等成分。

【药理】 具本种的干燥根皮以“大接骨丹”为名，收载于《湖北省中药材质量标准》（2018 年版）。

458 鹿蹄草（*Pyrola calliantha*）

鹿蹄草科植物鹿蹄草 *Pyrola calliantha* H. Andr.（*Pyrola rotundifolia* L. ssp. *chinensis* H. Andres）。

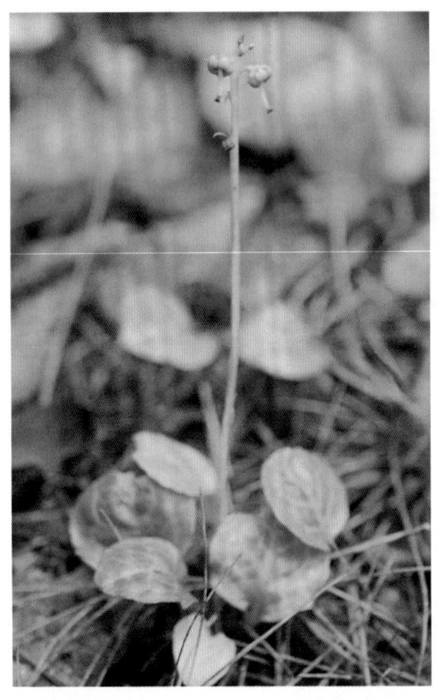

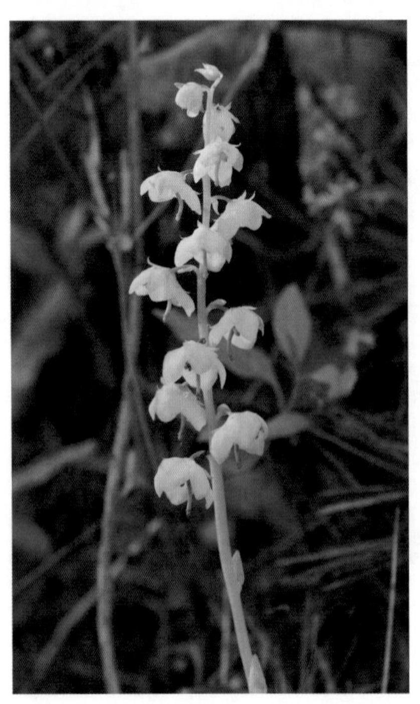

【形态与分布】 常绿草本状小半灌木，高（10）15～30cm。根茎细长，横生，斜升，有分枝。叶4～7，基生，革质；宽椭圆形或圆卵形，稀近圆形，长2.5～5.2cm，一般不超过宽的1.5倍，先端钝头或圆钝头，基部阔楔形或近圆形，边缘向下反卷，近全缘或有疏齿，上面绿色，下面常有白霜，有时带紫色；叶柄长2～5.5cm，有时带紫色。花葶有1～2（4）枚鳞片状叶，卵状披针形或披针形，长7.5～8mm，宽4～4.5mm，先端渐尖或短渐尖，基部稍抱花葶。总状花序长12～16cm，花9～13，密生，倾斜，稍下垂，花冠广开，较大，直径1.5～2cm，白色，有时稍带淡红色；花梗长5～10mm，腋间有长舌形苞片，长6～7.5mm，宽1.6～2mm，先端急尖；萼片舌形，长（3）5～7.5mm，宽1.5～3mm，先端急尖或钝尖，边缘近全缘；花瓣倒卵状椭圆形或倒卵形，长6～10mm，宽5～8mm；雄蕊10；花柱长6～8（10）mm，常带淡红色，倾斜，近直立或上部稍向上弯曲，伸出或稍伸出花冠，顶端增粗，有不明显的环状突起，柱头5圆裂。蒴果扁球形，高5～5.5mm，直径7.5～9mm。花期6～8月，果期8～9月。

生于海拔700～4100m的山地针叶林、针阔叶混交林或阔叶林下。分布于华中及西北、华东、西南等地区。

【功效应用】 全草（药名鹿衔草）：补肾强骨，祛风除湿，止咳，止血。用于肾虚腰痛、风湿痹痛、筋骨痿软、吐血、衄血、崩漏、外伤出血。用量15～30g；外用适量，捣敷或研末撒。湿热瘀滞者忌用，孕妇慎服。

【附注】 本种与普通鹿蹄草的干燥全草为《中国药典》收载的“鹿衔草”。普通鹿蹄草与本种的区别：叶片椭圆形或卵形，其长一般超过宽的2倍，边缘不反卷；萼片宽披针形，先端急尖。

459 普通鹿蹄草（*Pyrola decorata*）

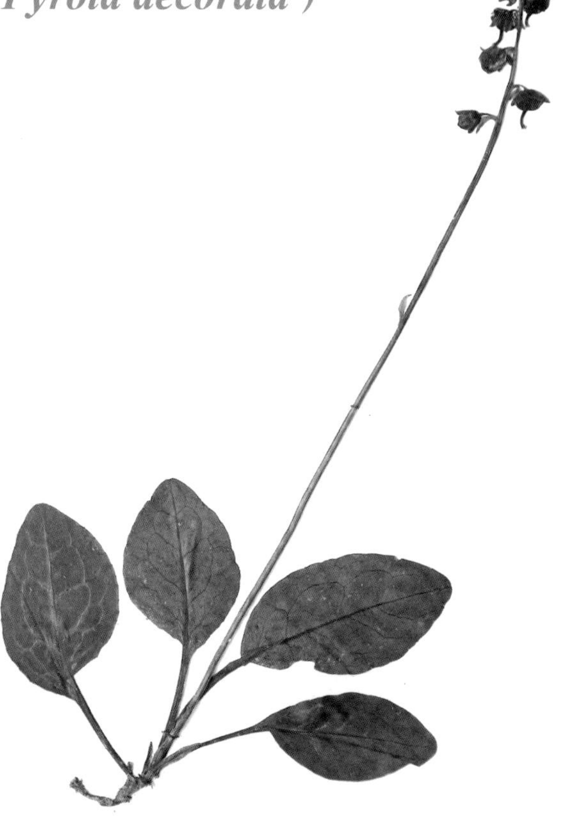

鹿蹄草科植物普通鹿蹄草 *Pyrola decorata* H. Andres。

【形态与分布】 多年生常绿草本，高达约 35cm。茎短，叶 3 ～ 6 片基生，并有鳞片，鳞片披针形，长渐尖，长达 1.5cm。叶薄革质，椭圆形或卵形，长（3.5）5 ～ 6cm，宽（2.3）3 ～ 3.5 cm，顶端圆或钝尖，向基部渐变狭，下延于叶柄，边缘有疏微凸形的小齿，上面深绿色，但叶脉呈淡绿白色，下面色较浅，大都呈褐紫色，叶脉两面略可见。花葶高达 30cm，有苞片 1 ～ 2 个；总状花序圆锥形，有花 5 ～ 8 朵；苞片狭条形，长超过花梗；花俯垂，宽钟状，张开；萼片宽披针形，顶端急尖或渐变急尖，长约 5mm，等于花瓣的 2/3 或过之，边缘色较浅；花瓣黄绿色，长 8 ～ 10mm；花柱多少外露，斜向下，上部稍向上弯，有柱头盘（果期较大）。蒴果扁圆球形，直径达 10mm。花期 8 ～ 9 月，果期 9 ～ 11 月。

生于海拔 350 ～ 2300m 的山坡林下或路边。分布于湖北、湖南及华东、西南地区。

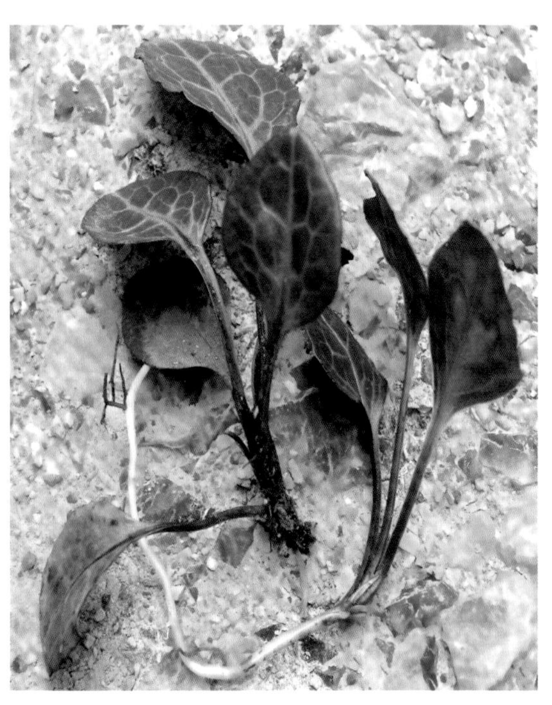

【功效应用】 全草（药名鹿衔草）：祛风湿，强筋骨，止血。用于风湿痹痛、腰膝无力、月经过多、久咳劳嗽。用量 9 ～ 15g。

【化学成分】 含鞣质、黄酮、三萜等成分。

【附注】 本种与同属植物鹿蹄草 *Pyrola calliantha* H. Andr.（*Pyrola rotundifolia* L. ssp. *chinensis* H. Andres）的干燥全草为中药“鹿衔草”，收载于《中国药典》。

460 羊踯躅（*Rhododendron molle*）

杜鹃花科植物羊踯躅 *Rhododendron molle*（Blume）G. Don。

【形态与分布】 落叶灌木，高 0.3 ～ 2m 分枝稀疏。枝条直立，幼时有柔毛并常有刚毛。叶纸质，矩圆形至矩圆状披针形，长 6 ～ 12cm，宽 2.4 ～ 5cm，顶端钝，有短尖头，基部楔形，边缘有睫毛，上面有柔毛（至少在幼时），下面密生灰色柔毛，有时仅叶脉上有毛；叶柄长 2 ～ 6mm，有柔毛。顶生伞形花序有花多朵，先花后叶或几同时开放；花梗长 1.2 ～ 2.5cm，有短柔毛，无或有少数刚毛；花萼小，有柔毛和长睫毛，并有少数刚毛；花冠宽钟状，口径 5 ～ 6.2cm，金黄色，上侧有淡绿色斑点，外面有绒毛；雄蕊 5，长等于花冠，花丝中部以下有长柔毛；子房有柔毛，花柱无毛。蒴果圆柱状矩圆形，长达 2.5cm，有细柔毛和疏刚毛。花期 3 ～ 5 月，果期 7 ～ 8 月。

生于海拔 1000m 的山坡草地或丘陵地带的灌丛或山脊杂木林下。分布于河南省和长江流域及以南各省区。

【功效应用】 花（药名闹羊花）：祛风除湿，散瘀定痛。有大毒。用于风湿痹痛、偏正头痛、跌扑肿痛、顽癣。用量 0.6 ～ 1.5g，浸酒或入丸散；外用适量，煎水洗。不宜多服、久服，体虚者及孕妇禁用。

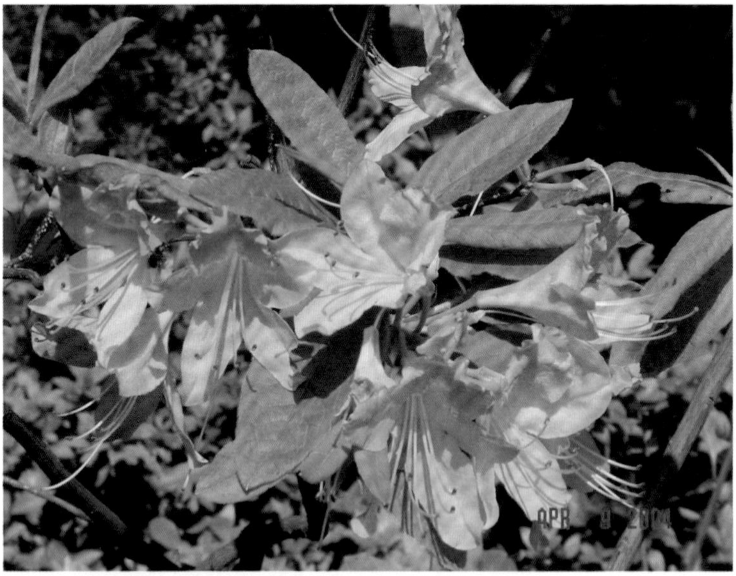

【化学成分】 花含二萜等成分；果含二萜、黄酮等成分。

【附注】 （1）本种为著名的有毒植物之一，羊食时往往踯躅而死亡，故得名。因叶较大，密被灰白色微柔毛及疏刚毛；花冠大，黄色或金黄色，极易识别。（2）本种的干燥花为中药“闹羊花”，收载于《中国药典》。

461 杜鹃（*Rhododendron simsii*）

杜鹃花科植物杜鹃 *Rhododendron simsii* Planch.。

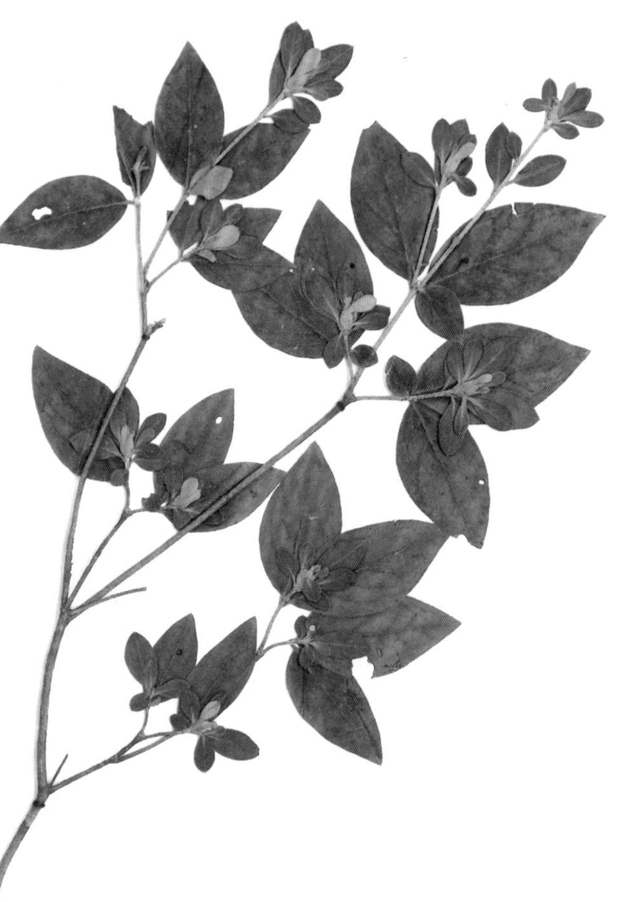

【形态与分布】 落叶或半常绿灌木，高 2 ～ 5m。多分枝，幼枝密被红棕色或褐色糙伏毛。叶卵状椭圆形或长卵状披针形，春叶较短，夏叶较长，长 3 ～ 6cm，宽 2 ～ 3cm，先端锐尖，具短尖头，基部楔形，全缘，表面疏被淡红棕色糙伏毛，背面密被棕褐色糙伏毛。花 2 ～ 6 朵成伞形花序，簇生枝端；花梗长 5 ～ 8mm；花萼 5 深裂，裂片卵形至披针形，长 3 ～ 7mm，外面密被糙伏毛和睫毛；花冠宽漏斗状，玫瑰红色至淡红色，长 3 ～ 5cm，5 裂，裂片近倒卵形，上方 1 ～ 3 裂片里面有深红色斑点；雄蕊 10（7 ～ 9），花药紫色；子房卵圆形，长 5 ～ 8mm，密被扁平长糙毛，花柱细长。蒴果卵圆形，长 1 ～ 1.2cm，密被棕色糙毛，花萼宿存。花果期 4 ～ 9 月。

生于丘陵山地或平地、疏灌丛中。分布于长江流域及以南地区，东至台湾，西到西南地区。

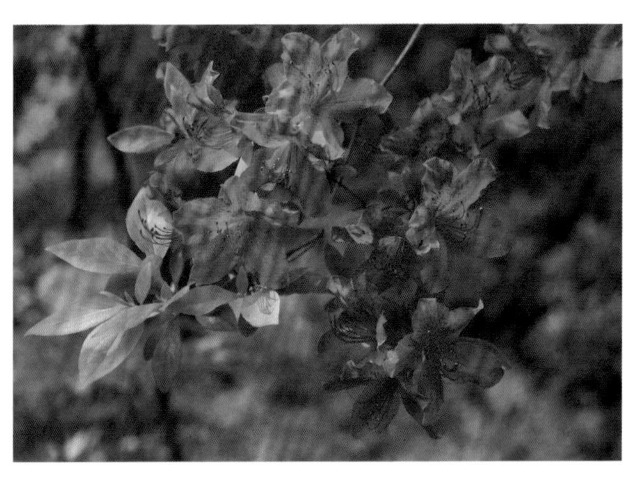

【功效应用】 根：祛风湿，活血祛瘀，止血。用于风湿性关节炎、跌打损伤、闭经；外治外伤出血。用量 15 ～ 30g。花、叶：清热解毒，化痰止咳，止痒。用于支气管炎、荨麻疹，外治痈肿。用量 10 ～ 15g；外用鲜品适量，捣敷或煎水洗。

【化学成分】 花含花色苷类和黄酮苷等成分。

【附注】 本种又为常见观赏植物。

462 朱砂根（*Ardisia crenata*）

紫金牛科植物朱砂根 *Ardisia crenata* Sims。

【形态与分布】 灌木，高 1 ～ 2（3）m。茎粗壮，除侧生特殊花枝外，无分枝。叶片革质或坚纸质，椭圆形、椭圆状披针形至倒披针形，顶端急尖或渐尖，基部楔形，长 7 ～ 15cm，宽 2 ～ 4cm，边缘具皱波状或波状齿，边缘腺点明显，两面无毛或背面具极小鳞片，侧脉 12 ～ 18 对；叶柄长约 1cm。伞形花序或聚伞花序，着生于侧生特殊花枝顶端；花枝近顶端常具 2 ～ 3 片或更多叶（或无叶），长 4 ～ 16cm；花梗长 7 ～ 10mm，几无毛；花长 4 ～ 6mm，花萼仅基部连合，萼片长圆状卵形，长 1.5（2.5）mm 或略短，顶端圆形或钝，具腺点；花瓣白色，稀略带粉红色，盛开时反卷，卵形，顶端急尖，具腺点，里面近基部有时具乳头状突起；雄蕊较花瓣短，花药三角状披针形，背面常具腺点；子房卵珠形，具腺点；胚珠 5。果球形，直径 6 ～ 8mm，鲜红色，具腺点。花期 5 ～ 6 月，果期 10 ～ 12 月或翌年 2 ～ 4 月。

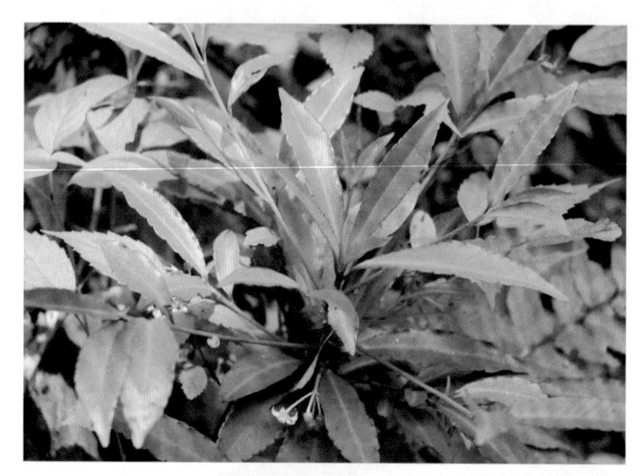

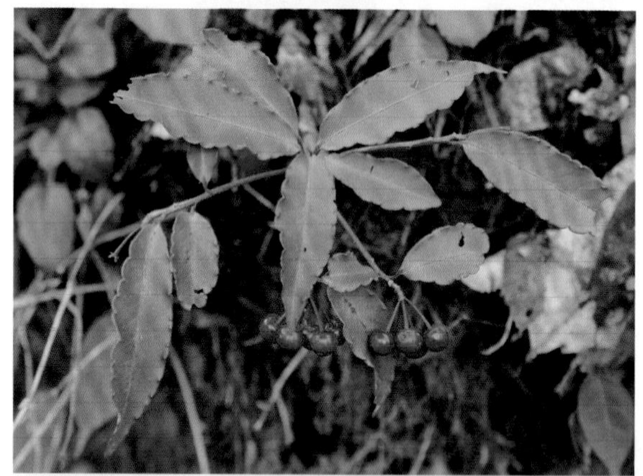

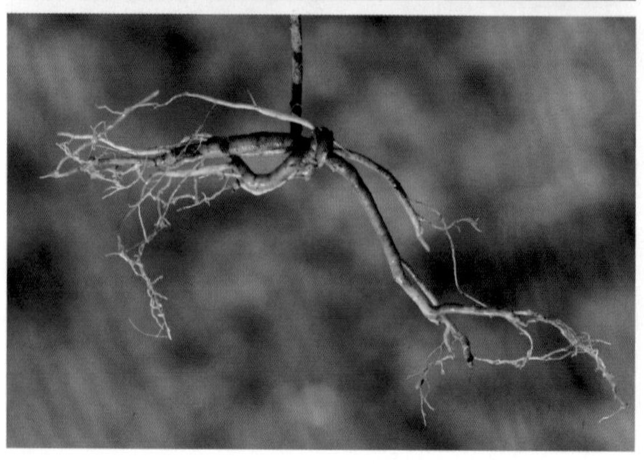

生于海拔 90 ～ 2400m 的林下阴湿的灌木丛中。分布于湖北至海南、西藏东南部至台湾等地区，

【功效应用】 根（药名朱砂根）：清热解毒，活血止痛。用于咽喉肿痛、风湿热痹、黄疸、痢疾、跌打损伤、流火、乳腺炎、睾丸炎。用量 6 ～ 15g；外用适量。

【化学成分】 根含三萜、异香豆素碳苷、苯醌、甾醇、多糖、环肽等成分。

【附注】 本种与其变种红凉伞 *Ardisia crenata* Sims var. *bicolor*（Walker）C. Y. Wu et C. Chen 的根同等药用，民间均称“开喉箭”。红凉伞与本种的主要区别为：叶片下面红色或紫色。

463 百两金（*Ardisia crispa*）

紫金牛科植物百两金 *Ardisia crispa*（Thunb.）A. DC.。

【形态与分布】 灌木，高 60 ～ 100cm。具匍匐生根的根茎，直立茎除侧生特殊花枝外，无分枝，花枝多，幼嫩时具细微柔毛或疏鳞片。叶片膜质或近坚纸质，椭圆状披针形或狭长圆状披针形，顶端长渐尖，稀急尖，基部楔形，全缘或略波状，边缘具明显的腺点，两面无毛，背面多少具细鳞片，侧脉约 8 对；叶柄长 5 ～ 8mm。近伞形花序，着生于侧生特殊花枝顶端，花枝长 5 ～ 10cm，通常无叶，长 13 ～ 18cm 者，则中部以上具叶或仅近顶端有 2 ～ 3 叶；花梗长 1 ～ 1.5cm，被微柔毛；花长 4 ～ 5mm，花萼仅基部连合，萼片长圆状卵形或披针形，顶端急尖或狭圆形，长 1.5mm，多少具腺点，无毛；花瓣白色或粉红色，卵形，长 4 ～ 5mm，顶端急尖，外面无毛，具腺点；雄蕊较花瓣略短，花药狭长圆状披针形，背部无腺点或有；雌蕊与花瓣等长或略长，子房卵珠形，无毛；胚珠 5，1 轮。果球形，直径 5 ～ 6mm，鲜红色，具腺点。花期 5 ～ 6 月，果期 10 ～ 12 月，有时植株上部开花，下部果熟。

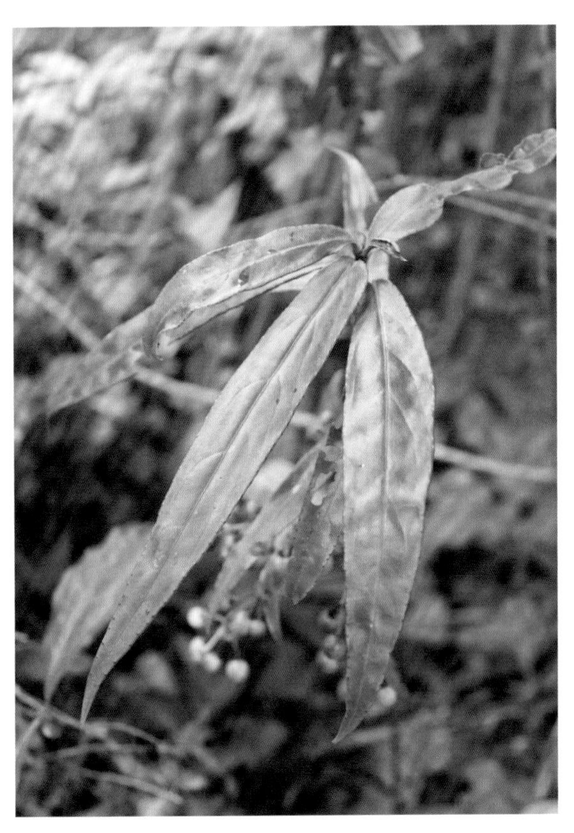

生于海拔 1000 ～ 2450m 的密林下或苔藓林下潮湿的地方。分布于湖北、广东、广西及西南地区。

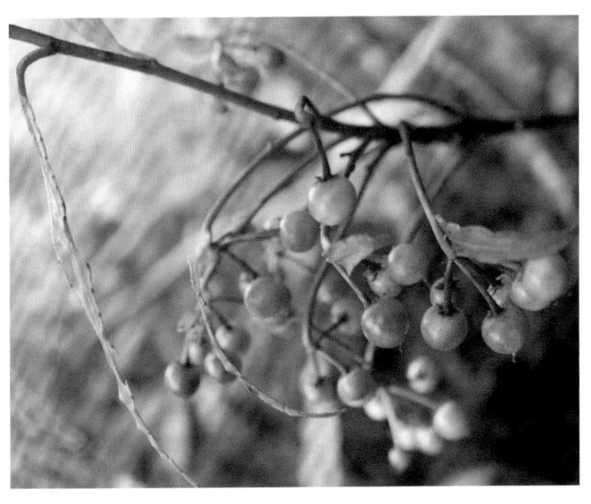

【功效应用】 根茎及根（药名八爪金龙）：清热利咽，祛痰利湿，活血解毒。用于咽喉肿痛、咳嗽咯痰不畅、湿热黄疸、小便淋痛、风湿痹痛、跌打损伤、疔疮、无名肿毒、蛇咬伤。用量 9 ～ 15g；外用适量，鲜品捣敷。

【化学成分】 含生物碱、异香豆精、有机酸、皂苷等成分。

464 紫金牛（*Ardisia japonica*）

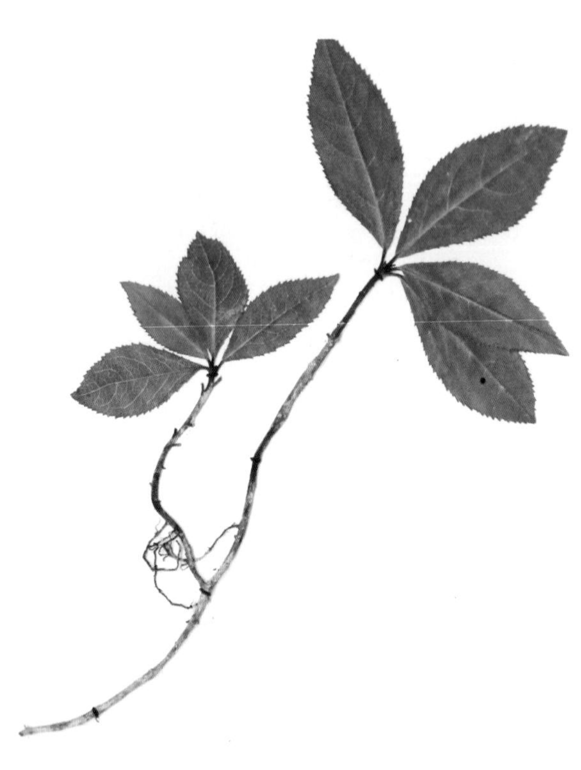

紫金牛科植物紫金牛 *Ardisia japonica*（Thunb.）Blume。

【形态与分布】 半灌木，一般不分枝。具匍匐生根的根茎；直立茎长达 30（40）cm，有褐色柔毛。叶对生或近轮生，叶片坚纸质或近革质，椭圆形至椭圆状倒卵形，顶端急尖，基部楔形，长 4 ～ 7cm，宽 1.5 ～ 4cm，边缘具细锯齿，两面有腺点，下面中脉处有微柔毛，侧脉 5 ～ 6 对，细脉网状；叶柄长 6 ～ 10mm，被微柔毛。亚伞形花序，腋生或生于近茎顶端的叶腋，总梗长约 5mm，花 3 ～ 5；花长 4 ～ 5mm，萼片卵形，顶端急尖或钝，长约 1.5mm，有时具腺点；花冠裂片卵形，急尖，有腺点；雄蕊较花瓣略短，花药披针状卵形或卵形，有短尖，背部具腺点；雌蕊与花瓣等长。果球形，直径 5 ～ 6mm，有黑色腺点。

习见于海拔约 1200m 以下山间林下或竹林下阴湿处。分布于陕西及长江流域以南各省区（海南未发现）。

【功效应用】 全株及根茎（药名矮地茶）：止咳化痰，祛风解毒，活血止痛。用于支气管炎、大叶性肺炎、小儿肺炎、肺结核、肝炎、痢疾、急性肾炎、尿路感染、痛经、跌打损伤、风湿筋骨酸痛。用量 15 ～ 30g。

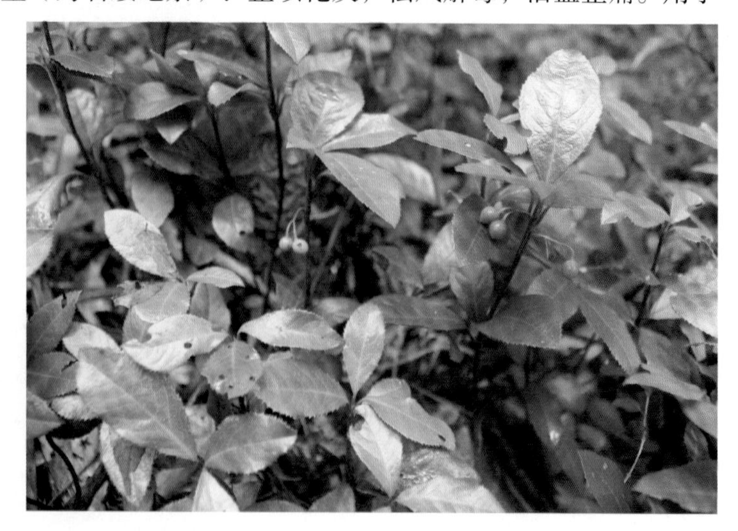

【化学成分】 全株含三萜皂苷、鞣质、黄酮、香豆素、蒽醌、苯醌、挥发油等成分。

【附注】 本种的干燥全株为中药“矮地茶”，收载于《中国药典》。

465 过路黄（*Lysimachia christinae*）

报春花科植物过路黄 *Lysimachia christinae* Hance。

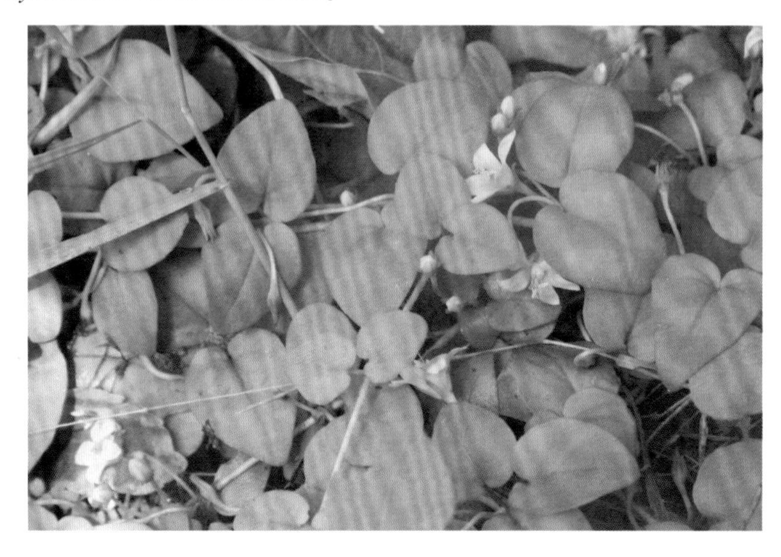

【形态与分布】 草本。茎柔弱，平卧延伸，长 20 ～ 60cm，无毛、被疏毛或密被铁锈色多细胞柔毛，幼嫩部分密被褐色无柄腺体，下部节间较短，中部节间长 1.5 ～ 5（10）cm。叶对生，卵圆形、近圆形以至肾圆形，长 1.5 ～ 7 cm，宽 1 ～ 5 cm，先端锐尖或圆钝至圆形，基部截形至浅心形，透光可见密布的透明腺条，干时腺条变黑色，两面无毛或密被糙伏毛；叶柄比叶片短或与之近等长，无毛至密被毛。花单生叶腋；花梗长 1 ～ 5cm，常不超过叶长，毛被如茎，多少具褐色无柄腺体；花萼长 4 ～ 7（10）mm，分裂近达基部，裂片披针形、椭圆状披针形至线形或上部稍扩大而近匙形，先端锐尖或稍钝，无毛、被柔毛或仅边缘具缘毛；花冠黄色，长 7 ～ 15mm，基部合生部，裂片狭卵形以至近披针形，先端锐尖或钝，具黑色长腺条；花丝长 6 ～ 8mm，下半部合生成筒；子房卵珠形，花柱长 6 ～ 8mm。蒴果球形，直径 4 ～ 5mm，无毛，有稀疏黑色腺条。花期 5 ～ 7 月，果期 7 ～ 10 月。

生于山坡路旁、沟边及林缘较阴湿处，垂直分布达海拔 2300m 处。分布于华中、华东、华南、西南地区及陕西南部。

【功效应用】 全草（药名金钱草）：利湿退黄，利尿通淋，解毒消肿。用于湿热黄疸、胆胀胁痛、石淋、热淋、小便涩痛、痈肿疔疮、蛇虫咬伤。用量 15 ～ 60g，鲜品加倍；外用适量，鲜品捣敷。

【化学成分】 含黄酮、三萜等成分，还含有机酸、挥发油。

【附注】 本种的干燥全草为中药“金钱草”，收载于《中国药典》。来源于同属的植物巴东过路黄 *Lysimachia patungensis* Hand.-Mazz. 等的全草常混淆药用，应注意区别。

466 矮桃（*Lysimachia clethroides*）

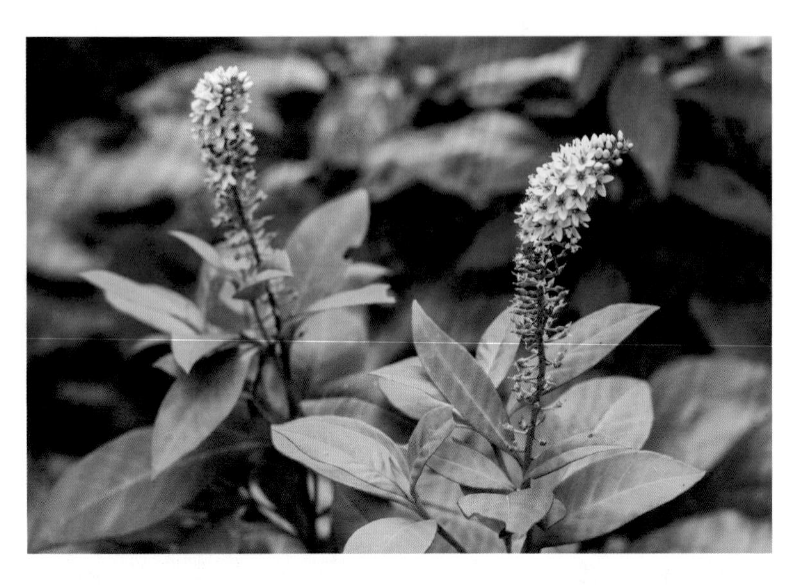

报春花科植物矮桃（珍珠菜）*Lysimachia clethroides* Duby。

【形态与分布】 多年生草本，多少被黄褐色卷毛。茎直立，高 40 ～ 100cm。叶互生，卵状椭圆形或宽披针形，长 6 ～ 15cm，宽 2 ～ 5cm，顶端渐尖，基部渐狭至叶柄，两面疏生黄色卷毛，有黑色斑点，叶片干后边缘反卷。总状花序穗状，顶生，初时花密集，后渐伸长，结果时长 20 ～ 40cm，有小苞片，苞片线状钻形，急尖；花梗长 4 ～ 6mm，果后比苞片长 1 ～ 2 倍；花萼钟形，深裂，裂片卵圆形或宽披针形，边缘膜质；花冠白色，管部长 1.5mm，裂片卵状椭圆形或倒卵形，顶端钝或稍凹；雄蕊稍短于花冠。蒴果球形，直径约 2.5mm。花期 5 ～ 7 月，果期 7 ～ 10 月。

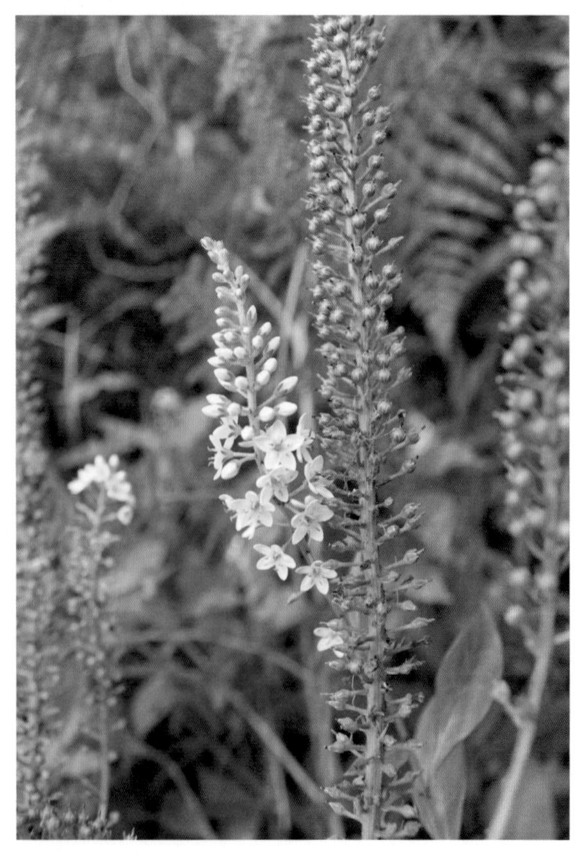

生于山坡、路旁、溪边草丛中等湿润处。广布于长江流域以南各省区及东北、华北地区和河北、陕西等省。

【功效应用】 全草（药名珍珠菜）：活血调经，消肿散毒，祛风止痛。用于经闭、痛经、崩漏、带下、风湿痹痛、跌打损伤、乳痈、痈肿疔疮。用量 15 ～ 30g，孕妇忌服；外用鲜品适量，捣敷。

【化学成分】 全草含黄酮、皂苷和有机酸等成分。

467 红根草（*Lysimachia fortunei*）

报春花科植物红根草（星宿菜）*Lysimachia fortunei* Maxim.。

【形态与分布】 多年生草本，全株无毛，具根茎。茎直立，细弱，高 30 ～ 70cm，稍有分枝，下部有条沟，上部儿为角棱形，有黑色细点，基部带紫红色。叶互生，宽披针形或倒披针形，长 4 ～ 11cm，宽 1.5 ～ 3 cm，顶端渐尖或具短尖，基部渐狭，近无柄。总状花序柔弱，长达 10 cm 以上，具有多花，下部花稍远离；苞片三角状披针形，长约 2mm；花梗直立，长 1 ～ 4mm；花萼半球状钟形，裂片椭圆状卵形，先端钝，边缘膜质，有睫毛，中部有黑色斑点，长约 1.5mm；花冠白色，长约 3mm，喉部有腺毛，裂片倒卵形，与管部几等长，背面有黑色斑点；雄蕊短于花冠，基部扩大，与花冠管基部合生；花柱短，与雄蕊稍同长，柱头较花柱为宽。蒴果球形，直径 2 ～ 2.5mm，褐色。花期 6 ～ 8 月，果期 8 ～ 11 月。

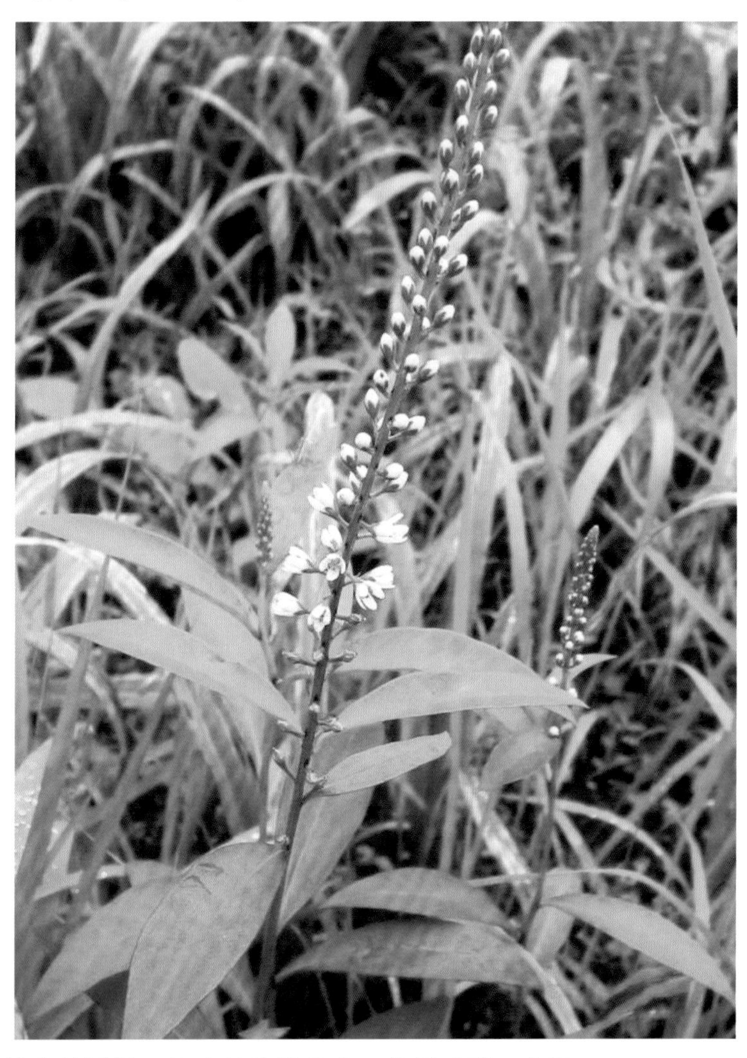

生于沟边、田边等低湿处。分布于华中、华东、华南、西南地区。

【功效应用】 全草：清热利湿，凉血活血，解毒消肿。用于黄疸、泻痢、目赤、吐血、血淋、白带、崩漏、痛经、闭经、咽喉肿痛、痈肿疮毒、流火、瘰疬、跌打、蛇虫咬伤。用量 15 ～ 30g；外用适量，鲜品捣敷，或煎水洗。

【化学成分】 含黄酮、甾体、多糖等成分。

468 落地梅（*Lysimachia paridiformis*）

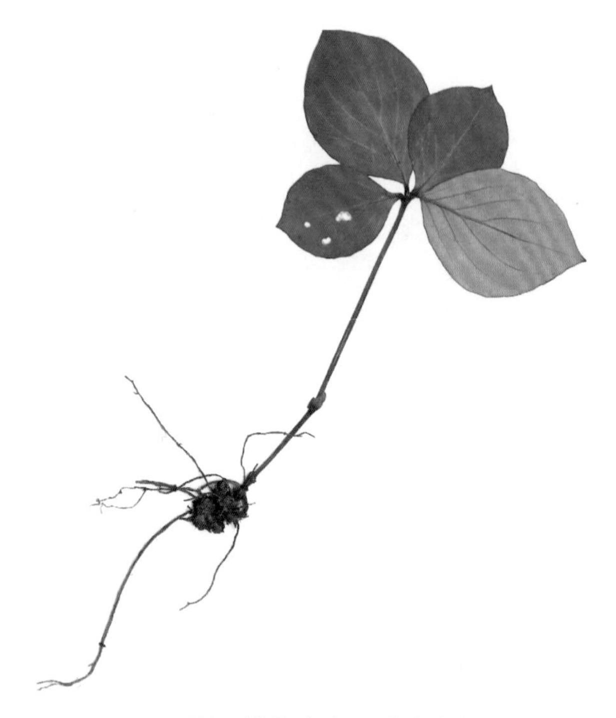

报春花科植物落地梅（重楼排草）*Lysimachia paridiformis* Franch.。

【形态与分布】 多年生草本，高约30cm。根茎粗短或块状；须根簇生，直径约1mm，密被黄褐色绒毛。茎直立，不分枝，近基部红色，有柔毛，上部绿色或带红色，近光滑；节略膨大，有退化的鳞片状小叶。叶4～6，常为4，近无柄，轮生于茎顶，倒卵形至椭圆形，长5～17cm，宽3～12cm，先端短渐尖，基部楔形，全缘，两面散生黑色或颜色不明显的腺条。花集生茎端成伞形花序；花梗长5～15mm；花萼长8～12mm，5裂近达基部，裂片披针形或基部卵形，基部以上长渐尖；花冠黄色，长12～14mm，5裂，基部合生，裂片狭长圆形，先端钝或圆；雄蕊5，花丝基部合生成高约2mm的筒；子房上位，球形。蒴果近球形，直径3.5～4mm，熟后5瓣裂。花果期5～9月。

生于海拔达1400m的林缘、沟谷、灌木丛林阴湿处。分布于华中、西南地区。

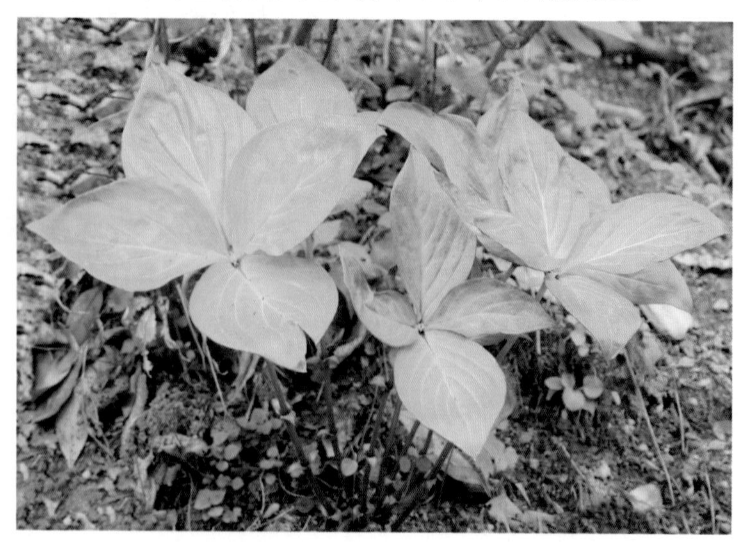

【功效应用】 根及根茎或全草（药名红四块瓦）：祛风除湿，活血调经，止痛，止咳。用于产后腹痛、产后出血、崩漏、血淋、消化道出血、久咳、胃肠炎、风湿腰痛、跌打损伤、月经不调。用量10～30g。

【化学成分】 根、根茎及全草含重楼排草苷。

【附注】 干燥全草作“红四块瓦”收于《湖北省中药材质量标准》（2018年版）。

469 柿（*Diospyros kaki*）

柿树科植物柿 *Diospyros kaki* Thunb.。

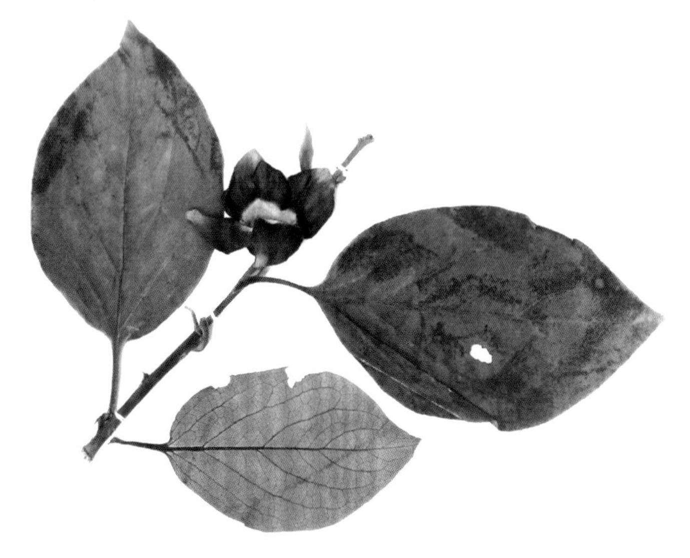

【形态与分布】 乔木，高15m。主干暗褐色，树皮鳞片状开裂，幼枝有绒毛。叶质肥厚，椭圆状卵形至长圆形或倒卵形，长6～18cm，宽3～9cm，表面深绿色，有光泽，背面淡绿色，疏生褐色柔毛；叶柄长1～1.5cm，有毛。花黄色，雌雄异株或同株；雄花每3朵集生或成短聚伞花序；雌花单生于叶腋；花萼4深裂，果熟时增大；花冠白色，4裂，有毛；雌花中有8个退化雄蕊，子房上位。浆果卵圆形或扁球形，直径3～8cm，橙黄色或橙红色，花萼宿存。花期6月，果期8～11月。

我国大多数省区均有产，以陕西、山西、河南、河北、山东省栽培最多。

【功效应用】 果实：润肺生津，降压止血。用于肺燥咳嗽、咽喉干痛、胃肠出血、高血压。宿存花萼（药名柿蒂）：降气止呃。用于呃逆、噫气、夜尿症。用量5～10g。柿霜（柿饼的白霜）：生津利咽，润肺止咳。用于口疮、咽喉痛、咽干咳嗽。根：清热凉血。用于吐血、痔疮出血、血痢。叶：用于高血压。

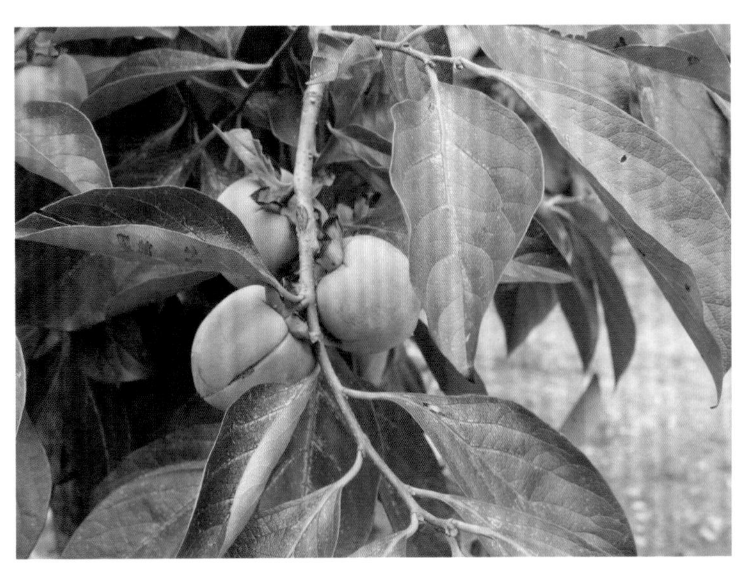

【化学成分】 柿蒂含三萜、黄酮、有机酸、鞣质、糖类等成分；果实含糖类、鞣质等成分；叶含黄酮、鞣质、醌类、有机酸等成分。

【附注】 本种的干燥宿萼为中药“柿蒂”，收载于《中国药典》。

470 连翘（*Forsythia suspensa*）

木犀科植物连翘 *Forsythia suspensa*（Thunb.）Vahl。

【形态与分布】 落叶灌木。枝开展或下垂，棕色、棕褐色或淡黄褐色，小枝土黄色或灰褐色，略呈四棱形，疏生皮孔，节间中空，节部具实心髓。叶常为单叶，或 3 裂至三出复叶，叶片卵形、宽卵形或椭圆状卵形至椭圆形，长 2 ～ 10cm，宽 1.5 ～ 5cm，先端锐尖，基部圆形、宽楔形至楔形，叶缘除基部外具锐锯齿或粗锯齿，上面深绿色，下面淡黄绿色，两面无毛；叶柄长 0.8 ～ 1.5cm。花通常单生或 2 至数朵着生于叶腋，先于叶开放；花梗长 5 ～ 6mm；花萼绿色，裂片长圆形或长圆状椭圆形，长（5）6 ～ 7mm，先端钝或锐尖，边缘具睫毛，与花冠管近等长；花冠黄色，裂片倒卵状长圆形或长圆形，长 1.2 ～ 2cm，宽 6 ～ 10mm；在雌蕊长 5 ～ 7mm 花中，雄蕊长 3 ～ 5mm，在雄蕊长 6 ～ 7mm 的花中，雌蕊长约 3mm。果卵球形、卵状椭圆形或长椭圆形，长 1.2 ～ 2.5cm，宽 0.6 ～ 1.2cm，先端喙状渐尖，表面疏生皮孔；果梗长 0.7 ～ 1.5cm。花期 3 ～ 4 月，果期 7 ～ 9 月。

生于海拔 250 ～ 2200m 的山坡灌丛、林下、草丛，或山沟疏林中。产河南、湖北及河北、山西、陕西、山东、安徽西部、四川；除华南地区外，其他各地均有栽培。

【功效应用】 果实（药名连翘）：清热解毒，消肿散结，疏散风热。用于痈疽、瘰疬、乳痈、丹毒、风热感冒、温病初起、温热入营、高热烦渴、神昏发斑、热淋涩痛。用量 6 ～ 15g。

【化学成分】 果实主含黄酮、木脂素、苯乙醇、萜类及挥发油等成分。

【附注】 干燥成熟果实为中药“连翘”，收载于《中国药典》。湖北十堰市有大面积栽培。

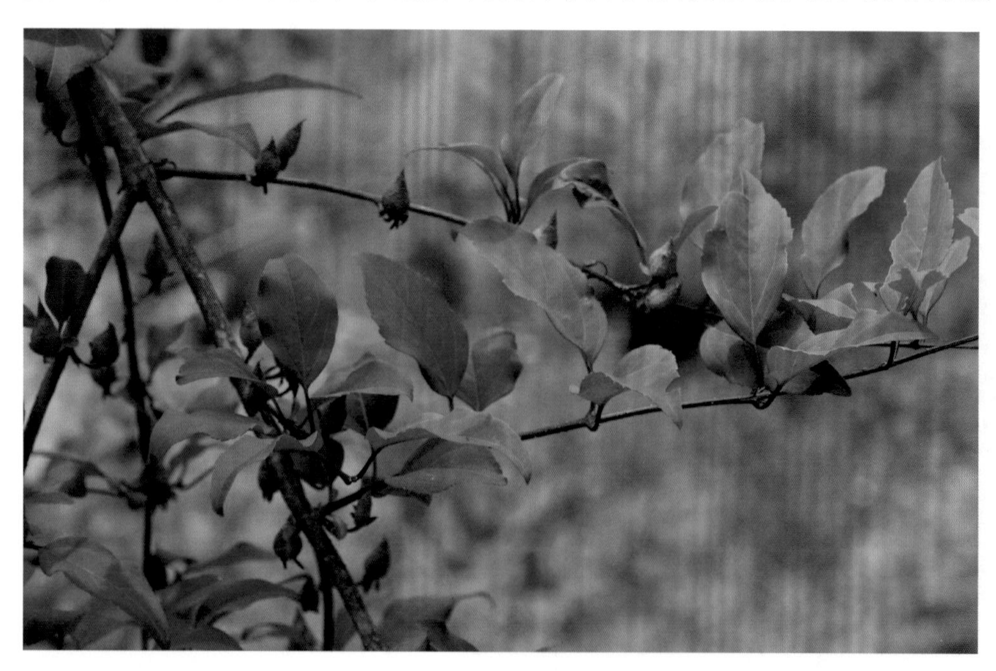

471 白蜡树（*Fraxinus chinensis*）

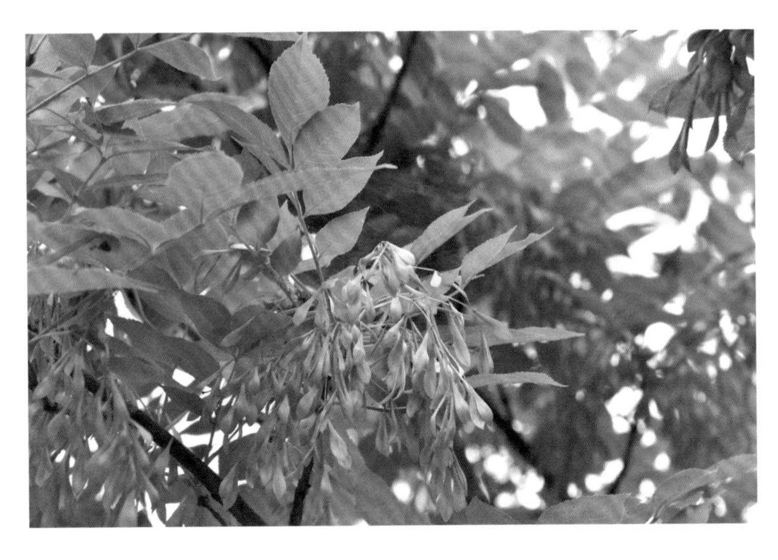

木犀科植物白蜡树 *Fraxinus chinensis* Roxb.。

【形态与分布】 乔木，高 10 ～ 12m。小枝黄褐色，粗糙，无毛。叶柄长 4 ～ 6cm；叶轴挺直，小叶 5 ～ 7，硬纸质，卵形、倒卵状长圆形至披针形，长 3 ～ 10cm，宽 2 ～ 4cm，先端锐尖至渐尖，基部钝圆或楔形，叶缘具整齐锯齿，中脉在上面平坦，侧脉 8 ～ 10 对，下面凸起，细脉在两面凸起，明显网结；小叶柄长 3 ～ 5mm。圆锥花序顶生或腋生枝梢，长 8 ～ 10cm；花序梗长 2 ～ 4cm，光滑；花雌雄异株；雄花密集，花萼小，钟状，长约 1mm，无花冠，花药与花丝近等长；雌花疏离，花萼大，桶状，长 2 ～ 3mm，4 浅裂。翅果匙形，长 3 ～ 4cm，宽 4 ～ 6mm，先端锐尖，常呈犁头状，基部渐狭，翅平展，下延至坚果中部，坚果圆柱形，长约 1.5cm；宿存萼紧贴于坚果基部，常在一侧开口深裂。花期 4 ～ 5 月，果期 7 ～ 9 月。

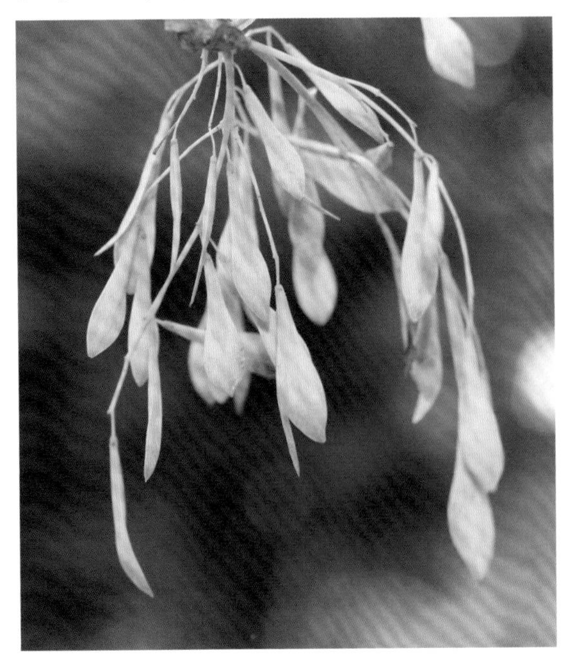

生于海拔 800 ～ 1600m 的山地杂木林中。南北各省区均有，多为栽培。

【功效应用】 枝皮或干皮（药名秦皮）：清热燥湿，收涩止痢，止带，明目。用于湿热泻痢、赤白带下、目赤肿痛、目生翳膜。用量 6 ～ 12g；外用适量，煎洗患处。

【化学成分】 含香豆素、环烯醚萜、苯乙醇苷等成分。

【附注】 （1）干燥树皮为中药材“秦皮”的来源之一，收载于《中国药典》。（2）我国栽培历史悠久，分布甚广。经济用途还有放养白蜡虫生产白蜡，以西南各省栽培最盛。

472 清香藤（*Jasminum lanceolaria*）

木犀科植物清香藤（北清香藤）*Jasminum lanceolaria* Roxb.。

【形态与分布】 攀援灌木，高 10 ～ 15m。小枝圆柱形，稀具棱，节处稍压扁，光滑无毛或被短柔毛。叶对生或近对生，三出复叶，有时花序基部侧生小叶退化成线状而成单叶；叶柄长（0.3）1 ～ 4.5cm，具沟，沟内常被微柔毛；叶片上面绿色，光亮，无毛或被短柔毛，下面色较淡，光滑或被柔毛，具凹陷的小斑点；小叶片椭圆形、长圆形、卵圆形、卵形或披针形，稀近圆形，长 3.5 ～ 16cm，宽 1 ～ 9cm，先端钝、锐尖、渐尖或尾尖，稀近圆形，基部圆形或楔形，顶生小叶柄稍长或等长于侧生小叶柄，长 0.5 ～ 4.5cm。复聚伞花序常排列呈圆锥状，顶生或腋生；花芳香，多朵，密集；苞片线形，长 1 ～ 5mm；花梗短或无，果时变粗长，无毛或密被毛；花萼筒状，光滑或被短柔毛，果时增大，萼齿三角形，不明显，或几近截形；花冠白色，高脚碟状，花冠管纤细，长 1.7 ～ 3.5cm，裂片 4 ～ 5，披针形、椭圆形或长圆形，长 5 ～ 10mm，宽 3 ～ 7mm，先端钝或锐尖。果球形或椭圆形，长 0.6 ～ 1.8cm，直径 0.6 ～ 1.5cm，两心皮基部相连或仅一心皮成熟，黑色，干时橘黄色。花期 4 ～ 10 月，果期 6 月至翌年 3 月。

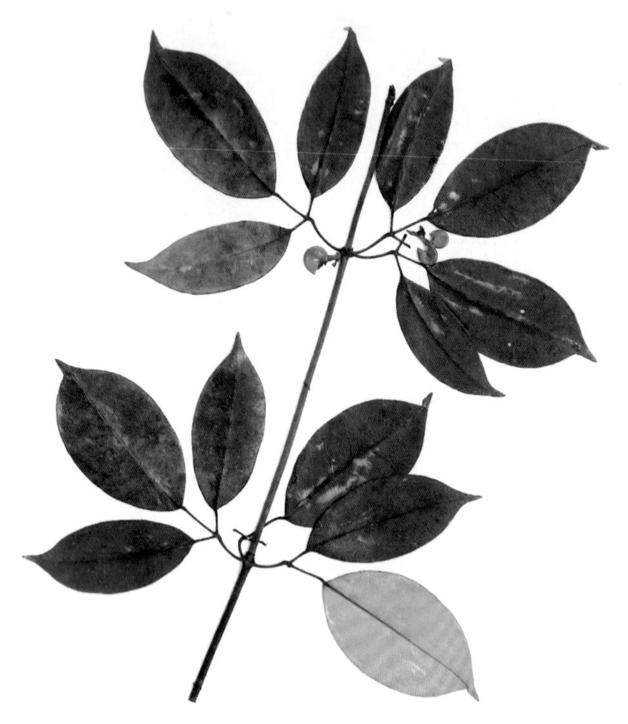

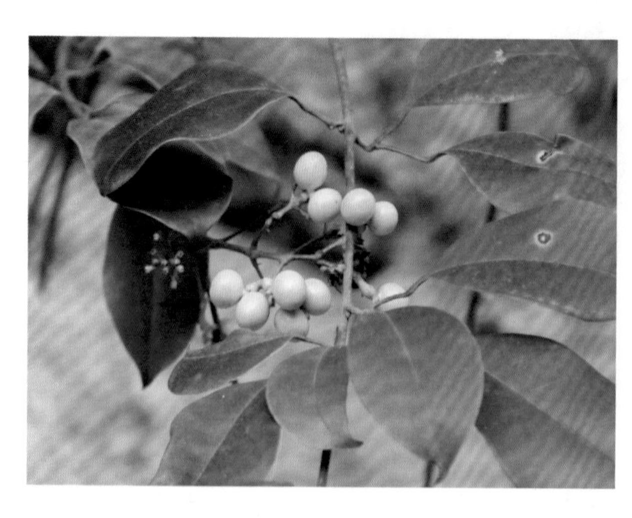

生于海拔 2200m 以下的山坡、灌丛、山谷密林中。分布于长江流域以南各省区以及台湾、陕西、甘肃。

【功效应用】 藤茎：祛风除湿，凉血解毒。用于风湿麻痹、跌打损伤、头疼、外伤出血、无名毒疮。

【化学成分】 含有机酸、木脂素。

473 女贞（*Ligustrum lucidum*）

木犀科植物女贞 *Ligustrum lucidum* Ait.。

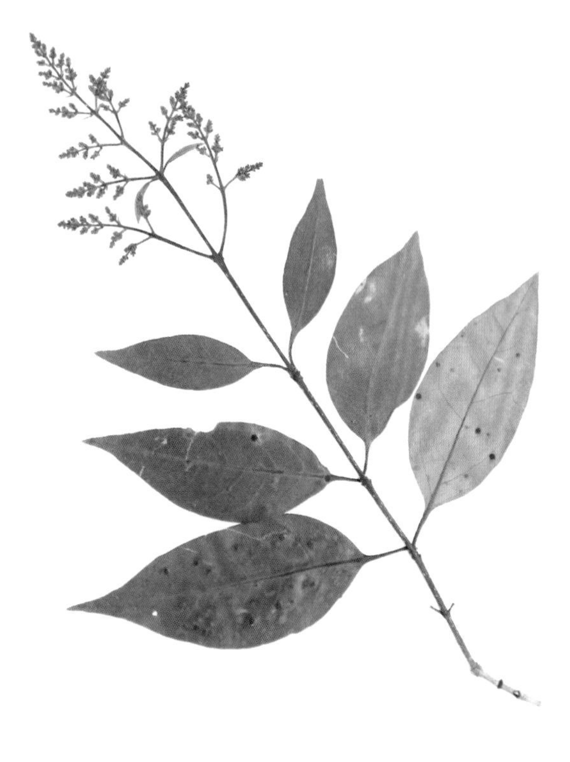

【形态与分布】 常绿乔木或灌木，高约 6m，可达 15m。枝条无毛，有皮孔。叶对生，革质，卵形、长卵形或椭圆形至宽椭圆形，长 6 ～ 17cm，宽 3 ～ 8cm，先端锐尖至渐尖或钝，基部圆形或近圆形，有时宽楔形或渐狭，全缘，上面光亮，两面无毛，中脉在上面凹入，下面凸起，侧脉 4 ～ 9 对；叶柄长 1 ～ 3cm。圆锥花序长 8 ～ 20cm；花近无梗；花萼无毛，长 1.5 ～ 2mm，齿不明显或近截形；花冠长 4 ～ 5mm，花冠管长 1.5 ～ 3mm，裂片长 2 ～ 2.5mm，反折；花丝长 1.5 ～ 3mm，花药长圆形；花柱长 1.5 ～ 2mm，柱头棒状。果肾形或近肾形，长 7 ～ 10mm，直径 4 ～ 6mm，深蓝黑色，熟时呈红黑色，被白粉。花期 5 ～ 7 月，果期 7 月至翌年 5 月。

生混交林或林缘或谷地。分布于长江流域及以南各地和甘肃南部，其他地区多有栽培。

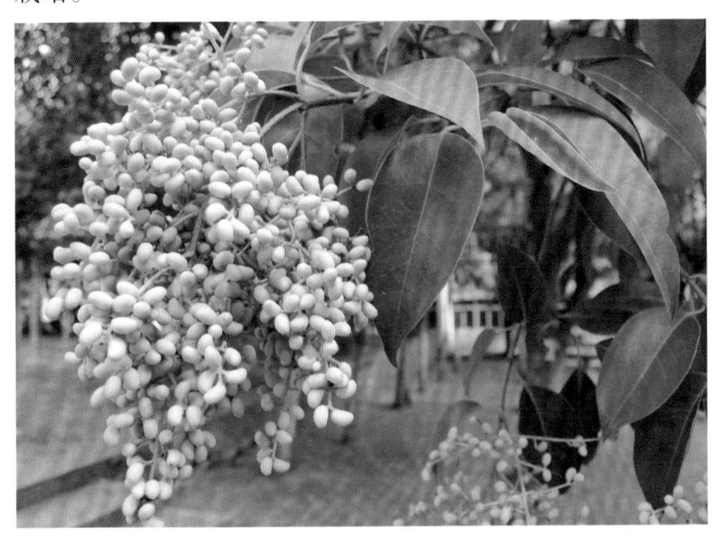

【功效应用】 果实（药名女贞子）：滋补肝肾，明目乌发。用于肝肾阴虚、眩晕耳鸣、腰膝酸软、须发早白、目暗不明、内热消渴、骨蒸潮热。用量 6 ～ 12g。

【化学成分】 果实含萜类、黄酮、挥发油（酯、醇、醚类）、多糖等成分。

【附注】 本种的干燥成熟种子为中药“女贞子”，收载于《中国药典》。

474 小蜡（*Ligustrum sinense*）

木犀科植物小蜡 *Ligustrum sinense* Lour.。

【形态与分布】 落叶灌木或小乔木，高 2 ～ 4（7）m。小枝圆柱形，幼时被淡黄色短柔毛或柔毛，老时近无毛。叶片薄革质，卵形、椭圆状卵形、长圆形、长圆状椭圆形至披针形，或近圆形，长 2 ～ 7（9）cm，宽 1 ～ 3.5cm，先端锐尖、短渐尖至渐尖，或钝而微凹，基部宽楔形至近圆形，或为楔形，上面深绿色，疏被短柔毛或无毛，下面淡绿色，疏被短柔毛或无毛，侧脉 4 ～ 8 对，上面微凹入，下面略凸起；叶柄长 2 ～ 8mm。圆锥花序顶生或腋生，塔形，长 4 ～ 11cm，宽 3 ～ 8cm；花序轴被较密淡黄色短柔毛或柔毛至近无毛；花梗长 1 ～ 3mm，被短柔毛或无毛；花萼长 1 ～ 1.5mm，先端截形或呈浅波状齿；花冠长 3.5 ～ 5.5mm，花冠管长 1.5 ～ 2.5mm，裂片长圆状椭圆形或卵状椭圆形，长 2 ～ 4mm；花丝与裂片近等长或长于裂片。果近球形，直径 5 ～ 8mm。花期 3 ～ 6 月，果期 9 ～ 12 月。

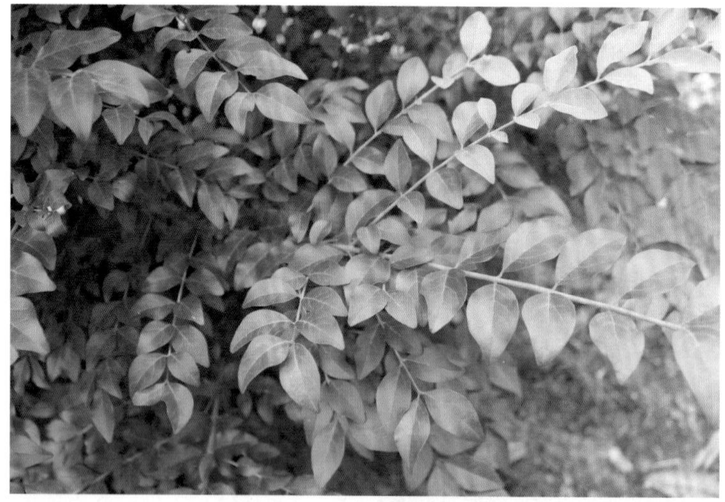

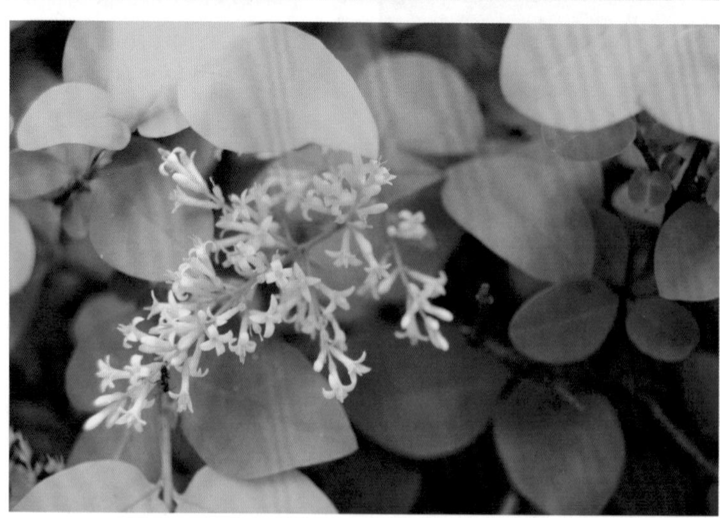

生于海拔 50 ～ 2600m 的山坡、山谷、溪边、河旁、路边林中或混交林中。分布于湖北、湖南及华东、华南、西南和台湾等地。

【功效应用】 树皮及枝叶：清热利湿，解毒消肿。用于感冒发热、肺热咳嗽、咽喉肿痛、口舌生疮、湿热黄疸、痢疾、痈肿疮毒、湿疹、皮炎、跌打损伤、烫伤。用量 10 ～ 15g。

【化学成分】 含木脂素、黄酮、三萜、挥发油、环烯醚萜苷等成分。

475 木犀（*Osmanthus fragrans*）

木犀科植物木犀（桂花树）*Osmanthus fragrans*（Thunb.）Lour.。

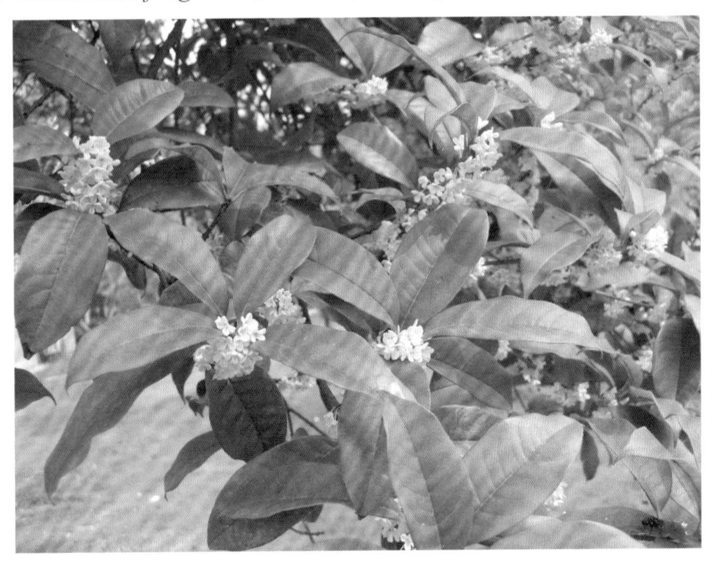

【形态与分布】 常绿灌木或小乔木，高3～5（18）m。树皮灰褐色，小枝黄褐色。叶革质，椭圆形至椭圆状披针形，长4～14.5cm，宽2～4.5cm，顶端急尖或渐尖，基部楔形，全缘或上半部疏生细锯齿，中脉在上面下凹，下面隆起，侧脉6～10对，网脉不甚明显；叶柄长0.8～2.0cm。花序簇生于叶腋；花极芳香，花梗纤细，长3～10mm，基部苞片长3～4mm；花萼长约1mm，4裂，边缘啮蚀状；花冠白色、淡黄色、黄色或橘红色，长3～4.5mm，4裂，花冠筒长0.5～1.5mm；雄蕊2，花丝极短，着生于花冠筒近顶部。核果歪斜，椭圆形，长1～1.5cm，熟时紫黑色。花期9～10月上旬，果期翌年3月。

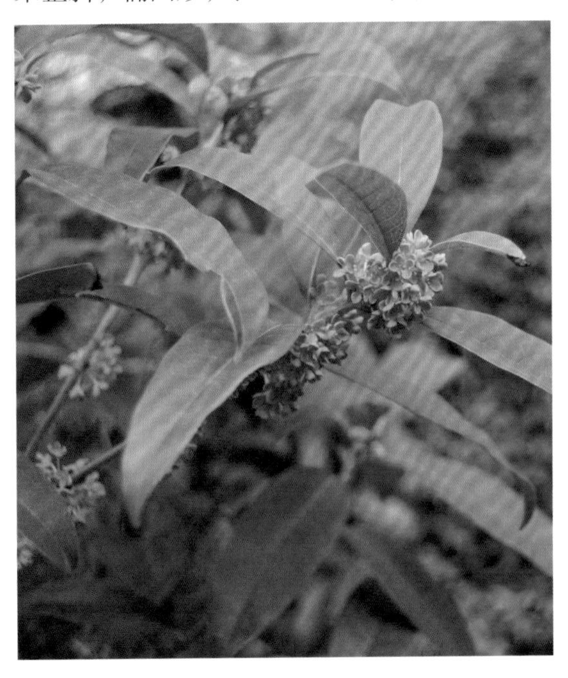

原产我国西南部，现各地广泛栽培。

【功效应用】 花（药名桂花）：温肺化饮，散寒止痛。用于痰饮咳喘、脘腹冷痛、肠风血痢、经闭痛经、寒疝腹痛、牙痛、口臭。用量3～9g。果实：温中行气止痛。用于胃寒疼痛、肝胃气痛。用量5～10g。根或根皮：祛风除湿，散寒止痛。用于风湿痹痛、肢体麻木、胃脘冷痛、肾虚牙痛。用量15～30g。

【化学成分】 花含挥发油、黄酮、有机酸、酚类、三萜、香豆素、甾体等成分。

【附注】 本种在园艺栽培上由于花的色彩不同，有金桂、银桂、丹桂等不同名称。花为名贵香料，并作糕点、糖果等食品香料。

476 巴东醉鱼草（*Buddleja albiflora*）

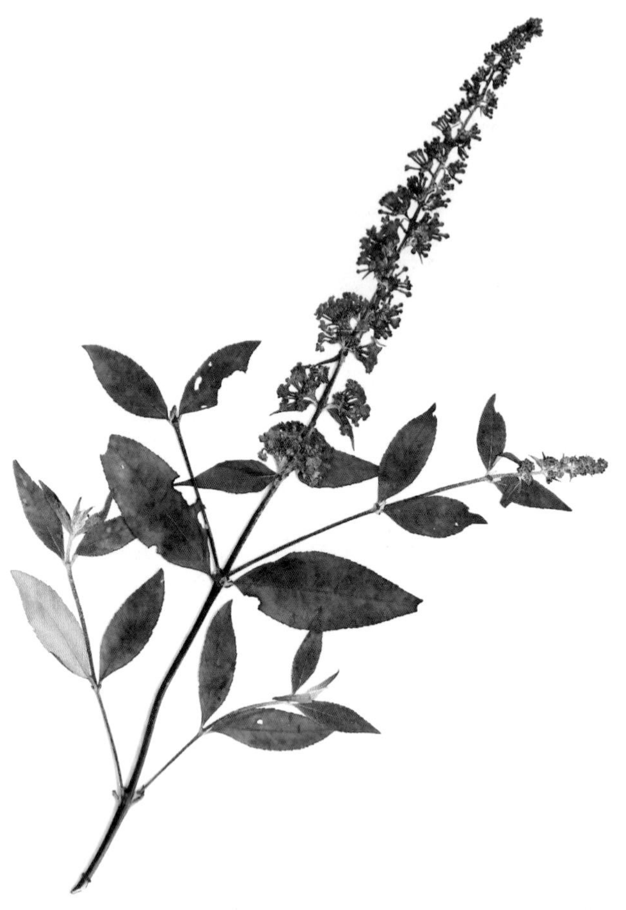

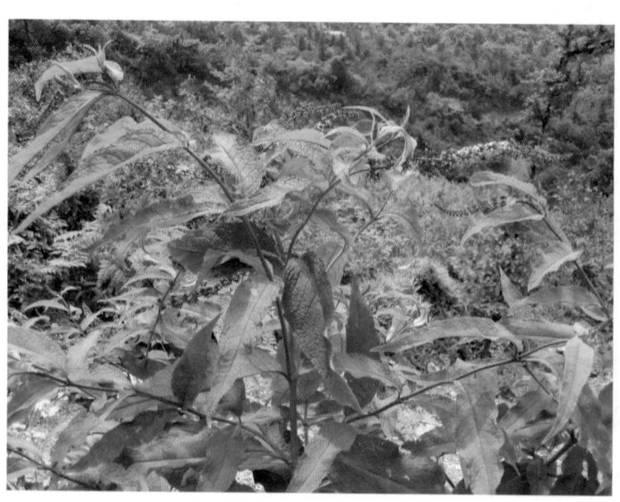

马钱科植物巴东醉鱼草 *Buddleja albiflora* Hemsl.。

【形态与分布】 小乔木或灌木，高 1 ～ 10m。着花顶端小枝圆而直，稍粗，几无毛；节间较叶短。叶披针形，长 10 ～ 15（24）cm，宽 2 ～ 5cm，先端渐尖，基部楔形，边缘有重锯齿，上面深绿，变光滑，下面被灰白色或淡黄色细绒毛；有柄。花白色或紫色，长约 6mm，外面无毛或几无毛，具花梗，或中央的近无梗；密生聚伞状圆锥花序顶生，花序长可达 24cm，花梗被长硬毛；花萼杯状，长约 2.5mm，有 5 齿，齿狭，急尖，弯曲处宽圆；花冠圆柱形，直而粗，里面被毛，裂片圆，有不明显的啮齿；花药近花冠筒顶端着生，近无花丝；子房长圆形；花柱不伸出。蒴果长圆形，长约 1cm，4 裂。花果期 7 ～ 10 月。

生于海拔 1500 ～ 2500m 的沟边荒地及灌木丛中。分布于湖北、重庆、陕西、甘肃。

【功效应用】 根皮或茎叶（药名吊扬尘）：祛风除湿，活血。有小毒。用于风湿麻木、关节炎、跌打损伤、妇女阴痒、蜂窝组织炎、脚癣。用量 6 ～ 10g；外用适量，煎水洗、研末敷或捣敷。花序：外用治皮肤瘙痒、湿疹、烧烫伤。

【化学成分】 全株含黄酮、萜类、甾醇等成分。

477 大叶醉鱼草（*Buddleja davidii*）

马钱科植物大叶醉鱼草 *Buddleja davidii* Franch.。

【形态与分布】 灌木，高1～3m。嫩枝、叶背、花序均密被白色星状绵毛。小枝略呈四棱形。叶对生，卵状披针形至披针形，长5～20cm，宽1～5cm，顶端渐尖，基部圆渐狭，边缘疏生细锯齿，上面无毛，下面密被白色星状绒毛。花有柄，淡紫色，芳香，长约1cm，由多数小聚伞花序集成穗状的圆锥花枝；花萼4裂，密被星状绒毛；花冠筒细而直，长约7～10mm，外面疏生星状绒毛及鳞毛，喉部橙黄色；雄蕊着生于花冠筒中部；子房无毛。蒴果条状矩圆形，长6～8mm，无毛或稍有鳞毛；种子多数，两端有长尖翅。花期5～10月，果期9～12月。

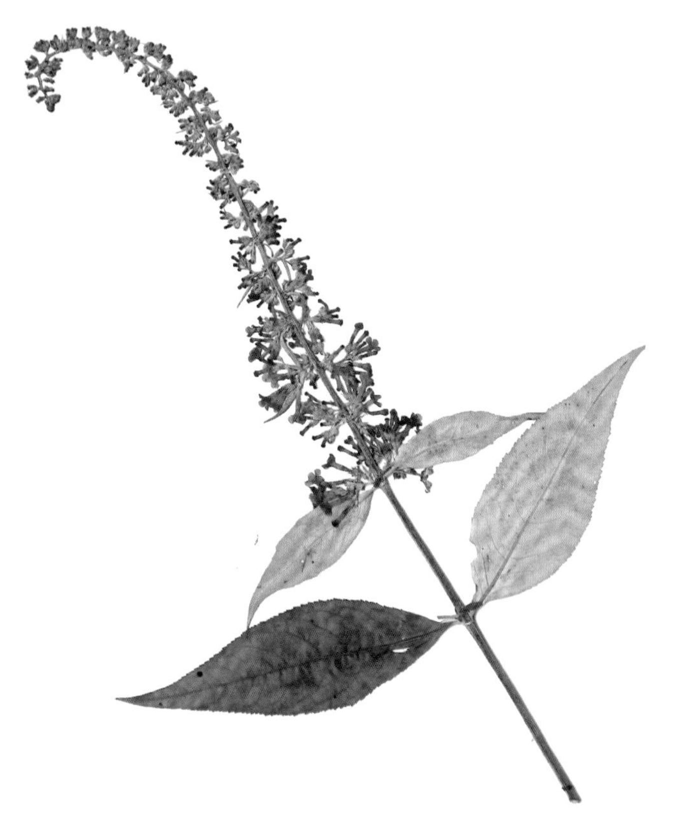

生于丘陵、沟边、灌丛。分布于湖北、湖南及陕西、甘肃、江苏、浙江等省和西南地区。

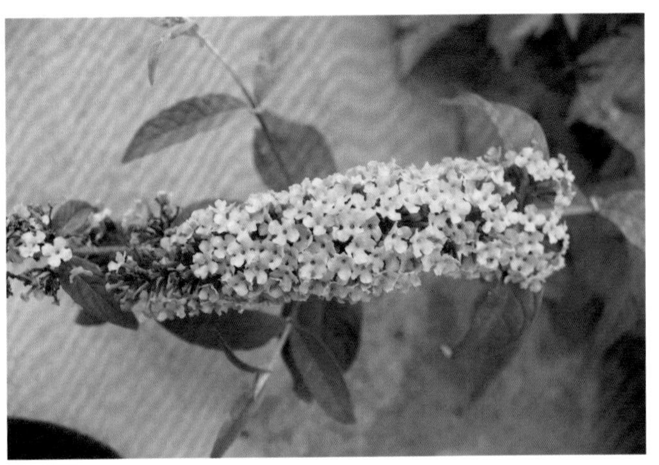

【功效应用】 根皮和枝叶（药名吊扬尘）：祛风湿，活血止痛。有小毒。用于风湿关节痛、跌打损伤、骨折，外治脚癣。用量6～10g；外用适量，煎水洗、研末敷或捣敷。

【化学成分】 含黄酮、生物碱、木脂素、萜类等成分。

【附注】 本种的干燥根皮或枝叶为中草药“吊扬尘”，收载于《湖北省中药材质量标准》（2018年版）。同属植物巴东醉鱼草同等药用。

478 醉鱼草（*Buddleja lindleyana*）

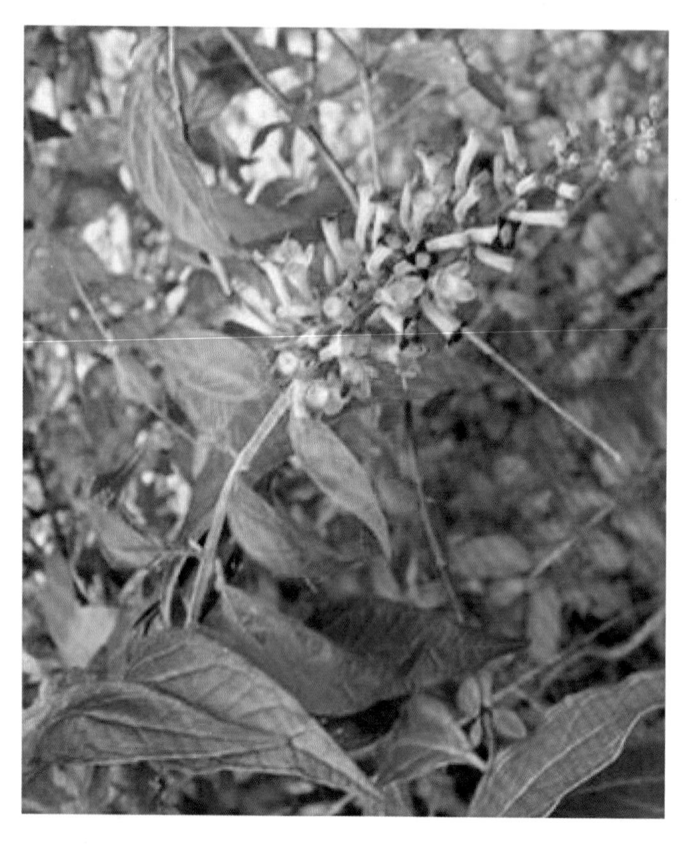

马钱科植物醉鱼草 *Buddleja lindleyana* Fortune。

【形态与分布】 灌木，高1～3m。茎皮褐色；小枝具四棱，棱上略有窄翅；幼枝、叶片下面、叶柄、花序、苞片及小苞片均密被星状短绒毛和腺毛。叶对生，萌芽枝条上的叶为互生或近轮生，叶片膜质，卵形、椭圆形至长圆状披针形，长3～11cm，宽1～5cm，顶端渐尖，基部宽楔形至圆形，边缘全缘或具有波状齿，上面深绿色，幼时被星状短柔毛，后变无毛，下面灰黄绿色；侧脉每边6～8条，上面扁平，干后凹陷，下面略凸起；叶柄长2～15mm。穗状聚伞花序顶生，长4～40cm，宽2～4cm；苞片线形，长达10mm；小苞片线状披针形，长2～3.5mm；花紫色，芳香；花萼钟状，长约4mm，外面与花冠外面同被星状毛和小鳞片，花萼裂片宽三角形，长、宽各约1mm；花冠长13～20mm，内面被柔毛，花冠管弯曲，长11～17mm，上部直径2.5～4mm，花冠裂片阔卵形或近圆形，长约3.5mm，宽约3mm；雄蕊着生于花冠管下部或近基部，花丝极短；子房卵形，长1.5～2.2mm，花柱长0.5～1mm。果序穗状；蒴果长圆状或椭圆状，长5～6mm，直径1.5～2mm，无毛，有鳞片，基部常有宿存花萼；种子淡褐色，小，无翅。花期4～10月，果期8月至翌年4月。

生于海拔200～2700m的山地路旁、河边灌木丛中或林缘。分布于华中、华东、华南、西南等地。

【功效应用】 枝叶：祛风除湿，驱虫，化骨鲠。有毒。用于风湿痛、痄腮、痈肿、瘰疬、蛔虫病、钩虫病、诸鱼骨鲠。用量10～15g，鲜品15～30g；外用适量捣敷。

【附注】 口服不宜过量，否则产生头晕、呕吐、呼吸困难、四肢麻木和震颤等不良反应。

479 密蒙花（*Buddleja officinalis*）

马钱科植物密蒙花 *Buddleja officinalis* Maxim.。

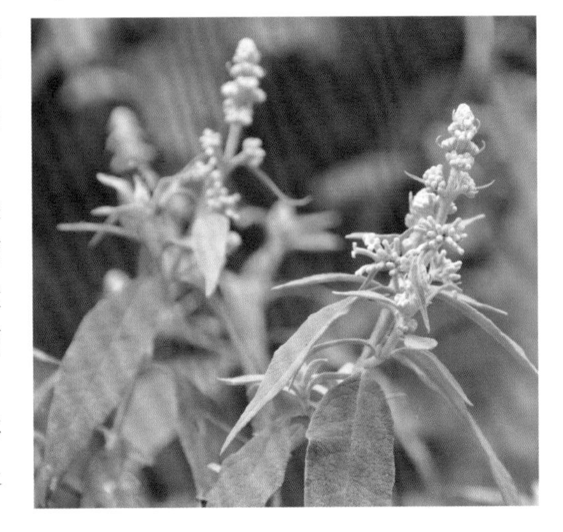

【形态与分布】 灌木，高 1 ～ 4m。小枝略呈四棱形；小枝、叶下面、叶柄和花序均密被灰白色星状短绒毛。叶对生，叶片狭椭圆形、长卵形、卵状披针形或长圆状披针形，长 4 ～ 19cm，宽 2 ～ 8cm，顶端渐尖、急尖或钝，基部楔形或宽楔形，有时下延至叶柄基部，常全缘，稀有疏锯齿，叶上面被星状毛，下面浅绿色；侧脉每边 8 ～ 14 条，上面扁平，下面凸起，网脉明显；叶柄长 2 ～ 20mm；托叶在两叶柄基部之间缢缩成一横线。花多而密集，组成顶生聚伞圆锥花序，花序长 5 ～ 15（30）cm，宽 2 ～ 10cm；花梗极短；小苞片披针形，被短绒毛；花萼钟状，长 2.5 ～ 4.5mm，外面与花冠外面均密被星状短绒毛和一些腺毛，花萼裂片三角形或宽三角形，长和宽 0.6 ～ 1.2mm，顶端急尖或钝；花冠紫堇色，后变白色或淡黄白色，喉部橘黄色，长 1 ～ 1.3cm，张开直径 2 ～ 3mm，花冠管圆筒形，长 8 ～ 11mm，直径 1.5 ～ 2.2mm，内面黄色，被疏柔毛，花冠裂片卵形，长 1.5 ～ 3mm；雄蕊着生于花冠管内壁中部，花丝极短，花药黄色，基部耳状；雌蕊长 3.5 ～ 5mm，子房卵珠状，长 1.5 ～ 2.2mm，中部以上至花柱基部被星状短绒毛，花柱长 1 ～ 1.5mm，柱头棍棒状。蒴果椭圆状，长 4 ～ 8mm，2 瓣裂，外果皮被星状毛，基部有宿存花被；种子多粒，狭椭圆形，长 1 ～ 1.2mm，两端具翅。花期 3 ～ 4 月，果期 5 ～ 8 月。

生于海拔 200 ～ 2800m 的向阳山坡、河边、村旁的灌木丛中或林缘。分布于华中、华东、华南、西南地区及山西、陕西、甘肃等省。

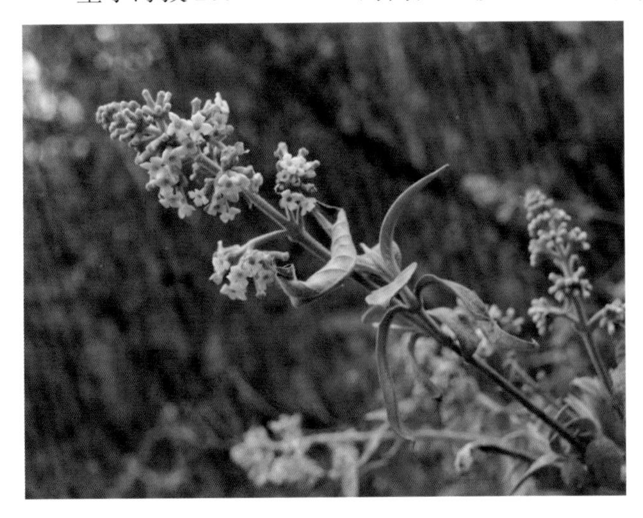

【功效应用】 花蕾和花序（药名密蒙花）：清热泻火，养肝明目，退翳。用于目赤肿痛、多泪羞明、目生翳膜、肝虚目暗、视物昏花。用量 3 ～ 6g。

【化学成分】 花含黄酮、三萜、皂苷等成分。

【附注】 干燥花蕾和花序为中药“密蒙花”，收载于《中国药典》。

480 条叶龙胆（*Gentiana manshurica*）

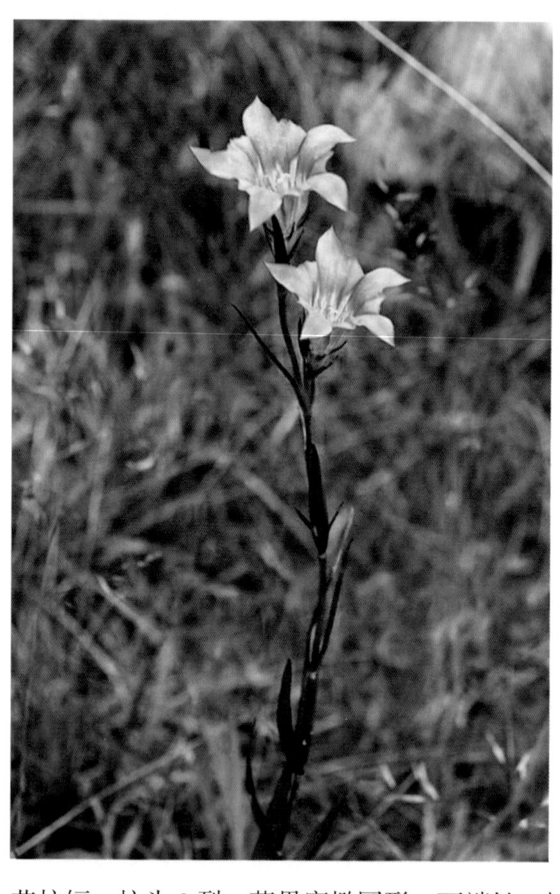

龙胆科植物条叶龙胆 *Gentiana manshurica* Kitag.。

【形态与分布】 多年生草本，高20～30cm。根数条线条状，较粗壮，簇生。茎直立，不分枝，具棱。叶对生，茎下部的叶鳞片状，细小，基部连合成鞘，中部的叶较大，披针形或条状披针形，长3～7.5cm，宽7～9mm，边缘反卷，顶端尖，基部稍抱茎，无柄，全缘，上部的叶条形，长3～3.5cm，宽约3mm，基部连合。花1～2朵顶生或腋生，无梗，长4～4.5cm，叶状苞2；花萼钟状，长约1.5cm，先端急尖，边缘微外卷，平滑，中脉在背面突起，弯缺截形；花冠蓝紫色或紫色，筒状钟形，长4～5cm，裂片卵状三角形，长7～9mm，先端渐尖，全缘，褶偏斜长3.5～4mm，先端钝，边缘有不整齐细齿；雄蕊5，着生于冠筒下部，整齐，花丝钻形，花药狭矩圆形；子房狭椭圆形或椭圆状披针形，长6～7mm，具柄，花柱短，柱头2裂。蒴果宽椭圆形，两端钝，柄长约1cm；种子线形或纺锤形，二端具翅。花期10～11月，果期12月。

生长海拔100～1100m的山坡草地或湿草地中。分布于及华中、华东、华南地区及黑龙江省。

【功效应用】 根和根茎（药名龙胆）：清热燥湿，泻肝胆火。用于湿热黄疸、阴肿阴痒、带下、湿疹瘙痒、肝火目赤、耳鸣耳聋、胁痛口苦、惊风抽搐。用量3～6g。

【化学成分】 地下部分含黄酮、三萜、环烯醚萜等成分。

【附注】 本种与龙胆 *Gentiana scabra* Bge.、三花龙胆 *Gentiana triflora* Pall.、坚龙胆 *Gentiana rigescens* Franch. 的干燥根和根茎为中药“龙胆”，收载于《中国药典》。其中龙胆在湖北有分布，坚龙胆在湖南有分布。

481 红花龙胆（*Gentiana rhodantha*）

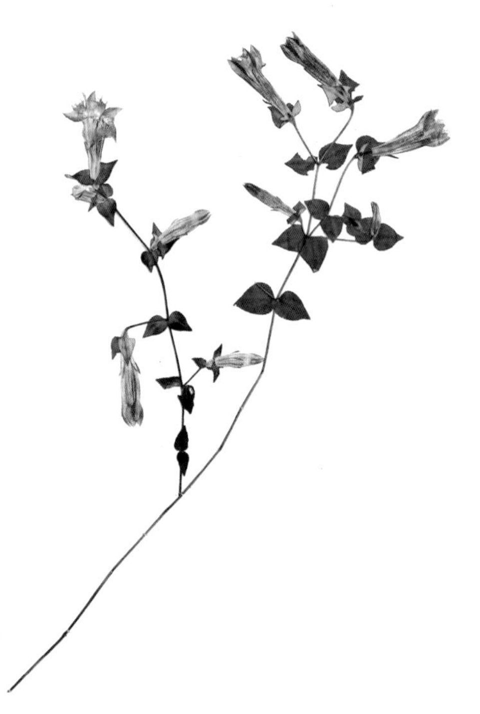

龙胆科植物红花龙胆 *Gentiana rhodantha* Franch. ex Hemsl.。

【形态与分布】 草本，高 20 ～ 50cm。根茎短缩，根细条形。茎单生或数个丛生，常带紫色，具细条棱，上部多分枝。基生叶呈莲座状，椭圆形、倒卵形或卵形，长 2 ～ 4cm，宽 0.7 ～ 2cm，先端急尖，基部楔形，渐狭呈长 0.5 ～ 1cm 的短柄，边缘膜质浅波状；茎生叶对生，宽卵形或卵状三角形，长 1 ～ 3cm，宽 0.5 ～ 2cm，先端渐尖或急尖，基部圆形或心形，边缘浅波状，叶脉 3 ～ 5，下面明显，有时疏被毛，无柄或下部叶具极短柄，外面密被短毛或无毛，基部连合成短筒抱茎。花单生茎顶，无梗；花萼膜质，有时微带紫色，萼筒长 7 ～ 13mm，脉稍突起具狭翅，裂片线状披针形，长 5 ～ 10mm，边缘有时疏生睫毛，弯缺圆形；花冠淡红色，上部有紫色纵纹，筒状，上部稍开展，长 3 ～ 4.5cm，裂片卵形或卵状三角形，长 5 ～ 9mm，先端钝或渐尖，褶宽三角形，先端具细长流苏；雄蕊生于冠筒下部，花丝长短不等；子房椭圆形，具柄。蒴果内藏或仅先端外露，长椭圆形，长 2 ～ 2.5cm，柄长约 2cm；种子近圆形，直径约 1mm，具翅。花果期 10 月至翌年 2 月。

生于海拔 570 ～ 1750m 的高山灌丛、草地及林下。分布于河南、湖北、甘肃、陕西、广西等省区和西南地区。

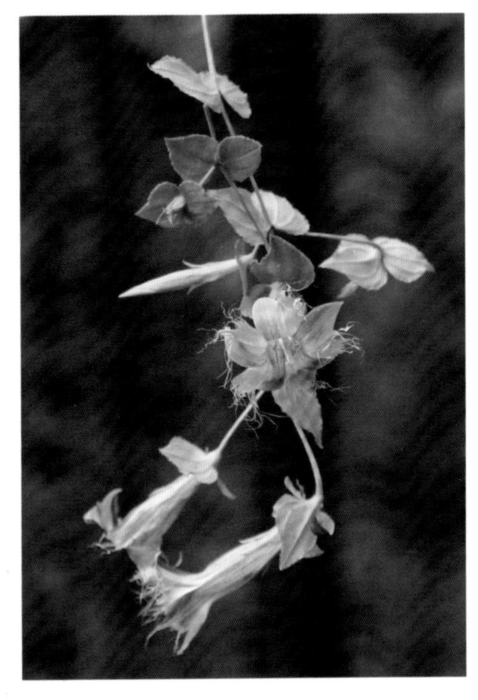

【功效应用】 根及全草：清热利湿，凉血，解毒，止咳。用于肺热咳喘、痨嗽痰血、黄疸、痢疾、便血、小便不利、产褥热、小儿惊风、疳积、疮疡肿毒、支气管炎、肺炎、肝炎、目赤肿痛、烧烫伤等。用量 10 ～ 15g；外用适量，捣敷，或敷汁外涂。

【化学成分】 含环烯醚萜苷、黄酮、三萜等成分。

482 深红龙胆（*Gentiana rubicunda*）

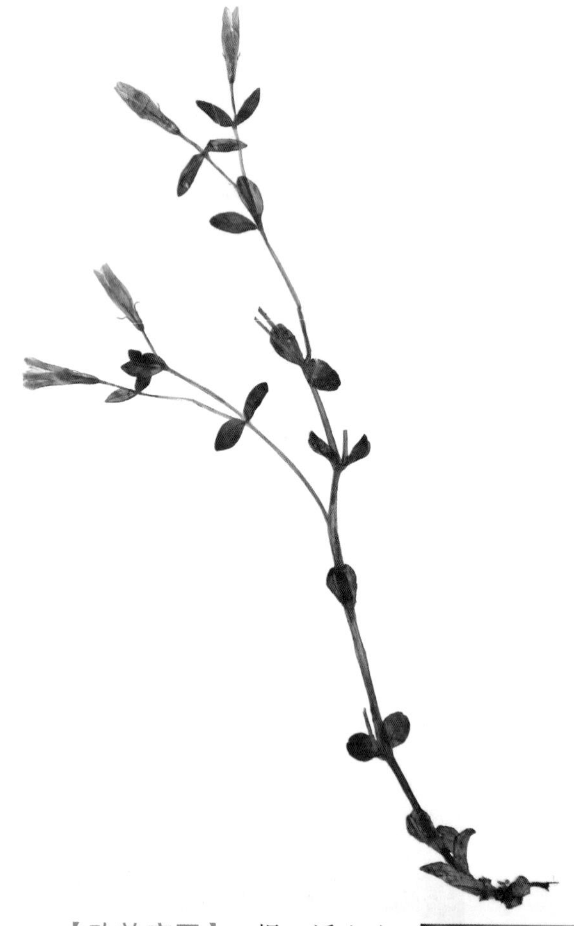

龙胆科植物深红龙胆 *Gentiana rubicunda* Franch.。

【形态与分布】 一年生草本，高 10 ～ 20cm。茎直立，自基部分枝。叶对生，卵形或宽卵形，长 0.5 ～ 1cm，宽 0.5 ～ 0.8cm，短尖，基部连合成鞘状，基部的叶排列作辐状，长 1 ～ 2cm，宽 1 ～ 1.5cm。花单生茎顶端或腋生，长约 3cm，紫红色，具花梗；花萼漏斗状，顶端 5 裂，裂片卵形，顶端钝，褶卵形或宽卵形，短于裂片，顶端多少呈啮齿状；雄蕊 5；子房上位，具柄，花柱极短，柱头 2 裂。蒴果外露，压扁状，两侧具狭翅，柄长 2cm；种子椭圆形，褐色。

生于海拔 520 ～ 3300m 的荒地、路边、溪边、山坡草地、林下、岩边及山沟。分布于湖北、湖南及甘肃东南部和西南地区。

【功效应用】 根：活血止痛，健脾消食。用于跌打损伤、消化不良。用量 3 ～ 10g；外用鲜品适量，捣敷。

【化学成分】 含环烯醚萜等成分。

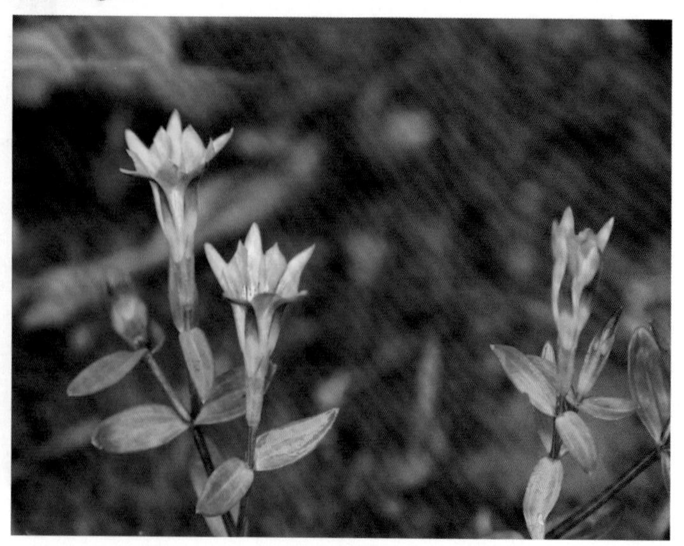

483 獐牙菜（*Swertia bimaculata*）

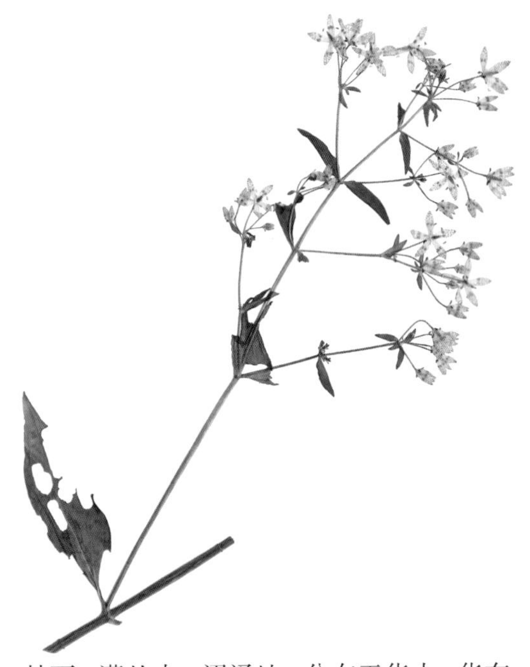

龙胆科植物獐牙菜 *Swertia bimaculata*（Sieb. et Zucc.）Hook. f. et Thoms.。

【形态与分布】 多年生直立草本，茎高 30 ～ 100cm，中部以上分枝，略四棱形，具纵翼。叶对生，具明显三出脉；基部叶矩圆形，长 3.5 ～ 8cm，宽 1.5 ～ 4cm，有长柄，花期枯萎；茎上部叶椭圆形至卵状披针形，长 3 ～ 9cm，宽 1 ～ 3.5cm，先端短尖至长渐尖，基部楔形下延，几无柄，全缘。复总状聚伞花序顶生或于近顶部腋生；花萼 5 深裂，筒短，裂片披针形；花冠 5 深裂至近基部，裂片卵形或矩圆状披针形，上半部有紫色小斑点，中部有 2 枚黄色大斑点。蒴果长卵形，2 裂；种子圆形，褐色，表面有瘤状凸起。花果期 6 ～ 11 月。

生于海拔 250 ～ 3000m 的河滩、山坡草地、林下、灌丛中、沼泽地。分布于华中、华东、华南、西南地区及甘肃、陕西、山西、河北、西藏等省区。

【功效应用】 全草（药名獐牙菜）：清热解毒，舒肝利胆。用于肝炎、胆囊炎、尿路感染、肠胃炎、感冒发热、流感、咽喉炎、牙痛。用量 10 ～ 15g；外用鲜品适量，捣敷。

【化学成分】 全草含环烯醚萜、黄酮等成分。

【附注】 干燥全草为中药“獐牙菜”，收载于《湖北省中药材质量标准》（2018 年版）。

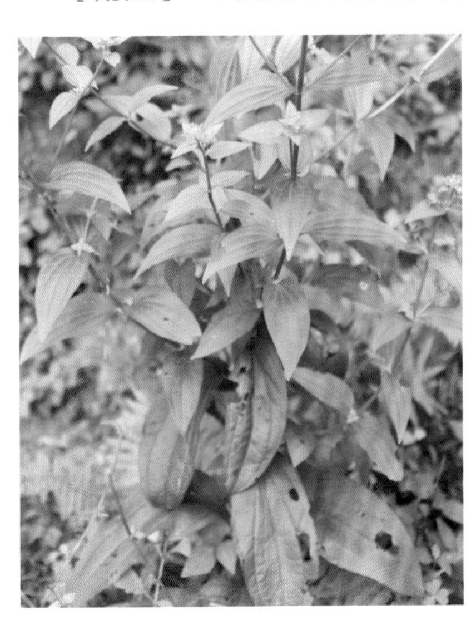

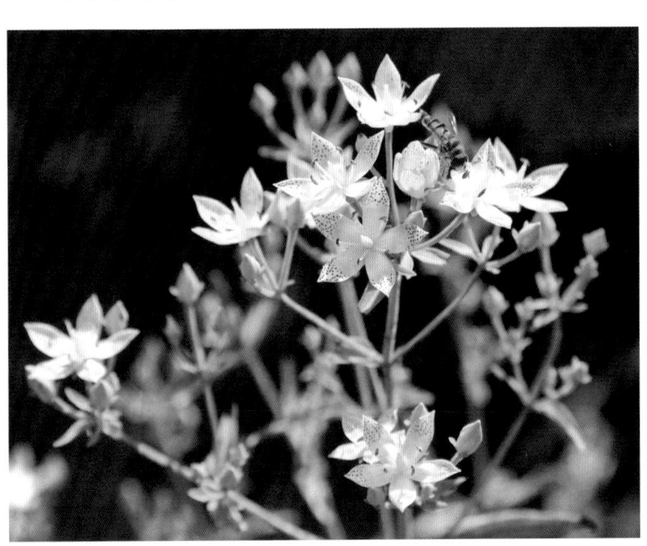

484 川东獐牙菜（*Swertia davidii*）

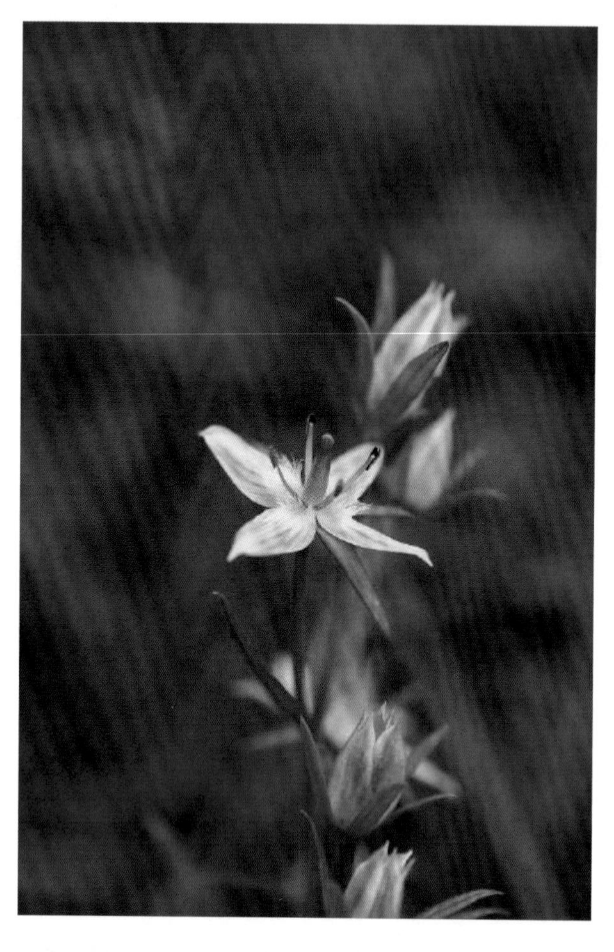

龙胆科植物川东獐牙菜（鱼胆草）*Swertia davidii* Franch.。

【形态与分布】 多年生草本。根淡黄色，主根明显。茎直立，高10～30cm，常从基部起多分枝，有4棱，无毛。叶对生，基生叶及茎下部叶具长柄，狭椭圆形，连柄长1.3～7cm，宽1.5～5mm，先端钝尖，全缘，基部渐狭成柄，叶脉1～3条，在下面突起；茎中上部叶具短柄，线状椭圆形或线状披针形，长1.5～3cm，宽1～3mm。花单生或聚伞花序，顶生或腋生，在茎上部排列呈圆锥状；花淡蓝色，具长梗；花梗细瘦，直立，通常长1～3cm，无毛，稍有棱；花萼4深裂，绿色，裂片披针状线形，长5～8mm，先端锐尖，背面有明显突起的1～3脉；花冠4深裂，淡蓝色，具蓝紫色脉纹，裂片卵状披针形，长1～1.4cm，先端渐尖，近基部有2个腺窝，腺窝下端边缘有长流苏状毛覆盖；雄蕊4，着生于花冠筒基部，较花冠短，花丝线形，长5～6.5mm，花药椭圆形；子房上位，卵状长圆形；花柱粗短，不明显，柱头2裂。蒴果卵状长圆形，长约1.2cm，成熟时2瓣裂；种子多数，近圆形。花期8～9月，果期9～10月。

生长海拔600～1200m的混交林下、河谷岩石、潮湿地、草地上。分布于湖北西部、湖南西部、重庆、云南等地。

【功效应用】 全草（药名鱼胆草）：清热解毒，利湿。用于肺热咳嗽、湿热黄疸、咽喉肿痛、牙痛、痢疾、尿路感染、带状疱疹、疥癣疮毒。用量3～9g，或研末冲服；外用适量，捣敷。

【化学成分】 含黄酮、苷类等成分。

485 显脉獐牙菜（*Swertia nervosa*）

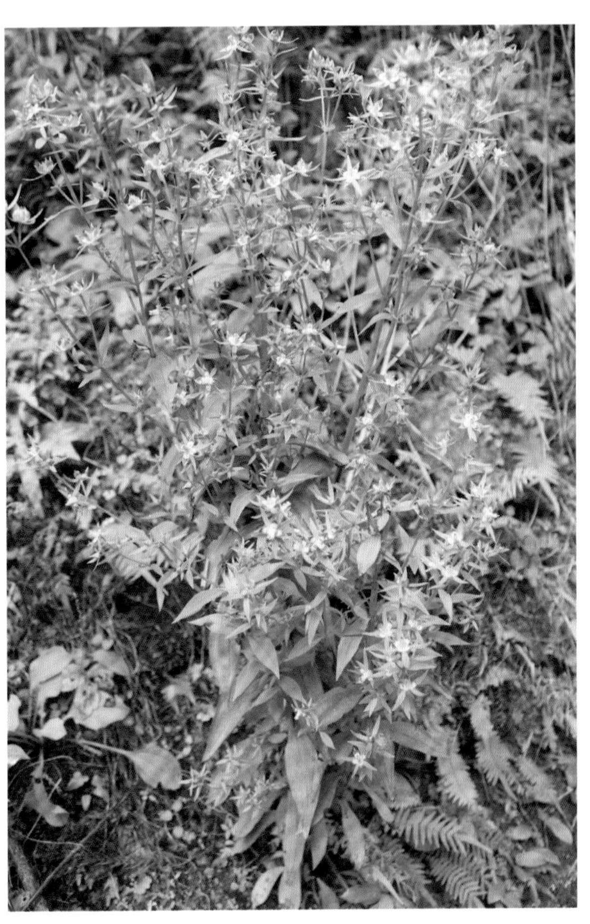

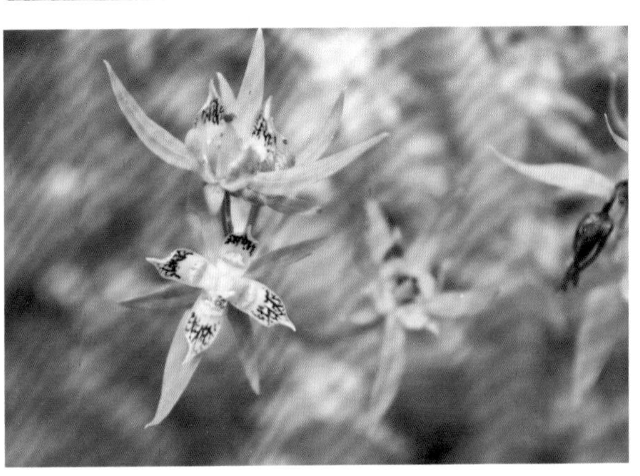

龙胆科植物显脉獐牙菜（翼梗獐牙菜）*Swertia nervosa*（G. Don）Wall. ex C. B. Clarke。

【形态与分布】 一年生草本。茎直立，高 30 ～ 90cm，不分枝，四棱形，棱呈狭翅状，无毛。叶对生，椭圆状披针形，具极短的柄，长 4 ～ 5cm，宽 1 ～ 1.5cm，先端渐尖，基部渐狭，有短柄或近于无柄，全缘，三出脉，在下面明显突起，无毛。复总状聚伞花序，排列呈圆锥状；花黄绿色，有短花梗；花 4 裂，裂片线状长圆形，先端尖，长约 8mm，或更长；花萼绿色，叶状，长于花冠，裂片线状披针形；花冠 4 深裂，裂片长圆形，较萼片短，长约 6mm，先端急尖，具紫色网状脉纹，基部有 1 个大圆形腺窝，腺窝边缘具流苏状长毛；雄蕊 4，花丝细长而扁，着生于花冠基部，花药戟形；子房上位，无柄，长卵形，花柱短而明显，柱头 2 裂，裂片半圆形。蒴果无柄，卵形，长 6 ～ 9mm。种子多数，椭圆形，长约 0.5mm。花期 9 ～ 10 月，果期 10 ～ 11 月。

生长在海拔 460 ～ 2700m 的山坡、疏林下、灌丛或岩石缝中。分布于湖北西部及甘肃东南部、陕西西南部、广西、西藏东部和西南地区。

【功效应用】 全草（药名翼梗獐牙菜）：清热解毒，活血调经。用于黄疸、潮热、泄泻、月经不调。用量 3 ～ 10g。

【化学成分】 含有黄酮、环烯醚萜苷等成分。

486 紫红獐牙菜（*Swertia punicea*）

龙胆科植物紫红獐牙菜 *Swertia punicea* Hemsl.。

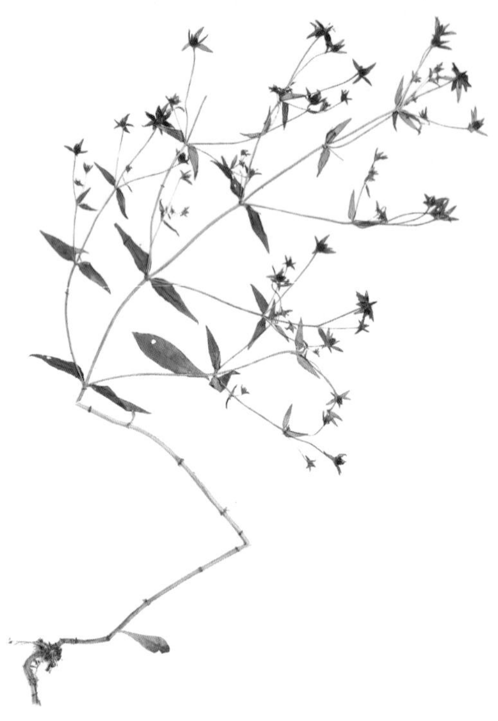

【形态与分布】 草本，高 15 ～ 80cm。茎直立，四棱形，棱上具窄翅，中部以上分枝。基生叶在花期多凋谢；茎生叶近无柄，披针形、线状披针形或狭椭圆形，长达 6cm，宽至 1.8cm，茎上部及枝上叶较小，先端急尖或渐尖，基部狭缩，叶脉 1 ～ 3 条，于下面明显突起。圆锥状复聚伞花序开展，多花；花梗直立，细瘦，长至 3.2cm；花大小不等，顶生者大，侧生者小，5 数，稀在小枝上者 4 数，直径 1 ～ 1.5cm；花萼长为花冠的 1/2 ～ 2/3，稀近等长或稍长，裂片披针形或线状披针形，长 4 ～ 7mm，直立或有时开展，先端急尖或渐尖；花冠暗紫红色，裂片披针形，长 6 ～ 11mm，先端渐尖，具长尖头，基部具 2 个矩圆形腺窝，边缘具长柔毛状流苏；子房近卵状圆形，花柱短，柱头 2 裂。蒴果卵状矩圆形，长 1.2 ～ 1.5cm，先端渐狭；种子矩圆形，直径 0.5 ～ 0.6mm，表面具疣突。花果期 8 ～ 11 月。

生于海拔 400 ～ 3800m 的山坡草地、河滩、林下、灌丛中。分布于湖北西部、湖南及西南地区。

【功效应用】 全草（药名紫红獐牙菜）：清热解毒，清肝利热，利湿。用于黄疸型肝炎、胆囊炎、风热感冒、风火牙痛、咽喉肿痛、菌痢、泌尿系感染、烧烫伤、扁桃体炎、乳腺炎、结膜炎、大叶性肺炎、急性阑尾炎、痈疖脓肿、丹毒等。用量 10 ～ 15g。

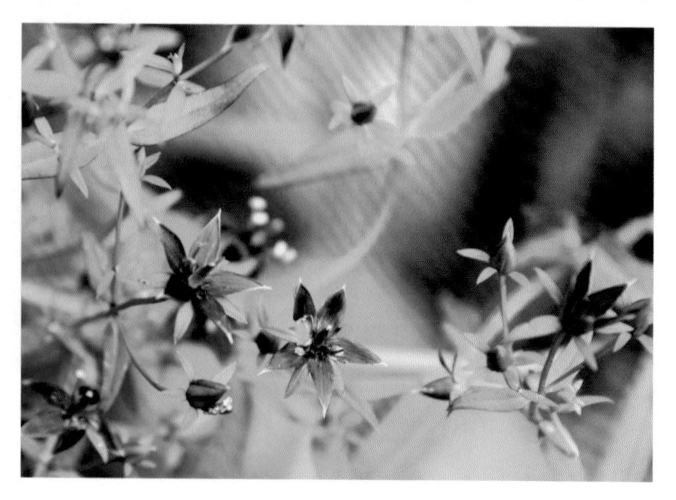

【化学成分】 全草含环烯醚萜苷、黄酮、甾醇等成分。

【附注】 干燥全草以“紫红獐牙菜”为名，收载于《湖北省中药材质量标准》（2018 年版）。

487 双蝴蝶（*Tripterospermum chinense*）

龙胆科植物双蝴蝶 *Tripterospermum chinense*（Migo）H. Smith。

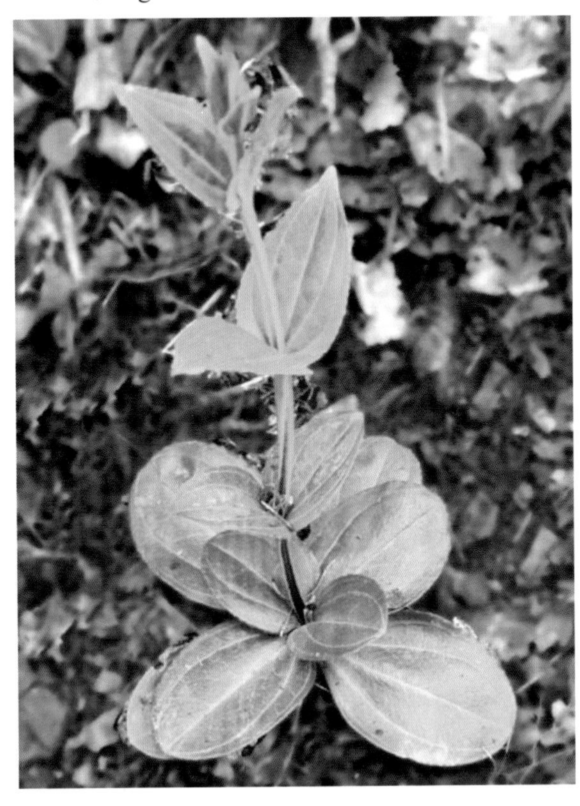

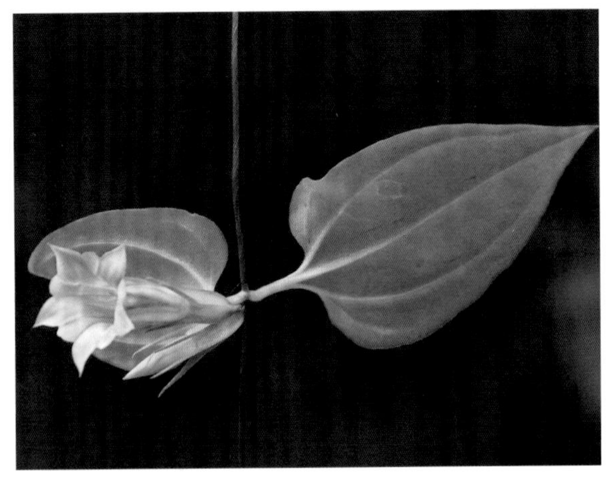

【形态与分布】 多年生缠绕草本，可长达1.5m。具短根茎，根黄褐色或深褐色，细圆柱形。茎细弱，匍匐或缠绕。基生叶常4片，十字对生，无柄，叶片卵形、倒卵形或椭圆形，长达3～12cm，宽2～7cm，急尖，主脉3条，上面绿色杂以淡黄绿色斑块，下面红紫色；茎生叶较小，对生，有短柄，叶片卵状披针形或三角窄卵形，长3～6cm，宽1～3.5cm，先端渐尖。具多花，2～4朵呈聚伞花序，少单花，腋生；花梗短，具1～3对小苞片或否；花萼具5条龙骨状突起，顶端5裂，裂片条形，长约1cm，花冠管漏斗形，5裂，裂片间有小褶片，花冠蓝紫色或淡紫色，褶色较淡或呈乳白色，钟形，长3.5～4.5cm，裂片卵状三角形；雄蕊5；子房长柱形，或窄矩形，长1.5cm，直径4mm，子房柄长1.2cm，基部具花盘，花柱明显，柱头2裂，反卷。蒴果内藏或先端外露，淡褐色，椭圆形。花果期8～10月。

生于海拔300～1100m的山坡林下、林缘、灌木丛或草丛中。分布于湖北、湖南及陕西等省和华东、西南地区。

【功效应用】 全草（药名双蝴蝶）：清肺止咳，止血解毒。用于肺热咳嗽、肺痨咳血、肺炎、肺脓疡、泌尿系感染；外用治疗疮疖肿、乳腺炎、外伤出血等。用量10～15g；外用适量，煎水熏洗，或鲜品捣敷。

【化学成分】 含有环烯醚萜、黄酮等化合物。

488 长春花（*Catharanthus roseus*）

夹竹桃科植物长春花 *Catharanthus roseus*（L.）G. Don。

【形态与分布】 直立多年生草本或半灌木，高达 60cm，有水液，全株无毛。叶对生，倒卵状长圆形，长 3 ～ 4cm，宽 1.5 ～ 2.5cm，先端浑圆，有短尖头，基部宽楔形至楔形，渐狭而成叶柄；叶脉在叶面扁平，在叶背略隆起，侧脉约 8 对。聚伞花序腋生或顶生，有花 2 ～ 3 朵；花萼 5 深裂，萼片披针形或钻状渐尖，长约 3mm；花冠红色，高脚碟状，花冠筒圆筒状，长约 2.6cm，喉部紧缩；花冠裂片宽倒卵形，长和宽约 1.5cm；雄蕊生于花冠筒上半部，花药隐藏于花喉内；蓇葖双生，直立，平行或略叉开，长约 2.5cm，直径 3mm。种子黑色，长圆状圆筒形，两端截形，具有颗粒状小瘤。花期、果期几乎全年。

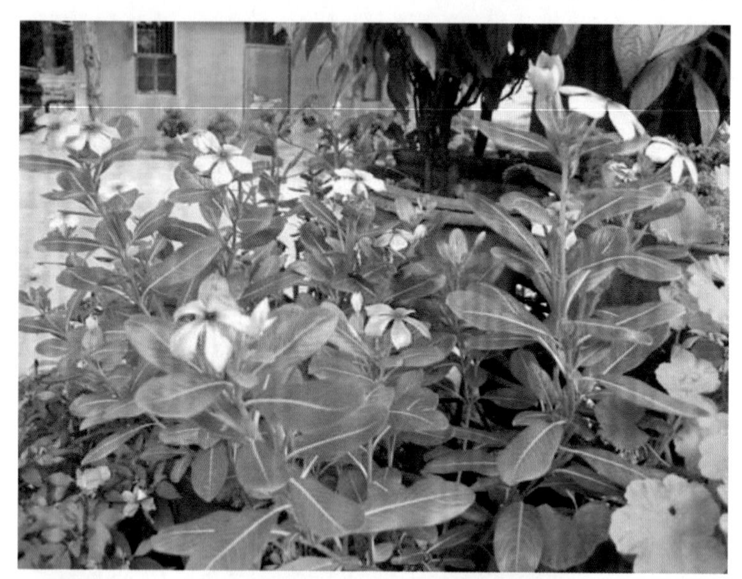

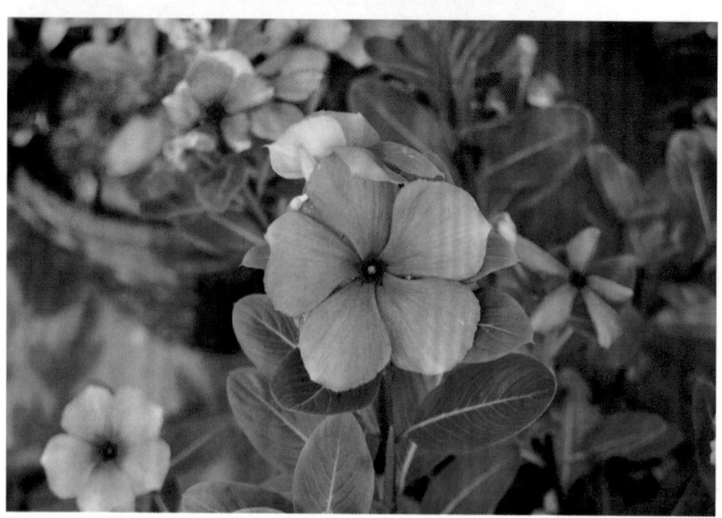

多栽培。分布于西南、中南及华东地区。

【功效应用】 全草（药名长春花）：解毒抗癌，清热平肝。用于多种癌肿、高血压、烫伤。用量 5 ～ 10g，外用适量，捣敷。

【化学成分】 全草含生物碱、黄酮等成分。

【附注】 本植物含有约 30 种生物碱，其中长春碱、长春新碱等几种生物碱有抗肿瘤作用。长春碱、长春新碱早已广泛用于临床上多种癌症的化疗。

489 络石（*Trachelospermum jasminoides*）

夹竹桃科植物络石 *Trachelospermum jasminoides*（Lindl）Lem.。

【形态与分布】 常绿攀援木质藤本。茎圆柱形，赤褐色，节稍膨大，多分枝，有气根，散生点状皮孔，新枝带绿色，密被褐色短柔毛。叶对生，具短柄；叶片革质，椭圆形至卵状披针形，长 5 ～ 10cm，宽 2 ～ 4.5cm，先端短尖或钝，基部楔形，全缘，无毛或下面有毛。聚伞花序腋生，花序柄比叶长，花白色；花萼 5 深裂，裂片条状披针形，长约 5mm，花后外卷，花冠呈高脚碟状，冠管细，上端 5 裂，裂片右旋，长于花冠管；雄蕊 5，花药箭形，连合围绕于柱头四周，子房上位，心皮 2。蓇葖果 2，圆柱状，长 10 ～ 18cm，近于水平开展，熟时开。种子多数，有许多白色种毛。花期夏季。

常附生于岩石墙壁或其他植物上。分布于我国中部、东部和南部。

【功效应用】 藤茎（药名络石藤）：祛风通络，凉血消肿。用于风湿热痹、筋脉拘挛、腰膝酸痛、喉痹、痈肿、跌扑损伤等。用量 6 ～ 12g。

【化学成分】 含生物碱、黄酮、三萜皂苷、木脂素、强心苷等成分。

【附注】 干燥带叶藤茎为较常用中药“络石藤”，收载于《中国药典》。其变种石血 *Trachelospermum jasminoides*（Lindl.）Lem. var. *heterophyllum* Tsiang 在华中等地有分布，也作络石藤药用。主要区别：叶片通常为披针形，有异型叶。

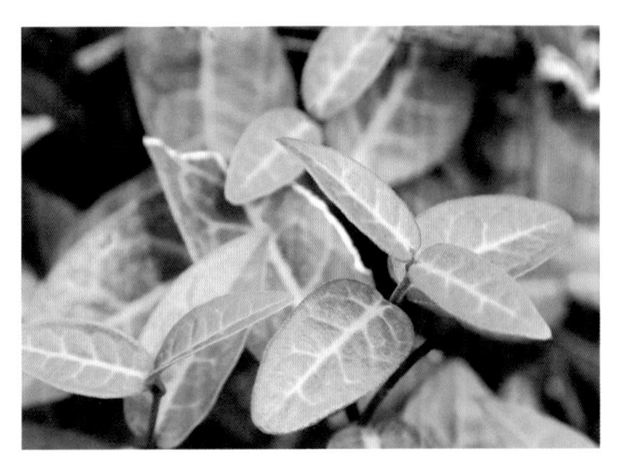

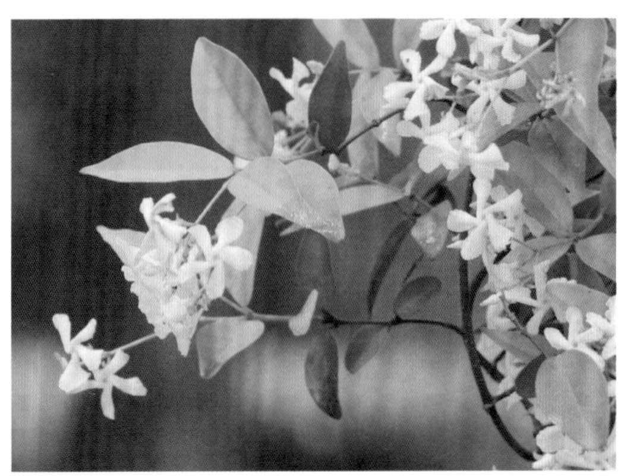

490 白薇（*Cynanchum atratum*）

萝藦科植物白薇 *Cynanchum atratum* Bunge。

【形态与分布】 多年生草本，高达 50cm；根须状，有香气。叶卵形或卵状长圆形，长 5 ～ 8cm，宽 3 ～ 4cm，顶端渐尖或急尖，基部圆形，两面均被有白色绒毛，以叶背及脉上为密；侧脉 6 ～ 7 对。伞形状聚伞花序，无总花梗，生在茎的四周，着花 8 ～ 10 朵；花深紫色，直径约 10mm；花萼外面有绒毛，内面基部有小腺体 5 个；花冠辐状，外面有短柔毛，并具缘毛；副花冠 5 裂，裂片盾状，圆形，与合蕊柱等长，花药顶端具 1 圆形的膜片；花粉块每室 1 个，下垂，长圆状膨胀；柱头扁平。蓇葖单生，向端部渐尖，基部钝形，中间膨大，长 9cm，直径 5 ～ 10mm；种子扁平；种毛白色，长约 3cm。花期 4 ～ 8 月，果期 6 ～ 8 月。

生于海拔 100 ～ 1800m 的河边、干荒地及草丛中，山沟、林下草地常见。分布于华中及东北、华东、华南、西南地区及河北、陕西、山西等省。

【功效应用】 根（药名白薇）。清热益阴，利尿通淋，解毒疗疮。用于温热病发热、身热斑疹、潮热骨蒸、肺热咳嗽、产后虚烦、热淋、血淋、咽喉肿痛、疮痈肿毒、毒蛇咬伤。用量 3 ～ 10g，或入丸、散；外用适量，研末敷，或鲜品捣敷。

【化学成分】 根含甾体苷等成分。

【附注】 本种的干燥根和根茎为中药“白薇”来源之一，收载于《中国药典》。

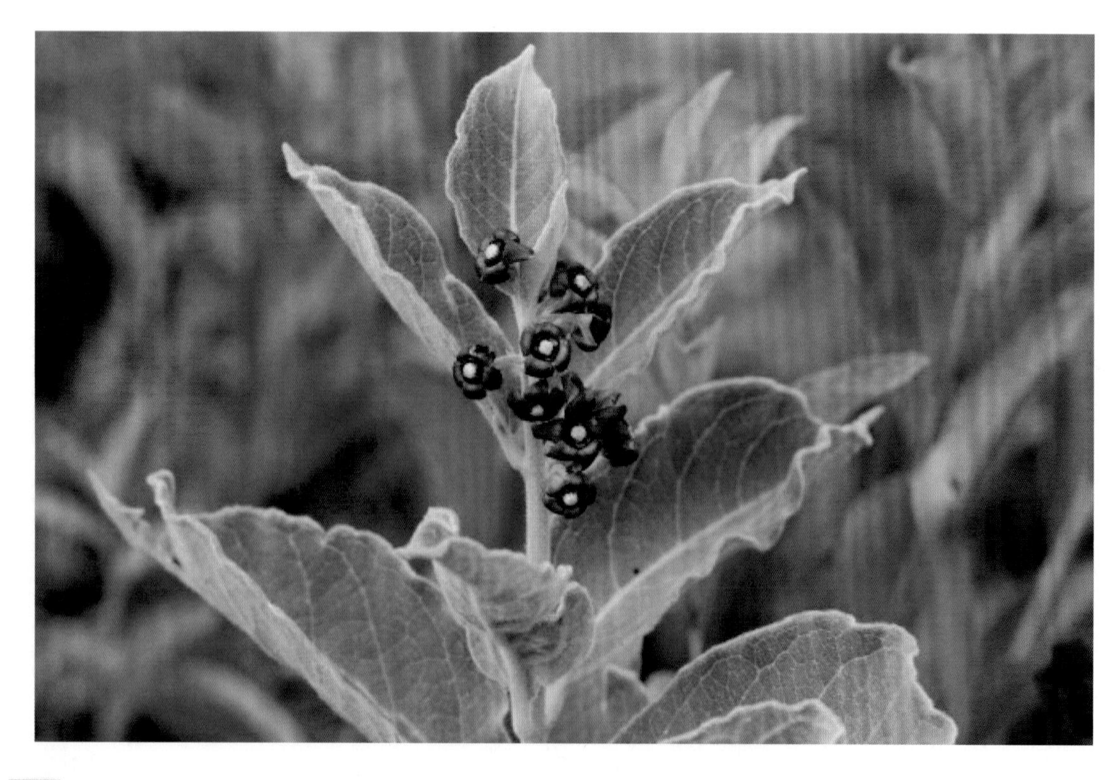

491 牛皮消（*Cynanchum auriculatum*）

萝藦科植物牛皮消（耳叶牛皮消）*Cynanchum auriculatum* Royle ex Wight。

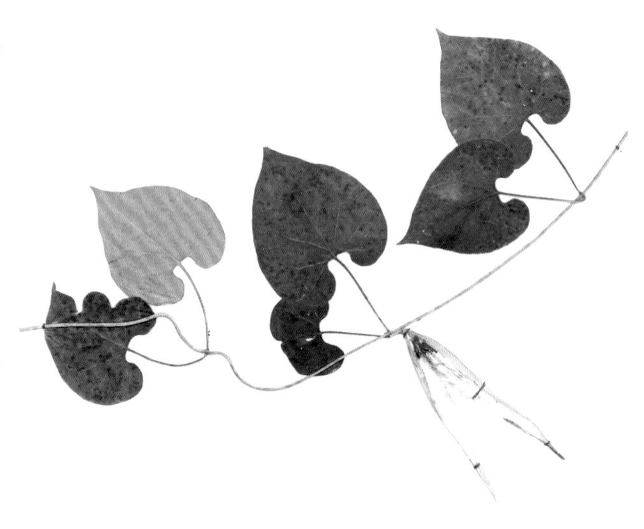

【形态与分布】 多年生草质藤本，具乳汁；茎被微柔毛。根肥厚，圆柱形或结节状圆柱形。叶对生，膜质，被微毛，宽卵形至卵状长圆形，长 4 ～ 12cm，宽 3 ～ 10cm，顶端短渐尖，基部深心形。聚伞花序伞房状，腋生，有花达 30 朵；花萼裂片卵状矩圆形；花冠白色，辐状，裂片反折，内面被疏柔毛；副花冠浅杯状，顶端具椭圆形裂片，钝头，肉质，每裂片内面中部有三角形的舌状鳞片；花粉块每室 1 个，下垂；柱头圆锥状，顶端 2 裂。蓇葖果双生，披针形，长约 8 ～ 11cm，直径 1cm；种子卵状椭圆形至倒楔形，顶端具白色绢质毛。花期 6 ～ 9 月，果期 7 ～ 11 月。

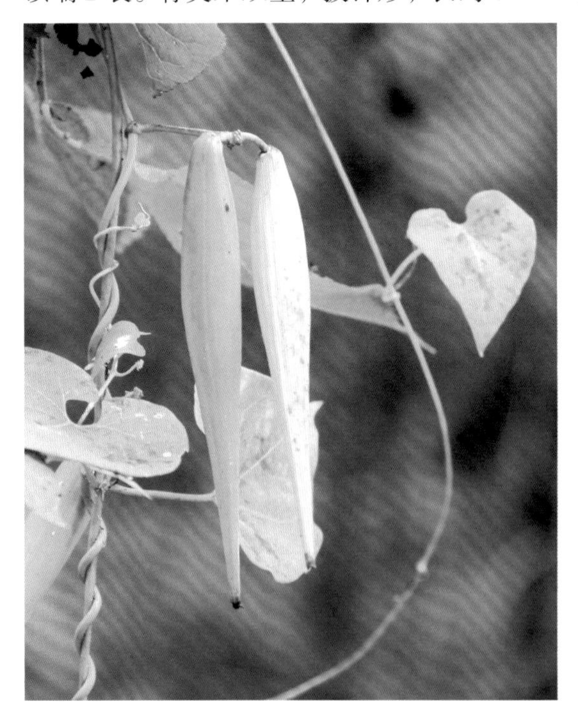

生于海拔 1800m 以下的林缘及灌丛中或沟边湿地。分布于华中及华北、西北（除新疆）、华东、华南、西南地区。

【功效应用】 块根（药名牛皮消、隔山消）：健胃导滞，排毒利湿，补虚生乳。有小毒。用于食积腹胀、胃腹疼痛、脾虚泄泻、急慢性胁痛、腹水、腰腿疼痛、水肿、白带。用量 6 ～ 10g。

【化学成分】 块根含甾体皂苷、磷脂、多糖、甾醇、黄酮等成分。

【附注】 本种的干燥块根以“牛皮消”为名，收载于《湖北省中药材质量标准》（2019 年版）。

492 竹灵消（*Cynanchum inamoenum*）

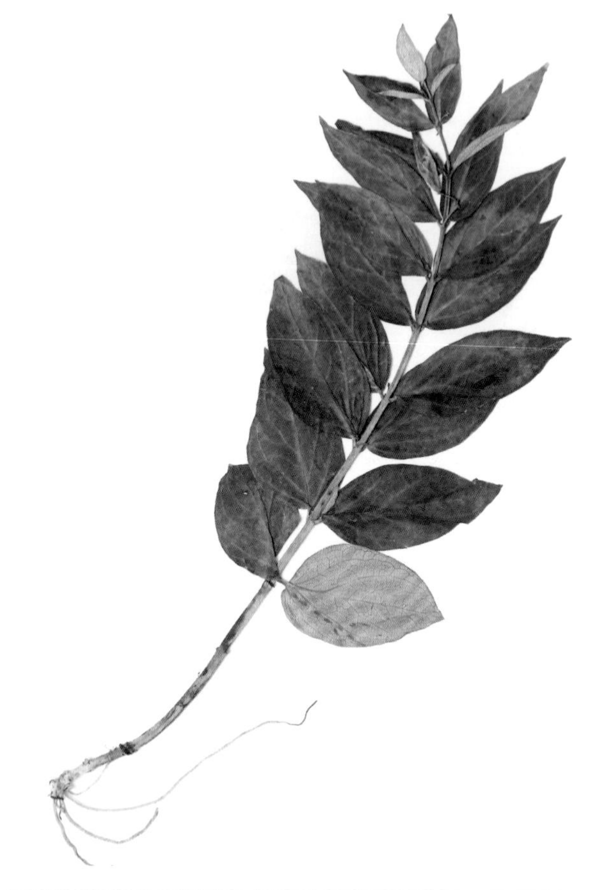

萝藦科植物竹灵消 *Cynanchum inamoenum*（Maxim.）Loes.。

【形态与分布】 草本。根须状。茎直立，高 30 ～ 90cm，基部分枝多，被单列柔毛，茎有棱角。叶对生，叶片宽卵形，长 4 ～ 11cm，宽 1.5 ～ 7.5cm，先端急尖，基部圆形或近心形，侧脉约 5 对，脉上被微毛，叶缘有睫毛；茎上部叶卵状披针形。聚伞花序生茎上部叶腋，花 8 ～ 10；花萼 5 裂，裂片披针形，近无毛；花冠辐状，裂片卵状长圆形，钝头，黄色；副花冠较厚，裂片三角形；雄蕊 5，花药顶端具圆形膜片，花粉块每室 1 个，下垂；柱头扁平。蓇葖果双生，稀单生，狭披针形，长 5 ～ 6cm，直径 5mm；种子卵形，扁平，具翅，长约 5mm，先端具白色绢状种毛。花果期 5 ～ 10 月。

生于海拔 1500 ～ 3500m 的灌丛或草地。分布于湖北及辽宁、陕西、甘肃、安徽、浙江、贵州、西藏、四川和华北地区。

【功效应用】 根及根茎：清热凉血，退热除烦。用于阴虚发热、久热不退、产后发热、虚烦不眠。用量 3 ～ 9g；外用适量，捣敷。

【化学成分】 含甾体苷、挥发油等成分。

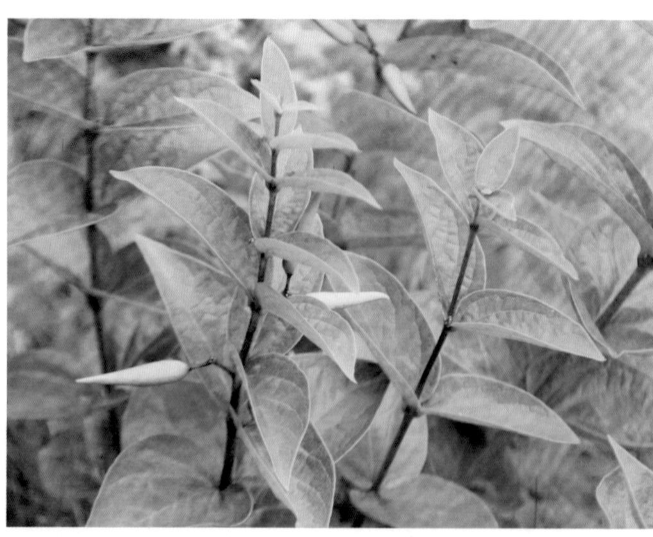

493 徐长卿（*Cynanchum paniculatum*）

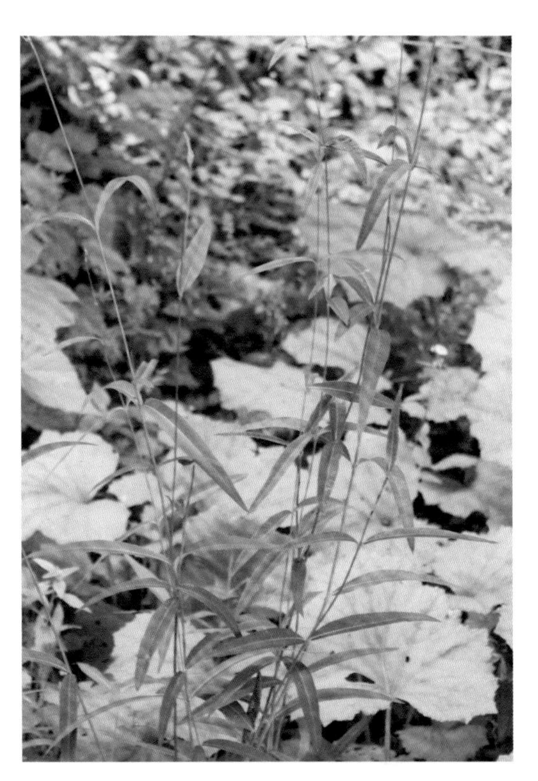

萝藦科植物徐长卿 *Cynanchum paniculatum*（Bunge）Kitagawa。

【形态与分布】 多年生草本，高约1m。根须状，多至50余条；茎不分枝，稀从根部发生几条，无毛或被微生。叶对生，纸质，披针形至线形，长5～13cm，宽5～15mm，两端锐尖，两面无毛或叶面具疏柔毛，叶缘有边毛；侧脉不明显；叶柄长约3mm，圆锥状聚伞花序生于顶端的叶腋内，长达7cm，着花10余朵；花萼内的腺体或有或无；花冠黄绿色，近辐状，裂片长达4mm，宽3mm；副花冠裂片5，基部增厚，顶端钝；花粉块每室1个，下垂；子房椭圆形；柱头5角形，顶端略为突起。蓇葖果单生，披针形，长6cm，直径6mm，向端部长渐尖。种子长圆形，长3mm；种毛白色绢质，长1cm。花期5～7月，果期9～12月。

生于向阳山坡及草丛中。分布于华中及华北、华东、华南、西南地区和辽宁、陕西、甘肃等省。

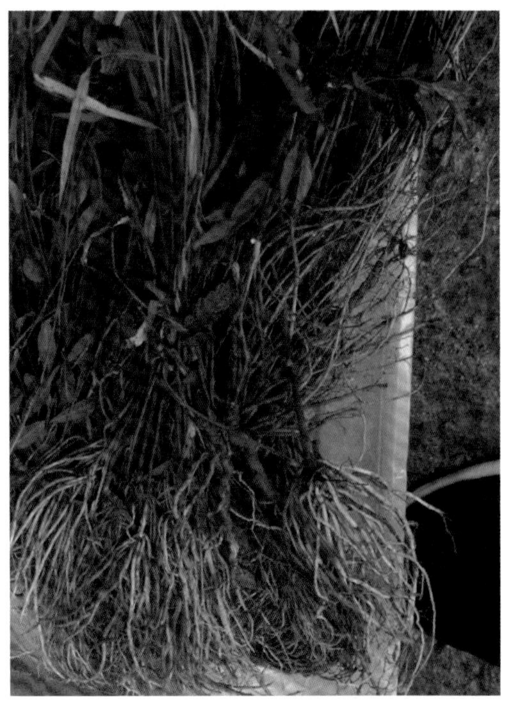

【功效应用】 根及根茎（药名徐长卿）。祛风除湿，行气活血，去痛止痒，解毒消肿。用于风湿痹痛、腰痛、脘腹疼痛、牙痛、跌扑伤痛、小便不利、泄泻、痢疾、湿疹、荨麻疹、毒蛇咬伤。用量3～10g，不宜久煎；研末1～3g，或入丸剂，或浸酒。

【化学成分】 根及根茎含酚类、甾体苷及苷元、有机酸、脂肪酸、木脂素、黄酮等成分。

【附注】 本种的干燥根和根茎为中药“徐长卿”，收载于《中国药典》。

494 柳叶白前（*Cynanchum stauntonii*）

萝藦科植物柳叶白前 *Cynanchum stauntonii*（Decne.）Schltr. ex Lévl.。

【形态与分布】 直立半灌木，高 50 ～ 100cm，无毛，分枝或不分枝。须根纤细，节上丛生。叶纸质，对生，狭披针形，长 6 ～ 13cm，宽 3 ～ 10mm，两端渐尖；中脉在叶背面显著，侧脉约 6 对；叶柄长约 5mm。伞形聚伞花序腋生；花序梗长达 1cm，小苞片众多；花萼 5 深裂，内面基部腺体不多；花冠紫红色，辐状，内面具长柔毛；副花冠裂片盾状，隆肿，比花药为短；花粉块每室 1 个，长圆形，下垂；柱头微凸，包在花药的薄膜内。蓇葖果单生，长披针形，长达 9cm，直径 6mm。花期 5 ～ 8 月，果期 9 ～ 10 月。

生于低海拔的山谷湿地、水旁以至半浸在水中。分布于湖北、湖南及甘肃、贵州等省和华东、华南地区。

【功效应用】 根茎及根（药名白前）：祛痰止咳，泻肺降气，健胃调中。用于肺气壅实之咳嗽痰多、气逆喘促、胃脘疼痛、小儿疳积、跌打损伤。用量 3 ～ 10g；或入丸散。

【化学成分】 根茎含甾体苷元及苷类、黄酮、三萜等成分。

【附注】 本种的干燥根和根茎为中药“白前”来源之一，收载于《中国药典》。

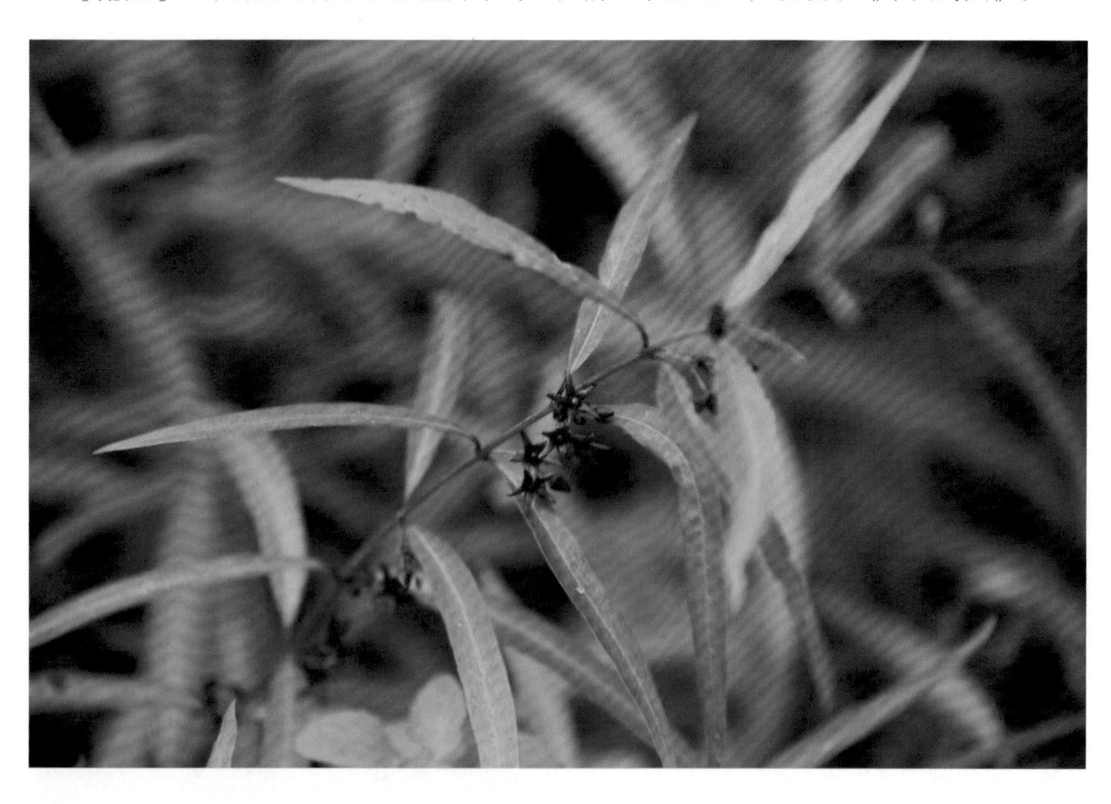

495 隔山消（*Cynanchum wilfordii*）

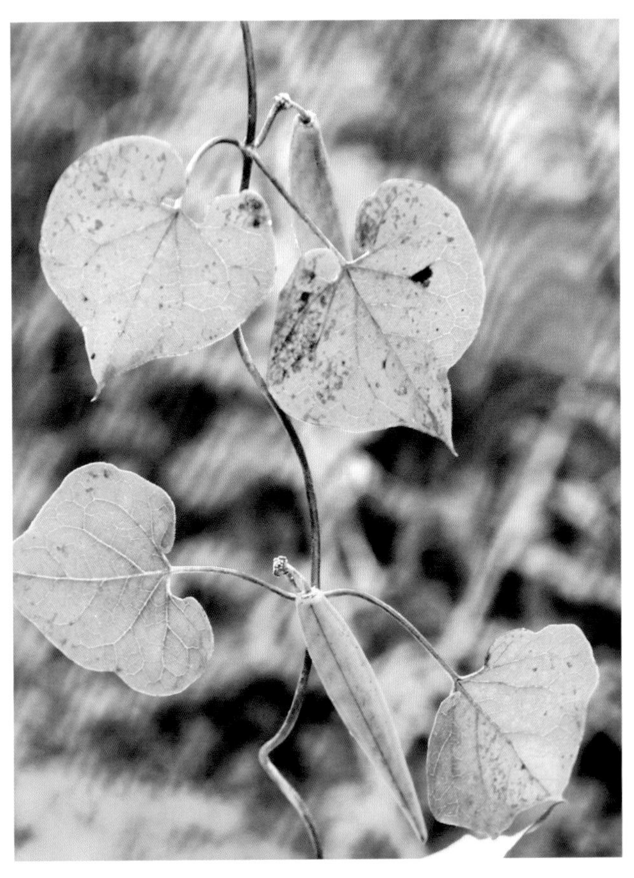

萝藦科植物隔山消 *Cynanchum wilfordii*（Maxim.）Hemsl.。

【形态与分布】 草质藤本。肉质根近纺锤形，灰褐色，长约10cm，直径约2cm；茎被单列毛。叶对生，广卵形，长5～6cm，宽2～4cm，先端短渐尖，基部耳垂状心形，两面被微柔毛；基脉3～4，放射状，侧脉每边4条。近伞房状聚伞花序半球形，花15～20，花序梗被单列毛；花萼外面被柔毛；花冠淡黄色，辐状，裂片矩圆形，外面无毛，内面被长柔毛；副花冠裂片近四方形，比合蕊柱短，先端截形，基部紧狭；花粉块每室1个，长圆形，下垂，花柱细长柱状略突起。蓇葖果单生，刺刀形，长达12cm，直径约1cm；种子卵形，顶端具长约2cm的白色绢质种毛。花果期5～10月。

生于海拔1700m以下的林缘、沟边或路旁草灌丛中。分布于华中地区及辽宁、山东、山西、陕西、甘肃、江苏、四川等省。

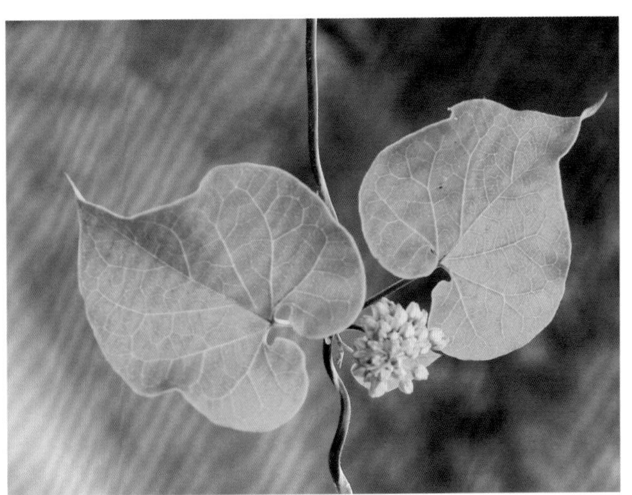

【功效应用】 块根（药名隔山消）：补益肝肾，强筋壮骨，健胃导滞。有小毒。用于腰膝酸软、失眠健忘、脱发、宿食不消、脘腹胀痛。用量6～10g。

【化学成分】 块根含磷脂、甾体苷、甾醇、黄酮等成分。

496 华萝藦（*Metaplexis hemsleyana*）

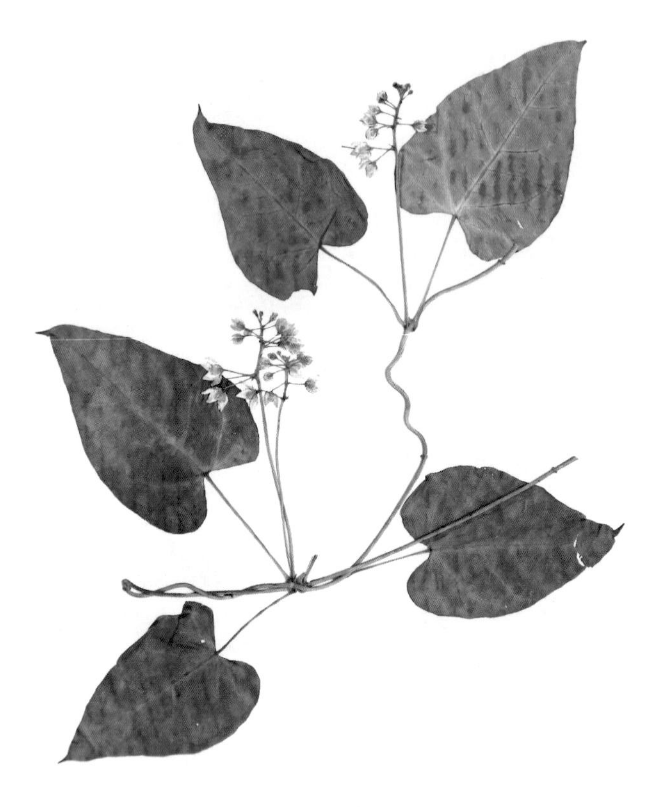

萝藦科植物华萝藦 *Metaplexis hemsleyana* Oliv.。

【形态与分布】 多年生草质藤本，长 5m，具乳汁。枝条具单列短柔毛，节上更密，直径 3mm。叶卵状心形，长 5 ~ 11cm，宽 2.5 ~ 10cm，顶端急尖，基部心形，叶耳圆形，长 1 ~ 3cm，展开，两面无毛，或叶背中脉上被微毛，老时脱落，叶背粉绿色；侧脉每边约 5 条；具长叶柄，长 4.5 ~ 5cm，顶端具丛生小腺体。总状式聚伞花序腋生，一至三歧，花 6 ~ 16；总花梗长 4 ~ 6cm；花梗长 5 ~ 10mm；花白色，芳香，长 5mm，直径 9 ~ 12mm；花蕾阔卵状，顶端钝或圆形；花萼裂片卵状披针形至长圆状披针形，急尖，与花冠等长；花冠近辐状，筒短，裂片宽长圆形，长约 5mm，顶端钝形；副花冠环状，着生于合蕊冠基部，5 深裂，裂片兜状；花药近方形，顶端具圆形膜片；花粉块长圆形，下垂，柄短，基部膨大，着粉腺卵珠状；心皮离生；柱头延伸成 1 长喙，高出花药顶端膜片之上，顶端 2 裂。蓇葖叉生，长圆形，长 7 ~ 8cm，直径 2cm，外果皮粗糙被微毛；种子宽长圆形，长 6mm，有膜质边缘，顶端具长 3cm 的白色绢质种毛。花果期 7 ~ 12 月。

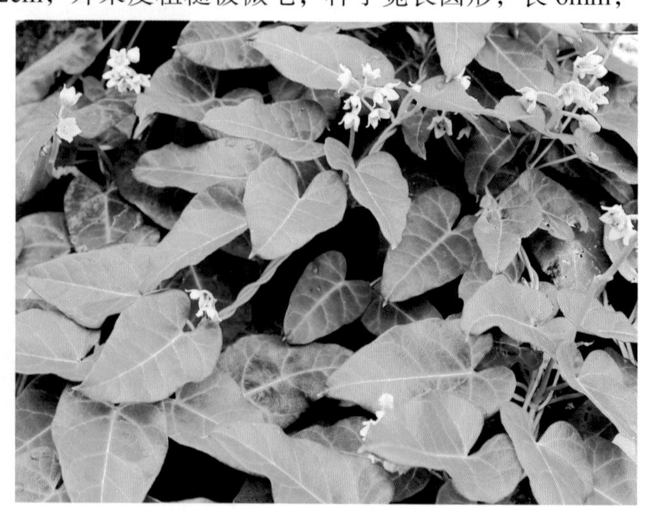

生于山地林谷、路旁或山脚湿润地灌木丛中。分布于湖北及陕西、江西、广西等省区及西南地区。

【功效应用】 全草：温肾益精。用于肾阳不足、畏寒肢冷、腰膝酸软、遗精阳痿、宫冷不孕。用量 15 ~ 30g。

【化学成分】 全草含甾体皂苷成分。

497 萝藦（*Metaplexis japonica*）

萝藦科植物萝藦 *Metaplexis japonica*（Thunb.）Makino。

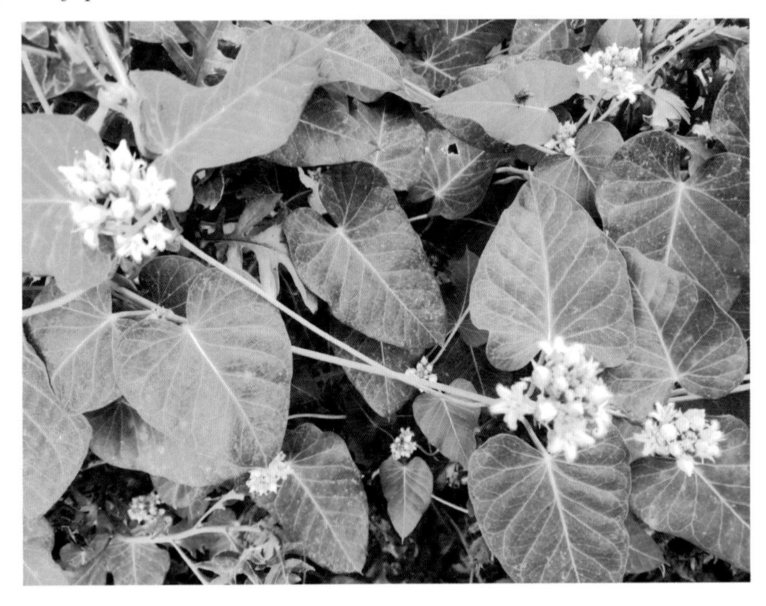

【形态与分布】 多年生草质藤本，长可达8m，具乳汁；茎圆柱状，下部木质化，上部较柔韧，表面淡绿色，有纵条纹，幼时密被短柔毛，老时被毛渐脱落。叶卵状心形，长5～12cm，宽4～7cm，顶端短渐尖，基部心形，叶耳圆，长1～2cm，两叶耳展开或紧接，叶面绿色，叶背粉绿色，两面无毛，或幼时被微毛；侧脉每边10～12条，在叶背略明显；叶柄长，长3～6cm，顶端具丛生腺体。总状式聚伞花序腋生或腋外生，具长总花梗；总花梗长6～12cm，被短柔毛；花梗长8mm，被短柔毛，着花通常13～15朵；小苞片膜质，披针形，长3mm，顶端渐尖；花蕾圆锥状，顶端尖；花萼裂片披针形，长5～7mm，宽2mm，外面被微毛；花冠白色，有淡紫红色斑纹，近辐状，花冠筒短，花冠裂片披针形，张开，顶端反折，基部向左覆盖，内面被柔毛；副花冠环状，着生于合蕊冠上，短5裂，裂片兜状；雄蕊连生成圆锥状，并包围雌蕊在其中，花药顶端具白色膜片；花粉块卵圆形，下垂；子房无毛，柱头延伸成1长喙，顶端2裂。蓇葖果叉生，纺锤形，平滑无毛，长8～9cm，直径2cm，顶端急尖，基部膨大；种子扁平，卵圆形，长5mm，有膜质边缘，褐色，顶端具白色绢质种毛；种毛长1.5cm。花期7～8月，果期9～12月。

生于林边荒地、山脚、河边、路旁灌木丛中。分布于河南、湖北及甘肃、陕西、贵州省和东北、华北、华东地区。

【功效应用】 全草或根（药名萝藦）：补精益气，通乳，解毒。用于虚损劳伤、阳痿、遗精、带下、乳汁不足、丹毒、瘰疬、疔疮、蛇虫咬伤。用量15～60g；外用鲜品适量，捣敷。

【化学成分】 根含甾体化合物；地上部分含黄酮苷、甾体化合物。

498 青蛇藤（*Periploca calophylla*）

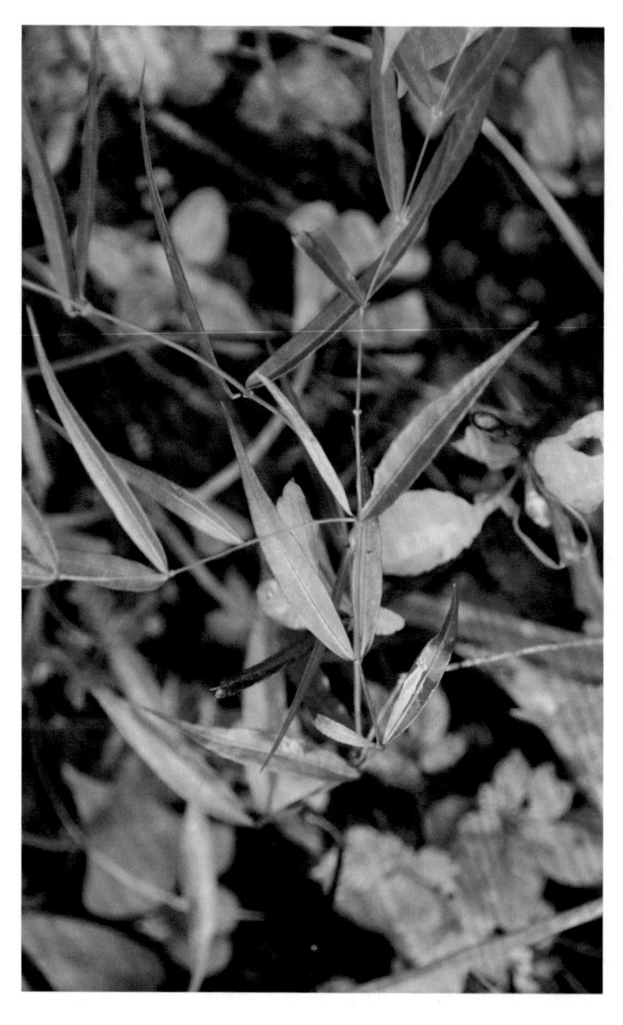

萝藦科植物青蛇藤 *Periploca calophylla*（Wight）Falc.。

【形态与分布】 藤状灌木，具乳汁。幼枝灰白色，干时具纵条纹，老枝黄褐色，密被皮孔；除花外，全株无毛。叶近革质，椭圆状披针形，长 4.5 ～ 6cm，宽 1.5cm，顶端渐尖，基部楔形，叶面深绿色，叶背淡绿色；中脉在叶面微凹，在叶背凸起，侧脉纤细，密生，两面扁平，叶缘具一边脉；叶柄长 1 ～ 2mm。聚伞花序腋生，长 2cm，着花达 10 朵；苞片卵圆形，具缘毛，长 1mm；花蕾卵圆形，顶端钝；花萼裂片卵圆形，长 1.5mm，宽 1mm，具缘毛，花萼内面基部有 5 个小腺体；花冠深紫色，辐状，直径约 8mm，外面无毛，内面被白色柔毛，花冠筒短，裂片长圆形，中间不加厚，不反折；副花冠环状，着生在花冠的基部，5 ～ 10 裂，其中 5 裂延伸为丝状，被长柔毛；雄蕊着生在花冠的基部，花丝离生，背部与副花冠合生，花药卵圆形，渐尖，背部被长柔毛，花药彼此相连并贴生在柱头上；花粉器匙形，四合花粉藏在载粉器内，基部粘盘卵圆形，粘生柱头上；子房无毛，心皮离生，胚珠多个，花柱短，柱头短圆锥状，顶端 2 裂。蓇葖双生，长箸状，长 12cm，直径 5mm；种子长圆形，长 1.5cm，宽 3mm，黑褐色，顶端具白色绢质种毛；种毛长 3 ～ 4cm。花期 4 ～ 5 月，果期 8 ～ 9 月。

生于海拔 1000m 以下的山谷杂树林中。分布于湖北及西藏、四川、贵州、云南、广西等省区。

【功效应用】 茎（药名铁乌梢）：祛风除湿，活血止痛。有小毒。用于风寒湿痹、肢体麻木、腰痛、跌打损伤。用量 9 ～ 12g；或浸酒；外用适量，浸酒搽。

【化学成分】 根含甾体成分；地上部分含甾体、黄酮成分。

499 杠柳（*Periploca sepium*）

萝藦科植物杠柳 *Periploca sepium* Bunge。

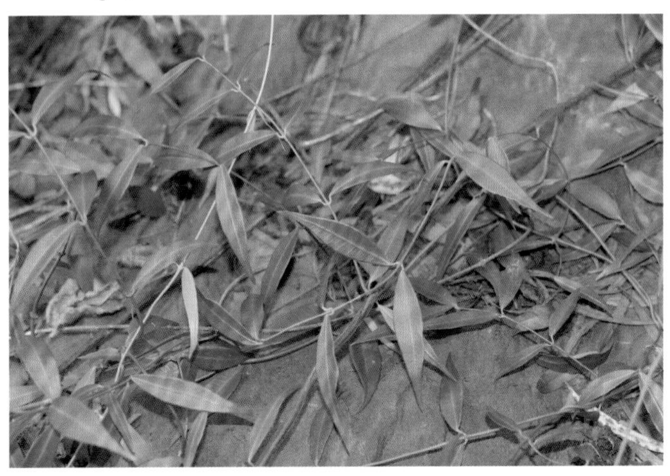

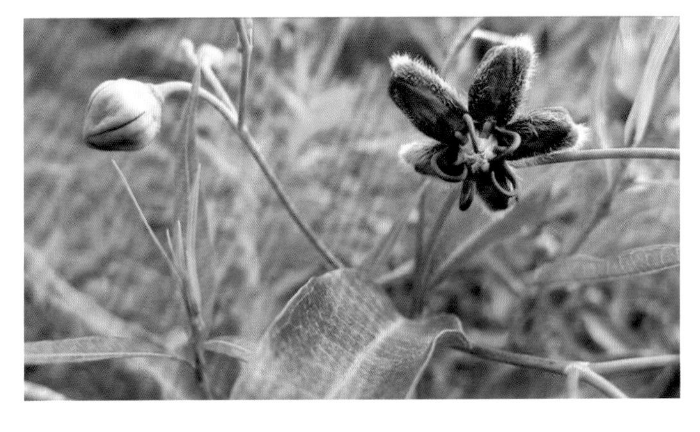

【形态与分布】 落叶蔓性灌木，长可达1.5m。主根圆柱状。具乳汁，除花外，全株无毛；茎皮灰褐色；小枝常对生，有细条纹，具皮孔。叶卵状长圆形，长5～9cm，宽1.5～2.5cm，顶端渐尖，基部楔形，叶面深绿色，叶背淡绿色；中脉在叶面扁平，在叶背微凸起，侧脉纤细，两面扁平，每边20～25条；叶柄长约3mm。聚伞花序腋生，着花数朵；花序梗和花梗柔弱；花萼裂片卵圆形，长3mm，顶端钝，花萼内面基部有10个小腺体；花冠紫红色，辐状，张开直径1.5cm，花冠筒短，约长3mm，裂片长圆状披针形，长8mm，中间加厚呈纺锤形，反折，内面被长柔毛，外面无毛；副花冠环状，10裂，其中5裂延伸丝状被短柔毛，顶端向内弯；雄蕊着生在副花冠内面，并与其合生，花药彼此粘连并包围柱头，背面被长柔毛；心皮离生，无毛，每心皮有胚珠多个，柱头盘状凸起；花粉器匙形，四合花粉藏在载粉器内，粘盘粘连在柱头上。蓇葖果2，圆柱状，长7～12cm，直径约5mm，无毛，具有纵条纹；种子长圆形，长约7mm，宽约1mm，黑褐色，顶端具白色绢质种毛；种毛长3cm。花期5～6月，果期7～9月。

生于平原及低山丘的林缘、沟坡、河边沙质地或地埂等处。分布于河南及吉林、辽宁、陕西、甘肃、山东、山西、江苏、江西、贵州、四川等省和华北。

【功效应用】 根皮（药名杠柳）：祛风湿，利水消肿，强心。用于风湿痹痛、水肿、小便不利、心力衰竭。有毒。用量4.5～9g；或浸酒、入丸散；外用适量，煎水外洗。

【化学成分】 根皮含甾体苷类、甾醇等成分。

500 打碗花（*Calystegia hederacea*）

旋花科植物打碗花 *Calystegia hederacea* Wall.。

【形态与分布】 一年生草本，全体不被毛，植株较矮小，高 8 ～ 30（40）cm，常自基部分枝，具细长白色的根。茎细，平卧，有细棱。基部叶片长圆形，长 2 ～ 3（5.5）cm，宽 1 ～ 2.5cm，顶端圆，基部戟形，上部叶片 3 裂，中裂片长圆形或长圆状披针形，侧裂片近三角形，全缘或 2 ～ 3 裂，叶片基部心形或戟形；叶柄长 1 ～ 5cm。花 1 朵腋生，花梗长于叶柄，有细棱；苞片宽卵形，长 0.8 ～ 1.6cm，顶端钝或锐尖至渐尖；萼片长圆形，长 0.6 ～ 1cm，顶端钝，具小短尖头，内萼片稍短；花冠淡紫色或淡红色，钟状，长 2 ～ 4cm，冠檐近截形或微裂；雄蕊近等长，花丝基部扩大，贴生花冠管基部，被小鳞毛；子房无毛，柱头 2 裂，裂片长圆形，扁平。蒴果卵球形，长约 1cm，宿存萼片与之近等长或稍短。种子黑褐色，长 4 ～ 5mm，表面有小疣。花期 4 ～ 10 月，果期 6 ～ 11 月。

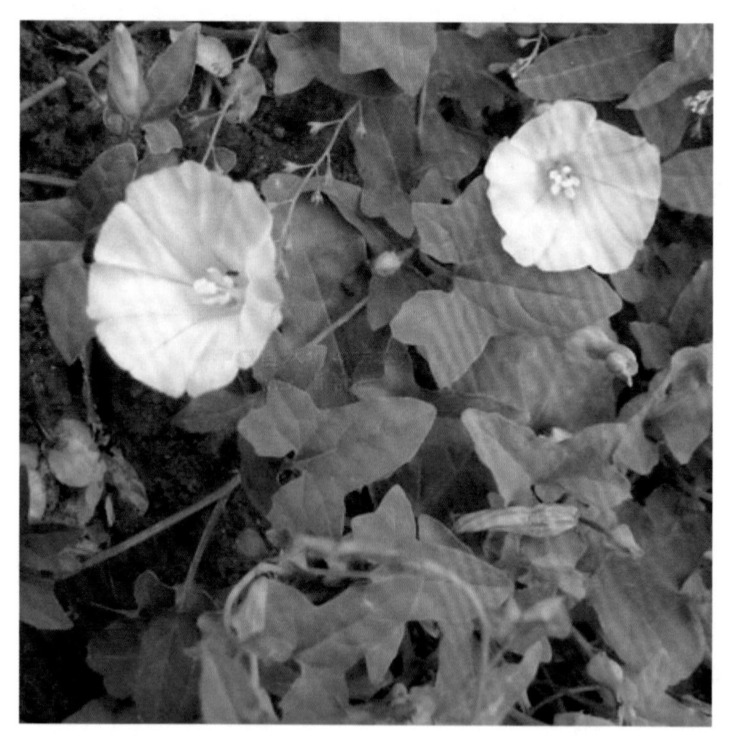

为农田、荒地、路旁常见的杂草，平原至高海拔地方都有生长。全国各地均有分布。

【功效应用】 全草：健脾利湿，活血调经，止带，止痛。用于脾虚消化不良、月经不调、红白带下、小便不利、小儿疳积、风火牙痛。

【化学成分】 根含生物碱。

501 旋花（*Calystegia sepium*）

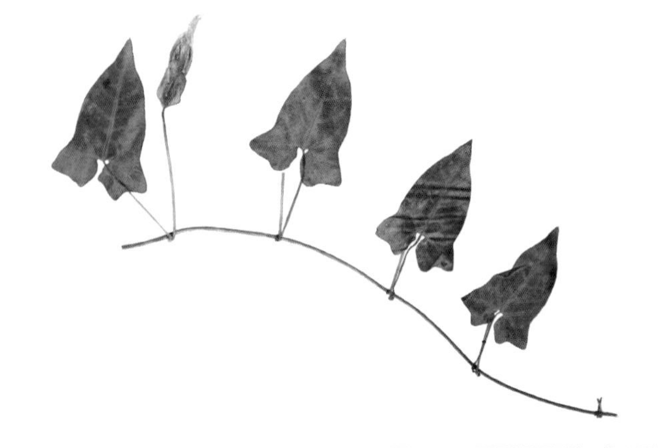

旋花科植物旋花（篱打碗花）*Calystegia sepium*（L.）R. Br.。

【形态与分布】 多年生草本，全体无毛。茎缠绕，伸长，有细棱。叶形多变，三角状卵形或宽卵形，长 4 ～ 10（15）cm，宽 2 ～ 6（10）cm，顶端渐尖或锐尖，基部戟形或心形，全缘或基部稍伸展为具 2 ～ 3 个大齿缺的裂片；叶柄常短于叶片或两者近等长。花单生于叶腋；花梗通常稍长于叶柄，长达 10cm，有细棱或有时具狭翅；苞片宽卵形，长 1.5 ～ 2.3cm，顶端锐尖；萼片卵形，长 1.2 ～ 1.6cm，顶端渐尖或有时锐尖；花冠白色或有时淡红或紫色，漏斗状，长 5 ～ 7cm，冠檐微裂；雄蕊花丝基部扩大；子房无毛，柱头 2 裂，裂片卵形，扁平。蒴果卵形，长约 1cm，为增大宿存的苞片和萼片所包被。种子黑褐色，长 4mm，表面有小疣。

生于海拔 140 ～ 2600m 的路旁、溪边草丛、农田边或山坡林缘。分布于我国大部分地区。

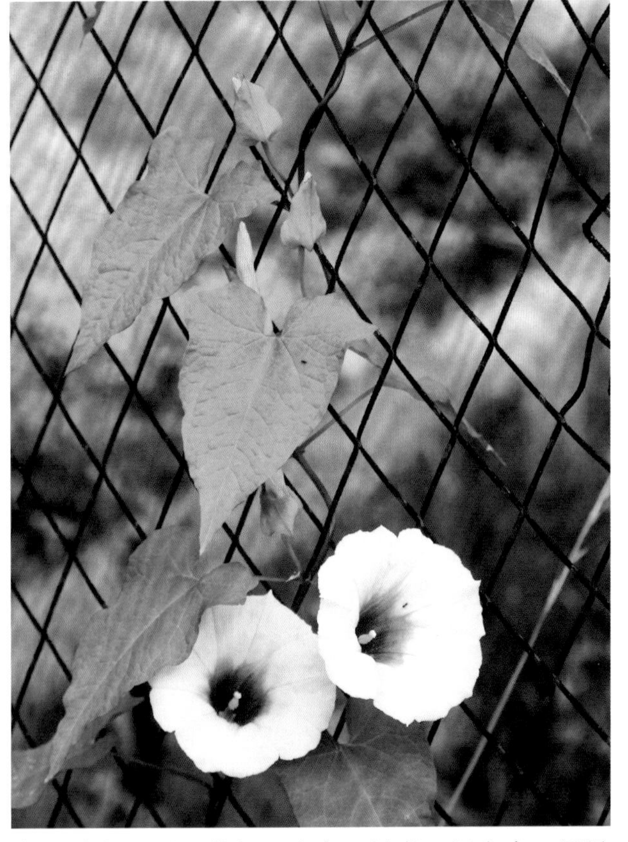

【功效应用】 花（药名旋花）：益气，养颜，涩精。用于面皯、遗精、遗尿，用量 6 ～ 10g。茎叶（药名旋花苗）：清热解毒。用于丹毒。用量 10 ～ 15g；或绞汁服。根（药名旋花根）：益气补虚，续筋接骨，解毒，杀虫。用于劳损、金疮、丹毒、蛔虫病。用量 10 ～ 15g；或绞汁服；外用适量，捣敷。

502 菟丝子（*Cuscuta chinensis*）

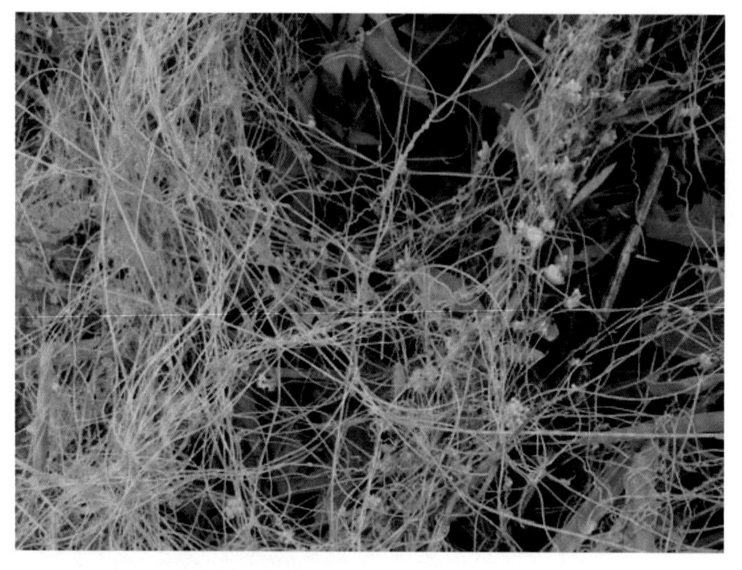

旋花科植物菟丝子 *Cuscuta chinensis* Lam.。

【形态与分布】 一年生寄生草本。茎缠绕，黄色，纤细，直径约1mm，无叶。花序侧生，少花或多花簇生成小伞形或小团伞花序，总花梗近无；苞片及小苞片小，鳞片状；花梗稍粗壮，长仅约1mm；花萼杯状，中部以下连合，裂片三角状，长约1.5mm，顶端钝；花冠白色，壶形，长约3mm，裂片三角状卵形，顶端锐尖或钝，向外反折，宿存；雄蕊生花冠裂片弯缺微下处；鳞片长圆形，边缘长流苏状；子房近球形，花柱2，等长或不等长。蒴果球形，直径约3mm，几乎全为宿存的花冠所包围，成熟时整齐地周裂。种子2～49，淡褐色，卵形，长约1mm，表面粗糙。

生于海拔200～3000m的田边、山坡阳处、路边灌丛或海边沙丘，通常寄生于豆科、菊科、蒺藜科等多种植物上。分布于我国华中地区及国内多数省区。

【功效应用】 种子（药名菟丝子）：补肾益精，养肝明目，固胎止泄。用于腰膝酸痛、阳痿早泄、遗精、不育、消渴、淋浊、遗尿、目昏耳鸣、胎动不安、泄泻。用量6～15g；或入丸散。全草：清热解毒，凉血止血，健脾利湿。用于痢疾、黄疸、吐血、衄血、便血、血崩、淋浊、带下、便溏、目赤肿痛、咽喉肿痛、痈疽肿毒、痱子。用量9～15g；外用适量，煎水洗或捣敷，或捣汁涂滴患处。

【化学成分】 种子含黄酮、生物碱、多糖等成分。全草含多糖、黄酮、挥发油、生物碱、有机酸等成分。

【附注】 （1）干燥成熟种子为中药“菟丝子”，收载于《中国药典》。（2）同属植物南方菟丝子（欧洲菟丝子）*Cuscuta australis* R. Br.、金灯藤 *Cuscuta japonica* Choisy 在湖北等省份均有分布，其干燥成熟种子有时混作菟丝子药用，应区别。菟丝子与南方菟丝子的茎均细弱，表面黄色；但前者果熟时为宿存花冠全部包围，后者果熟时仅为宿存花冠包住下半部。金灯藤的主要区别：茎较粗壮不为丝状，表面常为赤褐色，有紫红色瘤状斑点。

503 金灯藤（*Cuscuta japonica*）

旋花科植物金灯藤 *Cuscuta japonica* Choisy。

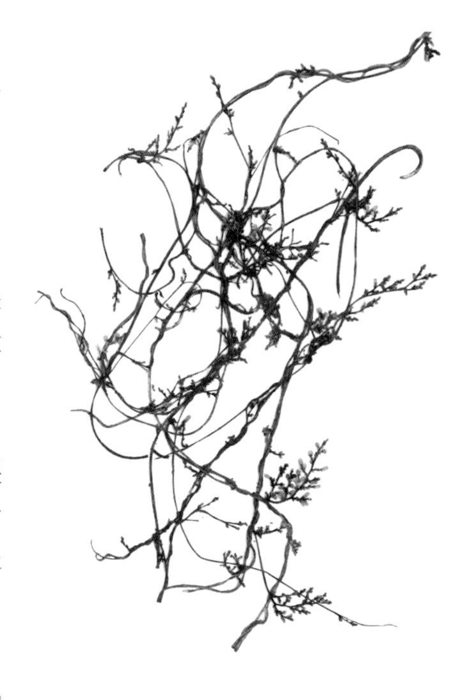

【形态与分布】 一年生寄生缠绕草本。茎较粗壮，肉质，直径1～2mm，常带紫红色瘤状斑点，无毛，多分枝，无叶。花无柄或几无柄，形成穗状，长达3cm，基部常多分枝；苞片及小苞片鳞片状，卵圆形，长约2mm，顶端尖，全缘，沿背部增厚；花萼碗状，肉质，长约2mm，5裂，几达基部，裂片卵圆形或近圆形，顶端尖，背面常有紫红色瘤状突起；花冠钟状，淡红色或绿白色，长3～5mm，顶端5浅裂，裂片卵状三角形，钝，直立或稍反折，短于花冠筒2～2.5倍；雄蕊5，着生于花冠喉部裂片之间，花药卵圆形，黄色，花丝无或几无；鳞片5，长圆形，边缘流苏状，着生于花冠筒基部，伸长至冠筒中部或以上；子房球状，2室，柱头2裂。蒴果卵圆形，长约5mm，近基部周裂。种子1～2，光滑，长2～2.5mm，褐色。花期8月，果期9月。

寄生于草本或灌木上。我国南北各省区均有分布。

【功效应用】 种子（药名大菟丝子）：补肾益精，养肝明目，固胎止泄。民间代替菟丝子入药，用于腰膝酸痛、遗精、阳痿、早泄、不育、消渴、淋浊、遗尿、目昏耳鸣、胎动不安、流产、泄泻。用量6～15g。全草：清热解毒，凉血止血，健脾利湿。

【化学成分】 种子含有机酸、内酯等成分。

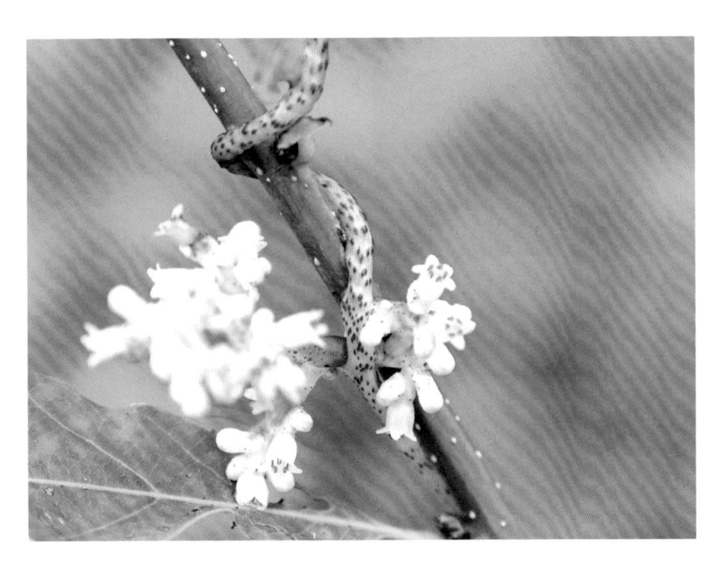

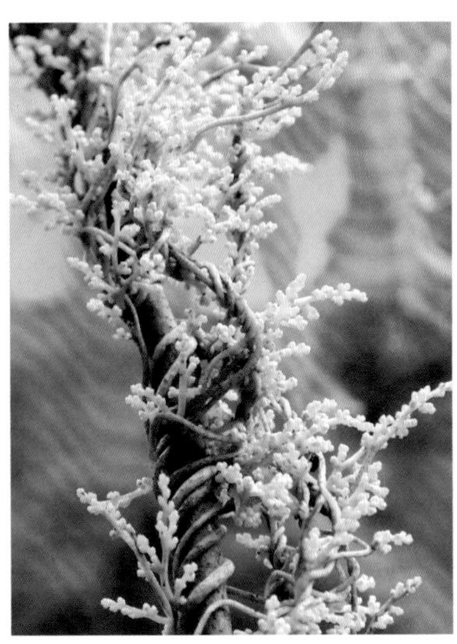

504 马蹄金（*Dichondra micrantha*）

旋花科植物马蹄金 *Dichondra micrantha* Urb.（*Dichondra repens* Forst.）。

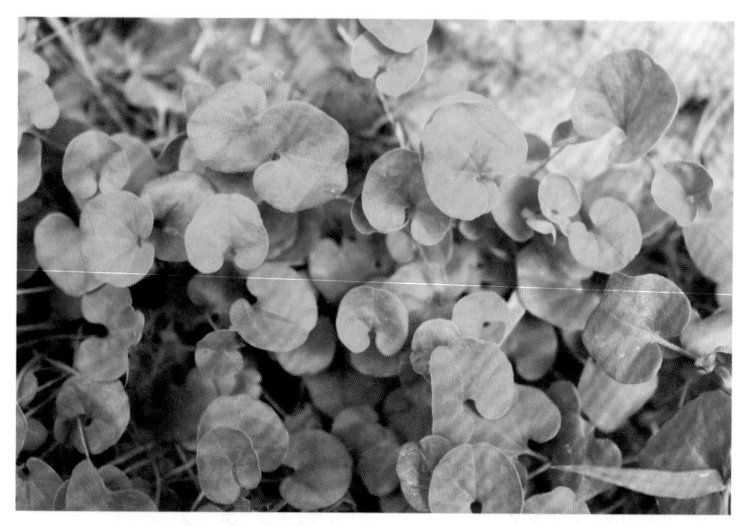

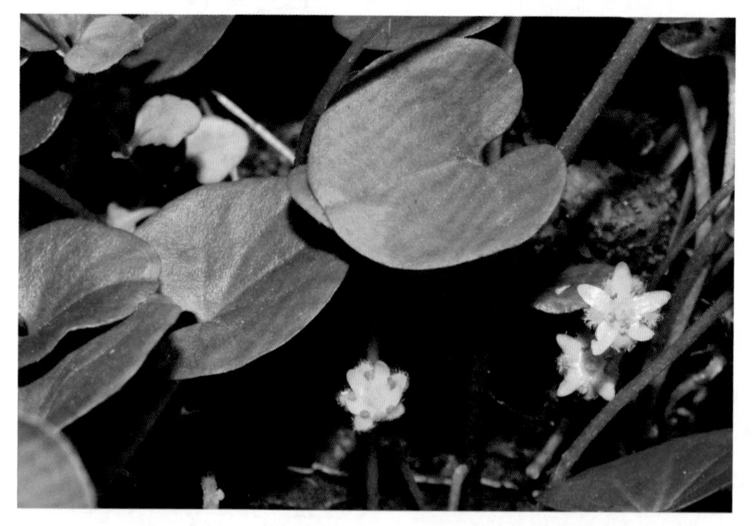

【形态与分布】 多年生匍匐小草本。茎细长，被灰色短柔毛，节上生根。叶肾形至圆形，直径4～25mm，先端宽圆形或微缺，基部阔心形，叶面微被毛，背面被贴生短柔毛，全缘；具长的叶柄，叶柄长（1.5）3～5（6）cm。花单生叶腋，花柄短于叶柄，丝状；萼片倒卵状长圆形至匙形，钝，长2～3mm，背面及边缘被毛；花冠钟状，较短至稍长于萼，黄色，深5裂，裂片长圆状披针形，无毛；雄蕊5，着生于花冠2裂片间弯缺处，花丝短，等长；子房被疏柔毛，2室，具4枚胚珠，花柱2，柱头头状。蒴果近球形，小，短于花萼，直径约1.5mm，膜质。种子1～2，黄色至褐色，无毛。花期4～5月。生于海拔1300～1980m的山坡草地、路旁或沟边。分布于长江以南各省区及台湾。

【功效应用】 全草（药名马蹄金）：清热，利湿，解毒。用于湿热黄疸、肾炎水肿、胆囊炎、痢疾、石淋、白浊、疔疮肿毒。用量15～30g；外用适量。

【化学成分】 含黄酮、有机酸、甾醇等成分。

505 牵牛（*Ipomoea nil*）

旋花科植物牵牛（裂叶牵牛）*Ipomoea nil*（L.）Roth [*Pharbitis nil*（L.）Choisy]。

【形态与分布】 一年生缠绕草本，全株被粗硬毛。叶互生，宽卵形或近圆形，长8～15cm，深或浅的3裂，偶5裂，基部圆，心形，中裂片长圆形或卵圆形，渐尖或骤尖，侧裂片较短，三角形，裂口锐或圆，叶面或疏或密被微硬的柔毛；叶柄长2～15cm，毛被同茎。花腋生，单一或通常2朵着生于花序梗顶，花序梗长短不一，多短于叶柄，毛被同茎；萼片5，基部密被开展的粗硬毛，裂片条状披针形，长约2～2.5cm，顶端尾尖；花冠漏斗状，蓝紫色或紫红色，长5～8cm，顶端5浅裂；雄蕊5；子房3室，柱头头状。种子卵状三棱形，长约6mm，黑褐色或米黄色，

生于山坡灌丛、干燥河谷路边、园边宅旁、山地路边，或为栽培。除我国北部少数省以外，大部分地区有分布。

【功效应用】 种子（药名牵牛子）：泻水通便，消痰涤饮，杀虫攻积。有毒。用于水肿胀满、二便不通、痰饮积聚、气逆喘咳、虫积腹痛。用量3～6g，孕妇禁服。

【化学成分】 种子含生物碱、蒽醌、二萜、酚酸、挥发油、大环内酯类等成分。

【附注】 本种与同属植物圆叶牵牛 *Ipomoea purpurea* Lam. [*Pharbitis purpurea*（L.）Voigt] 的干燥成熟种子为中药“牵牛子”，收载于《中国药典》。

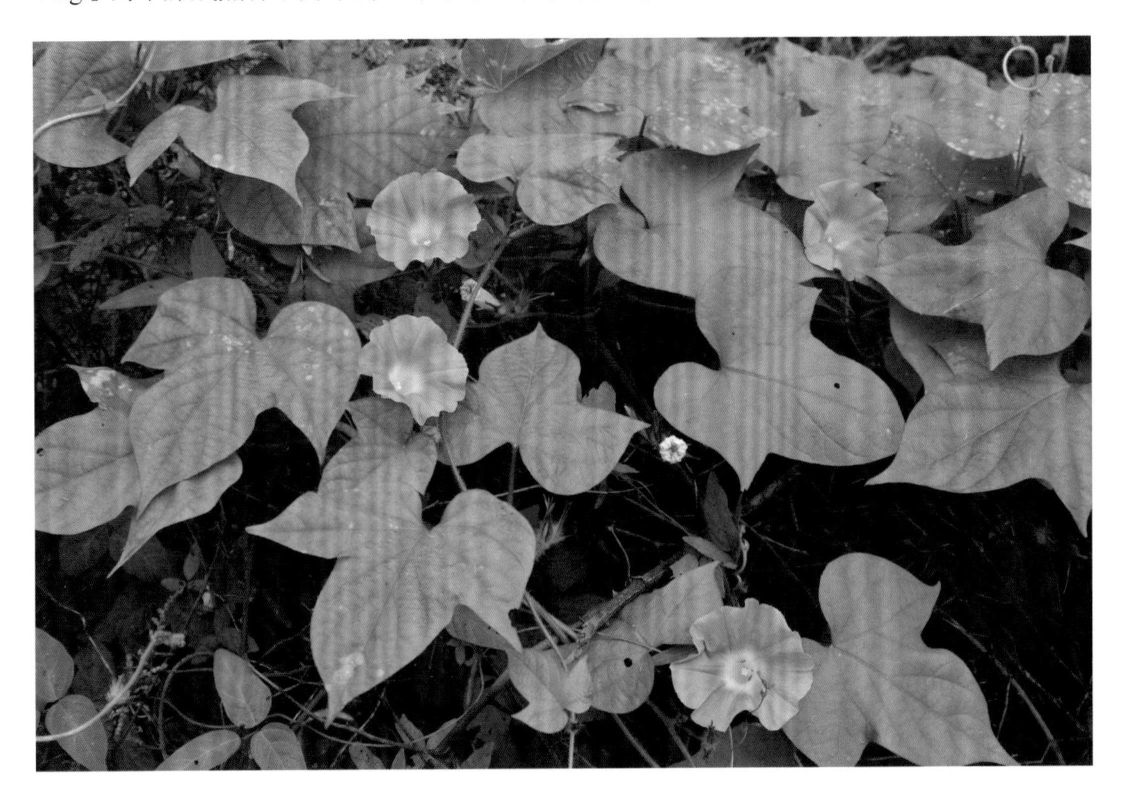

506 圆叶牵牛（*Ipomoea purpurea*）

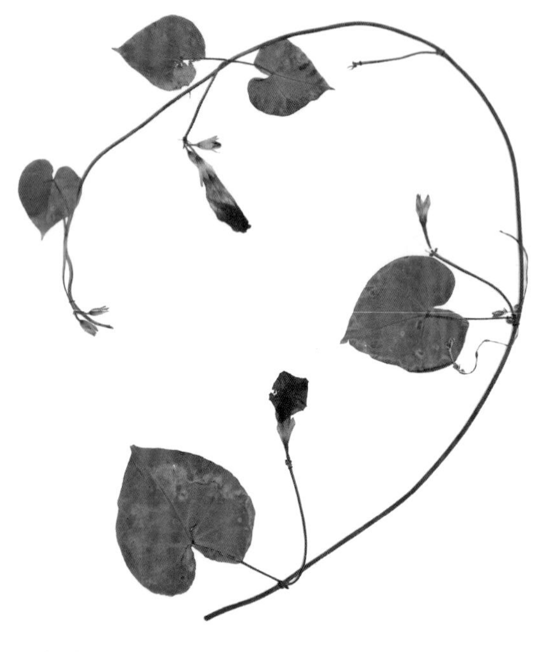

旋花科植物圆叶牵牛 *Ipomoea purpurea* Lam.［*Pharbitis purpurea*（L.）Voigt］。

【形态与分布】 一年生缠绕草本。茎左旋，长2m以上，多分枝，被毛。叶互生；具长叶柄；叶片圆心形或宽卵状心形，长4～18cm，宽3.5cm，通常全缘。花腋生，单一或2～5朵成伞形聚伞花序。萼片卵状披针形。花冠漏斗状，形似喇叭，蓝色、紫色或白色，边缘5浅裂，早晨开放，日中渐萎；雄蕊5，不等长，花丝基部有毛，子房3室，每室有2胚珠。蒴果球形，基部有宿萼。种子3棱卵状；花色浅的种子黄褐色，花色深的种子多黑褐色。

生于海拔2800m以下的田边、路旁、宅旁或山谷林内，栽培或野生。大部分省区有分布。

【功效应用】 种子（药名牵牛子）：利水通便，祛痰逐饮，消积杀虫。用于水肿、腹水、脚气、痰壅喘咳、大便秘结、食滞虫积、腰痛、阴囊肿胀、痈疽肿毒、痔漏便毒等。用量3～6g；入丸散每次1.5～3g，孕妇禁用。

【化学成分】 种子含甾酮、生物碱等成分。

【附注】 本种与同属植物牵牛（裂叶牵牛）的干燥成熟种子为中药“牵牛子”，收载于《中国药典》。

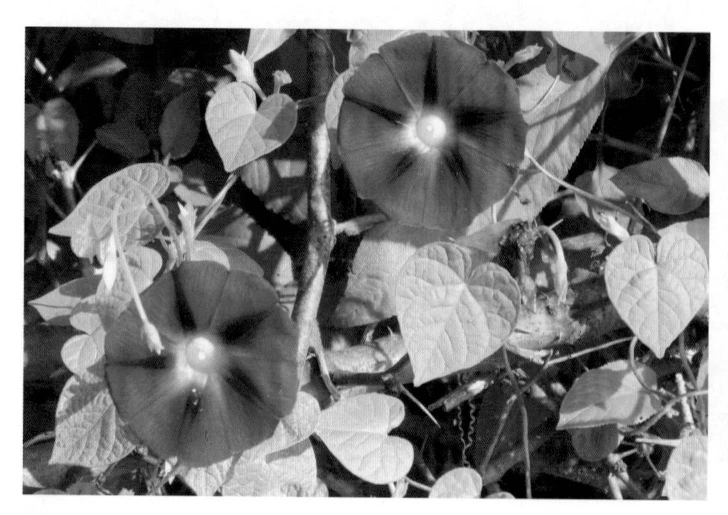

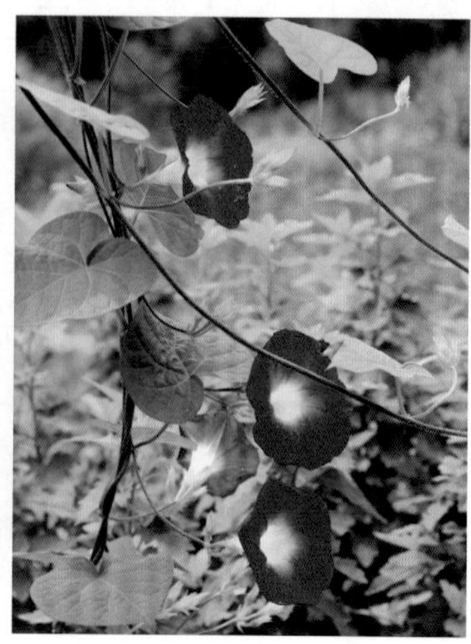

507 琉璃草（*Cynoglossum furcatum*）

紫草科植物琉璃草 *Cynoglossum furcatum* Wall.［*Cynoglossum zeylanicum*（Vahl）Thunb. ex Lehm.］。

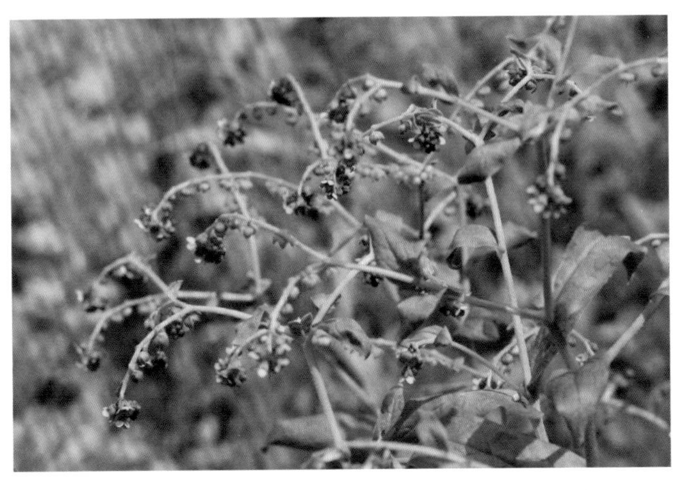

【形态与分布】 直立草本，高 40 ～ 60（80）cm。茎单一或数条丛生，密被伏黄褐色糙伏毛。基生叶及茎下部叶具柄，长圆形或长圆状披针形，长 12 ～ 20cm（包括叶柄），宽 3 ～ 5cm，先端钝，基部渐狭，上下两面密生贴伏的伏毛；茎上部叶无柄，狭小，被密伏的伏毛。花序顶生及腋生，分枝钝角叉状分开，果期延长呈总状；花梗长 1 ～ 2mm，果期较花萼短，密生贴伏的糙伏毛；花萼长 1.5 ～ 2mm，果期稍增大，裂片卵形或卵状长圆形，外面密伏短糙毛；花冠蓝色，漏斗状，长 3.5 ～ 4.5mm，檐部直径 5 ～ 7mm，裂片长圆形，先端圆钝，喉部有 5 个梯形附属物；花丝基部扩张，着生花冠筒上 1/3 处；花柱肥厚，略四棱形，长约 1mm，果期长达 2.5mm。小坚果 4，卵球形，密生锚状刺，边缘无翅边或稀中部以下具翅边。花果期 5 ～ 10 月。

生于海拔 300 ～ 3040m 的林间草地、向阳山坡及路边。自河南、湖北至华东、华南、西南地区及陕西、甘肃南部、台湾等地广布。

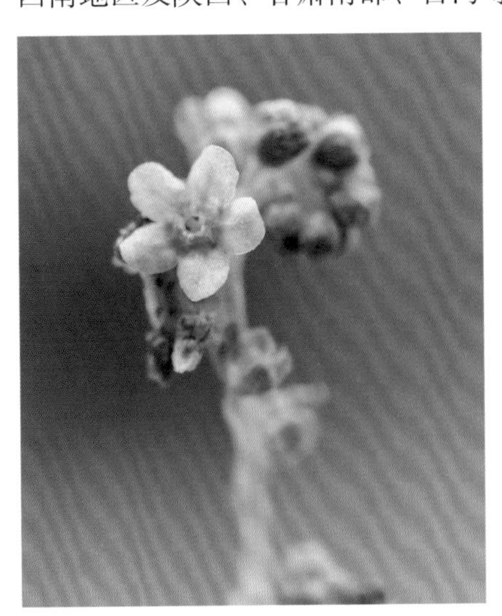

【功效应用】 根（药名生扯拢）：清热解毒，散瘀止血。根用于崩漏、带下、咳血、黄疸、烫伤，对“飞疔”（“危险三角”上的疔）有特效；外用治跌打损伤、刀伤。用量 9 ～ 12g；外用适量。叶外治痈疽疮毒、溃疡不收口。

【化学成分】 含吡咯里西啶类生物碱、挥发油等成分。

【附注】 （1）吡咯里西啶类生物碱有肝毒性和致癌性。（2）同属植物小花琉璃草 *Cynoglossum lanceolatum* Forsk. 在湖北、湖南等省有分布，同等药用。主要区别：花较小，直径仅 2 ～ 2.5mm；叶也较小，长 6 ～ 12cm。

508 紫草（*Lithospermum erythrorhizon*）

紫草科植物紫草 *Lithospermum erythrorhizon* Sieb.et Zucc.。

【形态与分布】 多年生草本，根富含紫色物质。茎通常1～3条，直立，高40～90cm，

有贴伏和开展的短糙伏毛，上部有分枝，枝斜升并常稍弯曲。叶无柄，卵状披针形至宽披针形，长3～8cm，宽7～17mm，先端渐尖，基部渐狭，两面均有短糙伏毛，脉在叶下面凸起，沿脉有较密的糙伏毛。花序生茎和枝上部，长2～6cm，果期延长；苞片与叶同形而较小；花萼裂片线形，长约4mm，果期可达9mm，背面有短糙伏毛；花冠白色，长7～9mm，外面稍有毛，筒部长约4mm，檐部与筒部近等长，裂片宽卵形，长2.5～3mm，开展，全缘或微波状，先端有时微凹，喉部附属物半球形，无毛；雄蕊着生花冠筒中部稍上，花丝长约0.4mm，花药长1～1.2mm；花柱长2.2～2.5mm，柱头头状。小坚果卵球形，乳白色或带淡黄褐色，长约3.5mm，平滑，有光泽，腹面中线凹陷呈纵沟。花果期6～9月。

生于山坡草地。分布于河南、湖北、湖南及辽宁、河北、陕西至甘肃东南部、山东、山西、江西、广西北部、贵州、四川等地。

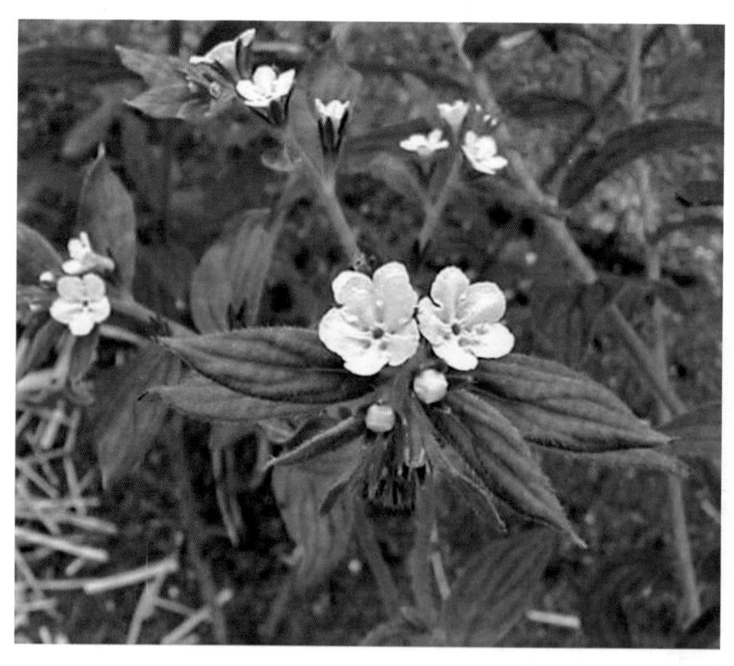

【功效应用】 根（药名硬紫草）：凉血活血，解毒透疹。用于血热毒盛、斑疹紫黑、麻疹不透、疮疡、湿疹、烧烫伤。用量5～9g；外用适量，熬膏或用植物油浸泡涂擦。

【化学成分】 根含萘醌、黄酮、生物碱、苯酚、苯醌、三萜、甾醇及多糖等成分。

【附注】 本种的干燥根为中药“紫草”来源之一（习称“硬紫草”），曾收载于1977年版《中国药典》。

509 附地菜（*Trigonotis peduncularis*）

紫草科植物附地菜 *Trigonotis peduncularis*（Trev.）Benth. ex Baker et Moore。

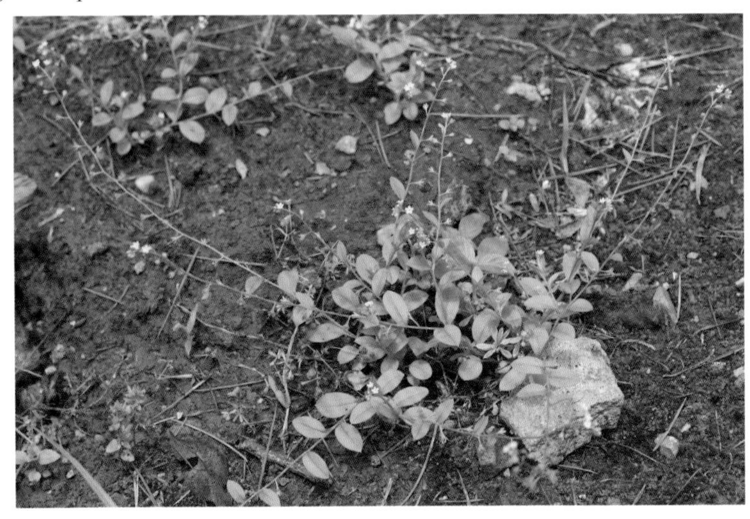

【形态与分布】 一年生或二年生草本。茎通常多条丛生，稀单一，密集，铺散，高 5 ～ 30cm，基部多分枝，被短糙伏毛。基生叶呈莲座状，有叶柄，叶片匙形，长 2 ～ 5cm，先端圆钝，基部楔形或渐狭，两面被糙伏毛，茎上部叶长圆形或椭圆形，无叶柄或具短柄。花序生茎顶，幼时卷曲，后渐次伸长，长 5 ～ 20cm，通常占全茎的 1/2 ～ 4/5，只在基部具 2 ～ 3 个叶状苞片，其余部分无苞片；花梗短，花后伸长，长 3 ～ 5mm，顶端与花萼连接部分变粗呈棒状；花萼裂片卵形，长 1 ～ 3mm，先端急尖；花冠淡蓝色或粉色，筒部甚短，檐部直径 1.5 ～ 2.5mm，裂片平展，倒卵形，先端圆钝，喉部附属 5，白色或带黄色。小坚果 4，斜三棱锥状四面体形，长 0.8 ～ 1mm，有短毛或平滑无毛，有短柄，棱尖锐。早春开花，花期甚长。

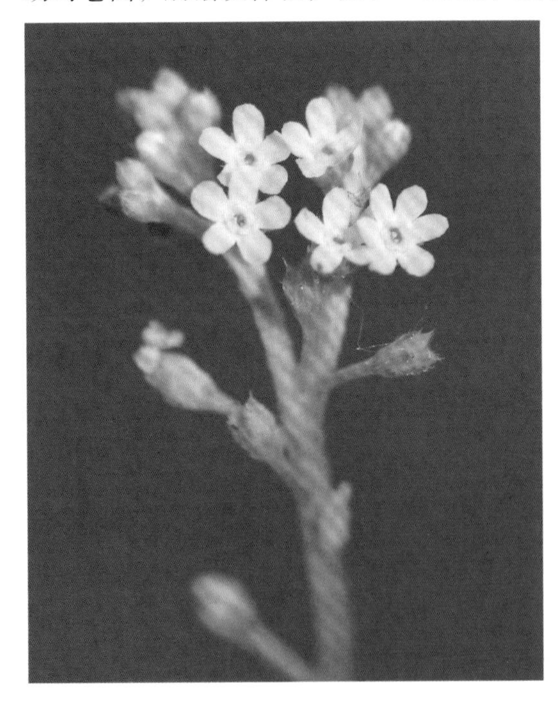

生于平原、丘陵草地、林缘、田间及荒地。全国各地广布。

【功效应用】 全草：行气止痛，解毒消肿。用于胃痛吐酸、痢疾、热毒痈肿、手脚麻木。用量 15 ～ 30g；外用适量。

【化学成分】 含萜类、挥发油等成分。

510 紫珠（*Callicarpa bodinieri*）

马鞭草科植物紫珠（珍珠枫）*Callicarpa bodinieri* Lévl.。

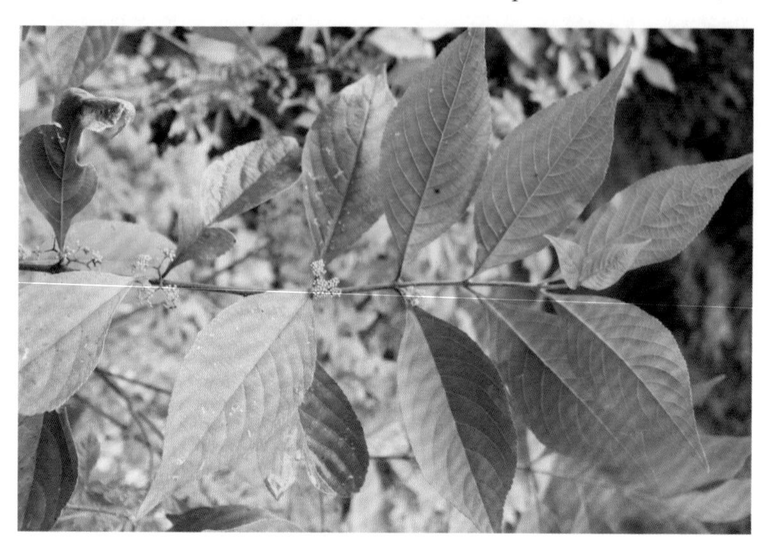

【形态与分布】 灌木，高 1 ～ 2m，小枝、叶柄和花序均被粗糠状星状毛。叶椭圆形至卵状长椭圆形，长 5 ～ 18cm，宽 2.5 ～ 10cm，顶端长渐尖至短尖，基部楔形，边缘有细锯齿，上面略有细毛，下面密被黄褐色或灰褐色星状毛，两面都有暗红色或红色腺点；叶柄长 0.5 ～ 1.5cm。聚伞花序 4 ～ 5 次分歧，总花梗长约 1cm；苞片细小，线形；花柄长约 1mm；花萼有星状毛和暗红色腺点，萼齿钝三角形；花冠紫红色；长约 3mm，被星状柔毛和暗红色腺点；雄蕊长约 6mm，花药椭圆形，细小，长约 1mm，药隔有暗红色腺点，药室纵裂；子房有毛。果实球形，熟时紫色，光滑，直径约 2mm。花期 6 ～ 7 月，果期 8 ～ 11 月。

生于海拔 200 ～ 2300m 的林中、林缘及灌丛中。分布于华中、华东、华南、西南地区。

【功效应用】 根或全株：散瘀止血，通经和血，祛风除湿，解毒消肿。用于血瘀痛经、月经不调、虚劳、白带、产后血气痛、衄血、咯血、崩漏、尿血、风湿痹痛、跌打损伤、外伤出血、烫伤、丹毒。用量 10 ～ 15g；外用适量。

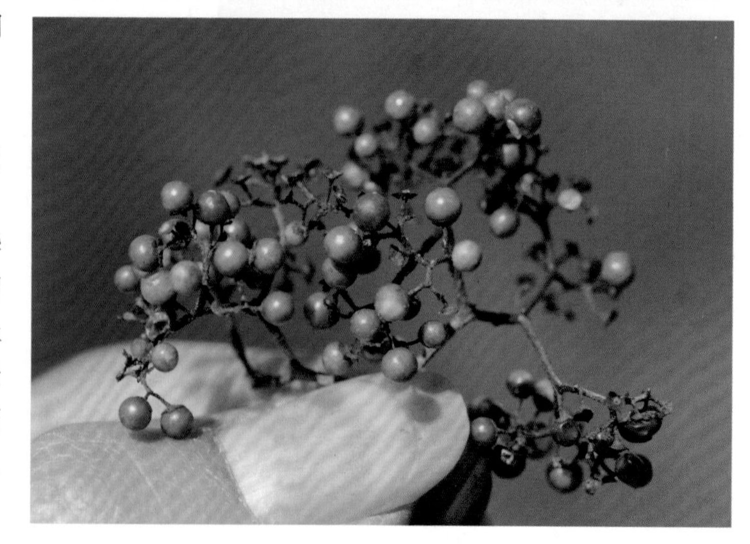

【化学成分】 含三萜、黄酮、苯丙素、挥发油、甾体等成分。

【附注】 本种与在华中地区也有分布的老鸦糊 *Callicarpa giraldii* Hesse ex Rehd. 极相似。但本种较老鸦糊叶背被毛较密，两面密生暗红色腺点，花序较松散，果实常较小。

511 日本紫珠（*Callicarpa japonica*）

马鞭草科植物日本紫珠（紫珠）*Callicarpa japonica* Thunb.。

【形态与分布】 灌木，高约至2m，小枝无毛。叶变异大，卵形、倒卵形以至卵状椭圆形，长7～15cm，宽3～6cm，顶端急尖或长尾尖，基部楔形，边缘有锯齿，两面通常无毛；叶柄长5～10mm。聚伞花序腋生，细弱而短小，宽约2cm，2～3次分歧，总花梗与叶柄等长或短于叶柄；花萼杯状，无毛，萼齿钝三角形；花冠白色或淡紫色，长约3mm，无毛；花丝与花冠筒近等长，花充分开放时花丝可稍长于花冠，花药顶端孔裂。果实球形，直径约2.5mm，紫色。花期6～7月，果期8～10月。

生于海拔220～850m的山坡和谷地溪旁的丛林中。分布于湖北西部、湖南、辽宁、河北、台湾、重庆、贵州等省市及华东地区。

【功效应用】 根、叶、果实入药：清热，凉血，止血，消炎。用于各种出血。用量10～15g；外用适量，捣敷，或研末撒。

【化学成分】 全株含黄酮、萜类、挥发油、苯丙素、甾醇等成分。

【附注】 本种的变种窄叶紫珠 *Callicarpa japonica* Thunb. var. *angustata* Rehd. 在河南、湖北、湖南和贵州、重庆及华东、华南等地有分布。

与日本紫珠的主要区别为：叶片较窄，倒卵状披针形或披针形，宽仅1～3.5cm，顶端急尖或渐尖，基部狭窄。

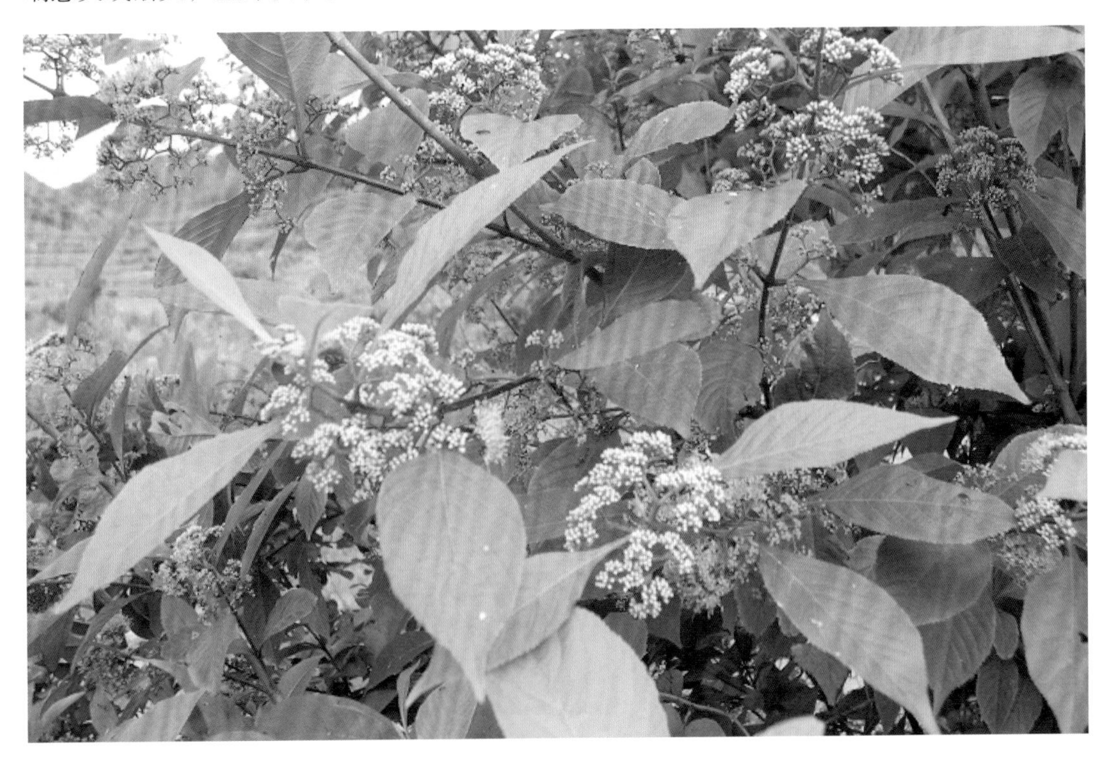

512 臭牡丹（*Clerodendrum bungei*）

马鞭草科植物臭牡丹 *Clerodendrum bungei* Steud.。

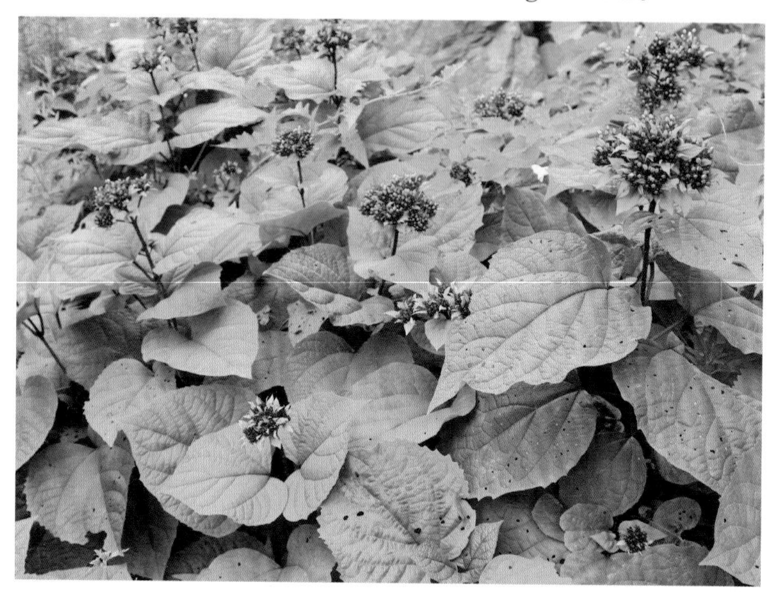

【形态与分布】 小灌木，嫩枝稍有柔毛，枝内白色中髓坚实。叶有强烈臭味，宽卵形或卵形，长 8 ～ 20cm，宽 5 ～ 15cm，顶端尖或渐尖，基部心形或近截形，边缘有大或小的锯齿，两面多少有糙毛或近无毛，下面有小腺点。聚伞花序紧密，顶生，苞片早落，花有臭气；花萼紫红色或下部绿色，长 2 ～ 9mm，外面有绒毛和腺点；花冠淡红色、红色或紫色，花冠管长 2 ～ 4cm；花柱不超出雄蕊。核果倒卵形或球形，直径 0.6 ～ 1.2cm，成熟后蓝紫色。花果期 5 ～ 11 月。

生于山坡、林缘或沟旁。分布于湖北、湖南及华北、西北、华东、西南地区。

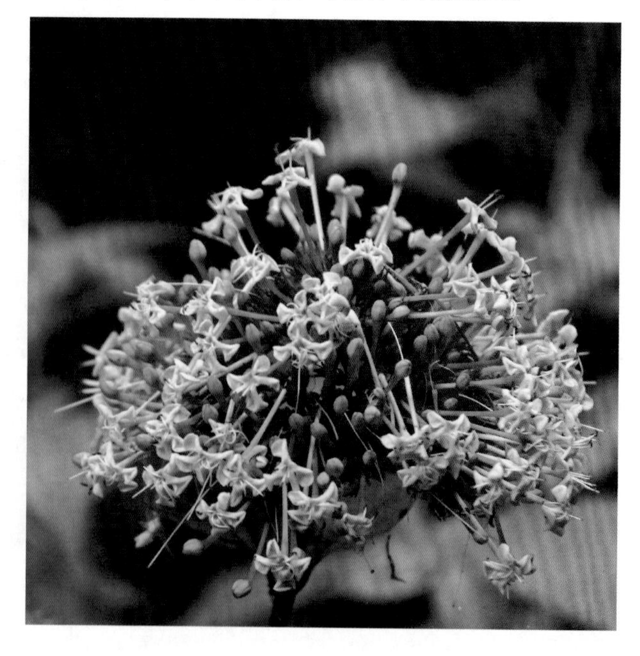

【功效应用】 茎叶（药名臭牡丹）：祛风解毒，消肿止痛，降血压。用于痈疽、疔疮、发背、乳痈、痔疮、湿疹、丹毒、风湿痹痛、高血压、子宫脱垂。用量 10 ～ 15g；外用适量。根：行气健脾，祛风除湿，解毒消肿，降血压。用于食滞腹胀、虚咳、久痢脱肛、痔疮下血、淋浊带下、风湿痛、脚气、痈疽肿毒、漆疮、高血压。用量 15 ～ 30g；外用适量，捣敷。

【化学成分】 含黄酮、挥发油、萜类、醌类、苯并二氢呋喃衍生物、酚苷、有机酸等成分。

513 大青（*Clerodendrum cyrtophyllum*）

马鞭草科植物大青 *Clerodendrum cyrtophyllum* Turcz.。

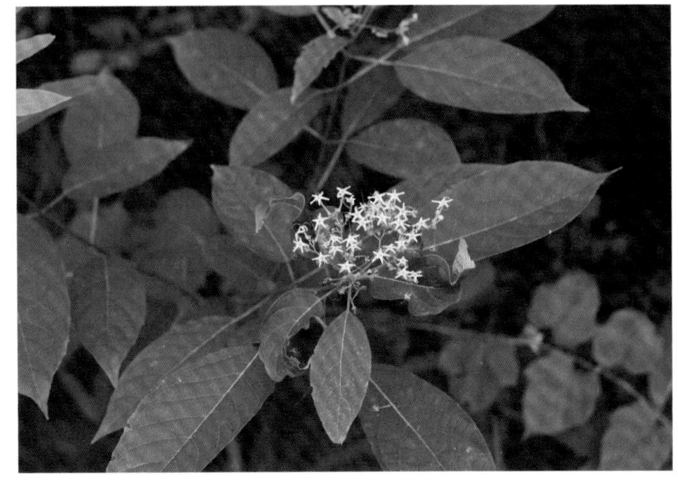

【形态与分布】 灌木或小乔木，高 1 ～ 10m。枝黄褐色。叶片椭圆形、卵状椭圆形、长圆形或长圆状披针形，长 6 ～ 20cm，宽 3 ～ 9cm，顶端渐尖或急尖，基部圆形或宽楔形，常全缘，两面无毛或沿脉疏生短柔毛，背面常有腺点，侧脉 6 ～ 10 对；叶柄长 1 ～ 8cm。伞房状聚伞花序生枝顶或叶腋，长 10 ～ 16cm，宽 20 ～ 25cm；苞片线形；花小，有橘香味；萼杯状，外被黄褐色短绒毛和不明显腺点，长 3 ～ 4mm，顶端 5 裂，裂片三角状卵形，长约 1mm；花冠白色，外面疏生细毛和腺点，花冠管细长，长约 1cm，顶端 5 裂，裂片卵形；雄蕊 4，花丝与花柱伸出花冠外。果球形或倒卵形，直径 5 ～ 10mm，熟时蓝紫色，为红色的宿萼所托。花果期 6 月至翌年 2 月。

生于海拔 1700m 以下的平原、丘陵、山地林下或溪谷旁。分布于我国中南、华东、西南（四川除外）各省区。

【功效应用】 叶（药名大青叶）：清热解毒，凉血止血。用于外感热病、热盛烦渴、咽喉肿痛、口疮、黄疸、热毒痢、痈疽肿毒、衄血、血淋、外伤出血。用量 15 ～ 30g。茎功用相似。根（药名大青根）清热，解毒，凉血。用于感冒高热、乙脑、流脑、腮腺炎、血热发斑、麻疹肺炎、黄疸肝炎、热泻热痢、风湿热痹、头痛、咽喉肿痛、风火牙痛、睾丸炎。用量 15 ～ 30g。

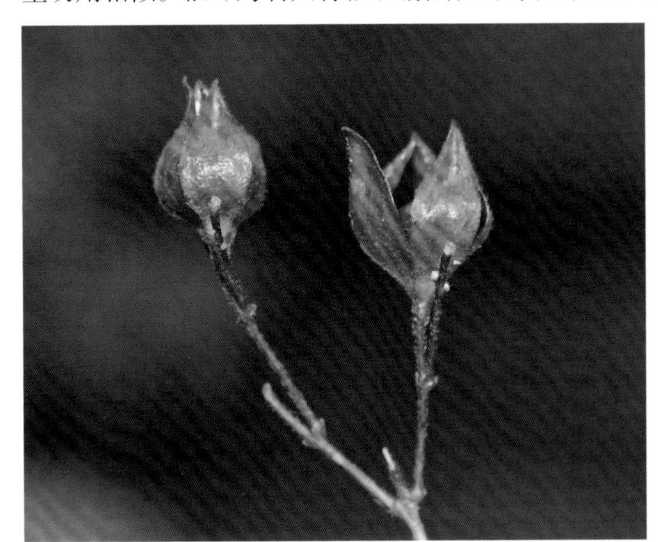

【化学成分】 含黄酮、酚类、香豆素、甾体、挥发油、萜类等成分。

【附注】 十字花科植物欧洲菘蓝（菘蓝）*Isatis tinctoria* L.（*Isatis indigotica* Fort.）的干燥叶为《中国药典》收载的“大青叶”，本种的叶在局部地区代替大青叶药用。

514 海州常山（*Clerodendrum trichotomum*）

马鞭草科植物海州常山 *Clerodendrum trichotomum* Thunb.。

【形态与分布】 灌木或小乔木，高 2 ～ 8m。茎有白髓，髓有淡黄色分隔；幼枝带方形，有褐色短柔毛。叶对生，广卵形至椭圆形，长 6 ～ 17cm，宽 5 ～ 14cm，全缘或有波状齿，先端渐尖，基部阔楔形至截形，两面有白色短柔毛或近无毛，有臭气；叶柄长 3 ～ 14cm，有短柔毛。花白色或淡红色，排列为头状聚伞花序，顶生或腋生；花萼紫红色，5 深裂，裂片卵形至卵状长椭圆形；花冠白色或粉红色，下部合生成细筒，长约 2cm，5 深裂，裂片长椭圆形；雄蕊 4，二强，着生于花冠筒内，花丝细长；花柱伸出冠筒外。核果近球形，熟时蓝紫色，有宿存红色花萼。花果期 6 ～ 11 月。

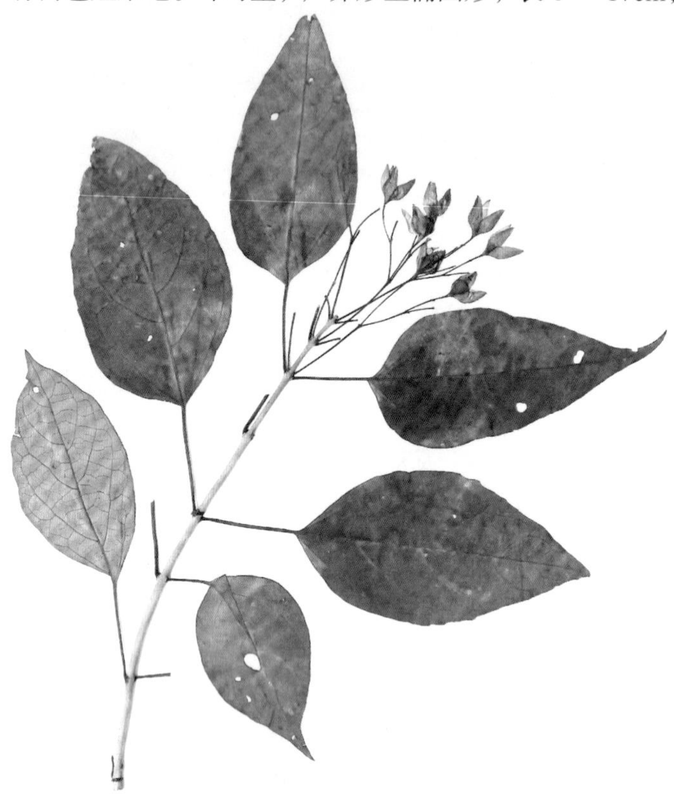

多生于海拔 3400m 以下的山坡、路旁和溪边、村旁。分布于华中及华北、华东、华南、西南地区。

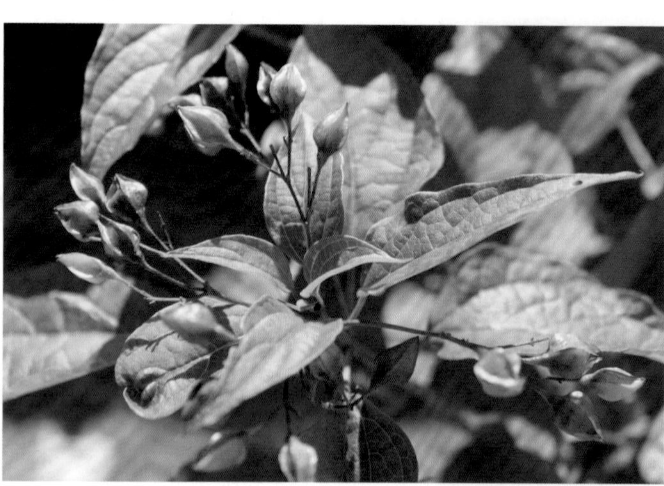

【功效应用】 嫩枝、叶：祛风除湿，平肝降压，解毒杀虫。用于风湿痹痛、半身不遂、高血压、偏头痛、疟疾、痢疾、痔疮、痈疽疮疥等。用量 10 ～ 15g，水煎或泡酒服；外用适量，煎水洗，或捣敷研末调敷。

【化学成分】 含挥发油、生物碱、黄酮、苯丙素和苷类成分。

515 马鞭草（*Verbena officinalis*）

马鞭草科植物马鞭草 *Verbena officinalis* L.。

【形态与分布】 多年生草本，高 30 ～ 120cm。茎四方形，单叶对生，卵形至长卵形，长 2 ～ 8cm，宽 1.5 ～ 5cm，3 ～ 5 深裂，裂片不规则的羽状分裂或不分裂而具粗齿，两面被硬毛，下面脉上的毛尤密。花蓝紫色，无柄，排成细长、顶生或腋生的穗状花序；每朵花有 1 苞片，苞片和萼片都有粗毛；花萼膜质，筒状，顶端 5 裂；花冠长约 4mm，淡紫色或蓝色，微呈二唇形，5 裂；雄蕊 4 枚，着生于冠筒中部，花丝极短；子房无毛，花柱短，顶端浅 2 裂。果包藏于萼内，长约 2mm，外果皮薄，成熟时裂开成 4 个小坚果。花期夏秋季。

生于山脚路旁或村边荒地。分布于湖北、江苏、广西、贵州等省区。

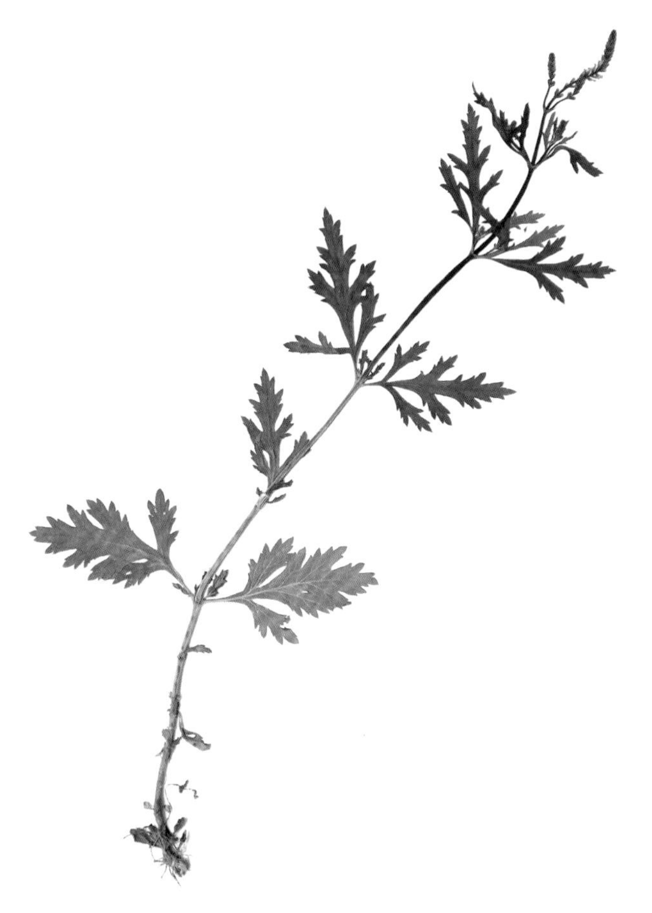

【功效应用】 全草（药名马鞭草）：清热解毒，活血通经，利水消肿，截疟。用于咽喉肿痛、疮毒痈肿、湿热黄疸、痢疾、淋症、疟疾、经闭、外伤出血；外治跌打损伤、疔疮肿毒。用量 5 ～ 10g，孕妇慎用。

【化学成分】 全草含环烯醚萜苷、甾醇、腺苷、鞣质等成分。

【附注】 本种的干燥地上部分为中药“马鞭草”，收载于《中国药典》。

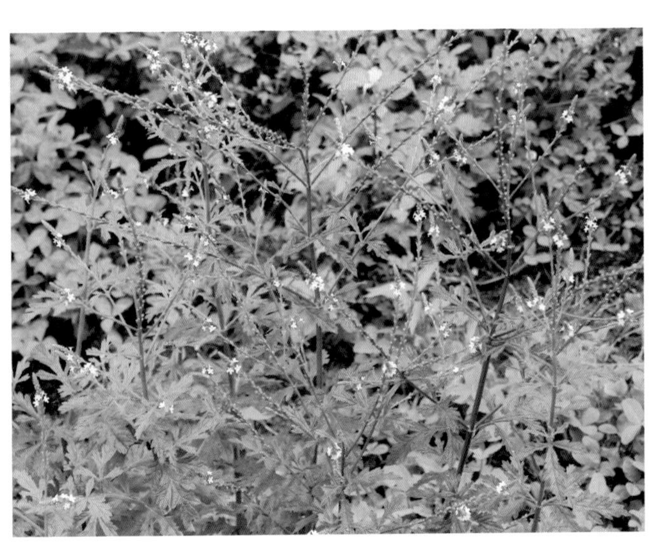

516 牡荆（*Vitex negundo* var. *cannabifolia*）

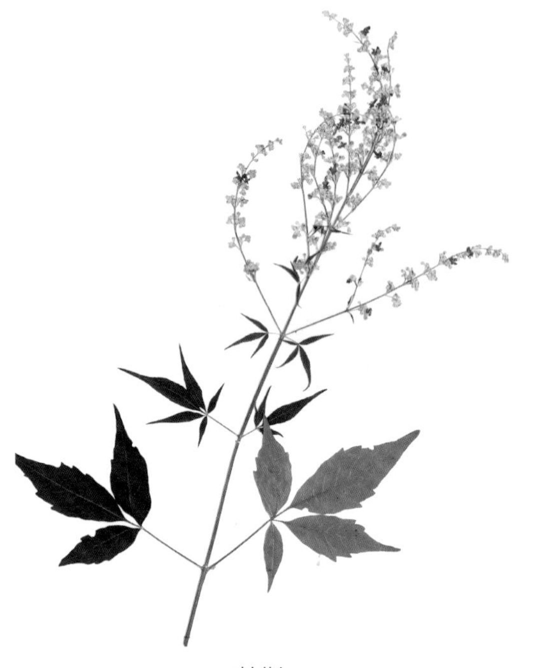
牡荆

马鞭草科植物牡荆 *Vitex negundo* L. var. *cannabifolia*（Sieb. et Zucc.）Hand.-Mazz.。

【形态与分布】 灌木或小乔木，高 2～5m。树皮灰褐色，小枝四棱形，密被柔毛，枝叶揉碎后有香气。掌状复叶对生，具长柄；小叶 5，间有 3，椭圆状卵形，长 3～10cm，宽 1～3.5cm，中央 3 小叶片较大，有较长小叶柄，两侧的较小而无柄，先端渐尖，基部楔形，每侧有 5～8 个粗锯齿，下面灰白色。圆锥花序顶生；花小，淡紫色；花萼钟形，5 齿裂，被毛，花冠被毛，二唇形，上唇短 2 浅裂，下唇 3 裂，中央裂片大。果球形，褐色，基部有宿萼。花果期 5～10 月。

生于山坡、路旁、草丛或灌木丛中。

广布于山东及长江流域及以南各省区。

【功效应用】 茎枝（药名黄荆条）：祛风解表，消肿止痛。用于感冒发热、咳嗽、喉痹肿痛、风湿骨痛、牙痛、烫伤。用量 10～15g；外用适量捣敷，或水煎洗、含漱。叶（药名牡荆叶）：祛痰，止咳，平喘，解毒。用于咳嗽痰多、感冒、肠炎、痢疾、疟疾、泌尿系感染；外治湿疹、皮炎、脚癣。果实（药名黄荆子）：止咳平喘，理气止痛。

【化学成分】 全株含萜类、黄酮、木脂素、环烯醚萜、生物碱等成分；叶含挥发油；果实含萜类、挥发油、黄酮、有机酸等成分。

【附注】 （1）牡荆的鲜叶为提取牡荆油进而生产牡荆油胶丸的原料，收入《中国药典》；牡荆或黄荆的干燥茎枝以“黄荆条”为名收入《湖北省中药材质量标准》（2018 年版）。（2）牡荆为黄荆 *Vitex negundo* L. 的变种。黄荆分布同牡荆，民间同等药用。其形态与牡荆的主要区别为：小叶片通常全缘或每边极少有锯齿。

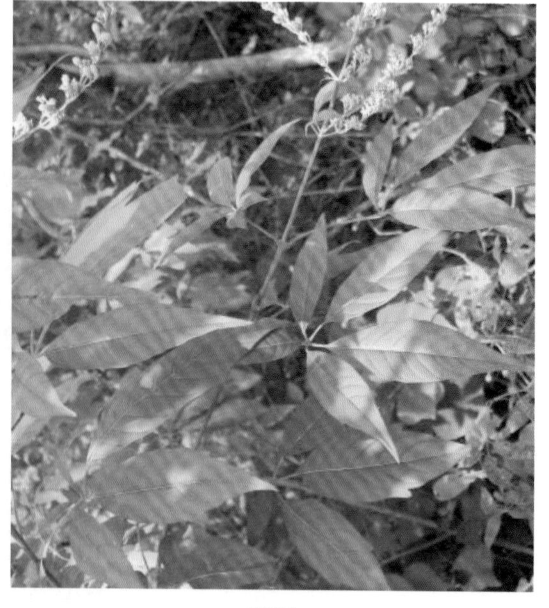
黄荆

517 藿香（*Agastache rugosa*）

唇形科植物藿香 *Agastache rugosa*（Fisch. et Mey.）O. Ktze.。

【形态与分布】 草本。高 0.5 ～ 1.5m，四棱形，上部具分枝及极短细毛。叶对生，心状卵形至长圆状披针形，长 4.5 ～ 11cm，宽 3 ～ 6.5cm，向上渐小，先端尾状长渐尖，基部心形，稀截形，边缘具粗齿，下面被微柔毛及点状腺体；叶柄长 1.5 ～ 3.5cm。轮伞花序多花，在主茎或侧枝上组成顶生密集的圆筒形穗状花序，花序长 2.5 ～ 12cm，直径 1.8 ～ 2.5cm；花序基部的苞叶披针状线形，长不超过 5mm，长渐尖，苞片形状相似但较小；轮伞花序具短梗，总梗长约 3mm，被腺微柔毛。花萼管状倒圆锥形，长约 6mm，被腺微柔毛及黄色小腺体，多少呈浅紫色或紫红色，喉部微斜，萼齿三角状披针形，后 3 齿长约 2.2mm，前 2 齿稍短。花冠淡紫蓝色，长约 8mm，冠筒微超出萼，向上渐宽，喉部宽约 3mm，冠檐二唇形，上唇直伸，先端微缺，下唇 3 裂，中裂片较宽大，边缘波状，侧裂片半圆形。雄蕊伸出花冠。子房裂片顶部具绒毛。小坚果卵状长圆形，长约 1.8mm，腹面具棱。花果期 6 ～ 11 月。

全国各地广泛分布，常见栽培。

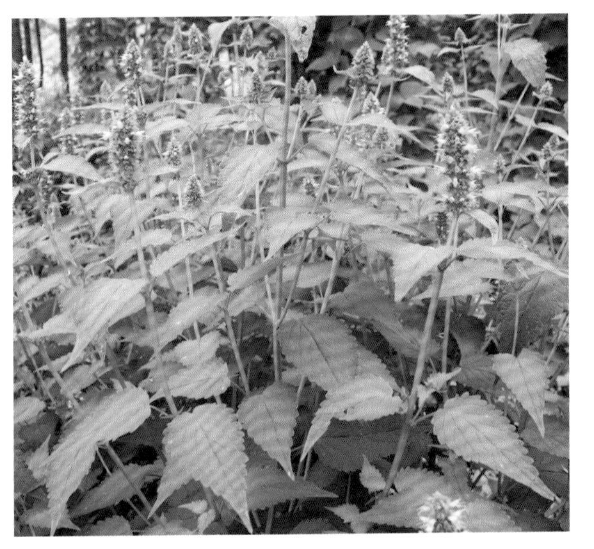

【功效应用】 地上部分（药名藿香）：祛暑解表，化湿和胃。用于夏令感冒、寒热头痛、胸脘痞闷、妊娠呕吐、呕吐泄泻、手足癣。用量 6 ～ 12g。

【化学成分】 地上部分含挥发油、萜类、黄酮等成分。

【附注】 干燥地上部分曾以“藿香（土藿香）”为名，收载于《中国药典》。

518 金疮小草（*Ajuga decumbens*）

唇形科植物金疮小草 *Ajuga decumbens* Thunb.。

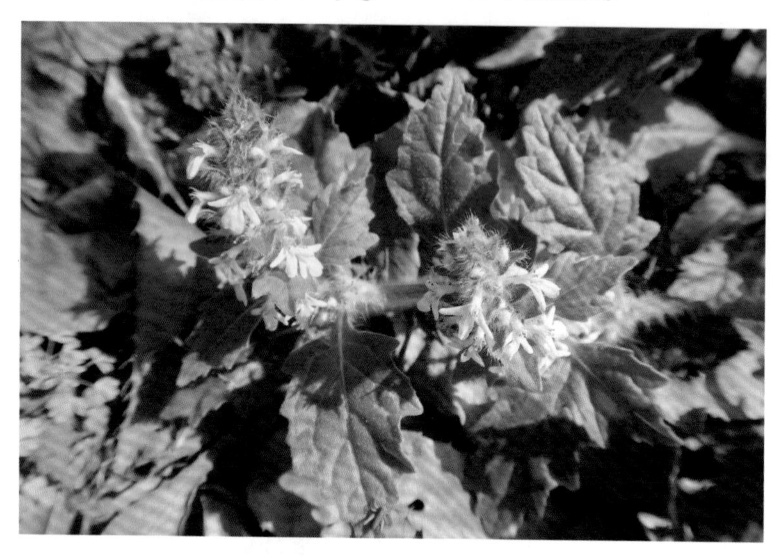

【形态与分布】 一年生或二年生草本，平卧或斜上升，具匍匐茎。茎长 10 ～ 20cm，被白色长柔毛或绵状长柔毛，幼嫩部分尤多，绿色，老茎有时呈紫绿色。基生叶较多，较茎生叶长而大，叶柄具狭翅；叶片匙形或倒卵状披针形，长 3 ～ 6（14）cm，宽 1.5 ～ 2.5（5）cm，两面被疏糙伏毛。轮伞花序多花，排列成间断的假穗状花序；苞片大，匙形至披针形；花萼漏斗状，10 脉，齿 5，近相等；花冠淡蓝色或淡红紫色，稀白色，筒长 8 ～ 10mm，近基部具毛环，檐部近于二唇形，上唇直立，圆形，微凹，下唇伸延，中裂片狭扇形或倒心形；雄蕊 4，二强，伸出；花盘环状，前方具 1 指状腺体。小坚果倒卵状三棱形，背部具网状皱纹。花期 3 ～ 7 月，果期 5 ～ 11 月。

生于海拔 360 ～ 1400m 的路旁、林边、草坡及溪边较阴湿肥沃的土壤上。分布于华中、华东、华南、西南地区。

【功效应用】 全草（药名白毛夏枯草）：清热泻火，败毒消肿，凉血散血。用于咽喉肿痛、肺热咳嗽、肺痈、暴火眼、痢疾、跌打青肿、小儿高热惊风、吐血、便血、骨折、筋骨疼痛、尿血、痔疮、痈疽疔疮。用量 10 ～ 30g；鲜品 30 ～ 60g；外用适量，捣敷或煎水洗。

【化学成分】 全草含二萜、环烯醚萜、黄酮等成分。

【附注】 （1）本种因善治金疮，亦名“金疮小草”。其干燥全草以“白毛夏枯草”为名收载于《湖北省中药材质量标准》（2009 年版），民间认为本品清热解毒效果极好。（2）同属植物紫背金盘 *Ajuga nipponensis* Makino 形态相似，在湖北民间同等入药。与金疮小草的主要区别为：叶宽椭圆形或卵状椭圆形；植株开花时通常无基生叶，通常直立，从基部分枝。

519 风轮菜（*Clinopodium chinense*）

唇形科植物风轮菜 *Clinopodium chinense*（Benth.）O. Ktze.。

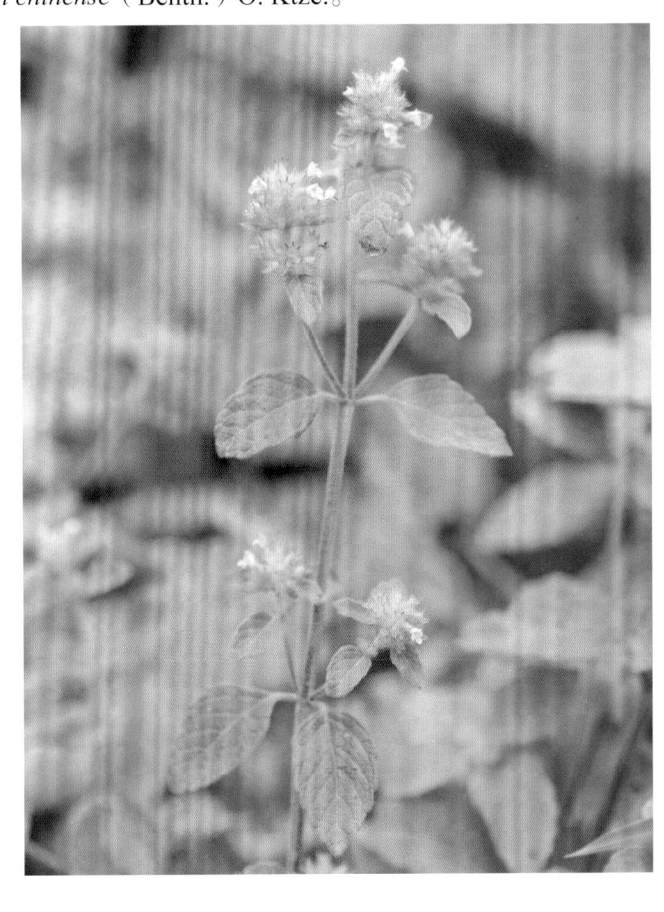

【形态与分布】 多年生草本。茎基部匍匐生根，上部上升，多分枝，高可达1m，密被短柔毛及具腺微柔毛。叶片卵形，长2～4cm，先端急尖或钝，基部圆形呈阔楔形，边缘具大小均匀的圆齿状锯齿，上面密被平伏短硬毛，下面被疏柔毛；叶柄长3～8mm，密被疏柔毛。轮伞花序总梗极多分枝，多花密集，常偏向于一侧，半球形；苞叶叶状，向上渐小至苞片状，苞片针状；花萼狭筒状，常染紫红色，长约6mm，外被长柔毛及部分具腺微柔毛，内面在喉部被柔毛，13脉，上唇3齿，下唇2齿，较长，具刺尖；花冠紫红色，长约9mm，上唇直伸，顶端微缺，下唇3裂。小坚果倒卵形，长约1.2mm，宽约0.9mm，黄褐色。花期5～8月，果期8～10月。

生于海拔1000m以下的山坡、灌丛、林下、草丛或路边。分布于华中、华东、华南及台湾等地。

【功效应用】 地上部分（药名断血流）：收敛止血。用于崩漏、尿血、鼻衄、牙龈出血、创伤出血。用量9～15g；外用适量，研末敷患处。

【化学成分】 地上部分含黄酮、皂苷、有机酸、芳香族化合物、三萜、甾体等成分。

【附注】 本种与同属植物灯笼草 *Clinopodium polycephalum*（Vaniot）C. Y. Wu et Hsuane ex P.S.Hsu 的干燥地上部分为中药“断血流”，收载于《中国药典》。灯笼草与风轮菜有以下区别：茎直立；轮伞花序不为极多分枝，也不偏向一侧，而是沿茎及分枝形成宽而多头的圆锥花序。

520 灯笼草（*Clinopodium polycephalum*）

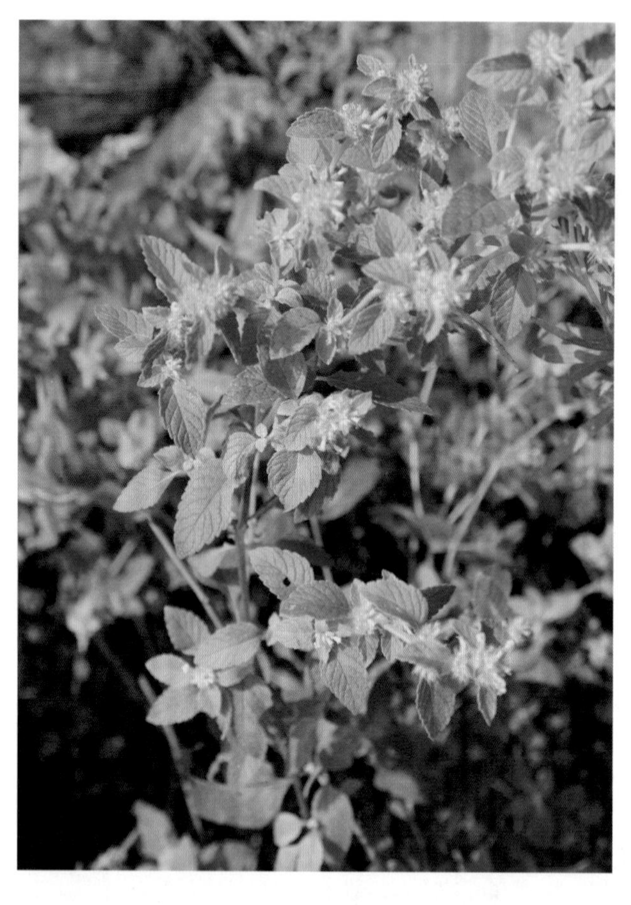

唇形科植物灯笼草 *Clinopodium polycephalum*（Vaniot）C. Y. Wu et Hsuan ex P.S.Hsu。

【形态与分布】 直立多年生草本，高 0.5 ～ 1m，多分枝，基部有时匍匐生根。茎四棱形，具槽，被平展糙硬毛及腺毛。叶卵形，长 2 ～ 5cm，宽 1.5 ～ 3.2cm，先端钝或急尖，基部阔楔形至几圆形，边缘具疏圆齿状牙齿，上面榄绿色，下面略淡，两面被糙硬毛，尤其是下面脉上，侧脉约 5 对，与中脉在上面微下陷下面明显隆起。轮伞花序多花，圆球状，花时径达 2cm，沿茎及分枝形成宽而多头的圆锥花序；苞叶叶状，较小，生于茎及分枝近顶部者退化成苞片状；苞片针状，长 3 ～ 5mm，被具节长柔毛及腺柔毛；花梗长 2 ～ 5mm，密被腺柔毛。花萼圆筒形，花时长约 6mm，宽约 1mm，具 13 脉，脉上被具节长柔毛及腺微柔毛，萼内喉部具疏刚毛，果时基部一边膨胀，宽至 2mm，上唇 3 齿，齿三角形，具尾尖，下唇 2 齿，先端芒尖。花冠紫红色，长约 8mm，冠筒伸出于花萼，外面被微柔毛，冠檐二唇形，上唇直伸，先端微缺，下唇 3 裂。雄蕊不露出。子房无毛。小坚果卵形，长约 1mm，褐色，光滑。花期 7 ～ 8 月，果期 9 月。

生于海拔 3400m 以下的山坡、路边、林下、灌丛中。分布于华中、华东、西南地区及河北、山西、陕西、甘肃、西藏东部、广西。

【功效应用】 地上部分（药名断血流）：收敛止血。用于崩漏、尿血、鼻衄、牙龈出血、创伤出血。用量 9 ～ 15g；外用适量，研末敷患处。

【化学成分】 地上部分含皂苷等成分。

【附注】 本种与同属植物风轮菜 *Clinopodium chinense*（Benth.）O. Ktze. 的干燥地上部分为中药“断血流”，收载于《中国药典》。风轮菜与本种有以下区别：茎基部匍匐生根，上部上升；轮伞花序总梗极多分枝，多花密集，常偏向于一侧。

521 香薷（*Elsholtzia ciliata*）

唇形科植物香薷 *Elsholtzia ciliata*（Thunb.）Hyland.。

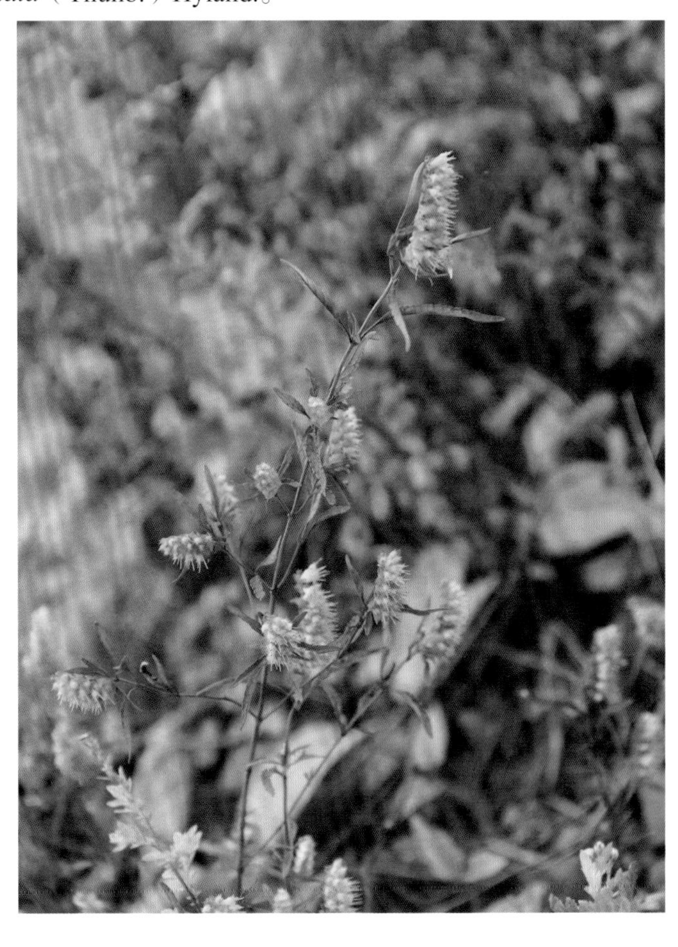

【形态与分布】 一年生草本。茎高 30 ～ 50cm，通常自中部以上分枝，钝四棱形，具槽，无毛或被疏柔毛，常呈麦秆黄色，老时变紫褐色。叶片卵形或椭圆状披针形，长 3 ～ 9cm，宽 1 ～ 4cm，先端渐尖，基部楔状下延成狭翅，边缘具锯齿，上面绿色，疏被小硬毛，下面淡绿色，主沿脉上疏被小硬毛，余部散布松脂状腺点，侧脉约 6 ～ 7 对，与中肋两面稍明显，叶柄长 0.5 ～ 3cm，被毛。轮伞花序多花，组成偏向一侧、顶生的假穗状花序，后者长 2 ～ 7cm，花序轴被疏毛；苞片宽卵圆形，多半褪色，长宽约 3mm，顶端针芒状，具睫毛，外近无毛而被橙色腺点；花萼钟状，长约 1.5mm，外被毛，齿 5，三角形，前 2 齿较长，齿端呈针芒状；花冠淡紫色，外被柔毛，上唇直立，顶端微凹，下唇 3 裂，中裂片半圆形。小坚果矩圆形。花期 7 ～ 10 月，果期 10 月至翌年 1 月。

生于海拔 3400m 以下的路旁、山坡、荒地、林内、河岸。除新疆及青海外，几分布于全国各地。

【功效应用】 全草（药名北香薷）：发汗解暑，和中化湿。用于夏日外感风寒、内伤于湿、恶寒发热、头痛无汗、脘腹疼痛、呕吐腹泻。用量 5 ～ 15g。

【化学成分】 含挥发油、黄酮等成分。

【附注】 《中国药典》上记载的“香薷”药材为唇形科植物石香薷 *Mosla chinensis* Maxim. 及其栽培品种江香薷 *Mosla chinensis*‘Jiangxiangru’的干燥地上部分。香薷 *Elsholtzia ciliata*（Thunb.）Hyland. 在全国各地俗称“土香薷”，不作正品香薷药用。

522 活血丹（*Glechoma longituba*）

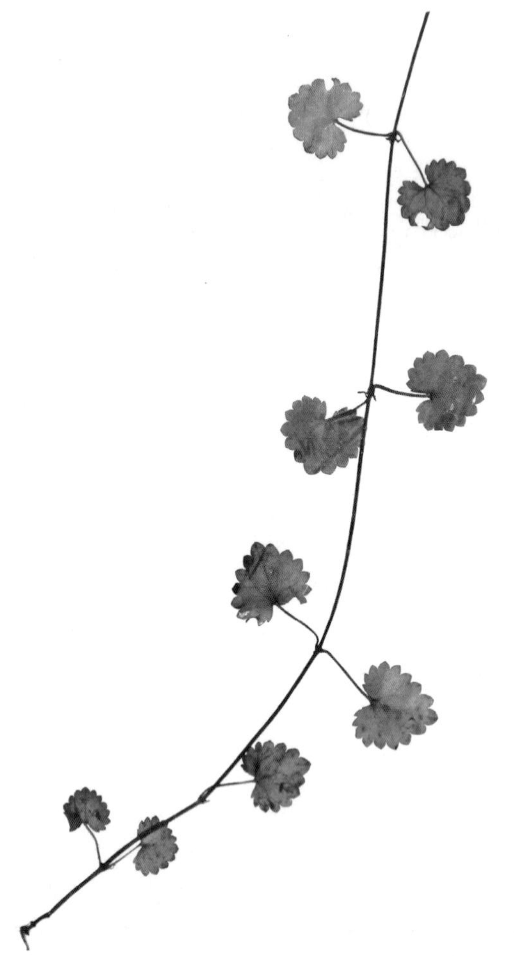

唇形科植物活血丹 *Glechoma longituba*（Nakai）Kupr.。

【形态与分布】 多年生上升草本，具匍匐茎。茎高 10 ～ 30cm，四棱形，幼嫩部分被疏长柔毛。茎下部叶较小，心形或近肾形，上部叶心形，长 1.8 ～ 2.6cm，上面被疏粗伏毛，下面常带紫色，被疏柔毛；叶柄长为叶片 1.5 倍。轮伞花序少花；苞片刺芒状；花萼管状，长 9 ～ 11mm，齿 5，长披针形，顶端芒状，呈 3/2 式二唇形，上唇 3 齿较长；花冠淡蓝色至紫色，下唇具深色斑点，筒有长短两型，长者长 1.7 ～ 2.2cm，短者长 1 ～ 1.4cm，檐部二唇形。上唇直立，2 裂，裂片近肾形，下唇伸长，斜展，3 裂，中裂片最大，肾形，较上唇片大 1 ～ 2 倍，先端凹入，两侧裂片长圆形，宽为中裂片之半。小坚果长圆状卵形。花果期 4 ～ 6 月。

生于海拔 50 ～ 2000m 的林缘、疏林下、草地上或溪边等阴湿处。分布于除新疆、青海、甘肃及西藏外的全国各省区。

【功效应用】 地上部分（药名连钱草）：利湿通淋，清热解毒，散瘀消肿。用于热淋、石淋、湿热黄疸、疮痈肿痛、跌打损伤。用量 15 ～ 30g；外用适量。

【化学成分】 含挥发油、萜类、黄酮、有机酸等成分。

【附注】 干燥地上部分为中药“连钱草”，收载于《中国药典》。

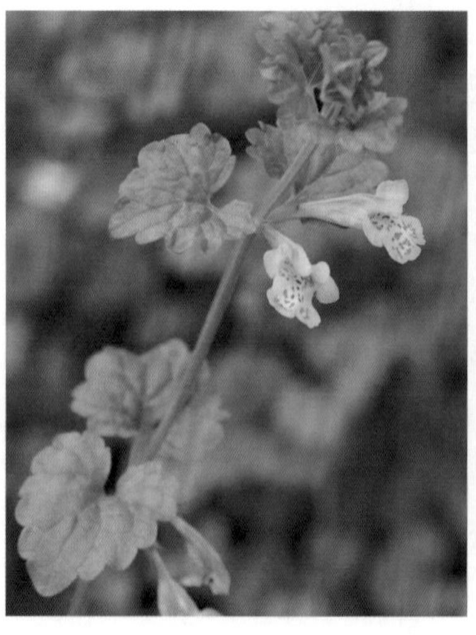

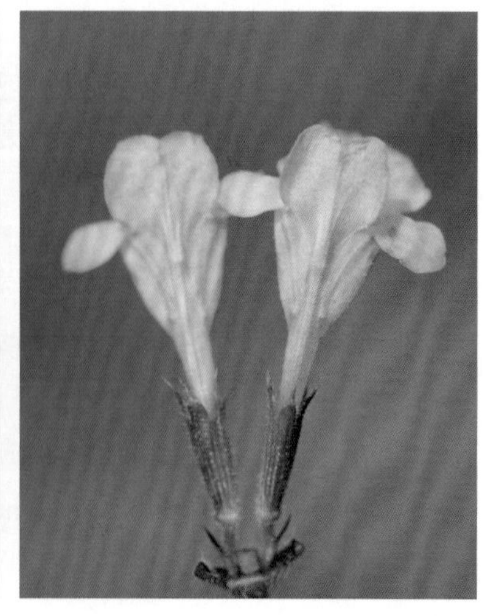

523 香茶菜（*Isodon amethystoides*）

唇形科植物香茶菜 *Isodon amethystoides*（Benth.）Hara［*Rabdosia amethystoides*（Benth.）Hara］。

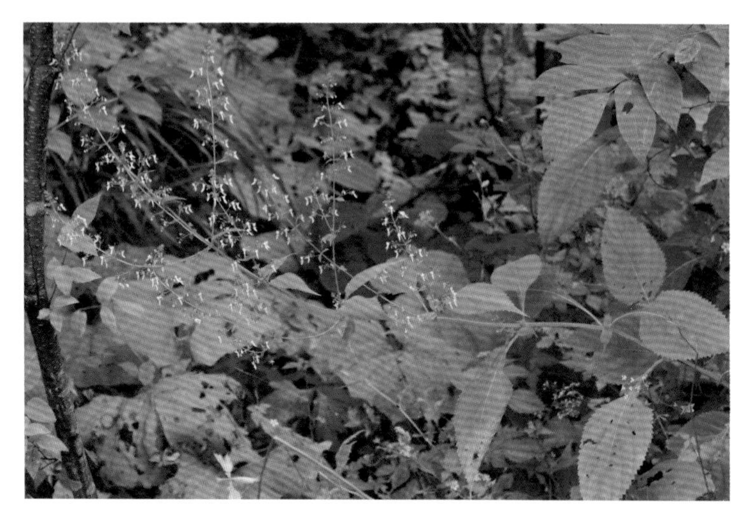

【形态与分布】 多年生草本，高 0.3 ～ 1.5m。根茎肥大，疙瘩状，木质。茎直立，四棱形，被倒向柔毛。叶对生；叶柄长 0.2 ～ 2.5cm；叶片卵状圆形、卵形或披针形，长 0.8 ～ 11cm，宽 0.7 ～ 3.5cm，先端渐尖，急尖或钝，基部楔形下延于叶柄，边缘基部以上具圆齿，两面被短柔毛或近无毛，均具腺点。二歧聚伞花序多花，组成顶生疏散的圆锥花序，聚伞花序分枝极叉开；苞片卵形或针状，小，但较显著；花萼钟形，长约 2.5mm，外面被极短硬毛或近无毛，并具腺点，萼齿 5，三角形，近相等；花冠白色、蓝白色或紫色，长约 7mm，外面被短柔毛，内面无毛，上唇外反，先端 4 圆裂，下唇阔圆形；雄蕊 4，二强，内藏；子房 4 裂，花柱与雄蕊等长；花盘杯状。小坚果卵形，褐色。花期 6 ～ 10 月，果期 7 ～ 11 月。

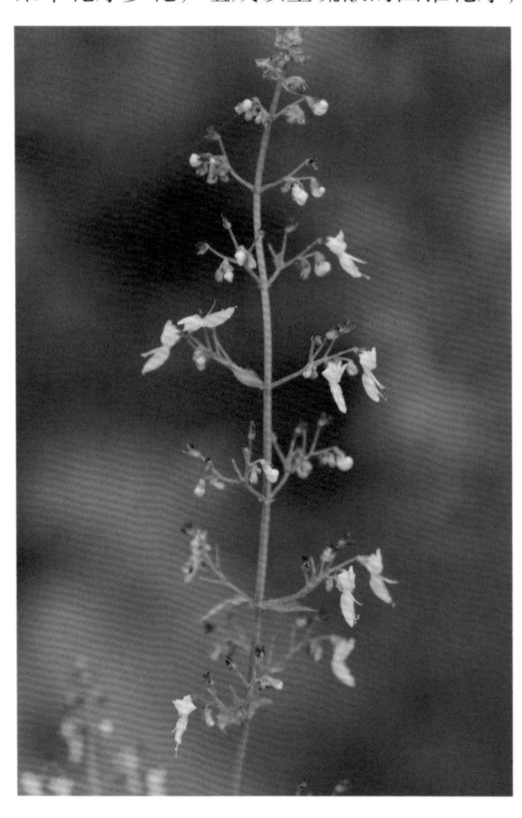

生于海拔 200 ～ 920m 的林下或草丛中的湿润处。分布于湖北、贵州、台湾等省及华东、华南地区。

【功效应用】 地上部分（药名香茶菜）：清热利湿，活血散瘀，解毒消肿。用于湿热黄疸，淋证，水肿，咽喉肿痛，关节痹痛，闭经，乳痈，痔疮，发背，跌打损伤，毒蛇咬伤。用量 10 ～ 15g，孕妇慎服；外用适量，鲜叶捣敷，或煎水洗。

【化学成分】 茎叶含萜类、甾醇等成分。

524 碎米桠（*Isodon rubescens*）

唇形科植物碎米桠 *Isodon rubescens*（Hemsl.）H. Hara［*Rabdosia rubescens*（Hemsl.）Hara］。

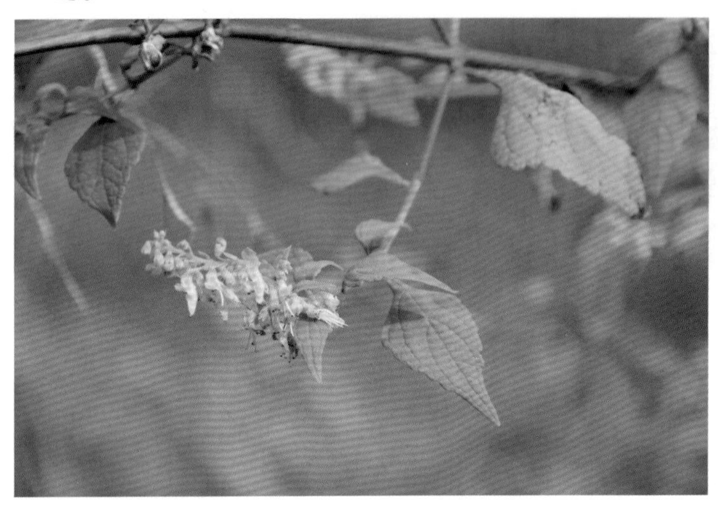

【形态与分布】 小灌木，高 0.5 ～ 1.2m。茎直立，多数，基部近圆柱形，无毛，皮层纵向剥落，上部多分枝，茎上部及分枝均四棱形，具条纹，褐色或带紫红色，密被小疏柔毛，幼枝极密被绒毛，带紫红色。叶对生，卵圆形或菱状卵圆形，长 2 ～ 6cm，先端锐尖或渐尖，基部宽楔形，骤然渐狭下延成假翅，边缘具粗圆齿状锯齿，齿尖具胼胝体，上面榄绿色，疏被小疏柔毛、腺点或近无毛，下面淡绿色，密被灰白色短绒毛至近无毛，侧脉 3 ～ 4 对，两面明显，脉纹常带紫红色；叶柄连具翅假柄在内长 1 ～ 3.5cm。聚伞花序 3 ～ 7 花，在茎及分枝顶上排列成长狭圆锥花序，总梗长 2 ～ 5mm，与花梗及序轴密被微柔毛；苞叶菱形、菱状卵圆形至披针形，向上变小，在圆锥花序下部者超出聚伞花序，先端急尖，基部宽楔形，边缘具疏齿至近全缘，具短柄至近无柄，小苞片钻状线形或线形。花萼钟形，长 2.5 ～ 3mm，外密被灰色微柔毛及腺点，带紫红色，10 脉，萼齿 5，卵圆状三角形，上唇 3 齿，中齿略小，下唇 2 齿稍大，果时增大，管状钟形，略弯曲，长 4 ～ 5mm，脉纹明显。花冠长 5 ～ 7（12）mm，外疏被微柔毛及腺点，冠筒长 3.5 ～ 5mm，基部上方浅囊状突起，上唇长 2.5 ～ 4mm，外反，先端具 4 圆齿，下唇宽卵圆形，长 3.5 ～ 7mm，内凹；雄蕊 4。小坚果倒卵状三棱形。花果期 7 ～ 11 月。

生于海拔 100 ～ 2800m 的山坡、灌木丛、林地、砾石地及路边等向阳处。分布于华中地区及全国大部分地区。

【功效应用】 地上部分（药名冬凌草）：清热解毒，活血止痛，抗肿瘤。用于咽喉肿痛、扁桃体炎、感冒头痛、气管炎、慢性肝炎、关节风湿痛、蛇虫咬伤。对食管癌、乳腺癌、直肠癌等有缓解作用。用量 30 ～ 60g；外用适量。

【化学成分】 含生物碱、萜类、挥发油、黄酮、甾体、有机酸等成分。

【附注】 本种干燥地上部分为中药“冬凌草”，收载于《中国药典》。

525 益母草（*Leonurus japonicus*）

唇形科植物益母草 *Leonurus japonicus* Houtt. [*Leonurus artemisia*（Lour.）S. Y. Hu]。

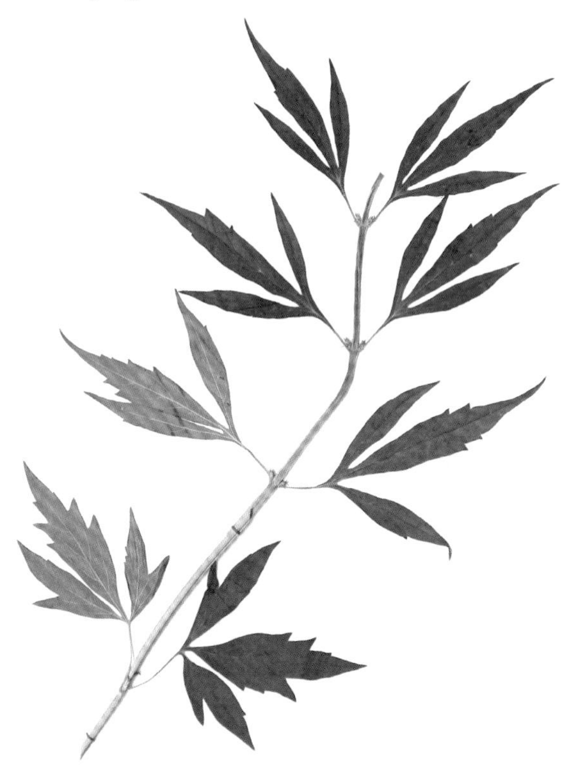

【形态与分布】 草本，高 30 ～ 120cm，茎有倒向糙伏毛。叶对生，基出叶开花时已枯萎，有长柄，叶片近圆形，直径 4 ～ 8cm，边缘 5 ～ 9 浅裂，每裂片有 2 ～ 3 钝齿；中部茎生叶 3 全裂，裂片近披针形，中央裂片常再 3 裂，侧片 1 ～ 2 裂；上部叶呈条形或条状披针形，全缘或具稀少牙齿，最小裂片宽在 3mm 以上；叶柄长 2 ～ 3cm 至近无柄。轮伞花序轮廓圆形，直径 2 ～ 2.5cm，下有刺状小苞片；花萼筒状钟形，长 6 ～ 8mm，5 脉，齿 5，前 2 齿靠合；花冠粉红色至淡紫红色，长 1 ～ 1.2cm，花冠筒内有毛环，檐部二唇形，上唇外被柔毛，下唇 3 裂，中裂片倒心形。小坚果矩圆状三棱形。花果期 6 ～ 10 月。

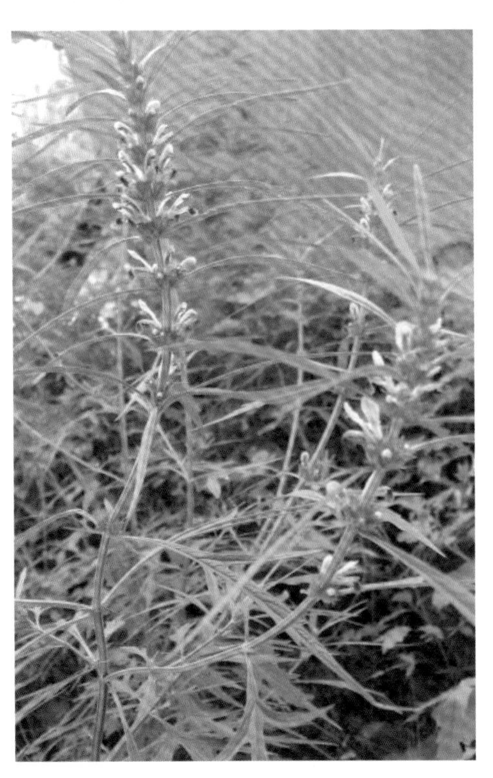

生于海拔 3400m 以下的荒坡、路旁、田埂等处。分布于全国各地。

【功效应用】 地上部分（药名益母草）：调经活血，祛瘀生新，利尿消肿。用于月经不调、经闭、产后瘀血腹痛、肾炎浮肿、小便不利、尿血。外治疮疡肿毒。用量 9 ～ 30g，孕妇慎用。果实（药名茺蔚子）：活血调经，清肝明目。用于月经不调、经闭、经痛、目赤肿痛或生翳膜、高血压等症。用量 5 ～ 10g。

【化学成分】 全草含生物碱、黄酮、挥发油等成分。果实含脂肪油、生物碱。

【附注】 干燥地上部分、成熟果实为中药“益母草”和“茺蔚子”，均载于《中国药典》。

526 硬毛地笋（*Lycopus lucidus* var. *hirtus*）

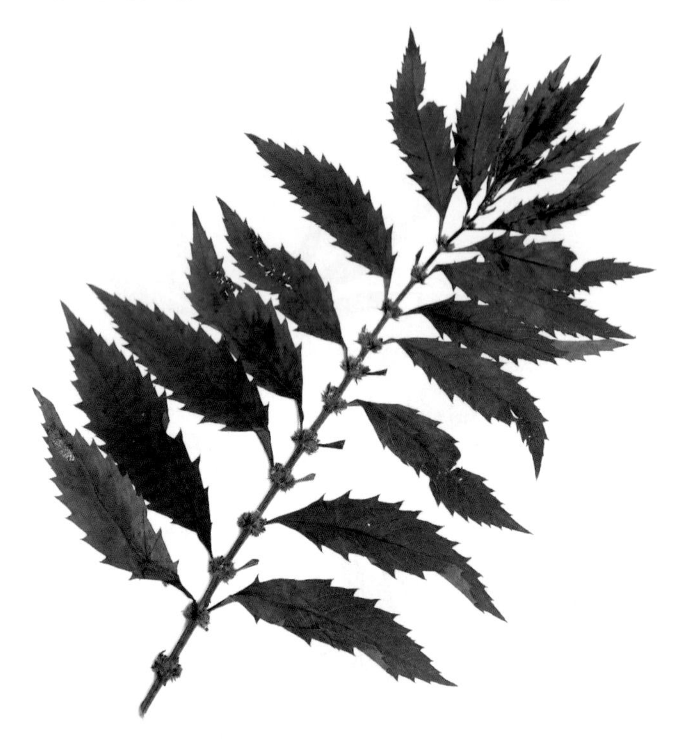

唇形科植物硬毛地笋（毛叶地瓜儿苗）*Lycopus lucidus* Turcz. ex Benth. var. *hirtus* Regel。

【形态与分布】 多年生草本，高 40 ～ 100cm。根茎横走，稍肥厚肉质，白色。茎通常单一，少分枝，有四棱，中空，绿色、绿紫色或紫色，茎棱上被向上硬毛，节上密集硬毛。叶交互对生，近于无柄，披针形，两端渐尖，上面密被细刚毛状硬毛，下面主要在肋及脉上被刚毛状硬毛，两端渐狭，边缘具锐齿，并有缘毛。轮伞花序腋生；花小，花萼 5 深裂，花冠二唇形，白色，能育雄蕊 2 个，退化雄蕊无花药。小坚果 4，扁平，暗褐色，包围宿萼中。花期 7 ～ 8 月。

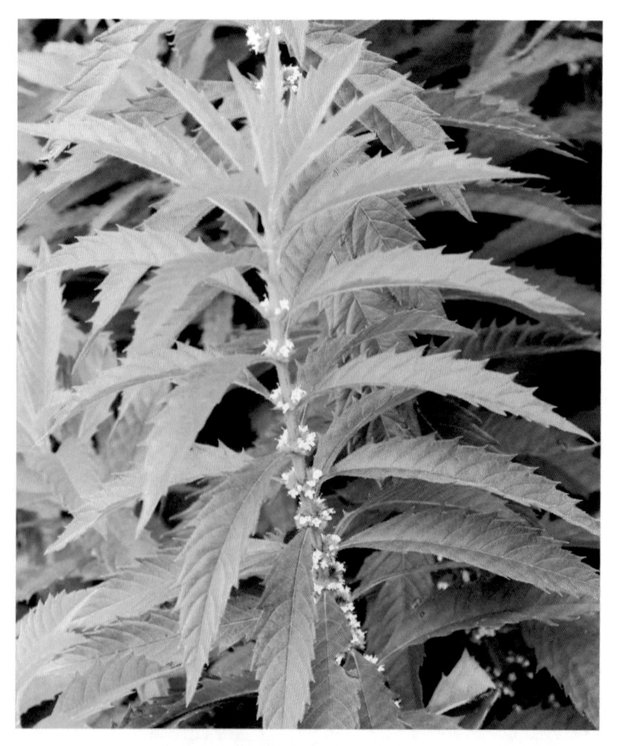

生于海拔 2100m 以下的沼泽地、水边等潮湿处。分布几遍全国。

【功效应用】 地上部分（药名泽兰）：活血，通经，利尿。用于妇女闭经、痛经、产后瘀滞腹痛、身面浮肿、跌打损伤。用量 6 ～ 12g。

【化学成分】 含挥发油、黄酮、酚类、皂苷、倍半萜、有机酸等成分。

【附注】 本种的干燥地上部分为中药“泽兰”，收载于《中国药典》。

527 薄荷（*Mentha canadensis*）

唇形科植物薄荷 *Mentha canadensis* L.（*Mentha haplocalyx* Briq.）。

【形态与分布】 多年生芳香草本，高 30 ～ 60cm。茎锐四棱形，多分枝，常带紫红色，上部被倒向微柔毛，下部仅沿棱上被微柔毛，多分枝。单叶对生；叶片长圆状披针形、椭圆形或卵状披针形，长 3 ～ 7cm，宽 0.8 ～ 3cm，先端锐尖，基部楔形至圆形，边缘除基部以外疏生粗锯齿，上面疏生微柔毛，两面沿脉密生微柔毛；叶柄长 2 ～ 10mm。轮伞花序腋生，球形；花萼管状钟形，长约 2.5mm，外被微柔毛及腺点，齿 5，狭三角状钻形，先端锐尖；花冠淡紫色至白色，

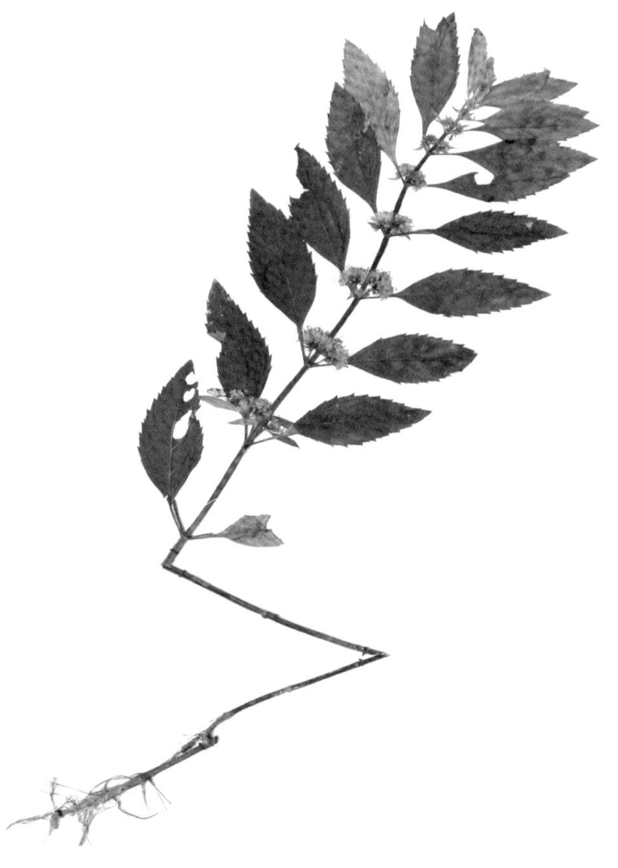

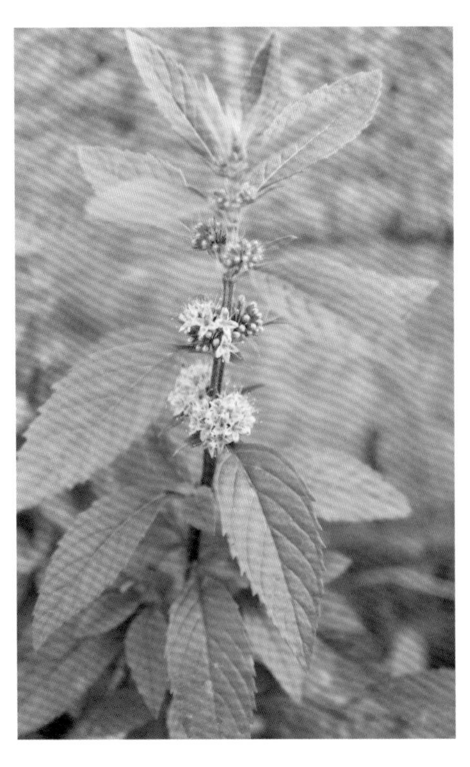

长约 4mm，冠檐 4 裂，上裂片先端 2 浅裂，其余 3 裂片近等长；雄蕊伸出花冠之外。小坚果卵珠形。花期 6 ～ 9 月，果期 9 ～ 10 月。

生长在海拔 200 ～ 1300m 的沟边、水旁潮湿地，也常见栽种山坡。分布于南北各省区。

【功效应用】 地上部分（药名薄荷）：疏散风热，清利头目。用于风热感冒、头痛、目赤、喉痹、牙痛、口疮、风疹、麻疹。用量 3 ～ 6g。

【化学成分】 含挥发油、黄酮、有机酸等成分。

【附注】 本种的干燥地上部分为中药“薄荷”，收载于《中国药典》。

528 荆芥（*Nepeta cataria*）

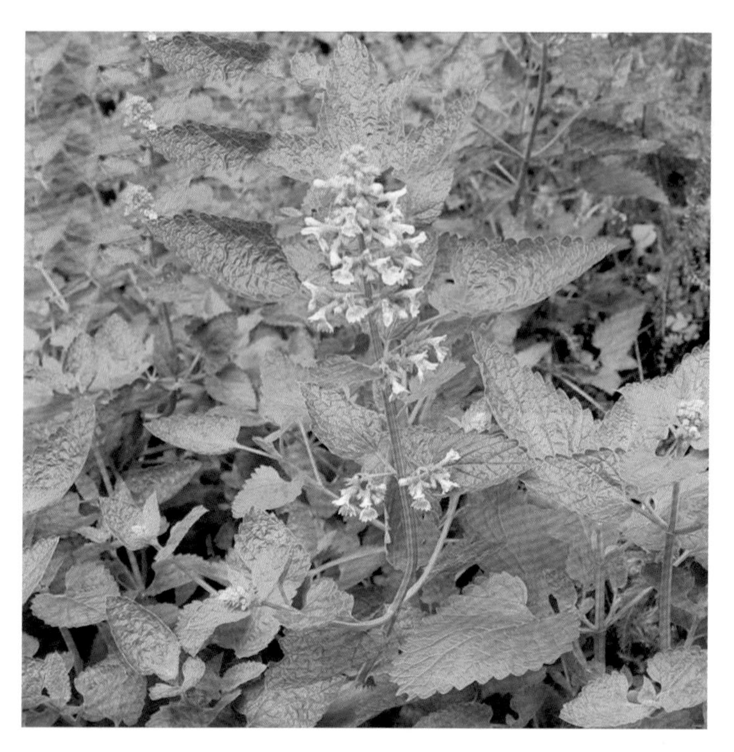

唇形科植物荆芥 *Nepeta cataria* L.。

【形态与分布】 多年生草本。茎高 40 ～ 150cm，多分枝，基部近四棱形，上部钝四棱形，具浅槽，被白色短柔毛。叶卵状至三角状心形，长 2.5 ～ 7cm，宽 2.1 ～ 4.7cm，先端钝至锐尖，基部心形至截形，边缘具粗圆齿或牙齿，上面黄绿色，被极短硬毛，下面略发白，被短柔毛但在脉上较密，侧脉 3 ～ 4 对，斜升，在上面微凹陷，下面隆起；叶柄长 0.7 ～ 3cm，细弱。花序为聚伞状，下部的腋生，上部的组成顶生分枝圆锥花序，聚伞花序呈二歧状分枝；苞叶叶状，或上部的变小而呈披针状，苞片、小苞片钻形，细小。花萼花时管状，长约 6mm，直径 1.2mm，外被白色短柔毛，内面仅萼齿被疏硬毛，齿锥形，长 1.5 ～ 2mm，后齿较长，花后花萼增大成瓮状，纵肋清晰。花冠白色，下唇有紫点，外被白色柔毛，内面在喉部被短柔毛，长约 7.5mm，冠筒极细，直径约 0.3mm，自萼筒内骤然扩展成宽喉，冠檐二唇形，上唇短，长约 2mm，宽约 3mm，先端具浅凹，下唇 3 裂，中裂片近圆形，长约 3mm，宽约 4mm，基部心形，边缘具粗牙齿，侧裂片圆裂片状。雄蕊内藏。花柱线形，先端 2 等裂。花盘杯状，裂片明显。子房无毛。小坚果卵形，几三棱状，长约 1.7mm。花期 7 ～ 9 月，果期 9 ～ 10 月。

多生于宅旁或灌丛中，海拔一般不超过 2500m。分布于华中及西北、西南地区和山西、山东等省。

【功效应用】 全草：疏风清热，活血止血。用于外感风热、头痛咽痛、麻疹透发不畅、吐血、衄血、外伤出血、跌打肿痛、疮痈肿痛、毒蛇咬伤。

【化学成分】 含挥发油、单萜、生物碱、有机酸等成分。

【附注】 本种植物名为荆芥，但不是收载于《中国药典》的中药“荆芥”。

529 牛至（*Origanum vulgare*）

唇形科植物牛至 *Origanum vulgare* L.。

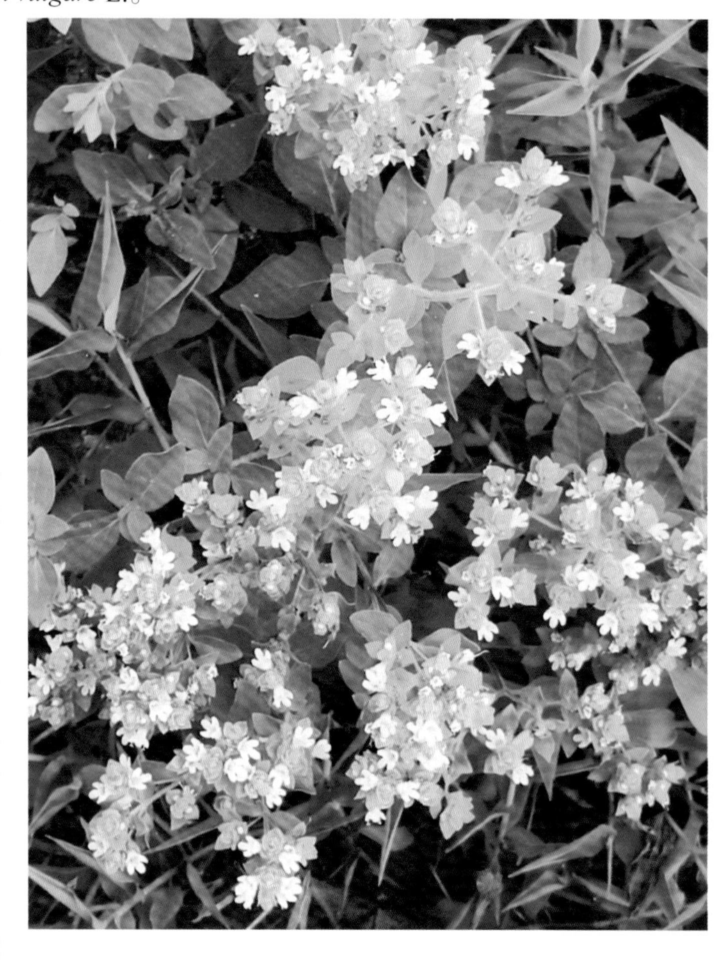

【形态与分布】 多年生草本或半灌木，有芳香。茎高 25 ～ 60（100）cm，被倒向或微卷曲的微柔毛。叶片卵圆形或长圆状卵圆形，长 1 ～ 4cm，宽 0.4 ～ 1.5cm，先端钝或稍钝，基部宽楔形至近圆形或微心形，全缘或有远离的小锯齿，两面被柔毛及凹陷的腺点，侧脉 3 ～ 5 对。花序由多数长圆形的小穗状花序组成伞房状圆锥花序；苞片矩圆状倒卵形至倒卵形或倒披针形；花萼钟状，长 3mm，齿 5，三角形，等大；花冠紫红色至白色，管状钟形；两性花冠筒长 5mm，极伸出花萼，雌性花冠筒短于花萼，长 3mm，上唇直立，顶端 2 浅裂，下唇 3 裂，中裂片较大。小坚果卵圆形，长约 0.6mm，先端圆，基部骤狭，微具棱，褐色，无毛。花期 7 ～ 9 月，果期 9 ～ 12 月。

生于海拔 500 ～ 3600m 的路旁、山坡、林下及草地。分布于华中、华东、西南及陕西、甘肃、新疆、台湾、广东等地。

【功效应用】 全草（药名牛至）：解表，理气，清暑，利湿。用于感冒发热、中暑、胸膈胀满、腹痛吐泻、痢疾、黄疸、水肿、带下、小儿疳积、麻疹、皮肤瘙痒、疮疡肿痛、跌打损伤。用量 3 ～ 10g，大剂量用至 30g；外用适量，煎水洗，或鲜品捣敷。

【化学成分】 含挥发油、酚酸、黄酮、三萜、甾体等成分。

【附注】 本种的干燥全草为中草药“牛至”，曾收载于 1977 年版《中国药典》。

530 紫苏（*Perilla frutescens*）

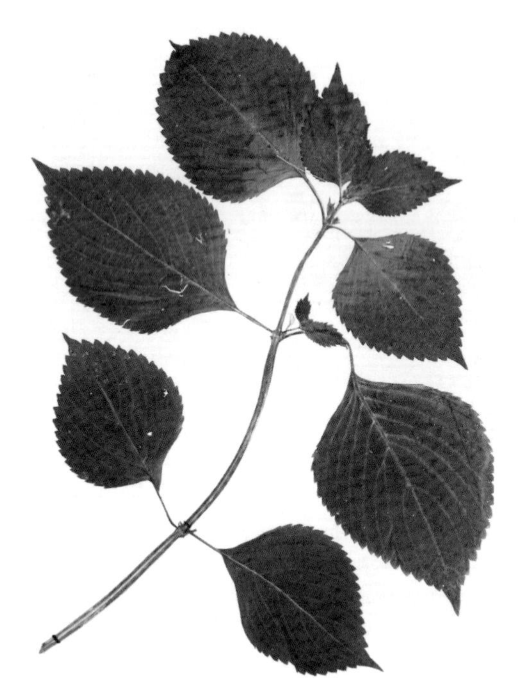

唇形科植物紫苏 *Perilla frutescens*（L.）Britt.。

【形态与分布】 草本。茎高 0.5 ～ 1.5m，绿色或紫色，密被长柔毛。叶宽卵形或近圆形，长 7 ～ 13cm，宽 5 ～ 10cm，先端短渐尖，基部宽楔形，边缘有粗齿，齿端尖，两面绿色或紫色，或仅下面紫色，均被疏柔毛，脉上被长柔毛；柄长 3 ～ 5cm，毛被同茎。轮伞花序具 2 花，组成顶生及腋生的总状花序，偏向一侧；苞片近圆形，有红褐色腺点；花萼下部被长柔毛，有腺点，上唇 3，齿裂，下唇 2 齿稍长，果时长达 1cm；花冠白色或紫红色，长 3 ～ 4mm，上唇微凹，下唇中裂片较大；雄蕊 4。小坚果灰褐色，直径约 1.5mm。花期 8 ～ 10 月。

生于村边或路旁。全国各地广为栽培，长江流域及以南各省有野生。

【功效应用】 果实（药名紫苏子）：降气化痰，止咳平喘，润肠通便。用于痰壅气逆、咳嗽气喘、肠燥便秘。用量 3 ～ 6g。叶（药名紫苏叶）：解表散寒，行气和胃。用于风寒感冒、咳嗽呕恶、妊娠呕吐、鱼蟹中毒。用量 5 ～ 10g。茎（药名紫苏梗）：理气宽中，止痛，安胎。用于胸膈痞闷、胃脘疼痛、嗳气呕吐、胎动不安。用量 5 ～ 10g。

【化学成分】 地上部分含挥发油、黄酮、苷类、萜类等成分；果实主要含脂肪油。

【附注】 本种的干燥成熟果实、干燥叶和茎分别为中药“紫苏子”“紫苏叶”和“紫苏梗”，均收载于《中国药典》。

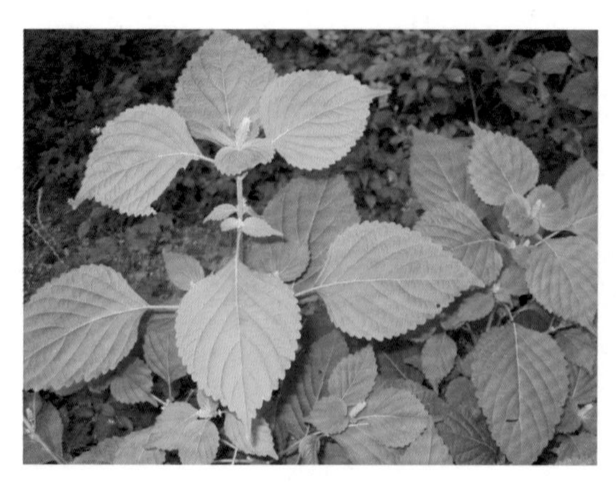

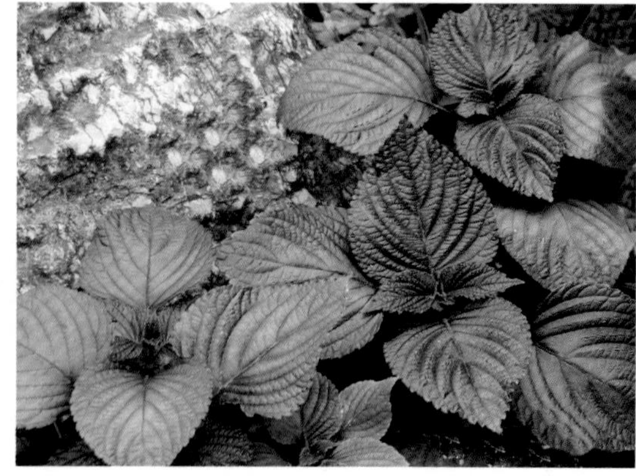

531 回回苏（*Perilla frutescens* var. *crispa*）

唇形科植物回回苏（鸡冠紫苏）*Perilla frutescens*（L.）Britt. var. *crispa*（Thunb.）Hand.-Mazz.。

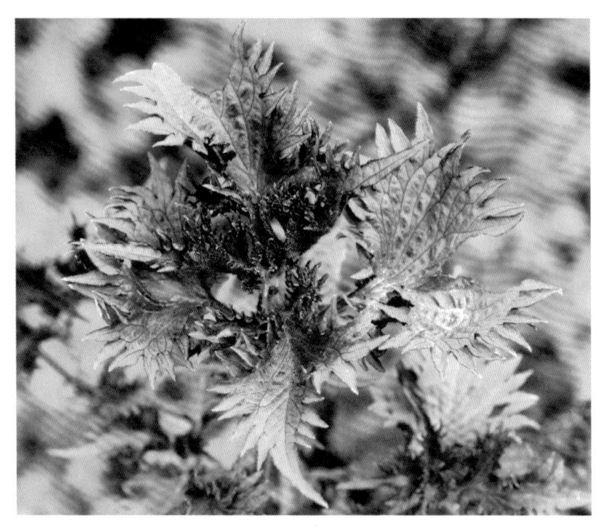

【形态与分布】 一年生草本，高30～200cm，具有特殊芳香。茎直立，多分枝，紫色、绿紫色或绿色，钝四棱形，密被长柔毛。叶对生；叶柄长3～5cm，紫红色或绿色，被长节毛；叶片阔卵形、卵状圆形或卵状三角形，长4～13cm，宽2.5～10cm，先端渐尖或突尖，有时呈短尾状，基部圆形或阔楔形，边缘具狭而深的锯齿，有时锯齿较深呈浅裂，两面紫色或仅下面紫色，上下两面均疏生柔毛，沿叶脉处较密，叶下面有细油腺点；侧脉7～8对，位于下部者稍靠近，斜上升。轮伞花序，由2花组成偏向一侧成假总状花序，顶生和腋生，花序密被长柔毛；苞片卵形、卵状三角形或披针形，全缘，具缘毛，外面有腺点，边缘膜质；花梗长1～1.5mm，密被柔毛；花萼钟状，长约3mm，10脉，外面部密被长柔毛和有黄色腺点，顶端5齿，二唇，上唇宽大，有3齿，下唇有2齿，结果时增大，基部呈囊状；花冠唇形，长3～4mm，白色或紫红色，花冠筒内有毛环，外面被柔毛，上唇微凹，下唇3裂，裂片近圆形，中裂片较大；雄蕊4，二强，着生于花冠筒内中部，几不伸出花冠外，花药2室；花盘在前边膨大；雌蕊1，子房4裂，花柱基底着生，柱头

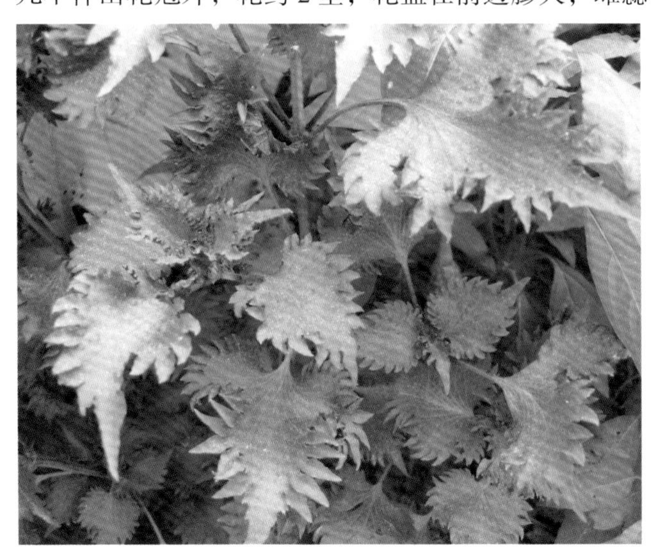

2室；花盘在前边膨大；雌蕊1，子房4裂，花柱基底着生，柱头2裂。小坚果近球形，灰棕色或褐色，直径1～1.3mm，有网纹，果萼长约10mm。花期6～8月，果期7～9月。

全国各地广泛栽培。

【功效应用】 果实：降气，消痰，平喘，润肠。用于痰壅气逆、咳嗽气喘、肠燥便秘。用量3～6g。

【化学成分】 果实含挥发油和黄酮等成分。

532 糙苏（*Phlomis umbrosa*）

唇形科植物糙苏 *Phlomis umbrosa* Turcz.。

【形态与分布】 多年生草本，高 50 ～ 150cm。根较长，红褐色，较肥大，常数个集生。茎直立，四棱形，疏被向下的短硬毛。叶对生，叶柄长 1 ～ 12cm，密被短硬毛；叶片圆卵形或卵状长圆形，长 5.2 ～ 12cm，宽 2.5 ～ 12cm，先端急尖，基部浅心形或圆形，边缘具粗锯齿，两面被疏柔毛及星状柔毛。轮伞花序通常 4 ～ 8 花，多数，生于主茎及分枝上；苞片线状钻形，较坚硬，常呈紫红色，被星状毛；花萼管状，长约 10cm，外面被星状毛，萼齿 5，先端具小刺尖，边缘被丛毛；花冠多粉红色、紫红色，稀白色，长约 1.7cm，唇形，外面背部上方被短柔毛；边缘具不整齐小齿，下唇外面密被绢状柔毛，3 裂，裂片卵形或近圆形，中裂片较大；雄蕊 4，前对较长；雌蕊子房 2，合生，花柱单一，柱头 2 裂。小坚果卵状三棱形，先端无毛。花期 6 ～ 9 月，果期 7 ～ 10 月。

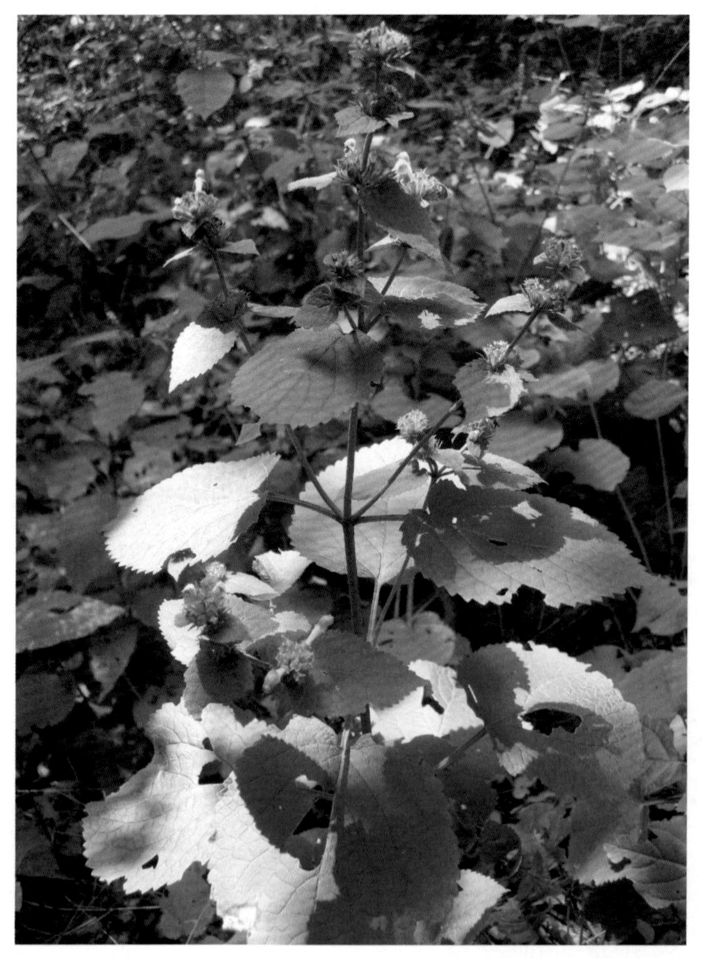

生于海拔 200 ～ 3200m 的疏林下、林缘、草丛、路旁草坡。分布于华中及东北、华北地区和陕西、甘肃、山东、江苏、安徽、广东、四川、贵州等省。

【功效应用】 根及全草（药名糙苏）：祛风化痰，利湿除痹，解毒消肿。用于感冒、咳嗽痰多、风湿痹痛、跌打损伤、疮痈肿毒。用量 3 ～ 10g。

【化学成分】 全草含山栀苷甲酯、琥珀酸、水苏素。

【附注】 本种的变种南方糙苏 *Phlomis umbrosa* Turcz. var. *australis* Hemsl. 分布于湖北、湖南等省。与糙苏主要区别为：叶近圆形，先端圆，顶齿有时较长，边缘有牙齿状重锯齿。

533 夏枯草（*Prunella vulgaris*）

唇形科植物夏枯草 *Prunella vulgaris* L.。

【形态与分布】 草本，高 10 ～ 30cm。茎分枝，匍匐上升，常带红紫色，被糙毛或近无毛。叶卵状长圆形或卵形，长 1.5 ～ 5cm，宽 7 ～ 25mm，先端钝，基部圆形而渐狭成翅，全缘或具波状浅齿，上面具短硬毛；叶柄长 1 ～ 2.5cm。轮伞花序密集成穗状顶生花序，长 2 ～ 4cm；苞片宽心形，有骤尖头；花萼钟状，外面疏生刚毛，上唇具 3 个不明显的短齿，下唇 2 深裂，裂片披针形；花冠紫色、蓝紫色或红紫色，长 1.3cm，上唇盔形，顶端微凹，下唇 3 裂，中裂片宽大，先端呈流苏状。小坚果长椭圆状卵形。花果期 5 ～ 10 月。

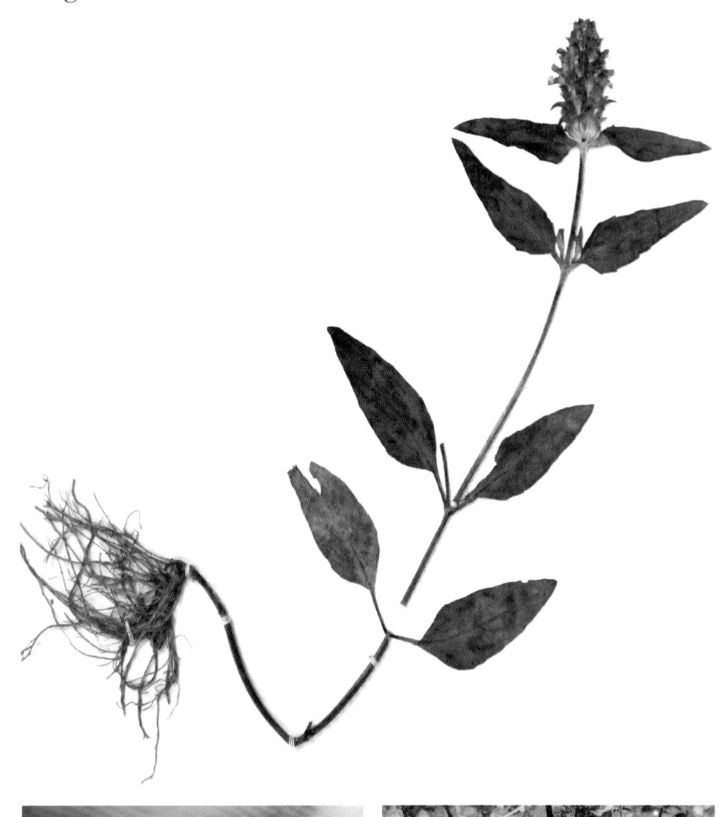

多生于荒地、路旁、田埂等处。分布于全国各地。

【功效应用】 果穗（药名夏枯草）：清肝泻火，明目，散结消肿。用于目赤肿痛、目珠夜痛、头痛眩晕、瘰疬、瘿瘤、乳痈、乳癖、乳房胀痛。用量 9 ～ 15g。

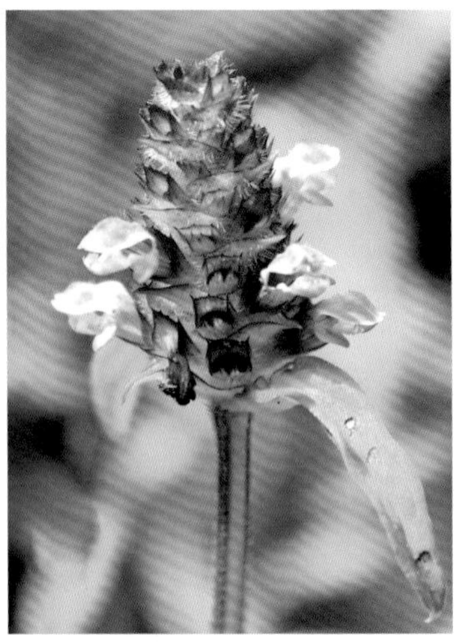

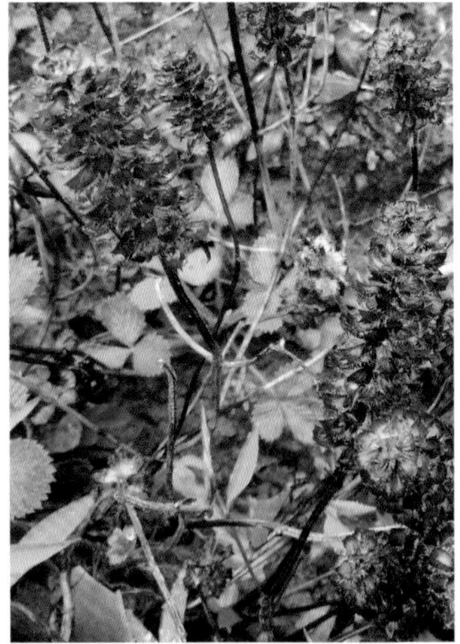

【化学成分】 含三萜及其苷类、甾醇及其苷类、黄酮、香豆素、苯丙素、有机酸、挥发油等成分。

【附注】 本种的干燥果穗为中药“夏枯草”，收载于《中国药典》。

534 贵州鼠尾草（*Salvia cavaleriei*）

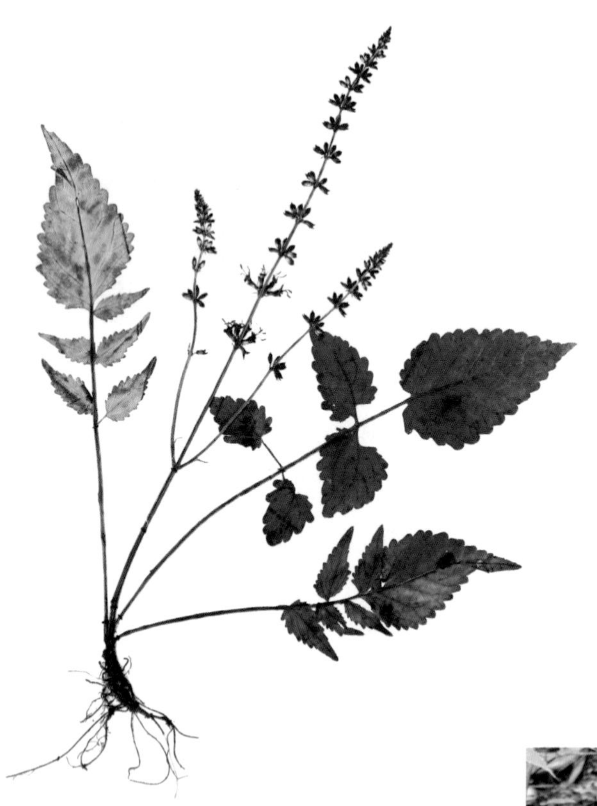

唇形科植物贵州鼠尾草 *Salvia cavaleriei* Lévl.。

【形态与分布】 一年生草本，高 15 ～ 40cm。茎直立，上部略被微柔毛。叶形状不一，下部叶为 3 ～ 7 小叶的羽状复叶，顶生小叶长卵形或披针形，长 2.5 ～ 7cm，宽 1 ～ 3cm，侧生小叶较小，边缘有钝锯齿，上面被微柔毛或无毛，下面无毛，紫色；上部叶为单叶或裂为 3 裂片；叶柄长 1 ～ 7cm。轮伞花序具 2 ～ 6 花，疏离，组成顶生总状或总状圆锥花序；苞片紫色，披针形；花萼筒状，长 4.5mm，上唇半圆状三角形；顶端锐尖，下唇较长，具 2 齿，锐尖；花冠紫色，长约 8mm，上唇长圆形，顶端微缺，下唇 3 裂，中裂片倒心形，顶端微缺；雄蕊 2，伸出花冠外，退化雄蕊短小。小坚果长椭圆形，无毛。花期 5 ～ 9 月。

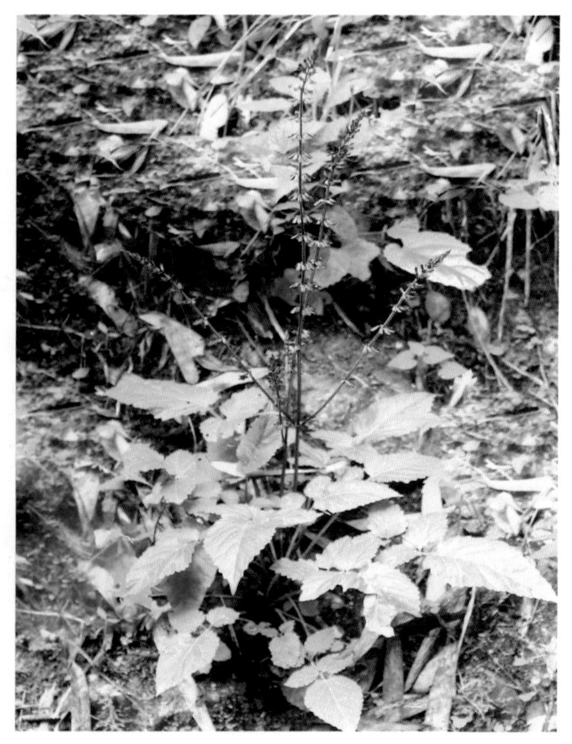

生于海拔 530 ～ 1300m 多岩石的山坡上、林下、水沟边。分布于湖北、广东、广西、四川、贵州等省区。

【功效应用】 全草或根：凉血止血，活血消肿。用于咳血、吐血、鼻血、崩漏、创伤出血、跌打损伤、疮痈疖肿、痢疾。用量 15 ～ 30g; 外用适量，研末撒布伤口，或捣敷。

【化学成分】 根含酚酸、三萜、甾醇等成分。

535 血盆草（*Salvia cavaleriei* var. *simplicifolia*）

唇形科植物血盆草 *Salvia cavaleriei* Lévl. var. *simplicifolia* Stib.。

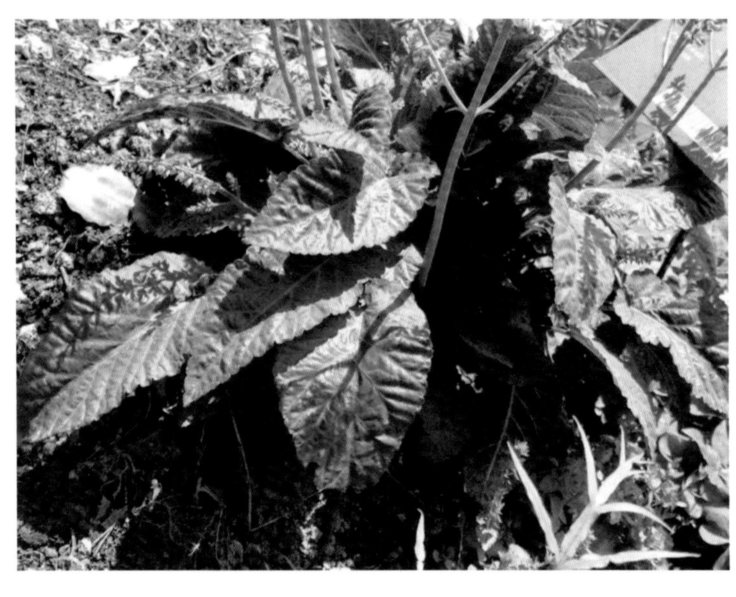

【形态与分布】 多年生草本。茎高 12 ～ 32cm，上部略被微柔毛。叶基出，稀在茎下部着生，通常为单叶，心状卵圆形或心状三角形。轮伞花序 2 ～ 6 花，疏离，排列成顶生圆锥花序；苞片披针形，紫色；花萼筒状，长 4.5mm，外无毛，上唇三角形，下唇具 2 齿；花冠蓝紫色或淡蓝色，长 8mm，下唇中裂片倒心形；花丝长 2mm，药隔长 4mm，上臂长 3mm，下臂长 1mm，药室退化，增大，顶端相互联合。小坚果长椭圆形。

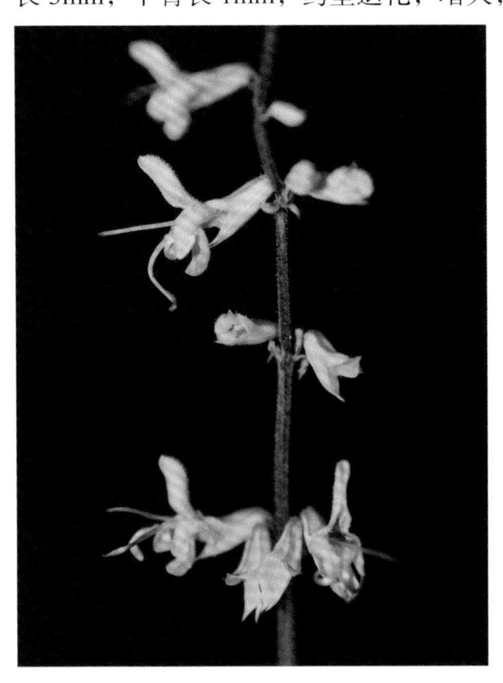

生于海拔 530 ～ 1300m 的多石山坡、林下或水沟边。分布于湖北、广东、广西等省区及西南地区。

【功效应用】 带根全草（药名血盆草）：凉血止血，活血消肿，清热利湿。用于咳血、吐血、鼻血、崩漏、跌打损伤、疮痈疖肿。用量 15 ～ 30g；外用适量。

【化学成分】 含丹参酚酸、异丹参酚、紫草酸、迷迭香酸等酚酸成分。

【附注】 血盆草为贵州鼠尾草 *Salvia cavaleriei* Lévl. 变种。分布于湖北、湖南及华南、西南地区。贵州鼠尾草与本变种的主要区别：叶形不一，下部叶为 3 ～ 7 小叶的羽状复叶，顶生小叶长卵形或披针形；上部叶为单叶或裂为 3 裂片。

536 丹参（*Salvia miltiorrhiza*）

唇形科植物丹参 *Salvia miltiorrhiza* Bunge。

【形态与分布】 多年生草本。根肥厚，外皮红，长 5 ～ 15cm。茎高 40 ～ 80cm，四棱形，具槽，密被长柔毛，多分枝。叶常为单数羽状复叶，叶柄长 1.3 ～ 7cm，密被向下长柔毛；小叶 1 ～ 3 对，卵圆形或椭圆状卵圆形或宽披针形，长 1.5 ～ 8cm，先端锐尖或渐尖，基部圆形或偏斜，边缘具圆齿，两面被疏柔毛。轮伞花序 6 至多花，组成顶生或腋生假总状花序，密被腺毛及长柔毛；苞片披针形，具睫毛；花萼钟状，长约 1.1cm，外被腺毛及长柔毛，11 脉，上唇三角形，顶端有 3 个聚合小尖头，下唇 2 裂；花冠紫蓝色，长 2 ～ 2.7cm，筒内有斜向毛环，檐部二唇形，下唇中裂片扁心形；花丝长 3.5 ～ 4mm，花隔长 1.7 ～ 2cm，上臂长 1.4 ～ 1.7cm，下臂短而粗。小坚果椭圆形，熟时棕色或黑色，包于宿萼。花果期 5 ～ 10 月。

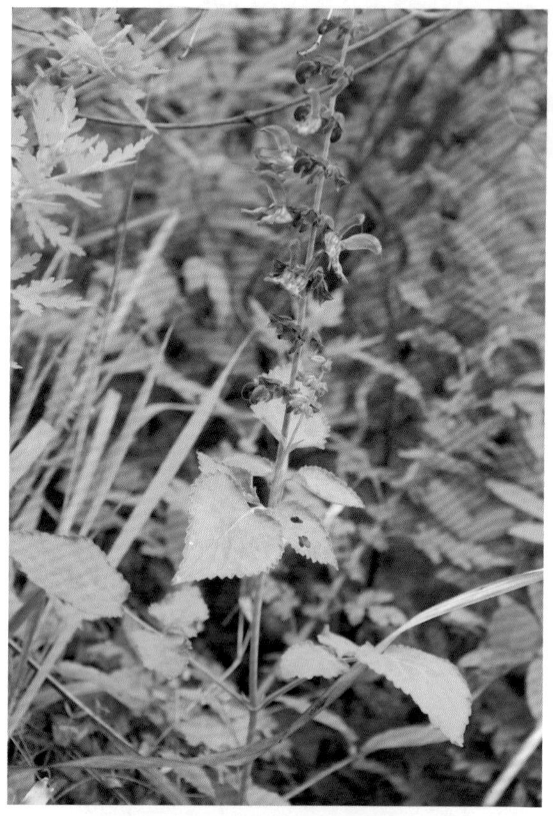

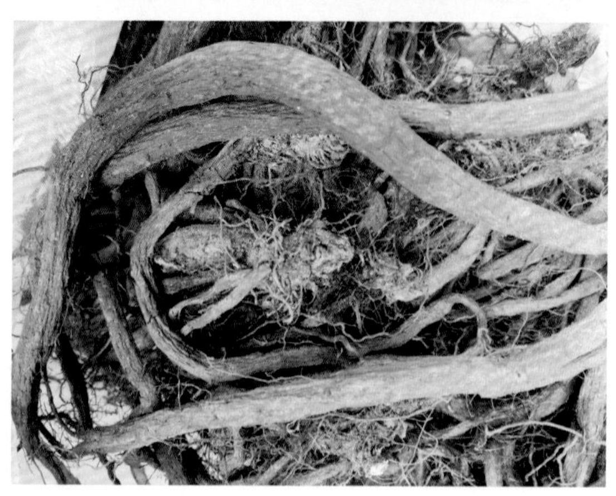

生于海拔 120 ～ 1300m 的山坡、林下草地或沟边。分布于华中、华东及河北、山西、陕西等地。

【功效应用】 根及根茎（药名丹参）：活血祛瘀，通经止痛，清心除烦，凉血消痈。用于胸痹心痛、脘腹胁痛、癥瘕积聚、热痹疼痛、心烦不眠、月经不调，痛经经闭、疮疡肿痛。用量 10 ～ 15g，月经过多及无瘀者禁服，孕妇慎服。

【化学成分】 根含丹参酮、酚酸、三萜、甾醇等成分。

【附注】 本种的干燥根和根茎为常用中药“丹参”，收载于《中国药典》。

537 荔枝草（*Salvia plebeia*）

唇形科植物荔枝草 *Salvia plebeia* R. Br.。

【形态与分布】 直立草本。茎高 15 ～ 90cm，被下向的疏柔毛。叶椭圆状卵形或披针形，长 2 ～ 6cm，上面疏被微硬毛，下面被短疏柔毛；叶柄长 0.4 ～ 1.5cm，密被疏柔毛。轮伞花序具 6 花，密集成顶生假总状或圆锥花序；苞片披针形，细小；花萼钟状，长 2.7mm，外被长柔毛，上唇顶端具 3 个短尖头，下唇 2 齿，花冠淡红色至蓝紫色，稀白色，长 4.5mm，筒内有毛环，下唇中裂片宽倒心形；花丝长 1.5mm，药隔略长于花丝，弧形，上下臂等长，二下臂不育，膨大，互相联合。小坚果倒卵圆形，光滑。花果期 5 ～ 7 月。

生于海拔 60 ～ 2800m 的山坡、路旁、沟边、田野潮湿的土壤上。分布于除新疆、青海、甘肃及西藏外的全国其他省区。

【功效应用】 全草（药名荔枝草）：清热败毒，利尿消肿，凉血止血。用于肺热咳嗽、咽喉肿痛、腹水肿胀、肾炎水肿、跌打肿痛、吐血、便血、崩漏、外伤出血、乳房肿痛、带下阴痒、痔疮肿痛、疮毒。用量 9 ～ 30g；外用适量，煎水洗或捣敷。

【化学成分】 全草含黄酮及其苷类、萜类、挥发油等成分。

【附注】 本种干燥全草为中草药“荔枝草”，曾收载于 1977 年版《中国药典》。

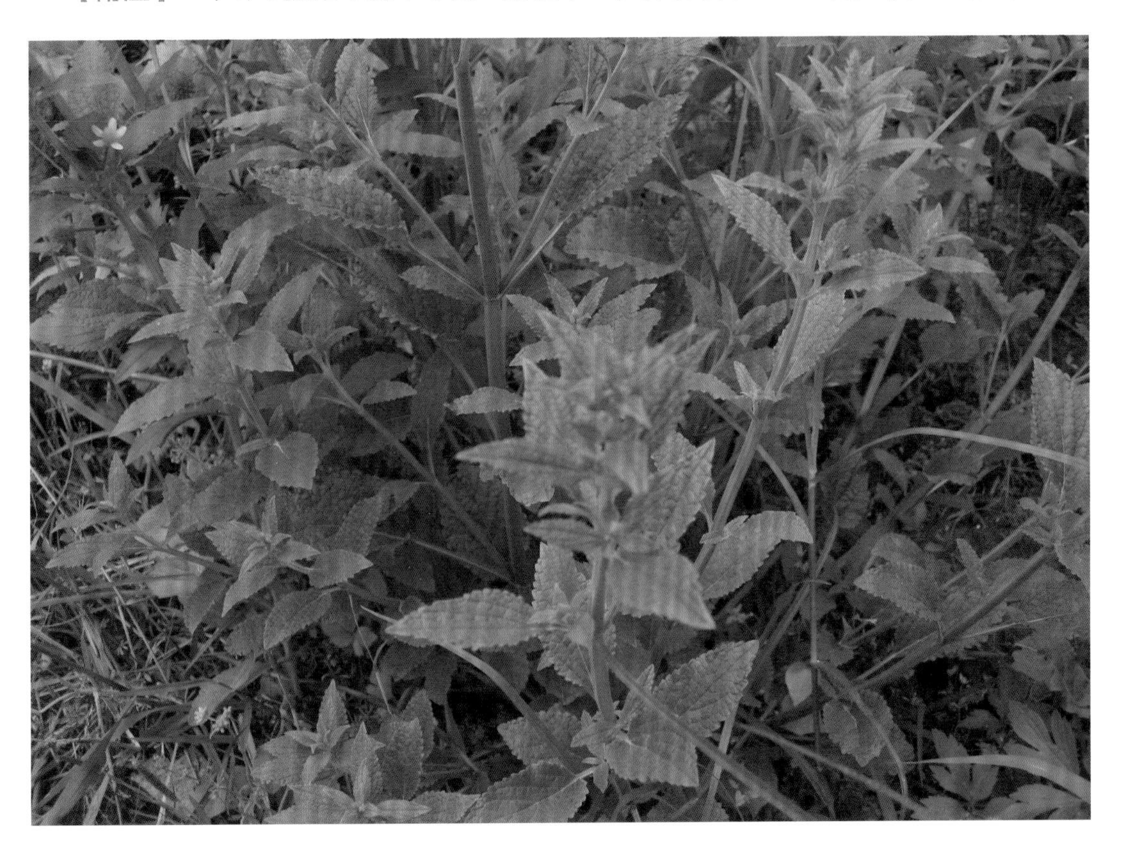

538 黄芩（*Scutellaria baicalensis*）

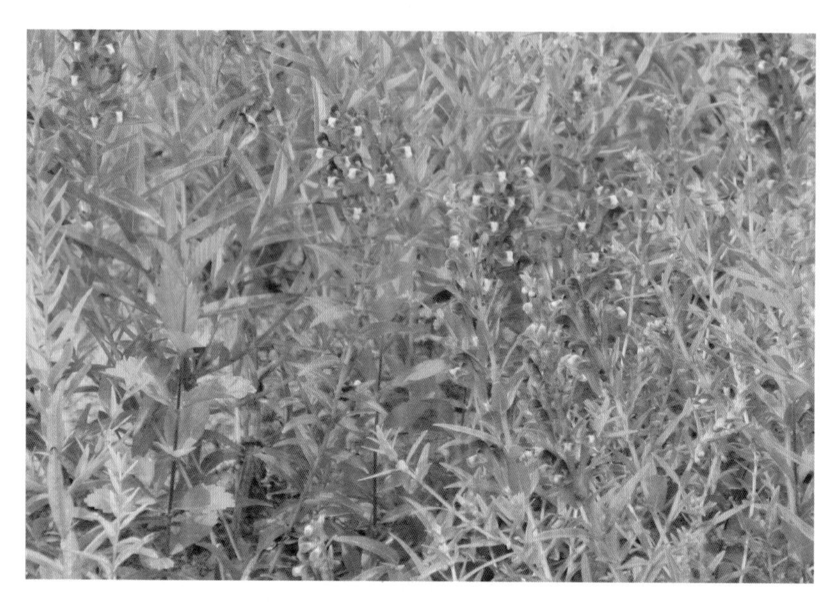

唇形科植物黄芩 *Scutellaria baicalensis* Georgi。

【形态与分布】 多年生草本。根茎及根肥厚，直径达2cm，伸长。茎基部伏地，上升，高（15）30～120cm，钝四棱形，具细条纹，近无毛或被上曲至开展的微柔毛。叶具短柄，披针形至条状披针形，长1.5～4.5cm，顶端钝，基部圆形，全缘，两面无毛或疏被微柔毛，下面密被下陷的腺点，侧脉4对，叶柄短，长2mm。花序在茎及枝上顶生，总状，长7～15cm，常再于茎顶聚成圆锥状；苞片下部者似叶，上部者远较小，卵状披针形至披针形，长4～11mm；花萼长4mm，盾片高1.5mm，果实增大；花冠紫色、紫红色至蓝紫色，长2.3～3cm，外面密被具腺短柔毛，内面在囊状膨大处被短柔毛；筒近基部明显膝曲，上唇盔状，先端微缺，下唇中裂片三角状卵圆形。小坚果卵球形，具瘤，腹面近基部具果脐。花期7～8月，果期8～9月。

生于海拔60～1300（2000）m的向阳草坡地及荒地上。分布于河南及山东、山西、陕西、甘肃、四川等省和东北、华北地区，湖北、江苏有栽培。

【功效应用】 根（药名黄芩）：清热燥湿，泻火解毒，止血，安胎。用于湿温、暑湿、胸闷呕恶、湿热痞满、泻痢、黄疸、肺热咳嗽、高热烦渴、血热吐衄、痈肿疮毒、胎动不安。用量3～10g。

【化学成分】 地下部分含黄酮及其苷类、挥发油、萜类等成分。

【附注】 干燥根为中药“黄芩”，收载于《中国药典》。黄芩药材现多为栽培。人工种植宜选择阳光直接照射的平地或阳坡，同时海拔偏高利于提高黄酮等功效成分的积累。

539 半枝莲（*Scutellaria barbata*）

唇形科植物半枝莲 *Scutellaria barbata* D. Don。

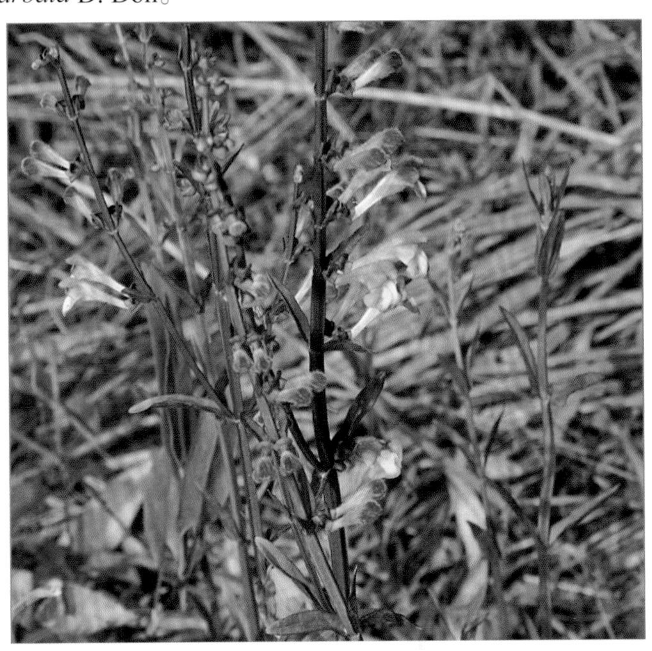

【形态与分布】 多年生直立草本。茎高 12 ~ 35（55）cm，四棱形，无毛或在花序轴上部疏被紧贴小毛。叶对生，近无柄，三角状卵形或卵状披针形，长 1.3 ~ 3.2cm，宽 0.5 ~ 1（1.4）cm，边缘有疏而钝的浅牙齿，两面沿脉上疏被紧贴的小毛或几无毛。花单生于茎或分枝上部叶腋内；苞片叶状，渐变小，花萼长约 2mm，盾片高约 1mm，果时均增大，花冠紫蓝色，长 9 ~ 13mm，筒基部囊大，下唇中裂片梯形；雄蕊 4，二强；花盘前方隆起。小坚果褐色，扁球形，具瘤。花期 5 ~ 10 月，果期 6 ~ 11 月。

生于海拔 2000m 以下的溪沟边、田边或湿润草地上。分布于华中、华东、华南、西南地区及河北、陕西南部。

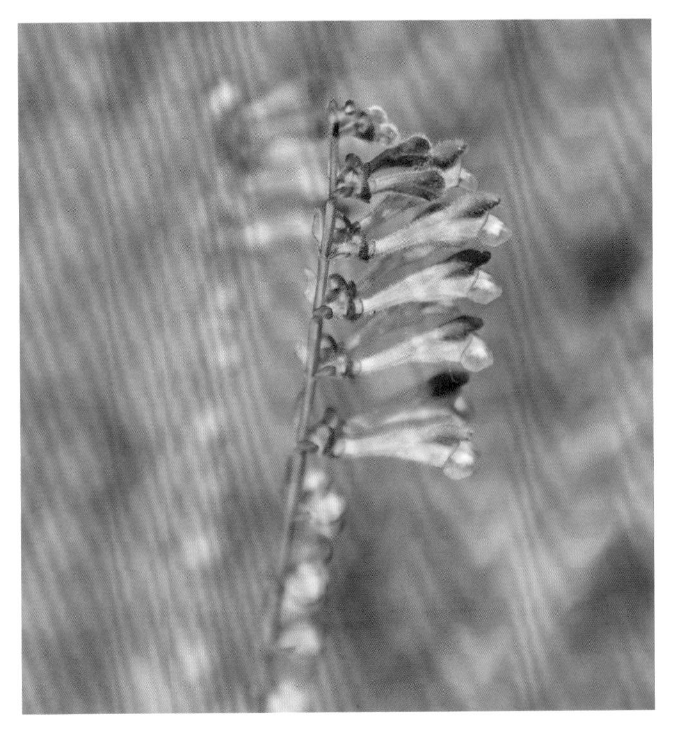

【功效应用】 全草（药名半枝莲）清热解毒，化瘀利尿。用于疔疮肿毒、咽喉肿痛、跌扑伤痛、水肿、黄疸、蛇虫咬伤。用量 15 ~ 30g；外用鲜品适量，捣敷。

【化学成分】 含黄酮、二萜、生物碱、甾体等成分。

【附注】 本种的干燥全草为中药“半枝莲”，收载于《中国药典》。

540 水苏（*Stachys japonica*）

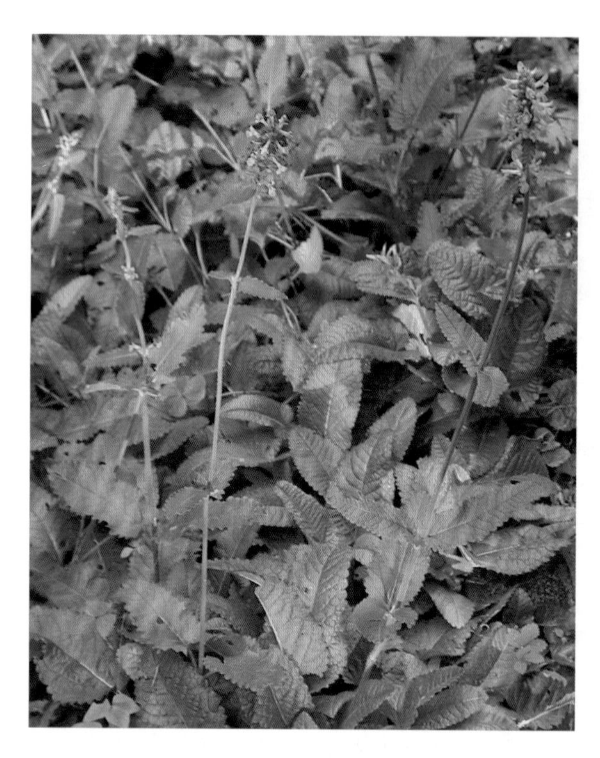

唇形科植物水苏 *Stachys japonica* Miq.。

【形态与分布】 多年生草本，具横走根茎。茎高 20 ～ 80cm，四棱形，具槽，节上具小刚毛。叶对生，叶片矩圆状宽披针形，长 5 ～ 10cm，先端微急尖，基部圆形至微心形，边缘为圆齿状锯齿，两面无毛；叶柄长 3 ～ 17mm，近茎基部者最长，向上渐短。轮伞花序 6 ～ 8 花，下部者远离，上部稍密集排列成长 5 ～ 13cm 的假穗状花序；小苞片刺状，微小；花萼钟状，连齿长达 7.5mm，外被具腺微柔毛，稀毛贴生或近于无毛，10 脉，齿 5，三角状披针形，具刺尖头；花冠粉红色或淡红紫色，长约 1.2cm，冠筒长约 6mm，几不超出于萼，筒内具毛环，檐部二唇形，上唇直立，下唇 3 裂，中裂片近圆形。子房黑褐色，无毛。小坚果卵球形，无毛。

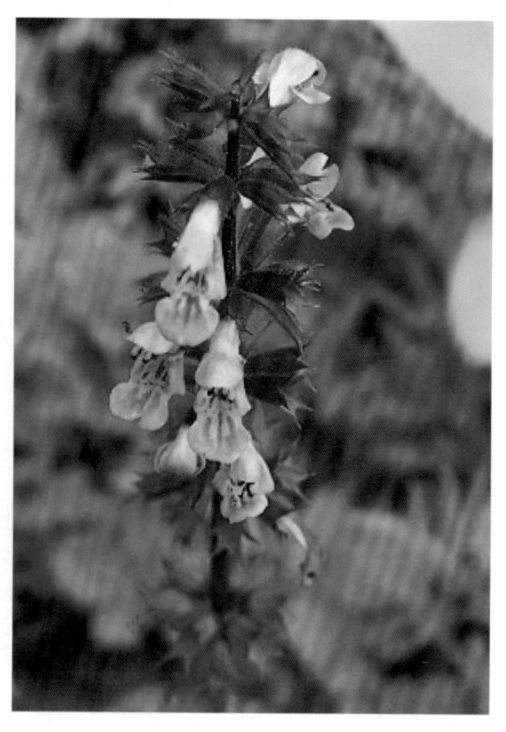

生于水沟边或河岸等湿地。分布于河南、湖北及辽宁、内蒙古、河北等省区和华东地区。

【功效应用】 全草（药名水苏）：清热解毒，止咳利咽，止血消肿。用于感冒、痧症、肺痿、头风目眩、咽痛、失音、吐血、咯血、衄血、崩漏、痢疾、淋证、跌打肿痛。用量 9 ～ 15g；外用适量，煎汤洗或研末撒，或捣敷。

【化学成分】 含黄酮苷、生物碱等成分。

541 洋金花（*Datura metel*）

茄科植物洋金花 *Datura metel* L.。

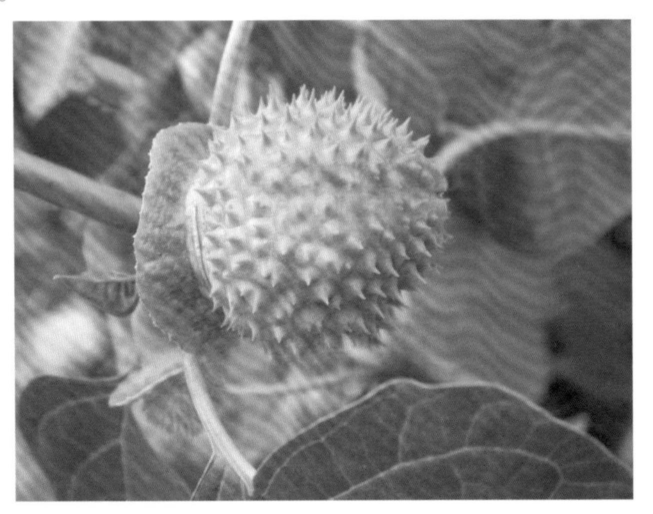

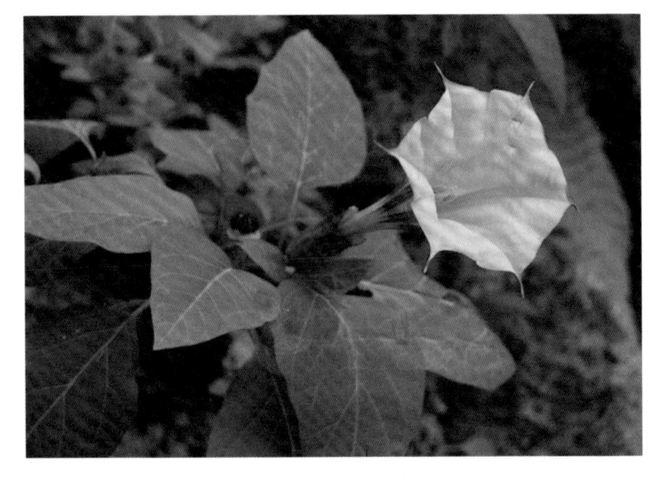

【形态与分布】 一年生直立草本，呈半灌木状，高 0.5 ～ 2m，全体近无毛。茎基部稍木质化。叶叶互生或在茎上部呈假对生，卵形或广卵形，顶端渐尖，基部不对称圆形、截形或楔形，长 5 ～ 20cm，宽 4 ～ 15cm，边缘有不规则的短齿或浅裂，或者全缘而波状，侧脉每边 4 ～ 6 条；叶柄长 2 ～ 5cm。花单生于枝叉间或叶腋，直立；花梗长约 1cm；花萼筒状，长 4 ～ 9cm，直径 2cm，裂片狭三角形或披针形，果时宿存部分增大成浅盘状；花冠长漏斗状，长 14 ～ 20cm，檐部直径 6 ～ 10cm，筒中部之下较细，向上扩大呈喇叭状，裂片顶端有小尖头，白色、黄色或浅紫色，单瓣、在栽培类型中有 2 重瓣或 3 重瓣；雄蕊 5，在重瓣类型中常变态成 15 枚左右，花药长约 1.2cm；子房疏生短刺毛，花柱长 11 ～ 16cm。蒴果近球状或扁球状，疏生粗短刺，直径约 3cm，不规则 4 瓣裂。种子淡褐色，宽约 3mm。花果期 3 ～ 12 月。

常生于向阳的山坡草地或住宅旁。我国台湾、福建、广东、广西、云南、贵州等省区常为野生，长江以南各省和北方许多城市有栽培。

【功效应用】 花（药名洋金花）：平喘止咳，解痉定痛。有大毒。用于哮喘咳嗽、脘腹冷痛、风湿痹病、小儿慢惊及外科麻醉。用量 0.3 ～ 0.6g；外用适量。孕妇、外感及痰热咳喘、青光眼、高血压及心动过速患者禁用。果实或种子、根、叶也可药用。

【化学成分】 花含内酯、黄酮、生物碱、倍半萜、酚酸、木脂素等成分。

【附注】 干燥花（药名洋金花）收载于《中国药典》。全株有毒，以种子最毒。

542 曼陀罗（*Datura stramonium*）

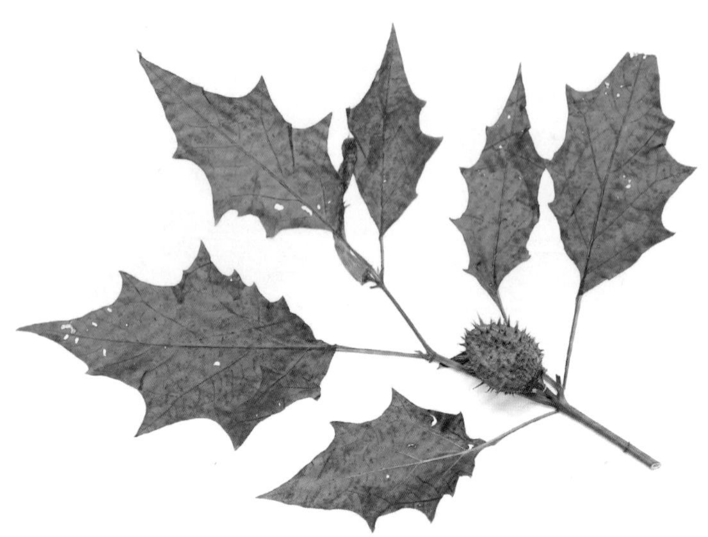

茄科植物曼陀罗 *Datura stramonium* L.。

【形态与分布】 一年生草本，高 1 ～ 2m。茎基部木质化，粗壮，上部呈二叉状分枝，无毛，或在幼嫩部分有短毛。叶互生，有长柄；宽卵形或宽椭圆形，长 8 ～ 16cm， 宽 4 ～ 12cm，顶端渐尖，基部不对称楔形，边缘有不规则波状浅裂，裂片三角形，有时有疏齿。花单生于叶腋或枝的分叉处；花萼筒状，有 5 棱角，长 4 ～ 5cm，萼裂片卵状披针形；花冠漏斗状，长 7 ～ 15cm，口部直径 2.5 ～ 7.5cm，下部淡绿色，上部白色或紫色；雄蕊 5，子房 2 室，有时为假 4 室，蒴果生于直立向上的果梗上，卵形或卵状球形，密生粗壮而较硬的刺，成熟后 4 瓣开裂；种子多数；黑色或淡褐色。花果期 5 ～ 9 月。

生于海拔 500 ～ 3400m 的山沟边、林下及林缘路边湿润的土壤中，栽培或半野生。分布于全国大部分省区。

【功效应用】 花（药名洋金花）：麻醉，镇痛，平喘，止咳。有大毒。用于支气管哮喘、慢性喘息性支气管炎、胃痛、牙痛、风湿痛、手术麻醉等。用量 0.3 ～ 0.6g，不可过量服用。孕妇、青光眼、高血压及心动过速者禁用。其叶和种子也入药。

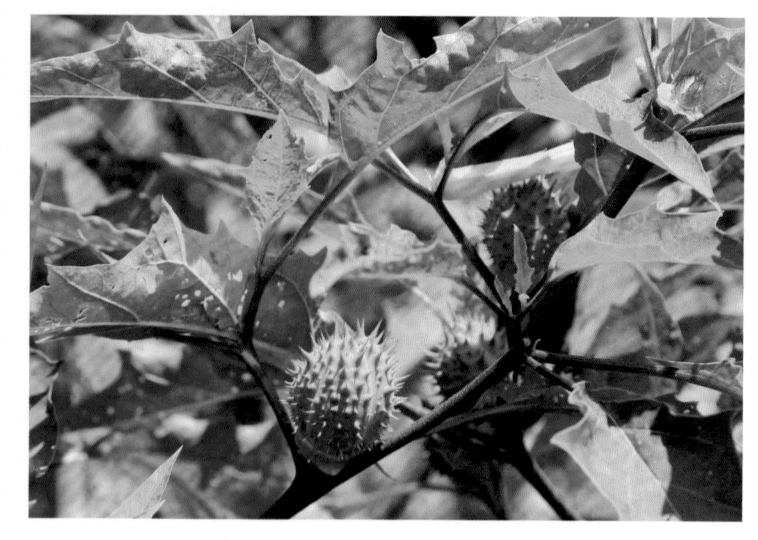

【化学成分】 全株及花含莨菪碱等生物碱成分。

【附注】 花具有麻醉、平喘、止咳、解痉、镇痛等作用，替代中药“洋金花”药用。

543 枸杞（*Lycium chinense*）

茄科植物枸杞 *Lycium chinense* Mill.。

【形态与分布】 灌木，高 0.5 ～ 2m。枝细弱，弓曲或俯垂，棘刺长 0.5 ～ 2cm，枝端成棘刺状。叶互生或 2 ～ 4 簇生，卵形、卵状菱形、长椭圆形、卵状披针形，顶端急尖，基部楔形，长 1.5 ～ 5cm，宽 0.5 ～ 2.5cm；柄长 0.4 ～ 1cm。花在长枝上单生或双生于叶腋，短枝上与叶簇生；花梗长 1 ～ 2cm。花萼长 3 ～ 4mm，3 中裂或 4 ～ 5 齿裂，裂片有缘毛；花冠漏斗状，长 9 ～ 12mm，淡紫色，筒部向上骤然扩大，5 深裂，裂片卵形，顶端圆钝，平展或稍向外反曲，有缘毛，基部耳显著；雄蕊较花冠稍短，花丝近基部密生一圈绒毛并交织成椭圆状的毛丛，与毛丛等高处的花冠筒内壁亦有一环绒毛。浆果红色，卵状、长矩圆状或长椭圆状，顶端尖或钝，长 7 ～ 15（22）mm，直径 5 ～ 8mm。种子扁肾脏形，黄色。花果期 6 ～ 11 月。

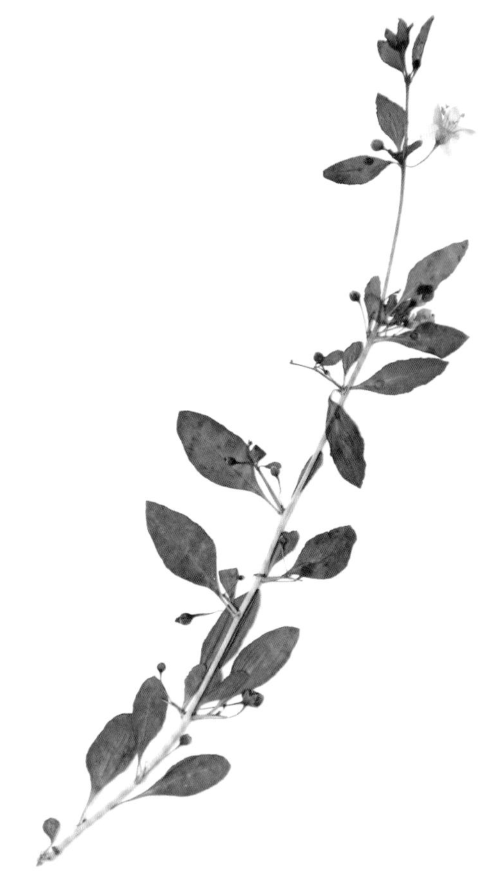

生于山坡、荒地、丘陵地、盐碱地、路旁及村边宅旁。分布于华中及东北、华东、华南地区和河北、山西、陕西、甘肃南部，有栽培。

【功效应用】 果实（药名枸杞）：滋补肝肾，益精明目。用于肝肾亏虚、头晕目眩、目视不清、腰膝酸软、阳痿遗精、虚劳咳嗽、消渴引饮。用量 6 ～ 12g。根皮（药名地骨皮）：清虚热，凉血，生津。用于肺结核低热、盗汗、咳嗽、咯血、内热消渴、高血压。用量 9 ～ 15g。

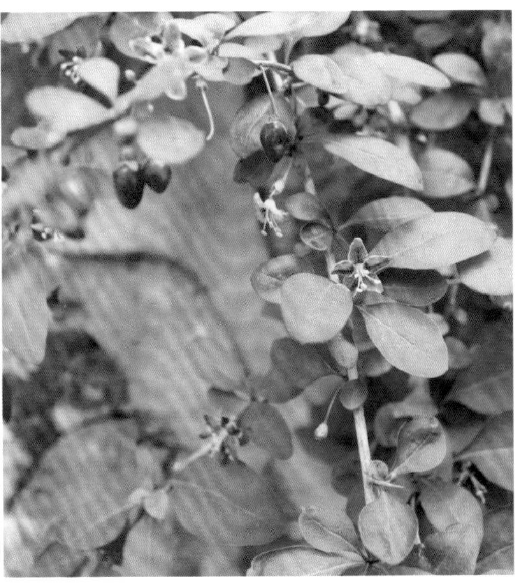

【化学成分】 果实含多糖、胡萝卜素、维生素、氨基酸、生物碱等成分。

【附注】 本种的干燥根皮为中药“地骨皮”来源之一，收载于《中国药典》；其干燥成熟果实也作中药“枸杞”药用，曾收载于《中国药典》。

544 挂金灯（*Physalis alkekengi* var. *franchetii*）

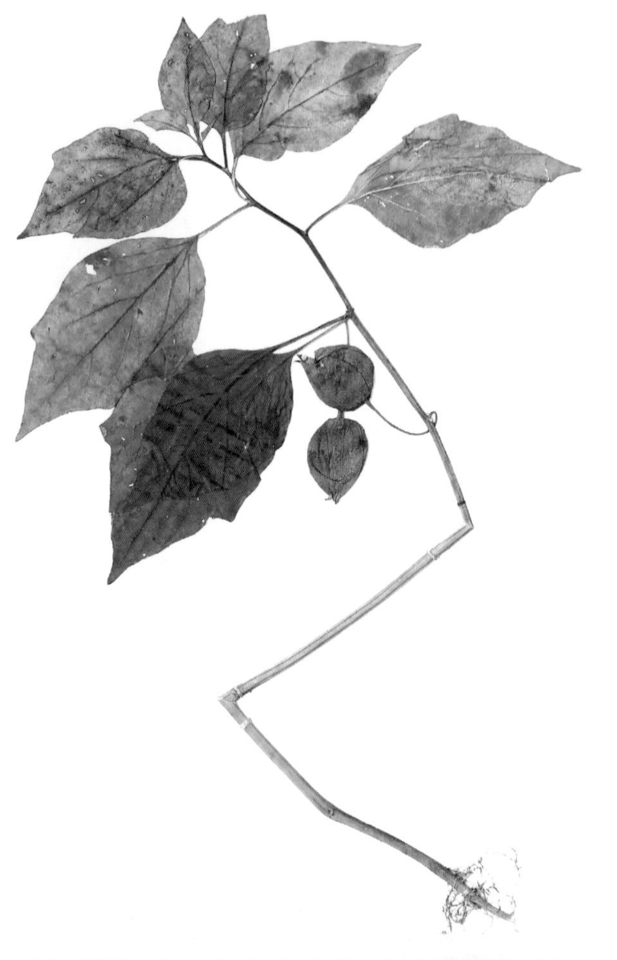

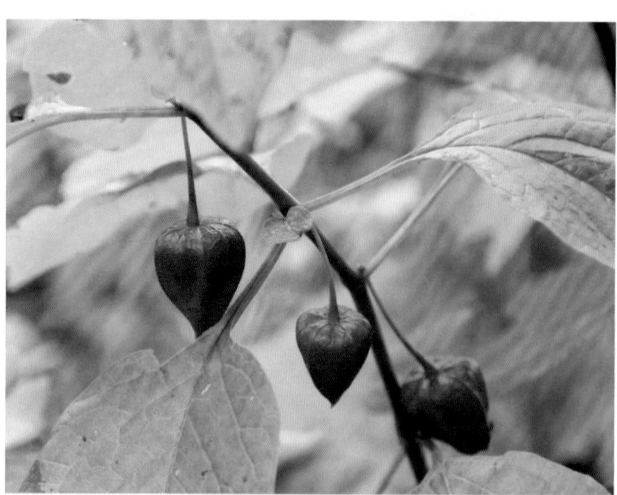

茄科植物挂金灯 *Physalis alkekengi* L. var. *franchetii*（Mast.）Makino。

【形态与分布】 草本，高20～100cm。茎直立，节稍膨大，叶在茎下部者互生，在上部者成假对生，长卵形、宽卵形或菱状卵形，长5～15cm，宽2～8cm，先端渐尖，基部偏斜，全缘，波状或有粗齿，有柔毛；柄长1～3cm。花单生于叶腋；花萼钟形，长6mm，有柔毛，5裂；花冠辐状，白色，直径15～20mm，外面有短柔毛。浆果球形，橙红色，直径10～15mm，被膨大的宿萼所包；宿萼卵形，远较浆果为大，长3～4cm，直径2.5～3.5cm，基部稍内凹，橙红色。花期5～9月，果期6～10月。

生于海拔500～1700m处山坡、林下、路边或沟边。广布于全国各地。

【功效应用】 带宿萼的果实：清热毒，利咽喉，通利二便。用于咽喉肿痛、肺热咳嗽、黄疸、痢疾、水肿、小便淋涩、大便不通、黄水疮、湿疹、丹毒。用量9～15g，水煎或捣汁、研末服；外用适量，煎水洗，或研末调敷或捣敷。孕妇及脾虚泄泻者禁服。

【化学成分】 果实含有机酸、甾醇等成分。

545 牛茄子（*Solanum capsicoides*）

茄科植物牛茄子（颠茄）*Solanum capsicoides* Allioni（*Solanum surattense* Burm. F.）。

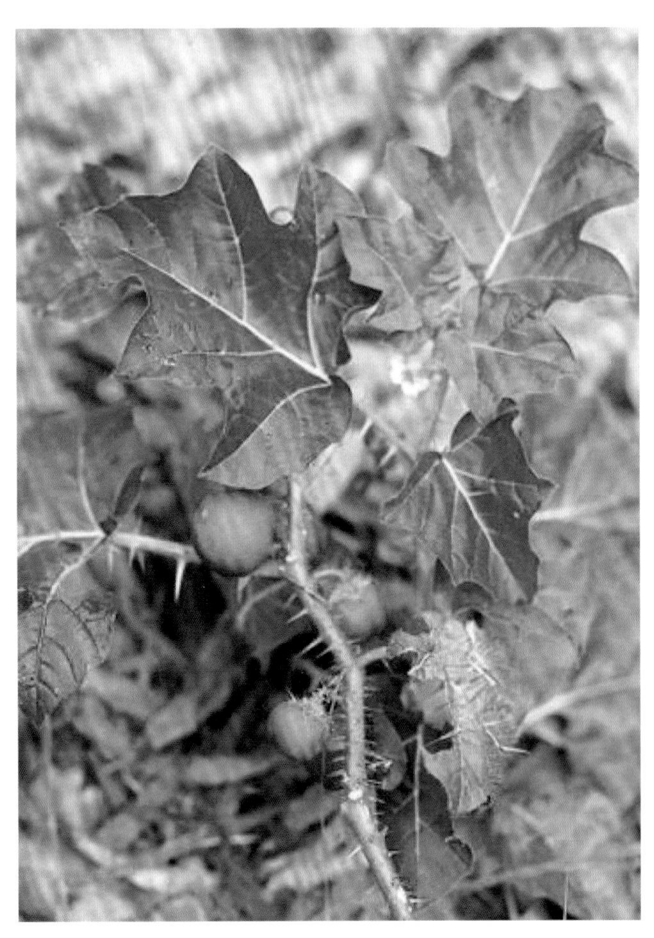

【形态与分布】 直立草本或半灌木，高 0.3 ～ 1m，全株生有纤毛和细直刺。叶宽卵形，长 5 ～ 12cm，宽 4 ～ 12cm，顶端急尖或渐尖，基部心形，5 ～ 7 浅裂或中裂，裂片三角形或卵形，两面有纤毛，脉上有直刺；叶柄长 2 ～ 5cm。聚伞花序腋外生，有 1 ～ 4 朵花，花梗纤细；花萼杯状，裂片卵形；花冠白色，檐部 5 裂，裂片披针形，长约 1.1cm，顶端尖；雄蕊 5。浆果扁球状，直径约 3.5cm，熟时橙红色，果梗长 2 ～ 2.5cm，有细直刺；种子扁平，直径约 4mm。

生于海拔 350 ～ 1180m 的路旁荒地、疏林或灌木丛中。分布于我国中南、西南、华东地区，辽宁和河南有栽培。

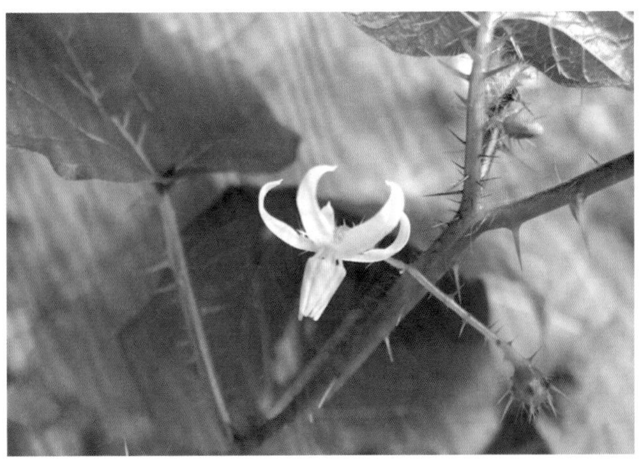

【功效应用】 全草：镇咳平喘，散瘀止痛。有毒。用于慢性支气管炎、哮喘、胃痛、风湿腰腿痛、瘰疬、寒性脓疡、痈肿疮毒、跌打损伤。用量 3 ～ 6g，或研末，每次服 0.3 ～ 0.9g；外用适量捣敷、煎水洗或研末调敷。

【化学成分】 含生物碱等成分。

546 白英（*Solanum lyratum*）

茄科植物白英 *Solanum lyratum* Thunb.。

【形态与分布】 草质藤本，长 0.5 ～ 3m。茎及小枝密生具节的长柔毛。叶互生，琴形或心形，长 3.5 ～ 7cm，宽 2.5 ～ 4.8cm，顶端渐尖或尖，下部常 3 ～ 5 深裂或全缘，基部心形，裂片全缘，侧裂片顶端圆钝，中裂片较大，卵形至卵状披针形，两面均被长柔毛或柔毛；叶柄长 1 ～ 3cm。聚伞花序，顶生或腋外生，疏花；花梗长 0.8 ～ 4.0cm；花萼杯状，直径约 3mm，萼齿 5；花冠蓝紫色或白色，直径 1.1cm，5 深裂；雄蕊 5；子房卵形。浆果球形，成熟时黑红色或红色，直径 8mm。花果期 7 ～ 11 月。

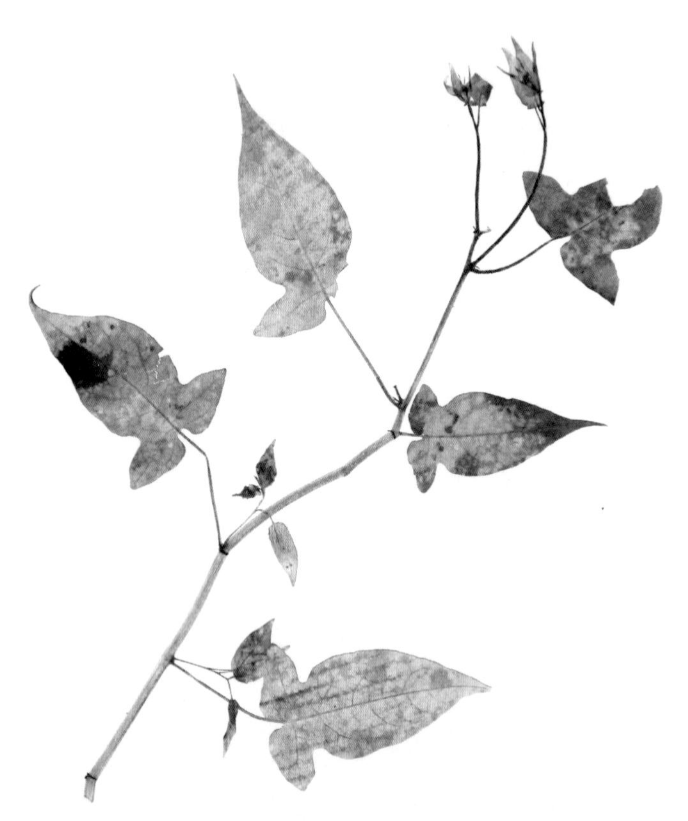

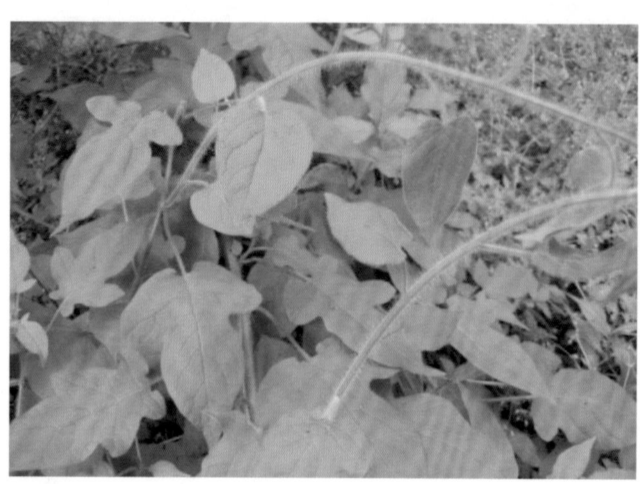

生于灌丛中、山坡、路旁、田边。分布于华中、华东、华南、西南及甘肃、陕西等地。

【功效应用】 全草（药名白英）：清热解毒，祛风除湿。有小毒。用于湿热黄疸、风热头痛、热淋、肾病水肿、白带过多、风湿关节痛、癌症。用量 10 ～ 30g，不宜过量服用，脾胃虚弱者勿服。

【化学成分】 全草含生物碱、三萜、黄酮等成分。

【附注】 （1）本种的干燥全草为中药白英，收载于《湖北省中药材质量标准》（2018 年版）、《湖南省中药材标准》（2009 年版）。（2）千年不烂心 *Solanum cathayanum* C. Y. Wu et S. C. Huang 在《中国植物志》电子版中记载，已归入白英 *Solanum lyratum* Thunb.。

547 龙葵（*Solanum nigrum*）

茄科植物龙葵 *Solanum nigrum* L.。

【形态与分布】 一年生直立草本，高 0.25 ～ 1m，茎无棱或棱不明显，绿色或紫色，近无毛或被微柔毛。叶卵形，长 2.5 ～ 10cm，宽 1.5 ～ 5.5cm，先端短尖，基部楔形至阔楔形而下延至叶柄，全缘或每边具不规则的波状粗齿，光滑或两面均被稀疏短柔毛，叶脉每边 5 ～ 6 条，叶柄长约 1 ～ 2cm。蝎尾状花序腋外生，由 3 ～ 6（10）花组成，总花梗长约 1 ～ 2.5cm，花梗长约 5mm，近无毛或具短柔毛；萼小，浅杯状，直径约 1.5 ～ 2mm，齿卵圆形，先端圆，基部两齿间连接处成角度；花冠白色，筒部隐于萼内，长不及 1mm，冠檐长约 2.5mm，5 深裂，裂片卵圆形，长约 2mm；花丝短，花药黄色，长约 1.2mm，约为花丝长度的 4 倍；子房卵形，直径约 0.5mm。浆果球形，直径约 8mm，熟时黑色。种子多数，两侧压扁。

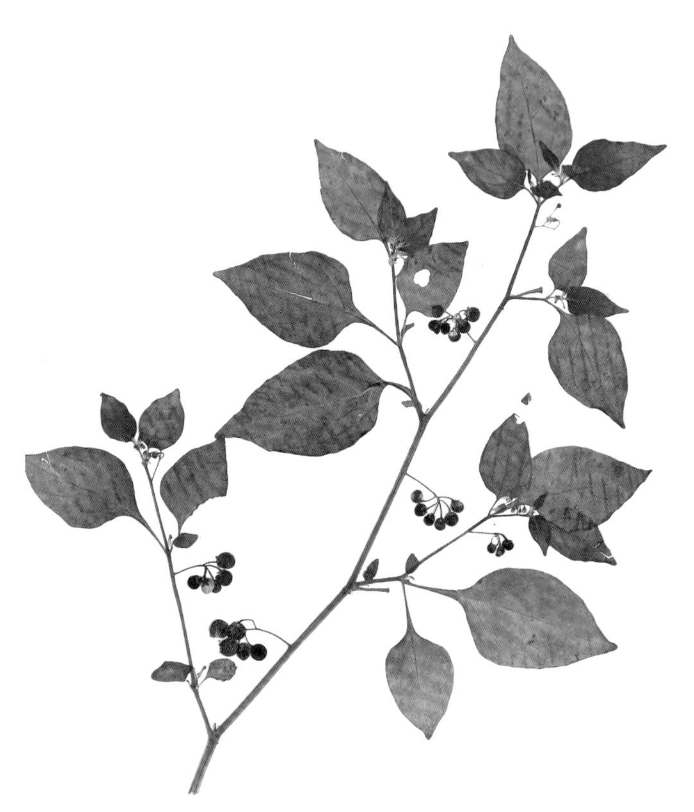

喜生于田边，荒地及村庄附近。广布于全国各地。

【功效应用】 全草（药名龙葵）：清热解毒，利水消肿。有小毒。用于癌症、感冒发热、慢性支气管炎、乳腺炎、痢疾、泌尿系统感染、带下、牙痛；外用治痈疖疔疮、天疱疮、蛇咬伤。用量 9 ～ 30g；外用适量，煎水洗或捣敷。

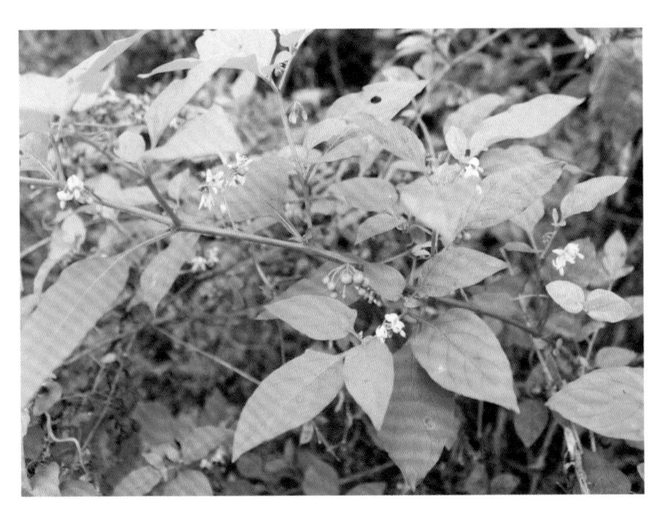

【化学成分】 全草含生物碱、皂苷、甾醇及黄酮等成分。

【附注】 本种干燥全草为中药“龙葵”，曾收载于 1977 年版《中国药典》。

548 白花泡桐（*Paulownia fortunei*）

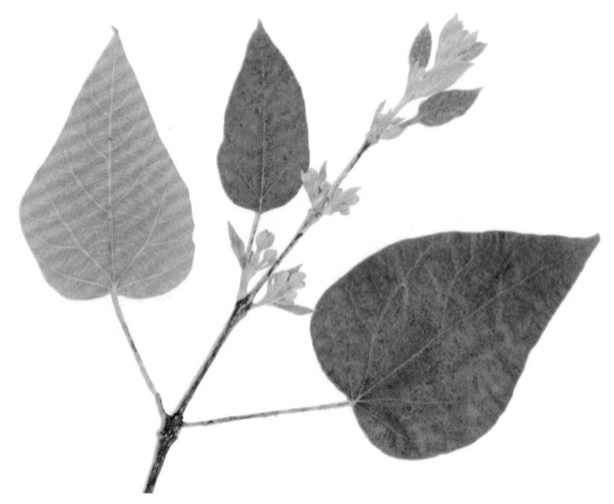

玄参科植物白花泡桐 *Paulownia fortunei*（Seem.）Hemsl.。

【形态与分布】 乔木，高可达 30m。幼枝、叶、花序各部和幼果均被黄褐色星状绒毛，但叶柄、叶片上面和花梗渐变无毛。叶片长卵状心形或卵状心形，长达 20cm，顶端长渐尖或锐尖头，其凸尖长达 2cm，新枝上的叶有时 2 裂，下面有星状毛及腺，成熟叶片下面密被绒毛，有时稀疏至近无毛；叶柄长达 12cm。花序狭长几成圆柱形，长约 25cm，小聚伞花序有花 3 ～ 8，总梗明显；萼倒卵圆形，长 2 ～ 2.5cm，花后渐脱毛，5 裂，裂片卵圆形至三角状卵圆形，果期成狭三角形；花冠管状漏斗形，白色，背面带紫色或浅紫色，长 8 ～ 12cm，管部在基部以上渐向上扩大，稍向前曲，外面有星状毛，内部密布紫色细斑块；雄蕊有疏腺；子房有腺，有时具星状毛，花柱长约 5.5cm。蒴果长圆形或长圆状椭圆形，长 6 ～ 11cm，顶端具喙，宿萼开展或漏斗状，果皮木质；种子连翅长 6 ～ 10mm。花果期 3 ～ 8 月。

生于低海拔（西南可达 2000m）的山坡、林中、山谷及荒地。分布于长江流域以南各省区，野生或栽培，在山东、河北、河南、陕西等地有引种。

【功效应用】 根或根皮：祛风除湿，祛瘀消肿。用于风湿热痹、外伤肿痛、骨折。用量 15 ～ 30g；外用鲜品适量，捣敷或煎汁涂。

【化学成分】 花含黄酮、三萜、挥发油、生物碱、鞣酸等成分。

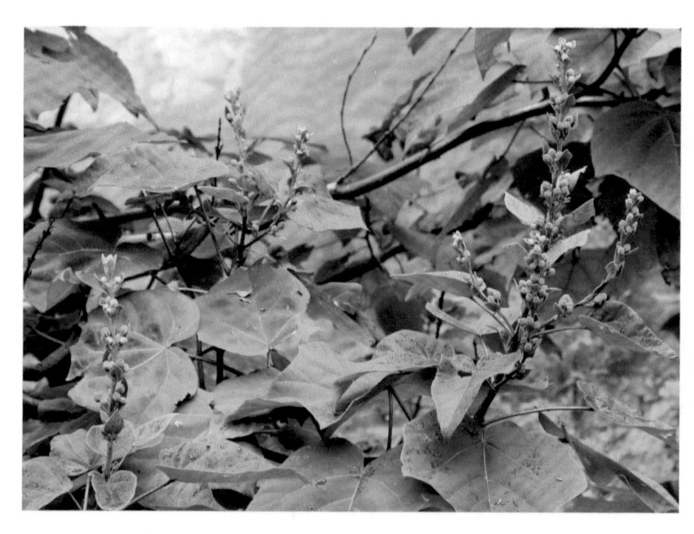

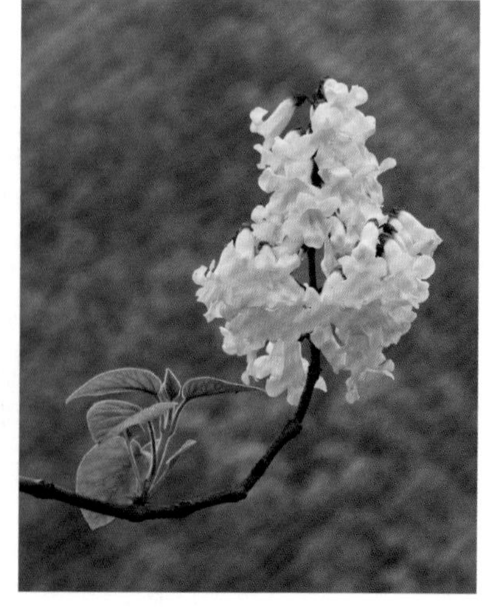

549 毛泡桐（*Paulownia tomentosa*）

玄参科毛泡桐 *Paulownia tomentosa*（Thunb.）Steud.。

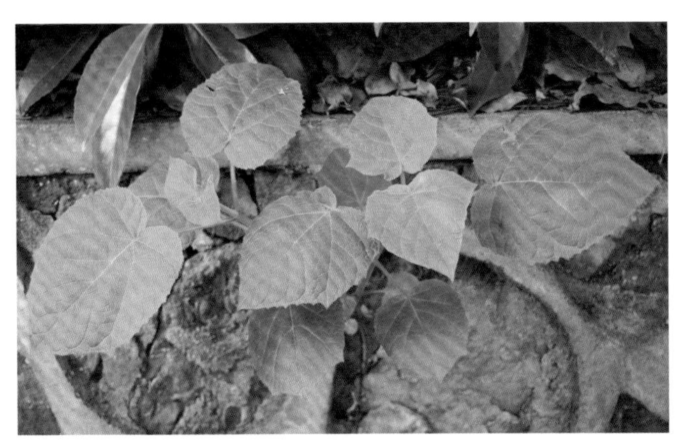

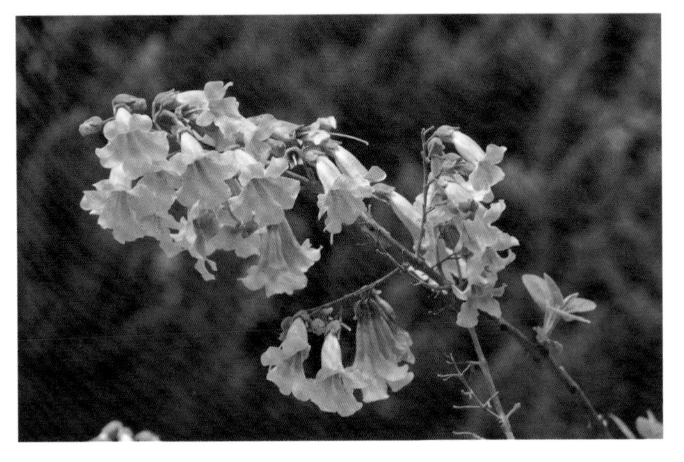

【形态与分布】 乔木，高可达 20m，树冠宽大伞形。树皮褐灰色；小枝有明显皮孔，幼时常具粘质短腺毛。叶心形，长达 40cm，顶端锐尖头，全缘或波状浅裂，上面毛稀疏，下面毛密或较疏，老叶下面的灰褐色树枝状毛常具柄和 3 ～ 12 条细长丝状分枝，新枝上的叶较大，其毛常不分枝，有时具粘质腺毛；叶柄常有粘质短腺毛。花序金字塔形或狭圆锥形，长约 50cm 以下，侧枝不发达，长约为中央主枝之半或稍短，小聚伞花序的总花梗长 1 ～ 2cm，几与花梗等长，具花 3 ～ 5；萼浅钟形，长约 1.5cm，外被绒毛，中裂或深裂，萼齿卵状长圆形，锐头或稍钝头，果时钝头；花冠紫色，漏斗状钟形，长 5 ～ 7.5cm，在离管基部约 5mm 处弓曲，向上突然膨大，外面有腺毛，檐部二唇形；雄蕊长达 2.5cm；子房卵圆形，有腺毛。蒴果卵圆形，幼时密生粘质腺毛，长 3 ～ 4.5cm，宿萼不反卷；种子连翅长 2.5 ～ 4mm。花果期 4 ～ 9 月。

西部地区有野生，海拔可达 1800m；常栽培。分布于河南、湖北及辽宁南部、河北、山东、江苏、安徽、江西等地。

【功效应用】 根、根皮：祛风解毒，止痛。用于风湿痹痛、筋骨疼痛、跌打损伤。用量 15 ～ 30g。花（药名泡桐花）：疏风散热，清热解毒。用于上呼吸道感染、支气管肺炎、急性扁桃体炎、菌痢、急性肠炎、急性结膜炎、腮腺炎、疖肿。用量 10 ～ 15g。

【附注】 本种的变种光泡桐 *Paulownia tomentosa*（Thunb.）Steud. var. *tsinlingensis*（Pai）Gong Tong 的主要区别：成熟叶片下面无毛或毛极稀疏，基部圆形至浅心形。河南、湖北等省也有分布，栽培或野生。

550 地黄（*Rehmannia glutinosa*）

玄参科植物地黄 *Rehmannia glutinosa*（Gaert.）Libosch. ex Fisch. et Mey.。

【形态与分布】 草本，高 10 ～ 30cm，密被灰白色长柔毛和腺毛。根茎肉质，鲜时黄色，直径达 5.5cm。茎紫红色。叶通常在茎基部集成莲座状，向上强烈缩小成苞片，或逐渐缩小在茎上互生；叶片卵形至长椭圆形，下面略带紫色或紫红色，长 2 ～ 13cm，宽 1 ～ 6cm，边缘具不规则圆齿、钝锯齿或牙齿；基部渐狭成柄，叶脉在上面凹陷，下面隆起。花梗细弱，弯曲而后上升，在茎顶部略排列成总状花序，或几全部单生叶腋而分散在茎上；萼长 1 ～ 1.5cm，密被长柔毛和白色长毛，具 10 条隆起的脉；萼齿 5（7），矩圆状披针形、卵状披针形或多少三角形，长 0.5 ～ 0.6cm；花冠长 3 ～ 4.5cm；花冠筒多少弓曲，外面紫红色，被长柔毛；花冠裂片 5 枚，先端钝或微凹，内面黄紫色，外面紫红色，两面均被长柔毛，长 5 ～ 7mm，宽 4 ～ 10mm；雄蕊 4。蒴果卵形至长卵形，长 1 ～ 1.5cm。花果期 4 ～ 7 月。

主要为栽培，亦野生于海拔 50 ～ 1100m 的山坡及路边荒地等处。产华中地区及河北、山西、陕西、甘肃、浙江、江苏、四川等省。

【功效应用】 鲜块根（药名鲜地黄）：清热生津，凉血，止血。用于热病伤阴、舌绛烦渴、温毒发斑、吐血、衄血、咽喉肿痛。用量 12 ～ 30g。干燥块根（药名生地黄）：清热凉血，养阴生津。用于热入营血、温毒发斑、吐血衄血、热病伤阴、津伤便秘、阴虚发热、骨蒸劳热、内热消渴。用量 9 ～ 15g。块根蒸制加工品（药名熟地黄）：滋阴补血，益精填髓。用于肝肾阴虚、腰膝酸软、骨蒸潮热、盗汗遗精、内热消渴、血虚萎黄、心悸怔忡、月经不调、崩漏下血、眩晕、耳鸣、须发早白。用量 9 ～ 15g。

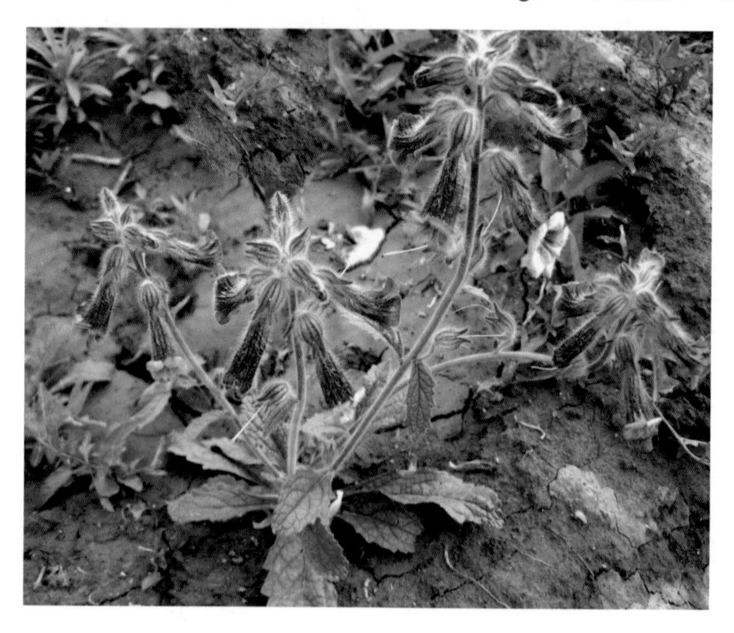

【化学成分】 块根含环烯醚萜及其苷类、多糖、脑苷、紫罗兰酮、挥发油、呋喃衍生物、有机酸、甾醇等成分。

【附注】 新鲜或干燥块根及其蒸制加工品分别为中药“地黄”“熟地黄”，均收载于《中国药典》。

551 玄参（*Scrophularia ningpoensis*）

玄参科植物玄参 *Scrophularia ningpoensis* Hemsl.。

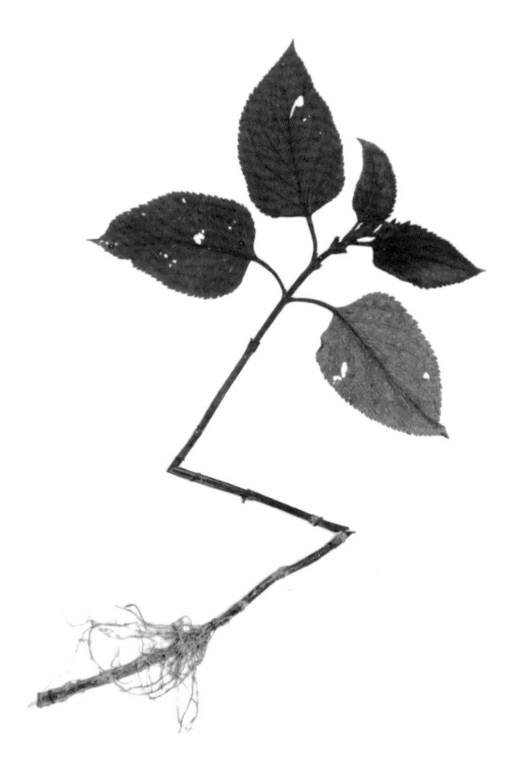

【形态与分布】 草本，高达1m余。支根数条，纺锤形或胡萝卜状，直径达3cm以上。茎四棱，有浅槽，无翅或有极狭翅，无毛或多少有白色卷毛，常分枝。茎下部叶多对生具柄，上部有时互生而柄极短，柄长者达4.5cm，叶片多卵形，有时上部为卵状披针形至披针形，大者长达30cm，宽达19cm，上部最狭者长约8cm，宽仅1cm，基部楔形、圆形或近心形，边缘具细锯齿，稀不规则细重锯齿。疏散大圆锥花序由顶生和腋生的聚伞圆锥花序合成，长可达50cm，小植株仅有顶生聚伞圆锥花序，长不及10cm，聚伞花序常2～4回复出，花梗长3～30mm，有腺毛；花褐紫色，花萼长2～3mm，裂片圆形，边缘稍膜质；花冠长8～9mm，花冠筒多少球形，上唇长于下唇约2.5mm，裂片圆形，下唇裂片多少卵形，中裂片稍短；雄蕊花丝肥厚，退化雄蕊大而近于圆形。蒴果卵圆形，连同短喙长8～9mm。花果期6～11月。

生于海拔1700m以下的竹林、溪旁、丛林及高草丛中，常栽培。产华中、华东地区及河北南部、山西、陕西南部、江西、广东、贵州、四川。

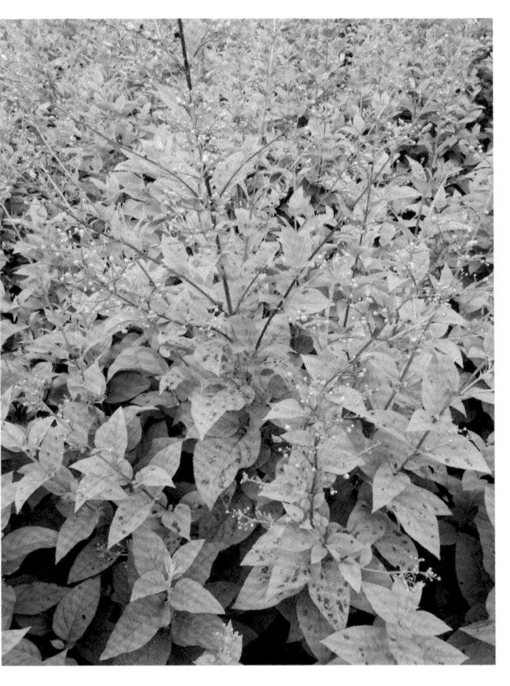

【功效应用】 根（药名玄参）：清热凉血，滋阴降火，解毒散结。用于热入营血、温毒发斑、热病伤阴、舌绛烦渴、津伤便秘、骨蒸劳咳、目赤、咽痛、白喉、瘰疬、痈肿疮毒。用量9～15g。

【化学成分】 含环烯醚萜、苯丙素苷、黄酮、挥发油等成分。

【附注】 干燥根为中药“玄参”，收载于《中国药典》。鄂西南有大量栽培。

552 阴行草（*Siphonostegia chinensis*）

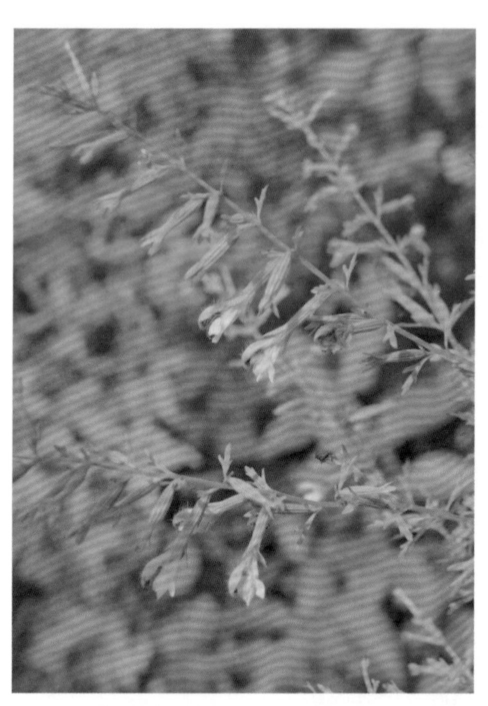

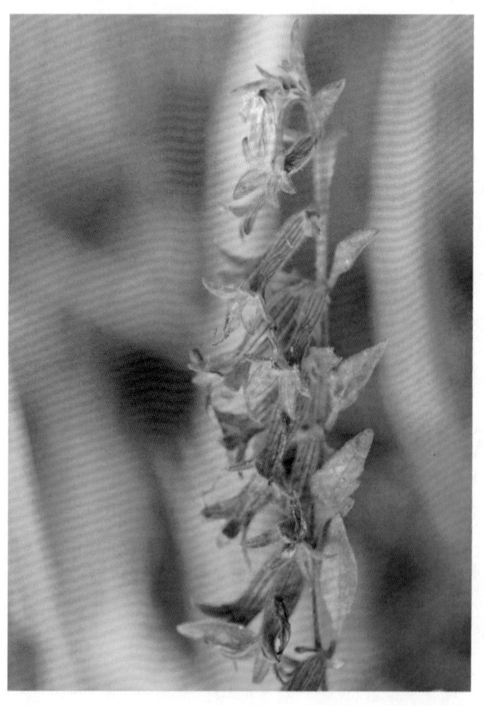

玄参科植物阴行草 *Siphonostegia chinensis* Benth.。

【形态与分布】 一年生草本，高 30 ～ 80cm，干时变黑，全体密被锈色短毛。茎多单条中空，上部多分枝，枝对生，稍具棱角。叶对生，下部者常早枯，上部者茂密，相距很近，无柄或有短柄，叶片基部下延；叶片厚纸质，宽卵形，长约 8 ～ 55mm，宽约 4 ～ 60mm，二回羽状全裂，裂片约 3 对，线形或线状披针形，宽约 1 ～ 2mm，锐尖头，全缘。花对生于茎枝上部，成稀疏的总状花序；苞片叶状，较萼短，羽状深裂或全裂；花梗短，纤细，有一对小苞片，线形；花萼管长，顶端稍缩紧，长约 10 ～ 15mm，有 10 条明显的主脉，齿 5，长约为萼管的 1/4 ～ 1/3；花冠上唇红紫色，下唇黄色，长约 22 ～ 25mm，花管伸直，纤细，稍伸出于萼管外；雄蕊二强，着生于花管的中上部；子房长卵形，长约 4mm，柱头头状。蒴果被包于宿存的萼内，约与萼管等长，披针状长圆形，长约 15mm；种子多数，黑色，长卵圆形，长约 0.8mm，有皱纹。花期 6 ～ 8 月。

生于海拔 800 ～ 3400m 的干山坡与草地中。分布于华中及东北、华北、华南、西南地区。

【功效应用】 全草（药名北刘寄奴）：活血祛瘀，通经止痛，凉血止血，清热利湿。用于跌打损伤、外伤出血、瘀血经闭、月经不调、产后瘀痛、癥瘕积聚、血痢、血淋、湿热黄疸、水肿腹胀、白带过多。用量 6 ～ 9g。

【化学成分】 含黄酮、苯乙醇苷、挥发油等成分。

【附注】 本种的干燥全草为中药“北刘寄奴”，收载于《中国药典》。

553 蚊母草（*Veronica peregrina*）

玄参科植物蚊母草（仙桃草）*Veronica peregrina* L.。

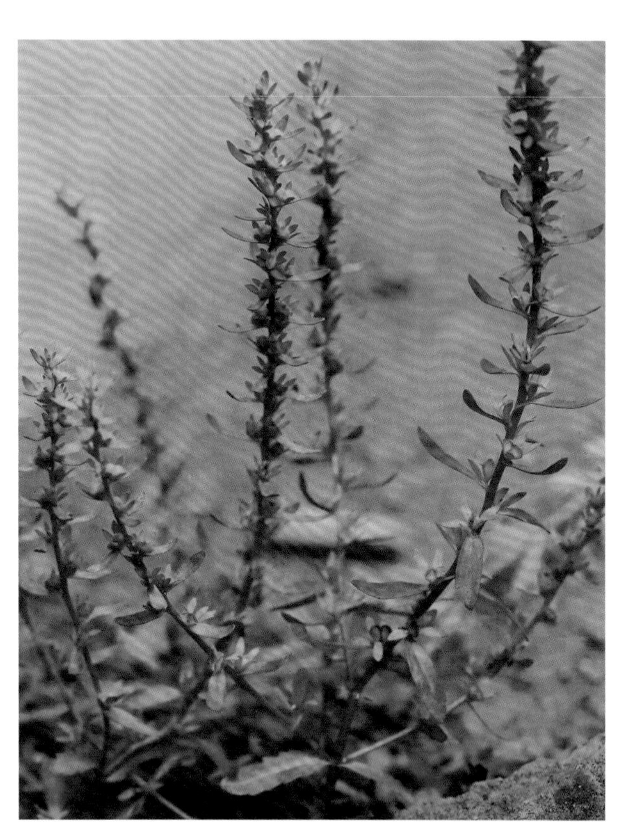

【形态与分布】 草本，高 10 ~ 25cm。通常自基部多分枝，主茎直立，侧枝披散，全体无毛或疏生柔毛。叶无柄，下部的倒披针形，上部的长矩圆形，长 1 ~ 2cm，宽 2 ~ 6mm，全缘或中上端有三角状锯齿。总状花序长，果期达 20cm；苞片与叶同形而略小；花梗极短；花萼裂片长矩圆形至宽条形，长 3 ~ 4mm；花冠白色或浅蓝色，长 2mm，裂片长矩圆形至卵形；雄蕊短于花冠。蒴果倒心形，明显侧扁，长 3 ~ 4mm，宽略过之，边缘生短腺毛，宿存的花柱不超出凹口。果实常因虫瘿而肥大。种子矩圆形。花期 5 ~ 6 月。

生于潮湿的荒地、路边，在西南可达海拔 3000m 处。分布于华中及东北、华东、西南地区。

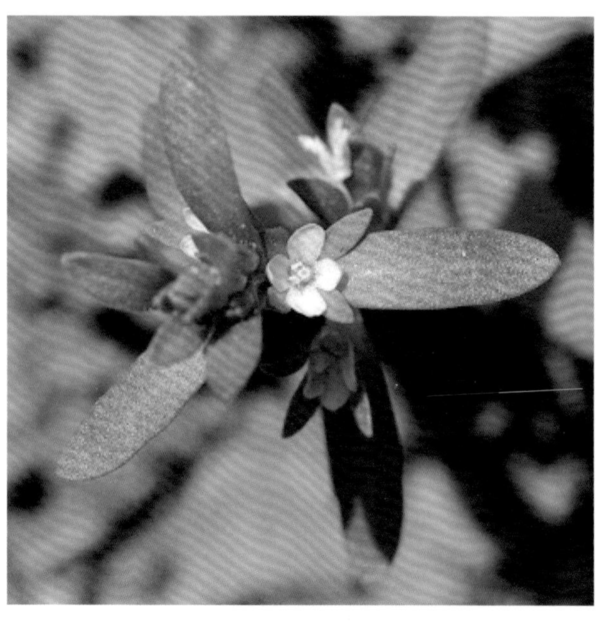

【功效应用】 带虫瘿的全草（药名仙桃草）：化瘀止血，清热消肿，止痛。用于跌打损伤、骨折、咳血、吐血、衄血、便血、肝胃气痛、疝气痛、痛经、咽喉肿痛、痈疽疮疡。用量 6 ~ 12g；外用鲜品适量，捣敷。

【化学成分】 全草含黄酮、有机酸和甘露醇等成分。

【附注】 本种带虫瘿的干燥全草为中草药“仙桃草”，曾收载于 1977 年版《中国药典》。

554 细穗腹水草（*Veronicastrum stenostachyum*）

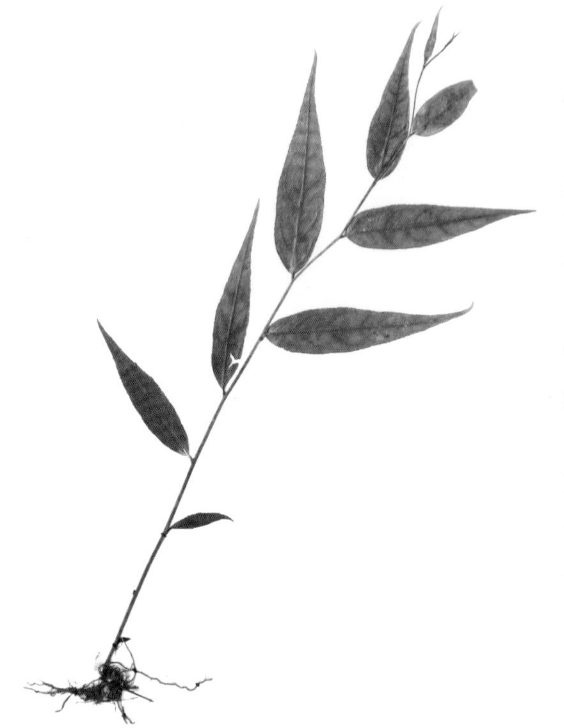

玄参科植物细穗腹水草 *Veronicastrum stenostachyum*（Hemsl.）Yamazaki。

【形态与分布】 多年生草本。根茎短而横走。茎圆柱状，有条棱，多弓曲，顶端着地生根，少近直立而顶端生花序，长可达 1m 余，无毛。叶互生，具短柄，叶片纸质至厚纸质，长卵形至披针形，长 7 ~ 20cm，宽 2 ~ 7cm，顶端长渐尖，边缘为具突尖的细锯齿，下面无毛，上面仅主脉上有短毛，少全面具短毛。花序腋生，有时顶生于侧枝上，也有兼生于茎顶端的，长 2 ~ 8cm，花序轴多少被短毛；苞片和花萼裂片通常短于花冠，少有近等长的，多少有短睫毛；花冠白色、紫色或紫红色，长 5 ~ 6mm，裂片近于正三角形，长不及 1mm。蒴果卵状。种子小，具网纹。

常见于灌丛中，林下及阴湿处。分布于湖北西部、湖南西北部及陕西南部、四川（二郎山以东）、贵州北部。

【功效应用】 全草（药名钓鱼竿）：清热解毒，利水消肿，散瘀止痛。用于肝硬化腹水症、腹泻；外用治跌打损伤。用量 10 ~ 30g；外用适量捣敷。

【化学成分】 含皂苷、黄酮、甾醇、鞣质等成分。

【附注】 本种的亚种腹水草 *Veronicastrum stenostachyum*（Hemsl.）Yamazaki ssp. *plukenetii*（Yamazaki）Hong 在湖北、湖南等地有分布。区别为：茎弓曲，顶端着地生根，多少被黄色倒生卷毛。叶长卵形至卵状披针形，膜质至纸质，长 9 ~ 16cm，宽 3 ~ 6cm。花序长 1.5 ~ 5cm；苞片及花萼裂片钻形，具睫毛或否。

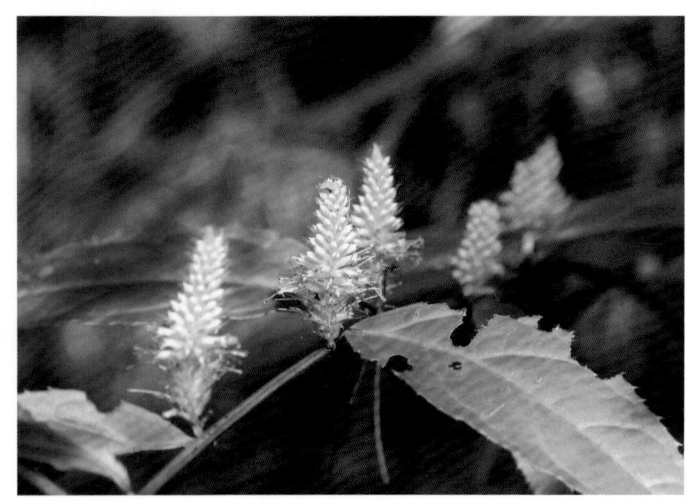

555 凌霄（*Campsis grandiflora*）

紫葳科植物凌霄 *Campsis grandiflora*（Thunb.）Schum.。

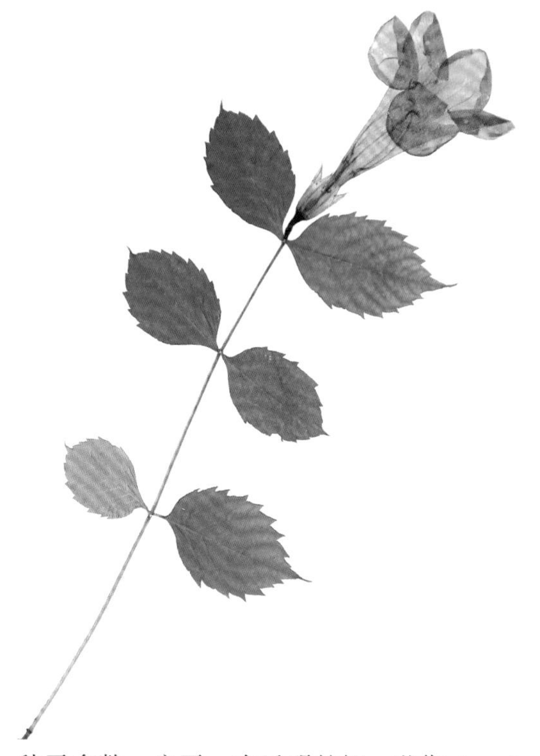

【形态与分布】　攀援藤本；茎木质，表皮脱落，枯褐色，以气生根攀附于它物之上。叶对生，为奇数羽状复叶；小叶7～9枚，卵形至卵状披针形，顶端尾状渐尖，基部阔楔形，两侧不等大，长3～6（9）cm，宽1.5～3（5）cm，侧脉6～7对，两面无毛，边缘有粗锯齿；叶轴长4～13cm；小叶柄长5（10）mm。顶生疏散的短圆锥花序，花序轴长15～20cm。花萼钟状，长达3cm，分裂至中部，裂片披针形，长约1.5cm。花冠漏斗状钟形，内面鲜红色，外面橙黄色，长约5cm，裂片半圆形。雄蕊着生于花冠筒近基部，花丝线形，细长，长2～2.5cm，花药黄色，个字形着生。花柱线形，长约3cm，柱头扁平，2裂。蒴果长如豆荚，顶端钝，2瓣裂。种子多数，扁平，有透明的翅。花期5～8月，果期9～11月。

产长江流域各地及河北、山东、河南、福建、广东、广西、陕西，台湾有栽培。又为观赏植物。

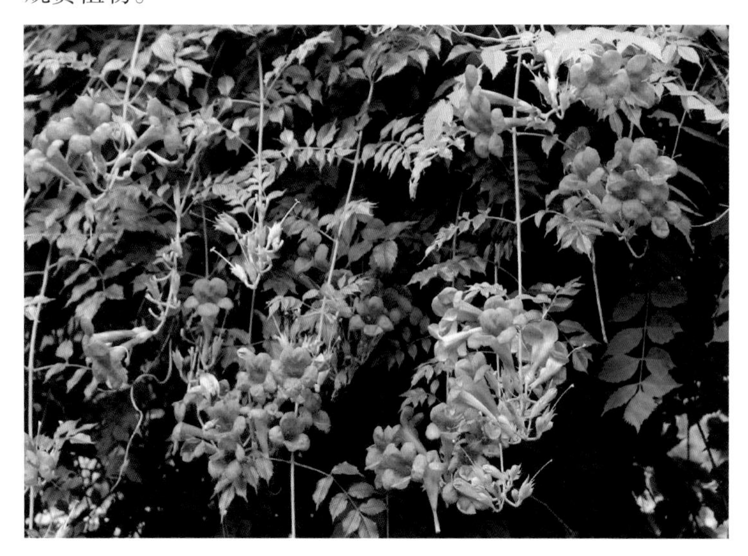

【功效应用】　花（药名凌霄花）：活血散瘀，凉血祛风。用于月经不调、经闭癥瘕、产后乳肿、皮肤瘙痒、痤疮等病症。根亦作药用。用量5～9g，孕妇慎用。

【附注】　本种与厚萼凌霄（美国凌霄）*Campsis radicans*（L.）Seem. 的干燥花为中药“凌霄花”，收载于《中国药典》。

556 厚萼凌霄（*Campsis radicans*）

紫葳科植物厚萼凌霄（美洲凌霄）*Campsis radicans*（L.）Seem.。

【形态与分布】 藤本，具气生根，长达10m。小叶9～11，椭圆形至卵状椭圆形，长3.5～6.5cm，宽2～4cm，顶端尾状渐尖，基部楔形，边缘具齿，上面深绿色，下面淡绿色，被毛，至少沿中肋被短柔毛。花萼钟状，长约2cm，口部直径约1cm，5浅裂至萼筒的1/3处，裂片齿卵状三角形，外向微卷，无凸起的纵肋。花冠筒细长，漏斗状，橙红色至鲜红色，筒部为花萼长的3倍，约6～9cm，直径约4cm。蒴果长圆柱形，长8～12cm，顶端具喙尖，沿缝线具龙骨状突起，直径约2mm，具柄，硬壳质。

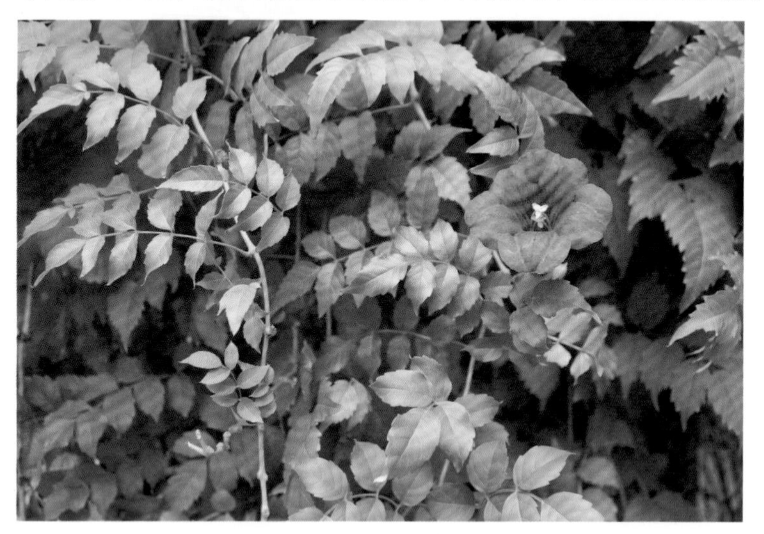

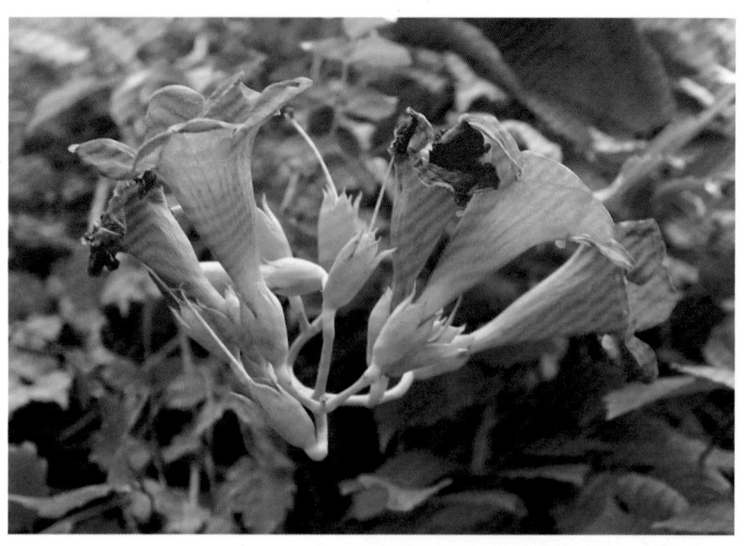

原产美洲。在湖南及广西、江苏、浙江等省栽培，作庭园观赏植物。

【功效应用】 花（药名凌霄花）：活血通经，凉血祛风。用于月经不调、经闭癥瘕、产后乳肿、风疹发红、皮肤瘙痒、痤疮。用量5～10g，孕妇慎用。

【附注】 本种与同属植物凌霄的干燥花均作“凌霄花”药用，收载于《中国药典》。凌霄与本种的主要区别：小叶7～9；花萼分裂至中部，裂片披针形。

557 梓树（*Catalpa ovata*）

紫葳科植物梓树 *Catalpa ovata* G. Don。

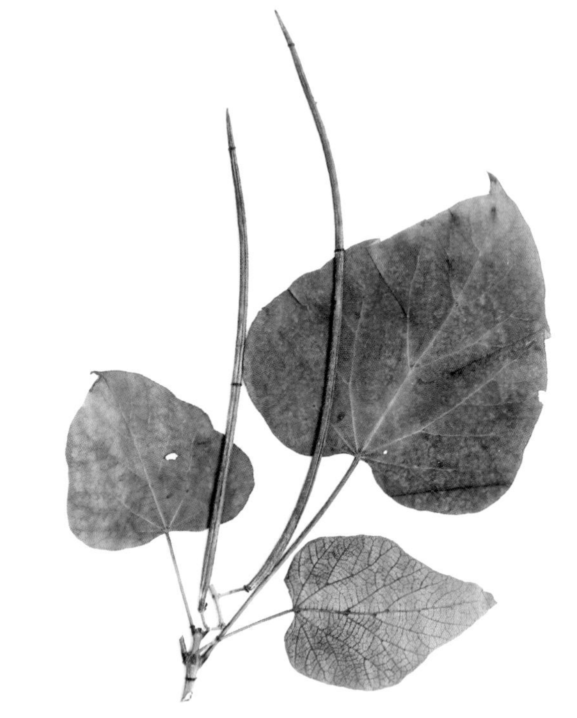

【形态与分布】 乔木，高达15m。树冠伞形，主干直，嫩枝具疏柔毛。叶对生或近对生，有时轮生，阔卵形，长宽近相等，长约25cm，顶端渐尖，基部心形，全缘或浅波状，常3浅裂，叶片上面及下面均粗糙，微被柔毛或近无毛，侧脉4～6对，基部掌状脉5～7；叶柄长6～18cm。顶生圆锥花序；花序梗微被疏毛，长12～28cm。花萼蕾时圆球形，2唇开裂，长6～8mm。花冠钟状，淡黄色，内面具2黄色条纹及紫色斑点，长约2.5cm，直径约2cm。能育雄蕊2，花丝插生于花冠筒上，花药叉开；退化雄蕊3。子房上位，棒状。花柱丝形，柱头2裂。蒴果线形，下垂，长20～30cm，直径5～7mm。种子长椭圆形，长6～8mm，宽约3mm，两端具有平展的长毛。

多栽培于村庄及公路旁，野生者已不见。产于长江流域及以北地区，海拔50～2500m。

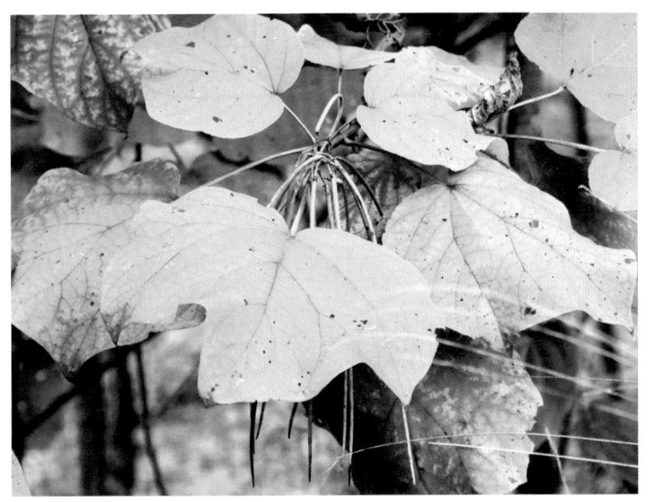

【功效应用】 茎或根内皮（药名梓白皮）：清热解毒，利水消肿，降逆止吐，杀虫止痒，止痛。用于湿热黄疸、胃逆呕吐、疮疖、湿疹、皮肤瘙痒、手足痛风、小便不利、浮肿、腹水、小儿发热。木材（药名梓木）：用于霍乱不吐不泻、手足痛风。果实（药名梓实）：用于小便不利、浮肿腹水。叶用于小儿发热、疮疖、疥癣。

【化学成分】 果实含萜类、有机酸、酚类、黄酮、蒽醌、强心苷、生物碱；木材含有机酸。

558 芝麻（*Sesamum indicum*）

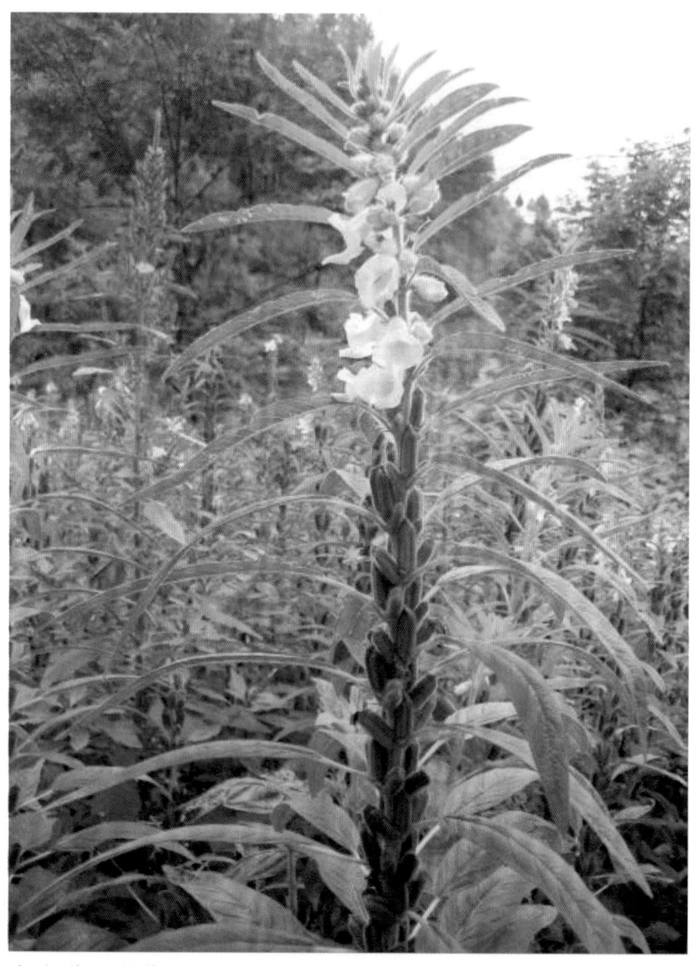

胡麻科植物芝麻（胡麻）*Sesamum indicum* L.。

【形态与分布】 一年生直立草本，高 60 ～ 150cm。茎直立，四棱形，分枝或不分枝，中空或具有白色髓部，微有毛。叶矩圆形或卵形，长 3 ～ 10cm，宽 2.5 ～ 4cm，下部叶常掌状 3 裂，中部叶有齿缺，上部叶近全缘；叶柄长 1 ～ 5cm。花单生或 2 ～ 3 朵同生于叶腋内。花萼裂片披针形，长 5 ～ 8mm，宽 1.6 ～ 3.5mm，被柔毛。花冠长 2.5 ～ 3cm，筒状，直径约 1 ～ 1.5cm，长 2 ～ 3.5cm，白色而常有紫红色或黄色的彩晕。雄蕊 4，内藏。子房上位，4 室，被柔毛。蒴果矩圆形，长 2 ～ 3cm，直径 6 ～ 12mm，有纵棱，直立，被毛，纵裂至中部或至基部。种子有黑白之分。花期夏末秋初。

原产地或为热带亚洲，我国各地广泛栽培。

【功效应用】 种子（药名芝麻，黑芝麻）：补益肝肾，养血益精，润肠通便。用于肝肾不足所致的头晕耳鸣、须发早白、肌肤干燥、肠燥便秘、妇人乳少、痈疮湿疹。用量 9 ～ 15g。

【化学成分】 种子含脂肪油、有机酸、木脂素等成分。

【附注】 本种的干燥成熟种子（色黑者）为中药“黑芝麻”，收载于《中国药典》。本种主要为重要的食用油料作物，其成熟种子含油量高，用于榨取“麻油”，富芳香气味。

559 旋蒴苣苔（*Boea hygrometrica*）

苦苣苔科植物旋蒴苣苔（猫耳朵）*Boea hygrometrica*（Bunge）R. Br.。

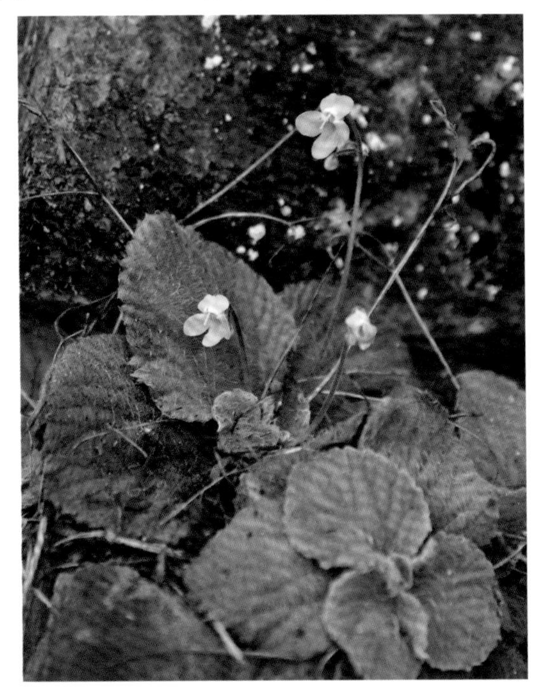

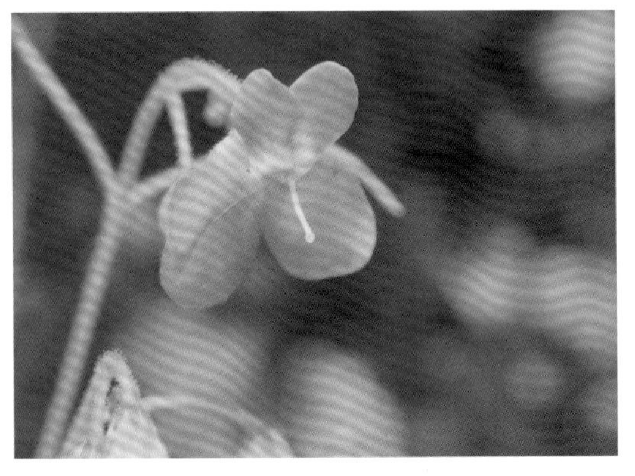

【形态与分布】 多年生草本。叶全部基生，莲座状，无柄，近圆形、圆卵形或卵形，长 1.8 ～ 7cm，宽 1.2 ～ 5.5cm，上面被白色贴伏长柔毛，下面被白色或淡褐色贴伏长绒毛，顶端圆形，边缘具牙齿或波状浅齿，叶脉不明显。聚伞花序伞状，2 ～ 5 条，每花序具 2 ～ 5 花；花序梗长 10 ～ 18cm，被淡褐色短柔毛和腺状柔毛；苞片 2，极小或不明显；花梗长 1 ～ 3cm，被短柔毛。花萼钟状，5 裂至近基部，裂片稍不等，上唇 2 枚略小，线伏披针形，长 2 ～ 3mm，外面被短柔毛，顶端钝，全缘。花冠淡蓝紫色，长 8 ～ 13mm，直径 6 ～ 10mm，外面近无毛；筒长约 5mm；檐部稍二唇形，上唇 2 裂，裂片相等，长圆形，长约 4mm，比下唇裂片短而窄，下唇 3 裂，裂片相等，宽卵形或卵形，长 5 ～ 6mm，宽 6 ～ 7mm。雄蕊 2，花丝扁平，长约 1mm，着生于距花冠基部 3mm 处，花药卵圆形，长约 2.5mm；退化雄蕊 3，极小。雌蕊长约 8mm，不伸出花冠外，子房卵状长圆形，长约 4.5mm，被短柔毛，花柱长约 3.5mm，柱头头状。蒴果长圆形，长 3 ～ 3.5cm，直径 1.5 ～ 2mm，外面被短柔毛，螺旋状卷曲。种子卵圆形，长约 0.6mm。花期 7 ～ 8 月，果期 9 月。

生于海拔 200 ～ 1320m 山坡路旁岩石上。分布于华中、华东、华南地区及辽宁、河北、山西、陕西、四川、云南等省。

【功效应用】 全草：散瘀止血，清热解毒，化痰止咳。用于吐血、便血、外伤出血、跌打损伤、聤耳、咳嗽痰多。用量 9 ～ 15g；外用适量，研粉撒，或鲜品捣敷。

【化学成分】 全草含黄酮等成分。

560 牛耳朵（*Chirita eburnea*）

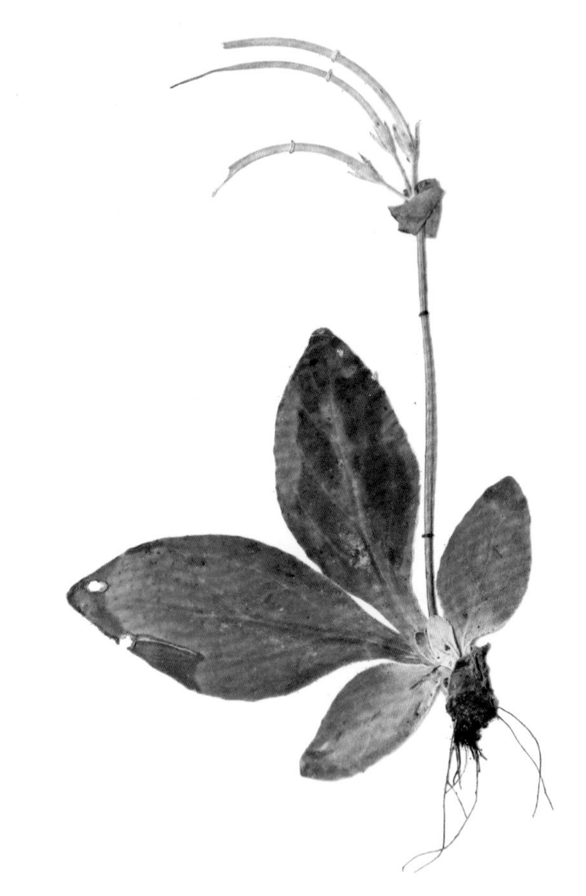

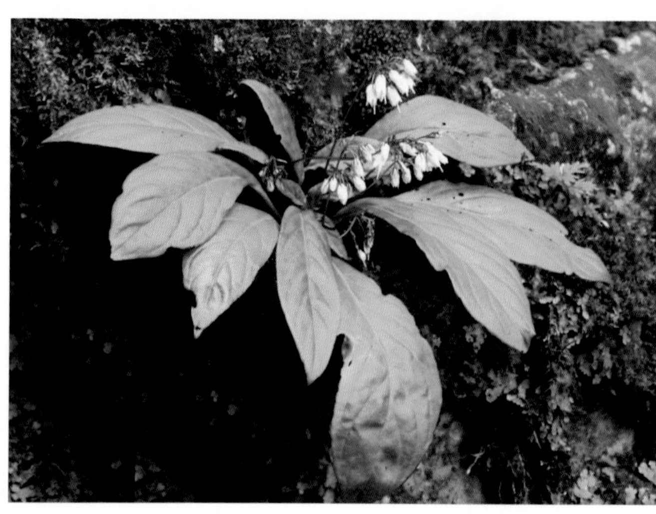

苦苣苔科植物牛耳朵 *Chirita eburnea* Hance。

【形态与分布】 多年生草本，高达30cm。叶均基生，肉质，长10～20cm；叶片卵形或狭卵形，长9～13cm，宽3.5～9.5cm，全缘，两面生伏毛，下面毛密；叶柄扁。花葶2～4条，高达30cm，直立或斜升，有较密的短柔毛；聚伞花序伞状，有5～10花；苞片2，对生，宽卵形，长约1.5～4cm；小苞片狭卵形；花萼长约1cm，有腺毛，5裂近基部，裂片条状披针形；花冠白色至紫色，长3～4.5cm，外面疏生短柔毛，上唇2裂，下唇3裂；能育雄蕊2，花药连着，有髯毛，退化雄蕊2，花盘环状；子房被绒毛。蒴果条形，长约6cm。花期4～6月，果期7～10月。

生于丘陵、山地西边或林中石上。分布于湖北、湖南、广东、广西、贵州、重庆等地。

【功效应用】 全草：补虚，止咳，止血，除湿。用于阴虚咳嗽、肺结核咳血、红崩、带下；外治外伤出血、痈疮。用量15～30g；外用鲜品适量，捣敷。

【化学成分】 含醌类、皂苷、生物碱等成分。

561 珊瑚苣苔（*Corallodiscus cordatulus*）

苦苣苔科植物珊瑚苣苔 *Corallodiscus cordatulus*（Craib）Burtt。

【形态与分布】 多年生草本。叶多数，全部基生，密集，外部的有柄，内部的无柄；叶片革质，菱状卵形至长圆形，长 1.6 ～ 4cm，宽 0.8 ～ 2.2cm，顶端圆形，基部楔形，边缘具细圆齿，上面平展，有时具不明显皱褶，稀呈泡状，疏被长柔毛至近无毛，下面多为紫红色，近无毛，侧脉每边约 4 条，上面明显，下面隆起，密被锈色绵毛；叶柄扁，长可达 15mm。花葶 1 ～ 5 条，高 7 ～ 12cm，和花序有锈色毛，后变无毛；聚伞花序伞状，花 3 ～ 10；花萼长约 2.2mm，无毛，5 裂近基部，裂片狭卵形；花冠筒状，淡紫色、紫蓝色，长 9 ～ 14mm，外面无毛，上唇短，2 浅裂，下唇 3 裂；能育雄蕊 2 对，内藏。蒴果条形，长 1.7 ～ 2.2cm，无毛。花期 5 ～ 6 月，果期 7 ～ 10 月。

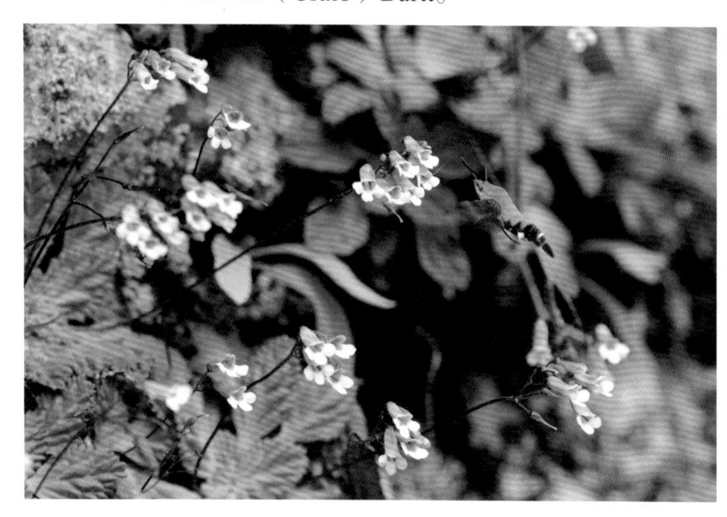

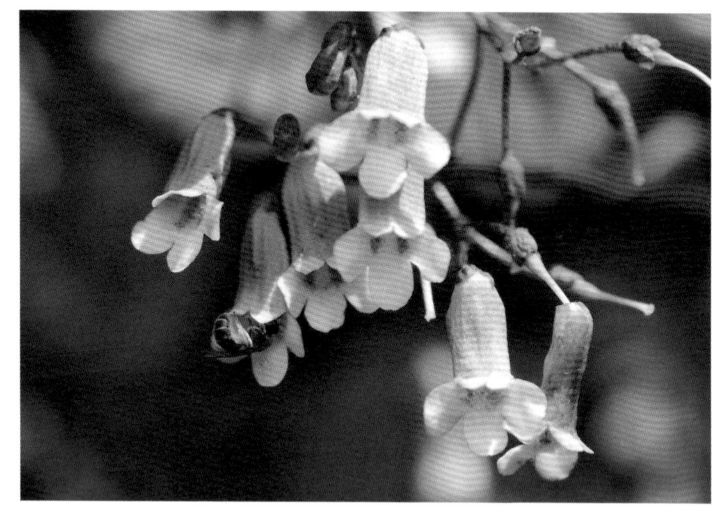

生于海拔 700 ～ 2100m 的山地阴处石崖上。分布于河南西部、湖北西部、湖南西部及甘肃、陕西、山西、河北和西南地区。

【功效应用】 全草：健脾，化瘀，止血。用于小儿疳积、跌打损伤、刀伤出血。用量 10 ～ 15g；外用鲜品适量，捣敷。

【附注】 本种在《中国植物志》电子版中记载，已归并入西藏珊瑚苣苔 *Corallodiscus lanuginosus*（Wallich ex R. Brown）B. L. Burtt。

562 降龙草（*Hemiboea subcapitata*）

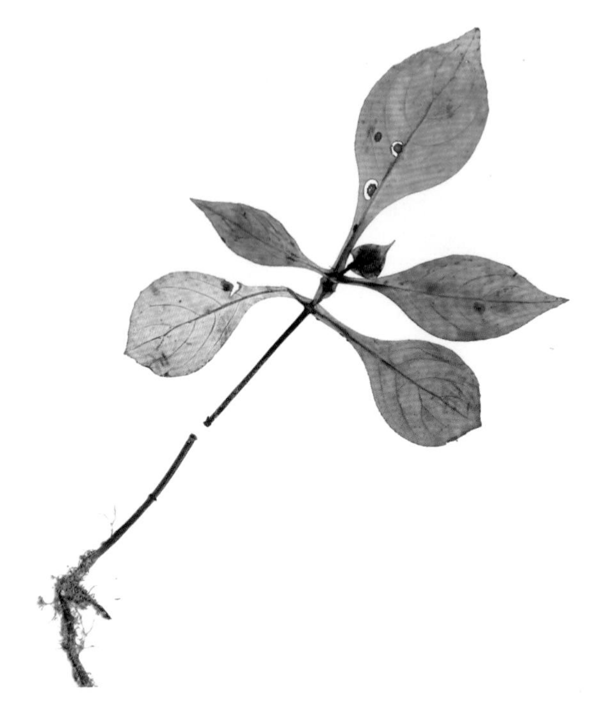

苦苣苔科植物降龙草（半蒴苣苔）*Hemiboea subcapitata* C. B. Clarke（*Hemiboea henryi* Clarke.）。

【形态与分布】 草本。茎高 10 ～ 40m，肉质，不分枝，具 4 ～ 8 节，无毛或疏生短柔毛，散生紫（褐）色斑点。叶对生；叶片椭圆形、倒卵状椭圆形、卵状披针形或倒卵状披针形，长 3 ～ 22cm，宽 1.4 ～ 11.5cm，全缘或具浅钝齿，顶端急尖或渐尖，基部下延或楔形，稍肉质；侧脉每侧 5 ～ 7。聚伞花序腋生或假顶生，具花（1）3 ～ 10 余；花序梗无毛；总苞球形，顶端具尖头，无毛，开放后呈船形；花梗粗，长 2 ～ 5mm，无毛。萼片 5，长圆状披针形或长椭圆形，无毛。花冠白色，具紫色斑点，外面疏生腺状短柔毛；花冠筒内面基部上方 5 ～ 7mm 处有一毛环；上唇 2 浅裂，裂片半圆形，下唇 3 深裂或浅裂，裂片卵圆形或半圆形。雄蕊：花丝狭线形，着生于距花冠基部约 15mm 处，花药椭圆形或长椭圆形，顶端连着；退化雄蕊 3，顶端小头状，连着或分离。花盘环状。雌蕊，无毛，柱头钝，略宽于花柱。蒴果线状披针形，多少弯曲，长 1.5 ～ 2.5mm，基部宽 3 ～ 4mm，无毛。花果期 8 ～ 12 月。

生于海拔 100 ～ 2500m 的山谷林下或沟边阴湿处。分布于湖北、湖南及陕西南部、甘肃南部和华东、华南、西南地区。

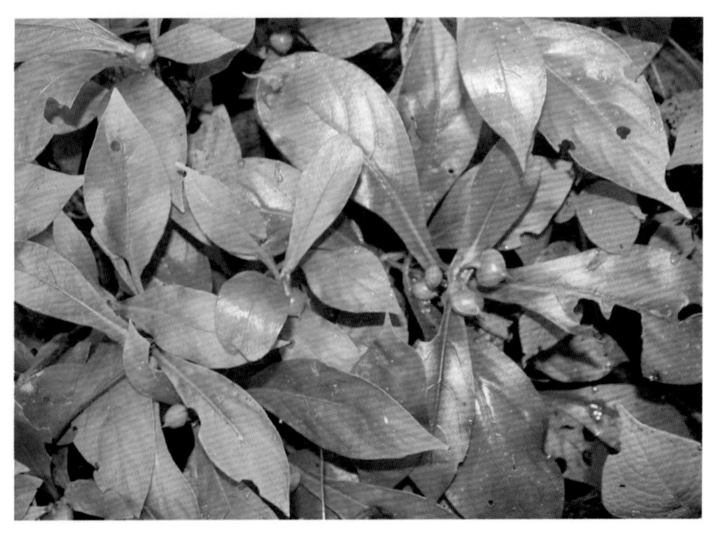

【功效应用】 全草：清热利湿。用于湿热黄疸、咽喉肿痛、烧烫伤、毒蛇咬伤。用量 9 ～ 15g；外用鲜品适量，捣敷。

【化学成分】 全草含黄酮成分。

563 吊石苣苔（*Lysionotus pauciflorus*）

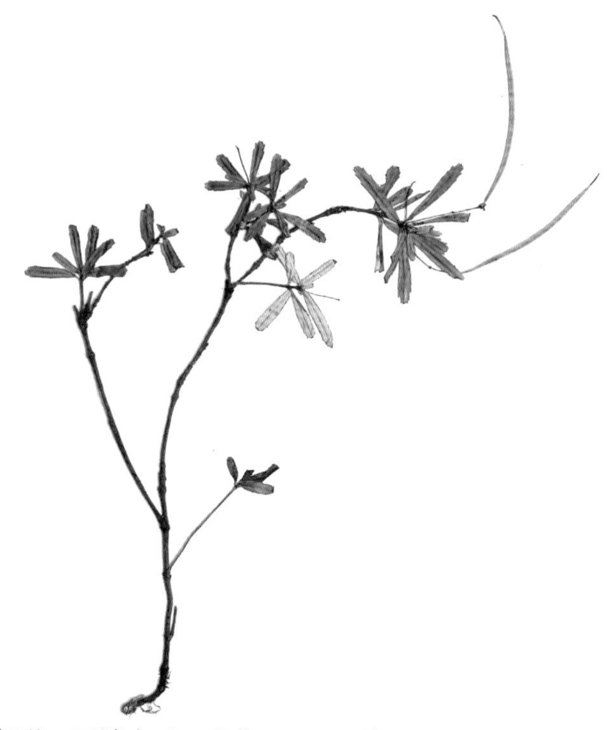

苦苣苔科植物吊石苣苔（石吊兰）*Lysionotus pauciflorus* Maxim.。

【形态与分布】 常绿半灌木。茎匍匐，分枝稀疏，长 20 ～ 30cm，微有皱纹。叶对生或三至数片轮生，有短柄；叶片厚革质，披针形或窄倒披针形，长 3 ～ 6cm，宽 8 ～ 15mm，先端稍钝，基部锐形，近顶端疏生粗锯齿，下部全缘或微波状，上面深绿色，有光泽，下面淡黄绿色。花单生于叶腋，梗长约 1cm，苞片早落；花萼基部连合，上部 5 裂，裂片条状披针形；花冠白色，常带紫色，管状，长 3 ～ 4cm，中部以上膨胀，近二唇形，先端 5 裂；雄蕊 4，2 个发育，花药贴连，药隔有一长方形的突出体；雌蕊单一，2 心皮合生，子房上位，1 室。蒴果 1 ～ 2，条形，两端有毛。花期 7 ～ 10 月。

常附于海拔 300 ～ 2000m 的岩石壁或树干上。分布于湖北及陕西、江西等省和西南地区。

【功效应用】 地上部分（药名石吊兰）：清热利湿，祛痰止咳，活血调经。用于咳嗽、支气管炎、痢疾、钩端螺旋体病、风湿疼痛、跌打损伤、月经不调、带下。用量 10 ～ 15g；外用适量，研末外敷，或鲜品捣敷。

【化学成分】 含黄酮、三萜皂苷、苯丙素苷、生物碱、挥发油、倍半萜等成分。

【附注】 本种的干燥地上部分为中草药“石吊兰”，收载于《中国药典》。

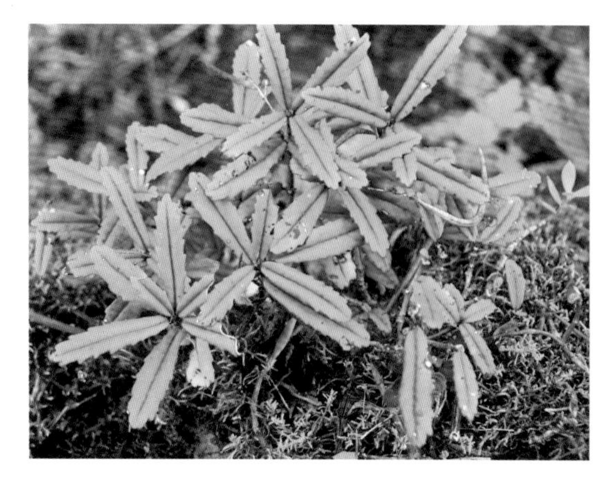

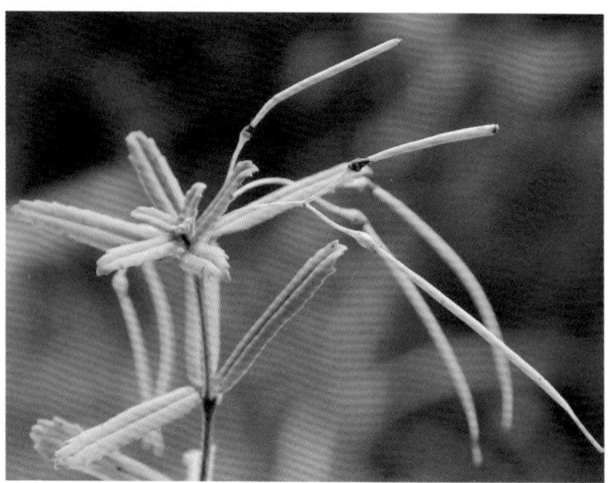

564 白接骨（*Asystasia neesiana*）

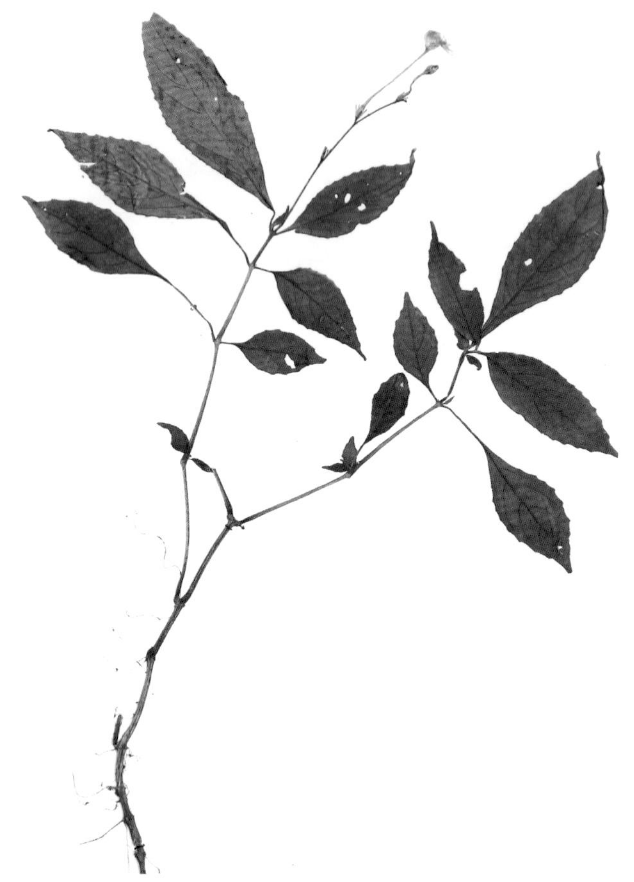

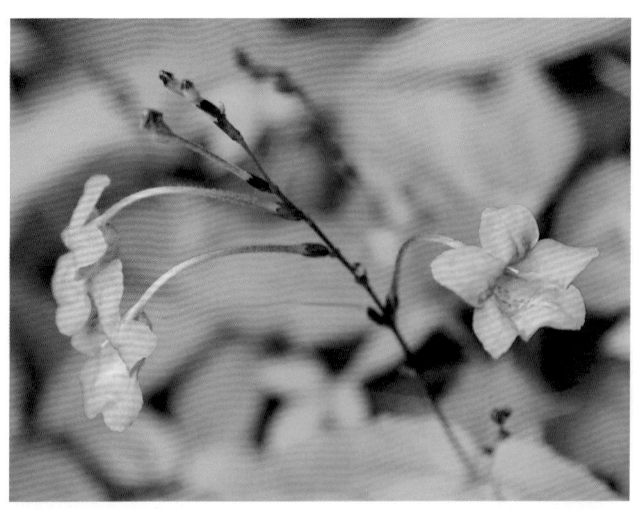

爵床科植物白接骨 *Asystasia neesiana*（Wall.）Nees。

【形态与分布】 多年生草本，茎高达 1m。根茎斜或直立，节部膨大，多肉质而脆，表面白色，富有白色黏液，须根细长。茎直立，四棱形，分枝，节部膨大，棱上疏被白色短毛或光滑。叶对生，卵形至椭圆状矩圆形，长 8 ～ 10（20）cm，宽 2 ～ 4.5cm，先端渐尖或尾尖，边缘微波状或具疏而不显的锯齿，基部渐窄呈楔形下延至叶柄，两面光滑。总状花序或基部有分枝，顶生，长 6 ～ 12cm；花单生或双生；苞片 2，长 1 ～ 2mm；花萼 5 裂达基部，长约 6mm，主花轴和花萼被有柄腺毛；花冠淡紫红色，冠筒细长，端部漏斗状，5 裂，略不等；雄蕊二强；子房上位，胚珠每室 2 粒。蒴果长椭圆形，熟时 2 瓣裂，上部具种子 4 粒，下部实心细长似柄。

生于海拔 650 ～ 1650m 的山坡、路旁、沟边或林下潮湿地。分布于华中、华南、西南地区及江苏、浙江、江西等省。

【功效应用】 全草或根茎（药名白接骨）：化瘀止血，续筋接骨，利尿消肿，清热解毒。用于外伤出血、跌打瘀肿、扭伤骨折、风湿肢肿、腹水、疮疡溃烂、疖肿、咽喉肿痛。用量 9 ～ 15g，孕妇慎服；外用适量，鲜品捣敷，或研末撒。

565 爵床（*Justicia procumbens*）

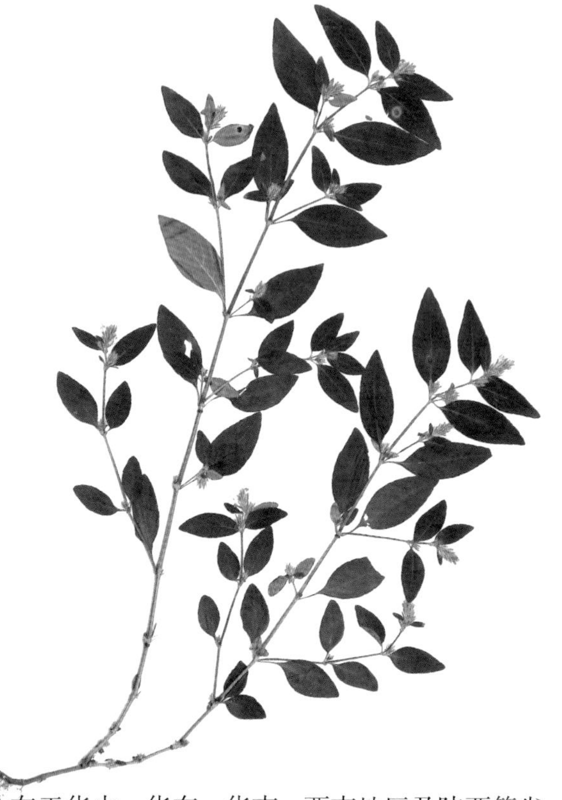

爵床科植物爵床 *Justicia procumbens* L.［*Rostellularia procumbens*（L.）Nees］。

【形态与分布】 草本。茎基部匍匐，通常有短硬毛，高 20 ～ 50cm。叶对生，椭圆形至椭圆状长圆形，长 1.5 ～ 3.5cm，宽 1.3 ～ 2cm，先端锐尖或钝，基部宽楔形或近圆形，两面常被短硬毛；叶柄短，长 3 ～ 5mm，被短硬毛。穗状花序顶生或生上部叶腋，长 1 ～ 3cm，宽 6 ～ 12mm；苞片 1，小苞片 2，均披针形，长 4 ～ 5mm，有缘毛；花萼裂片 4，线形，约与苞片等长，有膜质边缘和缘毛；花冠粉红色，长 7mm，二唇形，下唇 3 浅裂；雄蕊 2，药室不等高，下方 1 室有距，蒴果长约 5mm，上部具 4 粒种子，下部实心似柄状。种子表面有瘤状皱纹。

生于山坡林间草丛中，为习见野草。分布于华中、华东、华南、西南地区及陕西等省。

【功效应用】 全草（药名爵床）：清热解毒，利湿消积，活血止痛。用于感冒发热、咳嗽、咽喉肿痛、目赤肿痛、疳积、湿热泻痢、顽固性久泻、疟疾、黄疸、浮肿、小便淋浊、女性急性尿路感染、筋骨疼痛、跌打损伤、痈疽疥疮、湿疹、肾盂肾炎、乳糜尿、肝硬化腹水等。用量 9 ～ 13g。

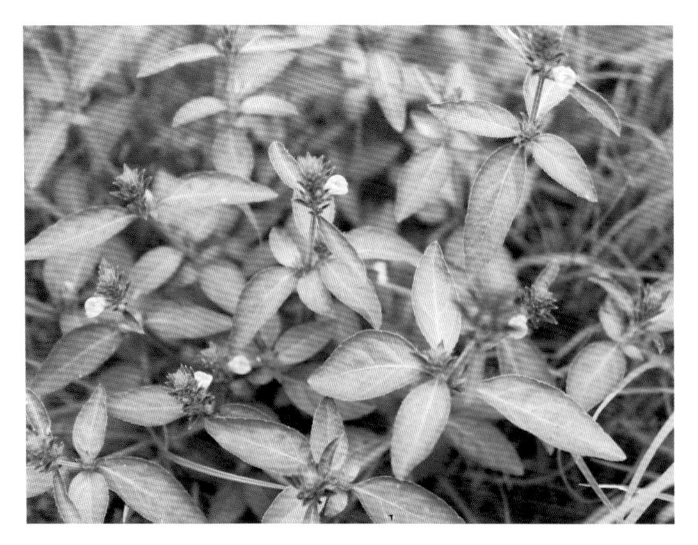

【化学成分】 含木脂素及其苷类、黄酮等成分。

【附注】 干燥全草为草药“爵床”，曾收载于 1977 年版《中国药典》。

566 九头狮子草（*Peristrophe japonica*）

爵床科植物九头狮子草 *Peristrophe japonica*（Thunb.）Bremek.。

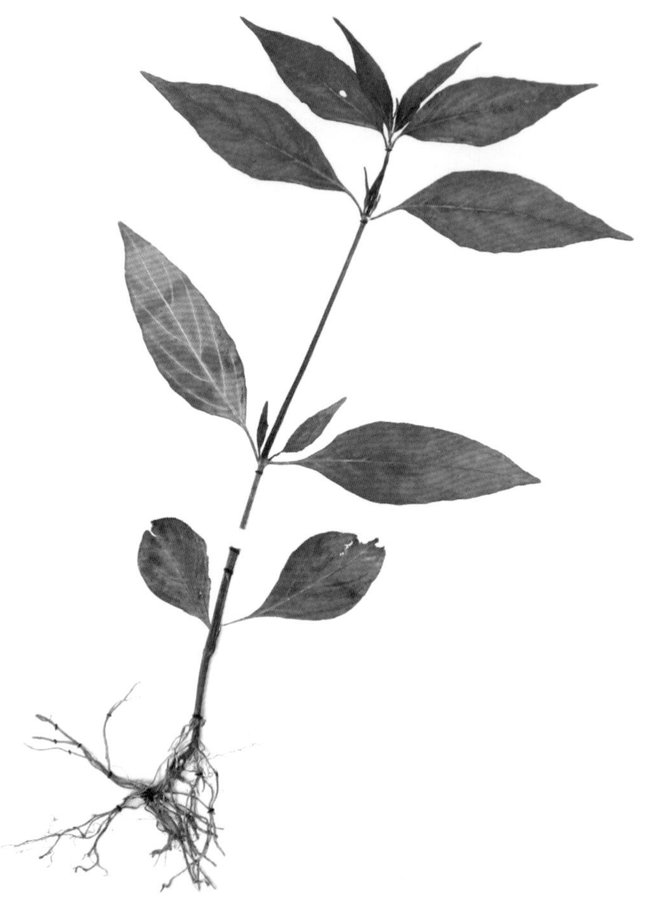

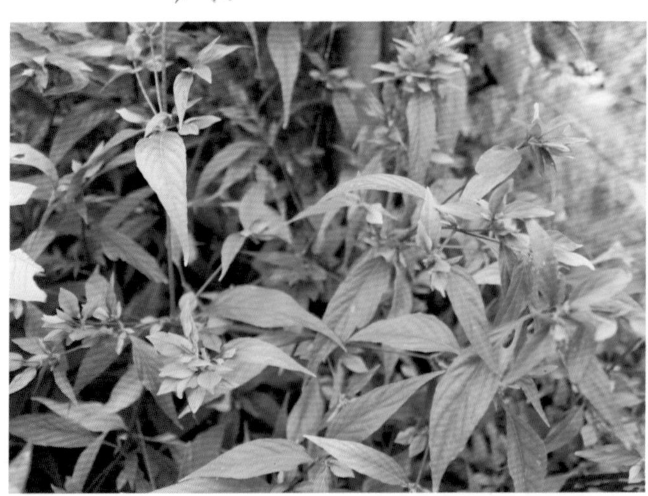

【形态与分布】 多年生草本，高 20 ～ 50cm。根细长，须根黄白色。茎直立，或披散，四棱形，深绿色，节显著膨大。叶对生，纸质，具短柄，椭圆形或卵状披针形，长 3 ～ 7cm，宽 0.8 ～ 1.5cm，先端渐尖，基部渐窄，全缘。聚伞花序短，集生于树梢的叶腋；每一花下有大小两片叶状苞相托，较花萼大；萼 5 裂，等大；花冠长 2.5cm 许，淡红紫色，下部细长筒状，上部分裂为二唇，超出苞外，容易脱落；雄蕊 2，着生于花筒内；雌蕊 1，子房 2 室，花柱白色，柱头 2 裂。蒴果窄倒卵形，略被柔毛，成熟时纵裂，胎座不弹起，每室具 2 种子，生于明显种钩上。花果期 7 ～ 10 月。

生于山坡、林下、路旁、溪边等阴湿处。分布于长江以南各地。

【功效应用】 全草（药名九头狮子草）：祛风清热，凉肝定惊，散瘀解毒。用于感冒发热、肺热咳喘、肝热目赤、小儿惊风、咽喉肿痛、痈肿疔毒、乳痈、聤耳、瘰疬、痔疮、蛇虫咬伤、跌打损伤。用量 15 ～ 30g；外用鲜品捣敷。

【化学成分】 含黄酮、有机酸、挥发油、木脂素、甾醇等成分。

【附注】 本种的干燥全草为中草药“九头狮子草”，曾收载于 1977 年版《中国药典》。

567 腺毛马蓝（*Strobilanthes forrestii*）

爵床科植物腺毛马蓝 *Strobilanthes forrestii* Diels［*Pteracanthus forrestii*（Diels）C. Y. Wu］。

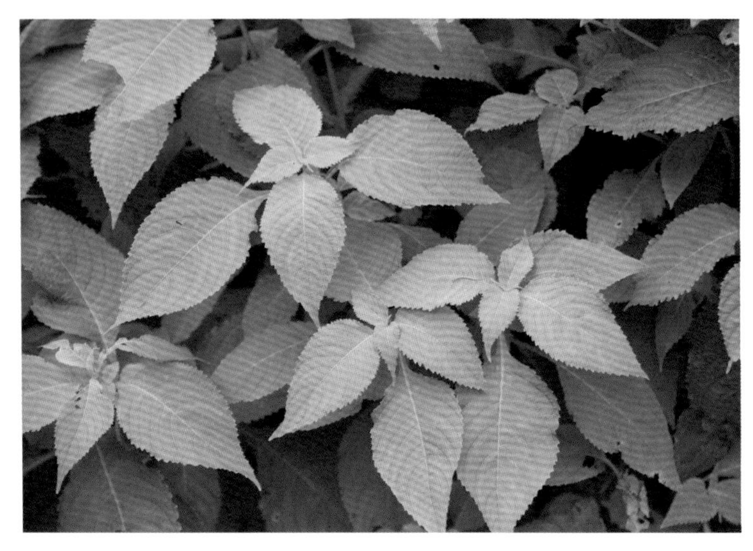

【形态与分布】 草本或灌木，全株被柔毛和腺毛，后渐脱落。根茎粗壮。有多数支根。茎直立，高达 1m，四棱形，节膨大。叶对生，草质，几无柄，卵形至卵状矩圆形，长 2 ～ 5cm，宽 1.2 ～ 3cm，顶端钝至略尖，边有锯齿。花序穗状，顶生或腋生，长 5 ～ 15cm，或基部有分枝，每节具对生两花，节间长 1 ～ 2.5cm；苞片叶状，长 1 ～ 3cm，小苞片条形，等长或短于花萼裂片；花萼裂片 5，条形，长 8 ～ 12mm，其中 1 片稍长，密被腺毛和柔毛；花冠紫色或白色，长约 3.5cm，花冠筒基部细狭，上部扩大并弯曲，外面疏生微毛，里面有 2 行柔毛及背部疏生微毛，裂片 5，几相等，长约 3mm；雄蕊 4，二强，花丝基部有膜相连，有疏柔毛，花柱细长，顶端稍扩大，子房 2 室，顶端有微腺毛。蒴果长约 1.2cm。种子 4，近长卵形。花期 7 ～ 8 月，果期 9 ～ 10 月。

生于海拔 1200 ～ 2000m 的山坡路边或草丛中。分布于湖北西部、重庆、四川、云南等地。

【功效应用】 根茎及根（药名味牛膝）：行瘀血，消肿毒，强筋骨。用于闭经癥瘕、淋痛、难产、腰膝痹痛。

【化学成分】 含甾体、生物碱、黄酮等成分。

【附注】 本种的干燥根茎及根为地方习用药材“味牛膝”，收载于《湖北省中药材质量标准》（2018 年版）。

568 透骨草（*Phryma leptostachya* ssp. *asiatica*）

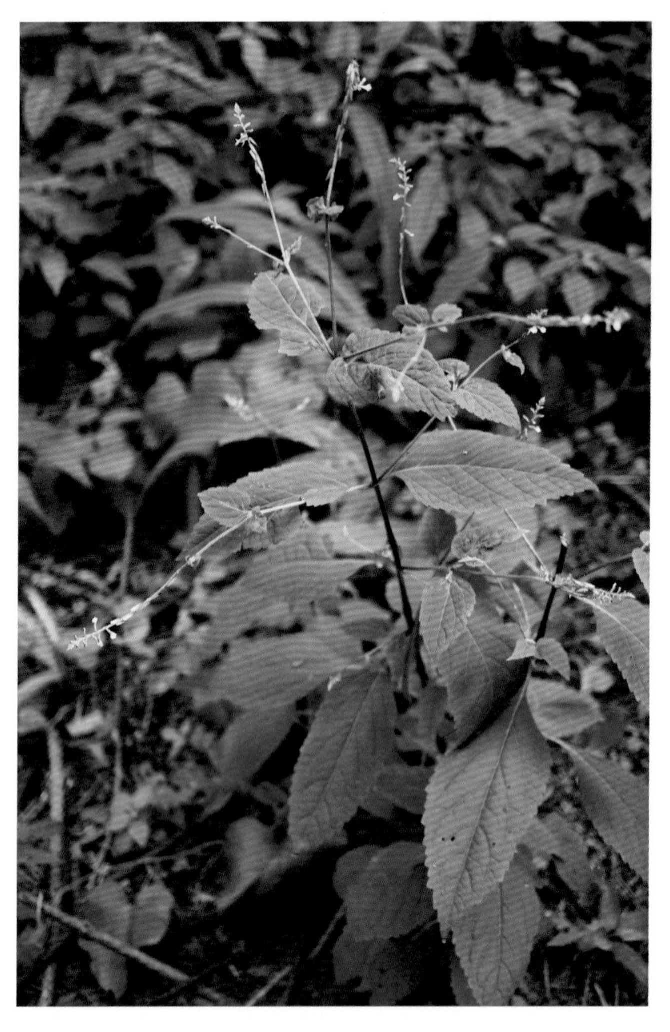

透骨草科植物透骨草 *Phryma leptostachya* L. ssp. *asiatica*（Hara）Kitamura（*Phryma leptostachya* L. var. *asiatica* Hara.）。

【形态与分布】 多年生草本，高 30 ～ 100cm。茎直立，四棱形，遍布倒生短柔毛或于茎上部有开展的短柔毛，少数近无毛。叶对生，叶片卵状长圆形、卵状披针形、卵状椭圆形至卵状三角形或宽卵形，长（1）3 ～ 11（16）cm，宽（1）2 ～ 8cm，先端渐尖、尾状急尖或急尖，稀近圆形，基部楔形、圆形或截形，中、下部叶基部常下延，边缘有（3）5 至多数钝锯齿、圆齿或圆齿状牙齿，两面散生但沿脉被较密的短柔毛；侧脉每侧 4 ～ 6 条；叶柄长 0.5 ～ 4cm，被短柔毛，有时上部叶柄极短或无柄。花通常多数，疏离，出自苞腋，在序轴上对生或于下部互生。花萼筒状，有 5 纵棱，外面常有微柔毛，萼齿直立；子房斜长圆状披针形，长 1.9 ～ 2.2mm；花柱细；柱头二唇形，下唇较长，长圆形。瘦果狭椭圆形，包藏于棒状宿存花萼内，反折并贴近花序轴，萼筒长 4.5 ～ 6mm，上方 3 萼齿长 1.2 ～ 2.3mm。种子 1，种皮薄膜质，与果皮合生。花期 6 ～ 10 月，果期 8 ～ 12 月。

生于海拔 380 ～ 2800m 阴湿山谷或林下。分布于华中地区及除内蒙古、青海、新疆以外的国内其他地区。

【功效应用】 全草（药名透骨草）：祛风除湿，舒筋活络，活血止痛，解毒化疹。用于感冒、跌打损伤；外用治毒疮、湿疹、疥疮。用量 9 ～ 15g，孕妇禁服。

【化学成分】 含有机酸、挥发油、生物碱、黄酮等成分。

569 车前（*Plantago asiatica*）

车前科植物车前 *Plantago asiatica* L.。

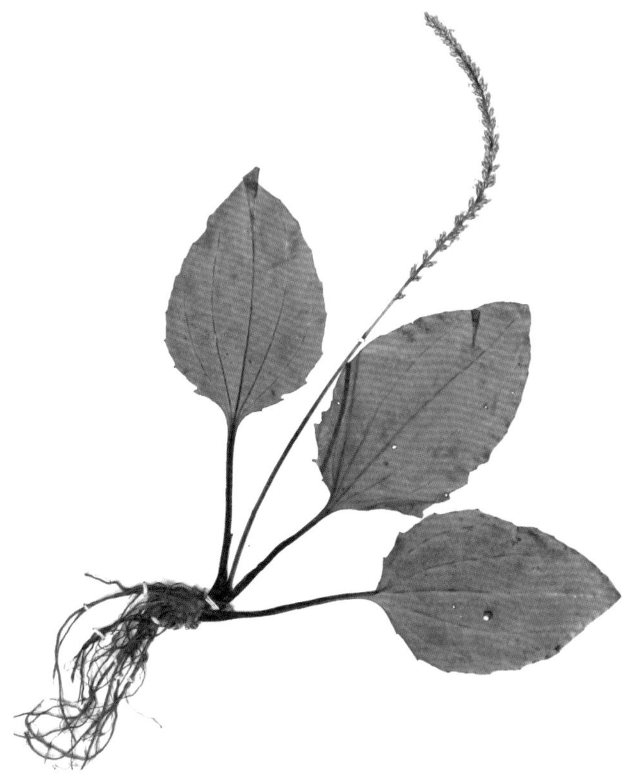

【形态与分布】 多年生草本，连花茎高达50cm，具须根。基生叶直立，卵形或宽卵形，长4～12cm，宽4～9cm，顶端圆钝，边缘近全缘、波状，或有疏钝齿至弯缺；两面无毛或有短柔毛；叶柄长5～22cm。花葶数个，直立，长20～45cm，有短柔毛；穗状花序占上端1/3～1/2处，具绿白色疏生花；苞片宽三角形，较萼裂片短，二者均有绿色宽龙骨状突起；花萼有短柄，裂片倒卵状椭圆形至椭圆形，长2～2.5mm；花冠裂片披针形，长1mm。蒴果椭圆形，长约3mm，周裂；种子5～6，稀7～8，矩圆形，长约1.5mm，黑棕色。

生于山野、荒地、路旁、河边阴湿地。分布于全国各地。

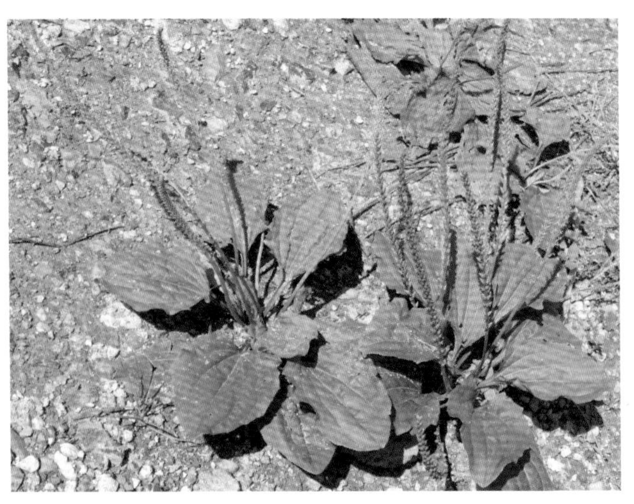

【功效应用】 全草（药名车前草）：清热利尿通淋，祛痰，凉血，解毒。用于热淋涩痛、水肿尿少、暑湿泄泻、痰热咳嗽、吐血、衄血、痈肿疮毒。用量9～30g。种子（药名车前子）：功用与全草类似。用量9～15g。

【化学成分】 全草含黄酮、苯乙醇苷、环烯醚萜、三萜、挥发油、多糖、生物碱、有机酸等成分。

【附注】 本种与同属植物平车前 *Plantago depressa* Willd. 的干燥全草和干燥成熟种子分别为中药“车前草”“车前子”，均载于《中国药典》。

570 平车前（*Plantago depressa*）

车前科植物平车前 *Plantago depressa* Willd.。

【形态与分布】 一年生草本，高5～20cm，有圆柱状直根。基生叶直立或平铺，椭圆形、椭圆状披针形或卵状披针形，长4～10cm，宽1～3cm，先端急尖，基部楔形，稍下延，边缘有远离小齿或不整齐锯齿，两面稍有柔毛或无毛，纵脉5～7条；叶柄长1.5～3cm，基部有宽叶鞘及叶鞘残余。花葶少数，弧曲，长4～17cm，疏生柔毛；穗状花序长4～10cm，顶端花密生，下部花较疏；苞片三角状卵形，长2mm，和萼裂片均有绿色突起；花萼4裂，裂片卵形或椭圆形，长约2mm；花冠4裂，裂片椭圆形或卵形，顶端有浅齿；雄蕊4，稍超出花冠。蒴果圆锥状，长3mm，成熟时周裂。种子5，矩圆形，长约1.5mm，黑棕色。花期6～9月，果期8～10月。

生于海拔500～1600m的山坡草地、河滩、沟边、草甸、田间及路旁，分布于华中及东北、华北、西北、华东地区及云南、四川省。

【功效应用】 全草（药名车前草）：清热利尿通淋，祛痰，凉血，解毒。用于热淋涩痛、水肿尿少、暑湿泄泻、痰热咳嗽、吐血、衄血、痈肿疮毒。用量9～30g。种子（药名车前子）：功用与全草类似。用量9～15g。

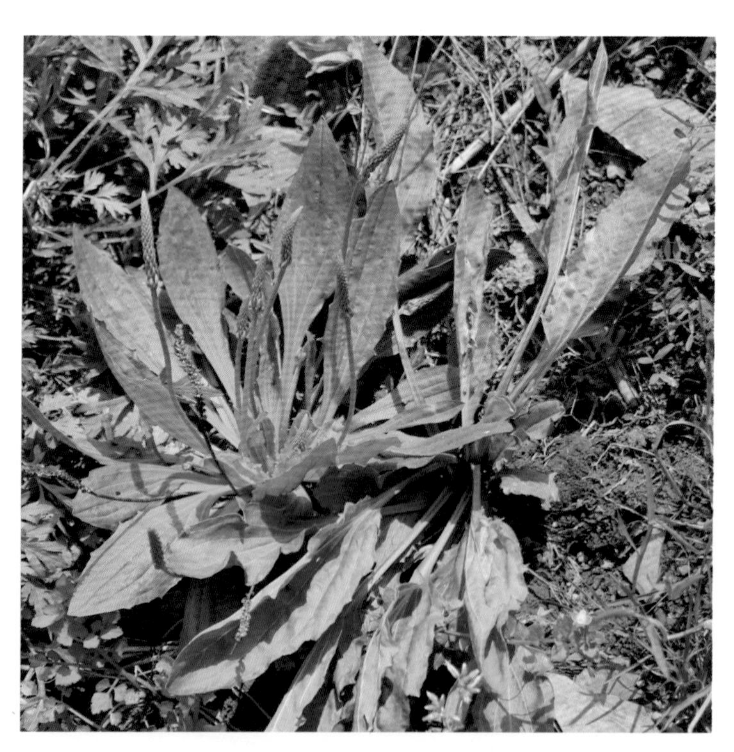

【化学成分】 含熊果酸、车前苷、车前草苷等成分。

【附注】 本种与同属植物车前 *Plantago asiatica* L.。的干燥种子和全草分别为中药“车前子”和“车前草”，均收载于《中国药典》。平车前与车前的区别：主根明显，圆柱形；叶片椭圆状披针形或椭圆形。而车前的主根不明显，须根状；叶片宽卵形或长圆状卵形。

571 细叶水团花（*Adina rubella*）

茜草科植物细叶水团花（水杨梅）*Adina rubella* Hance。

【形态与分布】 落叶小灌木，高 1 ～ 3m。小枝延长，具赤褐色微毛，后无毛。叶对生，叶柄极短或近无柄，薄革质，卵状披针形或卵状椭圆形，全缘，长 2.5 ～ 4cm，宽 8 ～ 25mm，顶端渐尖或短尖，基部阔楔形或近圆形；侧脉 5 ～ 7 对，被稀疏或稠密短柔毛，叶片干后稍反卷；托叶小，2 深裂，裂片披针形，长约 2mm，向外反折，早落。头状花序不计花冠直径 4 ～ 5mm，单生、顶生或兼有腋生，总花梗略被柔毛；小苞片线形或线状棒形；花萼管疏被短柔毛，萼裂片匙形或匙状棒形；花冠管长 2 ～ 3mm，5 裂，花冠裂片三角形，紫红色。果序直径 8 ～ 12mm；小蒴果长卵状楔形，长 3mm。花期 5 ～ 8 月，果期 9 ～ 12 月。

生于溪边、河边、沙滩等湿润地区。分布于长江流域及以南各省区和陕西（秦岭南坡）、台湾。

【功效应用】 带花果序（药名水杨梅）：清热解毒。用于菌痢、肺热咳嗽、肝炎、阴道滴虫病。用量 9 ～ 15g。地上部分：清利湿热，解毒消肿。用于湿热泄泻、痢疾、湿疹、疮疖肿毒、风火牙痛、跌打损伤、外伤出血。用量 15 ～ 30g；外用适量。根：清热解表，活血解毒。用于感冒发热、咳嗽、腮腺炎、咽喉肿痛、肝炎、风湿性关节炎、创伤出血、小儿惊风。用量 15 ～ 30g；外用适量。

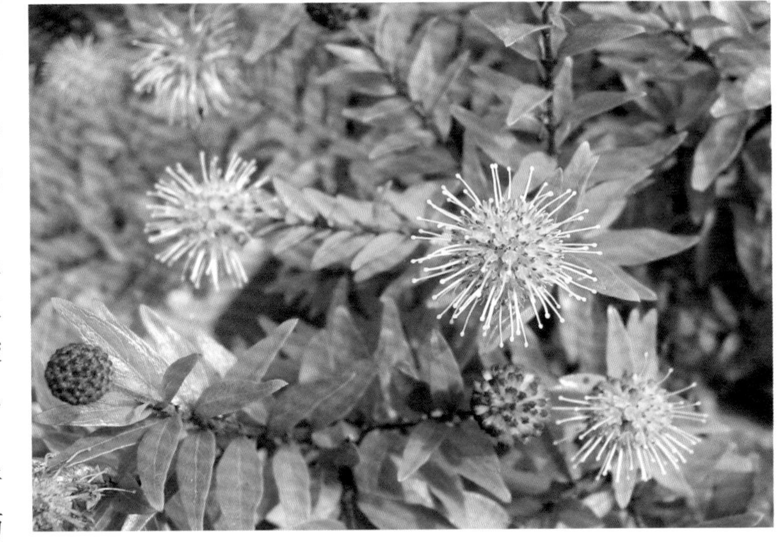

【化学成分】 根含三萜、三萜皂苷、三萜酸、生物碱、有机酸及其酯类、环烯醚萜苷、香豆素、甾体等成分。

【附注】 本种干燥带花的果序为中草药"水杨梅"，曾收载于 1977 年版《中国药典》。

572 猪殃殃（*Galium spurium*）

茜草科植物猪殃殃 *Galium spurium* L.［*Galium aparine* L. var. *tenerum*（Gren. et Godr.）Rchb.］。

【形态与分布】 多年生矮小草本，茎柔弱，蔓生或攀缘性，多分枝，四棱形，棱上有倒生小刺毛。叶4～8片轮生，线状倒披针形，长1～3cm，宽1.5～2mm，先端急尖，有细尖头，基部渐狭，1脉，上面被短毛，下面脉上及边缘有倒生的短刺毛。聚伞花序腋生或顶生，单生或2～3个簇生；花细小，4数，黄绿色，花梗纤细，长约1cm；花萼被钩毛，萼檐平截。花冠辐状，裂片长圆形，长不及1mm，镊合状排列。果干燥，有1或2个近球状的果瓣，密被钩毛，果梗直，每一瓣有1颗平凸的种子。花期3～7月，果期6～9月。

生于海拔50～4300m的山坡、旷野、沟边、湖边、林缘、草地。华中地区及全国其他大多数地区均有分布。

【功效应用】 全草（药名猪殃殃）：解毒清热，利尿消肿，活血散结，止血。用于癌肿、白血病、水肿、淋症、崩漏带下、乳痈、肠痈、热症出血、疮疖。用量10～30g；外用鲜品，捣敷。

【化学成分】 含黄酮及其苷类、有机酸及其酯类、酚类、蒽醌、环烯醚萜、生物碱、挥发油、甾体等成分。

【附注】 本植物的干燥全草为较常用中药“猪殃殃”，曾收载于1977年版《中国药典》。

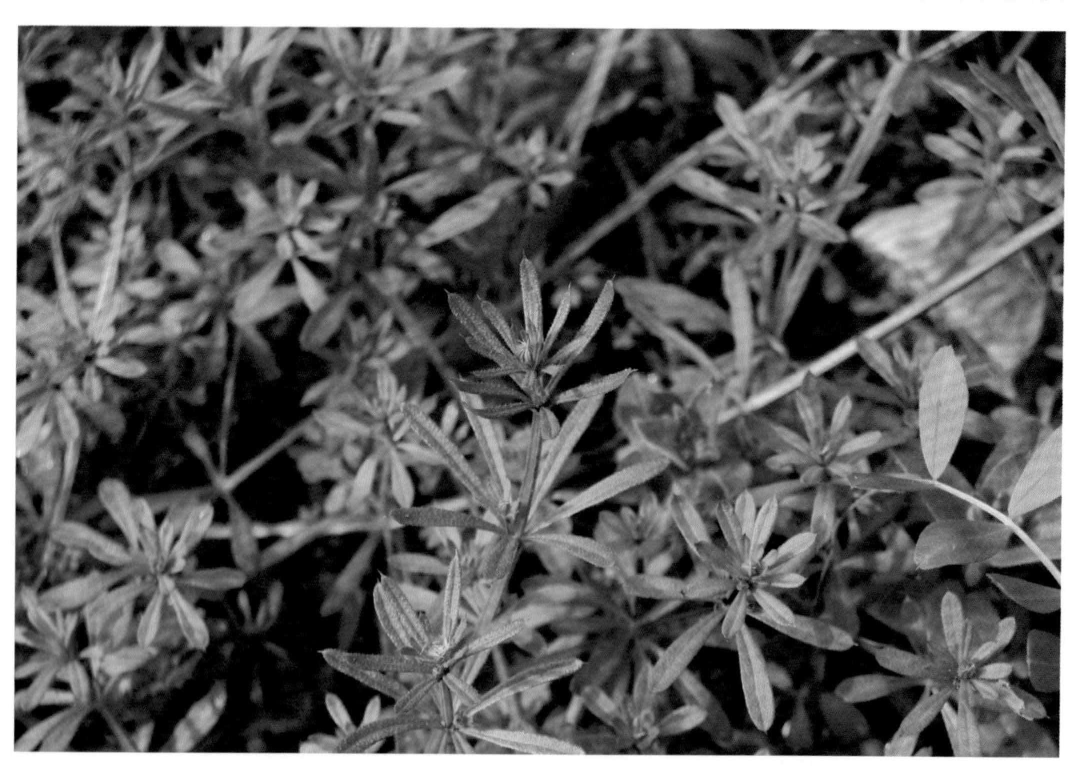

573 栀子（*Gardenia jasminoides*）

茜草科植物栀子 *Gardenia jasminoides* Ellis。

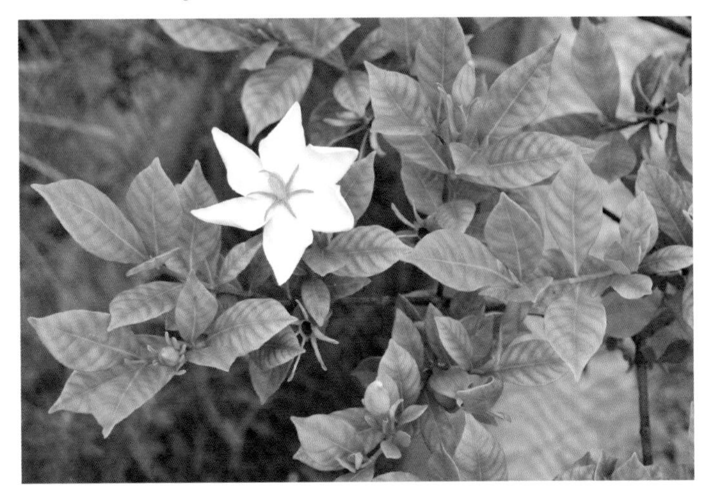

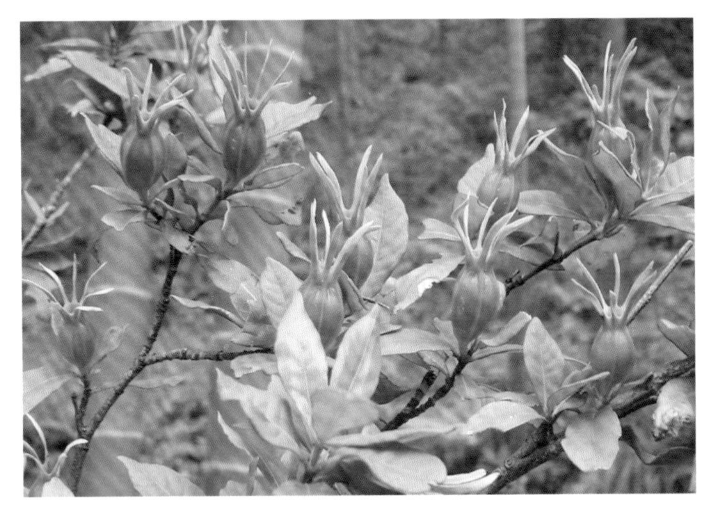

【形态与分布】 灌木，高 0.3 ～ 3m。叶对生或 3 枚轮生，革质，长圆状披针形、倒卵状长圆形、倒卵形或椭圆形，长 3 ～ 25cm，宽 1.5 ～ 8cm，顶端渐尖、骤然长渐尖或短尖而钝，基部楔形或短尖，两面常无毛；侧脉 8 ～ 15 对；叶柄长 0.2 ～ 1cm；托叶膜质。花芳香，通常单朵生于枝顶，花梗长 3 ～ 5mm；萼管倒圆锥形或卵形，长 8 ～ 25mm，有纵棱，萼檐管形，膨大，顶部 5 ～ 8 裂，通常 6 裂，裂片披针形或线状披针形，宿存；花冠白色或乳黄色，高脚碟状，喉部有疏柔毛，冠管狭圆筒形，长 3 ～ 5cm，宽 4 ～ 6mm，顶部 5 ～ 8 裂，裂片广展，倒卵形或倒卵状长圆形，长 1.5 ～ 4cm；子房直径约 3mm。果卵形、近球形、椭圆形或长圆形，黄色或橙红色，长 1.5 ～ 7cm，直径 1.2 ～ 2cm，有翅状纵棱 5 ～ 9 条，顶部宿萼片长达 4cm，宽达 6mm；种子多数，扁，近圆形而稍有棱角。花果期 6 ～ 10 月。

我国中部与南部均有栽培。

【功效应用】 果实（药名栀子）：泻火除烦，清热利尿，凉血解毒。用于热病心烦、黄疸尿赤、血淋涩痛、血热吐衄、目赤肿痛、火毒疮疡；外治扭挫伤痛。用量 6 ～ 10g；外用研末调敷。叶也有类似功效。

【化学成分】 果实含环烯醚萜苷、萜类、黄酮、挥发油、有机酸等成分。

【附注】 本种干燥成熟果实为中药“栀子”，收载于《中国药典》。以果实较小的一类入药。

574 伞房花耳草（*Hedyotis corymbosa*）

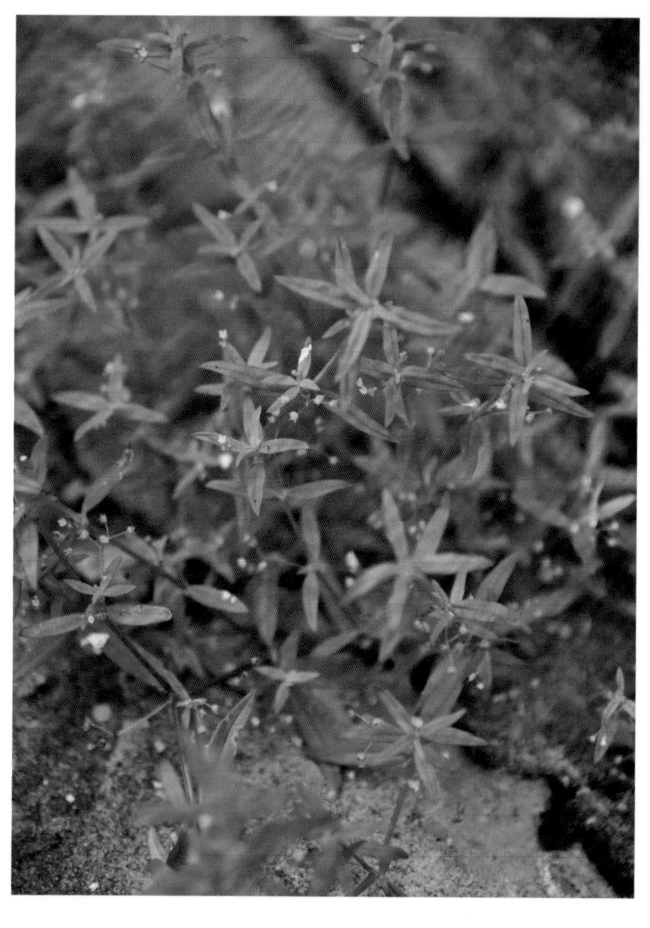

茜草科植物伞房花耳草（水线草）*Hedyotis corymbosa*（L.）Lam.。

【形态与分布】 一年生柔弱披散草本，高10～40cm。茎枝方柱形，无毛或棱上疏被短柔毛，分枝多，直立或蔓生。叶对生，近无柄，线形或狭披针形，长1～2cm，宽1～3mm，顶端短尖，基部楔形，干时边缘背卷，两面略粗糙或上面中脉有极稀疏短柔毛；中脉在上面下陷，在下面平坦或微凸；托叶膜质，鞘状，长1～1.5mm，顶端有数条短刺。花序腋生，伞房花序式排列，有花（1）2～4朵，总花梗纤细如丝，长5～10mm；苞片微小，钻形，长1～1.2mm；花4数，花梗纤细，长2～5mm；萼管球形，基部稍狭，直径1～1.2mm，萼檐裂片狭三角形，长约1mm，具缘毛；花冠白色或粉红色，管形，长2.2～2.5mm，裂片长圆形，短于冠管；雄蕊生冠管内，花丝极短，花药内藏。蒴果膜质，球形，直径1.2～1.8mm，有不明显纵棱数条，宿存萼檐裂片长1～1.2mm，成熟时顶部室背开裂；种子多数，有棱，平滑。花果期几乎全年。

多生于水田和田埂、湿润的草地上。分布于湖北、浙江、福建、广东、广西、海南、贵州和四川等省区。

【功效应用】 全草：清热解毒，利尿消肿。用于阑尾炎、肝炎、泌尿系统感染、支气管炎、扁桃体炎、肿瘤；外用治疮疖、痈肿和蛇伤。用量15～30g；外用适量，捣敷。

【化学成分】 含萜类、黄酮、蒽醌、苯丙素、酚酸、挥发油等成分。

【附注】 本种的干燥全草在我国南方地区混作中药“白花蛇舌草”药用。但《中国药典》收载的白花蛇舌草为同属植物白花蛇舌草 *Hedyotis diffusa* willd. 的干燥全草。

575 白花蛇舌草（*Hedyotis diffusa*）

茜草科植物白花蛇舌草 *Hedyotis diffusa* willd.。

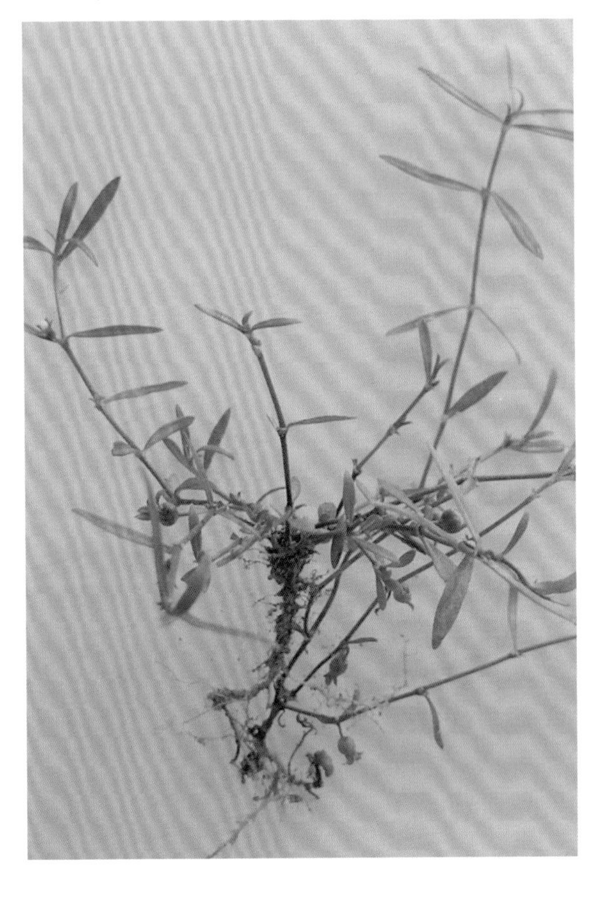

【形态与分布】 一年生纤细披散草本，高 20 ～ 50cm，全体无毛。茎稍扁，从基部开始分枝。叶对生，无柄，线形，长 1 ～ 3cm，宽 1 ～ 3mm，顶端短尖，边缘干后常背卷，上面光滑，下面有时粗糙；中脉在上面下陷，侧脉不明显；托叶长 1 ～ 2mm，基部合生，顶部芒尖。花 4 数，单生或双生于叶腋；花梗略粗壮，长 2 ～ 5mm，罕无梗或偶有长达 10mm 的花梗；萼管球形，长 1.5mm，萼檐裂片长圆状披针形，长 1.5 ～ 2mm，顶部渐尖，具缘毛；花冠白色，管形，长 3.5 ～ 4mm，冠管长 1.5 ～ 2mm，花冠裂片卵状长圆形，长约 2mm，顶端钝；雄蕊生于冠管喉部，花丝长 0.8 ～ 1mm，花药突出，与花丝等长或略长；花柱长 2 ～ 3mm，柱头 2 裂。蒴果膜质，扁球形，直径 2 ～ 2.5mm，宿存萼檐裂片长 1.5 ～ 2mm，成熟时顶部室背开裂；种子多数，具棱，有深而粗的窝孔。花期春季。

多见于水田、田埂和湿润的旷地。分布于长江以南及西南各省区。

【功效应用】 全草（药名白花蛇舌草）：清热解毒，利湿。用于肺热喘嗽、咽喉肿痛、肠痈、疖肿疮疡、毒蛇咬伤、热淋涩痛、水肿、痢疾、肠炎、湿热黄疸、癌肿。用量 15 ～ 30g；外用适量，捣敷。

【化学成分】 全草含萜类、蒽醌、有机酸等成分。

【附注】 （1）本种干燥全草为中药“白花蛇舌草”，收载于《中国药典》。（2）同属植物伞房花耳草（水线草）*Hedyotis corymbosa*（L.）Lam. 在湖北等省也有分布，常混充白花蛇舌草入药。伞房花耳草与本种的主要区别为：花 2 ～ 5 朵排成伞房花序，花梗较细长；托叶先端成短刚毛状刺。

576 鸡矢藤（*Paederia foetida*）

茜草科植物鸡矢藤 *Paederia foetida* L.[*Paederia scandens*（Lour.）Merr.]。

【形态与分布】 草质藤本，茎长 3 ～ 5m，无毛或近无毛。叶对生，纸质或近革质，形状变化很大，卵形、卵状长圆形至披针形，长 5 ～ 9（15）cm，宽 1 ～ 4（6）cm，顶端急尖或渐尖，基部楔形或近圆形或截平，有时浅心形，两面无毛或近无毛，有时下面脉腋内有束毛；侧脉每边 4 ～ 6，纤细；叶柄长 1.5 ～ 7cm；托叶长 3 ～ 5mm，无毛。圆锥花序式的聚伞花序腋生和顶生，扩展，分枝对生，末次分枝上着生的花常呈蝎尾状排列；小苞片披针形，长约 2mm；花具短梗或无；萼管陀螺形，长 1 ～ 1.2mm，萼檐裂片 5，裂片三角形，长 0.8 ～ 1mm；花冠浅紫色，管长 7 ～ 10mm，外面被粉末状柔毛，里面被绒毛，顶部 5 裂，裂片长 1 ～ 2mm，顶端急尖而直，花药背着，花丝长短不齐。果球形，成熟时近黄色，有光泽，平滑，直径 5 ～ 7mm，顶冠以宿存的萼檐裂片和花盘；小坚果无翅，浅黑色。花期 5 ～ 7 月。

生于海拔 200 ～ 2000m 的山坡、林中、林缘、沟谷边灌丛中或缠绕在灌木上。分布于华中、华东、华南、西南地区及陕西、甘肃、台湾、香港等省区。

【功效应用】 地上部分（药名鸡矢藤）：祛风除湿，消食化积，解毒消肿，活血止痛。用于风湿痹痛、食积腹胀、小儿疳积、腹泻、痢疾、中暑、黄疸、肝炎、肝脾肿大、咳嗽、瘰疬、肠痈、无名肿毒、脚湿肿烂、烫火伤、湿疹、皮炎、跌打损伤、蛇咬蝎螯。用量 15 ～ 30g；外用鲜品适量，捣敷。

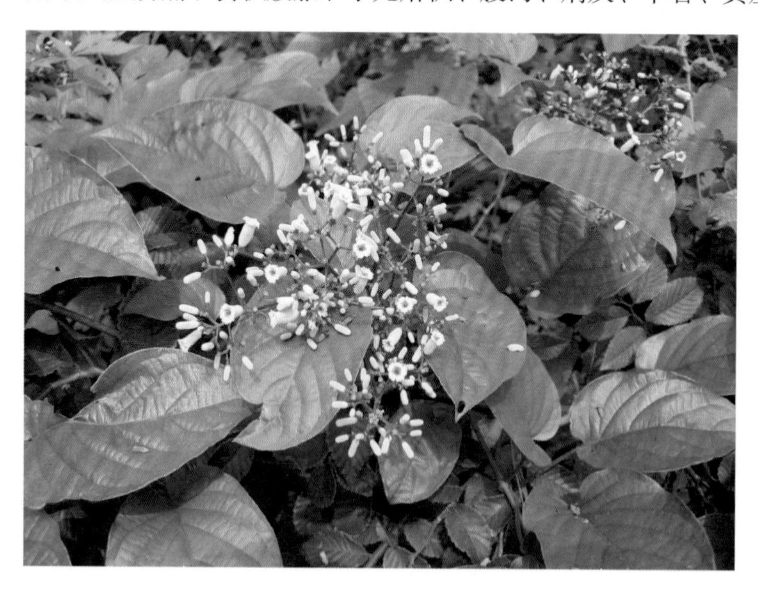

【化学成分】 全草含环烯醚萜苷、甾醇等成分。

【附注】 （1）本种的干燥地上部分以“鸡矢藤”为名，曾收载于 1977 年版《中国药典》。（2）本种叶片揉之有鸡屎样臭气，故得名。

577 茜草（*Rubia cordifolia*）

茜草科植物茜草 *Rubia cordifolia* L.。

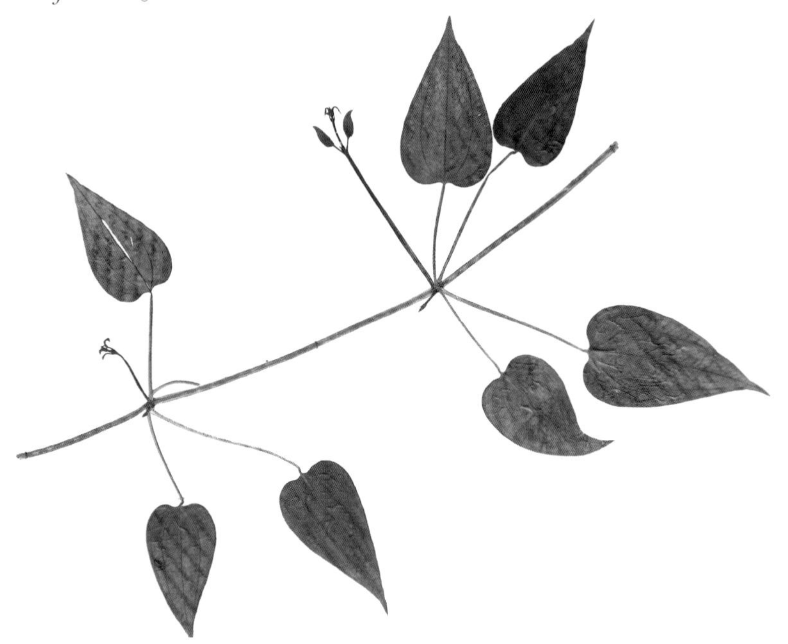

【形态与分布】 攀援草本。根紫红色或橙红色；小枝有明显的4棱角，棱上有倒生小刺。叶4片轮生，纸质，卵形或卵状披针形，长2～9cm，顶端渐尖，基部圆形至心形，上面粗糙，下面脉上和叶柄常有倒生小刺，基出脉3或5条；叶柄长短不齐，长的达10cm，短的仅1cm。聚伞花序通常排成大而疏松的圆锥花序状，腋生和顶生；花小，黄白色，5数，有短梗；花冠辐状。浆果近球形，直径5～6mm，黑色或紫黑色，种子1。花期6～7月，果期7～10月。

生灌丛中。分布于华中、华东、华南和西南地区。

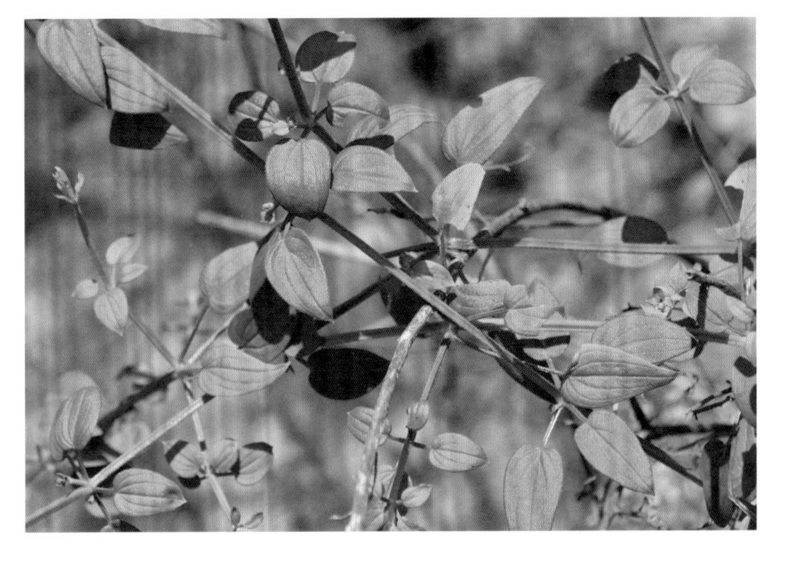

【功效应用】 根和根茎（药名茜草）：凉血止血，活血祛瘀。用于衄血、吐血、便血、尿血、崩漏、月经不调、经闭腹痛、风湿关节痛、肝炎；外用治肠炎、跌打损伤、疖肿、神经性皮炎。用量6～10g。

【化学成分】 根含多种蒽醌等成分。

【附注】 本种的干燥根及根茎为中药“茜草”，收载于《中国药典》。

578 白马骨（*Serissa serissoides*）

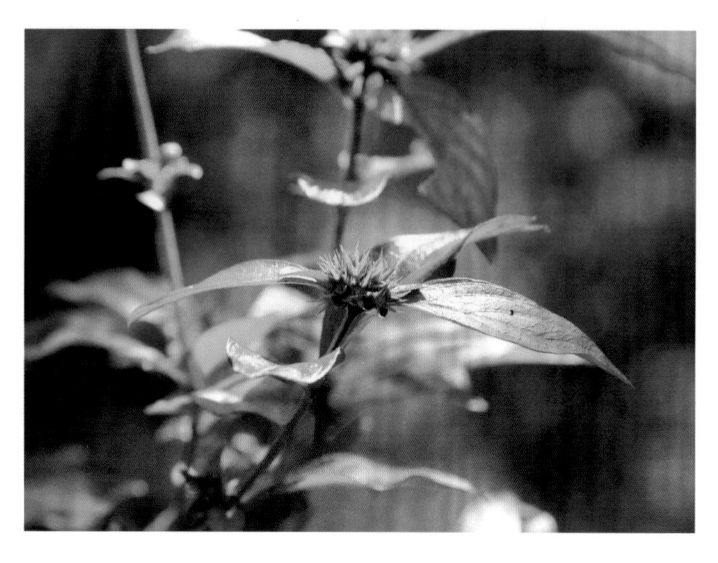

茜草科植物白马骨 *Serissa serissoides*（DC.）Druce。

【形态与分布】 小灌木，高可达 1m。枝灰色，嫩枝被微柔毛。叶对生，排列较疏，常聚生于枝上部；叶片倒卵形或倒披针形，长 1.5 ～ 4cm，宽 7 ～ 13mm，顶端短尖或近短尖，基部收狭成短柄，下面被疏毛；侧脉每边 2 ～ 3，在两面凸起；托叶具锥形裂片，长 2mm，基部宽，被疏毛。花无梗，生于枝端；苞片斜方状椭圆形，长渐尖，长约 6mm，疏生小缘毛；萼檐裂片 5，坚挺延伸呈披针状锥形，极尖锐，长 4mm，具缘毛；花冠管长 4mm，喉部被毛，裂片 5，长圆状披针形，长 2.5mm，花药内藏，花柱 2 裂。花期 5 ～ 8 月，果期 9 ～ 11 月。

生于海拔 90 ～ 1350m 的荒地或草坪。分布于湖北、广东、广西、台湾及华东地区。

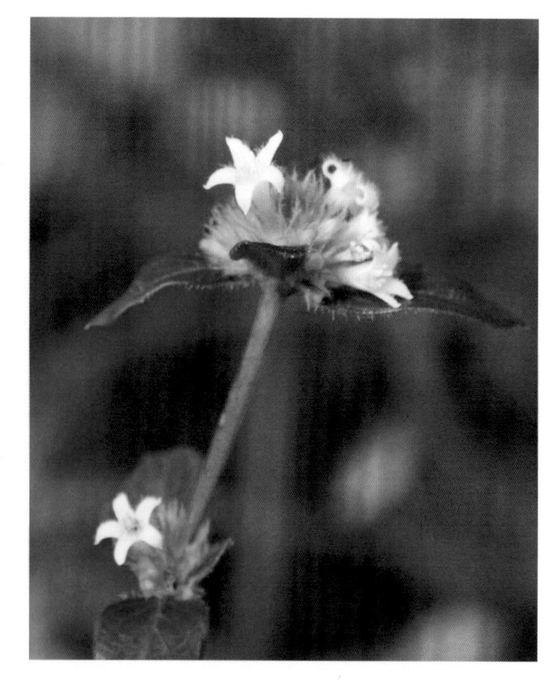

【功效应用】 全株（药名六月雪）：健脾利湿，疏肝活血，清热解毒。用于小儿疳积、黄疸、经闭、带下、牙痛、感冒、痢疸、瘰疬。用量 10 ～ 30g；外用适量，研末调敷。

【化学成分】 含三萜、木脂素、环烯醚萜苷等成分。

【附注】 干燥全株以“六月雪”为名，收载于《湖北省中药材质量标准》（2018 年版）。同属植物六月雪 *Serissa japonica*（Thunb.）Thunb. 分布于长江流域以南，与本种相似，主要区别：叶较小，长仅 6 ～ 22mm，宽 3 ～ 6mm；萼裂片三角形，长仅约 1mm。

579 钩藤（*Uncaria rhynchophylla*）

茜草科植物钩藤 *Uncaria rhynchophylla*（Miq.）Miq. ex Havil.。

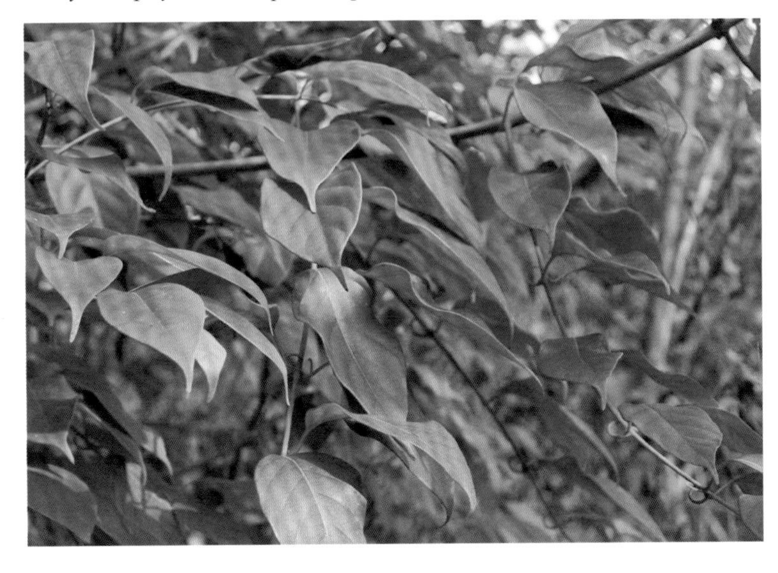

【形态与分布】 光滑藤本。小枝四棱柱形。叶对生，纸质，椭圆形，罕有卵形，长 5 ～ 12cm，宽 3 ～ 7cm，顶端短尖或骤尖，基部楔形至截形，有时稍下延，侧脉 4 ～ 8 对，上面光亮，下面在脉腋内常有束毛，略呈粉白色，干后变红褐色；叶柄长 5 ～ 15mm；托叶 2 深裂，裂片线形至三角状披针形，长 6 ～ 12mm。头状花序单个腋生或为顶生的总状花序，直径 2 ～ 2.5cm；总花梗纤细，长 5cm，中部着生几枚苞片；花 5 数；花萼长约 2mm，被短柔毛，萼檐裂片长 0.5mm；花冠黄色，长 6 ～ 7mm，冠裂片卵圆形，外面被粉末状柔毛。蒴果倒圆锥形，长 5 ～ 6mm，直径 1.5 ～ 2mm，被短柔毛，宿存萼裂片近三角形，长 1mm，星状辐射。花果期 5 ～ 12 月。

生于山谷溪边的疏林或灌丛中。分布于湖北、湖南、江西、福建、广东、广西、贵州、云南等省区。

【功效应用】 带钩藤茎（药名钩藤）：息风定惊、清热平肝。用于肝风内动、惊痫抽搐、高热惊厥、感冒夹惊、小儿惊啼、妊娠子痫、头痛眩晕。用量 3 ～ 12g。

【化学成分】 带钩藤茎含生物碱、黄酮、三萜等成分。

【附注】（1）本种干燥带钩藤茎为常用中药“钩藤”来源之一，收载于《中国药典》。（2）同属植物华钩藤 *Uncaria sinensis*（Oliv.）Havil. 在华中地区也常见，同等药用。与钩藤的主要区别在于：钩藤叶顶端短尖或骤尖，基部楔形至截形，叶背脉腋间有丛毛；托叶狭三角形，2 深裂。华钩藤叶顶端渐尖，基部圆或钝，叶背脉腋间无丛毛；托叶阔三角形至半圆形，顶端不裂（有时微缺）。

580 华钩藤（*Uncaria sinensis*）

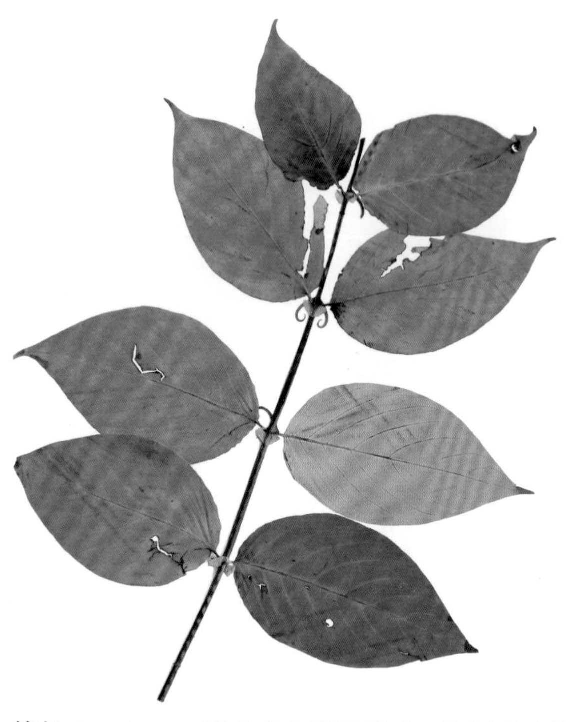

茜草科植物华钩藤 *Uncaria sinensis*（Oliv.）Havil.。

【形态与分布】 藤本。嫩枝较纤细，方柱形或有4棱，无毛。叶椭圆形，长9～14cm，宽5～8cm，顶端渐尖，基部圆或钝，两面无毛；侧脉6～8对，脉腋窝陷有黏液毛；叶柄长6～10mm；托叶阔三角形至半圆形，有时顶端微缺，外面无毛，内面基部有腺毛。头状花序单生叶腋，总花梗具一节，节上苞片微小，或成单聚伞状排列，总花梗腋生，长3～6cm；头状花序不计花冠直径10～15mm，花序轴有稠密短柔毛；小苞片线形或近匙形；花近无梗，花萼管长2mm，外面有苍白色毛，萼裂片线状长圆形，长约1.5mm，有短柔毛；花冠管长7～8mm，无毛或有稀微柔毛，花冠裂片外面有短柔毛；花柱伸出冠喉外，柱头棒状。果序直径20～30mm；小蒴果长8～10mm，有短柔毛。花果期6～10月。

生于中等海拔的山地疏林中或湿润次生林下。分布于湖北、湖南及陕西、甘肃、广西等省区和西南地区。

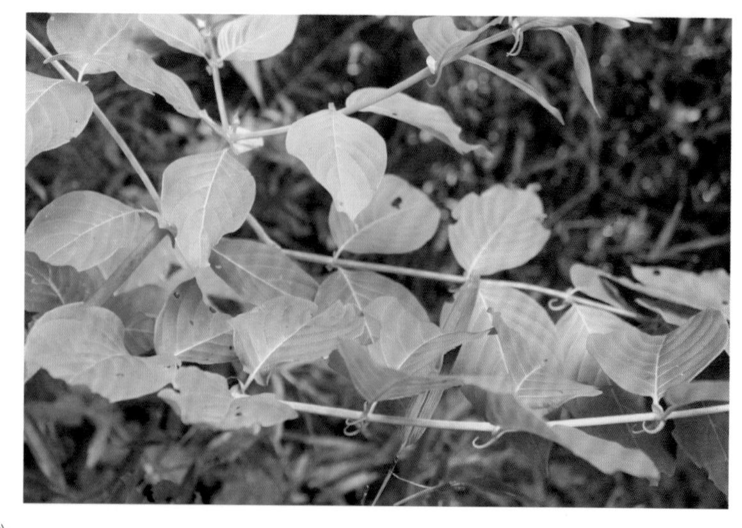

【功效应用】 带钩茎枝（药名钩藤）：息风定惊，清热平肝。用于肝风内动、惊痫抽搐、高热惊厥、感冒夹惊、小儿惊啼、妊娠子痫、头痛眩晕。用量3～12g。根：祛风湿，通络。用于风湿关节痛、跌打损伤。

【化学成分】 钩茎含吲哚类生物碱、黄酮等成分。

【附注】 本种的干燥带钩茎枝为中药“钩藤”来源之一，收载于《中国药典》。

581 菰腺忍冬（*Lonicera hypoglauca*）

忍冬科植物菰腺忍冬（红腺忍冬）*Lonicera hypoglauca* Miq.。

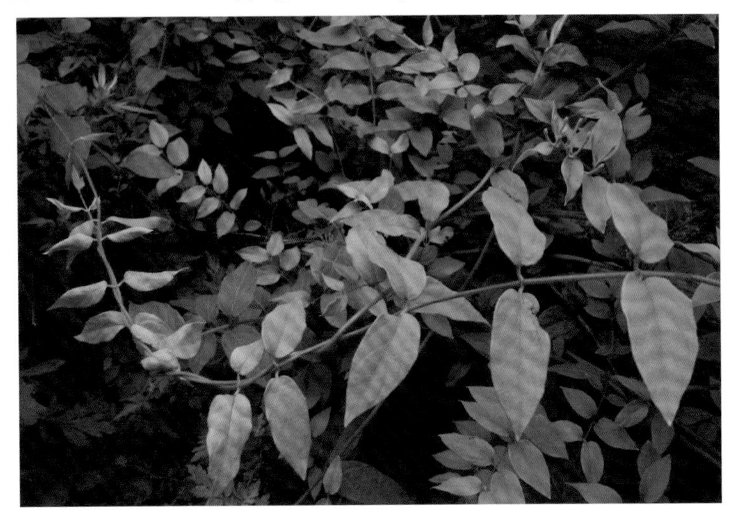

【形态与分布】 落叶藤本。幼枝、叶柄、叶下面和上面中脉及总花梗均密被上端弯曲的淡黄褐色短柔毛，有时还有糙毛。叶卵形至卵状矩圆形，长 6 ～ 9（11）cm，顶端渐尖或尖，基部近圆形或带心形，下面有无柄或极短柄的黄色至橘红色蘑菇形腺；叶柄长 5 ～ 12mm。双花单生至多朵集生于侧生短枝上，或于小枝顶集合成总状，总花梗短于或长于叶柄；苞片条状披针形；小苞片圆卵形、卵形或卵状披针形，长约为萼筒的 1/3；萼齿三角状披针形，长为筒的 1/2 ～ 2/3，有缘毛；花冠白色，有时有淡红晕，后变黄色，长 3.5 ～ 4cm，唇形，筒比唇瓣稍长，外面疏生倒微伏毛，并具常无柄或有短柄的腺；雄蕊与花柱均稍伸出。果近圆形，直径约 7 ～ 8mm，熟时黑色，有时具白粉；种子淡黑褐色，椭圆形，长约 4mm。花期 4 ～ 6 月，果熟期 10 ～ 11 月。

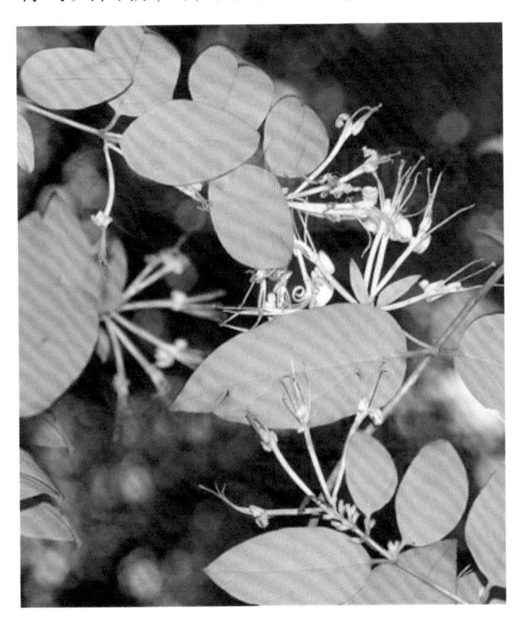

生于海拔 200 ～ 700m（1500m）的灌丛或疏林中。分布于湖北西南部、湖南西部及安徽南部、浙江、江西、福建、台湾、广东北部、广西、重庆、四川东部、贵州、云南等地。

【功效应用】 花蕾或初开的花（药名山银花，金银花）：清热解毒。用于温病发热、热毒血痢、痈肿疔疮、喉痹及多种感染性疾病。用量 6 ～ 15g。

【化学成分】 花含挥发油、皂苷、黄酮、绿原酸等有机酸类成分。

【附注】 干燥花蕾或初开的花在南方地区作“金银花”习用，《中国药典》以“山银花”（来源之一）收载。

582 忍冬（*Lonicera japonica*）

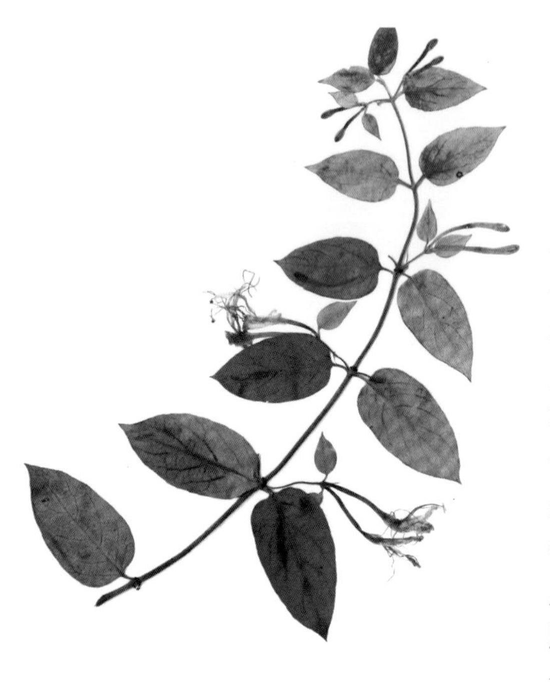

忍冬科植物忍冬 *Lonicera japonica* Thunb.。

【形态与分布】 半常绿藤本；幼枝淡红褐色，上部密被黄褐色开展的糙毛、腺毛和短柔毛。叶卵形至矩圆状卵形，长 3 ～ 8cm，顶端尖或渐尖，基部圆或近心形，有缘毛，小枝上部叶两面常密被短糙毛；叶柄长 4 ～ 8mm，密被短柔毛。总花梗常单生于小枝上部叶腋，与叶柄等长或稍较短，下方者则长达 2 ～ 4cm，密被短柔毛，并夹杂腺毛；苞叶卵形至椭圆形，长达 2 ～ 3cm；小苞片小，长约 1mm，有缘毛；萼筒长约 2mm，萼齿近三角形，顶端尖而有长毛，外面和边缘有密毛；花冠白色，或基部向阳面呈微红色，后变黄色，长 2 ～ 5 cm，唇形，筒稍多长于唇瓣，外被多少倒生的开展或半开展糙毛和长腺毛，上唇裂片顶端钝形，下唇带状而反曲；雄蕊和花柱均高出花冠。果圆形，熟时蓝黑色。花期 4 ～ 10 月，果期 7 ～ 11 月。

生于海拔 1500m 以下的丘陵、山谷、林边。除西北、内蒙古、黑龙江外，全国其他地区均有分布，常栽培。

【功效应用】 花蕾或带初开的花（药名金银花）：清热解毒，疏散风热。用于痈肿疔疮、喉痹、丹毒、热毒血痢、风热感冒、温病发热。用量 6 ～ 15g。茎枝（药名忍冬藤）：清热解毒，疏风通络。用于温病发热、热毒血痢、痈肿疮疡、风湿热痹、关节红肿热痛。用量 9 ～ 30g。

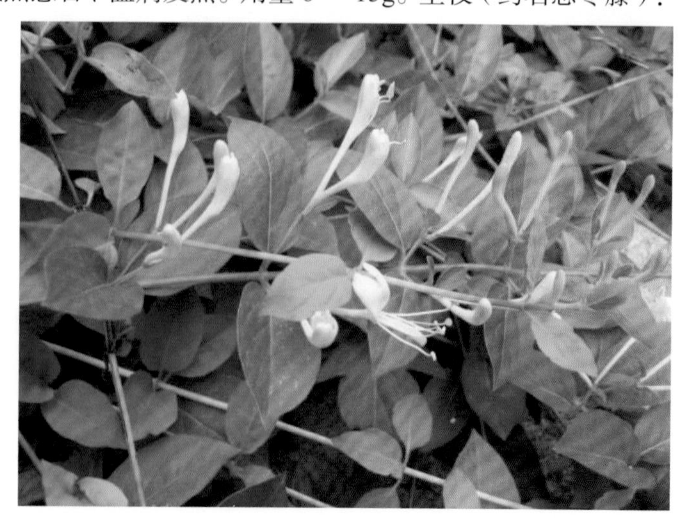

【化学成分】 花蕾含有机酸、黄酮、皂苷、鞣质、挥发油等成分。

【附注】 本种的花蕾或带初开的花和藤茎分别为中药“金银花”和“忍冬藤”，均收载于《中国药典》。

583 细毡毛忍冬（*Lonicera similis*）

忍冬科植物细毡毛忍冬 *Lonicera similis* Hemsl.。

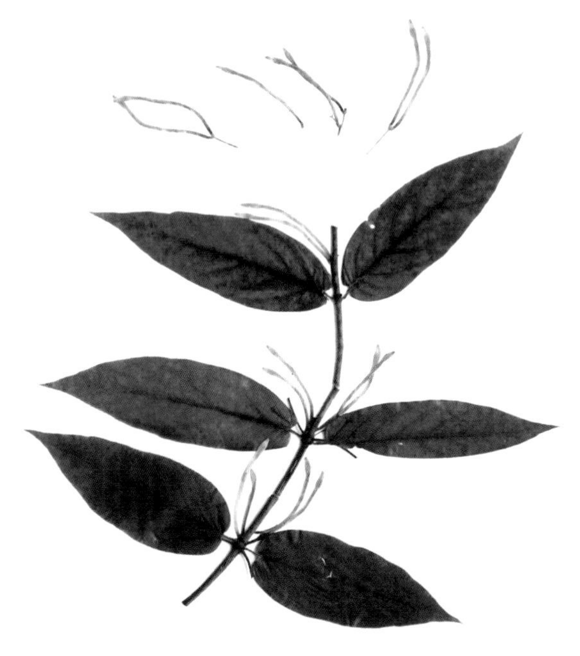

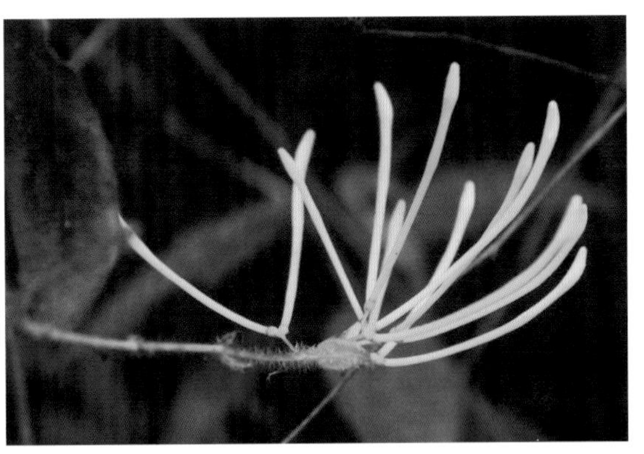

【形态与分布】 落叶藤本。幼枝、叶柄和总花梗均被淡黄褐色开展的长糙毛和短柔毛，并疏生腺毛，或无毛；老枝棕色。叶卵形、卵状矩圆形至卵状披针形或披针形，长 3 ～ 13cm，顶端急尖至渐尖，基部圆或截形至微心形，两侧稍不等，有或无糙缘毛，上面幼时中脉有糙伏毛，侧脉和小脉下陷，下面被细短柔毛和细毡毛，脉上有长糙毛或无毛，老叶毛变稀而网脉明显凸起；叶柄长 3 ～ 10mm。双花单生于叶腋或少数集生枝端成总状花序；总花梗下方者长可达 4cm，向上则渐变短；苞片、小苞片和萼齿均有疏糙毛及缘毛或无毛；苞片三角状披针形至条状披针形，长约 2 ～ 4.5mm；小苞片极小，卵形至圆形，长约为萼筒的 1/3；萼筒椭圆形至长圆形，长 2（3）mm，萼齿近三角形；花冠先白色后变淡黄色，长 4 ～ 6cm，外被开展的糙毛、腺毛或无毛，唇形，筒细，长 3 ～ 3.6cm，超过唇瓣，内有柔毛，上唇长 1.4 ～ 2.2cm，裂片矩圆形或卵状矩圆形，长 2 ～ 5.5mm，下唇条形，长约 2cm，内有柔毛；雄蕊与花冠几等高，花丝长约 2cm；花柱稍超出花冠。果实蓝黑色，卵圆形，长 7 ～ 9mm；种子稍扁，卵圆形或矩圆形，有浅横沟纹，两面中部各有 1 棱。花期 5 ～ 7 月，果期 8 ～ 10 月。

生于海拔 550 ～ 2000m 的山谷溪旁、向阳山坡灌丛或林中。分布于湖北西部、湖南西部及陕西南部、甘肃南部、浙江西部、福建、广西（都安）及西南地区。

【功效应用】 花蕾及初开放的花：用于温病发热、热毒血痢、痈肿疔疮、喉痹及多种感染性疾病。用量 6 ～ 15g。

【化学成分】 花蕾含有机酸、黄酮、挥发油等成分。

【附注】 干燥花蕾在民间代“金银花”药用。

584 接骨草（*Sambucus javanica*）

忍冬科植物接骨草（陆英）*Sambucus javanica Blume*（*Sambucus chinensis* Lindl.）。

【形态与分布】 草本或半灌木，高 1 ～ 2m。茎有棱条。羽状复叶的托叶叶状或有时退化成蓝色的腺体；小叶 2 ～ 4 对，互生或对生，狭卵形，长 6 ～ 13cm，宽 2 ～ 3cm，先端长渐尖，基部钝圆，两侧不等，边缘具细锯齿，近基部或中部以下边缘常有 1 或数枚腺齿；顶生小叶卵形或倒卵形，基部楔形，有时与第一对小叶相连，基部一对小叶有时有短柄。复伞房花序顶生，大而疏散，总花梗基部托以叶状总苞片，分枝 3 ～ 5 出，纤细，被黄色疏柔毛；杯形不孕性花不脱落，可孕性花小；萼筒杯状，萼齿三角形；花冠白色，仅基部联合；子房 3 室。果实红色，近圆形，直径 3 ～ 4mm；核 2 ～ 3 粒，卵形，表面有小疣状突起。花期 4 ～ 5 月，果熟期 8 ～ 9 月。

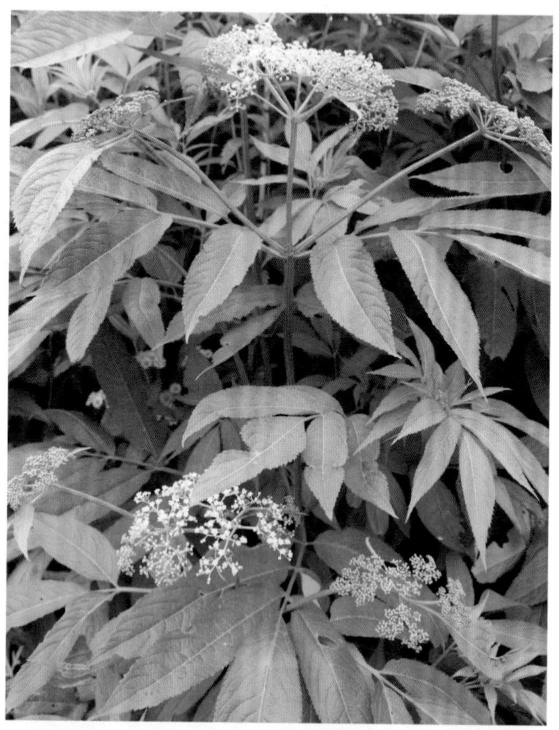

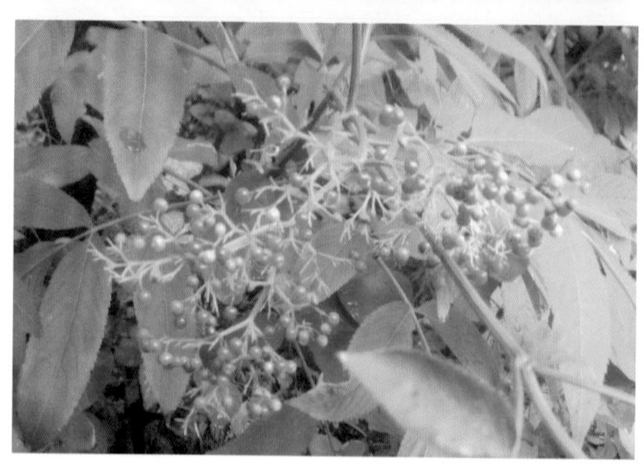

生于海拔 300 ～ 2600m 的山坡、林下、沟边和草丛中。分布于华中、华东、华南、西南地区及陕西、甘肃等省。

【功效应用】 全草（药名接骨草）：活血止痛，接骨续筋，清热利湿，利尿消肿。用于跌打损伤、骨折疼痛、风湿痹痛、肾炎水肿、黄疸、带下、风疹瘙痒、疮痈肿毒。用量 15 ～ 30g，孕妇禁服；外用适量，煎水洗，或鲜品捣汁涂，或捣敷。

【化学成分】 全草含黄酮、酚类、鞣质、绿原酸等成分。

【附注】 （1）干燥全草“接骨草”为著名的常用伤科类民间药，收载入《湖北省中药材质量标准》（2018 年版）。（2）同属植物接骨木 *Sambucus williamsii* Hance. 形态相似，功效也类似。主要区别为：灌木至小乔木；老枝有皮孔，髓心淡黄棕色。

585 接骨木（*Sambucus williamsii*）

忍冬科植物接骨木 *Sambucus williamsii* Hance。

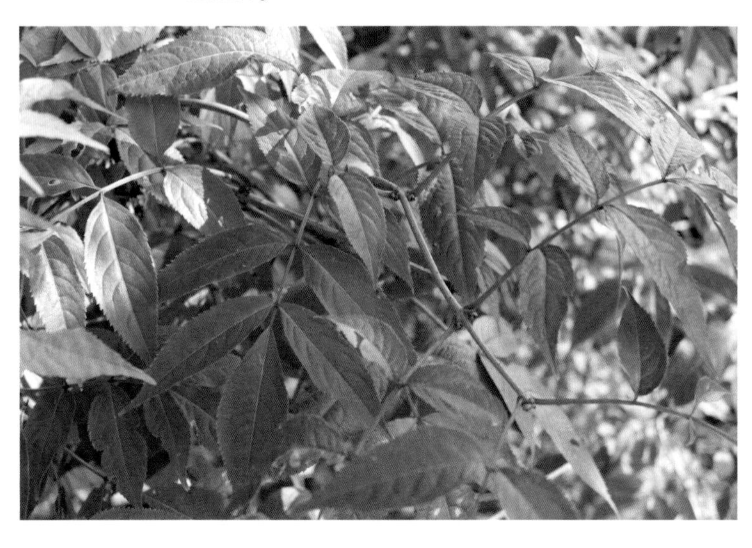

【形态与分布】 灌木至小乔木，高达 6m。老枝淡红褐色，有皮孔，髓心淡褐色。叶单数羽状复叶；小叶 1 ～ 5 对，侧生小叶片卵圆形、狭椭圆形至倒矩圆状披针形，长 5 ～ 15cm，宽 1.2 ～ 7cm，顶端尖、渐尖至尾尖，边缘具不整齐锯齿，有时基部或中部以下具 1 至数枚腺齿，基部楔形或圆形，有时心形，两侧不对称，最下一对小叶有时具柄，顶生小叶卵形或倒卵形，顶端渐尖或尾尖，基部楔形，具长约 2cm 的柄，叶搓揉后有臭气。圆锥花序顶生，长达 5 ～ 11cm，花序轴及各级分枝均无毛；花小，花冠蕾时带粉红色，开后白色或淡黄色；萼筒杯状，长约 1mm，萼齿三角状披针形，稍短于萼筒；花冠辐状，裂片 5，长约 2mm；雄蕊 5，与花冠裂片等长。浆果状核果卵圆形或近圆形，直径 3 ～ 5mm，红色或蓝黑紫色；分核 2 ～ 3 枚，卵圆形至椭圆形，长 2.5 ～ 3.5mm，略有皱纹。花期 4 ～ 5 月，果熟期 9 ～ 10 月。

生于海拔 540 ～ 1600m 的山坡、灌丛、沟边、路旁、宅边等地。分布于华中及东北、华东、华南、西南地区及河北、山西、陕西、甘肃等省。

【功效应用】 茎枝（药名接骨木）：祛风除湿，散瘀止痛，活血止血，利水消肿。用于骨折、跌打肿痛、创伤出血、风湿筋骨疼痛、麻木、腰痛、肾炎水肿。用量 10 ～ 30g，煎汤或泡酒服，孕妇禁服，体质虚弱者慎服；外用适量，捣敷或煎水洗，或研末撒。

【化学成分】 茎枝含有木脂素、黄酮、三萜等成分。

【附注】 本种干燥茎枝为中药“接骨木”，收载于《湖北省中药材质量标准》（2018 年版）、《湖南省中药材标准》（2009 年版）。

586 穿心莛子藨（*Triosteum himalayanum*）

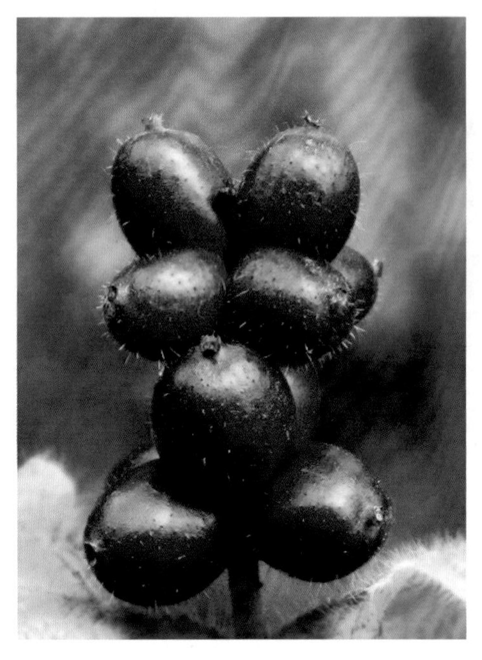

忍冬科植物穿心莛子藨 *Triosteum himalayanum* Wall.。

【形态与分布】 多年生草本。茎高约50cm，密被刺状刚毛和腺毛。叶宽椭圆状倒卵形至倒卵状长圆形，长10～13cm，宽7～8cm，先端钝，两面被毛，相对的两叶基部合生，茎贯穿其中。穗状花序顶生，长2～3cm；总花梗长约1.5cm；萼筒长约5mm，有腺毛和短刺状刚毛，裂齿5，微小，长2mm；花冠管状，里面有紫色，长约1.4cm。外面有腺毛；雄蕊5，短于花冠。核果近球形，直径1～1.2cm，红色或白色，有腺毛和刺状刚毛，果有甜味。花期5～6月，果期6～9月。

生于海拔1500～2500m的山坡林下草丛中或沟边。分布于湖北、陕西等省及西南地区。

【功效应用】 根茎及根：利尿消肿，活血调经。用于水肿、小便不利、月经不调等症。用量6～10g，水煎或浸酒服。

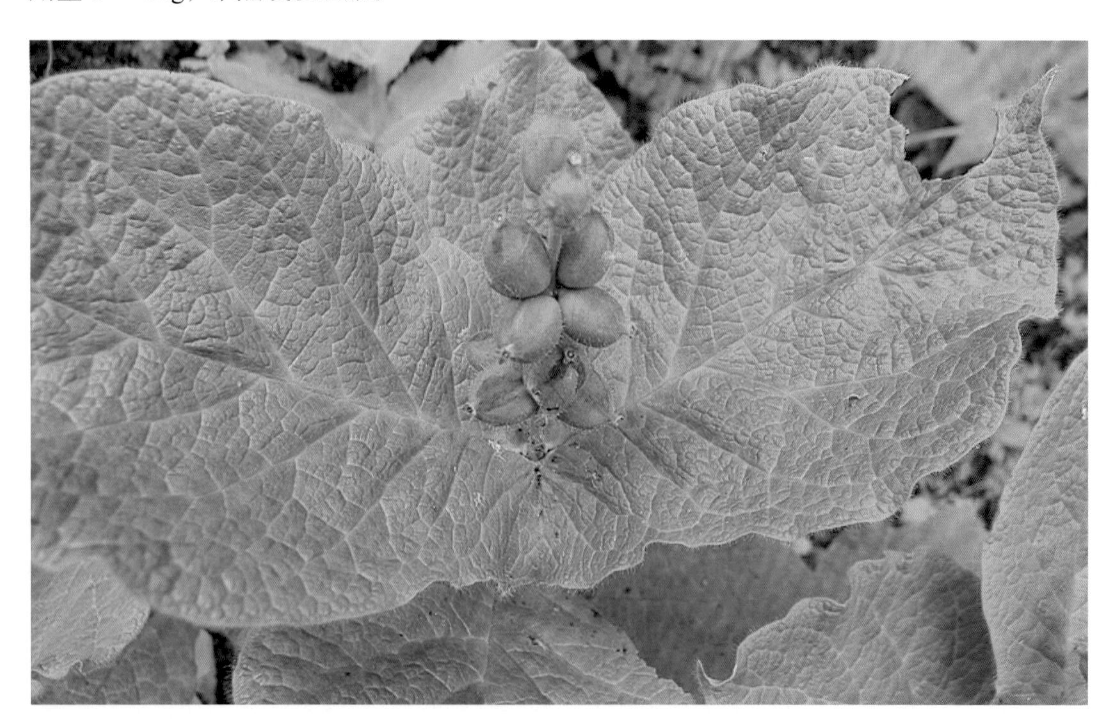

587 荚蒾（*Viburnum dilatatum*）

忍冬科植物荚蒾 *Viburnum dilatatum* Thunb.。

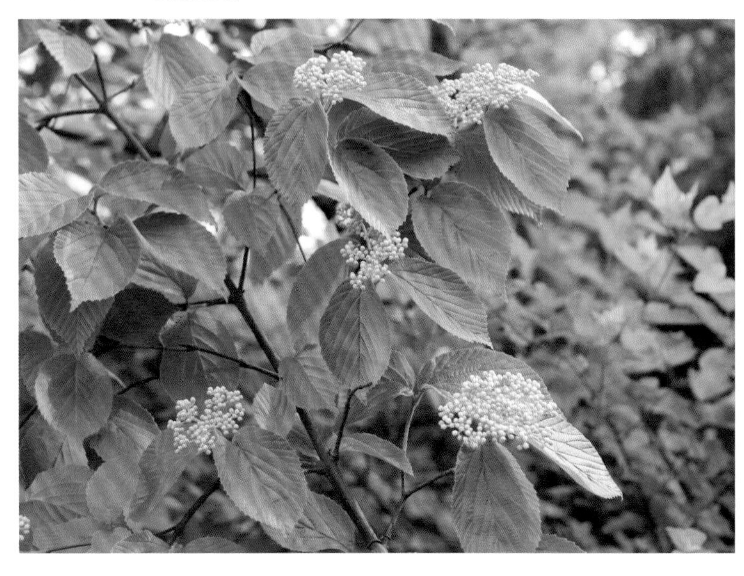

【形态与分布】 落叶灌木，高 1.5 ～ 3m；当年小枝连同芽、叶柄和花序均密被土黄色或黄绿色开展的小刚毛状粗毛及簇状短毛，老时毛可弯伏，毛基有小瘤状突起，二年生小枝暗紫褐色，被疏毛或几无毛，有凸起的垫状物。叶纸质，宽倒卵形、倒卵形或宽卵形，长 3 ～ 13cm，顶端急尖，基部圆形至钝形，有时楔形，边缘有牙齿状锯齿，齿端突尖，上面被叉状或简单伏毛，下面被带黄色叉状或簇状毛。复伞形式聚伞花序稠密，生于具一对叶的短枝之顶，直径 4 ～ 10cm，果时毛多少脱落，总花梗长 1 ～ 3cm，第一级辐射枝 5 条，花生于第三级至第四级辐射枝上，萼和花冠外面均有簇状糙毛；萼筒狭筒状，长约 1mm，有暗红色微细腺点，萼齿卵形；花冠白色，辐状，直径约 5mm，裂片圆卵形；雄蕊明显高出花冠，花药小，乳白色，宽椭圆形；花柱高出萼齿。果实红色，椭圆状卵圆形，长 7 ～ 8mm；核扁，卵形，长 6 ～ 8mm。花期 5 ～ 6 月，果熟期 9 ～ 11 月。

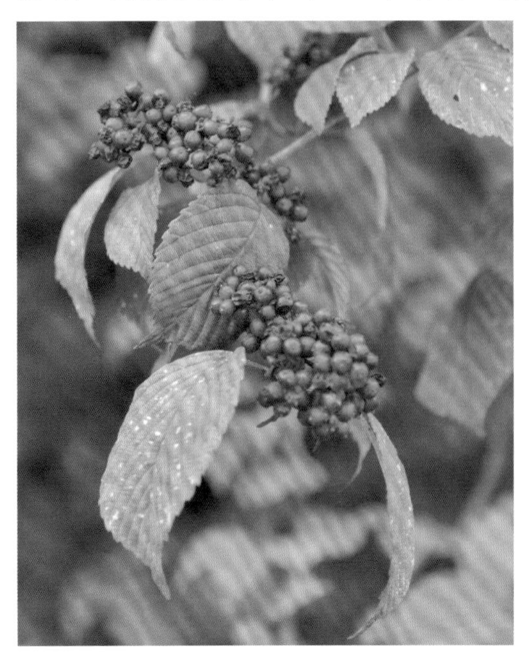

生于海拔 100 ～ 1000m 的山坡、山谷疏林下、林缘、山脚灌丛中。分布于华中、华东、西南地区及河北南部、陕西南部、台湾、广东北部、广西北部等地。

【功效应用】 茎、叶：疏风解表，清热解毒，活血。用于风热感冒、疔疮发热、产后伤风、跌打骨折。用量 9 ～ 30g；外用适量，鲜品捣敷，或煎水外洗。

【化学成分】 含萜、黄酮、苯丙素等成分。

588 球核荚蒾（*Viburnum propinquum*）

忍冬科植物球核荚蒾 *Viburnum propinquum* Hemsl.。

【形态与分布】 常绿灌木，高达 2m，全体无毛。当年小枝红褐色，光亮，具凸起的小皮孔，二年生小枝变灰色。叶革质，卵形至卵状披针形或椭圆形至椭圆状矩圆形，长 4 ～ 9 cm，顶端渐尖，基部狭窄至近圆形，两侧稍不对称，边缘通常疏生浅锯齿，基部以上两侧各有 1 ～ 2 枚腺体，具离基三出脉，有时脉腋有集聚簇状毛；叶柄纤细，长 1 ～ 2cm。聚伞花序直径 4 ～ 5cm，果时可达 7cm，总花梗纤细，长 1.5 ～ 2.5（4）cm；花甚小；萼筒长约 0.7mm，萼齿宽三角状卵形，顶钝，长约 0.4mm；花冠绿白色，辐状，直径约 4mm，内面基部被长毛，裂片宽卵形，顶端圆形，长约 1mm，约与筒等长；雄蕊常稍高出花冠。果实蓝黑色，有光泽，近圆形或卵圆形，长约 5mm；核有 1 条极细的浅腹沟或无沟。花期 4 ～ 6 月，果期 6 ～ 10 月。

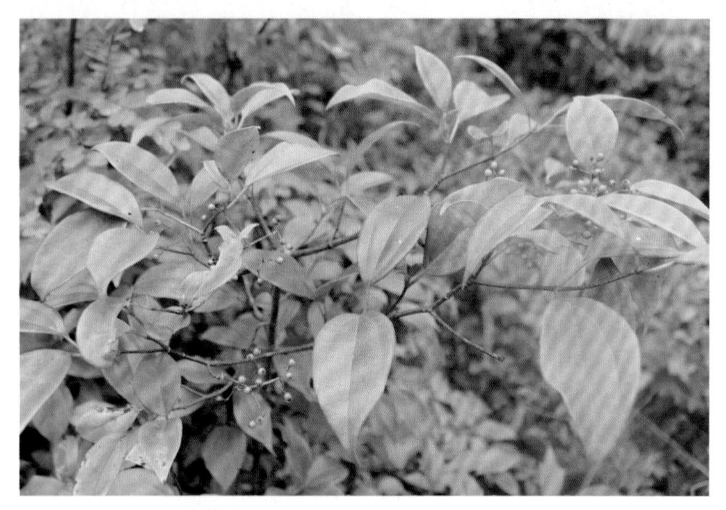

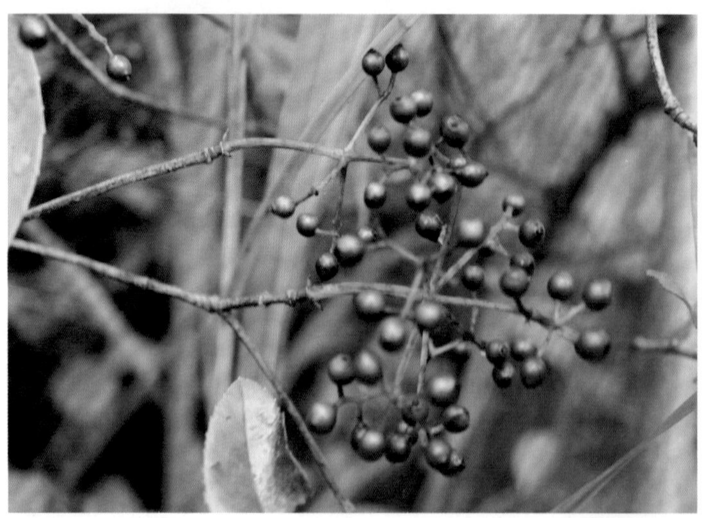

生于海拔 500 ～ 1300m 的山谷林中、灌丛中。分布于华中、华南地区及陕西南部、甘肃南部、浙江、江西、贵州、重庆、四川等地。

【功效应用】 茎枝（药名六股筋）：祛风除湿，强筋壮骨，活血止痛。用于风湿性筋骨痛、关节酸痛、坐骨神经痛、下肢痿软无力、跌打损伤。用量 15 ～ 30g。

【化学成分】 主含黄酮、萜类、甾体等成分。

589 墓头回（*Patrinia heterophylla*）

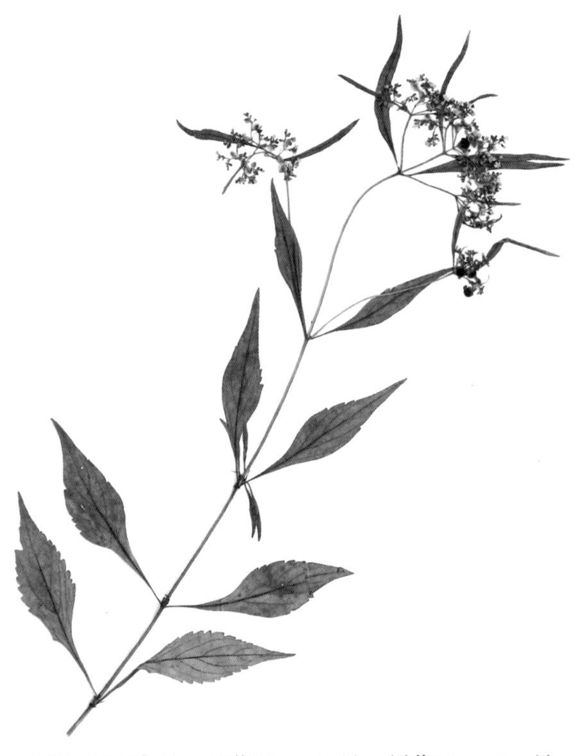

败酱科植物墓头回（窄叶败酱）*Patrinia heterophylla* Bunge[*Patrinia heterophylla* Bunge ssp. *angustifolia*(Hemsl.) H. Wang；*Patrinia angustifolia* Hemsl.]。

【形态与分布】 多年生草本，高 50 ～ 100cm。茎直立。初被短柔毛，后渐脱落或仅二侧有毛。基生叶不裂或羽状分裂至全裂，边缘有牙齿，具长柄；茎生叶对生，椭圆状宽披针形至线状披针形，长 5 ～ 12cm，宽 2 ～ 4cm，先端长渐尖或渐尖，边缘有 2 ～ 4 对粗大锯齿或全缘，基部渐狭，稍下延，有时具 1 ～ 3（6）对羽状全裂片；叶柄长 1 ～ 2cm。伞房状聚伞花序，花序梗和花柄均具短毛；花小，黄色，直径 2 ～ 4mm；花萼不明显；花冠 5 裂；雄蕊 4；子房下位，花柱上端弯曲。瘦果长倒卵形，长 2 ～ 3mm，翅状苞片倒梨形，长 4 ～ 5mm，有明显的脉纹。花期 8 ～ 9 月，果期 9 ～ 10 月。

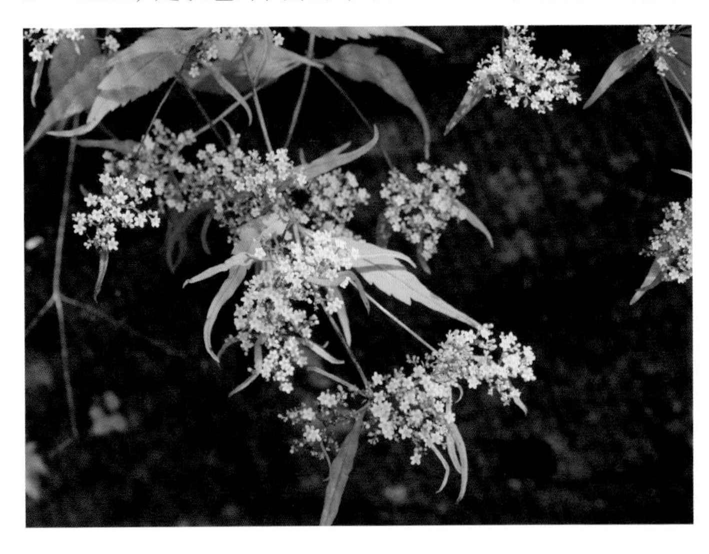

生于海拔 900 ～ 1400m 的山坡草丛中。分布于湖北、湖南、江西、福建、浙江、安徽、江苏等省。

【功效应用】 根：散寒、燥湿。用于风寒感冒、疟疾、肠炎。全草：清热解毒，利湿排脓。用于疮疡肿毒、痢疾、肠炎、肝炎、眼结膜炎、产后瘀血腹痛、痈肿疥疮。

【化学成分】 根含三萜、挥发油、生物碱等成分。

590 败酱（*Patrinia scabiosifolia*）

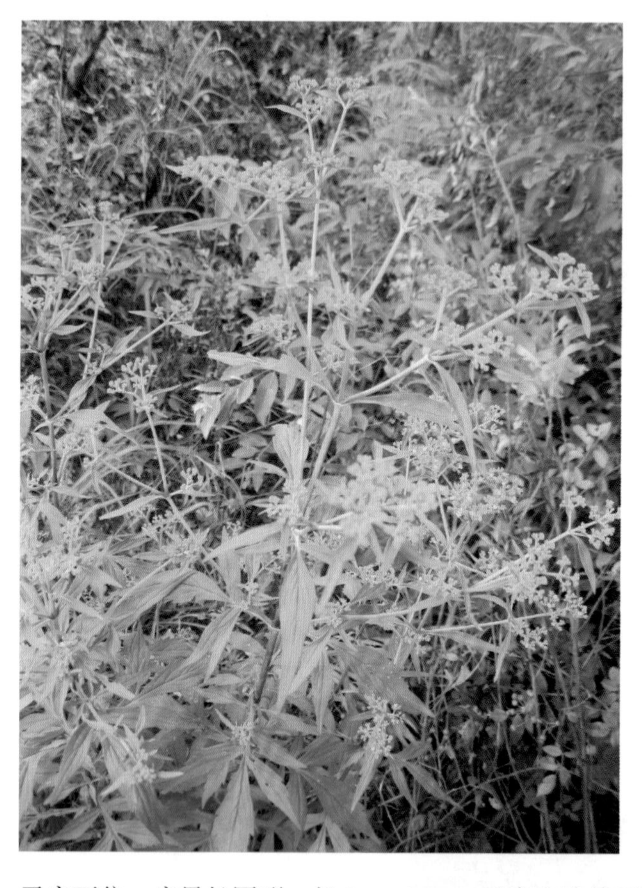

败酱科植物败酱（黄花败酱）*Patrinia scabiosifolia* Link.。

【形态与分布】 多年生大草本，高达30～100(200)cm。地下茎细长，横走。茎黄绿色至黄棕色或带淡紫色，被脱落性白粗毛。基生叶丛生，有长柄，花时枯落；茎生叶对生，叶片宽卵形至披针形，长5～15cm，常羽状深裂或全裂具2～3（5）对侧裂片，中央裂片最大，卵形、椭圆形或椭圆状披针形，先端渐尖，具粗锯齿，两侧裂片窄椭圆形或条形，依次渐小，两面被粗毛或近无毛，叶柄长1～2cm，上部叶渐变窄小，无柄。聚伞圆锥花序在枝端常集成疏大伞房状；花序梗常仅一侧被粗白毛；苞片小；花较小，直径2～4mm；花萼不明显；花冠钟形，黄色，冠筒长1.5mm，上端5裂，裂片卵形，长1.5mm；雄蕊4；子房下位。瘦果长圆形，长3～4mm，子房室边缘稍扁展成极窄翅状，无膜质增大苞片。花期7～9月。

生于海拔50～2100（2600）m的山坡林下、林缘、灌丛中及路边、田埂边的草丛中。除宁夏、青海、新疆、西藏、广东和海南外，各地均有分布。

【功效应用】 全草（药名败酱草）：清热解毒，活血排脓。用于肠痈、肺痈、痈肿、痢疾，产后瘀滞腹痛。用量10～15g；外用鲜品适量，捣敷患处。

【化学成分】 含皂苷、黄酮、挥发油、香豆素等成分。

【附注】 本种与同属植物攀倒甑（白花败酱）*Patrinia villosa*（Thunb.）Juss.的干燥全草作为中药“败酱”，曾收载于1977年版《中国药典》。攀倒甑在华中地区有分布，主要区别：叶片不裂或有1～2对裂片；花白色；宿存增大的苞片近圆形，网脉明显。

591 攀倒甑（*Patrinia villosa*）

败酱科植物攀倒甑（白花败酱）*Patrinia villosa*（Thunb.）Juss.。

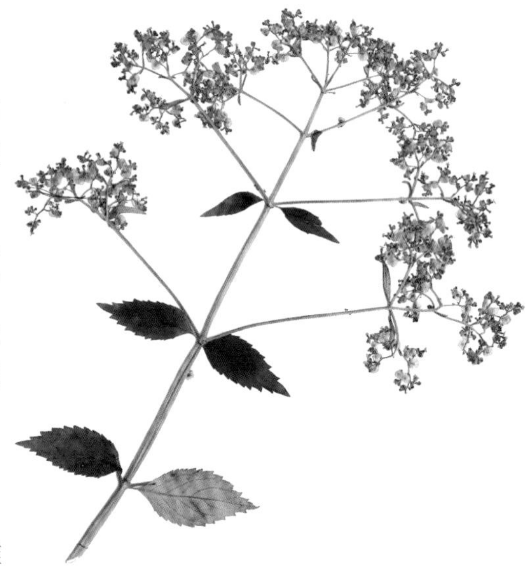

【形态与分布】 草本，高 50 ～ 100cm。地下茎细长，横走。茎被渐脱落的倒生粗白毛。基生叶丛生，叶片卵形、宽卵形或卵状披针形至长圆状披针形，长 4 ～ 10（25）cm，宽 2 ～ 5（18）cm，先端渐尖，边缘具粗钝齿，基部楔形下延，不分裂或大头羽状深裂，常有 1 ～ 2（4）对生裂片，叶柄较叶片稍长；茎生叶对生，与基生叶同形，或菱状卵形，先端尾状渐尖或渐尖，基部楔形下延，边缘具粗齿，上部叶较窄小，常不分裂；叶柄长 1 ～ 3cm，上部叶渐近无柄。伞房状聚伞花序；花白色，直径 4 ～ 5mm；花萼小；花冠筒短，5 裂；雄蕊 4，伸出；子房下位。瘦果倒卵形，长 2 ～ 3mm，被短毛，宿存增大的苞片近圆形，膜质，直径约 5mm，网脉明显。花期 8 ～ 9 月，果期 10 ～ 11 月。

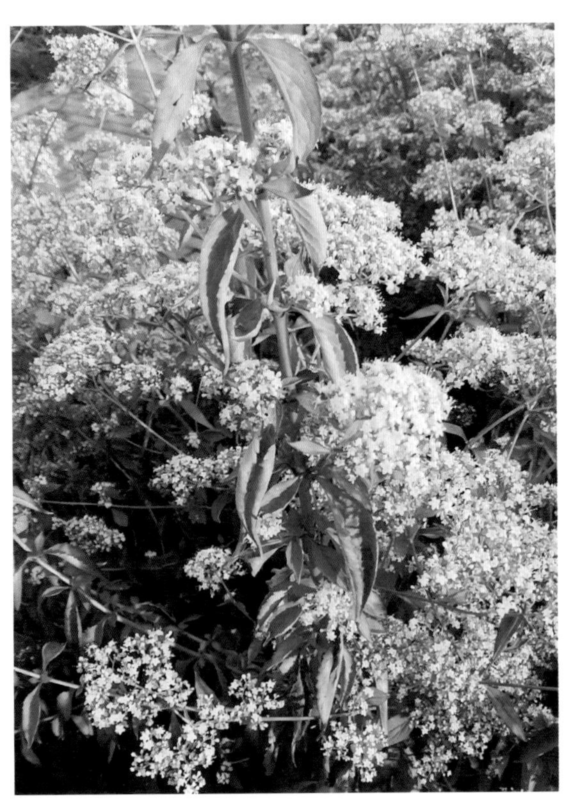

生于海拔 900 ～ 1400m 的山地林下、林缘、灌丛中、草丛中。分布于华中、华东、华南地区及四川、贵州、台湾。

【功效应用】 全草（药名败酱）：清热解毒，消痈排脓，活血行瘀。用于肠痈、痢疾、腹泻、肝炎、眼结膜炎、产后瘀滞腹痛、疮疖痈肿等症。用量 9 ～ 15g；外用鲜品适量，捣敷患处。

【化学成分】 全草含黄酮、皂苷、生物碱等成分。

【附注】 本种与同属植物败酱（黄花败酱）*Patrinia scabiosaefolia* Fisch. ex Trev. 的干燥全草作为中药“败酱”，曾收载于 1977 年版《中国药典》。

592 蜘蛛香（*Valeriana jatamansi*）

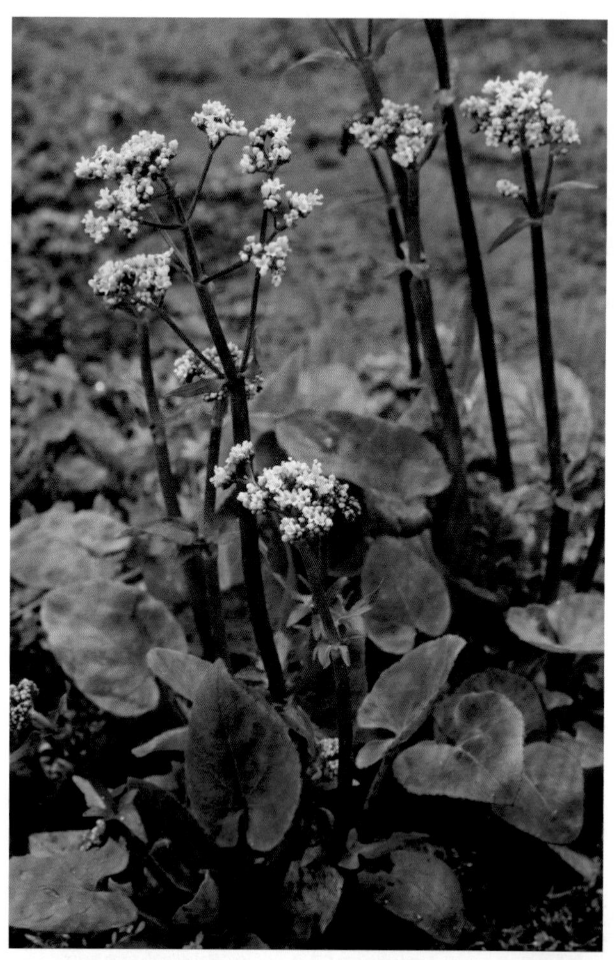

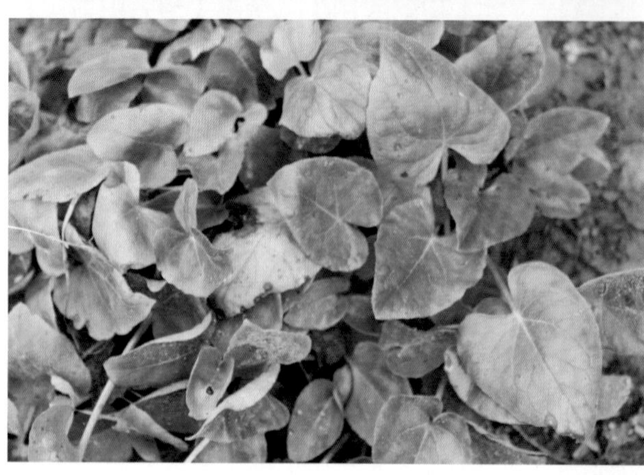

败酱科植物蜘蛛香（心叶缬草）*Valeriana jatamansi* Jones.。

【形态与分布】 多年生草本，高 30 ～ 70cm。茎 1 至数枝丛生，被短毛；根茎粗厚微弯，块状圆柱形，节密，有叶柄残茎和苞片，有浓烈香气。叶基生，叶片心状圆形至卵状心形，长 5 ～ 9cm，宽 3 ～ 8cm，边缘有疏浅波齿，被短毛，主脉掌状 5 ～ 9 条；叶柄长于叶片，达 20cm；茎生叶与基生叶近似而具短柄，上部叶常羽状 3 ～ 7 裂，渐无柄。花成顶生聚伞花序，初紧密，花开时渐疏大；花小，白色或微带红色，花萼内卷，花冠筒状，上部稍膨胀，5 裂；雄蕊 3，子房下位，柱状。瘦果长柱状，顶端有多条羽状毛。花期 5 ～ 7 月，果期 6 ～ 9 月。

生于海拔 2500m 以下的山顶草地、乔木灌木林中。分布于陕西、河南、湖北及西南等地。

【功效应用】 根茎及根（药名蜘蛛香）：理气止痛，散寒除湿，活血消肿。用于脘腹胀痛、呕吐泄泻、小儿疳积、风湿麻痹、脚气水肿、风寒湿痹。用量 3 ～ 9g。

【化学成分】 含挥发性成分，又含缬草苦苷、蒙花苷及其异戊酸酯、绿原酸、咖啡酸等。

【附注】 本种的干燥根茎及根为中药“蜘蛛香”，收载于《中国药典》。

593 缬草（*Valeriana officinalis*）

败酱科植物缬草 *Valeriana officinalis* L.。

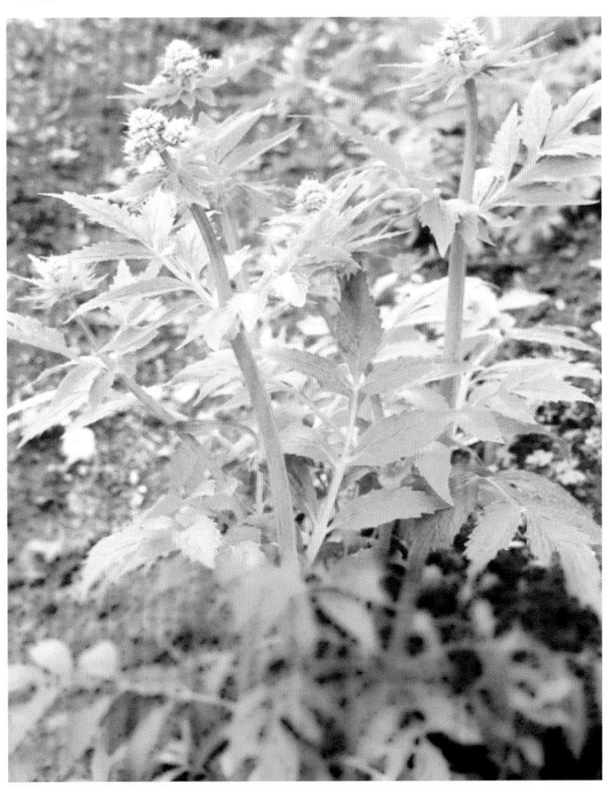

【形态与分布】 多年生草本，高可达 100 ～ 150cm。根茎粗短呈头状，须根簇生，有香气；茎中空，有纵棱，被粗毛，尤以节部为多，老时毛少。匍枝叶、基出叶和基部叶在花期常凋萎。茎生叶卵形至宽卵形，羽状深裂，裂片 7 ～ 11；中央裂片与两侧裂片近同形同大小，但有时与第 1 对侧裂片合生成 3 裂状，裂片披针形或条形，顶端渐窄，基部下延，全缘或有疏锯齿，两面及柄轴多少被毛。花序顶生，成伞房状三出聚伞圆锥花序；小苞片中央纸质，两侧膜质，长椭圆状长圆形、倒披针形或线状披针形，先端芒状突尖，多少有粗缘毛。花冠淡紫红色或白色，长 4 ～ 5（6）mm，花冠裂片椭圆形，雌雄蕊约与花冠等长。瘦果长卵形，长约 4 ～ 5mm，基部近平截，光秃或两面被毛。花果期 5 ～ 10 月。

生于海拔 2500m 以下山坡草地、林下、沟边。分布于东北至西南的广大地区。

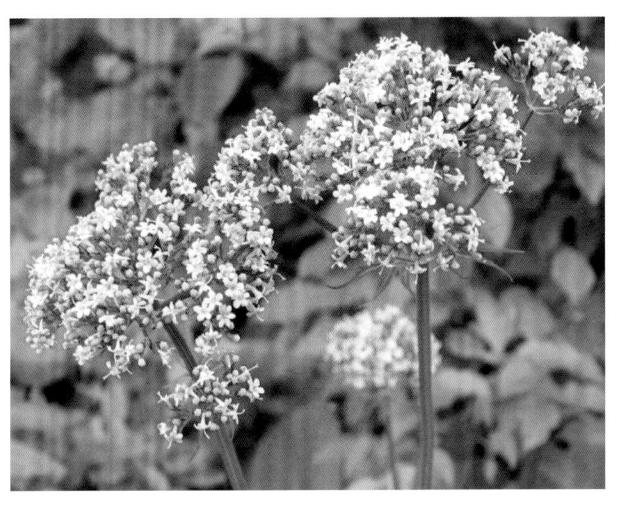

【功效应用】 根及根茎（药名缬草）：安心神，祛风湿，行气血，止痛。用于心神不安、心悸失眠、脏躁、风湿痹痛、痛经、经闭、跌打损伤。用量 3 ～ 9g。

【化学成分】 根及根茎含挥发油、环烯醚萜、生物碱等成分。

【附注】 本种的干燥根及根茎为中药“缬草”，收载于《湖北省中药材质量标准》（2018 年版）。

594 川续断（*Dipsacus asper*）

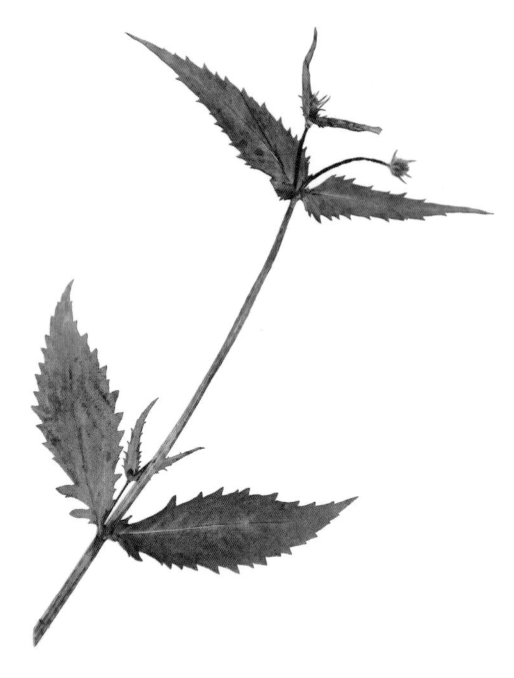

川续断科植物川续断 *Dipsacus asper* Wall.。

【形态与分布】 草本，高 60 ～ 200cm。根粗长，多条并生，肉质。茎具棱，棱上有刺毛。叶对生，基生叶具长柄，叶片羽状深裂，顶裂片最大，先端渐尖，有粗锯齿；茎生叶在茎中下部的为羽状深裂，顶裂片最大，卵状披针形，先端渐尖，有疏粗锯齿，两侧裂片 2 ～ 4 对，较小，具长柄，向上叶柄渐短；上部叶披针形，不裂或基部 3 裂。花序头状球形；总花梗长；总苞片 5 ～ 7，叶状，狭披针形，长 1 ～ 4.5cm，苞片宽倒卵形，先端突出呈粗刺状；副萼具 4 钝齿；萼浅盘状，有 4 齿，齿间有小齿数个；花冠淡黄白色，花冠管窄漏斗状，中部以上膨大，先端 4 裂，裂片倒卵形；雄蕊 4，着生于花冠管的上部，明显超出花冠；子房下位。瘦果长倒卵柱状，长约 4mm，有 4 棱。花果期 8 ～ 11 月。

生于海拔 350 ～ 3600m 的林边、灌丛、草地。分布于湖北、湖南、江西、广西等省区及西南地区。

【功效应用】 根（药名续断）：补肝肾，强筋骨，续折伤，止崩漏，安胎。用于腰膝酸软、肢节痿痹、跌打损伤、损筋折骨、胎动漏红、血崩、遗精、带下、痈疽疮肿等症。用量 3 ～ 9g。

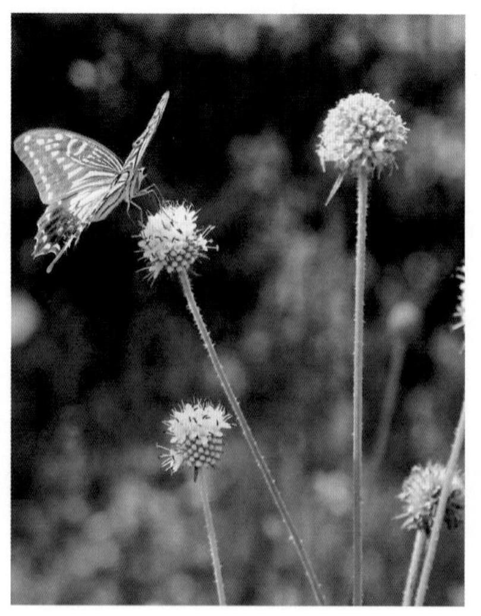

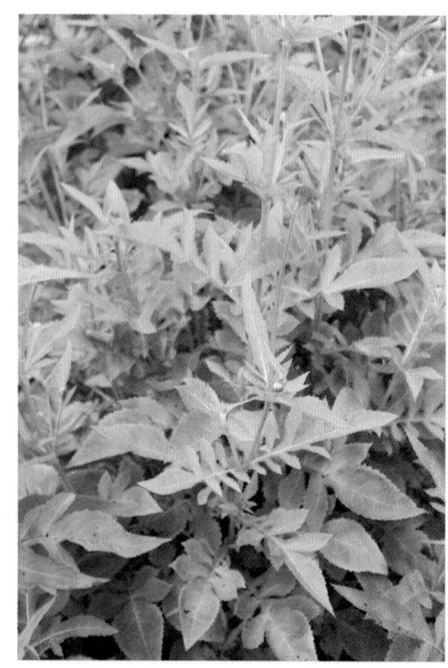

【化学成分】 根含三萜皂苷、生物碱、挥发油及环烯醚萜等成分。

【附注】 本种的干燥根为中药“续断”，收载于《中国药典》。湖北省五峰、鹤峰一带为续断道地产区。

595 冬瓜（*Benincasa hispida*）

葫芦科植物冬瓜 *Benincasa hispida*（Thunb.）Cogn.。

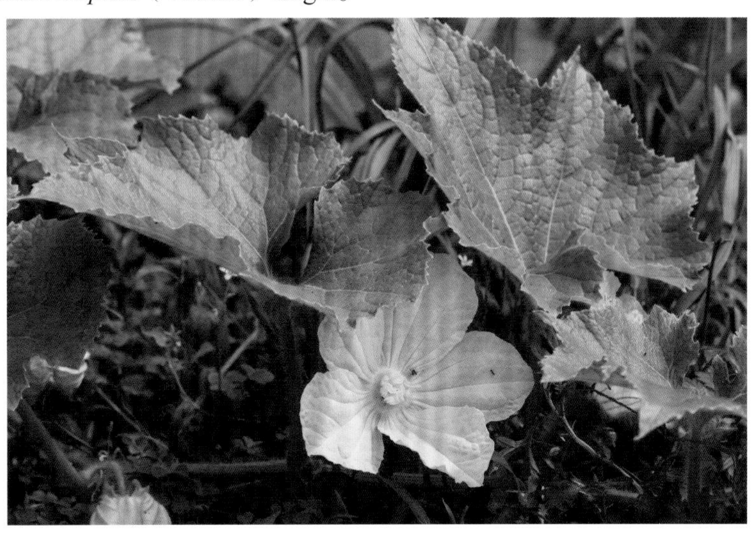

【形态与分布】 一年生蔓生草本；茎密被黄褐色毛。卷须常分二至三叉；叶柄粗壮；叶片肾状近圆形，宽 10～30cm，基部弯缺深，5～7浅裂或有时中裂，边缘有小锯齿，两面生有硬毛。雌雄同株；花单生，花梗被硬毛；花萼裂片有锯齿，反折；花冠黄色，辐状，裂片宽倒卵形，长 3～6cm；雄蕊 3，离生，药室多回折曲；子房卵形或圆筒形，密生黄褐色硬毛，柱头 3，2 裂。果实长圆柱状或近球状，大型，长 25～60cm，直径 10～25cm，有毛和白粉；种子卵形，白色或淡黄色，压扁，有边缘，长 10～11mm，宽 5～7mm，厚 2mm。花果期 7～10 月。

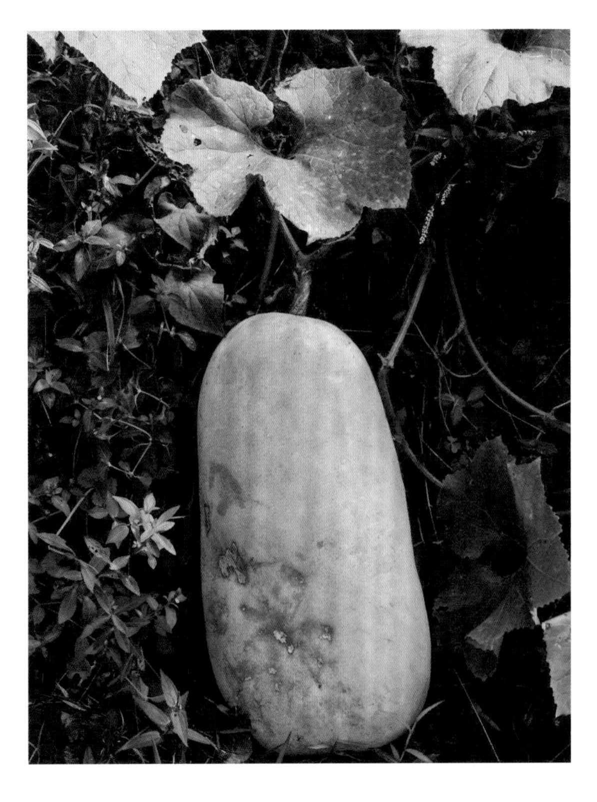

我国大部分地区均有栽培。

【功效应用】 果皮（药名冬瓜皮）：利尿消肿。用于水肿胀满、小便不利、暑热口渴、小便短赤。用量 9～30g；脾胃虚寒易泻者慎用，久病与阳虚肢冷者忌食。

【化学成分】 果皮含多糖、三萜、黄酮、多酚等成分。

【附注】 本种的干燥成熟果皮为中药“冬瓜皮”，收载于《中国药典》。

596 假贝母（*Bolbostemma paniculatum*）

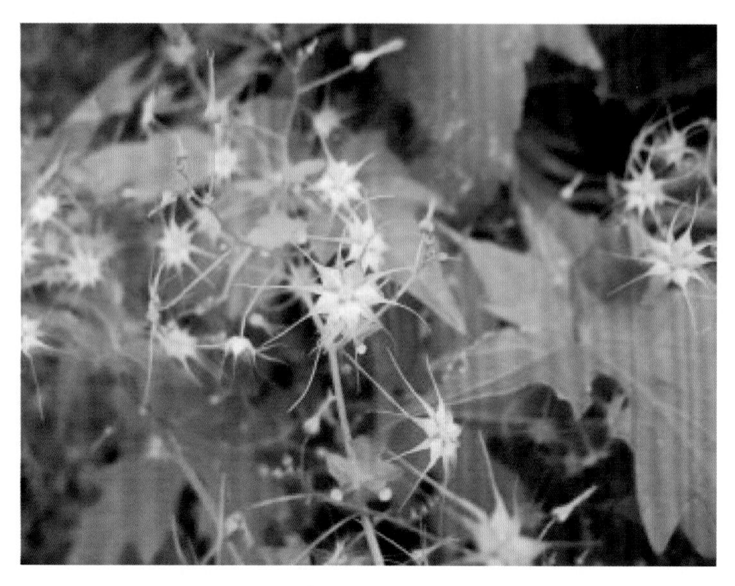

葫芦科植物假贝母（土贝母）*Bolbostemma paniculatum*（Maxim.）Franquet。

【形态与分布】 多年生攀援草本。鳞茎肥厚，扁球形或不规则球形。茎草质无毛；卷须单一或2歧；叶柄长1.5～2cm；叶片卵状近圆形，长5～10cm，宽4～9cm，掌状5深裂，裂片再3～5浅裂，基部小裂片顶端各有1个显著突出的腺体，叶片两面有微柔毛。雌雄异株；花序为疏散圆锥状或有时单生，花序轴及花梗均丝状，花序轴长4～10cm，花梗长1.5～3.5 cm；花黄绿色；花萼与花冠相似，裂片卵状披针形，先端渐尖，呈长丝状，顶端具长丝状尾；雄蕊5，花丝分离，子房3室，花柱3，柱头2裂。果实圆柱状，长1.5～3 cm，成熟后由顶端盖裂，具6粒种子；种子卵状菱形，表面有雕纹状凸起，边缘有不规则的齿，长8～10mm，宽约5mm，上端有膜质翅，翅长约8～10mm。花期6～8月，果期8～9月。

生于海拔850～1500m的阴山坡。分布于华中及华北、华东、西南地区。

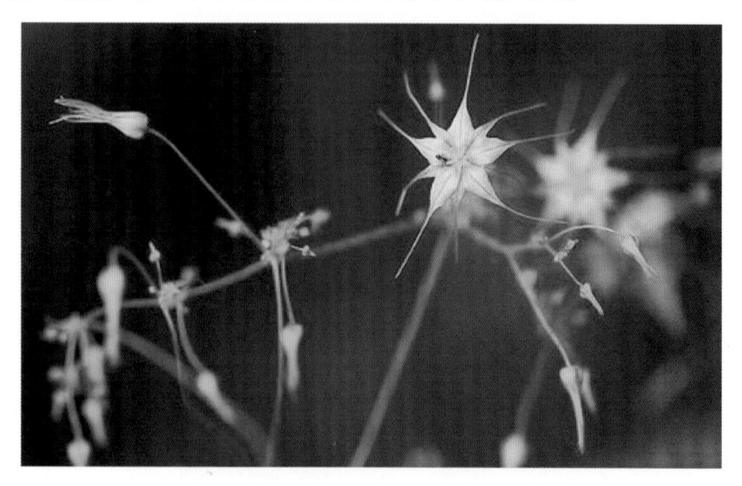

【功效应用】 鳞茎（药名土贝母）：清热解毒，散结消肿。用于乳痈、瘰疬、痰核。用量9～30g；外用适量，研末调敷或熬膏贴敷。

【化学成分】 鳞茎含皂苷、有机酸、甾醇、生物碱等成分。

【附注】 本种的干燥鳞茎为中药“土贝母”，收载于《中国药典》。

597 南瓜（*Cucurbita moschata*）

葫芦科植物南瓜 *Cucurbita moschata*（Duch. ex Lam.）Duch. ex Poiret。

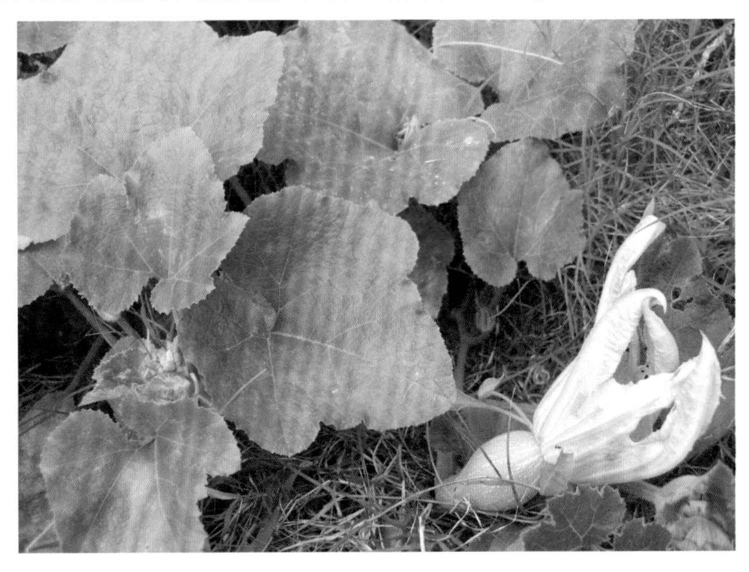

【形态与分布】 一年生蔓生草本；茎常节部生根，质软，被短刚毛，伸长达 2 ～ 5m。卷须 3 ～ 5 歧；叶质稍柔软，宽卵形或卵圆形，5 浅裂或有 5 角，长 12 ～ 25cm，宽 20 ～ 30cm，侧裂片较小，中间裂片较大，三角形，两面密被茸毛，沿边缘及叶面上常有白斑，边缘有细齿，叶脉隆起，叶柄有短刚毛。花雌雄同株，单生；雄花花托短，花萼钟形，长 5 ～ 6mm，裂片条形，长 1 ～ 1.5cm，被柔毛，上部扩大成叶状，花冠钟状，长 8cm，直径 6cm，5 中裂，裂片外展，边缘皱卷，雄蕊 3，花丝腺体状，长 5 ～ 8mm，花药靠合，长 15mm，药室规则 S 形折曲；雌花花萼裂片显著叶状，子房 1 室，花柱短，柱头 3，膨大，2 裂。果柄有棱和槽，长 5 ～ 7cm，瓜蒂扩大成喇叭状；瓠果多具数条纵沟，形状多样，因品种而不同；种子灰白色，扁而薄，长 10 ～ 15mm，宽 7 ～ 10mm。

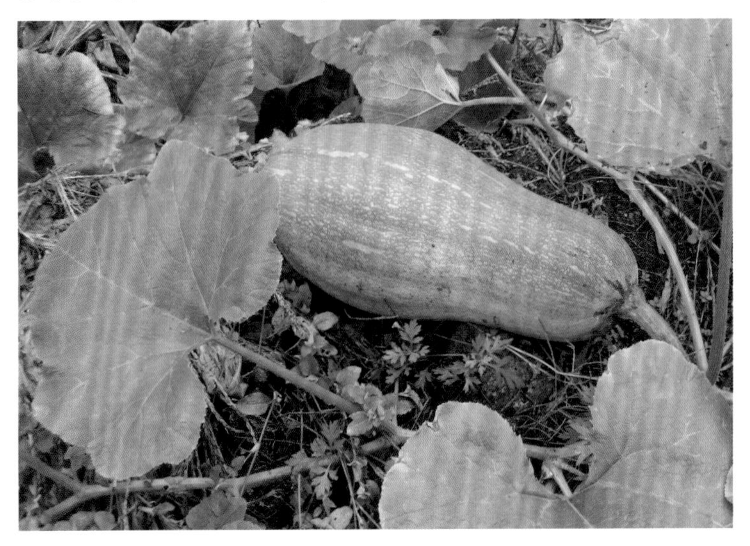

我国南北各地均广泛种植。

【功效应用】 种子（药名南瓜子）：杀虫，下乳，利水消肿。用于绦虫、蛔虫、血吸虫病、产后缺乳、产后手足浮肿、百日咳、痔疮。用量 30 ～ 60g，研末或制成乳剂；外用适量，煎水熏洗。

【化学成分】 含甾体等成分。

598 绞股蓝（*Gynostemma pentaphyllum*）

葫芦科植物绞股蓝 *Gynostemma pentaphyllum*（Thunb.）Makino。

【形态与分布】 草质藤本。茎柔弱，有短柔毛或无毛。卷须纤细，2 歧，稀单一；叶鸟足状 5 ～ 7（9）小叶，叶柄长 2 ～ 4cm，有柔毛；小叶片卵状矩圆形或矩圆状披针形，中间者较长，长 4 ～ 14cm，有柔毛和疏短刚毛或近无毛，叶缘有锯齿。雌雄异株；雌雄花序均成圆锥状；总花梗细，长 10 ～ 20（30）cm；花小，花梗短；苞片钻形；花萼裂片三角形，长 0.5mm；花冠裂片披针形，长 2.5mm；雄蕊 5，花丝极短，花药卵形；子房 2，球形，常 3 室，稀为 2 室。花柱 3，柱头 2 裂。果实球形，直径 5 ～ 8mm，熟时变黑色，有 1 ～ 3 粒种子。种子宽卵形，两面有小疣状凸起。

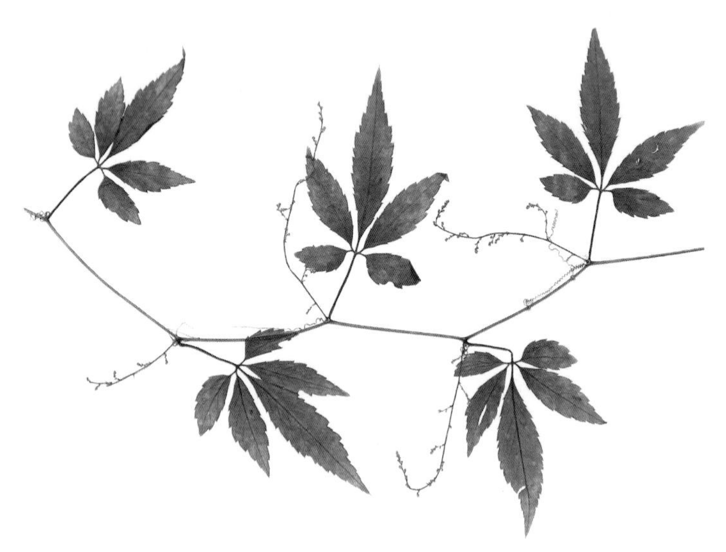

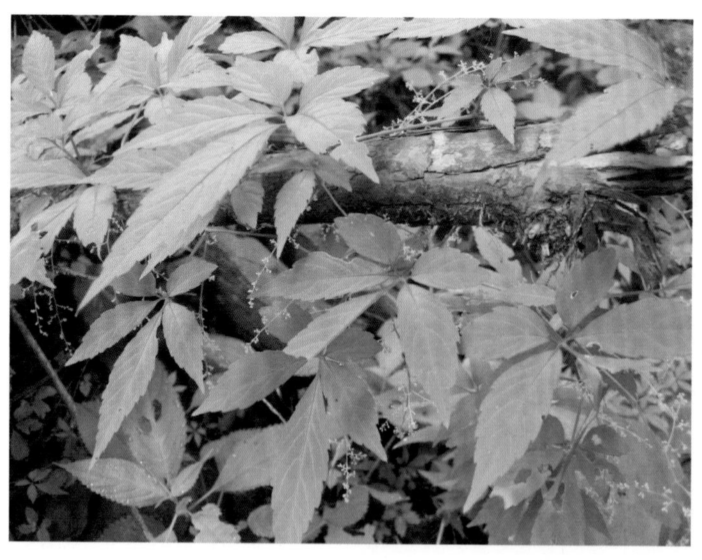

生于海拔 360 ～ 2300m 的沟旁、灌丛中、林下。分布于陕西及长江以南各省区。

【功效应用】 全草（药名绞股蓝）：清热解毒，止咳祛痰，益气养阴。用于胸膈痞闷、痰阻咳嗽、心悸气短、眩晕头痛、健忘耳鸣、自汗乏力。用量 6 ～ 10g。

【化学成分】 含皂苷、多糖、黄酮等成分。

【附注】 干燥全草为中药“绞股蓝”，收载于《湖北省中药材质量标准》（2018 年版）。

599 雪胆（*Hemsleya chinensis*）

葫芦科植物雪胆 *Hemsleya chinensis* Cogn. ex Ferbes et Hemsl。

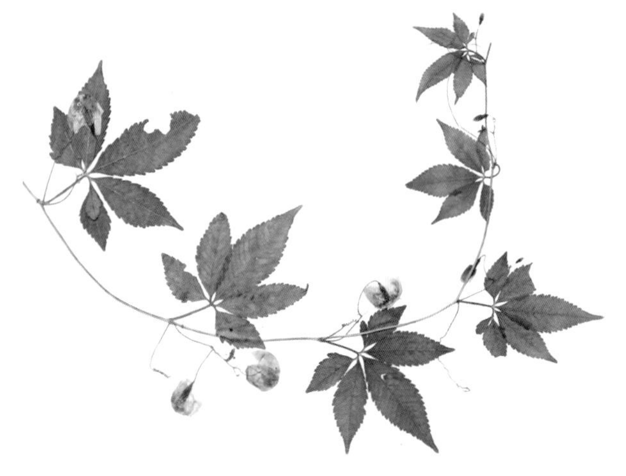

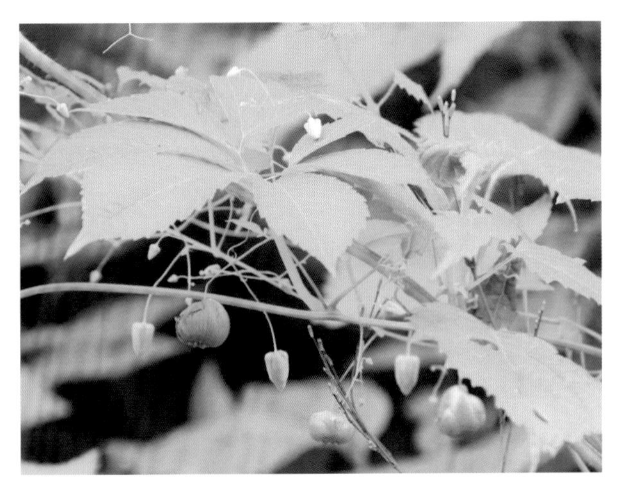

【形态与分布】 攀援草本。块根肥大。茎纤细，幼枝有短柔毛。卷须线形，先端2歧。鸟足状复叶多为7小叶，柄长4～8cm；小叶片卵状披针形、矩圆状披针形或宽披针形，先端渐尖，基部渐狭成柄，边缘圆锯齿状，沿脉及叶缘疏被小刺毛，中央小叶长5～12cm，宽2～2.5cm，两侧较小，外侧的略歪斜，小叶柄长5～10mm。雌雄异株。雄花：疏散聚伞总状花序或圆锥花序，花序轴及小枝线形，曲折，长5～12cm，花梗发状，长6～10mm；花萼裂片5，卵形，先端急尖，反折；花冠橙红色（压干后黄褐色），由于花瓣反折围住花萼成灯笼状（扁圆球形），直径1.2～1.5cm；裂片矩圆形，长1～1.3cm；雄蕊5，花丝短。雌花：稀疏总状花序，花序梗纤细，长2～4cm；花萼、花冠同雄花，但花较大，直径1.5cm；子房筒状，长5～6（10）mm，直径2～3mm；花柱3，柱头2裂。果矩圆状椭圆形，单生，长3～5（7）cm，直径2cm，基部渐狭。种子黑褐色，近圆形，周生狭的木栓质翅。花期7～9月，果期9～11月。

生于海拔1200～2100m的杂木林下或林缘沟边。分布于湖北、湖南、浙江、江西、广西、重庆、四川。

【功效应用】 块茎（药名雪胆）：清热解毒，健胃止痛。用于胃痛、溃疡病、咽喉肿痛、牙痛、上呼吸道感染、支气管炎、肺炎、菌痢、肠炎、泌尿系感染、败血症及其他多种感染。研末口服，一次0.6～0.9g，一日2～3次。

【化学成分】 块茎含雪胆甲素、已素及皂苷、齐墩果酸-β-葡萄糖酯、雪胆苷。

【附注】 干燥块根为中药“雪胆”，收载于《湖北省中药材质量标准》（2018年版）。

600 丝瓜（*Luffa aegyptiaca*）

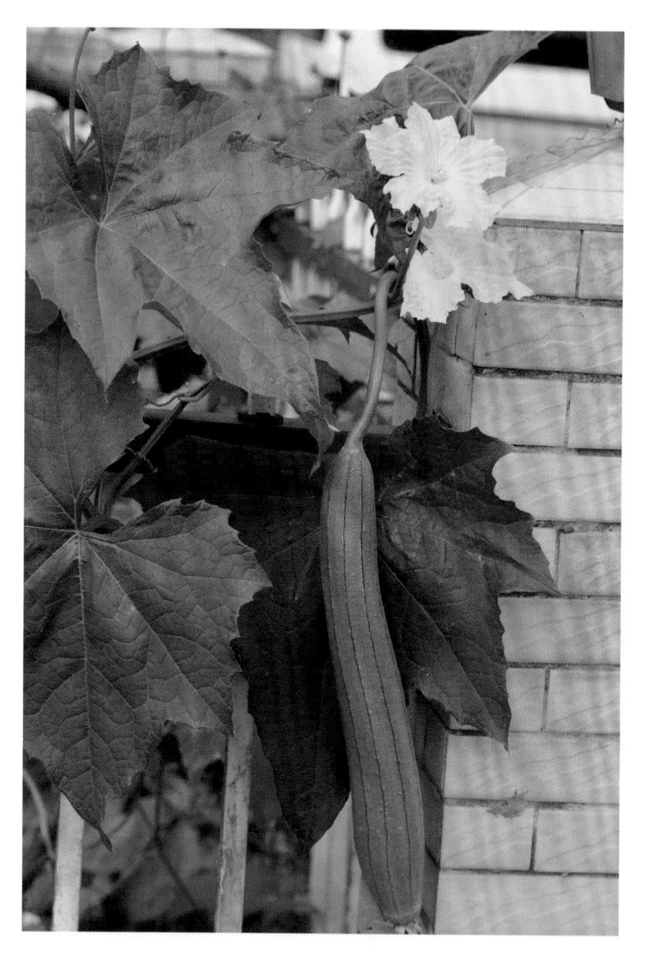

葫芦科植物丝瓜 *Luffa aegyptiaca* Miller[*Luffa cylindrica*（L.）Roem]。

【形态与分布】 一年生攀援状草本。茎稍柔弱，粗糙；卷须稍被毛，2～4叉；叶柄强壮而粗糙；叶片三角形或近圆形，长宽均10～20cm，通常掌状5～7裂，裂片三角形，中间的较长，长8～12cm，顶端急尖或渐尖，边缘有锯齿，基部深心形，弯缺深2～3cm，宽2～2.5cm，上面深绿色，粗糙，有疣点，下面浅绿色，有短柔毛，脉掌状，具白色的短柔毛。雌雄同株；雄花序总状，花生于总花梗的顶端，雌花单生；花萼裂片卵状披针形，长约1cm；花冠黄色，辐状，直径5～9cm，裂片矩圆形；雄蕊5，花初开放时花药稍靠合，后完全分离，药室多回折曲；子房长圆柱状，柱头3，膨大。果实圆柱状，长15～50cm，有纵向浅槽或条纹，未熟时肉质，成熟后干燥，里面有网状纤维，十分成熟后，由顶端盖裂；种子黑色，扁，边缘狭翼状。花果期夏、秋季。

我国大部分地区均有栽培。

【功效应用】 干燥成熟果实的维管束（药名丝瓜络）：祛风，通络，活血，下乳。用于痹痛拘挛，胸胁胀痛，乳汁不通，乳痈肿痛。用量4.5～9g。

【化学成分】 成熟果实的维管束含皂苷、黄酮、蒽醌、生物碱、香豆素及有机酸等成分。

【附注】 果实为夏季蔬菜，成熟时里面的网状纤维（维管束）称丝瓜络，可用于洗刷灶具及餐具。药材“丝瓜络”收载于《中国药典》。

601 苦瓜（*Momordica charantia*）

葫芦科植物苦瓜 *Momordica charantia* L.。

【形态与分布】 攀援状草本，茎、枝被细柔毛。卷须纤细不分叉；叶柄被柔毛或近无毛，长 4 ～ 6cm；叶片轮廓肾形或近圆形，长宽均 3 ～ 12cm，5 ～ 7 深裂，裂片卵状长圆形，边缘具齿或再分裂，先端多半钝圆形稀急尖，基部弯缺半圆形，两面微被毛，脉上密被柔毛。雌雄同株，花单生；花梗纤细，被微柔毛，长 3 ～ 7cm，中部或下部生一苞片；苞片肾形或圆形，全缘，稍有缘毛，两面被疏柔毛，长宽均 5 ～ 15mm；花萼裂片卵状披针形，长 4 ～ 6mm，宽 2 ～ 3mm，急尖；花冠黄色，裂片倒卵形，长 1.5 ～ 2cm。雄蕊 3，药室 S 形折曲；雌花单生，花梗被微柔毛，长 10 ～ 12cm，基部常具 1 苞片；子房纺锤形，密生瘤状凸起，柱头 3，膨大，2 裂。果实纺锤状，有不整齐瘤状凸起，长 10 ～ 20cm，成熟后由顶端 3 瓣裂；种子多数，椭圆形，两端各具 3 小齿，两面有雕纹，长 1.5 ～ 2cm。花果期 5 ～ 10 月。

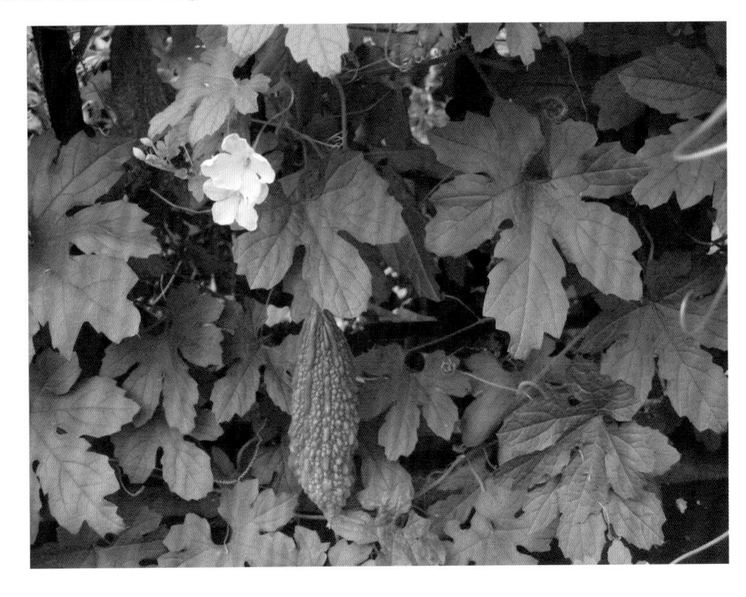

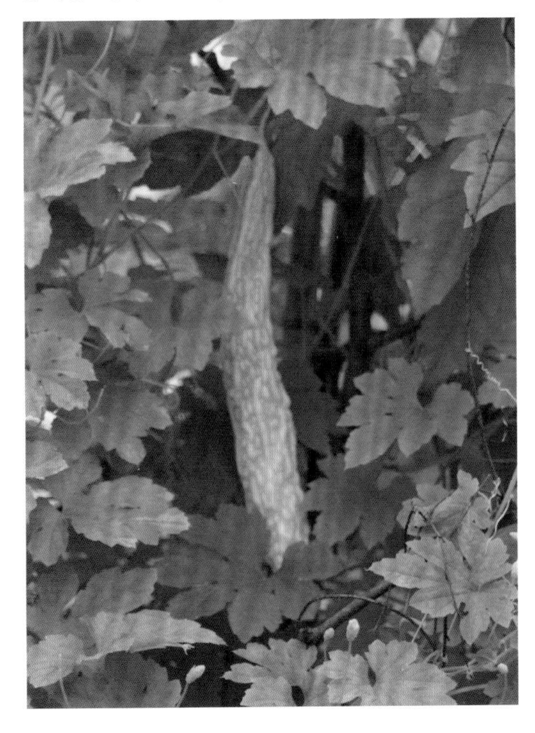

我国南北各地都有栽培。

【功效应用】 果实（药名苦瓜）：清暑涤热，明目，解毒。用于暑热烦渴、赤眼疼痛、痢疾、疮痈肿毒。用量 6 ～ 15g；鲜品 30 ～ 60g；外用适量，鲜品捣敷或取汁涂。

【化学成分】 含皂苷等成分。

602 木鳖子（*Momordica cochinchinensis*）

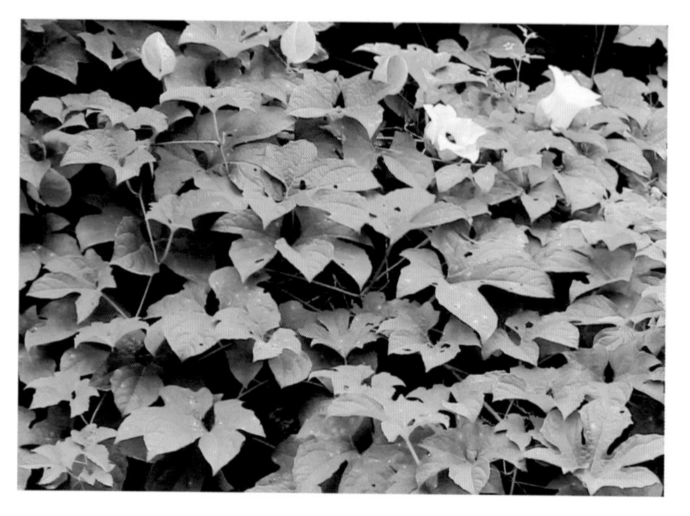

葫芦科植物木鳖子 *Momordica cochinchinensis*（Lour.）Spreng.。

【形态与分布】 粗壮草质大藤本。根块状。茎无毛，卷须不分叉。叶互生，叶柄长 5 ～ 10cm，顶端或叶片基部有 2 ～ 4 个腺体；叶片卵状心形或宽卵状圆形，长宽均 10 ～ 20cm，3 ～ 5 深裂或中裂，边缘有波状小齿或稀全缘。花雌雄异株，单生；雄花花梗顶端生以大型苞片，苞片兜状，圆肾形，长 3 ～ 4cm，全缘，花托漏斗状，花萼裂片宽披针形，花冠黄色或白色而稍带黄色，裂片卵状矩圆形，长 5 ～ 6cm，外面两枚稍大，基部有黄色腺体，雄蕊 3；雌花花梗长 5 ～ 10cm，近中部生一小型苞片，子房密生刺状凸起。果实卵状，长 12 ～ 15cm，生刺状凸起；种子卵形，边缘有波状微裂。花期 6 ～ 8 月，果期 8 ～ 10 月。

生于海拔 450 ～ 1100m 的山沟、林缘及路旁。分布于长江流域及以南省区，西藏也有。

【功效应用】 种子（药名木鳖子）：散结消肿，攻毒疗疮。有毒。用于疮疡肿毒、乳痈、瘰疬、秃疮。用量 0.9 ～ 1.2g；外用适量，研末醋调敷患处。

【化学成分】 种子含脂肪油、皂苷、类胡萝卜素等成分。

【附注】 本种的干燥成熟种子为中药“木鳖子”，曾收载于 1977 年版《中国药典》。

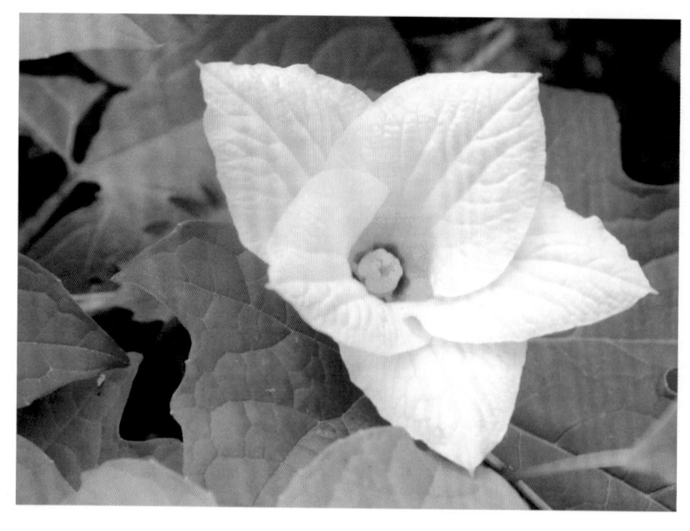

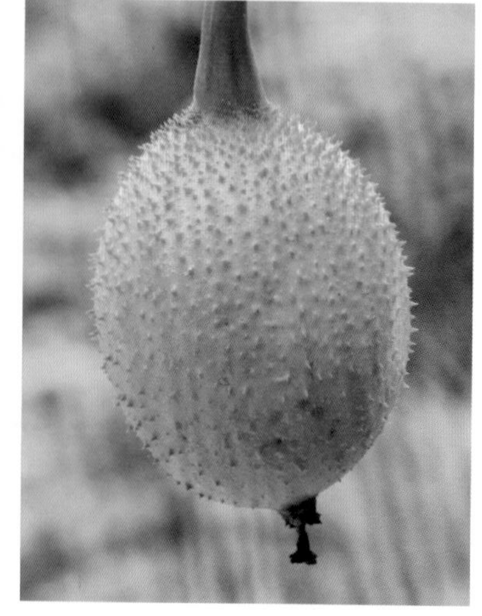

603 栝楼（*Trichosanthes kirilowii*）

葫芦科植物栝楼 *Trichosanthes kirilowii* Maxim.。

【形态与分布】 攀援藤本。块根圆柱状。茎多分枝，具纵棱，被伸展柔毛。叶片轮廓近圆形，长宽均5～20cm，常3～5（7）浅裂至深裂，或不裂而有不等大粗齿，裂片菱状倒卵形、长圆形，先端钝，急尖，边缘常再浅裂，叶基心形，弯缺深2～4cm，上面深绿色，粗糙，两面沿脉被毛，基出脉5条，细脉网状；叶柄长3～10cm。卷须3～7歧。花雌雄异株。雄总状花序单生或与一花并生，或在枝上部者单生，花序长10～20cm，顶生5～8花，单花花梗长约15cm，小花梗长约3mm，小苞片倒卵形或阔卵形，中上部具粗齿，基部具柄；花萼筒长2～4cm，顶端扩大，直径约10mm，中下部直径约5mm，裂片披针形；花冠白色，裂片倒卵形，长2cm，顶端中央具1绿色尖头，两侧具丝状流苏，被柔毛。雌花单生，花梗长7.5cm；花萼筒圆筒形，长2.5cm，直径1.2cm，裂片和花冠同雄花；子房椭圆形，柱头3。果梗长4～11cm；果实椭圆形或圆形，长7～11cm，熟时黄褐色或橙黄色；种子扁卵状椭圆形，近边缘具棱线。花果期5～10月。

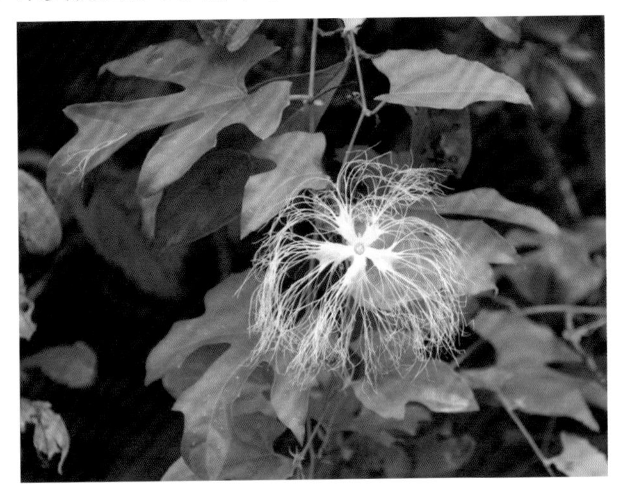

生于海拔200～1800m的山坡林下、灌丛中、草地和村旁田边。分布于华中及华北、华东、华南、西南地区及辽宁、陕西、甘肃等省。

【功效应用】 根（药名天花粉）：清热生津，消肿排脓。用于热病烦渴、肺热燥咳、内热消渴、疮疡肿毒。用量10～15g。果皮（药名瓜蒌皮）：清肺化痰，利气宽胸散结。用量6～10g。种子（药名瓜蒌子）：清肺化痰，滑肠通便。用量9～15g。

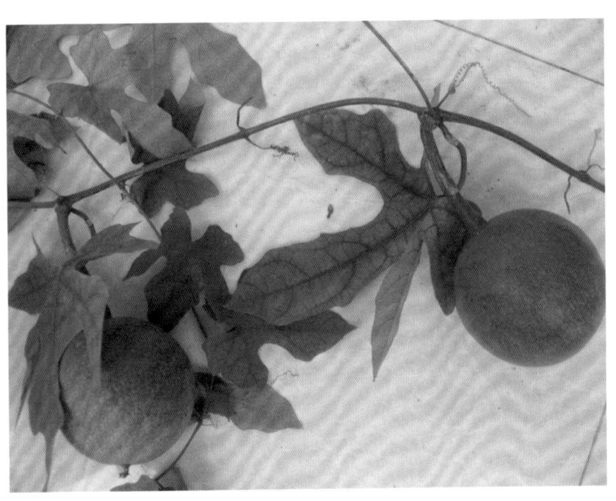

【化学成分】 果实含三萜皂苷、有机酸、糖类、氨基酸；果皮含挥发油、甾醇、氨基酸；种子含脂肪油、甾醇、氨基酸。

【附注】 干燥根和成熟果实、果皮、种子分别为中药“天花粉”和“瓜蒌”“瓜蒌皮”“瓜蒌子”的来源之一，收载于《中国药典》。

604 中华栝楼（*Trichosanthes rosthornii*）

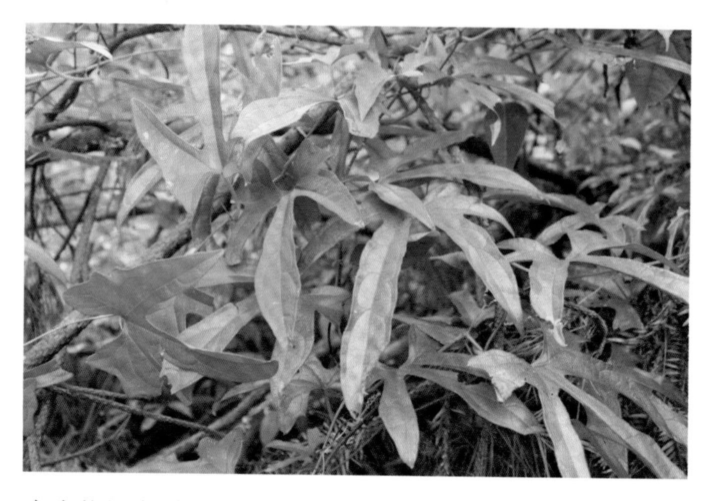

葫芦科植物中华栝楼（华中栝楼，双边栝楼）*Trichosanthes rosthornii* Harms。

【形态与分布】 攀援草质藤本；块根肥大；茎无毛；卷须2～3分叉；叶柄长2.5～4cm；叶片轮廓宽卵形至近圆形，长宽均8～15cm，3～7深裂，常5裂几达基部，裂片线状披针形、披针形或倒披针形，先端渐尖，边缘具短尖头状细齿，偶尔具1～2粗齿，叶基心形，弯缺深1～2cm，掌状脉5～7，叶柄长2.5～4cm。雌雄异株；雄花单生或为总状花序，单花花梗长可达7cm，总花梗长8～10cm，顶端具5～10花，小苞片菱状倒卵形，花萼筒狭喇叭形，长约2.5～3.5cm，顶端直径约7mm，花萼裂片线形，长约1cm，花冠白色，裂片倒卵形，长约1.5cm，顶端具丝状长流苏，雄蕊3，花药合生；雌花单生，花萼筒圆筒形，长约2～2.5cm，裂片和花冠同雄花，子房椭圆形。果实球形或椭圆形，长8～11cm，直径7～10cm，光滑，熟时橙黄色。种子卵状椭圆形，扁平，长15～18mm，褐色，距边缘稍远处具一圈明显的棱线。花果期6～10月。

生于海拔400～1850m的山坡或林边。分布于湖北西部及甘肃南部、陕西南部、重庆、贵州、云南东北部等地。

【功效应用】 根（药名天花粉）：清热生津，消肿排脓。用于热病烦渴、肺热燥咳、内热消渴、疮疡肿毒。用量10～15g。果皮（药名瓜蒌皮）：清热化痰，利气宽胸。用于肺热咳嗽、胸闷胁痛。用量6～9g。种子（药名瓜蒌子）：润肺化痰，滑肠通便。

【化学成分】 含萜类、黄酮、苯丙素、生物碱、蛋白质、氨基酸、甾醇等成分。

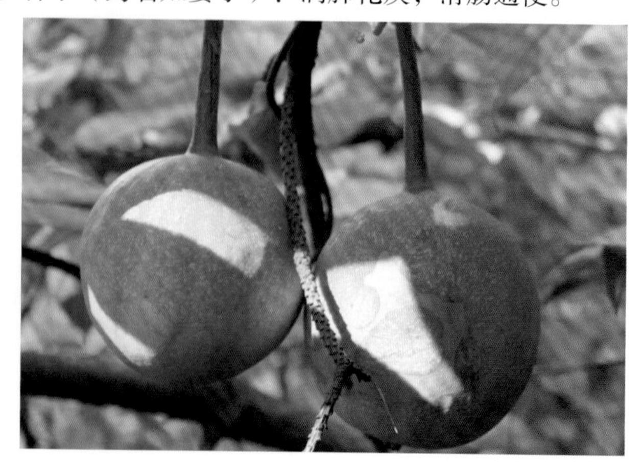

【附注】 本种与同属植物栝楼的干燥根、成熟果皮和种子分别为中药“天花粉”“瓜蒌皮”“瓜蒌子”，均收载于《中国药典》。栝楼的区别：叶片3～7浅裂或中裂，稀深裂或分裂而仅有粗齿，裂片菱状倒卵形，边缘常再分裂。

605 马㼎儿（*Zehneria japonica*）

胡芦科植物马㼎儿 *Zehneria japonica*（Thunb.）H.Y.Liu[*Zehneria indica*（Lour.）Keraudren]。

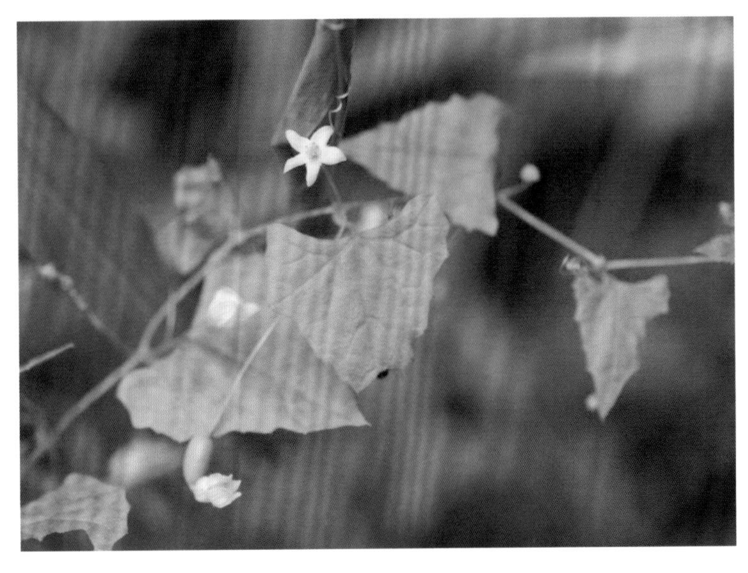

【形态与分布】 攀援或平卧草本。茎、枝纤细，无毛。叶柄长 2.5 ~ 3.5cm；叶膜质，三角状卵形、卵状心形或戟形，不裂或 3 ~ 5 浅裂，长 3 ~ 5cm。雌雄同株；雄花：单生，稀 2 ~ 3 朵成短总状花序；花萼宽钟形，长 1.5mm；花冠淡黄色，有柔毛，裂片长圆形或卵状长圆形，长 2 ~ 2.5mm；雄蕊花药 2 枚 2 室，1 枚 1 室，有时全部 2 室，花丝长 0.5mm，花药长 1mm，药室稍弓曲，药隔宽，稍伸出。雌花：与雄花在同一叶腋内单生，稀双生；花冠宽钟形，直径 2.5mm，裂片披针形，长 2.5 ~ 3mm；子房有疣状凸起。果柄纤细，长 2 ~ 3cm；果长圆形或窄卵形，无毛，长 1 ~ 1.5cm，成熟后橘红色或红色。种子灰白色，卵形，长 3 ~ 5mm。花期 4 ~ 7 月，果期 7 ~ 10 月。

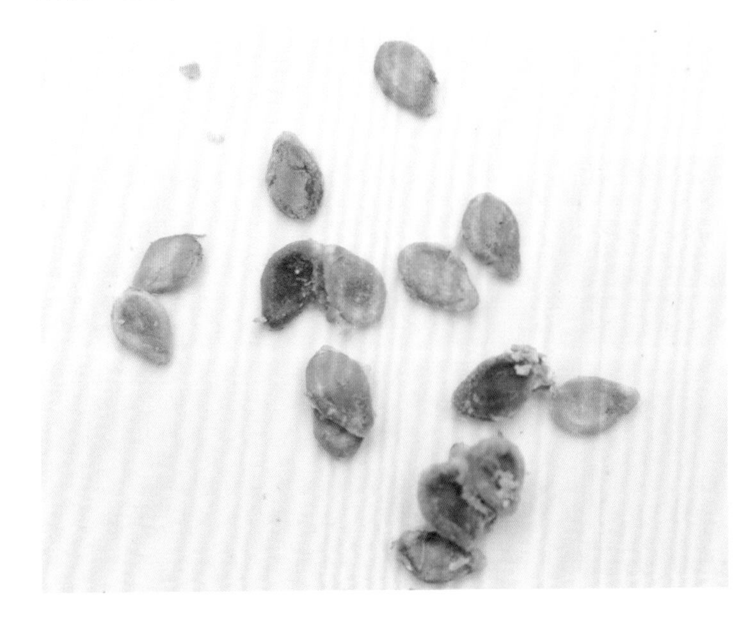

生于林中阴湿处、路旁、田边及灌丛中。分布于华中、华东、华南、西南及海南、台湾等地。

【功效应用】 地上部分：清热解毒，消肿散结。用于咽喉肿痛、结膜炎；外用治疮疡肿毒、淋巴结结核、睾丸炎、皮肤湿疹。用量 15 ~ 30g；外用鲜品适量，捣敷。

【化学成分】 地上部分含有机酸和甾体等成分。

606 杏叶沙参（*Adenophora petiolata ssp. hunanensis*）

桔梗科植物杏叶沙参 *Adenophora petiolata* Pax et Hoffm. ssp. *hunanensis*（Nannf.）D. Y. Hong & S. Ge（*Adenophora hunanensis* Nannf.）。

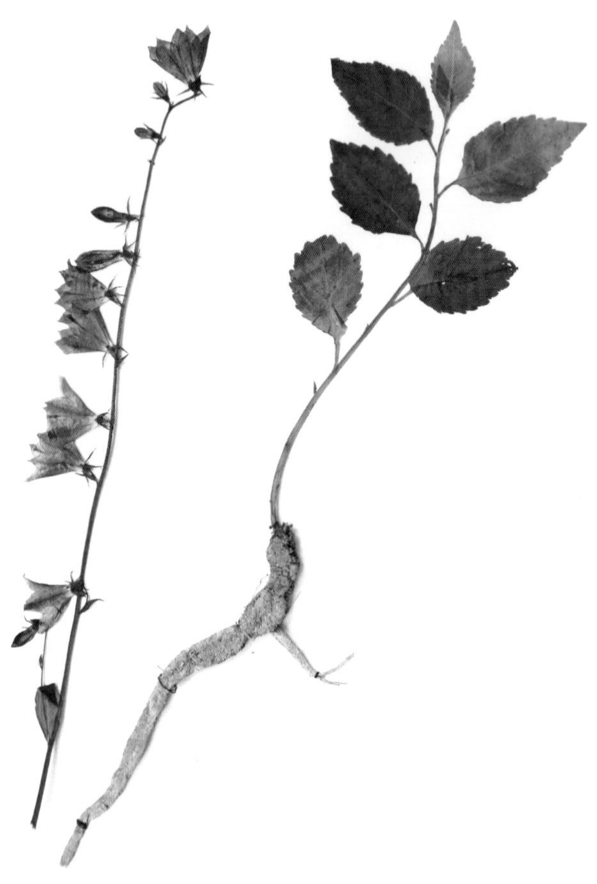

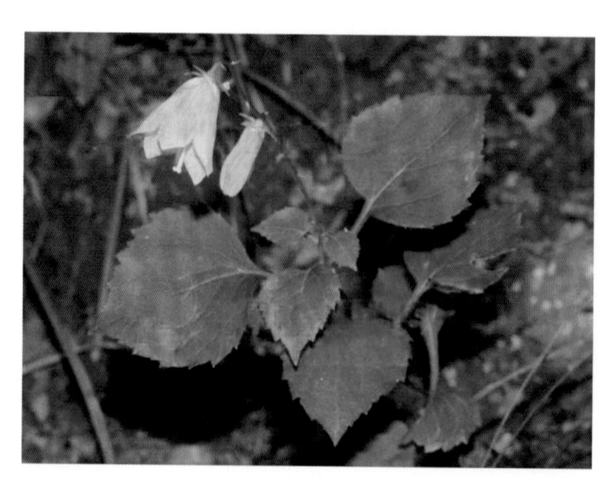

【形态与分布】 多年生草本，茎高 60 ～ 120cm，不分枝，无毛或稍有白色短硬毛。茎生叶互生，下部的具短柄，中部以上的无柄；叶片宽卵形至狭卵形，长 3 ～ 10cm，宽 2 ～ 4cm，顶端急尖至渐尖，基部宽楔状或近截形而突然变窄，沿叶柄下延，边缘具不整齐粗锯齿，两面被短硬毛或柔毛或无毛。花序分枝长，几乎平展或弓曲向上，常组成大而疏散的圆锥花序，极少分枝，很短或长而几乎直立，因而组成窄的圆锥花序。花梗长 2 ～ 3（5）mm；花萼多有白色短毛，筒部倒圆锥状，裂片 5，卵形至长卵形，长 4 ～ 7mm，宽 2 ～ 3mm，先端稍钝；花冠钟状，蓝色、紫色或蓝紫色，长 1.5 ～ 2cm，裂片三角状卵形，为花冠长的 1/3；花盘短筒状，长 0.5 ～ 2.5mm，顶端被毛或无毛；花柱与花冠近等长。蒴果球状椭圆形或近卵状，长 6 ～ 8mm。种子椭圆状，有一条棱，长 1 ～ 1.5mm。花期 7 ～ 9 月。

生于海拔 2000m 以下的山坡草地和林缘草地。分布于华中、华南地区及山西、河北、陕西、江西、重庆、贵州等地。

【功效应用】 根（药名沙参）：清热养阴，润肺止咳。用于气管炎、百日咳、肺热咳嗽、咯痰黄稠。用量 9 ～ 15g。

【化学成分】 根含三萜皂苷、甾醇、香豆素、生物碱及多糖等成分。

【附注】 本种不是《中国药典》中“沙参”来源，但基层收购同等入药。

607 羊乳（*Codonopsis lanceolata*）

桔梗科植物羊乳 *Codonopsis lanceolata*（Sieb.et Zucc.）Trautv.。

【形态与分布】 多年生缠绕草本，长可达 2m 以上。全株光滑无毛或茎叶偶疏生柔毛，具乳白色液汁和特殊臭气。主根粗壮肥大，圆锥形或纺锤形。茎细长，多分枝，带紫色。茎生叶互生，细小，在短侧枝顶端者常 4 片簇生，菱状卵形、狭卵形或椭圆形，长 3 ～ 8cm，宽 1.3 ～ 4cm，先端尖，基部楔形，全缘或具不明显锯齿。花多单生，偶成对生于侧枝端，具短梗；萼 5 裂，裂片卵状披针形，长 1.5 ～ 2cm，宽 5 ～ 8mm；花冠宽钟形，直径为 2cm，5 裂，裂片先端反卷，黄绿色，内有紫褐色斑点；雄蕊 5；子房下位，花柱短，柱头 3 裂。蒴果扁圆锥形，有宿萼。种子细小多数，卵形，有翼。

生于海拔 190 ～ 1500m 的山坡灌木林下、沟边阴湿地及阔叶林内。分布于华中及东北、华北、华东、华南地区。

【功效应用】 根（药名四叶参）：补气，通乳，养阴润肺，清热解毒，消肿排脓。用于病后体虚、气阴不足、乳汁短少、乳腺炎、自汗口渴、肺燥干咳。用量 15 ～ 30g。

【化学成分】 根含皂苷、生物碱、黄酮、多糖、挥发油等成分。

【附注】 本种的干燥根为中草药“四叶参”，曾收载于 1977 年版《中国药典》。

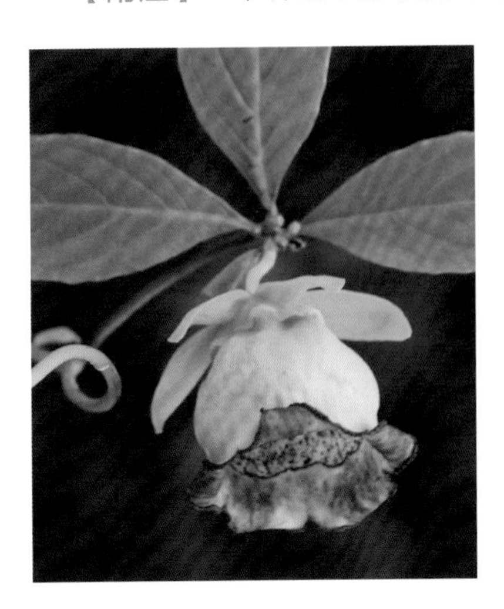

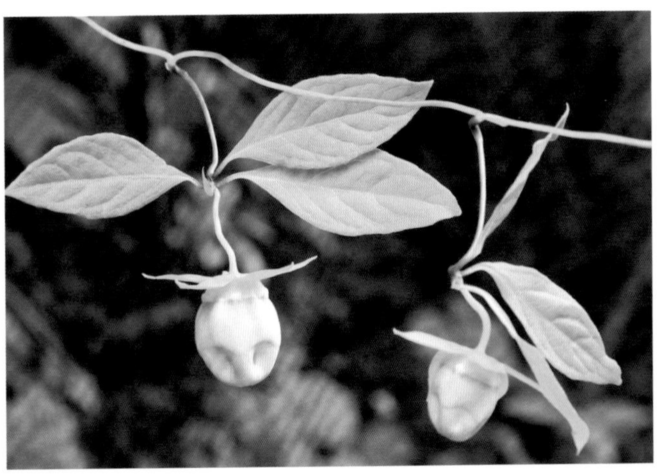

608 川党参（*Codonopsis pilosula* ssp. *tangshen*）

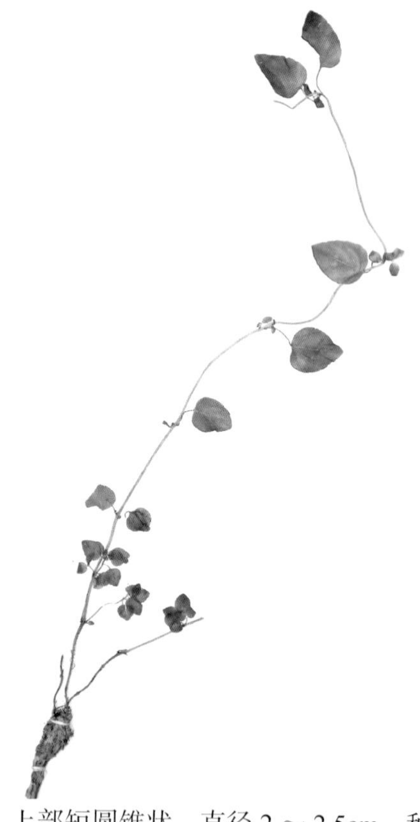

桔梗科植物川党参 *Codonopsis pilosula*（Franch.）Nannf. ssp. *tangshen*（Oliv.）D. Y. Hong（*Codonopsis tangshen* Oliv.）。

【形态与分布】 草质缠绕藤本，除叶面密被微柔毛外，全体几光滑无毛。茎基部具多数瘤状茎痕，根肉质肥大，纺锤状或纺锤状圆柱形，长15～30cm，直径1～1.5cm，上端有环纹，下部疏生横长皮孔。茎长可达3m，有多数分枝，下部微带紫色。叶互生，但在小枝上近对生，叶柄长0.7～2.4cm，叶片卵形、狭卵形或披针形，长2～8cm，宽0.8～3.5cm，顶端钝或急尖，基部楔形、圆钝或近心形，边缘具浅钝锯齿，下面灰绿色。花单生于枝端，与叶柄互生或近对生；花有梗；花萼几完全不贴于子房，几全裂，裂片矩圆状披针形，长1.4～1.7cm，宽5～7mm，顶端急尖；花冠上位，与花萼裂片着生处相距约3mm，钟状，长约1.5～2cm，直径2.5～3cm，淡黄绿色而内有紫斑，浅裂，裂片近于正三角形；子房对花冠而言下位，直径5～1.4cm。蒴果下部近球状，上部短圆锥状，直径2～2.5cm。种子细小多数，椭圆状，光滑。花果期7～10月。

生于海拔900～2300m的山地林边灌丛中，多栽培。分布于湖北西部、湖南西北部及陕西南部、四川北部、重庆、贵州北部。

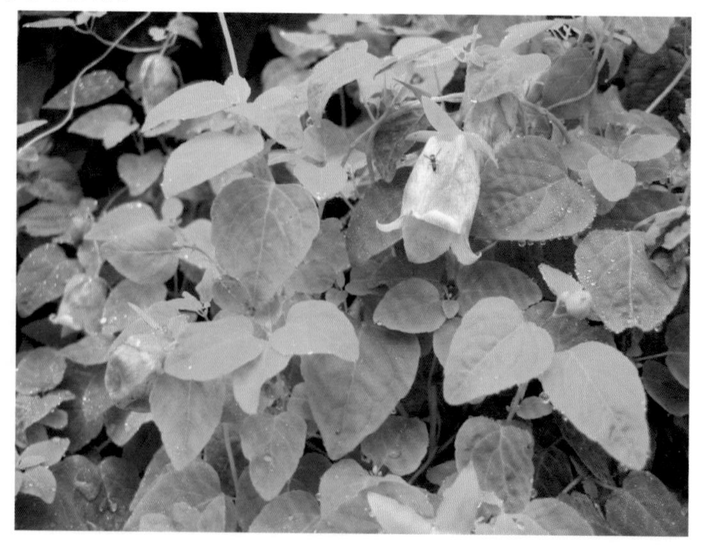

【功效应用】 根（药名党参）：健脾补肺，益气生津。用于脾胃虚弱、食少便溏、四肢乏力、肺虚喘咳、气短自汗、津伤口渴、内热消渴、气血两亏诸证。用量9～30g。

【化学成分】 根含多糖、甾醇、挥发油、皂苷及微量生物碱。

【附注】 本种的干燥根为中药“党参”来源之一，收载于《中国药典》。

609 半边莲（*Lobelia chinensis*）

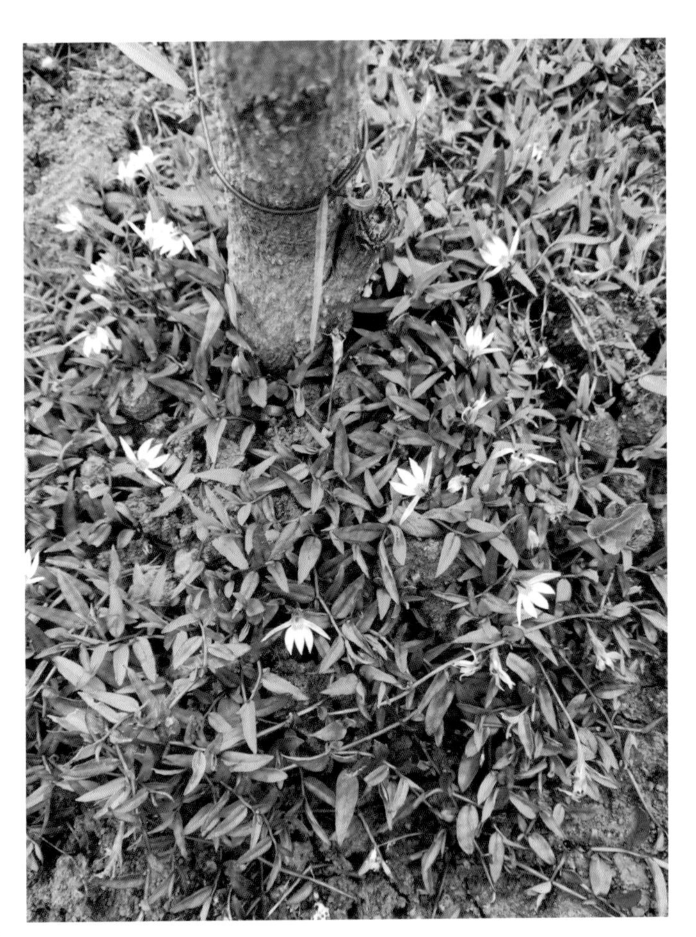

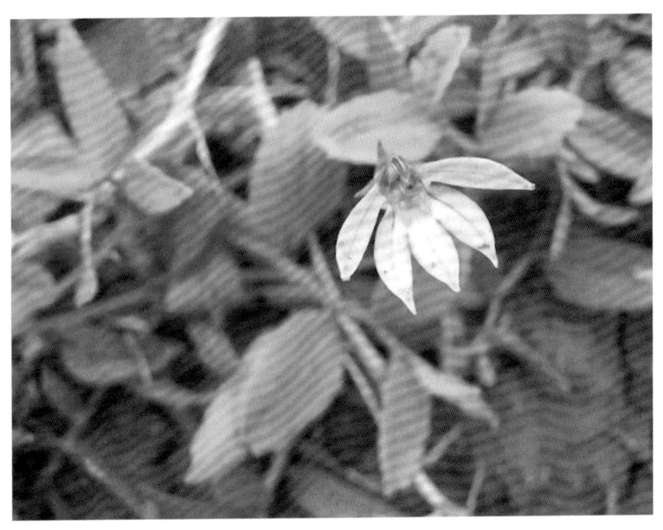

桔梗科植物半边莲 *Lobelia chinensis* Lour.。

【形态与分布】 多年生草本，有白色乳汁。茎平卧，在节上生根，分枝直立，高 6 ～ 15cm，无毛。叶无柄或近无柄，狭披针形或条形，长 8 ～ 25mm，宽 2 ～ 5mm，顶端急尖或钝，边全缘或有波状小齿，无毛。花通常 1 朵生分枝上部叶腋，花梗长 1 ～ 3.5cm，无小苞片；花萼狭圆锥形，向花梗渐狭，无毛，裂片 5，狭椭圆形，长 3 ～ 6mm；花冠白色或带粉红色，近一唇形，长约 12mm，裂片 5，无毛；雄蕊 5，长约 8mm，花丝上部及花药合生，下面 2 花药顶端有髯毛；子房下位，2 室。蒴果倒锥状，长约 6mm。种子椭圆状，稍扁压，赤褐色。花果期 5 ～ 10 月。

生于水田边、沟边及潮湿草地上。分布于长江中下游及以南各省区。

【功效应用】 全草（药名半边莲）：清热解毒，利水消肿。用于痈肿疔疮、蛇虫咬伤、臌胀水肿、湿热黄疸、湿疹湿疮。用量 9 ～ 15g。

【化学成分】 全草含生物碱、黄酮、香豆素、萜类等成分。

【附注】 本种的干燥全草为中药“半边莲”，收载于《中国药典》。

610 桔梗（*Platycodon grandiflorus*）

桔梗科植物桔梗 *Platycodon grandiflorus*（Jacq.）A. DC.。

【形态与分布】 多年生草本。茎高 20 ～ 120cm，通常无毛，偶密被短毛，不分枝，极少上部分枝。叶全部轮生，部分轮生至全部互生，无柄或有极短的柄，叶片卵形，卵状椭圆形至披针形，长 2 ～ 7cm，宽 0.5 ～ 3.5cm，基部宽楔形至圆钝，顶端急尖，上面无毛而绿色，下面常无毛而有白粉，有时脉上有短毛或瘤突状毛，边缘具细锯齿。花单朵顶生，或数朵集成假总状花序，或有花序分枝而集成圆锥花序；花萼筒部半圆球状或圆球状倒锥形，被白粉，裂片三角形，或狭三角形，有时齿状；花冠大，长 1.5 ～ 4.0cm，蓝色或紫色。蒴果球状，或球状倒圆锥形，或倒卵状，长 1 ～ 2.5cm，直径约 1cm。花期 7 ～ 9 月。

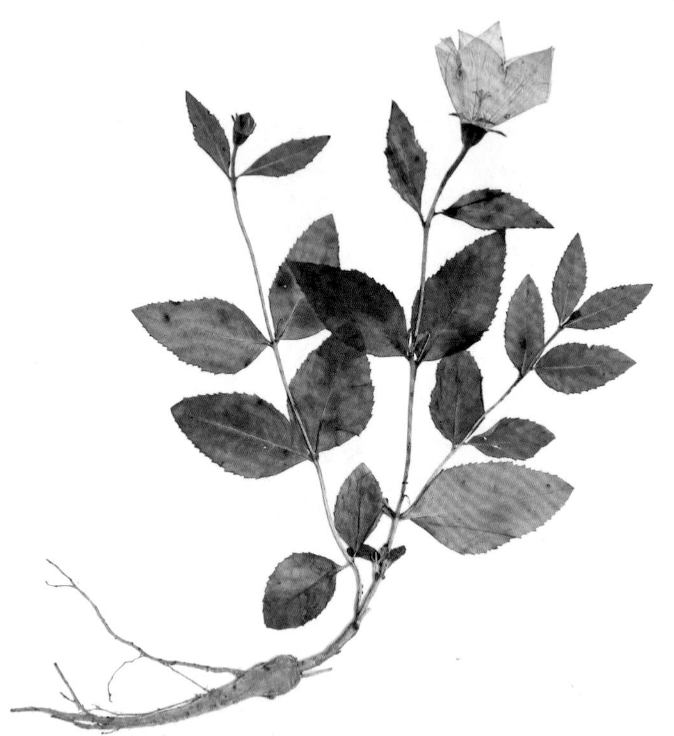

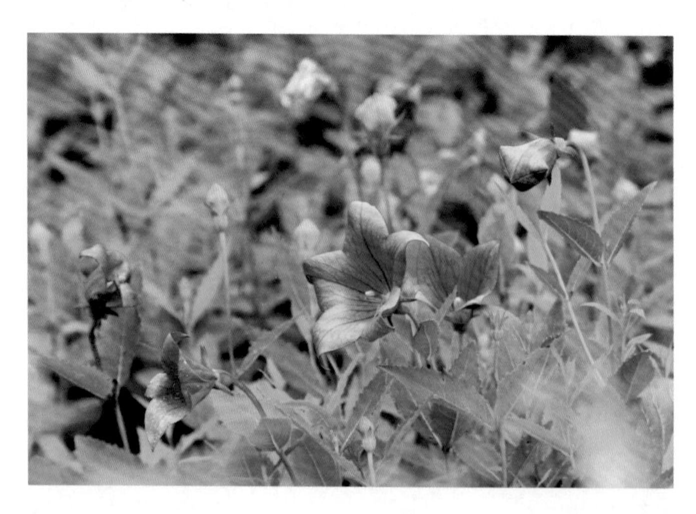

多生于海拔 2000m 以下的阳处草丛、灌丛中。分布于华中及东北、华北、华东、华南、西南地区和陕西省。

【功效应用】 根（药名桔梗）：宣肺，散寒，祛痰，排脓。用于外感咳嗽、咳痰不爽、咽喉肿痛、胸闷腹胀、支气管炎、肺脓疡、胸膜炎。用量 3 ～ 10g。

【化学成分】 根含皂苷、多糖、酚类及黄酮等成分。

【附注】 本种的干燥根为中药“桔梗”，收载于《中国药典》。

611 云南蓍（*Achillea wilsoniana*）

菊科植物云南蓍 *Achillea wilsoniana* Heimerl ex Hand.-Mazz.。

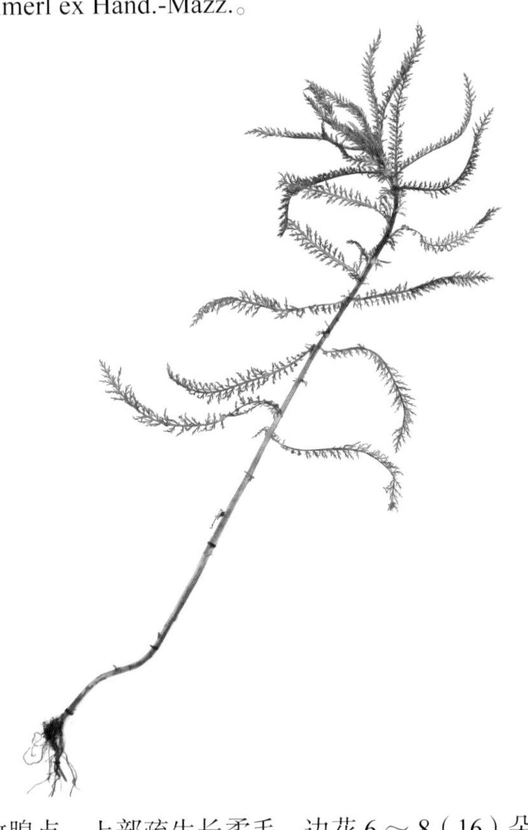

【形态与分布】 草本。茎直立，高35～100cm，下部变无毛，中部以上被较密长柔毛，上部有时分枝，叶腋常有不育枝。叶无柄，下部叶在花期凋落，中部叶矩圆形，长4～6.5cm，宽1～2cm，二回羽状全裂，一回裂片多数，几接近，椭圆状披针形，长5～10mm，二回裂片少数，下面的较大，披针形，有少数齿，上面的较短小，近无齿或有单齿，齿端具白色软骨质小尖头，叶上面疏生柔毛和凹入的腺点，下面被较密的柔毛；叶轴宽约1.5mm，全缘或上部裂片间有单齿。头状花序多数，集成复伞房花序；总苞宽钟形或半球形，直径4～6mm；总苞片3层，外层短，卵状披针形，顶端稍尖，中层卵状椭圆形，内层长椭圆形，顶端钝或圆形，边缘膜质，褐色，有凸起的中肋，被长柔毛；托片披针形，舟状，长4.5mm，具稍带褐色的膜质边缘，背部稍带绿色，被少数腺点，上部疏生长柔毛。边花6～8（16）朵；舌片白色，偶有淡粉红色边缘，长宽各约2.2mm，顶端具3齿，管部与舌片近等长，翅状压扁，具少数腺点；管状花淡黄色或白色，长约3mm，管部压扁具腺点。瘦果矩圆状楔形，长2.5mm，具翅。花果期7～9月。

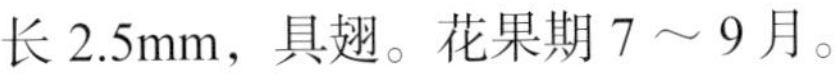

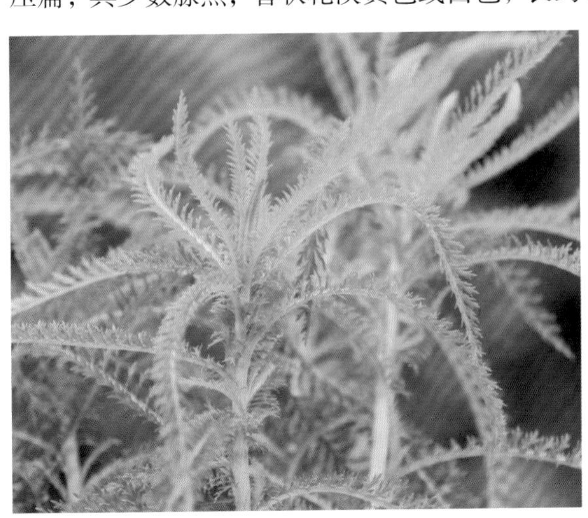

生于山坡草地或灌丛中。分布于河南西北部、湖北西部、湖南西北部及山西南部、陕西中南部、甘肃东部和西南地区。

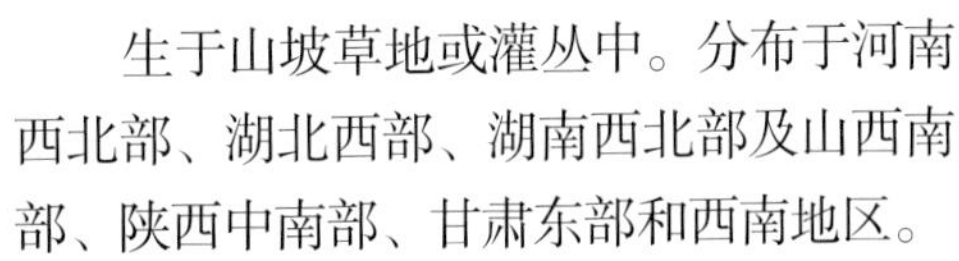

【功效应用】 全草：祛风除湿，散瘀止痛，解毒消肿。有毒。用于风湿疼痛、胃痛、牙痛、跌打瘀肿、经闭腹痛、痈肿疮毒、蛇虫咬伤。用量1.5～3g，孕妇禁服；外用适量，研末调敷或鲜品捣敷。

【化学成分】 含倍半萜、鞣质、有机酸、挥发油等成分。

612 杏香兔儿风（*Ainsliaea fragrans*）

菊科植物杏香兔儿风 *Ainsliaea fragrans* Champ.。

【形态与分布】 多年生草本。具匍匐状短或伸长的根茎，根颈被褐色绒毛，具簇生细长须根。茎直立，单一，不分枝，花葶状，高 25 ～ 60cm，被褐色长柔毛。叶 5 ～ 10，基生，叶片厚纸质，卵形、狭卵形或卵状长圆形，长 2 ～ 13cm，宽 2 ～ 5cm，顶端钝或具一小的凸尖头，基部深心形，全缘或具疏离的胼胝体状小齿，有缘毛，上面绿色，无毛或被疏毛，下面淡绿色或有时多少带紫红色，被较密的长柔毛，脉上尤甚；基出脉 5，在下面明显增粗并凸起，中脉中上部复具 1 ～ 2 对侧脉，网脉略明显；叶柄长 1.5 ～ 6cm，稀更长，密被长柔毛。头状花序常有小花 3，具被短柔毛的短梗或无梗，于花葶之顶排成间断的总状花序，花序轴被深褐色的短柔毛，并有 3 ～ 4mm 长的钻形苞叶；总苞圆筒形，直径 3 ～ 3.5mm；总苞片约 5 层，背部有纵纹，无毛，有时顶端带紫红色，外 1 ～ 2 层卵形，长 1.8 ～ 2mm，顶端尖，中层近椭圆形，长 3 ～ 8mm，顶端钝，最内层狭椭圆形，长约 11mm，顶端渐尖，基部长渐狭，具爪，边缘干膜质；花托狭，不平，直径约 0.5mm，无毛。花两性，白色，开放时具杏仁香气，花冠管纤细，长约 6mm，冠檐扩大，于管口上方 5 深裂，裂片线形；花药长约 4.5mm，顶端钝，基部箭形；花柱分枝伸出药筒之外。瘦果棒状圆柱形或近纺锤形，栗褐色，略压扁，长约 4mm，被纵棱及较密的长柔毛。冠毛淡褐色，羽毛状。花期 11 ～ 12 月。

生于山坡灌林下、沟边草丛。分布于湖北、湖南、江苏、浙江、江西、福建、广东、台湾等省。

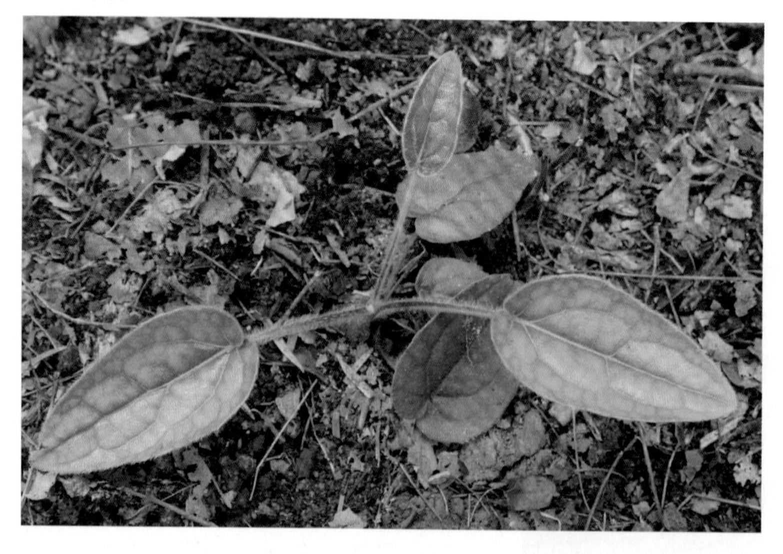

【功效应用】 全草（药名杏香兔儿风）：清热利湿，凉血解毒，散结止血，止咳。用于肺痨咯血、咳嗽、湿热黄疸、水肿、口疮、赤白带下、蛇伤、瘰疬。用量 10 ～ 15g；外用适量，鲜品捣敷。

【化学成分】 含黄酮、萜类、酚酸、甾体等成分。

613 香青（*Anaphalis sinica*）

菊科植物香青 *Anaphalis sinica* Hance。

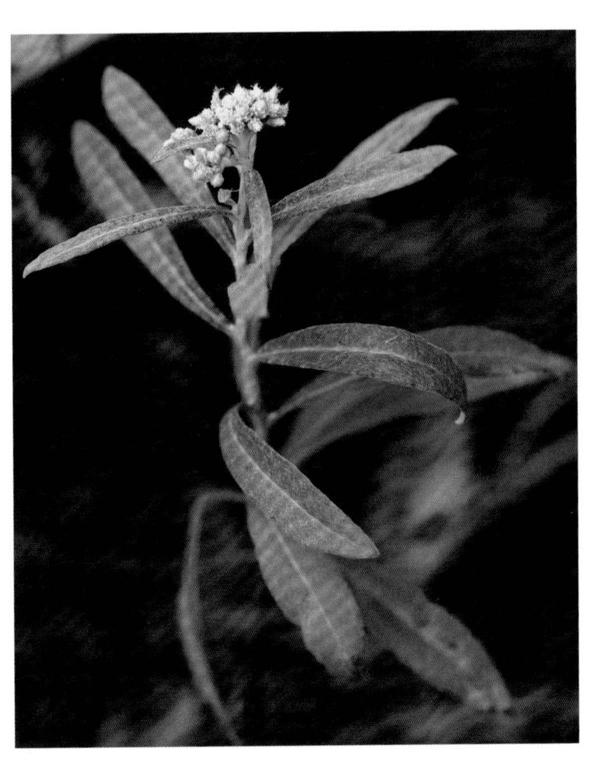

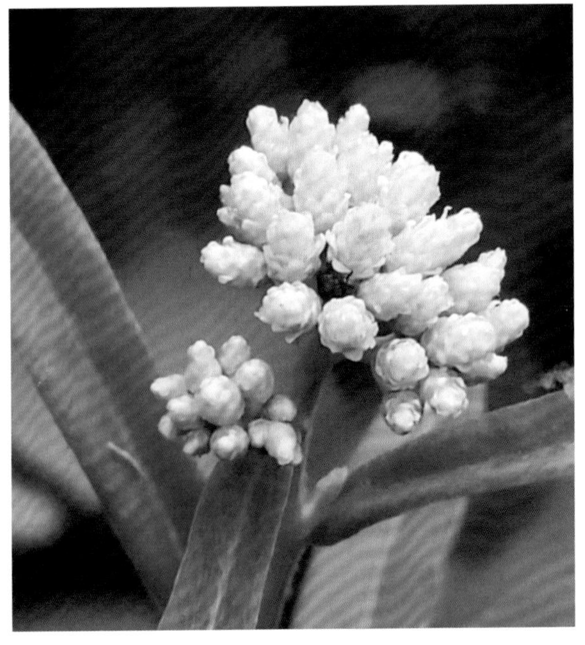

【形态与分布】 多年生草本，高 20 ～ 50cm。根茎木质。茎通常不分枝或在花后及断茎上分枝，被白色或灰白色棉毛，全部有密生的叶，节间长 0.2 ～ 2cm。下部叶在下花期枯萎，中部叶矩圆形、倒披针状矩圆形或条形，长 2.5 ～ 9cm，宽 0.2 ～ 1.5cm，顶端渐尖或急尖，有短小尖头，沿茎下延成翅，边缘平，上部叶较小，披针状条形或条形，全部叶上面被蛛丝状棉毛，或下面或两面被白色或黄白色厚绵毛，在绵毛下常杂有腺毛，有单脉或具侧脉向上渐消失的离基三出脉。头状花序多数或极多数，密集成复伞房状或多次复伞房状；总苞钟状或近倒圆锥状，长 4 ～ 5mm；总苞片 6 ～ 7 层，外层卵圆形，浅褐色，被蛛丝状毛，内层舌状长圆形，乳白色或污白色，最内层较狭，长椭圆形；冠毛较花冠稍长。瘦果有小腺点。花期 6 ～ 9 月，果期 8 ～ 10 月。

生于海拔 400 ～ 2000m 的灌丛、草地、山坡和溪岸。分布于华中及华北、华东、华南地区。

【功效应用】 全草（药名香青）：祛风解表，宣肺止咳。用于感冒头痛、咳嗽气喘。

【化学成分】 含挥发油、黄酮、萜类等成分。

614 牛蒡（*Arctium lappa*）

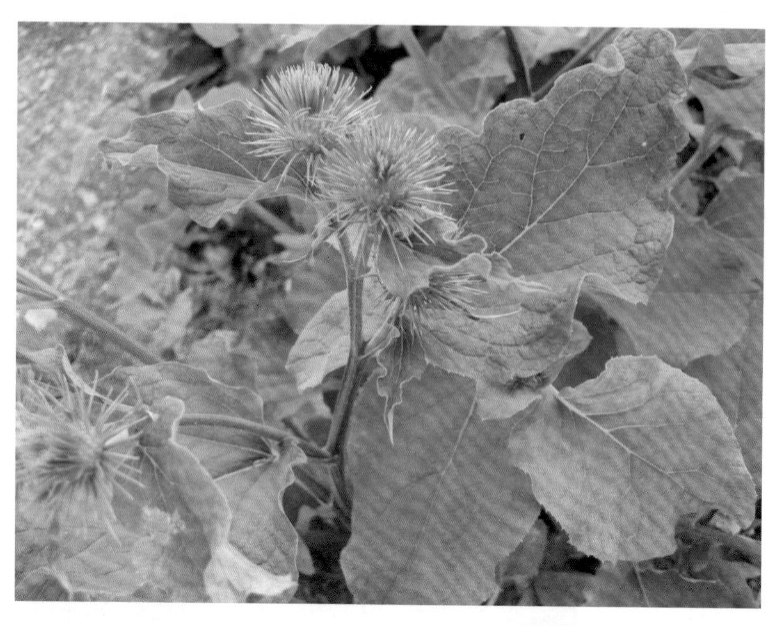

菊科植物牛蒡 *Arctium lappa* L.。

【形态与分布】 二年生草本，根肉质。茎粗壮，高 1 ～ 2m，带紫色，有微毛，上部多分枝。基生叶丛生；茎生叶互生，广卵形或心形，长 40 ～ 50cm，宽 30 ～ 40cm，上面绿色，无毛，边缘微波状或有细齿，基部心形，下面密被白短柔毛，全缘，波状或有细锯齿，顶端圆钝。头状花序多数，排成伞房状，直径 3 ～ 4cm，有梗；总苞球形，总苞片披针形，长 1 ～ 2cm，先端具短钩；花淡紫色，全为筒状。瘦果椭圆形或倒卵形，具棱，灰褐色，冠毛短刚毛状。花期 6 ～ 7 月，果期 7 ～ 8 月。

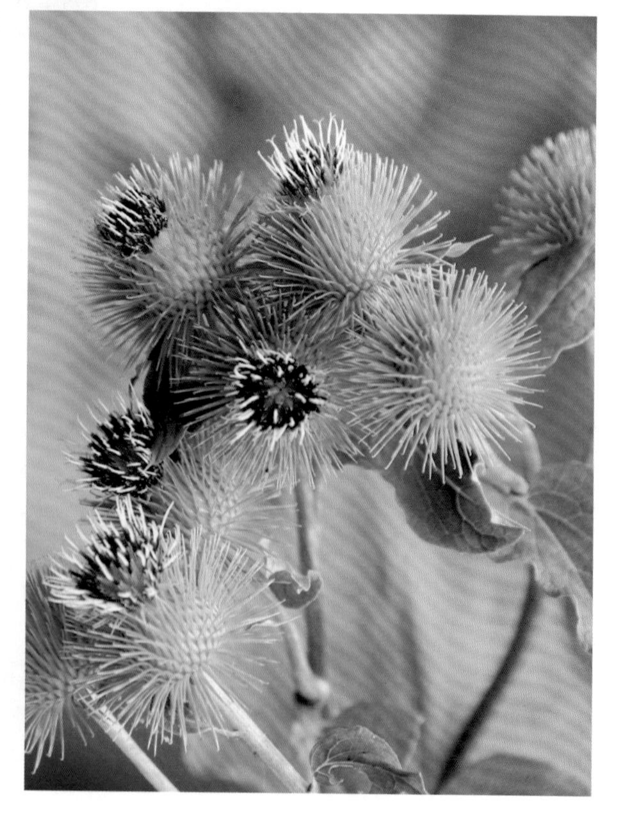

生村落路旁、山坡、草地、常有栽培。分布于我国东北至西南各地。

【功效应用】 果实（药名牛蒡子）：疏散风热，宣肺透疹，清热解毒，疏风利咽。用于风热感冒、头痛、咽喉肿痛等。用量 6 ～ 12g。

【化学成分】 果实含苷类、木脂素等成分。

【附注】 本种的干燥成熟果实为中药“牛蒡子”，收载于《中国药典》。

615 黄花蒿（*Artemisia annua*）

菊科植物黄花蒿 *Artemisia annua* L.。

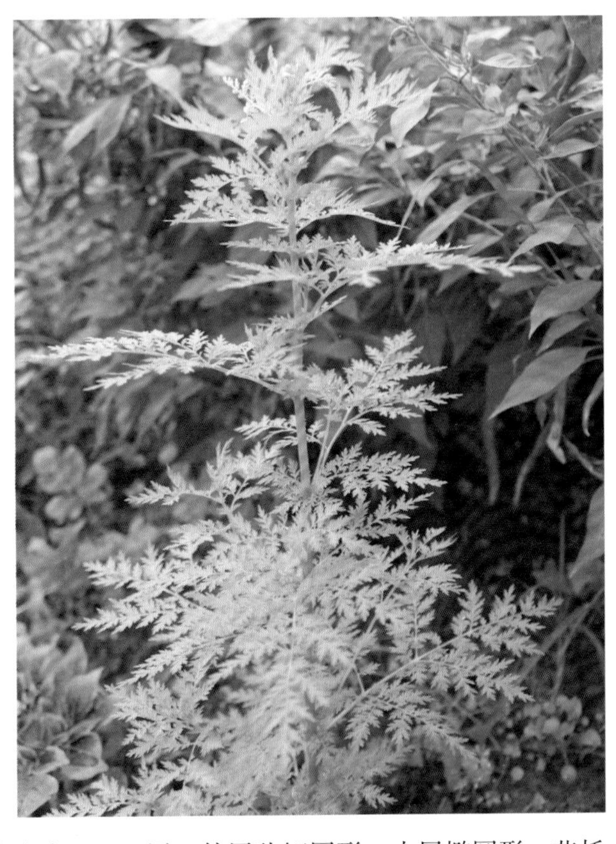

【形态与分布】 一年生草本，植株有浓烈香气。茎直立，有纵棱，幼时绿色，后变褐色或红褐色，高 50 ～ 150cm，多分枝，直径达 6mm，无毛。基部及下部叶在花期枯萎，宽卵形或三角状卵形，长 3 ～ 7cm，宽 2 ～ 6cm，三（四）回羽状深裂，每侧有裂片 5 ～ 10，裂片长椭圆状卵形，再次分裂，小裂片边缘具多枚栉齿状三角形或长三角形的深裂齿，裂齿长 1 ～ 2mm，叶柄长 1 ～ 2cm；中部叶卵形，二至三回羽状深裂，长 4 ～ 7cm，宽 1.5 ～ 3cm，裂片及小裂片矩圆形或倒卵形，开展，顶端尖，基部裂片常抱茎，两面被短微毛；上部叶小，常一次羽状细裂。头状花序极多数，球形，直径 1.5 ～ 2.5mm，有短梗，下垂或倾斜，基部有线形小苞叶，在分枝上排成总状或复总状花序，并在茎上组成开展的圆锥花序；总苞片 2 ～ 4 层，外层狭矩圆形，内层椭圆形；花托长圆形；花筒状，长不过 1mm。瘦果矩圆形，长 0.7mm。花果期 8 ～ 11 月。

生于路旁、荒地、山坡、林缘、草原、干河谷、半荒漠等地。分布于华中及我国北部、东北、华南、西南地区。

【功效应用】 地上部分（药名青蒿）清虚热，除骨蒸，解暑热，截疟，退黄。用于温邪伤阴、夜热早凉、阴虚发热、骨蒸劳热、暑邪发热、湿热黄疸、疟疾。用量 5 ～ 10g。

【化学成分】 地上部分含青蒿素等倍半萜、黄酮、香豆素、挥发油等成分。

【附注】 （1）干燥地上部分为中药“青蒿”，收载于《中国药典》。我国科学家屠呦呦从中分离出治疗疟疾的青蒿素，获诺贝尔奖。（2）同属植物青蒿 *Artemisia caruifolia* Buch.-Ham. ex Roxb. 在华中地区也有，过去曾混作中药青蒿药用，但不含青蒿素，无抗疟疾作用。青蒿与黄花蒿主要区别：茎的中部和下部叶为二回羽状深裂，上部叶羽状浅裂。

616 艾（*Artemisia argyi*）

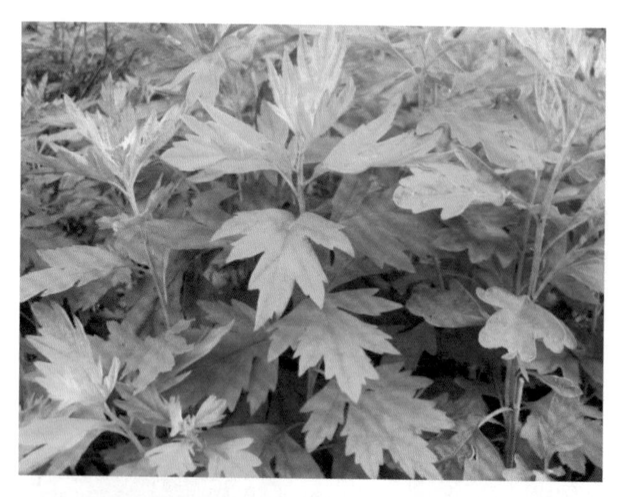

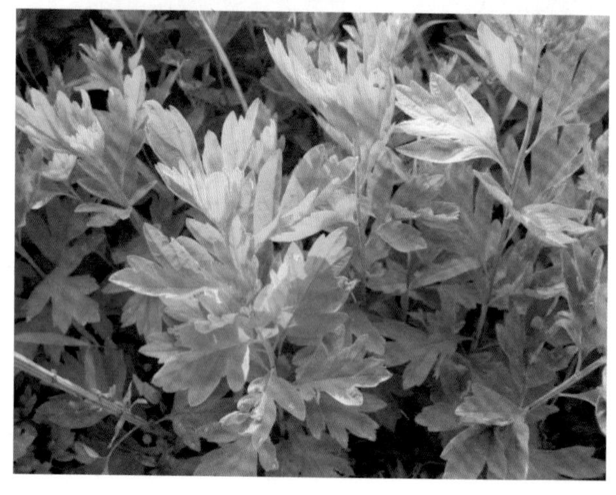

菊科植物艾 *Artemisia argyi* Lévl. et Van.。

【形态与分布】 多年生草本，植株有浓烈香气。根茎横卧。茎直立，高 45 ～ 110cm，中部以上或仅上部有开展斜升的花序枝，密被茸毛。叶互生，下部叶在花期枯萎；叶片宽卵形、菱状卵形或卵状椭圆形，长 5 ～ 9 cm，宽 3 ～ 8 cm，基部急狭，或渐狭成短或稍长的柄，或稍扩大而成托叶状；叶片为一至二回羽状深裂或半裂，裂片常 2 ～ 3 对，椭圆状披针形或椭圆状倒披针形，宽多为 1 ～ 1.5cm，边缘有不规则齿状分裂或粗锯齿或有时全缘，裂齿多呈不对称卵状披针形或卵状三角形；上表面被蛛丝状毛，有白色密或疏腺点，下面密被灰白色茸毛；上部叶渐小，三裂或全缘，全缘者呈椭圆形至披针形，无柄。头状花序多数，直径 2 ～ 3mm；总苞卵形，总苞片 4 ～ 5 层，背面被棉毛，边缘膜质，外层卵形，内层匙状椭圆形；花带红色，多数，外层雌性，长约 1mm，内层两性，长约 2mm。瘦果椭圆形，长约 1mm，无毛。花果期 8 ～ 10 月。

生于海拔 1800m 以下的山坡草地或荒地上。除高寒地带外，各地均有分布，广为栽培。

【功效应用】 叶（药名艾叶）：散寒止痛，温经止血。用于少腹冷痛、经寒不调、宫冷不孕、吐血、衄血、崩漏经多、功能性子宫出血；外用治湿疹、皮肤瘙痒。用量 3 ～ 9g；外用适量，煎水洗，或供灸治。

【化学成分】 叶含挥发油、黄酮、鞣质、三萜、有机酸等成分。

【附注】（1）本种干燥叶为中药“艾叶”，除供药用外，又常被粉碎加工成“艾绒”，为艾灸疗法的直接原材料。艾叶收载于《中国药典》及 ISO 国际标准。（2）主产于湖北蕲春县及邻近地区的艾名“蕲艾”（道地药材）；主产于河南南阳的艾名“宛艾。

617 茵陈蒿（*Artemisia capillaris*）

菊科植物茵陈蒿 *Artemisia capillaris* Thunb.。

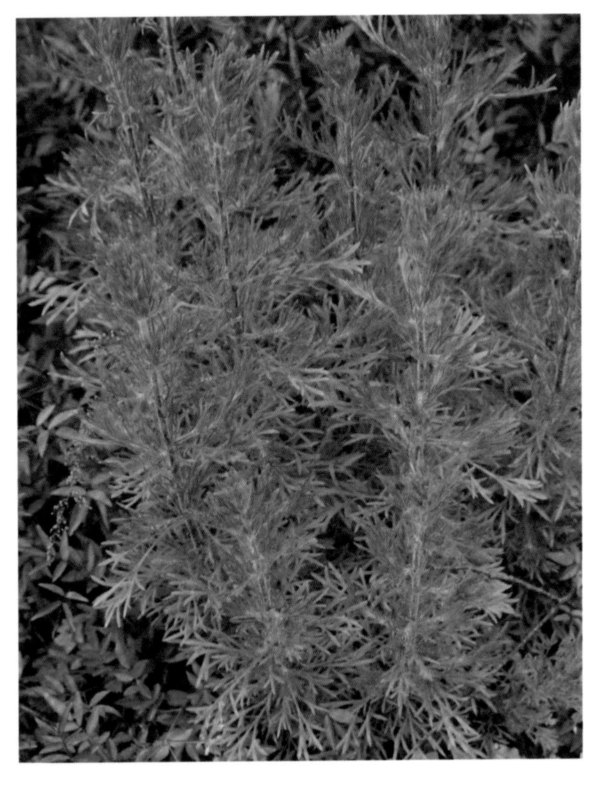

【形态与分布】 半灌木状草本，有浓烈香气。主根木质。茎单生或少数，高 40 ～ 120cm 或更长，红褐色或褐色，基部木质，上部分枝多，斜展；茎、枝初时密生灰白色或灰黄色绢质柔毛，后渐稀或变无毛。基生叶集成莲座状，营养枝端有密集叶丛；基生叶、茎下部叶与营养枝叶两面均被棕黄色或灰黄色绢质柔毛，后期茎下部叶被毛脱落，叶卵圆形或卵状椭圆形，长 2 ～ 5cm，宽 1.5 ～ 3.5cm，二（三）回羽状全裂，每侧裂片 2 ～ 3（4），每裂片再 3 ～ 5 全裂，小裂片狭线形或狭线状披针形，通常细直，长 5 ～ 10mm，宽 0.5 ～ 1.5mm，叶柄长 3 ～ 7mm，花期上述叶均萎谢；中部叶宽卵形、近圆形或卵圆形，长 2 ～ 3cm，宽 1.5 ～ 2.5cm，（一）二回羽状全裂，小裂片狭线形或丝线形，通常细直，长 8 ～ 12mm，宽 0.3 ～ 1mm，近无毛，顶端微尖，基部裂片常半抱茎，近无柄；上部叶与苞片叶羽状 5 全裂或 3 全裂，基部裂片半抱茎。头状花序卵球形或近球形，多数，直径 1.5 ～ 2mm，常排成复总状花序，在茎上端组成大型开展的圆锥花序；总苞片 3 ～ 4 层，外层草质，卵形或椭圆形，中层和内层椭圆形；雌花 6 ～ 10，两性花 3 ～ 7，不孕育。瘦果长圆形或长卵形。花果期 7 ～ 10 月。

生于低海拔地区河岸、海岸附近的湿润砂地、路旁及低山坡地区。分布于华中、华东、华南地区及辽宁、河北、陕西、台湾、四川等省。

【功效应用】 幼苗或地上部分（药名茵陈）：清热利湿，利胆退黄。用于黄疸、小便不利、湿温暑湿、湿疮瘙痒。用量 10 ～ 15g；外用适量，煎水洗。

【化学成分】 地上部分含挥发油、香豆素、有机酸等成分。

【附注】 本种和同属植物猪毛蒿（滨蒿）*Artemisia scoparia* Waldst. et Kit. 的干燥地上部分为中药“茵陈”，其中春季采的幼苗（干燥品）习称“绵茵陈”，收载于《中国药典》。猪毛蒿在各地均有。

618 牡蒿（*Artemisia japonica*）

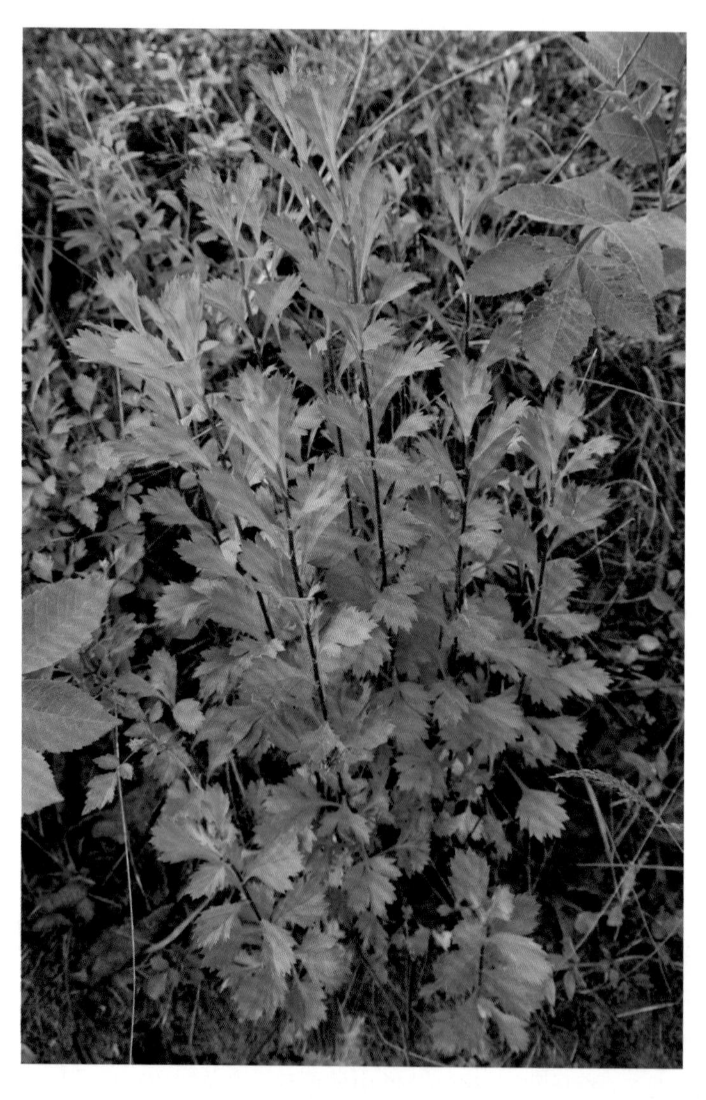

菊科植物牡蒿 *Artemisia japonica* Thunb.。

【形态与分布】 多年生草本。根茎粗壮。茎直立，常丛生，高 50 ～ 130cm，上部有开展或直立的分枝，被微柔毛或近无毛，基部无毛。下部叶在花期萎谢，匙形，长 3 ～ 8cm，宽 1 ～ 2.5cm，上部有齿或浅裂，下部渐狭，有条形假托叶；中部叶楔形，顶端有齿或近掌状分裂，近无毛或有微柔毛；上部叶近条形，3 裂或不裂。头状花序极多数，卵球形或近球形，直径 1.5 ～ 2.5mm，无梗或有短梗，基部具线形小苞叶，在分枝上常排成穗状花序或复总状花序，无梗或有短梗，基部具线形小苞叶；总苞球形或矩圆形，直径 1 ～ 2mm，无毛；总苞片约 4 层，背面多少叶质，边缘宽膜质；花外层雌性，能育，约 10 个，花冠狭圆锥状，檐部具 2 ～ 3 裂齿，花柱伸出花冠外，先端二叉；内层两性，不育，花冠管状，花药线形，先端附属物尖，长三角形，花柱短，先端稍膨大，2 裂，不叉开，退化子房不明显。瘦果倒卵形，长约 1mm。花期 8 ～ 10 月，果期 9 ～ 11 月。

生于海拔 1800m 以下的山坡林下、荒地、草丛、田埂。广布于我国南北各省区。

【功效应用】 全草（药名牡蒿）：清热，凉血，解毒。用于夏季感冒、肺结核潮热、小儿疳热、咯血、衄血、便血、崩漏、带下、丹毒、蛇咬伤。用量 10 ～ 15g，鲜品加倍；外用适量，煎水洗，或鲜品捣烂敷。体弱虚寒者慎用，孕妇慎用。

【化学成分】 含萜类、酚类等成分。

619 苍术（*Atractylodes lancea*）

菊科植物苍术 *Atractylodes lancea*（Thunb.）DC.（*Atractylis lancea* Thunb.）。

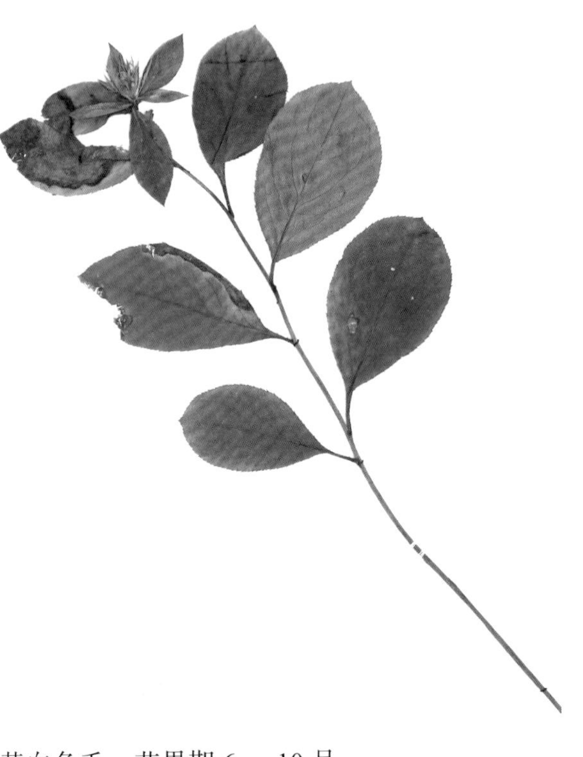

【形态与分布】 多年生草本。根状茎粗长或呈疙瘩状，节上有细须根，外表棕褐色，有香气，断面有红棕色油点。茎直立，高 15 ～ 70（100）cm，圆柱形而又纵棱，上部不分枝或稍有分枝。叶互生，基部叶有柄或无柄，常在花期前凋落，中部叶椭圆状披针形，长约 4cm，宽 1 ～ 1.5cm，完整或 3 ～ 7 羽状浅裂，边缘有刺状锯齿，上面深绿，下面稍带白粉状，上部叶渐小，不裂，无柄。头状花序多单独顶生，基部具二层与花序等长的羽裂刺缘的苞状叶，总苞片 5 ～ 8 层，覆瓦状排列，有纤毛；两性花与单性花多异株；花全为管状，白色；两性花冠毛羽状分枝，较花冠稍短；雌花具 5 枚线状退化雄蕊。瘦果圆筒形，被黄白色毛。花果期 6 ～ 10 月。

生于海拔 700 ～ 2500m 的山坡、灌丛或草丛中。分布于长江流域各省及东北、华北地区。

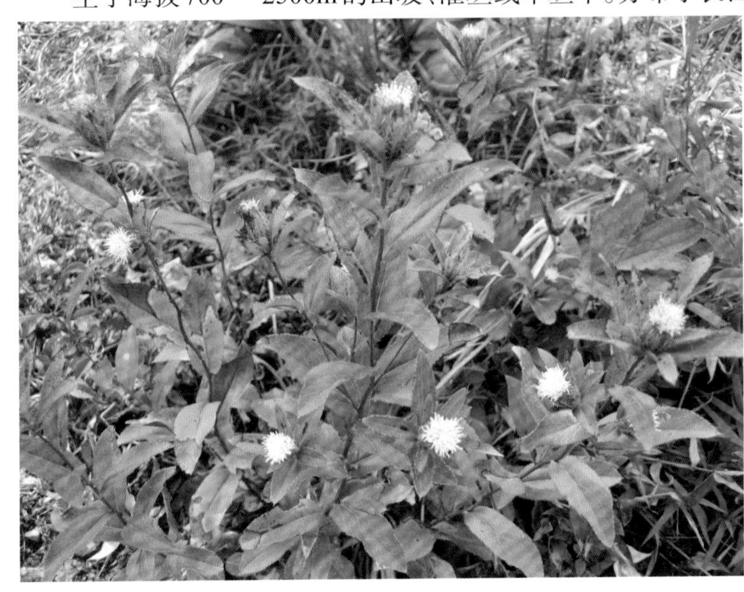

【功效应用】 根茎（药名苍术）：健脾燥湿，祛风辟秽。用于食欲不振、消化不良、寒湿吐泻、脘腹胀满、水肿、湿痰留饮、湿疹。用量 3 ～ 9g。

【化学成分】 根茎含挥发油、倍半萜、黄酮等成分。

【附注】 本种的干燥根茎为中药“苍术”来源之一，收载于《中国药典》。

620 白术（*Atractylodes macrocephala*）

菊科植物白术 *Atractylodes macrocephala* Koidz.。

【形态与分布】 多年生草本。根茎结节状。茎高 20 ～ 60cm，上部分枝。叶有长柄，3 裂或羽状 5 深裂，裂片倒披针形、椭圆形或长椭圆形，长 5 ～ 8cm，宽 1.5 ～ 3cm，顶端长渐尖，基部渐狭，边缘有贴伏的细刺齿，顶端裂片较大；茎上部叶椭圆形、长椭圆形或狭披针形，不分裂，无柄。头状花序较大，长约 2.5cm，宽约 3.5cm，基部苞片叶状，长 3 ～ 5cm，羽状裂片刺状；总苞片约 5 ～ 7 层，外面略有微柔毛，外层短，卵形，顶端钝，最内层条形，顶端尖钝，伸长；花紫红色，花冠长约 1.5cm。瘦果密生柔毛；冠毛污白色，长约 1.3cm，羽状，基部连合。花果期 8 ～ 10 月。

生于山坡草地及山坡林下。野生者分布于江西、湖南、浙江、四川等省；湖北、湖南、四川及华东地区有栽培。

【功效应用】 根茎（药名白术）：健脾益气，燥湿利水，止汗，安胎。用于脾虚食少、腹胀泄泻、痰饮眩悸、水肿、自汗、胎动不安。用量 6 ～ 12g。

【化学成分】 根茎含挥发油、倍半帖内酯、多糖等成分。

【附注】 本种干燥根茎为常用中药“白术”，收载于《中国药典》。

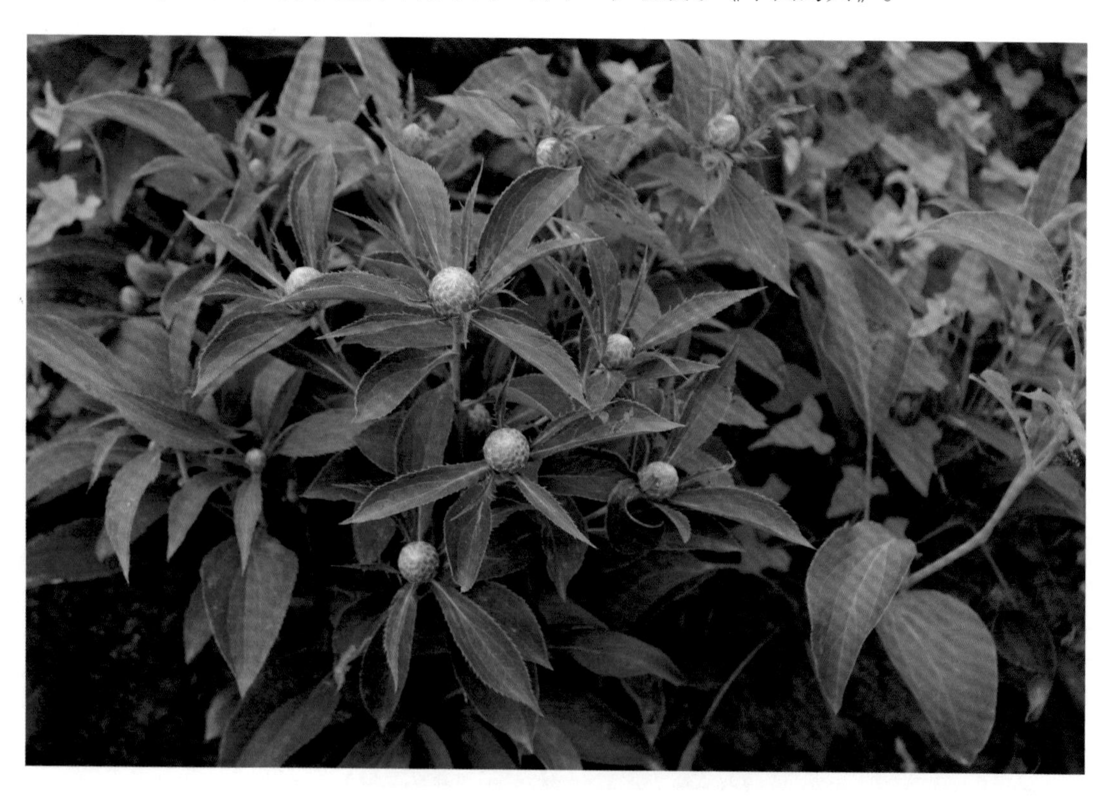

621 云木香（*Aucklandia costus*）

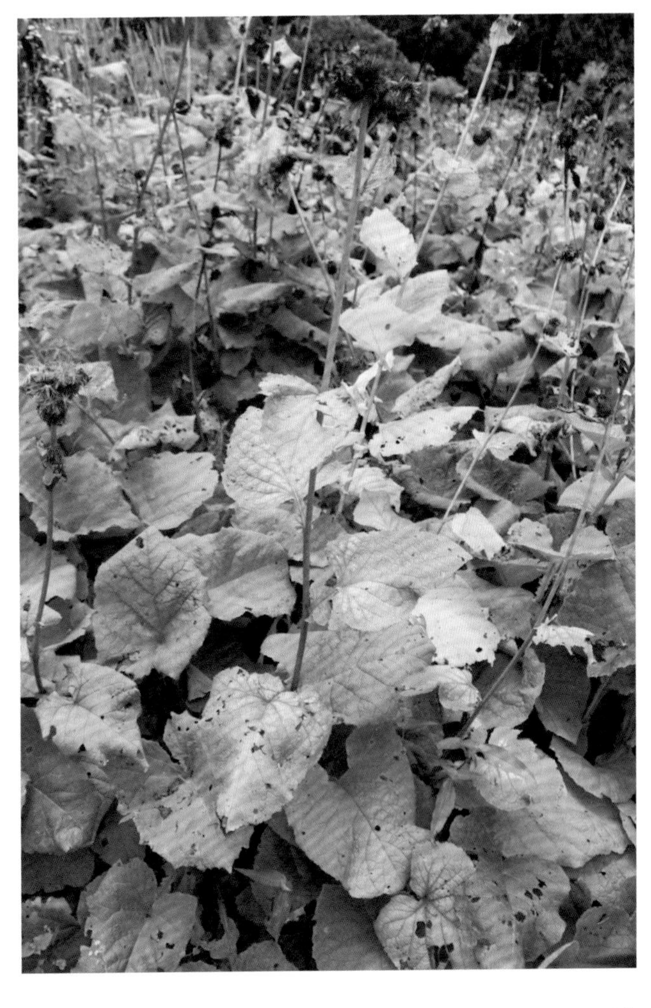

菊科植物云木香 *Aucklandia costus*（Falc.）Lipsch.（*Aucklandia lappa* Decne）。

【形态与分布】 多年生草本，高 1.5 ～ 2m。主根粗壮，直径 5cm。茎直立，有棱，基部直径 2cm，不分枝或上部有分枝。基生叶有长翼柄，翼柄圆齿状浅裂，叶片心形或戟状三角形，长 24cm，宽 26cm，顶端急尖，边缘有大锯齿，齿缘有缘毛。下部与中部茎叶有具翼的柄或无柄，叶片卵形或三角状卵形，长 30 ～ 50cm，宽 10 ～ 30cm，边缘有不规则的大或小锯齿；上部叶渐小，三角形或卵形，无柄或有短翼柄；全部叶上面褐色、深褐色或褐绿色，下面绿色。头状花序单生茎端或枝端，或 3 ～ 5 个在茎端集成稠密的束生伞房花序。总苞直径 3 ～ 4cm，半球形，黑色，初时被蛛丝状毛，后变无毛；总苞片 7 层，外层长三角形，长 8mm，宽 1.5 ～ 2mm，中层披针形或椭圆形，长 1.4 ～ 1.6cm，宽 3mm，内层线状长椭圆形，长 2cm，宽 3mm，顶端软骨质针刺头短渐尖；全部总苞片直立。小花暗紫色，长 1.5cm，细管部长 7mm，檐部长 8mm。瘦果浅褐色，三棱状，长 8mm，有黑色色斑，顶端截形，具有锯齿的小冠。冠毛 1 层，浅褐色，羽毛状。花果期 7 月。

分布于 2600 ～ 3300m 的高寒山区。湖北、广西及西南等地有栽培。

【功效应用】 根（药名木香 / 云木香）：行气止痛，健脾消食。用于胸胁、脘腹胀痛，泻痢后重，食积不消，不思饮食。用量 3 ～ 6g；或入丸散。脏腑燥热、阴虚津亏者禁用。

【化学成分】 根含倍半萜、倍半萜内酯等挥发油成分。

【附注】 本种干燥根为中药“木香”，收载于《中国药典》。

622 金盏银盘（*Bidens biternata*）

菊科植物金盏银盘 *Bidens biternata*（Lour.）Merr. et Sherff。

【形态与分布】 一年生草本，高 30 ～ 150cm。茎略具四棱，无毛或被稀疏卷曲短柔毛。叶对生，一回羽状复叶；顶生小叶卵形至长圆状卵形或卵状披针形，长 2 ～ 7cm，宽 1 ～ 2.5cm，先端渐尖，基部楔形，边缘具稍密的锯齿，两面均被柔毛；侧生小叶 1 ～ 2 对，通常不分裂，基部下延，无柄或具短柄，三出复叶状分裂或仅一侧具 1 裂片，边缘有锯齿；总叶柄长 1.5 ～ 5cm。头状花序单生，花序梗长 1.5 ～ 5.5cm，果时长 4.5 ～ 11cm；总苞基部有短柔毛，外层苞片 8 ～ 10，线形，先端渐尖，背面密被短柔毛，内层苞片长椭圆形或长圆状披针形，背面褐色，有深色纵条纹，被短柔毛。舌状花通常 3 ～ 5，不育，舌片淡黄色，先端 3 齿裂，或有时无舌状花；盘花筒状，冠檐 5 齿裂。瘦果线形，黑色，具四棱，两端稍狭，多少被小刚毛，顶端芒刺 3 ～ 4 枚，具倒刺毛。花期 7 ～ 8 月，果期 8 ～ 10 月。

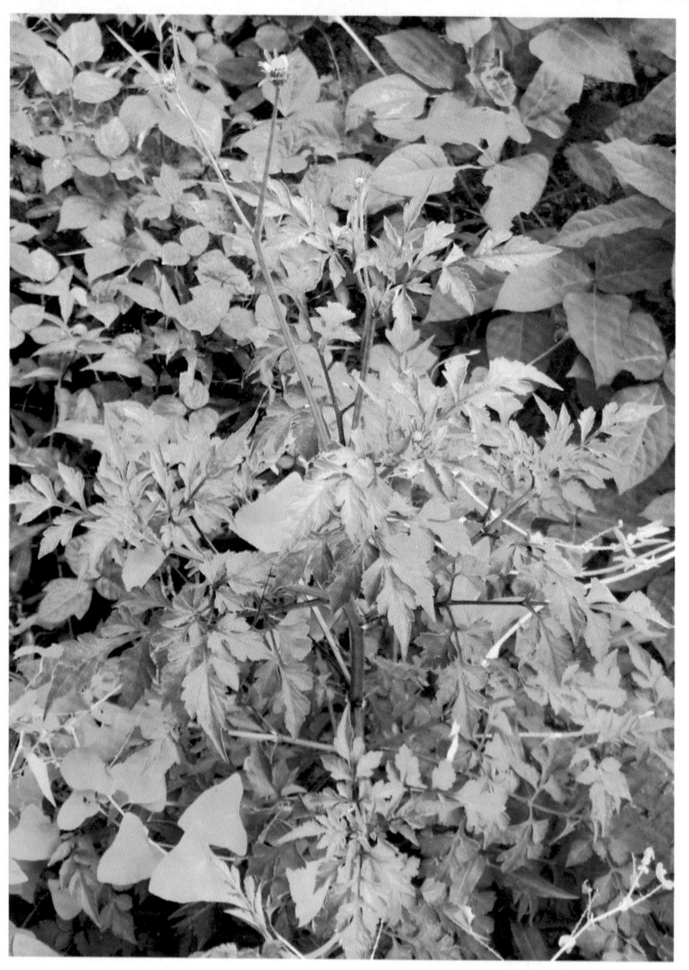

生于村旁、路边及旷野处。分布于华中、华东、华南、西南地区及辽宁、河北、山西等省。

【功效应用】 全草（药名金盏银盘）：清热解毒，凉血止血。用于感冒发热、黄疸、泄泻、痢疾、血热吐血、血崩、跌打损伤、痈肿疮毒、鹤膝风、疥癞。用量 10 ～ 30g；外用适量，捣敷或煎水洗。

【化学成分】 全草含黄酮等成分。

623 鬼针草（*Bidens pilosa*）

菊科植物鬼针草 *Bidens pilosa* L.。

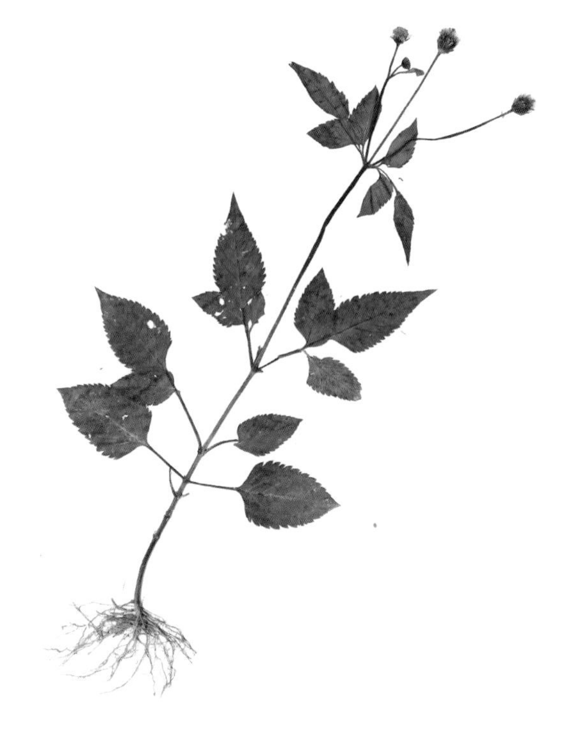

【形态与分布】 一年生草本。茎高30～100cm，钝四棱形，无毛或上部被极稀疏柔毛，下部叶较小，3裂或不分裂，常在花前枯萎，中部叶具长1.5～5cm无翅的柄，三出，小叶3，很少为羽状复叶，小叶5（7），两侧小叶椭圆形或卵状椭圆形，长2～4.5cm，先端锐尖，基部近圆形或阔楔形，有时偏斜，不对称，具短柄，边缘有锯齿、顶生小叶较大，长椭圆形或卵状长圆形，长3.5～7cm，先端渐尖，基部渐狭或近圆形，具长1～2cm的柄，边缘有锯齿，无毛或被极稀疏短柔毛，上部叶小，3裂或不分裂，条状披针形。头状花序直径8～9mm，有长1～6cm（果时长3～10cm）的花序梗。总苞基部被短柔毛，苞片7～8，条状匙形，上部稍宽，开花时长3～4mm，果时长至5mm，草质，边缘疏被短柔毛或几无毛，外层托片披针形，果时长5～6mm，干膜质，背面褐色，具黄色边缘，内层较狭，条状披针形。无舌状花，盘花筒状，长约4.5mm，冠檐5齿裂。瘦果黑色，条形，略扁，具棱，长7～13mm，宽约1mm，上部具稀疏瘤状突起及刚毛，顶端芒刺3～4，长1.5～2.5mm，具倒刺毛。花期8～9月，果期9～11月。

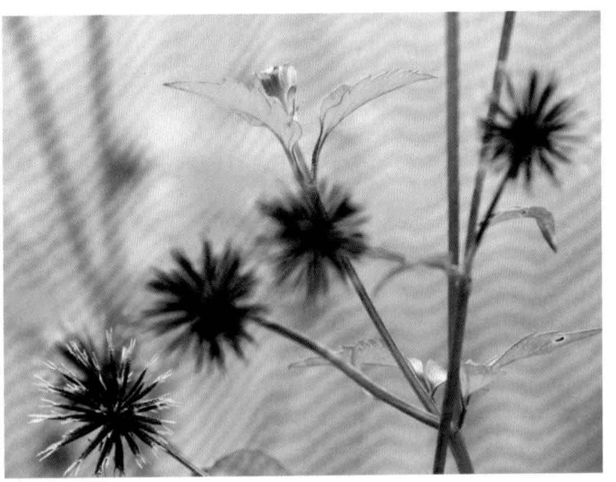

生于村旁、路边及荒地中。分布于华中、华东、华南和西南地区。

【功效应用】 全草（药名鬼针草）：清热解毒，祛风活血。用于上呼吸道感染、咽喉肿痛、阑尾炎、黄疸肝炎、胃肠炎、消化不良、风湿关节痛、疟疾。外用治疮疖、毒蛇咬伤、跌打肿痛。

【化学成分】 含黄酮、香豆素、甾体等成分。

624 天名精（*Carpesium abrotanoides*）

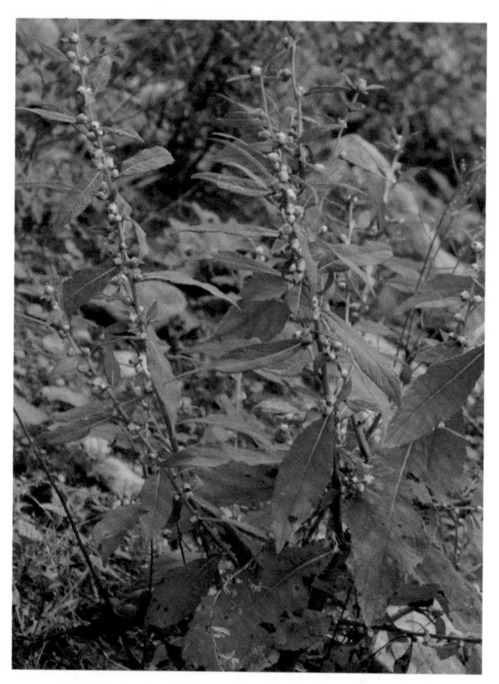

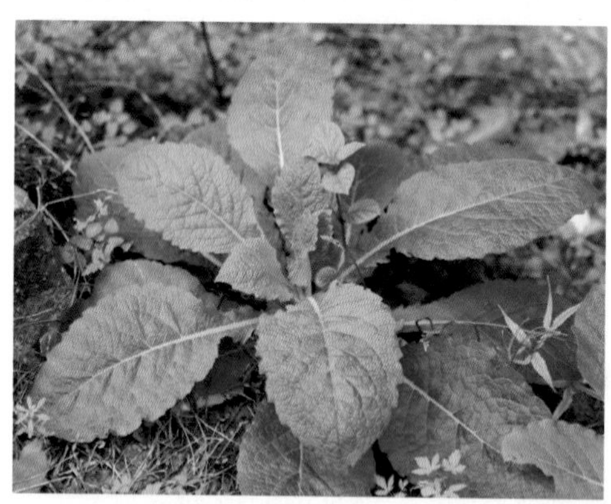

菊科植物天名精 *Carpesium abrotanoides* L.。

【形态与分布】 草本，高 50 ～ 100cm。茎上部多分枝，密生短柔毛，下部近无毛。下部叶宽椭圆形或矩圆形，长 8 ～ 16cm，宽 4 ～ 8cm，先端钝或锐尖，基部楔形，狭成具翅的叶柄，叶面粗糙，下面密被短柔毛，有细小腺点，边缘具不规整钝齿，齿端有腺体状胼胝体，叶柄长 5 ～ 15mm；茎上部叶较密，长椭圆形或椭圆状披针形，先端渐尖或锐尖，基部阔楔形，无柄或具短柄。头状花序多数，成穗状排列，沿茎枝腋生，有短梗或近无梗，直径 6 ～ 8mm，平立或稍下垂；总苞钟状球形；总苞片 3 层，外层极短，卵圆形，先端钝或短渐尖，中层和内层矩圆形，顶端圆钝；花黄色，外围的雌花花冠丝状，3 ～ 5 齿裂，中央的两性花花冠筒状，顶端 5 齿裂。瘦果条形，具细纵条，顶端有短喙，有腺点。花果期 6 ～ 11 月。

生于海拔 2000m 以下的村旁、路边荒地、溪边及林缘。分布于华中、华东、华南、西南地区及河北、陕西。

【功效应用】 全草（药名天名精）：清热解毒，散瘀止痛，杀虫止痒。有小毒。用于咳喘发热、支气管炎、小儿肺炎、风湿疼痛、胸肋疼痛、咽喉肿痛、牙痛、跌打损伤、腹泻、痢疾、蛔虫病、疮痈肿毒、神经性皮炎。用量 3 ～ 9g；外用捣敷或煎水洗。果实（药名鹤虱）杀虫消积。用于蛔虫病、蛲虫病、绦虫病、小儿疳积。用量 3 ～ 9g。

【化学成分】 全草含倍半萜及倍半萜内酯、芳香族化合物等挥发油成分。

【附注】 （1）干燥成熟果实为中药“鹤虱”，收载于《中国药典》；干燥全草（“天名精”）收载于《湖北省中药材质量标准》（2018 年版）和《湖南省中药材标准》（2009 年版）。（2）同等药用的还有长叶天名精 *Carpesium longifolium* Chen et C. M. Hu、金挖耳 *Carpesium divaricatum* Sieb.et Zucc.、贵州天名精 *Carpesium faberi* Winkl. 等同属植物。

625 烟管头草（*Carpesium cernuum*）

菊科植物烟管头草 *Carpesium cernuum* L.。

【形态与分布】 多年生草本。茎直立，高 50 ～ 100cm，分枝，被白色长柔毛，下部叶匙状矩圆形，长 9 ～ 20cm，宽 4 ～ 6cm，先端锐尖或钝，基部楔状收缩成具翅的长叶柄，边缘有不规则的锯齿，两面有白色长柔毛和腺点；中部叶椭圆形至长椭圆形，长 8 ～ 11cm，宽 3 ～ 4cm，先端渐尖或锐尖，基部楔形，具短柄，上部叶渐小，椭圆形至椭圆状披针形，近全缘。头状花序在茎和枝顶端单生，直径 15 ～ 18mm，下垂；基部有数个条状披针形不等长的苞片；总苞杯状，直径 1 ～ 2cm，长 7 ～ 8mm；总苞片 4 层，外层叶状，披针形，有长柔毛，中层和内层干膜质，狭矩圆形至条形，无毛；花黄色，外围的雌花筒状，3 ～ 5 齿裂；中央的两性花有 5 个裂片。瘦果条形，长约 5mm。

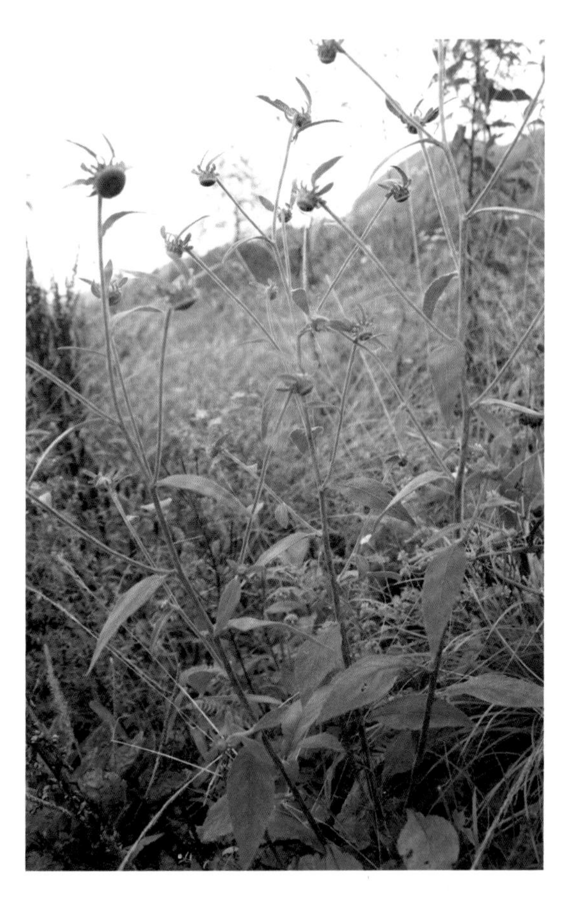

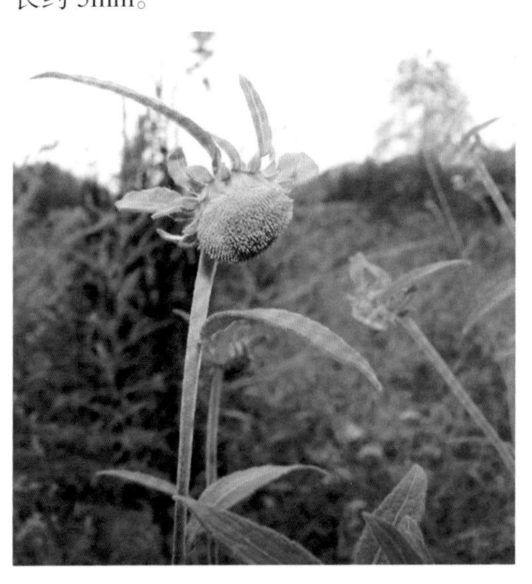

生于路边荒地及山坡、沟边等处。分布于华中及东北、华北、华东、华南、西南地区及陕西、甘肃等省。

【功效应用】 全草：清热解毒，消肿止痛。用于感冒发热、高热惊风、咽喉肿痛、牙痛、尿路感染、疮疡疖肿。用量 6 ～ 9g；外用鲜品适量，捣敷。

【化学成分】 含萜类、黄酮、苯酚、甾体、木质素及香豆素等成分。

626 红花（*Carthamus tinctorius*）

菊科植物红花 *Carthamus tinctorius* L.。

【形态与分布】 一年生草本。高 50 ～ 100（150）cm。茎直立，上部分枝，全部茎枝白色或淡白色，无毛。中下部茎叶披针形、卵状披针形或长椭圆形，长 7 ～ 15cm，宽 2.5 ～ 6cm，边缘有大锯齿、重锯齿、小锯齿以至无锯齿而全缘，极少有羽状深裂的，齿顶有针刺，向上的叶渐小，披针形，边缘有锯齿，齿顶针刺较长。全部叶革质，无毛，有光泽，基部无柄，半抱茎。头状花序直径 3 ～ 4cm，有梗，排成伞房状；总苞近球形，长约 2cm，宽约 2.5cm；外层苞片卵状披针形，基部以上稍收缩，绿色，边缘具针刺，内层卵状椭圆形，中部以下全缘，顶端长尖，上部边缘稍有短刺；筒状花橘红色。瘦果椭圆形或倒卵形，长约 5mm，基部稍歪斜，具 4 棱，无冠毛，或冠毛鳞片状。花果期 5 ～ 8 月。

河南、湖北、浙江等省及东北、华北、西北、西南等地区有引种栽培，山西、甘肃、四川见有逸为野生者。

【功效应用】 花（药名红花）：活血通经，散瘀止痛。用于经闭、痛经、恶露不行、癥瘕痞块、胸痹心痛、瘀滞腹痛、胸胁刺痛、跌扑损伤、疮疡肿痛。用量 3 ～ 10g，孕妇慎用。

【化学成分】 花主含黄酮、生物碱、挥发油、木脂素、倍半萜、有机酸等成分。

【附注】 本种的干燥管状花为中药“红花”，收载于《中国药典》。

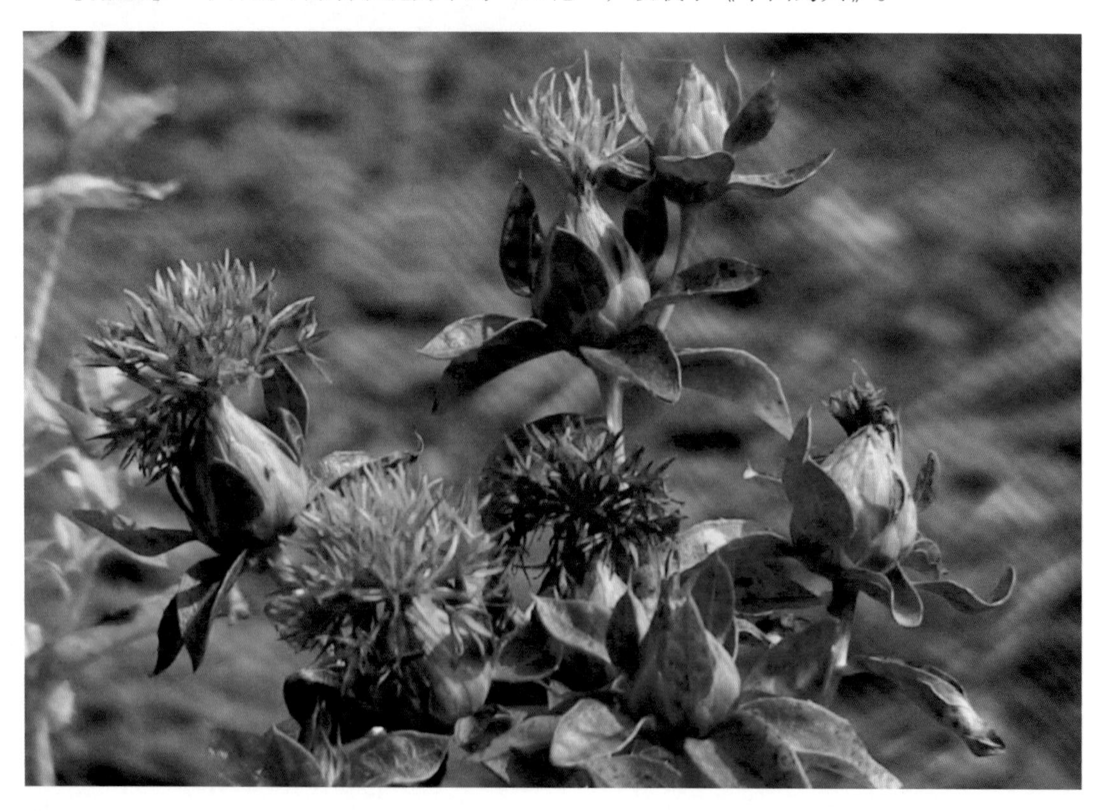

627 石胡荽（*Centipeda minima*）

菊科植物石胡荽 *Centipeda minima*（L.）A. Br. et Aschers.。

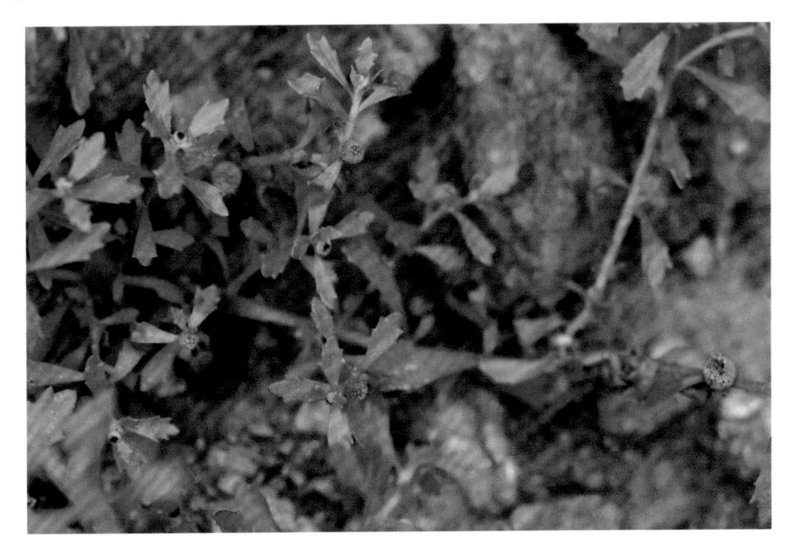

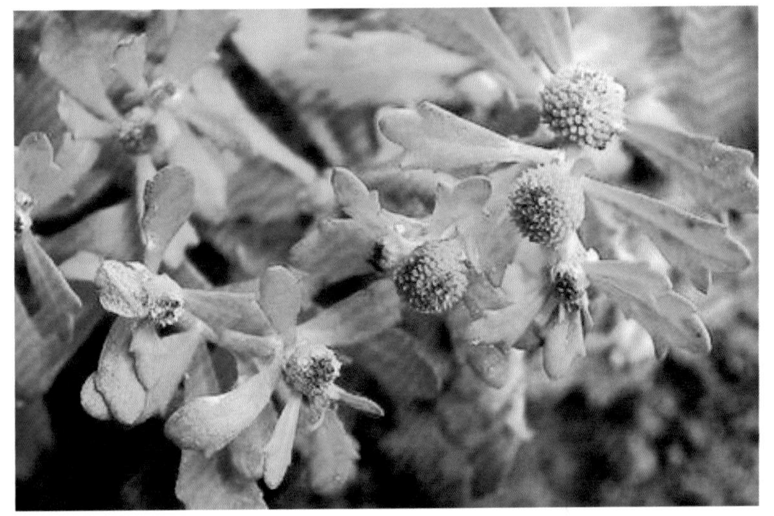

【形态与分布】 一年生小草本。茎铺散，多分枝。叶互生，楔状倒披针形，长 0.7 ～ 1.8cm，顶端钝，边缘有不规则的疏齿，无毛，或仅背面有微毛。头状花序小，扁球形，直径约 3mm，单生于叶腋，无总花梗或近于无总花梗；总苞半球形，总苞片 2 层，椭圆状披针形，绿色，边缘膜质，外层较内层大；花托平，无托片；花杂性，淡黄色或黄绿色，全部筒状；外围的雌花多层，花冠细，有不明显裂片；中央的两性花，花冠有明显 4 裂。瘦果椭圆形，长 1mm，具 4 棱，边缘有长毛；无冠毛。花果期 6 ～ 10 月。

生于路旁、荒野阴湿地。分布于华中及东北、华北、华东、华南、西南地区。

【功效应用】 全草（药名鹅不食草）：发散风寒，通鼻窍，止咳。用于风寒头痛、咳嗽痰多、鼻塞不通、鼻渊流涕。用法 6 ～ 9g；外用适量。

【化学成分】 含倍半萜、三萜、黄酮、挥发油、有机酸、多糖等成分。

【附注】 本品的干燥全草为中药“鹅不食草”，收载于《中国药典》。

628 野菊（*Chrysanthemum indicum*）

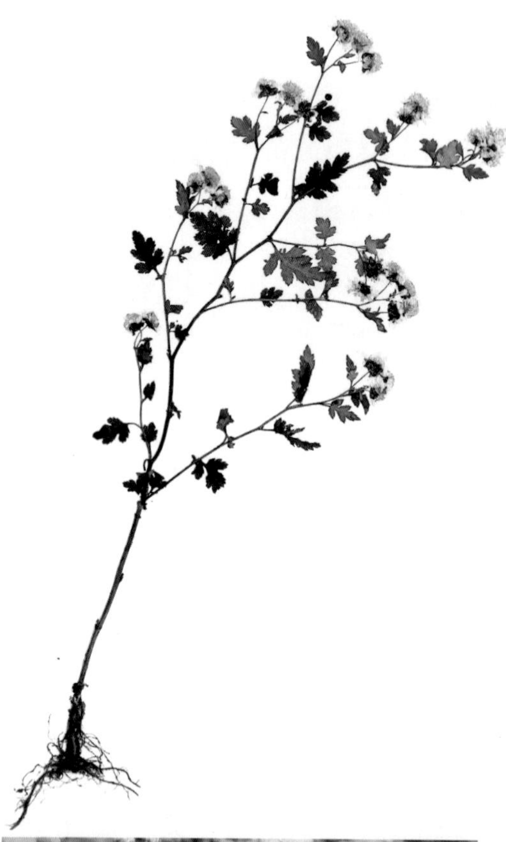

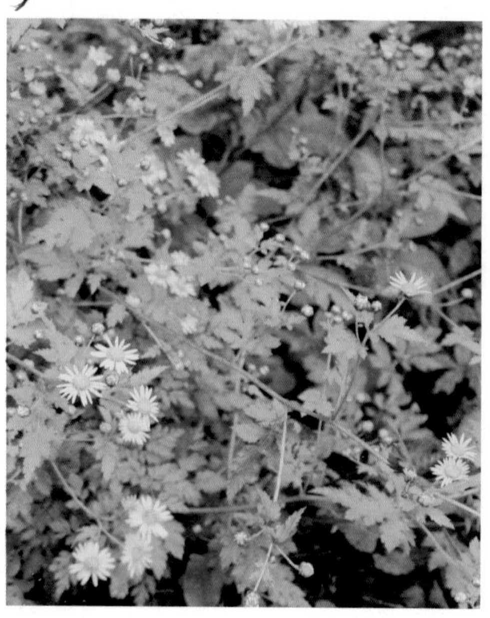

菊科植物野菊 *Chrysanthemum indicum* L.[*Dendranthema indicum*（L.）Des Monl.]。

【形态与分布】 草本，高 0.3 ～ 1m。有长或短的地下匍匐茎。茎直立或铺散，分枝或仅在茎顶有伞房状花序分枝。茎枝被稀疏的毛，上部及花序枝上的较多。基生叶和下部叶花期脱落。中部茎叶卵形、长卵形或椭圆状卵形，长 3 ～ 10cm，宽 2 ～ 7cm，羽状半裂、浅裂或分裂不明显而边缘有浅锯齿。基部截形、稍心形或宽楔形，叶柄长 1 ～ 2cm，柄基无耳或有分裂的叶耳。叶片疏生短柔毛，或下面的毛稍多。头状花序直径 1.5 ～ 2.5cm，多数在茎枝顶端排成疏松的伞房圆锥花序或少数在茎顶排成伞房花序。总苞片约 5 层，外层卵形或卵状三角形，长 2.5 ～ 3mm，中层卵形，内层长椭圆形，长 11mm。全部苞片边缘白色或褐色宽膜质，顶端钝或圆。舌状花黄色，舌片长 10 ～ 13mm，顶端全缘或 2 ～ 3 齿。瘦果长 1.5 ～ 1.8mm。花期 9 ～ 11 月。

生于山坡草地、灌丛、河边湿地、滨海盐渍地、田边路旁。广布于华中及东北、华北、华南、西南地区。

【功效应用】 头状花序（药名野菊花）：清热解毒，疏风平肝。用于疔疮、痈疽、丹毒、湿疹、皮炎、咽喉肿痛、风热感冒、高血压。全草：清热解毒。用量 9 ～ 15g；外用适量，煎水洗。

【化学成分】 花含黄酮、有机酸、挥发油、甾醇等成分。

【附注】 本种干燥头状花序为中药“野菊花”，收载于《中国药典》。

629 菊花（*Chrysanthemum morifolium*）

菊科植物菊花 *Chrysanthemum morifolium* Ramat.［*Dendranthema morifolium*（Ramat.）Tzvel.］。

【形态与分布】 多年生草本，高 50 ～ 150cm。茎直立，分枝或不分枝，被柔毛。叶有短柄；叶片卵形至披针形，长 3 ～ 6（15）cm，边缘具粗大锯齿，或羽状浅裂至半裂，齿端尖锐或圆钝，基部楔形，叶下面被白色绒毛。头状花序少数或多数，直径 2.5 ～ 20cm，大小不一，单生或数个集生于茎枝顶端；总苞片多层，外层绿色，线形，边缘膜质，外面被柔毛。舌状花白色、红色、紫色、黄色；管状花黄色。瘦果不育。

全国各地广泛栽培，艺菊和药菊并行发展，形色各异，品种繁多。

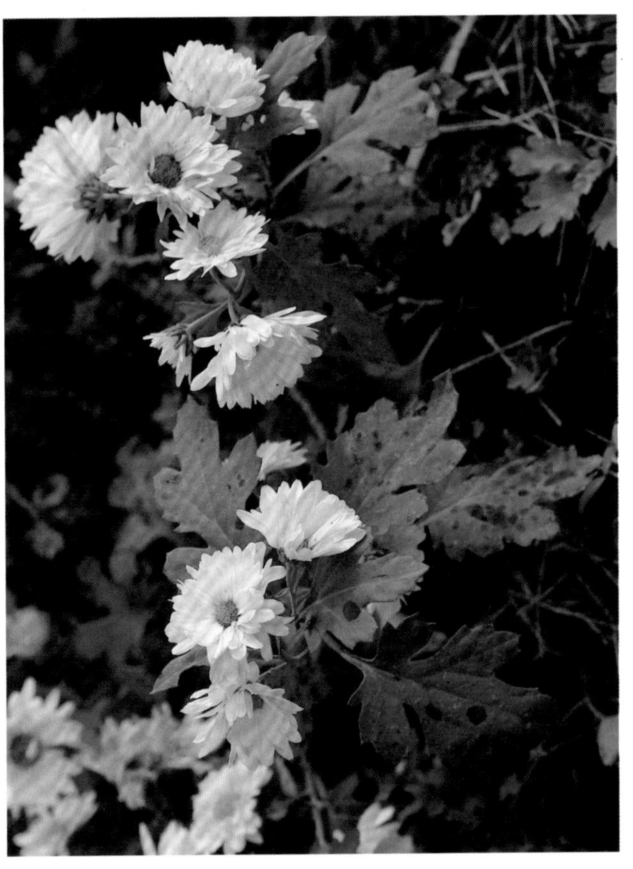

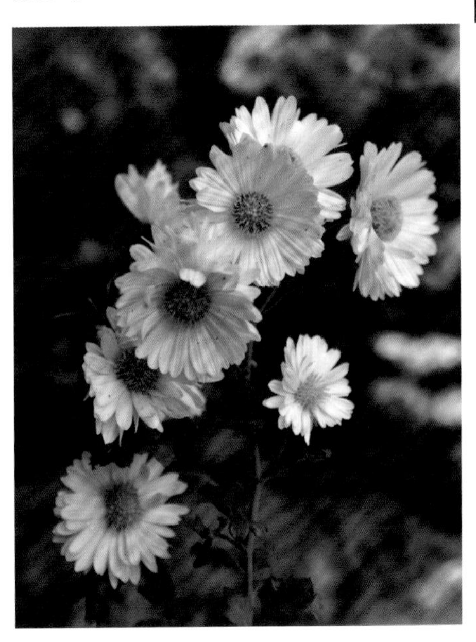

【功效应用】 头状花序（药名菊花）：散风清热，平肝明目，清热解毒。用于风热感冒、头痛眩晕、目赤肿痛、眼目昏花、疮痈肿毒。用量 5 ～ 10g。

【化学成分】 含黄酮、萜类、挥发油、有机酸等成分。

【附注】 本种干燥头状花序为中药“菊花”，收载于 1963 年及以后版本《中国药典》。按产地和加工方法不同，分为安徽的“亳菊”和“滁菊”、浙江的“杭菊”、河南的“怀菊”以及湖北麻城的“福田菊”等。其未开放者又称“胎菊”。

630 蓟（*Cirsium japonicum*）

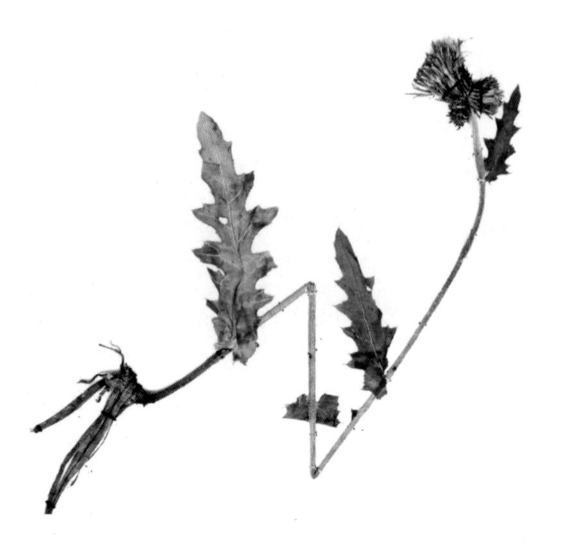

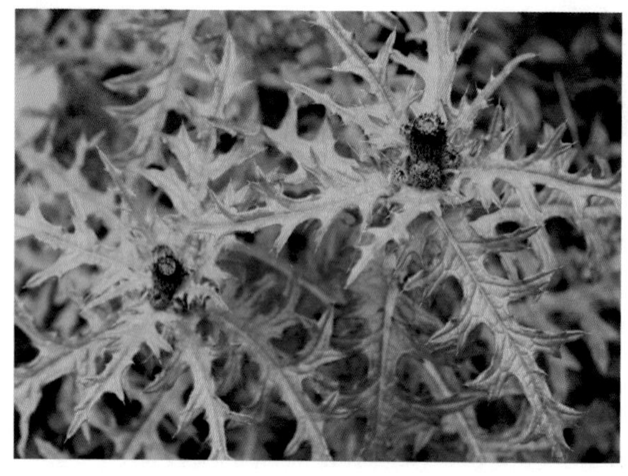

菊科植物蓟（大蓟）*Cirsium japonicum* Fisch. ex DC.。

【形态与分布】 多年生草本，高30～80（150）cm。块根纺锤状或萝卜状。茎直立，有条棱，被密或稀的多细胞长节毛，接头状花序下部灰白色，被稠密绒毛及多细胞节毛。基生叶较大，卵形、长倒卵形、椭圆形或长椭圆形，长8～20cm，宽2.5～8cm，羽状深裂或几全裂，基部渐狭成翼柄，柄翼边缘有针刺及刺齿；侧裂片6～12对，中部侧裂片较大，全部侧裂片卵状披针形、半椭圆形、斜三角形、长三角形或三角状披针形，宽0.5～3cm，边缘有稀疏大小不等小锯齿，或锯齿较大而使整个叶片呈较明显的二回分裂状，齿顶针刺长2～6mm，齿缘针刺小而密或几无针刺；顶裂片披针形或长三角形。茎上部叶渐小，基部扩大半抱茎。全部茎叶两面沿脉有稀疏的多细胞节毛或几无毛。头状花序直立或下垂，少数生茎端而花序极短，不呈明显的花序式排列，少有头状花序单生茎端。总苞钟状，直径3cm。总苞片约6层，内层渐长，外层与中层卵状三角形至长三角形，长0.8～1.3cm，顶端长渐尖，有长1～2mm的针刺；内层披针形或线状披针形，长1.5～2cm，顶端渐尖呈软针刺状。苞片外面沿中肋有粘腺。小花红色或紫色，长2.1cm，檐部长1.2cm，不等5浅裂，细管部长9mm。冠毛多层，刚毛长羽毛状，长达2cm，基部联合成环，整体脱落。瘦果扁，偏斜楔状倒披针状，顶端斜截形。花果期4～11月。

生于海拔400～2100m的山坡林中、林缘、灌丛中、草地、荒地、田间、路旁或溪旁。分布于华中、华东、华南、西南地区及河北、陕西、台湾等省。

【功效应用】 地上部分或根（药名大蓟）：凉血止血，行瘀消肿。用于吐血、衄血、尿血、血淋、血崩、带下、肠风、肠痈、痈疡肿毒、疔疮。用量9～15g。

【附注】 本种的干燥地上部分以“大蓟”为名，收载于《中国药典》。

631 刺儿菜（*Cirsium setosum*）

菊科植物刺儿菜（小蓟）*Cirsium setosum*（Willd.）MB.［*Cephalanoplos segetum*（Bunge）Kitam.］。

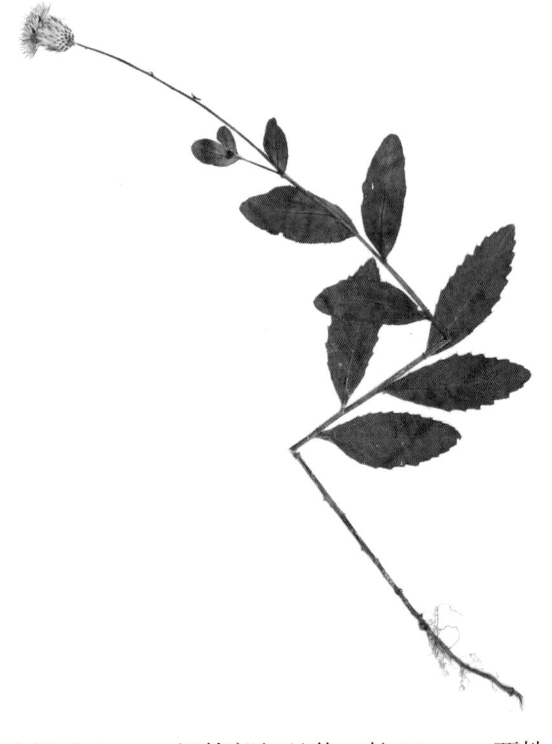

【形态与分布】 草本，高30～80cm。茎直立，上部有分枝，花序分枝无毛或有薄绒毛。基生叶和茎中部叶椭圆形、长椭圆形或椭圆状倒披针形，顶端钝或圆，基部楔形，长7～15cm，宽1.5～10cm，上部叶渐小，椭圆形、披针形或线状披针形，或全部茎叶不分裂，叶缘有细密紧贴叶缘的针刺或有刺齿，或大部茎叶羽状浅裂或半裂或边缘有粗大圆锯齿，裂片或锯齿斜三角形，顶端钝，齿顶及裂片顶端有较长针刺，齿缘及裂片边缘针刺较短且贴伏。叶两面无毛，极少下面被绒毛而呈灰色，亦极少两面被薄绒毛；常无柄。头状花序单生茎端，或在茎枝顶端排成伞房花序。总苞卵形、长卵形或卵圆形，直径1.5～2cm。约6层，内层渐长。花小，紫红色或白色，雌花花冠长2.4cm，檐部长6mm，细管部细丝状，长18mm，两性花花冠长1.8cm，檐部长6mm，细管部细丝状，长1.2mm。瘦果椭圆形或偏斜椭圆形，压扁，长3mm，顶端斜截。冠毛刚毛长羽毛状，污白色，多层，整体脱落。花果期5～9月。

生于平原、丘陵和山地。除西藏、云南、广东、广西等外，其余各地均有分布。

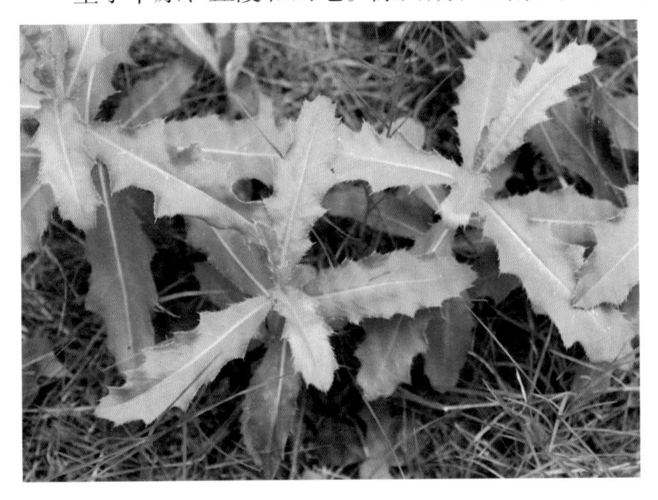

【功效应用】 全草（药名小蓟）：凉血止血。用于咳血、吐血、尿血、血痢、崩中漏下、外伤出血、痈疽肿毒。用量5～12g。

【化学成分】 含三萜、黄酮、甾体、苯丙酸、甾醇、挥发油等成分。

【附注】 （1）干燥地上部分为中药“小蓟”，收载于《中国药典》。（2）本植物学名现修订为 *Cirsium arvense* var. *integrifolium* C. Wimm. et Grabowski。

632 大丽花（*Dahlia pinnata*）

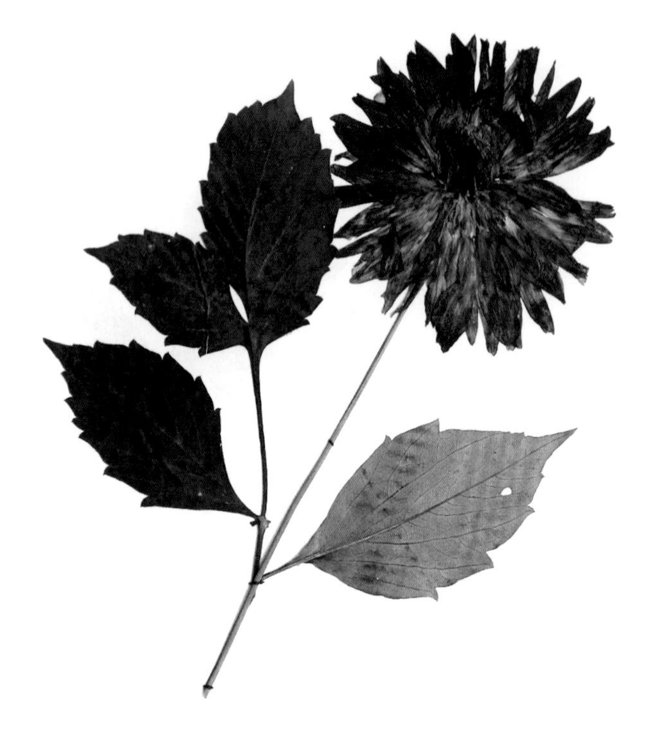

菊科植物大丽花（大丽菊）*Dahlia pinnata* Cav.。

【形态与分布】 多年生草本，有巨大棒状块根。茎直立，多分枝，高 1.5 ～ 2m，粗壮，分支多。叶一至三回羽状全裂，茎上部叶有时不分裂，裂片卵形或长圆状卵形，下面灰绿色，两面无毛。头状花序大，直径 6 ～ 12cm，常下垂，有长花序梗。总苞片外层约 5 个，卵状椭圆形，叶质，绿色，内层膜质，椭圆状披针形。舌状花 1 层，白色、红色或紫色，常卵形，顶端有不明显的 3 齿，或全缘；管状花黄色，有时在栽培种全部为舌状花。瘦果长圆形，长 9 ～ 12mm，宽 3 ～ 4mm，黑色，扁平，有 2 个不明显的齿。花期 6 ～ 9 月，果期 9 ～ 10 月。

全世界栽培最广的观赏植物，栽培品种众多。我国各地栽培，栽培品种可分为单瓣、细瓣、菊花状、牡丹花状、球状等多种类型；云南省有时变野生。

【功效应用】 块根（药名大丽菊）：清热解毒，散瘀止痛。用于腮腺炎、龋齿疼痛、无名肿毒、跌打损伤。用量 6 ～ 12g；外用适量，捣敷。

【化学成分】 块根含黄酮、菊糖等成分。

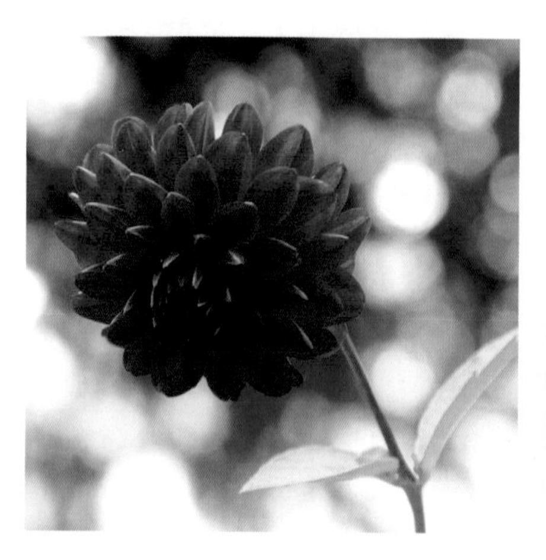

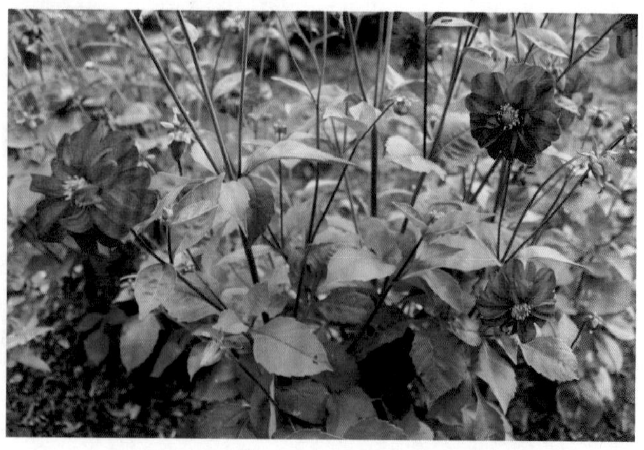

633 醴肠（*Eclipta prostrata*）

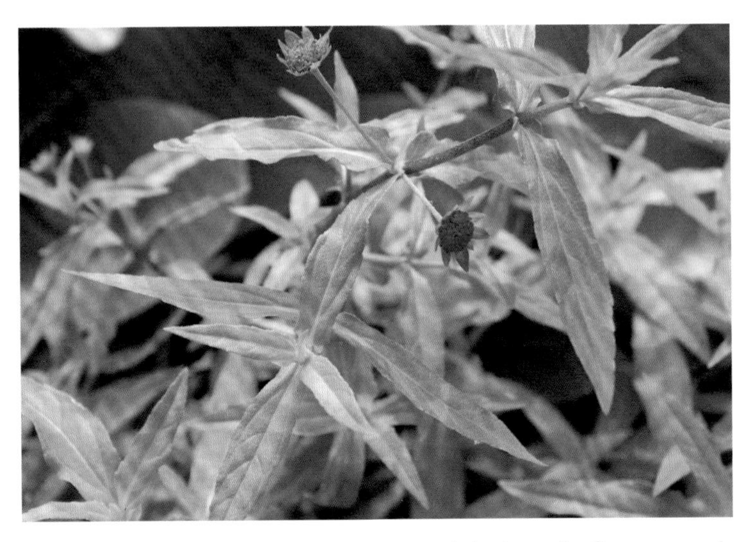

菊科植物醴肠 *Eclipta prostrata*（L.）L.。

【形态与分布】 一年生草本。茎直立，斜升或平卧，高达60cm，通常自基部分枝，被贴生糙毛。叶长圆状披针形或披针形，无柄或有极短的柄，长3～10cm，宽0.5～2.5cm，顶端尖或渐尖，边缘有细锯齿或有时仅波状，两面被密硬糙毛。头状花序直径6～8mm，有长2～4cm的细花序梗；总苞球状钟形，总苞片绿色，草质，5～6个排成2层，长圆形或长圆状披针形，外层较内层稍短，背面及边缘被白色短伏毛；外围的雌花2层，舌状，长2～3mm，舌片短，顶端2浅裂或全缘，中央的两性花多数，花冠管状，白色，长约1.5mm，顶端4齿裂；花托凸，有披针形或线形的托片。瘦果暗褐色，长2.8mm，雌花的瘦果三棱形，两性花的瘦果扁四棱形，表面有小瘤状突起，无冠毛。花期6～9月。

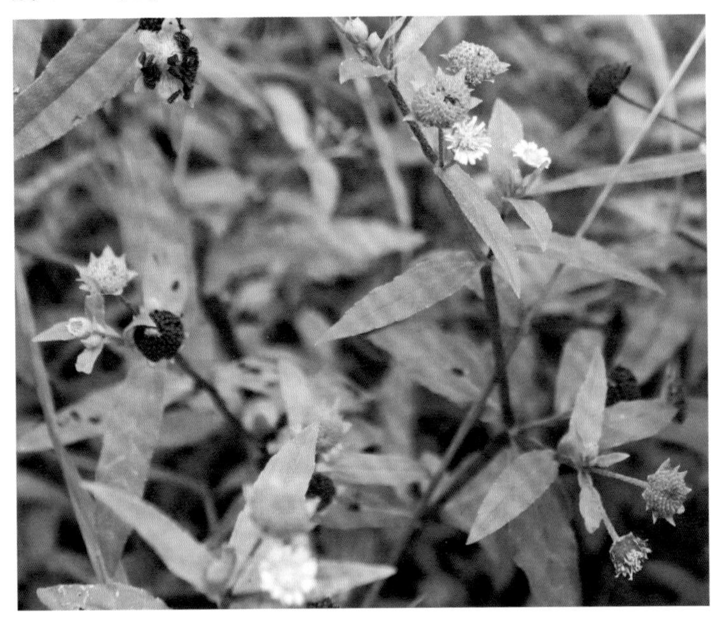

生于河边、田边或路旁。分布于全国各省区。

【功效应用】 地上部分（药名墨旱莲）：滋补肝肾，凉血止血。用于肝肾阴虚、牙齿松动、须发早白、眩晕耳鸣、腰膝酸软、阴虚血热吐衄、尿血、血痢、崩漏、外伤出血。用量6～12g。

【化学成分】 含萜类、内脂、甾醇等成分。

【附注】 本种的干燥地上部分为中药“墨旱莲”，载于《中国药典》。

634 一年蓬（*Erigeron annuus*）

菊科植物一年蓬 *Erigeron annuus*（L.）Pers.。

【形态与分布】 草本。茎高 30 ～ 100cm，上部有分枝，下部被开展长硬毛，上部被较密上弯的短硬毛。基部叶花期枯萎，长圆形、宽卵形或近圆形，长 4 ～ 17cm，宽 1.5 ～ 4cm 或更宽，顶端尖或钝，基部狭成具翅的长柄，边缘具粗齿，下部叶与基部叶同形，但叶柄较短，中部和上部叶较小，长圆状披针形或披针形，长 1 ～ 9cm，顶端尖，具短柄或无柄，边缘有不规则齿或近全缘，最上部叶线形，全部叶缘被短硬毛，两面被疏短硬毛或近无毛。头状花序数个或多数，排列成疏圆锥花序，长 6 ～ 8mm，宽 10 ～ 15mm，总苞半球形，总苞片草质，披针形，长 3 ～ 5mm，背面密被腺毛和疏长节毛；外围的雌花舌状，2 层，长 6 ～ 8mm，管部长 1 ～ 1.5mm，上部被疏微毛，舌片平展，白色或有时淡天蓝色，线形，顶端具 2 小齿；中央两性花管状，黄色，管部长约 0.5mm，檐部近倒锥形；瘦果披针，扁压；冠毛异形，雌花的冠毛极短，膜片状，两性花的冠毛 2 层，外层鳞片状，内层为刚毛。花期 6 ～ 9 月。

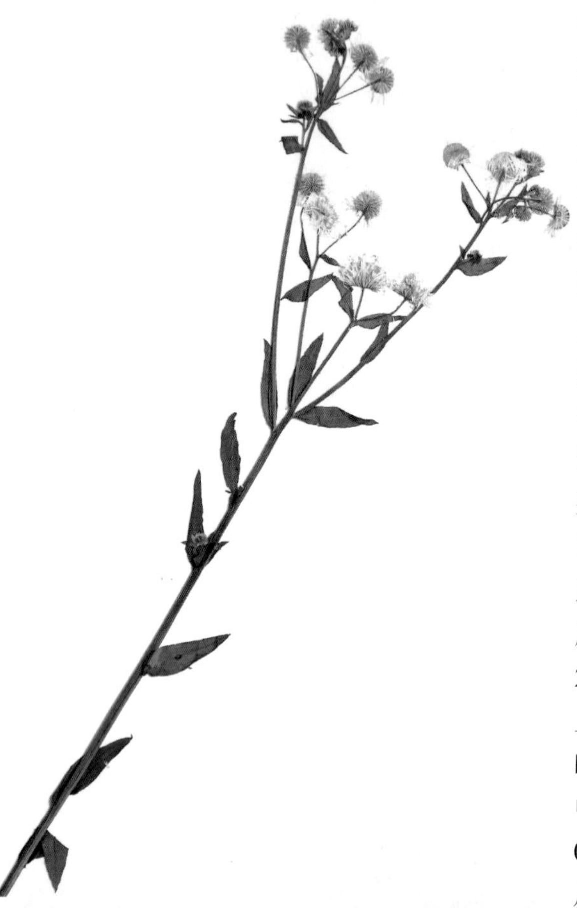

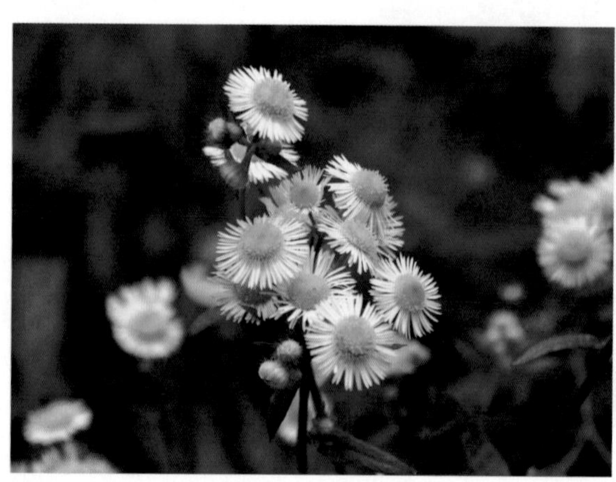

常生于路边旷野或山坡荒地。广布于华中、华东地区及吉林、河北、四川、西藏等省区。

【功效应用】 全草：清热解毒，抗疟。用于急性肠胃炎、疟疾。外用治齿龈炎、蛇咬伤。用量 15 ～ 30g。

【化学成分】 全草含黄酮、挥发油、萜类等成分。

635 佩兰（*Eupatorium fortunei*）

菊科植物佩兰 *Eupatorium fortunei* Turcz.。

【形态与分布】 草本，高 40 ～ 100cm。根茎横走，淡红褐色。茎绿色或红紫色，分枝少或仅在茎顶有伞房状花序分枝，被稀疏的短柔毛，花序分枝及花序梗上的毛较密。中部茎叶较大，3 全裂或 3 深裂，总叶柄长 0.7 ～ 1cm；中裂片较大，长椭圆形、长椭圆状披针形或倒披针形，长 5 ～ 10cm，宽 1.5 ～ 2.5cm，顶端渐尖，侧生裂片与中裂片同形但较小，上部的茎叶常不分裂；或全部茎叶不裂，披针形、长椭圆状披针形或长椭圆形，长 6 ～ 12cm，宽 2.5 ～ 4.5cm，叶柄长 1 ～ 1.5cm。全部茎叶两面光滑，羽状脉，边缘有粗齿或不规则的细齿。中部以下茎叶渐小，基部叶花期枯萎。头状花序多数在茎枝端排成复伞房花序，花序直径 3 ～ 6（10）cm。总苞钟状，长 6 ～ 7mm；总苞片 2 ～ 3 层，覆瓦状排列，外层短，卵状披针形，中内层苞片渐长，长约 7mm，长椭圆形；全部苞片紫红色，顶端钝。花白色或带微红色，花冠长约 5mm。瘦果黑褐色，长椭圆形，5 棱；冠毛白色，长约 5mm。花果期 7 ～ 11 月。

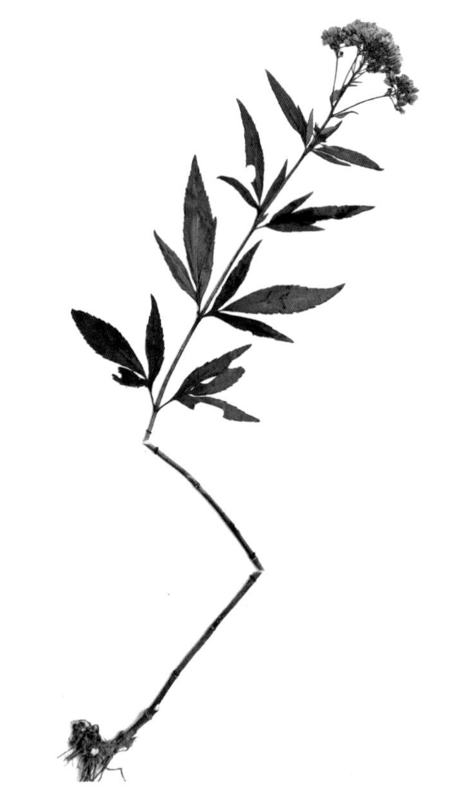

生于路边灌丛及山沟路旁，野生罕见，主要为栽培。产湖北、湖南及陕西省和华东、华南、西南地区。

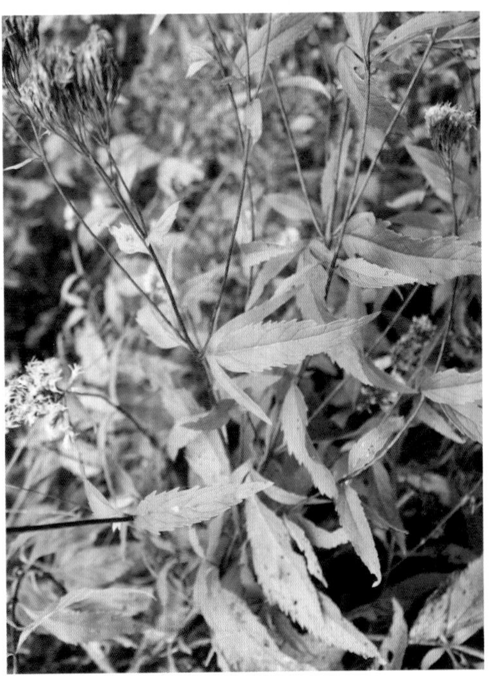

【功效应用】 地上部分（药名佩兰）：芳香化湿，醒脾开胃，发表解暑。用于湿浊中阻、脘痞呕恶、口臭、多涎、暑湿表证、湿温初起、发热倦怠、胸闷不舒。用量 3 ～ 10g。

【化学成分】 地上部分含挥发油、萜类、黄酮、生物碱等成分。

【附注】 本种的干燥地上部分为中药“佩兰”，收载于《中国药典》。

636 白头婆（*Eupatorium japonicum*）

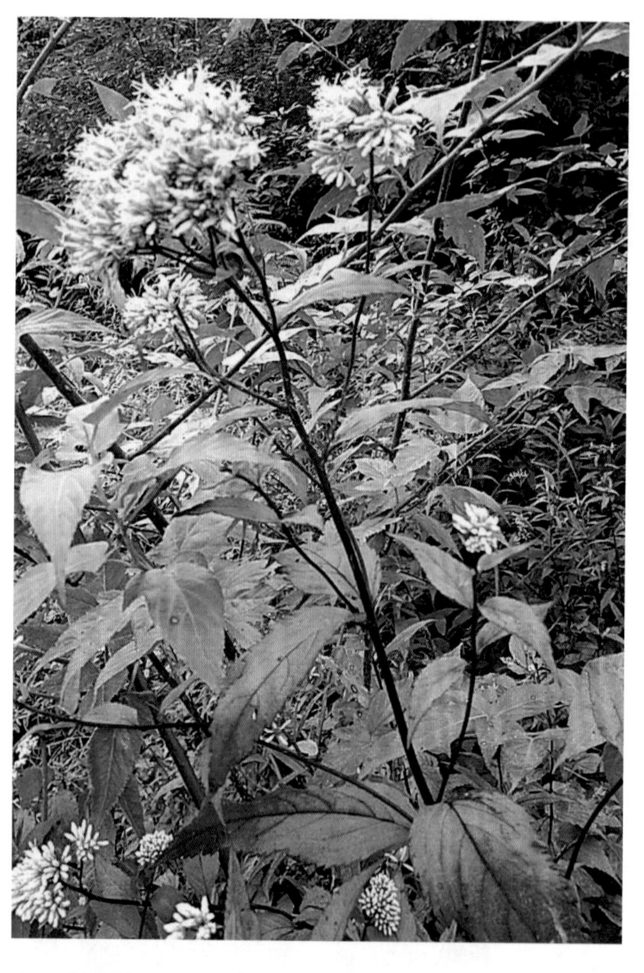

菊科植物白头婆（泽兰）*Eupatorium japonicum* Thunb.。

【形态与分布】 多年生草本，高1～2m。茎直立，上部被细柔毛，下部或至中部或全部淡紫红色，不分枝，或上部有花序分枝。叶对生，柄长1～2cm；中部茎叶椭圆形、长椭圆形、卵状长椭圆形或披针形，长6～20cm，宽2～6.5cm，基部宽或狭楔形，顶端渐尖，羽状脉，侧脉约7对，两面被柔毛及黄色腺点，下面毛较密，边缘有粗或重锯齿。头状花序在茎顶或枝端排成紧密的伞房花序，花序直径通常3～6cm，少有大型复伞房花序而花序直径达20cm的，花序分枝上具较密的短柔毛。总苞钟状，长5～6mm，含5个小花；总苞片外层极短，披针形，中层及内层苞片渐长，长5～6mm，长椭圆形或长椭圆状披针形，全部苞片绿色或带紫红色。花白色或带红紫色或粉红色，花冠长5mm，外面有较稠密的黄色腺点。瘦果淡黑褐色，椭圆状，长3.5mm，5棱，被多数黄色腺点；冠毛白色，长约5mm。花果期6～11月。

生于海拔120～3000m的山坡草地、密疏林下、灌丛中、水湿地及河岸水旁。分布于华中及东北、华北、华东、华南、西南地区和山西、陕西等省。

【功效应用】 全草（药名山佩兰）：祛暑发表，化湿和中，理气活血，解毒。用于夏伤暑湿、发热头痛、胸闷腹胀、消化不良、咽喉肿痛、跌打损伤、痈肿、毒蛇咬伤。用量3～10g。

【化学成分】 含挥发油、生物碱、黄酮等成分。

【附注】 许多地区民间将本种的干燥全草与来源于同属的中药“佩兰”同等药用。

637 鼠曲草（*Gnaphalium affine*）

菊科植物鼠曲草 *Gnaphalium affine* D. Don。

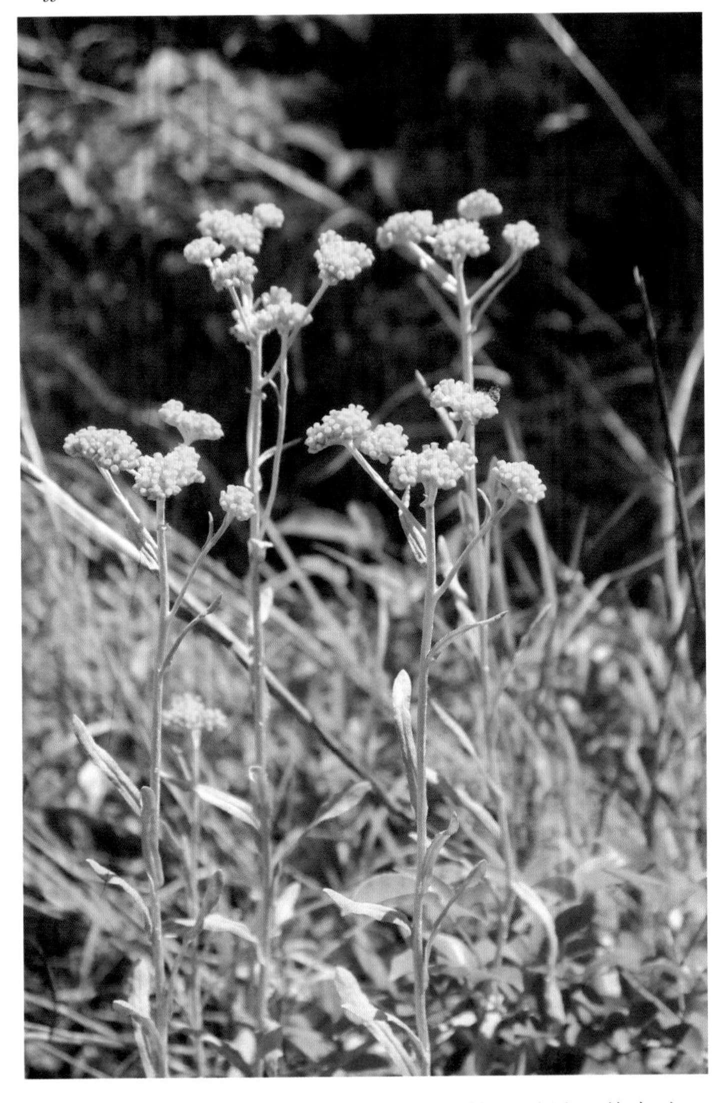

【形态与分布】 一年生草本，高 10 ～ 50cm，全株密被白绵毛。茎直立，簇生，不分枝或少有分枝，密生白色棉毛。叶互生，基生叶花后凋落，下部和中部叶匙形或倒披针形，长 2 ～ 6cm，宽 4 ～ 12mm，基部渐狭，下延，两面都有白色绵毛。头状花序多数，梗极短，密集成圆头状；总苞球状钟形，长 3mm，宽 3.5mm；总苞片 3 层，金黄色，干膜质；花黄色，边缘雌花花冠丝状，中央两性花管状，花冠筒状，长约 2mm，顶端 5 裂。瘦果长椭圆形，具乳头状突起，冠毛黄白色。花期 4 ～ 7 月，果期 8 ～ 9 月。

生于山坡、路旁、田边。分布于黄河流域以南各省区。

【功效应用】 全草（药名鼠曲草）：止咳平喘，降血压，祛风湿。用于感冒咳嗽、支气管炎、哮喘、高血压、蚕豆病、风湿腰腿病；外用治跌打损伤、毒蛇咬伤。用量 6 ～ 15g；外用适量，煎水洗，或鲜品捣烂敷患处。

【化学成分】 全草含黄酮、挥发油、有机酸、甾醇等成分。

【附注】 （1）本种的干燥全草为中草药“鼠曲草”，曾收载于 1977 年版《中国药典》。（2）《中国植物志》电子版将本种的名称修订为拟鼠麹草 *Pseudognaphalium affine*（D. Don）Anderberg。

638 菊三七（*Gynura japonica*）

菊科植物菊三七（三七草）*Gynura japonica*（Thunb.）Juel.。

【形态与分布】 直立草本，高 50～110cm。块根肥大。茎较粗壮，有纵条纹，具细柔毛。叶互生，膜质，长可达 20cm，羽状深裂，裂片顶端渐尖，边缘有不规则锯齿，基部楔形，两面有疏细柔毛，叶柄长约 2cm；茎上部叶近无柄。头状花序直径约 1.5～1.8cm，排成圆锥花序生于枝顶；总苞圆柱状；苞片 2 层，条状披针形，长约 1.5cm，边缘膜质，外层丝状；花全为两性，筒状，金黄色，花冠顶端 5 齿裂，花柱基部小球形，分枝顶端有细长线形的具毛的尖端，长约 4mm。瘦果狭圆柱形，有条纹，被疏毛；冠毛丰富，白色。花期 6～7 月，果期 7～8 月。

常生于 1200～3000m 的山谷、山坡草地、林下或林缘。分布于湖北及陕西、安徽、浙江、广东、台湾和西南各省。

【功效应用】 块根（药名菊三七）：散瘀，止血，消肿。有小毒。用于骨折、跌打肿痛、劳伤疼痛、经闭、痛经、产后腹痛、吐血、衄血、便血、外伤出血。用量 3～10g；外用适量。孕妇、儿童、有胃病者慎用。

【化学成分】 含生物碱、黄酮、皂苷、甾醇、有机酸及挥发油等成分。

【附注】 本种的干燥块根以“菊三七”为名，曾收载于《卫生部药品标准 / 中药材》（1992 年版）。本品生物碱具有较大毒性。

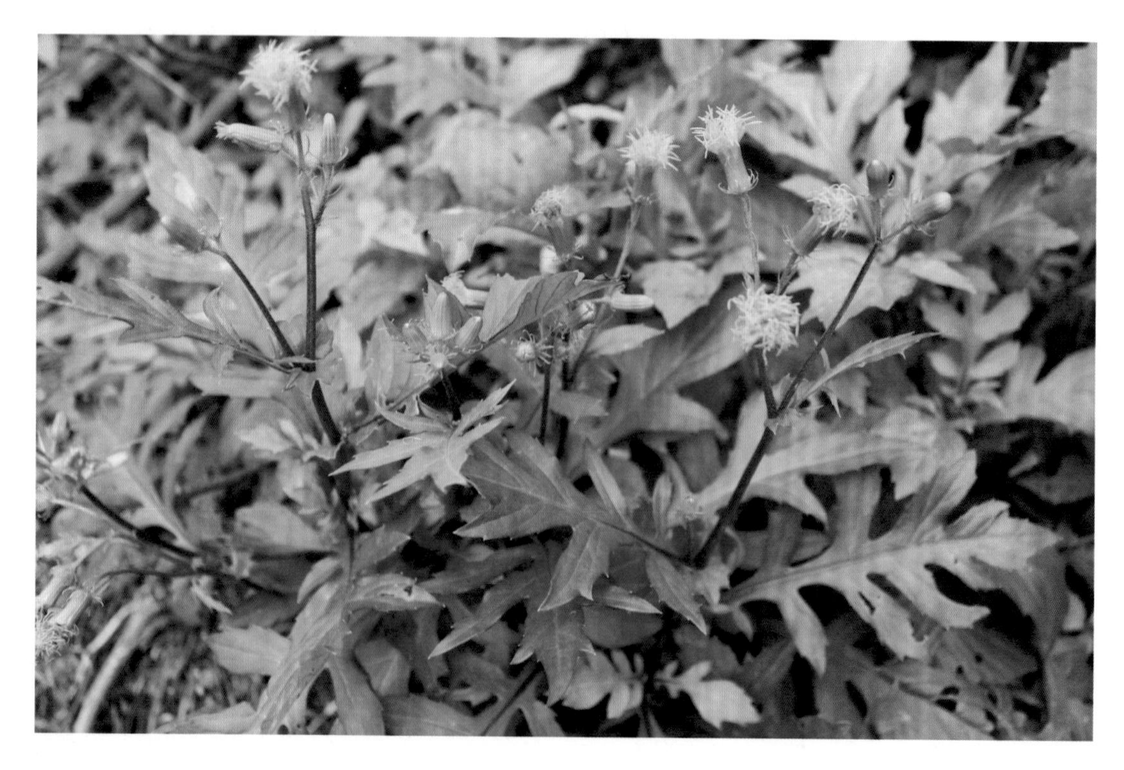

639 土木香（*Inula helenium*）

菊科植物土木香 *Inula helenium* L.。

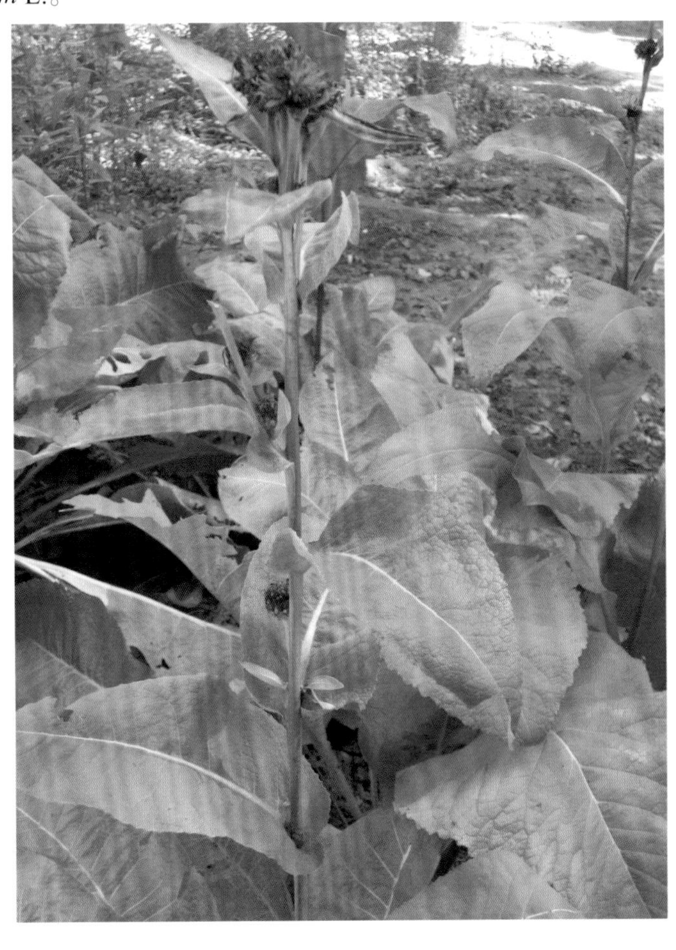

【形态与分布】　多年生草本。根茎块状而有分枝。茎直立，粗壮，高 60 ～ 150（250）cm，直径达 1cm，不分枝或上部有分枝，被开展的长毛。基部和下部叶宽椭圆状披针形至披针形，在花期常生存，长 10 ～ 40cm，叶片椭圆状披针形，边缘有不规则的齿或重齿，顶端尖，上面被基部疣状的糙毛，下面被黄绿色密茸毛；中脉和近 20 对的侧脉在下面稍高起，网脉明显；中部叶卵圆状披针形或长圆形，长 15 ～ 35cm，宽 5 ～ 18cm，茎生叶基部有耳，半抱茎，顶端尖；上部叶较小，披针形。头状花序少数，直径 6 ～ 8cm，排成伞房状，花序梗长 6 ～ 12cm；总苞片 5 ～ 6 层，外层宽大，草质，被茸毛，宽 6 ～ 9mm，内层干膜质，背面被疏毛，较外层长；舌状花黄色，舌片线形，顶端有 3 ～ 4 个不规则齿裂；管状花长 9 ～ 10mm，有披针形裂片。冠毛污白色，长 8 ～ 10mm，有极多数具细齿的毛。瘦果 4 面形或 5 面形，有棱和细沟，无毛，长 3 ～ 4mm。花期 6 ～ 9 月。

生于河边、田边等潮湿处。分布于我国新疆；湖北及河北、四川、浙江等省有栽培。

【功效应用】　根（药名土木香）：健脾和胃，行气止痛，安胎。用于胸胁及脘腹胀痛、呕吐泻痢、胸胁挫伤、岔气作痛、胎动不安。用量 3 ～ 9g，多入丸散服。

【化学成分】　含黄酮、萜类、生物碱、甾醇等成分。

【附注】　本种的干燥根为中药“土木香”，收载于《中国药典》。同属植物总状土木香 *Inula racemosa* Hook. f. 与本种相似，在湖北、甘肃、陕西、四川、西藏等地常栽培。主要区别：头状花序无梗或有 0.5 ～ 4cm 的梗，排列成总状花序；茎常有分枝。

640 湖北旋覆花（*Inula hupehensis*）

菊科植物湖北旋覆花 *Inula hupehensis*（Ling）Ling。

【形态与分布】 多年生草本。根茎横走。茎基部有不定根，茎从膝曲的基部直立或斜升，高 30 ～ 50cm，被柔毛，上部有少数开展的伞房状分枝。叶长圆状披针形至披针形，长 6 ～ 10cm，宽 1.5 ～ 2.5cm；下部叶较小，在花期枯萎，中部以上叶无柄，基部稍狭并扩大成圆耳形，抱茎，边缘有小尖头状疏锯齿，顶端渐尖，下面有黄色腺点，脉上有短柔毛，上面无毛；中脉和 7 ～ 8 对侧脉在下面稍高起，网脉明显。头状花序单生于枝端，直径 2.5 ～ 3.5cm。总苞半球形，直径 1 ～ 1.3cm；总苞片近等长，外层叶质或上部叶质，线状披针形，有腺点，被柔毛；内层线状披针形，边缘宽膜质，有缘毛。舌状花较总苞长 3 倍，舌片黄色，线形，长约 15mm，顶端有 3 齿；管状花花冠长约 3mm，有披针形裂片，裂片有腺点；冠毛约与花冠管部同长，有 5 个或稍多的微糙毛。瘦果近圆柱形，顶端截形，有 10 条深纵沟。花果期 6 ～ 9 月。

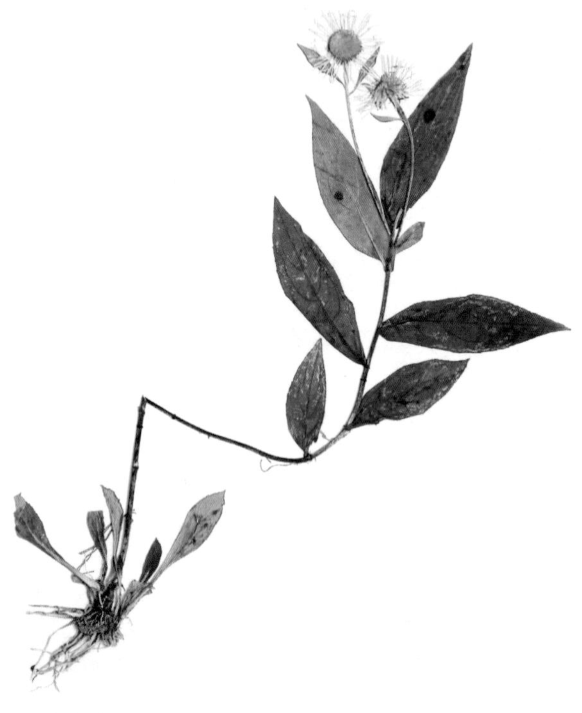

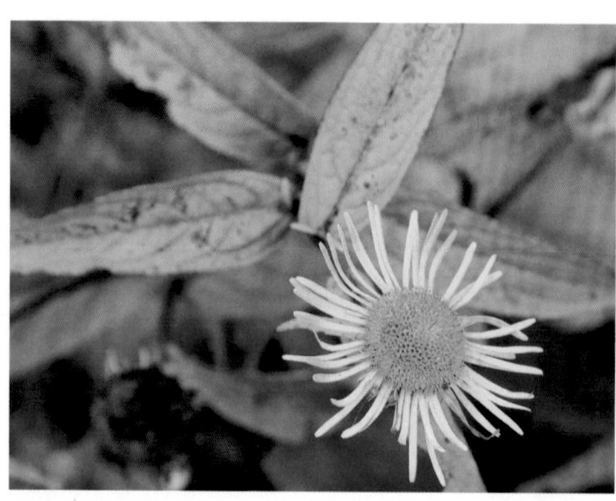

生于海拔 1300 ～ 1900m 的林下和山坡草地。分布于湖北西南部、重庆（巫山）。

【功效应用】 花序（药名金沸花）：降气止呕，消痰软坚。用于胸膈痰结、两胁胀痛、咳嗽气逆、痰涎黏稠、心下痞硬、噫气不除等。用量 3 ～ 9g，包煎。地上部分（药名金沸草）：有小毒。散风寒，化痰饮，消肿毒，利水软坚。

【化学成分】 地上部分含萜类、甾醇、黄酮、生物碱、苯丙素、酚类等成分；花序含黄酮、甾醇等成分。

【附注】 干燥花序在民间作中药旋覆花的习用品，《湖北省中药材质量标准》（2018 年版）以“湖北朝阳花”为名收载。

641 旋覆花（*Inula japonica*）

菊科植物旋覆花 *Inula japonica* Thunb.。

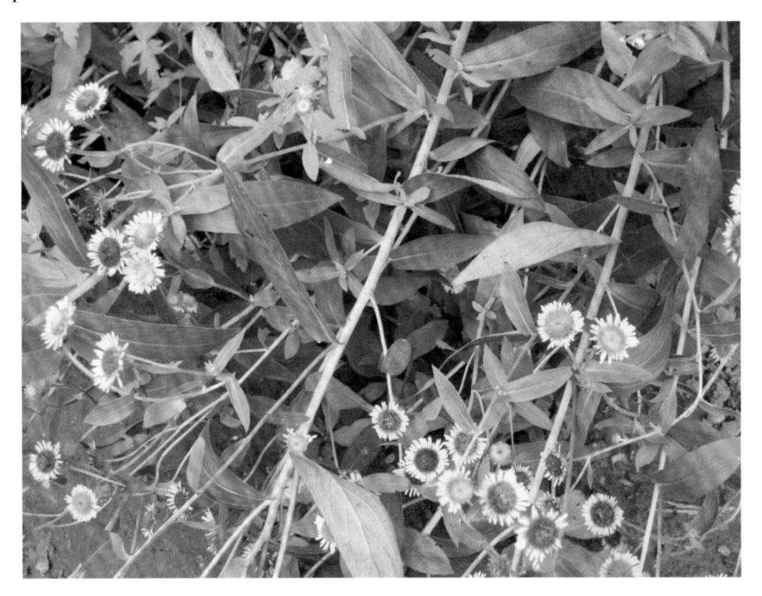

【形态与分布】 多年生草本。根茎短，横走或斜升。茎单生，有时2～3个簇生，直立，高30～70cm，被长伏毛。基部叶常较小，在花期枯萎；中部叶长圆形、长圆状披针形或披针形，长3～13cm，基部多少狭窄，常有圆形半抱茎的小耳，无柄，顶端稍尖或渐尖，边缘有小尖头状疏齿或全缘，下面有疏伏毛和腺点；上部叶渐狭小，线状披针形。头状花序直径3～4cm，多数或少数排成疏散伞房状，梗细；总苞片6层，线状披针形，仅最外层披针形而较长；舌状花黄色，顶端有3小齿；筒状花长约5mm。瘦果圆柱形，长1～1.2mm，有10条沟，顶端截，被疏短毛；冠毛白色，有20余条微糙毛，与筒状花近等长。花期6～10月，果期9～11月。

生于海拔150～2400m的山坡路旁、湿润草地、河岸和田埂上。分布于华中及华北、东北、华东地区和广东、四川、贵州等省。

【功效应用】 头状花序（药名旋覆花）：降气，消痰，行水，止呕。用于风寒咳嗽、痰饮蓄结、胸膈痞满、喘咳痰多、呕吐噫气、心下痞硬。用量3～9g。地上部分（药名金沸草）降气，消痰，行水。用于外感风寒、痰饮蓄结、咳喘痰多、胸膈痞满。用量5～10g。

【化学成分】 花序含有倍半萜内酯、黄酮等成分。

【附注】 本种与同属植物欧亚旋覆花 *Inula britannica* L. 的干燥头状花序为较常用中药"旋覆花"，收载于《中国药典》。另外，本种与同属植物线叶旋覆花 *Inula linariifolia* Turcz. 的干燥地上部分（药名金沸草）亦为中药，收载于《中国药典》。线叶旋覆花在华中地区有分布，主要区别为：叶条状披针形，有时为椭圆状披针形，边缘常反卷，基部渐狭成柄。

642 总状土木香（*Inula racemosa*）

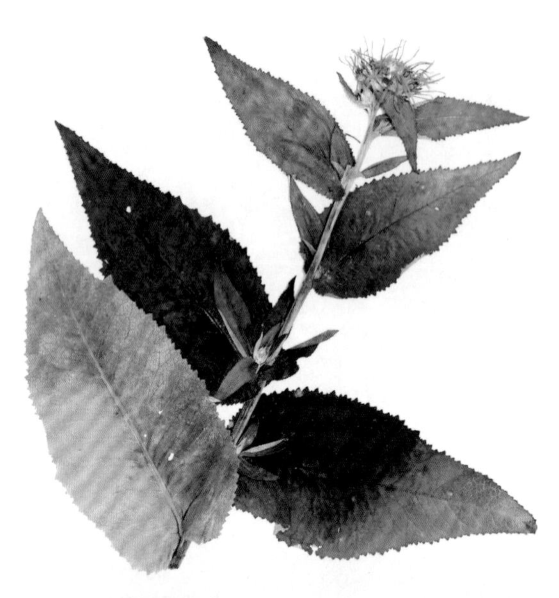

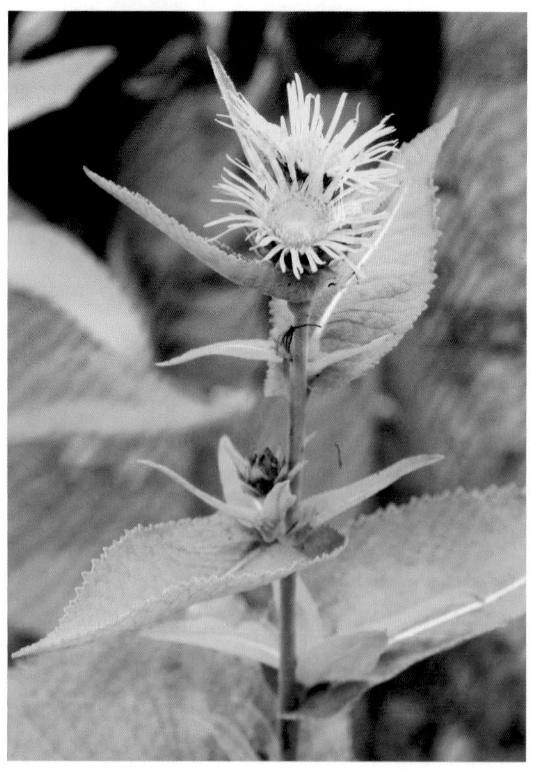

菊科植物总状土木香 *Inula racemosa* Hook. f.。

【形态与分布】 多年生草本。根圆锥形。茎高 60 ～ 200cm，基部木质，常有长分枝，稀不分枝，上部被长密毛。基部和下部叶椭圆状披针形，有具翅的长柄，长 20 ～ 50cm，宽 10 ～ 20cm；先端尖，基部渐狭，边缘有不规则锯齿，上面被基部疣状的糙毛，下面被黄绿色密茸毛，中脉粗壮，与侧脉 15 ～ 20 对在下面隆起；中部叶长圆形或卵圆状披针形，或有深裂，基部宽或心形，半抱茎；上部叶较小。头状花序少数或较多数，径 5 ～ 8cm，无或有长 0.5 ～ 4cm 的花序梗，排列成总状花序。总苞片 5 ～ 6 层，外层叶质，宽达 7mm；内层较外层长约 2 倍；最内层干膜质。舌状花的舌片线形，长约 2.5cm，顶端有 3 齿；管状花长 9 ～ 9.5mm。冠毛污白色，长 9 ～ 10mm，有 40 余个具微齿的毛。瘦果四或五面形，有棱和细钩。花期 8 ～ 9 月，果期 9 月。

生于海拔 700 ～ 1500m 的水边荒地、河滩、湿润草地，常栽培。分布于新疆天山阿尔泰山一带。湖北西部及陕西（洋县）、甘肃（榆中）、四川、西藏（拉萨）等地有栽培。

【功效应用】 根（药名土木香）：健脾和胃，行气止痛，驱虫。用于胃脘及胸腹胀痛、呕吐腹泻、痢疾、食积、虫积。

【化学成分】 根含挥发油、萜类、内酯、多糖等成分。

643 马兰（*Kalimeris indica*）

菊科植物马兰 *Kalimeris indica*（L.）Sch.-Bip.。

【形态与分布】 多年生草本，高 30 ～ 70cm。根茎有匍枝。茎直立。叶互生，薄质，倒披针形或倒卵状矩圆形，长 3 ～ 6（10）cm，宽 0.8 ～ 2（5）cm，顶端钝或尖，基部渐狭成具翅的长柄，边缘有疏粗齿或羽状裂片，上部叶小，全缘。头状花序直径约 2.5cm，单生于枝顶排成疏伞房状；总苞片 2 ～ 3 层，倒披针形或倒披针状矩圆形，上部草质，有疏短毛，边缘膜质，有缘毛；舌状花 1 层，舌片淡紫色；筒状花多数，筒部被短密毛。瘦果倒卵状矩圆形，极扁，长 1.5 ～ 2mm，褐色，边缘浅色而有厚肋，上部被腺及短柔毛；冠毛长 0.1 ～ 0.8mm，易脱落，不等长。花期 5 ～ 9 月，果期 8 ～ 10 月。

生于低山区、平坝或丘陵的潮湿地带。分布于全国各地。

【功效应用】 全草（药名马兰）：凉血止血，清热利湿，解毒消肿。用于吐血、衄血、血痢、崩漏、创伤出血、黄疸、水肿、淋浊、感冒、咳嗽、咽痛喉痹、痔疮、痈肿、丹毒、小儿疳积。用量 10 ～ 30g，孕妇慎服；外用适量。

【化学成分】 全草含有黄酮、萜类、挥发油等成分。

【附注】 （1）本种的干燥全草为中药“马兰草（鱼鳅串）”，曾收载于 1977 年版《中国药典》。（2）本种学名在《中国植物志》电子版中记载，现修订为 *Aster indicus* L.。

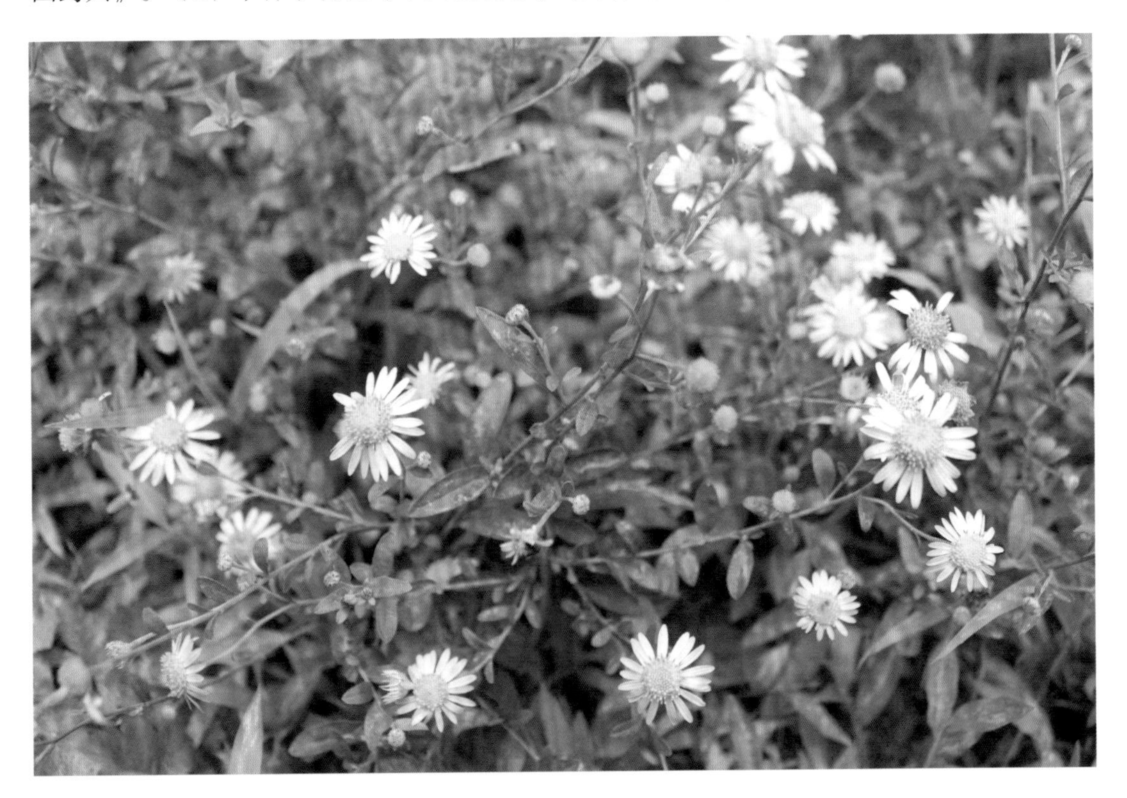

644 鹿蹄橐吾（*Ligularia hodgsonii*）

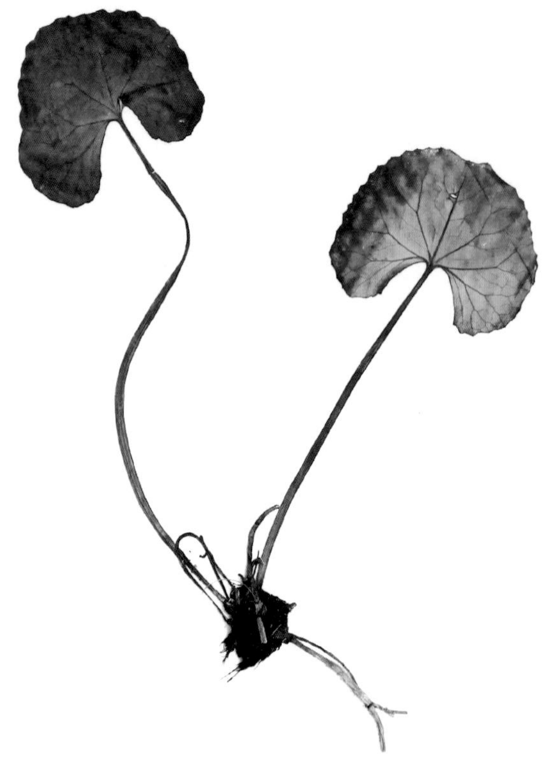

菊科植物鹿蹄橐吾 *Ligularia hodgsonii* Hook.。

【形态与分布】 多年生草本。根肉质，多数。茎直立，高达 100cm，上部及花序被白色蛛丝状柔毛和黄褐色有节短柔毛，下部光滑，具棱，基部被枯叶柄纤维包围。丛生叶及茎下部叶具长 10 ～ 30cm 的柄，基部具窄鞘，叶片肾形或心状肾形，长（2）5 ～ 8cm，宽 4.5 ～ 13.5cm，先端圆形，边缘具三角状齿或圆齿，齿端具软骨质小尖头，齿间具睫毛，基部弯缺宽或近似平截，叶质厚，两面光滑，叶脉掌状，网脉明显；茎中上部叶少，具短柄或近无柄，鞘膨大，宽约 1cm，叶片肾形，较下部者小。头状花序辐射状，单生至多数，排列成伞房状或复伞房状花序，分枝长 6 ～ 12cm，丛生或紧缩；苞片舟形，长 2 ～ 3cm，宽约 1cm；花序梗长 0.5 ～ 2.5cm；小苞片线状钻形，极短；总苞宽钟形，长大于宽，长 10 ～ 14mm，基部近平截或圆形，总苞片 8 ～ 9，排列紧密，长圆形，宽 3 ～ 4mm，先端紫红色，内层具宽膜质边缘。舌状花黄色，舌片长圆形，长 15 ～ 25mm，宽达 6mm，先端钝，有小齿；管状花多数，长 9 ～ 10mm，冠毛红褐色。瘦果圆柱形，长 7 ～ 8mm，光滑，具肋。花果期 7 ～ 10 月。

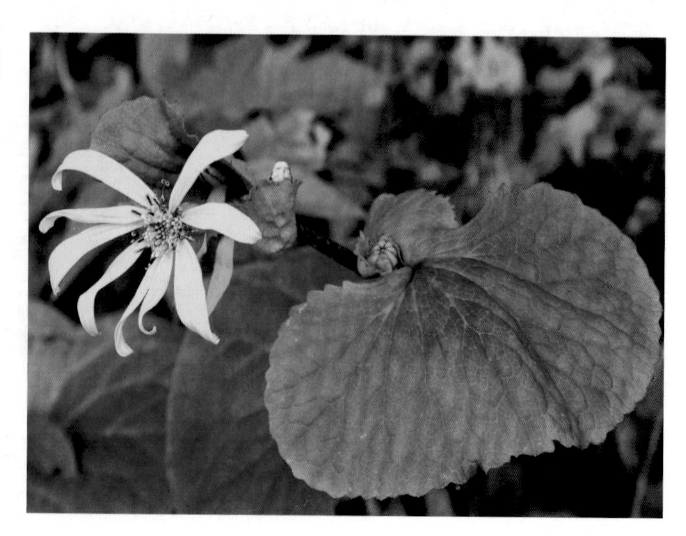

生于海拔 850 ～ 2800m 的河边、山坡草地及林中。分布于湖北西部及甘肃西南部、陕西南部、广西西部、重庆、四川北部、贵州西北部、云南东部。

【功效应用】 根、茎、叶、花：清热解毒，化痰止咳，活血止痛。

【化学成分】 含倍半萜、生物碱、多糖、酯类、黄酮等成分。

645 林荫千里光（*Senecio nemorensis*）

菊科植物林荫千里光 *Senecio nemorensis* L.。

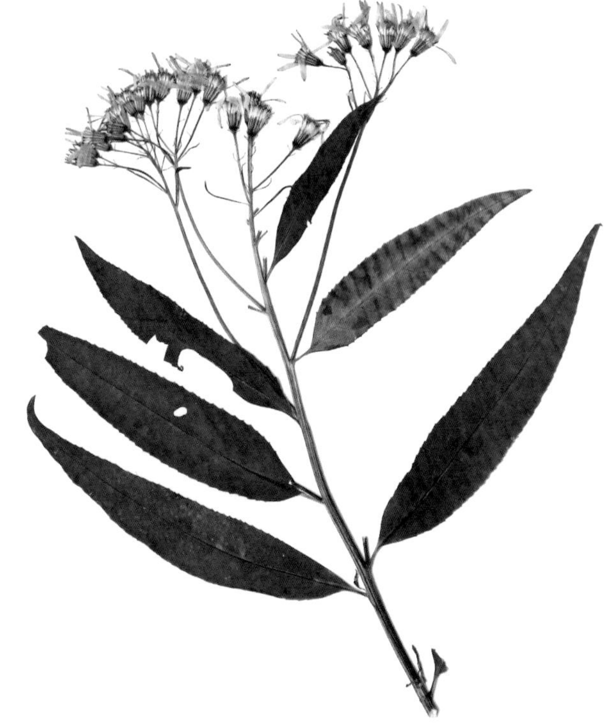

【形态与分布】 草本。根茎短粗，具多数被绒毛的纤维状根。茎单生或有时数个，直立，高可达1m，花序下不分枝，被疏柔毛或近无毛。基生叶和下部茎叶在花期凋落；茎中部叶多数，近无柄，披针形或长圆状披针形，长10～18cm，宽2.5～4cm，顶端渐尖或长渐尖，基部楔状渐狭或多少半抱茎，边缘具密锯齿，稀粗齿，两面被疏短柔毛或近无毛，侧脉7～9对，上部叶渐小，线状披针形至线形，无柄。头状花序具舌状花，多数，在茎、枝端或上部叶腋排成复伞房花序；花序梗细，长1.5～3mm，具3～4个线形小苞片。总苞近圆柱形，长6～7mm，宽4～5mm，具外层苞片；苞片4～5，线形，短于总苞。总苞片12～18，长圆形，长6～7mm，宽1～2mm，顶端三角状渐尖，草质，边缘干膜质。舌状花8～10，管部长5mm；舌片黄色，线状长圆形，长11～13mm，顶端具3细齿，具4脉；管状花15～16，花冠黄色，长8～9mm，管部长3.5～4mm，檐部漏斗状，裂片卵状三角形，长1mm，先端尖。瘦果圆柱形，长4～5mm；冠毛白色，长7～8mm。花期6～12月。

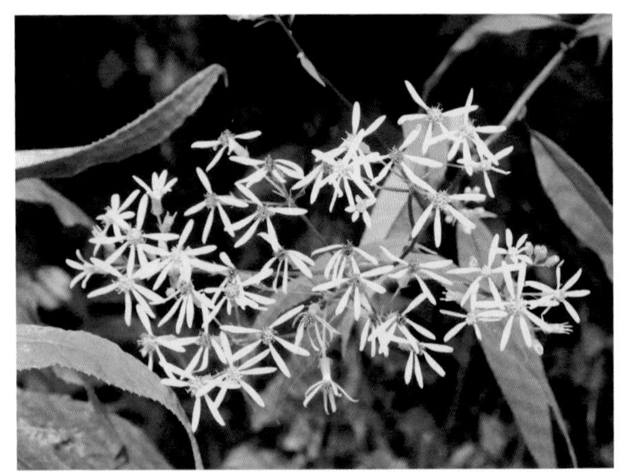

生于海拔770～3000m的林中开旷处、草地或溪边。分布于河南、湖北及吉林、河北、山西、陕西、甘肃、新疆、四川、贵州、台湾等省区和华东地区。

【功效应用】 全草：清热解毒。用于痢疾、肠炎、肝炎、结膜炎、中耳炎、痈疖疔毒。用量6～12g；外用鲜品捣敷。

【化学成分】 全草含生物碱、黄酮、倍半萜内酯、有机酸等成分。

【附注】 内服应用有肝毒性。

646 千里光（*Senecio scandens*）

菊科植物千里光 *Senecio scandens* Buch.-Ham. ex D. Don。

【形态与分布】 多年生草本。茎曲折，攀援，长 2 ～ 5m，多分枝，初常被密柔毛，后脱毛，直径 2 ～ 3mm，稀达 5mm。叶有短柄，叶片长三角形，长约 6 ～ 12cm，宽约 2 ～ 4.5cm，顶端长渐尖，基部截形或近斧形至心形，边缘有浅齿或深齿，或叶的下部有 2 ～ 4 对深裂片，稀近全缘，两面无毛或下面被短毛。头状花序多数，在茎及枝端排列成复总状的伞房花序，总花梗常反折或开展，被密微毛，有细条形苞叶；总苞筒状，长 5 ～ 7mm，基部有数个条形小苞片；总苞片 1 层，约 12 ～ 13 个，条状披针形，顶端渐尖；舌状花黄色，约 8 ～ 9 个，长约 10mm；筒状花多数。瘦果圆柱形，有纵沟，被短毛；冠毛白色，约与筒状花等长。花期 3 ～ 7 月。

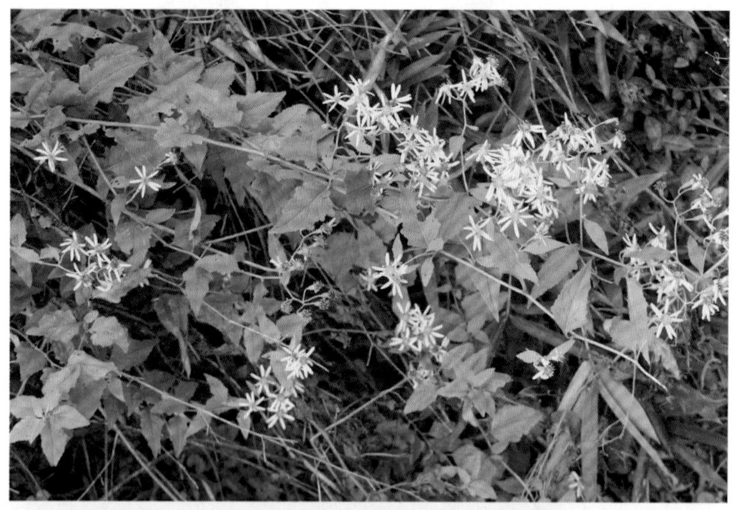

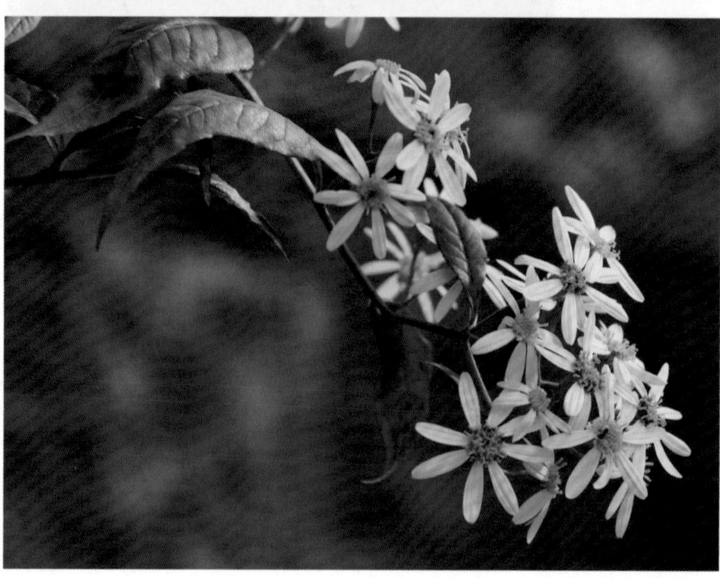

生于海拔 50 ～ 3200m 的森林、灌丛中，攀援于灌木、岩石上或溪边。广布于我国中部、东南、西北至西南地区。

【功效应用】 地上部分（药名千里光）：清热解毒，消肿明目，杀虫止痒。有小毒。用于风热感冒、咽喉肿痛、目赤肿痛、湿热泻痢、湿疹、疮疖、乳痈、日光性皮炎、蛇虫咬伤。用量 10 ～ 15g；外用适量，煎水熏洗，或鲜品捣敷。

【化学成分】 含生物碱、酚酸、黄酮、挥发油及萜类等成分。

【附注】 本种地上部分为中草药“千里光”，收载于《中国药典》。本品所含生物碱具有肝毒性。

647 豨莶（*Sigesbeckia orientalis*）

菊科植物豨莶 *Sigesbeckia orientalis* L.。

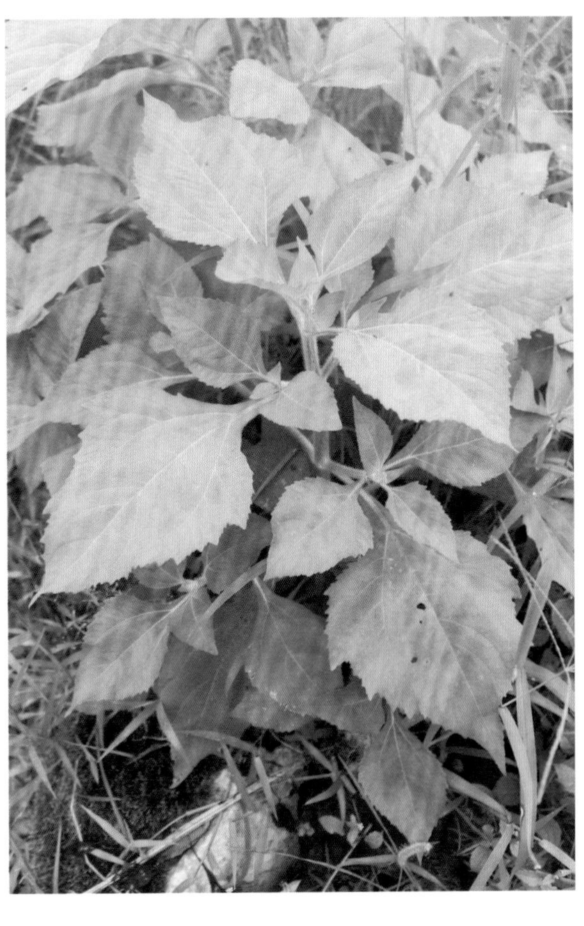

【形态与分布】 一年生草本。茎直立，高约 30 ～ 100cm，分枝斜升，上部的分枝常成复二歧状；全部分枝被灰白色短柔毛。基部叶花期枯萎；中部叶三角状卵圆形或卵状披针形，长 4 ～ 10cm，宽 1.8 ～ 6.5cm，基部阔楔形，下延成具翼的柄，顶端渐尖，边缘有规则的浅裂或粗齿，纸质，上面绿色，下面淡绿，具腺点，两面被毛，三出基脉，侧脉及网脉明显；上部叶渐小，卵状长圆形，边缘浅波状或全缘，近无柄。头状花序直径 15 ～ 20mm，多数聚生于枝端，排列成具叶的圆锥花序；花梗长 1.5 ～ 4cm，密生短柔毛；总苞阔钟状；总苞片 2 层，叶质，背面被紫褐色头状具柄的腺毛；外层苞片 5 ～ 6，线状匙形或匙形，开展，长 8 ～ 11mm，宽约 1.2mm；内层苞片卵状长圆形或卵圆形，长约 5mm，宽约 1.5 ～ 2.2mm。外层托片长圆形，内弯，内层托片倒卵状长圆形。花黄色；雌花花冠的管部长 0.7mm；两性管状花上部钟状，上端有卵圆形裂片 4 ～ 5。瘦果倒卵圆形，有 4 棱，顶端有灰褐色环状突起，长 3 ～ 3.5mm，宽 1 ～ 1.5mm。花期 4 ～ 9 月，果期 6 ～ 11 月。

生于海拔 110 ～ 2700m 的山野、荒草地、灌丛、林缘及林下。分布于湖北、湖南及陕西、甘肃等省和华东、华南、西南地区。

【功效应用】 地上部分（药名豨莶草）：祛风湿，通经络，清热解毒。用于风湿痹痛、筋骨不利、腰膝无力、半身不遂、高血压、疟疾、黄疸、痈肿疮毒、风疹湿疮、虫兽咬伤。用量 9 ～ 12g，大剂量 30 ～ 60g，捣汁或入丸散；外用适量，捣敷，或研末撒，或煎水熏洗。无风湿者慎服，生用或大剂量应用易致呕吐。

【化学成分】 地上部分含萜类、生物碱等成分。

【附注】 干燥地上部分为中药“豨莶草”来源之一，收载于《中国药典》。

648 腺梗豨莶（*Sigesbeckia pubescens*）

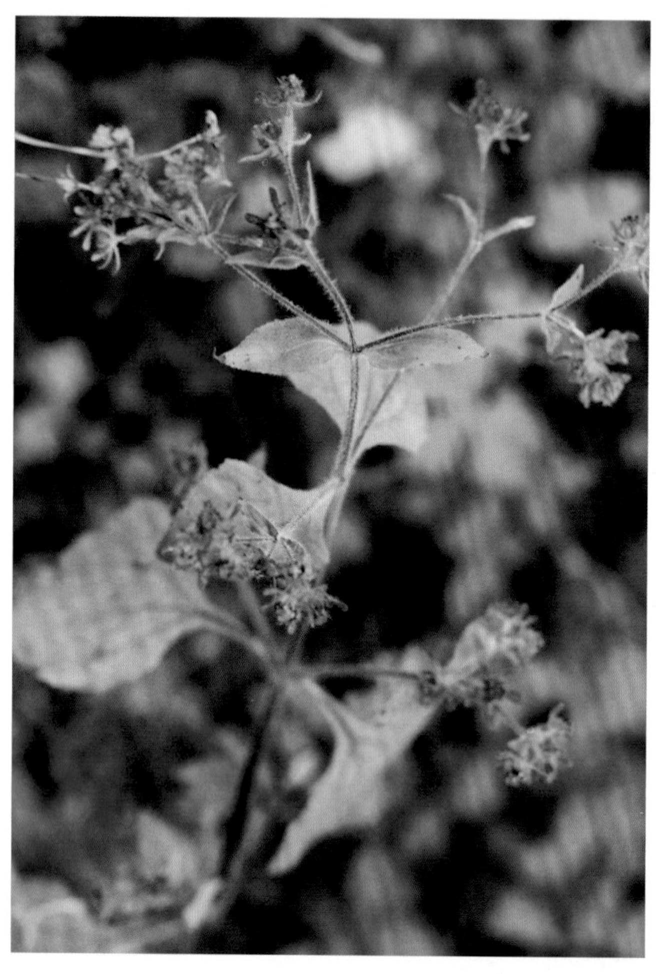

菊科植物腺梗豨莶 *Sigesbeckia pubescens* Makino。

【形态与分布】 一年生草本。茎上部多分枝，被灰白色长柔毛和糙毛。基部叶卵状披针形；中部叶卵圆形或卵形，长3.5～12cm，基部下延成具翼长1～3cm的柄，边缘有尖头状粗齿；上部叶披针形或卵状披针形；叶基脉三出，两面被平伏柔毛。头状花序直径1.8～2.2cm，多数排成疏散圆锥状；花序梗较长，密生紫褐色腺毛和长柔毛；总苞宽钟状，总苞片2层，叶质，背面密生紫褐色腺毛，外层线状匙形或宽线形，长0.7～1.4cm，内层卵状长圆形，长3.5mm。舌状花花冠管部长1～1.2mm，先端2～3（5）齿裂；两性管状花长约2.5mm，冠檐钟状，顶端4～5裂。瘦果倒卵圆形。花期5～8月，果期6～10月。

生于海拔160～3400m的山坡、山谷林缘、灌丛林下的草坪中，河谷、溪边、河槽潮湿地、旷野、耕地边等处也常见。分布于河南、湖北及吉林、辽宁、河北、山西、甘肃、陕西、西藏等省区和华东、西南地区。

【功效应用】 地上部分（药名豨莶草）：祛风湿，利关节，解毒。用于风湿痹痛、筋骨无力、腰膝酸软、四肢麻痹、半身不遂、风疹湿疮。用量9～12g。

【化学成分】 含二萜、黄酮、香豆素、甾醇等成分。

【附注】 本种的干燥地上部分为常用中药“豨莶草”来源之一，收载于《中国药典》。

649 华蟹甲（*Sinacalia tangutica*）

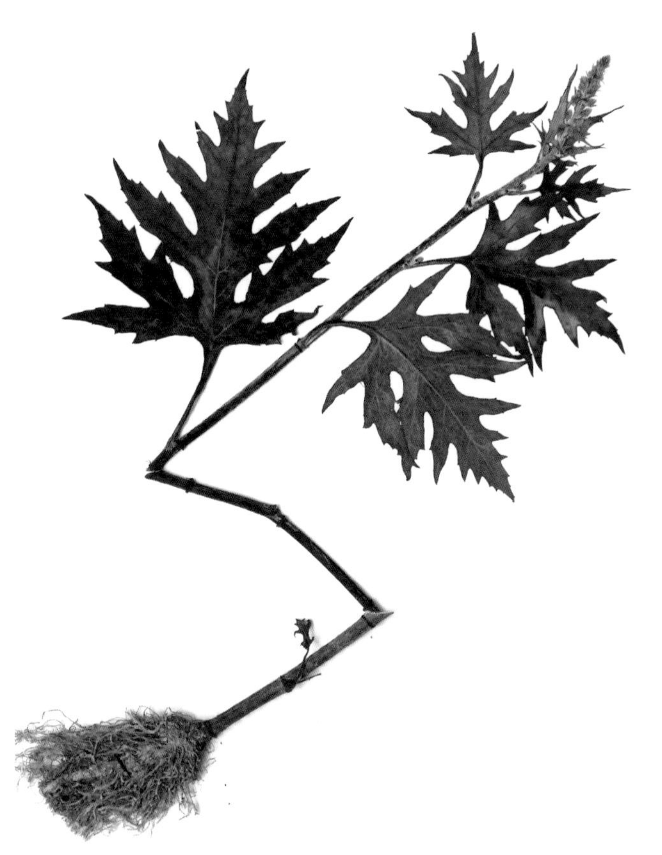

菊科植物华蟹甲（羽裂蟹甲草）*Sinacalia tangutica*（Maxim.）B. Nord.。

【形态与分布】 多年生草本，高 80 ～ 150cm。根茎肥大而呈块茎状。茎直立，初时疏生蛛丝状毛，后脱落。下部叶花期常凋落，叶厚纸质，心形，羽状深裂，裂片 3 ～ 4 对，窄或宽矩圆形，每个裂片又有数个小尖裂片和锯齿，基部截形或微心形，上面疏生贴短毛，下面特别沿叶脉有疏蛛丝状毛，中部叶大，长 10 ～ 16cm，宽 10 ～ 15cm，叶柄长 3 ～ 5cm，基部突然扩大，半抱茎，有短柔毛，上部叶渐小。头状花序极多数，在顶端和上部叶腋密集成金字塔状的宽圆锥花序，花序轴和总花梗有黄褐色短毛，总花梗细，有 1 ～ 3 个刚毛状的小苞片；总苞圆柱形，长约 8mm；总苞片 5，条形，稍钝，有 2 ～ 3 个舌状花，筒状花 4 ～ 7 个，花冠黄色。瘦果圆柱形，冠毛白色。

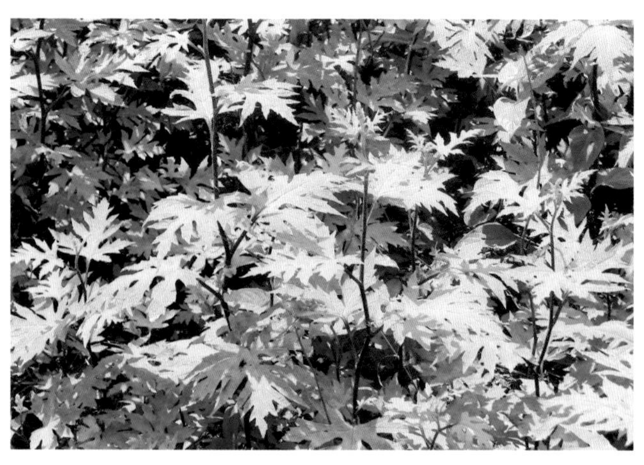

生于山坡草地、悬崖旁、沟边、草甸或林缘和路边，分布于湖北、湖南及河北、山西、陕西、宁夏、甘肃、青海、四川等省区。

【功效应用】 根茎：祛风，化痰，平肝。有小毒。用于头痛眩晕、风湿疼痛、偏瘫、咳嗽痰多。用量 6 ～ 9g，水煎或泡酒服。

【化学成分】 含萜类、生物碱、甾醇、木脂素、黄酮、长链脂肪酸等成分。

650 一枝黄花（*Solidago decurrens*）

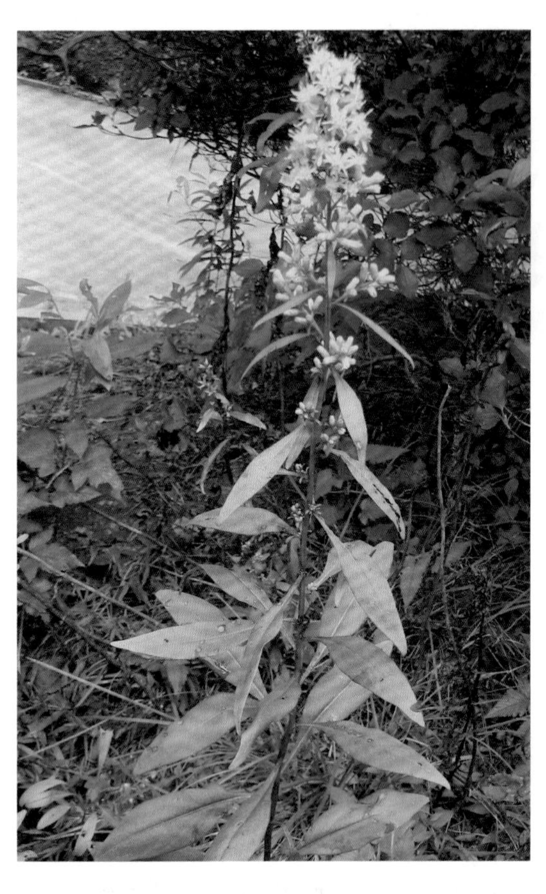

菊科植物一枝黄花 *Solidago decurrens* Lour.。

【形态与分布】 多年生草本，高 35 ～ 100cm。茎直立，通常细弱，单生或少数簇生，不分枝或中部以上分枝。中部茎叶椭圆形、长椭圆形、卵形或宽披针形，长 2 ～ 5cm，宽 1 ～ 2cm，下部楔形渐窄，有具翅的柄，仅中部以上边缘有细齿或全缘；向上叶渐小；下部叶与中部茎叶同形，有长 2 ～ 4cm 或更长的具翅的柄。全部叶较厚，两面、沿脉及叶缘有短柔毛或下面无毛。头状花序较小，长 6 ～ 8mm，宽 6 ～ 9mm，多数在茎上部排列成紧密或疏松的长 6 ～ 25cm 的总状花序或伞房圆锥花序，少有排列成复头状花序的。总苞片 4 ～ 6 层，披针形或披狭针形，顶端急尖或渐尖。舌状花舌片椭圆形，黄色。瘦果无毛，极少在顶端被稀疏柔毛。花果期 4 ～ 11 月。

生于海拔 565 ～ 2850m 的阔叶林缘、林下、灌丛中及山坡草地上。分布于华中、华东、华南、西南地区及台湾。

【功效应用】 全草（药名一枝黄花）：疏风散热，止咳化痰，解毒消肿。有小毒。用于感冒咳嗽、寒热往来、百日咳、黄疸型肝炎、咽喉肿痛、扁桃体炎、热泄、胃胀、小儿疳积、疮疖肿毒。用量 6 ～ 15g，鲜品或单方加倍；外用鲜品适量，捣敷。

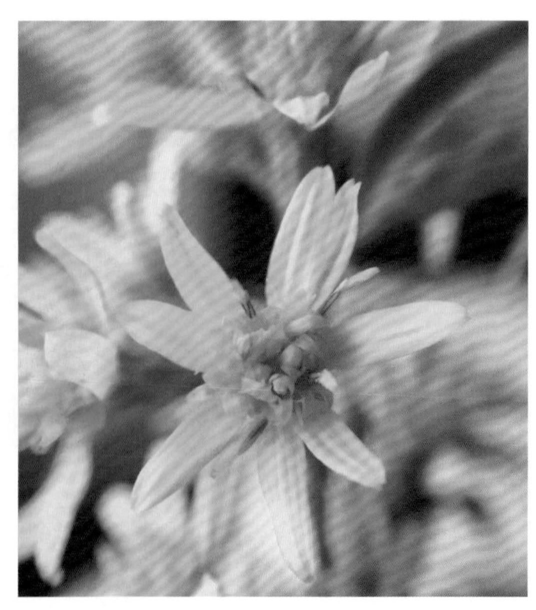

【化学成分】 含黄酮、皂苷、萜类、有机酸、甾醇等成分。

【附注】 本种干燥全草为常用中草药“一枝黄花”，收载于《中国药典》。

651 兔儿伞（*Syneilesis aconitifolia*）

菊科植物兔儿伞 *Syneilesis aconitifolia*（Bunge）Maxim.。

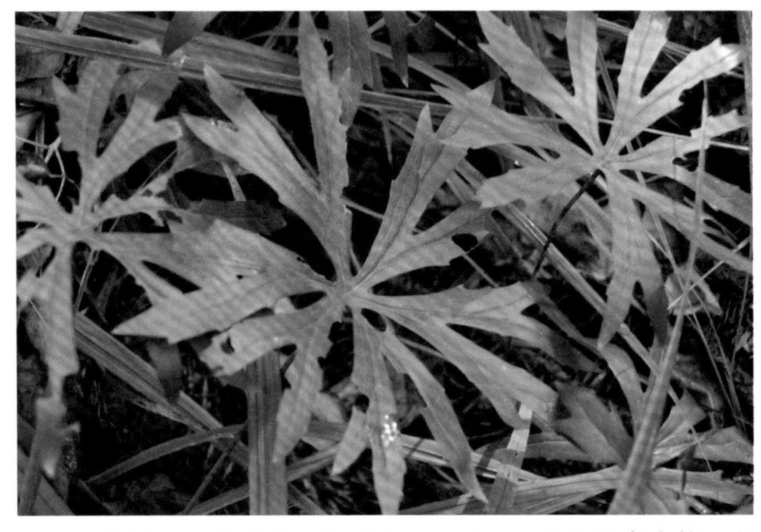

【形态与分布】 多年生草本。根茎匍匐。茎高 70 ～ 120cm，无毛。基生叶 1，花期枯萎。茎叶 2，互生，叶片圆盾形，直径 20 ～ 30cm，掌状深裂，裂片 7 ～ 9，作二至三回叉状分裂，裂片线状披针形，宽 4 ～ 8mm，边缘有不规则的锐齿，无毛，下部茎叶有长 10 ～ 16cm 的叶柄；中部茎叶较小，直径 12 ～ 24cm，通常有 4 ～ 5 裂片，叶柄长 2 ～ 6cm。头状花序多数，在顶端密集成复伞房状，梗长 5 ～ 16mm，基部有条形苞片；总苞圆筒状；总苞片 1 层，5 枚，矩圆状披针形，长 9 ～ 12mm，无毛；花筒状、淡红色，上部狭钟状，5 裂。瘦果圆柱形，长 5 ～ 6mm，有纵条纹；冠毛灰白色或淡红褐色。花期 6 ～ 7 月，果期 8 ～ 10 月。

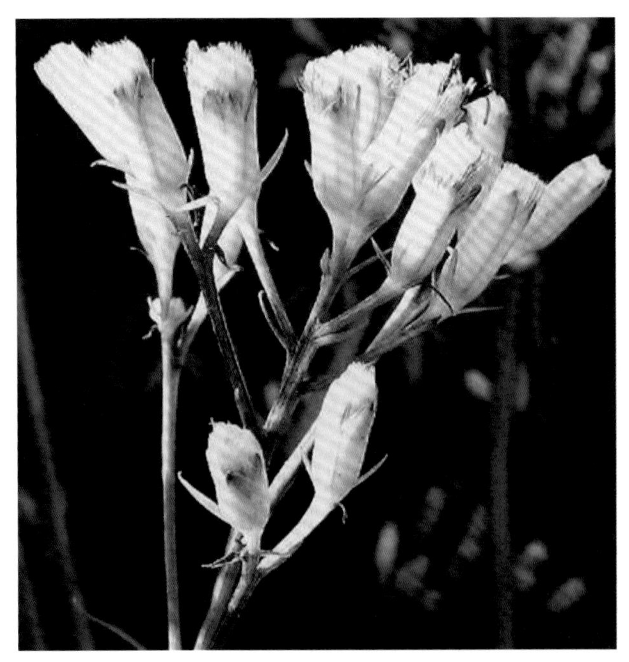

生于海拔 500 ～ 1800m 的山坡荒地、林缘或路旁。分布于华中及东北、华北地区和陕西、甘肃、贵州等省。

【功效应用】 全草（药名兔儿伞）：祛风除湿，舒筋活血，解毒消肿。用于风湿麻木、肢体疼痛、跌打损伤、月经不调、痈疽肿毒、瘰疬、痔疮。用量 10 ～ 15g；外用适量。

【化学成分】 含黄酮、生物碱、甾体、挥发油等成分。

652 蒲公英（*Taraxacum mongolicum*）

菊科植物蒲公英 *Taraxacum mongolicum* Hand.-Mazz.。

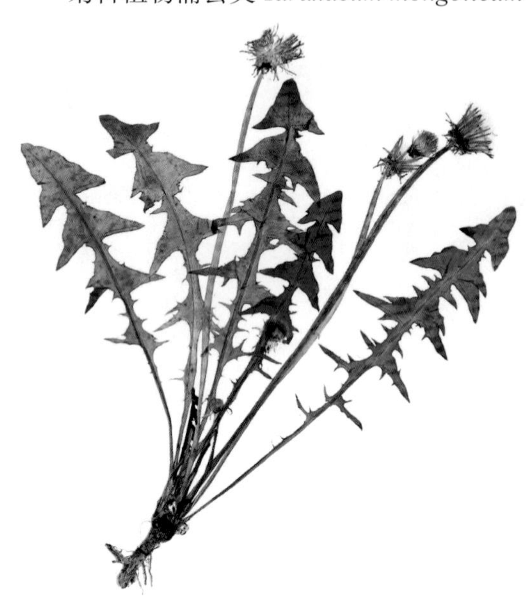

【形态与分布】 草本。叶倒卵状披针形、倒披针形或长圆状披针形，长 4 ～ 20cm，宽 1 ～ 5cm，先端钝或急尖，边缘具波状齿或羽状深裂，或倒向羽状深裂，或大头羽状深裂，顶端裂片较大，三角形或三角状戟形，全缘或具齿，每侧裂片 3 ～ 5，裂片三角形或三角状披针形，常具齿，平展或倒向，裂片间常夹生小齿，基部渐狭成柄，叶柄及主脉常带红紫色，疏被蛛丝状白色柔毛或几无毛。花葶 1 至数个，高 10 ～ 25cm，密被蛛丝状白色长柔毛；头状花序直径约 30 ～ 40mm；总苞钟状，长 12 ～ 14mm；总苞片 2 ～ 3 层，外层者卵状披针形或披针形，长 8 ～ 10mm，边缘宽膜质，先端增厚或具角状突起；内层线状披针形，长 10 ～ 16mm，具小角状突起；舌状花黄色，舌片长约 8mm，宽约 1.5mm，边缘花舌片背面具紫红色条纹。瘦果倒卵状披针形，上部具小刺，下部具成行的小瘤，顶端具长 6 ～ 10mm 的喙；冠毛白色，长约 6mm。花果期 4 ～ 10 月。

生于中、低海拔的山坡草地、路边、田野、河滩。分布于华中及东北、华北、华东、华南、西南地区和陕西、甘肃、青海、台湾等省区。

【功效应用】 全草（药名蒲公英）：清热解毒，消痈散结，利尿通淋。用于疔疮肿毒、瘰疬、乳痈、肺痈、肠痈、目赤肿痛、感冒发热、咳嗽、咽喉肿痛、肺炎、肠炎、肝炎、痢疾、胆囊炎、尿路感染、高血脂。用量 10 ～ 15g。

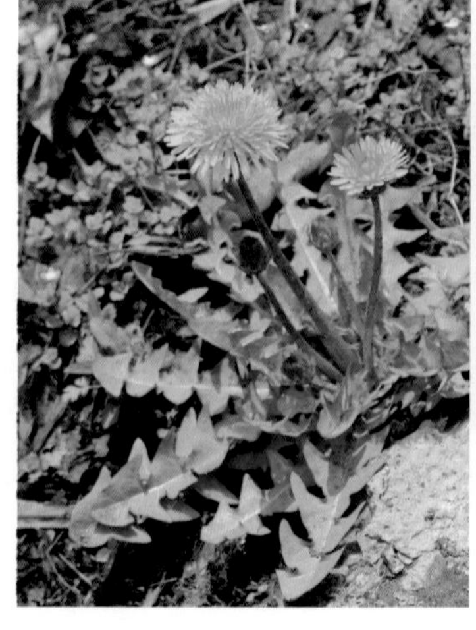

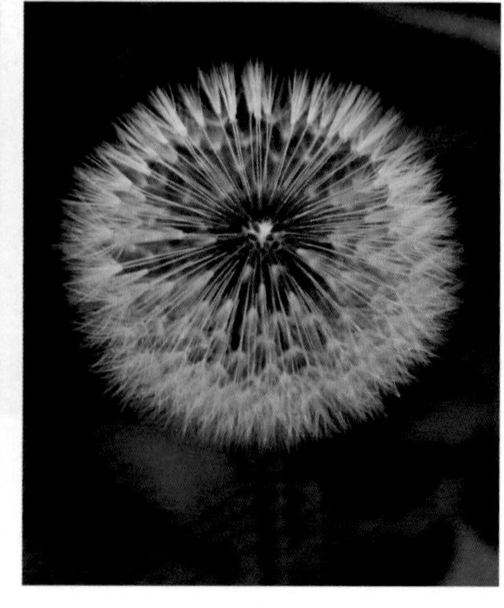

【化学成分】 全草含黄酮、酚酸、甾醇、萜类及倍半萜内酯、香豆素等成分。

【附注】 本种的干燥全草为中药“蒲公英”来源之一，收载于《中国药典》。

653 款冬（*Tussilago farfara*）

菊科植物款冬 *Tussilago farfara* L.。

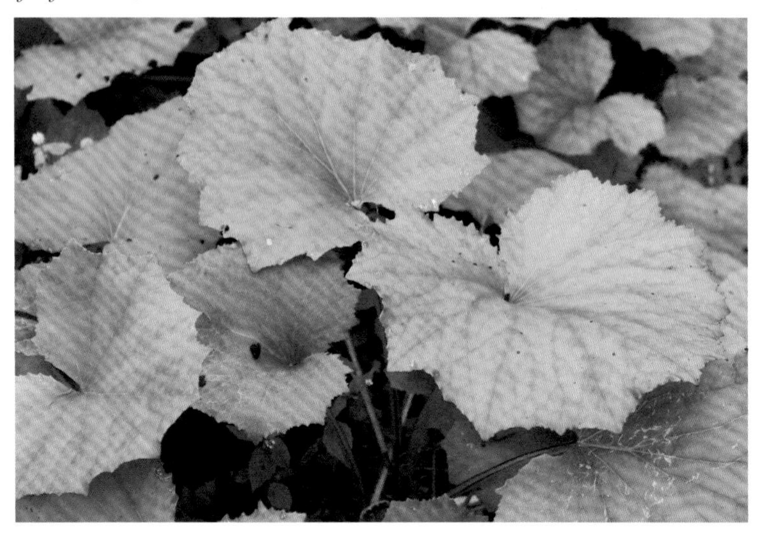

【形态与分布】 多年生草本。根茎褐色，横生地下。早春先抽出花葶数条，高 5 ～ 10cm，被白茸毛，具互生鳞片状叶 10 余片，淡紫褐色。头状花序直径 2.5 ～ 3cm，顶生；总苞钟状，果时长 15 ～ 18mm，总苞片 1 ～ 2 层，线形，顶端钝，常带紫色，被白色柔毛及脱毛，有时具黑色腺毛；边缘有多层雌花，花冠舌状，黄色，子房下位，柱头 2 裂；中央为两性筒状花，顶端 5 裂，雄蕊 5，花药基部尾状，柱头头状，通常不结实。瘦果长椭圆形，具 5 ～ 10 棱；冠毛淡黄色。后生出基生叶，阔心形，具长叶柄，叶长 3 ～ 12cm，宽 4 ～ 14cm，边缘有波状并在顶端增厚的黑褐色疏齿，下面密生白色茸毛，具掌状网脉，主脉 5 ～ 9 条；叶柄长 5 ～ 15cm，被白色绵毛。花期 4 月初。

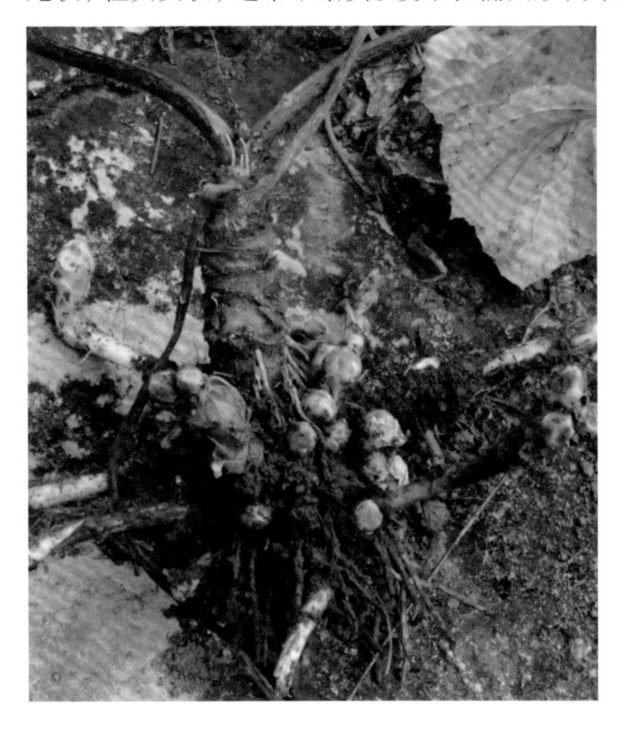

常生于山谷湿地或林下。分布于湖北、湖南、江西等省及华北、西北地区。

【功效应用】 花蕾（药名款冬花）：润肺下气，止咳化痰。用于新久咳嗽、喘咳痰多、劳嗽咳血。用量 5 ～ 10g。

【化学成分】 含黄酮、酚酸、萜类、生物碱、多糖、甾醇等成分。

【附注】 本种的干燥花蕾为中药“款冬花”，收载于《中国药典》。

654 苍耳（*Xanthium strumarium*）

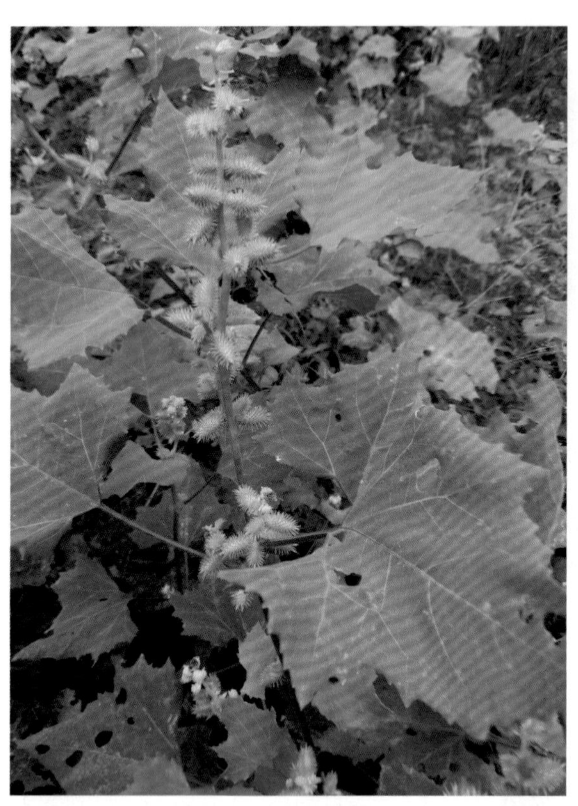

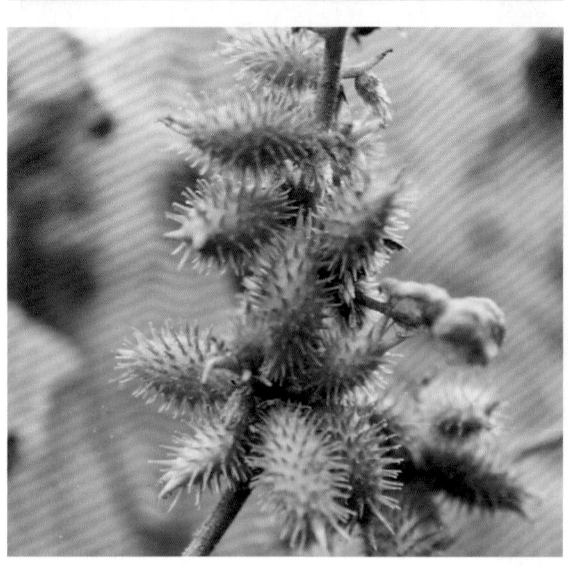

菊科植物苍耳 *Xanthium strumarium* L.（*Xanthium sibiricum* Patr. ex Widd.）。

【形态与分布】 一年生草本，高可达 90cm。叶卵状三角形或心形，长 4 ～ 9cm，宽 5 ～ 10cm，基出三脉，两面被贴生的糙伏毛；叶柄长 3 ～ 11cm。雄头状花序球形，密生柔毛；雌头状花序椭圆形，内层总苞片结成囊状。成熟的具瘦果的总苞变坚硬，绿色、淡黄色或红褐色，外面疏生具钩的总苞刺，苞刺长 1 ～ 1.5mm，喙长 1.5 ～ 2.5mm；瘦果 2，倒卵形。花期 6 ～ 7 月，果期 7 ～ 10 月。

生于山坡、草地、路旁。分布于全国各地。

【功效应用】 果实（药名苍耳子）：发汗通窍，散风祛湿。有小毒。用于感冒头痛、慢性鼻炎、疟疾、风湿性关节炎。全草：祛风散热，解毒杀虫。用于头风、头晕、湿痹拘挛、目赤、目翳、子宫出血、深部脓肿、麻风、皮肤湿疹、肠炎菌痢。用量 3 ～ 10g。

【化学成分】 叶含倍半萜内酯、三萜醇、甾醇、水溶性苷等成分。

【附注】 （1）本种干燥成熟果实为中药“苍耳子”，收载于《中国药典》。（2）幼苗及茎叶有剧毒。

655 香蒲（*Typha orientalis*）

香蒲科植物香蒲（东方香蒲）*Typha orientalis* Presl。

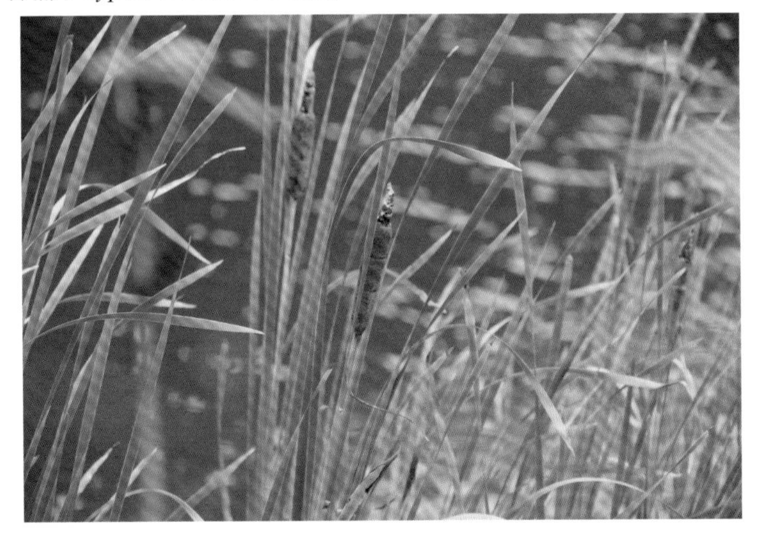

【形态与分布】 多年生水生或沼生草本。根茎乳白色。地上茎粗壮，向上渐细，高 1.3 ～ 2m。叶片条形，长 40 ～ 70cm，宽 0.4 ～ 0.9cm，光滑无毛，上部扁平，下部腹面微凹，背面逐渐隆起呈凸形；叶鞘抱茎。雌雄花序紧密连接；雄花序长 3 ～ 9cm，花序轴具白色弯曲柔毛，自基部向上具 1 ～ 3 枚叶状苞片，花后脱落；雌花序长 4.5 ～ 15.2cm，基部具 1 枚叶状苞片，花后脱落；雄花通常由 3 枚雄蕊组成，有时 2 枚，或 4 枚雄蕊合生，花药长约 3mm，花丝很短，基部合生成短柄；雌花无小苞片；孕性雌花柱头匙形，外弯，长约 0.5 ～ 0.8mm，花柱长 1.2 ～ 2mm，子房纺锤形至披针形，子房柄细弱，长约 2.5mm；不孕雌花子房长约 1.2mm，近于圆锥形，先端呈圆形，不发育柱头宿存；白色丝状毛通常单生，有时几枚基部合生，稍长于花柱，短于柱头。小坚果椭圆形至长椭圆形；果皮具长形褐色斑点。种子褐色，微弯。花果期 5 ～ 8 月。

生于湖泊、池塘、沟渠、沼泽及河流缓流带。分布于华中及东北、华北、华东、华南地区和陕西、台湾等省。

【功效应用】 花粉（药名蒲黄）：止血，化瘀，通淋。用于吐血、衄血、咯血、崩漏、外伤出血、经闭、痛经、胸腹刺痛、跌扑肿痛、血淋涩痛。用量 5 ～ 10g，孕妇慎用；外用适量，敷患处。

【化学成分】 花粉含甾体、黄酮、有机酸、多元醇等成分。

【附注】 （1）具本种的干燥花粉为中药“蒲黄”来源之一，收载于《中国药典》。（2）同属植物水烛 *Typha angustifolia* L. 同等药用，在华中地区及全国多数省区均有分布。主要区别有：雌、雄花序不连接，间隔 2 ～ 15cm；雄花序在上，长 10 ～ 30cm。

656 水烛（*Typha angustifolia*）

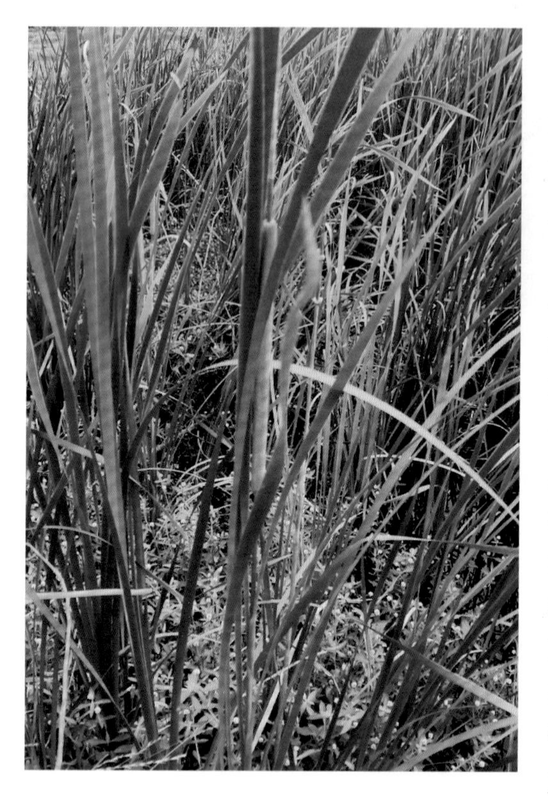

香蒲科植物水烛 *Typha angustifolia* L.。

【形态与分布】 多年生，水生或沼生草本。根茎乳黄色、灰黄色，先端白色。茎直立，粗壮，高约 1.5 ～ 2.5m。叶片长 54 ～ 120cm，宽 0.4 ～ 0.9cm，上部扁平，中部以下腹面微凹，背面向下渐隆起，下部横切面半圆形；叶鞘抱茎。雌雄花序相距 2.5 ～ 6.9cm；雄花序轴具褐色扁柔毛，单出，或分叉；叶状苞片 1 ～ 3，花后脱落；雌花序长 15 ～ 30cm，基部具 1 叶状苞片，常比叶片宽，花后脱落；雄花由（2）3（4）雄蕊合生，花丝短，细弱，下部合生成柄，长 1.5 ～ 3mm，向下渐宽；雌花具小苞片；孕性雌花柱头窄条形或披针形，长约 1.3 ～ 1.8mm，花柱长 1 ～ 1.5mm，子房纺锤形，长约 1mm，具褐色斑点，子房柄纤细，长约 5mm；不孕雌花子房倒圆锥形，长 1 ～ 1.2mm，具褐色斑点，先端黄褐色，不育柱头短尖；白色丝状毛着生于子房柄基部，并向上延伸，与小苞片近等长，均短于柱头。小坚果长椭圆形，长约 1.5mm，具褐色斑点，纵裂。种子深褐色。花果期 6 ～ 9 月。

生于湖泊、河流、沼泽、池塘浅水处，水深稀达 1m 或更深，水体干枯时可生于湿地。分布于河南、湖北及山东、陕西、甘肃、新疆、江苏、云南、台湾等省区和东北、华北地区。

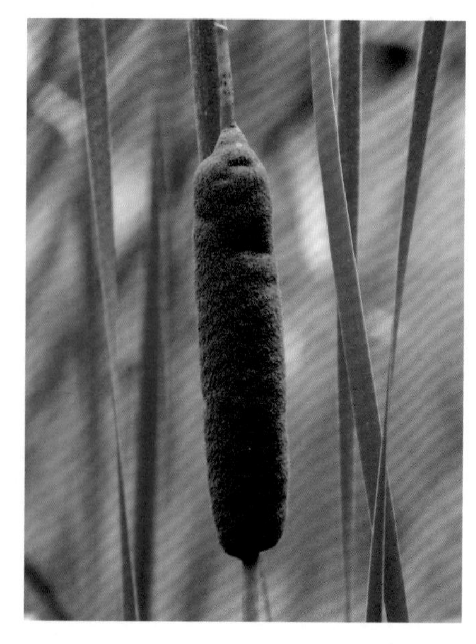

【功效应用】 花粉（药名蒲黄）：止血，化瘀，通淋。用于吐血、衄血、咯血、崩漏、外伤出血、经闭、痛经，脘腹刺痛，跌扑肿痛，血淋涩痛。用量 5 ～ 10g，孕妇慎用；外用适量，敷患处。

【化学成分】 花粉含黄酮、生物碱、脂肪酸、氨基酸等。

【附注】 本种与香蒲（东方香蒲）*Typha orientalis* Presl 的干燥花粉为常用中药“蒲黄”，收载于《中国药典》。

657 眼子菜（*Potamogeton distinctus*）

眼子菜科植物眼子菜 *Potamogeton distinctus* A. Benn.。

【形态与分布】 多年生水生草本，根状茎匍匐。茎圆柱形，较细弱，长约 50cm。叶二型；浮水叶互生，花序梗下的对生，宽披针形至卵状椭圆形，长 5 ～ 13cm，宽 2 ～ 4cm，先端尖或钝圆，基部钝圆或有时近楔形，柄长 4 ～ 15cm；沉水叶互生，披针形或条状披针形，具细网脉，柄比浮水叶的短；托叶膜质，长 2 ～ 7cm，早落。穗状花序生于浮水叶的叶腋；花序梗长 4 ～ 8cm，比茎粗；穗长 4 ～ 5cm，密生黄绿色小花。小坚果宽卵形，略偏斜，长 3 ～ 3.5mm，腹面近于直，背部有 3 脊，侧面两条较钝，基部通常有 2 突起。花果期 5 ～ 10 月。

生于池塘、稻田和水沟等静水中，水体多呈微酸性至中性。分布于华中及东北、华北、西北、华东、华南、西南地区。

【功效应用】 全草（药名眼子菜）：清热解毒，利尿，消积。用于急性结膜炎、黄疸、水肿、白带、小儿疳积、蛔虫病；外用治痈疖肿毒。用量 15 ～ 30g；外用鲜品适量，捣敷，或煎水洗。

【化学成分】 含糖苷、多糖等成分。

【附注】 本种为常见的稻田杂草或恶性杂草。

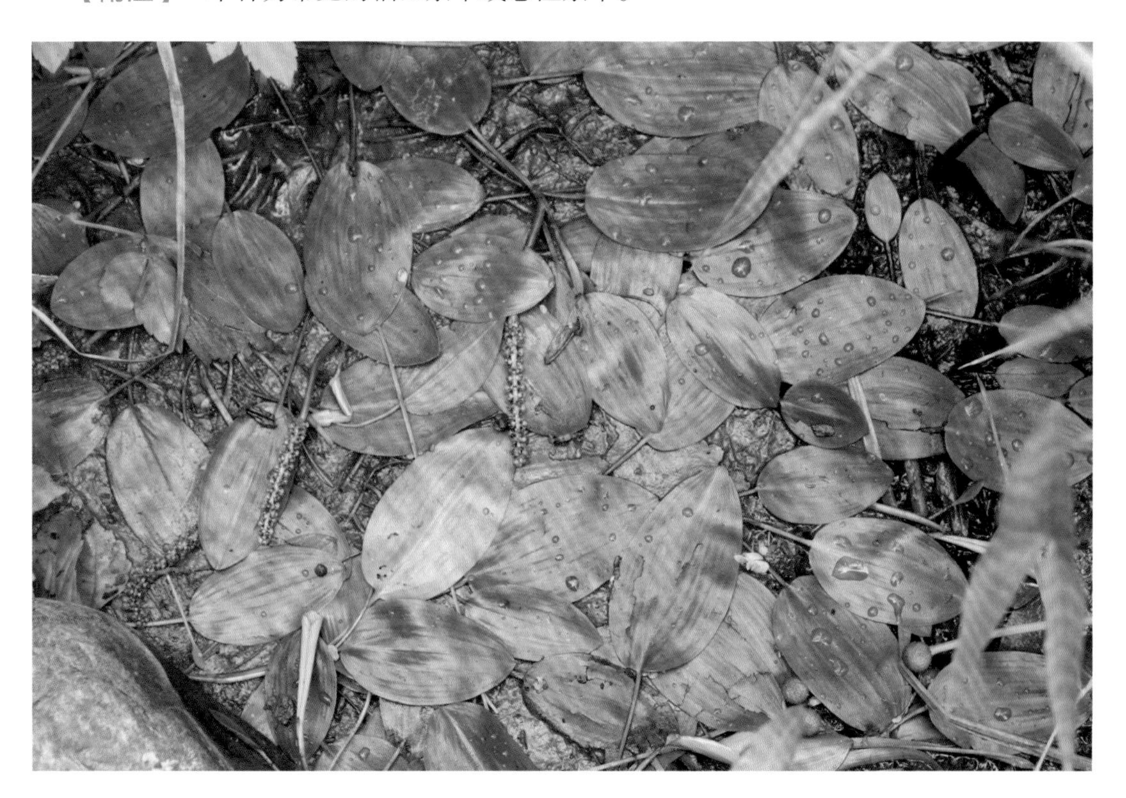

658 东方泽泻（*Alisma orientale*）

泽泻科植物东方泽泻（泽泻）*Alisma orientale*（Sam.）Juz.。

【形态与分布】 多年生水生或沼生草本。块茎直径 1 ～ 2cm，或较大。叶多数；挺水叶宽披针形、椭圆形，长 3.5 ～ 11.5cm，宽 1.3 ～ 6.8cm，先端渐尖，基部近圆形或浅心形，叶脉 5 ～ 7 条，叶柄长 3.2 ～ 34cm，较粗壮，基部渐宽，边缘窄膜质。花葶高 35 ～ 90cm，或更高。花序长 20 ～ 70cm，具 3 ～ 9 轮分枝，每轮分枝 3 ～ 9 枚；花两性，直径约 6mm；花梗不等长，（0.5 ～）1 ～ 2.5cm；外轮花被片卵形，长 2 ～ 2.5mm，边缘窄膜质，具 5 ～ 7 脉，内轮花被片近圆形，比外轮大，白色、淡红色，稀黄绿色，边缘波状；心皮排列不整齐；花丝长 1 ～ 1.2mm；花托在果期呈凹凸，高约 0.4mm。瘦果椭圆形，长 1.5 ～ 2mm，背部具 1 ～ 2 条浅沟，腹部自果喙处凸起，呈膜质翅，两侧果皮纸质，果喙长约 0.5mm，自腹侧中上部伸出。种子紫红色，长约 1.1mm，宽约 0.8mm。花果期 5 ～ 9 月。

生于海拔 2500m 左右以下的湖泊、水塘、沟渠、沼泽中。分布于华中及东北、华北、西北、华东、华南、西南地区。

【功效应用】 块茎（药名泽泻）利水渗湿，泻热通淋。用于小便不利、热淋涩痛、水肿胀满、泄泻、痰饮眩晕、遗精。用量 6 ～ 12g。

【化学成分】 含三萜、倍半萜等成分。

【附注】 本种的干燥块茎为中药“泽泻”，收载于《中国药典》。

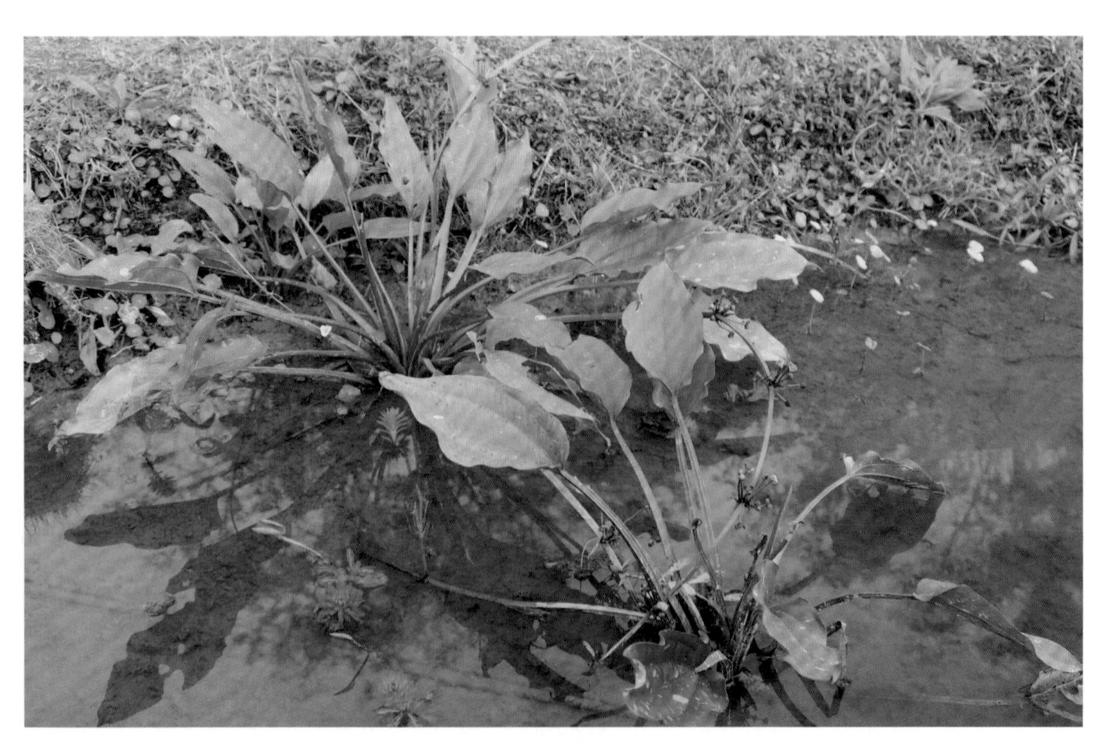

659 野慈姑（*Sagittaria trifolia*）

泽泻科植物野慈姑 *Sagittaria trifolia* L.。

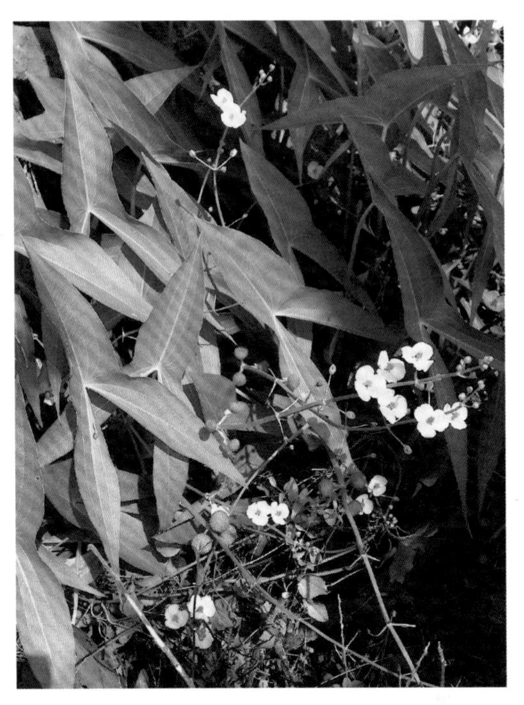

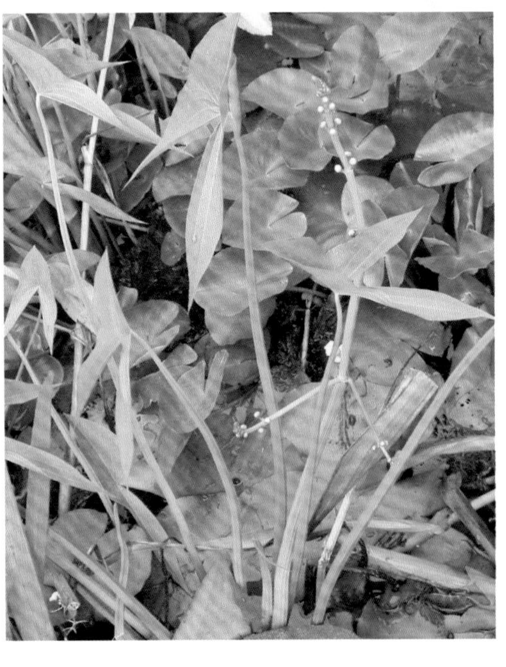

【形态与分布】 多年生水生或沼生草本。根状茎横走，较粗壮，末端膨大，或否。挺水叶箭形，叶片长短、宽窄变异很大，通常顶裂片短于侧裂片，比值约 1 ∶ 1.2 ～ 1 ∶ 1.5，有时侧裂片更长，顶裂片与侧裂片之间缢缩，或否；叶柄基部渐宽，鞘状，边缘膜质，具横脉，或不明显。花葶直立，高（15 ～）20 ～ 70cm，或更高，通常粗壮。花序总状或圆锥状，长 5 ～ 20cm，有时更长，具分枝 1 ～ 2 枚，具花多轮，每轮 2 ～ 3 花；苞片 3，基部多少合生，先端尖。花单性；花被片反折，外轮花被片椭圆形或广卵形，长 3 ～ 5mm，宽 2.5 ～ 3.5mm；内轮花被片白色或淡黄色，长 6 ～ 10mm，宽 5 ～ 7mm，基部收缩，雌花通常 1 ～ 3 轮，花梗短粗，心皮多数，两侧压扁，花柱自腹侧斜上；雄花多轮，花梗斜举，长 0.5 ～ 1.5cm，雄蕊多数，花药黄色，长 1 ～ 1.5（2）mm，花丝长短不一，约 0.5 ～ 3mm，通常外轮短，向里渐长。瘦果两侧压扁，长约 4mm，宽约 3mm，倒卵形，具翅，背翅多少不整齐；果喙短，自腹侧斜上。种子褐色。花果期 5 ～ 10 月。

生于湖泊、池塘、沼泽、沟渠、水田等水域。几乎全国各地均有分布（西藏等少数地区除外）。

【功效应用】 全草：凉血止血，止咳通淋，散结解毒。用于产后血闷、胎衣不下、带下、崩漏、衄血、呕血、咳嗽痰血、淋浊、疮肿、目赤肿痛、角膜白斑、瘰疬、睾丸炎、骨膜炎、毒蛇咬伤。用量 15 ～ 30g，或绞汁，孕妇慎服；外用适量，捣敷。

660 薏苡（*Coix lacryma-jobi*）

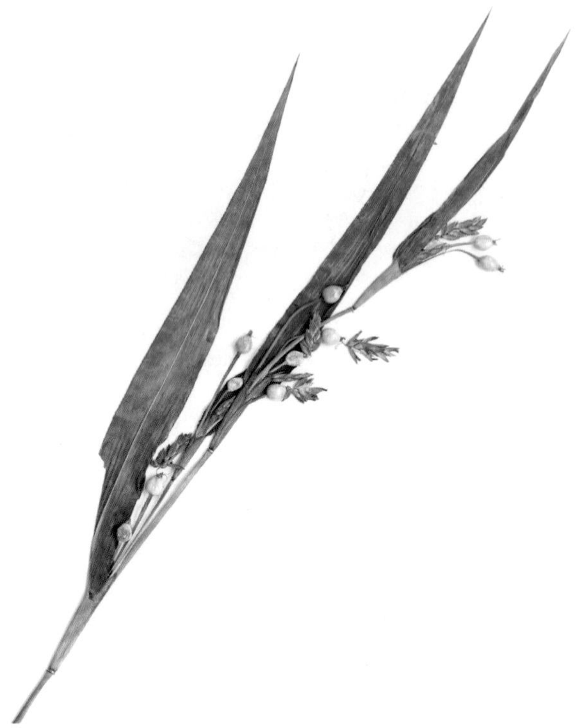

禾本科植物薏苡 *Coix lacryma-jobi* L.。

【形态与分布】 一年生或多年生草本。秆直立，高 1 ～ 1.5m，丛生，多分枝，基部节上生根。叶互生，长披针形，鞘状抱茎，中脉粗厚而明显，两面光滑，边缘粗糙。总状花序从上部叶鞘内抽出，1 至数个成束；雄小穗复瓦状排列于穗轴的每节上；雌小穗包于卵形硬质的总苞中，成熟时变成珠子状，灰白色或蓝紫色，坚硬而光滑，顶端尖，有孔。花期秋季。

生于河边、溪涧边或阴湿山谷中，或为栽植。湖北等南方各省有野生。

【功效应用】 种仁（药名薏苡仁）：健脾利湿，清热排脓。用于水肿、脚气、小便不利、脾虚泄泻、肺脓疡、阑尾炎、四肢酸痛、白带过多、胃癌、子宫颈癌、绒毛膜上皮癌等。用量 9 ～ 30g，孕妇慎服。

【化学成分】 种仁含脂肪油（油中含薏苡仁酯、薏苡内酯）、氨基酸、多糖等成分。

【附注】 本种的干燥成熟种仁为中药“薏苡仁”，收载于《中国药典》。

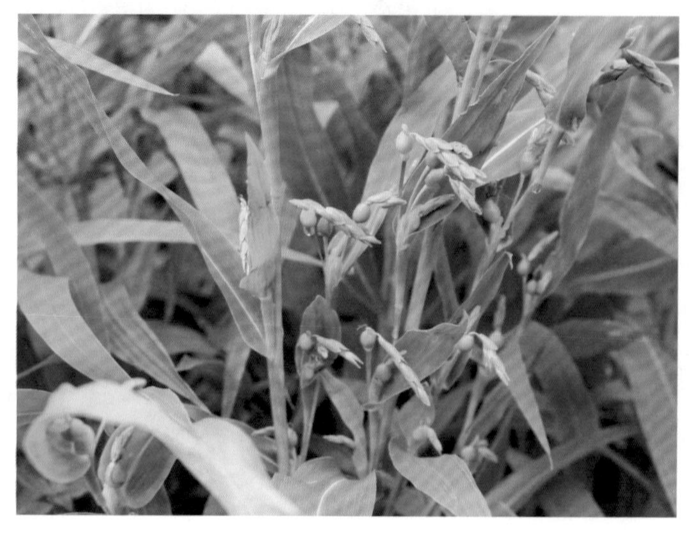

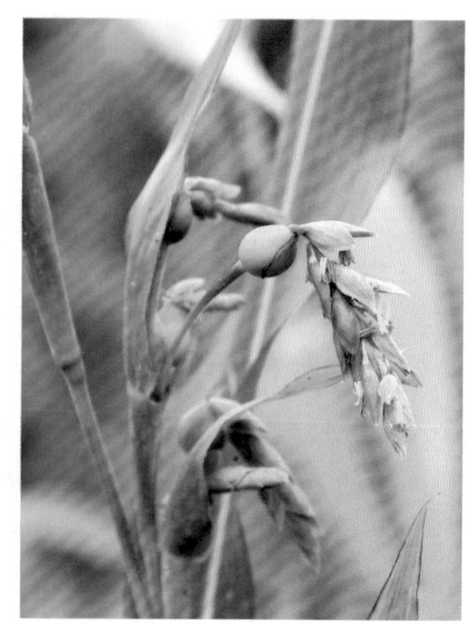

661 狗牙根（*Cynodon dactylon*）

禾本科植物狗牙根 *Cynodon dactylon*（L.）Pers.。

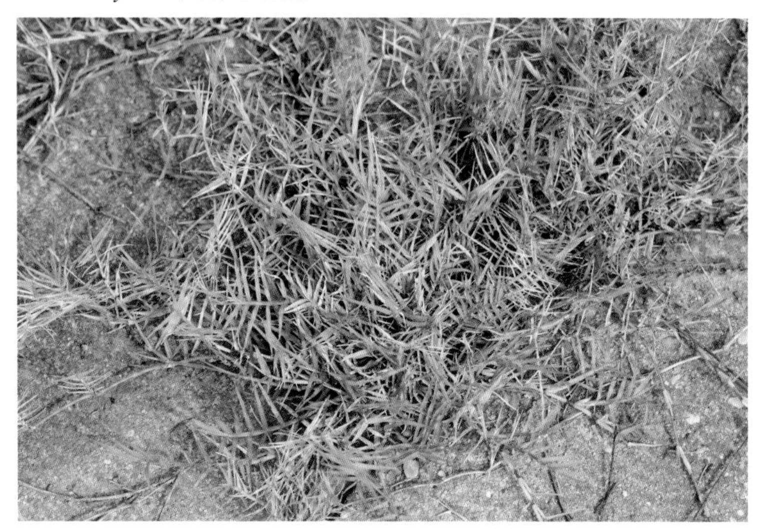

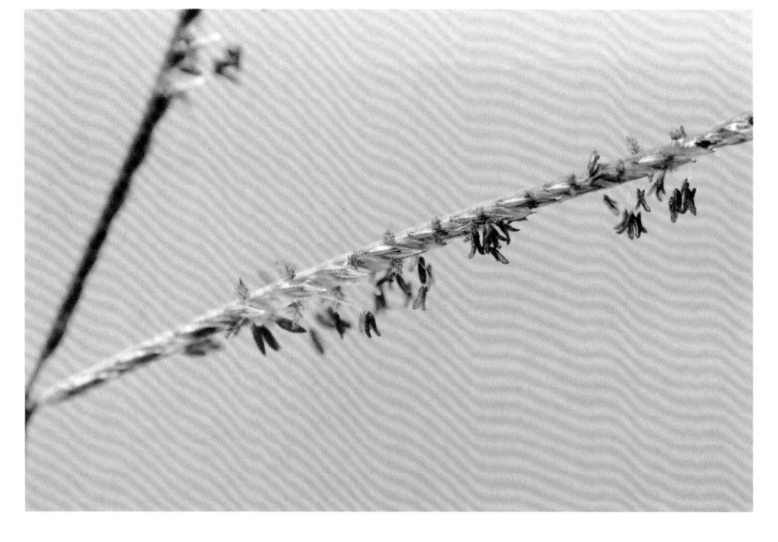

【形态与分布】 低矮草本，具根茎。秆细而坚韧，下部匍匐地面蔓延甚长，节上常生不定根，直立部分高 10 ～ 30cm，直径 1 ～ 1.5mm，秆壁厚，光滑无毛，有时略两侧压扁。叶鞘微具脊，无毛或有疏柔毛，鞘口常具柔毛；叶舌仅为一轮纤毛；叶片线形，长 1 ～ 12cm，宽 1 ～ 3mm，通常两面无毛。穗状花序（2）3 ～ 5（6）枚，长 2 ～ 6cm；小穗灰绿色或带紫色，长 2 ～ 2.5mm，仅含 1 小花；颖长 1.5 ～ 2mm，第二颖稍长，均具 1 脉，背部成脊而边缘膜质；外稃舟形，具 3 脉，背部明显成脊，脊上被柔毛；内稃与外稃近等长，具 2 脉。颖果长圆柱形。花果期 5 ～ 10 月。

多生于村庄附近、道旁河岸、荒地山坡。分布于我国黄河以南各省区。

【功效应用】 全草（药名狗牙根）祛风活络，凉血止血，解毒。用于风湿痹痛、半身不遂、劳伤吐血、便血、跌打损伤、疮痈肿毒。用量 30 ～ 60g；外用适量。

【化学成分】 含黄酮、萜类、有机酸、酚类等成分。

【附注】 本种的根茎蔓延力很强，广铺地面，为良好的固堤保土植物，又常用以铺建草坪。

662 牛筋草（*Eleusine indica*）

禾本科植物牛筋草 *Eleusine indica*（L.）Gaertn.。

【形态与分布】 一年生草本。根系极发达。秆丛生，基部倾斜，高 10～90cm。叶鞘两侧压扁而具脊，松弛，无毛或疏生疣毛；叶舌长约 1mm；叶片平展，线形，长 10～15cm，宽 3～5mm，无毛或上面被疣基柔毛。穗状花序 2～7 个指状着生于秆顶，很少单生，长 3～10cm，宽 3～5mm；小穗长 4～7mm，宽 2～3mm，含 3～6 小花；颖披针形，具脊，脊粗糙；第一颖长 1.5～2mm；第二颖长 2～3mm；第一外稃长 3～4mm，卵形，膜质，具脊，脊上有狭翼，内稃短于外稃，具 2 脊，脊上具狭翼。囊果卵形，长约 1.5mm，基部下凹，具明显的波状皱纹。鳞被 2，折叠，具 5 脉。花果期 6～10 月。

多生于荒芜之地及路旁。分布于我国南北各省区。

【功效应用】 全草（药名牛筋草）：清热解毒，利湿，凉血散瘀。用于伤暑发热、小儿惊风、流脑、乙脑、黄疸、痢疾、便血、疮痈肿痛、荨麻疹、跌打损伤。用量 9～15g。

【化学成分】 含黄酮、甾体等成分。

【附注】 本种干燥全草为民间草药“牛筋草”，收载于《湖南省中药材标准》（2009 年版）。本种又为优良的牧草及护土植物。

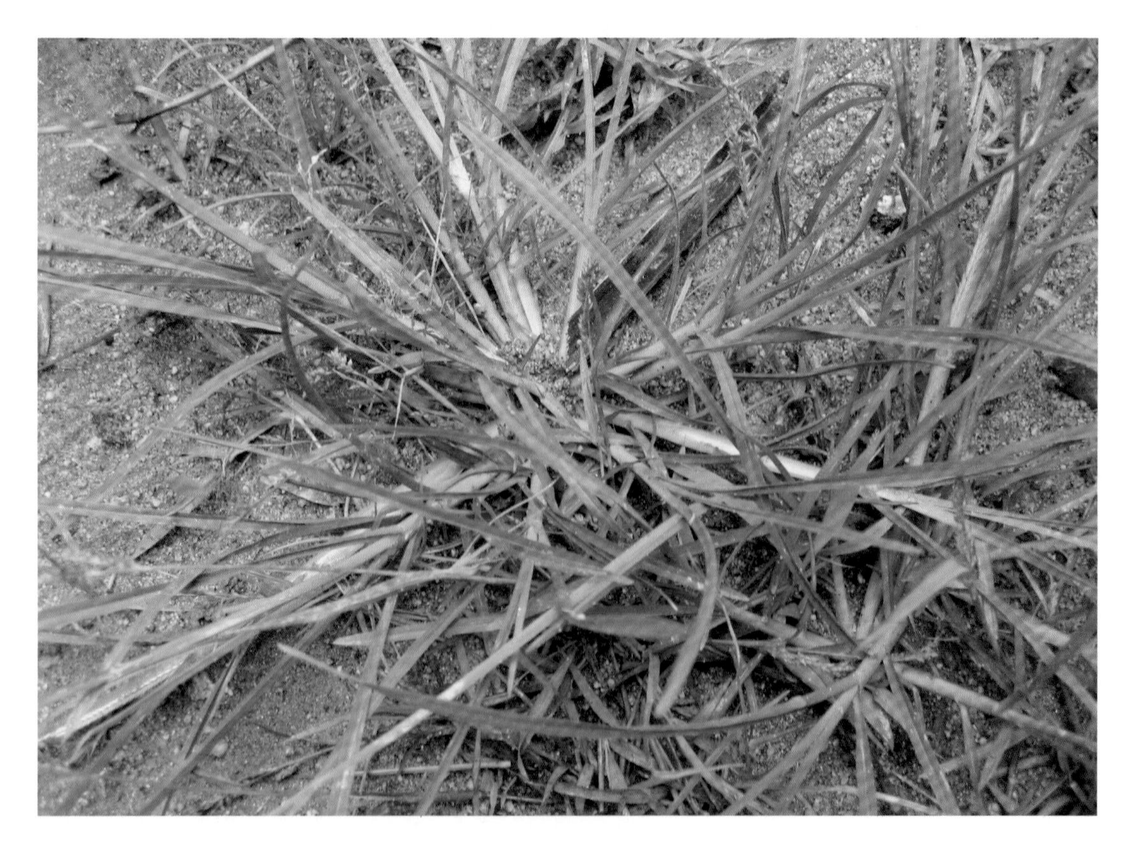

663 白茅（*Imperata cylindrica* var. *major*）

禾本科植物白茅（大白茅）*Imperata cylindrica*（L.）Beauv. var. *major*（Nees）C. E. Hubb.。

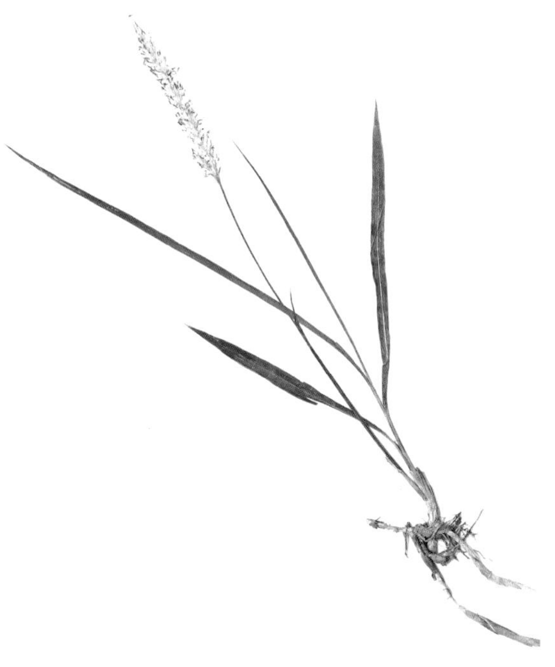

【形态与分布】 多年生草本，高达20～80cm。根茎白色，横走于地下，密集，节部生鳞片，先尖端、有甜味。秆丛生，直立，节具长4～10mm的白色柔毛。单叶互生，集于基部，老时基部常有破碎呈纤维状的叶鞘。叶舌干膜质，钝头；叶片扁平，条形或条状披针形，长5～60cm，宽2～8mm，先端渐尖，基部渐窄，边缘及背面较粗糙，主脉明显。圆锥花序圆柱状，长5～20cm，分枝密集，小穗长3～4mm，具柄，基部的白色丝状柔毛长于小穗3～5倍；两颖片相等或第一颖片稍短，第一颖较窄，第二颖较宽，第一外稃卵状长圆形，内稃缺如，第二外稃披针形与内稃等长。花期夏季。

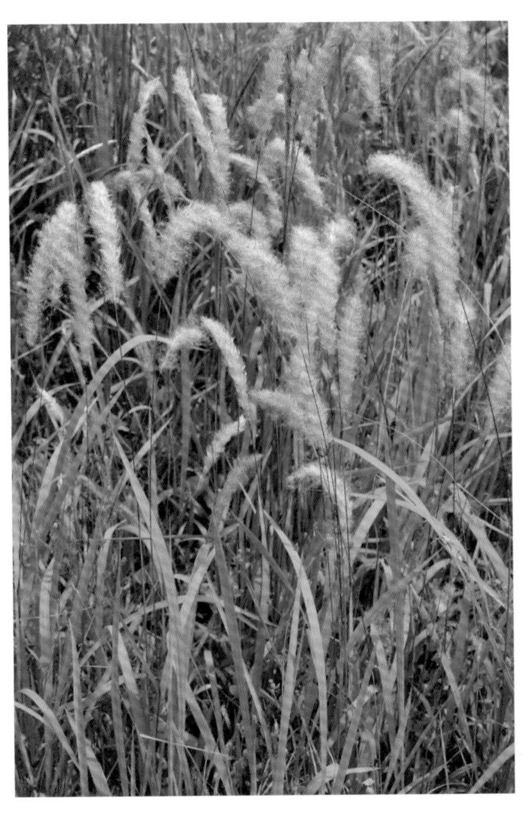

喜阳耐旱，多生于路旁、山坡、草地中。分布于全国各地。

【功效应用】 根茎（药名白茅根）：清热利尿，凉血止血。用于急性肾炎水肿、泌尿系统感染、衄血、咯血、吐血、尿血、高血压、热病烦渴、肺热咳嗽。用量9～30g。

【化学成分】 根茎含三萜、黄酮、木脂素、内酯、糖类、有机酸及甾体等成分。

【附注】 本种的干燥根茎为中药“白茅根”，收载于《中国药典》。

664 淡竹叶（*Lophatherum gracile*）

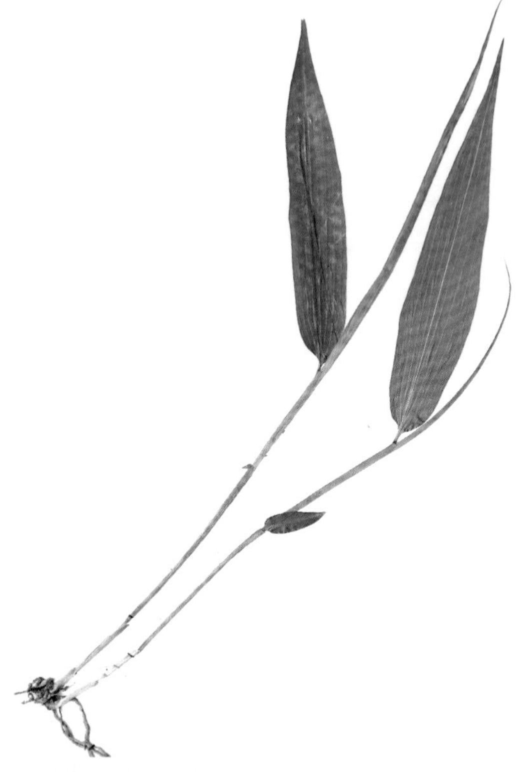

禾本科植物淡竹叶 *Lophatherum gracile* Brongn.。

【形态与分布】 多年生，具木质根头。须根中部膨大呈纺锤形小块根。秆直立，疏丛生，高 40 ~ 80cm，具 5 ~ 6 节。叶鞘平滑或外侧边缘具纤毛；叶舌质硬，长 0.5 ~ 1mm，褐色，背有糙毛；叶片披针形，长 6 ~ 20cm，宽 1.5 ~ 2.5cm，具横脉，有时被柔毛或疣基小刺毛，基部收窄成柄状。圆锥花序长 12 ~ 25cm，分枝斜升或开展，长 5 ~ 10cm；小穗线状披针形，长 7 ~ 12mm，宽 1.5 ~ 2mm，具极短柄；颖顶端钝，具 5 脉，边缘膜质，第一颖长 3 ~ 4.5mm，第二颖长 4.5 ~ 5mm；第一外稃长 5 ~ 6.5mm，宽约 3mm，具 7 脉，顶端具尖头，内稃较短，其后具长约 3mm 的小穗轴；不育外稃向上渐狭小，互相密集包卷，顶端具长约 1.5mm 的短芒；雄蕊 2。颖果长椭圆形。花果期 6 ~ 10 月。

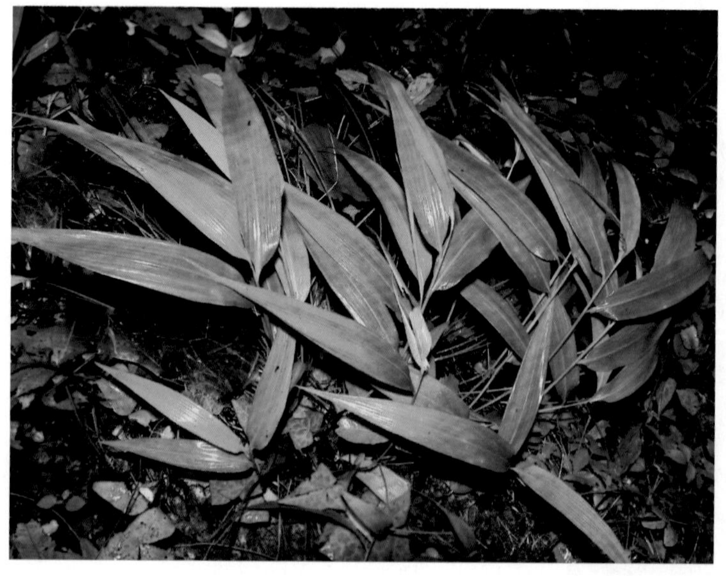

生于山坡林下或荫蔽处。分布于湖北、湖南、广东、四川、云南等省及华东地区。

【功效应用】 茎叶（药名淡竹叶）：清热除烦，利尿。用于热病烦渴、小便赤涩淋痛、口舌生疮。用量 6 ~ 10g。

【化学成分】 叶含挥发油、黄酮、萜类等成分。

【附注】 干燥全草为中药“淡竹叶”，收载于《中国药典》。

665 芦苇（*Phragmites australis*）

禾本科植物芦苇 *Phragmites australis*（Cav.）Trin. ex Steud.（*Phragmites communis* Trin.）。

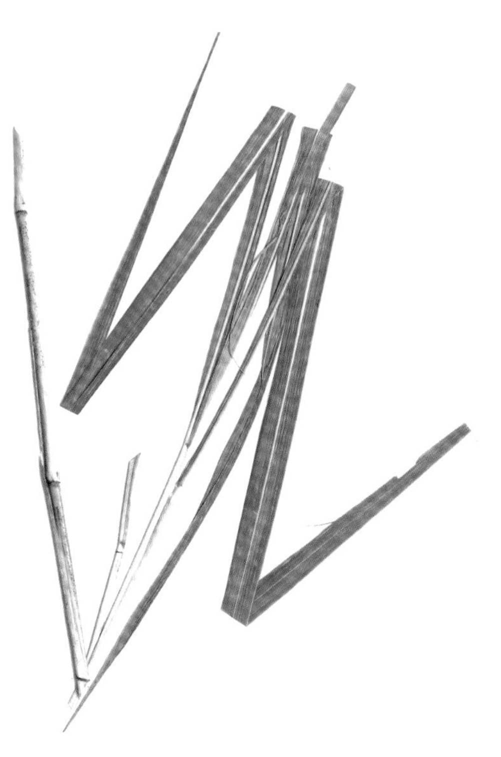

【形态与分布】 多年生高大草本，具匍匐粗壮的根茎。秆粗壮，丛生，高 1 ～ 4m，直径 5 ～ 10mm，节下通常有白粉。叶片宽披针形，呈二列式排列，长 15 ～ 50cm，宽 1 ～ 4cm，先端锐尖，两面无毛，边缘粗糙；叶舌有毛；叶鞘无毛或被细毛。大圆锥花序顶生，稠密，长 10 ～ 40cm，稍下垂；分枝不十分开展，下部分枝腋间有白色柔毛；小穗线状披针形，长 1.2 ～ 1.5cm，含 3 ～ 7 小花；颖具 3 脉，第一颖长 3 ～ 7mm，第二颖长 5 ～ 10mm；第一外稃长 8 ～ 15mm，不孕，其内稃长 3 ～ 4mm；孕性花向上渐小，其外稃基盘细长，有长 6 ～ 12mm 的柔毛。花果期 7 ～ 11 月。

生于海拔 1600m 以下的山坡道旁、河边、溪边、水塘边及较湿润的地方。分布几遍全国。

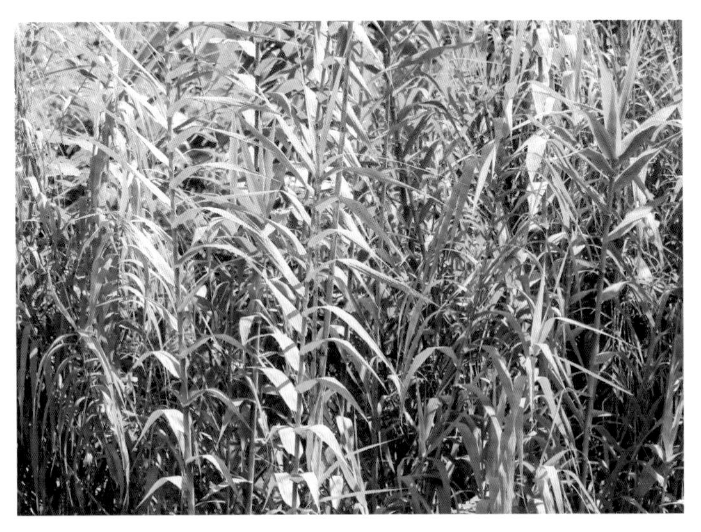

【功效应用】 根茎（药名芦根）：清热泻火，生津止渴，除烦，止呕，利尿。用于热病烦渴、肺热咳嗽、肺痈吐脓、胃热呕哕、热淋涩痛。用量 15 ～ 30g，鲜品加倍，或捣汁用。

【化学成分】 根茎含多糖、有机酸、生物碱、甾体等成分。

【附注】 本种的干燥根茎为中药“芦根”，收载于《中国药典》。

666 香附子（*Cyperus rotundus*）

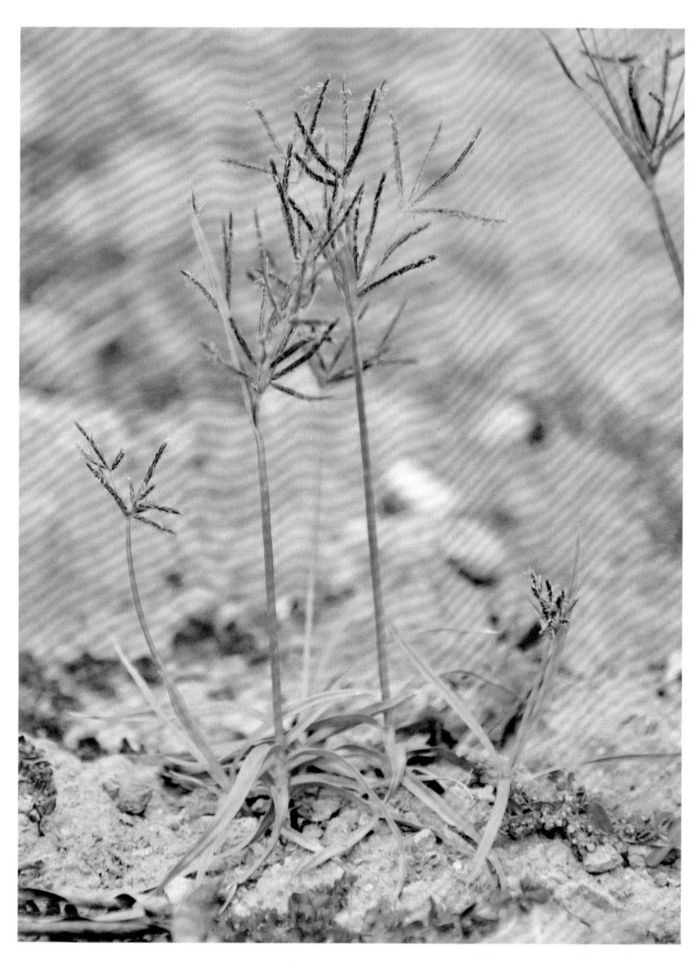

莎草科植物香附子 *Cyperus rotundus* L.。

【形态与分布】 草本。匍匐根茎长，具椭圆形块茎。秆稍细弱，高 15 ～ 95cm，锐三棱形，平滑，基部呈块茎状。叶较多，短于秆，宽 2 ～ 5mm，平张；鞘棕色，常裂成纤维状。叶状苞片 2 ～ 3（5），常长于花序，或有时短于花序；长侧枝聚伞花序简单或复出，具（2）3 ～ 10 个辐射枝，辐射枝最长达 12cm；穗状花序轮廓为陀螺形，稍疏松，具 3 ～ 10 个小穗；小穗斜展开，线形，长 1 ～ 3cm，宽约 1.5mm，具 8 ～ 28 朵花；小穗轴具较宽的、白色透明的翅；鳞片稍密地复瓦状排列，膜质，卵形或长圆状卵形，长约 3mm，顶端急尖或钝，无短尖，中间绿色，两侧紫红色或红棕色，具 5 ～ 7 条脉；雄蕊 3，花药长，线形，暗血红色，药隔突出于花药顶端；花柱长，柱头 3，细长，伸出鳞片外。小坚果长圆状倒卵形，三棱形，长为鳞片的 1/3 ～ 2/5，具细点。花果期 5 ～ 11 月。

生于海拔 1600m 以下的林中、草地或荒坡上。分布于华中、华东、华南、西南及陕西、甘肃、山西、河北、台湾等地。

【功效应用】 块茎（药名香附）：理气解郁，调经止痛。用于肝郁气滞、胸胁脘腹胀痛、消化不良、月经不调、经闭痛经、寒疝腹痛、乳房胀痛。用量 6 ～ 9g，气虚无滞、阴虚血热者忌服。

【化学成分】 含挥发油、三萜、黄酮及生物碱等成分。

【附注】 本种干燥块茎为中药“香附”，收载于《中国药典》。

667 棕榈（*Trachycarpus fortunei*）

棕榈科植物棕榈 *Trachycarpus fortunei*（Hook.）H. Wendl.。

【形态与分布】 乔木状，高 3 ～ 10m 或更高。树干圆柱形，被老叶柄基部和密集的网状纤维，裸露树干直径 10 ～ 15cm 或更粗。叶片呈 3/4 圆形或近圆形，深裂成 30 ～ 50 片具皱折的线状剑形、宽 2.5 ～ 4cm、长 60 ～ 70cm 的裂片，裂片先端短 2 裂，硬挺或顶端下垂；叶柄长 75 ～ 80cm 或更长，两侧具细圆齿，顶端有明显的戟突。花序粗壮，多次分枝，从叶腋抽出，通常雌雄异株。雄花序长约 40cm，具有 2 ～ 3 个分枝花序，下部的分枝花序长 15 ～ 17cm，一般只二回分枝；雄花无梗，多 2 ～ 3 朵集生于小穗轴上；黄绿色，卵球形，钝三棱；花萼 3 片，卵状急尖，几分离，花冠约长于花萼 2 倍，花瓣阔卵形，雄蕊 6；雌花序长 80 ～ 90cm，花序梗长约 40cm，其上有 3 个佛焰苞包着，具 4 ～ 5 个圆锥状的分枝花序，下部的分枝花序长约 35cm，二至三回分枝；雌花淡绿色，常 2 ～ 3 朵聚生；花无梗，球形，萼片阔卵形，3 裂，基部合生，花瓣卵状近圆形，长于萼片 1/3，退化雄蕊 6，心皮被银色毛。果阔肾形，宽 11 ～ 12mm，高 7 ～ 9mm，熟时由黄变为淡蓝色，有白粉。花期 4 月，果期 12 月。

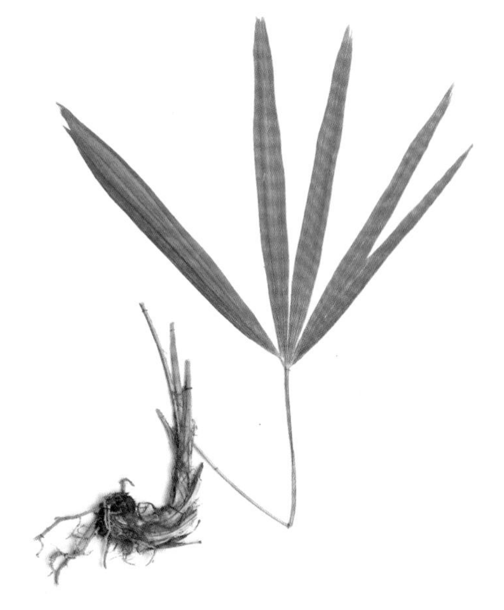

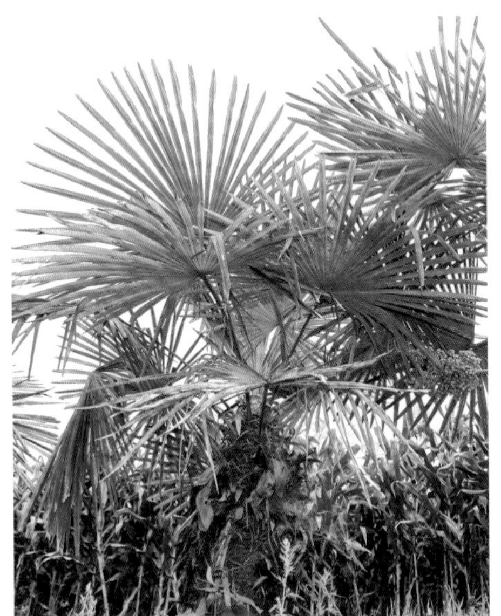

野生于疏林中，海拔上限 2000m 左右，多栽培。分布于湖北省及长江以南各省区。

【功效应用】 陈久叶柄或叶鞘纤维（药名陈棕）：收敛止血。用于鼻衄、吐血、便血、功能性子宫出血、带下。叶及花：用于降血压。根：收敛止血，涩肠止痢，除湿，消肿，解毒。用于吐血、便血、崩漏、带下、痢疾、淋浊、水肿、关节疼痛、跌打肿痛。用量 10 ～ 15g；外用适量，研末外敷。

【化学成分】 叶柄及叶鞘纤维含多种糖苷。

【附注】 叶柄及叶鞘纤维具有止血作用。一般炒炭后药用，名“陈棕炭”。

668 金钱蒲（*Acorus gramineus*）

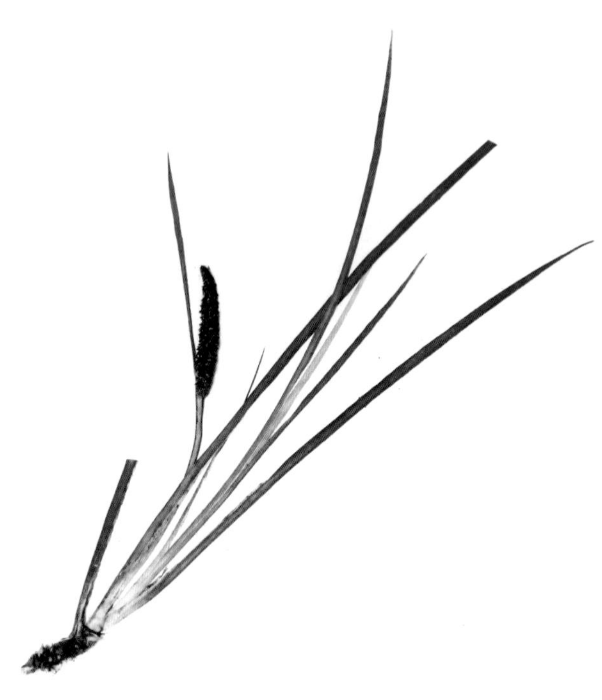

天南星科植物金钱蒲 *Acorus gramineus* Soland.。

【形态与分布】 多年生草本，高 20 ～ 30cm。根茎较短，长 5 ～ 10cm，横走或斜伸，芳香，外皮淡黄色，节间长 1 ～ 5mm；根肉质，多数，长可达 1 ～ 3mm，上延至叶片中部以下，渐狭，脱落。叶片质地较厚，线形，绿色，长 20 ～ 30cm，极狭，宽不足 6mm，先端长渐尖，无中肋，平行脉多数。花序柄长 2.5 ～ 9（15）cm。叶状佛焰苞短，长 3 ～ 9（4）cm，为肉穗花序长的 1 ～ 2 倍，稀比肉穗花序短，狭，宽 1 ～ 2mm。肉穗花序黄绿色，圆柱形，长 3 ～ 9.5cm，直径 3 ～ 5mm，果序直径达 1cm，果黄绿色。花期 5 ～ 6 月，果熟期 7 ～ 8 月。

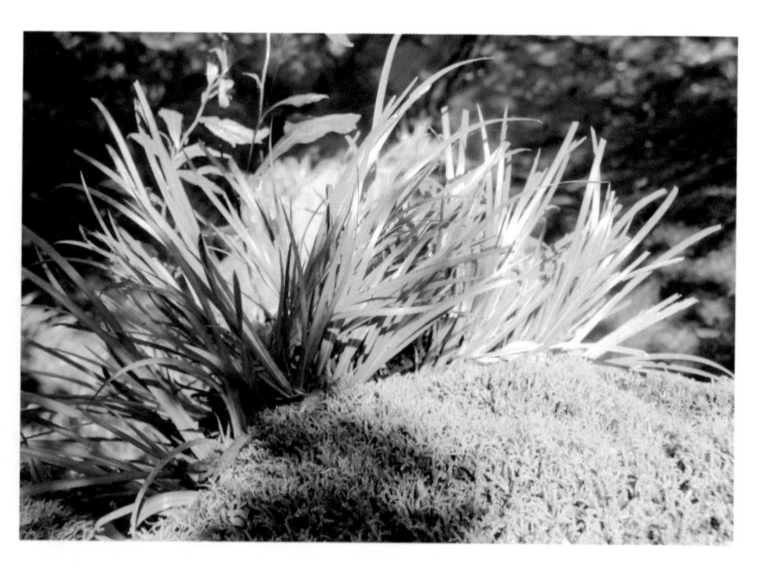

生于海拔 1800m 以下的水旁湿地或石上；各地常栽培。分布于湖北、湖南、陕西、甘肃、浙江、江西等省和华南、西南地区。

【功效应用】 根茎：开窍益智，豁痰祛湿，清热解毒。用于癫痫、痰厥、热病神昏、健忘、气闭耳聋、风寒湿痹、痈疽热毒等。用量 3 ～ 6g，或入丸、散；外用适量，煎水洗，或研末调敷。

【化学成分】 根茎富含挥发油。

669 石菖蒲（*Acorus tatarinowii*）

天南星科植物石菖蒲 *Acorus tatarinowii* Schott。

【形态与分布】 多年生草本。根茎芳香，外部淡褐色，有环节，节间多长 3 ～ 5mm（不及 1cm），根肉质，具多数须根，根茎上部分枝甚密，植株因而成丛生状，分枝常被纤维状宿存叶基。叶无柄，叶片薄，基部两侧膜质叶鞘宽可达 5mm，上延几达叶片中部，渐狭，脱落；叶片暗绿色，线形，长 20 ～ 30（50）cm，基部对折，中部以上平展，宽 7 ～ 13mm，先端渐狭，无中肋，平行脉多数，稍隆起。花序柄腋生，长 4 ～ 15cm，三棱形。叶状佛焰苞长 13 ～ 25cm，为肉穗花序长的 2 ～ 5 倍或更长，稀近等长；肉穗花序圆柱状，长 3 ～ 8cm，直径 4 ～ 7mm，上部渐尖，直立或稍弯。花白色。成熟果序长 7 ～ 8cm，直径可达 1cm。幼果绿色，熟时黄绿色或黄白色。花果期 2 ～ 6 月。

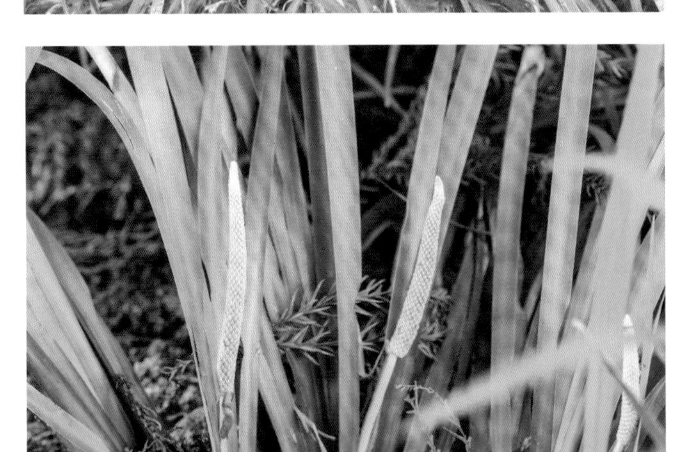

常见于海拔 20 ～ 2600m 的密林下，生长于湿地或溪旁石上。分布于华中地区及黄河以南各省区。

【功效应用】 根茎（药名石菖蒲）：开窍豁痰，醒神益智，化湿开胃。用于神昏癫痫、健忘失眠、耳鸣耳聋、脘痞不饥、噤口下痢。用量 3 ～ 9g。

【化学成分】 含倍半萜、挥发油等成分。

【附注】 （1）本种因常生于山涧石缝中，故名石菖蒲。其干燥根茎以“石菖蒲”为名，收载于《中国药典》。（2）同属植物菖蒲 *Acorus calamus* L. 在华中等地区也有分布，区别：体较高大，叶片长 90 ～ 150cm，宽 1 ～ 3cm，具中脉。其干燥根茎名“水菖蒲”，药用类同。（3）同属植物金钱蒲较小，叶片长仅 20 ～ 30cm，宽不及 6mm。

670 磨芋（*Amorphophallus konjac*）

天南星科植物磨芋（魔芋）*Amorphophallus konjac* K. Koch（*Amorphophallus rivieri* Durien）。

【形态与分布】 多年生草本。块茎扁球形，直径 7 ～ 25cm，颈部生多数肉质根及须根。叶柄长 45 ～ 150cm，黄绿色，光滑，有绿褐色或白色斑块；基部膜质鳞叶 2 ～ 3，披针形，内面的渐长大，长 7.5 ～ 20cm。叶片 3 裂，一次裂片具长 50cm 的柄，二歧分裂，二次裂片二回羽状或二回二歧分裂，小裂片互生，基部的较小，长 2 ～ 8cm，长圆状椭圆形，骤狭渐尖，基部宽楔形，外侧下延成翅状；侧脉纤细平行。花序柄长 50 ～ 70cm，色泽同叶柄。佛焰苞漏斗形，长 20 ～ 30cm，基部席卷，管部长 6 ～ 8cm，宽 3 ～ 4cm，苍绿色杂以暗绿色斑块，边缘紫红色；檐部长 15 ～ 20cm，宽约 15cm，心状圆形，锐尖，边缘折波状，外面变绿色，内面深紫色。肉穗花序比佛焰苞长 1 倍，雌花序圆柱形，长约 6cm，紫色；雄花序紧接（有时杂以两性花），长 8cm；附属器伸长的圆锥形，长 20 ～ 25cm，中空。子房苍绿色或紫红色。浆果类球形，熟时黄绿色。花果期 4 ～ 9 月。

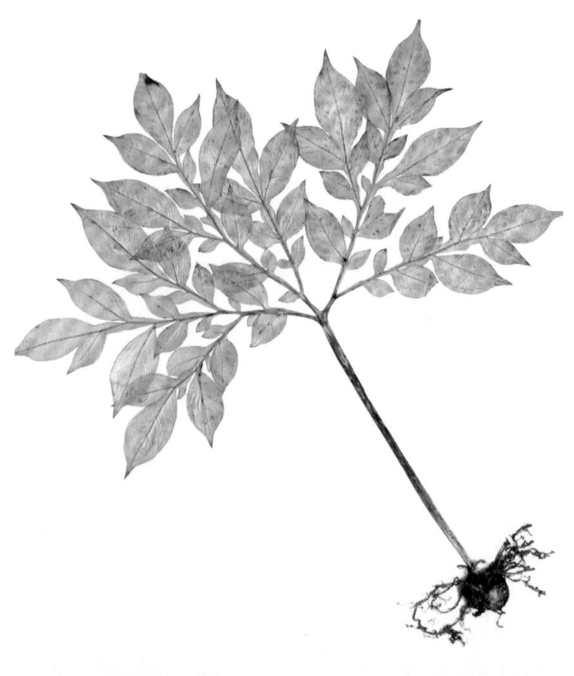

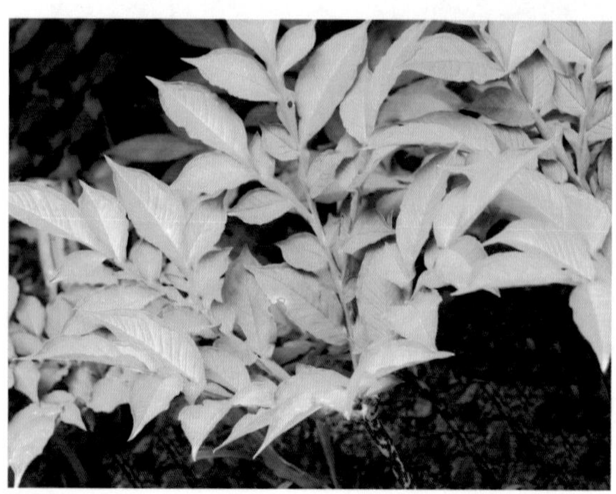

生于疏林下、林缘或溪谷旁湿润地，或栽于宅旁。陕西、甘肃、宁夏至江南各省区均产。

【功效应用】 块茎（药名魔芋）：化痰消积，解毒散结，抗癌。有毒。用于各种肿瘤、颈淋巴结核、疟疾、癫痫、骨髓炎、瘰疬、痈肿疔疮、丹毒、烧烫伤、蛇咬伤。用量 9 ～ 15g（需久煎 2 小时以上）；外用适量，捣敷或抹醋涂。不宜生用，内服不宜过量。

【化学成分】 块茎含多糖、有机酸、甾醇、氨基酸、蛋白质、脂类、生物碱等成分。

【附注】 （1）干燥块茎为中药“魔芋”，收载于《湖北省中药材质量标准》（2018 年版）。（2）块茎又是保健食品，用于制作魔芋豆腐。

671 灯台莲（*Arisaema bockii*）

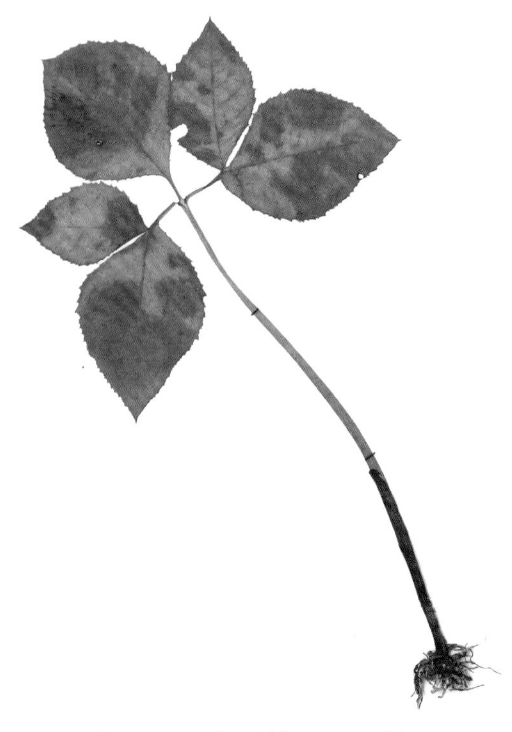

天南星科植物灯台莲 *Arisaema bockii* Engl. [*Arisaema sikokianum* Franch. et Sav.；*Arisaema sikokianum* Franch. et Sav. var. *serratum*（Makino）H.-M.]。

【形态与分布】 多年生草本。块茎扁球形，直径 2 ～ 3cm。叶 2，叶柄长 20 ～ 30cm，下面 1/2 鞘筒状；叶片鸟足状 5 裂，裂片卵形、卵状长圆形或长圆形，边缘全缘，或具不规则的粗锯齿至细的啮状锯齿，中裂片具较长的柄，侧裂片与中裂片近相等，具短柄或否；外侧裂片无柄，不等侧，内侧基部楔形，外侧圆形或耳状。花序柄通常短于叶柄或几等长。佛焰苞淡绿色至暗紫色，具淡紫色条纹，管部漏斗状，喉部边缘近截形，无耳；檐部卵状披针形，稍下弯；肉穗花序单性；雄花序圆柱形，花疏；雌花序近圆锥形，花密，子房卵圆形；各附属器具细柄，上部增粗成棒状或近球形。浆果黄色，长圆锥状。种子卵圆形，具柄。花期 4 ～ 5 月，果期 6 ～ 9 月。

生于海拔 650 ～ 1500m 的山坡林下或沟谷岩石上。分布于长江流域及以南各省区和陕西、河南。

【功效应用】 块茎：燥湿化痰，熄风止痉，消肿止痛。有毒。用于痰湿咳嗽、风痰眩晕、癫痫、中风、口眼歪斜、破伤风、痈肿、蛇咬伤。须炮制后内服，用量 3 ～ 6g，孕妇禁用；外用适量，研粉醋调敷，或鲜品捣敷患处。

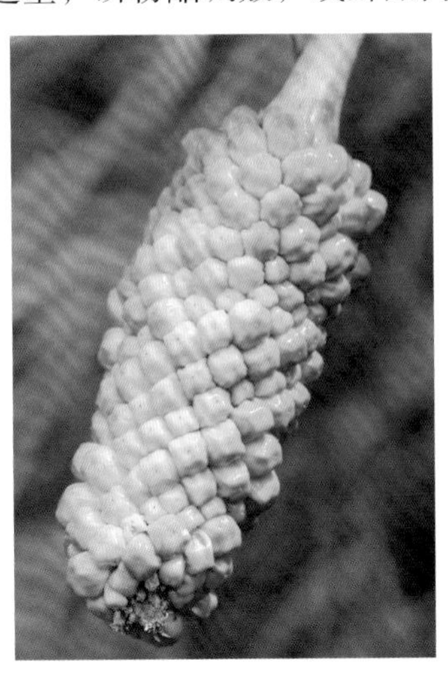

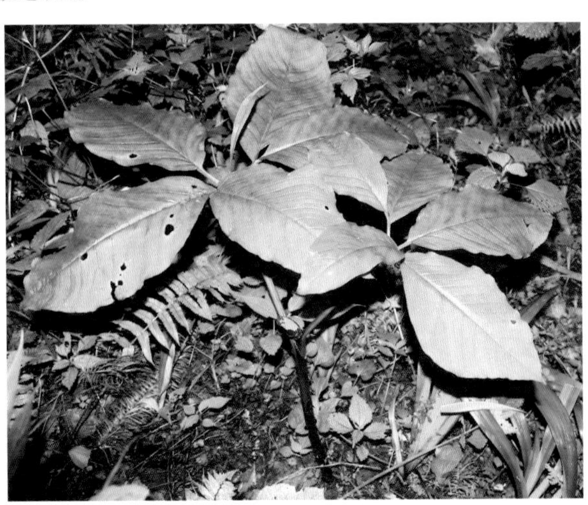

672 一把伞南星（*Arisaema erubescens*）

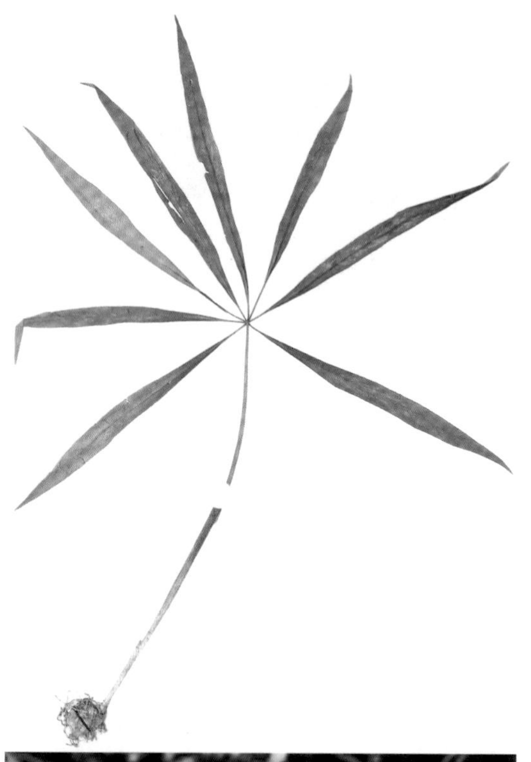

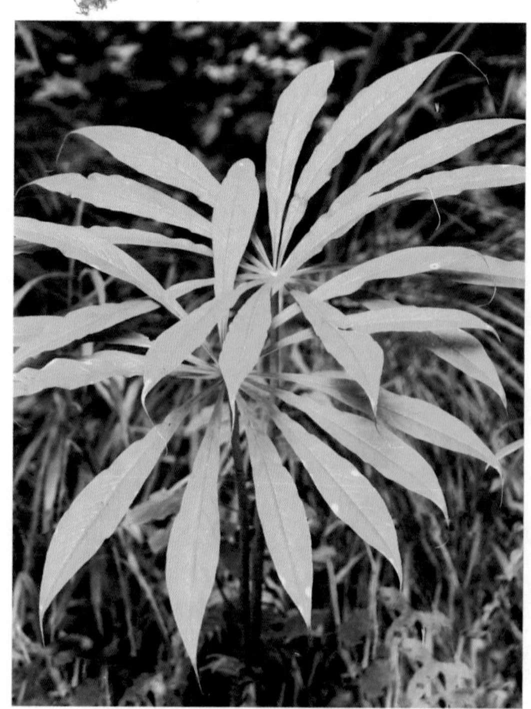

天南星科植物一把伞南星 *Arisaema erubescens*（Wall.）Schott。

【形态与分布】 多年生草本。块茎扁球形，直径达 6cm，鳞叶绿白色、粉红色，具紫褐色斑。叶 1（2），柄长 20 ～ 80cm，中部以下具鞘；叶片辐射状分裂，裂片 3 ～ 20，披针形、长圆形至椭圆形，长 6 ～ 24cm，宽 6 ～ 35mm，长渐尖，具线状长尾或否，无柄。花序柄比叶柄短。佛焰苞绿色，或上部带紫色，管部圆筒形，长 4 ～ 8cm，粗 9 ～ 20mm；檐部三角状卵形至长圆状卵形，或为倒卵形，长 4 ～ 7cm，宽 2.2 ～ 6cm，先端渐狭，有长 5 ～ 15cm 的线形尾尖或否。肉穗花序单性，雄花序长 2 ～ 2.5cm；雌花序长约 2cm，粗 6 ～ 7mm；附属器棒状、圆柱形，长 2 ～ 4.5cm，中部粗 2.5 ～ 5mm，先端钝，光滑，基部渐狭；下部光滑或有少数中性花；雌花序上的具多数中性花。雄花具短柄，淡绿色、紫色至暗褐色，雄蕊 2 ～ 4。雌花子房卵圆形。果序柄下弯或直立，浆果红色。花果期 5 ～ 9 月。

生于海拔 3200m 以下的林下、灌丛、草坡、荒地。除内蒙古、东北、山东、江苏、新疆外，各省区都有分布。

【功效应用】 块茎（药名天南星）：祛风定惊，化痰散结。有毒。用于面神经麻痹、半身不遂、小儿惊风、破伤风、癫痫；外用治疗疮肿毒、蛇伤。炮制品用量 3 ～ 9g，孕妇慎用；外用生品，研末醋或酒调敷。

【化学成分】 块茎含皂苷等成分。

【附注】 干燥块茎为中药“天南星”来源之一，收载于《中国药典》。

673 螃蟹七（*Arisaema fargesii*）

天南星科植物螃蟹七 *Arisaema fargesii* Buchet。

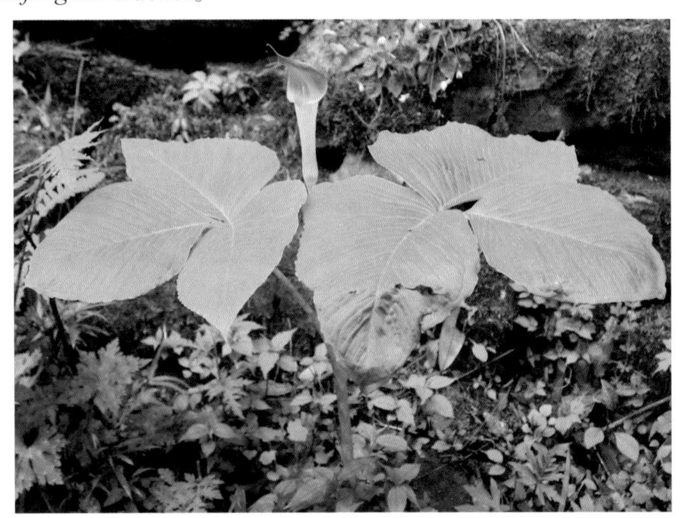

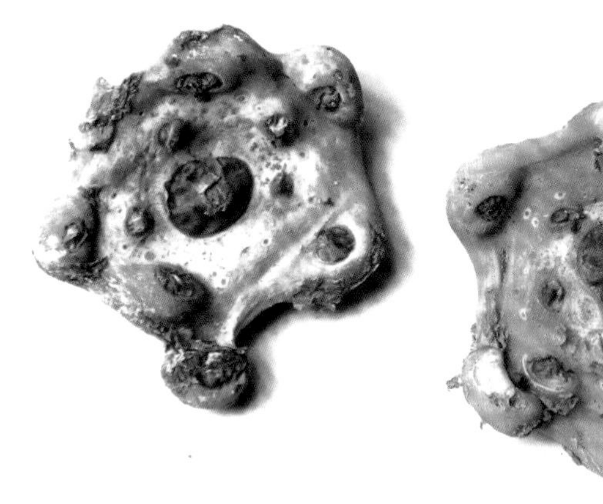

【形态与分布】 多年生草本。块茎扁球形，直径3～5cm，常具多数小球茎。鳞叶3，褐色，宽2～2.5cm，向上渐狭，最上的长约15cm。叶柄长20～40cm，直径6～7mm，下部1/4具鞘；叶片3深裂至3全裂，裂片无柄，干时膜质，全缘，中裂片近菱形，卵状长圆形至卵形，凸尖或急尖，基部短楔形或与侧裂片联合，长12～32cm，宽9～27cm；侧裂片斜椭圆形，外侧较宽，半卵形，长9～23cm，宽6～16cm，中肋背面隆起，侧脉9～10对，集合脉距边缘2～10mm。花序柄比叶柄短而细，长18～26cm。佛焰苞紫色，有苍白色线状条纹，管部近圆柱形，长4～8cm，直径1.5～2cm，喉部边缘耳状反卷；檐部长圆三角形，拱形下弯或近直立，长6～12cm，宽4～4.5cm，长渐尖，具长1～4cm的尾尖。肉穗花序单性，雄花序长2.5～3cm，圆柱形，直径4～5mm，雄花有花药2～4，药室卵圆形，基部叉开，顶孔开裂；雌花序长约2cm，花密，子房具棱，顶部常圆形，花柱极短而粗，柱头有毛，胚珠少数；各附属器粗壮，伸长的圆锥状，长4.5～9cm，下部直径7～15mm，基部骤狭成短柄，非截形，上部长渐尖，先端钝，直径1.5～5mm，近直立或上部略弯。花期5～6月。

生于海拔900～1600m的林下或灌丛内多石处。分布于湖北西南部、重庆、甘肃东南部。

【功效应用】 块茎：燥湿，祛风，化痰，散结。有毒。用于中风口眼歪斜、半身不遂、破伤风口噤、颈项强直、小儿惊风、咳痰、痈疽肿毒。用量3～6g（炮制后用）；或入丸散；外用适量，捣敷。

【化学成分】 块茎含有机酸、甾醇等成分。

674 天南星（*Arisaema heterophyllum*）

天南星科植物天南星（异叶天南星）*Arisaema heterophyllum* Bl.。

【形态与分布】 多年生草本。块茎扁球形，直径 2 ～ 4cm，顶部扁平。叶常单 1，叶片鸟足状分裂，裂片 13 ～ 19，倒卵形、长圆形或线状长圆形，长 3 ～ 15cm，宽 0.7 ～ 5.8cm，比侧裂片约短 1/2，中裂片无柄或具长 15mm 的短柄；侧裂片向外渐小，排列成蝎尾状。花序柄长 30 ～ 55cm，从叶柄鞘筒内抽出。佛焰苞管部圆柱形，长 3.2 ～ 8cm；檐部下弯几成盔状，先端骤狭渐尖。肉穗花序两性和雄花序单性。两性花序：下部雌花序长 1 ～ 2.2cm，上部雄花序长 1.5 ～ 3.2cm，此中雄花疏，大部分不育。单性雄花序长 3 ～ 5cm，各种花序附属器基部直径 5 ～ 11mm，苍白色，向上细狭，长 10 ～ 20cm，至佛焰苞喉部以外之字形上升（稀下弯）。浆果黄红色、红色，圆柱形，长约 5mm。花期 4 ～ 5 月，果期 7 ～ 9 月。

生于海拔 2700m 以下的林下、灌丛或草地。分布于除新疆、西藏以外的大部分省区。

【功效应用】 块茎（药名天南星）：燥湿化痰，祛风止痉，散结消肿。有毒。用于顽痰咳嗽、风疾眩晕、中风痰壅、口眼歪斜、半身不遂、癫痫、惊风、破伤风；生品外用治痈肿、蛇虫咬伤。用量 3 ～ 9g，炮制后用，孕妇慎用；生品外用适量，研末以醋或酒调敷。

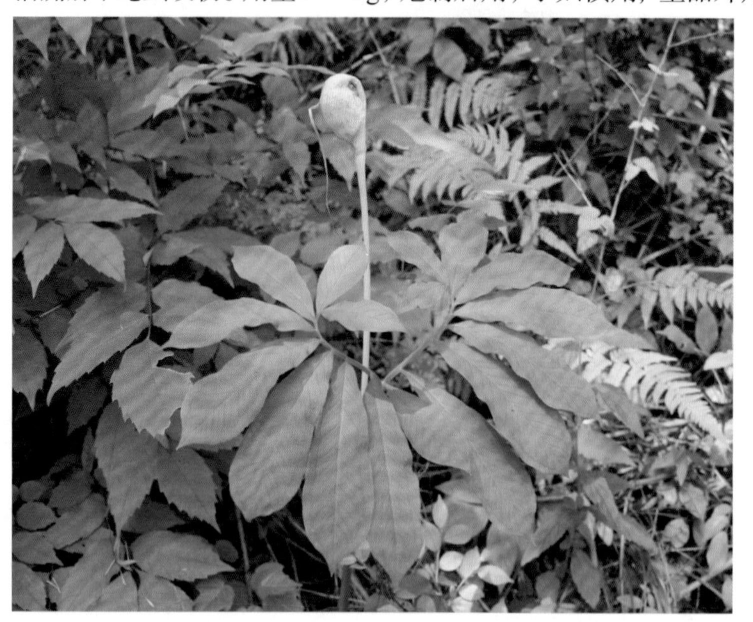

【化学成分】 含生物碱、黄酮及苷、植物甾醇、脂肪酸、凝集素、氨基酸等成分。

【附注】 本种的干燥块茎为《中国药典》收载的“天南星”药材来源之一。《中国药典》收载的天南星尚有同属植物天南星（一把伞南星）*Arisaema erubescens*（Wall.）Schott、东北天南星 *Arisaema amurense* Maxim. 的干燥块茎。

675 芋（*Colocasia esculenta*）

天南星科植物芋 *Colocasia esculenta*（L.）Schott。

【形态与分布】 草本。块茎通常卵形，常生多数小球茎。叶盾状着生，2～3枚或更多；叶柄长于叶片，长20～90cm，绿色，叶片卵状，长20～50cm，先端短尖或短渐尖，侧脉4～6对，斜伸达叶缘，后裂片浑圆，合生长度达1/2～1/3，弯缺较钝，深3～5cm。很少开花，花序柄常单生，短于叶柄。佛焰苞长短不一，一般约20cm，下部成筒状，长约4cm，绿色，上部披针形，内卷，淡黄色至绿白色。肉穗花序长约10cm，下部为雌花，其上有一段不孕部分，上部为雄花，顶端具附属体，附属体甚短至约为雄花部分之半。花期2～4月（云南）至8～9月（秦岭）。

原产亚洲南部，我国南北地区广泛栽培。

【功效应用】 块茎（药名芋头）：健脾补虚，散结解毒。用于脾胃虚弱、纳少乏力、消渴、瘰疬、腹中癖块、肿毒、赘疣、鸡眼、疥癣、烧烫伤。

【化学成分】 块茎含淀粉、蛋白质、多糖、黄酮苷、甾醇等成分。

【附注】 块茎富含淀粉和黏液质，常栽培供食用，味美，具保健作用。

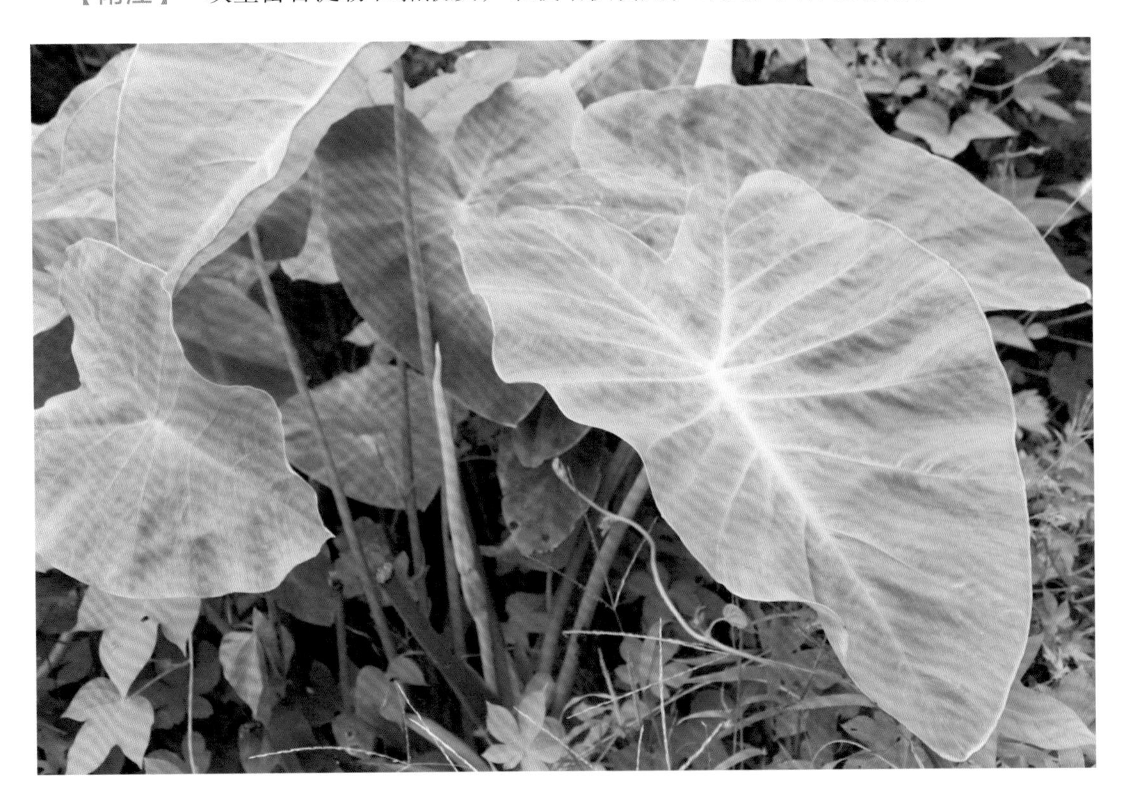

676 虎掌（*Pinellia pedatisecta*）

天南星科植物虎掌（掌叶半夏）*Pinellia pedatisecta* Schott。

【形态与分布】 块茎近圆球形，直径可达4cm，须根密生，块茎四旁常生若干小球茎。叶1～3枚或更多；叶片鸟足状分裂，裂片6～11，披针形，渐尖，基部渐狭，楔形，中裂片长15～18cm，宽3cm，两侧裂片依次渐短小，最外的有时仅长4～5cm；侧脉6～7对，离边缘3～4mm汇合；叶柄长20～70cm，下部具鞘。花序柄长20～50cm；佛焰苞淡绿色，管部长圆形，长2～4cm，直径约1cm，向下渐收缩；檐部长披针形，锐尖，长8～15cm，基部展平宽1.5cm；肉穗花序的雌花序长1.5～3cm；雄花序长5～7mm；附属器黄绿色，细线形，长10cm，直立或略呈“S”形弯曲。浆果卵圆形，绿色至黄白色，小，藏于宿存的佛焰苞管部内。花期6～7月，果熟期9～11月。

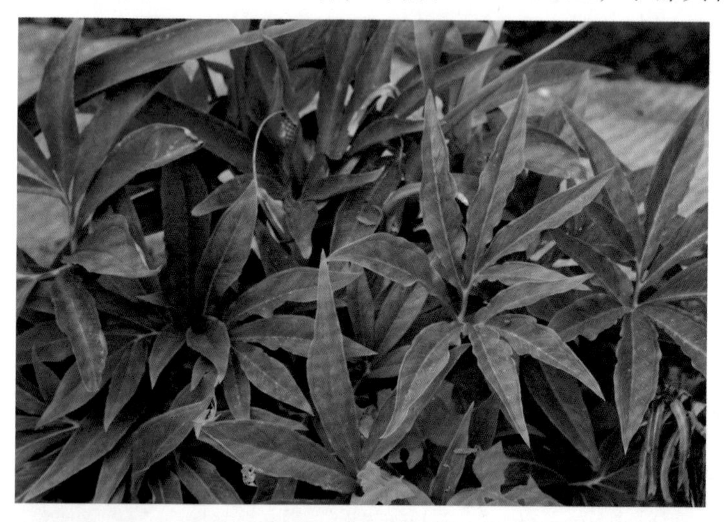

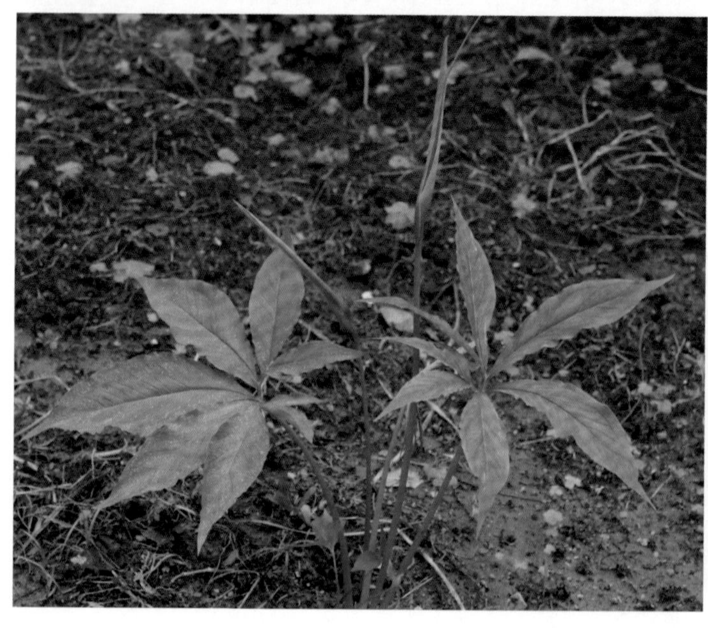

生于海拔1000m以下山谷、林下、沟边阴湿处。分布于华中、华东、西南地区及河北、山西、陕西、广西等省区。

【功效应用】 块茎：逐水消肿，通利二便；外用解毒散结。有毒。用于水肿胀满、二便不通；外用治痈肿疮毒。孕妇及年老体弱者禁服。

【化学成分】 含皂苷、生物碱、多糖等成分。

677 半夏（*Pinellia ternata*）

天南星科植物半夏 *Pinellia ternata*（Thunb.）Breit.。

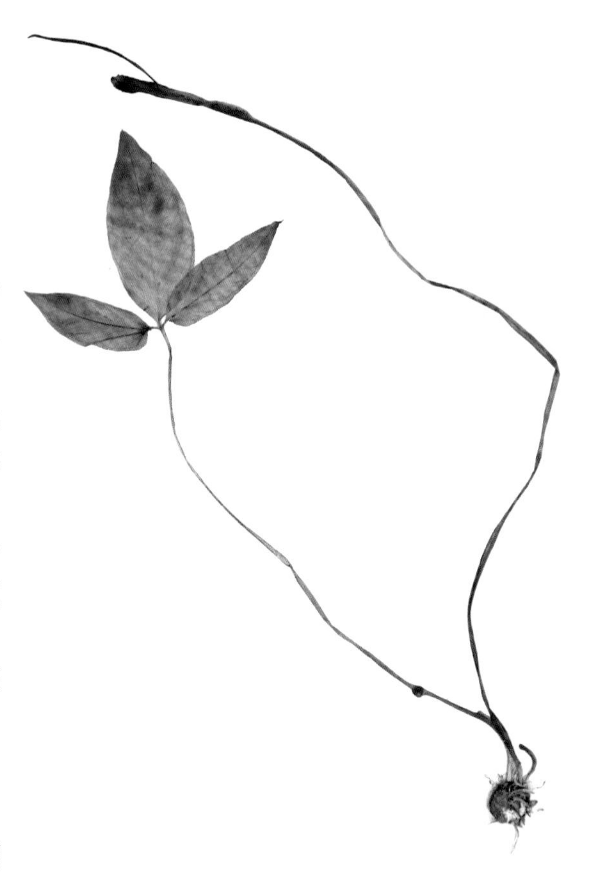

【形态与分布】 块茎球形，直径1～1.5cm。叶少数基生，一年生者为单叶，心状箭形至椭圆状箭形，二年生、三年生者为3小叶的复叶，小叶卵状椭圆形至倒卵状矩圆形，稀披针形，长5～10（17）cm；叶柄长达25cm，下部有1珠芽。花葶长达30cm；佛焰苞全长5～7cm，下部筒状长约2.5cm；肉穗花序下部雌花部分长约1cm，贴生于佛焰苞，雄花部分长约5mm，二者之间有一段不育部分，顶端附属体长6～10cm，细柱状；子房具短而明显的花柱；花药2室，药室直缝开裂。浆果卵形，长4～5mm。

生于石缝、田野或林下。自辽宁至广东，西至甘肃，西南至云南都有分布。

【功效应用】 块茎（药名半夏）：燥湿化痰，降逆止呕，生用消痞散结。有毒。用于喘咳痰多、呕吐反胃、头痛眩晕、瘿瘤痰核；生品外用治痈疽肿毒。内服用炮制品3～9g；外用生品磨汁涂，或研末以酒调敷。

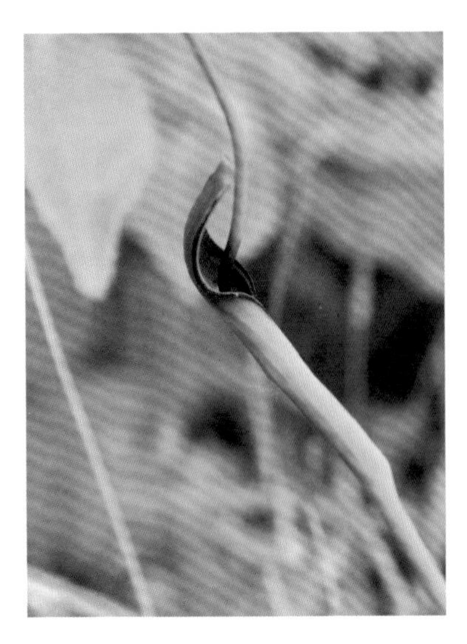

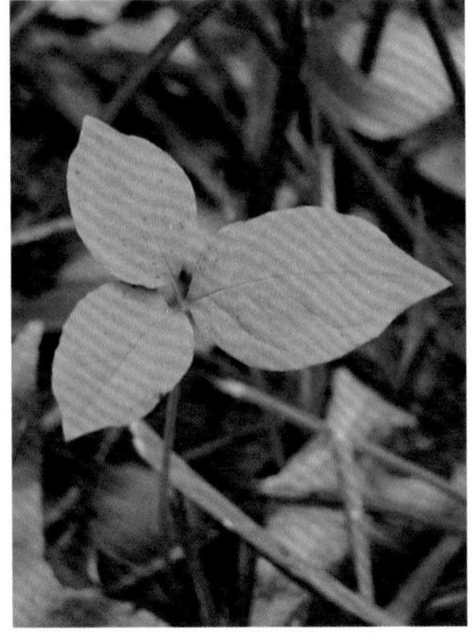

【化学成分】 块茎含生物碱、甾醇、氨基酸、黄酮、挥发油等成分。

【附注】 干燥块茎为中药“半夏”，收载于《中国药典》。

678 独角莲（*Sauromatum giganteum*）

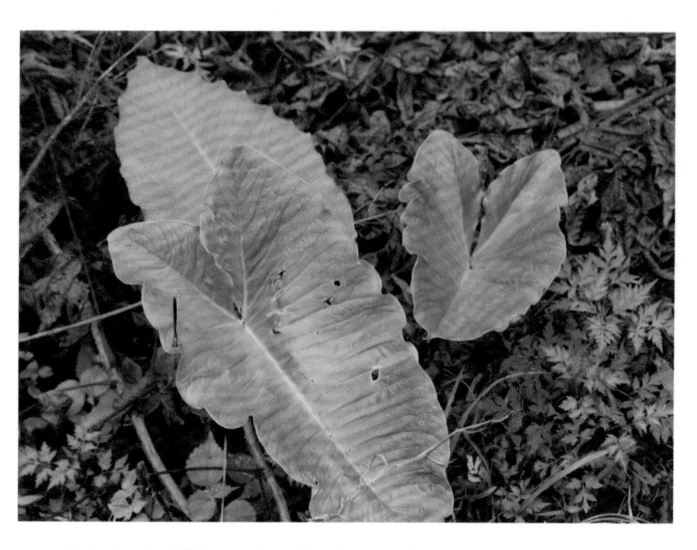

天南星科植物独角莲 *Sauromatum giganteum*（Engler）Cusimano & Hetterscheid（*Typhonium giganteum* Engl.）。

【形态与分布】 块茎倒卵形、卵球形或卵状椭圆形，直径 2 ～ 4cm，外被暗褐色小鳞片，有 7 ～ 8 环节，颈部周围生须根。1 ～ 2 年生的常仅 1 叶，3 ～ 4 年生的 3 ～ 4 叶。叶与花序同时抽出。叶柄圆柱形，长约 60cm，密生紫色斑点，中部以下具膜质叶鞘；叶片幼时内卷如角状，后展开，箭形，长 15 ～ 45cm，宽 9 ～ 25cm，先端渐尖，基部箭状，后裂片钝，叉开成 70 度的锐角；中肋背面隆起，I 级侧脉 7 ～ 8 对，最下部的两条基部重叠。花序柄长 15cm。佛焰苞紫色，管部圆筒形或长圆状卵形，长约 6cm，粗 3cm；檐部卵形，展开，长达 15cm，先端渐尖常弯曲。肉穗花序几无梗，长达 14cm，雌花序圆柱形，长约 3cm，粗 1.5cm；中性花序长 3cm，粗约 5mm；雄花序长 2cm，粗 8mm；附属器紫色，长（2）6cm，粗 5mm，圆柱形，直立，基部无柄，先端钝。雄花无柄。雌花子房圆柱形，顶部截平，柱头无柄，圆形。花果期 6 ～ 9 月。

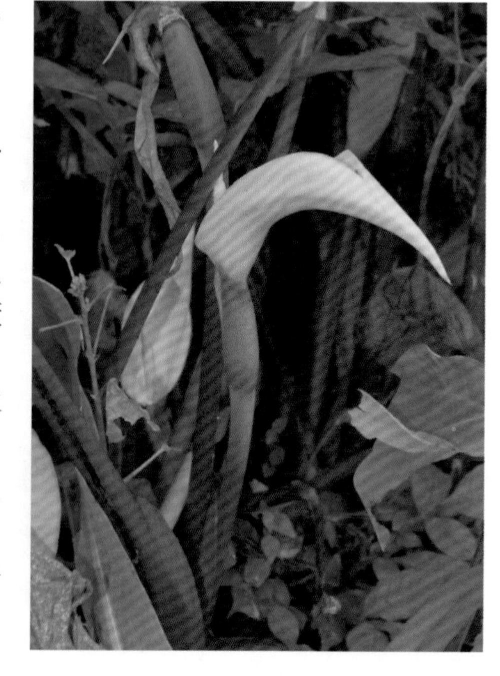

我国特产，生于海拔在 1500m 以下的荒地、山坡、水沟旁。分布于河南、湖北及吉林、辽宁、山东、河北、陕西、甘肃等省和西南地区。

【功效应用】 块茎（药名白附子）：祛风痰，定惊搐，解毒散结，止痛。有毒。用于中风痰壅、口眼㖞斜、语言謇涩、惊风癫痫、破伤风、痰厥头痛、偏正头痛、瘰疬痰核、毒蛇咬伤。用量 3 ～ 6g，一般炮制后用；外用生品适量捣烂，熬膏或研末以酒调敷患处。孕妇慎用；生品内服宜慎。

【化学成分】 块茎含脑苷、有机酸、挥发油、甾体等成分。

【附注】 干燥块茎为中药“白附子”，载于《中国药典》。

679 谷精草（*Eriocaulon buergerianum*）

谷精草科植物谷精草 *Eriocaulon buergerianum* Koern.。

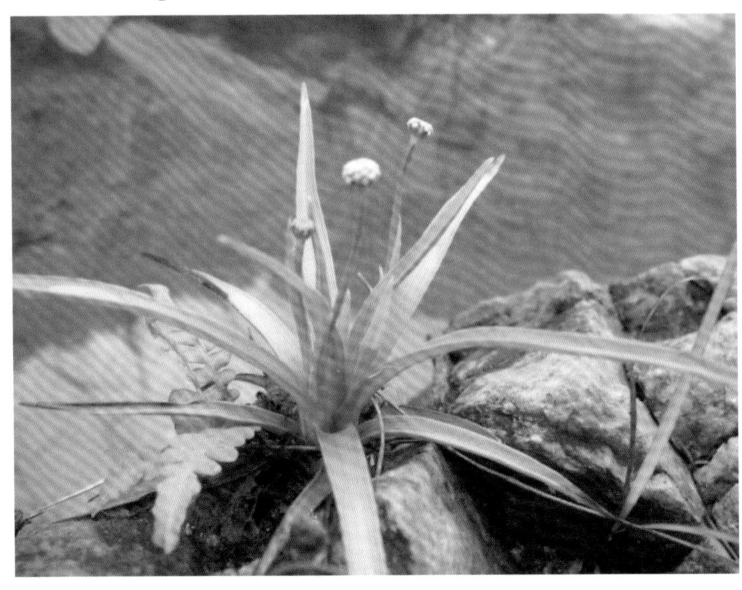

【形态与分布】 草本。叶线形，丛生，半透明，具横格，长 4 ～ 10（20）cm，中部宽 2 ～ 5mm，脉 7 ～ 12（18）。花葶多数，长达 25（30）cm，直径 0.5mm，扭转，具 4 ～ 5 棱；鞘状苞片长 3 ～ 5cm，口部斜裂；花序熟时近球形，禾秆色，长 3 ～ 5mm，宽 4 ～ 5mm；总苞片倒卵形至近圆形，禾秆色，下半部较硬，上半部纸质，不反折，长 2 ～ 2.5mm，宽 1.5 ～ 1.8mm，无毛或边缘有少数毛，下部的毛较长；总（花）托常有密柔毛；苞片倒卵形至长倒卵形，长 1.7 ～ 2.5mm，宽 0.9 ～ 1.6mm，背面上部及顶端有白短毛；雄花：花萼佛焰苞状，外侧裂开，3 浅裂，长 1.8 ～ 2.5mm，背面及顶端多少有毛；花冠裂片 3，近锥形，几等大，近顶处各有 1 黑色腺体，端部常有 2 细胞的白短毛；雄蕊 6，花药黑色，雌花：萼合生，外侧开裂，顶端 3 浅裂，长 1.8 ～ 2.5mm，背面及顶端有短毛，外侧裂口边缘有毛，下长上短；花瓣 3，离生，扁棒形，肉质，顶端各具 1 黑色腺体及若干白短毛，果成熟时毛易落，内面常有长柔毛；子房 3 室，花柱分枝 3，短于花柱。种子矩圆状，长 0.8 ～ 1mm，表面具横格及 T 字形突起。花果期 7 ～ 12 月。

生于稻田、水边。分布于湖北、湖南及四川、贵州、台湾等省和华东、华南地区。

【功效应用】 带花茎的花序（药名谷精草）：疏散风热，明目退翳；用于风热目赤、肿痛羞明、眼生翳膜、风热头痛。用量 9 ～ 12g；外用适量。

【化学成分】 主要含黄酮，还含酚酸、挥发油等成分。

【附注】 本种的干燥带花茎的花序为中药“谷精草”，收载于 1977 年版及之后各版的《中国药典》。

680 饭包草（*Commelina benghalensis*）

鸭跖草科植物饭包草 *Commelina benghalensis* L.。

【形态与分布】 多年生匍匐草本。茎披散，多分枝，长可达 70cm，被疏柔毛。叶片卵形至椭圆形，长 2 ～ 7cm，顶端钝圆，基部急缩成宽扁的叶柄；叶柄基部包茎成鞘状，叶鞘有绿色的脉纹，叶鞘有疏而长的睫毛。总苞片佛焰苞状，柄极短，与叶对生，长 8 ～ 12mm，下部边缘合生而成扁的漏斗状，顶部分离；聚伞花序有花数朵，几不伸出苞片外；花萼膜质，长 2mm；花瓣蓝色，具长 4 ～ 5mm 的爪；雄蕊 6，3 枚能育。蒴果椭圆形，长 4 ～ 6mm，3 室，3 瓣裂。种子 5，肾形，长近 2mm，黑褐色，多皱纹。花果期 8 ～ 10 月。

生于海拔 50 ～ 630m 的河沟边、小溪旁阴湿处。分布于秦岭、河北、淮河以南各地及台湾。

【功效应用】 全草：清热解毒，利湿消肿。用于小便短赤涩痛、赤痢、疔疮。

【化学成分】 全草含甾醇等成分。

【附注】 饭包草与同属植物鸭跖草 *Commelina communis* L. 相似，但前者叶卵形至近圆形，有明显的叶柄，后者叶披针形，无柄，易于区别。

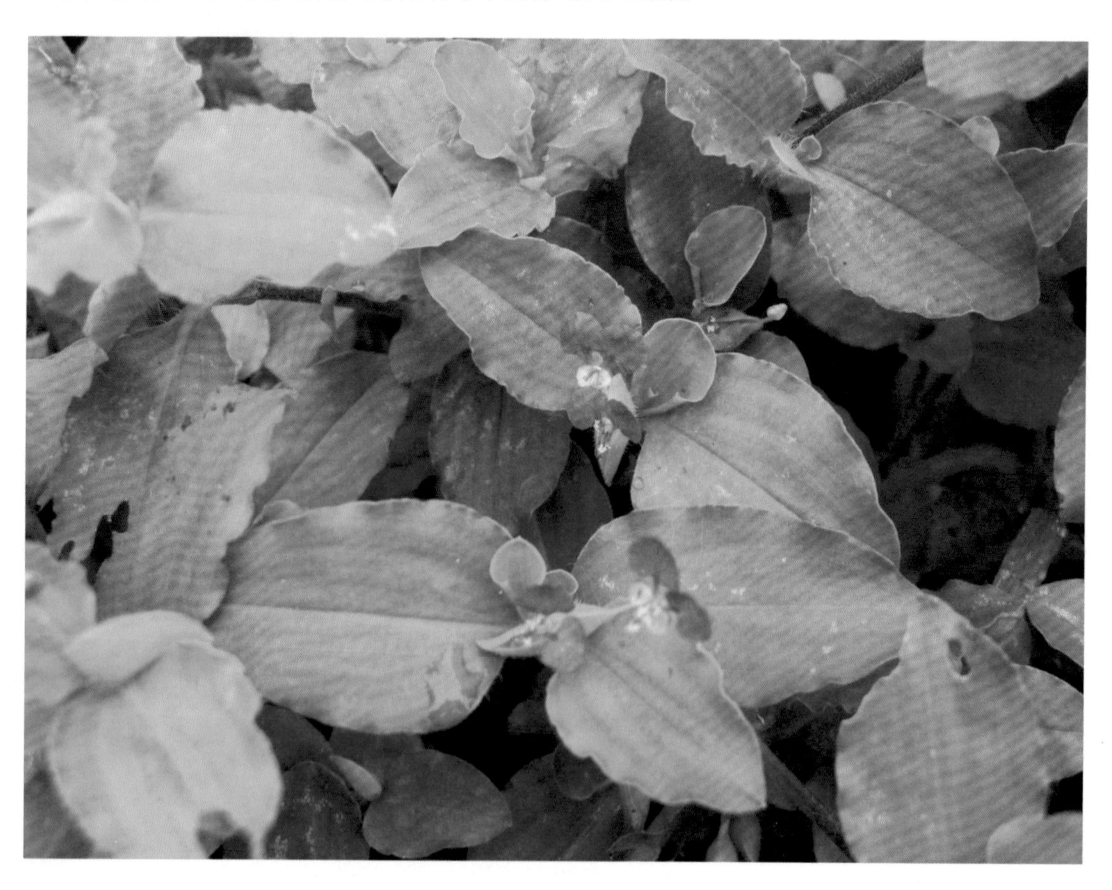

681 鸭跖草（*Commelina communis*）

鸭跖草科植物鸭跖草 *Commelina communis* L.。

【形态与分布】 一年生披散草本。茎匍匐生根，多分枝，长可达1m，下部无毛，上部被短毛。叶披针形至卵状披针形，长3～9cm，宽1.5～2cm。总苞片佛焰苞状，有1.5～4cm的柄，与叶对生，折叠状，展开后为心形，顶端短急尖，基部心形，长1.2～2.5cm，边缘常有硬毛；聚伞花序，下面一枝仅有花1朵，具长8mm的梗，不孕；上面一枝具花3～4朵，具短梗，几乎不伸出佛焰苞。花梗花期长仅3mm，果期弯曲，长不过6mm；萼片膜质，长约5mm，内面2枚常靠近或合生；花瓣深蓝色；内面2枚具爪，长近1cm。蒴果椭圆形，长5～7mm，2室，2爿裂，种子4。种子长2～3mm，棕黄色，一端平截、腹面平，有不规则窝孔。

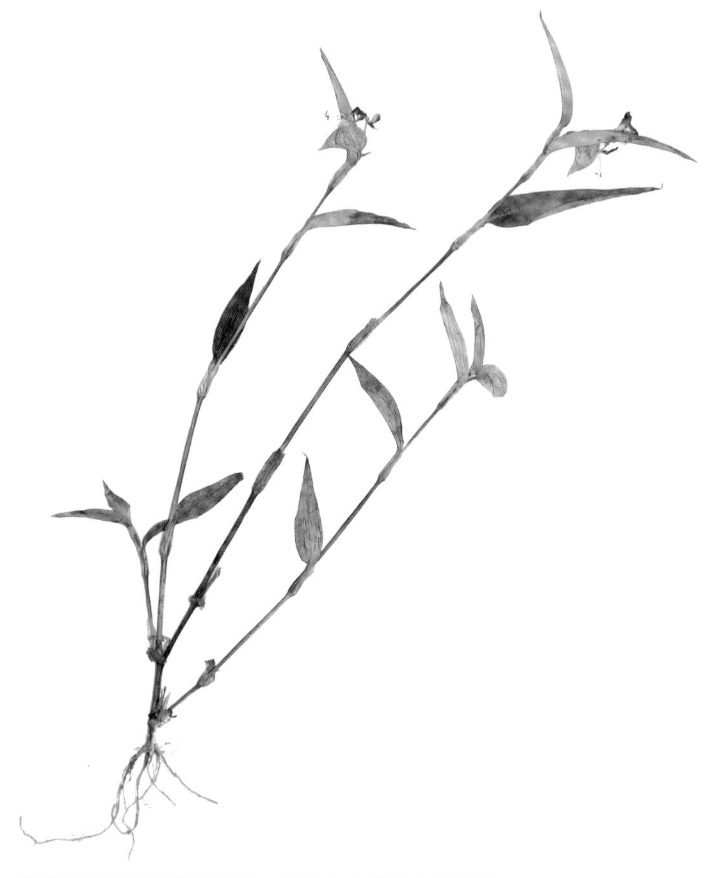

生于湿地、路边。分布于甘肃以东的南北各省区和西南地区。

【功效应用】 地上部分（药名鸭跖草）：清热解毒、利水消肿。用于流感、扁桃体炎、咽炎、水肿、泌尿系统感染、肠炎、痢疾，外治麦粒肿、疮疖肿毒。用量15～30g；外用适量。

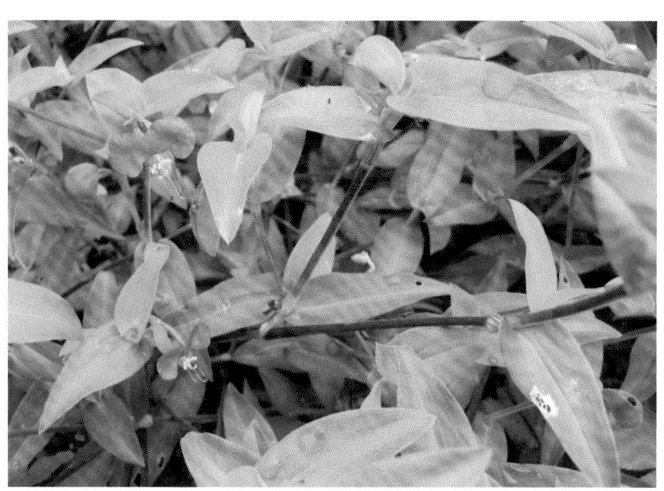

【化学成分】 全草含苷类、黄酮、生物碱等成分。

【附注】 干燥地上部分为中药“鸭跖草”，收载于《中国药典》。

682 灯心草（*Juncus effusus*）

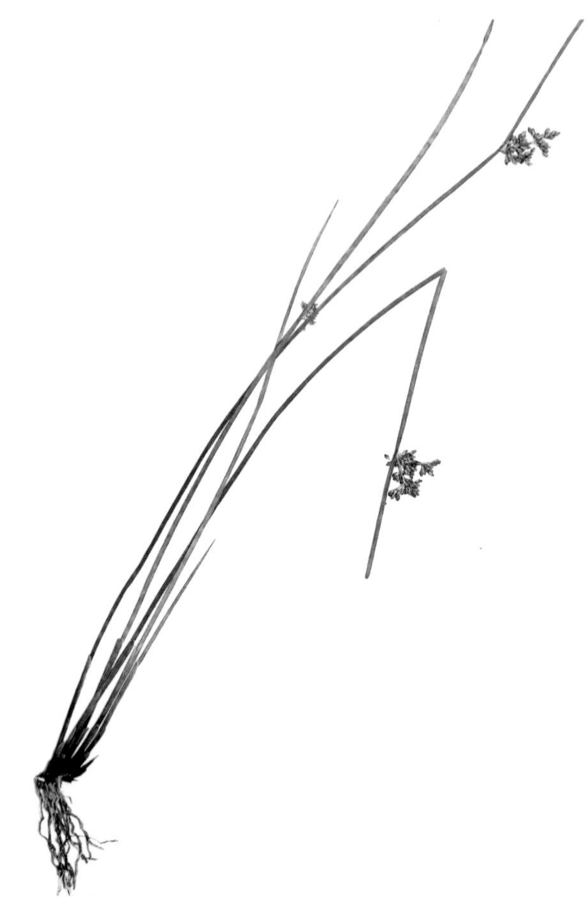

灯心草科植物灯心草 *Juncus effusus* L.。

【形态与分布】 多年生草本植物，根茎状横行，密生须根。茎直立簇生，高 40 ～ 100cm，直径 1.5 ～ 4mm，内部充满乳白色的髓，基部有红褐色鳞片状叶，鞘部长达 15cm，顶端有细芒状小刺。花序假侧生，聚伞状，花多数，疏散或密集，总苞片似茎的延伸，直立，长 5 ～ 20cm；花长 2 ～ 2.5cm，花被片线状披针形，外轮稍长于内轮；雄蕊 3，很少为 6，短于花被，花药短于花丝；花柱短，柱头三叉状。蒴果长圆形，3 室，与花被片近等长，顶端钝，微凹；种子卵状长圆形，长约 0.5mm，黄褐色。花果期 4 ～ 11 月。

生于湿地或沼泽边缘。分布于全国各地。

【功效应用】 茎髓（药名灯心草）：清心火，利小便。用于淋病、水肿、心烦失眠、尿少涩痛、口舌生疮。用量 1 ～ 3g。

【化学成分】 茎髓含黄酮、菲类、多糖等成分。

【附注】 本种的干燥茎髓为中药“灯心草”，收载于《中国药典》。

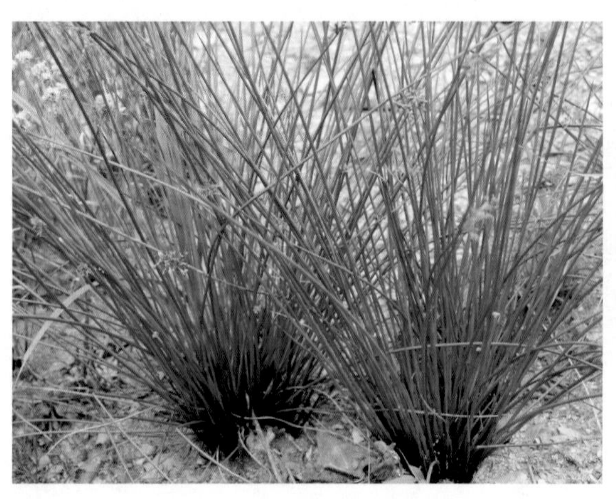

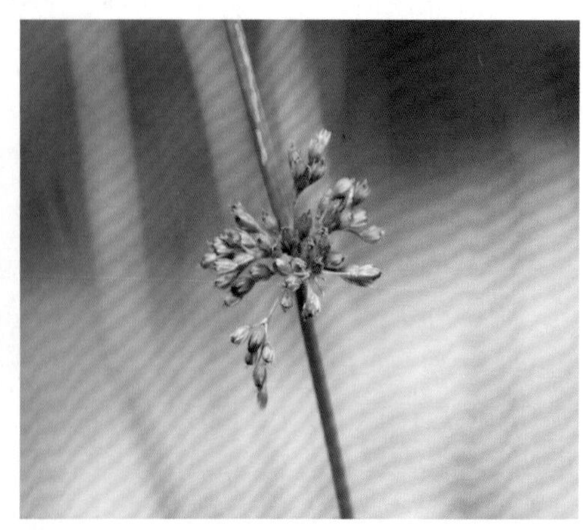

683 野灯心草（*Juncus setchuensis*）

灯心草科植物野灯心草 *Juncus setchuensis* Buchen.ex Diels。

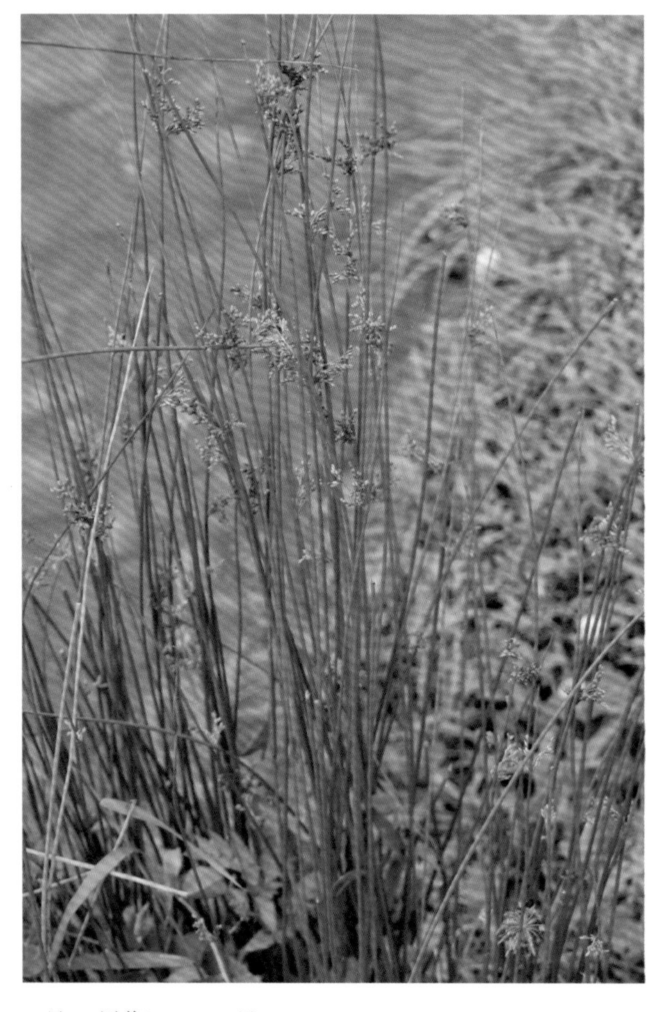

【形态与分布】 多年生草本，高 25 ～ 65cm。根茎短而横走，具黄褐色稍粗的须根。茎丛生，直立，圆柱形，有较深而明显的纵沟，直径 1 ～ 1.5mm，茎内充满白色髓心。叶全部为低出叶，呈鞘状或鳞片状，包围在茎的基部，长 1 ～ 9.5cm，基部红褐色至棕褐色；叶片退化为刺芒状。聚伞花序假侧生；花多朵排列紧密或疏散；总苞片生于顶端，圆柱形，似茎的延伸，长 5 ～ 15cm，顶端尖锐；小苞片 2，三角状卵形，膜质，长 1 ～ 1.2mm，宽约 0.9mm；花淡绿色；花被片卵状披针形，长 2 ～ 3mm，宽约 0.9mm，顶端锐尖，边缘宽膜质，内轮与外轮者等长；雄蕊 3，比花被片稍短；花药长圆形，黄色，长约 0.8mm，比花丝短；子房 1 室（三隔膜发育不完全），侧膜胎座呈半月形；花柱极短；柱头三分叉，长约 0.8mm。蒴果通常卵形，比花被片长，顶端钝，成熟时黄褐色至棕褐色。种子斜倒卵形，长 0.5 ～ 0.7mm，棕褐色。花期 5 ～ 7 月，果期 6 ～ 9 月。

生于海拔 800 ～ 1 700m 的山沟、林下阴湿地、溪旁、道旁的浅水处。分布于华中、华东、华南、西南地区。

【功效应用】 全草：利水通淋，泻热，安神，凉血止血。用于热淋、肾炎水肿、心热烦躁、心悸失眠、口舌生疮、咽痛、齿痛、目赤肿痛、衄血、咯血、尿血。用量 9 ～ 15g。

【附注】 本种与同属植物灯心草相似，与其主要区别为：茎细弱，直径仅 0.8 ～ 1.5mm；花被片卵状披针形，内外轮等长。

684 直立百部（*Stemona sessilifolia*）

百部科植物直立百部 *Stemona sessilifolia*（Miq.）Miq.。

【形态与分布】 多年生草本，亚灌木状。块根肉质，纺锤状。茎直立，高 30 ～ 60cm，不分枝。叶通常 3 ～ 4 枚轮生，卵状矩圆形或卵状披针形，长 3.5 ～ 6cm，宽 1.5 ～ 4cm，顶端短尖，基部楔形，具短柄或近无柄，主脉 5 ～ 7，中间 3 条较明显。花单生于叶腋，通常出自茎下部鳞片腋内；花被片 4，2 轮，披针形，长 1 ～ 1.5cm，宽 2 ～ 3mm；雄蕊 4，紫红色；花丝短；花药条形，长约 3.5mm，顶端具狭卵形附属物；药隔直立，伸延为披针形附属物，长约为花药的 2 倍；蒴果卵形，稍扁，熟时裂为 2 瓣，具种子数粒。花期 3 ～ 5 月，果期 6 ～ 7 月。

常生于林下。分布于河南、湖北等省及华东地区。

【功效应用】 根（药名百部）：润肺止咳，杀虫灭虱。用于新久咳嗽、肺痨、百日咳、蛲虫病、体虱、癣疥。用量 3 ～ 10g；外用适量。脾胃虚弱者慎服。

【化学成分】 含百部碱、原百部碱、对叶百部碱、百部定碱、异百部定碱、霍多林碱、直立百部碱等生物碱。

【附注】 本种干燥根为中药“百部”的来源之一，《中国药典》收载。同属种植物对叶百部（大百部）*Stemona tuberosa* Lour. 在华中地区也有分布，百部（蔓生百部）*Stemona japonica*（Bl.）Miq. 在华中地区局部有栽培，其干燥块根也作中药“百部”用，《中国药典》亦收载。对叶百部与直立百部的主要区别为：多年生攀援草本。叶片大，长 6 ～ 30cm，宽 2 ～ 17cm，基部心形，主脉 7 ～ 13，横脉细密而平行，叶柄长 3 ～ 10cm。花被片长 3.5 ～ 7.5cm，宽 7 ～ 10mm。百部（蔓生百部）与直立百部的主要区别为：花梗贴生于叶上面中脉上，叶片基部圆形或截形。

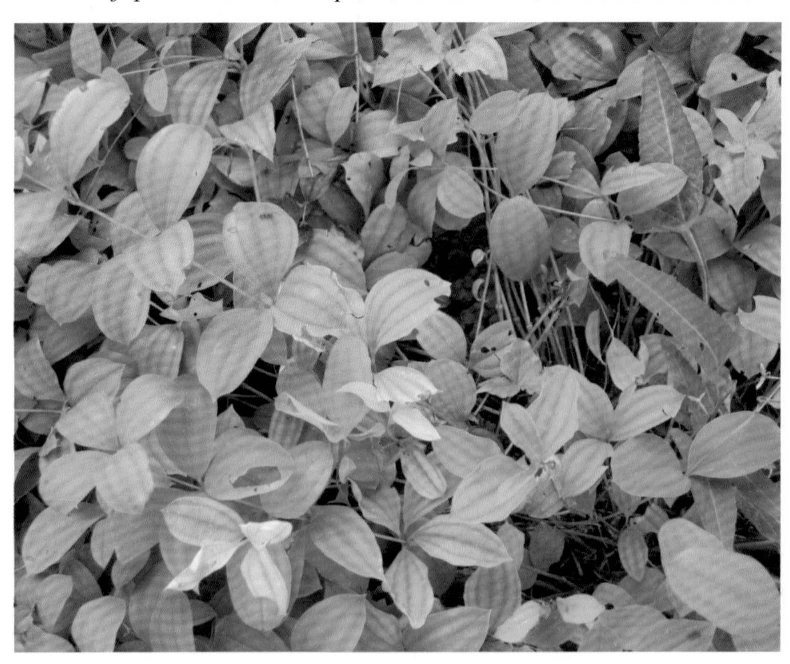

685 对叶百部（*Stemona tuberosa*）

百部科植物对叶百部（大百部）*Stemona tuberosa* Lour.。

【形态与分布】 多年生草本。块根纺锤状，簇生，肉质，长达30cm。茎攀援状，下部木质，分枝表面具纵槽。叶对生或轮生，极少兼互生，卵状披针形、卵形或宽卵形，长6～30cm，宽2～17cm，顶端渐尖至短尖，基部心形，边缘稍波状；叶柄长3～10cm。花单生或2～3朵排成总状花序，生叶腋或偶贴生于叶柄上，花柄或花序柄长2.5～12cm；苞片小，披针形；花被片黄绿色带紫色脉纹，长3.5～7.5cm，宽7～10mm，顶端渐尖，内轮比外轮稍宽，具7～10脉；雄蕊紫红色，花药顶端具短钻状附属物；药隔肥厚，向上延为长钻状的附属物；子房卵形，花柱近无。蒴果倒卵形，光滑。花果期4～8月。

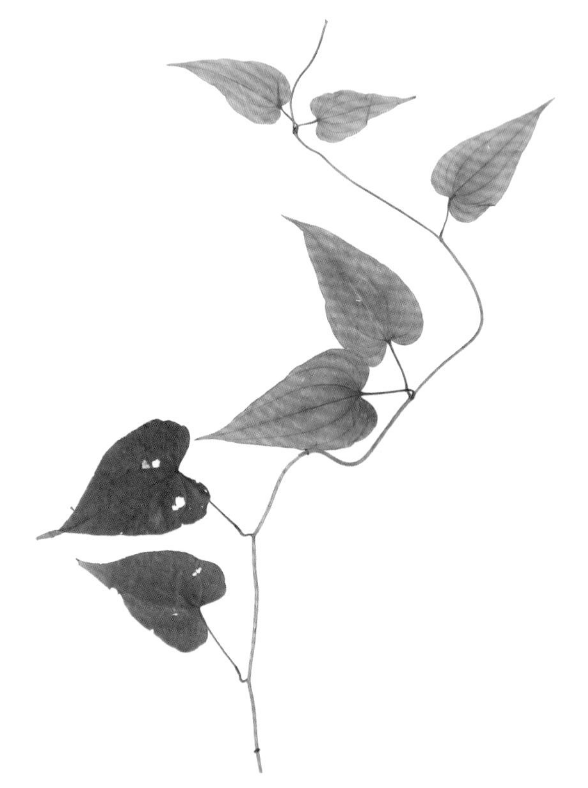

生于海拔370～2240m的山坡丛林下、溪边、路旁、山谷和阴湿岩石中。产长江流域以南各省区。

【功效应用】 块根（药名百部）：润肺下气止咳，杀虫灭虱。用于新久咳嗽、肺痨咳嗽、顿咳；外用治头虱、体虱、蛲虫病、阴痒。用量3～9g；外用适量。

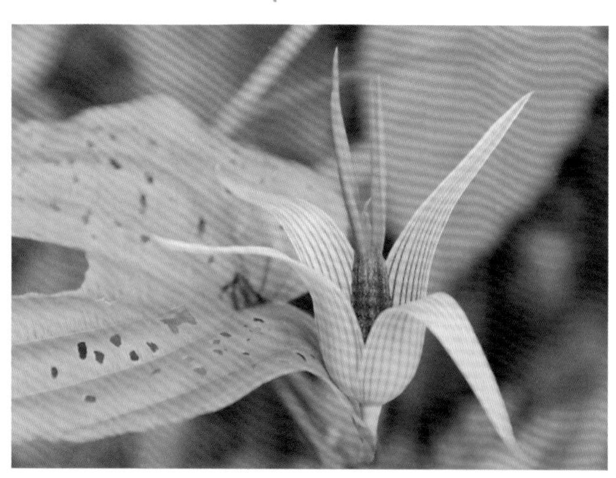

【化学成分】 根含生物碱、多糖成分。

【附注】 本种与同属植物直立百部、百部（蔓生百部）*Stemona japonica*（Bl.）Miq.的干燥块根为中药“百部”，收载于《中国药典》。直立百部在河南、湖北等省有分布；百部（蔓生百部）在华中局部地区有栽培。

686 粉条儿菜（*Aletris spicata*）

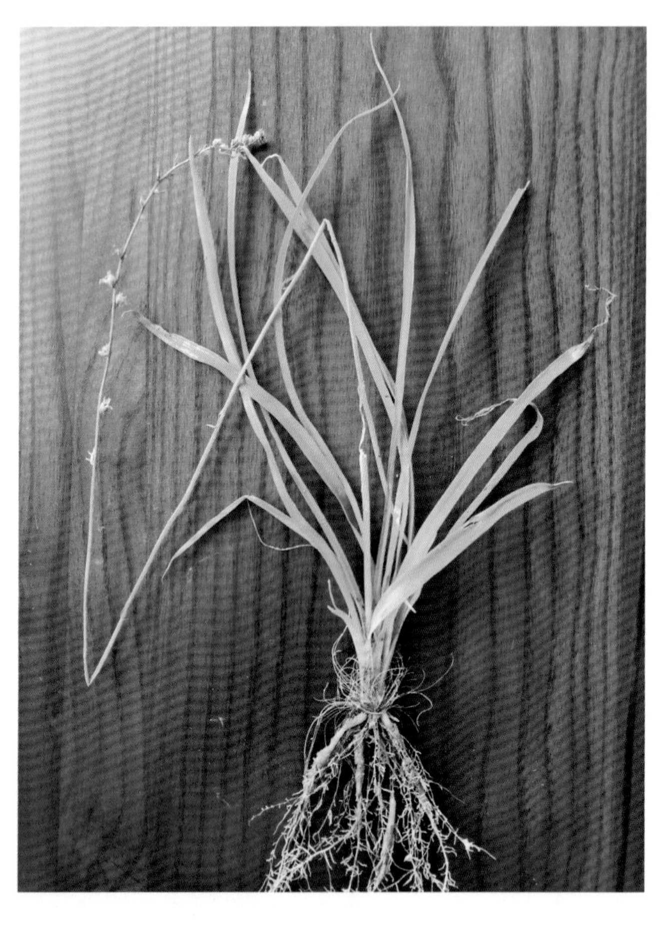

百合科植物粉条儿菜 *Aletris spicata*（Thunb.）Franch.。

【形态与分布】 草本。植株具多数须根，根毛局部膨大；膨大部分长 3 ～ 6mm，宽 0.5 ～ 0.7mm，白色。叶簇生，纸质，条形，有时下弯，长 10 ～ 25cm，宽 3 ～ 4mm，先端渐尖。花葶高 40 ～ 70cm，有棱，密生柔毛，中下部有几枚长 1.5 ～ 6.5cm 的苞片状叶；总状花序长 6 ～ 30cm，疏生多花；苞片 2，窄条形，位于花梗的基部，长 5 ～ 8mm，短于花；花梗极短，有毛；花被黄绿色，上端粉红色，外面有柔毛，长 6 ～ 7mm，分裂部分占 1/3 ～ 1/2；裂片条状披针形，长 3 ～ 3.5mm，宽 0.8 ～ 1.2mm；雄蕊着生于花被裂片的基部，花丝短，花药椭圆形；子房卵形，花柱长 1.5mm。蒴果倒卵形或矩圆状倒卵形：有棱角，长 3 ～ 4mm，宽 2.5 ～ 3mm，密生柔毛。花期 4 ～ 5 月，果期 6 ～ 7 月。

生于海拔 350 ～ 2500m 的山坡、路边，灌丛边或草地上。分布于华中、华东、华南及河北、山西、陕西南部、甘肃南部、贵州、台湾。

【功效应用】 全草（药名肺经草）：清热，润肺止咳，活血调经，杀虫。用于咳嗽、咯血、百日咳、喘息、肺痈、乳痈、腮腺炎、经闭、缺乳、小儿疳积、蛔虫病、风火牙痛。用量 10 ～ 30g，鲜品 60 ～ 120g；外用适量，捣敷。根泡酒搽还用于蚊子咬伤。

【化学成分】 全草含萜类、甾体、黄酮成分；根含皂苷成分。

【附注】 本种与同属植物狭瓣粉条儿菜 *Aletris stenoloba* Franch. 的干燥全草或根在民间均作“肺经草”药用，在湖北等省均有分布。其植物在民间均称为粉条儿菜、蛆儿草、一窝蛆。狭瓣粉条儿菜与粉条儿菜的主要区别为：花被白色，分裂到中部或中部以下，花被裂片较狭长，长 3.5 ～ 3.8mm，宽 0.5 ～ 0.8mm；蒴果卵形，无棱角。

687 狭瓣粉条儿菜（*Aletris stenoloba*）

百合科植物狭瓣粉条儿菜 *Aletris stenoloba* Franch.。

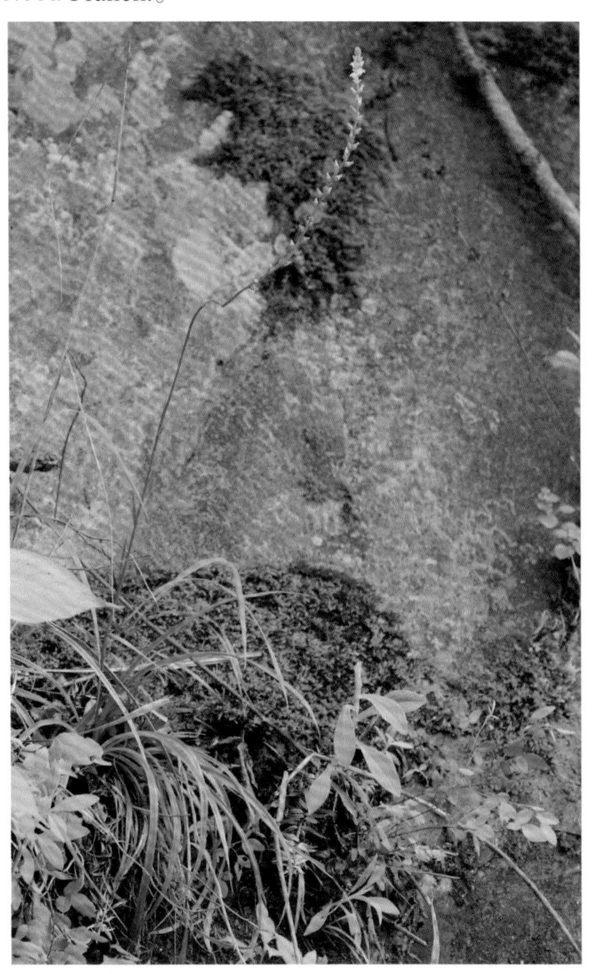

【形态与分布】 多年生草本。须根多数，部分根毛局部稍膨大，膨大部分长 3 ～ 6mm。花葶高 30 ～ 80cm，有柔毛，中下部具数枚苞片状叶；基生叶簇生，条形，长 8 ～ 18cm，宽 3 ～ 4mm，顶端渐尖，明显平行脉 3 条，两面无毛。总状花序长 7 ～ 35cm，疏生多花；苞片 2，披针形，位于花梗的上端，短于花；花梗极短；花被白色，长 5 ～ 7mm，有毛，分裂到中部或中部以下；裂片 6，条状披针形，长 3.5 ～ 3.8mm，宽 0.5 ～ 0.8mm，开展，膜质；雄蕊着生于花被裂片的基部，花丝下部贴生于花被裂片上，上部分离，花药球形，短于花丝；子房半下位卵形，长 2.5 ～ 3mm。蒴果卵形，无棱角，有毛。花果期 4 ～ 7 月。

生于海拔 300 ～ 3300m 林边草坡上、山坡林下、路边。分布于湖北及陕西、甘肃、广西等省区和西南地区。

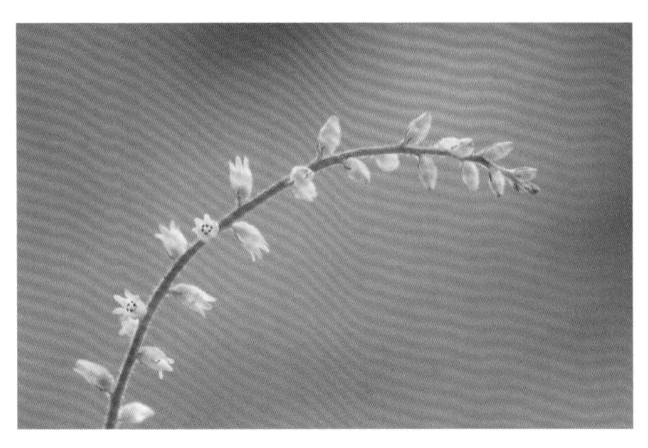

【功效应用】 全草（药名：肺经草）：清热，润肺止咳，活血调经，杀虫。用于咳嗽、咯血、百日咳、喘息、肺痈、乳痈、腮腺炎、经闭、缺乳、小儿疳积、蛔虫病、风火牙痛。用量 10 ～ 30g，鲜品 60 ～ 120g；外用适量，捣敷。根泡酒搽还用于蚊子咬伤。

【化学成分】 全草含萜类、甾体、黄酮成分；根含皂苷成分。

【附注】 本种与同属植物粉条儿菜的干燥全草或根在民间均作“肺经草”药用。

688 薤白（*Allium macrostemon*）

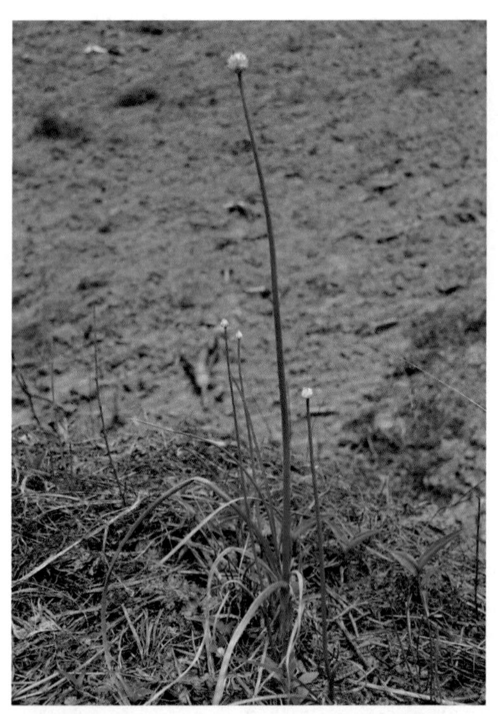

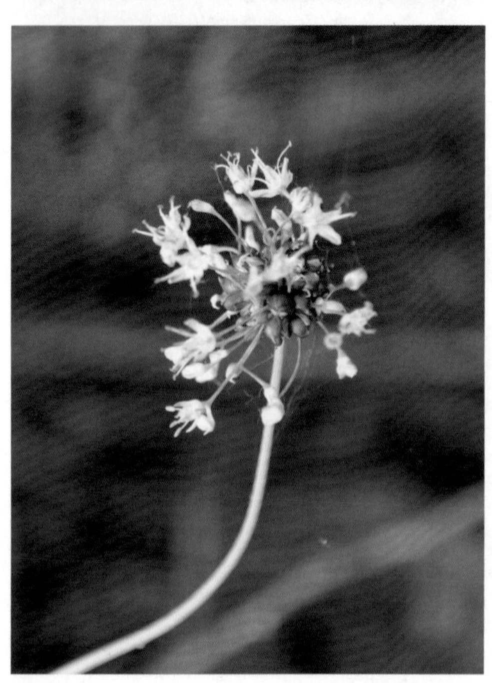

百合科植物薤白（小根蒜）*Allium macrostemon* Bunge。

【形态与分布】 多年生草本。鳞茎近球形，直径 1 ～ 2cm，外皮灰黑色，纸质或膜质。叶 3 ～ 5，半圆管状或条形，长 15 ～ 30cm，直径 2 ～ 4mm，中空。花葶圆柱状，高 30 ～ 70（90）cm，1/4 ～ 1/3 具叶鞘。伞形花序半球形或球形，杂生肉质珠芽，花数朵或全为花，总苞约为花序的 1/2 长，先端有喙，宿存；花梗等长，1 ～ 1.5cm，具小苞片；花被宽钟状，红色至粉红色；花被片矩圆形至矩圆状披针形，长 4 ～ 5mm，具 1 深色脉，钝头；花丝比花被片长 1/4 ～ 1/3，基部三角形向上渐狭成锥形，仅基部合生并与花被贴生，内轮基部比外轮基部略宽或宽为 1.5 倍；花柱伸出花被；子房近球形。蒴果顶端内凹；种子黑色，密生细点。花期 5 ～ 6 月，果期 8 ～ 9 月。

生于海拔 1500m 以下的山坡、丘陵、山谷或草地上，云南和西藏在海拔 3000m 的山坡上也有生长。分布于新疆、青海外的全国各省区。

【功效应用】 鳞茎(药名薤白)：通阳散结，行气导滞。用于胸痹心痛、脘腹痞满胀痛、泻痢后重。用量 5 ～ 10g；鲜品 30 ～ 60g，或入丸散，亦可煮粥食。

【化学成分】 含甾体皂苷、挥发油、含氮化合物等成分。

【附注】 中药“薤白”收载于《中国药典》，来源于本种或薤（藠头）*Allium chinense* G. Don 干燥鳞茎。后者在长江流域以南各省区广泛栽培。与薤白（小根蒜）的主要区别有：鳞茎狭卵状，外皮白色或带红色，花淡紫色至暗紫色，花丝为花被片的 1.5 倍长。

689 天蒜（*Allium paepalanthoides*）

百合科植物天蒜 *Allium paepalanthoides* Airy-Shaw。

【形态与分布】 多年生草本。鳞茎单生，狭卵状圆柱形，直径 0.5 ～ 1.5cm；鳞茎外皮黄褐色或黑褐色，有时带红色，纸质，条裂，有时近纤维状，在标本上常因外皮脱落而仅余灰白色的膜质内皮。叶宽条形至条状披针形，比花葶短或近等长，宽 0.5 ～ 1.5（2.3）cm，先端渐尖，钝头。花葶圆柱状，高（15）30 ～ 50cm，中部以下被叶鞘，稀仅下部被叶鞘；总苞单侧开裂，具长喙，有时喙长可达 7cm，宿存或早落；伞形花序多花，松散；小花梗近等长，比花被片长 2 ～ 4 倍，果期更长，基部无小苞片；花白色；花被片常具绿色中脉，长 3 ～ 5mm，宽 1.5 ～ 2.5mm，内轮的卵状矩圆形，先端平截或钝圆，外轮的卵形，舟状，稍短；花丝等长，为花被片长度的 1.5 ～ 2 倍，花药黄色。子房倒卵形，腹缝线基部有具帘的凹陷蜜穴，花柱线形，伸出花被外。花期 8 月。

生于海拔 1400 ～ 2000m 的阴湿山坡、沟边或林下。分布于河南西部、湖北及山西、陕西南部、重庆和四川北部。

【功效应用】 鳞茎：活血散瘀，解毒消肿，行气止痛。用于胃气痛、疝气、跌打损伤、劳伤、食欲不振、痢疾腹泻、痈疽疮毒。用量 15 ～ 30g；外用鲜品适量，捣敷。

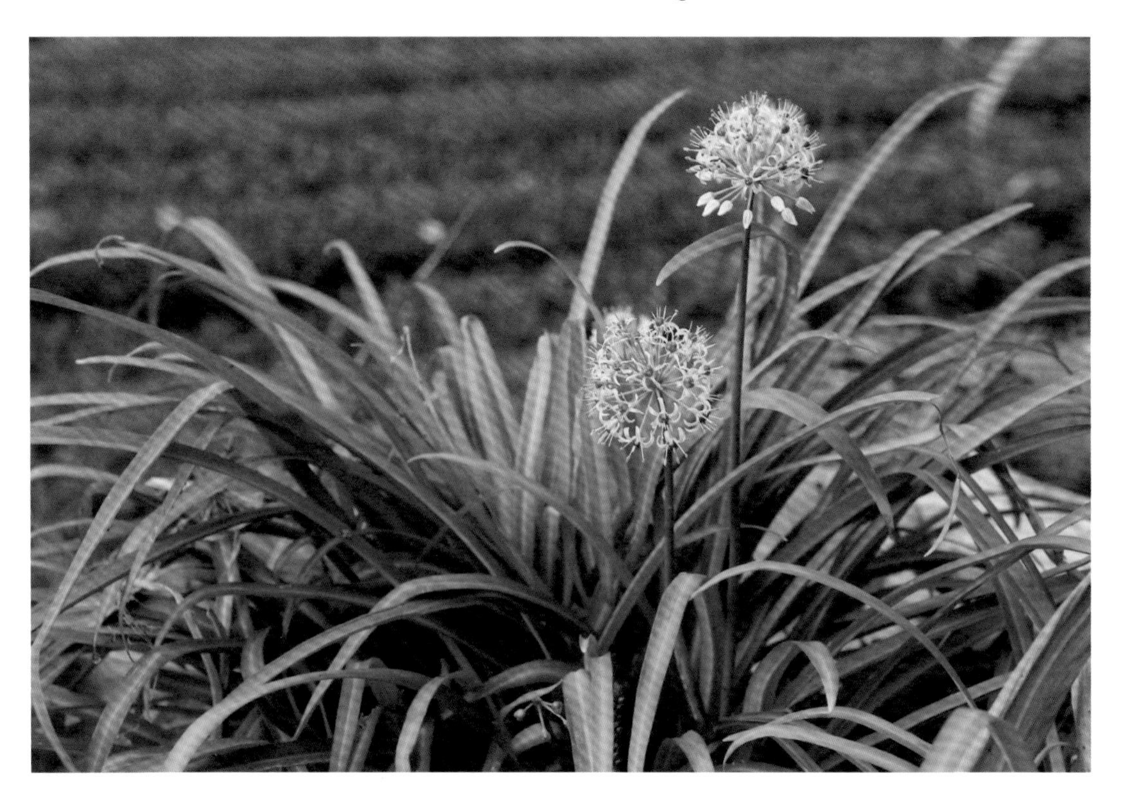

690 韭（*Allium tuberosum*）

百合科植物韭 *Allium tuberosum* Rottl. ex Spreng.。

【形态与分布】 草本，具根茎。鳞茎近圆柱形，簇生；鳞茎外皮黄褐色，网状纤维质。花葶圆柱形，高 25 ～ 60cm。叶基生，条形，扁平，长 15 ～ 30cm，宽 1.5 ～ 8mm。总苞单侧开裂，或 2 ～ 3 裂，宿存；伞形花序簇生状或球状，多花；花梗为花被的 2 ～ 4 倍长，具苞片；花白色或微带红色；花被片 6，内轮的矩圆状倒卵形，稀为矩圆状卵形，先端具短尖头或钝圆，长 4 ～ 8mm，宽 2.1 ～ 3.5mm，外轮的常较窄，矩圆状卵形至矩圆状披针形，先端具短尖头，长 4 ～ 8mm；花丝基部合生并与花被贴生，长为花被片的 2/3 ～ 4/5，狭三角状锥形；子房外壁具细的疣状突起。果具倒心形的果瓣。花果期 7 ～ 8 月，果期 8 ～ 9 月。

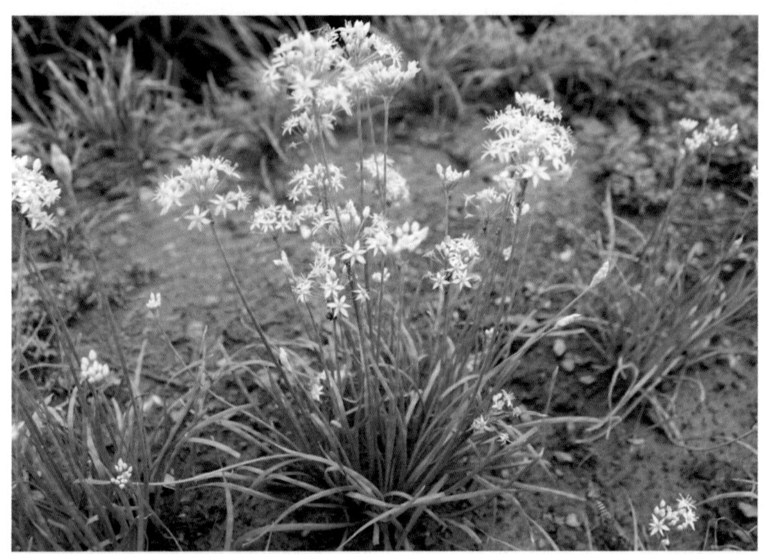

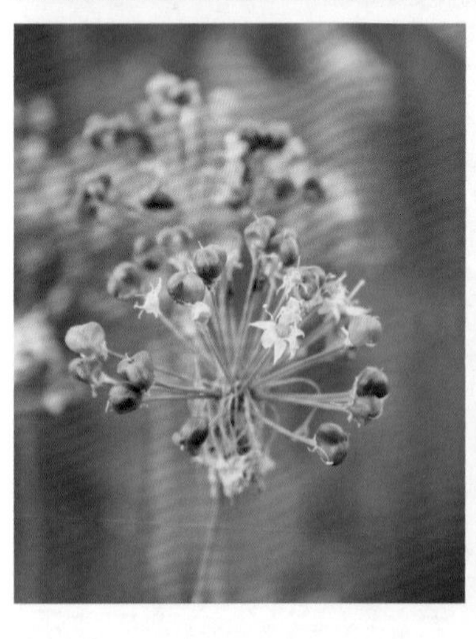

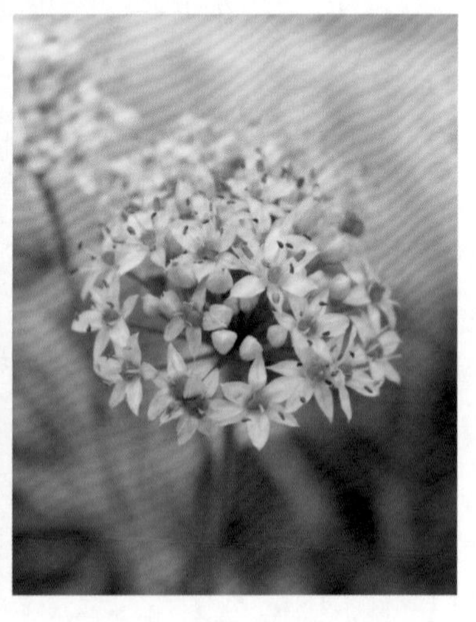

全国各地广泛栽培。

【功效应用】 种子（药名韭菜子）：温补肝肾，壮阳固精。用于肝肾亏虚、腰膝酸痛、阳痿遗精、遗尿尿频。

【化学成分】 种子含不饱和脂肪酸、氨基酸等成分。

【附注】 本种家种，主要用作蔬菜。

691 茖葱（*Allium victorialis*）

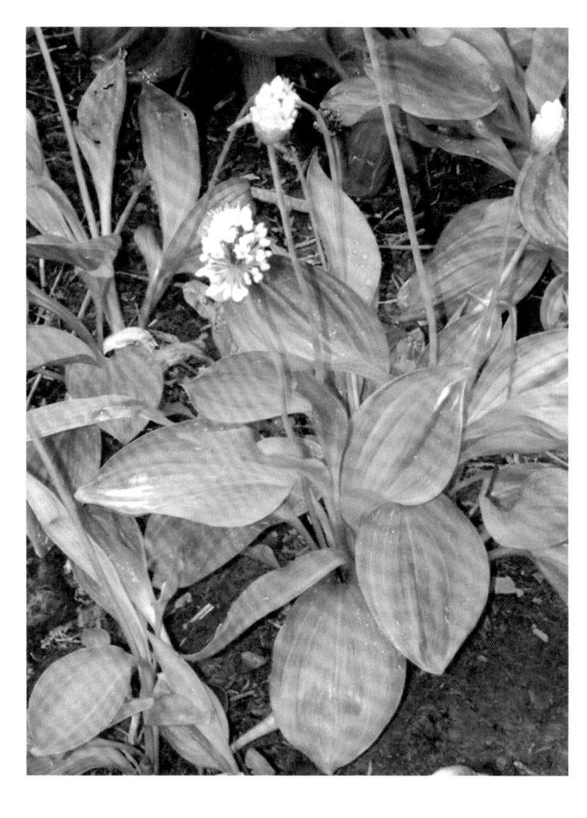

百合科植物茖葱*Allium victorialis* L.。

【形态与分布】 多年生草本。鳞茎单生或2～3枚聚生，近圆柱状，长4～8cm，直径可达1.5cm，外包被多层棕网状黑褐色纤维质残存叶鞘。叶2～3，披针状长圆形或椭圆形，长8～25cm，宽3～8cm，先端短尖或钝，基部楔形，渐狭而沿叶柄下延至叶鞘。花葶直立，圆柱状，高25～80cm；伞形花序球状，花多朵而密集；总苞2裂，膜质，宿存；花梗长1～1.5cm，等长；无小苞片；花白色，有时带淡紫色；花被片长4～6mm，内轮的椭圆状卵形，宽2～3mm，先端钝圆，常有小齿，外轮的狭而短，宽1.5～2mm，先端钝圆；雄蕊伸出花被外，花丝基部合生并与花被片贴生，无齿；子房绿白色，有短柄。蒴果开裂；种子球形，直径2～2.5mm，熟时黑色。花果期7～10月。

生于海拔1200～2200m的山坡林下或山谷沟边。分布于河南、湖北及陕西、甘肃、安徽、浙江、四川等省和东北、华北地区。

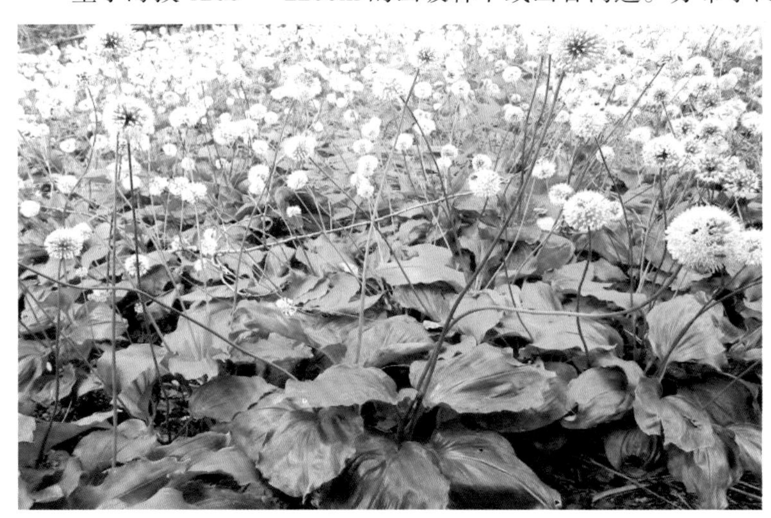

【功效应用】 鳞茎：散瘀，止血，解毒。用于跌打损伤、血瘀肿痛、衄血、疮痈肿痛。用量6～10g，阴虚火旺者慎服；外用适量，捣敷。

【化学成分】 鳞茎含皂苷等成分。

692 天门冬（*Asparagus cochinchinensis*）

百合科植物天门冬 *Asparagus cochinchinensis*（Lour.）Merr.。

【形态与分布】 攀援植物。根稍肉质，在中部或近末端成纺锤状膨大，膨大部分长3～5cm，直径1～2cm。茎长可达1～2m，分枝具棱或狭翅。叶状枝通常每3枚成簇，扁平，或由于中脉龙骨状而略呈锐三棱形，镰刀状，长0.5～8cm，宽1～2mm；叶鳞片状，基部具硬刺；刺在茎上长2.5～3mm，在分枝上较短或不明显。花通常每2朵腋生，单性，雌雄异株，淡绿色；花梗长2～6mm；雄花：花被片6，长2.5～3mm；雄蕊稍短于花被；花丝不贴生于花被片上；花药卵形，长约0.7mm；雌花与雄花大小相似，具6枚退化雄蕊。浆果球形，直径6～7mm，成熟时红色，具1粒种子。

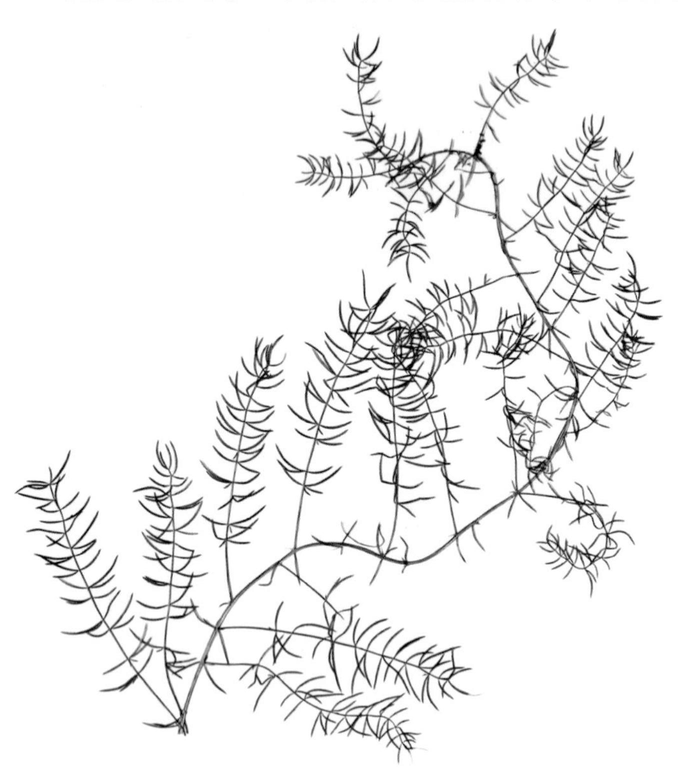

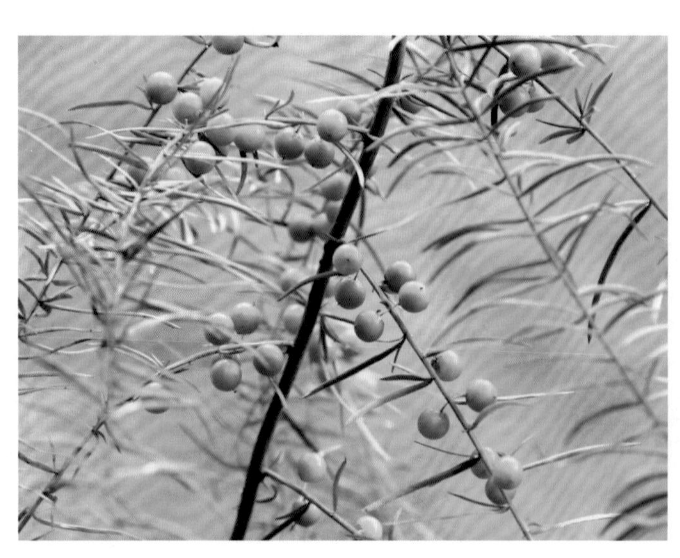

生于海拔1750m以下的山坡、路旁、疏林下。分布于华中、华东、华南、西南地区及河北、山西、陕西、甘肃等省。

【功效应用】 块根（药名天冬）：清热泻火，生津止渴，消肿排脓。用于热病烦渴、肺热燥咳、内热消渴、疮疡肿毒。用量10～15g，孕妇慎用。

【化学成分】 块根含黄酮、皂苷、氨基酸、多糖等成分。

【附注】 其干燥块根为中药“天冬”，收载于《中国药典》。

693 羊齿天门冬（*Asparagus filicinus*）

百合科植物羊齿天门冬 *Asparagus filicinus* Ham. ex D. Don。

【形态与分布】 多年生草本，茎直立，高 50 ~ 70cm。根肉质，呈纺锤形，多条至数十条簇生，外皮黄褐色，肉质白色，多数形似麦冬而大，其长度不一，最长可达 8cm，直径 5 ~ 9mm，但形状大小、色泽常变化不一。根茎极短，其上生茎，近平滑，通常 2 分枝，无木质化硬刺。叶片极小，退化呈鳞片状；形似叶的绿色部分为叶状枝，2 ~ 5（8）个成丛，扁平呈镰刀状，长 3 ~ 15mm，宽 0.8 ~ 2mm，先端渐尖，具中脉。花单性；雌雄异株，淡绿色，有时略带紫色，每 1 ~ 2 朵腋生；花梗纤细，长约达 20mm，中部有关节；雄花，花被片 6；雄蕊短于花被；花丝不贴生于花被片上。浆果近球形，下垂，干后变紫黑色，直径约 6mm；种子 2 ~ 3。花期 5 ~ 7，果期 6 ~ 8 月。

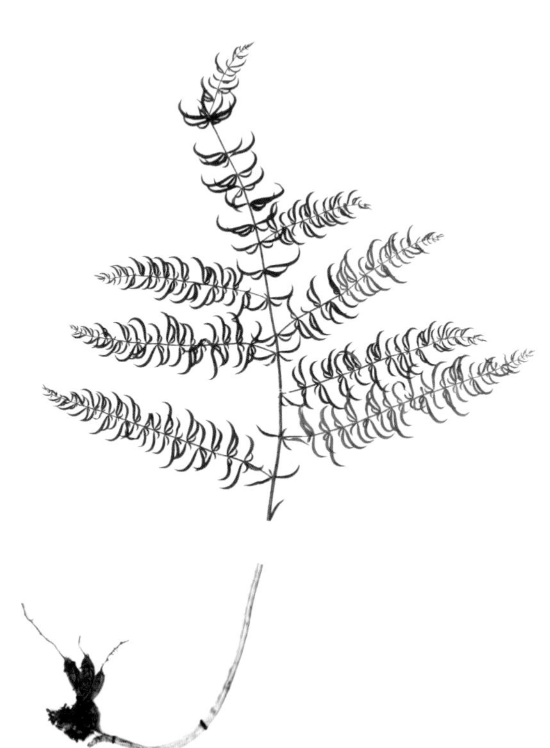

生于海拔 1200 ~ 3000m 的丛林下或山谷阴湿处。分布于华中、西南地区及山西西南部、陕西（秦岭以南）、甘肃南部、浙江等地。

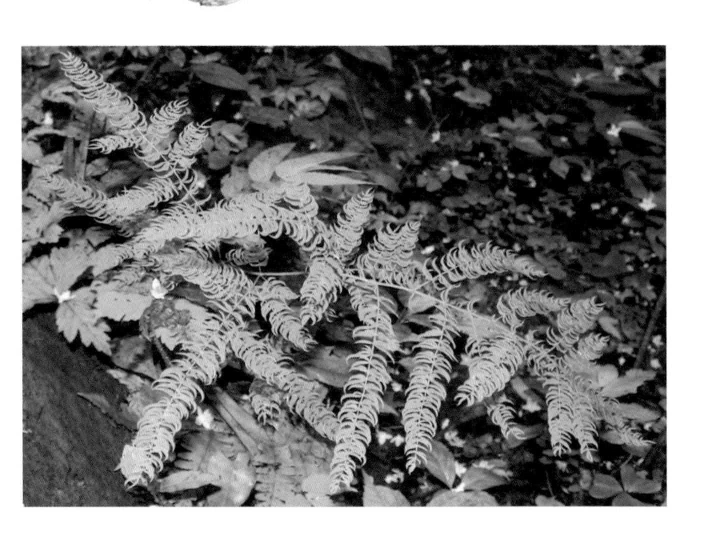

【功效应用】 块根（药名一窝蛆）：润肺止咳，杀虫止痒。用于肺痨久咳、咯痰不爽、痰中带血、肺脓疡、百日咳、支气管哮喘，疥癣瘙痒。用量 6 ~ 15g；外用适量，煎汤洗，或研末调敷。

【化学成分】 含甾体皂苷、酚酸、生物碱和挥发油等成分。

694 蜘蛛抱蛋（*Aspidistra elatior*）

百合科植物蜘蛛抱蛋 *Aspidistra elatior* Blume.。

【形态与分布】 草本。根茎近圆柱形，直径 5 ～ 10mm，具节和鳞片。叶单生，彼此相距 1 ～ 3cm，矩圆状披针形、披针形至近椭圆形，长 22 ～ 46cm，宽 8 ～ 11cm，先端渐尖，基部楔形，边缘多少皱波状，两面绿色，有时稍具黄白色斑点或条纹；叶柄粗壮，长 5 ～ 35cm。总花梗长 0.5 ～ 2cm；苞片 3 ～ 4，其中 2 枚位于花的基部，宽卵形，长 7 ～ 10mm，淡绿色，有时有紫色细点；花被钟状，长 12 ～ 18mm，直径 10 ～ 15mm，外面带紫色或暗紫色，内面下部淡紫色或深紫色，上部（6）8 裂；花被筒长 10 ～ 12mm，裂片近三角形，向外扩展或外弯，长 6 ～ 8mm，宽 3.5 ～ 4mm，先端钝，边缘和内侧的上部淡绿色，内面具 4 条特别肥厚的肉质脊状隆起，中间的 2 条细而长，两侧的 2 条粗而短，中部高达 1.5mm，紫红色；雄蕊（6）8 枚，生于花被筒近基部，低于柱头，花丝短，花药椭圆形；雌蕊高约 8mm，子房几不膨大，花柱无关节，柱头盾状膨大，圆形，直径 10 ～ 13mm，紫红色，上面具（3）4 深裂，裂缝两边多少向上凸出，中心部分微凸，裂片先端微凹，边缘常向上反卷。

各地常见栽培，主要分布于我国长江以南地区。

【功效应用】 根茎（药名蜘蛛抱蛋）：活血止痛，清肺止咳，利尿通淋。用于跌打损伤、风湿痹痛、腰痛、经闭腹痛、肺热咳嗽、砂淋、小便不利。用量 9 ～ 15g；鲜品 30 ～ 60g，孕妇忌服，忌生冷食物；外用适量。

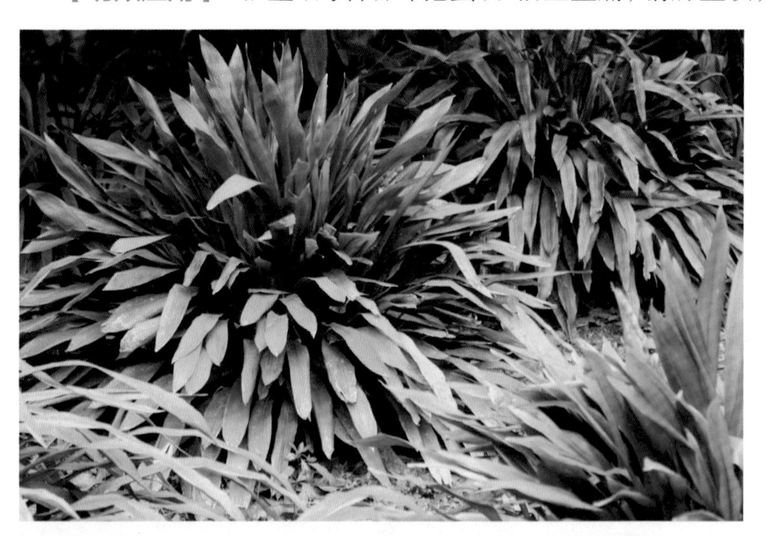

【化学成分】 根茎含蜘蛛抱蛋苷；全草含黄酮成分。

【附注】 本种的干燥根茎以“竹节伸筋”为名，收载于《湖南省中药材标准》（2009 年版）。

695 九龙盘（*Aspidistra lurida*）

百合科植物九龙盘 *Aspidistra lurida* Ker-Gawl.。

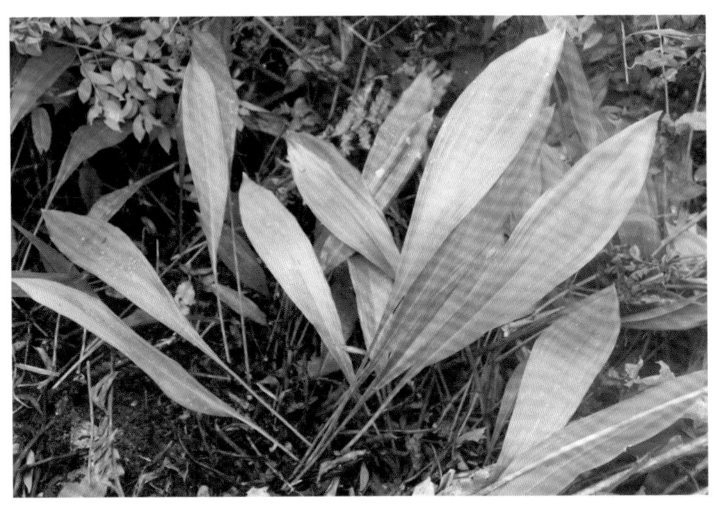

【形态与分布】 草本。根茎圆柱形，直径4～10mm，具节和鳞片。叶单生，彼此相距0.5～3.5cm，矩圆状披针形、近椭圆形、披针形、矩圆状倒披针形或带形，长13～46cm，宽2.5～11cm，先端渐尖，基部多数近楔形，少数近圆形，有时多少具黄白色斑点；叶柄长10～30cm。总花梗长2.5～5cm；苞片3～6，其中1～3枚位于花基部，宽卵形，向上渐大，长7～9mm，宽6.5～8mm，先端钝或急尖，有时带褐紫色；花被近钟状，长8～15mm，直径10～15mm；花被筒长5～8mm，内面褐紫色，上部6～8（9）裂，裂片矩圆状三角形，长5～7mm，基部宽2～4mm，先端钝，向外扩展，内面淡橙绿色或带紫色，具2～4条不明显或明显的脊状隆起和多数小乳突；雄蕊6～8（9），生于花被筒基部，花丝不明显，花药卵形；雌蕊长9mm，高于雄蕊，子房基部膨大，花柱无关节，柱头盾状膨大，圆形，中部微凸，上面通常有3～4条微凸的棱，边缘波状浅裂，裂片边缘不向上反卷。

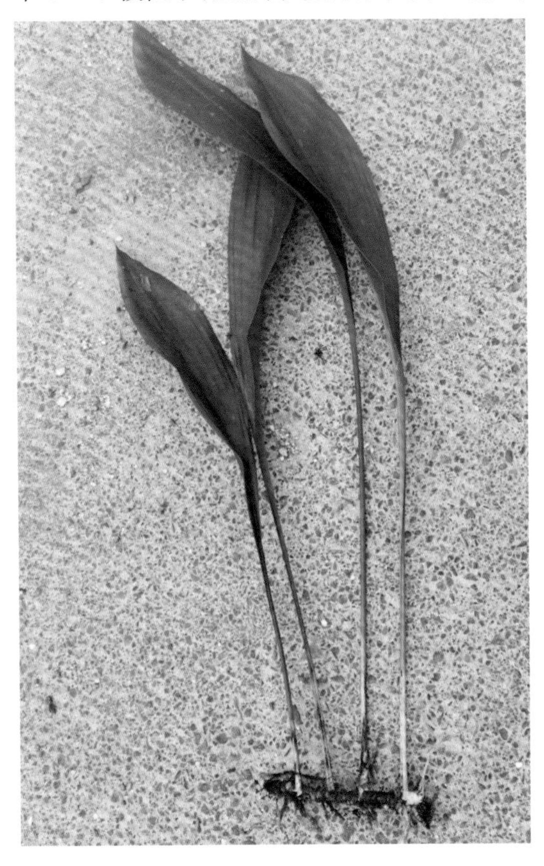

生于海拔600～1700m的山坡林下或沟旁。分布于华中、华东、西南及华南地区。

【功效应用】 根茎（药名赶山鞭）：祛风散瘀止痛。用于风湿麻痹、腰痛、跌打损伤、骨折、胃脘疼痛。用量6～15g，水煎或浸酒服，孕妇慎用；外用适量。

【化学成分】 含皂苷、黄酮、生物碱成分。

696 绵枣儿（*Barnardia japonica*）

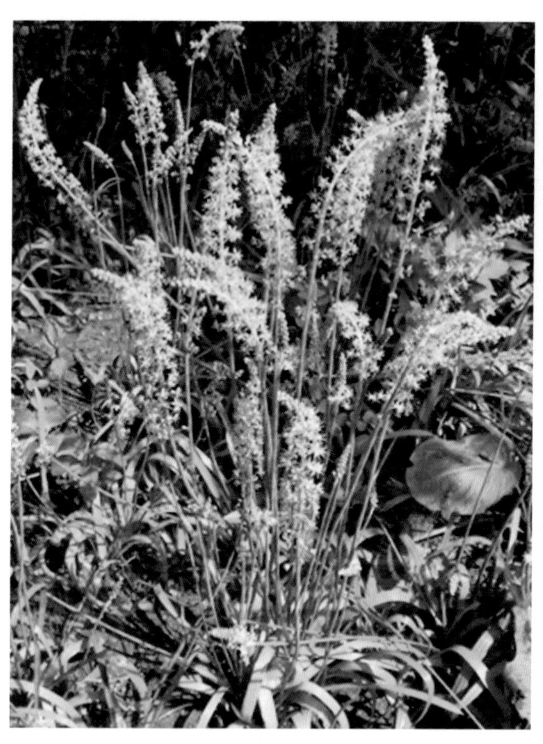

百合科植物绵枣儿 *Barnardia japonica*（Thunb.）Schult.［*Scilla scilloides*（Lindl.）Druce］。

【形态与分布】 草本。鳞茎卵圆形，长 2 ～ 3.5cm，具短的直生根茎。叶基生，条形，长 10 ～ 50cm，宽 0.3 ～ 1cm。花葶直立，连同花序高 20 ～ 60cm，果期有时长达 70cm；总状花序的花在开放前密集，开放后变疏离，花梗长 2 ～ 7mm，具 1 枚细条形的膜质苞片；花粉红色至紫红色；花被片 6，矩圆形，长 2.7 ～ 4mm，宽 1.1 ～ 2mm，顶端常具增厚的小钝头；雄蕊与花被片近等长，花丝基部常扩大，扩大部分边缘具细乳头状突起，花柱长 1 ～ 1.8mm；子房卵状球形，长 1.7 ～ 2.8mm，基部收狭成短柄，每室有 1 胚珠。蒴果三棱状倒卵形，长 2 ～ 3（5）mm；种子黑色。花果期 7 ～ 11 月。

生于海拔 2600m 以下的山坡、草地、路旁或林缘。除内蒙古、青海、新疆、西藏外，其他各省区均有分布。

【功效应用】 全草：活血止痛，解毒消肿，强心利尿。有毒。用于跌打损伤、筋骨疼痛、疮痈肿痛、乳痈、水肿。用量 3 ～ 9g，孕妇忌服；外用适量，捣敷。

【化学成分】 全草含黄酮、三萜、蒽醌、木脂素等成分。

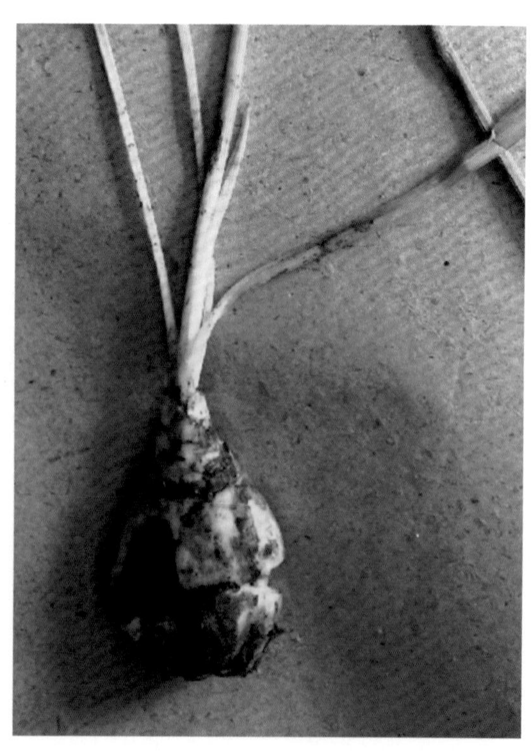

697 开口箭（*Campylandra chinensis*）

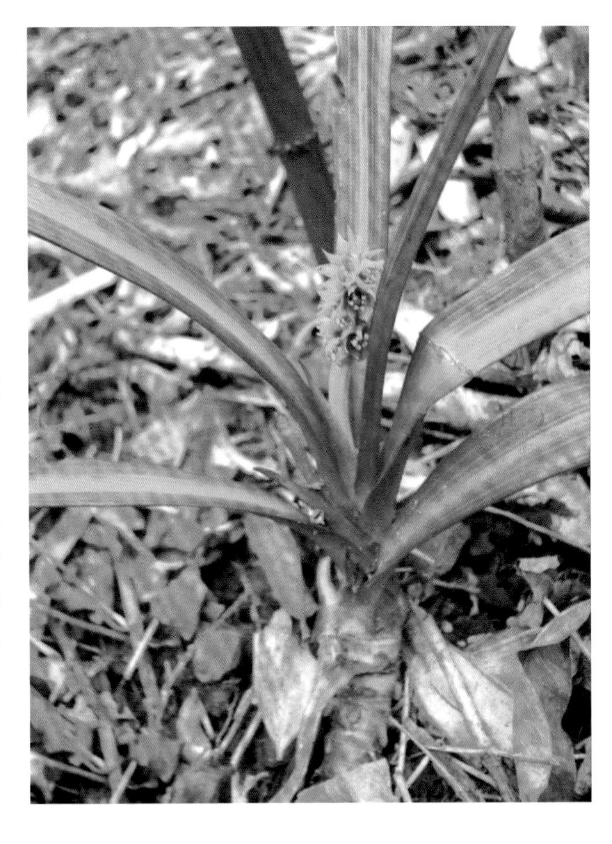

百合科植物开口箭 *Campylandra chinensis*（Baker）M. N. Tamura，S. Yun Liang et Turland（*Tupistra chinensis* Baker）。

【形态与分布】 多年生草本。根茎长圆柱形，直径 1 ～ 1.5cm，绿色至黄色，有多节；节上生根，根上密被白色绵毛。叶基生，4 ～ 8 枚，少有更多，近革质或纸质，倒披针形、长圆状披针形或线状披针形，长 15 ～ 40cm，宽 1.5 ～ 5cm，先端渐尖，基部渐狭，两面无毛。花葶直立，连穗状花序长 5 ～ 9cm；苞片绿色，位于花序下部的卵状披针形，短于花，位于花序上部的披针形，长于花；花短钟形，黄色或黄绿色，花被筒长 2 ～ 2.5mm，裂片卵形，长 3 ～ 3.5mm，宽约 2 ～ 2.5mm，肉质；雄蕊长约 1.5 ～ 2mm，花丝下部扩大，肉质，内弯，花药卵形，长约 0.8mm，黄色；子房近球形，直径 2.5mm，花柱不明显，柱头钝三棱形，顶端 3 裂。浆果球形，直径 8 ～ 10mm，成熟时紫红色。花期 4 ～ 7 月，果期 7 ～ 11 月。

生于海拔 800 ～ 2300m 的山坡林下和阴坡阴湿岩石旁或沟边草丛中。分布于华中、华东、华南、西南地区及陕西南部。

【功效应用】 根茎（药名开口箭）：清热解毒，祛风除湿，散瘀止痛。有毒。用于白喉、咽喉肿痛、风湿痹痛、跌打损伤、胃痛、痈肿毒疮、蛇伤、狗咬伤。用量 1 ～ 3g；研末服 0.6 ～ 0.9g，孕妇禁服；外用适量，捣敷。

【化学成分】 含甾体皂苷、挥发油等成分。

【附注】（1）本种干燥根茎以“开口箭”为名，收载于《湖北省中药材质量标准》（2009 年版）。（2）同属植物筒花开口箭 *Campylandra delavayi*（Franch.）M. N. Tamura，S. Yun Liang et Turland（*Tupistra delavayi* Franch.）在湖北、湖南等地也有分布，同等药用。与开口箭有以下区别：叶 3 ～ 4，矩圆形或长椭圆形，长 25 ～ 45cm，宽 5 ～ 9cm，边缘微波状。穗状花序长 5 ～ 6cm；花被片下部合生成筒，筒长 4 ～ 6mm。

698 大百合（*Cardiocrinum giganteum*）

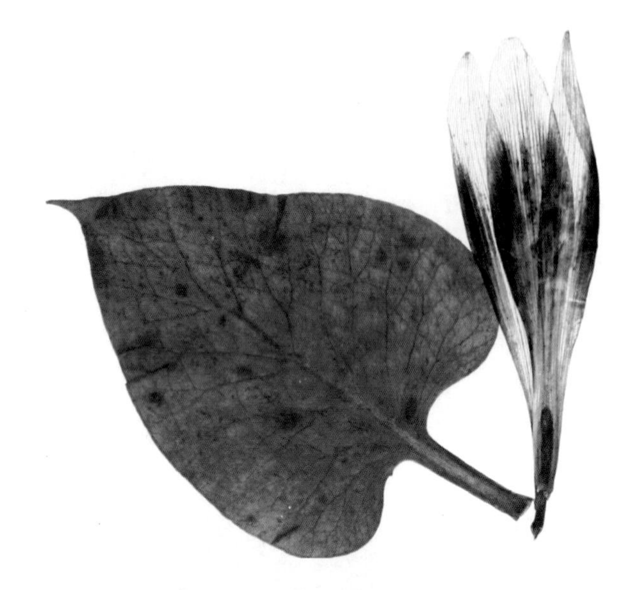

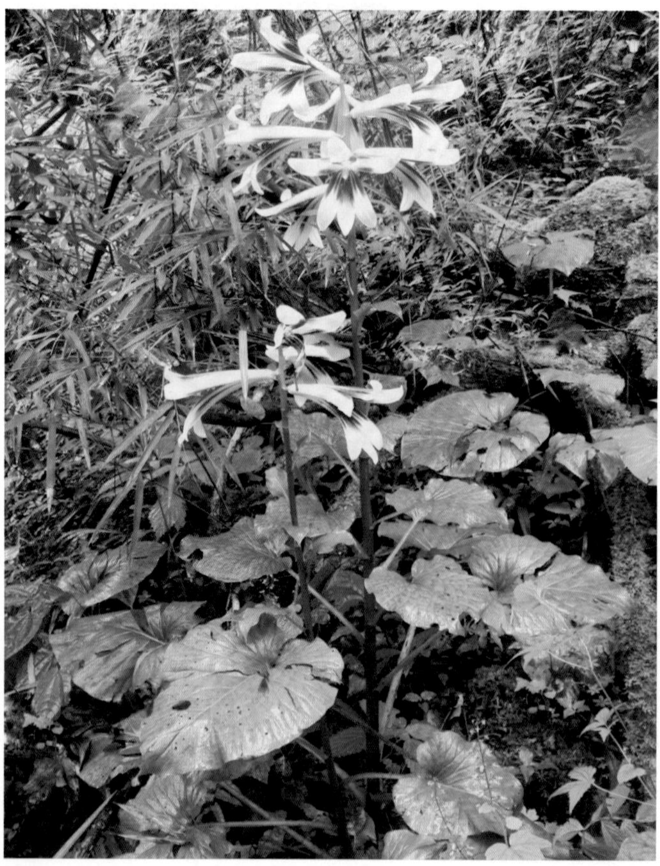

百合科植物大百合 *Cardiocrinum giganteum*（Wall.）Makino。

【形态与分布】 多年生草本。鳞茎由基生叶柄膨大后组成，花序长出后凋萎，具鳞茎皮；小鳞茎卵形，高 3.5 ～ 4cm，直径 1.2 ～ 2cm。茎高 1 ～ 2m，茎生叶似轮生，宽卵形或卵状心形，长 12 ～ 18（30）cm，宽 11 ～ 15（20）cm，基部心形，叶脉网状，柄长 7 ～ 32cm。总状花序，花多至 12（16）朵或较少；苞片叶状，矩圆状匙形，长 7.5cm，宽 2 ～ 2.5cm；花狭喇叭状，白色，具短梗；花被片 6，条状匙形，长 12 ～ 14cm，宽 1.5 ～ 2cm，内部具淡紫红色条纹；花丝细，长约 6.5cm；子房圆柱形，长 3cm，直径 7mm；花柱细，长 5.5 ～ 6.5cm；柱头头状，微 3 裂。蒴果椭圆形，长 5cm，直径 3.5cm，3 瓣裂。花期 5 ～ 6 月，果期 7 ～ 10 月。

生于海拔 1450 ～ 2300m 的山地林下草丛中。分布于湖北、湖南及陕西、广西和西南地区。

【功效应用】 鳞茎：清肺止咳，解毒消肿。用于肺结核咯血、鼻窦炎、中耳炎。用量 6 ～ 15g；外用适量，捣烂绞汁，滴鼻、耳。

699 散斑竹根七（*Disporopsis aspersa*）

百合科植物散斑竹根七 *Disporopsis aspersa*（Hua）Engl.。

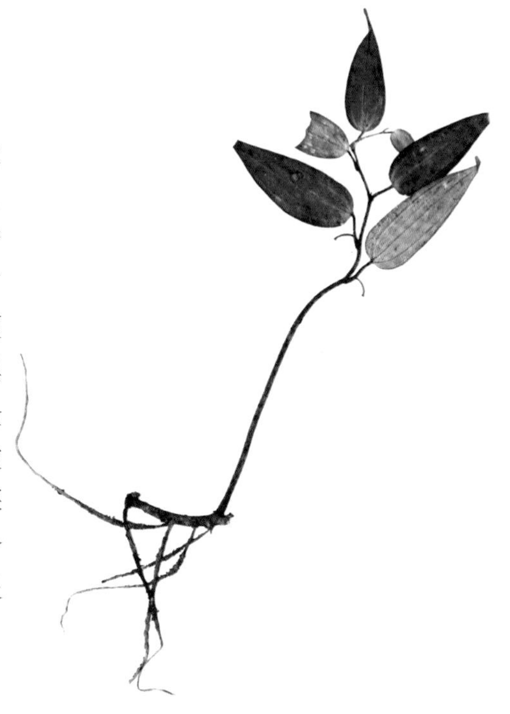

【形态与分布】 多年生草本。根茎横走，圆柱状，直径 3 ～ 10mm。茎高 10 ～ 40cm，有暗褐色、紫红色和绿色斑点。叶卵形、卵状披针形或卵状椭圆形，长 3 ～ 8cm，宽 1 ～ 4cm，先端渐尖或稍尾状，基部钝、近截形或略带心形，两面无毛；叶柄长 4 ～ 10mm，有时有紫红色斑点。花 1 ～ 2 朵腋生，下垂；花梗长 8 ～ 12mm；花被钟状，黄绿色，多少有黑色斑点，长 1 ～ 1.4cm；花被筒长约为花被全长的 1/3，裂片近长圆形；副花冠裂片与花被裂片互生，披针形，长 3 ～ 4mm，先端 2 深裂或 2 浅裂；花丝很短，着生在副花冠两个裂片之间的凹缺处，花药长约 1mm；雌蕊长约 5mm，花柱与子房近等长。浆果近球形，直径 5 ～ 8mm，成熟时蓝紫色，种子 2 ～ 4。花期 5 ～ 6 月，果期 9 ～ 11 月。

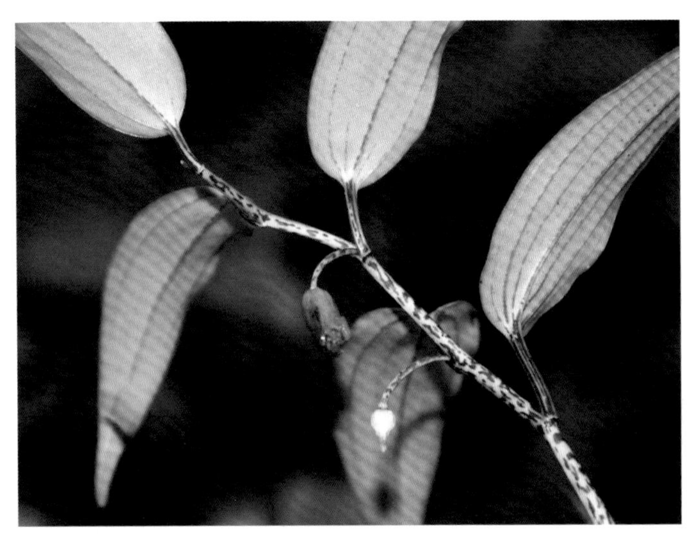

多生于海拔 1000 ～ 1800m 的山坡林荫下或沟边阴湿腐殖土上。分布湖北、湖南、广西、云南、四川等省区。

【功效应用】 根茎：养阴润肺，化瘀止痛。用于肺胃阴伤、燥热咳嗽、风湿疼痛、跌打损伤。用量 6 ～ 12g；熬膏、浸酒或入丸散；外用适量，鲜品捣敷，或熬膏涂。

【化学成分】 根茎含黄酮成分。

700 万寿竹（*Disporum cantoniense*）

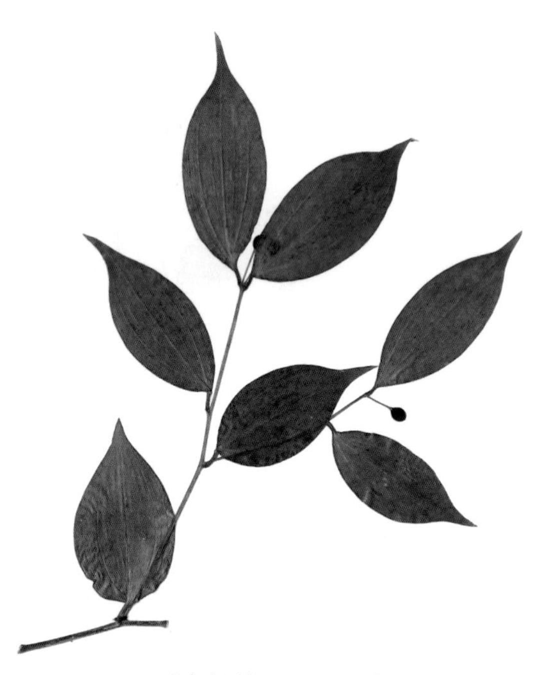

百合科植物万寿竹 *Disporum cantoniense*（Lour.）Merr.。

【形态与分布】 多年生草本。根茎横出，质地硬，呈结节状；根粗长，肉质。茎高 50 ～ 150cm，直径约 1cm，上部有较多的叉状分枝。叶纸质，披针形至狭椭圆状披针形，长 5 ～ 12cm，宽 1 ～ 5cm，先端渐尖至长渐尖，基部近圆形，有明显的 3 ～ 7 脉，下面脉上和边缘有乳头状突起，叶柄短。伞形花序有花 3 ～ 10 朵，着生在与上部叶对生的短枝顶端；花梗长（1）2 ～ 4cm，稍粗糙；花紫色；花被片斜出，倒披针形，长 1.5 ～ 2.8cm，宽 4 ～ 5mm，先端尖，边缘有乳头状突起，基部有长 2 ～ 3mm 的距；雄蕊内藏，花药长 3 ～ 4mm，花丝长 8 ～ 11mm；子房长约 3mm，花柱连同柱头长为子房的 3 ～ 4 倍。浆果直径 8 ～ 10 ～ mm，具 2 ～ 3（5）粒种子。种子暗棕色，直径约 5mm。花期 5 ～ 7 月，果期 8 ～ 10 月。

生于海拔 700 ～ 3000m 的灌丛中或林下。分布于华中、华南、西南地区及陕西、福建、西藏、台湾等省区。

【功效应用】 根茎及根（药名白龙须）：润肺止咳，舒筋活络，止血。用于肺热咳嗽、热病后期虚劳、咯血、消化道出血、骨折、白带过多。用量 9 ～ 15g；外用适量，捣敷，或熬膏涂搽。

【附注】 干燥根及根茎药名“白龙须”，收载于《湖北省中药材质量标准》（2018 年版）。

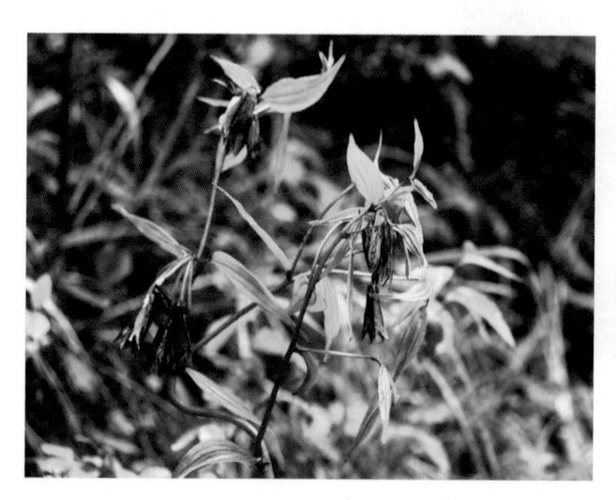

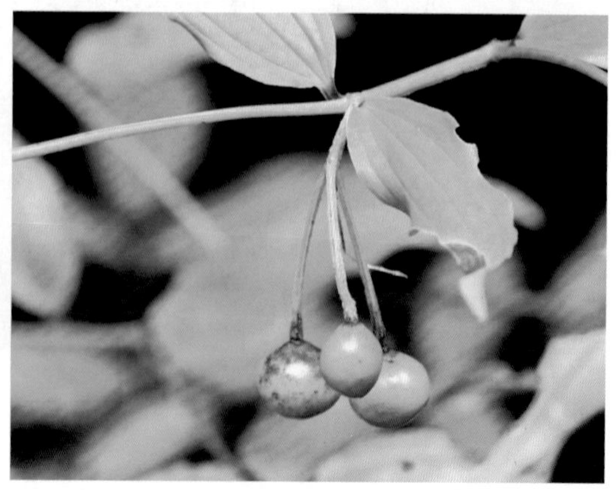

701 少花万寿竹（*Disporum uniflorum*）

百合科植物少花万寿竹（宝铎草）*Disporum uniflorum* Baker ex Moore [*Disporum sessile*（Thunb.）D. Don]。

【形态与分布】 多年生草本。根茎横走，肉质；根簇生，直径 2 ～ 4mm。茎直立，高 30 ～ 80cm，上部有叉状分枝。叶长圆形、长圆状披针形至披针形，长 4 ～ 12cm，宽 1.5 ～ 6cm，先端急尖或渐尖，基部圆形或宽楔形，脉上及叶缘有乳头状凸起；叶柄极短或近无柄。花 1 ～ 3（5）朵生在茎和分枝的顶端；花梗长 1 ～ 2cm；花黄色、黄绿色或白色；花被片倒卵状披针形，长 2 ～ 3cm，上部宽 4 ～ 7mm，下部渐狭，基部有长 1 ～ 2mm 的距；雄蕊比花被片略短，花丝长约 1.5cm，约为花药长的 3 倍；子房椭圆形，花柱长 1.3 ～ 1.5cm，柱头 3 裂。外弯。浆果椭圆形或近球形，直径 6 ～ 10mm，成熟时黑色；种子 3，深棕色。花期 4 ～ 5 月，果期 6 ～ 10 月。

生于海拔 600 ～ 2500m 的林下或灌木丛中。分布于华中、华东、华南、西南及陕西、河北、台湾等地。

【功效应用】 根及根茎（药名白龙须）：润肺止咳，健脾利湿，舒筋活络，止血。用于肺热咳嗽、热病后期虚热、咯血、消化道出血、跌打损伤、骨折、带下。用量 10 ～ 30g；外用适量，捣敷或熬膏，涂擦患处。

【化学成分】 根茎含生物碱、黄酮等成分。

【附注】 本种与万寿竹等几种同属植物的干燥须根及根茎均作“白龙须”药用。

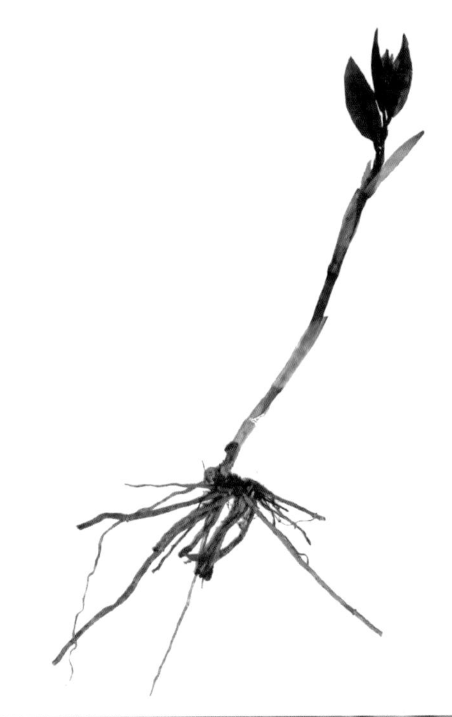

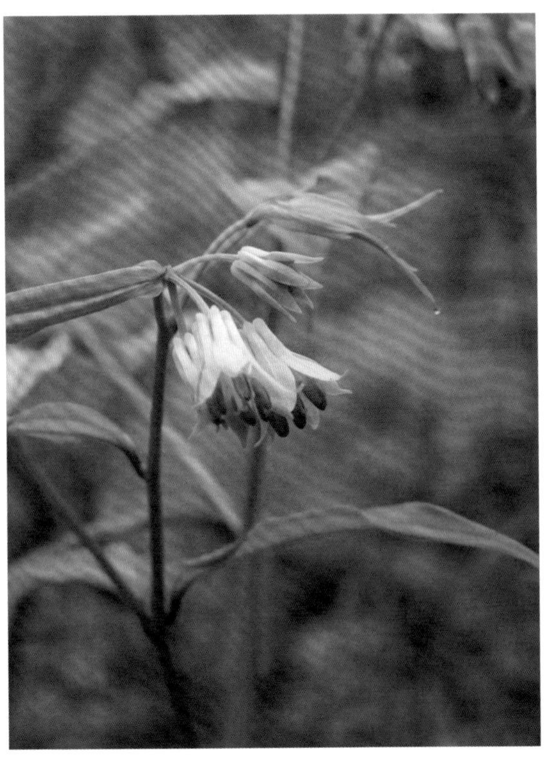

702 湖北贝母（*Fritillaria hupehensis*）

百合科植物湖北贝母 *Fritillaria hupehensis* Hsiao et K. C. Hsia。

【形态与分布】 多年生草本，高 26 ～ 50cm。鳞茎直径 1.3 ～ 3cm。叶 3 ～ 7 枚轮生，中间常兼有对生或散生的，矩圆状披针形，长 7 ～ 13cm，先端不卷曲或多少弯曲。花 1 ～ 4，紫色，有黄色小方格；叶状苞片通常 3 枚，极少为 4 枚，多花时顶端的花具 3 枚苞片，先端卷曲；花梗长 1 ～ 2cm；花被片长 4.2 ～ 4.5cm，宽 4.5 ～ 4.8cm，外花被片稍狭；蜜腺窝在背面稍凸出；雄蕊长约为花被片的一半，花药近基着，花丝常稍具小乳突；柱头裂片长 2 ～ 3mm。蒴果长 2 ～ 3cm，棱上的翅宽 4 ～ 7mm。花期 4 月。

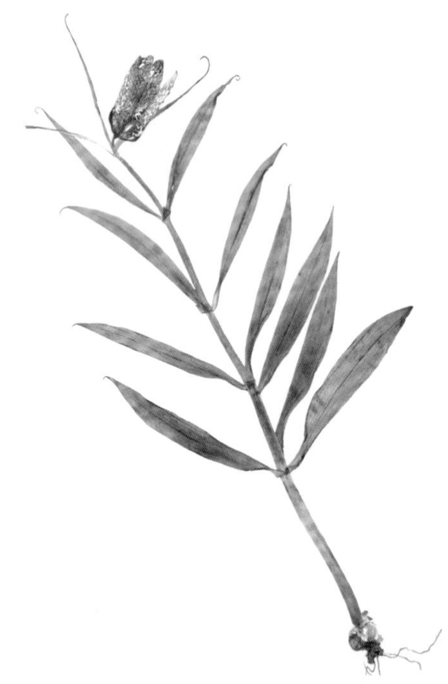

多系栽培。产湖北、湖南、重庆。

【功效应用】 鳞茎（药名湖北贝母）：清热散结，镇咳祛痰。用于肺热咳嗽、胸闷痰结、痈肿。用量 3 ～ 9g；或研末冲服，每次 1 ～ 3g。

【化学成分】 鳞茎含多种生物碱及萜类。

【附注】 （1）干燥鳞茎为中药“湖北贝母”，收载于《中国药典》。湖北西南部为主产地。（2）《中国植物志》电子版中，本种修订为天目贝母 *Fritillaria monantha* Migo。

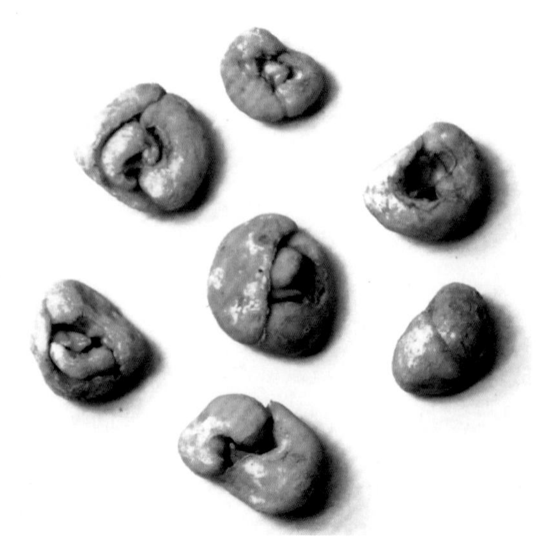

703 太白贝母（*Fritillaria taipaiensis*）

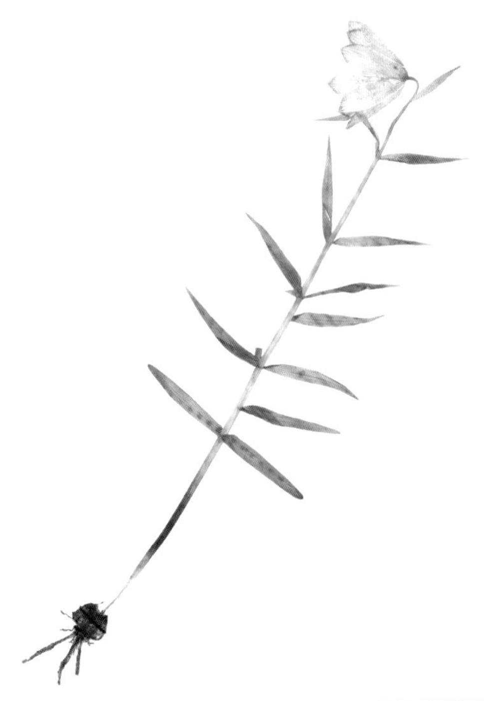

百合科植物太白贝母 *Fritillaria taipaiensis* P. Y. Li。

【形态与分布】 多年生草本，植株高 30 ～ 40cm。鳞茎由 2 枚鳞片组成，直径 1 ～ 1.5cm。叶通常对生，有时中部兼有 3 ～ 4 枚轮生或散生的，条形至条状披针形，长 5 ～ 10cm，宽 3 ～ 7（12）mm，先端通常不卷曲，有时稍弯曲。花单朵，绿黄色，无方格斑，通常仅在花被片先端近两侧边缘有紫色斑带；每花有 3 枚叶状苞片，苞片先端有时稍弯曲，但决不卷曲；花被片长 3 ～ 4cm，外三片狭倒卵状矩圆形，宽 9 ～ 12mm，先端浑圆；内三片近匙形，上部宽 12 ～ 17mm，基部宽 3 ～ 5mm，先端骤凸而钝，蜜腺窝几不凸出或稍凸出；花药近基着，花丝通常具小乳突；花柱分裂部分长 3 ～ 4mm。蒴果长 1.8 ～ 2.5cm，棱上只有宽 0.5 ～ 2mm 的狭翅。花期 5 ～ 6 月，果期 6 ～ 7 月。

生于海拔 2400 ～ 3150m 的山坡草丛中或水边。分布于湖北西部及陕西（秦岭及其以南地区）、甘肃东南部、重庆北部。

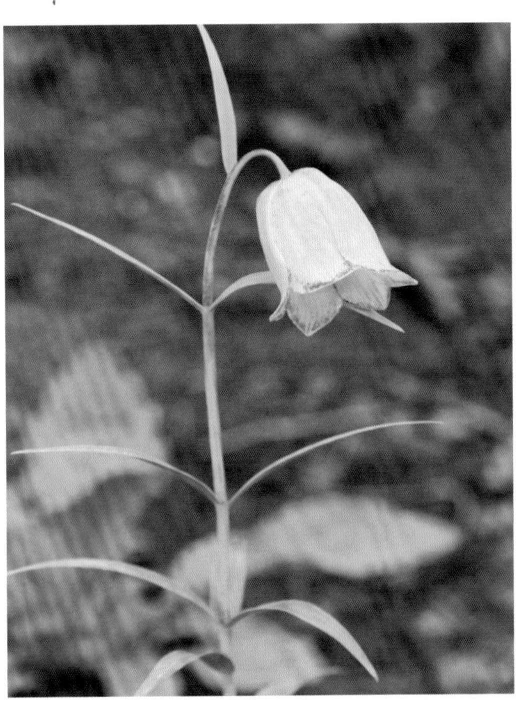

【功效应用】 鳞茎（药名贝母）：清热润肺，化痰止咳，散结消痈。用于肺热燥咳、干咳少痰、阴虚劳嗽、痰中带血、瘰疬、乳痈、肺痈。用量 3 ～ 9g；研末吞服，每次 1 ～ 1.5g。

【化学成分】 鳞茎含生物碱、多糖、皂苷等成分。

【附注】 干燥鳞茎在民间作“贝母”药用，并有收购。

704 浙贝母（*Fritillaria thunbergii*）

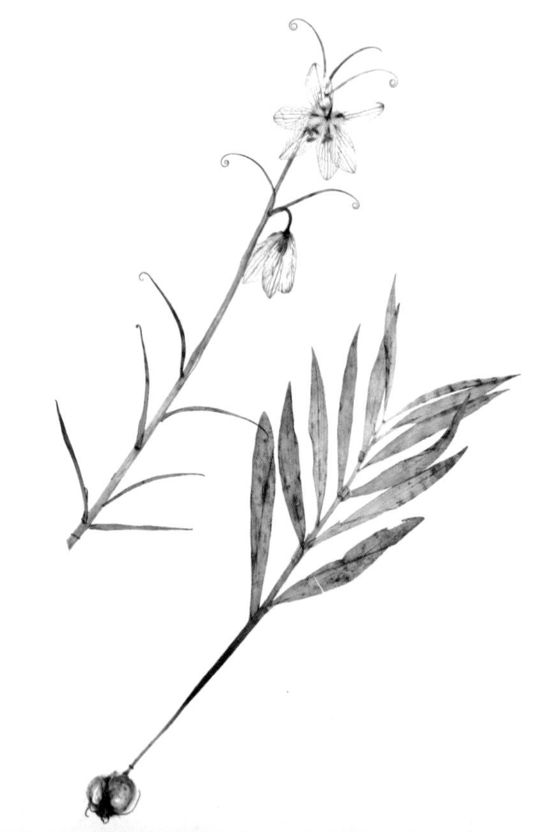

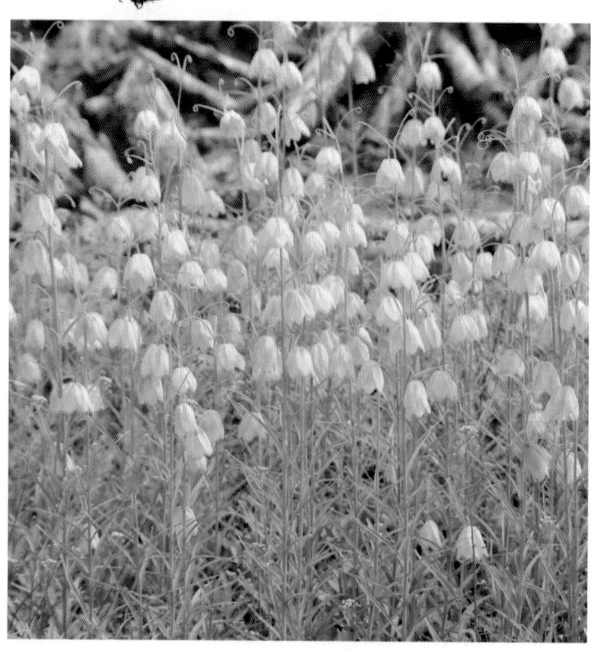

百合科植物浙贝母 *Fritillaria thunbergii* Miq.。

【形态与分布】 多年生草本，植株高 50 ～ 80cm。鳞茎由 2（3）枚鳞片组成，直径 1.5 ～ 3cm。叶在最下面的对生或散生，向上常兼有散生、对生和轮生的，近条形至披针形，长 7 ～ 11cm，宽 1 ～ 2.5cm，先端不卷曲或稍弯曲。花 1 ～ 6，淡黄色，有时稍带淡紫色，顶端的花具 3 ～ 4 枚叶状苞片，其余的具 2 枚苞片；苞片先端卷曲；花被片长 2.5 ～ 3.5cm，宽约 1cm，内外轮的相似；雄蕊长约为花被片的 2/5；花药近基着，花丝无小乳突；柱头裂片长 1.5 ～ 2mm。蒴果长 2 ～ 2.2cm，宽约 2.5cm，棱上有宽约 6 ～ 8mm 的翅。花期 3 ～ 4 月，果期 5 月。

生于海拔较低的山丘荫蔽处或竹林下，栽培种。产湖北、湖南及江苏（南部）、浙江（北部）。

【功效应用】 鳞茎（药名浙贝母）：清热化痰，降气止咳，散结消肿。用于风热或痰热咳嗽、肺痈吐脓、瘰疬瘿瘤、疮痈肿毒、十二指肠溃疡、咽喉肿痛、乳腺炎。用量 5 ～ 10g。

【化学成分】 鳞茎含多种生物碱及萜类等成分。

【附注】 本种的干燥鳞茎为中药“浙贝母”，收载于《中国药典》。在湖北宜昌市的五峰县等地有栽培。

705 萱草（*Hemerocallis fulva*）

百合科植物萱草 *Hemerocallis fulva*（L.）L.。

【形态与分布】 草本，具短的根茎和肉质肥大的纺锤状块根。叶基生，排成两列，条形，长 40 ～ 80cm，宽 1.5 ～ 3.5cm，下面呈龙骨状突起。花葶粗壮，高 60 ～ 100cm，蝎尾状聚伞花序复组成圆锥状，具花 6 ～ 12 朵或更多；苞片卵状披针形；花橘红色，无香味，具短花梗；花被长 7 ～ 12cm，下部 2 ～ 3cm 合生成花被筒；外轮花被裂片 3，矩圆状披针形，宽 1.2 ～ 1.8cm，具平行脉，内轮裂片 3，矩圆形，宽达 2.5cm，具分枝的脉，中部具褐红色的色带，边缘波状皱褶，盛开时裂片反曲；雄蕊伸出，上弯，比花被裂片短；花柱伸出，上弯，比雄蕊长。蒴果矩圆形。花果期 5 ～ 7 月。

野生于山地湿润处。我国各地广泛栽培。

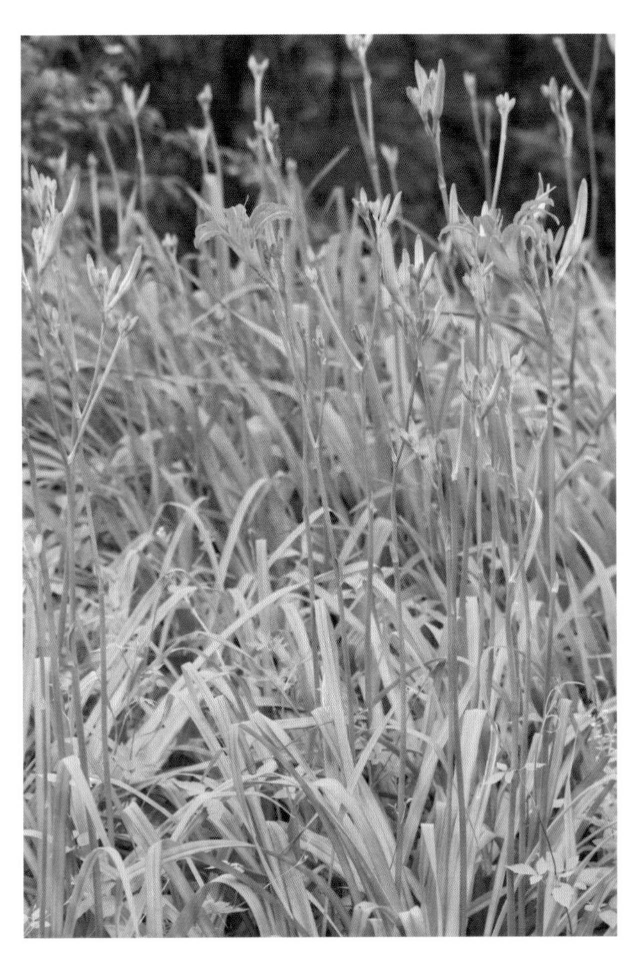

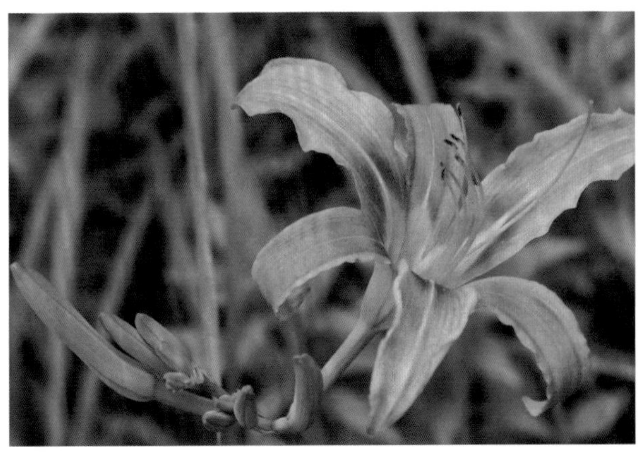

【功效应用】 根：清热利尿，凉血止血。有小毒。用于腮腺炎、黄疸、膀胱炎、尿血、小便不利、乳汁缺乏、月经不调、衄血、便血、吐血；外用治乳腺炎。用量 6 ～ 9g；外用适量，捣敷。嫩苗：清热利湿。用于胸膈燥热、黄疸、小便短赤。鲜者用量 15 ～ 30g；外用适量，捣敷。花：安神醒脑，增智宽胸，解热祛毒，除烦通乳。

【化学成分】 含蒽醌、内酰胺衍生物、黄酮、生物碱等成分。

706 玉簪（*Hosta plantaginea*）

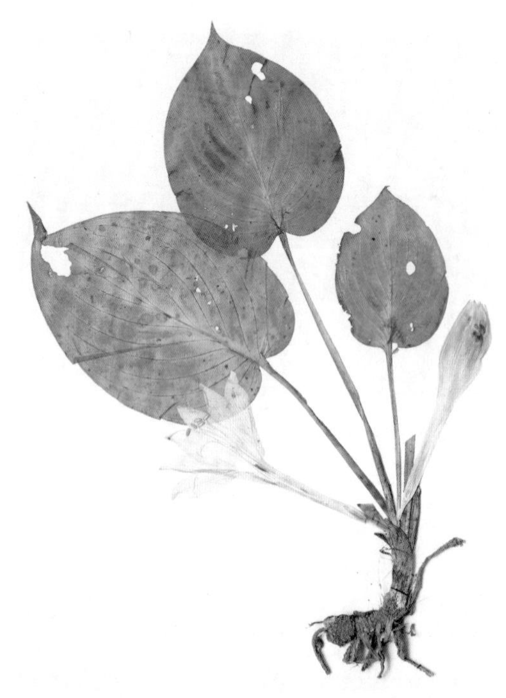

百合科植物玉簪 *Hosta plantaginea*（Lam.）Aschers.。

【形态与分布】 多年生草本。根茎粗壮，下生多数须根。叶基生成丛，叶柄长达30cm，通常无翅；叶片卵形至心状卵形，长15～30cm，宽10～15cm，先端急尖，基部心形，脉多条平行纵列，明显。花葶超叶，高45～75cm，下部具叶状苞片1片；总状花序顶生；花梗基部常有膜质大小苞片各1片；花大，白色，芳香，花被管状漏斗形，长10～13cm，裂片短于管部，近直立或稍外展；雄蕊6，与花被近等长；子房短柱状，花柱极长。蒴果细长，长5～7cm。花期夏秋季。

生于阴湿地，多见于园圃人工栽培。产湖北等南方各省区。

【功效应用】 根、叶：清热解毒，消肿止痛。根外用治乳腺炎、中耳炎、颈淋巴结结核、疮痈肿毒、烧烫伤。叶外用治下肢溃疡。花：清咽，利尿，通经。用于咽喉肿痛、小便不利、痛经；外治烧伤。全株有毒，可致牙齿损伤脱落。

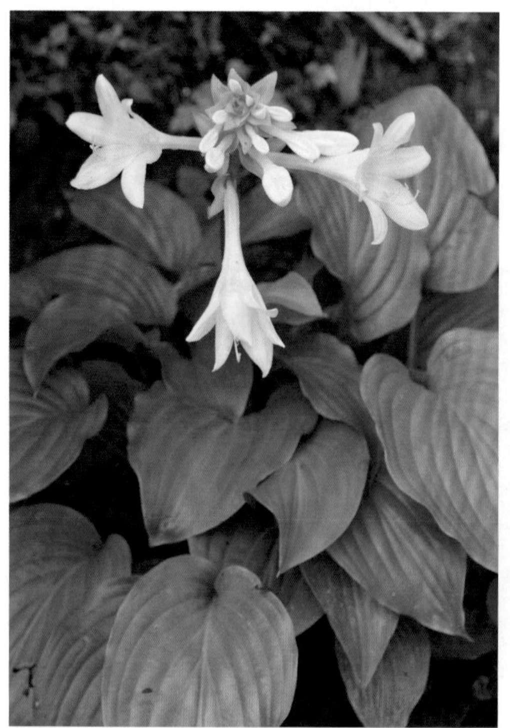

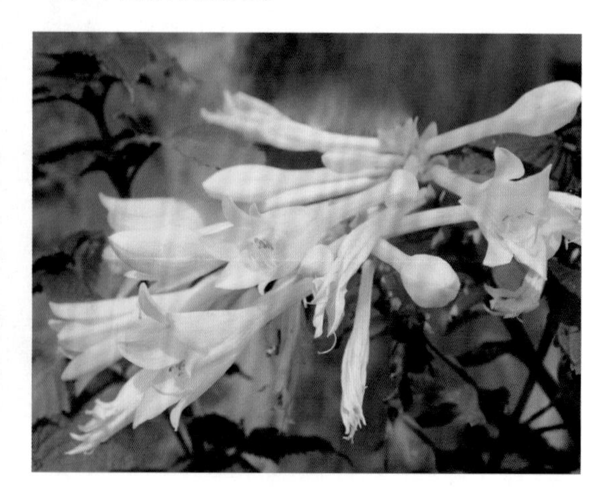

707 紫萼（*Hosta ventricosa*）

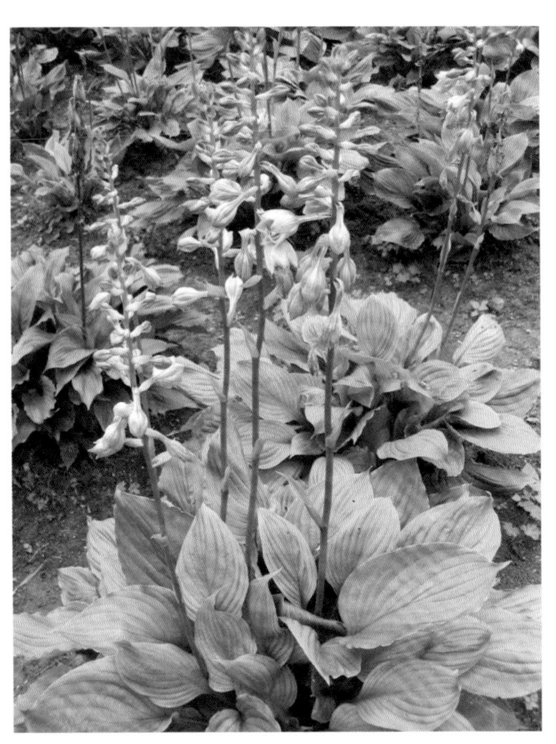

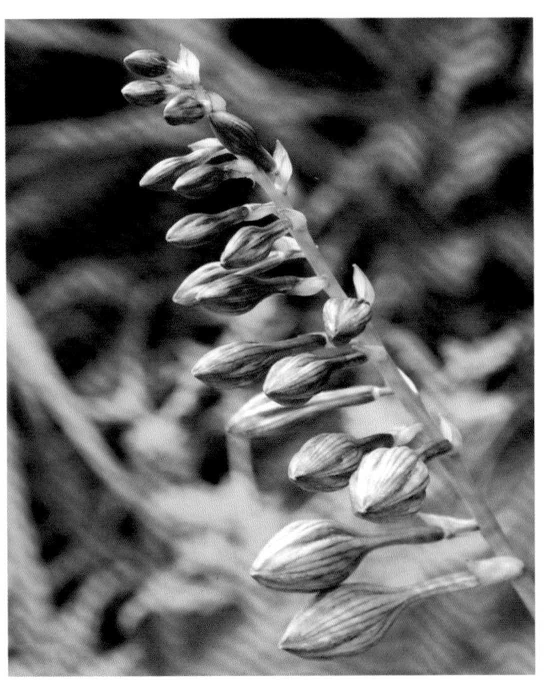

百合科植物紫萼 *Hosta ventricosa*（Salisb.）Stearn。

【形态与分布】 多年生草本。根茎粗壮，直径 0.3 ～ 1.5cm，下有多数须根。叶基生，叶片卵状心形、卵形至卵圆形，长 8 ～ 20cm，宽 4 ～ 15cm，先端通常近短尾状或骤尖，基部心形或近截形，极少叶片基部下延而略呈楔形，具 7 ～ 11 对侧脉；叶柄长 6 ～ 30cm。花葶高 60 ～ 100cm，总状花序具花 10 ～ 30 朵；苞片矩圆状披针形，长 1 ～ 2cm，白色，膜质；花单生，紫红色，长 4 ～ 5.8cm，盛开时从花被管向上骤然作近漏斗状扩大，花被裂片卵状披针形，长 1 ～ 2cm；花梗长 7 ～ 10mm；苞片长圆状披针形，长 1 ～ 2cm，白色；雄蕊着生在花被管基部，伸出花被之外，先端弯曲，完全离生；子房短圆柱形，花柱比子房长 3 ～ 4 倍。蒴果圆柱状，有三棱，长 2.5 ～ 4.5cm，直径 6 ～ 7mm。种子多数，长圆形，扁，长 8 ～ 14mm，宽 4 ～ 5mm。花期 6 ～ 7 月，果期 7 ～ 9 月。

生于海拔 500 ～ 2400m 的林下、草坡或路旁，有栽培。分布于湖北、湖南及陕西（秦岭以南）、广东北部、广西北部和华东、西南地区。

【功效应用】 全草（药名紫萼）：止血，止痛，解毒。用于吐血、崩漏、湿热带下、咽喉肿痛、胃痛、牙痛。用量 9 ～ 15g；外用适量，捣敷。

【化学成分】 全草含甾体、皂苷等成分。

708 野百合（*Lilium brownii*）

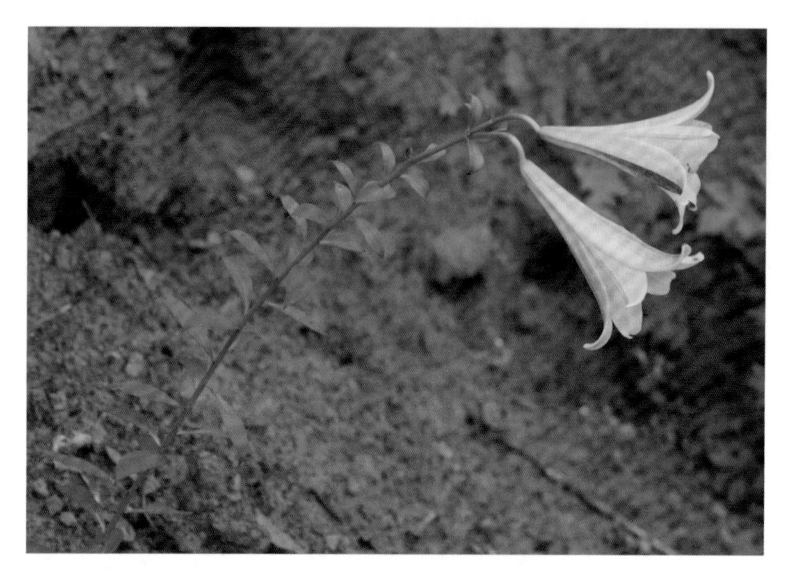

百合科植物野百合 *Lilium brownii* F. E. Brown ex Miellez。

【形态与分布】 多年生草本。鳞茎球形，直径 2 ～ 4.5cm；鳞片披针形，长 1.8 ～ 4cm，宽 0.8 ～ 1.4cm，白色。茎高 0.7 ～ 2m，有的有紫色条纹，有的下部有小乳头状突起。叶散生，通常自下向上渐小，披针形、窄披针形至条形，长 7 ～ 15cm，宽（0.6）1 ～ 2cm，先端渐尖，基部渐狭，具 5 ～ 7 脉，全缘，两面无毛。花单生或几朵排成近伞形；花梗长 3 ～ 10cm，稍弯；苞片披针形，长 3 ～ 9cm，宽 0.6 ～ 1.8cm；花喇叭形，有香气，乳白色，外面稍带紫色，向外张开或先端外弯而不卷，长 13 ～ 18cm；外轮花被片宽 2 ～ 4.3cm，先端尖；内轮花被片宽 3.4 ～ 5cm，蜜腺两边具小乳头状突起；雄蕊向上弯，花丝长 10 ～ 13cm，中部以下多密被柔毛；花药长椭圆形，长 1.1 ～ 1.6cm；子房圆柱形，长 3.2 ～ 3.6cm，宽 4mm，花柱长 8.5 ～ 11cm，柱头 3 裂。蒴果矩圆形，长 4.5 ～ 6cm，宽约 3.5cm，有棱，具多数种子。花期 5 ～ 8 月，果期 9 ～ 11 月。

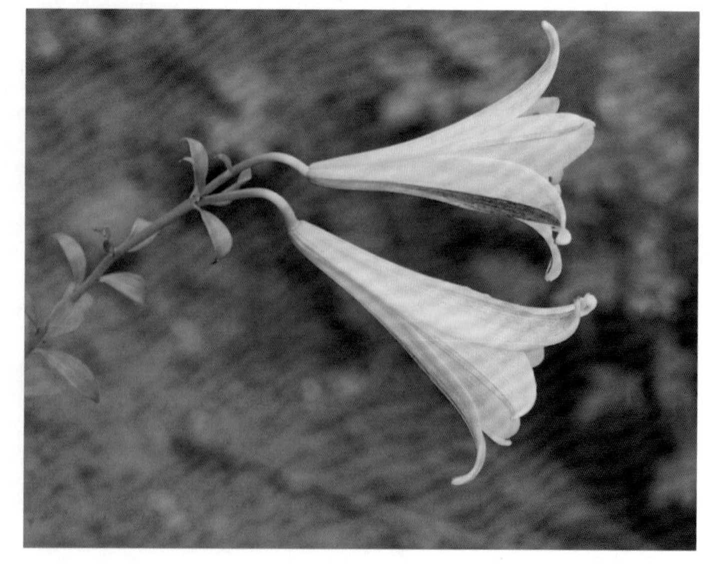

生于海拔（100）600 ～ 2150m 的山坡、灌木林下、路边、溪旁或石缝中。分布于华中、华东、中南、西南地区及陕西、甘肃等省。

【功效应用】 鳞茎：养阴润肺，清心安神。用于阴虚久咳、痰中带血、热病后期余热未清、虚烦惊悸、失眠多梦、精神恍惚、湿疮。用量 3 ～ 9g。

【化学成分】 鳞茎含多糖、苷类成分。

709 百合（*Lilium brownii* var. *viridulum*）

百合科植物百合 *Lilium brownii* F. E. Brown ex Miellez var. *viridulum* Baker。

【形态与分布】 多年生草本，高 70 ～ 150cm。鳞茎球形，直径 2 ～ 4.5cm，淡白色，暴露部分带紫色，前端鳞叶广展如荷花状。茎有紫色条纹，无毛。叶散生，倒披针形至倒卵形，长 7 ～ 15cm，先端渐尖，基部渐狭，全缘，无毛，有 5 ～ 7 条脉，上部叶常比中部叶小。花 1 至数朵生于茎端，花梗长 3 ～ 10cm；花被喇叭形，有香味，花被片 6，倒卵形，长 13 ～ 20cm，宽 2 ～ 5cm，多为乳白色，背面带紫色，无斑点，顶端弯而不卷，蜜腺两边具小乳头状突起；雄蕊 6，花丝细长，有柔毛，花药椭圆形，丁字着生，花药褐红色；子房圆柱形，长 3.2 ～ 3.6cm；花柱长 8.5 ～ 11cm，柱头 3 裂。蒴果长圆形至倒卵形，长 3 ～ 6cm，宽约 3.5cm，有棱，具多数种子。花期 6 ～ 7 月，果期 8 ～ 11 月。

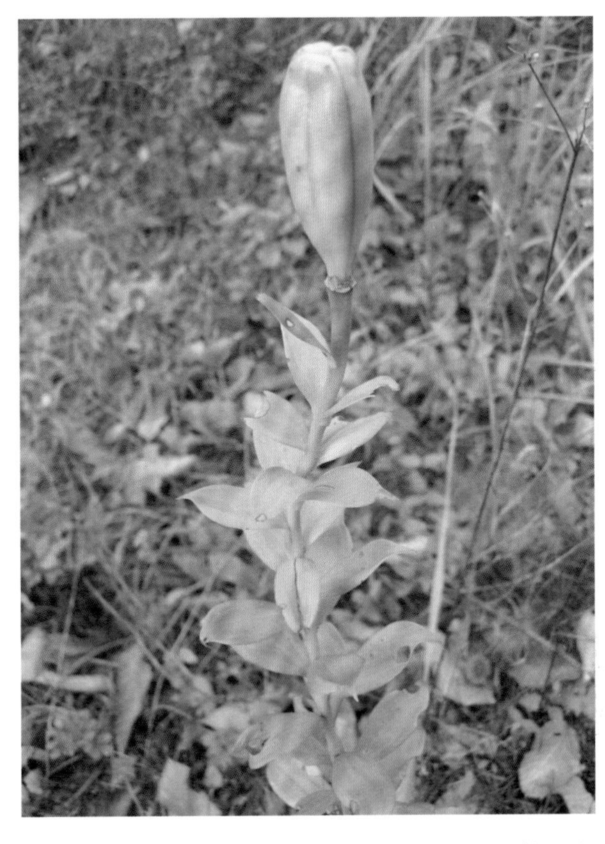

生于山坡草丛中、疏林下、地边或村旁。分布于华中及陕西、山西、河北、安徽、浙江、江西等地。

【功效应用】 肉质鳞叶（药名百合）：养阴润肺，清心安神。用于阴虚燥咳、劳嗽咳血、虚烦惊悸、失眠多梦、精神恍惚。用量 6 ～ 12g。

【化学成分】 鳞叶含皂苷、生物碱、多糖等成分。

【附注】（1）本种的干燥肉质鳞叶为常用中药“百合”的来源之一，收载于《中国药典》。百合鳞茎含丰富淀粉，又是一种名贵食品。（2）变种百合与野百合的主要区别：叶片倒披针形至倒卵形；后者呈披针形、狭披针形至线形。（3）同属植物卷丹 *Lilium lancifolium* Thunb. 在湖北、湖南等地大面积种植，同等药用。区别要点：百合花无斑点，叶腋无珠芽；卷丹茎上部的叶腋间具珠芽，花橙红色，有紫黑色斑点。

710 卷丹（*Lilium tigrinum*）

百合科植物卷丹 *Lilium tigrinum* Ker Gawler（*Lilium lancifolium* Thumb.）。

【形态与分布】 多年生草本。鳞茎近宽球形，高约3.5cm，直径4～8cm；鳞片宽卵形，长2.5～3cm，宽1.4～2.5cm，白色。茎高0.8～1.5m，淡紫色，具白色绵毛。叶散生，矩圆状披针形或披针形，长6.5～9cm，宽1～1.8cm，两面近无毛，先端有白毛，边缘有乳头状突起，有5～7条脉，上部叶腋有珠芽。花3～6朵或更多；苞片叶状，卵状披针形，长1.5～2cm，宽2～5mm，先端钝，有白绵毛；花梗长6.5～9cm，紫色，有白色绵毛；花下垂，花被片披针形，反卷，橙红色，有紫黑色斑点；外轮花被片长6～10cm，宽1～2cm；内轮花被片稍宽，蜜腺两边有乳头状突起，尚有流苏状突起；雄蕊四面张开；花丝长5～7cm，淡红色，无毛，花药矩圆形，长约2cm；子房圆柱形，长1.5～2cm，宽2～3mm；花柱长4.5～6.5cm，柱头稍膨大，3裂。蒴果狭长卵形，长3～4cm。花期7～8月，果期9～10月。

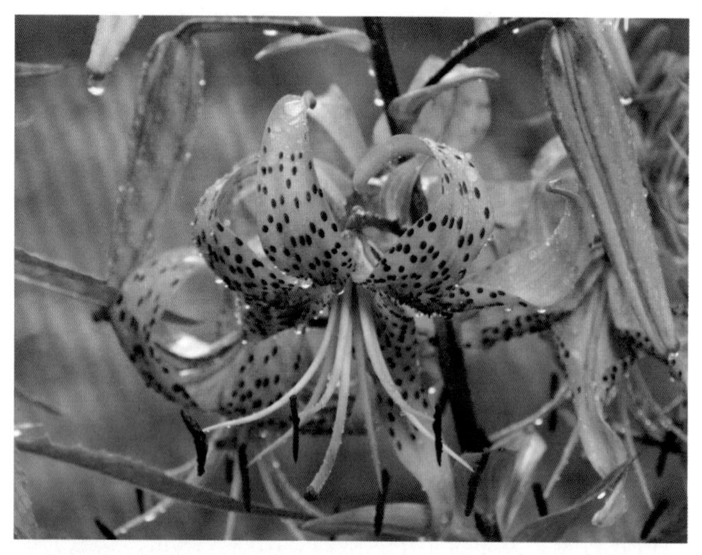

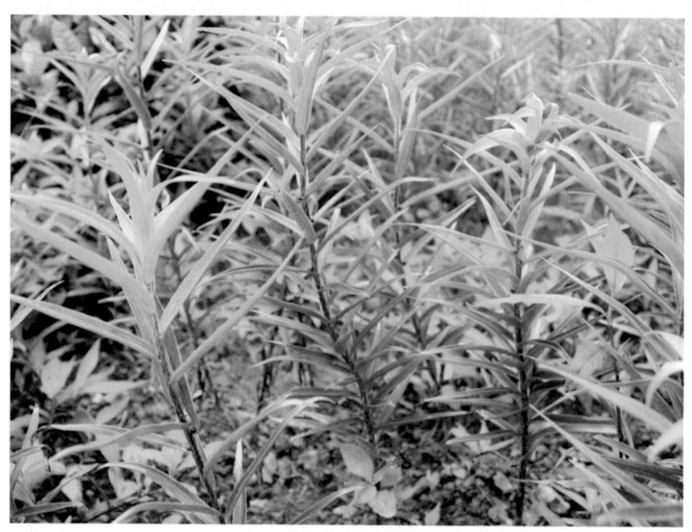

生于海拔400～2500m的山坡灌木林下、草地，路边或水旁，常栽培。产华中、华东地区及吉林、河北、山西、陕西、广西、甘肃、青海、四川、西藏等省区。

【功效应用】 鳞茎（药名百合）：养阴润肺，清心安神。用于阴虚久咳、痰中带血、虚烦惊悸、失眠多梦、精神恍惚、痈肿、湿疮。用量6～12g。

【化学成分】 鳞茎含皂苷及百合苷等苷类成分。

【附注】 本种的干燥鳞茎为中药“百合”来源之一，收载于《中国药典》。

711 阔叶山麦冬（*Liriope muscari*）

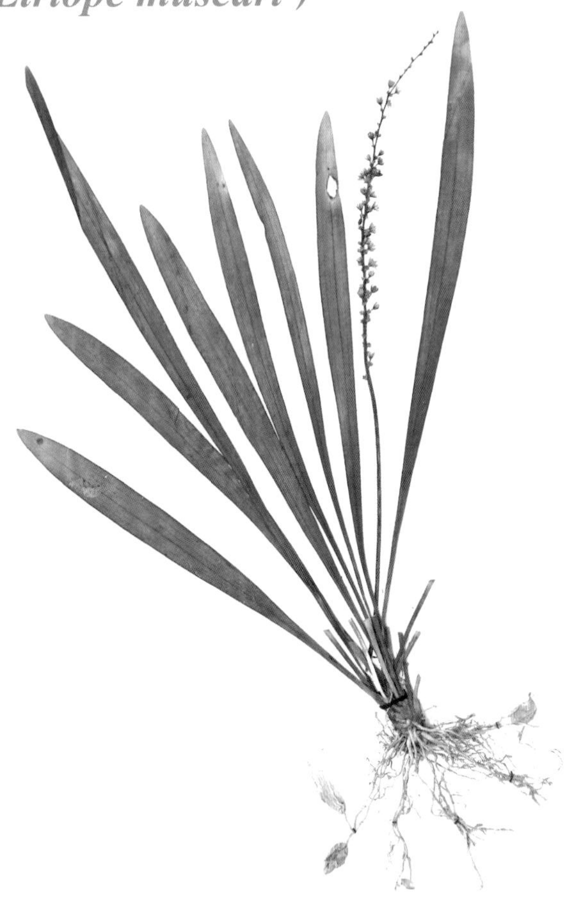

百合科植物阔叶山麦冬 *Liriope muscari*（Decaisne）L. H. Bailey（*Liriope platyphylla* Wang et Tang）。

【形态与分布】 多年生草本。根茎短；根细长，分枝多，有时局部膨大成纺锤形的小块根，小块根长 2 ～ 5cm，宽约 7 ～ 8mm，肉质。叶密集成丛，革质，长 20 ～ 65cm，宽 1 ～ 3.5cm，先端急尖或钝，基部渐狭，具 9 ～ 11 条脉，有明显的横脉。花葶通常长于叶，长 45 ～ 100cm；总状花序长（12）25 ～ 40cm，具许多花；花 3 ～ 8 朵簇生于苞片腋内；苞片小，长 3 ～ 4mm，有时不明显；小苞片卵形，干膜质；花梗长 4 ～ 5mm，关节位于中部或中部偏上；花被片矩圆状披针形或近矩圆形，

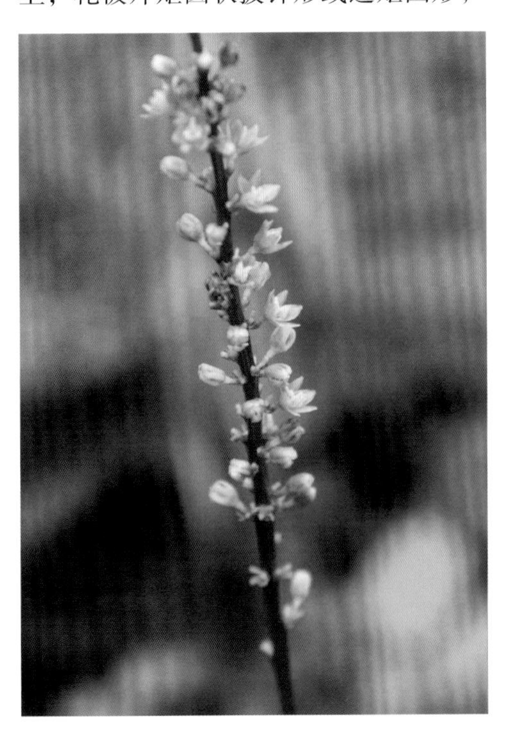

长约 3.5mm，先端钝，紫色或红紫色；子房近球形，花柱长约 2mm，柱头三齿裂。种子球形，直径 6 ～ 7mm，成熟时黑紫色。花期 7 ～ 8 月，果期 9 ～ 11 月。

生于海拔 100 ～ 1400m 的山地或山谷的疏、密林下或潮湿处。分布于华中、华东、华南、西南地区，大部分省区有栽培。

【功效应用】 块根（药名土麦冬）：补肺养阴，养胃生津。

【化学成分】 块根主含有皂苷等成分。

【附注】 本种的块根在民间作“土麦冬”药用，质量较差。

712 山麦冬（*Liriope spicata*）

百合科植物山麦冬 *Liriope spicata*（Thunb.）Lour.。

【形态与分布】 多年生草本。根茎短，木质，具地下匍匐茎。根稍粗，直径 1～2mm，有时分枝多，近末端处常膨大呈矩圆形、椭圆形或纺锤形的肉质小块根。茎短，有时丛生。叶基生成丛，禾叶状，长 25～60cm，宽 4～6（8）mm，顶端急尖或钝，上面深绿色，下面粉绿色，具 5 条脉，中脉比较明显。花葶通常长于或几等于叶，少数稍短于叶，长 25～65cm；总状花序轴长 6～15（20）cm，具多数花；花通常（2）3～5 朵簇生于苞片腋内，苞片披针形，最下面的长 4～5mm；花梗长约 4mm，关节位于中部以上或近顶端；花被片 6，矩圆形或矩圆状披针形，顶端圆，长 4～5mm，淡紫色或淡蓝色；雄蕊 6，花丝长约 2mm，花药狭长圆形，长约 2mm；子房上位，近球形，花柱长约 2mm，稍弯。种子近球形，直径约 5～6mm，紫黑色。花期 5～7 月，果期 8～10 月。

生于海拔 50～1400m 的山坡、山谷林下、路旁湿地，庭园常栽培。分布于华中及华北、华东、华南地区及陕西、四川、贵州等省。

【功效应用】 块根：养阴生津，润肺清心。用于肺燥干咳、阴虚痨嗽、喉痹咽痛、津伤口渴、内热消渴、心烦失眠、肠燥便秘。用量 9～15g。

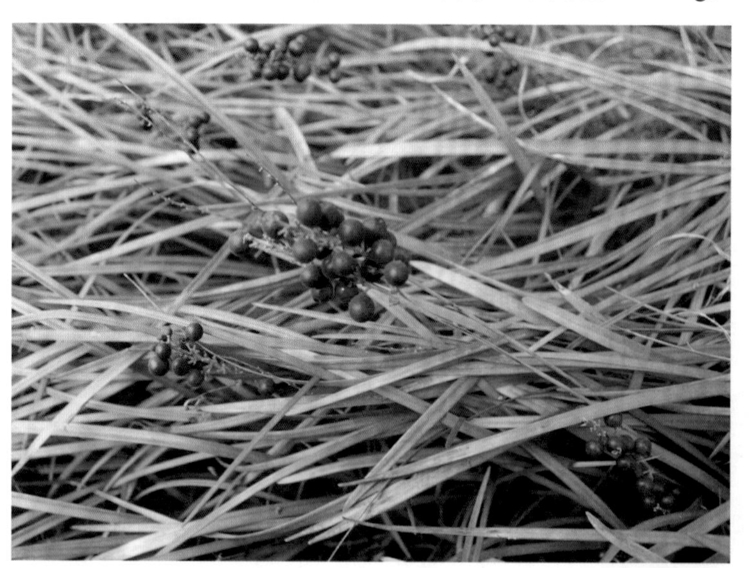

【化学成分】 块根含甾体皂苷成分。

【附注】 本种与变种湖北麦冬 *Liriope spicata*（Thunb.）Lour. var. *prolifera* Y. T. Ma 的块根以“山麦冬”为名，收载于《中国药典》。湖北麦冬主要栽培于湖北省襄阳市，其形态特点是栽培第三年后部分植株花后自花梗基部处长出叶簇或小苗，通常无果实形成。

713 湖北麦冬（*Liriope spicata* var. *prolifera*）

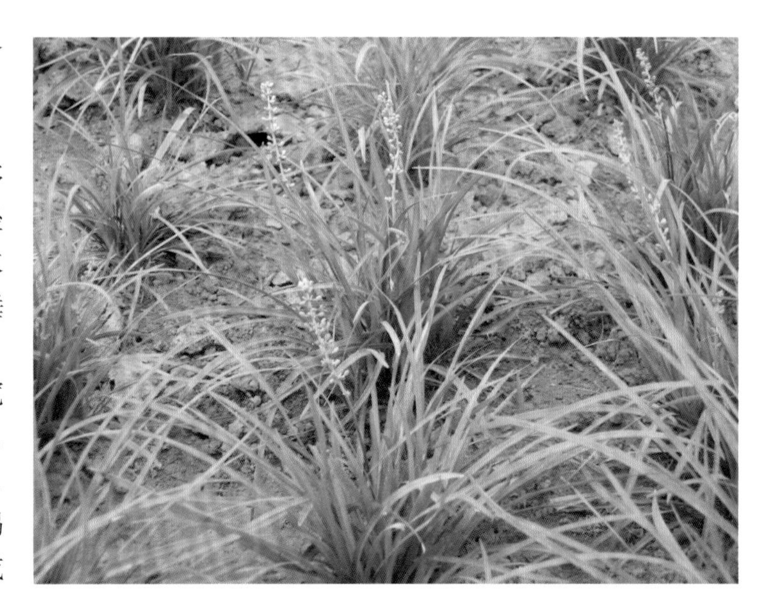

百合科植物湖北麦冬 *Liriope spicata*（Thunb.）Lour. var. *prolifera* Y. T. Ma。

【形态与分布】 多年生草本。须根系，直径 0.10 ～ 0.25 cm，中部或末端膨大成长椭圆形或纺锤形的肉质块根。叶丛生，条形，长 15 ～ 45cm，宽 0.2 ～ 0.6cm，先端急尖或钝，边缘具细锯齿，腹面深绿色，背面粉绿色，茎基部包以褐色的叶鞘；花葶通常长于或近等长于叶，长 20 ～ 50；总状花序顶生，长 4.5 ～ 9.0 cm，花淡紫色或蓝紫色，通常几朵聚生；花梗长 0.3 ～ 0.4 cm，花被片 6，雄蕊 6，花丝长 0.2 cm，花药狭矩形，黄色，与花丝几乎等长；子房上位，花柱高约 2mm，圆柱形，柱头 3 裂；花期 5 ～ 8 个月，栽培第三年后部分植株花后自花梗基部处长出叶簇或小苗，通常无果实形成。

分布在汉水中游的冲积平原一带，主产于湖北襄阳，为栽培药用植物。

【功效应用】 块根（药名麦冬）：养阴生津，润肺清心。用于肺燥干咳、阴虚痨嗽、喉痹咽痛、津伤口渴、内热消渴、心烦失眠、肠燥便秘。用量 9 ～ 15g。

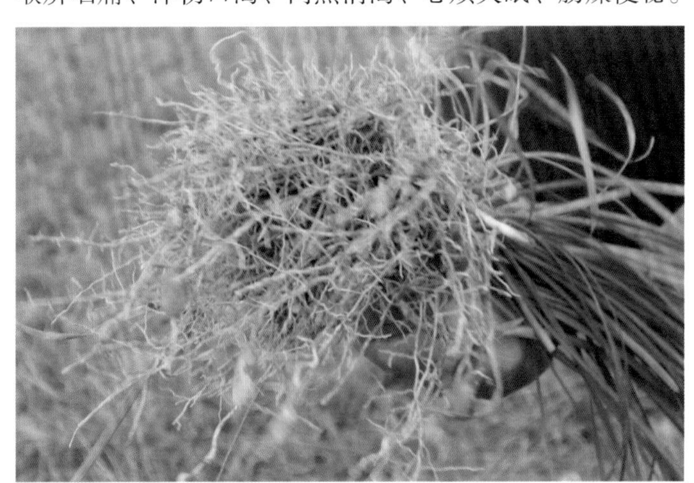

【化学成分】 含甾体皂苷、黄酮、多糖等成分。

【附注】 《中国药典》将湖北麦冬与山麦冬 *Liriope spicata*（Thunb.）Lour. 的块根均作为中药“山麦冬”来源。后者在华中地区也有分布。主要区别：具脉 5 条；苞片披针形；花 3 ～ 5 朵簇生于苞腋；有果实形成。花期 5 ～ 8 月，果期 8 ～ 10 月。

714 管花鹿药（*Maianthemum henryi*）

百合科植物管花鹿药 *Maianthemum henryi*（Baker）La Frankie［*Smilacina henryi*（Baker）Wang et Tag］。

【形态与分布】 多年生草本。根茎横走，直径1～2cm；纤维根肉质，白色，长达15cm，直径约1mm，密生细毛。茎直立，高50～80cm，中部以上有稀疏粗毛，少有无毛。叶5～9，纸质，椭圆形、卵状长椭圆形或长圆形，长7～20cm，宽3～8cm，先端渐尖或短尖，边缘有粗毛，两面有粗毛或近无毛；叶柄短或几无柄。花20朵以上排成疏散的总状花序，有时基部有1～2个分枝或多个分枝而成圆锥花序，花序长3～10cm或更长，有粗毛；花单生，花梗长1～2（5）mm，有毛，基部有一长约1.5mm的披针形苞片；花淡黄色或带紫褐色，有香气，花被片合生成高脚碟状，筒部长6～10mm，裂片长圆形，长约3～4mm，开展；雄蕊生于花被筒喉部，花丝通常极短，花药长圆形，长约0.8mm；子房长圆形，长约1.5mm，花柱长约3mm，柱头3裂。浆果球形，直径7～9mm，成熟时红色；种子2～4。花期5～6月，果期6～9月。

生于海拔1600～2400m的山坡林下或沟边阴湿处。分布于华中地区及山西、陕西、甘肃、四川、西藏、云南等省区。

【功效应用】 根茎：祛风止痛，壮筋骨。用于头痛、风湿痛、劳伤腰痛。用量6～15g；外用适量，捣敷。

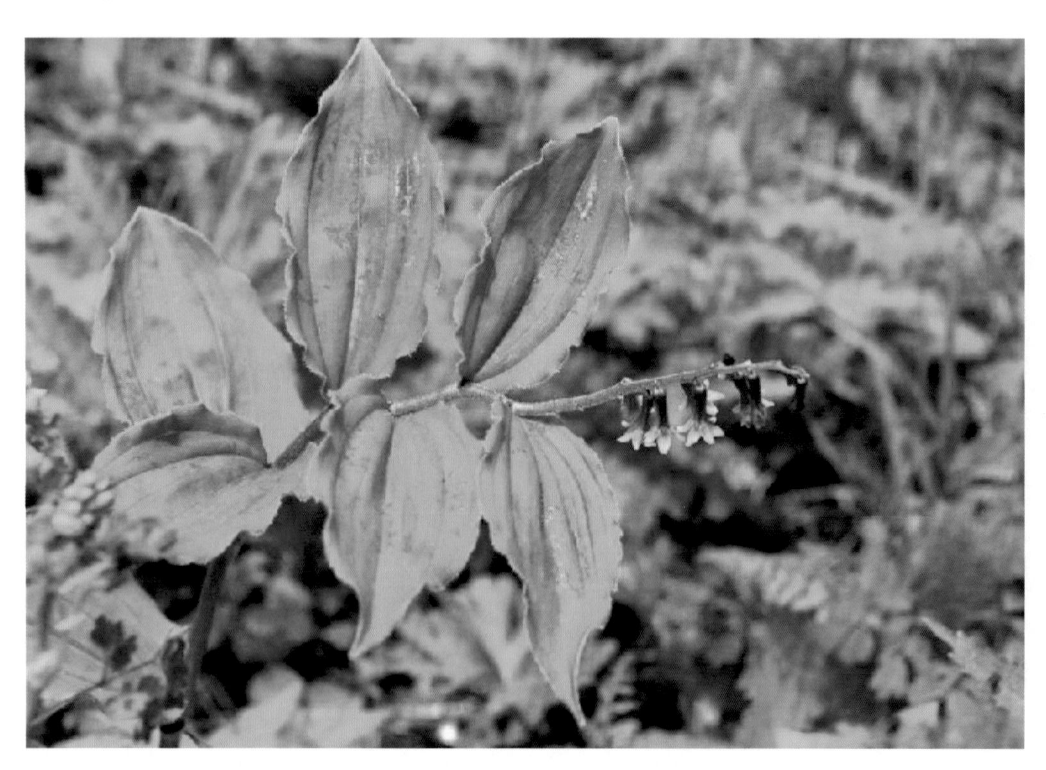

715 鹿药（*Maianthemum japonicum*）

百合科植物鹿药 *Maianthemum japonicum*（A. Gray）La Frankie（*Smilacina japonica* A. Gray）。

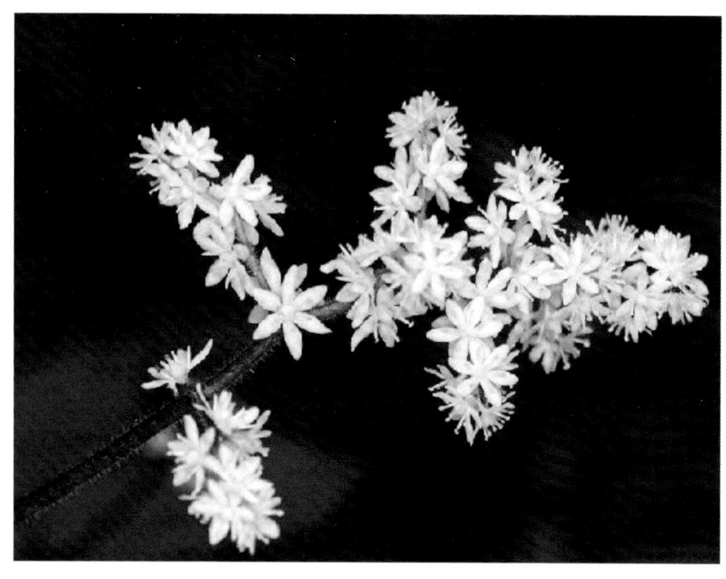

【形态与分布】 多年生草本，高 30 ～ 60cm。根茎横走，多少圆柱状，直径 6 ～ 10mm，有时具膨大结节。茎中部以上或仅上部具粗伏毛，具 4 ～ 9 叶。叶纸质，卵状椭圆形、椭圆形或矩圆形，长 6 ～ 13（15）cm，宽 3 ～ 7cm，先端近短渐尖，两面疏生粗毛或近无毛，具短柄。圆锥花序长 3 ～ 6cm，有毛，具 10 ～ 20 余朵花；花单生，白色；花梗长 2 ～ 6mm；花被片分离或仅基部稍合生，矩圆形或矩圆状倒卵形，长约 3mm；雄蕊基部贴生于花被片上，花药小；花柱长 0.5 ～ 1mm，与子房近等长，柱头几不裂。浆果近球形，直径 5 ～ 6mm，熟时红色；种子 1 ～ 2。花期 5 ～ 6 月，果期 8 ～ 9 月。

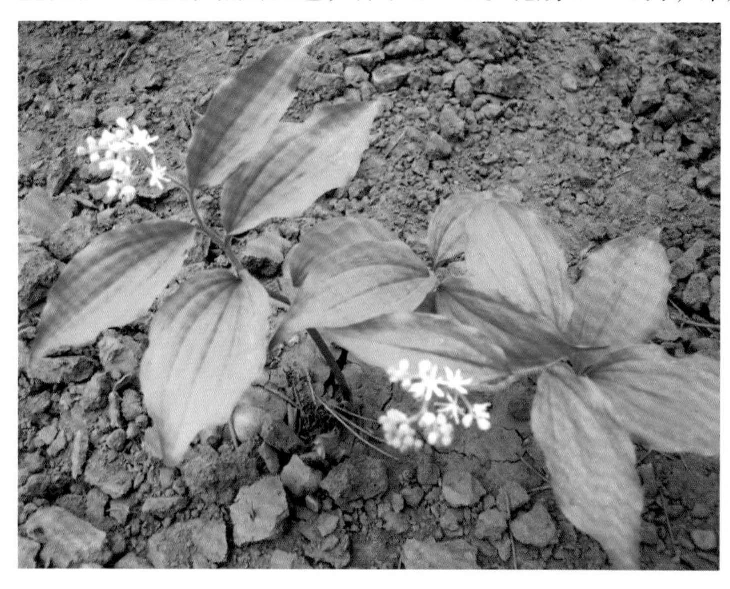

生于海拔 900 ～ 1950m 的林下阴湿处或岩缝中。分布于华中及东北、华东地区和河北、山西、陕西、甘肃（东部）、重庆、贵州、台湾。

【功效应用】 根及根茎：补肾壮阳，活血祛瘀，祛风止痛。用于肾虚阳痿、月经不调、头痛、风湿痹痛、痈肿疮毒、跌打损伤。用量 6 ～ 15g；外用适量，捣敷。

【化学成分】 根及根茎含黄酮等成分。

716 沿阶草（*Ophiopogon bodinieri*）

百合科植物沿阶草 *Ophiopogon bodinieri* Levl.。

【形态与分布】 草本。根细，近末端处常膨大成纺锤形的小块根；地下匍匐茎长，直径 1 ～ 2mm，节上具膜质的鞘。茎很短。叶基生成丛，禾叶状，顶端渐尖，长 20 ～ 40cm，宽 2 ～ 4mm，具 3 ～ 5 条脉。花葶较叶短或几等长于叶，总状花序轴长 1 ～ 7cm，具花数朵至 10 余朵；花常单生或 2 朵簇生于苞片腋内；苞片条形、披针形或针形，最下面的长约 7mm 或更长；花梗长 5 ～ 8mm，关节位于中部；花被片 6，卵状披针形、披针形或近矩圆形，长 4 ～ 6mm，白色或稍带紫色；雄蕊 6、花丝很短，长不及 1mm；花药狭披针形，长约 2.5mm，常呈绿黄色；花柱细，长 4 ～ 5mm。种子近球形或椭圆形，直径 5 ～ 6mm。花期 6 ～ 8 月，果期 8 ～ 10 月。

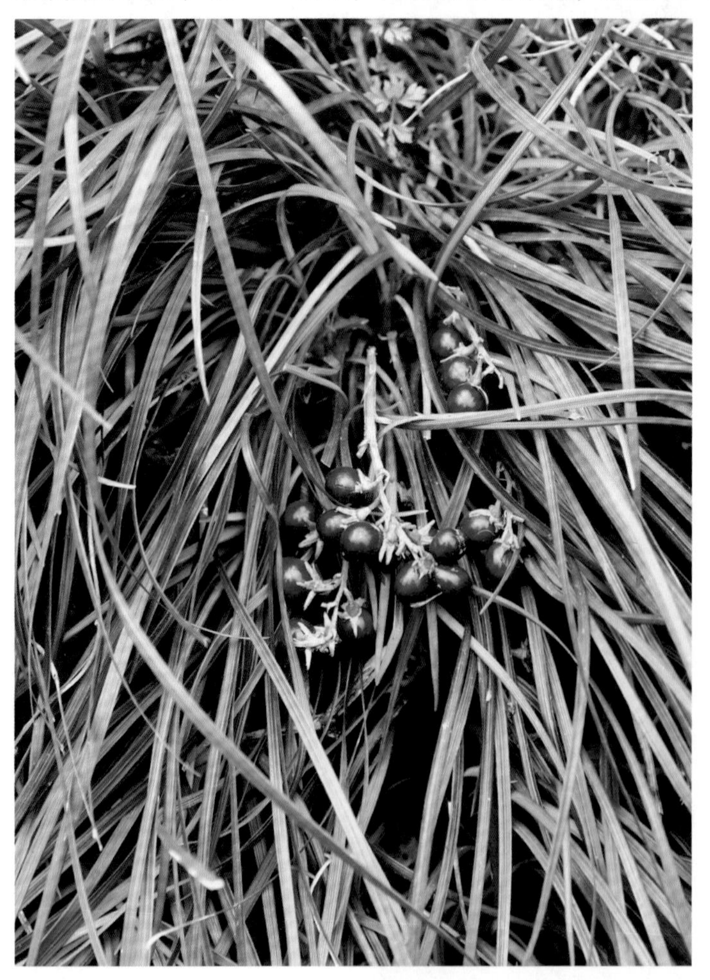

生于海拔 600 ～ 3400m 的山坡、山谷潮湿处、沟边、灌丛下或林下。分布于河南、湖北及陕西、甘肃、台湾等省和西南地区。

【功效应用】 块根（药名麦冬）：养阴生津，润肺清心。用于肺燥干咳、阴虚痨嗽、津伤口渴、消渴、心烦失眠、肠燥便秘。用量 6 ～ 15g。

【化学成分】 块根含皂苷、黄酮等成分。

【附注】 本种的干燥块根在西南地区局部或民间作中药“麦冬”应用，但资源量较小，《中国药典》未收载。

717 麦冬（*Ophiopogon japonicus*）

百合科植物麦冬 *Ophiopogon japonicus*（L. f.）Ker-Gawl.。

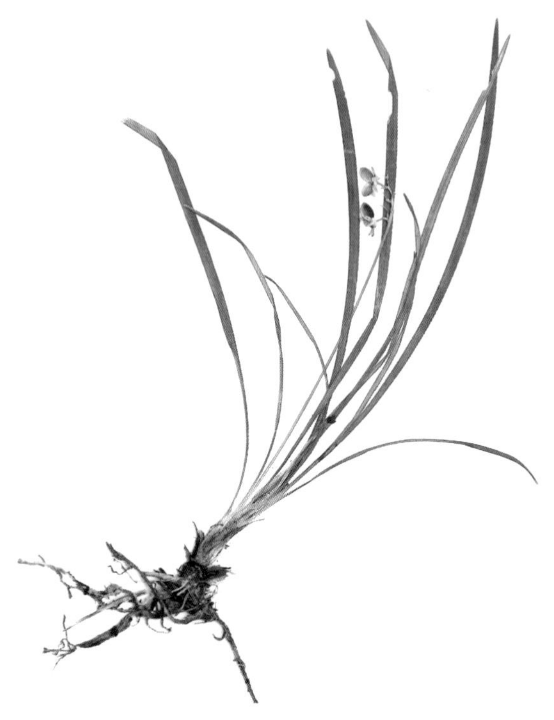

【形态与分布】 多年生草本，高12～40cm。须根中部或先端常膨大成肉质纺锤形的小块根；根茎细长。叶基生成丛，叶柄鞘状，边缘有薄膜；叶片窄长线形，长15～50cm，宽1.5～4mm，先端急尖或渐尖，基部绿白色并稍扩大，叶缘有细齿，脉3～7；基部有多数纤维状老叶残基。花葶短于叶，长7～15cm，总状花序穗状，顶生，长3～8cm，小苞片膜质，每苞片腋生1～3花；花梗长3～4mm，关节位于近中部或以上；花小，淡紫色或白色，略下垂，花被片6，不展开，披针形，长约5mm，雄蕊6，花药三角状披针形；子房半下位，花柱长约4mm，基部宽阔，略呈长圆锥形。浆果球形，直径5～7mm，绿色，熟后暗蓝色。花期5～8月，果期8～11月。

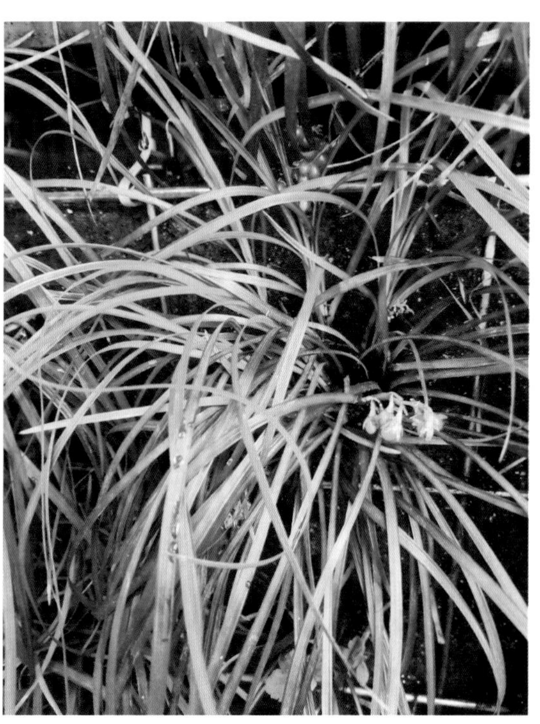

生于海拔2000m以下的山坡阴湿处、林下或溪旁，或栽培。分布于华中、华东、华南、西南地区及河北、陕西等省。浙江、四川、广西有大量栽培。

【功效应用】 块根（药名麦冬）：养阴生津，润肺清心。用于肺燥干咳、虚痨咳嗽、津伤口渴、心烦失眠、内热消渴、肠燥便秘、咽白喉。用量6～12g。

【化学成分】 块根含多种甾体皂苷、多糖、黄酮等成分。

【附注】 本种的干燥块根为中药“麦冬”，收载于《中国药典》。

718 球药隔重楼（*Paris fargesii*）

百合科植物球药隔重楼 *Paris fargesii* Franch.。

【形态与分布】 多年生草本。根茎直径 1 ～ 2cm，密布环节和须根。茎高 30 ～ 100cm，光滑，下部带紫红色。叶（3）4 ～ 6 轮生，宽卵圆形，长 9 ～ 20cm，宽 4.5 ～ 14cm，先端短尖，基部略呈心形；叶柄长 2 ～ 4cm。花梗长 20 ～ 40cm；外轮花被片叶状，通常 5，极少 3 或 4，卵状披针形，长 3.5 ～ 9cm，宽 1.5 ～ 3.5cm，先端具长尾尖，基部变狭成短柄；内轮花被片线形，通常长 1 ～ 1.5cm，少有长达 3 ～ 4.5cm；雄蕊 8，花丝长约 1 ～ 2mm，花药短条形，稍长于花丝，长 2 ～ 3mm，药隔突出部分圆头状，肉质，长约 1mm，呈紫褐色。子房近球形，顶端有一盘状花柱基，花柱 3 ～ 5 分枝，向外反卷。蒴果直径约 1cm，开裂。花期 5 ～ 7 月，果期 7 ～ 9 月。

生于海拔 550 ～ 2100m 的林下或阴湿处。分布于湖北、江西、广东、四川和贵州等省。

【功效应用】 根茎（药名重楼）：用于毒蛇咬伤、无名肿毒、腮腺炎、睾丸炎、扭伤瘀肿等。用量 3 ～ 15g；外用适量，研末调敷。

【化学成分】 根茎含皂苷元及皂苷成分。

【附注】 本种的根茎在民间代中药“重楼”（七叶一枝花）药用。

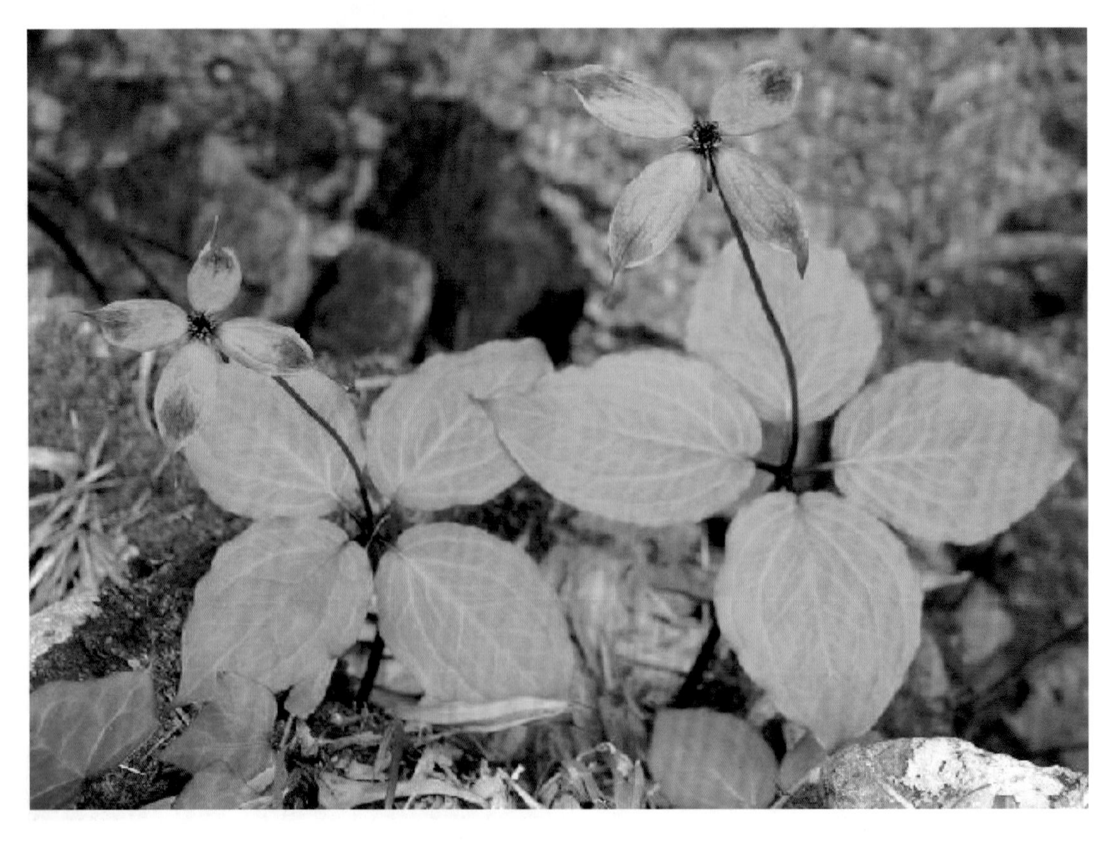

719 七叶一枝花（*Paris polyphylla*）

百合科植物七叶一枝花 *Paris polyphylla* Smith。

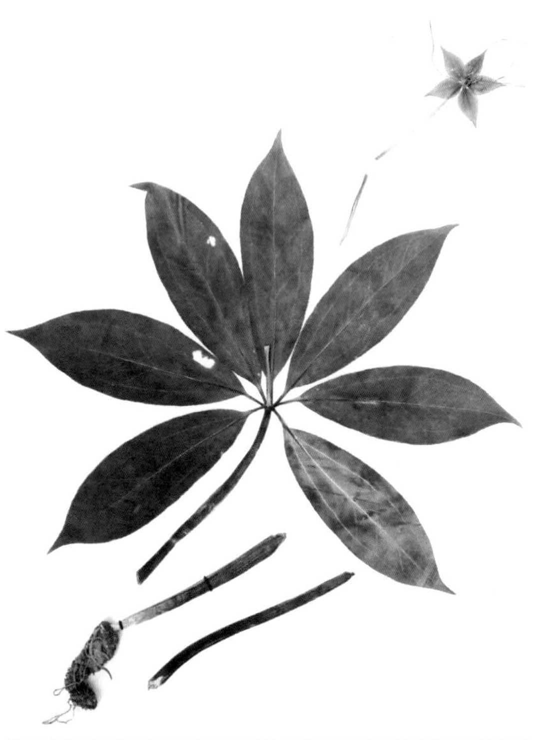

【形态与分布】 多年生草本，高35～100cm。根茎直径达3cm，密生环节。茎常带紫色，基部具膜质鞘1～3。叶（5）7～10，轮生茎顶，矩圆形、椭圆形或倒卵状披针形，长7～15cm，宽2.5～5cm，顶端短尖或渐尖，基部圆形或楔形，叶柄长2～6cm，带紫红色；花单生于茎顶，在轮生叶上端；花梗长5～16（30）cm；外轮花被片（3）4～6，绿色，卵状披针形或披针形，长3.5～8cm，内轮花被片条状，常远比外轮长；雄蕊8～12，花药长5～8mm，与花丝近等长；子房圆锥形，有5～6棱，顶端具一盘状花柱基，花柱粗短，分枝4～5。蒴果直径1.5～2.5cm，3～6瓣裂开，种子多数。花果期7～10月。

生于海拔2400m以下的山坡林下或沟边阴湿处，有栽培。产湖北及西南地区。

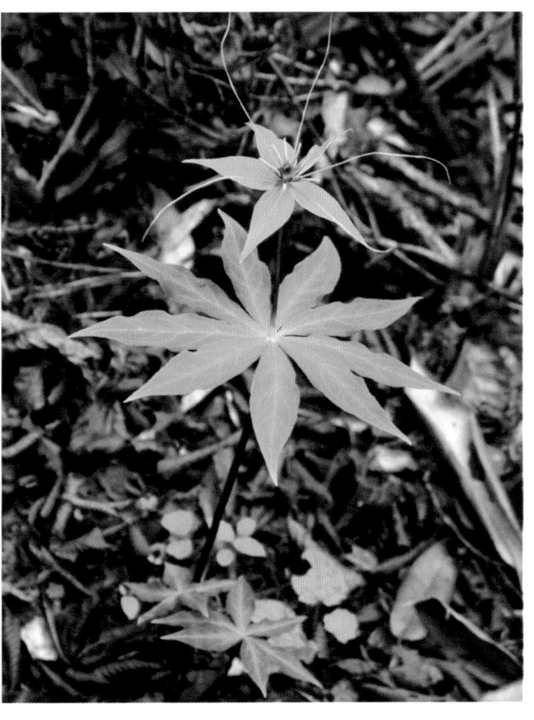

【功效应用】 根茎（药名重楼）：清热解毒，消肿止痛。用于痈肿疮毒、咽肿喉痹、乳痈、扁桃体炎、腮腺炎、蛇虫咬伤、跌打伤痛等。用量3～9g；外用研末调敷。

【化学成分】 根茎含甾体皂苷、黄酮、甾体、酚类、生物碱、鞣质等成分。

【附注】 《中国药典》收载的“重楼”为变种华重楼 *Paris polyphylla* Smith var. *chinensis*（Franch.）Harahuo或宽瓣重楼（云南重楼）*Paris polyphylla* Smith var. *yunnanensis*（Franch.）Hand.-Mazz。华重楼在湖北、湖南等省也有分布。与本种的区别为：叶通常7枚，基部常楔形；内轮花被片多短于外轮的。

720 多花黄精（*Polygonatum cyrtonema*）

百合科植物多花黄精 *Polygonatum cyrtonema* Hua。

【形态与分布】 多年生草本。根状茎肥粗，通常连珠状或结节成块，少有近圆柱形，直径 1 ～ 2cm。茎高可达 1m 以上。叶通常 10 ～ 15 枚，互生，椭圆形、卵状披针形至长圆状披针形，长 7 ～ 20cm，宽 2 ～ 7cm，先端尖至渐尖，少有呈镰状弯曲，两面无毛，下面带灰白色；叶柄很短。花序腋生，花序梗长 1 ～ 4（6）cm，有 2 ～ 7 花或更多，少有单生的；花梗长 5 ～ 20mm；苞片小，位于花梗中部以下，或无苞片；花被黄绿色或淡绿白色，全长 1.8 ～ 2.5cm，花被筒等粗，裂片长约 3mm；花丝长 3 ～ 4mm，两侧扁或稍扁，有乳头状凸起至有短绵毛，顶端稍膨大至囊状凸起，花药长 3.5 ～ 4mm；子房椭圆状球形，长 3 ～ 6mm，花柱 1.2 ～ 1.5cm。浆果球形，直径约 1cm，成熟时蓝黑色。花期 4 ～ 6 月，果期 6 ～ 11 月。

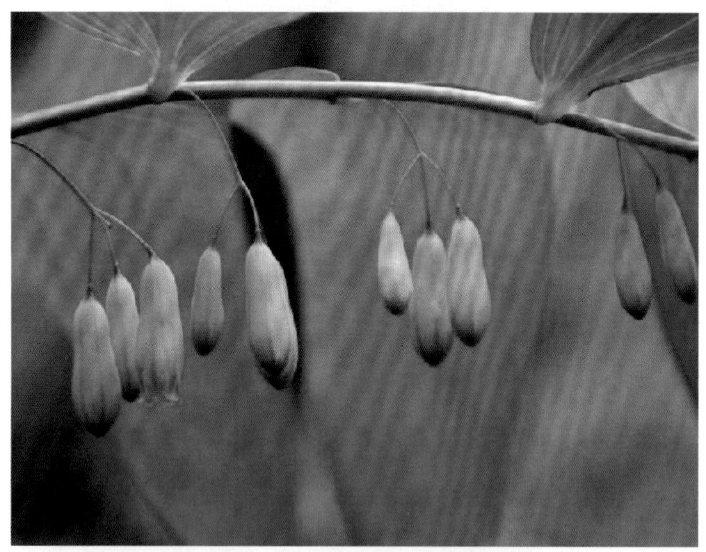

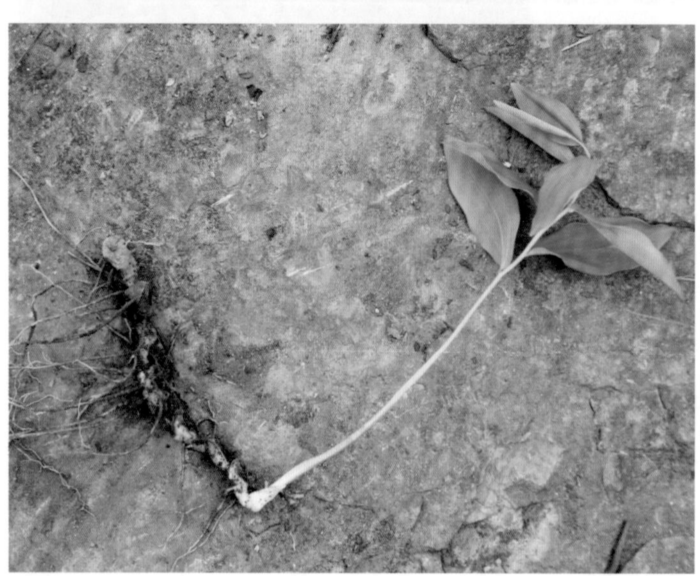

生于海拔 800 ～ 2300m 的山坡沟边或林下阴处。分布于华中、华东、华南地区和陕西、贵州、四川等省。

【功效应用】 根茎（药名黄精）：养阴润肺，补脾益气，滋肾填精。主治阴虚劳嗽、肺燥咳嗽、脾虚乏力、食少口干、消渴、肾亏腰膝酸软、阳痿遗精、耳鸣目暗、须发早白、体虚羸瘦、风秃癣疾。用量 9 ～ 15g。

【化学成分】 根茎含甾体皂苷、多糖等成分。

【附注】 本种的干燥根茎为中药“黄精”来源之一，收载于《中国药典》。

721 玉竹（*Polygonatum odoratum*）

百合科植物玉竹 *Polygonatum odoratum*（Mill.）Druce。

【形态与分布】 草本。根茎圆柱形，结节不粗大，直径 5 ～ 14mm。茎高 20 ～ 50cm，叶互生，椭圆形至卵状矩圆形，长 5 ～ 12cm，顶端尖。花序腋生，具 1 ～ 3 花，在栽培情况下，可多至 8 朵，总花梗长 1 ～ 1.5cm；花被白色或顶端黄绿色，合生呈筒状，全长 15 ～ 20cm，裂片 6，长约 3mm；雄蕊 6，花丝着生近花被筒中部，近平滑至具乳头状突起；子房长 3 ～ 4mm，花柱长 10 ～ 14mm。浆果直径 7 ～ 10mm，蓝黑色。花期 4 ～ 6 月，果期 7 ～ 9 月。

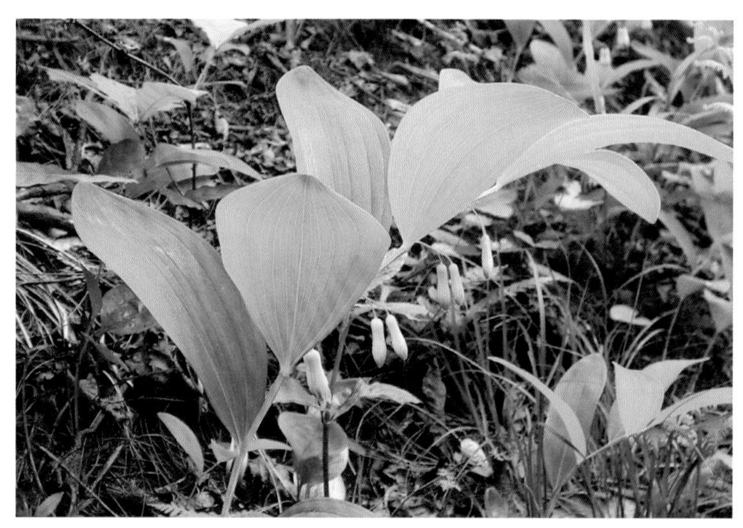

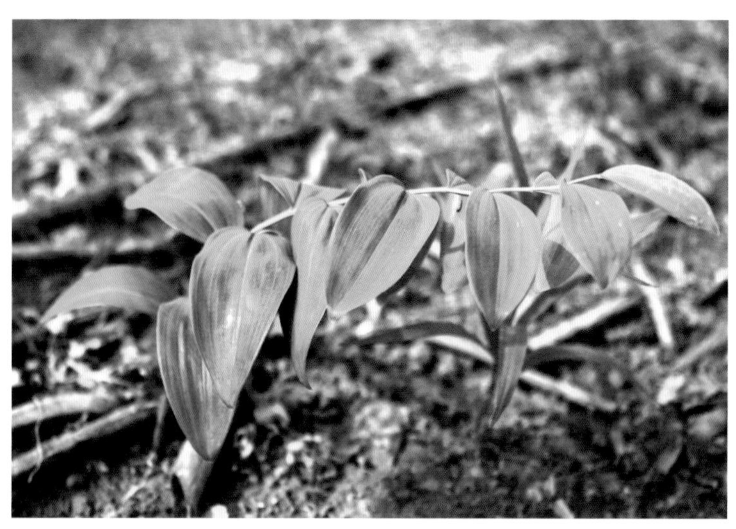

生于海拔 500 ～ 3000m 的林下或山野阴坡。分布于华中及东北、华北、华东和山西、甘肃、青海、台湾等地。

【功效应用】 根茎（药名玉竹）：养阴润燥，生津止渴。用于肺胃阴伤、燥热咳嗽、咽干口渴、内热消渴。内服 6 ～ 12g；或熬膏、浸酒，或入丸散。

【化学成分】 根茎含多糖、黄酮、甾体皂苷、挥发油等成分。

【附注】 本种的干燥根茎为中药“玉竹”，收载于《中国药典》。玉竹生长适应性较强，耐寒，喜凉爽环境，对土壤要求不甚严格，全国大部分地区均可人工栽培。

722 黄精（*Polygonatum sibiricum*）

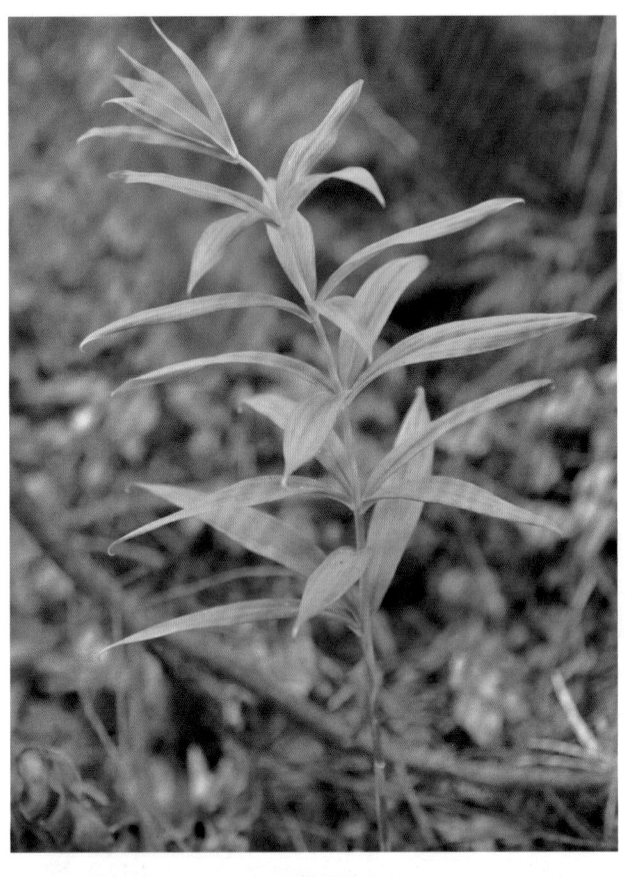

百合科植物黄精 *Polygonatum sibiricum* Delar. ex Redoute。

【形态与分布】 多年生草本。根茎圆柱状，具膨大的结节，“节间”一头粗、一头细，粗的一端有短分枝（俗称“鸡头黄精”），直径 1 ～ 2cm。茎高 50 ～ 90cm，或可达 1m 以上，有时呈攀援状。叶轮生，每轮有叶 4 ～ 6，条状披针形，长 8 ～ 15cm，宽（4）6 ～ 16mm，先端拳卷或弯曲成钩。花序通常具花 2 ～ 4，似呈伞形状，总花梗长 1 ～ 2cm，花梗长（2.5）4 ～ 10mm，俯垂；苞片位于花梗基部，膜质，钻形或条状披针形，长 3 ～ 5mm，具 1 脉；花被乳白色至淡黄色，长 9 ～ 12mm，花被筒中部稍缢缩，裂片长约 4mm；花丝长 0.5 ～ 1mm；子房长约 3mm，花柱长 5 ～ 7mm。浆果直径 7 ～ 10mm，黑色，种子 4 ～ 7。花期 5 ～ 6 月，果期 8 ～ 9 月。

生于海拔 800 ～ 2800m 的林下、灌丛或山坡阴处。分布于河南、湖北及陕西、宁夏、甘肃等省区和东北、华北、华东等地区。

【功效应用】 根茎（药名黄精）：养阴润肺，补脾益气，滋肾填精。用于阴虚劳嗽、肺燥咳嗽、脾虚乏力、食少口干、消渴、肾亏腰膝酸软、阳痿遗精、耳鸣目暗、须发早白、体虚羸瘦、风癞癣疾。用量 10 ～ 15g；鲜品 30 ～ 60g，水煎或入丸散，或熬膏服用；外用适量，煎汤洗，熬膏涂，或浸酒搽。中寒泄泻、痰湿痞满气滞者禁服。

【化学成分】 根茎含甾体皂苷、黄精多糖。

【附注】 本种和同属植物多花黄精 *Polygonatum cyrtonema* Hua、滇黄精 *Polygonatum kingianum* Coll. et Hemsl. 的干燥根茎为中药“黄精”，收载于《中国药典》。其中多花黄精在湖北、湖南等省也有分布。

723 湖北黄精（*Polygonatum zanlanscianense*）

百合科植物湖北黄精 *Polygonatum zanlanscianense* Pamp.。

【形态与分布】 根茎连珠状或姜块状，肥厚，直径 1 ～ 2.5cm。茎直立或上部多少有些攀援，高可达 1m 以上。叶轮生，每轮 3 ～ 6 枚，叶形变异较大，椭圆形、矩圆状披针形、披针形至条形，长（5）8 ～ 15cm，宽（4）13 ～ 35mm，先端拳卷至稍弯曲。花序具 2 ～ 6（11）花，近伞形，总花梗长 5 ～ 20（40）mm，花梗长（2）4 ～ 7（10）mm；苞片位于花梗基部，膜质或中间略带草质，具 1 脉，长（1）2 ～ 6mm；花被白色、淡黄绿色或淡紫色，全长 6 ～ 9mm，花被筒近喉部稍缢缩，裂片长约 1.5mm；花丝长 0.7 ～ 1mm，花药长 2 ～ 2.5mm；子房长约 2.5mm，花柱长 1.5 ～ 2mm。浆果直径 6 ～ 7mm，紫红色或黑色，具 2 ～ 4 粒种子。花期 6 ～ 7 月，果期 8 ～ 10 月。

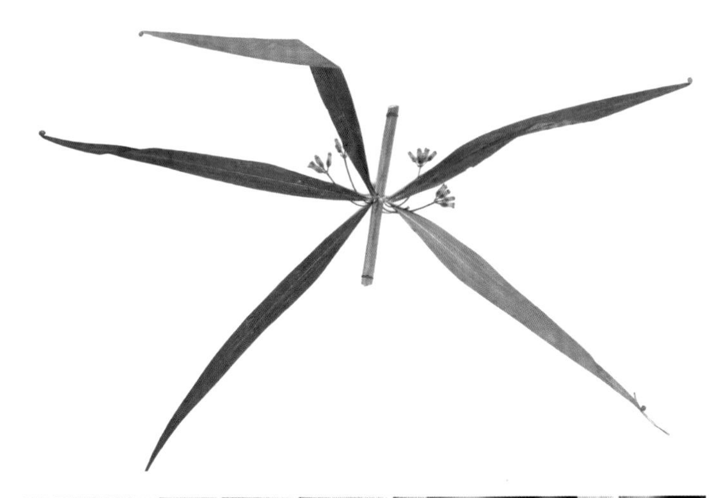

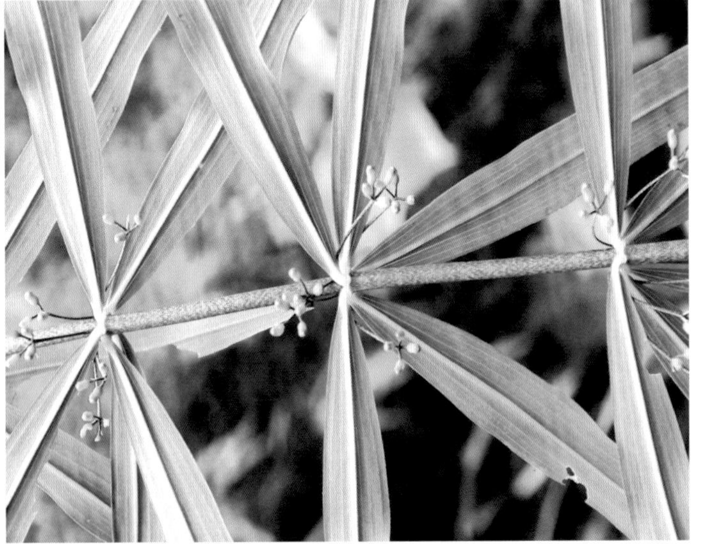

生于海拔 800 ～ 2700m 的林下或山坡阴湿地。分布于华中地区及甘肃东南部、陕西南部、江西西北部、江苏（宜兴）、重庆、贵州东部。

【功效应用】 根茎：民间作“土黄精”药用。

【化学成分】 根茎含甾体皂苷、薯蓣皂苷等成分。

【附注】 有文献记载黄精有苦、甜之分，甜者入药，苦者不能作黄精药用。湖北黄精根茎味苦，不应作为中药“黄精”的替代品。

724 吉祥草（*Reineckea carnea*）

百合科植物吉祥草 *Reineckia carnea*（Andr.）Kunth。

【形态与分布】 多年生草本。茎匍匐于地上，似根茎，绿色，多节，节上生须根。叶簇生于茎顶或茎节，每簇 3 ～ 8 枚；叶片条形至披针形，长 10 ～ 38cm，宽 0.5 ～ 3.5cm，先端渐尖，向下渐狭成柄。花葶长 5 ～ 15cm；穗状花序长 2 ～ 6.5cm，上部花有时仅具雄蕊；苞片卵状三角形，膜质，淡褐色或带紫色；花被片合生成短管状，上部 6 裂，裂片长圆形，长 5 ～ 7mm，稍肉质，开花时反卷，粉红色，花芳香；雄蕊 6，短于花柱，花丝丝状，花药近长圆形，两端微凹，子房瓶状，3 室，花柱丝状，柱头头状，3 裂。浆果球形，直径 6 ～ 10mm，熟时鲜红色。花果期 7 ～ 11 月。

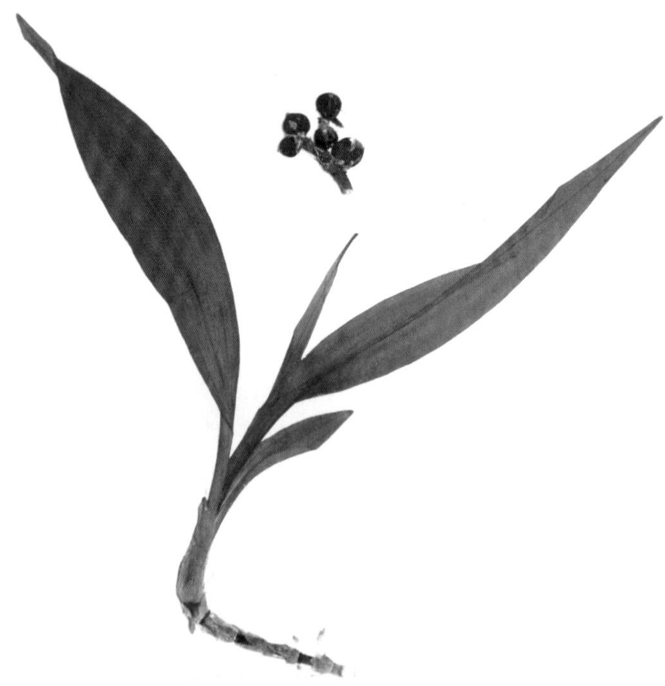

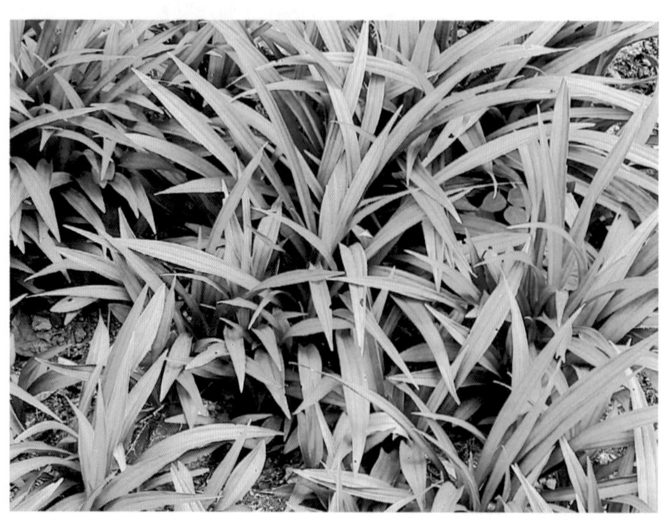

生于海拔 170 ～ 3200m 的阴湿山坡、山谷或密林下，亦有栽培供观赏。分布于华中、华东、华南、西南地区及陕西省。

【功效应用】 全草（药名吉祥草）：清肺止咳，解毒利咽，祛风，接骨。用于肺结核、咳嗽咯血、咽喉肿痛、慢性支气管炎、哮喘、风湿性关节炎、痈肿疮疖；外用治跌打损伤、骨折。用量 6 ～ 12g；外用适量，捣敷。

【化学成分】 全草含甾体皂苷、黄酮、木脂素、萜类、挥发油等成分。

【附注】 本种的干燥全草为常用中草药“吉祥草”，收载于《湖北省中药材质量标准》（2018 年版）。

725 万年青（*Rohdea japonica*）

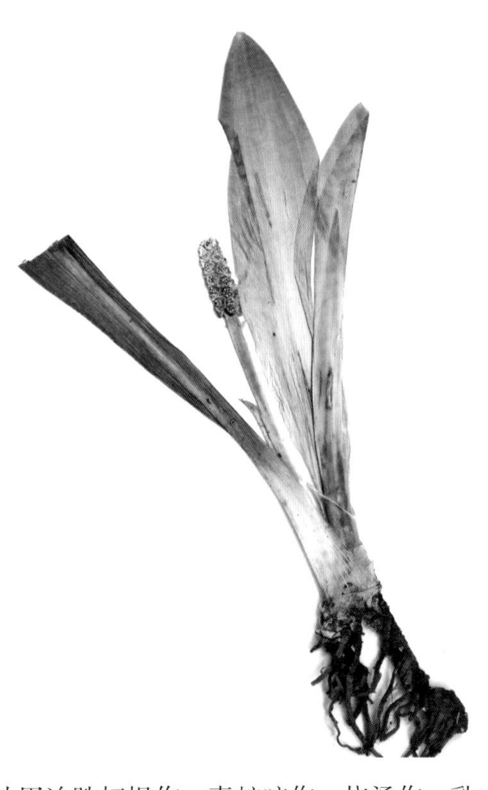

百合科植物万年青 *Rohdea japonica*（Thunb.）Roth。

【形态与分布】 多年生草本。根茎粗，有多数粗的纤维根。叶 3 ～ 6 枚基生，矩圆形、披针形或倒披针形，长 15 ～ 50cm，宽 2.5 ～ 7cm，顶端急尖。基部稍狭，纸质。穗状花序侧生，密生多花，长 3 ～ 4cm，宽 1.2 ～ 1.7cm；苞片卵形，膜质，短于花；花被合生，球状钟形，长 4 ～ 5mm，宽 6mm，裂片 6，不十分明显，内向，肉质，厚，淡黄色或褐色；雄蕊 6，花药卵形；子房球形；花柱不明显，柱头 3 裂。浆果红色。花期 4 ～ 6 月，果期 7 ～ 11 月。

生于海拔 750 ～ 1700m 的林下潮湿处或草地上，也有栽培。分布于湖北、湖南及山东、江苏、浙江、江西、广西、贵州、四川等省区。

【功效应用】 根茎或全草（药名万年青）：清热解毒，强心利尿。有小毒。用于白喉、咽喉肿痛、细菌性痢疾、风湿性心脏病心力衰竭；外用治跌打损伤、毒蛇咬伤、烧烫伤、乳腺炎、痈疖肿毒。用量 3 ～ 9g，水煎或浸酒，或鲜品捣汁服，孕妇禁用；外用适量，鲜品捣敷，或捣汁涂，或煎水熏洗。

【化学成分】 含强心苷、皂苷等成分。

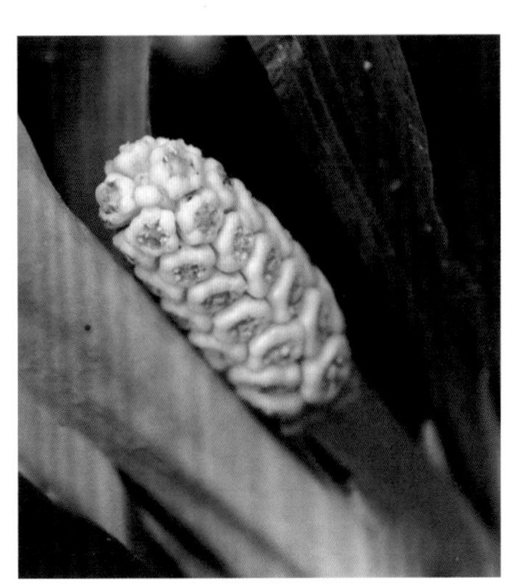

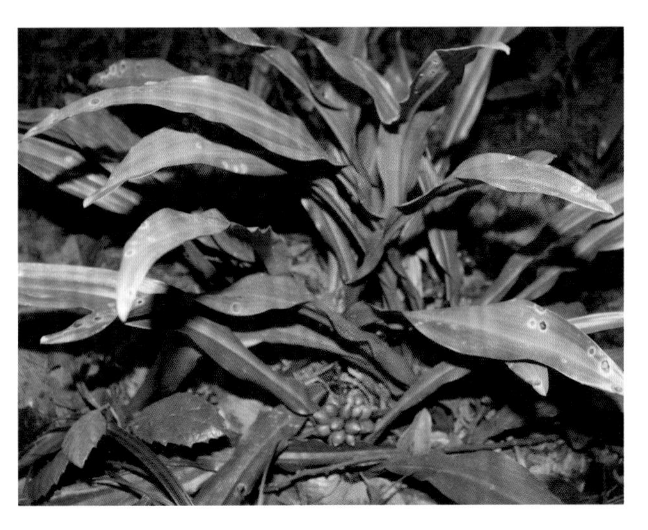

726 菝葜（*Smilax china*）

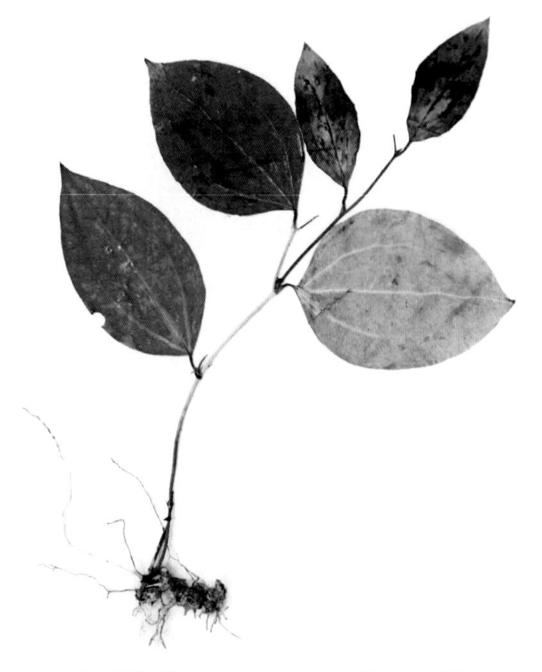

百合科植物菝葜 *Smilax china* L.。

【形态与分布】 攀援藤本，高 1 ～ 5m。根茎坚硬，直径 2 ～ 3cm，有棱角状突起。茎与枝条通常疏生刺。叶薄革质或纸质，干后一般红褐色或近古铜色，宽卵形或圆形，长 3 ～ 10cm，宽 1.5 ～ 6（10）cm，下面淡绿色，有时具粉霜；叶柄长 5 ～ 15mm，脱落点位于中部以上，约占全长 1/2 ～ 1/3，具狭鞘，几乎全部有卷须，稍有例外。花单性，雌雄异株，黄绿色，多朵排成伞形花序，生于叶尚幼嫩的小枝上；总花梗长 1 ～ 2cm；雄花：外轮花被片 3，矩圆形，长 3.5 ～ 4.5mm；内轮花被片 3，稍狭，雄蕊长约为花被片的 2/3；雌花与雄花大小相似，退化雄蕊 6。浆果球形，直径 6 ～ 15mm，熟时红色。

生于海拔 2200m 以下的林下、灌丛中、路旁和山坡上。分布于华中、华东、华南、西南地区。

【功效应用】 根茎（药名金刚藤）：祛风利湿，解毒散瘀。用于小便淋浊、带下量多、风湿痹痛、胃肠炎、痢疾、癌症、疔疮痈肿。用量 15 ～ 30g，水煎或泡酒服；外用研末调敷。

【化学成分】 根茎含皂苷、黄酮、多元酚、生物碱等成分。

【附注】 干燥根茎为“金刚藤糖浆”等制剂的原料药材。

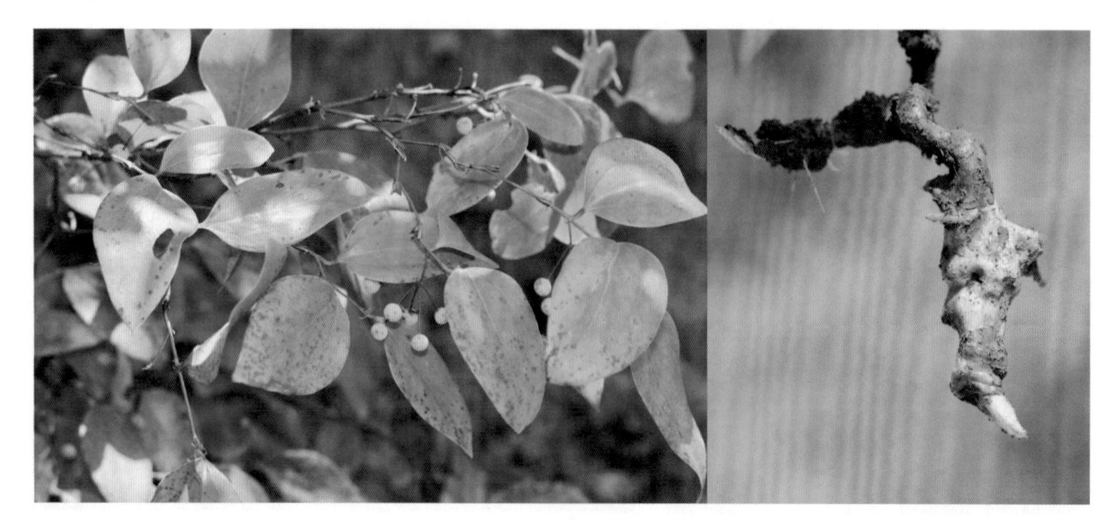

727 土茯苓（*Smilax glabra*）

百合科植物土茯苓（光叶菝葜）*Smilax glabra* Roxb.。

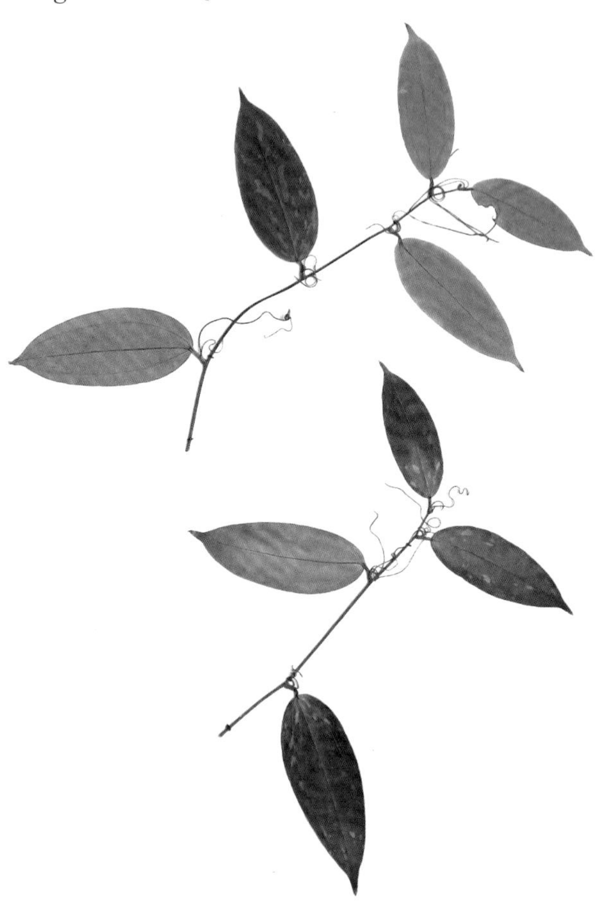

【形态与分布】 攀援灌木，高1～4m。根茎粗短，不规则的块状，直径2～5cm。茎与枝条光滑无刺。叶薄革质，狭椭圆状披针形至狭卵状披针形，长6～12（15）cm，宽1～4（7）cm，下面通常绿色，有时带苍白色；叶柄长5～15（20）mm，脱落点位于近顶端，约占全长的1/2～1/4具狭鞘，有卷须。花单性，雌雄异株，绿白色，六棱状球形，直径约3mm，通常10余朵排成伞形花序；总花梗明显短于叶柄；花序托膨大，具多枚宿存的小苞片；雄花：外花被片3，扁圆形，兜状；内轮花被片3，近圆形；雄蕊靠合；花丝极短；雌花与雄花大小相似，具3枚退化雄蕊。浆果球形，直径7～10mm，成熟时紫黑色，具粉霜。花期7～8月，果期9～11月。

生于海拔1800m的林下、灌丛中、河岸林缘、山坡上。分布于华中、华东、华南、西南地区。

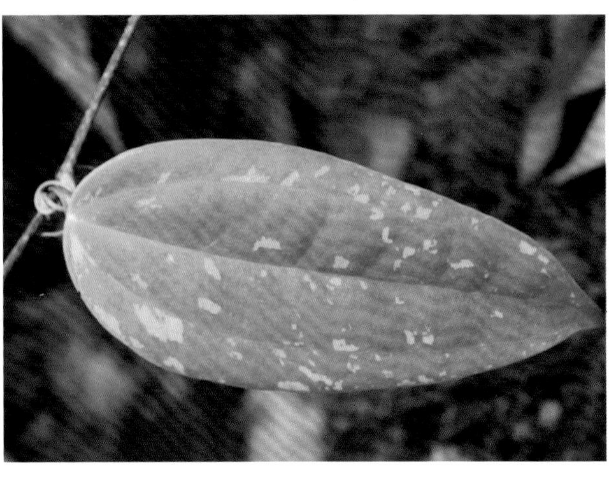

【功效应用】 块茎（药名土茯苓）：清热解毒，利湿。用于湿热淋浊、痈肿、瘰疬、疥癣、梅毒及汞中毒所致肢体拘挛、筋骨疼痛等。用量15～30g。

【化学成分】 块茎含皂苷、鞣质、生物碱、树脂等成分。

【附注】 本种的干燥根茎为中药“土茯苓”，收载于《中国药典》。

728 黄花油点草（*Tricyrtis pilosa*）

百合科植物黄花油点草 *Tricyrtis pilosa* Wall.［*Tricyrtis maculata*（D. Don）Machride］。

【形态与分布】 草本，高 50 ～ 100cm。茎无毛或上部被微糙毛。叶互生，无柄；叶片宽椭圆形，长 5 ～ 14cm，宽 3 ～ 5cm，先端渐尖，边缘被棕色短柔毛，上部的叶基心形而抱茎。聚伞花序顶生或生上部叶腋，总花梗和花梗密被微毛和腺毛；花梗长 1.5 ～ 2.5cm；花被片 6，通常黄绿色，有紫褐色斑点，椭圆形，长 15 ～ 18mm，外轮花被基部具囊，开放后花被片向上斜展或近水平伸展；雄蕊 6，花丝稍长于花被片，开花时先端外反，密生腺毛。蒴果棱状长圆形，具三棱，长 2.5 ～ 3.5cm。种子多数。花果期 7 ～ 10 月。

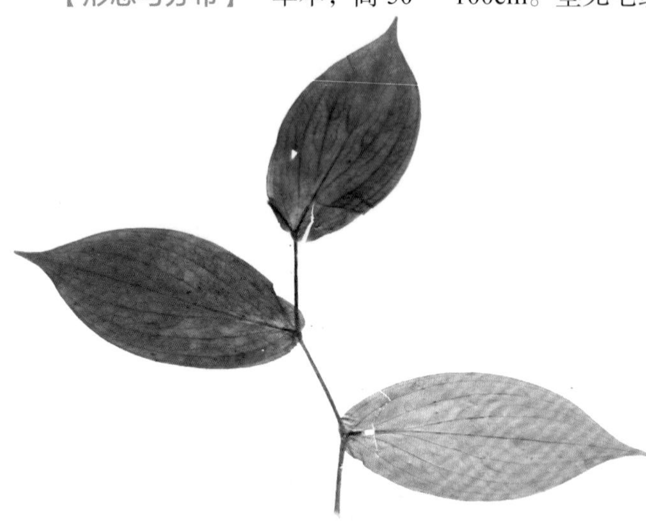

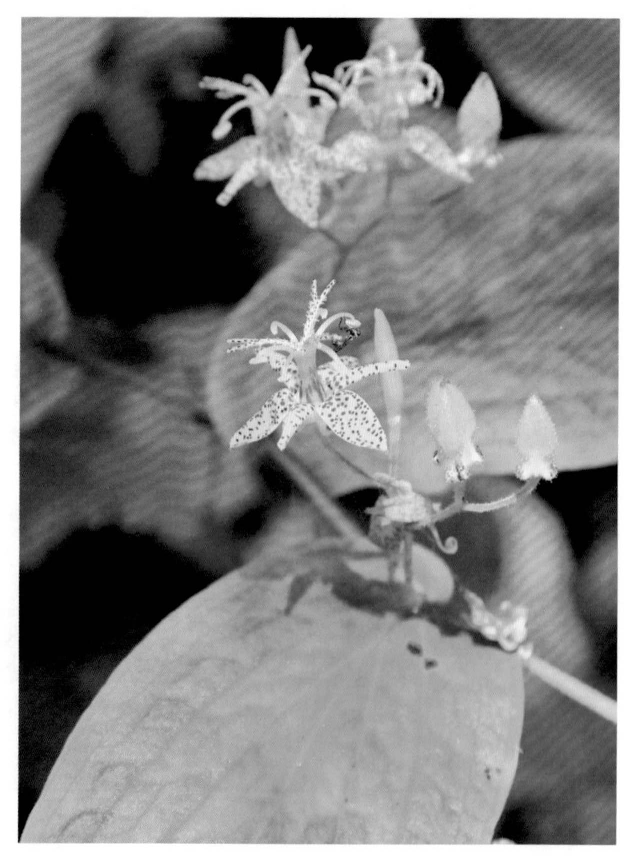

生于海拔 280 ～ 2300m 的山坡林下、路旁等处。分布于华中、西南地区和河北、陕西、甘肃等省。

【功效应用】 全草：清热除烦，活血消肿。用于胃热口渴、烦躁不安、劳伤、水肿。用量 9 ～ 15g，水煎服或用酒磨汁服。

【化学成分】 全草含酚类、生物碱、黄酮、羟基蒽醌、香豆素等成分。

【附注】 同属植物油点草 *Tricyrtis macropoda* Miq. 在湖北、湖南等华中省份也有分布，同等药用。与黄花油点草的主要区别为：花被片白色或绿白色，内面有多数紫红色斑点，完全开放后自中下部向下反折。

729 延龄草（*Trillium tschonoskii*）

百合科植物延龄草 *Trillium tschonoskii* Maxim.。

【形态与分布】 多年生草本，高 15 ～ 50cm。根茎粗短。茎丛生于根茎上，基部有褐色膜质鞘。叶 3，轮生于茎端，无柄；叶片菱状圆形或菱形，长 6 ～ 15cm，宽 5 ～ 15cm。花单生于叶轮中央；花梗长 1 ～ 4cm；花被片 6，2 轮，外轮 3 片，卵状披针形，长 1.5 ～ 2cm，宽 5 ～ 9mm，绿色，内轮 3 片，卵状被针形，长 1.5 ～ 2.2cm，宽 4 ～ 6mm，白色，少有淡紫色；雄蕊 6，花药短于花丝或与花丝近等长，先端有稍突出的药隔；子房圆锥状卵形，柱头 3 裂，反卷。浆果圆球形，直径 1.5 ～ 1.8cm，黑紫色；种子多数。花果期 4 ～ 8 月。

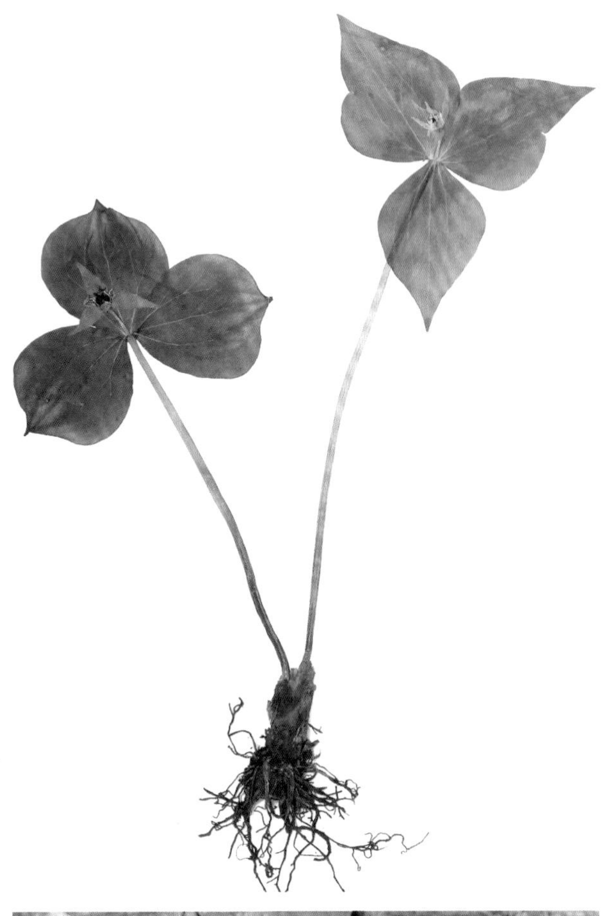

生于海拔 1600 ～ 3200m 的林下、山谷阴湿处、山坡或路旁岩石下。分布于湖北及陕西、甘肃、安徽、浙江等省和西南地区。

【功效应用】 根茎及根（药名头顶一颗珠）：镇静，止痛，活血，止血。有小毒。用于头痛眩晕、口眼歪斜、月经不调、崩漏、跌打损伤、疮毒。用量 6 ～ 9g；研末服每次 3g，或泡酒服；外用研末敷或捣敷。果实称为“天珠”，用于心悸失眠、多梦。

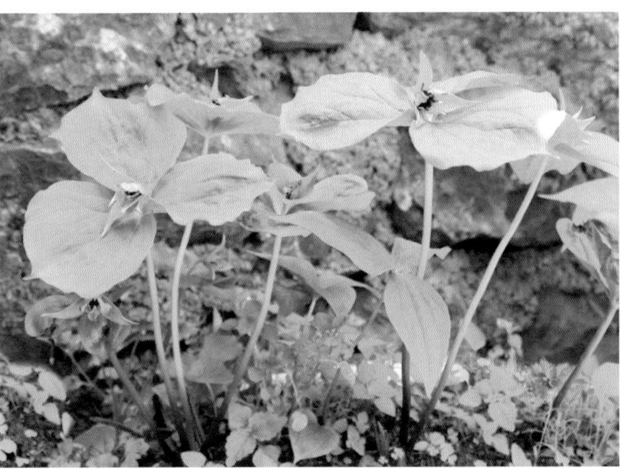

【化学成分】 根茎及根含糖苷、甾体化合物等成分。

【附注】 干燥根茎及根为鄂西民间名药“头顶一颗珠”，收载于《湖北省中药材质量标准》（2018 年版）。

730 仙茅（*Curculigo orchioides*）

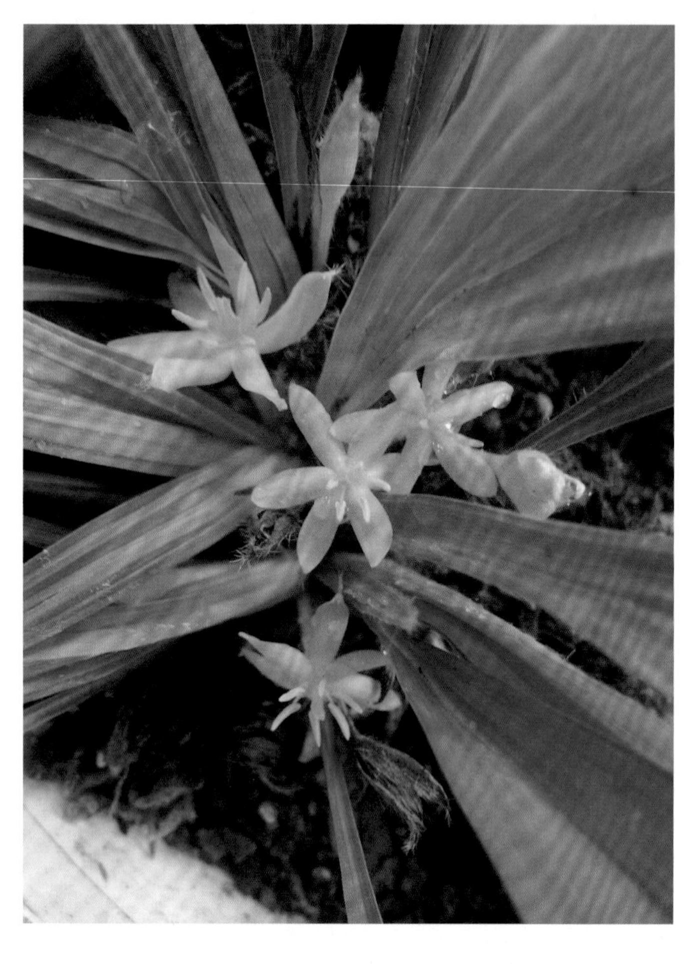

石蒜科植物仙茅 *Curculigo orchioides* Gaertn.。

【形态与分布】 多年生草本。根茎近圆柱状，粗厚，直生，直径约 1cm，长可达 10cm。叶线形、线状披针形或披针形，大小变化甚大，长 10 ～ 45（90）cm，宽 5 ～ 25mm，顶端长渐尖，基部渐狭成短柄或近无柄，两面散生疏柔毛或无毛。花茎甚短，长 6 ～ 7cm，大部分藏于鞘状叶柄基部之内，亦被毛；苞片披针形，长 2.5 ～ 5cm，具缘毛；总状花序多少呈伞房状，通常具 4 ～ 6 朵花；花黄色；花梗长约 2mm；花被裂片长圆状披针形，长 8 ～ 12mm，宽 2.5 ～ 3mm，外轮的背面有时散生长柔毛；雄蕊长约为花被裂片的 1/2，花丝长 1.5 ～ 2.5mm，花药长 2 ～ 4mm；柱头 3 裂，分裂部分较花柱为长；子房狭长，顶端具长喙，连喙长达 7.5mm（喙约占 1/3），被疏毛。浆果近纺锤状，长 1.2 ～ 1.5cm，宽约 6mm，顶端有长喙。种子表面具纵凸纹。花果期 4 ～ 9 月。

生于海拔 500 ～ 3400m 的山沟边、林下及林缘路边湿润的土壤中，栽培或半野生。分布于中南、华东、西南等地。

【功效应用】 根（药名仙茅）：补肾阳，强筋骨，祛寒湿。用于阳痿精冷、筋骨痿软、腰膝冷痛、阳虚冷泻、皮肤风癞、老人失溺、崩漏下血、白浊、痰火。用量 3 ～ 10g，阴虚火旺者忌服。

【化学成分】 含鞣质、生物碱等成分。

【附注】 本种干燥根茎为中药“仙茅”，收载于《中国药典》。

731 忽地笑（*Lycoris aurea*）

石蒜科植物忽地笑 *Lycoris aurea*（L′ Herit）Herb.。

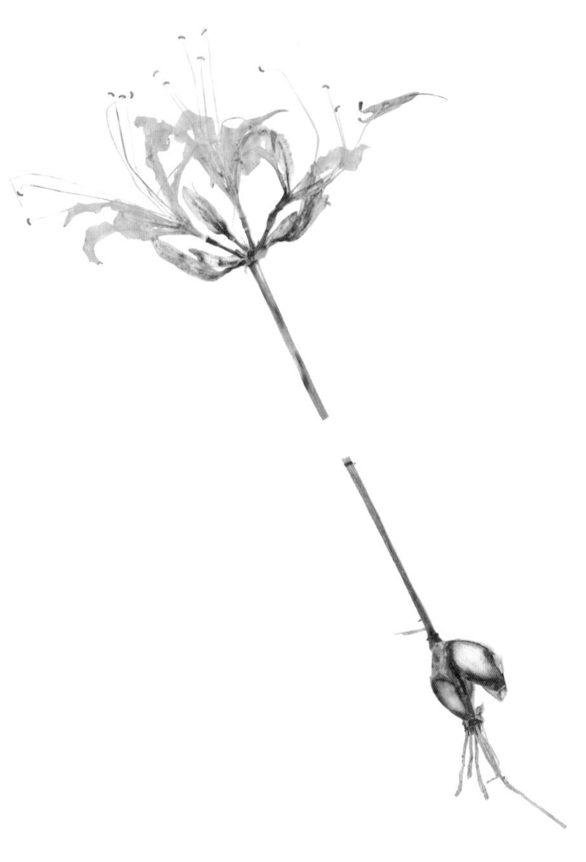

【形态与分布】 多年生草本。鳞茎肥大，近球形，直径约5cm，外有黑褐色鳞茎皮。叶基生，质厚，宽条形，上部渐次狭窄，长达60cm，宽约1.5cm，上面黄绿色，有光泽，下面灰绿色，中脉在上面凹下，在下面隆起，叶脉及叶片基部带紫红色。先花后叶，花葶高30～60cm，伞形花序具5～10朵花；花具梗，黄色或橙色，稍两侧对称，长约7cm；花被筒部长不及2cm，裂片6，边缘稍皱曲，宽约1cm；雄蕊6，与花柱同伸出花被外；子房下位，3室。蒴果每室有种子数枚。花期7～8月，果期9～10月。

生于阴湿的岩石上或石崖下土壤肥沃的地方。分布于华中、华东、华南、西南地区及陕西省。

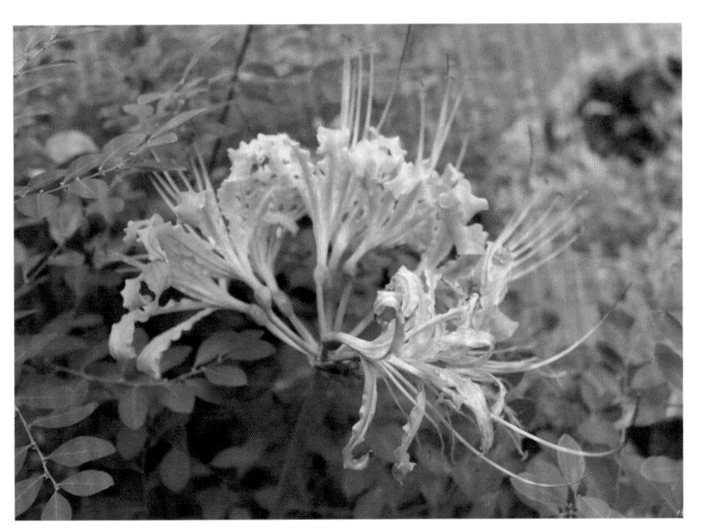

【功效应用】 鳞茎：消肿，杀虫。有毒。外用治淋巴结结核、疔疮疖肿、风湿关节痛、蛇咬伤。外用适量，捣敷或捣汁涂。鲜鳞茎捣敷涌泉穴或脐部可消水肿。也可用于灭蛆、灭鼠。

【化学成分】 含生物碱、二萜、黄酮及芳香族化合物。

【附注】 鳞茎有毒，不可内服。

732 石蒜（*Lycoris radiata*）

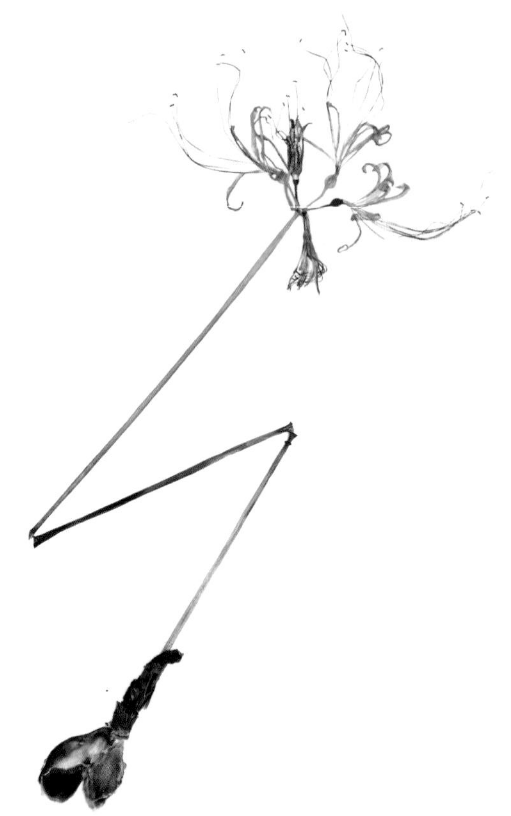

石蒜科植物石蒜 *Lycoris radiata*（L'Her.）Herb.。

【形态与分布】 多年生草本。须根丛生，鳞茎肥厚，外被紫赤色薄膜，内为肉白色，形似蒜头。叶狭带状，于花后生出，基生，肉质，5～6片，长约14～30cm，宽约0.5cm，先端钝，全缘，青绿色带有白粉。花葶单生，高约30cm，伞形花序顶生，有花4～7朵，苞片干膜质，披针形；花鲜红色或有白色边缘；花被管极短，长3～5mm，上部6裂，裂片狭倒披针形，有皱纹，宽展，向外反卷；雄蕊6，生于花被管近喉部，突出，约为花被管长的2倍，花药线形；雌蕊1，花柱长，子房下位。蒴果背裂，种子多数。花期8～9月，果期10月。

生于阴湿山坡和溪沟边的石缝处或栽培。分布于华中及华北、华东、华南、西南地区。

【功效应用】 鳞茎（药名石蒜）：消肿，杀虫。有毒。外用治淋巴结结核、疔疮疖肿、风湿关节痛、蛇咬伤。外用适量捣敷，或捣汁涂，或煎水熏洗。体虚无实邪及孕妇禁用；皮肤破损者禁敷。

【化学成分】 鳞茎含石蒜碱等生物碱、多糖等成分。

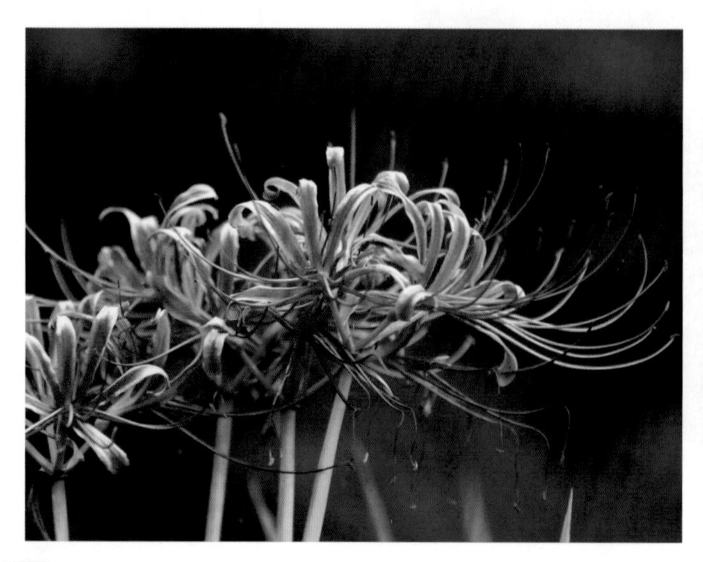

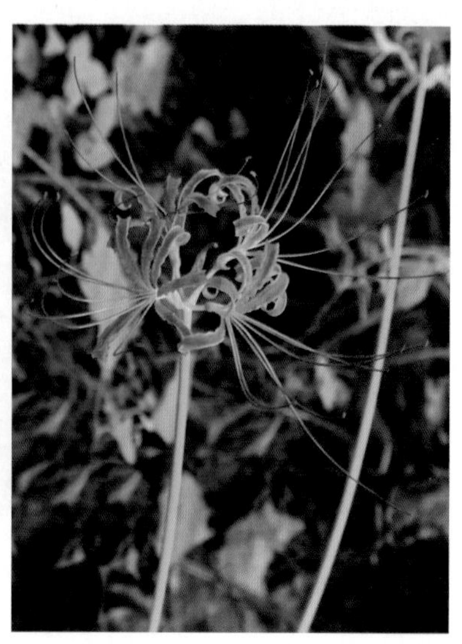

733 黄独（*Dioscorea bulbifera*）

薯蓣科植物黄独*Dioscorea bulbifera* L.。

【形态与分布】 缠绕草本。块茎卵圆形或梨形，近于土面，棕褐色，表面长满细长须根。茎圆柱形，左旋。叶腋内常生紫棕色球形或卵圆形珠芽（或称零余子），大小不一。单叶互生，叶片宽心状卵形，顶端长尾状，全缘或微波状，两面光滑无毛。雄花花序穗状下垂，常数个丛生于叶腋；花单生密集，基部有2卵状苞片；花被片6，线状披针形；雄蕊6，着生于花被基部，花丝和花药近等长。蒴果反曲，翅长圆形，长2～3cm，宽0.5～0.8cm，成熟时草黄色，表面密生紫色小斑点；种子深褐色，着生于果实每室顶端，翅向基部延长成矩圆形。花期6～8月，果期9～10月。

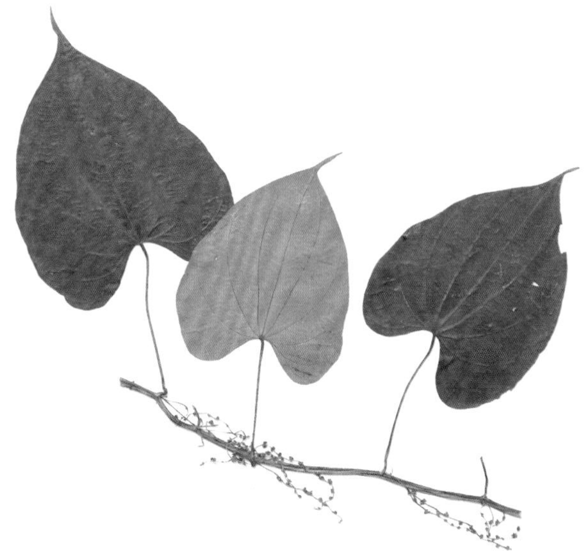

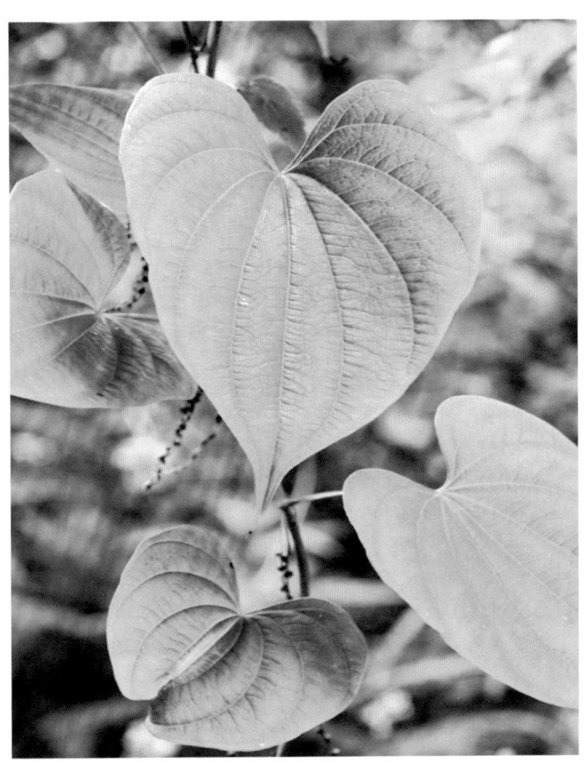

生于海拔2000m以下的山谷阴沟或林缘。分布于华中、华东、华南、西南地区及陕西、台湾省。

【功效应用】 块茎（药名黄药子）：清热解毒，止血止咳，散结。有小毒。用于咽喉肿痛、肺热咳嗽、瘿瘤、咯血、吐血、虫蛇咬伤、狗咬伤、疔疮肿毒。用量3～10g，水煎服或泡酒服，孕妇和儿童慎用，久服及过量服用易中毒；外用适量，浸酒涂，或研末调敷。

【化学成分】 块茎含多糖、苷类、鞣质、黄酮、有机酸等成分。

734 薯莨（*Dioscorea cirrhosa*）

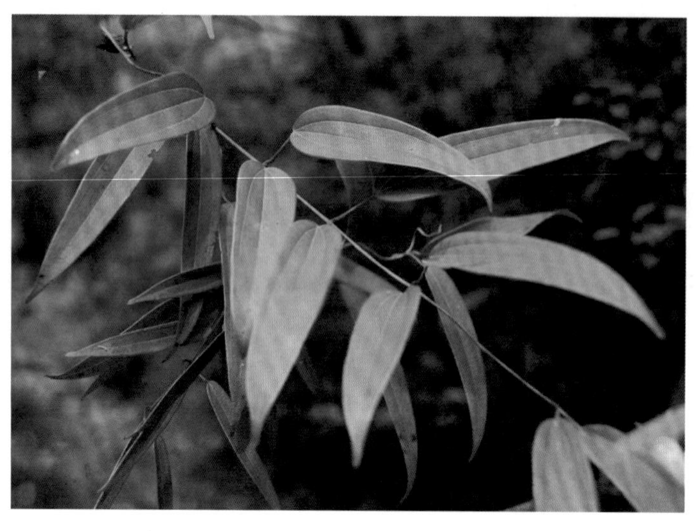

薯蓣科植物薯莨 *Dioscorea cirrhosa* Lour.。

【形态与分布】 粗壮藤本。块茎多生于表土层，呈卵形、球形、长圆形或葫芦状，外皮黑褐色，凹凸不平，断面新鲜时红色，干后紫黑色，直径可达 20cm 以上。茎右旋，有分枝，下部有刺。单叶互生，中部以上对生；叶片革质或近革质，长椭圆状卵形至卵圆形，或卵状披针形至狭披针形，长 5～20cm，宽 2～14cm，顶端渐尖或骤尖，基部圆形，有时呈三角状缺刻，全缘，背面粉绿色，基出脉 3～5，网脉明显；叶柄长 2～6cm。雌雄异株；雄花序穗状，长 2～10cm，通常排列呈长 2～14cm 或更长的圆锥花序，有时穗状花序腋生；雄花的外轮花被片为宽卵形或卵圆形。雌花序穗状，单生于叶腋，长达 12cm；雌花的外轮花被片为卵形，厚，较内轮大。蒴果不反折，近三棱状扁圆形。种子四周有膜质翅。花期 4～6 月，果期 7 月至翌年 1 月。

生于海拔 350～1500m 的山坡、路旁、河谷边的杂木林、阔叶林、灌丛或林边。分布于长江以南各省区及西藏墨脱、台湾等地。

【功效应用】 块茎（药名薯莨）：止血活血，止泻止痢。有小毒。用于崩漏、产后出血、外伤出血、咯血、吐血、尿血、腹泻痢疾、脘腹胀痛、经闭、疔疖肿毒。用量 3～10g，煎水或泡酒，或制丸剂，用量不宜过大，孕妇慎服；外用适量，研末调敷，或磨汁涂搽。

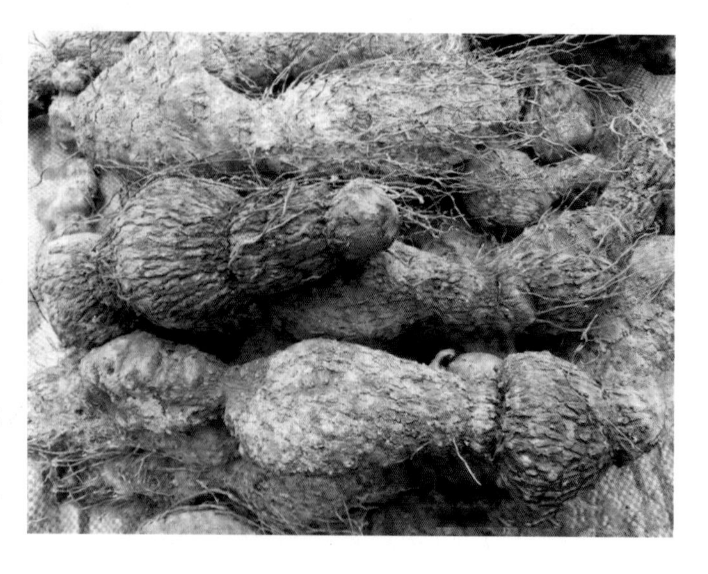

【化学成分】 块茎含缩合鞣质及苷类等成分。

【附注】 干燥块茎分别以“薯莨”和“红药子”为名收载于《湖北省中药材质量标准》（2018 年版）和《湖南省中药材标准》（2009 年版）。

735 粉背薯蓣（*Dioscorea collettii* var. *hypoglauca*）

薯蓣科植物粉背薯蓣 *Dioscorea collettii* Hook. f. var. *hypoglauca*（Palib.）Pei et C. T. Ting（*Dioscorea hypoglauca* Palibin）。

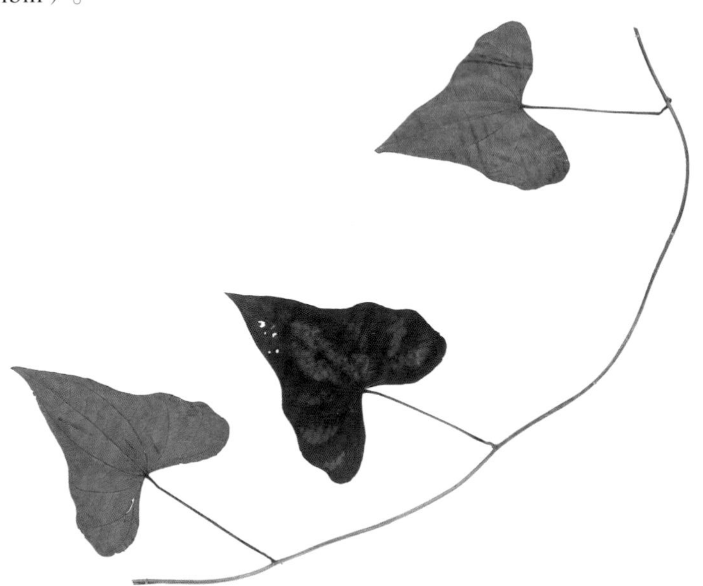

【形态与分布】 多年生草质藤本。根茎呈不规则竹节状，横生，断面黄色。茎缠绕性，左旋，无毛或具黄色短柔毛。叶互生，压干后变黑色，叶片宽心形、三角状心形或卵状披针形，先端急尖或短尾尖，基部心形或宽心形，全缘或边缘波状，上面无毛，下面灰白色，沿脉及叶缘具淡黄色柔毛或硬毛，有时近无毛，有些植株的叶缘呈半透明薄膜质；具长叶柄。雌雄异株；雄花序穗状，有时花轴延长而分枝，排列成圆锥状花序，花小，花被片 6，能育雄蕊 3，不育雄蕊 3，开花后药隔不扩大呈叉状；雌花子房 3 室。蒴果成熟后反曲，下垂，具 3 翅，翅长过于宽，顶端与基部近相等。花期 6～8 月，果期 9～10 月。

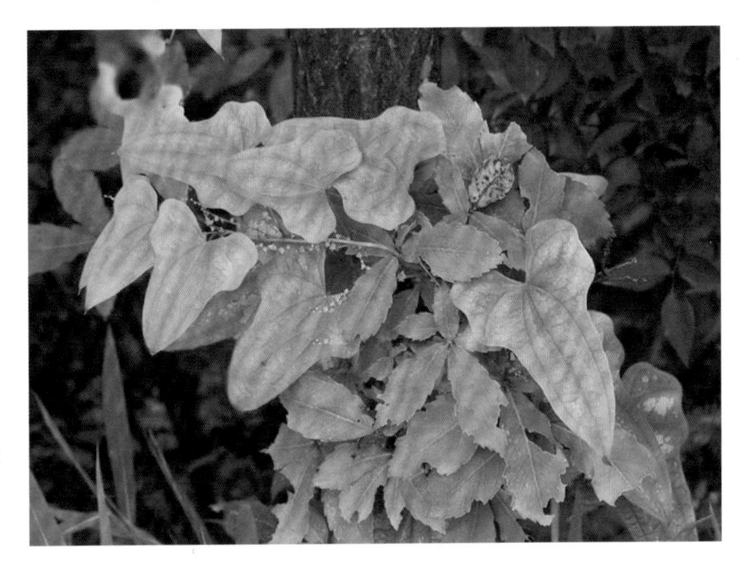

生于海拔 900～1800m 的山坡路边。分布于湖北、湖南及浙江、江西、福建、广东、四川、台湾等省。

【功效应用】 根茎（药名粉萆薢）：利水，祛风湿。用于膏淋、白浊、带下、疮疡、湿疹、风湿痹痛。用量 9～15g。

【化学成分】 根茎含甾体、木脂素及有机酸等成分。

【附注】 本种的干燥根茎为中药“粉萆薢”，收载于《中国药典》。

736 毛芋头薯蓣（*Dioscorea kamoonensis*）

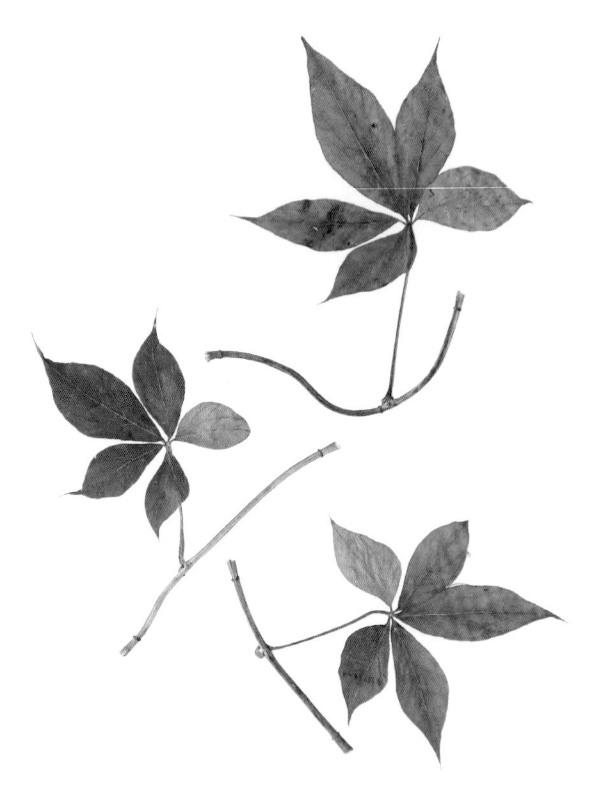

薯蓣科植物毛芋头薯蓣（高山毛薯）*Dioscorea kamoonensis* Kunth［*Dioscorea kamoonensis* Kunth var. *fargesii*（Franch.）Pr. et Burk.］。

【形态与分布】 缠绕草质藤本。块茎近卵圆形，外皮有多数细长须根。茎左旋，密生棕褐色短柔毛，老时变疏至近无毛。掌状复叶有 3 ～ 5 小叶；小叶片椭圆形至披针状长椭圆形或倒卵状长椭圆形，有时最外侧小叶片为斜卵状椭圆形，长 2 ～ 14cm，宽 1 ～ 5cm，顶端渐尖，全缘，两面疏生贴伏柔毛或近无毛。叶腋内常有肉质球形珠芽，表面有柔毛。花序轴、小苞片、花被外面密生棕褐色或淡黄色短柔毛；雄花序为总状花序，或再排列成圆锥花序，常数个着生叶腋；雄花有短梗；小苞片 2，三角状卵形，其中 1 枚顶端尾状尖，3 枚发育雄蕊与 3 枚退化雄蕊互生。雌花序为穗状花序，1 ～ 2 个着生叶腋，子房密生绒毛。蒴果三棱状长圆形，长 1.5 ～ 2cm，疏生短柔毛；种子两两生于每室中轴顶部，种翅向基部伸长。花果期 7 ～ 11 月。

生于海拔 500 ～ 2900m 的林边、山沟、山谷路旁或次生灌丛中。分布于湖北、湖南省及我国东南、南部和西南地区。

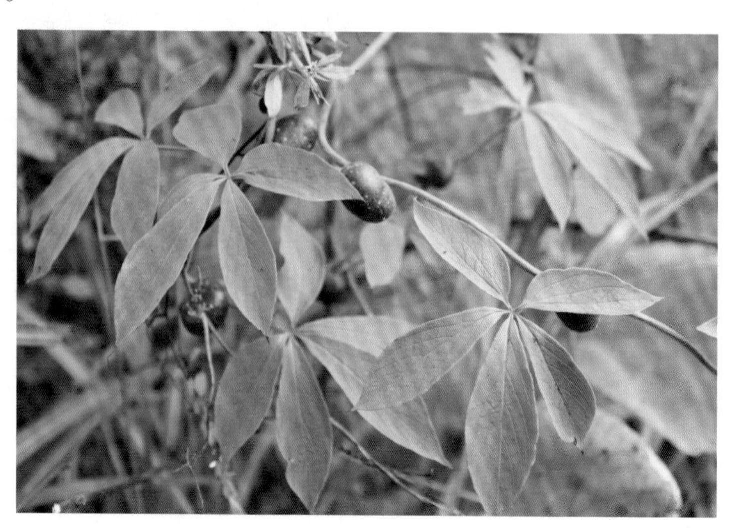

【功效应用】 块茎：补脾益肾，敛肺止咳，解毒消肿。用于脾虚便溏、肾虚阳痿、遗精、带下、虚劳久咳、缺乳、无名肿毒。用量 10 ～ 30g，水煎或泡酒，或入丸散；外用适量，捣敷。

737 穿龙薯蓣（*Dioscorea nipponica*）

薯蓣科植物穿龙薯蓣 *Dioscorea nipponica* Makino。

【形态与分布】 缠绕草质藤本。根茎横生，多分枝，栓皮层显著剥离。茎左旋，长可达 5m。叶互生，叶柄长 10～20cm，叶片掌状心形，变异较大，茎基部叶长 10～15cm，宽 9～13cm，边缘作不等大的三角状浅裂、中裂或深裂，顶端叶片小，近全缘，叶表面黄绿色，有光泽，无毛或有稀疏白色细柔毛，脉上较密。花雌雄异株。雄花序为腋生的穗状花序，花序基部常由 2～4 朵集成小伞状，至花序顶端常为单花；苞片披针形，短于花被；花被碟形，6 裂，裂片顶端钝圆；雄蕊 6，生于花被裂片中央。雌花序穗状，单生；雌花具退化雄蕊；雌蕊柱头 3 裂，裂片再 2 裂。蒴果熟后枯黄色，三棱形，顶端凹入，基部近圆形，每棱翅状，大小不一，一般长约 2cm，宽约 1.5cm；种子每室 1～2，四周有不等的薄膜状翅，上方呈长方形，长约比宽大 2 倍。花果期 6～10 月。

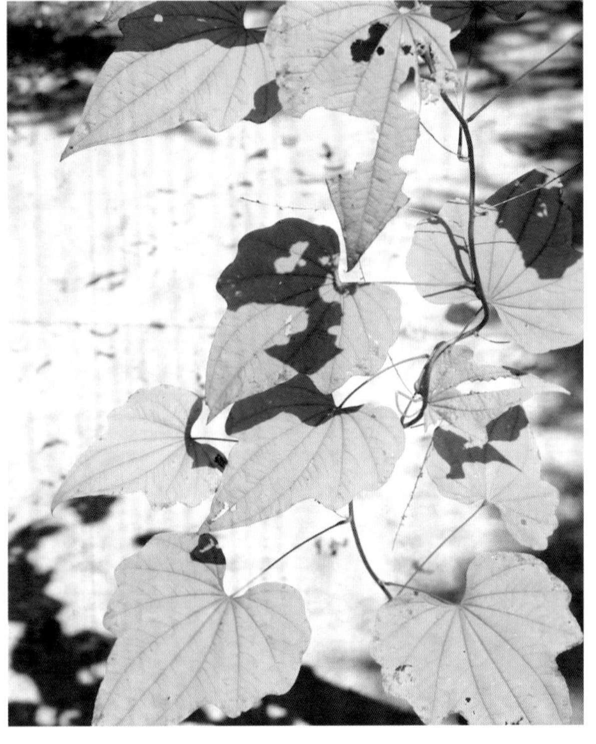

常生于海拔 100～1700m 山腰河谷两侧的山坡灌丛中、稀疏杂木林内及林缘。分布于河南、湖北及陕西、甘肃、宁夏、青海南部、四川西北部和东北、华北、华东地区。

【功效应用】 根茎（药名穿山龙）：祛风除湿，活血通络，止咳。用于风湿痹痛、肢体麻木、胸痹心痛、慢性气管炎、跌打损伤。用量 9～15g，水煎或泡酒服。

【化学成分】 根茎含甾体皂苷、甾醇、黄酮。

【附注】 本种的干燥根茎为中药“穿山龙”，曾收载于 1977 年版《中国药典》。

738 薯蓣（*Dioscorea polystachya*）

薯蓣科植物薯蓣 *Dioscorea polystachya* Turcz.（*Dioscorea opposita* Thunb.）。

【形态与分布】 缠绕草质藤本。根茎长圆柱形，垂直生长，长可达1m余，断面干时白色。茎常带紫红色，右旋，无毛。单叶，在茎下部的互生，中部以上对生，少3叶轮生；叶片变异大，卵状三角形至宽卵形或戟形，长3～9（16）cm，宽2～7（14）cm，顶端渐尖，基部深心形、宽心形或近截形，边缘常3浅裂至3深裂，中裂片卵状椭圆形至披针形，侧裂片耳状，圆形、近方形至长圆形；幼苗时叶片多为宽卵形或卵圆形，基部深心形。叶腋内常有珠芽。雌雄异株。雄花序为穗状花序，长2～8cm，近直立，2～8个着生于叶腋，偶尔呈圆锥状排列；花序轴明显呈“之”字状曲折；苞片和花被片有紫褐色斑点；雄花的外轮花被片为宽卵形，内轮卵形，较小；雄蕊6。雌花序为穗状花序，1～3个着生于叶腋。蒴果不反折，三棱状扁圆形或三棱状圆形，长1.2～2cm，宽1.5～3cm，外面有白粉；种子着生于每室中轴中部，四周有膜质翅。花果期6～11月。

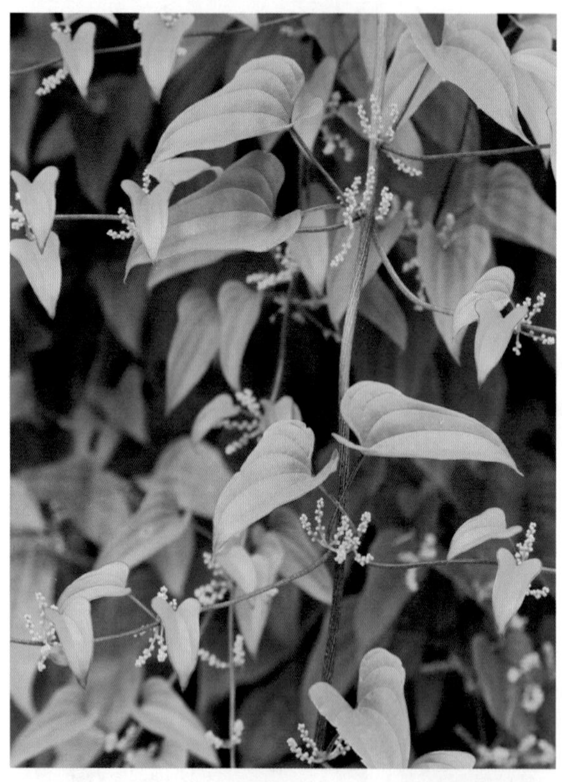

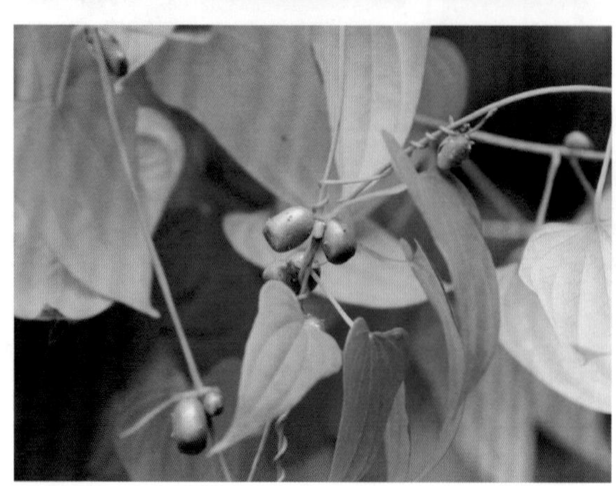

生于山坡、山谷林下、溪边、路旁的灌丛中或杂草中；或为栽培。分布于华中及东北、华东和河北、陕西南部、甘肃东部、广西北部、贵州、四川、台湾等地。

【功效应用】 根茎（药名山药）：补脾，养肺，固肾，益精。用于脾胃虚弱、食少浮肿、肺虚咳喘、消渴、遗精带下、肾虚尿频；外用治痈疽、瘰疬。用量15～30g。

【化学成分】 块茎含尿囊素、胆碱、多巴胺、薯蓣皂苷元、氨基酸、多糖等成分。

【附注】 本种的干燥根茎为中药“山药”，收载于《中国药典》。

739 盾叶薯蓣（*Dioscorea zingiberensis*）

薯蓣科植物盾叶薯蓣 *Dioscorea zingiberensis* C. H. Wright。

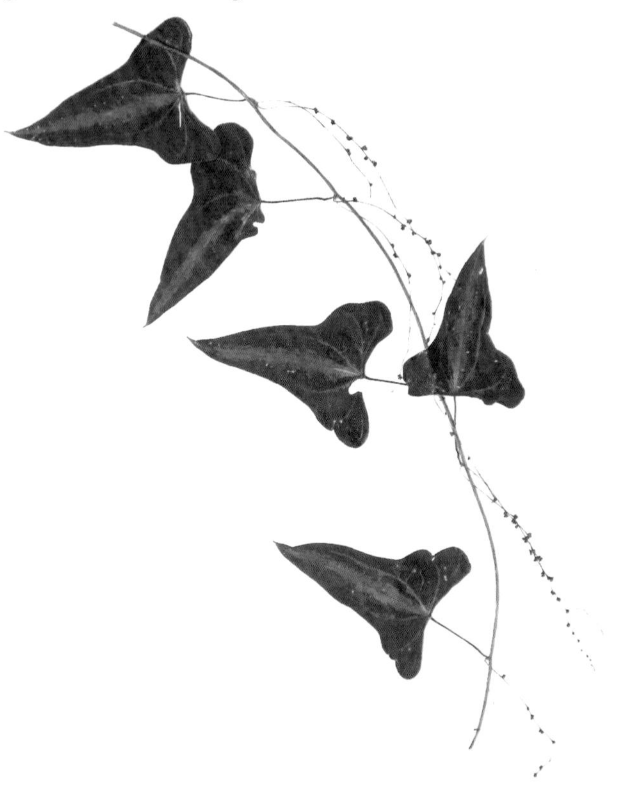

【形态与分布】 草质缠绕藤本。根茎横生。指状或不规则分叉。茎在分枝或叶柄的基部有时具短刺。单叶互生，盾形，上面常有不规则状块的黄色斑纹，下面微带白粉，形状变化较大，三角状卵形或长卵形，边缘浅波状，有时呈窄膜质状，基部心形或近于截形。花雌雄异株或同株；雄花序穗状，单生，或2～3朵花序簇生于叶腋，有时花序延长或分枝；花常2～3朵簇生，常仅有1～2朵发育，花被紫红色。蒴果干燥后蓝黑色，表面常附有白色粉状物。种子成熟时栗褐色，四周围以薄膜状翅。花期5～8月。果期9～10月。

生于海拔1000m以下的山坡和石灰岩干热河谷地区的稀疏灌丛或竹林中。分布于华中地区及陕西、甘肃、四川、云南等省。

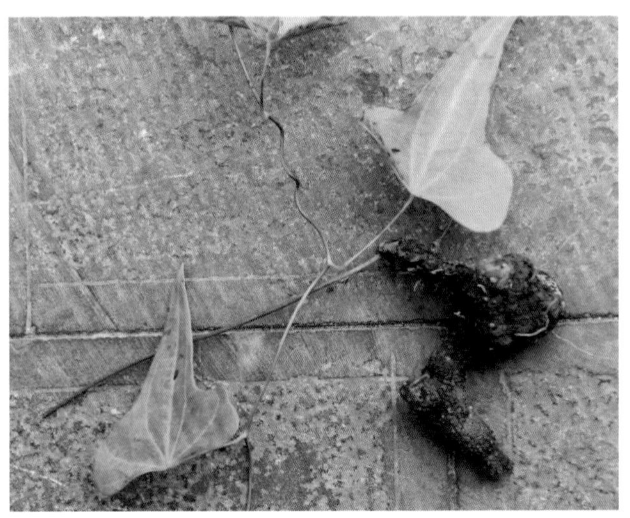

【功效应用】 根茎（药名黄姜）：解毒消肿。用于痈疖早期未破溃、皮肤急性化脓性感染、软组织损伤、蜂蛰虫咬等。用量6～15g，水煎或浸酒；内服宜慎，不宜过量；外用适量，捣敷。

【化学成分】 根茎含薯蓣皂苷等多种甾体皂苷成分。

【附注】 根茎中的薯蓣皂苷等甾体皂苷为甾体激素等药物的原料。

740 射干（*Belamcanda chinensis*）

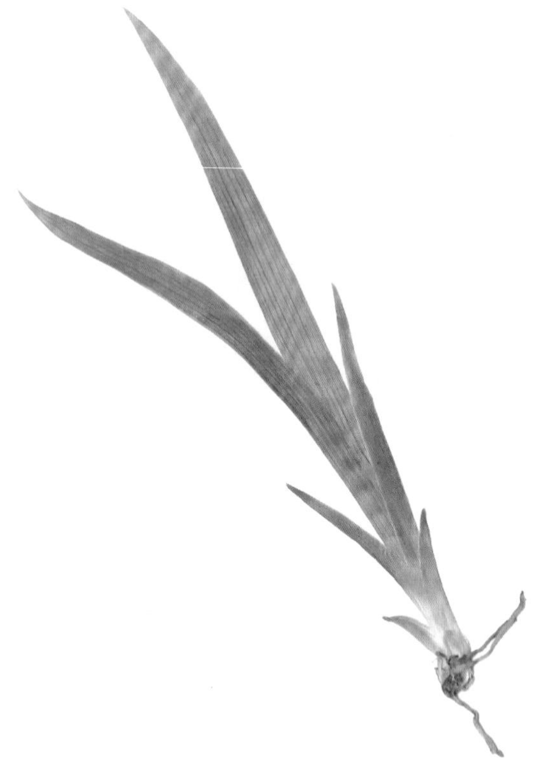

鸢尾科植物射干 *Belamcanda chinensis*（L.）Redouté。

【形态与分布】 多年生草本。根茎横走，略呈结节状，外皮鲜黄色。叶二列，扁平，嵌叠状广剑形，扁平，长达60cm，宽达4cm。茎直立，高40～120cm，伞房花序顶生，排成二歧状；苞片膜质，卵形至卵状披针形。花橘黄色，长2～3cm，花被片6，基部合生成短筒，外轮的长倒卵形或椭圆形，开展，散生暗红色斑点，内轮的与外轮的相似而稍小；雄蕊3，着生于花被基部；花柱棒状，柱头浅3裂，被短柔毛。蒴果椭圆形，长2.5～3.5cm，室背开裂，果瓣向后弯曲；种子多数，近球形，黑色，有光泽。

多生于干山坡、草地、沟谷及滩地。分布于全国各省区。

【功效应用】 根茎（药名射干）：清热解毒，祛痰利咽，活血祛瘀。用于咽喉肿痛、扁桃体炎、痰咳气喘、经闭等。用量3～10g。

【化学成分】 根茎含野鸢尾苷等黄酮成分。

【附注】 本种干燥根茎为中药“射干”，收载于《中国药典》。

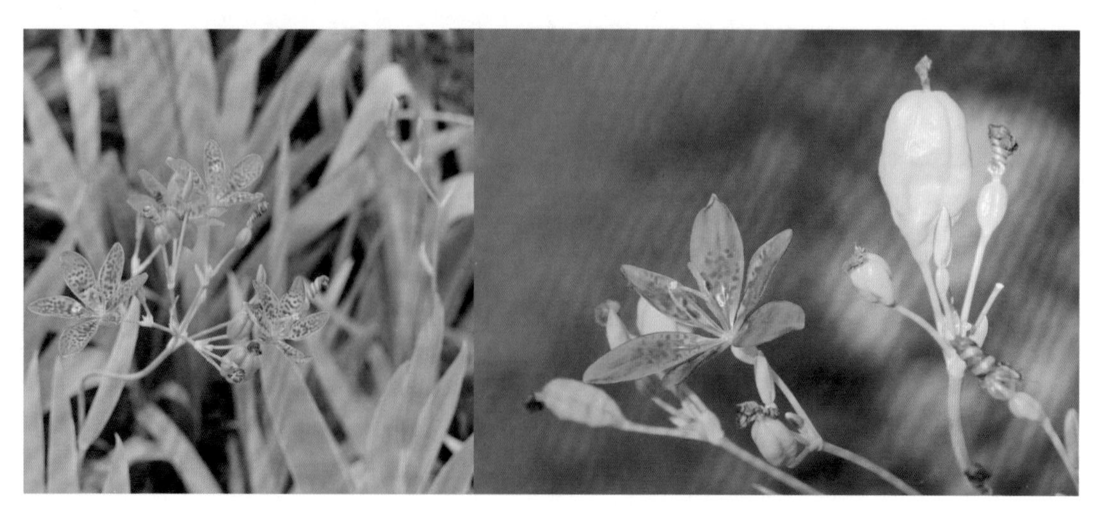

741 雄黄兰（*Crocosmia crocosmiflora*）

鸢尾科植物雄黄兰 *Crocosmia crocosmiflora*（Nichols.）N. E. Br.。

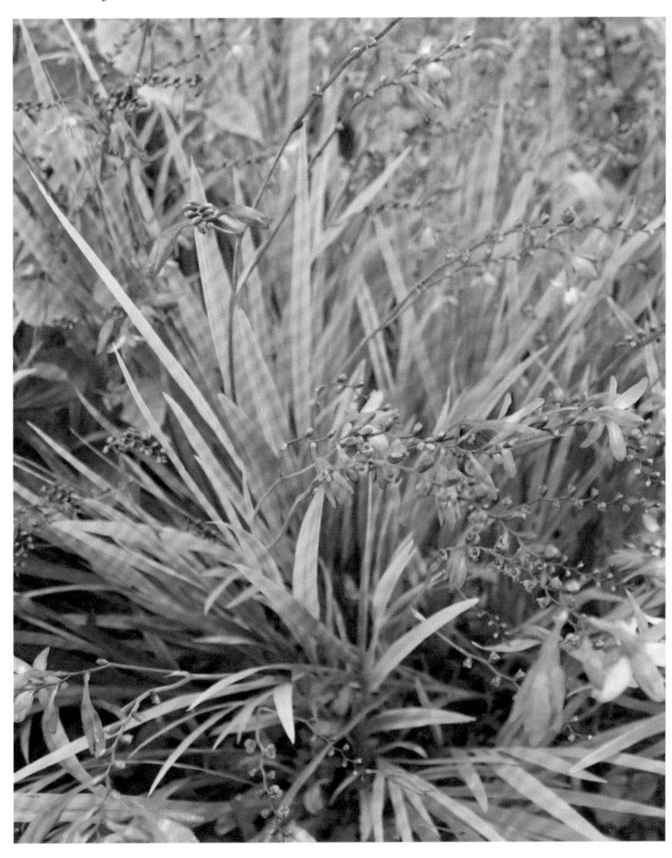

【形态与分布】 多年生草本，高 50 ～ 100cm。球茎扁圆球形，外包有棕褐色网状的膜质包被。叶多基生，剑形，长 40 ～ 60cm，基部鞘状，顶端渐尖，中脉明显；茎生叶较短而狭，披针形。花茎常 2 ～ 4 分枝，由多花组成疏散的穗状花序；每朵花基部有 2 枚膜质的苞片；花两侧对称，橙黄色，直径 3.5 ～ 4cm；花被管略弯曲，花被裂片 6，2 轮排列，披针形或倒卵形，长约 2cm，宽约 5mm，内轮较外轮的花被裂片略宽而长，外轮花被裂片顶端略尖；雄蕊 3，长 1.5 ～ 1.8cm，偏向花的一侧，花丝着生在花被管上，花药“丁”字形着生；花柱顶端 3 裂，柱头略膨大。蒴果三棱状球形。花期 7 ～ 8 月，果期 8 ～ 10 月。

华中地区及南方有栽培，或逸为半野生，北方多为盆栽。

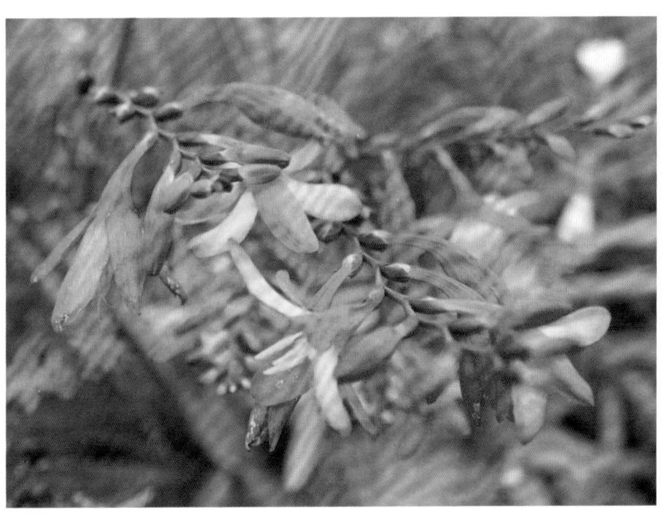

【功效应用】 球茎（药名雄黄兰）：解毒，消肿，止痛。有毒。用于蛊毒、脘痛、筋骨痛、痄腮、疮疡、跌打伤肿、外伤出血。用量 3 ～ 6g；外用适量，研末或捣敷。

【化学成分】 含皂苷、黄酮、有机酸等成分。

742 唐菖蒲（*Gladiolus gandavensis*）

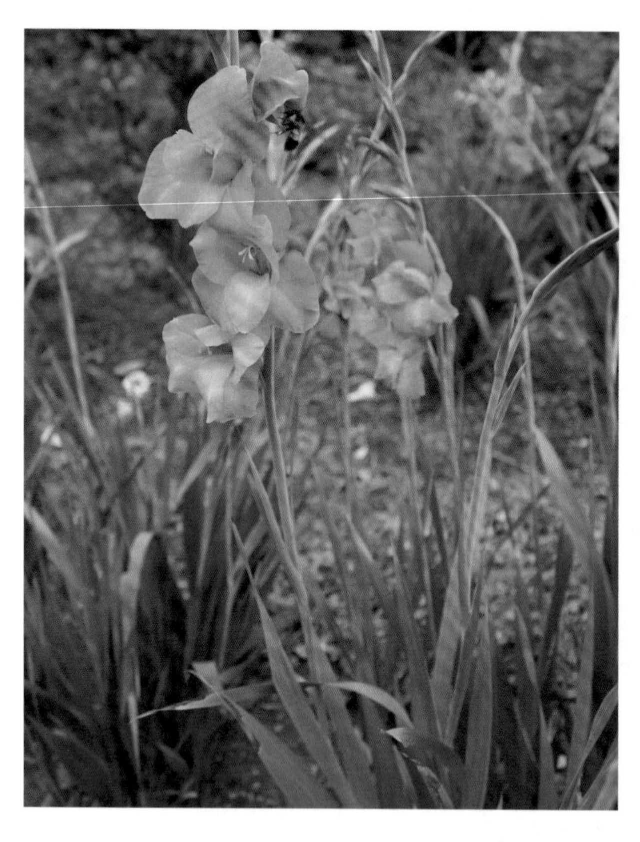

鸢尾科植物唐菖蒲 *Gladiolus gandavensis* Van Houtte。

【形态与分布】 多年生草本。球茎扁圆形，肥大，直径2.5～4.5cm，外有膜质鳞茎皮。叶基生或在花茎基部互生，剑形，长40～60cm，宽2～4cm，基部鞘状，顶端渐尖，嵌迭状排成2列，灰绿色，有数条纵脉及1条明显而突出的中脉。花葶直立，通常单生，高50～80cm，多少有叶；花序穗状，顶生，长10～30cm；苞片卵状披针形，草质，长4～5cm；花红黄色、白色或淡红色，单生于每一苞片内，长4～6cm；花被筒漏斗状，多向外稍弯曲，上部6裂，裂片倒卵圆形，内轮3片较大，顶端钝或短尖，有各种线条斑，其中一片平伸或稍为帽状；雄蕊3，着生于花被筒喉部之下；子房3室，有胚珠多枚；花柱细长，顶端有3分枝。蒴果椭圆形或倒卵形，成熟时室背开裂；种子扁而有翅。花期5～6月，果期6～9月。

生于海拔400～1000m的林缘，或栽培或逸为野生。我国各地庭园多有栽培，又为观赏植物。

【功效应用】 球茎（药名唐菖蒲）：解毒散瘀，消肿止痛。用于跌打损伤、咽喉肿痛；外用治腮腺炎、疮毒、淋巴炎。用量3～9g，孕妇禁服；外用适量，酒磨或水磨汁涂，或捣敷。

【化学成分】 球茎含蒽醌、三萜、甾体等成分。

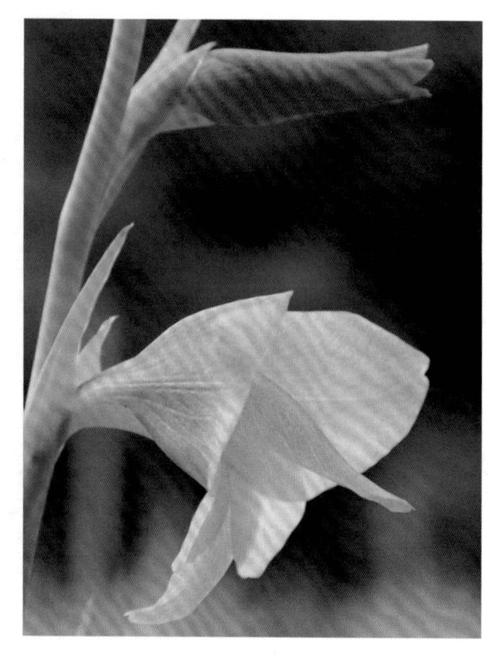

743 蝴蝶花（*Iris japonica*）

鸢尾科植物蝴蝶花 *Iris japonica* Thunb.。

【形态与分布】 多年生草本。有较粗的直立根茎和纤细的横走根茎，直立根茎扁圆形，节间较短，棕褐色，横走者节间长，黄白色；须根生于根茎节上，分枝多。叶基生，暗绿色，有光泽，近地面处带红紫色，剑形，长 25 ～ 60cm，宽 1.5 ～ 3cm，顶端渐尖，无明显中脉。花茎直立，高于叶片，顶生稀疏总状聚伞花序，分枝 5 ～ 12 个；苞片叶状，3 ～ 5 枚，宽披针形或卵圆形，长 0.8 ～ 1.5cm，顶端钝，含有 2 ～ 4 朵花，花淡蓝色或蓝紫色，直径 4.5 ～ 5 cm；花被管明显，长 1.1 ～ 1.5cm，外花被裂片倒卵形或椭圆形，长 2.5 ～ 3cm，顶端微凹，基部楔形，边缘波状，有细齿裂，中脉上有隆起的黄色鸡冠状附属物，内花被裂片椭圆形或狭倒卵形，长 2.8 ～ 3cm，爪部楔形，顶端微凹，边缘有细齿裂，花盛开时向外展开；雄蕊长 0.8 ～ 1.2 cm；花柱分枝较内花被裂片略短，中肋处淡蓝色，顶端裂片丝裂，子房纺锤形，长 0.7 ～ 1cm。蒴果椭圆状柱形，长 2.5 ～ 3cm，6 条纵肋明显，成熟时开裂；种子黑褐色。花果期 3 ～ 6 月。

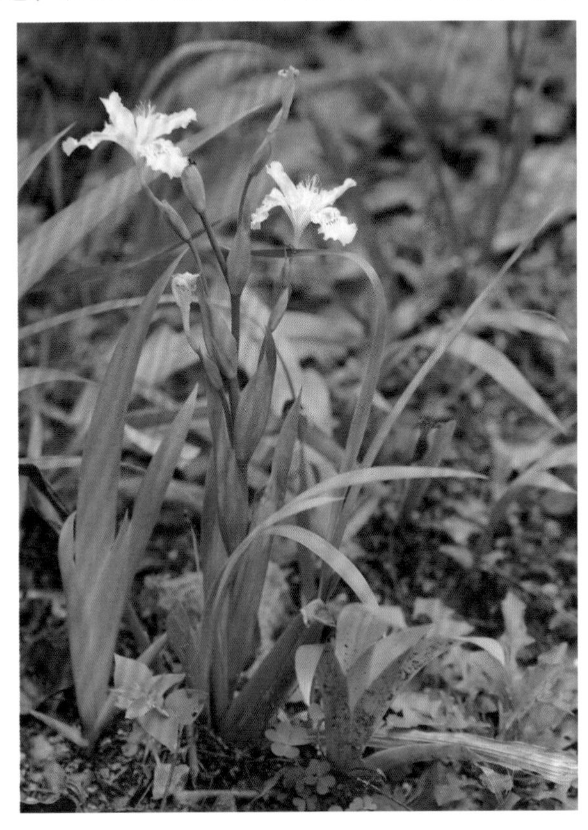

生于山坡较荫蔽而湿润的草地、疏林下或林缘草地，云贵高原一带常生于海拔 3000 ～ 3300m 处。产湖北、湖南及陕西、甘肃等省和华东、华南、西南地区。

【功效应用】 全草：清热解毒，消肿止痛。有小毒。用于肝炎、肝肿大、肝区痛、胃痛、食积胀满、咽喉肿痛、跌打损伤。用量 6 ～ 15g，脾虚便溏者忌服。根茎：泻下通便。用于便秘。

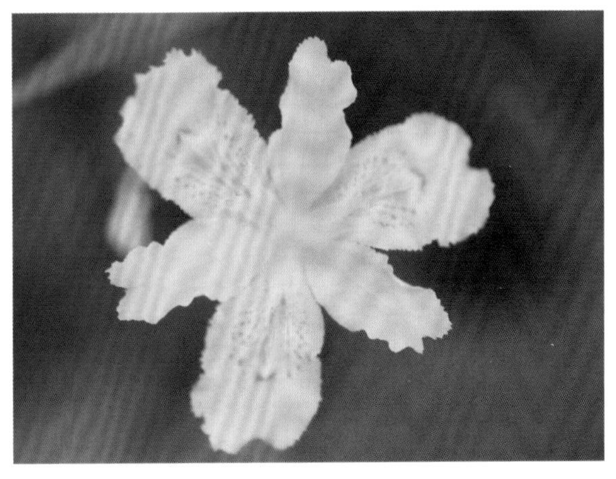

744 马蔺（*Iris lactea*）

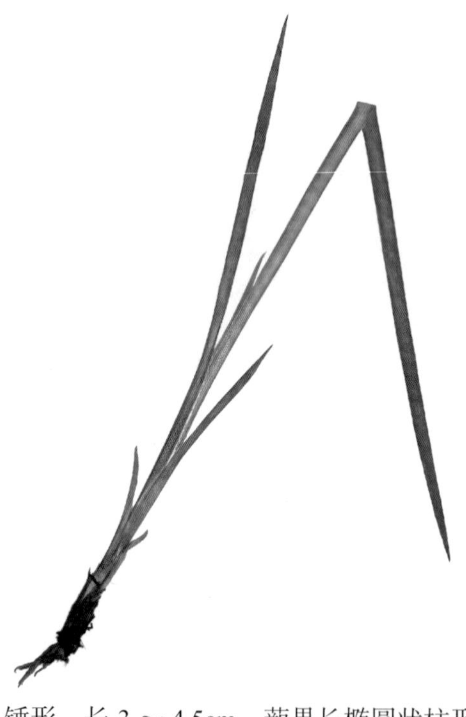

鸢尾科植物马蔺（白花马蔺）*Iris lactea* Pall.（*Iris lactea* Pall.var. *chinensis* Koidz.）。

【形态与分布】 多年生密丛草本。根茎粗壮，木质，斜伸，外包有大量致密的红紫色或棕褐色折断的老叶残叶鞘及毛发状纤维；须根粗长，少分枝。叶基生，坚韧，灰绿色，条形或狭剑形，长约50cm，宽4～6mm，顶端渐尖，基部鞘状，带红紫色，无明显中脉。花茎光滑，高3～20cm；苞片3～5，绿色，边缘白色，披针形，长4.5～10cm，顶端渐尖或长渐尖，内包有花2～4，乳白色、浅蓝色、蓝色或蓝紫色，而花被上有深色条纹，直径5～6cm；花梗长4～7cm；花被管甚短，外花被裂片倒披针形或狭倒披针形，长4.5～6.5cm，顶端钝或急尖，爪部楔形，内花被裂片狭倒披针形或倒披针形，长4.2～4.5cm，爪部狭楔形；雄蕊长2.5～3.2cm；子房纺锤形，长3～4.5cm。蒴果长椭圆状柱形或纺锤形，长4～6cm，有6条肋，顶端有短喙；种子为不规则多面体，棕褐色。花期5～6月，果期6～9月。

生于荒地、路旁及山坡草丛中。分布于华中及东北、华北、西北、华东地区及四川、西藏等省区。

【功效应用】 花：清热凉血，利尿消肿。用于吐血、咽喉肿痛、小便不利、泌尿系统感染；外用治疮疡、外伤出血。用量3～6g；或鲜品绞汁。种子：凉血止血，清热利湿。用于吐血、功能性子宫出血、急性黄疸型肝炎、骨结核、小便不利、疝痛；外用治痈肿、外伤出血。用量3～9g；外用适量，研末调敷，或捣敷。根：清热解毒。用于急性咽炎、传染性肝炎、痔疮、牙痛。用量3～9g；或鲜品绞汁，孕妇禁服；外用适量，煎水熏洗。

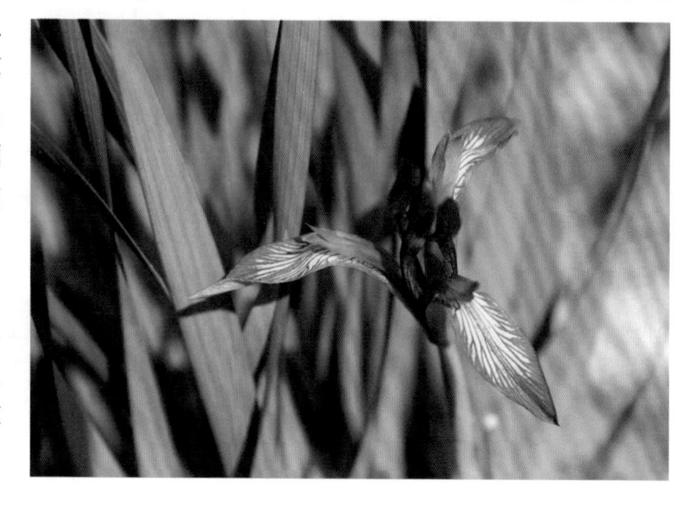

【化学成分】 种子含脂肪酸、苯醌、三萜等成分。根、花含挥发油和黄酮成分。叶含黄酮成分。

745 鸢尾（*Iris tectorum*）

鸢尾科植物鸢尾 *Iris tectorum* Maxim.。

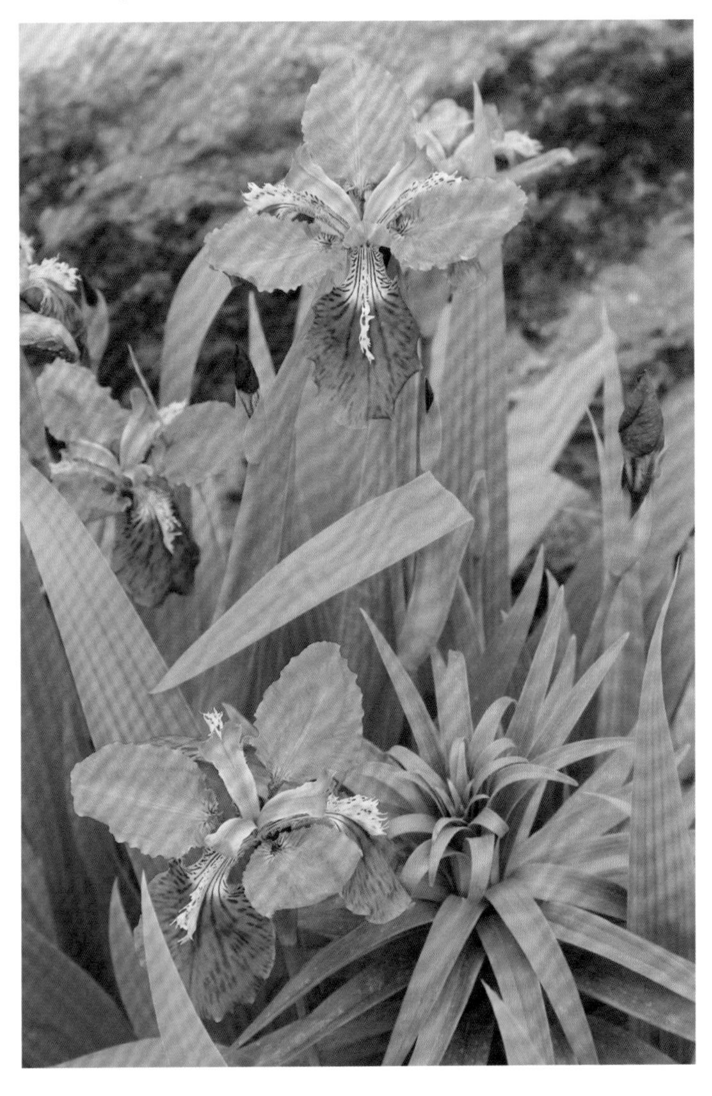

【形态与分布】 多年生草本。植株基部围有老叶残留的膜质叶鞘及纤维。根茎短而粗壮，坚硬，浅黄色。叶基生，宽剑形，黄绿色，长15～50cm，宽1～3.5cm，顶端渐尖或短渐尖，基部鞘状，有数条不明显的纵脉。花茎光滑，高20～40cm，顶部常有1～2个短侧枝，中、下部有1～2枚茎生叶；苞片2～3，披针形或长卵圆形，长5～7.5cm，宽2～2.5cm，内包含有1～2花。花蓝紫色，直径约10cm，外轮3花被裂片近圆形或倒卵形，外折，具深色网纹，中部有鸡冠状突起及白色髯毛，内轮3花被裂片较小，倒卵形，呈拱形直立；花柱分枝3,花瓣状,覆盖雄蕊，淡蓝色，顶端2裂。蒴果长椭圆形或倒卵形，具6棱，外皮坚韧，有网纹；种子多数，梨形，深棕褐色，具假种皮。花期4～5月，果期6～8月。

生于海拔800～1800m的向阳坡地、灌木林缘及水边湿地。庭园常栽培。分布于华中、华东、西南及甘肃、陕西、山西、广西等地。

【功效应用】 根茎：清热解毒，祛痰，利咽。有小毒。用于热毒痰火郁结、咽喉肿痛、痰涎壅盛、咳嗽气喘。用量6～10g，体虚便溏及孕妇禁用。

【化学成分】 含黄酮、酚类、多糖及苷类等成分。

【附注】 白花鸢尾 *Iris tectorum* Maxim. f. *alba* Makino 为其变型，花白色，外花被裂片的爪部带有浅黄色斑纹。各地庭园中常见栽培。

746 芭蕉（*Musa basjoo*）

芭蕉科植物芭蕉 *Musa basjoo* Sieb. et Zucc.。

【形态与分布】 多年生草本，高可达4m。茎短，为叶稍包围而形成高大的假茎。叶长圆形，长2～3m，宽20～40cm，先端钝尖，基部圆形或不对称，中脉明显，粗大，宽约2cm，侧脉细弱，甚多，平行，叶柄粗壮，长达30cm，叶稍与植株高度相等，相互裹包。穗状花序顶生，下垂，佛焰苞片红褐色或紫色，每苞片内有10余朵花，除苞片最下面3～4朵不孕花外其余均发育；花单性，通常雄花生于序轴上部，雌花生于下部，花冠近唇形，上唇较长，先端5齿裂，下唇较短，基部为上唇所包，雄花具雄蕊5，离生伸出花冠，雌花子房下位，3室，花柱1。浆果三棱状长圆形，肉质。种子多数，黑色。花期10～11月，果期翌年5～6月。

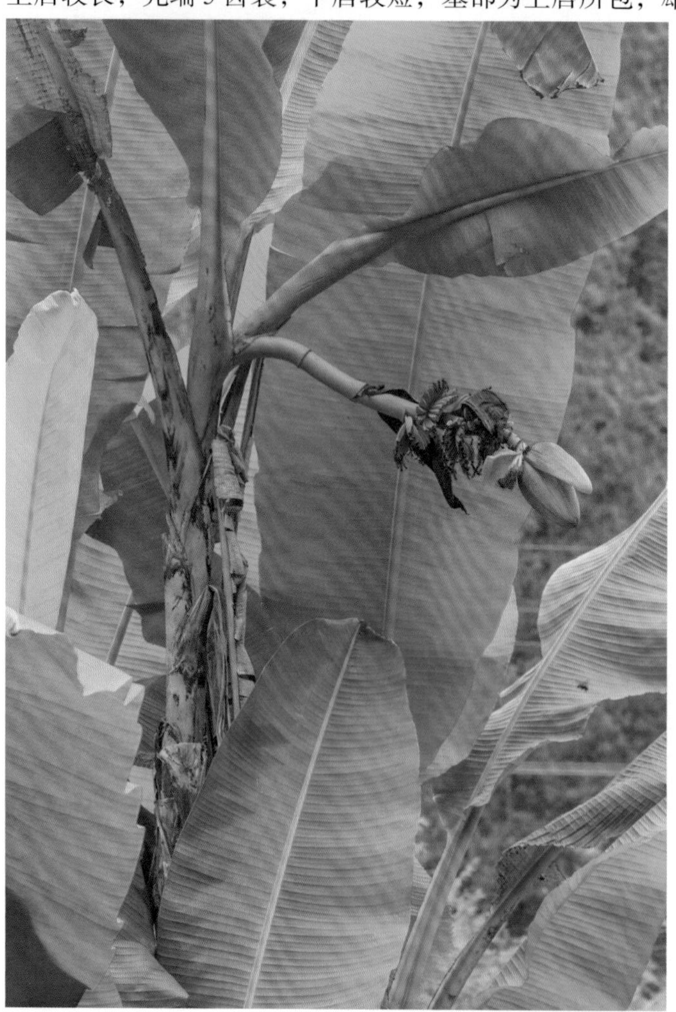

多栽培于庭园及农舍附近。分布于秦岭及淮河以南，湖北西部有栽培。

【功效应用】 叶（药名芭蕉叶）：清热，利尿，解毒。用于中暑、水肿、脚气、痈肿、烫伤。用量6～9g；外用适量。根茎（药名芭蕉根）：清热解毒，止渴利尿。用于热病、烦闷消渴、痈肿疔毒、丹毒、淋浊、水肿。用量15～30g。花（药名芭蕉花）：化痰消痞，散瘀止痛。用于胸膈饱胀、脘腹痞疼、吞酸反胃、呕吐痰涎、心痛怔忡。用量6～9g。

【化学成分】 根茎含蒽醌、黄酮、香豆素、皂苷等成分。花含甾醇等成分。叶含挥发油等成分。

747 山姜（*Alpinia japonica*）

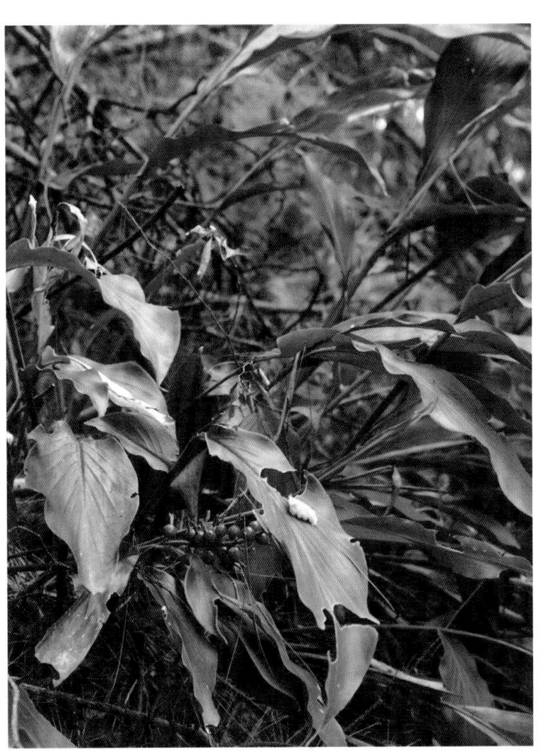

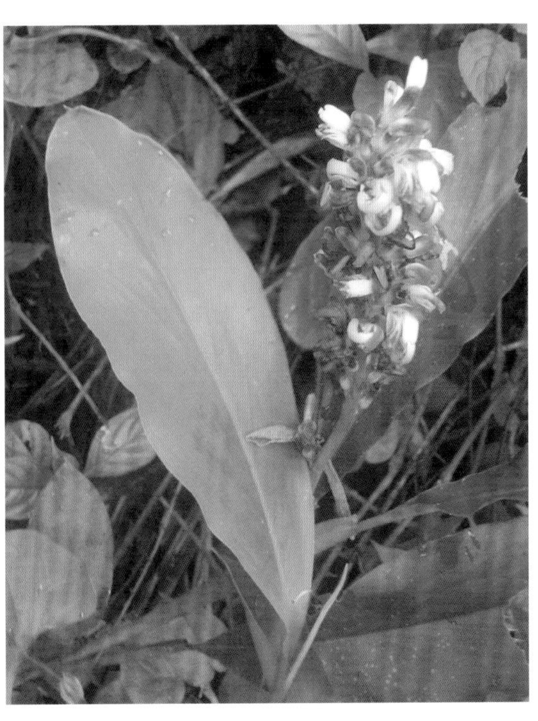

姜科植物山姜 *Alpinia japonica*（Thunb.）Miq.。

【形态与分布】 多年生草本，高35～70cm。根茎横生，有分枝。叶片常2～5，披针形、倒披针形或狭长椭圆形，长25～40cm，宽4～7cm，两端渐尖，顶端具小尖头；叶舌2裂，长约2mm。总状花序顶生，长15～30cm，花序轴密生绒毛；总苞片披针形，长约9cm，花时脱落；花白色带红，常2朵对生于花序轴上；花萼棒状，长约1.2cm；花冠管长约1cm，被小疏柔毛，花冠裂片长圆形，长约1cm，外被绒毛，后方的1枚兜状；侧生退化雄蕊线形，长约5mm；唇瓣倒卵形，宽约6mm，白色而具红色脉纹；雄蕊长1.2～1.4cm，子房密被绒毛。果球形或椭圆形，直径1～1.5cm，被短柔毛，熟时橙红色，顶有宿存萼筒。种子多角形，长约5mm，有樟脑味。花期4～8月，果期7～12月。

生于林下阴湿处。分布于湖北、湖南、福建、浙江、江西等省。

【功效应用】 根茎（药名山姜）：温中止痛，止咳平喘，祛风活血。用于脘腹冷痛、泄泻、风湿骨痛、风寒咳嗽、月经不调。用量5～15g；外用捣敷，或煎水洗。

【化学成分】 根茎含萜类、黄酮等成分；种子含黄酮、挥发油等成分。

【附注】 本种干燥根茎以“山姜”为名，收载于《湖北省中药材质量标准》（2018年版）和《湖南省中药材标准》（2009年版）。

748 蘘荷（*Zingiber mioga*）

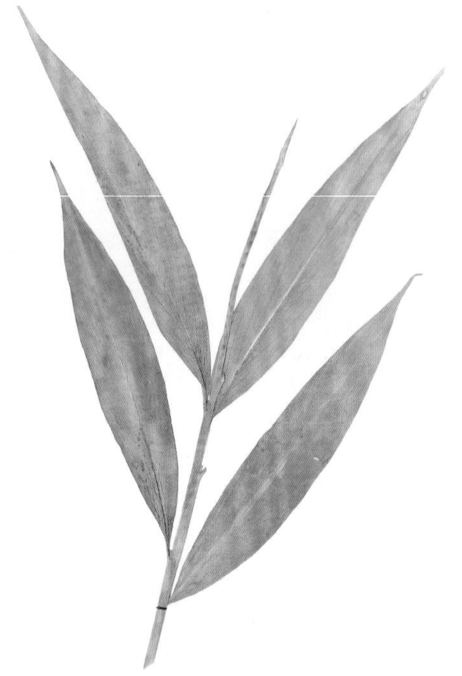

姜科植物蘘荷 *Zingiber mioga*（Thunb.）Rosc.。

【形态与分布】 多年生草本，高达 1m。根茎淡黄色。叶片披针状椭圆形或线状披针形，长 20 ～ 37cm，宽 4 ～ 6cm，两面无毛，或叶背被疏长柔毛，顶端尾尖；叶柄长 5 ～ 17mm 或无柄；叶舌膜质，2 裂，长 3 ～ 12mm。穗状花序椭圆形，长 5 ～ 7cm；总花梗无至长达 17cm，被长圆形鳞片状鞘；苞片覆瓦状排列，椭圆形，红绿色，具紫脉；花萼长 2.5 ～ 3cm，一侧开裂；花冠管较萼长，裂片披针形，长 2.7 ～ 3cm，宽约 7mm，淡黄色；唇瓣卵形，3 裂，中裂片长 2.5cm，宽 1.8cm，中部黄色，边缘白色，侧裂片长 1.3cm，宽 4mm；花药、药隔附属体各长 1cm。果倒卵形，熟时 3 瓣裂，果皮里面鲜红色；种子黑色，被白色假种皮。花期 8 ～ 10 月。

生于山谷中阴湿处，多栽培。产湖北、湖南、贵州省及华东、华南地区。

【功效应用】 根茎（药名蘘荷）：温中理气，祛风止痛，止咳平喘。用于感冒咳嗽、气管炎、哮喘、风寒牙痛、脘腹冷痛、遗尿、月经错后、闭经、带下、跌打损伤、腰腿痛；外用治皮肤风疹、淋巴结结核。用量 6 ～ 15g；外用适量，捣敷。花：用于肺寒咳嗽。果实：温胃止痛。

【化学成分】 根茎含萜烯及挥发油等成分。

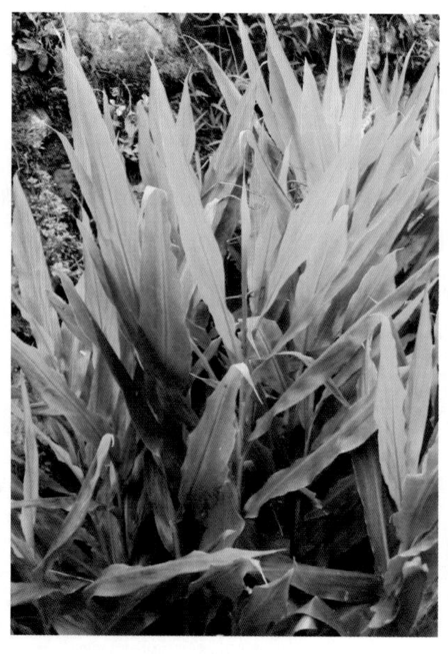

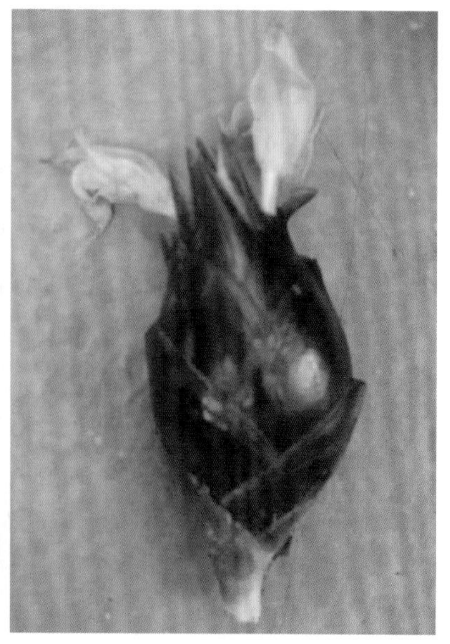

749 姜（*Zingiber officinale*）

姜科植物姜 *Zingiber officinale* Rosc.。

【形态与分布】 多年生宿根草本，高 0.4 ～ 1m。根状茎肉质，肥厚扁平，横走并分枝，表面淡黄色，有芳香和辛辣味。叶二列生，无柄，有抱茎叶鞘；叶片披针形或线状披针形，长 15 ～ 30cm，宽约 2cm，先端渐尖，基部渐窄，平滑无毛；叶舌膜质，长 1 ～ 4mm。总花梗长达 25cm；花葶直立，从根茎上生出，高 15 ～ 25cm，被覆瓦状疏离的鳞片；穗状花序卵形至椭圆形；苞片卵形，长约 2.5cm，先端具硬尖，绿白色，覆瓦状排列，边缘黄色；花萼裂片 5，黄绿色，唇瓣较短，具紫色条纹及淡黄色斑点。雄蕊暗紫色，花药长约 9mm；药隔附属体钻状，长约 7mm。花期秋季。

我国中部、东南部至西南部各省区均有栽培。

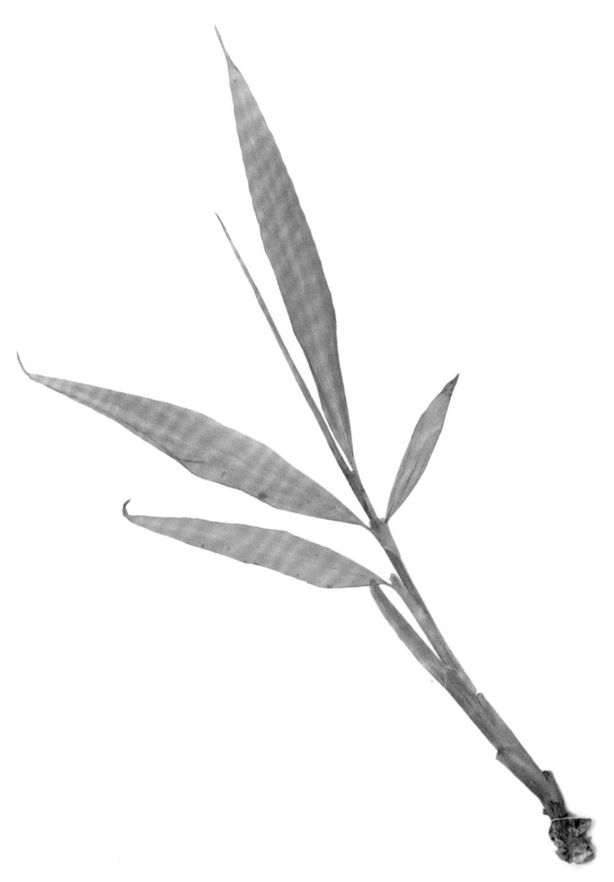

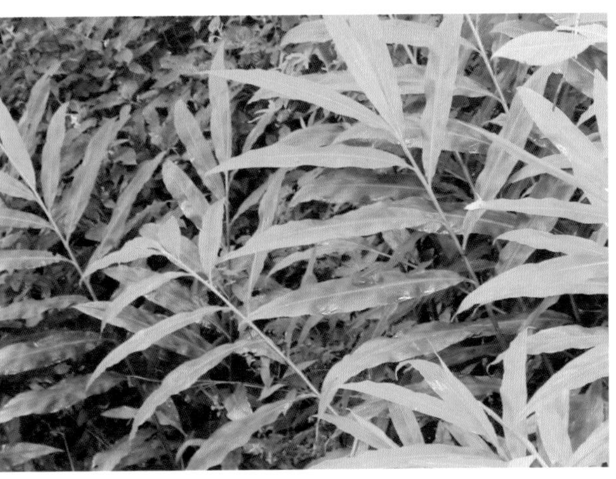

【功效应用】 根茎（药名干姜）：温中散寒、回阳通脉、燥湿消痰。用于脘腹冷痛、呕吐泄泻、肢冷脉微、痰饮咳喘。用量 3 ～ 10g。

【化学成分】 根茎含挥发油等成分。

【附注】 根茎干品药名为“干姜”，鲜品药名为“生姜”。生姜用于风寒感冒、胃寒呕吐、寒痰咳嗽。用量 3 ～ 9g。又为食用佐料。

750 黄花白及（*Bletilla ochracea*）

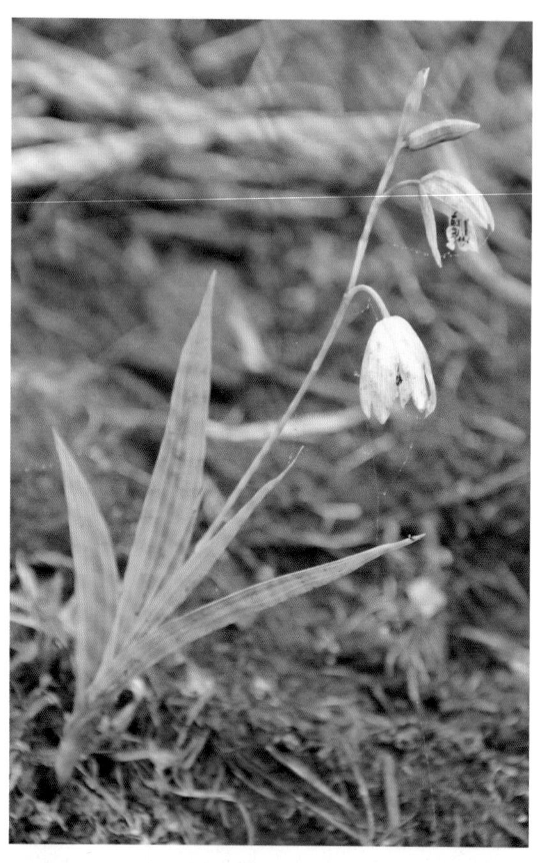

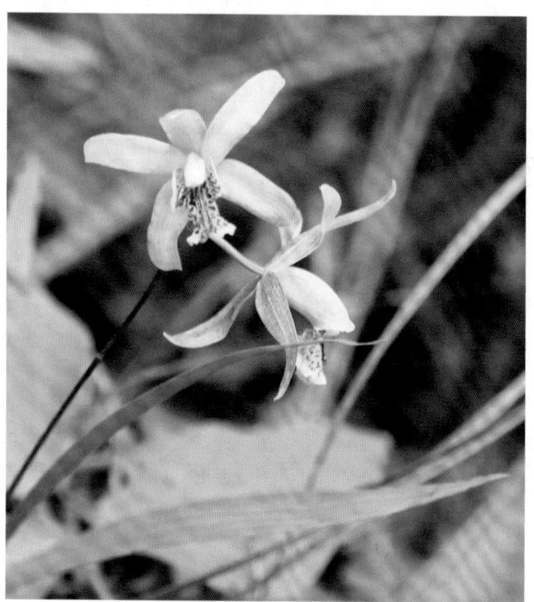

兰科植物黄花白及 *Bletilla ochracea* Schltr.。

【形态与分布】 多年生草本，高 25～50cm。假鳞茎扁斜卵形，具荸荠似的环带，富黏质。茎直立，较粗壮。叶多为 4 枚，长圆状披针形，长 8～35cm，宽 15～25mm。花序具 3～8 花，苞片在开花时凋落；花较大，黄色或白色带淡黄，萼片和花瓣近等，矩圆形，顶端钝或稍尖，长 18～23mm，背面有细紫点；唇瓣白色或淡黄色，长 15～20mm，中部以上 3 裂，侧裂片斜矩圆形，顶端钝，几不伸至中裂片，直立；中裂片比侧裂片长得多，近正方形，前端微凹，唇盘上有 5 条褶片，褶片仅在唇瓣的前部为波状；蕊柱弯拱，长 15～18mm。花期 6～7 月。

生于常绿阔叶林、针叶林或灌丛下、草丛中、沟边。分布于华中、西南地区及陕西南部、甘肃东南部、广西等地。

【功效应用】 块茎：止血。用于咯血、吐血、衄血、便血、外伤出血、痈疮肿毒、烧烫伤、手足皲裂、肛裂。

【化学成分】 全草含联苄、菲类、二氢菲等成分。

【附注】 本种的块茎常混充中药“白及”入药，应注意区别。同属植物白及 *Bletilla striata*（Thunb. ex Murray）Rchb. F. 的花呈紫色或淡红色。

751 白及（*Bletilla striata*）

兰科植物白及 *Bletilla striata*（Thunb. ex Murray）Rchb. F.。

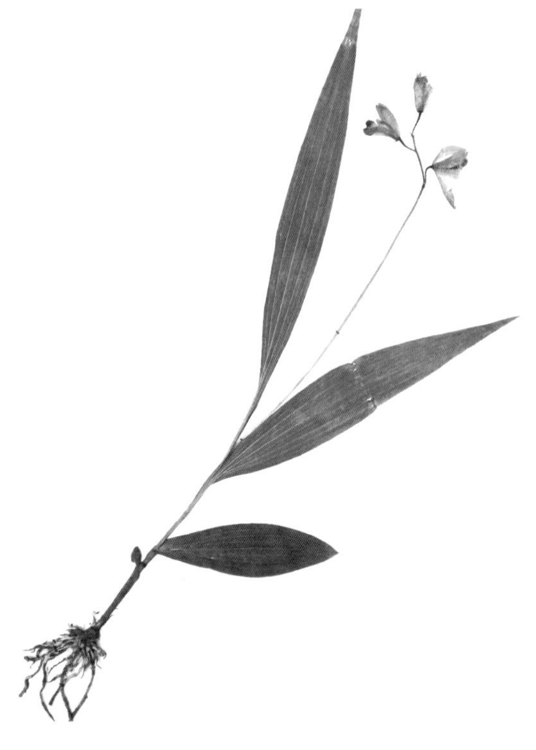

【形态与分布】 多年生草本，高15～50cm。假鳞茎扁球形，上面具荸荠似的环带，富黏性。茎粗壮，劲直。叶3～6，狭矩圆形或披针形，长8～32cm，宽1.5～4cm。无毛。花序具花3～8，花序轴多少呈“之”字形曲折；花苞片开花时常凋落；花大，紫色或淡红色，萼片和花瓣近等长，狭矩圆形，急尖，长28～30mm；花瓣较萼片宽；唇瓣较萼片和花瓣稍短，长23～28mm，白色带淡红色具紫脉，在中部以上3裂，侧裂片直立，合抱蕊柱，顶端钝，具细齿，稍伸向中裂片，但不及中裂片的一半，平展，其宽度为18～22mm；中裂片边缘有波状齿，顶端中部凹缺，唇盘上具5条褶片，褶片仅在中裂片上为波状，蕊喙细长，稍短于侧裂片。蒴果圆柱形，具6条纵棱。花果期5～9月。

生于海拔100～1900m的山坡草地、林下、沟谷。分布于长江流域各省，常见栽培。

【功效应用】 块茎（药名白及）：收敛止血，消肿生肌。用于肺结核及支气管扩张咯血、胃溃疡吐血、便血、尿血；外用治外伤止血、痈疮肿毒、烧烫伤、手足皲裂、肛裂。用量6～15g；研末吞服每次3～6g；外用适量。

【化学成分】 含芪类、多糖、酚类等成分。

【附注】 本种的干燥块茎为中药“白及”，收载于《中国药典》。因价高，广泛栽培。

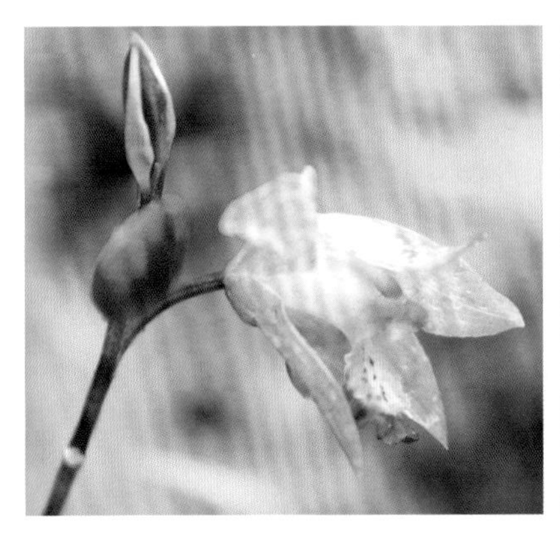

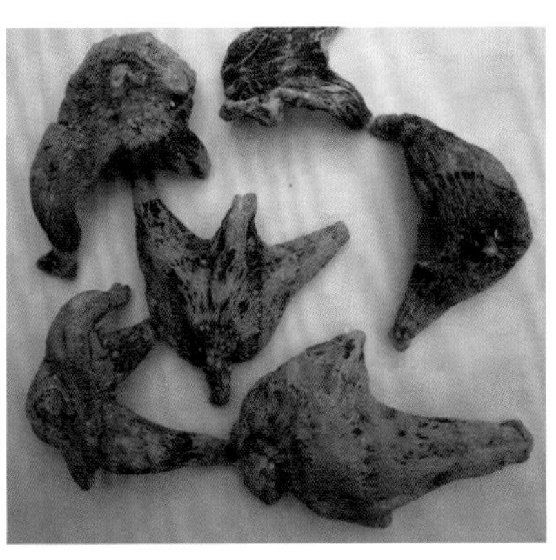

752 杜鹃兰（*Cremastra appendiculata*）

兰科植物杜鹃兰 *Cremastra appendiculata*（D. Don）Makino。

【形态与分布】 草本。假鳞茎聚生，卵球形或近球形，长 1.5 ～ 3cm，直径 1 ～ 3cm，外被纤维状残鞘。叶常 1 枚，生假鳞茎顶端，狭椭圆形、近椭圆形或倒披针状狭椭圆形，长 18 ～ 34cm，宽 5 ～ 8cm，先端渐尖，基部收狭，近楔形；叶柄长 7 ～ 17cm，下半部常为残存的鞘所包蔽。花葶从假鳞茎上部节上发出，长 27 ～ 70cm；总状花序长 5 ～ 25cm，具花 5 ～ 22；苞片披针形至卵状披针形，长 3 ～ 12mm；花梗和子房长 3 ～ 9mm；花常偏花序一侧，多少下垂，不完全开放，狭钟形，淡紫褐色；萼片倒披针形，从中部向基部骤狭成近狭线形，长 2 ～ 3cm，上部宽 3.5 ～ 5mm，先端急尖或渐尖；侧萼片略斜歪；花瓣倒披针形或狭披针形，基部狭线形，长 1.8 ～ 2.6cm，上部宽 3 ～ 3.5mm，先端渐尖；唇瓣与花瓣近等长，线形，上部 1/4 处 3 裂；侧裂片近线形，长 4 ～ 5mm；中裂片卵形至狭长圆形，长 6 ～ 8mm，基部在两枚侧裂片之间具 1 肉质突起，上面有时有疣状小突起；蕊柱细长，长 1.8 ～ 2.5cm，顶端略扩大，腹面有时具狭翅。蒴果近椭圆形，下垂，长 2.5 ～ 3cm。花期 5 ～ 6 月，果期 7 ～ 12 月。

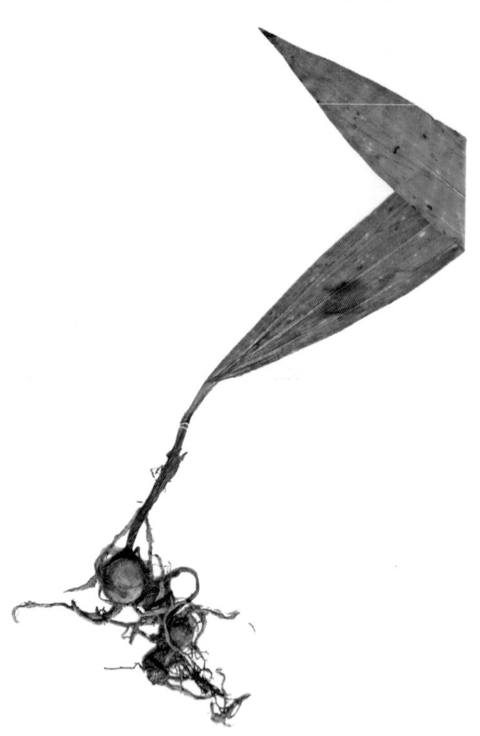

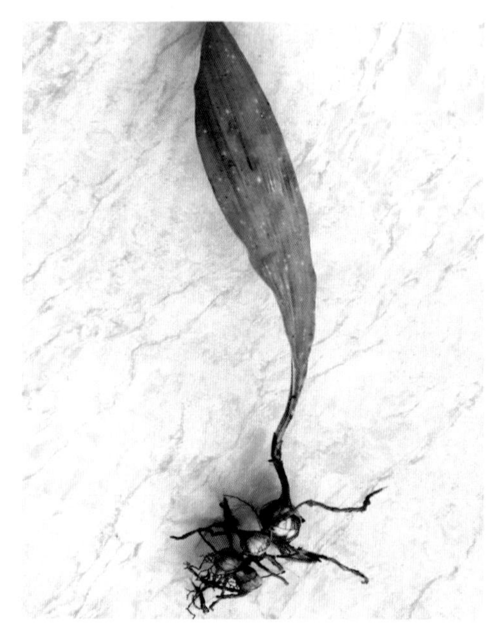

生于海拔 500 ～ 2900m 的林下湿地或沟边湿地。分布于华中、华东、西南地区及山西南部、陕西南部、甘肃南部、广东北部、台湾。

【功效应用】 假鳞茎（药名山慈菇）：清热解毒，消肿散结。有小毒。用于痈疽恶疮、瘰疬结核、咽痛喉痹、蛇虫咬伤。用量 3 ～ 9g；外用适量。

【化学成分】 假鳞茎含菲类、蒽醌、黄酮、生物碱、二萜、苷类、糖类等成分。

【附注】 本种的干燥假鳞茎为中药“山慈菇”来源之一，收载于《中国药典》。

753 扇脉杓兰（*Cypripedium japonicum*）

兰科植物扇脉杓兰 *Cypripedium japonicum* Thunb.。

【形态与分布】 草本，植株高35～55cm。根茎横走。茎和花葶均被褐色长柔毛，但前者较密。叶片通常2，近对生，极少3枚而互生，菱圆形或横椭圆形，长8～16cm，宽8～21cm，上半部边缘呈钝波状，基部宽楔形，具扇形脉。花苞片叶状，菱形或宽卵状披针形，边缘具细缘毛；花单性，直径6～7cm，绿黄色、白色，具紫色斑点；中萼片近椭圆形，长约5cm，宽约1.7cm，先端渐尖；合萼片卵状披针形，较中萼片宽，顶端具2

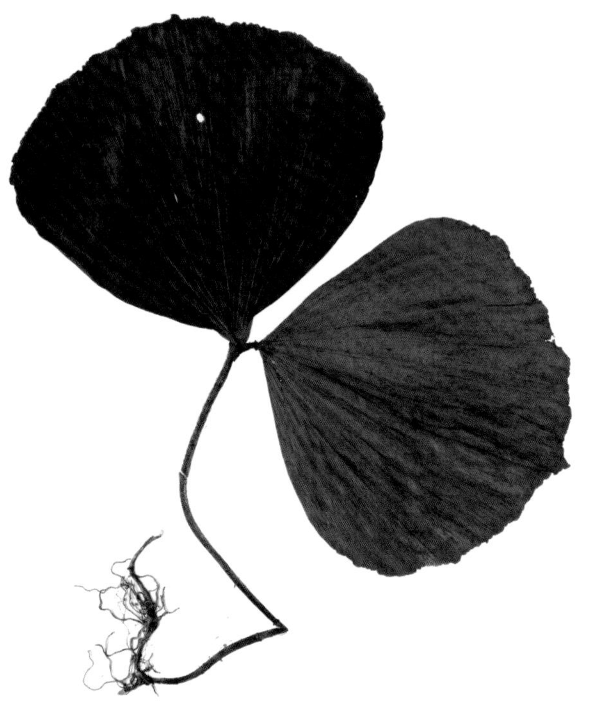

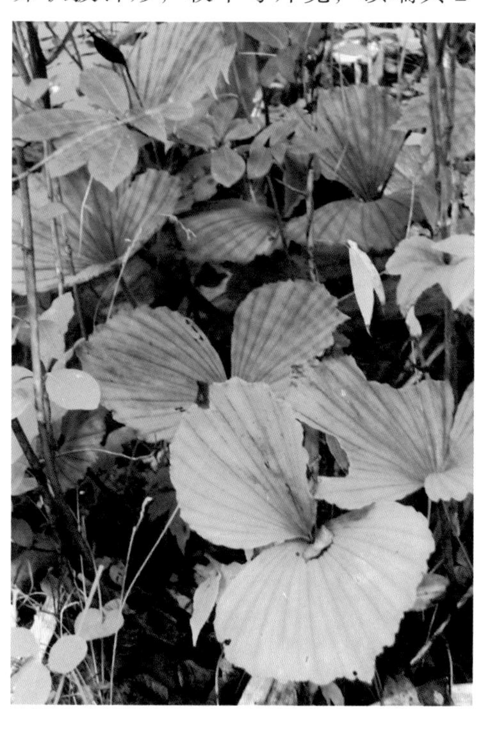

小齿；花瓣斜披针形或半卵形，长4cm，内面基部有毛；唇瓣长4.5cm，基部收狭而具短爪，囊内基部具长柔毛；退化雄蕊宽椭圆形，长1cm，宽约8mm，基部具耳；子房条形，密被长柔毛。蒴果具喙，长约4.8cm，疏被微柔毛。花期4～6月，果期7～10月。

生于海拔1000～2000m的林下、灌丛下及竹林下。分布于湖北、湖南及陕西、安徽、浙江、江西、四川和贵州等省。

【功效应用】 根茎及根（药名扇子七）：活血调经，祛风镇痛。有毒。用于月经不调、跌打损伤疼痛。用量6～10g。

754 铁皮石斛（*Dendrobium officinale*）

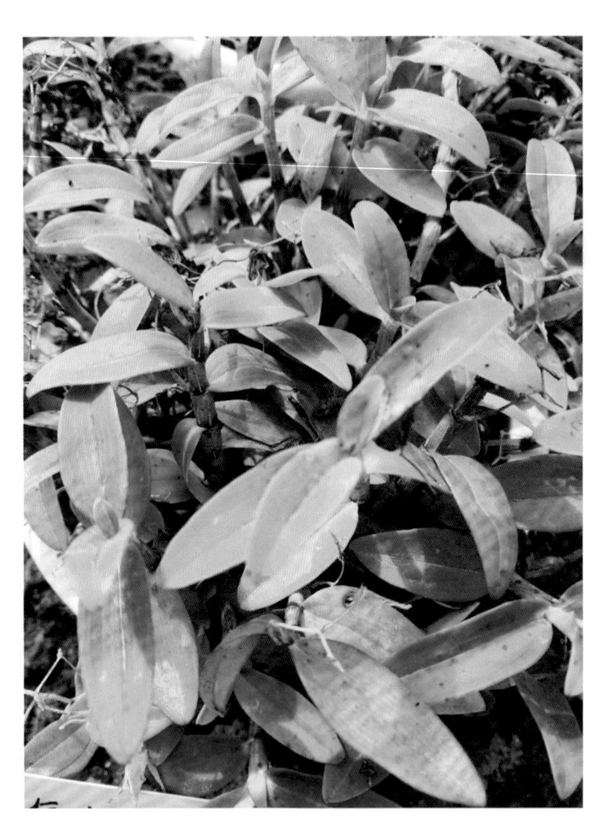

兰科植物铁皮石斛 *Dendrobium officinale* Kimura et Migo（*Dendrobium candidum* auct. non Lindl.）。

【形态与分布】 草本。茎丛生，圆柱形，长达35cm，直径2～4mm，不分枝，具多节，常在中部以上互生3～5叶；叶二列，矩圆状披针形，长4～7cm，宽1～1.5cm，顶端略钩转，边缘和中脉淡紫色；叶鞘具紫斑，鞘口张开，常与节留下1个环状间隙。总状花序常生于无叶的茎上端，长2～4cm，回折状弯曲，常具3花；总花梗长约1cm；花苞片干膜质，淡白色，长5～7mm；花被片黄绿色，长约1.8cm，中萼片和花瓣相似，矩圆状披针形，宽4mm，顶端锐尖，侧萼片镰状三角形，基部宽1cm，顶端急尖；萼囊明显；唇瓣卵形披针形，反折，比萼片略短，不裂或不明显3裂，基部边缘内卷并且具1个胼胝体，先端急尖，边缘波状，唇盘被乳突状毛，具紫红色斑点。花期3～6月。

生于海拔达1600m的山地半阴湿的岩石上。产于安徽、浙江、福建、广西、四川、云南等省，现湖北等省有栽培。

【功效应用】 茎（药名铁皮石斛）：益胃生津，滋阴清热。用于热病津伤、口干烦渴、胃阴不足、食少干呕、病后虚热不退、阴虚火旺、骨蒸劳热、目暗不明、筋骨痿软。用量6～12g。

【化学成分】 茎主含黄酮、多糖、生物碱、萜类、香豆素等成分。

【附注】 野生铁皮石斛的资源较匮乏，商品通常为栽培品。“铁皮石斛”收载于《中国药典》。

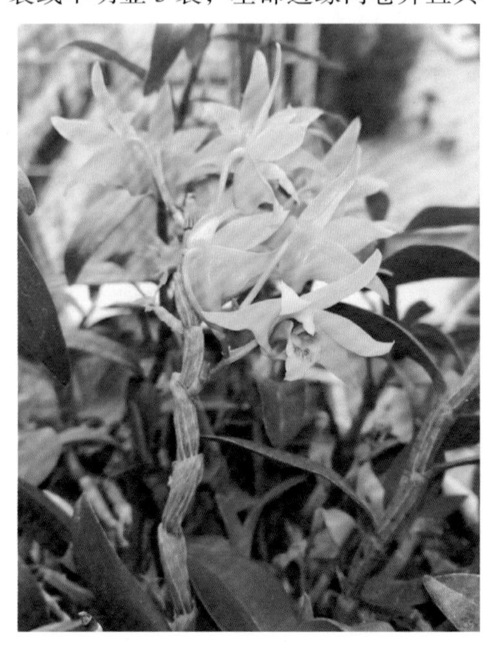

755 大叶火烧兰（*Epipactis mairei*）

兰科植物大叶火烧兰 *Epipactis mairei* Schltr.。

【形态与分布】 陆生草本植物，高可达 1m。根茎粗短，具几条长根。茎直立，下部具 2 ～ 4 枚鞘。叶 5 ～ 7，卵形至椭圆形，茎上部的叶常为卵状披针形，渐过渡为苞片。总状花序具 10 ～ 20 余朵花，花序轴被锈色绒毛；花苞片叶状，卵状披针形或卵形，短于或几等长于花；花紫褐色或黄褐色，下垂，直径可达 2cm；中萼片近椭圆形，长 12 ～ 15mm，背面疏被短柔毛，侧萼片和中萼片几等长但稍宽，背面被毛；花瓣卵形较萼片为短；唇瓣几与萼片等长，后部近椭圆形，中央凹陷，具 2 ～ 3 条鸡冠形褶片，侧裂片及先端钝；前部稍肥厚，中部缢缩多少呈葫芦状，先端钝；合蕊柱连花药长 8 ～ 10mm；子房棒状，长 12 ～ 15mm，被绒毛。花期 7 ～ 8 月。

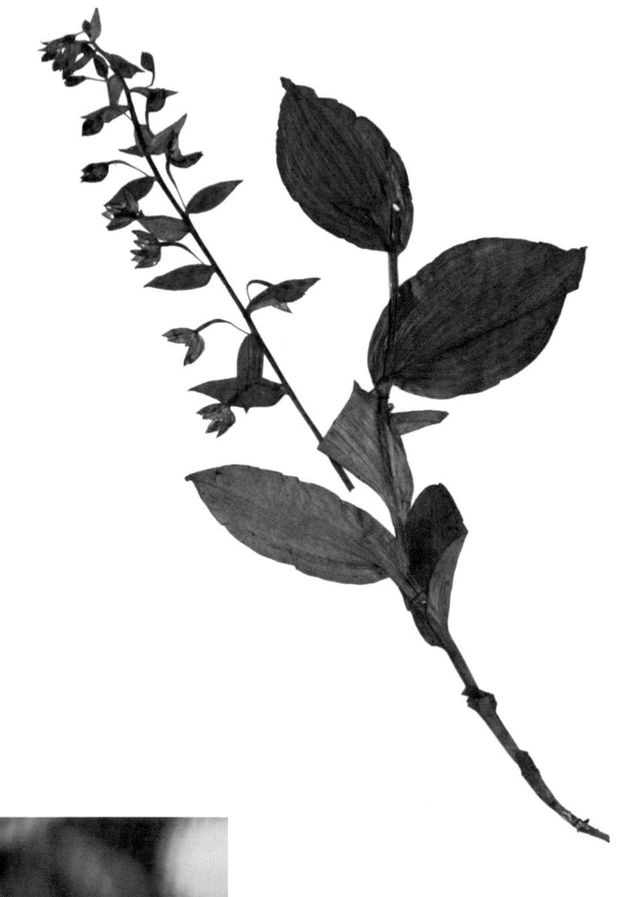

生于海拔 1200 ～ 3200m 的山坡灌丛中、草丛中、河滩等地。分布于湖北、湖南及陕西、甘肃、四川（西部）、云南（西北部）、西藏等省区。

【功效应用】 根和根茎：行气活血，清热解毒。用于肺热咳嗽、气滞胸痛、跌打损伤、疮痈肿毒。用量 6 ～ 9g。

756 天麻（*Gastrodia elata*）

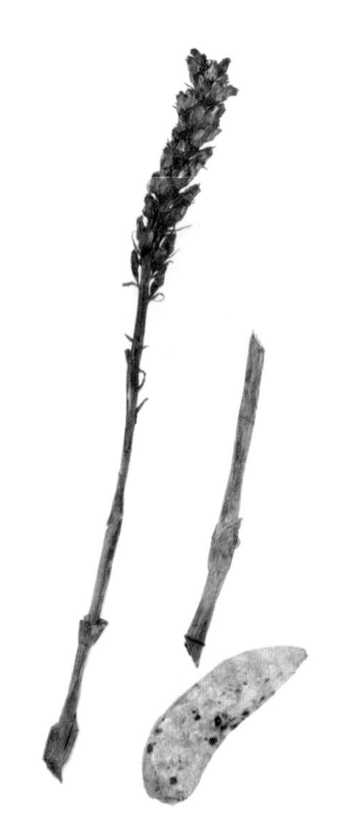

兰科植物天麻 *Gastrodia elata* Bl.。

【形态与分布】 草本，植株高 30 ～ 150cm。块茎椭圆形或卵圆形，横生，肉质。茎黄褐色，节上具鞘状鳞片。总状花序长 5 ～ 20cm，花苞片膜质，披针形，长约 1cm；花淡绿黄色或肉黄色，萼片与花瓣合生成花被筒，长 1cm。直径 6 ～ 7mm，口偏斜，顶端 5 裂，裂片三角形，钝头；唇瓣白色，3 裂，长约 5mm，中裂片舌状，具乳突，边缘不整齐，上部反曲，基部贴生于花被筒内壁上，有一对肉质突起，侧裂片耳状；合蕊柱长 5 ～ 6mm，顶端具 2 个小的附属物；子房倒卵形，子房柄扭转。花期 5 ～ 7 月，果期 7 ～ 9 月。

生于林下阴湿环境和腐殖质较厚的土壤上，多人工栽培。分布于湖北及陕西、河北、安徽、江西等省和东北、西南地区。

【功效应用】 块茎（药名天麻）：息风止痉，平抑肝阳，祛风通络。用于小儿惊风、癫痫抽搐、破伤风、头痛眩晕、手足不遂、肢体麻木、风湿痹痛。用量 3 ～ 10g。

【化学成分】 块茎含天麻苷等苷类、有机酸、甾醇、多糖、氨基酸等成分。

【附注】 本种的干燥块茎为中药“天麻”，收载于《中国药典》。

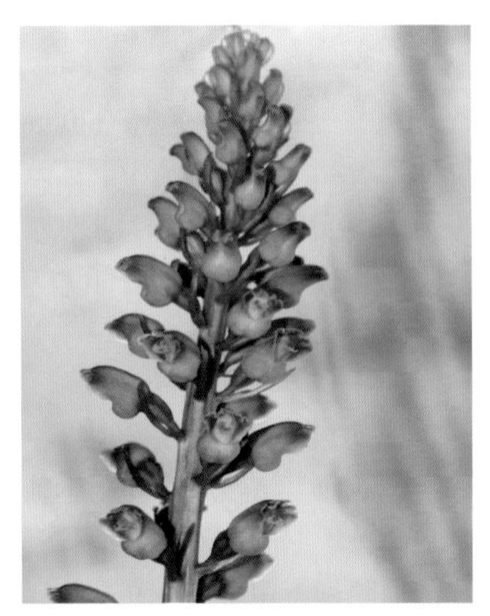

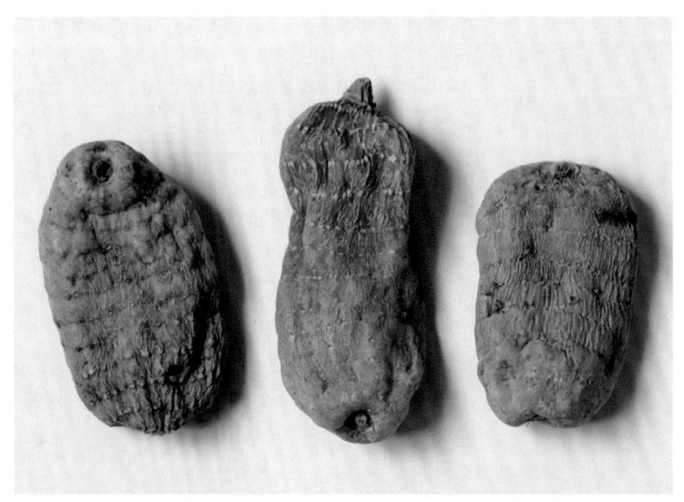

757 斑叶兰（*Goodyera schlechtendaliana*）

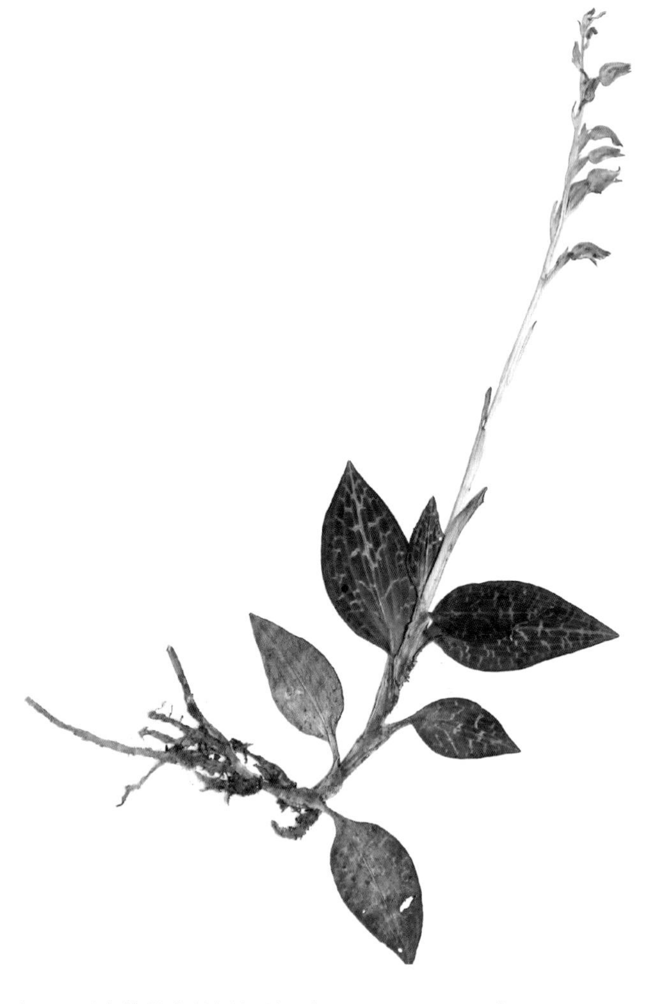

兰科植物斑叶兰 *Goodyera schlechtendaliana* Rchb. f.。

【形态与分布】 草本，植株高 15 ~ 35cm。根茎伸长，茎状，匍匐，具节。茎直立，绿色，叶 4 ~ 6。叶片卵形或卵状披针形，长 3 ~ 8cm，宽 0.8 ~ 2.5cm，上面绿色，具白色不规则的点状斑纹，背面淡绿色，先端急尖，基部近圆形或宽楔形，具柄，叶柄长 4 ~ 10mm，基部扩大成抱茎的鞘。花茎直立，长 10 ~ 28cm，被长柔毛，具 3 ~ 5 枚鞘状苞片；总状花序具几朵至 20 余朵疏生近偏向一侧的花；长 8 ~ 20cm；花苞片披针形，长约 12mm；子房圆柱形，连花梗长 8 ~ 10mm，被长柔毛；花较小，白色或带粉红色，半张开；萼片背面被柔毛，具 1 脉，中萼片狭椭圆状披针形，长 7 ~ 10mm，舟状，先端急尖，与花瓣黏合呈兜状；侧萼片卵状披针形，长 7 ~ 9mm，宽 3.5 ~ 4mm，先端急尖；花瓣菱状倒披针形，长 7 ~ 10mm，宽 2.5 ~ 3mm，先端钝或稍尖，具 1 脉；唇瓣卵形，长 6 ~ 8.5mm，基部凹陷呈囊状，宽 3 ~ 4mm，内面具多数腺毛，前部舌状，略向下弯；蕊柱短，长 3mm；蕊喙直立，长 2 ~ 3mm，叉状 2 裂；柱头 1，位于蕊喙之下。花期 8 ~ 10 月。

生于海拔 500 ~ 2800m 的山坡或沟谷阔叶林下。分布于华中、华东、华南、西南地区及山西、陕西南部、甘肃南部、西藏、台湾等地。

【功效应用】 全草：润肺止咳，补肾益气，行气活血，消肿解毒。用于肺痨咳嗽、气管炎、头晕乏力、神经衰弱、阳痿、跌打损伤、骨节疼痛、咽喉肿痛、乳痈、疮疖、瘰疬、蛇伤。用量 9 ~ 15g，水煎或浸酒，或捣汁服；外用鲜品适量，捣敷。

【化学成分】 全草含黄酮苷成分。

758 云南石仙桃（*Pholidota yunnanensis*）

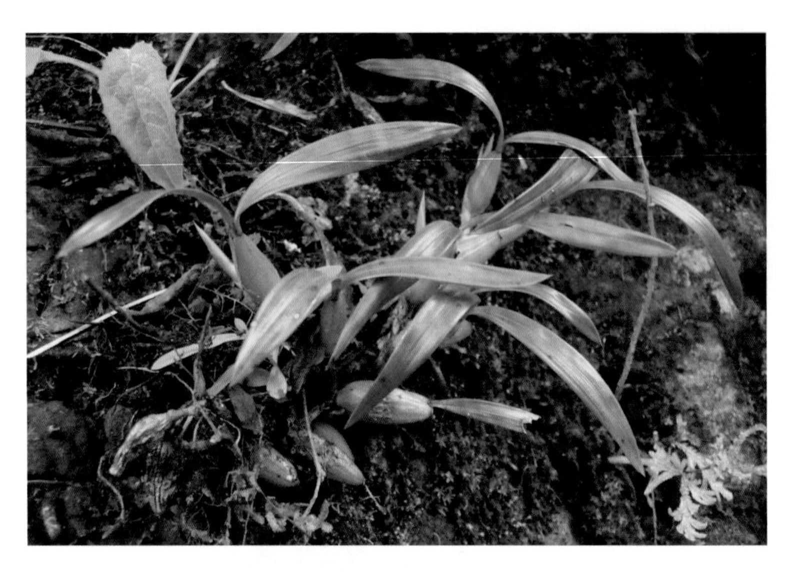

兰科植物云南石仙桃 *Pholidota yunnanensis* Rolfe。

【形态与分布】 附生草本。根茎粗壮。假鳞茎肉质，疏生，矩圆形或卵状矩圆形，长2.5～5cm，顶生2枚叶。叶披针形，革质，长7～15(23)cm，宽(6)9～15（25）mm，顶端近钝尖，基部收狭成短柄。花葶从被鳞片包着的幼小假鳞茎顶伸出。总状花序具12～20朵花；花苞片椭圆状矩圆形，顶端近钝尖，拳捲状凹陷；花小，先于叶，白色或稍带粉红色，萼片近等大，宽卵状矩圆形，顶端钝，舟状，侧萼片背面具脊，长4mm；花瓣和萼片近相似；唇瓣下垂，倒卵形，长5mm，基部具球状的囊，囊长约2mm，顶端钝；合蕊柱顶端翅截平。

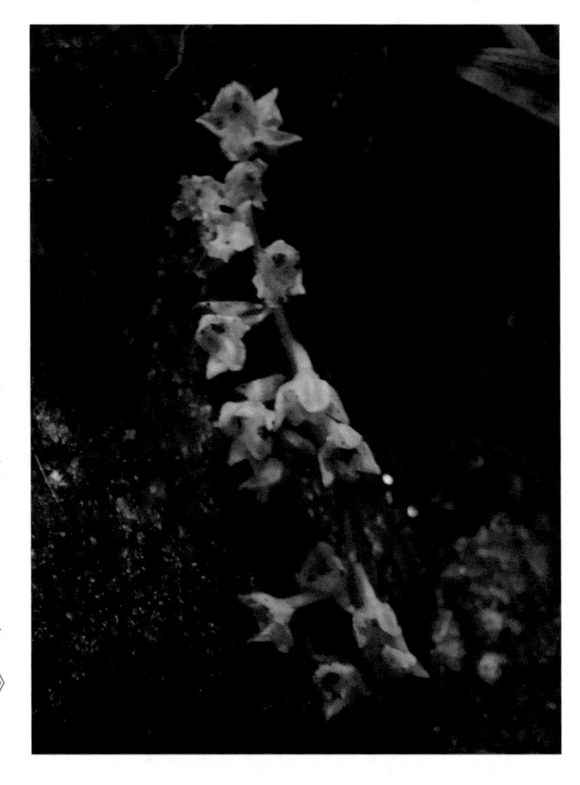

常附生于林中树上或林下及沟旁石上。分布于湖北、湖南及重庆、四川、贵州、云南（西南部）、广西等省区（市）。

【功效应用】 干燥全草（药名果上叶）：润肺止咳，活血定痛。用于肺热咳嗽、肺痨、痰中带血、咽痒有涎、跌打损伤、胸胁痛、胃脘痛、小儿疳积、瘰疬。用量10～30g，孕妇忌服；外用适量，研末调敷。

【化学成分】 含三萜、联苄、菲类、酚类、木脂素等成分。

【附注】 本种干燥全草为常用草药"果上叶"，收载于《湖北省中药材质量标准》（2018年版）。

759 独蒜兰（*Pleione bulbocodioides*）

兰科植物独蒜兰 *Pleione bulbocodioides*（Franch.）Rolfe。

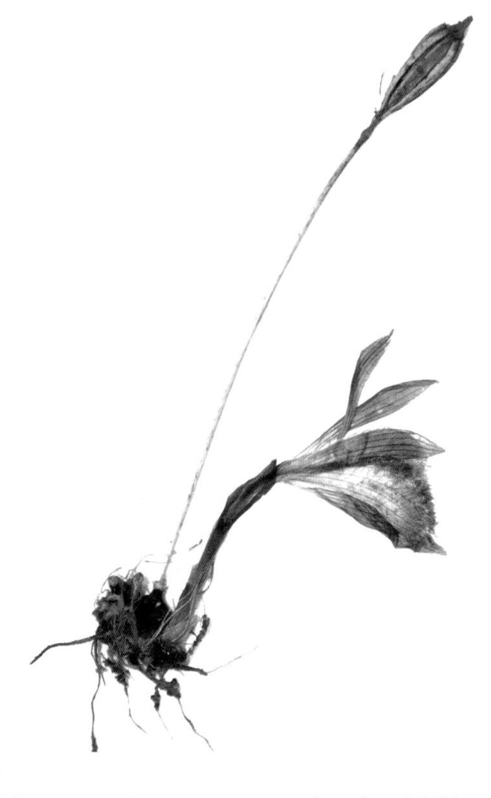

【形态与分布】 半附生草本。假鳞茎狭卵形至长颈瓶状，长 1 ～ 2.5cm，直径 1 ～ 2cm，顶生 1 叶。叶和花同时生出，狭椭圆状披针形或近倒披针形，长 10 ～ 25cm，宽 2 ～ 5.8cm，先端常渐尖，基部渐狭成柄；叶柄长 2 ～ 6.5cm。花葶从无叶的老假鳞茎基部发出，直立，长 7 ～ 20cm，下半部包藏在 3 枚膜质的圆筒状鞘内，顶端具 1（2）花；苞片线状长圆形，长 2 ～ 4cm，先端钝；花梗和子房长 1 ～ 2.5cm；花粉红色至淡紫色，唇瓣有深色斑；中萼片近倒披针形，长 3.5 ～ 5cm，宽 7 ～ 9mm，先端急尖或钝；侧萼片稍斜歪，狭椭圆形或长圆状倒披针形，与中萼片等长，常略宽；花瓣倒披针形，稍斜歪，长 3.5 ～ 5cm，宽 4 ～ 7mm；唇瓣轮廓为倒卵形或宽倒卵形，长 3.5 ～ 4.5cm，不明显 3 裂，上部边缘撕裂状，基部楔形，常具 4 ～ 5 条褶片；褶片啮蚀状，高可达 1 ～ 1.5mm，向基部渐狭至消失；中央褶片常较短宽或无；蕊柱长 2.7 ～ 4cm，多少弧曲，两侧具翅；翅自中部向上渐宽，在顶端围绕蕊柱，宽达 6 ～ 7mm，有不规则齿缺。蒴果近长圆形，长 2.7 ～ 3.5cm。花期 4 ～ 6 月。

生于海拔 700 ～ 3600m 的林下沟谷、岩石上。分布于湖北、湖南及陕西南部、甘肃南部、安徽、广东北部、广西北部和西南地区。

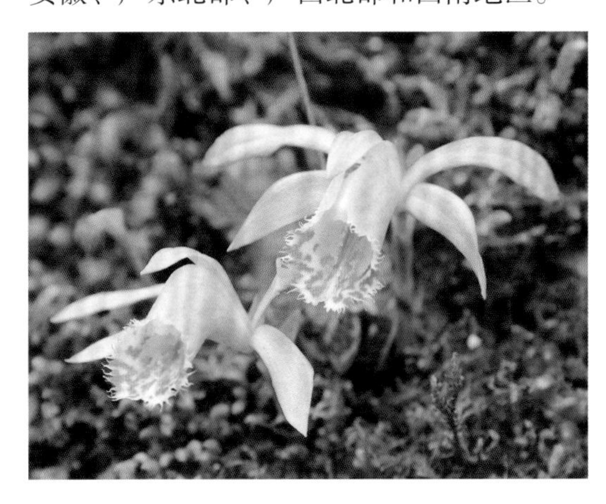

【功效应用】 假鳞茎（药名山慈菇）：清热解毒，化痰散结。有小毒。用于痈肿疔毒、瘰疬痰核、淋巴结结核、蛇虫咬伤、癥瘕痞块。用量 3 ～ 9g；外用适量。

【化学成分】 假鳞茎含二氢菲、联苄、木脂素、黄酮、蒽醌、酚类等成分。

【附注】 干燥假鳞茎为中药“山慈菇”。兰科植物杜鹃兰 *Cremastra appendiculata*（D. Don）Makino 在华中地区也有分布，同等药用，两者假鳞茎均收载于《中国药典》。

760 绶草（*Spiranthes sinensis*）

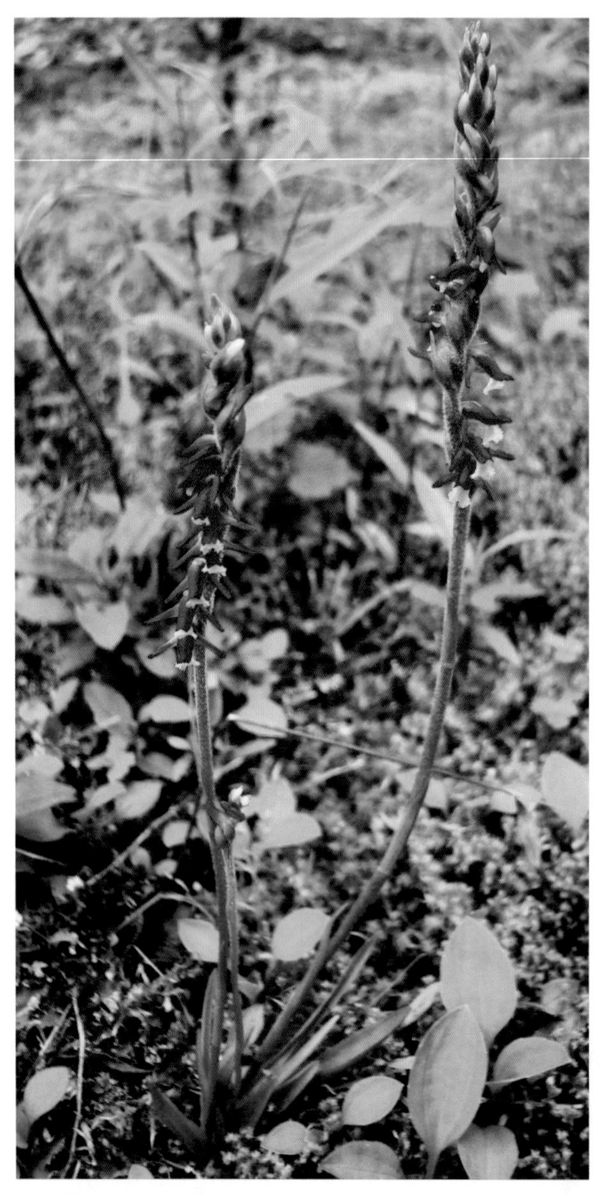

兰科植物绶草 *Spiranthes sinensis*（Pers.）Ames。

【形态与分布】 草本，植株高15～50cm。根数条，指状，肉质，簇生于茎基部。茎直立，近基部生2～4枚叶。叶片条状倒披针形或条形，直立伸展，长10～20cm，宽4～10mm，先端急尖或渐尖，基部收狭具柄状抱茎的鞘。花茎直立，长10～25cm，上部被腺状柔毛至无毛。总状花序顶生，长10～20cm，具多数密生的小花，似穗状；苞片卵形，先端长渐尖，下部的长于子房；花白色或淡红色，螺旋状排列；萼片下部靠合，中萼片条形，舟状，钝，长5mm，宽1.3mm，先端稍尖，与花瓣靠合呈兜状；侧萼片等长但较狭，先端稍尖；花瓣斜菱状长圆形，顶端极钝，与中萼片等长但较薄；唇瓣近矩圆形，凹陷，长4～5mm，宽2.5mm，顶端极钝，基部至中部边缘全缘，中部之上具强烈的皱波状啮齿和长硬毛。子房纺锤形，扭转，被腺状柔毛，连花梗长4～5mm。花期7～8月。

生于海拔400～3200m的山坡林下、草地或河滩沼泽草甸中。分布于全国各省区。

【功效应用】 根或全草（药名盘龙参）：益气养阴，清热解毒。用于病后虚弱、阴虚内热、咳嗽吐血、头晕、腰痛酸软、糖尿病、遗精、淋浊带下、咽喉肿痛、毒蛇咬伤、烧烫伤、疮疡痈肿。用量9～15g；外用适量。

【化学成分】 含菲类、黄酮、香豆素、三萜、酚类等成分。

【附注】 本种植物分布甚广，其植物的大小、叶形、花的颜色和花茎上部被毛的有无等常因其分布地区的不同有较大的变化。

中文正别名（植物名、药物名）索引

D

O

P

Q

R

S

拉丁学名索引

A

B

C

D

E

I

J

K

L

M

T